1章	症状・症候
2章	臨床検査
3章	画像診断
4章	治療手技
5章	救急治療
6章	口腔・唾液腺・咽頭の疾患
7章	食道疾患
8章	胃・十二指腸疾患
9章	小腸・大腸疾患
10章	直腸・肛門の疾患
11章	肝臓疾患
12章	膵臓疾患
13章	胆道・胆嚢疾患
14章	腹壁・腹膜・後腹膜の疾患
15章	全身性疾患の消化器症状
16章	消化管全般にわたる疾患
付録	各種ガイドライン
索引	和文索引 欧文索引

今日の消化器疾患治療指針

第3版

編集
幕内雅敏　日本赤十字社医療センター院長
菅野健太郎　自治医科大学教授
工藤正俊　近畿大学教授

医学書院

ご注意

　本書に記載されている治療法に関しては，出版時点における最新の情報に基づき，正確を期するよう，著者，編集者ならびに出版社は，それぞれ最善の努力を払っています．しかし，医学，医療の進歩から見て，記載された内容があらゆる点において正確かつ完全であると保証するものではありません．

　従って実際の治療，特に新薬をはじめ，熟知していない，あるいは汎用されていない医薬品の使用に当たっては，まず医薬品添付文書で確認のうえ，常に最新のデータに当たり，本書に記載された内容が正確であるか，読者御自身で細心の注意を払われることを要望いたします．

　本書記載の治療法・医薬品がその後の医学研究ならびに医療の進歩により本書発行後に変更された場合，その治療法・医薬品による不測の事故に対して，著者，編集者ならびに出版社は，その責を負いかねます．

株式会社　医学書院

今日の消化器疾患治療指針

発　　行	1991年 1 月10日　第 1 版第 1 刷
	2002年10月15日　第 2 版第 1 刷
	2007年 2 月 1 日　第 2 版第 3 刷
	2010年 3 月15日　第 3 版第 1 刷 ⓒ
	2013年 2 月 1 日　第 3 版第 3 刷

編集者　　幕内雅敏・菅野健太郎・工藤正俊

発行者　　株式会社　医学書院
　　　　　代表取締役　金原　優
　　　　　〒113-8719　東京都文京区本郷1-28-23
　　　　　電話　03-3817-5600(社内案内)

印刷・製本　横山印刷

本書の複製権・翻訳権・上映権・譲渡権・公衆送信権(送信可能化権を含む)は㈱医学書院が保有します．

ISBN978-4-260-00798-6

本書を無断で複製する行為(複写，スキャン，デジタルデータ化など)は，「私的使用のための複製」など著作権法上の限られた例外を除き禁じられています．大学，病院，診療所，企業などにおいて，業務上使用する目的(診療，研究活動を含む)で上記の行為を行うことは，その使用範囲が内部的であっても，私的使用には該当せず，違法です．また私的使用に該当する場合であっても，代行業者等の第三者に依頼して上記の行為を行うことは違法となります．

JCOPY　〈㈳出版者著作権管理機構　委託出版物〉
本書の無断複写は著作権法上での例外を除き禁じられています．複写される場合は，そのつど事前に，㈳出版者著作権管理機構(電話 03-3513-6969，FAX 03-3513-6979，info@jcopy.or.jp)の許諾を得てください．

執筆者一覧
(執筆順)

1章 症状・症候

浜田　勉	平戸市国民健康保険度島診療所
瓜田　純久	東邦大学教授・総合診療・救急医学講座
三木　一正	東邦大学名誉教授
今本　治彦	近畿大学准教授・外科
塩﨑　均	近畿大学教授・外科
福澤　正洋	大阪大学教授・小児外科
永田　尚義	国立国際医療研究センター戸山病院消化器科臨床研修指導医
秋山　純一	国立国際医療研究センター戸山病院消化器科医長
飯田　三雄	九州中央病院院長
辻川　知之	滋賀医科大学講師・消化器内科
藤山　佳秀	滋賀医科大学教授・消化器内科
金川　修造	国立国際医療センター国際疾病センター渡航者健康管理室医長
乾　明夫	鹿児島大学大学院教授・社会・行動医学講座心身内科学分野
浅川　明弘	鹿児島大学大学院准教授・社会・行動医学講座心身内科学分野
中井　吉英	関西医科大学名誉教授、洛西ニュータウン病院
本郷　道夫	東北大学教授・総合診療部
遠藤　高夫	札幌しらかば台病院院長
白井　祐一	札幌幌東病院内科医長
藤原　靖弘	大阪市立大学准教授・消化器内科学
足立　靖	札幌しらかば台病院消化器内科部長
岡　博史	守口敬任会病院院長
榎本　信行	順天堂大学非常勤講師・練馬病院消化器内科
國分　茂博	順天堂大学先任准教授・練馬病院消化器内科
阿部　航	順天堂大学消化器内科

2章 臨床検査

蘆田　潔	大阪府済生会中津病院消化器内科部長
木下　芳一	島根大学教授・第2内科
金子　宏	藤田保健衛生大学教授・坂文種報徳會病院神経内科（心療内科）
小長谷敏浩	マリンクリニック院長、名古屋大学消化器内科
榎本祥太郎	和歌山県立医科大学第二内科
一瀬　雅夫	和歌山県立医科大学教授・第二内科
関川　昭	大阪赤十字病院消化器科
千葉　勉	京都大学大学院教授・消化器病態学
綱田　誠司	佐賀大学講師・光学医療診療部
保坂　浩子	群馬大学大学院病態制御内科
草野　元康	群馬大学准教授・光学医療診療部
藤井　茂彦	京都桂病院消化器センター・消化器内科副部長
藤盛　孝博	獨協医科大学教授・病理学（人体分子）
中村　光男	弘前大学教授・医学部保健学科病因・病態検査学
樫田　博史	近畿大学教授・内視鏡部・消化器内科
横山　陽子	兵庫医科大学内科学下部消化管科
松本　譽之	兵庫医科大学教授・内科学下部消化管科
金城　福則	琉球大学医学部附属病院光学医療診療部部長
堀池　典生	済生会今治第二病院院長
石田　永	大阪大学消化器内科
林　紀夫	関西労災病院院長
村島　直哉	三宿病院消化器内科部長・医学教育部長
鈴木麻衣子	三宿病院消化器内科
孝田　雅彦	鳥取大学准教授・機能病態内科学
宇野　耕治	京都第二赤十字病院消化器科副部長
安田健治朗	京都第二赤十字病院消化器科部長
白鳥　敬子	東京女子医科大学教授・消化器内科
穗苅　厚史	東京慈恵会医科大学准教授・消化器・肝臓内科
森　敬弘	大阪鉄道病院消化器内科副部長
清水　誠治	大阪鉄道病院消化器内科部長

3章 画像診断

吉田　憲正	京都第一赤十字病院副院長・消化器センター長
八島　一夫	鳥取大学講師・機能病態内科学
稲土　修嗣	富山赤十字病院医療社会事業部長
丹羽　康正	愛知県がんセンター中央病院内視鏡部長
後藤　秀実	名古屋大学大学院教授・消化器内科学
甲田　洋一	大阪市立総合医療センター放射線診

大川　清孝	大阪市立住吉病院院長	
上村　直実	国立国際医療研究センター国府台病院院長	
上堂　文也	大阪府立成人病センター消化器内科副部長	
山本　博徳	自治医科大学教授・光学医療センター	
中村　哲也	獨協医科大学教授・医療情報センター長	
寺野　彰	獨協学園理事長，獨協医科大学学長	
梅原　泰	近畿大学講師・消化器内科	
工藤　正俊	近畿大学教授・消化器内科	
草野　央	国立国際医療研究センター病院消化器科	
後藤田卓志	国立国際医療研究センター病院消化器科	
松井　繁長	近畿大学講師・消化器内科	
藤井　及三	大分大学第1外科	
北野　正剛	大分大学教授・第1外科	
窪田　昭男	大阪府立母子保健総合医療センター小児外科部長	
相原　弘之	東京慈恵会医科大学内視鏡科	
田尻　久雄	東京慈恵会医科大学教授・消化器・肝臓内科	
田中　信治	広島大学教授・内視鏡診療科	
佐野　寧	佐野病院消化器センター顧問	
豊田　昌徳	神戸大学付属病院腫瘍・血液内科	
畠　二郎	川崎医科大学教授・検査診断学	
小林　聡	金沢大学講師・放射線科	
松井　修	金沢大学教授・放射線科	
岡部　純弘	大阪赤十字病院消化器科副部長	
柳生　行伸	近畿大学講師・放射線医学	
村上　卓道	近畿大学教授・放射線医学	
安田健治朗	京都第二赤十字病院消化器科部長	
原　和生	愛知県がんセンター中央病院消化器内科医長，名古屋大学消化器内科	
山雄　健次	愛知県がんセンター中央病院消化器内科部長	
玉田　喜一	自治医科大学准教授・消化器肝臓内科	
浮田　實	福山市民病院名誉院長，地方独立行政法人岡山県精神科医療センター院長	
乾　和郎	藤田保健衛生大学教授・坂文種報德會病院消化器内科	
中泉　明彦	京都大学大学院教授・医学研究科人間健康科学系専攻	
塩見　進	大阪市立大学大学院教授・医学研究科核医学	
細野　眞	近畿大学教授・高度先端総合医療センター	
畑中　絹世	近畿大学消化器内科	

4章　治療手技

池淵　研二	埼玉医科大学国際医療センター輸血・細胞移植部長	
飯野　靖彦	日本医科大学教授・腎臓内科	
比企　直樹	癌研究会有明病院消化器外科医長	
伊藤　高章	NTT東日本関東病院消化器内科	
松橋　信行	NTT東日本関東病院消化器内科部長	
岩瀬　輝彦	岩瀬内科クリニック院長	
桑山　肇	ニューヨーク州立大学客員教授	
中村　真一	東京女子医科大学教授・消化器内視鏡科	
村上　英広	市立宇和島病院消化器内科胃腸科長	
恩地　森一	愛媛大学大学院教授・先端病態制御内科学	
國分　茂博	順天堂大学先任准教授・練馬病院消化器内科	
宮崎　昭久	順天堂大学教授・練馬病院消化器内科	
中村　健治	大東中央病院放射線科・IVRセンター	
山本　貴嗣	帝京大学講師・内科	
久山　泰	帝京大学教授・内科	
西田　幸治	庄和中央病院総合診療科	
宮谷　博幸	自治医科大学講師・さいたま医療センター消化器科	
吉田　行雄	自治医科大学教授・さいたま医療センター消化器科	
芳野　純治	藤田保健衛生大学教授・坂文種報德會病院内科	
加藤　公敏	日本大学准教授・消化器肝臓内科	
喜多　宏人	埼玉医科大学教授・消化器内科	
水野　滋章	日本大学准教授・消化器肝臓内科	
玉田　喜一	自治医科大学准教授・消化器肝臓内科	
今村　綱男	虎の門病院消化器科	
竹内　和男	虎の門病院副院長	
福井　博	奈良県立医科大学教授・消化器・内分泌代謝内科	
澤田　康史	医療法人社団袷正会生駒内科・消化器内科クリニック院長	
福田　能啓	兵庫医科大学主任教授・地域総合医療学講座，兵庫医科大学篠山病院病院長，兵庫医科大学病院臨床栄養部部長	
木村　泰三	富士宮市立病院名誉院長	
鈴木　憲次	富士宮市立病院外科部長	
菅原　寧彦	東京大学准教授・人工臓器移植外科	
寺岡　慧	東京女子医科大学教授・腎臓病総合医療センター外科・同先端生命医科学研究所	

外村　修一	国立がん研究センター中央病院消化器腫瘍科食道外科
日月　裕司	国立がん研究センター中央病院消化器腫瘍科食道外科副科長
炭山　嘉伸	学校法人東邦大学理事長，東邦大学名誉教授
中村　陽一	東邦大学第3外科
近藤　圭策	大阪医科大学一般・消化器外科
谷川　允彦	大阪医科大学教授・一般・消化器外科
三輪　史郎	岡谷市民病院消化器外科部長
宮川　眞一	信州大学教授・外科
菅原　元	名古屋大学大学院医学系研究科腫瘍外科
野本　周嗣	名古屋大学大学院消化器外科学
中尾　昭公	名古屋大学大学院教授・消化器外科学
荒木　俊光	三重大学大学院講師・消化管・小児外科学
楠　正人	三重大学大学院教授・消化管・小児外科学
田中　優一	久留米大学外科
白水　和雄	久留米大学教授・外科

5章　救急治療

長嶺　伸彦	自治医科大学准教授・救急医学
三橋　直樹	順天堂大学教授・静岡病院産婦人科
木所　昭夫	順天堂大学教授・浦安病院がん治療センター
橋本　大定	埼玉医科大学教授・総合医療センター肝胆膵・小児外科
関川　敬義	医療法人財団加納岩 加納岩総合病院院長
小井土雄一	国立病院機構災害医療センター臨床研究部長・救命救急センター長
名本　真章	北九州市立医療センター消化器科部長
三澤　正	北九州市立医療センター消化器科主任部長
田中　信孝	旭中央病院外科主任部長
平尾　浩史	旭中央病院外科
平井　義一	自治医科大学教授・細菌学
杉本　元信	東邦大学教授・総合診療・救急医学，東邦大学医療センター大森病院院長
小野　聡	防衛医科大学校准教授・防衛医学研究センター外傷研究部門
長谷　和生	防衛医科大学校教授・外科学講座
加藤　晴一	杏林大学非常勤講師・感染症学
幾瀬　圭	順天堂大学医学部大学院研究科
清水　俊明	順天堂大学教授・小児科

塩出　純二	岡山済生会総合病院副院長

6章　口腔・唾液腺・咽頭の疾患

飯野　光喜	山形大学教授・歯科口腔・形成外科
深谷　卓	二木・深谷耳鼻咽喉科医院めまいクリニック院長
古郷　幹彦	大阪大学大学院教授・口腔外科学
草間　幹夫	自治医科大学教授・歯科口腔外科学
市村　恵一	自治医科大学教授・耳鼻咽喉科
吉原　俊雄	東京女子医科大学教授・耳鼻咽喉科

7章　食道疾患

金子　道夫	前筑波大学小児外科
石丸　哲也	東京大学小児外科
岩中　督	東京大学教授・小児外科
木下　芳一	島根大学教授・第2内科
草野　元康	群馬大学准教授・光学医療診療部
木ノ下義宏	虎の門病院消化器外科医長
宇田川晴司	虎の門病院消化器外科部長
黒澤　進	埼玉医科大学教授・総合医療センター消化器・肝臓内科（埼玉よりい病院内科部長）
蘆田　潔	大阪府済生会中津病院消化器内科部長
藤城　光弘	東京大学准教授・光学医療診療部部長
川見　典之	日本医科大学消化器内科
岩切　勝彦	日本医科大学准教授・消化器内科
足立　経一	島根大学教授・臨床看護学
竹下　公矢	国際医療福祉大学教授・熱海病院消化器センター
小西　英幸	京都府立医科大学講師・消化器内科
金子　順一	東京大学肝胆膵外科
國土　典宏	東京大学教授・肝胆膵外科
小西　敏郎	NTT東日本関東病院副院長
中村　努	東京女子医科大学講師・消化器外科
門馬久美子	東京都立駒込病院内視鏡科部長
梶山　美明	順天堂大学教授・上部消化管外科学
鶴丸　昌彦	順天堂大学がん治療センター長
小山　恒男	佐久総合病院胃腸科部長
横田　知哉	愛知県がんセンター中央病院薬物療法部
室　圭	愛知県がんセンター中央病院薬物療法部
岩沼　佳見	順天堂大学准教授・上部消化管外科学

8章　胃・十二指腸疾患

速水　陽子	三宿病院消化器科

吉田　行哉	三宿病院消化器科部長
松村　雅彦	奈良県立医科大学教授・地域医療学
岩本　淳一	東京医科大学准教授・茨城医療センター消化器内科
溝上　裕士	筑波大学准教授・光学医療診療部
高木　敦司	東海大学教授・内科学系総合内科
伊熊　睦博	浜松医科大学講師・第一内科・消化器内科
佐藤　貴一	自治医科大学准教授・消化器内科
若月　芳雄	京都大学講師・内科学加齢医学
篠村　恭久	札幌医科大学教授・内科学第一講座
原澤　茂	済生会川口総合病院病院長
関川　敬義	医療法人財団加納岩 加納岩総合病院長
原田　容治	戸田中央総合病院院長
中村　典資	原三信病院消化器科医長
千々岩芳春	原三信病院消化器科部長
坂本　長逸	日本医科大学教授・消化器内科
徳永　健吾	杏林大学講師・第三内科
高橋　信一	杏林大学教授・第三内科
上村　直実	国立国際医療研究センター国府台病院院長
兒玉　雅明	大分大学診療准教授・消化器内科
藤岡　利生	大分大学副学長
東　健	神戸大学大学院教授・医学研究科消化器内科学分野
酒井　敬介	日本赤十字社医療センター胃・食道外科部長
清水　京子	東京女子医科大学准教授・消化器内科
大草　敏史	東京慈恵会医科大学教授・柏病院消化器・肝臓内科
田村　智	田村クリニック胃腸科・内科院長
八木　一芳	新潟県立吉田病院内科部長
深川　剛生	国立がん研究センター中央病院総合病棟部医長
草野　央	国立国際医療研究センター病院消化器科
後藤田卓志	国立国際医療研究センター病院消化器科
荒井　邦佳	東京都保健医療公社豊島病院副院長
中村　哲也	獨協医科大学教授・医療情報センター長
小泉和三郎	北里大学教授・消化器内科
中村　常哉	中村内科クリニック院長
安藤　貴文	名古屋大学大学院准教授・消化器内科学
後藤　秀実	名古屋大学大学院教授・消化器内科学
加藤　俊幸	新潟県立がんセンター新潟病院内科部長
柏木　秀幸	東京慈恵会医科大学教授・外科
幕内　博康	東海大学教授・外科
田中三千雄	富山大学名誉教授
松坂　浩史	原三信病院消化器科医長
曲里　浩人	和歌山県立医科大学第二内科
一瀬　雅夫	和歌山県立医科大学教授・第二内科
関谷　恭介	杏林大学救急医学
島崎　修次	杏林大学教授・救急医学
大宮　直木	名古屋大学講師・消化器内科
市倉　隆	防衛医科大学校講師・外科

9章　小腸・大腸疾患

松井　敏幸	福岡大学教授・筑紫病院消化器内科
島本　史夫	大阪医科大学准教授・教育機構・消化器内科
福澤　正洋	大阪大学教授・小児外科
村上　英広	市立宇和島病院消化器内科胃腸科長
恩地　森一	愛媛大学大学院教授・先端病態制御内科学
田中　信治	広島大学教授・内視鏡診療科
飯田　三雄	九州中央病院院長
金澤　保	産業医科大学教授・免疫学・寄生虫学
所　正治	金沢大学講師・医薬保健研究域医学系寄生虫感染症制御学
砂田圭二郎	自治医科大学講師・光学医療センター
山本　博徳	自治医科大学教授・光学医療センター
河南　智晴	神戸市立医療センター中央市民病院消化器内科医長
佐藤　伸悟	防衛医科大学校内科
三浦総一郎	防衛医科大学校教授・内科
仲原　民夫	滋賀医科大学消化器内科
藤山　佳秀	滋賀医科大学教授・消化器内科
小川　敦弘	ベルランド総合病院消化器内科
福土　審	東北大学大学院教授・医学系研究科行動医学
加藤　晴一	杏林大学非常勤講師・感染症学
神谷　茂	杏林大学教授・感染症学
平井　義一	自治医科大学教授・細菌学
矢野　晴美	自治医科大学准教授・感染症学
一瀬　休生	長崎大学教授・熱帯医学研究所
長堀　正和	東京医科歯科大学消化器内科
渡辺　守	東京医科歯科大学教授・消化器内科
澤田　康史	医療法人社団衿正会生駒内科・消化器内科クリニック院長
福田　能啓	兵庫医科大学主任教授・地域総合医学講座，兵庫医科大学篠山病院病院長，兵庫医科大学病院臨床栄養部部長
名川　弘一	労働者健康福祉機構理事長

戸澤 勝之	兵庫医科大学内科学下部消化管科
松本 譽之	兵庫医科大学教授・内科学下部消化管科
中島 淳	横浜市立大学教授・分子消化管内科
高田 康裕	慶應義塾大学消化器内科
日比 紀文	慶應義塾大学教授・消化器内科
荻原 達雄	順天堂大学准教授・消化器内科
樋渡 信夫	いわき市立総合磐城共立病院院長
辻本 広紀	防衛医科大学校講師・外科学講座
長谷 和生	防衛医科大学校教授・外科学講座
韮澤 融司	杏林大学教授・小児外科
岡 茂樹	獨協医科大学越谷病院消化器内科
桑山 肇	ニューヨーク州立大学客員教授
岩瀬 輝彦	岩瀬内科クリニック院長
水城 啓	けいゆう病院内科副部長
永田 博司	けいゆう病院副院長・内科
藤井 茂彦	京都桂病院消化器センター・消化器内科副部長
藤盛 孝博	獨協医科大学教授・病理学(人体分子)
工藤 進英	昭和大学教授，横浜市北部病院消化器センターセンター長
蟹江 浩	名古屋第二赤十字病院消化器内科
岩間 毅夫	埼玉医科大学総合医療センター客員教授・消化器・一般外科
菅野 康吉	栃木県立がんセンター病院がん予防・遺伝カウンセリング外来，同研究所がん遺伝子研究室・がん予防研究室
青柳 治彦	東京医科歯科大学大学院腫瘍外科学
杉原 健一	東京医科歯科大学大学院教授・腫瘍外科学
上野 秀樹	防衛医科大学校講師・外科学講座
岡崎 聡	東京医科歯科大学大学院腫瘍外科学
皆川 正己	東京労災病院外科部長
藤谷 幹浩	旭川医科大学准教授・内科学講座消化器・血液腫瘍制御内科学分野
高後 裕	旭川医科大学教授・内科学講座消化器・血液腫瘍制御内科学分野
飯合 恒夫	新潟大学大学院消化器・一般外科学
畠山 勝義	新潟大学大学院教授・消化器・一般外科学
千葉 満郎	中通総合病院消化器内科部長
熊野 秀俊	自治医科大学消化器一般外科
冨樫 一智	福島県立医科大学准教授・会津医療センター準備室(小腸・大腸・肛門科)
早田 邦康	自治医科大学准教授・さいたま医療センター一般・消化器外科
小西 文雄	自治医科大学教授・さいたま医療セ

		ンター一般・消化器外科
志村 国彦	自治医科大学消化器外科

10章　直腸・肛門の疾患

小笠原有紀	順天堂大学准教授・小児外科・小児泌尿生殖器外科
山高 篤行	順天堂大学教授・小児外科・小児泌尿生殖器外科
高野 正博	高野病院会長
木村 友昭	秋田赤十字病院消化器病センター副部長
山野 泰穂	秋田赤十字病院消化器病センター部長
森谷 宜皓	国立がん研究センター中央病院大腸外科特殊病棟部長
岩垂 純一	岩垂純一診療所所長
椿 昌裕	獨協医科大学准教授・第一外科
砂川 正勝	獨協医科大学名誉教授・第一外科

11章　肝臓疾患

加藤 章信	盛岡市立病院院長
鈴木 一幸	岩手医科大学教授・消化器・肝臓内科
折戸 悦朗	名古屋第二赤十字病院消化器内科部長
今村 道雄	広島大学大学院医歯薬学総合研究科分子病態制御内科学
茶山 一彰	広島大学大学院教授・医歯薬学総合研究科分子病態制御内科学
平山 慈子	武蔵野赤十字病院消化器科
泉 並木	武蔵野赤十字病院副院長・消化器科部長
田中 榮司	信州大学教授・内科学第二講座
加藤 孝宣	東芝病院研究部長
三代 俊治	東芝病院研究部部長
大平 弘正	福島県立医科大学教授・消化器・リウマチ膠原病内科学講座
藤原 慶一	千葉大学大学院医学研究院腫瘍内科学
横須賀 收	千葉大学大学院教授・医学研究院腫瘍内科学
森脇 久隆	岐阜大学大学院教授・第1内科
酒井 明人	金沢大学准教授・消化器内科
金子 周一	金沢大学教授・消化器内科
田中 智大	トロント大学消化器内科・臓器移植医療部
安井 豊	武蔵野赤十字病院消化器科
岡上 武	大阪府済生会吹田病院院長
坂本 穰	山梨大学准教授・肝疾患センター長
榎本 信幸	山梨大学教授・内科学講座第1(消化器内科)

朝比奈靖浩	武蔵野赤十字病院消化器科部長		理事長
井上　和明	昭和大学准教授・藤が丘病院消化器内科	高安　賢一	国立がん研究センター中央病院放射線診断科
長尾由実子	久留米大学准教授・医学部消化器疾患情報講座	松﨑　靖司	東京医科大学教授・茨城医療センター消化器内科
佐田　通夫	久留米大学教授・医学部内科学講座消化器内科部門	富丸　慶人	大阪大学大学院医学系研究科外科学講座消化器外科学
守屋　昭男	三豊総合病院内科医長	永野　浩昭	大阪大学准教授・大学院医学系研究科外科学講座消化器外科学
山田剛太郎	川崎医科大学附属川崎病院顧問		
瀬川　誠	山口大学大学院医学系研究科消化器病態内科学	田中　正俊	久留米大学准教授・医療センター消化器内科科長
坂井田　功	山口大学大学院教授・医学系研究科消化器病態内科学	平野　克治	順天堂大学静岡病院消化器内科
		市田　隆文	順天堂大学教授・静岡病院消化器内科
横山　純二	新潟大学大学院医歯学総合研究科消化器内科	皆川　正己	東京労災病院外科部長
		飯島　尋子	兵庫医科大学教授・内科肝胆膵科
青柳　豊	新潟大学大学院教授・医歯学総合研究科消化器内科	岡　博子	大阪市立十三市民病院副院長
		鍋島　紀滋	天理よろづ相談所病院消化器内科部長
宇都　浩文	鹿児島大学大学院講師・医歯学総合研究科消化器疾患・生活習慣病学	斎藤　明子	東京女子医科大学准教授・消化器内科
		加藤　淳二	札幌医科大学教授・第四内科
坪内　博仁	鹿児島大学大学院教授・医歯学総合研究科消化器疾患・生活習慣病学	小船　雅義	札幌医科大学准教授・第四内科
		大﨑　往夫	大阪赤十字病院消化器科部長
恩地　森一	愛媛大学大学院教授・先端病態制御内科学	福田　和人	市立池田病院消化器内科主任部長
		今井　康陽	市立池田病院副院長
石橋　大海	国立病院機構長崎医療センター臨床研究センター長	小林　功幸	広島市立広島市民病院内科
		今田　貴之	日本鋼管福山病院内科
沼田　義弘	庄原赤十字病院内科	久原　真	札幌医科大学神経内科学講座
田妻　進	広島大学大学院教授・医系総合診療科	下濱　俊	札幌医科大学教授・神経内科学講座
前田　直人	鳥取大学講師・機能病態内科学	金丸　昭久	近畿大学教授・ライフサイエンス研究所
山本　哲夫	国立病院機構米子医療センター副院長		
大久保裕直	順天堂大学准教授・練馬病院消化器内科	足立　幸彦	地方独立行政法人桑名市民病院長，三重大学名誉教授
國分　茂博	順天堂大学先任准教授・練馬病院消化器内科	齋藤　英胤	慶應義塾大学教授・消化器内科・薬学部薬物治療学(兼担)
中村　健治	大東中央病院放射線科・IVRセンター	松井　陽	国立成育医療センター病院長
吉田　寛	日本医科大学准教授・多摩永山病院外科	馬場　俊之	昭和大学講師・消化器内科
		須崎　真	紀南病院院長
池田　健次	虎の門病院肝臓内科部長	野口　孝	三重大学名誉教授
村脇　義和	鳥取大学教授・機能病態内科学	横山　圭二	福岡大学消化器内科
西原　利治	高知大学教授・消化器内科	向坂彰太郎	福岡大学教授・消化器内科
相澤　良夫	東京慈恵会医科大学教授・消化器・肝臓内科	佐々木　茂	札幌医科大学講師・第一内科
		坂口　浩樹	和泉市立病院肝臓病センター長
加藤　眞三	慶應義塾大学教授・看護医療学部	角谷　眞澄	信州大学教授・画像医学
井上　達夫	近畿大学講師・消化器内科	松田　政徳	山梨大学講師・第一外科
工藤　正俊	近畿大学教授・消化器内科	佐藤　直樹	北海道大学病院診療教授・手術部
上嶋　一臣	近畿大学講師・消化器内科	冨樫　整	山形大学教授・保健管理センター・消化器病態制御内科学
佐野　圭二	帝京大学教授・外科学講座		
幕内　雅敏	日本赤十字社医療センター院長	永濱　裕康	熊本大学大学院消化器内科学
椎名秀一朗	東京大学講師・消化器内科	佐々木　裕	熊本大学大学院教授・消化器内科学
小俣　政男	地方独立行政法人山梨県立病院機構	池田　隆明	横須賀共済病院消化器内科部長

| 澤井　良之 | 市立池田病院消化器内科副部長 |

12章　膵臓疾患

下瀬川　徹	東北大学大学院教授・消化器病態学
竹山　宜典	近畿大学教授・外科学・肝胆膵部門
後藤　秀実	名古屋大学大学院教授・消化器内科学
片岡　慶正	大津市民病院副院長，京都府立医科大学特任准教授・消化器内科
石崎　陽一	順天堂大学先任准教授・肝胆膵外科
川崎　誠治	順天堂大学教授・肝胆膵外科
廣田　昌彦	熊本地域医療センター副院長
大槻　眞	産業医科大学名誉教授
伊藤　鉄英	九州大学准教授・肝臓胆道内科
川　茂幸	信州大学教授・健康安全センター
坂本　洋城	近畿大学消化器内科
工藤　正俊	近畿大学教授・消化器内科
入澤　篤志	福島県立医科大学教授・低侵襲・先端治療科
岡崎　和一	関西医科大学内科学第三講座主任教授（消化器肝臓内科）
江川　直人	がん・感染症センター都立駒込病院消化器内科部長
久津見　弘	神戸大学大学院特命教授・消化器内科
伊藤　啓	仙台市医療センター・仙台オープン病院消化器内科副部長
藤田　直孝	仙台市医療センター・仙台オープン病院副院長
真口　宏介	手稲渓仁会病院消化器病センター長
北野　雅之	近畿大学准教授・消化器内科
脊山　泰治	東京大学肝胆膵外科
國土　典宏	東京大学教授・肝胆膵外科
奥坂　拓志	国立がん研究センター中央病院肝胆膵腫瘍科副科長
石井　浩	癌研究会有明病院消化器内科副部長
土井隆一郎	京都大学准教授・肝胆膵・移植外科
窪田　敬一	獨協医科大学教授・第二外科
佐藤　賢一	宮城県立がんセンター研究所臨床研究室室長
上野　規男	横浜市立大学准教授・内視鏡センター
白鳥　敬子	東京女子医科大学教授・消化器内科
浜野　英明	信州大学消化器内科
木田　光広	北里大学東病院内視鏡科科長代理
廣井　信	日本医科大学・消化器・一般・乳腺・移植外科
田尻　孝	日本医科大学学長・名誉教授

13章　胆道・胆嚢疾患

小林　剛	仙台市医療センター・仙台オープン病院内科副部長
藤田　直孝	仙台市医療センター・仙台オープン病院副院長
向井　秀一	淀川キリスト教病院分院長
乾　和郎	藤田保健衛生大学教授・坂文種報徳會病院消化器内科
菅原　元	名古屋大学大学院医学系研究科腫瘍外科
高田　忠敬	帝京大学名誉・客員教授・外科
峯　徹哉	東海大学教授・内科学系消化器内科
伊佐山浩通	東京大学消化器内科
五十嵐良典	東邦大学教授・大森病院消化器内科
良沢　昭銘	山口大学大学院講師・消化器病態内科学
田端　正己	三重大学准教授・肝胆膵・移植外科
渡邊　五朗	虎の門病院副院長・消化器外科
今村　綱男	虎の門病院消化器科
竹内　和男	虎の門病院副院長
糸井　隆夫	東京医科大学講師・消化器内科
眞栄城兼清	福岡大学講師・消化器外科
安田　一朗	岐阜大学講師・第一内科
花田　敬士	JA広島厚生連尾道総合病院内視鏡センター主任部長（広島大学臨床教授）
今津　博雄	東京慈恵会医科大学講師・内視鏡科
浅田　全範	（財）田附興風会医学研究所北野病院消化器センター内科副部長
八隅秀二郎	（財）田附興風会医学研究所北野病院消化器センター内科部長
八木　誠	近畿大学教授・外科学教室小児外科部門
宇田津有子	近畿大学講師・外科学教室小児外科部門
土川　貴裕	北海道大学大学院腫瘍外科学
近藤　哲	北海道大学大学院教授・腫瘍外科学

14章　腹壁・腹膜・後腹膜の疾患

奥野　清隆	近畿大学教授・外科
早田　邦康	自治医科大学准教授・さいたま医療センター一般・消化器外科
小西　文雄	自治医科大学教授・さいたま医療センター一般・消化器外科
福井　博	奈良県立医科大学教授・消化器・内分泌代謝内科
杉村　一仁	新潟市民病院消化器科副部長

大塩	学而	兵庫県立塚口病院診療部長
岩村	威志	潤和会記念病院副院長・外科主任部長
大花	正也	天理よろづ相談所病院内視鏡センター部長
佐々木	巖	東北大学大学院教授・医学系研究科生体調節外科学
河野	浩二	山梨大学准教授・第一外科

15章　全身性疾患の消化器症状

簑田	清次	自治医科大学教授・アレルギー・リウマチ科
岡山	哲也	京都府立医科大学消化器内科学
吉川	敏一	京都府立医科大学教授・消化器内科学
岩下	明徳	福岡大学筑紫病院病院長
田邉	寛	福岡大学筑紫病院病理部
久保田	憲	東京都立駒込病院内分泌代謝科部長
岩下	裕一	回生会 堤病院副院長
金子	宏	藤田保健衛生大学教授・坂文種報徳會病院神経内科（心療内科）
上田	直久	横浜市立大学神経内科・脳卒中科
黒岩	義之	横浜市立大学教授・神経内科・脳卒中科
矢野	智則	自治医科大学消化器内科
菅野	健太郎	自治医科大学教授・消化器内科
尾松	達司	京都府立医科大学消化器内科学
内丸	薫	東京大学准教授・医科学研究所附属病院内科
小田原	隆	東京大学医科学研究所附属病院感染免疫内科
渡部	則彦	京都大学大学院特定准教授・消化器内科

16章　消化管全般にわたる疾患

吉川	敏一	京都府立医科大学教授・消化器内科学
平田	育大	京都府立医科大学消化器内科学
中村	昌太郎	九州大学大学院講師・病態機能内科学
神田	達夫	新潟大学大学院講師・消化器・一般外科学
畠山	勝義	新潟大学大学院教授・消化器・一般外科学
藤谷	幹浩	旭川医科大学准教授・内科学講座消化器・血液腫瘍制御内科学分野
高後	裕	旭川医科大学教授・内科学講座消化器・血液腫瘍制御内科学分野
菅家	一成	獨協医科大学講師・内科学（消化器）
関川	昭	大阪赤十字病院消化器科
千葉	勉	京都大学大学院教授・消化器病態学
柳井	秀雄	独立行政法人国立病院機構関門医療センター臨床研究部部長
平田	一郎	藤田保健衛生大学教授・消化管内科
畑	和憲	栗東はた内科医院院長
藤山	佳秀	滋賀医科大学教授・消化器内科
矢野	智則	自治医科大学消化器内科
菅野	健太郎	自治医科大学教授・消化器内科
平石	秀幸	獨協医科大学主任教授・消化器内科
藤井	雅志	日本大学教授，駿河台日本大学病院消化器外科部長

付録　各種ガイドライン

幕内	博康	東海大学教授・外科
小原	勝敏	福島県立医科大学附属病院教授・内視鏡診療部
菅野	健太郎	自治医科大学教授・消化器内科
加藤	元嗣	北海道大学准教授・光学医療診療部
浅香	正博	北海道大学教授・消化器内科
矢作	直久	慶応義塾大学教授・腫瘍センター
上西	紀夫	公立昭和病院院長
松山	貴俊	東京医科歯科大学大学院腫瘍外科
杉原	健一	東京医科歯科大学大学院教授・腫瘍外科
上野	文昭	大船中央病院特別顧問
土井	隆一郎	京都大学准教授・肝胆膵・移植外科
岩永	康裕	京都大学肝胆膵・移植外科
田中	雅夫	九州大学大学院教授・臨床・腫瘍外科
下瀬川	徹	東北大学大学院教授・消化器病態学
高田	忠敬	帝京大学名誉・客員教授・外科
建石	良介	東京大学消化器内科
小俣	政男	地方独立行政法人山梨県立病院機構理事長
矢野	公士	国立国際医療センター国府台病院肝炎・免疫研究センター研修推進室医長
八橋	弘	国立病院長崎医療センター・臨床研究センター
熊田	博光	虎の門病院分院長
橋本	悦子	東京女子医科大学教授・消化器内科
南	康範	近畿大学消化器内科
工藤	正俊	近畿大学教授・消化器内科

第3版 序

　本書は，医学書院のベストセラーとして半世紀の歴史をもつ『今日の治療指針』の消化器科版である．消化器に特化した"消化器疾患の診療事典"として，本書は多くの臨床家から支持され，日常臨床に役立てられてきた．しかし，早いもので本書第2版が上梓されてから8年余になろうとしている．日進月歩の医学・医療の世界にあっては，今回の第3版の発行は遅きに過ぎたといえるかもしれない．

　編者らが医学書院からの依頼を受け，本書第3版の企画・編集に着手したのは2007年3月のことだったから，スタートから発行までに丸3年を費やしたことになる．今回の改訂にあたっては，消化器疾患の検査・診断・治療をあますところなく収載するために，全体の構成を見直し，各章各項目をいっそう充実させることに意を用いたつもりである．また，各執筆者には読者の理解を容易にするために，図表・写真を多用し，ビジュアルでカラフルな紙面構成となるようお願いした．更に第3版では付録として，消化器領域の各種ガイドラインの解説を新たに収載した．このため，第3版も全体で459項目，1,000頁を超える大冊となった．執筆者は延べ500人に達する．

　現時点での最新・最高の診断・治療法の実際と，臨床のノウハウを盛り込むために，各項目にもっとも相応しい執筆者をお願いしたつもりである．本書をひも解いていただけば編者らの意図が十分に達成されていることがご理解いただけよう．多忙な時間を割いてご執筆いただいた先生方にはこの場を借りて感謝の意を表したい．

　周知のごとく，日本の医学・医療をめぐる環境は近年めまぐるしく変化し，社会的関心もかつてなく高まってきている．臨床現場での日々の実践の質がするどく問われる今日，本書が読者諸兄姉の日常臨床の一助となることを願ってやまない．

　2010年3月

編集者一同

初版　序

　1959年から現在まで医学書院から毎年出版されている『今日の治療指針』は，すべての診療科にわたる治療年鑑として全国の医師から高い評価を得ている．そこでは消化器疾患にもっとも多くの紙面が割かれているが，それでも60余りの項目ではもの足りないことはいうまでもない．同様の理由により，治療指針のシリーズとしてすでに小児科・整形外科・産婦人科・皮膚科領域の4専門分野別のものが刊行されて好評を得ているが，消化器病の治療指針を上梓したいとの計画がもち上がり，その企画を私たちでお引き受けした．

　編集にあたっては，臨床医が診療の場で遭遇するであろうすべての消化器疾患について，日常的に経験するものだけでなくかなりまれな病変も含めてそれぞれの専門医に最新・最高の治療法の実際を具体的に書いていただき，"消化器疾患の現代治療事典"を構築することを目標とした．項目の選定にあたっては遺漏がないように私たちで繰り返し検討し，執筆者としては第一線で活躍しておられるエキスパートにお願いした．それぞれの専門領域ではよく知られた多忙な方ばかりであるが，集まった論文はいずれも力がこもったものであり，各執筆者に心から感謝の意を表したい．

　この『今日の消化器疾患治療指針』は12章425項目と付録よりなり，278名によって執筆されている．どの領域でも同じであろうが，とくに世界に先駆けて進歩している場面が多い消化器病の分野においては，日本人の消化器病に即した診断と治療の体系が至る所にある．本書にそれらが余すところなく収載されていることは，編集者一同が誇りに思うところである．さらにまた急速に進歩しつつある諸問題については，再校の段階で最新の知識を追加していただいた．このようにして，当初に考えていた以上の充実した内容の書物を作ることができたと信じている．

　本書は治療指針シリーズの他のものと同様に，治療指針と薬物療法を中心とし用量・用法や副作用が具体的に記載されているほかに，各病変の概念，分類と鑑別診断について簡潔な解説が加えられている．また，重要な症状のとらえかたと最新の診断・治療手技についても別に取り上げられている．消化器病の専門医だけでなく他領域の先生方にもご利用いただけるように，記述はわかりやすく，できるだけ平易に書かれている．

　企画から刊行まで2年あまりの時間を経て，ここに消化器病に関する充実した

『治療指針』を完成できたことを喜ぶとともに，多くの先生方が消化器病の診療にこの本を役立てていただくことを希望するものである．最後に，記述の正確さと項目に洩れがないように一同で努力を重ねたところであるが，莫大な内容を含むものであり改めるべき個所が少なからずあろうかと危惧される．諸先生の忌憚ないご意見，ご注意をお願いしたい．

1990年11月

編集者一同

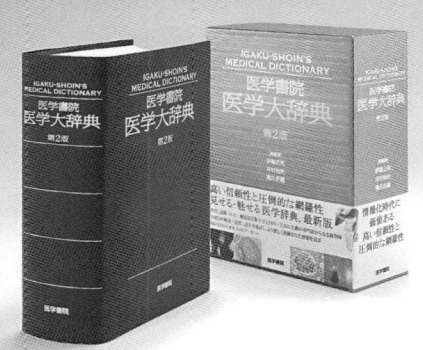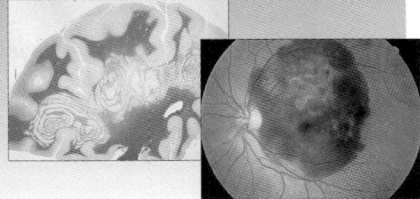

今日の救急治療指針 第2版
TODAY'S THERAPY IN EMERGENCY MEDICINE

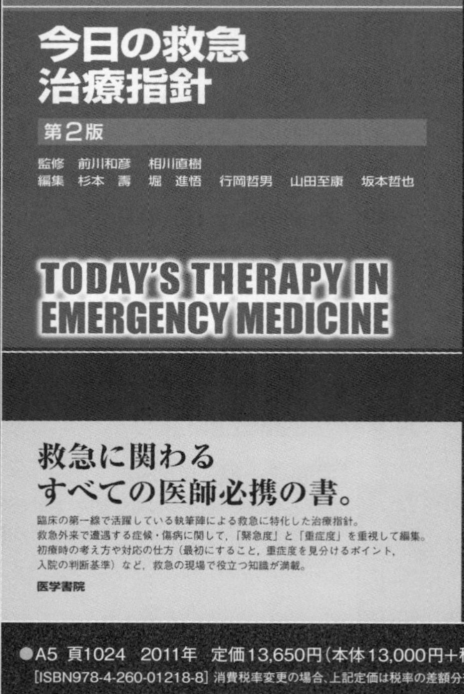

救急で診る患者にどう対応するか。
救急に関わるすべての医師必携の書。

監修　前川和彦　東京大学名誉教授
　　　相川直樹　慶應義塾大学名誉教授
編集　杉本　壽　星ヶ丘厚生年金病院院長
　　　堀　進悟　慶應義塾大学教授
　　　行岡哲男　東京医科大学教授
　　　山田至康　元順天堂大学浦安病院教授
　　　坂本哲也　帝京大学教授

臨床の第一線で活躍している執筆陣による救急に特化した治療指針。救急外来で遭遇する症候・傷病に関して，「緊急度」と「重症度」を重視して編集。初療時の考え方や対応の仕方（最初にすること，重症度を見分けるポイント，入院の判断基準）など，救急の現場で役立つ知識が満載。

●A5　頁1024　2011年　定価13,650円（本体13,000円＋税5%）
[ISBN978-4-260-01218-8] 消費税率変更の場合、上記定価は税率の差額分変更になります。

医学書院
〒113-8719 東京都文京区本郷1-28-23
[販売部] TEL：03-3817-5657　FAX：03-3815-7804
E-mail：sd@igaku-shoin.co.jp　http://www.igaku-shoin.co.jp　振替：00170-9-96693

携帯サイトはこちら

目　次

1章　症状・症候

項目	著者	頁
意識障害	浜田　勉	2
貧血	浜田　勉	4
急性腹症	瓜田純久・三木一正	6
腹痛	今本治彦・塩崎　均	9
小児の腹痛	福澤正洋	12
悪心・嘔吐	永田尚義・秋山純一	13
吐血・下血・血便	飯田三雄	17
下痢	辻川知之・藤山佳秀	20
小児の下痢症	金川修造	22
便秘	辻川知之・藤山佳秀	24
摂食障害	乾　明夫・浅川明弘	27
食欲不振	中井吉英	30
嚥下障害・誤嚥	本郷道夫	31
しゃっくり（吃逆）	遠藤高夫・白井祐一	33
胸やけ	藤原靖弘	35
腹部膨満	遠藤高夫・足立　靖	37
鼓腸	本郷道夫	41
腹部腫瘤	岡　博史	42
黄疸	榎本信行・國分茂博	44
腹水	阿部　航・國分茂博	46

2章　臨床検査

項目	著者	頁
食道内圧測定	蘆田　潔	52
胃液検査, 24時間pH測定	木下芳一	53
胃液分泌検査	金子　宏・小長谷敏浩	54
胃電図, 胃内圧測定, 胃排出測定	小長谷敏浩・金子　宏	55
血清ペプシノゲンの測定と胃癌検診	榎本祥太郎・一瀬雅夫	57
消化管ホルモン	関川　昭・千葉　勉	59
蛋白漏出試験	綱田誠司	61
消化吸収試験	綱田誠司	62
消化管運動機能検査	保坂浩子・草野元康	62
消化器疾患の病理	藤井茂彦・藤盛孝博	64
便中脂肪, 脂肪出納	中村光男	65
便潜血反応	樫田博史	66
細菌培養	横山陽子・松本譽之	67
寄生虫検査	金城福則	68
肝機能検査	堀池典生	69
肝炎ウイルスマーカー	石田　永・林　紀夫	71
ICG試験	村島直哉・鈴木麻衣子	73
肝生検・腫瘍生検	孝田雅彦	73
胆道・胆嚢機能検査	宇野耕治・安田健治朗	75
膵機能検査（PFD試験）	白鳥敬子	76
自己抗体	穂苅厚史	77
腫瘍マーカー	森　敬弘・清水誠治	79
癌関連遺伝子	藤井茂彦・藤盛孝博	81

3章　画像診断

項目	著者	頁
腹部単純X線検査	吉田憲正	86
食道・胃透視	八島一夫	87
低緊張性十二指腸造影	稲土修嗣	89
小腸造影	丹羽康正・後藤秀実	91
注腸検査	甲田洋一・大川清孝	93
消化管内視鏡の取り扱い	上村直実	94
上部消化管内視鏡検査	上堂文也	96

ダブルバルーン，シングルバルーン内視鏡検査 …………… 山本博徳 99	ERCP …………………………… 岡部純弘	129
カプセル内視鏡検査 ………………… 中村哲也・寺野 彰 102	血管造影，CTAP，CTHA …………………… 柳生行伸・村上卓道	131
大腸内視鏡検査 …… 梅原 泰・工藤正俊 104	超音波内視鏡検査 ………… 安田健治朗	133
消化管の生検法 …… 草野 央・後藤田卓志 106	超音波内視鏡ガイド下穿刺吸引法 …………………… 原 和生・山雄健次	137
緊急内視鏡 ………… 松井繁長・工藤正俊 108	管腔内超音波検査 …………… 玉田喜一	141
術中内視鏡 ………… 藤井及三・北野正剛 110	腹腔鏡検査 …………………… 浮田 實	142
小児の内視鏡 ………………… 窪田昭男 112	胆道鏡・膵管鏡 ……………… 乾 和郎	144
拡大内視鏡検査 …… 相原弘之・田尻久雄 114	経乳頭的生検法（膵液胆汁細胞診・擦過細胞診・鉗子生検組織診）… 中泉明彦	146
色素内視鏡検査 ……………… 田中信治 117	シンチグラフィ ……………… 塩見 進	148
NBI内視鏡検査 …… 佐野 寧・豊田昌徳 120	PET …………………………… 細野 眞	150
超音波検査 …………………… 畠 二郎 123	造影エコー検査 …… 畑中絹世・工藤正俊	153
CT，MRI …………… 小林 聡・松井 修 126		
MRCP ………………………… 岡部純弘 128		

4章　治療手技

輸血療法 ……………………… 池淵研二 162	内視鏡的軸捻転整復術 …………………… 宮谷博幸・吉田行雄	191
輸液療法 ……………………… 飯野靖彦 165	胃・十二指腸出血の内視鏡的止血 …………………………… 芳野純治	192
周術期の栄養管理 …………… 比企直樹 168	イレウス管挿入法 …………… 加藤公敏	194
経静脈高カロリー輸液法 …………………… 伊藤高章・松橋信行 171	消化管狭窄解除法（ブジー，ステント） …………………………… 喜多宏人	195
経腸栄養法 ………… 伊藤高章・松橋信行 172	浣腸・洗腸法 ……… 水野滋章・加藤公敏	197
食道拡張術，ステント挿入術 …………………… 岩瀬輝彦・桑山 肇 174	胆道・胆嚢ドレナージ法 …… 玉田喜一	198
静脈瘤出血のバルーン止血術 ………………………… 中村真一 176	腹腔穿刺・ドレナージ …………………… 今村綱男・竹内和男	202
内視鏡的硬化療法と静脈瘤結紮術 …………………… 村上英広・恩地森一 178	膿瘍穿刺・ドレナージ …………………… 今村綱男・竹内和男	203
バルーン下逆行性経静脈的塞栓術 …………………… 國分茂博・宮崎昭久 180	胆道の拡張術，ステント挿入法 …………………………… 玉田喜一	204
経頸静脈的肝内門脈体循環短絡術 ………………………… 中村健治 183	腹水再灌流法 ………………… 福井 博	206
経鼻胃管挿入法 …… 山本貴嗣・久山 泰 187	血液浄化療法 ……… 澤田康史・福田能啓	207
経皮経食道胃管挿入術 …………………… 山本貴嗣・久山 泰 187	腹腔鏡下手術の適応と手技の概要 …………………… 木村泰三・鈴木憲次	208
胃洗浄法 …………… 山本貴嗣・久山 泰 189	肝臓移植 ……………………… 菅原寧彦	211
内視鏡的胃瘻造設術 …………………… 西田幸治・桑山 肇 189	膵臓移植の実際と現況 ……… 寺岡 慧	213
	食道手術後のケアと患者指導 …………………… 外村修一・日月裕司	219

胃手術後のケアと患者指導
　　……………… 炭山嘉伸・中村陽一 221
大腸手術後のケアと患者指導
　　……………… 近藤圭策・谷川允彦 223
肝臓手術後のケアと患者指導
　　……………… 三輪史郎・宮川眞一 224
胆道手術後のケアと患者指導
　　……………………………… 菅原　元 227

膵臓手術後のケアと患者指導
　　……………… 野本周嗣・中尾昭公 229
人工肛門（ストーマ）のケア
　　……………… 荒木俊光・楠　正人 231
消化器領域末期癌患者の在宅治療
　　……………… 田中優一・白水和雄 232

5章　救急治療

急性腹症………………………… 長嶺伸彦 236
妊婦の急性腹症………………… 三橋直樹 238
腸閉塞（イレウス）の救急処置
　　………………………………… 木所昭夫 239
急性腹膜炎……………………… 橋本大定 241
消化管穿孔……………………… 関川敬義 244
腹部外傷……………………… 小井土雄一 246
吐血・下血・肛門出血の救急処置
　　……………………… 名本真章・三澤　正 248
腹腔内出血・後腹膜出血
　　……………………… 田中信孝・平尾浩史 250

食中毒…………………………… 平井義一 252
黄疸……………………………… 杉本元信 256
出血性ショック……… 小野　聡・長谷和生 259
敗血症性ショック（感染性ショック）
　　……………………………… 平井義一 261
小児の消化管出血の救急処置
　　……………………………… 加藤晴一 264
食道・胃・十二指腸の異物
　（小児の場合）……… 幾瀬　圭・清水俊明 266
食道・胃・十二指腸の異物
　（成人の場合）……………… 塩出純二 267

6章　口腔・唾液腺・咽頭の疾患

口内炎，口腔ヘルペス，舌苔・舌炎
　　……………………………… 飯野光喜 272
咽頭炎…………………………… 深谷　卓 273
口腔神経症……………………… 古郷幹彦 275
味覚異常………………………… 古郷幹彦 276

口腔および舌の腫瘍，白板症
　　……………………………… 草間幹夫 277
咽頭異物………………………… 市村恵一 280
唾液腺炎………………………… 吉原俊雄 281
唾石症…………………………… 吉原俊雄 282

7章　食道疾患

乳児・小児の食道疾患………… 金子道夫 286
気管・気管支食道瘻
　　……………………… 石丸哲也・岩中　督 287
胃食道逆流症…………………… 木下芳一 289
逆流性食道炎…………………… 草野元康 290
逆流性食道炎，食道裂孔ヘルニアの
　外科手術……… 木ノ下義宏・宇田川晴司 293
カンジダ食道炎………………… 黒澤　進 294

腐食性食道炎…………………… 蘆田　潔 296
Barrett 粘膜…………………… 藤城光弘 297
咽頭食道憩室（Zenker 憩室）・
　食道憩室……………… 川見典之・岩切勝彦 299
先天性横隔膜ヘルニア………… 金子道夫 300
食道損傷………………………… 足立経一 301
特発性食道破裂（Boerhaave 症候群）
　　……………………………… 竹下公矢 302

その他の食道穿孔………………	竹下公矢 303	食道上皮内腫瘍………………	門馬久美子 318
特発性食道粘膜下血腫………	竹下公矢 304	食道癌の診断と治療方針	
良性食道狭窄・術後食道狭窄		………………	梶山美明・鶴丸昌彦 320
………………	竹下公矢 304	食道癌の内視鏡的粘膜切除術	
アカラシア……………………	黒澤 進 305	………………	小山恒男 324
びまん性食道痙攣……………	黒澤 進 307	食道癌の外科治療……	鶴丸昌彦・梶山美明 326
glycogenic acanthosis ………	小西英幸 308	食道癌の放射線療法，化学療法	
食道・胃静脈瘤の診断と治療方針		………………	横山知哉・室 圭 330
………………	金子順一・國土典宏 310	食道悪性黒色腫………	岩沼佳見・鶴丸昌彦 333
食道の良性腫瘍…………………	小西敏郎 314	blue rubber bleb nevus syndrome	
食道の粘膜下腫瘍………………	中村 努 316	………………	金子道夫 335

8章　胃・十二指腸疾患

Mallory-Weiss 症候群		胃・十二指腸潰瘍の手術………	酒井敬介 376
………………	速水陽子・吉田行哉 338	Zollinger-Ellison 症候群 ………	清水京子 378
Dieulafoy 潰瘍 ………	速水陽子・吉田行哉 339	胃ポリープ………………	大草敏史 380
門脈圧亢進性胃症………………	松村雅彦 341	Cowden 病………………	田村 智 382
胃前庭部毛細血管拡張症………	松村雅彦 343	Cronkhite-Canada 症候群 ……	田村 智 383
急性胃炎，急性胃十二指腸粘膜病変		胃腺腫………………	八木一芳 384
………………	岩本淳一・溝上裕示 344	胃癌の診断と治療方針………	深川剛生 385
腐食性胃炎………………	高木敦司 347	胃癌の粘膜切除・粘膜下層剥離術	
胃蜂窩織炎………………	高木敦司 348	………………	草野 央・後藤田卓志 389
カンジダ性胃炎………………	伊熊睦博 349	胃癌の腹腔鏡手術，開腹手術	
慢性胃炎，腸上皮化生，疣状胃炎		………………	荒井邦佳 391
………………	佐藤貴一 350	胃癌のマイクロ波治療………	中村哲也 394
A 型慢性胃炎（自己免疫性胃炎）		胃癌のレーザー治療………	中村哲也 395
………………	若月芳雄 352	進行胃癌の化学療法………	小泉和三郎 397
Ménétrier 病 ………………	篠村恭久 354	胃の MALT リンパ腫 ………	中村常哉 401
functional dyspepsia ………	原澤 茂 355	胃・十二指腸粘膜下腫瘍	
gastric paralysis ………	関川敬義 359	………………	安藤貴文・後藤秀実 403
胃軸捻転………………	原田容治 360	残胃の胃炎………………	加藤俊幸 405
胃憩室………………	中村典資・千々岩芳春 361	残胃の癌………………	柏木秀幸 407
胃・十二指腸潰瘍………………	坂本長逸 362	吻合部潰瘍………………	柏木秀幸 408
H. pylori 感染症の診断		ダンピング症候群………………	柏木秀幸 410
………………	徳永健吾・高橋信一 365	胃結腸瘻………………	幕内博康 412
H. pylori 感染症の治療適応		十二指腸炎，胃上皮化生…	田中三千雄 413
………………	上村直実 368	十二指腸憩室………	松坂浩史・千々岩芳春 415
H. pylori 除菌療法		管腔内型十二指腸憩室	
………………	兒玉雅明・藤岡利生 370	………………	松坂浩史・千々岩芳春 416
H. pylori 陰性潰瘍 ………	東 健 372	十二指腸癌………………	曲里浩人・一瀬雅夫 416

十二指腸血腫……… 関谷恭介・島崎修次	417	
Rendu-Osler-Weber 病 …… 大宮直木	419	
輸入脚症候群………………… 酒井敬介	420	

上腸間膜動脈症候群（上腸間膜動脈性十二指腸閉塞症）……………… 市倉 隆 422

9章 小腸・大腸疾患

非特異性多発性小腸潰瘍症… 松井敏幸	426	
偽性腸管閉塞症……………… 島本史夫	427	
Meckel 憩室 ………………… 福澤正洋	429	
門脈圧亢進性小腸症，門脈圧亢進性大腸症…………… 村上英広・恩地森一	430	
小腸良性腫瘍………………… 田中信治	432	
小腸悪性腫瘍………………… 飯田三雄	433	
回虫症，鉤虫症，蟯虫症…… 金澤 保	435	
条虫症（腸管寄生条虫症）…… 金澤 保	436	
糞線虫症……………………… 金澤 保	438	
ランブル鞭毛虫症（ジアルジア症），その他の原虫症………… 所 正治	438	
盲係蹄症候群……… 砂田圭二郎・山本博徳	440	
短腸症候群…………………… 河南智晴	441	
吸収不良症候群…… 佐藤伸悟・三浦総一郎	445	
セリアック病……… 仲原民夫・藤山佳秀	447	
腸リンパ管拡張症… 小川敦弘・藤山佳秀	448	
過敏性腸症候群……………… 福土 審	449	
ウイルス性腸炎……………… 加藤晴一	455	
細菌性赤痢…………………… 神谷 茂	457	
病原性（下痢原性）大腸菌感染症………………………… 平井義一	460	
Clostridium difficile 感染 ……………………… 矢野晴美	463	
アメーバ性大腸炎，他の腸管寄生原虫による疾患……… 一瀬休生	465	
潰瘍性大腸炎の診断と治療方針………………… 長堀正和・渡辺 守	466	
潰瘍性大腸炎に対する血球成分除去療法………… 澤ित康史・福田能啓	471	
潰瘍性大腸炎の外科治療…… 名川弘一	473	
分類不能の大腸炎… 戸澤勝之・松本譽之	475	
microscopic colitis, collagenous colitis, lymphocytic colitis ……… 中島 淳	477	
Crohn 病 ………… 高田康裕・日比紀文	479	
腸結核………………………… 荻原達雄	483
単純性腸潰瘍または腸型 Behçet 病………………………… 松井敏幸	484
虚血性大腸炎………………… 樋渡信夫	486
非閉塞性腸管虚血症………………………… 辻本広紀・長谷和生	488
Hirschsprung 病 …………… 韮澤融司	490
腸閉塞（イレウス）… 岡 茂樹・桑山 肇	492
腸重積症………… 岩瀬輝彦・桑山 肇	494
腸回転異常，移動性盲腸…… 福澤正洋	495
大腸憩室症，憩室炎，憩室出血………………… 水城 啓・永田博司	497
過形成性ポリポーシス………………… 藤井茂彦・藤盛孝博	500
大腸腺腫………… 工藤進英・蟹江 浩	502
Peutz-Jeghers 症候群 ……… 岩間毅夫	504
家族性大腸腺腫症…………… 菅野康吉	506
遺伝性非ポリポーシス大腸癌………………… 青柳治彦・杉原健一	508
大腸癌の診断と治療方針………………… 長谷和生・上野秀樹	510
大腸癌の内視鏡的粘膜切除術………………………… 山本博徳	513
大腸癌の腹腔鏡下手術・開腹手術………………… 岡崎 聡・杉原健一	515
大腸癌遠隔転移の治療……… 皆川正己	517
大腸の MALToma ………………… 藤谷幹浩・高後 裕	520
大腸粘膜下腫瘍…… 飯合恒夫・畠山勝義	520
腸管嚢腫様気腫症…………… 千葉満郎	522
腸管子宮内膜症…… 熊野秀俊・冨樫一智	524
虫垂炎……………… 早田邦康・小西文雄	526
虫垂癌，虫垂粘液（嚢）腫………………… 早田邦康・小西文雄	529
S状結腸軸捻転症… 志村国彦・冨樫一智	532

10章 直腸・肛門の疾患

乳児・小児の直腸・肛門疾患
　　　　　　　　小笠原有紀・山高篤行　536
会陰裂傷……………………高野正博　537
急性出血性直腸潰瘍
　　　　　　　　木村友昭・山野泰穂　538
脱肛………………………………高野正博　540
直腸脱……………………………高野正博　543
直腸粘膜脱症候群…………………高野正博　545
直腸癌………………………………森谷冝皓　545
痔核…………………………………岩垂純一　548
裂肛・肛門ポリープ………………岩垂純一　550
肛囲膿瘍, 痔瘻……………………高野正博　551
肛門癌・悪性黒色腫
　　　　　　　　　椿　昌裕・砂川正勝　555

11章 肝臓疾患

肝性脳症………………加藤章信・鈴木一幸　558
A 型急性肝炎 ………………………折戸悦朗　560
B 型急性肝炎 ……………今村道雄・茶山一彰　562
C 型急性肝炎 ……………平山慈子・泉　並木　563
D 型急性肝炎 ………………………田中榮司　565
E 型急性肝炎 ……………加藤孝宣・三代俊治　567
その他の肝炎ウイルス……………大平弘正　569
劇症肝炎………………藤原慶一・横須賀　收　570
遅発性肝不全………………………森脇久隆　574
慢性肝炎の組織分類（新犬山分類）
　　　　　　　　酒井明人・金子周一　575
慢性肝炎の診断（B 型）
　　　　　　　　田中智大・泉　並木　577
慢性肝炎の診断（C 型）
　　　　　　　　安井　豊・泉　並木　579
慢性肝炎の治療（B 型）……………岡上　武　580
慢性肝炎の治療（C 型）
　　　　　　　　坂本　穣・榎本信幸　584
院内感染予防対策…………………朝比奈靖浩　588
全身性ウイルス感染症に伴う肝炎
　　　　　　　　　　　　　　井上和明　590
肝炎ウイルスによる肝外病変
　　　　　　　　長尾由実子・佐田通夫　592
肝硬変―分類, 症状, 診断, 予後
　　　　　　　　守屋昭男・山田剛太郎　596
肝硬変―治療方針・薬物療法
　　　　　　　　瀬川　誠・坂井田　功　598
肝硬変―肝不全・末期の消化管出血
　　　　　　　　横山純二・青柳　豊　601
肝硬変の食事療法と生活指導
　　　　　　　　　　　　　　森脇久隆　605
肝硬変に伴う糖尿病
　　　　　　　　宇都浩文・坪内博仁　606
自己免疫性肝炎……………………恩地森一　609
原発性胆汁性肝硬変………………石橋大海　614
原発性硬化性胆管炎
　　　　　　　　沼田義弘・田妻　進　618
アルコール性肝障害………………前田直人　622
薬物性肝障害………………………山本哲夫　625
特発性門脈圧亢進症
　　　　　　　　大久保裕直・國分茂博　629
Budd-Chiari 症候群…………………中村健治　631
肝外門脈閉塞症……………………吉田　寛　634
うっ血肝, うっ血性肝硬変………池田健次　636
肝線維症……………………………村脇義和　638
NAFLD, NASH ……………………西原利治　640
Reye 症候群 ………………………相澤良夫　643
妊娠に伴う肝障害…………………加藤眞三　645
肝細胞癌のスクリーニングと診断
　　　　　　　　井上達夫・工藤正俊　646
肝細胞癌の治療方針
　　　　　　　　上嶋一臣・工藤正俊　649
肝細胞癌の手術療法
　　　　　　　　佐野圭二・幕内雅敏　653
肝細胞癌の経皮的局所療法
　　　　　　　　椎名秀一朗・小俣政男　656
肝動脈化学塞栓術…………………高安賢一　659
肝癌に対する陽子線治療…………松﨑靖司　660

リザーバー動注療法 …………… 富丸慶人・永野浩昭 662	肝腎症候群 …………………………… 馬場俊之 697
肝内胆管癌，混合型肝癌 ………… 田中正俊・佐田通夫 662	肝外傷 …………………… 須崎 真・野口 孝 700
その他の肝原発性悪性腫瘍 ……… 平野克治・市田隆文 665	肝膿瘍 ………………… 横山圭二・向坂彰太郎 702
転移性肝癌 ………………………………… 皆川正己 667	Weil病 ………………………………… 佐々木 茂 704
肝血管腫 ………………………………… 飯島尋子 669	肝結核 …………………… 井上達夫・工藤正俊 706
肝癌類似病変・前癌病変 ……………… 岡 博子 671	肝サルコイドーシス …………………… 坂口浩樹 708
肝嚢胞 ……………………………………… 鍋島紀滋 673	肝梅毒 …………………………………… 坂口浩樹 709
肝の嚢胞性腫瘍 ………………………… 斎藤明子 674	肝放線菌症 ……………………………… 角谷眞澄 711
ヘモクロマトーシス，ヘモジデローシス ………………………… 加藤淳二・小船雅義 676	日本住血吸虫症 ………………………… 松田政徳 712
肝アミロイドーシス …………………… 大崎往夫 679	多包性肝包虫症 ………………………… 佐藤直樹 713
ポルフィリン症 ……… 加藤淳二・小船雅義 680	肝単包虫症 ……………………………… 佐藤直樹 715
Wilson病 ……………… 福田和人・今井康陽 682	肝吸虫症 ………………………………… 佐藤直樹 715
Gaucher病 …………… 小林功幸・今田貴之 683	肝蛭症 …………………………………… 佐藤直樹 716
糖原病 …………………… 久原 真・下濱 俊 685	Fitz-Hugh-Curtis症候群 … 冨樫 整 717
溶血性黄疸 ……………………………… 金丸昭久 686	HIV感染症と肝障害 …………… 永濱裕康・佐々木裕 718
体質性黄疸 ……………………………… 足立幸彦 690	膠原病の肝障害 ………………………… 池田隆明 720
肝内胆汁うっ滞 ………………………… 齋藤英胤 692	甲状腺疾患の肝障害 …………… 福田和人・今井康陽 721
新生児黄疸・新生児肝炎 ……………… 松井 陽 694	白血病・リンパ腫の肝病変 …………… 澤井良之・今井康陽 722

12章 膵臓疾患

急性膵炎の診断と重症度判定 …………………………………… 下瀬川 徹 726	膵真性嚢胞 ……………………………… 久津見 弘 765
急性膵炎の治療方針と治療法 ……………………………………… 竹山宜典 729	膵嚢胞線維症 …………… 伊藤 啓・藤田直孝 766
重症急性膵炎 …………………………… 後藤秀実 733	膵嚢胞性腫瘍 …………………………… 真口宏介 768
薬剤性膵炎 ……………………………… 片岡慶正 736	膵癌の診断と治療方針・疼痛対策 ……………………… 北野雅之・工藤正俊 773
術後膵炎 ………………… 石崎陽一・川崎誠治 738	膵癌の外科治療 …………… 脊山泰治・國土典宏 776
膵性胸水 ………………………………… 廣田昌彦 741	膵癌の化学療法 ………………………… 奥坂拓志 780
慢性膵炎の診断基準 …………………… 大槻 眞 742	膵癌の放射線療法 ……………………… 石井 浩 783
慢性膵炎の治療方針 …………………… 伊藤鉄英 746	WDHA症候群 ………………………… 土井隆一郎 785
無痛性膵炎 ……………………………… 川 茂幸 750	グルカゴノーマ ……………………… 土井隆一郎 787
腫瘤形成性膵炎 ………… 坂本洋城・工藤正俊 752	インスリノーマ ……………………… 窪田敬一 789
膵石症 …………………………………… 入澤篤志 754	ソマトスタチノーマ ………………… 窪田敬一 790
自己免疫性膵炎 ………………………… 岡崎和一 756	非機能性膵内分泌腫瘍 ……………… 佐藤賢一・下瀬川 徹 791
妊娠と膵炎 ……………………………… 江川直人 760	多発性内分泌腫瘍症 ………………… 上野規男 794
膵仮性嚢胞 ……………………………… 久津見 弘 763	

高アミラーゼ血症，マクロアミラーゼ					
血症…………………………	白鳥敬子	796	異所性膵組織………………	木田光広	800
膵の形態異常………………	浜野英明	798	膵損傷………………	廣井　信・田尻　孝	801

13章　胆道・胆嚢疾患

胆石の種類・成因・診断					
	小林　剛・藤田直孝	804	胆汁瘻，胆嚢腸管瘻，胆道内空気像			
胆石症の治療方針・治療法…	向井秀一	807	…………………………	渡邊五朗	832
胆石症の内視鏡的結石除去術				胆嚢隆起性病変（ポリープ，腺腫，			
…………………………	乾　和郎	810	アデノミオマトーシス）			
胆石症の体外衝撃波結石破砕療法			……………	今村綱男・竹内和男	834
…………………………	乾　和郎	812	胆嚢癌………………………	糸井隆夫	836
肝内結石症…………………	菅原　元	813	胆管癌，乳頭部領域癌……	眞栄城兼清	840
急性胆嚢炎…………………	高田忠敬	815	胆道出血……………………	安田一朗	842
慢性胆嚢炎…………………	峯　徹哉	821	先天性胆道拡張症…………	花田敬士	845
急性化膿性胆管炎…………	伊佐山浩通	822	Caroli 病……………………	今津博雄	847
Mirizzi 症候群………………	五十嵐良典	827	膵胆管合流異常………	浅田全範・八隅秀二郎	849
Lemmel 症候群………………	良沢昭銘	829	胆道閉鎖症…………………	八木　誠	852
胆摘後症候群，胆道ジスキネジー			胆道奇形…………	八木　誠・宇田津有子	856
…………………………	田端正己	830	胆道寄生虫症…………	土川貴裕・近藤　哲	856
			胆汁性嚢胞，胆汁瘻…………	近藤　哲	858
			胆汁性腹膜炎………………	近藤　哲	859

14章　腹壁・腹膜・後腹膜の疾患

腹壁膿瘍……………………	奥野清隆	864	腹膜中皮腫…………………	岩村威志	880
化膿性腹膜炎，腹腔内膿瘍，			後腹膜腫瘍…………………	大花正也	881
横隔膜下膿瘍……	早田邦康・小西文雄	865	後腹膜線維症………………	大花正也	884
特発性細菌性腹膜炎………	福井　博	869	鼠径ヘルニア，ヘルニア嵌頓			
結核性腹膜炎………………	福井　博	871	…………………………	佐々木巖	885
腸間膜脂肪織炎……………	杉村一仁	873	腹壁ヘルニア………………	佐々木巖	886
腸間膜リンパ節炎…………	杉村一仁	875	腹壁肥厚性瘢痕ヘルニア			
腹膜癌腫症・腹膜粘液腫…	大塩学而	877	（切創ヘルニア）………	佐々木巖	887
腸管癒着症…………………	大塩学而	878	腹膜・大網・腸間膜の腫瘍	河野浩二	888
腹膜偽粘液腫………………	岩村威志	878	大網の捻転…………………	河野浩二	889

15章 全身性疾患の消化器症状

強皮症の消化器病変	簑田清次	892
Sjögren症候群の消化器病変	簑田清次	893
アミロイドーシスの消化管病変	岡山哲也・吉川敏一	893
消化管サルコイドーシス	岩下明徳・田邊寛	895
糖尿病・甲状腺疾患の消化器症状	久保田憲	896
腎不全・透析患者の消化管病変	岩下裕一	897
うつ病の消化器症状	金子宏	899
Parkinson病の消化器症状	上田直久・黒岩義之	900
Henoch-Schönlein紫斑病の消化管病変	矢野智則・菅野健太郎	901
ビタミン欠乏症・過剰症の消化器症状	吉川敏一・尾松達司	903
白血病・悪性リンパ腫・骨髄腫の消化管病変	内丸薫	908
AIDS患者の消化器病変	小田原隆	909
GVHDの消化器病変	渡部則彦	912

16章 消化管全般にわたる疾患

消化管アレルギー	吉川敏一・平田育大	916
消化管原発悪性リンパ腫	中村昌太郎	917
消化管間質腫瘍	神田達夫・畠山勝義	920
multiple lymphomatous polyposis of the gastrointestinal tract(MLP)	藤谷幹浩・高後裕	923
消化管の放射線障害	菅家一成	924
消化管のカルチノイド	関川昭・千葉勉	927
消化管アニサキス症	柳井秀雄	929
好酸球性胃腸炎	平田一郎	931
蛋白漏出性胃腸症	畑和憲・藤山佳秀	933
消化管 angioectasia	矢野智則・菅野健太郎	935
鎮痛解熱薬による上部消化管病変	平石秀幸	937
薬剤による中下部消化管障害(胃を除く)	藤井雅志	940

付録 各種ガイドライン

食道癌診断・治療ガイドライン	幕内博康	944
消化器内視鏡ガイドライン第3版	小原勝敏	946
日本消化器病学会(編)消化性潰瘍診療ガイドライン	菅野健太郎	949
H. pylori感染の診断と治療のガイドライン2009改訂版	加藤元嗣・浅香正博	952
治療内視鏡における偶発症予防ガイドライン	矢作直久	956
胃癌治療ガイドライン医師用	上西紀夫	958
大腸癌治療ガイドライン	松山貴俊・杉原健一	962
エビデンスとコンセンサスを統合した潰瘍性大腸炎のガイドライン	上野文昭	965
膵島移植の指針	土井隆一郎・岩永康裕	967
科学的根拠に基づいた膵癌診療ガイドライン2006年版	田中雅夫	969
エビデンスに基づいた慢性膵炎の診療ガイドライン	下瀬川徹	975
科学的根拠に基づく急性胆管炎の診療ガイドライン	高田忠敬	979

C型肝炎診療アルゴリズム
　………………　建石良介・小俣政男　984
HBV, HCV の職業上曝露への対応と曝
　露後予防のための CDC ガイドライン
　………………　矢野公士・八橋　弘　988

C型肝炎の診療ガイドライン
　…………………………………　熊田博光　991
NASH・NAFLD の診療ガイドライン
　…………………………………　橋本悦子　993
科学的根拠に基づく肝癌診療ガイドラ
　イン………………　南　康範・工藤正俊　997

和文索引 ……………………………………………………………………… 1005
欧文索引 ……………………………………………………………………… 1036

IGAKU-SHOIN's MEDICAL TERMINOLOGY

軽快にして圧巻の見出し語数。
グローバル時代の全医療者に贈る用語辞典の決定版!

医学書院
医学用語辞典
英和・略語・和英

監修

伊藤正男
理化学研究所脳科学総合研究
センター特別顧問

井村裕夫
京都大学名誉教授

高久史麿
日本医学会会長

あまねく **網羅** して
すこぶる **軽！快！**

『医学書院 医学大辞典 第2版』から生まれた、頼りになる用語辞典。

医学書院

学会準拠の日本語・欧文表記、略語をすばやく調べられるよう、高い信頼性で定評のある『医学書院 医学大辞典 第2版』収載の用語に最新医学用語を加え、ポケットサイズにまとめた英和・和英辞典。総見出し語数は圧巻の14万語。どこにでも軽快に持ち運べ、論文執筆・閲覧に、WEB検索などに、機動的に使える。

● B6 頁992 2012年 定価4,410円（本体4,200円＋税5％）[ISBN978-4-260-00364-3]
消費税率変更の場合、上記定価は税率の差額分変更になります。

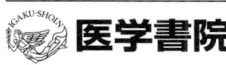 〒113-8719 東京都文京区本郷1-28-23
[販売部]TEL：03-3817-5657 FAX：03-3815-7804
E-mail：sd@igaku-shoin.co.jp　http://www.igaku-shoin.co.jp　振替：00170-9-96693

携帯サイトはこちら

小児を診るすべての医師のための必携書

今日の小児治療指針

第版

総編集
大関　武彦　浜松医科大学名誉教授
古川　漸　山口大学名誉教授
横田俊一郎　横田小児科医院・院長
水口　雅　東京大学大学院教授・発達医科学

■**本書の特徴**
小児に関わる全領域を網羅し、第一線のエキスパートが最新の治療法を具体的かつ実践的に解説。今版では小児診療の際に押さえておきたい基本知識をまとめた「小児診療にあたって」、思春期に特有の問題を取り上げた「思春期医療」の2つの章を新設。ハンディサイズとなり、より使いやすくなった日常診療に役立つ1冊。

● A5　頁1028　2012年
　定価16,800円（本体16,000円＋税5%）
　[ISBN978-4-260-01231-7]
　消費税率変更の場合、上記定価は税率の差額分変更になります。

■**目次**

1	救急医療	11	感染症,寄生虫症	21	小児保健
2	治療手技	12	呼吸器疾患,胸部疾患	22	学校保健
3	小児診療にあたって	13	消化器疾患,腹部疾患	23	骨・関節疾患
4	新生児疾患	14	循環器疾患	24	皮膚疾患
5	染色体異常,奇形症候群	15	血液・腫瘍性疾患	25	眼疾患
6	先天代謝異常	16	腎・泌尿器疾患	26	耳鼻咽喉・気管の疾患
7	内分泌疾患	17	生殖器疾患	27	小児歯科・口腔外科疾患
8	代謝性疾患,栄養障害	18	神経・筋疾患	付録1	小児薬用量
9	免疫疾患,膠原病	19	発達障害・精神疾患	付録2	脳死判定と脳死下臓器提供
10	アレルギー疾患	20	思春期医療		

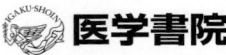
〒113-8719　東京都文京区本郷1-28-23
[販売部] TEL: 03-3817-5657　FAX: 03-3815-7804
E-mail: sd@igaku-shoin.co.jp　http://www.igaku-shoin.co.jp　振替: 00170-9-96693

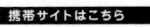

症状・症候

意識障害
consciousness disturbance

浜田　勉　平戸市国民健康保険度島診療所

【概念】

脳幹部，視床下部や大脳皮質が障害されると意識障害を引き起こす．特に，急性に昏睡ないし半昏睡のような重度の意識障害〔JCS（Japan Coma Scale）分類のⅡ-20以上〕をきたす場合，生命予後を左右するので迅速な診断と適切な治療が重要である．この原因疾患の大部分は脳自体の疾患であり，神経学的な局所所見を伴う場合には脳外傷，頭蓋内出血や脳梗塞が，神経学的な局所所見を伴わない場合には脳炎，髄膜炎や脳腫瘍などが疑われる．一方，全身疾患により続発性の意識障害を引き起こすこともあり，その原因には，肺疾患（肺炎，肺梗塞，CO_2 ナルコーシスなど），心疾患（心筋梗塞，徐脈や頻脈など），精神疾患（てんかん）などがある．消化器領域にかかわる疾患としては，急性アルコール中毒あるいは鎮静薬や睡眠薬の薬物中毒，糖尿病性昏睡（低血糖，高血糖によるアシドーシス），肝性昏睡などがあり，意識障害患者を診療するときはこれらの疾患を十分認識しておく必要がある．

【処置】

❶救急処置：まず，A（air way；気道），B（breathing；呼吸），C（circulation；循環）を確保したうえで，意識障害の程度（JCS）を判定する．

❷バイタルサインのチェック：呼吸，血圧，心拍数，体温などのバイタルサインを定時的に測定する．同時に，心電図などのモニターを装着する．

❸静脈確保：太い血管に16〜18Gの穿刺針で補液ルートを確保する．通常は中心静脈への挿入までは不必要である．

❹血液ならびに尿検査：赤血球数，ヘマトクリット値，白血球数，血小板数，血液凝固機能，電解質，血糖値，アンモニアやビリルビンなどの肝機能，血液ガス，腎機能，尿ケトン体，尿糖を調べる．

❺酸素吸入：必ずマスクで開始し，SpO_2 90％以上を目標に酸素量を調節し，経時的に測定する．

❻留置カテーテル：循環血液量のチェックのため時間尿量を測定する．

【診断】

救急処置後，発生時の症状と既往歴や服薬状況を家族から聴取することが重要である．

次に，一般診察と臨床検査を行う．まず，神経学的所見の有無と，CT・MRI検査また髄液検査などを適時行い，脳疾患か否かの判定を行う．続発性では特徴ある口臭，臨床症状と血液所見，尿所見，胸部X線写真，ECGなどを加えればおおよそ診断が可能である．意識障害をきたす消化器疾患領域について略記する．

急性アルコール中毒

【病態】

アルコール依存症での大酒家が食事摂取不良と脱水となり発症する．また，若い人で初めての大量の飲酒でも発症する．重症では血圧低下，不整脈，低体温，低血糖，代謝性アシドーシス，呼吸抑制，昏睡がみられる．

【診断】

大量の飲酒歴，特有のアルコール臭を認めれば容易である．

治療法

アルコールの吸収は速いので胃洗浄を行わず，脱水改善のため生理食塩水やブドウ糖の輸液を行う．腎機能が正常であれば3,000 mL/日程度とし，必要があれば留置

カテーテルを挿入する．舌根沈下と吐物の誤飲による気道閉塞を防ぐため気管内挿管が必要になる場合もある．

鎮静薬・睡眠薬の薬物中毒

【病態】
近年，精神安定薬や睡眠薬を服用中の患者は増加しており，自殺企図や大量服用の症例も救急の現場では増加している．また，高齢者では睡眠薬の繁用により意識障害が出現することがある．

【診断】
意識障害発生時の薬の種類と服薬量などの服薬状況を確認する．

治療法
大量の服薬が1時間以内であれば胃洗浄を行う．また，3,000 mL/日程度の輸液により，利尿をつけさせ，体外への排泄を促し，薬の影響が消失するまで全身管理する．

糖代謝異常

1．低血糖

【病態】
低血糖では自律神経症状（空腹感，脱力感，冷汗，ふるえなど），中枢神経症状（あくび，嗜眠，計算力の低下など）が起こり，重症では痙攣や意識障害に陥る．経口血糖降下薬やインスリン治療中の糖尿病患者への過剰投与が原因となることが多い．

治療法
低血糖が疑われるとき（ないしは血糖値50 mg/dL以下）は50％ブドウ糖液20〜40 mLを静脈注射する．速やかな糖の補給で脳障害が改善するので，緊急時には重要である．

2．糖尿病性ケトアシドーシス
diabetic ketoacidosis（DKA）

【病態】
インスリンが重度に低下したため，高血糖と浸透圧利尿による著明な脱水により血中・尿中のケトン体の増加と代謝性アシドーシスを認める．呼気中のアセトン臭にも留意する．原因は1型糖尿病の発症時やインスリン治療中の中断や感染症の合併が誘因となる．

治療法
原則は脱水の補正とインスリン投与である．

3．高血糖性高浸透圧状態
hyperglycemic hyperosmolar state（HHS）

【病態】
高血糖，血漿浸透圧の上昇，高度の脱水により，循環不全や痙攣，意識障害などの神経症状が出現する．ケトーシスやケトアシドーシスは軽度である．比較的高齢の軽症2型糖尿病で感染，ステロイド投与，高カロリー輸液，手術などが誘因となる．

治療法
輸液による電解質の補正とインスリンの投与である．

肝性昏睡（肝性脳症）

【病態】
肝性昏睡は肝硬変が非代償期に至り，肝機能低下が進行して腸内細菌に由来するアンモニアや低級脂肪酸などが側副血行路（門脈大循環系短絡）を介して大循環血液中に増加し，これらが脳血液関門を通過して脳に作用するために起こり，臨床的に意識障害や精神神経症状を発生させる．

【診断】

肝性脳症の重症度はⅠ～Ⅴに分類されており、その症状は初期の覚醒リズムの逆転から始まり、異常行動や失見当識から傾眠傾向へと進展し、さらに昏睡に至る。同時に、黄疸を伴い、アンモニア臭を認める。

治療法

アミノレバンの点滴、ラクツロースやカナマイシンの経口投与が一般的である。

貧血
anemia

浜田　勉　平戸市国民健康保険度島診療所

【概念】

貧血とは何らかの原因により血液中のヘモグロビン（Hb）濃度あるいは赤血球数が低下した状態をいう（WHOの基準では成人男性では14 g/dL以下、成人女性では12 g/dL以下）。全身の臓器への酸素の運搬能の低下により臨床症状を呈するが、一般にHb値と自覚症状とは相関しない。慢性貧血では症状の発現が軽微で、短時間のうちに貧血に陥ってしまうほど症状の程度は強い。

【病態・疾患分類】

貧血は原因別に大きく3つに分けられる。

❶赤血球の産生能の低下による

1）骨髄系幹細胞の発育不良：骨髄系幹細胞からは赤血球のみならず顆粒球や血小板も作られるのでこれら3つの減少（汎血球減少症）を同時に伴って再生不良性貧血が発症する。原因は先天性と後天性があり、後者には薬物、放射線、ウイルス性と特発性のものがある。

赤芽球系細胞のみが発育不良になると赤芽球癆が発症する。

2）血液細胞の分化・増殖過程でのビタミンB_{12}や葉酸の不足：ビタミンB_{12}や葉酸は、骨髄における血液細胞の分化・増殖での核酸合成段階で補酵素の役割を果たしている。小腸におけるビタミンB_{12}の吸収には胃の内因子との結合が必要で、高度の萎縮性胃炎では胃壁細胞からの内因子の分泌低下によりビタミンB_{12}の吸収障害を引き起こし、巨赤芽球性貧血（悪性貧血）となる。また、胃全摘切除でも同様に内因子が欠乏するが、ビタミンB_{12}は肝で貯蔵されているので手術後4～5年経過して、巨赤芽球性貧血を発症してくる。

葉酸の欠乏は偏食、妊娠や悪性腫瘍などによる需要亢進、吸収不良症候群による吸収障害、メトトレキサートや急性アルコール中毒による利用障害により発症する。

3）赤芽球系前駆細胞の分化成熟過程でのエリスロポエチンの低下（腎性貧血）：エリスロポエチンは腎で産生されるが、慢性腎不全患者（クレアチニンクリアランス30～59 mL/分以下、血清クレアチニン値2 mg/dL以上）ではこの産生が低下し貧血が認められる。

❷鉄欠乏による

十二指腸や空腸から吸収される鉄分は成人の体内に3～4 g程度存在し、その2/3はHb合成に利用された鉄であり、残りの1/3はフェリチンとして脾臓や肝臓で貯蔵されている。120日の寿命を経た赤血球は脾や肝で壊され、その中の鉄は骨髄で再びHb合成に利用される。鉄は1日1 mg程度、便、尿、汗や皮膚から排泄されており、したがって、1日に必要な鉄量は成人男性では1 mg、月経のある女性では2 mg、妊婦では胎児への補給もあり3 mgである。

1）鉄の摂取不足：食事摂取不足、偏食。

2）鉄の放出障害・吸収障害：慢性疾患に伴う貧血（anemia of chronic disease：ACD）。

3）出血による鉄欠乏性貧血：胃・十二指腸潰瘍，癌などの消化管出血，痔疾患，子宮筋腫，子宮内膜症，月経過多症などの婦人科疾患があり，臨床では最も頻度が高い．

　❸赤血球の破壊の亢進による（溶血性貧血）：赤血球は約120日の寿命後，主に肝臓や脾臓で選択的に壊されるが，次のような理由で120日を待たずに末梢血中で壊されると溶血性貧血となる．

　1）先天的：赤血球の膜の異常（遺伝性球状赤血球症），ヘモグロビン異常（サラセミア）．

　2）後天性：自己抗体によるもの（自己免疫性溶血性貧血，発作性夜間血色素尿症），薬物によるもの，物理的要因によるもの（人工弁術後など）がある．

【症状】

　貧血に共通する症状：易疲労感，脱力感，めまい，耳鳴り，動悸，労作時の息切れ，頭痛，食欲不振などがあり，また身体所見として皮膚蒼白，眼瞼結膜蒼白，心雑音，頻脈などを認める．

　疾患別には特徴的所見がある．

　1）鉄欠乏性貧血：爪の平坦化と匙状爪（spoon nail），嚥下困難（Plummer-Vinson症候群），異食症（pica），口角炎．

　2）巨赤芽球性貧血：舌乳頭萎縮（Hunter舌炎），神経症状（亜急性脊髄連合変性症），白髪．

　3）溶血性貧血：黄疸（間接型優位），脾腫．

　4）再生不良性貧血：出血傾向（皮下出血斑，歯肉出血，鼻出血）．

【診断】

　貧血を認めた場合，赤血球数，Hb値，ヘマトクリット（Ht）から平均赤血球容積（MCV），平均赤血球血色素量（MCH），平均赤血球血色素濃度（MCHC）を計算し，大別すると次のように分類される．

　1）小球性低色素性貧血：鉄欠乏性貧血，慢性炎症による貧血，サラセミアなど．

　2）正球性正色素性貧血：溶血性貧血，再生不良性貧血，腎性貧血，赤芽球癆など．

　3）大球性貧血：巨赤芽球性貧血．

　さらに，血清鉄，フェリチン，総鉄結合能，不飽和鉄結合能，網状赤血球数などから鑑別を進めていく（図1-1）．

【診断のポイント】

　貧血患者では二次性貧血（症候性貧血）にも注意する必要がある．特に高齢者では悪性腫瘍，慢性感染症，リウマチなどの膠原病，腎疾患，肝疾患などの存在を念頭に置くことが重要である．また，骨髄異形成症候群も最近注目されている疾患である．

治療方針・治療法

　❶鉄欠乏性貧血：Hb値が10 g/dL以下が治療の対象で，鉄剤（フェロミア錠，フェルムカプセルなど）の少量（50〜200 mg/日），長期（3〜4か月）の経口投与が原則である．ビタミンCの併用は鉄吸収を助ける．また，鉄分を含む食品（肉，レバー，貝類，海藻類など）の摂取を指導する．服用が困難な場合はフェジンの経静脈投与を行う．

　明らかな消化管出血（吐血，下血）による出血性ショックないし，Hb値7 g/dL以下の場合は輸血を考慮する．出血量の目安として成人でHt 1％の低下は100 mLの出血と推定されるが，急性出血後初期にはHb値は正常値か軽度の低下にとどまり，正確な出血量を反映しない．吐・下血例では赤血球だけでなく血液全体が失われ，血管外液が血管内へ移行するのに72時間以上が必要であり，Hb値は2〜3割減と考える．輸液・輸血・代用血漿などを使用し，①収縮期血圧100 mmHg以上，②脈拍数90〜110/分，③Ht値25〜30％，を保つように調節する．

　❷巨赤芽球性貧血（悪性貧血）：ビタミン

```
                    ┌→ 総鉄結合能,            ─────────→ 鉄欠乏性貧血
              ┌→ 血清鉄│   不飽和鉄結合能                    (食事摂取不足)
              │  低下  │   ともに上昇                        (消化管出血 )
              │        │   フェリチン低下                    (婦人科疾患 )
              │        │
              │        │                                  ┌→ 続発性貧血
              │        │                                  │  (慢性疾患)
              │        └→ 総鉄結合能,            ─────────┤  (悪性腫瘍)
              │            不飽和鉄結合能                  │
  貧血        │            ともに正常〜低下                └→ 腎性貧血
(Hb低下)─────┤            フェリチン正常                     (エリスロポエチン低下)
              │
              │        ┌→ 網状赤血球増加,         ─────────→ 溶血性貧血
              │        │   間接ビリルビン上昇
              │        │                          ┌→ ビタミンB12 ┐欠乏→ 巨赤芽球性貧血
              │        │                          │   葉酸        ┘
              └→ 血清鉄│        ┌→ 骨髄造血能が ─┤→ 脂肪酸増加 ────→ 再生不良性貧血
                 正常〜│        │   全体に低下    │
                 増加  │        │                └→ 産生異常 ─────→ 骨髄異形成症候群
                       └→ 網状赤血球┤
                          減少  │        ┌→ 線維芽細胞増殖 ─→ 骨髄線維症
                                └→ 骨髄異常細胞┤                (骨髄増殖性疾患)
                                   の増殖による └→ 未熟細胞増殖 ─→ 白血病
                                   正常造血能低下                    (FAB分類)
```

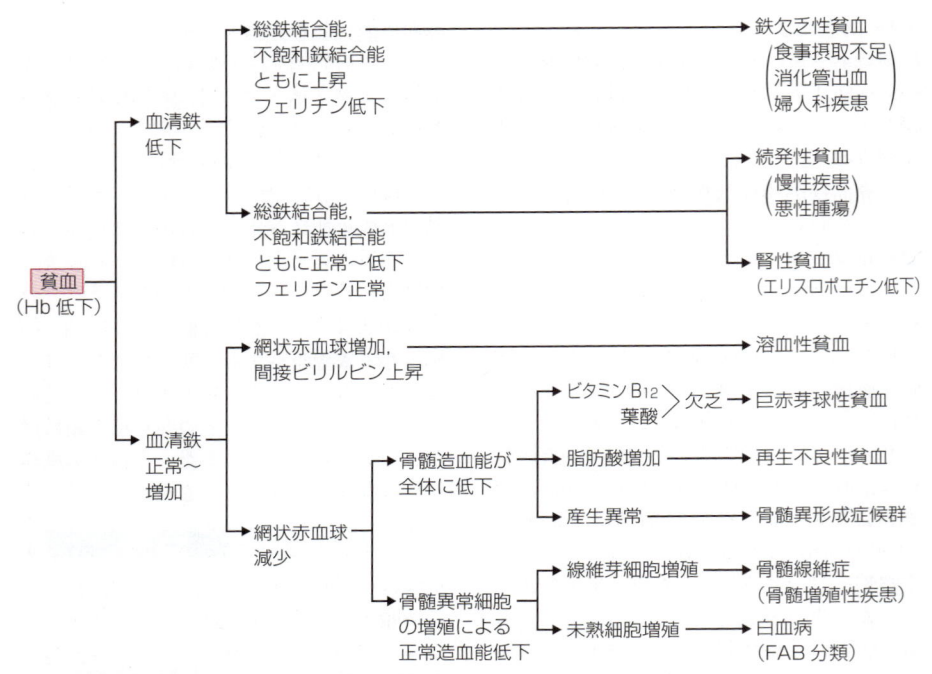

図1-1 臨床結果からみた貧血の診断の進め方
〔御供泰治:血液・造血器疾患.井村裕次,ほか(編),わかりやすい内科学,第2版.p263,文光堂,2002より改変・転載〕

B₁₂欠乏では,メチコバールを500〜1,000μg,週3回,6週間筋注,その後維持として500μg,2〜3か月ごとに繰り返す.

葉酸欠乏ではフォリアミンを1日15mg,経口あるいは非経口的に投与する.

❸**再生不良性貧血**:原因薬物があるものは中止し経過をみる.特発性では,造血幹細胞移植,免疫抑制療法,副腎皮質ステロイド投与などを行うが,治療方針は厚生労働省の重症度分類に従い,臨床的に選択する.また,必要に応じて成分輸血(洗浄赤血球や血小板)やG-CSFの投与を行う.

❹**溶血性貧血**:遺伝性では輸血と脾摘である.自己免疫性では副腎皮質ステロイドの投与が第1選択で,次に免疫抑制薬や脾摘が適応となる.

❺**腎性貧血**:遺伝子組換えヒトエリスロポエチンであるエスポー皮下注またはエポジン注の静注を行う.赤血球の産生低下が原因の腎性貧血以外の貧血に対しては保険適用されていない.

急性腹症
acute abdomen

瓜田純久　東邦大学教授・総合診療・救急医学講座
三木一正　東邦大学名誉教授

【概念】

腹痛が急激に発症し,短時間のうちに緊急手術の適否の判断を要する腹部急性疾患の総称ととらえられている.

【疾患分類】

原因によって分類すると，①管腔臓器の穿孔，②実質臓器や大動脈の破裂，③腸閉塞やヘルニア嵌頓などによる循環障害，④単純性腸閉塞や胆道，尿路の結石による閉塞，さらに⑤急性虫垂炎などの炎症，の5群に大別される．

【重傷度分類】

ショックの有無により対応が異なる．

【症状・病態】

腹痛は，間欠的な疝痛であり，交感神経，副交感神経を介して中枢へ伝わる内臓痛，さらに前腹壁の壁側腹膜に分布する脊髄神経により生じ持続的な激痛である体性痛に分類される．前者は腸閉塞，胆石，急性胃腸炎などでみられ，後者は腹膜炎が代表的である．しかし，経過とともに内臓痛が体性痛に変わることもあり，経過を追うことが大事である．

【問診で尋ねるべきこと】

現病歴では腹痛の発症時期，痛みの性状，痛みの部位，持続時間，食事内容，食事による変化，便通，排尿時の症状，体位や姿勢による変化などを聴取しなければならない．また，女性では妊娠の可能性，最終月経についても重要な情報である．全身状態が悪いときは，十分な問診ができないことも少なくないため，家族や救急隊からできる限り情報を引き出すことが重要である．服薬状況，既往歴，特に開腹歴の有無は必須である．

【必要な検査と所見の読み方】

身体所見ではバイタルサインの変化が重要である．意識レベル，呼吸，血圧，脈拍，体温を把握し，腹部では手術痕，膨隆の有無，皮膚所見（Cullen徴候，Grey-Turner徴候）を観察し，触診によって圧痛の最強点，筋性防御，反跳痛，Murphy徴候などの有無をみる．さらに打診では鼓音，叩打痛の有無，聴診では腸音の亢進あるいは減弱を観察する．特に重要なのは，腹膜刺激症状の有無である．

ショック状態にない症例，あるいは速やかにショック状態を離脱できた場合には，画像診断により原因疾患の検索を行い，原因を除去しなければならない．

❶腹部X線検査：ほとんどすべての施設で施行可能な検査であり，簡便で多くの情報を得ることができる．腹腔内遊離ガス像は消化管穿孔の診断に有用であるが，胃十二指腸穿孔の80％，腸管穿孔の40％程度にしか認められず，消化管穿孔を否定することは難しい．ほかに，腸管異常ガス像（ニボー形成，小腸ガスなど）は腸管通過障害が示唆される．逆に無ガス像は腸管壊死が進行した場合にみられることがあり，重症になると門脈ガス像が認められることもある．また，腸腰筋の不鮮明化，腎陰影の消失は後腹膜疾患を示唆する所見である．

❷腹部超音波検査：腹水など体腔内への液体貯留の診断に優れ，ベッドサイドで繰り返し施行できるため，身体所見の診察に引き続いて行われることが多い．肝腎境界，脾腎境界，Douglas窩をチェックし，腹水・腹腔内出血の有無を観察する．さらに腸管の浮腫，水腎症，腹部大動脈解離，胆石・胆嚢炎，膵腫大など，速やかに観察する．上腸間膜動脈閉塞症などの血栓性疾患の診断もドプラ法を併用することにより可能な場合がある．しかしながら，腸管ガスが多い場合には詳細な観察ができず，また施行者の技量に左右される弱点もある．

❸腹部CT検査：適切な条件設定により腹腔内遊離ガス像の診断に優れているだけでなく，造影CTでは腸管虚血性変化，血管病変が描出できる場合もある．ヘリカルCTの登場により検査時間が短くなり，ショック状態の治療と並行して行うことも可能となってきた．呼吸停止が困難な症例でも明瞭な画像が得られるようになり，立位を保つことができない症例では，腹部X線を省略して腹部CT検査が施行される

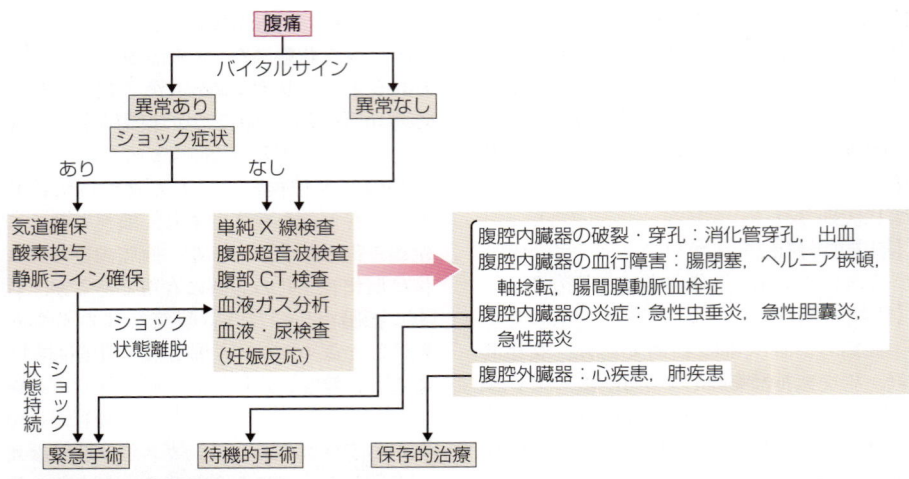

図1-2 腹痛患者への初期対応

場合もある．

❹**血液検査**：急性腹症，特に腹膜刺激症状，腸閉塞所見が認められた場合には，全身状態把握，合併症対策のために血液一般，血液生化学検査，動脈血ガス分析は必要である．DICの有無を判定し，血清K，CK上昇や代謝性アシドーシスなど，腸管壊死のサインに注意する．WBCは腹膜炎では増加するが，重症例では減少することもある．CRPは発症後12〜24時間で上昇するため，初期には低値のままのこともある．また，女性では妊娠の可能性がある場合，妊娠反応が必要である．

❺**緊急内視鏡検査**：十二指腸潰瘍穿孔に対して保存的治療が選択される場合，あるいは腹腔鏡下手術が行われることが増えてきている現状から，上部消化管穿孔が疑われる場合でも穿孔の部位や大きさを確認するため，十分な監視のもとに緊急内視鏡検査を施行することがある．

【入院・専門医移送の判断基準】

急性腹症は発症が急激であり，短時間に症状が変化する可能性があり，基本的に入院治療となる．バイタルサインや意識レベルに異常がみられる腹痛は，原則として入院，あるいは手術が必要な疾患が存在することを念頭に置いた対処が必要である．診療する医療機関によって移送の基準は異なるが，時間をかけずに気道確保，酸素投与，輸液ラインの確保を行い，外科対応の可能な二次あるいは三次医療機関へ転送することが望ましい．

治療方針

バイタルサインからショック症状がみられる場合，その治療が最優先である．ショックの場合には速やかに治療を行い，それでもショックを離脱できない場合には緊急手術の適応である．さらに腹膜刺激症状，腸管通過障害，軸捻転，血管性病変の場合には，緊急手術となる場合もあるため，速やかに入院させ，専門医・外科医へコンサルトすることが大事である．各種画像診断および血液データから急性腹症の原因疾患を特定し，その疾患に対応した治療を選択する（図1-2）．

治療法

ショック状態の場合には迅速に静脈を確保し輸液を開始する．必要に応じて，酸素

投与，気道確保，胃管の挿入などを行いながら，可能な限り画像診断を行って原因疾患の診断をすすめる．原因疾患によって異なるが，一般に腹膜刺激症状がある場合，高度の腸閉塞がある場合，および初期治療を行ってもショックを離脱できない場合には緊急手術の適応である．

一方，内視鏡的治療や経カテーテル的治療の進歩により，消化管出血や肝損傷などでも緊急手術に至らない症例も増加している．また緊急手術は必要ないが，経過によっては手術が必要となる可能性のある疾患(消化性潰瘍，胆石症，急性膵炎，尿路結石，骨盤内腹膜炎，憩室炎など)では腹痛のコントロールが必要である．鎮痛薬は診断が確定してから使用することが望ましい．内臓痛には抗コリン薬，体性痛については非ステロイド性抗炎症薬(NSAIDs)，それでも鎮痛効果が得られないときはソセゴン 15 mg 筋注を行う．

【合併症・続発症】

systemic inflammatory response syndrome (SIRS) と呼ばれる全身性の炎症反応が出現すると，循環血液量減少あるいは敗血症性ショックに陥り，DIC，急性肺傷害を合併する場合がある．

【予後】

原因疾患および合併症により異なる．

【患者説明のポイント】

急性腹症は緊急手術を要しない場合でも，経過とともに変化する可能性があることを説明すべきである．また，原因疾患により治療法が異なるため，診断に必要な検査を短時間に複数回行うこともあることを理解し，協力してもらう．

【経過観察・生活指導】

急性腹症で来院された方でも，基礎疾患に慢性疾患を有することも少なくない．手術の有無にかかわらず，基礎疾患の治療とそれに対応した生活指導を行い，腹痛の誘因を避けるように努める．

【医療スタッフへの指示】

採血結果やモニター，画像診断を参考にすることはもちろんであるが，いずれも感度は 100％ではないことを念頭に置き，腹部身体所見，顔貌，表情など実際にみた所見と解離する場合には，躊躇なく再検査すべきである．鎮痛薬は症状をマスクし，診断を誤らせる可能性もあり，慎重に使うべきである．しかし，診断が確定した場合，緊急手術が決定している場合，ほかの治療法がない場合，悪性疾患の終末期には躊躇なく使用すべきである．

腹痛
abdominal pain

今本治彦　近畿大学准教授・外科
塩﨑 均　近畿大学教授・外科

【概念】

腹痛は，日常診療において頻回に遭遇する代表的な症状である．多くの場合，原因が特定できず軽快する非特異的なものであるが，急性腹症など速やかに処置を必要とするものもある．また，原因が必ずしも腹部疾患に限らずきわめて多岐にわたるため，診断が難しい場合があり注意を要する．

【病態】

腹痛は，2種類の末梢神経により伝達される．A神経線維は有髄性で，皮膚，筋肉，腹壁・腹膜，腸間膜，横隔膜などに分布し，局在の明確な鋭い痛みとして感じる．一方，C神経線維は，無髄性で，実質臓器被膜，消化管などに分布し，局在の不明確な鈍い痛みとして感じる．このような病態から内臓痛，体性痛，関連痛に分けることができる．

内臓痛とは，実質臓器の過度の腫脹による被膜の伸展，管腔臓器の内圧上昇による

表1-1 部位別による腹痛の疾患

部位	疝痛	持続強痛	鈍痛
心窩部	急性胃炎 胃十二指腸潰瘍 急性虫垂炎初期 心筋梗塞 胆嚢炎, 胆石症 逆流性食道炎	急性膵炎 胆嚢炎 心筋梗塞 潰瘍穿孔	慢性胃炎 慢性膵炎 胃癌 膵癌 急性肝炎
右季肋部	胆嚢炎, 胆石症 十二指腸潰瘍 腎結石	胆嚢炎 腎梗塞 大腸癌	肝炎 肝癌 大腸炎
左季肋部	腎結石	急性膵炎 腎梗塞 脾梗塞	慢性膵炎 大腸炎 腎盂炎
右下腹部	急性虫垂炎 上行結腸憩室炎 尿管結石	急性虫垂炎 卵巣嚢腫茎捻転 子宮外妊娠 腸結核	Crohn病 過敏性大腸炎 慢性虫垂炎
左下腹部	尿管結石 S状結腸憩室炎 潰瘍性大腸炎	虚血性腸炎 卵巣嚢腫茎捻転 子宮外妊娠	過敏性大腸炎 潰瘍性大腸炎 便秘症
下腹部	大腸炎 付属器炎 尿管結石	骨盤腹膜炎 子宮癌 付属器炎	膀胱炎
腹部全体	急性腸炎 腸閉塞 腸間膜動脈血栓症	消化管穿孔 汎発性腹膜炎	腸炎

拡張・伸展などにより起こるC神経線維刺激によるものであり，局在の不明瞭な鈍痛であることが多い．しかし，尿管や胆道などの攣縮・閉塞では，疝痛と呼ばれる間欠的な差し込む痛みとなる場合もある．嘔気や嘔吐，顔面蒼白などの自律神経症状を伴うことも多い．

体性痛は，腹壁・腹膜や腸間膜などに近接する疾患臓器から，機械的・化学的刺激が波及した場合に起こる．A神経線維刺激によるもので，内臓痛に比べ鋭く，局在のはっきりした持続性の痛みである．腹膜炎などの痛みで，筋性防御などの腹膜刺激症状を呈する．

関連痛は，疾患臓器から離れた部位に感じる疼痛で，内臓痛が脊髄後角で同じ高さに位置する皮膚分節に影響を及ぼし体性痛として感じる．虫垂炎や心筋障害では上腹部に，胆嚢では右肩・上腕に放散痛として感じられる．

【問診で尋ねるべきこと】

腹痛の発症状況や痛みの誘因，部位，強さやその性質，症状の有無，服用中の薬物，既往歴などを詳細に問診することが重要である．近親者にも聴取する．また，女性の場合は妊娠の有無や月経の状態も聴取する．

❶発症状況：疝痛か鈍痛か，また突然の痛みか，徐々に進行したかなどを問診する．突然の発症で激しい痛みは，消化管穿

孔，虚血，大動脈破裂などが疑われる．緩徐に発症するものでは，腸炎や虫垂炎，胆嚢炎などの炎症性疾患が考えられる．

❷**部位**：発症時の部位，限局性か汎発性か，関連痛などを問診する．部位別の腹痛をきたす疾患を表1-1に示す．

❸**増強因子**：食後の心窩部痛は胃潰瘍，空腹時痛は十二指腸潰瘍が考えられる．また，脂肪食摂取後の痛みは胆石症や膵炎で認められる．

❹**既往症，服薬状況**：腹部手術の既往のある場合は，癒着性イレウスを考える．そのほか繰り返すものとして，潰瘍や胆石症，尿管結石などがある．ステロイドや非ステロイド性抗炎症薬（NSAIDs）の服用による胃潰瘍なども注意する．

❺**随伴症状**：発熱や悪寒・戦慄，悪心・嘔吐の有無，下痢・便秘の状態，血尿などの痛みに付随する症状も注意する．

【必要な検査と所見の読み方】

❶**身体所見**：まず，腹部の状態を視診する．腹部膨満の状態や手術創の有無，黄疸，出血斑などをみる．触診においては，圧痛部位，筋性防御や反跳痛の有無，肝・脾の肥大などを診断するが，膝を立てさせ腹壁の緊張をとった状態で，疼痛部位から離れたところから触診を開始することが重要である．聴診においては，腸蠕動音や血管雑音に注意する．また，直腸診は便の性状や骨盤内炎症，膿瘍などを診断するのに有用である．

❷**血液検査**：末梢血液検査，生化学検査などを行う．炎症の程度，黄疸の有無，アミラーゼの上昇などを検査する．腸管壊死などではLDHやCKの上昇を認める．また，電解質異常やアシドーシスなどの有無も調べる．

❸**尿検査**：血尿，細菌の有無，糖・蛋白などを検査し，結石症，感染症などを診断する．

❹**X線検査**：立位正面像は必ず撮影する．鏡面像（ニボー）があればイレウス，腹腔内遊離ガスがあれば消化管穿孔である．胸部写真で明瞭になる場合もある．また，腸管内の糞便・ガス像，石灰化などにも注意する．

❺**超音波検査，CT検査**：腹部超音波検査は非侵襲検査でありベッドサイドで簡単に行える．肝・胆・膵疾患では非常に有用である．また，尿管結石では水腎症を認める場合もある．腹水の有無や遊離ガスは少量でも単純写真よりも明確に確認できる．CT検査は超音波検査に比べ，ガスの影響がなく腹痛診断においては非常に有用であり，特に造影CT検査は詳細な所見が得られ推奨される．超音波診断ではわかりにくい少量の遊離ガスや腸間膜動脈血栓症，大動脈瘤などの診断も明確となる．

❻**その他**：必要に応じては消化管内視鏡検査なども行うが，緊急か待機かを判断する必要がある．

【鑑別診断】

緊急の処置が必要かどうかを診断することが最も重要である．急性腹症については他項（16頁）で述べられるが，消化管穿孔，汎発性腹膜炎，腸間膜動脈血栓症など緊急手術を必要とする場合がある．また，消化管出血に対しては，緊急内視鏡的止血術が必要となる．

次に，消化器疾患であるかどうかの鑑別が必要である．腹痛はほとんどが消化器疾患であるが，その原因は消化器疾患以外にも多岐にわたる．心筋梗塞や狭心症などの循環器疾患，肺梗塞，帯状疱疹，膠原病などでも腹痛を訴える場合がある．

また，高齢者においては，重症でも痛みが軽度の場合があり，検査値に変動が少ないなど，状態がわかりにくい場合がある．悪性腫瘍合併の頻度も高く，多くの薬剤の服用など，特に慎重な診断が必要とされる．

近年，明確な原因のない機能性胃十二指

腸障害も注目され，世界的な診断基準（Rome Ⅲ）も定められている．

治療方針・治療法

原因疾患に対する治療を行うことが基本であるが，来院時に即座に確定診断をつけることが難しい場合が多い．腹痛の大部分は，緊急性の低いものであり，痛みに対しての対症療法を行いつつ，確定診断を進めていく．内臓痛に対しては，抗コリン作動性の鎮痙薬を投与し，体性痛に対しては鎮痛薬を投与し，経過に従い検査を進めていく．原因疾患が判明すればそれに対する治療を行う．NSAIDsを投与する場合には，消化性潰瘍に注意する．症状の強い重症例に対しては，緊急な処置が必要となる場合があり，速やかな検査（CTなど）と処置が必要になる．経過観察中に重症化や急変を起こすこともよく経験されるため，密な観察や頻回な検査を行うことも必要である．

【入院・専門医移送の判断基準】

対症療法にて痛みが改善しない場合や，腹痛の強い場合，原因疾患が特定できない場合は，入院にて経過を観察しながら，検査を進める必要がある．また，重症例では精密な緊急検査や処置が必要であり，外科，婦人科，泌尿器科などとの連携を考慮する場合には，可能な施設へ移送することも大切である．

【患者説明のポイント】

患者はその程度にかかわらず，耐え難い痛みを訴えて来院しているため，検査や治療について詳細に説明を行い，本人や家族の不安を和らげる必要がある．外来処置にとどまる場合には，家での注意点や今後考えられる経過，再来のタイミングなどを説明する．

【医療スタッフへの指示】

経過観察入院中に急変する場合もあり，症状安定までは，頻回なバイタルチェックや観察が必要であること，症状の変化に注意し，医師への報告を躊躇しないよう確認する．

小児の腹痛
abdominal pain in children

福澤正洋　　大阪大学教授・小児外科

【概念】

小児の腹痛は，日常診療で遭遇することの多い症状の1つである．またその原因は多岐にわたり，迅速に治療（外科的治療を含め）を行わないと生命に危険を及ぼす疾患から，特に治療をせずに経過観察で治癒するものまである．腹痛を訴える患児は，一次救急外来を受診することも多いので，速やかに原因疾患を判断して，二次救急施設に搬送しなければならない．

また，年齢により腹痛の訴え方が異なり，乳幼児期では他覚的に判断する必要があるが，3歳以降になると自覚的な情報を患児より得やすくなる．原因疾患もある程度年齢によって異なるが，常にあらゆる可能性を考え，特に緊急を有する疾患を見落とさないことが重要である．

【疾患分類】

❶緊急性の高い疾患：患児の年齢にかかわらず，腹痛が強度で急性腹症としてすぐに診断・治療が行われる場合は問題ないが，腹痛の訴えが強くない場合は慎重に診断して経過を観察する必要がある．頻度の高い疾患を表1-2に示す．乳幼児期では腸重積症が代表的疾患である．また，腸回転異常症では腸軸捻転により突然腹痛を訴え，診断が遅れると腸管壊死により大量腸管切除を余儀なくされる場合があるので注意を要する．学童期では虫垂炎に対する注意が必要であり，また女児では卵巣疾患（卵巣奇形腫など）による卵巣の捻転により

表1-2 小児における腹痛の主な原因

	乳幼児	学童期
急性腹症	腸重積 急性虫垂炎 腸軸捻転（腸回転異常症） 腸管重複症 Meckel憩室炎	急性虫垂炎 消化性潰瘍 卵巣捻転 腹部外傷
急性腹痛	急性胃腸炎・感染性胃腸炎 便秘 先天性胆道拡張症・膵炎 尿路感染・水腎症	急性胃腸炎・感染性胃腸炎 腹部外傷 Schönlein-Henoch紫斑病
慢性腹痛	食物アレルギー 便秘 Hirschsprung病 乳児コリック	便秘 過敏性大腸炎 炎症性腸疾患 心因性腹痛 消化性潰瘍 月経痛

腹痛を呈する場合がある．

❷**急性腹痛を呈する疾患**：乳幼児では便秘・急性胃腸炎などの頻度が高く，急性胃腸炎の中には細菌感染症が多いので *Campylobacter jejuni*，サルモネラ，病原性大腸菌を考えて便細菌培養を行う．

❸**慢性の経過をとる腹痛疾患**：乳幼児では体重増加不良が認められる場合は注意深く診断を行うことが重要である．疾患として便秘，Hirschsprung病，腸回転異常症などを考慮する．学童期では便秘，心因性腹痛，消化性潰瘍，炎症性腸疾患，過敏性大腸症候群などがみられるようになる．

【診断のポイント】

乳幼児では保護者より情報を丁寧に聞くが，患児の状態が悪ければ問診はポイントのみとして診察とともに重要な点を確認していく．また，顔色，ぐったりしているか，顔の表情で重症度を判断することが可能であり，特に緊急性を要する疾患を的確に診断し治療を行うことが重要である．腹部触診で圧痛点の有無，筋性防御および反跳圧痛の有無を判断し，急性腹症を疑う場合は直ちに検査を行うか，専門医に移送す

る．この場合，血液・尿検査，腹部立位単純Ｘ線撮影は必須である．便の性状は腸重積など急性腹症で重要であり，便潜血反応，細菌・寄生虫などの検査は必要である．重要なことは，急性腹症などの緊急に治療を要する疾患を見落とさないことである．

悪心・嘔吐
nausea, vomiting

永田尚義　国立国際医療研究センター戸山病院消化器科臨床研修指導医

秋山純一　国立国際医療研究センター戸山病院消化器科医長

【概念・定義】

悪心とは上腹部から胸部にかけて起こる「吐きたい」という不快感で，自覚症状である．一方，嘔吐は腸管や胸腹筋の収縮により胃内容物が口腔から排出されることであり，内容物の排出を伴わない腹壁筋の反復性収縮は嘔気（retching），食直後や食事中に自ら腹圧をかけ口腔内に戻した食べ物

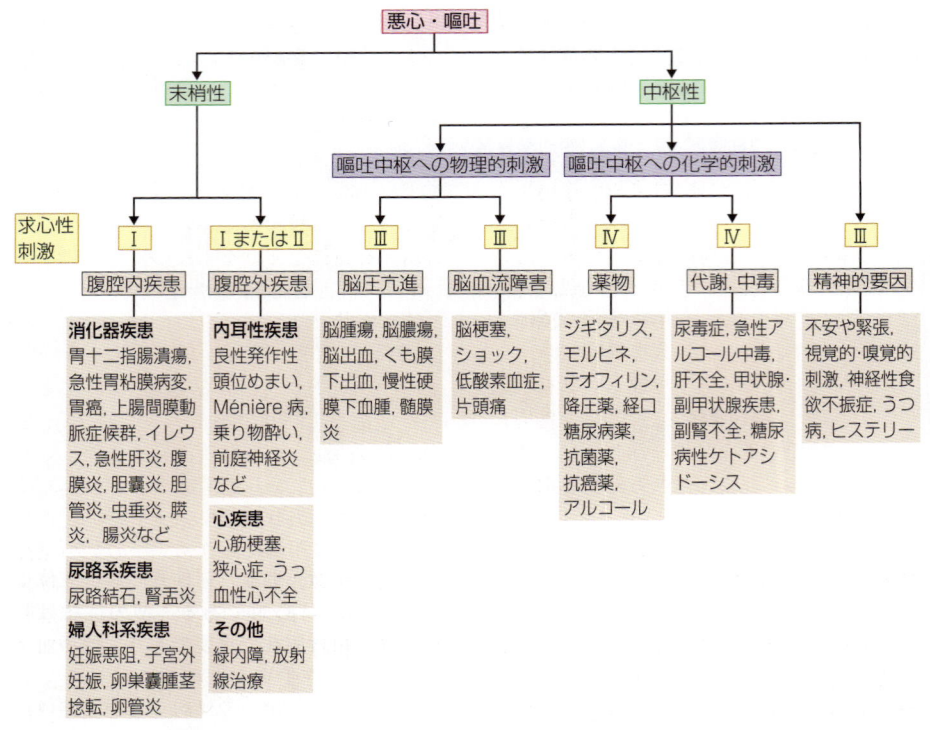

```
                          悪心・嘔吐
            ┌───────────────┴───────────────┐
          末梢性                            中枢性
                            ┌───────────────┴───────────────┐
                   嘔吐中枢への物理的刺激            嘔吐中枢への化学的刺激
```

求心性刺激	Ⅰ	ⅠまたはⅡ	Ⅲ	Ⅲ	Ⅳ	Ⅳ	Ⅲ
	腹腔内疾患	腹腔外疾患	脳圧亢進	脳血流障害	薬物	代謝,中毒	精神的要因
	消化器疾患 胃十二指腸潰瘍,急性胃粘膜病変,胃癌,上腸間膜動脈症候群,イレウス,急性肝炎,腹膜炎,胆囊炎,胆管炎,虫垂炎,膵炎,腸炎など **尿路系疾患** 尿路結石,腎盂炎 **婦人科系疾患** 妊娠悪阻,子宮外妊娠,卵巣囊腫茎捻転,卵管炎	**内耳性疾患** 良性発作性頭位めまい,Ménière病,乗り物酔い,前庭神経炎など **心疾患** 心筋梗塞,狭心症,うっ血性心不全 **その他** 緑内障,放射線治療	脳腫瘍,脳膿瘍,脳出血,くも膜下出血,慢性硬膜下血腫,髄膜炎	脳梗塞,ショック,低酸素血症,片頭痛	ジギタリス,モルヒネ,テオフィリン,降圧薬,経口糖尿病薬,抗菌薬,抗癌薬,アルコール	尿毒症,急性アルコール中毒,肝不全,甲状腺・副甲状腺疾患,副腎不全,糖尿病性ケトアシドーシス	不安や緊張,視覚的・嗅覚的刺激,神経性食欲不振症,うつ病,ヒステリー

図1-3 悪心・嘔吐の病態生理からみた疾患分類

を噛んで飲み込む反芻(rumination),横隔膜や腹壁筋の収縮を伴わずに食べ物が口腔内に戻る逆流(regurgitation)とは区別される.

悪心・嘔吐は日常診療でも頻度の高い症状であるが,その重症度も軽症から重症まで多彩であり注意が必要である.

【病態生理からみた疾患分類】(図1-3)

悪心・嘔吐の発生は延髄網様体にある嘔吐中枢によって制御されている.嘔吐中枢は4つの求心性刺激が考えられている.すなわち,Ⅰ.末梢からの神経刺激:消化器系内臓からの迷走神経刺激〔セロトニン(5-HT$_3$)受容体が多い〕や内臓神経からの刺激で,胆管・胃腸の拡張,腹膜刺激や感染症により刺激される.Ⅱ.前庭神経系からの刺激:高濃度のヒスタミンH$_1$やムスカリン性コリン受容体がある.Ⅲ.高次中枢神経系からの刺激:脳圧亢進や脳血流障害,強い心理情動刺激が含まれる.Ⅳ.化学受容体(chemoreceptor trigger zone:CTZ)を介した刺激:さまざまな生理活性物質による直接的な刺激.オピオイド,5-HT$_3$,およびドパミンD$_2$受容体に富んでいる.

【鑑別診断と診断のポイント】

以下に疾患の鑑別手順と診断のポイントを記す.

1) 重症度の把握:緊急治療が必要な重症患者かどうかを見極める.

バイタルサイン,ショックの有無,意識状態,神経学的所見,腹膜刺激症状の有無,頭痛の有無,激しい胸痛の有無をチェックする.緊急治療を要する疾患は,①

中枢神経系疾患，次いで②心疾患，そして③腹腔内疾患，④全身疾患である．

2）問診にて症状の詳細を聞き出し，鑑別疾患を考える．

まず，年齢，性別，職業，既往歴（手術歴は必須），家族歴を聴取する．次いで，吐物の性状（血液の混入，胆汁・腸液の混入，糞便臭），嘔吐発生の状況（頻度，急性か慢性かの時間経過，食事との関係，時間帯），随伴症状の有無（悪心，腹痛，胸痛，頭痛，めまい，下痢など）を聴取する．この際の患者の受け答えなどから，精神状態（ヒステリー，心因反応）に関しても把握しておく．妊娠可能な女性に関しては，まず最初に妊娠の可能性，最終月経を聴取することも忘れてはならない．

3）採血，尿検査にて器質疾患，妊娠の除外をし，嘔吐に伴った脱水の評価を行う．

血液検査では，炎症，出血の有無評価のための末梢血検査，脱水や器質疾患除外のための生化学検査（電解質，血糖値，肝・腎機能，CRPなど）を行い，尿検査では尿ケトン体の有無をチェックする．嘔吐が頻回であれば動脈血ガス分析も行い，代謝性アルカローシスの有無を評価する．妊娠可能な女性の場合，妊娠反応のチェックを同時に行う．

4）各疾患の診断のための検査を行う．

心電図検査は虚血性心疾患や心不全の診断に必要であり，胸部X線検査では消化管穿孔によるfree airの確認，胃拡張や蠕動麻痺をみるために胃泡像の評価を行う．また，腹部X線検査は立位，臥位を撮影し，ニボーや腸管拡張の有無，尿路結石の有無を評価する．中枢性疾患（特に脳圧亢進をきたす疾患）が疑われた場合は，頭部CT，MRI，髄液検査が鑑別に必要である．腹腔内疾患が疑われた場合は疾患に応じて腹部超音波，腹部CTや上部内視鏡検査を行う．薬物，代謝，中毒疾患が疑われた場合はホルモンや血中薬物濃度の検査が必要である．耳鼻科疾患や眼科疾患は，検査値の異常が出ないこともあり専門医への相談が必要である．

また，嘔吐後にMallory-Weiss症候群やBoerhaave症候群をきたすことがあり，吐血や皮下気腫がある場合は縦隔気腫などの所見を見逃してはならない．

【入院・専門医移送の判断基準】

随伴症状として意識障害，強い頭痛，血圧低下，不整脈，激しい腹痛，胸痛，吐・下血，乏尿や無尿がある場合，嘔吐による誤嚥性肺炎で呼吸状態が悪化している場合，高度の脱水や電解質異常をきたしている場合に入院，移送を考慮する．小児の嘔吐症は年齢により原因疾患が多様であることと，容易に脱水に陥りやすいので小児科への相談が必要である．その他，緑内障発作は眼圧を下げる緊急処置を必要とするので眼科へ相談する．

治療方針

悪心・嘔吐の治療は原因疾患の治療を行うことが基本である．原因を特定できない場合は対症療法を行う．対症療法では輸液療法と薬物療法がある．

❶輸液療法：嘔吐症状が強い場合や経口摂取ができない場合に考慮する．輸液により脱水や電解質の補正（特にカリウム），アルカローシスあるいはアシドーシスの補正を行う．経口摂取が可能になったら，脂肪は胃排出を遅らせるので低脂肪の液体から再開する．

❷薬物療法：経口摂取ができる患者か否かを判断し，経口摂取ができない患者であれば坐薬や注射薬を考慮する．薬物療法は病態生理を考慮して選択するのが望ましい．

a）ドパミンD_2受容体拮抗薬：塩酸イトプリド（ガナトン）やメトクロプラミド（プリンペラン）があり，プリンペランは注

射と内服がある．ドンペリドン（ナウゼリン）は座薬でも使用でき，中枢，末梢両方で作用し抗ドパミン作用とCTZ抑制作用を併せもつ．また，プロクロルペラジン（ノバミン），ペルフェナジン（トリラホン），クロルプロマジン（コントミン）などのフェノチアジン系の薬剤は抗ドパミン作用のほかに抗セロトニン作用，抗ノルアドレナリン作用を併せもち鎮静作用を有する．これらのフェノチアジン系薬剤は起立性低血圧や副作用に注意しながら使用することが重要で，特に注射薬は緩徐に投与することが望ましい．

b）**5-HT$_3$受容体拮抗薬**：抗癌薬による悪心・嘔吐は5-HT$_3$受容体が関与しており，拮抗薬の塩酸グラニセトロン（カイトリル），オンダンセトロン（ゾフラン）やOD錠として使用できる塩酸ラモセトロン（ナゼア）などがある．また，ステロイドを併用するとその作用が増強し，急性の嘔吐症に効果があることが知られている．そのほか，放射線治療による悪心・嘔吐にも適応がある．

c）**5-HT$_4$受容体作動薬**：クエン酸モサプリド（ガスモチン）は，制吐作用はないがアセチルコリン遊離を促進し，胃排出運動を促進させる．

d）**オピオイド受容体作動薬**：トリメブチン（セレキノン）は制吐作用はないが平滑筋に直接作用し，胃排出運動を促進させる．悪心に対して適応がある．

e）**抗ヒスタミン薬**：内耳障害治療として使用されるジメンヒドリナート（ドラマミン）やジフェンヒドラミン（トラベルミン）がある．

f）**アシドーシス改善薬**：炭酸水素ナトリウム（メイロン）も内耳障害による悪心・嘔吐に対して適応がある．

g）**その他**：胃粘膜の局所麻酔作用で粘膜刺激による嘔吐を抑制させるオキセサゼイン（ストロカイン）がある．

処方例

〔末梢性の制吐作用を期待する場合〕
1) プリンペラン（錠5 mg）内服：1日10～30 mgを食前2～3回分服．（注10 mg）注射：1回10 mgを1日1～2回筋・静注
2) ガナトン（錠50 mg）内服：1日3錠を食前3回分服
3) ナウゼリン（錠10 mg）内服：1回10 mgを1日3回食前．坐剤（60 mg）：1回60 mgを1日2回

〔中枢性の制吐作用を期待する場合〕
1) ノバミン（5 mg）内服：1日5～20 mg分服．注射：1日1回5 mg筋注
2) トリラホン（2, 4, 8 mg）内服：1日6～24 mg分服．ピーゼットシー筋注（2 mg）：1回2～5 mg
3) コントミン内服：1日30～100 mgを分服．筋注：1回10～50 mg

〔抗癌薬による副作用に対する制吐作用を期待する場合〕
1) カイトリル（1, 2 mg）内服：抗癌薬投与直前に1日1回2 mg．注射：1日1回40 μg/kgを30分かけて点滴静注または緩徐に静注．
2) ゾフラン（2, 4 mg）内服：抗癌薬投与1～2時間前に1日1回4 mg．注射：1日1回4 mgを3～5分かけて静注
3) ナゼアOD錠（0.1 mg）内服：抗癌薬投与1時間前に1日1回1錠．または，ナゼア注（0.3 mg）1日1回0.3 mg静注．効果不十分なとき追加静注1日0.6 mgまで
4) セロトーン（10 mg）内服：抗癌薬投与30分～2時間前に1日1回10 mg（最大15 mg）．注射：1日1回10 mg．効果不十分なとき2時間以上あけて同量追加．最大20 mgまで
5) ナボバン（5 mg）内服：抗癌薬投与1

～2時間前に1日1回1カプセル
〔胃排出運動促進を期待する場合〕
1) ガスモチン(5 mg)内服：1日15 mgを食前または食後3回分服
2) セレキノン(100 mg)内服：1日300 mgを3回分服
〔めまい(内耳障害)に伴う嘔吐に対して使用する場合〕
1) ドラマミン(50 mg)内服：1回1錠を1日3～4回．予防：30分～1時間前に1回1～2錠(1日4錠まで)
2) トラベルミン内服：1回1錠，必要時1日3～4回．注射：1回1 mL，皮下，筋注

【患者説明のポイント】

診断を目的とした検査の必要性を十分に説明すること．確定診断後は検査結果を提示しながら，本人，家族に十分説明して安心させる．

【経過観察・生活指導】

心身の安静をはかり，生活指導(節酒，禁煙，誤った生活習慣の是正，ウイルス性胃腸炎の場合は手洗いの励行)と食事指導を行う．

【医療スタッフへの指示・指導】

緊急治療を要する疾患が見落とされている可能性もあるので，症状急変時はすぐに報告を行うよう指示する．また，薬物療法による効果や副作用も評価する．

吐血・下血・血便
hematemesis, melena, hematochezia

飯田三雄　九州中央病院院長

【概念】

吐血は，消化管内腔に流出した血液が口腔から体外へ排出される場合を指し，Treitz靱帯より口側の上部消化管からの出血を意味する．通常は胃内の塩酸によってヘモグロビンがヘマチンに変化するため黒褐色を呈し，コーヒー残渣様となるが，食道からの出血や大量の胃十二指腸出血では鮮血を吐出する．

一方，下血は，肛門よりの血液成分の排出のことであり，口腔から直腸までの全消化管が出血源となりうる．ただし，下血という用語の正確な英語は存在せず，あえていうならばmelenaがこれに相当すると考えられる．その場合，下血は黒色便またはタール様便に限定して使用されるべき用語ということになるが，わが国では，新鮮血排泄(血便)までも一括して下血と称されることが多い．黒色便は通常上行結腸より口側の出血で起こるが，少なくとも60 mL以上の出血量と，血液中の血色素が大腸内細菌によりヘマチンに変換される必要があるとされている．したがって，小腸からの出血でも大量に出血し大腸運動が亢進していれば血便となる．

【頻度】

吐血・下血の原因として，上部消化管出血の頻度(75～90%)が，下部消化管出血のそれ(10～25%)よりも高い．上部消化管出血の原因疾患では，胃十二指腸潰瘍，食道胃静脈瘤破裂，急性胃粘膜病変，Mallory-Weiss症候群，胃癌などが高頻度である．一方，下部消化管出血の原因疾患では，虚血性腸病変，抗菌薬起因性腸炎，感染性腸炎，憩室炎，大腸癌・ポリープ，痔疾・裂肛などの頻度が高い．その他，血液疾患(白血病，血友病など)や血管疾患(Osler-Weber-Rendu病，Schönlein-Henoch紫斑病，血管奇形など)を含む全身性疾患も吐血・下血の原因となりうる．

【問診で尋ねるべきこと】

吐血患者では，①吐血の回数，量，性状(鮮血，コーヒー残渣様，吐物の有無)，②下血(タール便)の有無，③薬物服用(非ス

テロイド性抗炎症薬，副腎皮質ホルモン，抗菌薬，抗凝固薬など），④既往歴（消化性潰瘍，肝疾患，手術，輸血など），⑤飲酒歴，⑥家族歴（遺伝性疾患の有無），⑦随伴症状（咳，痰，発熱，腹痛，胸やけ，嚥下困難，食欲不振，体重減少，悪心・嘔吐など），⑧職業・生活歴（精神的・身体的ストレスの有無）などについて問診する．

一方，下血患者では，①下血の性状（色調，量，硬度），②発症形式（急性，慢性），③周期性，④発症前の便通，⑤薬剤服用（抗菌薬，非ステロイド性抗炎症薬，経口避妊薬など），⑥既往歴（膠原病，心疾患，血液疾患など），⑦放射線治療歴，⑧海外渡航歴，⑨月経，⑩家族歴，⑪随伴症状（発熱，腹痛，下痢，便秘，悪心，胸やけ）などについて注意深く問診する．

【必要な検査と所見の読み方】

まず全身状態（バイタルサイン，意識レベル）を把握し，出血性ショックの有無を確認する．ルーチン検査として検血（Hb，RBC，Ht），血液型，クロスマッチ用採血，血液生化学（総蛋白，AST，ALT，LDH，ALP，ビリルビン，BUN，クレアチニン，電解質），心電図，胸部X線検査，腹部単純X線検査などを施行し，状態により血液ガス分析も行う．輸液・輸血ルートの確保を行い，循環動態が落ち着いたのを確認できれば出血源の検索と止血を目的として，まず緊急内視鏡検査（上部消化管，大腸・小腸内視鏡検査）を行い，さらに必要であれば血管造影，カプセル内視鏡，シンチグラフィ，小腸造影を施行する（図1-4）．

【診断のポイント】

吐血の性状によって出血部位をある程度推定できる．すなわち，新鮮血の吐出は食道出血（食道静脈瘤，食道癌，食道炎，食道潰瘍，Mallory-Weiss症候群など）を，コーヒー残渣様であれば胃十二指腸からの出血（胃十二指腸潰瘍，胃癌，急性胃粘膜

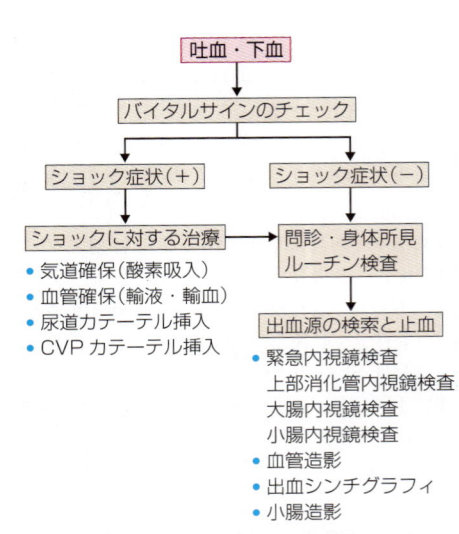

図1-4 吐血・下血患者の処置手順

病変など）をまず疑う．しかし，少量ずつの食道出血でいったん胃内に貯留したあと吐出する場合はコーヒー残渣様の吐血をきたすであろうし，また大量の胃十二指腸出血ではしばしば新鮮血の吐血をきたす．

一方，下血の性状も出血部位の推測に役立つ．黒色便は上部消化管〜空腸上部，暗赤色便は回腸〜右側結腸，鮮血便は直腸〜肛門に出血源があることが多い．したがって，下血の性状によって検査法の選択順序も異なってくる．すなわち，黒色便の場合，上部消化管内視鏡検査をまず行い，食道，胃，十二指腸からの出血を完全に否定したうえで，小腸内視鏡検査あるいは小腸造影を施行する．暗赤色便では，まず大腸内視鏡検査と上部消化管内視鏡検査を行い，大腸疾患と胃十二指腸疾患を否定してから小腸内視鏡検査（ダブルバルーン内視鏡，カプセル内視鏡），あるいは小腸造影を施行する．これに対し多量の鮮血便を呈する場合，大腸内視鏡検査に続いて小腸内視鏡検査を行うか，血管造影あるいは出血シンチグラフィをまず行ったうえで大腸・小腸内視鏡検査を施行するかのいずれかの

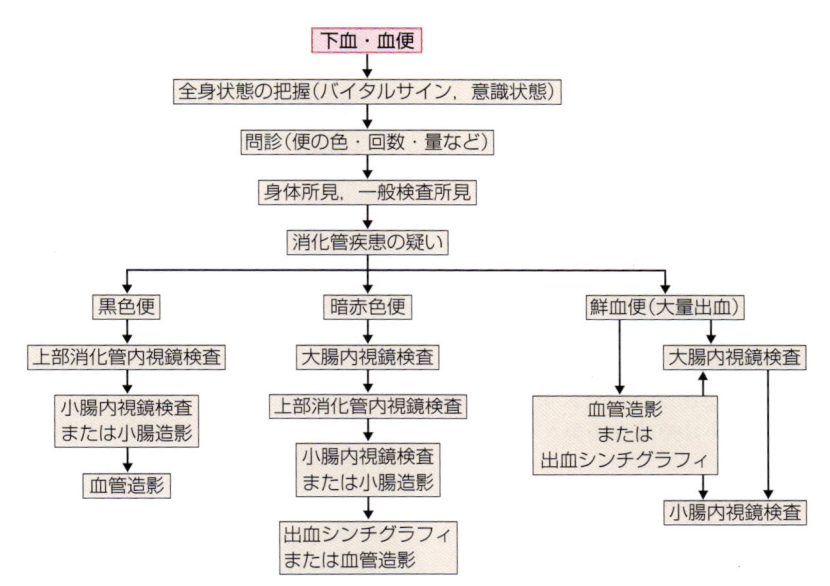

```
         ┌─────────────┐
         │ 下血・血便  │
         └──────┬──────┘
                │
    ┌───────────────────────────────┐
    │ 全身状態の把握(バイタルサイン,意識状態) │
    └───────────┬───────────────────┘
                │
    ┌───────────────────────────────┐
    │ 問診(便の色・回数・量など)    │
    └───────────┬───────────────────┘
                │
    ┌───────────────────────────────┐
    │ 身体所見,一般検査所見        │
    └───────────┬───────────────────┘
                │
    ┌───────────────────────────────┐
    │ 消化管疾患の疑い              │
    └───────────┬───────────────────┘
       ┌────────┼─────────────────┐
       ▼        ▼                 ▼
   ┌──────┐ ┌──────┐        ┌──────────────┐
   │黒色便│ │暗赤色便│      │鮮血便(大量出血)│
   └──┬───┘ └──┬───┘        └──────┬───────┘
      ▼        ▼                   ▼
 ┌──────────┐ ┌──────────┐    ┌──────────┐
 │上部消化管│ │大腸内視鏡│    │大腸内視鏡│
 │内視鏡検査│ │検査      │    │検査      │
 └────┬─────┘ └────┬─────┘    └────┬─────┘
      ▼            ▼               ▼
 ┌──────────┐ ┌──────────┐    ┌──────────┐
 │小腸内視鏡│ │上部消化管│    │血管造影  │
 │検査      │ │内視鏡検査│    │または    │
 │または    │ └────┬─────┘    │出血シンチ│
 │小腸造影  │      ▼          │グラフィ  │
 └────┬─────┘ ┌──────────┐    └────┬─────┘
      ▼       │小腸内視鏡│         ▼
 ┌──────────┐ │検査      │    ┌──────────┐
 │血管造影  │ │または    │    │小腸内視鏡│
 └──────────┘ │小腸造影  │    │検査      │
              └────┬─────┘    └──────────┘
                   ▼
              ┌──────────┐
              │出血シンチ│
              │グラフィ  │
              │または    │
              │血管造影  │
              └──────────┘
```

図 1-5 下血・血便の性状からみた診断手順

方法が選択される(図 1-5).

【鑑別診断】

吐血では,時に喀血との鑑別が問題となることがある.吐血が暗赤色調を呈し気泡を含まないのに対し,喀血は鮮紅色で気泡を含む点に着目すれば比較的容易である.しかし,大量吐血の場合や喀血を飲み込んで吐く場合には必ずしもこの原則があてはまらないことがあるので注意が必要である.また,黒色便は,鉄剤やビスマス製剤などの薬物服用,ホウレンソウやその他の緑色野菜を大量に摂取した場合にもみられるので,下血の診断に際しては留意しておく必要がある.

治療方針

急性の大量出血では,ショック状態からの離脱をはかることが先決となる.気道確保(酸素吸入),血管確保(輸液・輸血),尿道・CVPカテーテル挿入などの処置をまず行う.意識障害を伴う患者に対しては,吐物の誤嚥や気道閉塞を防ぐため,側臥位の体位をとらせる.出血性ショックからの回復不能例,消化管穿孔,特発性食道破裂などでは,出血量にかかわらず緊急手術の適応となる.

ショック状態からの離脱を確認できれば緊急内視鏡検査や血管造影を行い,出血源の検索と止血を試みる.これらの処置で止血不可能な場合には緊急手術を考慮する.

治療法

❶**内視鏡治療**:緊急内視鏡検査によって,露出血管や血管異形成の所見を認め出血源と確認された場合には,クリップ法や薬剤局注法(エタノール,高張食塩水エピネフリン)などによる内視鏡的止血術の適応である.静脈瘤からの出血に対しては,内視鏡的静脈瘤結紮術(EVL)や内視鏡的硬化療法(EIS)を行う.

❷**選択的動脈塞栓療法**:内視鏡的に止血困難な大量出血例が適応となる.血管造影下に超選択的動脈塞栓療法を行う.止血後は再出血,腸管壊死,消化管穿孔に対する

注意深い観察が必要である．

❸薬物治療：上部消化管出血に対しては，内視鏡的止血後の再出血予防の目的でプロトンポンプ阻害薬やH_2受容体拮抗薬などの抗潰瘍薬と止血薬が非経口的に投与される．また，出血部位が同定できない場合や，内視鏡的止血の適応とならない胃十二指腸潰瘍や急性胃粘膜病変などからの出血例に対しても同様の薬物治療を安静絶食下に行う．また，内視鏡的止血で対応できない静脈瘤出血に対しては，Sengstaken-Blakemore（SB）チューブによる圧迫止血下にピトレシン持続点滴静注が行われる．

一方，下部消化管出血に対しては，通常，安静絶食下に輸液や止血薬の投与を行いつつ，緊急内視鏡検査や血管造影による出血源の検索を行う．

❹外科治療：内視鏡的止血術や選択的動脈塞栓療法にても止血困難であり，出血性ショックが進行する場合には，緊急開腹手術にて止血術を行う．

下痢
diarrhea

辻川知之　滋賀医科大学講師・消化器内科
藤山佳秀　滋賀医科大学教授・消化器内科

【概念】

1日の糞便重量200g以下，または糞便中の水分量200mL以下が正常とされている．下痢とは，正常便より水分を多く含む形のない便を排出する状態で，排便回数も通常より増加する．糞便の水分量により，軟便（60～80％），泥状便（80～90％），水様便（90％以上）と変化する．また，特殊な下痢として海外旅行先へ到着後数日以内に下痢がみられる場合を旅行者下痢症と呼ぶ．発展途上国への旅行は発症率が高いとされるが，必ずしも感染性ばかりではなく，旅行というイベントに伴う疲労や精神的不安，食事の違いによる胃腸障害などが重なって発症することが多い．

【疾患分類・鑑別診断】

臨床的に急激に発症し，多くは一過性で軽快する急性下痢，2週間以上持続する慢性下痢に分類される（表1-3）．

【頻度】

下痢は急性で自然軽快するタイプが最も多いため正確な統計はないが，男女差や年齢で変化はあまりみられないといわれている．過去のデータでは1年に1人あたり平均1.5～1.9回の下痢を発症すると報告されている．

【病態】

通常，経口摂取2Lに加え唾液，胃液，胆汁，膵液，さらに腸液など計9Lが腸内に流入する．このうち，十二指腸・空腸で5.5L，回腸で2L，さらに右側結腸で大部分の水分は吸収されるため，糞便中水分は0.2L以下となる．種々の原因による水分分泌亢進あるいは吸収低下を生ずると下痢が発生する．下痢発生機序からみて以下の原因が挙げられる．

❶高浸透圧性下痢：吸収されにくいMg^{2+}やラクツロースなど二糖類は腸内の浸透圧を上昇させ，腸管内腔へ水を分泌させる．これらの物質は下剤として使用されている．

❷分泌性下痢：細菌から分泌されるエンテロトキシンや過剰産生されたVIPやガストリンなど消化管ホルモンにより，水や電解質が分泌される．

❸粘膜障害性下痢：潰瘍性大腸炎やCrohn病など炎症性腸疾患や種々の細菌性急性腸炎，虚血性腸炎では大腸粘膜障害により水分吸収不全や分泌が生ずる．

❹粘膜透過性亢進性下痢：肝硬変やBanti症候群による門脈圧亢進は腸管へ血漿成分が漏出しやすくなり，下痢の原因と

表1-3 下痢の鑑別疾患

急性下痢 （2週間以内に軽快）	腸管内感染性	細菌性腸炎：病原性大腸菌，腸炎ビブリオなど ウイルス性腸炎：ロタウイルス，ノロウイルスなど
	腸管非感染性	食事性：暴飲暴食，不消化物摂取など アレルギー性：好酸球性胃腸炎，食物アレルギー（そば，サバ）など 中毒性：重金属（ヒ素，リン，有機水銀），化学物質（キノコ毒，ヒマシ油） 薬剤性：抗癌薬，大量下剤服用，ジギタリス，サリチル酸など
慢性下痢 （2週間以上続く）	慢性感染症	細菌性：腸結核 ウイルス性：サイトメガロウイルス腸炎 寄生虫：赤痢アメーバ症，糞線虫症，ランブル鞭毛虫症
	小腸病変が主	炎症性疾患：Crohn病，非特異的小腸潰瘍症 吸収障害：セリアックスプルー，アミロイドーシス 腸手術後：短腸症候群，blind loop症候群 小腸腫瘍：悪性リンパ腫
	大腸病変が主	炎症性疾患：潰瘍性大腸炎 ポリープ：Cronkhite-Canada症候群，絨毛腫瘍 機能性疾患：過敏性腸症候群
	膵疾患由来	慢性膵炎，膵切除後 膵癌，WDHA症候群，Zollinger-Ellison症候群
	全身性疾患	内分泌代謝疾患：糖尿病，Addison病，甲状腺機能亢進症 ホルモン産生腫瘍：カルチノイド症候群 膠原病，尿毒症，心不全，サルコイドーシス，AIDSなど

なることがある．

❺**消化管運動亢進性下痢**：胃切除後にみられる上部消化管通過時間短縮や過敏性腸症候群による消化管運動亢進では大腸で水分吸収が不十分なまま排泄される．

【問診で尋ねるべきこと】

急性か慢性かの鑑別，さらに原因を絞り込むために重要である．家族歴（同様の症状が家族にいるか否か），既往歴（手術歴など），合併症（基礎疾患の有無），発症様式（急性，慢性），持続期間，排便回数，血便の有無，腹痛の程度，食事との関係（下痢出現前数日間の食事内容を含めて），薬物服用歴について詳細に聴取する．

【必要な検査と所見の読み方】

❶**血液検査所見**：下痢では，腸管蠕動が亢進するため腹痛やテネスムスなどの症状を伴うことが多い．また，水分と電解質が通常より過剰に便中へ排泄されるため，血液検査では血液濃縮や電解質異常をきたしやすい．さらに慢性下痢では出血，蛋白漏出，吸収不良を合併し，貧血，低蛋白血症などを呈する．

❷**便検査**：カンピロバクター腸炎では特徴的ならせん菌を発見できれば直ちに診断可能なため，感染性腸炎が疑われた場合はできるかぎり便の顕鏡を行う．便培養では必要に応じて嫌気性培養を行う．ただし，近年 C. difficile 感染は嫌気性培養よりも便中 CD toxin で診断することが多い．

❸**大腸内視鏡検査**：感染性腸炎を含む炎症性疾患の鑑別に重要である．また，粘膜

生検による病理診断は診断の決め手となることがある．激しい下痢では前処置は不要であるが，慢性下痢では微細な病変検出のために前処置を行うことが望ましい．ただし，腸炎によっては無理な挿入で症状の悪化を引き起こすこともあるので，十分に注意する．

治療方針

下痢症はさまざまな原因で起こるため，病態に即した治療を行うのが原則であるが，基本は下痢によって失われた水分を経口的あるいは輸液にて補い，脱水を予防することである．急性下痢では感染性腸炎であっても多くは輸液による脱水の補正のみで軽快するため，抗菌薬投与は必須ではない．また，多くの感染性腸炎で下痢はトキシンや細菌を体外へ排出する生体防御反応であるため，安易な止痢薬の投与は控えるべきである．一方，慢性腸炎では止痢薬が病態に悪影響を及ぼさないと判断される場合には症状緩和のため使用される．

治療法

❶**下痢により生じた水分・電解質喪失の補正**：経口水分補給液（oral rehydration solution：ORS），電解質輸液．
❷**腹痛・排便頻回の症状緩和**：抗コリン薬（ブスコパン），塩化ベルベリン（フェロベリンA）による腸管運動抑制，ロペラミド（ロペミン），オピアトによる分泌抑制・運動抑制．
❸**疾患特異的治療**：感染性腸炎に対する抗菌薬，静菌性整腸薬，酢酸オクトレチド（サンドスタチン）による消化管ホルモン産生の抑制，過敏性腸症候群に対するポリカルボフィルカルシウム（ポリフル，コロネル）など．

食事療法

嘔気・嘔吐のため経口摂取困難なときや激しい下痢のみられる間は腸管安静のため絶食とし，経静脈電解質輸液を行う．急性期を脱し経口摂取が可能となったら，重湯，葛湯，コンソメスープ，リンゴジュースなど流動物から開始し，症状に合わせてお粥，うどん，白身魚など少しずつ固形食へ移行させる．

【患者説明のポイント】

感染性・中毒性下痢では生体の防御反応であり，薬物で無理に下痢を止めることはかえってよくないことを理解させる．また，水分を摂ると下痢が悪化するとの理由で水分摂取を控える患者に対しては，少量かつ頻回の水分補給による脱水予防が最も重要であることを説明する．

【医療スタッフへの指示】

特に感染性腸炎が疑われる下痢患者に遭遇したスタッフには十分な手洗いを励行させる．

小児の下痢症
diarrhea in children

金川修造　国立国際医療センター国際疾病センター渡航者健康管理室医長

【概念】

世界的には下痢症は小児死亡の主な原因

表 1-4　問診項目

1. 持続日数
2. 便：回数，性状（水様便，血便，粘液便）
3. その他の症状：痙攣，発熱，発疹，腹痛，疼痛（関節痛など）
4. 経口摂取量：食事量，水分量，嘔吐の有無
5. 尿量
6. 海外旅行歴
7. 内服薬（抗菌薬）
8. ペット
9. 流行状況（家族の有症者，保育園や学校での患者）

の1つとされてきたが，経口補液療法などの管理方法の進歩により下痢症による死亡は減少してきている．しかし，罹患率は依然として高いままである．小児の下痢症で問題となるのは脱水症と随伴する嘔吐などによる栄養不良である．

出生時より下痢症状を認める場合には先天性疾患や吸収不良症候群を疑い，乳児期発症ではミルクアレルギーなど二次的な要因を考慮する．思春期以降に発症した場合には基礎疾患としてのCrohn病などの炎症性腸疾患や過敏性大腸炎などを疑う．

【問診・診察の要点】

表1-4に問診で聞くべき点を挙げる．
診察時には，表情や体動，機嫌，意識障害の有無，皮膚粘膜の状況などを調べ脱水の程度を判断する．乳児では大泉門の陥没や体重の減少の程度によっても脱水の程度を知ることができる．

慢性下痢症では栄養状態が障害されることが多く，その評価は重要である．身長・体重などの身体発育状態や精神発達などの状態も注意深い診察が必要である．

治療法

急性下痢症および慢性下痢症の管理フローチャートをそれぞれ図1-6, 7に示す．
下痢症治療の要点は脱水症の治療，細菌感染症の治療，栄養障害の改善・予防ならびに随伴症状の緩和の4点である．急性下

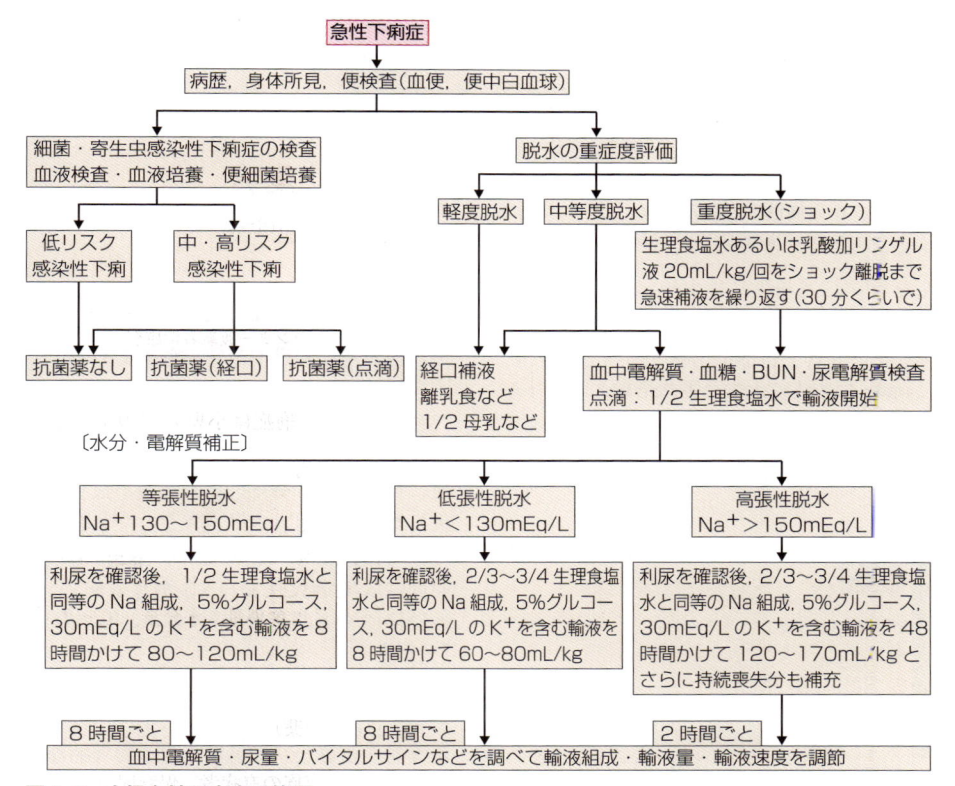

図1-6 小児急性下痢症の管理
(Berman S : Pediatric Decision Making, 4th ed. p370-379, Mosby, 2003より作成)

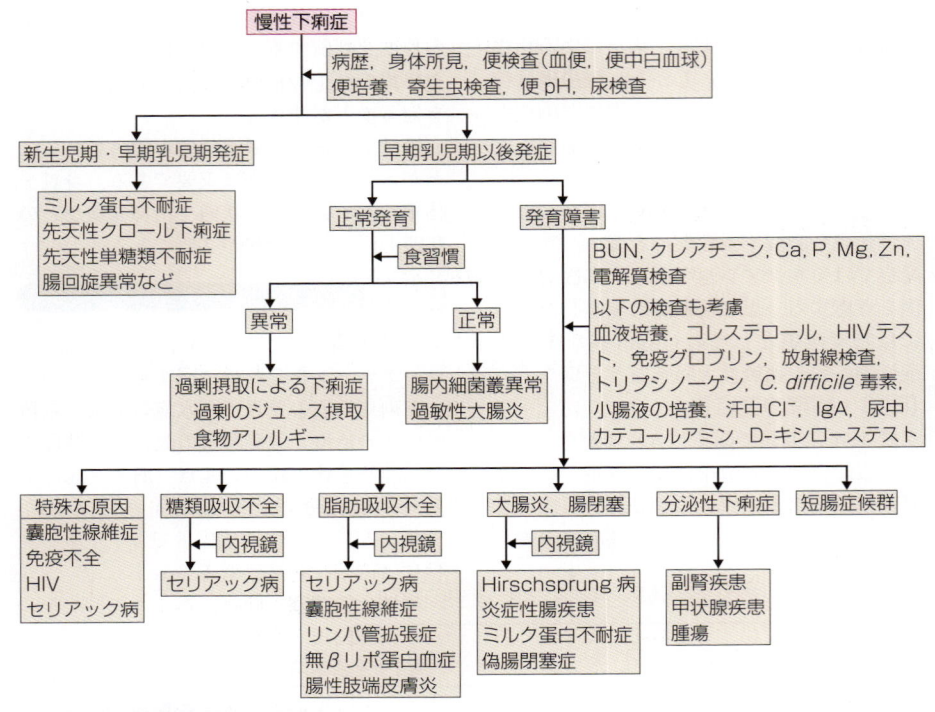

```
                        ┌─────────────┐
                        │ 慢性下痢症  │
                        └──────┬──────┘
                               │
                   ┌───────────┴───────────────────────┐
                   │ 病歴, 身体所見, 便検査(血便, 便中白血球) │
                   │ 便培養, 寄生虫検査, 便pH, 尿検査      │
                   └───────────┬───────────────────────┘
```

図 1-7 小児慢性下痢症の管理
(Berman S : Pediatric Decision Making, 4th ed. p370-379, Mosby, 2003 より作成)

フローチャート内容:

新生児期・早期乳児期発症
- ミルク蛋白不耐症
- 先天性クロール下痢症
- 先天性単糖類不耐症
- 腸回旋異常など

早期乳児期以後発症
- 正常発育 → 食習慣
  - 異常: 過剰摂取による下痢症, 過剰のジュース摂取, 食物アレルギー
  - 正常: 腸内細菌叢異常, 過敏性大腸炎
- 発育障害
  - BUN, クレアチニン, Ca, P, Mg, Zn, 電解質検査
  - 以下の検査も考慮: 血液培養, コレステロール, HIVテスト, 免疫グロブリン, 放射線検査, トリプシノーゲン, *C. difficile* 毒素, 小腸液の培養, 汗中 Cl⁻, IgA, 尿中カテコールアミン, D-キシローステスト

下段分類:
- **特殊な原因**: 囊胞性線維症, 免疫不全, HIV, セリアック病
- **糖類吸収不全** → 内視鏡 → セリアック病
- **脂肪吸収不全** → 内視鏡 → セリアック病, 囊胞性線維症, リンパ管拡張症, 無βリポ蛋白血症, 腸性肢端皮膚炎
- **大腸炎, 腸閉塞** → 内視鏡 → Hirschsprung 病, 炎症性腸疾患, ミルク蛋白不耐症, 偽腸閉塞症
- **分泌性下痢症**: 副腎疾患, 甲状腺疾患, 腫瘍
- **短腸症候群**

痢症の大半を占めるウイルス性胃腸炎は発症後2～3日で自然に治癒する疾患であり, 治療としては脱水症の予防治療のみで十分なことが多い. 適正な補液療法と抗菌薬療法が実施されれば急性下痢症の予後は良好である.

便秘
constipation

辻川知之　滋賀医科大学講師・消化器内科
藤山佳秀　滋賀医科大学教授・消化器内科

【概念】

便秘は「通常より糞便の水分量が減って硬くなり, 排便回数も減少した状態」で排便回数が週2回以下と定義されている. しかし, 健常者へのアンケート調査からは, 「快便」とはいえない状態, すなわち排便回数や糞便性状の変化そのものでなく, 排便に努力を要したり, 下腹部の不快感が出現したり, 膨満感の出現などの症状を伴う場合に便秘と認識されている. また, 持続期間により急性便秘(1～3か月未満)と慢性便秘(3か月以上)に分けることもある.

【分類】

全身疾患に伴う排便困難な場合を除いた便秘症は, 主に大腸の蠕動低下により生じる機能性便秘と, 大腸癌などの物理的な狭窄が原因となる器質性便秘に分類される(表 1-5). 機能性便秘では薬物による治

表1-5 便秘の鑑別疾患

器質性便秘 (大腸狭窄あり)	急性		大腸癌,腸捻転,腹膜炎など
	慢性		腹腔内癒着,S状結腸過長症,Hirschsprung病
機能性便秘 (大腸狭窄なし)		一過性のみ	ストレス,食事内容変化
		痙攣性便秘 (慢性)	便秘型過敏性腸症候群
		弛緩性便秘 (慢性)	高齢者,経産婦,腹筋力低下 最も多い
		直腸性便秘 (慢性)	肛門疾患,直腸排便反射減弱
症候性便秘			代謝・内分泌疾患(甲状腺機能低下症,糖尿病など) 神経・筋疾患(Parkinson病,全身性進行性強皮症など) 膠原病(全身性強皮症,皮膚筋炎など) 薬剤・中毒性(抗コリン薬,抗精神薬,麻薬,鉛中毒など)

療が試みられるが,器質性便秘では腸閉塞に準ずる治療や外科手術が必要な場合が多い.

【頻度】

一般に慢性便秘として発症し,米国の統計では人口の1.2〜2.0%と報告されている.女性は男性の約2倍頻度が高く,さらに加齢とともに頻度が増加するため,75歳以上の女性では10%以上が便秘に罹患していると推定される.

【病態】

摂取された食物は2〜6時間で盲腸に達し,上行結腸から横行結腸で水分が吸収され便塊を形成する.その後は徐々に下行結腸,S状結腸へと移動しS状結腸に蓄えられる.通常,この便塊は食後の強い蠕動によって直腸に送り込まれ直腸壁が伸展されて便意が引き起こされる.これらの過程が種々の原因によって障害されると便塊が腸管内に長く停滞することにより,便の水分量が減少するとともに排便回数が減少して便秘が生ずる.便秘発生機序からみて以下の原因が考えられている.

❶**特発性**:大腸全体の蠕動低下や直腸の排泄障害による.最も一般的な便秘の原因.

❷**神経疾患**:Hirschsprung病では末梢神経の変性,多発性硬化症では中枢神経変性による消化管蠕動低下.

❸**消化管閉塞**:腫瘍,ヘルニア,炎症後など物理的な大腸狭窄.

❹**内分泌疾患**:下垂体ホルモンや甲状腺ホルモン分泌低下による腸蠕動運動低下.

❺**筋異常性疾患**:強皮症やアミロイドーシスによる腸管平滑筋の収縮力が低下.

❻**代謝性疾患**:糖尿病性神経障害や低カリウム血症による筋肉障害.

❼**薬物による副作用**:モルヒネなど麻薬製剤,抗コリン薬,ビンカアルカロイド系抗癌薬による神経障害.

【問診で尋ねるべきこと】

治療との関連では進行大腸癌で生じてくる器質性便秘との鑑別が重要である.数か月以内の急激な便秘の出現や腹部膨満感の増強,便の血液付着の有無などに注意する.また,便柱の狭小化は直腸癌でみられるが,より深部の大腸癌では便性状の変化が出にくい.一方,機能性便秘では慢性の経過をたどるため,症状の急激な変化はない.弛緩性便秘では便意が生じにくく,便は硬くて太い.一方,痙攣性便秘では腹痛を伴い,便意が強く兎糞状の便がみられ

表 1-6　便秘治療薬の分類

機械的下剤：糞便の柔軟化・膨潤化による
塩類下剤：酸化マグネシウム（カマグ，マグラックス），硫酸マグネシウム，クエン酸マグネシウム（マグコロール）
糖類下剤：ラクツロース（ラクツロース，モニラック），D-ソルビトール
膨潤性下剤：カルボキシメチルセルロース（バルコーゼ）
浸潤性下剤：ジオクチルスルホサクチネート（ビーマス S）
刺激性下剤：腸蠕動誘発・促進による
小腸刺激性：ヒマシ油
大腸刺激性：センノシド（プルゼニド），センナ（アローゼン），アロエ，ピコスルファートナトリウム（ラキソベロン）
直腸刺激性：ビザコジル（テレミンソフト座薬），無水リン酸二水素ナトリウム/炭酸水素ナトリウム（レシカルボン座薬）
消化管運動調整薬：消化管運動促進による
塩酸メトクロプラミド（プリンペラン），パンテチン（パントシン）
自律神経作用薬
迷走神経刺激性：メチル硫酸ネオスチグミン（ワゴスチグミン）
その他
ポリカルボフィルカルシウム（ポリフル，コロネル）

る．その他，基礎疾患の有無，薬物服用歴についても聴取する．

【必要な検査と所見の読み方】

❶**直腸診**：直腸 Rb に発生した直腸癌はすぐに腫瘤として触知し診断可能なため，便秘を訴える患者には必ず施行すべきである．また，大きく硬い便塊を触れる場合には弛緩性便秘が疑われる．

❷**便潜血反応**：便ヒトヘモグロビン検査は大腸癌のスクリーニングとして用いられている．また，化学的便潜血反応は直腸診後の手袋に付着した便でも簡便に行えるため有用である．

❸**腹部単純 X 線検査**：便秘症では腸内に糞便が多く残留するため，腹部 X 線では糞便の多い拡張した大腸が認められる．また閉塞による器質性便秘では，ニボー像など腸閉塞所見の出現に注意すべきである．

❹**血液検査**：進行大腸癌では腫瘍マーカーとして CEA の上昇が認められる．また，持続する出血により鉄欠乏性貧血がみられることがある．

❺**大腸内視鏡検査**：大腸癌が疑われる場合には必須の検査である．ただし，癌性狭窄による便秘では内視鏡前処置に用いる下剤によって一気に腸閉塞や閉塞性大腸炎，さらに腸管破裂をきたすことがあるため，十分な注意が必要である．通常，器質性便秘が疑われる場合はカマグなどの緩下薬で排便コントロールを行った後に前処置薬を用いるか，浣腸のみで検査を行うことが望ましい．

治療方針

　機能性便秘の場合はさまざまな内服治療薬が市販されている（表 1-6）．塩類下剤に代表される機械的下剤は糞便そのものを軟らかくして排便を促す．比較的作用が弱いが，副作用が少なく習慣性もないため長期の排便コントロールに適している．ただし，マグネシウム製剤は腎障害患者では中毒をきたす恐れがあり注意する．一方，古くから使われるセンナなど刺激性下剤に属するものは，作用が強力であるものの習慣性が認められるため長期投与には不向きで

ある．センナの長期服用は大腸粘膜に色素沈着をきたすことが知られている．

食事療法

弛緩性便秘では便量を増やすための十分な水分や食物繊維を摂取するよう指導する．また蠕動運動を促すために冷水，適度のアルコール，牛乳なども奨められる．一方，痙攣性便秘では腸への刺激を減らすために低残渣食や低脂肪食などが望ましい．

【患者説明のポイント】

機能性便秘，特に弛緩性便秘では下剤に頼るだけでなく，生活指導すなわち適度な運動による腹筋強化や食事指導，さらに規則正しい排便習慣の必要性を説明する．

摂食障害

eating disorder（ED）

乾　明夫　鹿児島大学大学院教授・社会・行動医学講座心身内科学分野

浅川明弘　鹿児島大学大学院准教授・社会・行動医学講座心身内科学分野

【概念】

摂食障害（ED）は，思春期の女性に好発し，多彩な食行動異常を呈する慢性難治性疾患である．肥満恐怖を病態の根底においた拒食，過食と排出行動（嘔吐，下剤乱用など）が繰り返され，種々の身体合併症やうつ病などの併存する精神疾患を認めることも多い．EDの発症機序は不明であり，心理・社会・生物学的要因の関与が想定されている．

【疾患分類・病態】

EDは神経性食欲不振症（anorexia nervosa：AN）と神経性過食症（bulimia nervosa：BN）に大別される．95％が女性であり，ANの生涯有病率は0.5％，BNは1〜3％であるといわれる．近年その頻度が増加し，低年齢化する一方で，結婚・出産後の発症や老齢期のEDも問題となっている．ANでは徐脈，低血圧，低体温，無月経，甲状腺機能低下など，飢えに対する応答を認める一方で，過活動がみられる．貧血，骨量の低下，肝機能の上昇，低血糖や，胃麻痺，腸閉塞などを認めることもある．自己嘔吐，下剤乱用などを繰り返すANやBNでは，電解質異常，う歯などがみられやすい．精神面では柔軟な思考やストレスに対する対処能力，母親，家族，対人関係に問題を認めることが多く，回避行動としての側面をもつ．

【診断】

摂食障害の診断は，米国精神医学会（DSM-Ⅳ，1994年）もしくは厚生労働省難治性疾患克服研究事業「中枢性摂食異常症に関する調査研究班」の診断基準（表1-7）に基づく．正常体重を維持することの拒否，太ることへの強い恐怖，体重や体型に対するこだわり，無月経を骨子とする．ANはむちゃ食いや，嘔吐，下剤乱用などの排出行動が認められない制限型（AN-R）と，それを伴うむちゃ食い/排出型（AN-BP）とに分けられる．AN-Rから過食行動を示すタイプに移行することも多い．体重減少は−15％（DSM-Ⅳ）もしくは−20％（中枢性摂食異常症に関する調査研究班）以上とする．BNはむちゃ食いを主とし，排出行動を伴うものが多い．体重減少は認められないか，軽度肥満の範疇に属する．気分障害，強迫性障害や境界型人格障害などの併存を考慮する必要がある．図1-8にプライマリケアにおけるANの診断の流れを示す．

治療法

AN-Rでは，治療の動機づけが困難な症例が多い．低栄養に伴う身体症状や突然死（体重−35％以下），嘔吐，下剤乱用（AN-BP）など行動化による障害を説明し，治療の導入をはかる．家族の病態や治療へ

表 1-7 神経性食欲不振症の診断基準

1. 標準体重の−20％以上のやせ
2. 食行動の異常（不食，大食，隠れ食いなど）
3. 体重や体型についての歪んだ認識（体重増加に対する極端な恐怖など）
4. 発症年齢：30歳以下
5. （女性ならば）無月経
6. やせの原因と考えられる器質性疾患がない

（備考） 1, 2, 3, 5 は既往歴を含む（例えば，−20％以上のやせがかつてあれば，現在はそうでなくても基準を満たすとする）．6項目すべてを満たさないものは，疑似例として経過観察する．

1. ある時期にはじまり，3か月以上持続．典型例は−25％以上やせている．−20％は一応の目安である（他の条項をすべて満たしていれば，初期のケースなどでは，−20％に達していなくてもよい）．米国精神医学会の基準（DSM-Ⅳ-TR）では−15％以上としている．標準体重は15歳以上では身長により算定（例：平田の方法）するが，15歳以下では実測値（例：2000年度学校保健統計調査報告書）により求める．

    〈平田法〉 身長　　　　　標準体重
    　　　　　160 cm 以上　　［身長(cm)−100］× 0.9
    　　　　　150〜160 cm　　［身長(cm)−150］× 0.4 ＋ 50
    　　　　　150 cm 以下　　［身長(cm)−100］

2. 食べないばかりでなく，経過中には過食になることが多い．過食には，しばしば自己誘発性嘔吐や下剤，利尿薬乱用を伴う．その他，食物の貯蔵，盗食などがみられる．また，過度に活動する傾向を伴うことが多い．

3. 極端なやせ願望，ボディーイメージの障害（例えば，ひどくやせていてもこれでよいと考えたり，太っていると感じたり，下腹や足など体のある部分がひどく太っていると信じたりすること）などを含む．これらの点では病的と思っていないことが多い．この項は，自分の希望する体重について問診したり，低体重を維持しようとする患者の言動に着目すると明らかになることがある．

4. 稀に30歳を越える．ほとんどは25歳以下で思春期に多い[1]．

5. 性器出血がホルモン投与によってのみ起こる場合は無月経とする．その他の身体症状としては，うぶ毛密生，徐脈，便秘，低血圧，低体温，浮腫などを伴うことがある．時に男性例がある．

6. 統合失調症による奇異な拒食，うつ病による食欲不振，単なる心因反応（身内の死亡など）による一時的な摂食低下などを鑑別する[2]．

[1] 最近の傾向では30歳以上の発症例も多くみられる．
[2] やせをきたす器質性疾患には下垂体・視床下部腫瘍，慢性炎症性腸疾患，感染症，慢性膵炎，甲状腺機能亢進症，悪性腫瘍などがある．

（厚生労働省難治性疾患克服研究事業「中枢性摂食異常症に関する調査研究班」，1989年）

の理解，協力は重要である．家族病理の深い例，希死念慮の強い例，病態の進行例，重症例，遷延例などは，専門家の手にゆだねる．飢餓による低栄養状態を是正することにより，食や体重に対するこだわり，認知異常が改善するケースも少なくない．

体重が−35％以下の症例は，入院治療を考慮する．低蛋白，電解質異常（低カリウム），貧血，肝障害，消化器症状，浮腫の高度の症例や，不食，脱水，循環系の不安定さが認められる場合は，入院治療を説得する．経口摂取の不十分な例では，経管（鼻腔）栄養を行う．経管栄養を嫌悪刺激として用いることもある．腸閉塞や循環系の不安定な例では，中心静脈栄養（IVH）を行う．急激な栄養状態の改善は，リン低下，肝腫大，心不全といった refeeding syndrome を引き起こす．行動療法，認知行動療法，社会的技術訓練，家族療法などを組み合わせた治療構造を設定し，カウンセリングを進めていく．

BN では，外来治療が基本となる．AN-

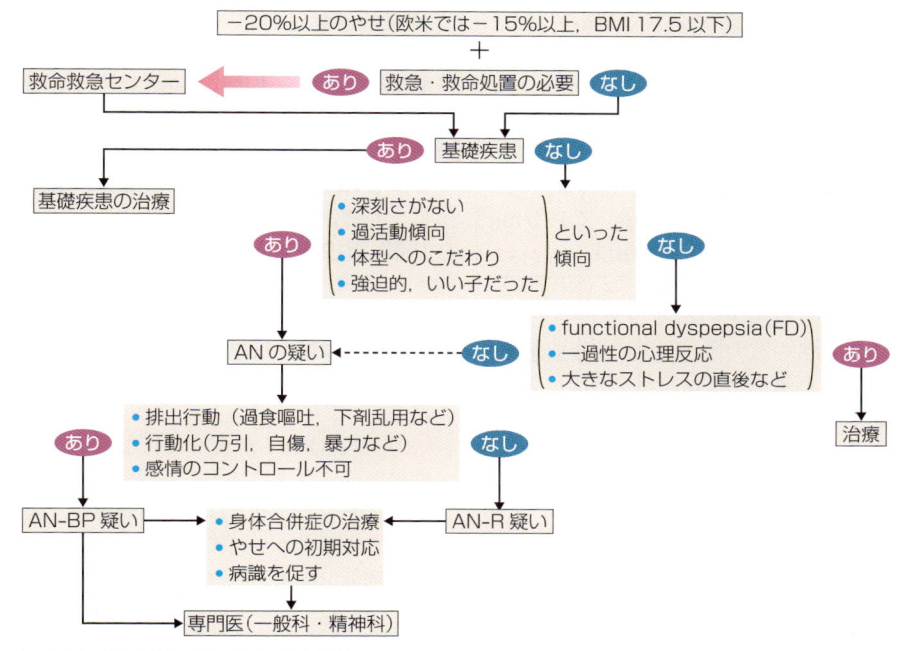

```
                    －20%以上のやせ(欧米では－15%以上,BMI 17.5以下)
                                        ＋
  ┌─── (あり) ── 救急・救命処置の必要 ── (なし)
  ↓                                        ↓
救命救急センター                          基礎疾患
                              (あり)              (なし)
                              ↓                    ↓
                          基礎疾患の治療      ┌─────────────┐
                                              ・深刻さがない
                                              ・過活動傾向     といった
                                   (あり)    ・体型へのこだわり  傾向     (なし)
                                              ・強迫的, いい子だった
                                              └─────────────┘
                                                      ↓                    ┌──────────────┐
                                                  AN の疑い ──(なし)──→  ・functional dyspepsia(FD)
                                                                          ・一過性の心理反応    (あり) → 治療
                                                                          ・大きなストレスの直後など
                                                                          └──────────────┘
                          ┌─────────────┐
                          ・排出行動(過食嘔吐, 下剤乱用など)
                (あり)    ・行動化(万引, 自傷, 暴力など)       (なし)
                          ・感情のコントロール不可
                          └─────────────┘
                ↓                                              ↓
          AN-BP 疑い ──→ ・身体合併症の治療 ←── AN-R 疑い
                          ・やせへの初期対応
                          ・病識を促す
                                ↓
                          専門医(一般科・精神科)
```

図1-8 摂食障害のプライマリケア
(石川俊男:消化器疾患に対する心身医学的アプローチ—摂食障害のガイドラインをめぐって. 日本医事新報 4365:60-64, 2007より転載)

BPと同様の排出行動がみられる例では, 抑うつ状態や感情の起伏に注意し, 治療関係の維持や治療構造の設定に努める. 食行動異常の背後にある心理的問題に支持的に対応し, 援助していく. 薬物やアルコール乱用例は, 専門施設での治療を奨める.

予後調査では, 4年以上の経過観察で, ED患者の半数は全快する. しかし, 死亡率は5%以上であり, 20年間の追跡調査では20%に達することを念頭に置く必要がある.

薬物療法の目的は, 食行動の改善(摂食量の増加もしくは過食・排出行動の抑制)と付随する症状の改善(不安, 抑うつ, 強迫性, 易刺激・興奮性)にあり, 治療関係の促進や精神療法への円滑な導入に効果がある. 服薬に対するコンプライアンスを高め, 自殺目的の大量服薬を避けるために, 家族による薬の管理も行う.

> **処方例**
>
> 1. 不安, 焦燥(下記のいずれかを用いる)
>   1) メイラックス錠(1 mg)　1〜2 mg 分1〜2　(朝)・夕
>   2) レキソタン錠(2 mg)　4〜6 mg 分2〜3　朝・(昼)・夕
>   3) デパス錠(1 mg)　1〜3 mg 分2〜3　朝・(昼)・夕
> 2. 抑うつ, 強迫, 過食(下記のいずれかを用いる)
>   1) デプロメールまたはルボックス錠(50 mg)　50〜150 mg 分2　朝・夕
>   2) パキシル錠(10 mg)　10〜40 mg 分1　夕(18歳未満では注意)

3）ジェイゾロフト錠（25 mg）　25〜100 mg　分1　夕
3. 行動化，不穏興奮
　　セレネース錠（1.5 mg）　1.5〜3 mg
　　分2　朝・就寝前
4. 栄養改善困難な AN-R
　　ジプレキサ錠（2.5 mg）　2.5〜5 mg
　　分1　就寝前（保険適用外）

【患者・家族説明のポイント】

　身体障害の重大性，回復可能な病気であること，回避のみでは問題の解決にならないこと，ともに進もうという治療者の強い気持ちなどを伝える．家族の理解，協力は必須であるが，家族のみで問題を抱え込まないことにも注意する．

【看護・介護のポイント】

　病態の背後にある親子関係，対人関係を理解し，支持的に対応する．治療者を巻き込みやすく，チーム医療を徹底する．若年者の場合，学校との緊密な連絡も必要である．

食欲不振

anorexia

中井吉英　関西医科大学名誉教授，洛西ニュータウン病院

【概念】

　食欲不振は消化器疾患，全身性疾患だけでなく，うつ病など精神疾患でも認められる．また，疾患がなくても日常的なストレスにより引き起こされる．最近では食欲を調整する中枢メカニズムが明らかにされつつある．摂食抑制蛋白のレプチンや摂食促進ペプチドのオレキシン，また胃から産生されるグレリンは視床下部に働きかけて摂食を刺激し，レプチンに拮抗するホルモンであることもわかってきた．

【症状・病態】

　食欲不振の原因は大きく，①悪性腫瘍，感染症，炎症，慢性疾患などに伴うもの，②服薬によるもの，③精神医学的疾患によるもの，④心理社会的要因に伴うもの，に分類される．4つのうちどの原因によるかにより随伴症状や病態は異なる．

【問診で注意すべき点】

　1）年齢と性別：若い女性では神経性食欲不振症（anorexia nervosa）を考慮する．高齢者では慢性疾患や感染症などの症状が前面に現れず食欲不振が主訴であることがある．

　2）食欲はあるが食べられない状態が早期満腹感，食事に対する恐怖である．胃切除やスキルスの場合は早期満腹感が，食道潰瘍や食道アカラシアでは食事による嚥下痛や胸部つかえ感のため食事に対する恐怖感が生じる．

　3）随伴症状は鑑別するうえで重要である．体重減少，全身倦怠感，発熱，貧血などの全身症状，悪心・嘔吐，胸やけ，腹痛，便通異常，味覚異常など消化器症状の有無により原因となる疾患の診断が可能である．

　4）服薬の内容，飲酒，喫煙などの嗜好品，生活習慣なども参考になる．

　5）女性の場合は月経の有無を確かめ，妊娠との鑑別が必要である．

　6）うつ病は食欲不振が初発で体重減少を伴いやすい．

【診断・検査のポイント】

　必ず背後にある疾患や病態の存在を考慮する．ポイントについて列記する．

　1）全身疾患へのスクリーニング検査として，末梢血，生化学検査，赤沈，CRP，検尿，検便，胸部 X 線検査は必須である．必要に応じて，T_3，Free T_4，TSH，血清亜鉛，蛋白分画，SDS（self-rating depression scale）などの心理テスト，画像診断，消化管内視鏡検査を加える．

2）高齢者の食欲不振では隠れた原疾患の存在，うつ病，義歯不適合，心理社会的要因，服用薬剤に注意する．

3）機能性胃腸障害の存在を念頭に置く．そのうち，機能性ディスペプシアは胃部不快感，胃痛，悪心とともに食欲不振をきたしやすい．GERD（胃食道逆流症）も食欲不振を伴いやすい．

4）うつ病で精神科を受診する頻度は5〜6％と少ない．食欲不振を含む消化器症状が最も多い主訴である．自律神経症状とともに意欲・集中力の低下，興味の減退，早朝覚醒，気分の日内変動の存在が決め手になる．

5）神経性食欲不振症は30歳以上の発症が増えている．最近は男性の患者にも遭遇する．食欲不振，体重減少とともに，女性の場合は無月経を認め，食行動の異常（隠れ食い，盗み食いなど），やせ願望，活動性の亢進，病識に乏しい点を参考にする．典型的な心理機制が認められない特定不能の摂食障害も存在するので注意する．

6）その他の精神疾患である不安障害，適応障害，身体表現性障害もしばしば食欲不振を伴う．

治療方針

原疾患や背後の病態への治療につきる．高齢者の場合は食欲不振により容易に脱水や低栄養に陥るため，原疾患の治療とともに補液などによる全身状態の改善が急務である．

嚥下障害・誤嚥

dysphagia/aspiration, swallowing disorder

本郷道夫　東北大学教授・総合診療部

【概念】

嚥下は，口腔咽頭での嚥下運動により始まり，咽頭から食道への食塊の流入によって食道蠕動運動が誘発される．食道への食塊（固形もしくは液体の嚥下物）の流入は下部食道括約筋（lower esophageal sphincter：LES）の弛緩を起こし，食道蠕動運動のLES到達によって食塊の胃内移送が完了するとともに，LESが閉鎖する．この一連の運動の途中で，食塊の移動・移送の障害に伴う症状が嚥下障害の症状である．

【分類】

❶口腔咽頭性嚥下障害（oropharyngeal dysphagia）：口腔咽頭の嚥下筋の収縮およびその神経性障害による機能性障害と炎症による疼痛性障害とがある．

重症筋無力症での口腔咽頭筋収縮障害，球麻痺における舌咽神経の障害による嚥下に関連する口腔咽頭の協調運動の障害は，嚥下運動に際して，誤嚥を誘発する．咽頭の強い炎症による嚥下痛は嚥下運動を強く抑制する．

❷食道性嚥下障害（esophageal dysphagia）：平滑筋障害による機能性障害，腫瘍あるいは狭窄による器質的通過障害，炎症による疼痛性障害とがある．

進行性硬化症（PSS）をはじめとする膠原病では食道平滑筋の変性が高頻度に起こる．食道平滑筋変性のため，嚥下した食塊を適切に胃側に移送できず，食道部に「つかえ感」を自覚する．

通過障害を起こす器質的病変の代表的なものは食道癌，次いでさまざまな原因による食道狭窄がある．稀なものとして，縦隔

腫瘍，高度に硬化した大動脈，先天奇形による動脈など，外側からの圧迫による通過障害に由来する嚥下障害がある．

ウイルス性食道炎，化学薬品による食道腐食，錠剤やカプセル剤の包装に用いるプラスチックのPTP（press through package）シートなどの食道異物などによる食道粘膜の急性炎症は嚥下に伴う食道由来の胸痛を引き起こし，痛みのための嚥下障害を起こす．

❸**下部食道括約筋（LES）部異常による嚥下障害**（dysphagia due to LES disorders）：神経性障害による機能性障害と腫瘍による器質的障害とがある．

LESは嚥下に際して弛緩し，食塊の通過によって閉鎖する機能を有している．LES部の壁内神経叢の機能障害によって弛緩障害を起こすものがアカラシアである．LESでの通過障害により食塊が食道内に停滞し，「つかえ感」を起こす．

噴門部の腫瘍による通過障害は，胃側からの観察ができないときにはアカラシアと鑑別が困難なことがある．

【症状】

嚥下運動自体の障害，嚥下した食塊の通過障害，嚥下時の疼痛による障害とに分けて考える必要がある．

❶**嚥下運動自体の障害**：口腔咽頭部の筋収縮力およびその支配神経に障害が起こると，口腔咽頭から食道への食塊の流入が起こらず，「飲み込めない」あるいは「むせる」という症状になる．

❷**嚥下した食塊の通過障害**：咽喉頭から食道に流入した食塊の通過障害は，平滑筋の収縮力低下のための移送障害，腫瘍や狭窄による通過障害，LES弛緩不全による通過障害とに分けられる．

平滑筋の収縮力低下による移送障害は，水分の少ない食品で特に顕著になる．腫瘍や狭窄による通過障害，LES弛緩不全による通過障害は食品の種類による違いは顕著ではない．固形物と流動物での嚥下障害の程度の違いによる疾患の鑑別診断は実際にはきわめて困難である．進行性全身性硬化症（PSS）での嚥下障害は，食道体部の収縮運動低下によるが，同時にLES収縮力低下のために胃食道逆流を合併し，逆流症状を伴う．

腫瘍に起因する通過障害による嚥下障害は，腫瘍の増大とともに進行し，症状の進行が比較的早い．狭窄による嚥下障害は，狭窄が形成された後は進行が止まる．

アカラシアでの嚥下障害は，病歴が比較的長く，10年以上のスパンをもつものが少なくない．

❸**疼痛による嚥下障害**：痛みの部位によって障害部の同定は比較的容易である．

【検査】

症状との関連が推測される基礎疾患の診断を確認したうえで，嚥下にかかわる検査を行う．口腔咽頭性障害を疑うときは，咽喉頭の観察を，食道あるいはLESの障害を考えるときは内視鏡観察および食道透視を行う．機能検査として，食道内圧検査，食道外病変の診断に胸部CTなどを行う．

治療法

❶**口腔咽頭性嚥下障害**：口腔咽頭性嚥下障害は強い炎症もしくは神経障害によるものであるため，咽喉頭炎によるものであればその治療を，神経障害によるものであればその治療を行う．神経障害による嚥下障害は誤嚥を併発しやすいので，非経口的栄養管理も必要になる．

❷**食道性嚥下障害**：器質的疾患による物理的原因による通過障害にはそれぞれに応じた治療が必要となる．平滑筋機能障害による嚥下障害はしばしば逆流性食道炎を伴うので，それに応じた治療が必要であるが，時にカンジダ症を併発するので注意が必要である．その他，原因に応じて適切な対応が必要である．

❸ **LES部異常による嚥下障害**：器質的なLES周囲の病変による症状には，原因に応じた対応が必要である．アカラシアに対しては，バルーンによる噴門拡張術あるいは外科的治療を行う．

しゃっくり（吃逆）
hiccup/hiccough/singultus

遠藤高夫　札幌しらかば台病院院長
白井祐一　札幌幌東病院内科医長

【概念】
横隔膜，肋間筋など呼吸筋の攣縮（ミオクローヌスの一種とされる）により急速な吸気が起こり，一瞬遅れて声門が閉鎖される現象．特徴的な音「ヒック」を生じる．末梢では横隔神経，迷走神経など，中枢では脳幹呼吸中枢，視床下部，延髄網様体などが刺激され生じると考えられている．発症は呼気の終わりや，呼気の始まる横隔膜の被刺激閾の最も高いときに生じる．通常反復して発生するが，一過性のことが多い．しかし長時間持続し，食物摂取困難，不眠，精神的疲労をきたすこともあるので，その治療法を十分熟知しておく必要がある．

【疾患分類】
しゃっくりは一過性のものと，長時間持続するものとに大別される．一過性のものは機能的なものが多いが，長時間持続するものには器質的な疾患によるものが多い．

【症状・病態】
ミオクローヌスは，不随意運動の一種で，突然の瞬間的な骨格筋収縮（この場合，横隔膜と声門）により生じる，すばやい身体の一部の筋痙攣をいう．一般に，神経系の異常な興奮によって起こる（陽性ミオクローヌス）ことが多い．

吃逆の反射弓は最近明らかになった．①鼻咽頭後壁の刺激が舌咽神経咽頭枝を求心路として延髄の孤束核に達する．②孤束核の近傍の延髄網様体から遠心路の迷走神経が声門の閉鎖を，もう1つの遠心路の横隔神経が横隔膜の攣縮を起こす．③延髄内の吃逆反射中枢に対して，上位中枢からの抑制系が存在することが解明され，GABA（gamma-amino-butyric acid：γ-アミノ酪酸）が関与している．この反射経路ならびに上位中枢のいずれの異常でも吃逆は起こりうる．

しゃっくりをきたす疾患をその病態により表1-8にまとめた．

【問診で尋ねるべきこと】
一過性か長時間持続するか．一過性であれば機能的なものが多く，長時間持続するものは器質的疾患を念頭に検査を進める．

【身体診察に際して注意すること】
中枢性病変から順に頭部，頸部，胸部（特に縦隔），腹部の検索を行う．

【必要な検査と所見の読み方】
中枢性病変の検索では，身体所見の観察だけでは疾患の発見が困難であり，画像的な検索が大切で，MRIによる検索が必須である．延髄脊髄変性症や脳腫瘍など，思ってもいない疾患が発見されることがある．消化器系の疾患では表1-8に示したように食道・胃・十二指腸・肝胆膵などの上腹部臓器の疾病を考慮すべきで，各種画像診断ならびに内視鏡検査が必要である．

【鑑別診断】
過呼吸，げっぷなどあるが，その特徴的な状態から鑑別は容易である．

【入院・専門医移送の判断基準】
原因疾患による．

治療方針
基本的には器質的疾患が発見されれば原因疾患の治療を行うが，長時間しゃっくりが持続しており，そのために食事が摂取できず衰弱している場合に積極的な治療（身

表1-8 しゃっくり（吃逆）をきたす疾患

1. 一過性しゃっくり
   呑気症，ヒステリー，特発性
2. 持続性しゃっくり
   1) 中枢性吃逆
      第5や第3頸髄以上の中枢性病変によって呼吸中枢や横隔神経の脊髄中枢が刺激されて生じる
      脳圧亢進：脳腫瘍，頭部外傷，脳血管障害
      炎症：髄膜炎，脳炎
      中毒：尿毒症，糖尿病性昏睡，敗血症，アルカローシス
   2) 末梢性吃逆
      横隔神経・迷走神経が直接刺激を受けて生じる
      頸部：頸部リンパ節腫脹，甲状腺腫
      縦隔：肺門リンパ腫，縦隔腫瘍，縦隔炎，食道癌，縦隔術後，食道炎
      胸膜：胸膜炎
      肺：肺炎，肺膿瘍
      横隔膜：食道裂孔ヘルニア
      心血管：心筋梗塞，動脈瘤，心膜炎
   3) 反射性吃逆
      主に腹部疾患に伴い，横隔膜が刺激され反射性に生じる
      炎症：腹膜炎，横隔膜下膿瘍，肝炎，胆嚢炎，腸閉塞，急性膵炎，腹膜炎，肝腫瘍
      腫瘍：胃癌，膵癌，肝癌
      その他：腹部術後，妊娠，腹腔鏡検査後，過食，鼓腸，イレウス，胃の充満，妊娠

体刺激法，輸液，各種治療薬の投与）が必要になる．

❶**身体刺激法**：鼻咽頭背側の舌咽神経咽頭枝の刺激が吃逆反射の重要なトリガーゾーンであるので，この神経を刺激する舌牽引法，Valsalva法，ネラトンカテーテル法が有効であることが多い．舌牽引法はガーゼでつかんだ舌をできるだけ前に30秒以上引き出す方法で，Valsalva法は深呼気の終わりに声門を閉じさせ努責させる．カテーテル法は経鼻的にネラトンカテーテルを咽喉頭部まで挿入し，引いたり入れたりして咽喉頭部に刺激を与える（鼻咽腔刺激法）．また氷水を飲ませたり，アンモニア臭をかがせたりすることも効果がある．

民間療法の多くもこの鼻咽頭の舌咽神経を刺激する方法である．

❷**薬物療法**

処方例

1. GABAB作動薬：バクロフェン1日15 mg，分3から処方開始．必要量は個人差が大きい．腎機能障害者には注意．主な副作用は倦怠感や眠気．ただし，保険適用外．
2. その他，下記のいずれかを筋肉内もしくは静脈内に投与．
   1) ジアゼパム（セルシン注） 1A 10 mg
   2) メトクロプラミド（プリンペラン注） 1A 10 mg
   3) フェノバルビタール（フェノバール注） 1A 100 mg
   4) クロルプロマジン（コントミン注） 1A 10 mg，25 mg
   5) 硫酸アトロピン（硫酸アトロピン注） 1A 0.5 mg

3. 下記のいずれかの服用．
 1) リボトリール錠(0.5 mg)　2〜6錠 分1〜3，1〜2錠 分1〜2より開始，漸増し至適用量を決める．眠気，ふらつきに注意する．
 2) デパケン錠(100 mg)　2〜6錠 分3，またはデパケンR錠(200 mg) 1〜3錠 分1〜3，眠気，ふらつき，肝機能障害に注意する．
 3) テグレトール錠(100 mg)　2〜3錠 分2〜3，1〜2錠 分1〜2より漸増．眠気，脱力感，白血球減少に注意する．
 4) 硝酸イソソルビド(ニトロール)　1錠　5 mgを舌下投与．

胸やけ
heartburn

藤原靖弘　大阪市立大学准教授・消化器内科学

【概念】

胸やけは，胃食道逆流症(gastro-esophageal reflux disease：GERD)の定型症状であり，特に非びらん性逆流症(non-erosive reflux disease：NERD)の診断において重要である．近年，食生活の欧米化や H. pylori 感染率の減少に伴いGERD関連疾患が増加しており，胸やけを有する患者も増加している．また，Rome III 基準における機能性胸やけ(functional heartburn：FH)とGERDとの鑑別は必ずしも容易でない．一方，患者の訴えが必ずしもGERD定型症状としての胸やけを示さない場合もあり，胸やけ症状について正しい理解と詳細な問診が重要である．

【頻度】

健診受診者を対象にした検討では，胸やけ有症状率はDIGEST studyでは9.8%が中等度以上の胸やけを週1回以上，Fujiwaraらによると6.7%が週に2日以上，Yamagishiらは約20%と報告している．病院受診患者における検討では，GERD研究会全国疫学調査では週2回以上の胸やけを訴える患者は15.4%，Fujimotoらによると27.0%であった．このように，わが国の成人における胸やけの頻度は10〜20%前後と推測され，最もポピュラーな消化器症状の1つである．

【病態】

胃内容物，特に胃酸の食道への逆流により，食道粘膜の知覚神経を介して中枢系を刺激し，症状を引き起こす．NERD患者では上皮細胞間隙の拡張(dilated intercellular space)が重要とされている．なお，化学受容体のほかにも圧受容体を介した症状があり，十分解明されていないのが現状である．

【問診で尋ねるべきこと】

胸やけ症状を正しく問診することがきわめて重要である．「胸やけ」とは「胸骨の後方(胸の骨の裏側)の灼熱感を伴うもの」と定義される．しかしながら，このような特徴的な症状を呈する頻度は必ずしも高くない．筆者の経験によれば，むしろ症状の誘因，すなわち食べ過ぎたとき，高脂肪食や香辛料のきいた食事を摂ったとき，あるいは特定の姿勢(前屈みになるような)などにより引き起こされる心窩部や上方の不快感が診断に有用である．また，Manabeらによると「胸やけ」症状の理解も患者，医師，看護師のみならず，GERDでも逆流性食道炎患者とNERD患者では症状の理解に差があることが報告されている．客観的に胸やけ患者をGERDと診断する方法として，QUESTやF-scaleなどの自己記入式問診票が有用である．

【必要な検査】

胸やけはGERDに特異的な症状であるが，幽門狭窄，十二指腸狭窄による機械的

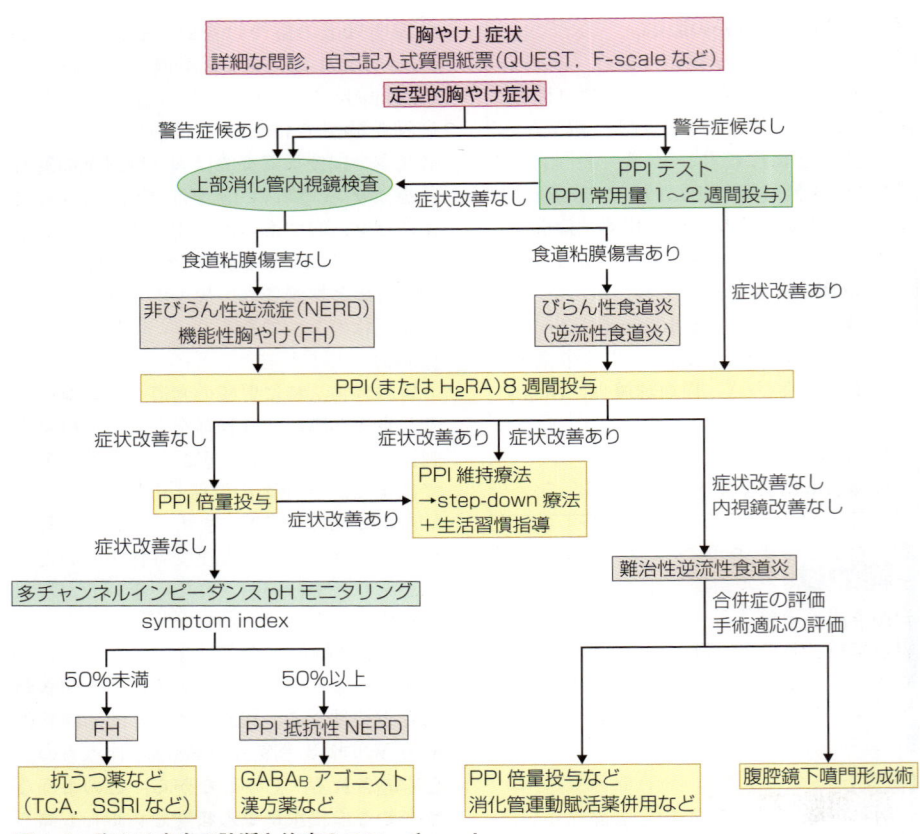

図1-9 胸やけ患者の診断と治療のフローチャート

逆流により引き起こされることもあることから，体重減少，貧血など警告症候を有する患者には上部消化管内視鏡検査は必須である．もちろん，厳密にいえば，内視鏡検査で食道粘膜傷害（mucosal break）の有無を確認しなければ，逆流性食道炎とNERDやFHの鑑別はできないが，一般臨床ではPPI投与による診断的治療を最初に行ってもよい．しかし，消化器専門科では早期癌のスクリーニングの意味も含めて内視鏡検査を行うことが多い．PPIが無効な症例における胃内容物の逆流については，酸逆流を評価するpHモニタリング，ビリルビン逆流を評価するビリルビンモニター，非酸逆流や気体逆流も評価できる多チャンネルインピーダンス法がある．このほか酸注入による症状誘発試験（Bernsteinテスト），食道内圧検査などがあるが，いずれも専門病院レベルである．

治療方針

多くの症例は，胃酸の逆流によることから，酸分泌抑制薬，特にPPIが第1選択である．症状の改善に応じて，用量を漸減調整するstep-down療法が推奨される．しかし，長期的にPPI維持療法が必要な症例も多い．酸分泌抑制薬が無効例の治療については，病態に応じた治療法の選択が

必要であるが，現時点では，①PPI倍量投与，②PPI+H₂RA併用投与，③消化管運動賦活薬，④蛋白分解酵素阻害薬，⑤粘膜防御薬，⑥漢方薬，⑦GABA$_B$アゴニスト，⑧抗不安薬，⑨抗うつ薬，⑩腹腔鏡下噴門形成術，⑪内視鏡的治療などのオプションがある．胸やけ患者に対する診断と治療のフローチャートを図1-9に示す．

処方例

1) パリエット錠10 mg　1錠　朝
2) オメプラール錠20 mg　1錠　朝

【生活指導】

薬物治療に加えて，初期より生活指導を行うことは重要である．具体的には，過食，高脂肪食や香辛料の強い食事，アルコール，喫煙を控えること，腹圧のかかる姿勢や服装を避ける，睡眠を十分とる，就寝前に摂食しない，就寝時に頭位をやや高くする，左側臥位をとるなどが挙げられる．

腹部膨満

abdominal fullness/abdominal distention

遠藤高夫　札幌しらかば台病院院長
足立　靖　札幌しらかば台病院消化器科部長

【概念】

腹部膨満とは患者が腹部の膨らみや張る感じを自覚する主観的症状(abdominal fullness)と，腹部の異常な膨らみや盛り上がっている客観的状態(abdominal distention)の2つの意味がある．客観的徴候として臍部が胸骨剣状突起と恥骨結合を結んだ線より突出している場合をいう．腹部全体の場合もあるが，一部の場合もある．これらをきたす原因として"seven F's"：鼓腸(flatus)，腹水(fluid)，腫瘤(fibroid)，妊娠(fetus)，宿便(feces)，肥満(fat)，心因性(phantom)が挙げられる．

【疾患分類】

腹部膨満をきたす主な原因は，①鼓腸，②腹水，③腫瘤である．また，④機能性胃腸症(functional dyspepsia：FD)では胃排出能遅延，胃底部適応性弛緩の障害によって腹部膨満感を生ずる．

【頻度】

正確な頻度は不明であるが，腹部膨満感を訴える外来患者の多くはFDと考えられる．慢性胃炎の治験で認められた自覚症状では腹部膨満は心窩部不快感に次いで多く，対象患者の45%が膨満感を訴えていた．また，腹部膨満という症候には広範囲にわたる病態が含まれるため，頻度は比較的高いと考えられる．

【症状・病態】

自覚症状として，「腹が張る」「胃が重苦しい」「胃がもたれる」などの腹部膨満感を訴えることが多いが，腸内ガスが原因の場合は，げっぷ，放屁，腹痛などほかの症状もみられる．腹水の場合は，「太った」「下着がきつい」などを訴えることもあるが，かなり高度になるまで患者自身が気づかないこともある．腫瘤などでは膨隆の自覚を訴えて来院する患者も多い．

❶鼓腸：41頁参照．

❷腹水：正常の腹水(ascitic fluid)(通常20～200 mL)は無色透明で，腹膜から分泌・再吸収されている．このバランスが崩れ，腹水が異常に増量した状態を腹水貯留(ascites)といい，腹部膨満の原因となる．腹水は1～2 L程度になると診察で明らかにできる．腹水貯留は，①血漿膠質浸透圧の低下，②門脈圧の亢進，③リンパ管系の閉塞，④粘液産生膵腫瘍，虫垂嚢腫の腹膜播種などによって引き起こされる．腹水をきたす疾患を表1-9にまとめた．

❸腫瘤：上述の鼓腸・腹水は全体的な腹部膨満となるのに対し，腹腔内の腫瘤は通

表1-9　腹水をきたす疾患

門脈圧亢進症：門脈血栓症，肝硬変，veno-occlusive disease，Budd-Chiari症候群，うっ血性心不全
低アルブミン血症：肝硬変，蛋白漏出性胃腸症，ネフローゼ，悪液質
炎症：細菌性・結核性腹膜炎，SLE，癌性腹膜炎，イレウス，膵炎，特発性細菌性腹膜炎
リンパ管閉塞：外傷，手術，癌，カルチノイド
その他：Meigs症候群，サルコイドーシス，腹膜偽粘液腫

表1-10　腹部膨隆をきたす腫瘤

心窩部：胃・肝(左葉)・膵頭体部腫瘤，肝硬変，腹部大動脈瘤
右季肋部：肝・胆嚢腫大，Courvoisier徴候
左季肋部：脾臓(脾腫)・膵尾部腫瘤
側腹部：水腎症，腎嚢胞，腎腫瘍
右腸骨窩：虫垂周囲膿瘍，盲腸腫瘍，Crohn病
左腸骨窩：S状結腸癌，憩室炎
下腹部：膀胱腫大(尿閉)，子宮・卵巣の腫瘤

常，臓器本来の部位を占拠する局在性膨隆であるので，その腫瘤の由来を推定できる．しかし，巨大な卵巣嚢腫や多発性肝・腎嚢胞などはしばしば腹部全体の膨隆となることもある．腹部膨隆をきたす腫瘤について表1-10にまとめた．

❹ **機能性胃腸症(FD)**：Rome Ⅲ基準により，食後愁訴症候群(postprandial distress syndrome：PDS)と，心窩部痛症候群(epigastric pain syndrome：EPS)に分けられ，このうちPDSは食後膨満感，摂食早期飽満感を訴える患者群である．一般内科外来で腹部膨満感を訴える患者の大多数を占める．FDは一般に慢性胃炎と同義的に使用される傾向があるが，FD患者の半数近くは*H. pylori*陰性であり，また陽性者に除菌を行っても症状の改善は得られないことが多く，FD発症の原因が*H. pylori*である可能性は低い．一方，FD患者の多くでは胃排出機能障害，内臓知覚過敏，胃底部の適応性弛緩障害などが認められる．

【問診で尋ねるべきこと】
1) 発症が緩徐(腹水，腫瘤，CIIPなど)か，急速(イレウス，腹部大動脈瘤破裂など)なのかを確認する．
2) 随伴症状の腹痛，悪心・嘔吐(鼓腸など)，排便・排ガス(イレウスなど)の有無，発熱(腹膜炎など)，血尿(腎尿路系腫瘍)の有無を確認する．
3) 基礎疾患では肝疾患(肝硬変，肝細胞癌など)，心疾患，糖尿病(糖尿病性ガストロパチーなど)，Parkinson病，多系統萎縮症(麻痺性イレウス，巨大結腸症など)，膠原病(特に進行性全身性硬化症，SLE)．
4) 既往歴では腹部手術歴(イレウスなど)，最近の外傷(外傷性膵炎)，悪性腫瘍の既往(癌性腹膜炎など)．
5) その他，無月経，不正性器出血(妊娠，子宮筋腫，卵巣嚢腫など)，アルコール歴(肝硬変，膵炎)，薬物服用(特に抗うつ薬，抗精神病薬)の確認も忘れてはならない．

【身体診察に際して注意すること】
❶ **視診**：腹部全体が膨隆しているのか(鼓腸，腹水)，局所性の膨隆なのか(腫瘤)を見極める．全体の場合，臍窩の陥凹増強(肥満)，臍の平坦化(腹水，鼓腸，妊娠)，臍の上方偏位(下腹部腫瘍)をみる．腹壁静脈の怒張(門脈圧亢進，腹水)，手術瘢痕(癒着性イレウス)なども観察する．可視蠕動があれば機械的イレウスを疑う．ヘルニアは立位やいきみで強調される．拍動があれば大動脈瘤を疑う．

❷ **聴診**：腸雑音が亢進し，金属音が聴取されるか(機械的イレウス)，減弱あるいは消失しているか(麻痺性イレウス，腹膜炎)を確認する．血管雑音があれば大動脈瘤を疑う．

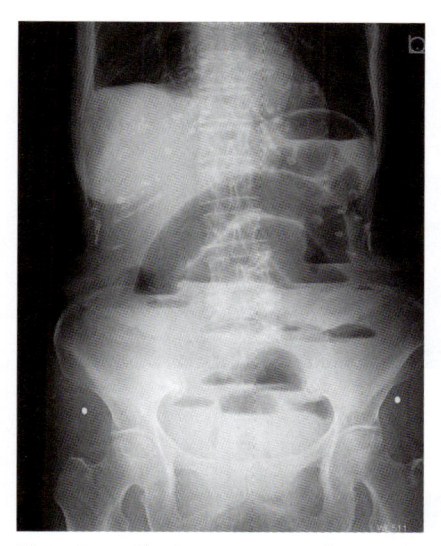

図 1-10　ニボー（stepladder sign）

❸**触診**：腫瘍の位置により臓器を推定する（表 1-10）．さらに大きさ，辺縁，形，硬さ，表面の性状，圧痛，可動性，呼吸性移動，拍動性，波動性などを確認する．筋性防御があれば腹膜炎や消化管穿孔を疑う．波動を認めれば腹水が考えられるが，皮下脂肪との鑑別が難しく，超音波検査が必要な場合がある．

❹**打診**：鼓音（鼓腸）か，濁音（腹水または腫瘍）かを鑑別する．体位変化による濁音界の変化（shifting dullness）をみることにより，腹水量を推定することができる．

【必要な検査と所見の読み方】

問診と身体診察から，疾患の存在を推測することは可能であることが多い．しかし，正しく診断するには次のスクリーニング検査を行い，鑑別診断をすすめる．

❶**腹部 X 線検査**：鼓腸が疑われる場合は，腹部単純 X 線写真（立位，臥位）にて free air（遊離ガス）か腸管内ガス像かを鑑別する．立位不能患者では側臥位での撮影が役立つ．鏡面像，特に stepladder sign（図 1-10）があればイレウスと確定診断できる．

❷**超音波検査**：腹水が疑われる場合には，超音波検査が簡便で診断手段として優れており，確実に腹水（echo free space）を把握できる．また，拡張腸管の中に Kerckring 襞を認める「キーボードサイン」はイレウスの際に認められる．

腫瘤を触知した場合にも，まず超音波検査で腫瘤の存在部位，性状を診断する．

【鑑別診断】

以上から鼓腸か腹水か腹部腫瘤かを推定した後，腹部 CT を撮影する．CT に空気（鼓腸），水（腹水・腸液），腫瘤（軟部陰影）を明瞭に弁別できるため，非常に有用な情報を提供できる．また最近の MD-CT は数秒の息止めで腹腔全体のスキャンが可能で，画像解像度も優れており，さらに三次元再構成画像から病変と周囲臓器の関連を容易に描出可能である．当然のことであるが，血液検査，検尿など並行して検査をすすめる．

さらに診断がつかない場合には，消化管造影，内視鏡，MRI などの検査を行い，由来が不明な腹部腫瘤では生検が必要となる場合もある．腹水は穿刺採取（少量であれば超音波ガイド下に）し，肉眼性状，生化学的検査，培養，細胞診などに供する（「腹水」の項，46 頁参照）．

【入院・専門医移送の判断基準】

腹痛あるいはショック状態を伴う腹部膨満感は，イレウス，潰瘍穿孔あるいは肝癌など腫瘤破裂による腹腔内出血などが考えられるので，超音波検査，X 線検査などの緊急検査および応急処置とともに，緊急手術，動脈塞栓術などを考慮する必要があり，腹部外科などのある専門病院への移送を考慮する．

治療方針

基本的には器質的疾患が発見されれば原因疾患の治療を行う（図 1-11）．緊急処置

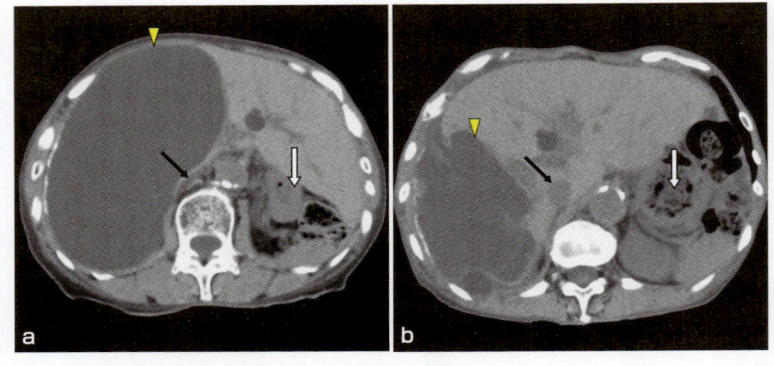

図 1-11　巨大肝嚢胞の穿刺前後の CT 像
嚢胞の縮小(矢尻)・圧排されていた IVC や胃腸の拡張(黒・白矢印)が明らかである.

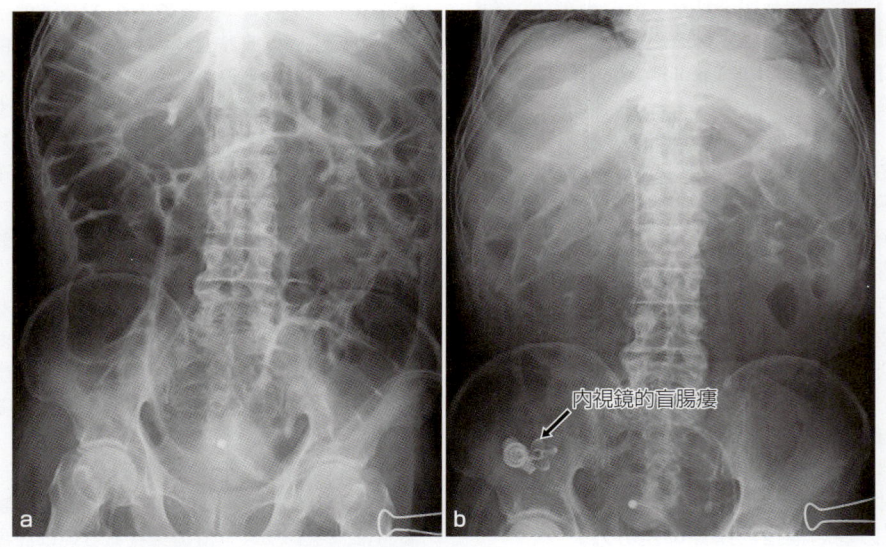

図 1-12　巨大結腸症に対する内視鏡的盲腸瘻の効果
PEC(percutaneous endoscopic cecostomy)後,鼓腸は消失した.

を必要とするかどうか,良性疾患か悪性疾患かの鑑別を念頭に置いて,診断をすすめる.一方,癌性腸管狭窄,神経難病などによる鼓腸,イレウスでは内視鏡的胃瘻・内視鏡的盲腸瘻造設術,ステント挿入術が腸管の減圧,腸液排出などの点で有用である(図 1-12).

鼓腸
meteorism

本郷道夫　東北大学教授・総合診療部

【概念】

腸管にガスがたまり，腹鳴と膨満感とを伴うものを鼓腸と呼ぶ．腸閉塞のような痛みはない．飲食あるいは無意識の嚥下によって飲み込まれた空気は，その大半がげっぷとなって胃から口腔に排出され，一部は食塊とともに小腸・大腸を経て放屁として体外に放出される．飲み込んだ空気の量が多く，しかもげっぷとして排出されなかったとき，空気は食塊とともに小腸を通過した後，しばしば大腸の脾彎曲に貯留し，左上腹部の膨満感となる．肝彎曲やS状結腸上極部に貯留することもある．多くの場合，症状は間欠的で，日差変動も大きい．

食事と関係なく飲み込んだ空気は，胃・小腸の空腹期集簇運動 phase Ⅲ（interdigestive migrating motor complex phase Ⅲ）によって胃液や腸液とともに強く撹拌される．液体と空気の撹拌によって音響が発生し，腹鳴となる．腸管に空気が停滞すると，腹鳴と膨満感とが起こるのはこのためである．

【分類】

腸管への空気の過剰流入の原因は，過剰に空気を飲み込む，腸管で発酵が起こる，のいずれかの原因による．

過剰な空気の嚥下は，よく噛まずに食べる，水分の多い食品を啜りながら食べる，炭酸飲料を過剰に摂取する，チューインガムの習慣的摂取などの原因による．よく噛まずに食べるのは，急いで食べる習慣や歯並び不良や義歯調整不良などの咬合不良による．熱い液体を含む食品（麺類，みそ汁などの汁物，熱い茶など）の摂取の際に啜る動作が多くなると空気嚥下が起こる．炭酸飲料の過剰摂取でも，多くは胃内からげっぷとして体外に放出されるが，一部は腸管に移動する．

不溶性食物繊維は腸管内細菌によって発酵し，腸管ガスの原因となる．蛋白や脂肪も腸管内で発酵してガス発生の原因になることがある．糖尿病の治療薬の1つのα-グルコシダーゼ阻害薬は小腸吸収上皮のα-グルコシダーゼを阻害し，二糖類の分解を阻害する．そのため，分解されなかった二糖類が腸内細菌によって発酵し，腹満・腹鳴などの鼓腸症状を呈する．乳糖不耐症では乳糖が分解されないため，腹満と下痢を起こす．

【症状】

腹部の膨満感や腸管内でガスが移動することによって起こる腹鳴あるいはガスが移動する感じ（ゴロゴロする感じ）を自覚する．過剰なげっぷ，放屁を伴うことが多い．ガスによる腸管伸展のために痛みを感じることもある．

【問診で注意すべき点】

鼓腸は過剰な空気嚥下もしくは腸管での発酵によるガス発生に由来するので，その原因を探索するために次の点に注意して問診をすすめる．

食事摂取に関する習慣（早食い，啜る癖，特に熱いものを啜って飲む癖，噛み合わせあるいは歯の状況），炭酸飲料やチューインガムの摂取について確認する．診察時に無意識に空気を飲み込む癖がないか，あるいは不安症や心配事の有無についての確認も必要である．空気嚥下が多い症例ではげっぷも多い．

不溶性食物繊維は腸管細菌叢によって分解され，二酸化炭素などのガスを発生する．イモ類，豆類，カボチャなどは不溶性食物繊維を含み，腸管内での発酵によってガスを発生する．α-グリコシダーゼ阻害

薬は糖尿病患者で炭水化物の吸収を抑制して血糖上昇を抑制する．この際，水溶性食物繊維も吸収が抑制され，腸内細菌叢によって分解されることで鼓腸症状を誘発する．

症状発現と特定の食品摂取あるいは特定の行動との関連について確認することは対策を立てるうえで有用である．

【検査】

腹部単純 X 線写真により腸管内のガスの分布を確認する．腸管内ガスは小腸に停滞することはなく，あってもごくわずかである．しかし明らかに小腸内にガス像を認めるときは，鼓腸というよりも腸閉塞の初期段階である可能性が否定できない．

治療法

空気嚥下に関連する生活習慣の是正が唯一の治療法である．腸管内ガスを薬物によって積極的に減少させる方法はない．ジメチコンは一部で腸管ガスを吸収すると信じられているが，ジメチコンの作用は界面活性作用による消化管内の「泡を消す（消泡）」作用であり，ガスの吸着はできないので，治療薬とはならないことに注意が必要である．

腹部腫瘤
abdominal mass

岡　博史　守口敬任会病院院長

【疾患分類】

腹部に触知される腫瘤の原因として，病因的には腫瘍性，炎症性，貯留性，ならびに消化管や尿路閉塞による臓器拡張などがある．次に，腫瘤は充実性のものと液状性のものに大別される．充実性のものには癌腫や肉腫，間葉性腫瘍，リンパ腫，筋腫，実質臓器の腫大などがある．液状性のものには囊胞，血腫，膿瘍，拡張した腸管や胆囊，膀胱などがある．

腫瘤の発生部位を同定していくに際しては，解剖学的に各臓器の存在部位からの由来を第 1 に考えるべきであるが，時に巨大なものは，触診だけでは原因臓器が推定できないこともしばしばみられる．

鑑別すべき腫瘤の代表的な疾患を発生臓器別に表 1-11 に示す．

【診断】

❶問診：まず，性別や年齢，既往歴だけでも，ある程度は頻度の高い疾患が推測される．若年者の場合は先天的なものや貯留性のものが疑われ，高齢者は悪性腫瘍の頻度が高くなる．特に既往歴は重要であり，手術歴の有無は炎症性肉芽腫やイレウスなどの術後合併症疾患を考え，悪性疾患の既往は再発転移の可能性を考慮すべきである．また，肝腫瘤の場合は必ず肝疾患の既往歴，家族歴を問診する．過度の飲酒歴では肝腫大や膵疾患が疑われ，高血圧や動脈硬化症では大動脈瘤などの血管疾患も鑑別が必要となる．特に女性は月経周期などの産婦人科的問診も重要であり，無用の X 線被曝を避けるためにも，妊娠の可能性の有無を十分に考慮して診断にあたる．

症状的には，①疼痛や発熱などの炎症所見の有無，②腫瘤の増大する経時的な変化（急速に増大する場合は，出血や炎症性などを考える），③消化器症状（悪心・嘔吐，消化管出血，黄疸，排便障害など）の有無，などを確認する必要がある．これらの症状により炎症性，腫瘤性（良性，悪性）の鑑別や，発生臓器の推定が可能となりうる．

❷視診，触診，打聴診：臥位のみならず立位での触診も重要であり，その性状を確認する．要点は，①大きさ，②形状，表面の性状，硬さ（表面平滑で軟らかなものは嚢胞や液状性のものが疑われ，凹凸不整で硬い充実性のものは腫瘍性，特に悪性疾患

表 1-11 発生臓器別の腫瘤の原因疾患

胃・十二指腸	悪性腫瘍，粘膜下腫瘍(GISTなど) 潰瘍に伴う炎症性腫瘤や膿瘍，胃拡張
小腸	イレウス，腸重積，小腸腫瘍，膿瘍
大腸	悪性腫瘍，膿瘍，憩室炎，結核，虫垂炎 Crohn病，S状結腸捻転，巨大結腸症，宿便
肝	肝癌(原発性，転移性)，良性腫瘍(血管腫，嚢胞など)，肝膿瘍 肝炎，うっ血肝，代謝性肝疾患(脂肪肝，ヘモクロマトーシスなど)
胆道	胆嚢癌，胆道腫瘍，胆嚢拡張(胆嚢炎，結石嵌頓，閉塞性黄疸) Courvoisier徴候
膵	嚢胞(真性，仮性)，膵管癌，IPMT，嚢胞腺腫(癌) 腫瘤形成性膵炎
脾	脾腫(門脈圧亢進症，肝硬変，Banti症候群)，脾膿瘍 血液疾患，腫瘍(原発性，転移性，リンパ腫，嚢胞)
腎	嚢胞，腫瘍(癌，血管筋脂肪腫など) 腎形態異常(馬蹄腎，癒合腎)，水腎症
膀胱	膀胱癌，尿閉による膀胱腫大
生殖器	卵巣腫瘍(嚢胞，奇形腫，癌)，子宮筋腫，子宮(体部)癌 妊娠
腸間膜，腹膜	腹膜炎，膿瘍，癌性腹膜炎，腫瘍(中皮腫，脂肪肉腫，悪性リンパ腫など) 炎症性肉芽腫(Braun腫瘤)，大網捻転症
腹壁	ヘルニア，皮下筋膜下血腫，皮下膿瘍 炎症性肉芽腫(Schloffer腫瘤)，軟部腫瘍，腹壁転移性腫瘍
血管	腹部大動脈瘤，大動脈硬化蛇行 特発性後腹膜血腫，腹部内臓仮性動脈瘤破裂

が疑われる．非常に軟らかで打診で鼓音を示すものは腸管拡張が疑われる)，③疼痛の有無(圧痛の強いものは炎症性腫瘤や膿瘍，上腹部では胆嚢炎などが疑われる)，④可動性の有無，⑤波動の有無，⑥拍動の有無，などをみることが重要である．腹部大動脈瘤を疑う場合は聴診も不可欠である．また，腸閉塞を疑う場合も，聴診により麻痺性か機械性かの鑑別(金属音の有無)を行う．さらに腸閉塞を疑う場合には，必ず鼠径大腿ヘルニアなどを観察するために陰部や鼠径部まで観察する必要がある．

❸病的と生理的なものとの鑑別：腹部腫瘤が主訴で受診する患者のうち病的なもの以外に，鼓腸，肥満，妊娠，宿便による便塊，尿の充満した膀胱などのような，生理的なものとの鑑別を要する．そのためには裏づけとなる画像診断が必要となる．

【検査】

一般検査は，血液生化学検査により貧血や炎症の有無を検索し，肝疾患を疑う場合は必ずHBV，HCVを確認する．腫瘍性の場合には各臓器に適した腫瘍マーカーも参考になる．特に生殖器系では卵巣腫瘍に対する腫瘍マーカーは陽性率が高く有用である．

画像検査は，非侵襲的なものから施行する．腹部超音波検査は腹部腫瘤の必須検査である．それにより腫瘤の発生部位や性状をある程度同定することができる．腹部単純X線検査(立位，臥位)は一般診療所でも可能であるが，情報量の多さからも次に

はCT（可能であれば造影CT）検査が選択される．近年，MD-CTの発達によりaxial像だけではなく，sagittal, coronalならびに3D画像の構築もでき，周囲臓器の関連や質的診断にも有用である．動脈瘤などの血管系の検索にも優れており，血管撮影を行わずとも3D-CT angiographyで相当量の情報が得られる．その他，MRIは造影剤過敏症の患者にも使用でき，ならびに拡散強調画像などを用いれば，質的な診断率も向上する．腹部では，呼吸性移動の問題があるが，骨盤内臓器に対してはMRIの診断的意義は大きい．

悪性腫瘍の診断や遠隔転移，原発巣の同定の目的では，FDG-PET-CTも有用であるが，ラジオアイソトープの使用や保険診療のうえからも適応は慎重に選択すべきである．さらに，消化管由来の腫瘍が疑われる場合には，消化管造影や内視鏡検査を行う必要がある．腸管狭窄や穿孔の危険性がある場合には，必ず水溶性造影剤を用いる．

その他，膵胆道系疾患（例えば，膵仮性囊胞や膵腫瘍，胆道閉塞症など）の診断には，侵襲性の低いものからMRCP, DIC-CTがあり，直接造影や治療目的ではERCP, PTCなども必要となる．

血管造影検査は腫瘍の血管支配や血行動態の診断に必要であるだけでなく，肝癌治療や仮性肝動脈瘤などに対してはTAEなどのIVR治療も引き続き施行できる有用性がある．

【患者説明のポイント】

腹部腫瘍の確定診断を得るためには，さまざまな画像診断が必要となる．しかしながら，むやみに検査に頼るのではなく，問診や触診などをしっかり行い，患者に検査の目的と必要性を十分に説明したうえで有効な検査を選択しなければならない．特に侵襲的な検査に関しては，十分なインフォームドコンセントが欠かせない．

黄疸
jaundice

榎本信行　順天堂大学非常勤講師・練馬病院消化器内科
國分茂博　順天堂大学先任准教授・練馬病院消化器内科

【概念】

黄疸とは血中ビリルビン値が上昇し，皮膚や粘膜などが黄染した状態である．血中ビリルビン値が2〜3 mg/dL以上で他覚的に眼球結膜や全身皮膚の黄染が明らかになると顕性黄疸と呼ばれる（不顕性黄疸：血中ビリルビン値が1〜2 mg/dL）．

【診断のポイント】

緊急処置が必要か否かを判断するために，いかに短時間で鑑別診断を行うことができるかが重要である．緊急処置が必要な疾患は，①感染を合併した閉塞性黄疸と，②劇症肝炎および遅発性肝不全（late onset hepatic failure：LOHF）の2つである．①は腹部超音波検査（US）と血液検査（WBC, CRP, 胆道系酵素など），さらにはCT, MRCPなどを施行して緊急ドレナージ，抗菌薬投与を検討する．②は肝性脳症（II度以上），プロトロンビン時間（PT）の延長などを考慮したうえで，血漿交換（plasma exchange：PEX），血液濾過透析（hemodiafiltration：HDF），持続血液濾過透析（continuous hemodiafiltration：CHF）などの適応を検討する．

それ以外の黄疸については，表1-12に示した分類を考慮して鑑別を進める．問診，身体所見，血液，尿検査を行い，それらをふまえて各種画像診断検査，組織診断などを施行する．

【鑑別診断の進め方】

❶問診：病歴聴取によりある程度鑑別診断の方向性が明らかになることが多い．肝機能異常や胆石など健診での指摘の有無，

表1-12 黄疸の分類

〔直接ビリルビン優位の高ビリルビン血症〕
(直接ビリルビン50%以上)
1. 肝細胞障害性黄疸(ウイルス性,アルコール性,自己免疫性肝炎,薬物性,肝硬変)
2. 肝内胆汁うっ滞
   急性:ウイルス性,薬物性,敗血症,中心静脈栄養など
   反復性:良性反復性,妊娠性反復性
   慢性:原発性胆汁性肝硬変,原発性硬化性胆管炎,慢性薬物性
   新生児期:新生児肝炎,Byler病
3. 閉塞性黄疸(腫瘍,結石,炎症)
4. 体質性黄疸(Dubin-Johnson症候群,Rotor症候群)

〔間接ビリルビン優位の高ビリルビン血症〕
(間接ビリルビン75%以上)
1. 溶血性貧血
2. 体質性黄疸(Gilbert症候群,Crigler-Najjar症候群)
3. シャント高ビリルビン血症
4. 新生児黄疸

肝胆疾患の既往歴,手術歴,輸血歴,生ものの摂取,海外渡航歴,薬物服用歴,アルコール摂取歴,家族歴,また性交渉の有無,体重減少の有無(悪性疾患を疑わせる)など.急性の肝障害をきたしている場合は全身倦怠感や食欲低下,悪心・嘔吐などの臨床症状を伴うことが多い.

❷現症:バイタルサインの確認(発熱,血圧低下の有無),上腹部痛,褐色尿,灰白色便,皮膚変化,皮膚掻痒感,皮疹などの確認.

❸検査

a) 血液学的検査:ヘモグロビン,白血球,白血球分画,血小板,PT,ヘパプラスチン時間,総ビリルビン,直接ビリルビン,トランスアミナーゼ(AST,ALT),ALP,γ-GTP,LAP蛋白分画,アルブミン,アンモニア,Ⅳ型コラーゲン,ヒアルロン酸,P-Ⅲ-P,免疫グロブリン(IgG,A,M,E),CRP,抗核抗体,抗ミトコンドリア抗体(M2抗体).溶血が疑われたときは,網状赤血球数,Coombs試験,ハプトグロビン,LDH,LDH分画,骨髄検査など.薬剤性が疑われたときはリンパ球刺激試験.悪性疾患が疑われたときは各種腫瘍マーカーなど.DIC関連項目,直接ビリルビン/総ビリルビン(D/T比)は肝障害程度(肝予備能)を予測するマーカーであり,劇症肝炎,末期肝硬変で低下する.

b) 各種ウイルスマーカーの検査:IgM-HAV-Ab,HBs-Ag・Ab,HBe-Ag・Ab,HBc-Ab,InM-HBc-Ab,HBV-DNA,HCV-Ab,HCV-RNA,IgM-CMV,IgM-EBVなど.

c) 画像診断検査:US,CT,MRI,MRCP.

d) 生理学的検査:脳症が疑われたときは脳波検査.

❹黄疸の鑑別診断のフローチャート:まず,問診や身体所見を把握して,鑑別診断の方向性を決めていく.直接ビリルビン優位の場合,腹部超音波検査を施行して,胆管閉塞(総胆管や肝内胆管の拡張)の有無を確認する.また肝硬変・脾腫,腹水の有無をチェックする.閉塞性黄疸ならば,原疾患検索のため画像診断検査を行う(CT,MRI,MRCP,ERCP).閉塞性黄疸が否定された場合は,肝細胞障害をきたす原因検索(ウイルス性,アルコール性,自己免疫性肝炎,薬物性など)を行う.肝硬変であれば,合併症や肝不全の程度を評価する.胆道系優位の肝障害では胆汁うっ滞を考え,抗ミトコンドリア抗体や,肝生検,使用薬剤の中止を考慮する.図1-13にフローチャートを示した.

治療のポイント

黄疸をきたす疾患は多岐にわたり,原疾患により治療は異なるためそれぞれの項を参照されたい.また,上述の緊急治療が必要な閉塞性黄疸と劇症肝炎については以下

```
                    ┌──────┐
                    │ 黄疸 │
                    └──┬───┘
                       │
           ┌───────────┴───────────┐
           │ スクリーニング検査(血液・尿・便) │
           └───────────┬───────────┘
                       │
                ┌──────┴──────┐
                │ 腹部超音波検査 │
                └──────┬──────┘
           ┌───────────┴────────────┐
      ┌────┴─────┐             ┌────┴─────┐
      │ 胆管拡張(−) │             │ 胆管拡張(+) │
      └────┬─────┘             └────┬─────┘
   ┌───────┴───────┐                │
┌──┴──────────┐ ┌──┴──────────┐ ┌──┴──────────┐
│直接ビリルビン優位│ │間接ビリルビン優位│ │直接ビリルビン優位│
└──┬──────────┘ └──┬──────────┘ └──┬──────────┘
┌──┴──────┐    ┌───┴────┐       ┌──┴────┐
│肝細胞障害性黄疸│    │溶血性貧血│       │閉塞性黄疸│
│肝内胆汁うっ滞 │    │体質性黄疸│       └───────┘
│体質性黄疸   │    └────────┘
└─────────┘
```

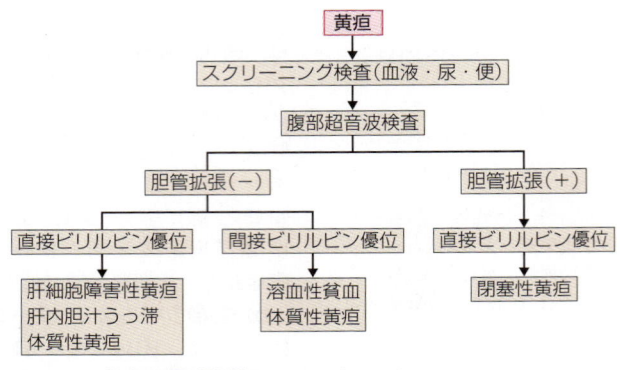

図 1-13 黄疸の鑑別診断のフローチャート

のポイントで治療を進める.

❶**感染症を合併した閉塞性黄疸**：身体所見, 画像検査や血液検査により, 絶食, 抗菌薬治療, さらに緊急減黄術を施行する. 特に, 化膿性胆管炎を合併している場合などは広域スペクトラムのペニシリン系またはセフェム系抗菌薬の全身投与とともに可及的速やかな処置が必要である. 閉塞胆管のドレナージ法としては超音波下に拡張した肝内胆管を穿刺する経皮経肝ルートによるもの(percutaneous transhepatic biliary drainage：PTBD)と, 内視鏡的経乳頭的ルートによるもの(endoscopic nasobiliary drainage：ENBD および endoscopic retrograde biliary drainage：ERBD)に大別される. また, 3管合流部以下の閉塞で胆嚢が腫大している場合にはPTBDと同様に胆嚢を経皮経肝的に穿刺する percutaneous transhepatic gallbladder drainage (PTGBD)が選択されることもある. どのルートによるかは, それぞれ長所・短所があるため, 原因疾患, 閉塞部位の進展, 手術の可能性と術式, 抗凝固薬服薬の有無などを考慮して決定する.

❷**劇症肝炎による黄疸**：劇症肝炎の診断は, 肝性昏睡Ⅱ度以上とPT40%以下が初発症状出現10日以内の急性型と, それ以降8週までの亜急性型, さらに以降の LOHF は生存率が明らかに異なる(急性型52〜66%, 亜急性型30〜45%, LOHF 9〜12%). 現実的には原因検索が重要であることと, 広範な肝細胞壊死が不可逆的になる前に上述のPEX, HDF, CHFなどの肝補助療法を開始する必要がある. さらには脳浮腫, 消化管出血などの対策, ステロイド療法, 免疫抑制薬, 抗ウイルス療法(B型肝炎キャリアに対するエンテカビルなど), インターフェロン(IFN)療法, シクロスポリン(CyA)療法, プロスタグランジン E_1 療法, 肝移植などが検討される. 今後は, hepatocyte growth factor(HGF)療法, epidermal growth factor(EGF)療法, 幹細胞移植などが注目されている.

腹水
ascites

阿部　航　順天堂大学消化器内科
國分茂博　順天堂大学先任准教授・練馬病院消化器内科

【概念】

腹水とは遊離腹腔内に存在する液体で, 正常な状態でも30〜40 mL程度は存在している. 異常貯留をきたした場合に鑑別疾患や治療の対象となる.

表 1-13 腹水の性状診断

	漏出性	滲出性
主な基礎疾患	肝硬変症 うっ血性心不全 ネフローゼ症候群	癌性腹膜炎 感染性腹膜炎 膵性腹水
外観	水様または淡黄色，透明	淡黄色，時として血性もしくは膿性，混濁
比重	1.015 以下	1.018 以上
蛋白質	2.5 g/dL 以下	4.0 g/dL 以上
白血球	少ない	多い
細菌	無菌	陽性のことあり
Rivalta 反応	(−)	(+)
線維素析出，凝固	微量，凝固しにくい	多量，凝固しやすい

【分類】

外観による分類として，漿液性，膿性，血性，乳び性，胆汁性，粘性などがある．

性状からは表 1-13 のように漏出性，滲出性に分類できる．

【症状・病態】

体重増加や腹部膨満で気づかれることが多い．

原因疾患がさまざまであるため病態も多岐にわたるが，血清アルブミン値の低下に伴う膠質浸透圧の低下，門脈圧亢進，腹腔リンパ液の漏出，腎からの水・Na 排泄障害，腹腔内臓器損傷による体液の漏出などが挙げられる．

【問診で尋ねるべきこと】

体重増加や腹部膨満についての問診以外に，原因疾患鑑別のため，幅広い問診が必要となる．

【必要な検査と所見の読み方】

まずは，腹部膨満や体重増加などの所見が，腹水貯留によるものかを鑑別する必要がある．

1) 診察上の所見としては波動や濁音変換現象などがあるが，多量の貯留でなければ身体所見のみでの診断は困難である．

2) 腹部 X 線検査では全体に透過性が低下し，腸腰筋の陰影が不鮮明となる．

3) 腹部エコー検査（echo free space の描出）や CT などの画像的診断により，触診，打診，X 線などでは診断困難な少量の腹水まで判別可能である．少量の腹水の有無を診断するには，貯留しやすい肝右葉下面と右腎上極の間（Morrison 窩），Douglas 窩，横隔膜と肝の間などに特に注目して観察をすべきである．

4) 穿刺吸引が可能であれば，腹水の外観，一般性状（表 1-13 参照），細胞診，培養，アミラーゼ，LDH，糖，CEA，ADA などの検索も必要である．

ほかに，原因疾患の同定につながる血清学的，画像的検査に関しては可能な限り施行すべきである．

【鑑別診断】

性状や付随所見から鑑別を行う．表 1-14 を参照．

【入院・専門医移送の判断基準】

全身状態を考慮し入院の適応を判断する．原因疾患の鑑別を迅速に行い，専門的治療を必要とするものであれば専門医の意見を求める．

治療方針

原因疾患を改善させる直接的治療は最も重要であるが，それらの治療と併用する形で（またはそれらの治療で効果が期待できない場合に）以下の治療を行う．

表 1-14 腹水の鑑別診断

性状		付随所見	主な疾患
漏出性	蛋白量 2.5 g/dL 以下	肝機能障害（腹水 pH 低下，細菌陽性）	肝硬変症（特発性細菌性腹膜炎）
		全身浮腫，心拡大	うっ血性心不全
		浮腫，尿蛋白	ネフローゼ症候群
滲出性	蛋白量 4.0 g/dL 以上	腹水・血清・尿中アミラーゼ上昇 肝静脈・肝部下大静脈閉塞	急性膵炎 Budd-Chiari 症候群
	白血球 500/μL 以上（膿性）	好中球増加，細菌陽性	化膿性腹膜炎
		リンパ球増加，ADA，結核菌陽性	結核性腹膜炎
	赤血球 10,000/μL 以上（血性）	細胞診陽性，CEA，LDH 高値	癌性腹膜炎
		貧血，ショック症状	腹腔内出血
			急性膵炎
			結核性腹膜炎
	黄褐色（胆汁性）		胆汁性腹膜炎，胆嚢・胆管穿孔
	エーテル添加・混和による透明化（乳び性）		消化器癌 結核性腹膜炎 肝硬変症 外傷 悪性リンパ腫など
	淡黄色粘性		腹膜偽粘液腫

治療法

❶食事療法：塩分摂取量を 3〜6 g/日程度に制限する．コントロール不良の場合は水分も 0.5〜1 L/日以下程度に制限する．しかしながら，過度の塩分制限や水分制限は短期的には改善効果をもたらす見込みはあるが，本人に対し精神的ストレスを与えるものであり，また長期に継続するのが困難である可能性が高い．状態に合わせての臨機応変な対応が必要である．非代償性肝硬変に関しては，血中アンモニアの上昇や意識障害（肝性脳症）がある場合，その誘因となる蛋白摂取量を 0.8〜1.0 g/kg/日に制限する必要がある．

❷薬物療法：食事管理などで改善しない場合には，薬物療法を併用することとなる．

治療の中心は利尿薬投与であるが，肝硬変などの場合は必要に応じて，分岐鎖アミノ酸製剤投与による栄養状態，血清アルブミン値の改善をはかることにより間接的に腹水の改善をはかることも重要である．また中等度以上の腹水，経口利尿薬抵抗例では直接的にアルブミンの点滴を併用する．

> **処方例**
>
> 1. 利尿薬
>   ＜経口薬＞
>   1) アルダクトン A 錠（25 mg） 1〜2 錠 朝食後
>   2) ラシックス錠（20 mg） 1〜4 錠
>   アルダクトン A 錠（25 mg） 2〜6 錠 朝食後
>   3) ルプラック錠（4 mg） 1〜2 錠 朝食後
>   ＜静注＞
>   4) ラシックス注（20 mg） 1〜2 アンプル

ソルダクトン注（100 mg）　1〜2アンプル　朝，あるいは朝・昼，朝・夕などに分けて静注
2. 肝硬変に合併した治療抵抗性の低アルブミン血症を伴う腹水に，短期的にアルブミン製剤を併用することがある．また大量の腹水穿刺時に循環血漿量を維持するためアルブミン製剤の投与が考慮される．
25％アルブミン　50〜100 mL/日を緩徐に点滴静注（保険適用からは，50 mL×5日，100 mL×3日程度が上限である）
3. 肝硬変に伴う低アルブミン血症改善目的に分岐鎖アミノ酸の投与を行う．
 1）リーバクト顆粒（4.15 g/包）　3包分3
 2）アミノレバンEN（50 g）　3包　分3（あるいは2包　分2）
 3）ヘパンED（80 g）　2包　分2

❸**腹水穿刺排液**（large volume paracentesis）：治療抵抗性の著明な腹水貯留状態の緩和処置として行う．腹部緊満に伴う苦痛，食欲低下，呼吸苦などに対し，一時的には効果があるがあくまでも対症療法であり，穿刺中・後の血圧低下，脱水，肝性脳症の出現，低アルブミン血症の増悪，電解質異常などの原因ともなるため，全身状態に対しての十分な配慮のうえで施行し，1度の穿刺での排液は2L以内にとどめることが肝要であり，アルブミン点滴静注下に行うことが望ましい．

❹**門脈圧亢進症の難治性腹水**：腹腔−頸静脈シャント（Denver shunt）のチューブ埋め込みや経頸静脈肝内門脈体循環シャント（TIPS）のメタリック・ステントを留置することがあるが，あくまでも最終的手段であることを銘記し，かつ早期のステント内閉塞や肝性脳症などの合併も予測したうえで，十分なインフォームドコンセントを得て，事前より対処する．

【合併症・続発症】
❶胸水：肝硬変症では腹水と同時に6％程度に胸水を伴う．右側が85％と多い．うっ血性心不全では両側のことが多い．
❷腹膜炎：非代償性肝硬変では細菌性腹膜炎，癌では癌性腹膜炎がみられる．
❸ヘルニア，陰嚢水腫：腹水貯留著明な症例では，腹圧上昇のため臍部や鼠径部のヘルニアや陰嚢水腫を合併することがある．

【患者説明のポイント】
塩分や水分の制限，栄養状態の維持が有効であることを説明し，可能な範囲で患者にも食事や水分摂取量を自己管理してもらう．また，腹水は原因となる疾患が併存していることがほとんどであり，原因疾患を治療することが腹水のコントロールにつながることも理解してもらう．

【経過観察・生活指導】
定期的な体重測定，エコー検査などを行い腹水の増加に留意する．また，塩分摂取量を3〜6 g/日程度に制限する．コントロール不良の場合は水分も1〜0.5 L/日以下程度に制限する．さらに，非代償性肝硬変で血中アンモニアの上昇や意識障害（肝性脳症）がある場合，その誘因となる蛋白摂取量を0.8〜1.0 g/kg/日に制限する必要がある．

【医療スタッフへの指示】
腹水量の経時的変化を予測し，治療が効果的かどうかの判断を行うために，食事の摂取量，体重の変化，腹囲，水分摂取量，尿量などを記録してもらう．病態に応じて適宜，減圧目的に一時的な腹水穿刺，酸素投与，鎮痛・鎮静薬投与なども行うために，腹部膨満による苦痛，呼吸苦などの出現にも留意してもらう．

臨床に活かす病理診断学 消化管・肝胆膵編 第2版

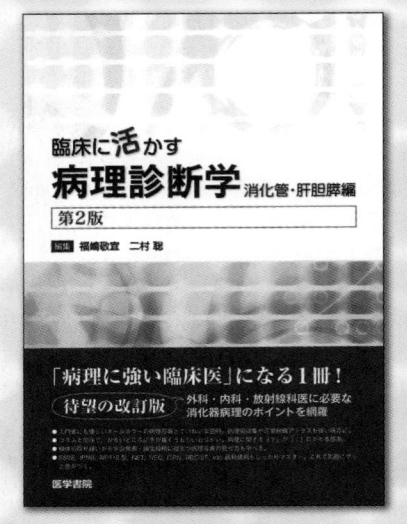

オールカラー化・待望の改訂版

編集 福嶋敬宜　自治医科大学教授・病理学／自治医科大学附属病院・病理診断部部長
執筆 二村　聡　福岡大学医学部講師・病理学講座
執筆 坂谷貴司　自治医科大学准教授・病理学講座統合病理部門

この1冊で「病理に強い臨床医」といわれよう！　今、現場で知りたい消化器検体提出時の注意点/病理診断報告書の読み方から、明日の一歩に差がつく学会・論文発表のコツまで、病理情報活用の術を解説。入門/基礎/応用/資料編の4部構成で段階的に読める！　用語集/抗体早見表/正常組織像アトラスですぐに調べられる！　外科医、内科医、放射線科医に必須の消化器病理情報がこの1冊に。オールカラー化でますます充実の第2版。

目次

I. 入門編：病理診断のことがざっくりわかる　Q&A 30問
- 【1】病理診断全般に関すること
- 【2】病理検体の固定から切り出しまで
- 【3】病理組織診断から報告書まで
- 【4】術中迅速病理診断
- 【5】細胞診

II. 基礎編(1)：臓器・病変別　病理学的アプローチ
- 【1】食道
- 【2】胃
- 【3】十二指腸・小腸(十二指腸乳頭部を除く)
- 【4】大腸
- 【5】肝臓
- 【6】胆道・十二指腸乳頭部
- 【7】膵臓
- 【8】消化器のリンパ増殖性疾患

III. 基礎編(2)：特殊染色の基礎知識
- 【1】組織化学検査
- 【2】免疫組織化学検査
- 【3】染色方法の選択と結果解釈

IV. 応用編：病理診断を研究に活かす！
- 【1】病理形態と病理診断学を研究に活かすポイント15
- 【2】学会発表・論文投稿に役立つ病理写真の見せ方
- 【3】病理検体を使った研究とその倫理問題

V. 資料編：すぐに確かめて安心！
- 【1】病理診断関連用語集
- 【2】正常組織像アトラス
- 【3】抗体早見表

● B5　頁300　2011年　定価8,925円（本体8,500円＋税5%）[ISBN978-4-260-01095-5]
消費税率変更の場合、上記定価は税率の差額分変更になります。

医学書院　〒113-8719　東京都文京区本郷1-28-23
[販売部] TEL：03-3817-5657　FAX：03-3815-7804
E-mail：sd@igaku-shoin.co.jp　http://www.igaku-shoin.co.jp　振替：00170-9-96693

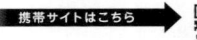

臨床検査

食道内圧測定

measurement of esophageal intraluminal pressure

蘆田　潔　大阪府済生会中津病院消化器内科部長

【概念】

嚥下障害や非心原性胸痛など食道疾患が疑われる症状を患者が訴えるものの，内視鏡検査などの画像検査で異常を指摘できない場合に，食道内圧測定が有用なことが多い．

【方法】

食道内圧検査は食道の収縮運動を圧変化として記録するものである．測定方法にはinfused catheter 法と solid-state transducer 法がある．前者は安価であるが，水をカテーテル内に還流しながら水の圧変化としてとらえるため，間接的で非生理的である．後者はカテーテル内の圧 transducer が直接食道壁の圧変化をとらえるため，より生理的な測定法であるが，壊れやすく高価である．

筆者らは transducer 法を用いているが，対象とする疾患に応じて携帯可能なポケットモニターと 36 チャンネルのセンサーを有する ManoScan とを使い分けている．前者は 24 時間にわたり症状発現時の異常収縮運動を大まかにとらえるのに適している．後者は食道全体の運動を擬似カラー化して詳細にとらえることができる．

ManoScan で測定した健常者とアカラシアを図 2-1，2 に示す．健常者では嚥下と同時に LES 弛緩と一次蠕動波が出現する．アカラシアでは LES 不完全弛緩，一次蠕動波の消失および同時性収縮が認められる．

食道内圧検査は従来の方法では困難であった食道運動機能疾患の病態を解明できる検査法である．

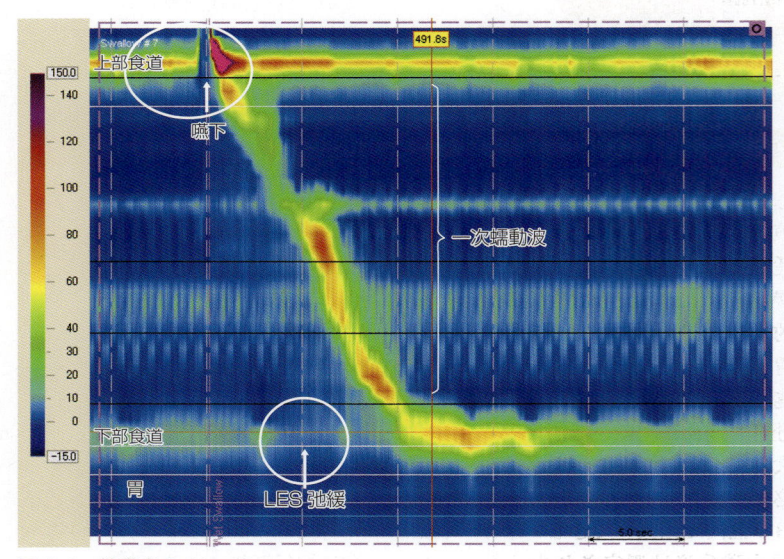

図 2-1　健常者の ManoScan
LES 静止圧：10〜20 mmHg，一次蠕動波：80〜120 mmHg.

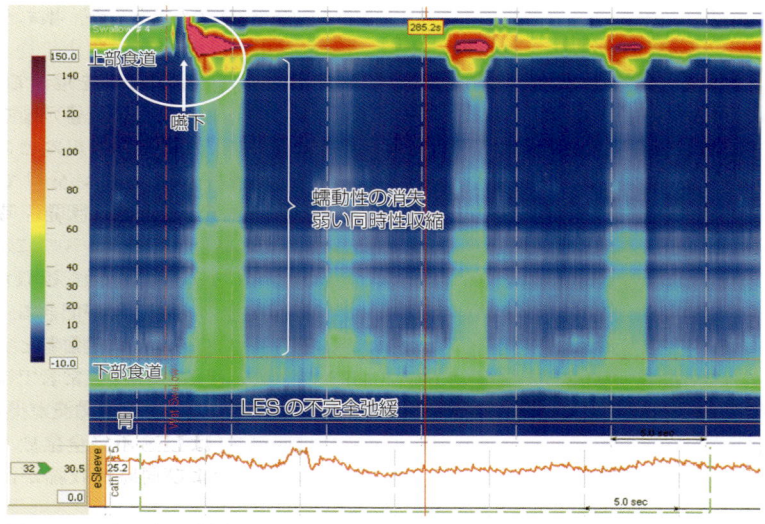

図 2-2 アカラシア症例の ManoScan

胃液検査，24 時間 pH 測定
gastric juice test, 24-hour pH measurement

木下芳一　島根大学教授・第 2 内科

胃液検査

【検査の概要】

　胃液を採取して，その pH，液量，ペプシン活性などを測定することで，胃底腺粘膜の機能を評価する検査で定性的なものと定量的なものに分けられる．定量的なものは，胃酸分泌が刺激をされていない状態の分泌能である基礎分泌と，何らかの方法で胃酸分泌を最大に刺激した後の分泌量である最大分泌を調べる方法がある．従来，胃酸分泌刺激にガストリン製剤を用いていたが，日本国内では入手できなくなり一般臨床で最大酸分泌は測定されなくなっている．

【手技の概要】

　定性的な方法としては，胃内にチューブを経口または経鼻的に挿入し胃液を採取するが，内視鏡検査時にガスコン液を用いず咽頭の局所麻酔薬を飲み込まないよう指示した後に，胃液を経内視鏡的に採取して pH を測定する方法も用いられている．

【適応・禁忌】

　定性的な方法では胃酸分泌能は測定できず，基礎分泌時の胃液の pH がわかるのみである．しかし，高ガストリン血症がみられた場合，無酸なら A 型胃炎などの高度な体部の萎縮が考えられ，高酸なら Zollinger-Ellison 症候群などが考えられるため診断を進める方向性を決める参考とはなる．

　定量的な方法は，Zollinger-Ellison 症候群などが疑われ基礎酸分泌量を正確に把握したい場合に用いる．定性法，定量法ともに胃内へのチューブの挿入が禁忌でない場合に施行可能である．

【手技の実際】

定性的な検査の目的で採取された胃液は量も少ないため主にpH試験紙を用いてpHのみが測定されている．

定量的な測定を行うためには胃内に挿入したチューブより60分間にわたって10分おきに吸引できる胃液すべてを採取し，胃液量，pHメーターを用いて測定した正確なpH，NaOHで中性になるまで滴定した滴定酸度を測定する．酸度は基礎酸分泌量としてmEq/時で表示する．

24時間pH測定

【検査の概要】

小型のpHセンサー付きのビニールカテーテルを経鼻的に胃内に挿入し，24時間にわたって携帯式の記録装置に胃内のpHを連続記録する胃内酸度測定検査である．食道と胃内の両方にpHセンサーを設置すれば，胃内の酸度とともに胃酸の食道内への逆流の程度を検討することもできる．

【適応・禁忌】

胃内の酸度を24時間にわたって測定し胃酸分泌能を推定するために用いられるとともに，胃潰瘍などの酸関連疾患の治療に胃酸分泌抑制薬や酸中和薬を用いたときの効果を判定するために用いる．経鼻的にセンサーカテーテルを胃内に挿入できれば施術可能である．

【手技の実際】

胃内のpHを24時間にわたって記録するため何時にスタートしても問題はないが，空腹時のほうが胃内のセンサーの位置を設定しやすい．鼻腔を局所麻酔した後，センサーをX線透視下で胃体部にまで挿入し，カテーテルのたわみがないことを確認し，カテーテルを固定した後に記録装置に接続する．その後は24時間自宅で普段どおりの生活をさせ，24時間後にカテーテルを抜去すれば検査は終了する．その後，携帯用の記録装置を解析用コンピュータに接続して，24時間の胃内平均pH，胃内のpHが3を超える時間の全計測時間に対する割合(pH3 holding time)，pH4 holding time，日中，夜間別の胃内の平均pHなどの値の解析データを得る．

【合併症・偶発症とその対処】

胃内の24時間pHモニタリング検査は経鼻的にpHカテーテルが挿入されるため検査中不快感が持続し，食事に伴って食道の蠕動運動でカテーテルが胃内へと引っ張られるため不快感が増強する．ただし，出血傾向がある例での鼻出血などの合併症を除けば偶発症はほとんど経験しない．

胃液分泌検査
gastric secretion analysis

金子　宏　　藤田保健衛生大学教授・坂文種報德會病院神経内科(心療内科)

小長谷敏浩　マリンクリニック院長，名古屋大学消化器内科

【検査の概要】

胃液の分泌，特に塩酸の分泌機能の検査は，胃酸分泌抑制薬の開発が進められていた1970年代に盛んに行われていた．わが国においても1967年に日本消化器病学会内に胃液測定法検討委員会が発足し，1983年に標準的検査法および内視鏡的正常胃粘膜症例の酸，ペプシン分泌能が報告されている．古くからの研究で最高酸分泌量(maximal acid output：MAO)は，壁細胞数と相関することが知られている．ヒスタミンあるいはガストリンの刺激下における胃液分泌能が，消化性潰瘍，ガストリノーマを中心に検討されていた．1990年代以後，強力な酸分泌抑制薬であるプロトンポンプ阻害薬が開発されたこと，H. pylori感染とそれに伴う胃粘膜の炎症，萎縮が胃

酸分泌に大きな影響を与える因子であることが明らかになったことにより，本検査は行われることが少なくなった．

現在では，酸分泌の日内変動の観察，酸分泌抑制薬の効果判定などを知るためには24時間胃内pHモニタリングが行われるようになり，検査試薬であるテトラガストリン，ペンタガストリンともに国内では入手不可能となったことから，研究の目的以外で本検査が行われることはないと思われる．

【検査の方法】

早朝空腹時，経鼻的に胃管を挿入し，仰臥位，左側臥位で胃液をすべて吸引回収する．その後，用手法あるいは持続吸引法で胃液を回収し10分ごとにプールする．はじめの60分間で基礎酸分泌量（basal acid output：BAO）を測定した後，酸分泌刺激薬としてテトラガストリン4μg/kgまたはペンタガストリン6μg/kgを筋注する．この後60分でMAOを測定する．10分ごとにプールした胃液の一部（5 mL以上）を用いて，pHメーターまたはpHスタットによって酸濃度（mEq/L）を滴定する．滴定は終末点pH 7.0にするのに要したNaOHの量で決まる．これに10分間の胃液量を乗ずると酸分泌量（mEq/10分）が決定される．BAO，MAOはそれぞれ1時間の酸分泌量の総和（mEq/時）として示される．

近年，東北大学グループより，内視鏡下胃液検査法が報告された．これは胃内視鏡検査時にテトラガストリン4μg/kg投与後，15分間で分泌された胃液をすべて内視鏡で吸引し，胃酸分泌量を計算する方法である．従来法のMAOとよく相関し，再現性もよいとされる．

【結果の解釈】

古典的には消化性潰瘍患者の酸分泌動態が論じられてきた．今日では H. pylori 感染に伴う胃粘膜萎縮の程度，組織学的胃炎の重症度がMAOと負の相関があることが確認されている．わが国では H. pylori 感染のない健常胃でのBAO，MAOの値を集団で検討した報告がほとんどない．ガストリノーマ患者では，BAO/MAO比が0.6以上と高値を示すことが多いといわれる．

胃電図，胃内圧測定，胃排出測定

electrogastrography, gastric manometry, gastric emptying

小長谷敏浩　マリンクリニック院長，名古屋大学消化器内科

金子　宏　藤田保健衛生大学教授・坂文種報德會病院神経内科（心療内科）

【検査の概要】

胃の運動機能を評価する方法を表2-1にまとめた．機能性ディスペプシア（functional dyspepsia：FD），糖尿病性胃症，神経性食欲不振症など胃運動機能障害が疑われる疾患では，客観的な病態の把握，治療効果判定などにこれらの機能検査が有用である．しかし，一般的に行われているとはいい難い．いずれも特殊な機器，設備を必要とするものが多く，保険適用もないことから研究的に実施される要素が強い．また検査・解析方法が一定していないこと，健常者のデータの蓄積が少ないことも問題である．さらに，消化器症状に特異的な異常所見が乏しく，個体差による検査結果のばらつきが大きいことが，検査結果の臨床応用を難しくしている．

胃電図

空腹期と食後期の胃の電気活動を，体表面に装着した電極から専用の記録器を用いて記録する．体表から記録するので，胃蠕

表 2-1　胃運動機能検査法

観察するもの		方法
電気的活動		胃電図
収縮運動		X 線透視(VTR)，超音波
		内圧測定，バロスタット
排出(内容物移動)	直接法	シンチグラフィ，超音波
		X 線非透過マーカー法，MRI
	間接法	吸収物血中濃度(アセトアミノフェンなど)
		呼気試験

動運動に伴う収縮そのものではなく胃全体の電気活動を観察していることになる．健常者では胃体部から前庭部に向かう伝播波が規則的(3 cycles/分：3 cpm)に認められる．摂食によりその直後は一過性に徐波が認められるが，やがて振幅の増大した規則的な伝播波が観察される．伝播波の規則性は自律神経機能を，伝播波の振幅は平滑筋機能を反映していると考えられる．FD，糖尿病性胃症，神経性食欲不振症などでは，伝播波の規則性が失われていることが多い．

胃内圧測定

内腔が大きい胃底部の圧は，圧と容量をコンピュータ制御可能なバルーンを留置したバロスタット法を用いて評価する方法がある．特に FD の早期飽満感に関連するといわれる食後期の適応性弛緩を観察するのに優れた方法である．また，圧を段階的に上昇させながらそのときの知覚を問うことにより，伸展刺激に対する知覚検査を行うことも可能である．

一方，前庭部を中心とした蠕動運動の評価のため内圧測定を行うには，定圧で水灌流を行う infused catheter 法，ミニチュア圧トランスデューサーを用いる方法がある．食後期には，胃排出の完了とともに胃に強い収縮が出現した後，収縮のみられない phase Ⅰ，不規則な運動が出現する phase Ⅱ が観察され，空腹期には規則的(3 cpm)で強い収縮運動の認められる phase Ⅲ，interdigestive migrating contractions(IMC)が 90〜120 分間隔で観察される．FD 患者では適応性弛緩不全，phase Ⅲ波の出現パターンの乱れが報告されている．

胃排出測定

radioisotope(RI)を試験食に用い，摂食後に経時的にガンマカメラで胃を撮影するシンチグラフィが標準法として欧米では古くから行われている．胃内の RI 残存率を胃排出の指標とする．胃内での食物分布に注目して近胃と遠胃を分けて検討することも可能である．一方，Ghoose らの報告(1993 年)以来，^{13}C 標識化合物を試験食に用い，摂食後に経時的に呼気試験を行う胃排出測定が注目されており，シンチグラフィとの相関も良好である．わが国では尿素呼気試験を用いた H. pylori 菌の感染診断の普及とともに広く行われるようになった．^{13}C 標識されたオクタン酸ナトリウム(固形食)または酢酸ナトリウム(流動食)を試験食に混ぜて被検者に食させ，経時的に呼気を採取し，呼気中の $^{13}CO_2$ の比率変化の度合いを測定し，胃排出を間接的に推定する．これは ^{13}C 標識化合物が胃では吸収されず，胃から排出された後に上部小腸から吸収され，肝で代謝され肺から CO_2 と

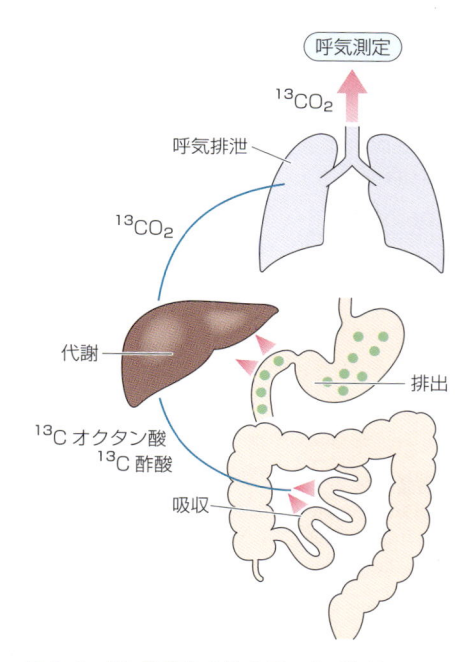

図2-3 ^{13}C 標識化合物を用いた呼気法による胃排出測定の原理

して排出されることを原理としている(図2-3).

第44回日本平滑筋学会ワークショップ (2002年) から胃排出能検査の標準化が提唱され,臨床で利用し得る試験食,呼気採取時間,評価指標,健常者データなどが示されている.結果の解釈が難しいのは,胃排出遅延がみられることが必ずしも食後の「胃もたれ」などの症状に関連するとは限らないことであり,むしろ食後早期の早すぎる胃排出が症状の原因になっている可能性も示されている.

血清ペプシノゲンの測定と胃癌検診

gastric cancer screening using serum pepsinogen test

榎本祥太郎　和歌山県立医科大学第二内科
一瀬雅夫　和歌山県立医科大学教授・第二内科

【胃癌検診の背景】

わが国では,間接X線法による胃癌検診が行政による政策として全国的に行われてきた経緯がある.平成17年度厚生労働省研究班作成の「有効性評価に基づく胃がん検診ガイドライン」では,血清ペプシノゲン(PG)を用いた胃癌検診(PG法)は,死亡率減少効果を示す証拠が不十分であり,対策型検診として実施することはすすめられないとされ,唯一死亡率減少効果が認められているX線検査による胃癌検診のみが,ガイドライン推奨の胃癌検診としての扱いを受けている.しかし,現時点でわが国の胃癌検診が,検診精度の問題に加え,受診者数の伸び悩み,受診者層の固定化などの種々の課題を抱えていることも事実である.PG法はこのような効率化が強く求められる現在の胃癌検診に,1990年代から試験的に組み入れられて今日に至っており,検診受診率向上や,特に早期胃癌を中心にした胃癌発見率向上という本法による胃癌検診の利点も広く認識されるに至っている.

【血清PGの動態】

PGは胃粘膜特異的に産生される強力な酸性プロテアーゼ,ペプシンの前駆体である.PGには生化学的,免疫学的に異なる2つのアイソザイム,PGⅠとPGⅡが存在する.PGⅠは胃底腺領域の主細胞,副細胞で産生され,PGⅡはこれらに加えて,噴門腺細胞,幽門腺細胞,十二指腸のBrunner腺細胞でも産生される.産生さ

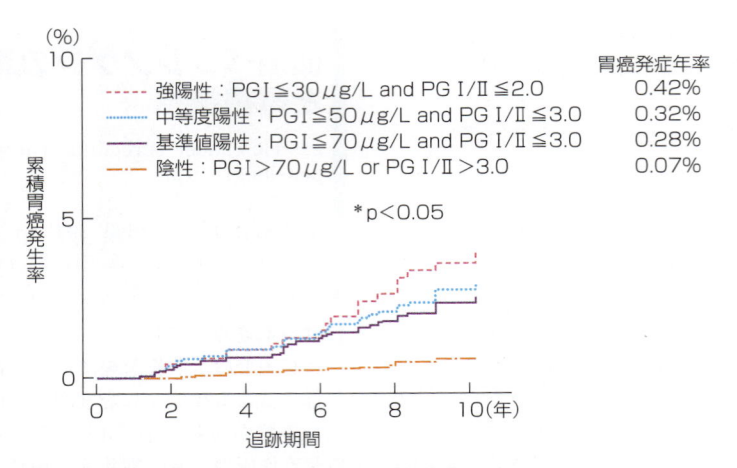

図2-4 PG法の各カットオフ値による胃癌発生率
(Yanaoka K, Oka M, Mukoubayashi C, et al : Cancer high-risk subjects identified by serum pepsinogen tests : outcomes after 10-year follow-up in asymptomatic middle-aged males. Cancer Epidemiol Biomarkers Prev 17 : 838-845, 2008 より転載)

れたPGの99％が胃内腔に分泌され，残り約1％程度が機序不明であるが，血中に検出される．現在までの知見では，血清PGⅠ，PGⅡ値は共に，胃粘膜の形態・機能を反映した動態を示し，H. pylori 感染により上昇するが，萎縮性胃炎進展に伴う胃底腺退縮，胃酸分泌低下を反映する形で，段階的にPGⅠ値およびPGⅠ/Ⅱ比の低下が生じることが知られている．すなわち，血清PG値は，萎縮性胃炎が進展した個人の同定を可能にするマーカーといえる．

【PG法による胃癌スクリーニング】

前述のように，血清PGは萎縮性胃炎のマーカーであり，腫瘍マーカーではないが，今日までの疫学的，病理学的知見により，萎縮性胃炎は前癌病変として扱うべき胃癌高危険群であることが明らかにされている．PG法とは，萎縮性胃炎のマーカーである血清PG値を指標として，胃癌高危険群である個人を同定，内視鏡による精密検査を行う検診方法である．PG法では，目的に応じてさまざまな判定基準が使用さ

れているが，「血清PGⅠ値70μg/LかつPGⅠ/Ⅱ比3.0以下」の組み合わせが，基準値として広く普及している．この基準値に，より高度の萎縮性胃炎を同定するために設定された「血清PGⅠ値50μg/L以下かつPGⅠ/Ⅱ比3.0以下（中等度陽性）」「血清PGⅠ値30μg/L以下かつPGⅠ/Ⅱ比2.0以下（強陽性）」を加えた計3種類のカットオフ値が一般的に用いられている．

【PG法の実施方法】

PG法の具体的実施法として，以下の4つの方法が提案されている．

❶同時併用法：PG法と胃X線法の同時併用は理想的であるが，検診コスト，要精検率が高くなる短所がある．

❷2段階法：まずPG法で一次スクリーニングを行い，PG法陰性胃癌を見落とさないために胃X線法を行う併用法．PG法の判定を即日に行い，陰性者に対して同日に胃X線を施行する2段階同日法が望ましい．

❸異時併用法：PG法と胃X線法を隔年

で行うなど実施年度をずらして施行する方法である．職域など固定集団を対象とする場合には有効な方法である．

❹単独法：X線施設を必要とせず，一般検診の採血と同時に胃癌検診が行える反面，PG法陰性胃癌に対する対処が無視できない課題であり，十分な説明とインフォームドコンセントのもとで行うべきである．

【PG法における留意点】

PG法の受診者に対する説明の要点として，最も重要な点は，①PG法は血液検査により胃癌高危険群をスクリーニングする方法であり，胃癌を直接診断するものではないことにある．したがって，②PG法陽性であっても胃癌が発見されない場合もあること．しかし，現時点で胃癌が発見されなくても，陽性者は胃癌になる可能性が高いため，今後も定期的に内視鏡による精密検査を受ける必要があること（筆者らはこれまでの知見に基づいて，胃癌発生率を以下のように説明している．基準値陽性：年率0.28％＝毎年約360人に1例，中等度陽性：年率0.32％＝約310人に1例，強陽性：年率0.42％＝約240人に1例．図2-4）に加え，③PG法陰性でも胃癌発生が認められるため（基準値陰性で，年率0.07％，毎年約1,500人に1例程度の胃癌発生があると説明している．図2-4），陰性でも胃X線検査を受診するほうが慎重な姿勢であることを理解してもらう必要がある．さらに，ガイドラインの勧告を踏まえて，④本検診法には少なくとも過去15年以上の実績があり，胃癌発見率が高い優れた胃癌検診方法であるが，死亡率減少効果など，有効性の証明が今後の課題であることなどが盛り込まれる必要がある．また，明らかな消化器症状のある者や消化器疾患で治療中の者などは，当然，医療の対象とすべきであり，検診である本法の対象から除外すべきである．加えて，胃切除後の人や，PG値に影響を与えることが知られているプロトンポンプ阻害薬服用者，腎不全症例（PG値が高くなる），*H. pylori*除菌後などの症例は本法による胃癌検診には適さない．

【PG法の今後の展望】

胃癌検診法としてのPG法は，血液検査による一次スクリーニングであるため受診者の負担が軽く，バリウム飲用，X線被曝に伴う問題などで従来の検診受診に消極的な人にも受け入れられやすい．本法は胃癌検診方式として完全に認知されたわけではないが，血清PG値により個人の胃癌発生リスクを予測でき，胃癌高危険群の同定が可能であることは，紛れもない事実である．前述の「胃がん検診ガイドライン」で問題とされた，胃癌死亡率減少効果を示す論文も出てきている．本法の今後の発展が期待される．

消化管ホルモン
gastrointestinal hormone

関川　昭　大阪赤十字病院消化器科
千葉　勉　京都大学大学院教授・消化器病態学

【概念】

消化管ホルモンは，胃，十二指腸，小腸粘膜内に散在する内分泌細胞から分泌され，消化管の分泌，消化，吸収，運動などの機能の調節に関与する生理活性物質である．

消化管ホルモンには，ガストリン，セクレチン，コレシストキニン，モチリン，VIP，セロトニン，グレリンなどがある．

【各消化管ホルモンの役割と関連疾患】

❶ガストリン：胃幽門前庭部のG細胞で合成分泌される．迷走神経刺激あるいは食物摂取後の蛋白分解産物などの化学的刺激によりガストリン分泌は促進され，胃壁

表 2-2 消化管ホルモン高値を示す疾患

消化管ホルモン	血中ホルモン高値を示す疾患
ガストリン	Zollinger-Ellison 症候群,幽門前庭部 G 細胞過形成,胃幽門部空置症,十二指腸潰瘍,副甲状腺機能亢進症,A 型萎縮性胃炎,悪性貧血,腎不全
セクレチン	十二指腸潰瘍,肝硬変,腎不全
コレシストキニン	膵炎,閉塞性黄疸,肝硬変,腎不全
VIP[*1]	WDHA[*2] 症候群(VIP 産生腫瘍)
モチリン	感染性腸炎,炎症性腸疾患,糖尿病,腎不全
セロトニン	カルチノイド,ダンピング症候群
グレリン	神経性食欲不振症,食事制限,重症心不全,腎不全

[*1] VIP : vasoactive intestinal peptide.
[*2] WDHA : watery diarrhea, hypokalemia and achlorhydria.

細胞の CCK-B/ガストリン受容体を介して,直接的に胃酸分泌を促進する.一方,ガストリンは ECL 細胞のヒスタミン分泌も促進させ,結果的にヒスタミンが壁細胞の酸分泌を促進する.その他,ガストリンにはペプシン分泌や胃腸運動促進作用もある.

高ガストリン血症をきたす疾患として,Zollinger-Ellison(ZE)症候群,A 型萎縮性胃炎,悪性貧血,慢性腎不全,胃幽門部空置症,十二指腸潰瘍などがあげられる(表2-2).胃幽門部空置症では,胃切除に伴う Billroth-Ⅱ再建術の際,胃前庭部が完全に切除されずに空置されると,残存した G 細胞がアルカリ性の膵液に曝露され,ガストリン放出が促進される.ZE 症候群は,ガストリノーマ,胃酸分泌亢進,再発性消化性潰瘍を特徴とし,診断には空腹時の血中ガストリン測定に加えてセクレチン負荷試験を行う.ZE 症候群ではセクレチン負荷後にガストリンの上昇を認めるが,不応例にはカルシウム負荷試験も試みる.また,腫瘍の局在診断が困難な場合は,セクレチンを用いた選択的動脈内刺激薬注入試験も有用である.

❷**セクレチン**:十二指腸から上部小腸に存在する S 細胞より分泌される.胃酸の流入により十二指腸内 pH が 4.5 以下になると,血中に遊離する.セクレチンは,D 細胞からのソマトスタチン分泌を促進することで胃酸およびガストリンの分泌を抑制するほか,膵臓の主に導管系細胞に作用し,重炭酸塩を豊富に含む膵液の分泌を刺激する.

❸**コレシストキニン**:十二指腸から上部小腸に存在する I 細胞より分泌される.小腸内の脂肪やアミノ酸などの刺激で分泌が促進され,膵酵素分泌促進,胆嚢収縮,Oddi 括約筋弛緩などの作用をもつ.

❹**モチリン**:上部小腸粘膜に存在する基底顆粒細胞で合成・分泌され,消化管の収縮運動を引き起こす.空腹期の血中モチリン濃度は,胃,十二指腸および小腸の収縮運動(interdigestive migrating contractions:IMC)に同調して約 100 分間隔で周期的に変動する.マクロライド系抗菌薬のエリスロマイシンはモチリンのアゴニストとして知られている.

❺**血管作動性腸ペプチド**(vasoactive intestinal peptide:VIP):消化管粘膜に分布する壁内神経叢から分泌される.血管拡張作用のほかに,小腸の水・電解質分泌亢進,胃酸分泌抑制作用をもつ.VIP 産生腫瘍(VIPoma)は水様性下痢,低カリウム血

症，無酸症を主症状とする WDHA 症候群を呈する．

❻セロトニン：セロトニンは腸管の EC 細胞や壁内神経に存在し，平滑筋を収縮させ腸管運動を亢進させる．ダンピング症候群では，直接小腸に流入した食物の刺激によりセロトニンが過剰分泌される．カルチノイド症候群では腫瘍細胞からセロトニンが過剰産生されることで，顔面紅潮，腹痛，下痢などをきたし，診断には血中セロトニンのほか，その尿中代謝産物である 5-ヒドロキシインドール酢酸(5-HIAA)の測定が有用である．なお，カルチノイド症候群をきたす症例では，通常肝転移が存在する．

❼グレリン：グレリンは 1999 年にクローニングされた，摂食促進作用を有する消化管ホルモンであり，胃の内分泌細胞から分泌される．空腹状態により胃から血中へ分泌されたグレリンは，下垂体に作用して成長ホルモン分泌を促進させる．また，視床下部に働き摂食促進作用を示すほか，脂肪蓄積効果なども有する．血中グレリン値は，絶食，飢餓，神経性食欲不振症や重症心不全に伴う体重減少などで上昇し，肥満などの栄養過多では低下する．

蛋白漏出試験

methods for diagnosing protein-losing gastroenteropathy

網田誠司　佐賀大学講師・光学医療診療部

【概念】

本症の確定診断では消化管への蛋白漏出を証明することが不可欠である．その検出法として α_1-アンチトリプシンの便中へのクリアランスを測定する方法が用いられている．

【方法】

蓄便は 1 日単位で 3 日間行い，採血も蓄便期間中に行う．糞便および血清は測定まで $-20\,^\circ\mathrm{C}$ にて保存する．α_1-アンチトリプシンはプロテアーゼインヒビターであり，酵素阻害作用を有する．このため腸管内へ漏出しても膵酵素などによる消化を受けず，糞便とともに排泄される．糞便中に排泄された α_1-アンチトリプシンの 1 日平均量と血清中の α_1-アンチトリプシン濃度を α_1-アンチトリプシン抗体を用いて定量し，クリアランスを算出する．便を均一化した後，重量を測定し，その 2～3 倍の生理食塩水を加えホモジナイザーを用いて十分に攪拌する．

全容量を測定した後，その一部について 3,000 rpm で 15 分間遠心分離する．遠心後の便上清 $5\,\mu\mathrm{L}$ を測定に用いる．糞便量：V mL/日，糞便中の α_1-アンチトリプシン濃度：F mg/dL，血清中の α_1-アンチトリプシン濃度：P mg/dL とすると，以下の数式にて蛋白漏出のクリアランスを算出できる．

$$\alpha_1\text{-アンチトリプシンクリアランス} = \frac{V \times F}{P}\ \mathrm{mL/日}$$

基準値は 13 mL/日以下である．20 mL/日以上を蛋白漏出とする．α_1-アンチトリプシンでは漏出部位が特定不可であり，酸性条件下で変性することから食道，胃での蛋白漏出は評価し難い．漏出部位を同定するには，上下部内視鏡検査または造影検査により，炎症，腫瘍および潰瘍性病変を直接確認することが重要である．しかし，膠原病に伴う消化管病変は画像上軽微な変化にとどまることも多いため，診断に苦慮することもある．このような場合には，現在 ^{99m}Tc 標識アルブミン消化管 (^{99m}Tc-HSA) シンチグラフィが使用されている．

消化吸収試験

laboratory aids for diagnosing malabsorption syndrome

綱田誠司　佐賀大学講師・光学医療診療部

❶脂肪：脂肪吸収障害は，便中の脂肪定量である van de Kamer 法を用いたバランススタディが最も正確である．簡便法としては糞便塗抹 SudanⅢ染色を実施し，オレンジ色に染色される脂肪滴を認める場合，脂肪吸収障害と認定する．

❷糖質：ラクターゼの低下，欠損では乳糖不耐症が生じる．

1）乳糖負荷試験：乳糖 20 g を経口負荷し 30 分間隔で 120 分まで採血し，血糖上昇が 10 mg/dL 以下で診断できる．

2）吸収面積減少型の腸疾患の鑑別（D-キシロース試験）：D-キシロース 25 g を経口負荷後，5 時間の尿中排泄量が 5 g 以下である．

3）Schilling 試験：盲係蹄症候群，回腸疾患，回腸切除による消化吸収障害と悪性貧血の鑑別で Schilling 試験（ビタミン B_{12} 吸収試験）は有用であるが，1998 年以降，本検査薬は販売中止であり，わが国では実施不能である．

4）胆汁酸負荷試験：ウルソデオキシコール酸 300 mg を経口摂取し，30 分間隔で 120 分まで採血し血中胆汁酸濃度曲線の平定化をみる．

5）呼気試験では早朝空腹時に ^{13}C 標識ラクトースを経口負荷して呼気二酸化炭素中の ^{13}C を質量分析器で測定する．

❸蛋白質：膵外分泌機能不全による消化障害の鑑別では pancreatic function diagnostant（PFD）試験を施行する．PFD 内服液（BTPABA）を服用後，6 時間の尿中排泄量が 73.4％以下となる．蛋白質は糖質と異なり 1 つの酵素欠損が起こってもほかの酵素が補い，器質特異性の低いペプチド輸送システム機能が代償し吸収障害はきたしにくい．したがって，小腸の有効面積が絶対的に低下する状況，刷子縁膜酵素の欠乏（セリアック病）などで吸収障害がみられる．

消化管運動機能検査

gastrointestinal motility test

保坂浩子　群馬大学大学院病態制御内科
草野元康　群馬大学准教授・光学医療診療部

【検査の概要】
　機能性胃腸症（機能性ディスペプシア）や過敏性腸症候群など，器質的病変が存在しないのに症状が発現する病態を機能的疾患と呼ぶ．これら機能的疾患の主要因として消化管の運動障害が挙げられ，病態把握のために表 2-3 のような検査が行われている．

【手技の概要・実際】
　基本的にどの検査法も複数の臓器の運動機能の検査に応用化可能であるが，標的臓器により検査の手法と観察方法が異なる．

❶シンチグラフィ法：定量的な評価ができる検査でセンサーの挿入がなく，苦痛が少なく生理的な運動機能検査としてシンチグラフィがある．^{99m}Tc などの放射性同位元素を混じた食物を摂らせ，体外から標的となる消化管の部位をシンチカメラでカウントを行う検査であり，食道や胃の運動の結果としての排出機能をみるものである．

❷超音波検査：内視鏡検査中に細径超音波プローブを食道内に挿入し蠕動運動を観察したり，経皮的に胃の断層面積の経時的変化から適応性弛緩や胃排出能の評価を行ったり，小腸や大腸の動きを直接観察することができる．

❸吸収試験（アセトアミノフェン法）：前

表 2-3　消化管運動機能検査

	方法	標的臓器
直接法	シンチグラフィ法	全消化管
	超音波検査	胃, 小腸, 大腸
間接法	吸収試験 (アセトアミノフェン法)	胃排出
	内圧測定	全消化管
	放射線非透過マーカー	胃〜大腸
	呼気試験(^{13}C, ラクツロース)	胃, 小腸
その他	バロスタット法	胃 (主に適応性弛緩), 大腸
	胃電図	胃 (電気的活動)
	ドリンクテスト	胃 (主に適応性弛緩)
	MRI	全消化管
	消化管造影	全消化管

項参照.

❹**内圧測定**：別項, 55 頁参照.

❺**放射線非透過マーカー**：代表的なマーカーは米国 Konsyl 社の Sizmarks で外径 4.5 mm のリング状のマーカーがカプセルの中に 20 個入っており, 被検者にカプセルを内服させる. 経時的にカプセルの位置を確認することにより各消化管の通過時間を評価する. しかし, 試験食とマーカーの移動に乖離が生じる可能性がある.

❻**呼気試験**：前項参照.

❼**胃電図**：別項, 55 頁参照.

❽**バロスタット法**：胃は食事摂取後, 近位側が弛緩し内圧の上昇を伴わずに胃内容を増す生体反応を示し, これを適応性弛緩と呼ぶが, この現象を評価する方法としてバロスタット法がある. 胃内にバルーンを留置しバルーンを膨らませることによって胃のコンプライアンスや胃内圧の上昇, 内容量の増加に対する内臓知覚の閾値を調べる. また, 直腸などの大腸の各部位にバルーンを留置し膨らませることにより過敏性腸症候群などに対する検査として応用されている.

❾**ドリンクテスト**：液体負荷に対する消化器症状の出現について調べる方法で, 内臓知覚過敏, 適応性弛緩などが病態に関与しているかどうかを調べる. 液体食を一定の速度で飲み続ける方法や, 5 分間で膨満感が出現するまで飲水させる方法など, 簡便に内臓知覚を評価できる方法として注目されている.

❿ **MRI**：高磁場装置を使用して MRI で同じ部位の撮影を繰り返し行うことによって, これらを動画として観察する手法を cine MRI と呼び, 消化管の運動を観察する研究が行われている. X 線被曝や造影剤の使用なく直視下に蠕動運動を観察することができる.

⓫**消化管造影**：特殊な機器がなくても比較的簡単で昔から行われている検査が造影である. 硫酸バリウムを使用し, 実際にバリウムが消化管内を移動する様子を消化管の動きとして評価できる. 食道などの通過に時間のかからない部位の検査には適するが, 胃, 小腸などの通過に時間のかかる部位の運動の評価には被曝の観点から不向きである.

【適応・禁忌】

機能性胃腸症, 逆流性食道炎, 慢性偽性腸閉塞, 過敏性腸症候群など, 消化管運動機能障害が強く疑われる疾患が適応となる.

禁忌となる病態はほとんどないが, 腸閉塞など器質的疾患が存在する場合には禁忌となる検査もある.

【問題点】

多くの検査が保険適用になっておらず, また標準的な検査法や解析法が確立されていない.

消化器疾患の病理
pathology of digestive diseases

藤井茂彦　京都桂病院消化器センター・消化器内科副部長

藤盛孝博　獨協医科大学教授・病理学(人体分子)

【検査の概要】

消化器疾患における病理組織診断は，最終診断に直結するものであり，臨床的な意義はきわめて大きく，精度の高い診断が病理医に求められる．内視鏡検査および治療，外科的治療とこれらに引き続く病理組織診断は一体化したものであり，臨床医と病理医との相互理解とコミュニケーションがなければ，精度の高い診断は得られない．

【検査の実際】

❶**病理診断の依頼**：臨床医が書いた所見は，詳細な図示化と丁寧な記述によって，病理診断の精度向上がもたらされる．また，依頼目的を明確に病理医に伝えなければならない．臨床的な問題点はなにか，それを解決するうえでどの点について組織学的な裏づけや確証が必要なのかを明確にすることで，病理医も柔軟に対応できる．

❷**生検組織の取り扱い**：精度の高い病理診断には生検部位が重要であり，内視鏡的に見極めた狙撃生検が必要である．生検後にホルマリンへの浸漬が遅れる場合には，生理食塩水に浸漬し乾燥による組織破壊を防止する．内視鏡検査で採取される生検組織は多数の患者から複数個採取されることが多いため，生検組織の紛失，同一患者での採取部位の取り違え，患者間での生検組織の取り違えなどに十分注意を払わなければならない．これらの事故は診断の障害となるばかりでなく，患者不利益につながるため，事故が起こりにくい環境を整備することが重要である．

❸**内視鏡的切除・外科的切除標本の取り扱い**：根治を目的とした内視鏡的切除，外科的切除では，病理組織学的に組織型，深達度，脈管侵襲，リンパ節転移，切除断端などの確実な情報に基づいた治療判定が必要である．内視鏡的切除・外科的切除標本の取り扱いの詳細は，各種癌取扱い規約に明記されており，十分理解したうえで準拠しなければならない．特に内視鏡的切除については，内視鏡技術の向上と新しい手技の普及によってその適応範囲が広がり，適応拡大病変や相対適応病変も治療の対象となりつつある．これらの病変についてはさらに詳細な病理診断が求められ，そのためには実体顕微鏡観察を加えた2mm幅の切り出しや特殊染色，免疫染色を用いた脈管侵襲などの補助的診断も重要となる．また，外科的切除では切除時の外科剥離面(sRM)とリンパ節を取り出した後に組織学的に判定される外科剥離面(pRM)とが異なることや，腸管外の脂肪織内にある孤在性病巣の存在に留意する必要がある．

❹**標本の染色法**：通常染色は，ヘマトキシリン・エオシン(hematoxylin-eosin：HE)染色であるが，必要に応じて特殊染色や抗原・抗体反応を用いた免疫染色がなされる．

消化器疾患の病理診断に有用な特殊染色・免疫染色法は以下の通り．

1) PAS染色：グリコーゲンや粘液物質(中性粘液，シアロムチン，スルホムチン)，真菌や赤痢アメーバを赤紫色に染める．食道不染帯におけるグリコーゲンの脱失や印環細胞癌の胞体内粘液の証明に有用．

2) alcian blue染色：上皮性粘液細胞の分泌する酸性糖蛋白(シアロムチン，スルホムチン)を青色に染める．

3) elastica van Gieson染色：弾性線維を黒紫色，膠原線維を赤色，筋線維や細胞質を黄色に染め分ける特殊染色．血管周囲

の弾性線維を同定し，癌の静脈侵襲の診断に有用．

　4）Victoria blue 染色：弾性線維を青色に染める．血管周囲の弾性線維を同定し，癌の静脈侵襲の診断に有用．HE 染色との重染色も可能．

　5）D2-40：リンパ管上皮に対する免疫染色．癌のリンパ管侵襲の診断に有用．

　6）デスミン：筋組織に対する免疫染色．筋原性の間葉系腫瘍の診断に用いる．また，粘膜筋板の同定に有用であり，消化管癌で粘膜下層浸潤距離の測定の際の補助となる．

　7）S-100：グリア細胞，シュワン細胞などの神経細胞に対する免疫染色．神経原性の間葉系腫瘍，悪性黒色腫，顆粒細胞腫の診断に有用．

　8）KIT：レセプター型チロシンキナーゼであり，GIST の診断に有用．

　9）グリメリウス染色：細胞内神経内分泌顆粒を黒〜茶褐色に染色．カルチノイドなどの内分泌細胞に由来する腫瘍の診断に有用．

　10）クロモグラニン：神経内分泌細胞の分泌顆粒に対する免疫染色．カルチノイドなどの内分泌細胞に由来する腫瘍の診断に有用．

　11）ギムザ染色：*H. pylori* を濃青色に染色し，菌体の同定に有用．

　12）サイトケラチン：上皮細胞の構造蛋白であり，分子量の違いに基づき CK1〜CK20 に分類されている．代表的な抗体として AE1/AE3，34βE12，CAM5.2 がある．AE1/AE3 は汎サイトケラチン抗体であり，ほぼすべての上皮細胞と癌で陽性となり，上皮性腫瘍と非上皮性腫瘍の鑑別に有用．34βE12 は高分子ケラチン抗体であり，扁平上皮と扁平上皮癌の検出に有用．CAM5.2 は低分子ケラチンであり，腺上皮と腺癌，神経内分泌系腫瘍の検出に有用．

　13）p53：代表的な癌抑制遺伝子である *p53* 遺伝子の遺伝子産物である p53 蛋白を検出する免疫染色．*p53* 遺伝子変異によって半減期が長い変異型 p53 蛋白が核内に過剰集積するため検出可能となる．炎症性異型上皮と腫瘍性異型上皮の鑑別に有用．

便中脂肪，脂肪出納

fecal fat excretion, balance study of fat

中村光男　弘前大学教授・医学部保健学科病因・病態検査学

【検査の概要】

糞便中脂肪を測定する目的は，摂取した脂肪が適正に消化吸収を受けているか否かを判定するものである．このため摂取脂肪量と糞便中脂肪排泄量とを比較するいわゆるバランススタディの考え方である．

【対象となりうる疾患】

脂肪摂取量が 1 日 40 g 以上で，1 日糞便脂肪排泄量が 5 g 以上と考えられる症例，あるいは肉眼的な脂肪便を認める症例である．具体的には肝胆道系疾患（黄疸や肝不全の存在するもの），膵原性疾患（慢性膵炎や膵全摘を含む膵切除），腸原性疾患（空腸・回腸切除や炎症性腸疾患）のほかに胃切除やそのほか，糞便量が増加していたり，慢性下痢症や低栄養状態にある疾患も含まれる．

【検査の進め方】

1 日脂肪摂取量 40 g 以上として，消化酵素製剤，H_2 受容体拮抗薬，プロトンポンプ阻害薬などを予め 3 日間中止し，連続3 日間蓄便を行う．もちろん，排便回数，便の性状，便の臭いなども参考にする（便の写真をとることも必要）．

【手技の実際】

3 日間（72 時間）蓄便した糞便を水でホモジナイズし，その一部を古典的であるが

gold standardであるvan de Kamer法で滴定して，中性脂肪に換算する．また，ホモジナイズした糞便の一部を凍結乾燥した後，内部標準に奇数鎖脂肪酸を添加しガスクロマトグラフィで定量する方法もすすめられる．簡便に糞便中脂肪排泄量を定量するためには近赤外分光法を用いた方法もすすめられ，ホモジナイズ便ならば5分以内に測定できる．

【判定あるいは障害部位，病態の考え方】

判定は糞便中脂肪排泄量5～10 g/日を軽度（化学的脂肪便），10～20 g/日を中等度，20 g以上を重度としている．中等度以上の脂肪便があると栄養障害は必発である．障害部位は消化管造影検査，内視鏡，超音波・CT・MRIなどの画像診断法やほかの消化吸収機能検査法を組み合わせて考えるべきである．

脂肪40 g/日以下しか摂取できない患者では，脂肪便の評価はできない．

便潜血反応
occult blood test

樫田博史　近畿大学教授・内視鏡部・消化器内科

【検査の概要】

便中のヘモグロビンの存在を検出する検査の総称．

【手技の概要】

化学法と免疫法に大別される．前者は，ヘモグロビンのペルオキシダーゼ活性による呈色反応をみるもので，試薬の種類によってグアヤック法，オルトトリジン法などと呼ばれる．免疫法は，抗ヒトヘモグロビン抗体を便と反応させるもので，酵素免疫（EIA）法，ラテックス法，金コロイド法，逆受身血球凝集（RPHA）法，モノクローナル抗体法などが存在する．

【適応・禁忌】

検体検査であるので禁忌は特にないが，顕性消化管出血を認める症例で潜血反応を行っても無駄であり，また二次検査の不可能な全身状態の患者（寝たきり高齢者など）で潜血反応を行うことも意義が乏しい．以前は便潜血反応陽性であれば上部消化管の精査を行った時代もあったが，現在，少なくとも免疫法に関しては，大腸癌検出の目的で行われている．

【検査の進め方】

職場検診や住民検診の一環として施行される場合は通常35～40歳以上の者を対象として行われることが多いが，任意の人間ドック，病院の外来や病棟で行う場合はこの限りではない．欧米では化学法が，わが国では免疫法が主として用いられている．

わが国における一般的な大腸癌検診では，日本消化器がん検診学会の記載に従って，免疫学的便潜血検査2日法が採用され，1回でも陽性なら「要精検」と判定する．精検の方法には，①全大腸内視鏡検査（TCS），②注腸X線検査（BE），③S状結腸内視鏡検査（SCS）＋BEの3種類が提示されているが，感度の問題から，現在では①が推奨されている．

免疫学的便潜血検査2日法による陽性すなわち要精検率は約5～6％，大腸癌発見率は約0.1～0.3％とされている．精検では癌よりはるかに多く腺腫が発見されるが，その摘除により，将来の大腸癌予防にもある程度寄与しているものと思われる．住民検診の全国平均で，精検受診率が約60～80％にとどまっていることが問題視されている．

【手技の実際】

便の採取には，通常は市販の専用キットを用い，付属の説明書に従う．綿棒などで便をなでるようにして一部を採取し，濾紙ディスクなど指定の箇所に塗布し，付属の容器（袋）に入れて密封し，提出する．検査

機関へ郵送することもある．検査機関では，測定機器や測定キットを用いて測定する．

【合併症・偶発症とその対処】

検体検査であるので合併症・偶発症はなく，問題となるのは偽陰性と偽陽性，特に前者である．免疫法2日法でさえも大腸癌に対する感度は50％程度との試算がある．幸い便潜血陽性癌の多くが早期癌であり，翌年以降も毎年検診を受けること(逐年検診)で，検診による癌の発見率は80％前後まで高めることが可能である．2日法よりも同一便の広い範囲から2個採取する方法を推奨する者もある．進行癌より早期癌や小さい癌で感度が低いのは当然ともいえるが，形態別には隆起型より表面型で検出率が劣るとの報告がある．また，直腸の片側性の癌では偽陰性となる場合がある．逆に痔など，肛門疾患で偽陽性となりうる．

免疫法の感度に影響を与える因子としては，①多量の血液を混じている場合，むしろ偽陰性になる(プロゾーン現象という)．そもそも顕性血便の患者で便潜血反応を行うことは意味がないが，集団検診などで便色の確認がされなければ起こりうる．②採取便が少なすぎれば偽陰性，多すぎれば偽陽性となりうる．③便検体を高温下に長時間放置するとヘモグロビンが破壊され，感度が落ちる．夏場の検診は避け，便採取後すぐか，低温保存後可及的速やかに測定する必要がある．④潜血反応判定時間が規定より遅れると，偽陰性となりうる．

化学法の場合，ヒトヘモグロビンに特異的ではないので，内服鉄剤・食物中の肉や緑黄色野菜などと反応して偽陽性になることがある．したがって，予め摂取物を制限する必要がある．また，免疫法と異なって上部消化管出血でも陽性となりうる．

便検査による大腸癌検出の感度を上げるため，ヘモグロビン以外のトランスフェリンやラクトフェリンを測定する方法，便中の遺伝子・分子マーカーを検出する方法なども試みられている．

細菌培養
bacterial culture

横山陽子　兵庫医科大学内科学下部消化管科
松本譽之　兵庫医科大学教授・内科学下部消化管科

【概念】

腸管感染症とは，病原体や毒素が宿主にとって外界と接する場である消化管粘膜のバリア機能を破綻させ侵入することで生じる疾患である．発症様式は食品などの中で増殖した病原体が腸管内でさらに増殖し発症する感染型，病原体が産生した毒素の侵入により発症する毒素型と，病原体が体内に侵入した後に腸管内で毒素を産生し発症する中間型の3つに分けられる．

感染型にはサルモネラ，ビブリオやカンピロバクターが，毒素型にはボツリヌスや *Staphylococcus aureus* が，中間型には腸管出血性大腸菌や毒素原性大腸菌が含まれる．

【検査の実際】

原因菌の検出は，一般に便や吐物などを用いた細菌培養検査で行う．

高齢者の抗菌薬服用による菌交代現象による偽膜性腸炎では *Clostridium difficile* やその毒素を検出することで診断する．一方，冬場の感染症として頻度の高いノロウイルスはその培養方法がまだみつかっていないため，従来は電子顕微鏡下で糞便中に小型球形のウイルス粒子がみられるかどうかを感染の指標としていた．最近はELISA法やノーウォークウイルスの遺伝子配列を基にしたRT-PCR法が診断に用いられている．

まず患者情報より原因微生物が予測された場合，直ちに急性期の下痢便を分離用検

体として滅菌されたプラスチック容器に採取し培養検査を行う．十二指腸液や吐物，血液，疑わしい食品も検査対象となる．細菌の種類によって増殖条件が異なるので，目的とする細菌に好適な培地と培養条件を選択する必要があり，一般細菌の分離には血液寒天培地が多用される．一方，汚染材料からの菌分離には選択培地を併用する．SSB 寒天培地や SS 寒天培地は腸内細菌科，特にサルモネラ，赤痢菌の選択分離に用いられる．MacConkey 寒天培地，ドリガルスキー寒天培地や DHL 寒天培地は腸内細菌一般に用いられる．また，TCBS 寒天培地やビブリオ寒天培地は *Vibrio parahaemolyticus*，コレラ菌の選択分離用であり，cycloserine-cefoxitin-egg yolk-fructose 培地は *Clostridium difficile* に用いられる．

1 回の培養検査が陰性だけでは感染を否定できない場合，数回検査を繰り返す．何らかの細菌が分離された場合，その菌が原因菌であるか否かの判定は，海外渡航歴の有無やここ数日の飲食歴，臨床所見，病理所見，生化学的検査を総合的に加味して行うべきである．

寄生虫検査
examinations for helminth infection diseases

金城福則　琉球大学医学部附属病院光学医療診療部部長

【検査の意義】
　寄生虫感染症は，わが国では激減したとはいえ，決して忘れてはならない疾患である．多くの寄生虫感染症は熱帯，亜熱帯地域ではいまだに頻度の高い疾患であり，近年ますます増加しているわが国の国際交流の情勢下においては，輸入感染症として注目する必要がある．一方，最近のわが国では無農薬野菜など自然食志向などに伴う寄生虫感染症の増加も危惧される．また，沖縄県を含む南西諸島住民や出身者では糞線虫感染者が多く，日和見感染症として重症化し，致命的となることも認識しておく必要がある．

【検査の種類】
　糞便中に自然排泄された回虫の虫体や条虫の片節を認めることがある．ヒト腸管に寄生する条虫には広節裂頭条虫（日本海裂頭条虫）や有鉤・無鉤条虫などがあり，鑑別には排泄された頭節または片節，特にその子宮の構造をみることにより可能となる．最近，消化管内視鏡検査の普及により，内視鏡的に十二指腸に回虫を認めて摘出し，診断・治療することがある．十二指腸液や生検組織に糞線虫の虫体や虫卵を認めて診断されることもある．また，わが国で最も多いマスの生食が原因で感染する日本海裂頭条虫の連続片節を糞便中に認め，小腸ゾンデを用いてガストログラフィンによる小腸造影を行い，虫体の証明と排出により，診断と駆虫が可能である．

　糞便中の虫卵検査（直接塗抹法，集卵法：遠心沈殿法・浮遊法，孵化培養法など）はかつてわが国の主な寄生虫検査法であった．糞線虫症では，従来，沈殿法の 1 つであるホルマリンエーテル法などを用いてラブジス型幼虫を検出し，診断していた．南西諸島でも糞線虫感染は激減したと思われたが，筆者らが考案した普通寒天平板法によると従来の検査法に比べ検出率が非常に優れていた．1,150 名の地域住民を対象とした検査で虫体検出率が濾紙培養法 3.0％に対して普通寒天平板法 18.0％であった．

　寄生虫感染症，特に糞線虫感染症は南西諸島では決して稀な疾患ではなく，日和見感染症として重篤化し致命的となることもある．南西諸島出身者に原因不明の低蛋白血症や腹部症状がある場合には，まず糞線

虫症を念頭に置き検査を行うことをすすめたい．

肝機能検査
liver function test

堀池典生　済生会今治第二病院院長

【検査の概要】

肝機能検査は肝疾患の診断に広く応用されている．肝疾患の診断の進め方として，原因検索および重症度，進展度の把握が重要である．原因検索としては，肝炎ウイルスマーカー，自己抗体，代謝マーカーなどがある．肝機能検査は病態の把握に重要である．その用い方として，スクリーニング検査および経過観察がある．

肝機能検査はその内容より図2-5のように6つのカテゴリーに分かれる．肝細胞障害（変性・壊死）のマーカーとしてAST，ALT，総ビリルビン，胆汁うっ滞のマーカーとして総ビリルビン，ALP，γ-GTP，総コレステロールがある．重症度のマーカーとしては総ビリルビン，プロトロンビン時間(PT)，総コレステロール，アルブミン，ChE，進展度のマーカーとしては，ICG，γ-グロブリン，線維化マーカーおよび血小板などがある．

【検査の種類】

本項では肝機能検査について生化学的検査を中心に述べる．

❶生化学検査

a）アスパラギン酸トランスアミナーゼ（AST）またはグルタミン酸オキザロ酢酸トランスアミナーゼ（GOT），アラニントランスアミナーゼ（ALT）またはグルタミン酸ピルビン酸トランスアミナーゼ（GPT）：両者は肝細胞の変性，壊死により逸脱酵素として血中で増加する．ASTは肝細胞全体に均一分布するが，ALTは門脈域に主として存在する．肝特異性はALTが高く，運動などによる骨格筋からのAST上昇に注意する．その際はLDHも上昇する．標準値は施設によりやや異なるが，慢性肝炎では標準値内でもALT30 IU/L以上は治療対象となりうる．正常，

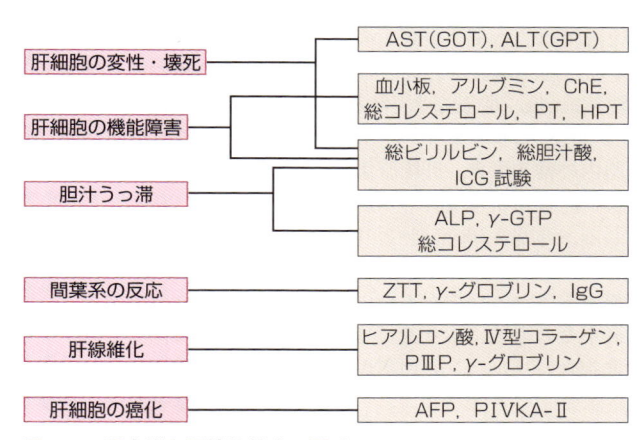

図2-5　肝病態と肝機能検査の関連
〔日本消化器病学会肝機能研究班：肝機能検査法の選択基準(7版)．日消誌103：1413-1419, 2006より転載〕

アルコール性肝障害，肝硬変では AST 優位，肝炎，脂肪肝では ALT 優位となる．

　b）**乳酸脱水素酵素(LDH)**：肝細胞障害および肝癌，特に転移性肝癌で上昇する．LDH は 5 つのアイソザイムからなり，肝疾患では LDH5 が上昇する．

　c）**アルカリホスファターゼ(ALP)**：代表的な胆道系酵素．胆道系の閉塞，胆汁うっ滞で上昇する．胆道系の閉塞部位で主な原因疾患が異なる．総胆管，肝内胆管は癌，胆石，硬化性胆管炎，小葉間胆管は原発性胆汁性肝硬変(PBC)，毛細胆管はウイルス，薬物性肝炎が多い．ALP にもアイソザイムがある．骨，胎盤，小腸にも存在し，肝由来は ALP2 である．同じく胆道系酵素であるロイシンアミノペプチダーゼ(LAP)併用は骨疾患除外に有用である．一方，ALP のみ高値の中高年女性は PBC を考慮する必要がある．

　d）**γ-グルタミルトランスペプチダーゼ(γ-GTP)**：アルコール性肝疾患，胆汁うっ滞，ある種の薬物で増加する．アルコール性肝疾患の診断には γ-GTP の経過観察が重要であり，4 週間の禁酒で前値の 40％以下に低下する．

　e）**総ビリルビン**：総ビリルビンの上昇する黄疸の原因としては，ヘモグロビンの破壊亢進(溶血など)，肝細胞性(肝硬変など)および閉塞性黄疸(癌，胆石など)の 3 つがある．抱合(直接型)ビリルビンの増加は主として肝細胞内の輸送障害，肝細胞よりの排泄障害および胆管系から腸管への排泄障害により生じる．非抱合(間接型)ビリルビンは主としてビリルビンの生成亢進，肝細胞における摂取障害および抱合不全により増加する．肝不全の進展により総ビリルビンに占める非抱合ビリルビンの比率が高くなる．

　f）**アルブミン**：肝細胞で合成される蛋白である．物質運搬および血漿浸透圧維持に関与する．3.0 g/dL 以下で腹水を生じやすい．半減期が 14～20 日と長期であり，慢性肝疾患の重症度判定に有用である．肝硬変における Child-Pugh 分類の 1 項目である．なお，栄養障害，ネフローゼ症候群でも低下するため注意が必要である．

　g）**コリンエステラーゼ(ChE)**：肝細胞で合成される酵素．アルブミンと相関し，栄養マーカーとしても用いられる．肝不全で低下し，脂肪肝で上昇する．

　h）**総コレステロール**：胆汁うっ滞で増加，重症肝障害で減少する．

　i）**γ-グロブリン**：肝硬変，自己免疫性肝炎で増加する．

　j）**膠質反応，硫酸亜鉛混濁試験(クンケル試験，ZTT)**：甲状腺疾患，膠原病などでも増加し，肝疾患特異性はないが，慢性肝疾患のスクリーニングに用いられる．IgG と相関する．

　k）**インドシアニングリーン(ICG)試験**：肝細胞機能と有効肝血流量で規定される．したがって，肝硬変の診断と予後推定に用いられる．大量負荷による最大除去率($ICG\ R_{max}$)は肝予備能判定に有用で，手術前などに検査される．

　l）**尿ビリルビン**：抱合ビリルビンを反映する．急性肝炎の病日を決定するとき尿濃染に気づいた日時は重要である．

　m）**その他**：アンモニアは，肝不全，尿素サイクル障害，肝内外の門脈大静脈短絡にて上昇する．総胆汁酸は肝障害の程度を反映して上昇する．分岐鎖アミノ酸/芳香族アミノ酸(BCAA/AAA)比は劇症肝炎で低下する．

　❷**血小板**：門脈圧亢進症に伴う脾機能亢進などにより減少する．C 型肝炎では，線維化の程度に伴って減少する．肝硬変では脾摘による増加例が多い．

　❸**線維化マーカー**：Ⅲ型プロコラーゲンペプチド(PⅢP)，Ⅳ型コラーゲン，ヒアルロン酸がある．ヒアルロン酸は類洞毛細血管化を反映し，慢性肝炎と肝硬変の鑑別

に有用である.

❹凝固因子：プロトロンビンはビタミンKの存在下に肝で合成されるrapid turn over proteinである．プロトロンビン時間（PT）は急性肝不全である劇症肝炎の診断基準の1つとして重要である．

肝炎ウイルスマーカー
hepatitis virus markers

石田　永　大阪大学消化器内科
林　紀夫　関西労災病院院長

【肝炎ウイルス】

主に肝細胞に感染して肝炎を引き起こすウイルスを指し，A型，B型，C型，D型，E型が知られている．G型肝炎ウイルスについては，肝炎発症への関与は疑わしく臨床的意義は乏しい．なお，EBウイルスやサイトメガロウイルス，ヘルペスウイルスなどでも肝炎を発症する場合がある．

【A型肝炎ウイルスマーカー】（表2-4）

❶IgM-HA抗体：急性A型肝炎の診断に用いられる．急性肝炎発症後1週間以内に出現し，3～4週間で抗体価が最高値となった後，数か月で陰性化する．

❷HA抗体：HAVの既感染を意味する．感染後は生涯陽性が持続し，中和抗体として働いて再感染を予防する．

【B型肝炎ウイルスマーカー】（表2-4）

❶HBs抗原：HBVのウイルス粒子表面に存在する蛋白であり，陽性であれば現在のHBV感染を意味する．ただし，ごく稀だが抗原決定基に変異をもつ株（escape mutant）の場合は検出されず陰性となる．

❷HBs抗体：HBVの中和抗体として作用する．HBVの感染後に陽性となれば，血中のHBVは消失し，臨床的には肝炎の治癒を意味するが，その場合でも肝組織中では微量ながらHBVが存在することが知られている．HBワクチン接種後であれば感染防御能の獲得を意味する．

❸HBe抗原，HBe抗体：HBe抗原は血中に分泌される蛋白であるが，ウイルス粒子の構成成分ではなく，HBe抗体はHBVの中和抗体とはならない．一般にB型慢性肝炎の活動性の指標として用いられ，HBe抗原陰性，HBe抗体陽性となる（＝セロコンバージョンが起こる）と血中HBVが低下し，肝炎の鎮静化が得られることが多い．HBe抗体陽性化は主にHBe抗原非産生性のHBV変異株（precore mutantやcore promoter mutant）によるものである．HBVに感染していればHBe抗体は血中に存在するが，HBe抗原量が多い場合には検出されず，HBe抗原量の減少に伴い検出可能となる．そのためセロコンバージョンの過程では両者陽性と判定される場合がある．

❹HBc抗体，IgM-HBc抗体：HBc抗体陽性時は，HBVの現在の感染もしくは感染の既往を意味する．特に現在の感染においては強陽性（200倍希釈で陽性）を示す．HBs抗原陰性時でもHBc抗体陽性例では肝内にHBVが存在し，免疫抑制療法に伴いHBV増殖が活性化されるおそれがあるため注意を要する．

IgM-HBc抗体は急性肝炎時に強陽性となるためその診断に有用である．慢性肝炎急性増悪時にも陽性となるが，その抗体価は低いことが多い．

❺HBV-DNA：分岐DNAプローブ法，TMA法，PCR法などを用いてHBVを定量的に評価する．中でもTaqMan PCR法は検出感度，定量域に優れ，現在最も広く使用されている．ウイルスの増殖力の指標となり，活動性の高い肝炎時には，HBV-DNAの上昇の後，少し遅れてトランスアミナーゼの上昇をみることが多い．また抗ウイルス剤による治療の経過観察にも非常に有用である．

表2-4 肝炎の病態とウイルスマーカー

肝炎ウイルス	病態	IgM-HA抗体	HBs抗原	HBs抗体	HBe抗原	HBe抗体	IgM-HBc抗体	HBc抗体	HBV-DNA	HCV抗体	HCV-RNA
HAV	急性肝炎	+	−	−	−	−	−	−	−	−	−
HBV	急性肝炎	−	+	−	+	−	++	−or+	+	−	−
	慢性肝炎	−	+	−	+or−	+or−	−	++	+	−	−
	慢性肝炎急性増悪	−	+	−	+or−	+or−	+	++	+	−	−
	既感染	−	−	+	−	+	−	+or−	−	−	−
HCV	急性肝炎	−	−	−	−	−	−	−	−	−or+	+
	慢性肝炎/キャリア	−	−	−	−	−	−	−	−	+	+
	既感染	−	−	−	−	−	−	−	−	+	−

❻ **DNAポリメラーゼ**：HBVの構成成分であるポリメラーゼの酵素活性を測定する．HBV-DNAと同様にウイルスの増殖状態の指標となるが，最近はあまり使用されない．

【C型肝炎ウイルスマーカー】（表2-4）

❶ **HCV抗体**：第1世代はNS3，NS4を検出するもので感度が70%と低かったが，第2世代はcore，第3世代はcoreとNS5Aを加えて検出するようになり，ほぼ確実にC型肝炎が診断できるようになった．陽性であれば，現在の感染もしくは既感染を意味する．既感染では徐々に抗体価が低下する．感染後1か月以内に75%が陽性になり，6か月でほぼ100%が陽性となる．逆に感染後早期には陰性であるため，急性C型肝炎の診断にはHCV-RNAを用いる．

❷ **HCV-RNA**：血液中のウイルスのRNAを検出する．急性肝炎時，HCV抗体陽性時のHCV感染の確認，インターフェロン治療前の治療効果予測，インターフェロン治療中および治療後のフォローに用いられる．2008年4月よりTaqMan PCR定量法が保険収載され，従来の分岐DNAプローブ法やアンプリコア定量法より測定できる範囲が広がり，かつアンプリコア定性法の検出限界よりもさらに低い濃度まで検出可能となった．5 Log IU/mL（アンプリコア定量法で100 KIU/mL）以上を高ウイルス量とする．また，インターフェロンの治療効果は検出感度以下になったかどうかで判定する．

❸ **HCVコア抗原**：HCVのコア蛋白を広い定量域で測定できるが，TaqMan PCR法の導入によりHCV-RNAをより広範囲に定量化できるようになった．

❹ **HCVセロタイプ（グルーピング）**：わが国で主に存在するHCVの遺伝子型（genotype）は1b，2a，2bであり，それらをELISA法を用いて血清学的にグループ1（genotype 1b）と2（genotype 2a，2b）に分ける測定法である．セロタイプグループ1でかつ高ウイルス量の場合はインターフェロンが効きにくく，長期間のインターフェロン・リバビリン併用など治療法の選択に考慮を要する．

【D型肝炎ウイルスマーカー】

HDVはHBV存在下でのみ増殖でき，重複感染すると重症肝炎を引き起こすことがあるが，わが国のHDV浸淫度は低い．IgG-HDV測定キットは発売中止となったため，一部の検査機関でのみRT-PCR法を用いて検査できる（保険収載外）．

【E型肝炎ウイルスマーカー】

HEVは国内においてもシカ，イノシシ，ブタの生食や不十分な加熱調理による感染

が報告されており，輸入感染のみでないことが明らかとなった．EIA法を用いたIgA-HEV抗体検出キット（2010年11月発売）により検出可能である（2010年12月現在保険適用申請中）．

ICG試験
indocyanine green test

村島直哉　三宿病院消化器科部長・医学教育部長
鈴木麻衣子　三宿病院消化器科

【検査の概要】
ICG（インドシアニングリーン）は，肝細胞内に取り込まれ代謝されずに胆汁内に排泄されるため，血中ICG濃度は，肝の摂取・排泄機能と肝血流量をよく反映する．肝疾患重症度（肝癌取扱い規約では，R_{15}が15％未満・40％超で分類）の診断と予後の指標として，また外科領域では肝切除時の切除範囲の決定に用いられる．採血法により停滞率（R_{15}：肝血流および肝線維化に強く相関），ICG血漿消失率（K-ICG：残存肝機能），最大除去率（R_{max}：胆汁排泄に依存しない真の肝処理能力）が求められる．

【手技の概要】
1) 早朝空腹時にブランク用の採血．
2) ICGとして0.5 mg/kgを注射用水で5 mg/mLに希釈し，肘静脈より30秒以内に静脈注射する．R_{max}では0.5 mg/kg，5.0 mg/kgと負荷量を変えて注射する（量については異説あり）．
3) 15分後対側から採血する（R_{15}）．5分，10分，15分に採血する（K-ICG，R_{max}）．

【計算式】
1) R_{15}：15分ICG血中濃度の100倍が理論的な15分停滞率に一致する．
2) K-ICG：片対数方眼紙の横軸に時間，縦軸に測定値（濃度）をプロットし，このICG消失曲線の直線部分から帰納したゼロ時の理論的ICG濃度（C_0）が半分の濃度（$C_{1/2}$）に減少するまでの時間（$T_{1/2}$）を求め，次式により計算する．

$$K\text{-}ICG = 0.693/T_{1/2}$$

3) R_{max}：負荷量の異なるK-ICG値と投与濃度の積の逆数を縦軸，投与濃度の逆数を横軸にプロットし，直線に回帰し縦軸との交点の逆数がR_{max}である（Lineweaver-Burk plot）．

【適応・禁忌】
黄疸患者ではビリルビンとICGが競合し停滞率は上昇，心拍出量低下症例でも停滞率は悪化する．体位による肝血流量の変化を考慮して，臥床安静にて施行する．乳び血清では吸光度が低下し，見かけの停滞率は悪化するため，空腹時に施行する．色素の注入や採血を手早く行うことも大切である．

禁忌はICGに対し過敏症の既往歴，ヨード過敏症の既往のある患者，妊婦・授乳婦．甲状腺放射性ヨード摂取率検査は，1週間以上間隔をあけて行う必要がある．

【合併症・偶発症とその対処】
主な副作用は，悪心・嘔吐（0.08％），血管痛（0.04％），ショック症状（0.05％），発熱・熱感（0.02％）である．対処は薬物ショックに準じる．

肝生検・腫瘍生検
liver biopsy, tumor biopsy

孝田雅彦　鳥取大学准教授・機能病態内科学

【検査の概要】
肝生検は肝疾患における最も信頼性の高い診断法であり，びまん性肝疾患に対するものと腫瘍性病変に対するものがある．肝生検の意義は急性・慢性肝疾患の鑑別診

断，病期診断，治療効果の評価に有用であり，腫瘍生検は境界病変や，診断困難な腫瘍の確定診断に用いられる．肝生検の最大の問題点はその侵襲性であるが，超音波ガイド下やCT下，穿刺針の改良によって安全性も高まっている．しかし，肝生検，腫瘍生検ともサンプリングエラーがあることを念頭に置いて評価する必要がある．

【適応・禁忌】

肝生検は，急性肝炎，慢性肝炎，アルコール性肝障害，薬物性肝障害，非アルコール性脂肪肝炎，自己免疫性肝疾患の診断，病期の評価に用いられる．また，蓄積症，GVHD，悪性リンパ腫の肝浸潤は肝生検でのみ診断可能である．採取した肝組織での酵素活性の測定は酵素欠損症の診断に有用であり，PCR法を用いてウイルスの検出も可能である．肝生検の条件として14〜17Gの生検針では無腹水，プロトロンビン時間（PT）60％以上，血小板数6万/μL以上が必要である．肝アミロイドーシスでは止血困難な場合があり相対的禁忌である．肝腫瘍生検では播種の可能性があり，生検針が太くなるほどその頻度が高くなる．肝エキノコックスはアナフィラキシーショックを起こすことから，また肝より突出した血管腫は出血の危険が高いことから禁忌となる．21Gの細径吸引針ではPT 40％以上，血小板数3万/μL以上が必要である．有腹水，呼吸停止困難例には経頸静脈肝生検（transjugular liver biopsy）が行われ，PT 30％以上，血小板数3万/μL以上で可能である．

【手技の実際】

生検針には吸引によって組織を採取する吸引針と，cuttingによって組織を切り取ってくるカット針がある．吸引の場合は組織がバラバラになることがあり，カット針では針の太さよりもやや細い検体となる．腫瘍生検には通常細径吸引針が用いられるが，血管腫は吸引針では組織が取れないことが多く，カット針のほうが確実である．

具体的には，まず患者から十分なインフォームドコンセントを得るとともに，抗凝固薬や抗血小板薬の内服がないか，血小板数，PTを確認しておく．静脈ルートを確保し，前投薬としてペンタジン，硫酸アトロピンまたはアタラックスPを用いる．穿刺用アダプターを超音波プローブに装着し，びまん性肝疾患では肋間走査で観察し，肝内血管を穿刺ラインから外して穿刺部を決定する．右葉前区域が最も取りやすい．穿刺部の局所麻酔を行った後，呼吸を十分停止させ穿刺する．深吸気での呼吸停止は呼吸再開時肝の移動が大きくなるため避ける．外套針を残すことが可能なカット針では止血の確認ができ，スポンゼルを充填して止血操作もできる．

腫瘍生検では，対象となる腫瘍が小さい場合，超音波画像上針が腫瘍を貫通したようにみえても，超音波のスライス幅によって命中していない場合もあるため，生検結果を評価する場合注意を要する．生検後は超音波で穿刺部だけではなく，モリソン窩，胆嚢内に出血の所見がないか確認し，3〜6時間はベッド上安静とし，バイタルサインのチェックを行う．

【合併症とその対処】

肝生検で最も注意すべき合併症は出血であり，腹腔内出血，肝内血腫，胆道出血，血胸がある．肝内の血管を避け，また肋間動脈を傷つけないように肋骨下縁で頭側に見上げるような穿刺はするべきではない．出血を認めた場合には速やかに造影CT，血管造影にて出血部位を同定し，塞栓療法あるいは外科的治療を行う．次いで多い胆汁性腹膜炎は胆嚢や拡張胆管の穿刺によって起こるが，超音波で十分観察して穿刺すれば避けられる．抗菌薬投与で保存的に回復する場合もあるが，外科的治療が必要となる場合もある．その他，感染，気胸，他臓器損傷がある．動門脈シャントは比較的

頻度は高く多くは自然に消失するが，大きなシャントでは塞栓を要する．腫瘍生検では脈管や周囲臓器をできるかぎり避けるような穿刺経路を選択し，また腫瘍細胞の播種のリスクを念頭に置いて行うべきである．

以上のような合併症を防ぐためにも必ず画像ガイド下で穿刺を行い，盲目的肝生検は行うべきではない．術者，被検者および助手が呼吸停止などのタイミングを十分練習した後に安全に行うことが重要である．

胆道・胆囊機能検査
function tests of the biliary tract

宇野耕治　京都第二赤十字病院消化器科副部長
安田健治朗　京都第二赤十字病院消化器科部長

【検査の概要】

胆道系の機能検査としては，胆囊の収縮能および十二指腸乳頭部の括約筋機能を評価する検査が挙げられる．

胆囊機能検査

【適応・禁忌】

胆囊結石症に対する体外衝撃波結石破砕療法(extracorporeal shock-wave lithotripsy：ESWL)や経口溶解療法施行前に行われていた．造影剤などを使用する検査は，当該薬剤にアレルギーを有する場合が禁忌となるほか，放射線を用いる検査法は妊娠中に行えない．

【検査の進め方】

胆汁排泄型のヨード造影剤を点滴静注後にX線撮影〔経静脈的胆道造影(drip infusion cholangiography：DIC)〕，あるいはCT(DIC-CT)を行い，胆囊機能が保たれている場合には胆囊が造影される．引き続き胆囊の収縮能を調べる場合は，胆囊収縮作用のある卵黄や脂肪成分を含む栄養剤の経口摂取や，胆囊収縮剤の投与を行い，その前後の画像を比較していたが，胆囊収縮剤は入手困難となっている．

最近では非侵襲的な手法として超音波検査を用いて評価されることが多い．超音波画像から胆囊容積を算出し，胆囊収縮作用のある卵黄や栄養剤の経口摂取前後での変化をとらえることにより胆囊収縮能を評価する．胆囊容積の算出法としては，円柱の集合体として算出する sum of cylinder 法や，胆囊の長軸像・短軸像の径から近似式により算出する ellipsoid 法のほか，三次元超音波検査法の応用も試みられている．

【合併症・偶発症とその対処】

薬剤アレルギー出現時には，アレルギーに対する対処を行う．

十二指腸乳頭部機能検査

【適応・禁忌】

主に乳頭括約筋機能障害(sphincter of Oddi dysfunction：SOD)の疑われる症例に行われる．放射線を用いる方法は妊娠中に行えないほか，乳頭括約筋・胆管内圧測定は主として内視鏡的逆行性膵胆管造影(endoscopic retrograde cholangiopancreatography：ERCP)の手技を応用して行われるため，ERCPの禁忌症例には施行できず，その場合はほかの手法を考慮する．

【検査の進め方】

乳頭括約筋・胆管内圧測定は，ERCPの手技を用いて経乳頭ルートより圧測定用カテーテルを挿入して行う場合が多い．抗コリン薬の投与は，乳頭括約筋機能への影響を避けるために行わない．本手法は比較的難易度が高く，やや煩雑な手技であるため，わが国ではあまり普及していない．その他に経皮経肝ルートや胆道手術中の経胆囊管ルート，術後にTチューブより施行されることもある．圧測定法は液体で灌流しながら測定する灌流法と，圧センサーを

有するカテーテルを用いるマイクロトランスデューサー法に大別され，灌流法としては灌流圧を一定にする定圧灌流法と，液流量を一定にする定量灌流法が挙げられる．

【合併症・偶発症とその対処】

経乳頭的アプローチで乳頭括約筋・胆管内圧測定を行う場合には，ERCPと同様の合併症を生じる可能性がある．なかでも術後の膵炎は，対象がSODを疑う症例が多いため注意を要する．最近では，術後の膵炎予防のため検査終了時に自然脱落型膵管ステントを挿入する試みも行われている

【その他の十二指腸乳頭部機能検査】

シンチグラフィを用いる手法として^{99m}Tc-PMT（N-pyridoxyl-5-methyl-triptophan）を静脈内投与した後に総胆管から十二指腸への排出を経時的に観察する肝胆道シンチグラフィがある．この検査は比較的低侵襲で生理的な方法である．

侵襲度の低いSOD診断法としてセクレチン投与後の主膵管径の変化で評価するセクレチン負荷試験や，モルヒネおよびプロスチグミン投与後の腹痛や肝障害出現の有無で評価するモルヒネ・プロスチグミン負荷試験（Nardi test）が行われていたが，現在セクレチンは入手困難となっている．また，Nardi testは感度・特異度が低いとされている．

膵機能検査（PFD試験）
pancreatic function diagnostant

白鳥敬子　東京女子医科大学教授・消化器内科

【検査の概要】

膵機能検査には内分泌機能検査と外分泌機能検査があり，内分泌機能は糖尿病診断で行われる75g経口ブドウ糖負荷試験やHbA$_{1c}$で評価される．外分泌機能検査（以下，膵機能検査）には有管法と無管法がある．

有管法はセクレチン試験がgold standardとして知られる．これは，経口的にチューブを挿入し，セクレチン刺激下に十二指腸液を採取し，液量，アミラーゼ排出量，重炭酸塩濃度から膵機能を評価する検査である．しかし，現在，わが国でヒトに使用できるセクレチン製剤の入手が困難となり，本試験は施行できない．そのため，無管法のPFD試験（BT-PABA試験）が施行可能な唯一の膵機能検査である．

PFD試験は生理的状態での膵液中キモトリプシン活性を間接的に測定する検査法である．キモトリプシンで特異的に分解される合成基質，ベンチロミド（BT-PABA）を内服すると，その分解産物であるPABAが小腸から吸収され，肝で抱合を受け尿中に排泄される．この尿中排泄率により膵外分泌機能を評価するものである．

【手技とその実際】

早朝空腹時にPFD試薬（1管10mL：BT-PABA 500mg）を水200mLとともに内服させ，内服後6時間の尿全量を蓄尿採取する．検査開始2時間後からは飲食は可能である．尿量が少ないと測定誤差が大きくなるので，十分な水分摂取をさせ尿量を確保することが大切である．日中の蓄尿は患者への負担が大きいため，夜間就寝中に行う方法もある．これは，就寝前に完全排尿をさせた後に試薬を服用させ，正確に6時間後に覚醒させて完全採尿する方法である．

【基準値と結果の解釈】

PFD試験の基準値は70～100%である．しかし，膵外分泌機能が30%以下に低下するような高度の膵機能不全状態においては異常低値が現れるが，軽度～中等度の膵機能障害の診断は困難である．実際，慢性膵炎の40%近くは70%以上を示している．また，本試験は再現性が悪くfalse positive が多いことから，時期を変えて少なくとも2回は繰り返し測定をすることが望ましい．PFD 試験は「慢性膵炎臨床診断基準」(日本膵臓学会)の準確診のための検査としても位置づけられているが，同じ理由から反復測定が求められる．低値は，慢性膵炎以外にも膵切除術後や膵癌でもみられる．

【検査の進め方】

膵機能に影響を及ぼす薬剤，すなわち消化酵素薬や経口抗酵素薬(メシル酸カモスタット)，利胆薬については，その服用を検査3日前より中止する．尿中芳香族アミンを上昇させる薬剤(サルファ薬，アセトアミノフェン，フェナセチンなど)は測定系に影響を及ぼし，100%以上の異常高値を示すことがあるので注意を要する．検査の際には正確な採尿が必須条件であるので，被検者には検査実施前に手順をよく理解させることが大切である．

【適応・禁忌】

慢性膵炎と膵切除術後の膵機能評価に用いられる．しかし，BT-PABA の代謝経路から，肝機能障害(ICG 15分値20%以上)や腎機能障害(血中クレアチニン値2 mg/dL 以上)が併存する場合，広範囲の小腸切除後(短腸症候群など)や下痢を起こしている場合には低値を示し正確な測定はできない．また，前立腺肥大などの排尿障害のある場合も同様である．

なお，試薬中に少量のアルコールが含まれているので，アルコール過敏症の場合は注意を要する．急性膵炎や急性肝炎の急性期，ならびに妊婦には実施しない．

自己抗体
autoantibody

穂苅厚史　東京慈恵会医科大学准教授・消化器・肝臓内科

【概念】

肝機能障害を認める患者をみたときには，病状，症状により肝炎を疑い，生化学検査とともに肝炎ウイルスマーカーを検査する．肝炎ウイルスマーカーが陰性でウイルス性肝炎の可能性が低く，高γグロブリン血症と自己抗体陽性を伴うときに自己免疫性肝疾患が疑われる．わが国における慢性肝炎の受診者数36万～38万人のうち自己免疫性肝炎(AIH)は1.5%を占めるにすぎない．しかし，AIH は治療されなければ早期に肝硬変に進展し，適切な治療が施されれば予後がよいという特徴があり，病初期の確実な診断が重要となる．しかし残念ながら，AIH の疾患特異的自己抗原はまだ同定されていない．わが国の AIH においては，95%が抗核抗体(ANA)陽性で，そのうちの約半数は抗平滑筋抗体(ASMA)陽性であり，少数例に ASMA のみの陽性例，ANA・ASMA 両者陰性例が存在する．だが ANA は疾患特異性に乏しく，また対応抗原も核内成分である．一方，抗ミトコンドリア抗体は，原発性胆汁性肝硬変(PBC)患者血清の9割に検出され，疾患特異性も高く，PBC の診断に重要な検査である．

【主な自己抗体と臨床的意義】

❶ 抗核抗体(antinuclear antibody：ANA)：真核細胞の核内の抗原性物質に対する抗体群を総称して，抗核抗体(ANA)と呼ぶ．対応する抗原は30種類以上あり，その抗原特異性に基づいて細分類される．ANA のすべてを一括してスクリーニングする検査法として間接蛍光抗体法(indirect immunofluorescence：IIF）が一般に用いられている．わが国では，上咽頭癌由来のヒト培養細胞株であるHep-2細胞が広く用いられるようになったことにより，検出感度が上昇し，抗セントロメア抗体などの解析が可能となった．IIFは蛍光顕微鏡で観察する過程があるため，多数の検体処理には不適切であるが，核の不溶性と可溶性成分両者の反応をみられる点は重要である．しかし検者の技術や顕微鏡によるばらつき，半定量であるという点，抗原未知のANAに対しても感度が高いため，特異度が低くなってしまうことが問題となる．

一方，酵素免疫測定法（enzyme-linked immunosorbent assay：ELISA）は操作が簡便で自動化が可能であり定量性がある．現在，膠原病の主要9種類のANA対応抗原であるRNP，Sm，SSA/Ro，SS-B/La，セントロメア蛋白B，トポイソメラーゼI，Jo-1，ssDNA，dsDNAの抗原を固相化したMESACUP ANAテスト（MBL）がスクリーニングとしてよく用いられている．AIHでは，IIF陽性症例の50％がELISA陰性であるという報告もある．現在のELISAによるANAの測定ではAIHの診断においてはANA陽性率が有意に低率であり，PBCにおける抗セントロメア抗体もIIFによって同定されることからも，肝疾患においてはなおIIFが有用であると思われる．

❷**抗ミトコンドリア抗体**（anti-mitochondrial antibody：AMA）：AMAはPBC患者の90％以上に検出される自己抗体である．AMAは，対応抗原の局在や化学的性質の相違などによりM1〜M9の9つの亜分画に分類されている．M2抗体はPBCに特異的に検出される．現在ではM2抗体の対応抗原が，2-oxo acid dehydrogenase complex（2-OADC）のうちのPDC（pyruvate dehydrogenase complex）のE1（decarboxylase）α，E2（dihydrolipoamide acetyltransferase）とprotein X，BCOADC（branched chain 2-oxo acid dehydrogenase complex）のE2，OGDC（2-oxoglutarate dehydrogenase complex）のE2であるとわかっている．M2の対応抗原は患者の障害部位である小葉間胆管上皮において病的発現が認められ，しかも同時にHLAの表出も報告されていて病態発現とのかかわりが強く示唆されている．しかしAMAの力価と病態，予後との関連性はなく，AMA陽性，陰性においても病態に差は認められていない．

AMAはPBCにきわめて疾患特異性が高いため，抗体価が高い場合にはまずPBCを考えて検査を進める．ウイルス性肝炎，薬剤性肝障害，アルコール性肝障害で陽性となることもあるが低力価であることが多く，SLE，心筋炎，悪性貧血，自己免疫性溶血性貧血，重症筋無力症，梅毒で検出される場合にも低力価であることが多い．なお，AIHや特発性門脈圧亢進症においても陽性となることがある．胆道系酵素上昇が優位の肝機能障害を認めた場合には，AMAの検査とともに，ほかの肝炎との鑑別，肝生検による肝病理組織所見により総合的に診断を進めていく必要がある．

❸**抗平滑筋抗体**（anti-smooth muscle antibody：ASMA）：ASMAは一般に種特異性と臓器特異性が少ない抗体である．AIHや慢性活動性肝炎において高率に出現し，PBC，肝硬変，急性肝炎，感染症，悪性腫瘍，関節リウマチや自己免疫性疾患においても出現することがわかっている．

ラット胃壁平滑筋を抗原とするIIFにより検出する．その対応抗原は体のあらゆる平滑筋に及ぶが，臓器特異性，種特異性を欠く．細胞質フィラメントとの反応性が解析され，AIHにおける主要な対応抗原はアクチンであることが示されている．PBC，肝硬変，急性ウイルス性疾患，感染症，悪性腫瘍などにおいては低力価陽性と

なりやすい．なお，SLE においては通常は陰性である．低力価である場合には悪性疾患の検索，ウイルス感染症が疑われるときは抗体価の測定，自己抗体のチェックによる自己免疫疾患の検索などを施行する．

❹肝腎マイクロソーム抗体（liver/kidney microsome antibody：LKM 抗体）：LKM 抗体はマイクロソームに対する自己抗体である．LKM 抗体は，雄マウス肝細胞および雄ラット腎細胞を抗原として用いた IIF による染色パターンにより LKM-1 抗体，LKM-2 抗体，LKM-3 抗体に分類される．

LKM-1 抗体は，AIH の中で ANA や ASMA が検出されない群で検出され，検出される自己抗体の違いにより分類された AIH の型分類において II 型 AIH を特徴づける抗体である．低頻度ながら，アルコール性肝炎，ハロセン肝炎，B 型肝炎，自己免疫性疾患，リンパ腫でも検出される．LKM-2 抗体は，降圧薬の tienilic acid の使用された症例にのみ検出され，LKM-3 抗体は，ヒト肝細胞や腎尿細管に強く反応し，甲状腺，副腎，膵などとも弱く反応する自己抗体で，慢性のδ粒子感染を伴った HBV キャリアで 10 数％に検出される．

LKM-1 抗体により特徴づけられている II 型 AIH は，HCV 抗体陰性の IIa 型と HCV 抗体陽性の IIb 型に亜分類される．IIa 型は，小児を含む若年者に多くみられ，劇症肝炎で発症することが多く，活動性が高く肝硬変に進展することも多く認められるが，わが国では稀にしかみられない．わが国で最もよく認められる IIb 型は，HCV 感染を伴う LKM-1 抗体陽性例で，プレドニンによる治療に抵抗性で，インターフェロン治療による HCV-RNA の陰転化に伴い抗体価が低下することが多く，この病態の主体は HCV の持続感染であると考えられており AIH における病的意義は希薄であると考えられる．

❺抗セントロメア抗体（anti-centromere antibodies：ACA）：ACA は Hep-2 細胞を用いた IIF により，特徴的な散在斑紋型（discrete speckled）として認められ，染色体のセントロメア領域と反応する CREST 症候群に特異的な抗体であることが見いだされた．対応抗原は CENP-A，B，C であり，そのうちの CENP-B が主要対応抗原であることが明らかとなっている．この抗体は，強皮症の中の CREST 症候群において 8 割に検出される．肝疾患では，PBC の 2 割，AIH の数％に検出される．

腫瘍マーカー
tumor marker

森　敬弘　大阪鉄道病院消化器内科副部長
清水誠治　大阪鉄道病院消化器内科部長

【概念】

　腫瘍マーカーとは，「腫瘍細胞が産生する物質または腫瘍の存在に応じて非腫瘍細胞が産生する物質であり，その測定が腫瘍の存在を示唆し，臨床診断補助や転移・再発の早期発見に有用なもの」と定義されている．一般に担癌患者では上昇するが，健常者ではほとんど検出されず，癌の進行とともに数値が上昇し進行度や予後判定に有用な物質と考えられている．腫瘍マーカーは癌の由来臓器や組織型により異なっており，癌の存在臓器を推定するマーカーともなる．しかし一般に早期癌での検出感度は低く，また偽陽性，偽陰性の場合も多い．したがって，癌の診断においては補助的な位置づけであり，他の臨床所見，画像診断，生検などと組み合わせて用いる必要がある．むしろ，手術，化学療法，放射線治療などの治療効果判定や経過観察のために用いられることが主体である．

表 2-5　消化器系癌の腫瘍マーカーの分類

1. 糖鎖抗原
   1) 1型糖鎖：CA19-9, DUPAN-2, Span-1, CA50
   2) 2型糖鎖：SLX, CSLEX, NCC-ST-439
   3) 母核糖鎖：CA72-4, STN
   4) コア蛋白：CA125, CA15-3
2. 癌胎児性抗原
   CEA
3. 肝癌マーカー
   AFP, AFPレクチン分画(AFP-L3), PIVKA-Ⅱ
4. 臓器非特異的腫瘍マーカー
   フェリチン, IAP, TPA, BFPなど
5. その他
   SCC, CYFRA21-1, エラスターゼ1, 抗p53抗体など

【分類】

　腫瘍マーカーは，①各種糖鎖抗原，②癌胎児性抗原，③肝癌マーカー，④臓器非特異的腫瘍マーカー，⑤その他，に分類される．表 2-5 に代表的なものを示す．

【適応】

　❶食道癌：食道癌ではSCC，CEA，抗p53抗体，CYFRA21-1などが用いられるが，わが国の食道癌は90％以上が扁平上皮癌であるためSCCが広く用いられている．保険適用となっているものはSCC，CEA，抗p53抗体である．いずれもそれほど感度が高いとはいえないが，これらの中で抗p53抗体は比較的早期の症例での陽性率が高く(20～30％)，良性疾患での偽陽性が少ないため再発や残存病変診断に有用といわれている．治療効果をよく反映するのはSCC，抗p53抗体，CYFRA21-1であり，CEAはこの目的には必ずしも有用でない．再発診断にもSCCやCYFRA21-1は有用であるが，肺炎，気管支炎などを合併した場合には偽陽性となることがあるので注意が必要である．

　❷胃癌・大腸癌：胃癌の腫瘍マーカーとしては，CEA，CA19-9，AFP，SLX，CA125，CA72-4，BFP，NCC-ST-439などが用いられる．CEAやCA19-9でも陽性率は30～40％程度にすぎないが，病期が進行した症例では陽性率が増加するため，胃癌の進行度診断や治療後の経過観察には有用である．現在は上記の中でCEAが最もよく用いられているが，加齢，喫煙，肝疾患，消化器疾患，糖尿病，腎不全などで偽陽性がみられる．大腸癌ではCEAが約50％，CA19-9が約40％で陽性となるが，胃癌と同様に進行度と相関して上昇し病勢をよく反映するため，治療後残存や再発のモニタリングに有用である．ほかには抗p53抗体，STN，NCC-ST-439などが用いられるが，抗p53抗体は食道癌と同様に保険適用となっており，早期癌での陽性率はCEAに比べて高いとされている．

　❸肝細胞癌：肝細胞癌の約90％でB型，C型肝炎ウイルス感染による慢性肝疾患が背景にあるため，これらの感染者は肝細胞癌高危険群，さらに肝硬変を伴うと超高危険群として厳重な経過観察が必要である．肝細胞癌の腫瘍マーカーでは，α-フェトプロテイン(AFP)，AFPレクチン分画(AFP-L3)，PIVKA-Ⅱの3種が広く用いられている．しかしAFPは慢性肝炎，肝硬変のみでも陽性になることがあり特異度が高いとはいえないが，AFP-L3とPIVKA-Ⅱは特異度が約90％と高い．ただし，PIVKA-Ⅱはアルコール多飲，閉塞性黄疸，抗菌薬投与時，ワーファリン内服時などに高値を示すため注意が必要である．

　日本肝癌研究会による肝癌診療ガイドラインでは，AFPの持続的上昇あるいは200 ng/mL以上の上昇，PIVKA-Ⅱの40 mAU/mL以上の上昇，AFP-L3の15％以上の上昇を認めた場合，超音波検査で腫瘍が検出できなくてもdynamic CTあるいはdynamic MRIを撮像することが

推奨されている．また3cm以下の小肝細胞癌の診断においては，「科学的根拠に基づく肝癌診療ガイドライン2005年版」で2種以上の腫瘍マーカーを測定することがグレードAで推奨されている．こうした背景から平成20年度診療報酬改定では，肝硬変およびHBs抗原陽性またはHCV抗体陽性の慢性肝炎に対する肝細胞癌スクリーニング検査時や治療効果判定に月1回のPIVKA-Ⅱ，AFP同時測定の保険適用が認められるようになった．

❹胆道癌・膵癌：胆道癌・膵癌の腫瘍マーカーは，1型糖鎖抗原であるCA19-9，DUPAN-2，Span-1，CA50，2型糖鎖抗原であるSLX，CSLEX，NCC-ST-439のほかにCEAやエラスターゼ1が用いられることが多いが，他の癌と同様に早期癌の診断には有用ではない．最もよく用いられるCA19-9は胆道癌で約70〜80％，膵癌で約80％が陽性になると報告されているが，閉塞性黄疸や胆管炎でも上昇する．

一方で日本人の約4〜10％に存在するLewis式血液型の1つLewis抗原陰性者（Lewis^{a-b-}）では，Lewis抗原遺伝子酵素が欠損しCA19-9を産生できずCA19-9が陰性となるため，他の1型糖鎖抗原を使用すべきである．ただ1型糖鎖抗原は慢性肝炎，肝硬変でも偽陽性となることがあるため注意が必要である．2型糖鎖抗原の胆道癌・膵癌の陽性率は1型に劣るが，閉塞性黄疸，慢性肝疾患などにおける偽陽性は低く癌特異度が高い．CEAの陽性率は40〜70％と報告されているが，偽陽性も多い．しかしCA19-9と組み合わせると約90％が陽性になるとされており，両者の併用が最も有用と思われる．エラスターゼ1は膵酵素であり，膵癌による膵管の狭窄，閉塞に伴う膵炎で上昇するため，単独での診断は難しい．近年遺伝子解析技術が進歩し，胆道癌・膵癌ではp53やK-rasに遺伝子異常が高率にみられることがわかっており，細胞の不死化に関係するtelomerase活性やその触媒であるh-TERT（human telomerase reverse transcriptase）とともに新たな腫瘍マーカーとして期待されている．

癌関連遺伝子

cancer-associated gene

藤井茂彦　京都桂病院消化器センター・消化器内科副部長

藤盛孝博　獨協医科大学教授・病理学（人体分子）

【概念】

癌関連遺伝子は大きく分けて癌遺伝子（oncogene），癌抑制遺伝子（tumor suppressor gene），ミスマッチ修復遺伝子〔mismatch repair（MMR）gene〕の3種類に分類される．

❶癌遺伝子：癌遺伝子は細胞増殖に関与する遺伝子であり，正常な状態ではさまざまな制御機構により厳密にコントロールされ生体の維持に寄与している．しかし，点突然変異，染色体転座，遺伝子増幅などの遺伝子異常によってその制御機構に破綻を生じると細胞の無秩序な増殖を引き起こし癌の発生や進展につながる．

❷癌抑制遺伝子：癌抑制遺伝子は細胞周期を制御して細胞の増殖を抑制している遺伝子で，点突然変異や欠失，挿入によって正常な機能が失活すると細胞増殖を抑制できなくなり癌化へと導かれる．

❸MMR遺伝子：遺伝性大腸癌の1つである遺伝性非ポリポーシス大腸癌（hereditary non-polyposis colorectal cancer：HNPCC）の原因遺伝子として単離されたMMR遺伝子（hMLH1，hMSH2など）は，DNA複製エラーによってマイクロサテライト領域（DNA上の数塩基の繰り返し配列）に生じた塩基間のミスマッチと数

塩基までの挿入または欠失を修復する．MMR遺伝子に異常をきたすとマイクロサテライト領域の不安定性(microsatellite instability：MSI)が生じる．細胞増殖抑制に関連するTGF-β typeⅡレセプター遺伝子やアポトーシス関連遺伝子であるBAX遺伝子はマイクロサテライト領域をもつため，MMR遺伝子の異常によりMSIが生じて正常な機能を失う．

【各消化器疾患の主な癌関連遺伝子異常】

(1) 食道癌：cyclin D1, EGFR, c-myc, RB, p53, p16.
(2) 胃癌：cyclin E, c-erbB2, K-sam, c-met, p53, APC, E-cadherin, MMR.
(3) 大腸癌：APC, K-ras, p53, MMR.
(4) 肝癌：cyclin D1, c-myc, p53, RB.
(5) 膵臓癌：K-ras, p53, p16, SMAD4.
(6) 胆道癌：K-ras, p53, p16, p14.
(7) gastrointestinal stromal tumor (GIST)：c-kit, PDGF-Rα.

【癌関連遺伝子解析の目的】

消化器癌の存在診断，癌の悪性度や治療感受性を予測する質的診断，遺伝性腫瘍の発症前診断を目的として癌関連遺伝子の解析が試みられている．ただし，これらの解析は研究段階のものが多く，臨床応用されているものは少ない．さらに遺伝子診断の中で保険請求できるものはいくつかの感染症診断に限られ，消化器癌での遺伝子解析の保険適用はない．

❶癌の存在診断：末梢血，胆汁，膵液，便の中に含まれる微量な癌細胞のK-rasやp53などの遺伝子異常を解析し，早期発見する．リンパ節におけるK-ras遺伝子変異やCEA, cytokeratin遺伝子といった上皮細胞の遺伝子を検出し，通常の病理学的検査で証明できない微小転移巣を検出して，術後治療方針に役立てる．腫瘍性異型か炎症性変化かの判別が通常の病理学的検査で困難な場合，p53の異常の解析を鑑別に役立てる．

❷癌の質的診断：癌の悪性度，つまり増殖の速さや浸潤転移の起こりやすさ，また化学療法や放射線療法に対する感受性を調べて，治療方針や再発予測の指標とする．

❸遺伝性腫瘍の発症前診断：遺伝性癌である家族性大腸腺腫症やHNPCCにおいて生殖細胞系列の遺伝子異常を検出することによって発症前診断が可能である．生殖細胞で起こる変異のためいずれの体細胞においても変異を検出できる．一般に末梢血白血球から抽出したDNAが用いられている．

【癌関連遺伝子解析の実際】

癌関連遺伝子の解析は，腫瘍細胞における特定の癌遺伝子あるいは癌抑制遺伝子の発現検索，変異検索である．

❶免疫組織学的検査：遺伝子異常をその遺伝子産物(蛋白)の発現異常として検出する．

1) p53：p53蛋白は正常では免疫染色にてほとんど検出できないが，遺伝子変異によって半減期が長い変異型p53蛋白が核内に過剰集積することが多く，検出可能となる．

2) KIT：KIT蛋白は正常では一部の細胞で検出できるのみであるが，c-kit遺伝子異常によってKIT蛋白発現が増加し免疫染色にて検出可能となる．GISTの診断に有用である．

3) MMR：代表的なMMR遺伝子であるhMLH1, hMSH2は正常組織の一部や多くの腫瘍で発現を認めるが，これらの遺伝子異常が原因となる腫瘍では蛋白発現が消失する．

❷遺伝子学的検査：遺伝子の変異や異常をPCR法を応用して検出する．

1) PCR-RFLP法：目的のDNA断片をPCRで増幅後，遺伝子変異部位を切断できる制限酵素で処理し電気泳動にて変異の有無を検出する．

2) PCR-SSCP法：目的のDNA断片をPCRで増幅後，1本鎖に変性し非変性ポリアクリルアミドゲルで電気泳動する．遺伝子変異による塩基配列の違いにより分子内の高次構造に違いが生じるため，泳動度の差として検出できる．

3) sequence法：目的のDNA断片をPCRで増幅後，塩基配列を直接解析して遺伝子変異を検出する．

4) MSIの検出法：マイクロサテライト領域を含むDNA断片（マクロサテライトマーカー）をPCRで増幅後，電気泳動にて正常部ではみられない新たなバンドとしてMSIを検出する．

【遺伝子解析の問題点】

　癌の遺伝子解析はさまざまな検討が行われているが，存在診断や予後診断の確実なマーカーがなく，診断手技も煩雑であり解決されるべき問題点がある．発症前診断については癌の早期診断，早期治療を可能とする有用な診断法であるが，生殖細胞系列の変異解析は本人と血縁者のプライバシーに関連するため，倫理的問題を伴うことに留意しなければならない．遺伝子診断，遺伝子解析のガイドラインとして「ヒトゲノム・遺伝子解析に関する倫理指針」（3省合同指針），「臨床研究に関する倫理指針」（厚生労働省），「遺伝学的検査に関するガイドライン」（遺伝医学関連学会）がある．

大腸内視鏡挿入法 第2版
軸保持短縮法のすべて

大腸内視鏡挿入法の定本、待望の改訂!

数多ある大腸内視鏡挿入法の書籍の中でも、まさにバイブルとして広まっている本書の改訂第2版。著者自身が日頃の検査を積み重ねた中で体得しえた事柄や感覚を、可能な限り言葉にして解説していく。よりイメージを喚起できるイラスト・画像を多く収載。ページの折々に収載したコラムは、読者に気付きを与え、また挿入法上達のための心構えや考え方等が示されている。挿入技術を習得するための必携の1冊。

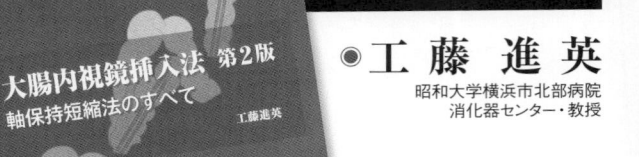

●工藤 進英
昭和大学横浜市北部病院
消化器センター・教授

●B5 頁164 2012年
定価12,600円
(本体12,000円+税5%)
[ISBN978-4-260-01314-7]
消費税率変更の場合、上記定価は税率の差額分変更になります

目次
I. 大腸内視鏡検査の心構え
  1. 適応と禁忌
  2. 大腸内視鏡検査のインフォームド・コンセント

II. 大腸内視鏡検査における前処置と前投薬
  1. 前処置
  2. 前投薬

III. 感染症対策
  1. 内視鏡の洗浄・消毒
  2. 内視鏡処置具の洗浄・消毒

IV. 大腸内視鏡挿入の基本的事項
  1. 大腸の解剖
  2. 大腸内視鏡機種別の特徴
  3. 軸保持短縮法の基本姿勢と概要
  4. 3S Insertion Techniqueの実際
  5. 場をつくる
  6. 軸保持短縮法の補助手段

V. 大腸内視鏡挿入の実際
  1. RSの越え方
  2. S状結腸、SD屈曲部の越え方
  3. 下行結腸から脾彎曲の越え方
  4. 横行結腸の越え方
  5. 肝彎曲の越え方
  6. 上行結腸から盲腸
  7. Bauhin弁の越え方
  8. 人工肛門からの挿入、観察
  9. レベル別注意点
  10. 極細径内視鏡による挿入
  11. 偶発症を避ける大腸内視鏡検査
  12. その他の大腸検査法

VI. 大腸内視鏡による観察
  1. 病変の発見
  2. 病変の観察

VII. 大腸腫瘍性病変の内視鏡治療
  1. 大腸腫瘍における内視鏡治療の適応
  2. EMR・ESDの適応
  3. EMR・ESDの手技の流れ
  4. SM癌における内視鏡的切除後の追加腸切除の適応

VIII. 大腸内視鏡治療後のサーベイランス
  1. National Polyp Study (NPS)
  2. Japan Polyp Study (JPS)
  3. 角館study

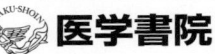

医学書院
〒113-8719 東京都文京区本郷1-28-23
[販売部] TEL:03-3817-5657 FAX:03-3815-7804
E-mail:sd@igaku-shoin.co.jp http://www.igaku-shoin.co.jp 振替:00170-9-96693

携帯サイトはこちら

3 画像診断

腹部単純X線検査
plain roentgenography of the abdomen

吉田憲正　京都第一赤十字病院副院長・消化器センター長

【検査の概要】

腹痛や腹部膨満の診断において，腹部X線検査は非常に有力な手段である．腹部X線検査のみですべて確定診断に至るわけではないが，診断への鍵となる所見を知っておくことは重要である．本項では，腹痛診断において重要な役割を果たす腹部単純X線検査所見を中心に述べる．

【検査方法】

立位正面と臥位正面の撮影を原則とする．立位がとれないときは左側臥位正面を撮影する．また，急性腹症では原則として立位胸部撮影で横隔膜直下の腹腔内遊離ガスをチェックしておくことが重要である．

【検査所見】

❶消化管ガス像：胃ガスは通常，立位像で胃泡を認めるのみであるが，胃全体にガスが貯留している際には，それより肛門側の狭窄が疑われる．胃幽門部の進行癌による狭窄・閉塞，十二指腸の腫瘍・炎症，潰瘍瘢痕による狭窄・閉塞，急性胃拡張といった疾患を考える．小腸〜大腸ガスの貯留で典型的なのは，イレウスである．立位ではニボー(鏡面ガス像，図3-1)，臥位では拡張した腸管を認めるが，絞扼性イレウスでは消化管ガスが乏しくなる(gasless abdomen)ので注意を要する．ガス像がKerckring皺襞であるか，結腸隆起(haustra coli)であるかにより閉塞部位の鑑別を行い，多量の大腸ガス貯留は，大腸癌による閉塞，S状結腸捻転(coffee bean sign)，腸重積，潰瘍性大腸炎による中毒性巨大結腸症といった疾患を考える．colon cut-off signは急性虫垂炎，急性膵炎，急性胆嚢炎などで認め，sentinel loop signは急性膵炎や上腸間膜動静脈の血栓症などで認める．遊離ガス像(free air)は消化管穿孔により腹腔内に消化管内ガスが漏出した際に認める(図3-2)．

❷腸腰筋陰影の消失：汎発性腹膜炎の際に認め，後腹膜への炎症の波及による．

❸石灰化像：胆石症，慢性膵炎(膵石)，

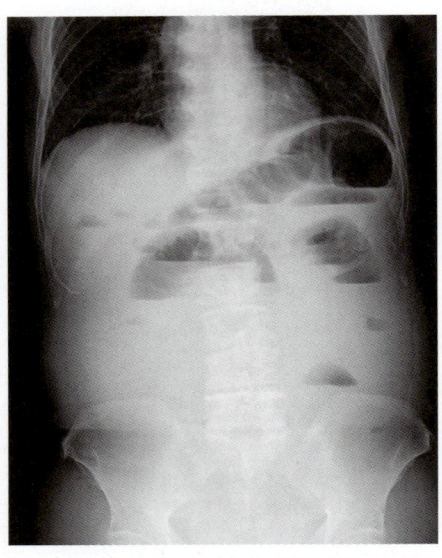

図3-1　イレウスによるニボー形成(横行結腸癌)

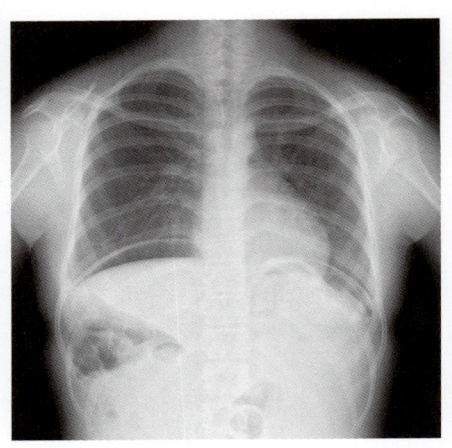

図3-2　右横隔膜下free air(十二指腸潰瘍穿孔)

虫垂炎(糞石)，腎・尿路結石症などの疾患でみられ，石灰化胃癌，胃石といった疾患の発見の契機となることもある．

食道・胃透視
roentgenography of the esophagus and the stomach

八島一夫　鳥取大学講師・機能病態内科学

【検査の概要】
食道・胃透視は，バリウムを用いて主に食道・胃の病変を描出し，その良・悪性の鑑別，病型の決定，病変の範囲の決定，深達度の推定などに有用な情報を提供することを目的とする．スクリーニングとして病変を発見するためのルーチン検査と，既に病変の存在がわかっている場合に詳細な情報を得るための精密検査がある．

【適応・禁忌】
- 食道透視では食道気管支瘻，食道破裂は禁忌．
- 腸閉塞(特に下部消化管の閉塞)，潰瘍の穿孔，腹膜刺激徴候のある急性腹症では禁忌．著明な狭窄や穿孔が疑われるときなどはガストログラフィンなどのヨード製剤を使用することがある(ヨード過敏症には禁忌)．
- 体位変換が困難な患者では内視鏡検査のほうが望ましい．
- 吐・下血の患者では内視鏡検査がfirst choiceとなる．
- X線は患者，検者ともに障害を与える可能性があり，特に若年者，妊娠可能年齢の女性の検査には注意する．

【検査の進め方・手技の実際】
❶**検査の準備**：検査前夜は軽食とし21時以降の飲食を一切禁じ(少量の水，お茶などの飲水は可)，検査は午前中に行うようにする．食道ではあまり必要ないが，胃・十二指腸の検査では大腸ガスが臓器と重なりじゃまになることがあるので，便秘傾向にある人には整腸薬や下剤により排便，排ガスをはかることが望ましい．造影剤としてはバリウム懸濁液を使用するが，高濃度，低粘度のもの(180〜220 w/v%)がよい．腸管の蠕動を抑えるため，検査5〜10分前に前処置として抗コリン薬を筋注することが多い．抗コリン薬禁忌例(心疾患，前立腺肥大，緑内障)にはグルカゴン1 mgを筋注する．

❷**撮影手技**
〔ルーチンX線検査法〕
1) バリウム投与(50〜80%，40〜50 mL)，発泡剤投与(2〜6 g)．
2) 腹臥位二重造影像(体中部から前庭部の前壁：頭低位の軽い第2斜位)．
3) 左側臥位二重造影像(体下部から胃角部大彎：大彎を正面視する体位)．
4) 半立位二重造影像(穹窿部から体中部の大彎：大彎を正面視する体位)．

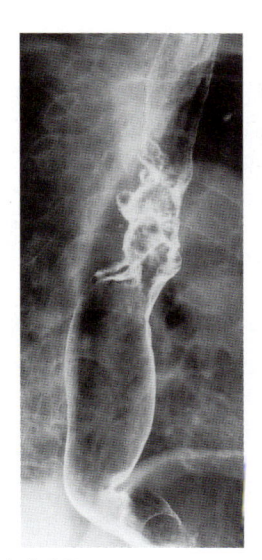

図3-3　食道透視
胸部食道に長径6 cmにわたる全周性の狭窄を伴う3型進行食道癌(扁平上皮癌)を認める．

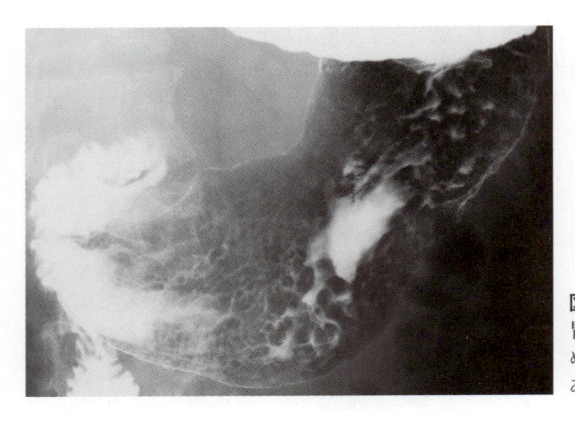

図 3-4 胃透視（背臥位二重造影第1斜位）
胃角部後壁に約3 cm 大のⅡa病変を認める．粘膜にとどまる高分化型腺癌であった．

5) 食道造影（図 3-3）．
- バリウム（合計で 200～250 mL）を飲ませながら撮影を行う．
- 立位第1斜位で食道上部と下部に分ける．
- 立位第2斜位で食道上部と下部に分ける．
* 噴門の通過，胃内への進行状態を観察する．

6) 立位充盈正面像（全体と胃角の形および辺縁：胃角を正面視する体位）．

7) 腹臥位充盈像（前庭部の形と辺縁：前庭部の伸展と充盈をよくする）．

8) 背臥位二重造影第1斜位（図 3-4，胃角部と前庭部の小彎の粘膜面：背骨と腸流出バリウムを分離）．体位変換を行いバリウムを胃粘膜に十分にのせたのちに撮影する．

9) 背臥位二重造影正面像（後壁粘膜面と前壁の接線所見：バリウムを腸に流さない）．

10) 背臥位二重造影第2斜位（体上部の粘膜面：バリウムを振り分け，背骨を分離）．

11) 半立位二重造影第2斜位像（噴門の粘膜：噴門部を背骨と分離）．

12) 再立位二重造影第1斜位像（穹窿部の粘膜：体部小彎と穹窿部後壁の辺縁線が連続する体位）．

13) 圧迫像（胃体下部～胃角部，前庭部～幽門部）．

上述の手順に従い充盈像，二重造影像を基本にして，辺縁の不整，壁硬化，伸展性，変形および粘膜面の凹凸，陰影欠損，ひだ集中像，ニッシェなどの所見を把握する．

〔精密X線検査法〕 経鼻的にチューブ（細径カテーテルや胃ゾンデ）を挿入し，胃液の排出，空気・バリウム量の調節を行い，既にわかっている病変の形態的特徴を詳細に写し出し，質的診断，良・悪性の判定，癌の深達度や浸潤範囲などを決定する．

【食道・胃透視のメリット】
①病変の位置や大きさなどの所見を客観的に評価できる．②粘膜のみでなく粘膜下層から壁全体にわたり描出が可能である．③側面変形の分析で客観的な深達度の推測が可能である．④圧迫や変形に対して客観的な存在診断が可能である．⑤内視鏡が通過不能な部位も描出できる．⑥切除標本と1対1の対応を行う際に有用である．⑦内視鏡検査に比して侵襲が少ない．

【食道・胃透視のデメリット】
①前壁病変の診断率が低い．②胃液貯留が多いとバリウムの付着が悪く，小病変の描出が困難となる．③バリウムの十二指

腸，小腸との重なり．④胃変形が強いと病変解析能が低下する．⑤わずかな凹凸しかない病変の診断能が低い．⑥検査の未熟さ，不注意により病変が見逃されることがある．

食道・胃透視で見逃しやすい病変としては，①m1，m2早期食道癌，②1cm以下の小胃癌，③潰瘍瘢痕とIIc早期胃癌との鑑別，④噴門部癌，⑤幽門輪近傍の癌，⑥胃底腺領域のIIc，スキルス胃癌などがある．

【合併症・偶発症とその対策】

1）バリウム誤嚥による肺炎，バリウム排泄遅延によるイレウスに注意が必要である．高齢者，脳血管疾患合併のあるもの，腹部症状・便秘があるものに対しては検査適応を十分考慮する．

2）透視台を動かす際には患者が台から落ちないように注意が必要である．

3）圧迫像を撮影する際は肋骨に当たらないように注意する．

4）精密検査でチューブを用いる際は無理に挿入すると鼻出血をきたしたり，誤って気管に入ったりすることもあるので注意が必要である．

5）鎮痙薬（抗コリン薬）による副作用（口渇，心悸亢進，視覚障害，排尿困難など）に注意する．また，便秘をしないように水分をよくとるように説明し，下剤の服薬を当日指示して検査を終える．

低緊張性十二指腸造影

hypotonic duodenography

稲土修嗣　富山赤十字病院医療社会事業部部長

【検査の概要】

十二指腸は解剖学的に胃と重なり，通常の胃透視では仰臥位での胃撮影が中心であるため球部を除くと十分に伸展しないことや，検査中に蠕動があったりすると正確な情報を得ることが困難である．低緊張性十二指腸造影は十二指腸まで経鼻的にゾンデを挿入し，ゾンデから硫酸バリウムと空気を注入し十二指腸を選択的に造影することで，病変の広がりや局在，さらには病変の質的診断に迫る，より詳細な情報を得ることができる造影法である．最近では内視鏡検査や腹部CT・MRI検査などで十二指腸病変の存在診断がなされることが多くなった．確定診断には内視鏡下生検に負うところが多いが，内視鏡的治療や外科手術適応の有無など治療方針の決定や化学療法による治療の効果判定など，造影検査でしか得られない情報を求めて施行されることが多い．

【対象となる主な疾患】

- びまん性疾患：十二指腸炎（特異性・非特異性）．
- 潰瘍性疾患：十二指腸潰瘍，球後部潰瘍，Crohn病，結核など．
- 腫瘍性疾患：ポリープ，腺腫，癌，粘膜下腫瘍（GIST，悪性リンパ腫など）．
- その他：膵・胆道疾患など隣接臓器からの影響，十二指腸憩室など．

【手技の実際】

通常の胃透視検査に準じた簡易法と，ゾンデを用いた有管法がある．

球部～下行部の病変では簡易法でもある程度は観察が可能である．

❶簡易法：立位でバリウムを飲んでもらったら直ちに右側臥位として検査台を倒し，右からのローリングを用いた体位変換にて胃から十二指腸内にバリウムを送り込む．次いで発泡剤を飲ませ十二指腸が伸展した時点でブスコパンを静注．蠕動を止め胃との重なりを極力排除して撮影する（図3-5）．

❷有管法：十二指腸球部に留置固定したゾンデから造影剤を注入しブスコパンを静

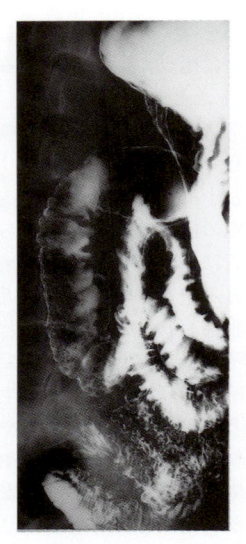

図 3-5　非特異性十二指腸炎（簡易法）
（稲土修嗣：十二指腸の非腫瘍性びまん性病変の診断—非特異性十二指腸炎．胃と腸 37：774，2002，図 1 を転載）

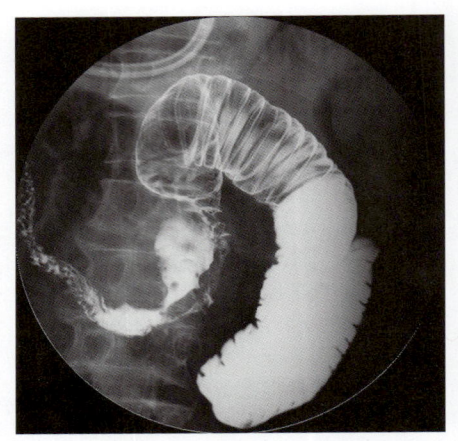

図 3-6　悪性リンパ腫による十二指腸水平部～上行部の潰瘍形成と狭窄（有管法）

注．圧迫撮影後にゾンデから送気し十二指腸を伸展させ撮影する．なお，上部十二指腸の病変ではゾンデを胃に引き抜き観察撮影する（図 3-6）．

a）有管法で準備する物品

1) 十二指腸ゾンデ〔バルーンゾンデ 21A 型（CLINY）：上部の病変では筆者は先導子・側孔部分を切除した特注ゾンデを適宜使用している〕，ガイドワイヤー，注射器（バルーン拡張用，造影剤注入用，送気用），キシロカインゼリー，ブスコパン．

2) 造影剤：硫酸バリウムの濃度は 150～200 w/v％で 200 mL 程度を用い，攪拌するときに生じる泡を消すために消泡剤（ガスコン）を混入する．

b）十二指腸ゾンデ挿入のコツ

ゾンデ挿入側の鼻腔内に呼吸に合わせてキシロカインゼリーを少量ずつ注入し（反対側の鼻腔を患者自身に指で閉鎖してもらった状態で鼻から息を吸い，口から吐いてもらう），咽頭まで十分な麻酔を行う．鼻腔から咽頭への挿入時には下顎を挙上させ，食道入口部への挿入にはむしろ下顎を引かせて軽く嚥下してもらう．次に，ゾンデが噴門を通過したら右側臥位にして挿入するとゾンデの先端は胃体部の方向を向き，容易に幽門部まで進めることができる．ゾンデを進めるにあたりガイドワイヤーを用いる場合はガイドワイヤーを胃角大彎付近までにとどめておき，軽い第 1 斜位にしてゾンデ先端が十二指腸球部に向くように幽門部大彎を軽く圧迫しながら誘導することで球部に挿入される．挿入後はバルーンを伸展させ（エアー以外は使用しない），ゾンデを留置固定する．

【十二指腸の X 線解剖学的特徴】（図 3-7）

十二指腸は解剖学的に I 部（球部），II 部（下行部），III 部（水平部），IV 部（上行部）に分けられる．球部を除き後腹膜に固定され，肝臓，胆嚢，右腎臓，右副腎に接し，膵臓の頭部・鉤状部を囲むように走行し全体として C 型または馬蹄形を示す．上後方には門脈，総胆管が走り，上行部の一部は下大静脈，腹部大動脈と上腸間膜動・静脈に挟まれ Treitz 靱帯部を経て空腸とな

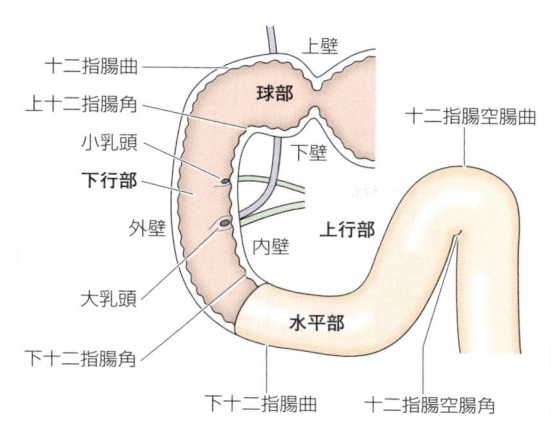

図3-7 十二指腸係蹄の各部位の名称
(稲土修嗣:十二指腸—正常内視鏡像. medicina 39：356，2002，図1を転載)

る．球部は伸展させると三角おにぎりの形を示し，第Ⅱ部以降には輪状の「Kerckringひだ」が観察される．下行部の後内側壁には縦走する1条のひだがみられ，その下端に大十二指腸乳頭（主乳頭）があり膵胆管が開口する．同部から胃側2〜3cmの所には副膵管が開口する小十二指腸乳頭（副乳頭）がみられる．乳頭の形やサイズにはバリエーションがあることが知られている．

【読影の進め方と注意点】

❶狭窄所見：十二指腸と後腹膜の固定が悪く可動性を有する例では，屈曲部が狭窄と紛らわしい場合がある．また水平部から上行部にかけては，十二指腸が椎体と大動脈ならびに上腸間膜動脈に挟まれている生理的狭窄部があるため注意を要する．狭窄をきたす頻度が高いのは球部で，その原因の大半は再燃を繰り返す消化性潰瘍による瘢痕収縮であるが，時に胆嚢癌などの浸潤や圧迫所見による狭窄も経験される．球部以外では以下の鑑別すべき疾患がある．

- 両側性（対称性）：膵炎，輪状膵，十二指腸癌，結核，球後部潰瘍．
- 片側性（非対称性）：球後部潰瘍，Crohn病，十二指腸癌，粘膜下腫瘍（GIST・悪性リンパ腫など），Cループ拡大をきたす膵癌や仮性嚢胞を伴った膵炎など．

❷陰影欠損・透亮像：球部では逸脱した胃の有茎性ポリープ，潰瘍周囲の浮腫，Brunner腺腫・十二指腸癌など．下行部以降では乳頭部を中心に乳頭部癌，膵頭部癌，胆管癌などの悪性腫瘍や十二指腸癌，結石嵌頓，胆管瘤による乳頭腫大．乳頭より肛側になると癌や粘膜下腫瘍（GIST・悪性リンパ腫など）などの頻度が高くなる．

❸顆粒状粘膜（直径1〜3mm程度の小隆起あるいは小陥凹性変化で粘膜面に多数散在）やKerckringひだの肥厚や消失：十二指腸炎，リンパ腫，Crohn病（アフタ性潰瘍）など．

小腸造影

contrast study of the small intestine

丹羽康正　愛知県がんセンター中央病院内視鏡部長
後藤秀実　名古屋大学大学院教授・消化器内科学

【検査の概要】

小腸造影は，バリウムを用いて小腸全域を撮影する方法である．経口法，経管法，

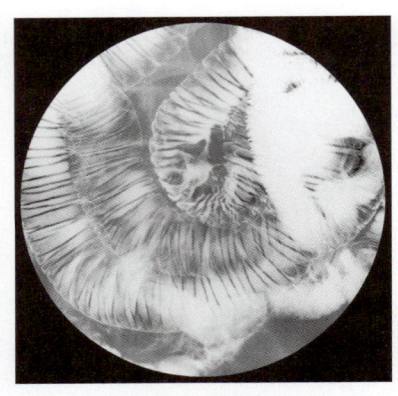

図 3-8　悪性リンパ腫（DLBCL 限局型）の小腸造影像

経肛門逆行性回腸造影法がある．小腸は 6 m を超える臓器であるため，本法は病変を概観し，局在を診断する優れた検査法である．上皮性病変と非上皮性病変，腫瘍性病変と炎症性病変の鑑別診断に内視鏡検査とともに両輪の働きを果たす．最近ではカプセル内視鏡やバルーン内視鏡の発達で小腸内を直接観察できるようになり，消化管出血や貧血の検索に用いられる頻度は低くなったが，炎症性腸疾患の診断や小腸腫瘍の診断に X 線造影は欠かせない（図 3-8）．

【適応・禁忌】

本検査の適応は，①上部・下部消化管に異常を認めない原因不明の腹痛，慢性下痢，腹部腫瘤，体重減少などの原因を検索する場合，②消化管ポリポーシス，炎症性腸疾患，膠原病，アミロイドーシスなどの全身性疾患における小腸病変を検索する場合である．穿孔や腸閉塞には一般的に禁忌であるが，狭窄部の情報を得るためにイレウス管からガストログラフィンを注入することもある．

【手技の実際】

経口法では約 100 w/v％のバリウム濃度で胃検査に引き続いて行われることが多い．胃内のバリウムと空気のために検査の精度は低い．バリウム飲用後に時間をおいて盲腸に至るまで適宜圧迫を加えて撮影する．

経管法はバルーン付きのゾンデを十二指腸水平部まで挿入して，約 60 w/v％のバリウム濃度で造影する．経管法ではバリジェクトゾルなどの大腸用バリウムを用いるとよい．ゾンデの挿入に時間を要することが多いが，ガイドワイヤーを用いると比較的スムーズに挿入できる．解剖学的に穹隆部は背側，胃角部は胃内の最も腹側，十二指腸球部は後腹膜に位置する背側にあることを念頭に置いて適宜背臥位と腹臥位を使い分け，穹隆部のたわみを形成しない形で挿入するとよい．時に穹隆部でたわみをつくってもそのまま挿入したり，胃の大彎側を用手的に圧迫すると挿入がスムーズに進む場合がある．

球部にゾンデの先端を挿入できればガイドワイヤーを抜きながら十二指腸水平部に挿入し，先端が椎骨左側に至った後にガイドワイヤーを抜去してバルーンに空気を約 20 mL 入れて逆流を防ぎ，ゆっくりとバリウムを小腸内へ入れる．バリウムは 50 mL 単位で入れ，用手や圧迫筒などで小腸係蹄を外しつつ，病変の有無をチェックする．250〜300 mL までのバリウム量で盲腸・上行結腸内にバリウムが到達したことを確認してから充盈・圧迫像を撮り終えた後にゆっくりと空気を送入する．

小腸は長い臓器のため近位空腸と回腸で画像の至適時間が異なるので，空腸では早期から撮影するなどタイミングを逃さない撮影を心がける．空気が大腸内に到達したことを確認して鎮痙薬を投与する．大腸にバリウムが到達しない場合はプリンペランなどを使用してバリウムの流れを促進する．小腸の炎症に伴う浮腫や変形は，圧迫筒や腹臥位で種々の形の「まくら」による圧迫を併用して撮影を行う充盈・圧迫像のほうが描出しやすい．

小腸二重造影法では体位や呼吸を工夫し

て辺縁の異常，粘膜面やKerckring皺襞の異常を表現する．特に辺縁像における陰影欠損，潰瘍と変形，拡張，憩室などの所見は重要で，適宜圧迫を用いて撮影する．

逆行性回腸造影法は，回腸までの全大腸内視鏡検査後に鉗子孔を通してガイドワイヤーを回腸末端に挿入し，内視鏡を抜去して二重バルーンをつけた二重管を回腸末端まで挿入して造影する方法である．約100 w/v%のバリウムを100〜250 mL用いる．本法は煩雑であるが，利点として病変が好発する小骨盤腔内の回腸が他の腸管と重ならずに描出できることが挙げられる．

【合併症・偶発症とその対処】

合併症・偶発症に重症なものは少なく，小腸造影では胃よりも薄いバリウムを用いるので便秘や腸閉塞になることは少ないが，検査後には下剤を服用させ飲水をすすめる．腸閉塞や穿孔などが疑われる症例に本法を行わないことが肝要だが，臨床的に必要な場合はガストログラフィンを用いるとよい．

注腸検査
contrast enema/barium enema

甲田洋一　大阪市立総合医療センター放射線診断科副部長
大川清孝　大阪市立住吉病院院長

近年，全国的傾向として消化管透視検査の件数が減少し，内視鏡検査の件数が増加してきている．上部消化管（食道・胃）のスクリーニングや精査に内視鏡検査が第1選択となることに異論はないが，下部消化管検査の第1選択を注腸検査にするか内視鏡検査にするかは施設による考え方，事情もあり一概にはいえない．

【検査の概要】

簡単にいえば肛門からチューブを挿入

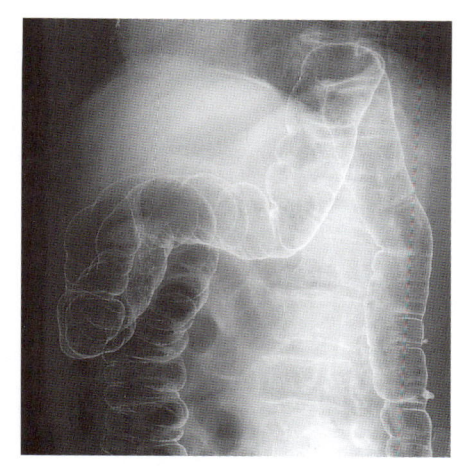

図3-9　注腸X線写真（正常像）

し，バリウムと空気を入れたところで，X線を用い二重造影を撮影する検査である（図3-9）．適切な二重造影を施行するためには前処置を行い，大腸内に便を残存させない必要がある．また，検査の際にバリウムと空気を全大腸に行き渡らせる必要があり，軽い空気は上に行き重いバリウムは下に行くという重力の作用を利用する．そのために検査中，患者は常に左右側臥位，背臥位や腹臥位を繰り返し，絶えず体位変換の必要がある．検査を施行する医師は，大腸の三次元的位置関係を理解し，バリウム，空気を適切に注入し，かつ患者の体位変換も同時に行う必要があるため，検査に習熟するには十分な訓練を要する．

【禁忌・適応外症例】

上記のように，厳密な前処置が必要になる．したがって，閉塞性腸疾患が疑われる患者には閉塞症状の悪化や破裂の危険性があり適応にはならない．また検査中患者は絶えず体位変換の必要性があるため，自分で体位変換を行うのが困難な患者は適応外である．

【大腸内視鏡検査との比較】

注腸検査と大腸内視鏡検査の両者が必要

表3-1 注腸検査と大腸内視鏡検査の比較

	注腸検査	大腸内視鏡検査
前処置	必要 前処置が不良な場合，進行癌でもわからない場合がある	必要 前処置が不良な場合，盲腸までの挿入が不可能なことがある
隆起性病変の評価	可能 小病変の場合，偽陽性率が高くなる	可能 理論的には偽陽性は存在しない
平坦型・陥凹型病変の評価	ほぼ不可能	可能
炎症性疾患の評価	炎症の範囲を視覚的に理解できる	炎症の評価はできるが，全体像をとらえにくい
憩室出血など腫瘍出血以外の下血の評価	ほぼ不可能	可能
組織診断	不可能	可能
止血などの処置	不可能	可能
体位変換	必要	不必要 背臥位への体位変換が必要なことがある
合併症	穿孔，ショックなど	穿孔など
放射線被曝	ある	ない

な場合もあるが，現在の医療事情を考えれば，すべての症例で両者を施行することはできない．したがって両者の特性を理解し，症例によりどちらがふさわしいのかを判断する必要がある（表3-1）．

【放射線被曝】

注腸検査はX線を用い二重造影を撮影する検査であるので，放射線被曝は必ずある．被曝線量は術者の技量や患者の状態に左右されるが，おおむね20 mSv以下であり，たとえ妊娠に気づかず検査したとしても，妊娠中絶の理由になる被曝量ではない．ただし，注腸検査は透視時間が比較的長いため，CT検査を含め他のX線を用いる検査に比べて生殖器の被曝量は多い．

【注腸検査の位置づけ】

腸管の癒着のため大腸内視鏡が施行困難な症例でも注腸検査なら施行できることがある．また注腸検査は，腫瘍の局在や炎症の範囲などを大腸全体像の中で視覚的にとらえることができる．したがって，手術をデザインする際や治療効果判定の際には有用なことがある．しかし，その他の場合において大腸内視鏡に優る点はあまりない．ただ大腸を専門にしている医師がいない病院や大腸内視鏡検査の施行可能件数に限りがあるなどの理由で注腸検査が第1選択になる場合がある．

消化管内視鏡の取り扱い
endoscopy of digestive tract

上村直実　国立国際医療研究センター国府台病院院長

【消化管内視鏡の概要】（表3-2）

通常の消化管内視鏡とはファイバースコープないしは電子スコープを用いて消化管の内腔から粘膜の状態を観察するもの

表 3-2 種々の消化管内視鏡

種々の消化管内視鏡	概要および用途など
通常用いる消化管内視鏡検査	
上部消化管内視鏡	食道・胃・十二指腸を観察するパンエンドスコープ，経鼻内視鏡も開発
小腸内視鏡	バルーン内視鏡とカプセル内視鏡（十分な前処置が必要）
下部消化管内視鏡	肛門から盲腸までの大腸を観察する（十分な前処置が必要）
特殊な消化管内視鏡検査	
色素内視鏡	インジゴカルミンやヨードなどを用いた精密検査法
拡大内視鏡	病変を拡大して精密に観察する内視鏡
NBI 内視鏡	特殊な波長域を用いた内視鏡で精密検査に使用
超音波内視鏡	内視鏡自体またはプローブによる管腔内からの超音波検査法
逆行性膵胆管造影	十二指腸乳頭部から胆管，膵管を造影する検査法
治療内視鏡	
内視鏡的止血	内視鏡的に出血を止血するもので種々の方法がある
内視鏡的腫瘍切除	癌を主体とした腫瘍を内視鏡的に切除する
内視鏡的狭窄拡張	癌性ないしは良性の消化管狭窄をブジーやバルーンで拡張する
内視鏡的胃瘻造設術	経口的な食事摂取に困難が生じた場合に経皮的な胃瘻を作成する
その他	
生検	病理組織学的診断に必要な生検組織の採取
超音波内視鏡生検（EUS-FNA）	消化管の管腔内よりの超音波を用いた生検法

で，上部・下部消化管および小腸内視鏡に大別される．上部消化管内視鏡は，通常，直視型を用いて食道から十二指腸下行脚までの病変を観察するパンエンドスコープである．極細径スコープを用いた経鼻内視鏡は苦痛の軽減を目的としたものであるが，操作性や画質に課題があり，さらに改良が進むことが期待されている．小腸の内視鏡は技術的に困難であったが，腸管の短縮を可能としたバルーン内視鏡や記録送信装置によるカプセル内視鏡の開発により小腸全体の観察が可能となった．スコープの外側にバルーンを装備したオーバーチューブを用いたバルーン内視鏡は経口的および経肛門的に小腸の観察を可能とした画期的なものであり，カプセル内視鏡は体外に装着された受信機器を解析して小腸の病変を観察する方法である．下部消化管内視鏡は，経肛門的にスコープを挿入して直腸，S 状結腸，下行結腸，横行結腸，上行結腸および盲腸の病変を観察するもので大腸スクリーニング検査の主流となっている．

色素内視鏡，拡大内視鏡，NBI 内視鏡および超音波内視鏡などは精密検査法として使用される．また，側視鏡を用いて十二指腸乳頭部の開口から胆管または膵管を造影することも可能である（逆行性膵胆管造影）．

病理組織学的な診断を目的とした生検組織の採取や超音波装置を用いたリンパ節や粘膜下腫瘍の細胞診も可能となっている．治療手技として，出血に対する止血術，腫瘍の内視鏡的切除術，消化管や胆道の狭窄拡張術，胃瘻造設術などの内視鏡的手術にも消化管内視鏡が必須である．

【適応・禁忌】

消化管内視鏡の適応は，腹部症状の原因精査，検診による異常に対する精密検査および既存病変の経過観察や手術前などの精密検査など多彩であり，内視鏡的治療にも欠くことのできないツールとなっている．なお，カプセル内視鏡は上部・下部内視鏡

で原因を特定できない消化管出血の精査が保険適用となっている.

呼吸機能や心機能が著しく悪い場合を除いて通常の消化管内視鏡に禁忌はないが,カプセル内視鏡はCrohn病など腸管の狭窄や閉塞が疑われる場合は禁忌となっている.

【検査の進め方・手技の実際】

一般的には,内視鏡機器を熟知した適正なスコープ操作,適切な前処置,注意深い観察が重要であるが,個々の検査や手術の詳細については他項を参照されたい.

【合併症・偶発症とその対処】

第1に,内視鏡室においては前処置薬による偶発症であるアナフィラキシーショックや呼吸抑制が起こりうることを予測した救急処置体制が肝要である.スコープの通常操作でも生じうる消化管穿孔も重大な合併症である.内視鏡的治療の際に生じうる合併症として留意することは当然であるが,通常内視鏡でも,下咽頭から頸部食道,十二指腸球部から下行脚,S状結腸から下行結腸へスコープを進める際には穿孔を起こしやすい部位として注意する必要がある.穿孔に際しては,X線およびCT検査による迅速な診断と手術適応を考慮した適切な対処が必要となる.

上部消化管内視鏡検査
gastroscopy

上堂文也　大阪府立成人病センター消化器内科副部長

【検査の概要】

胃粘膜の形態と色調の変化を内視鏡下に観察し,症状や異常所見のある患者の病態を把握・診断することが目的である.観察部位の粘膜を生検することで,さらに診断や治療に有益な情報が得られる.胃の観察を含む上部消化管内視鏡検査は,今日,消化器疾患の診断に必要不可欠な画像検査法である.

【手技の概要】

上部消化管用の内視鏡を胃内に挿入し,粘膜表面を観察する.同時に口腔,中下咽頭,喉頭,食道,十二指腸球部・下行部の観察も可能である.上部消化管内視鏡検査は,臨床の場で最も普及し汎用されている内視鏡検査法であり,各種内視鏡による観察・治療の基本となりうる.

【適応・禁忌】

胃に異常が疑われ,検査に対する同意が得られた症例はすべて適応となりうる.ただし,問診,身体所見,他の検査所見によって適応を適切に判断することは重要である.有病率の高い集団を絞りこむと検査法の正診率が高まり,診断過程が効率化することを知る必要がある.

内視鏡検査自体が身体状況を悪化させるような全身状態不良例や消化管閉塞例,重要臓器機能不全例では,状態の安定化後または検査に伴う利益が危険性を上回ると判断された場合のみ行う.また,検査の結果が病状の改善に寄与しない症例に行うべきではない.

【検査の進め方】

❶説明と同意の取得:予想されうる病状,内視鏡検査の必要性(期待される利益),方法,偶発症を説明し,文書による同意を得る.説明は自施設または文献やガイドラインの具体的な成績をもとに行うことが望ましい.内視鏡検査は基本的に苦しいことを認識し,必要性や実際の検査法を十分説明することは,患者の不安を軽減し検査協力を得るうえで重要である.

❷検査前情報の把握と検査目的の確認:臨床検査値や他の画像所見などの臨床情報を把握し,検査の目的を確認する.特に以前の内視鏡画像がある場合は見ておく必要がある.

❸**感染症の検査と予防**：被検者の感染症の有無をあらかじめ確認し，内視鏡や処置具，体液・血液を介した患者間・患者から医療従事者への感染の予防に留意する．感染に対する標準的な予防措置（使い捨て器具の使用，機器の消毒，予防具の着用，手洗いなど）の規準を設け，徹底することが重要である．

【手技の実際】

検査の目的はスクリーニング検査（存在診断）と，精密検査（質的診断）に大別される．必ずしも厳密に区別できないが，主にどちらを目的とし，それを果たせたかどうか確認する．

❶**前処置**：10倍希釈ガスコン溶液（ガスコン・ドロップ50 mLを水道水450 mLに溶解）を100 mL服用させる．確実な粘液除去にはプロナーゼ2万単位，重曹1gを10倍希釈ガスコン溶液100 mLに溶解し服用させる．粘液除去は見落としを減らし粘膜性状を正確に評価するうえで重要で，色素内視鏡には必須である．

鎮痙薬としてブスコパン1Aを筋注する．心疾患，緑内障例にはグルカゴンG1Aを筋注する．

局所麻酔のためキシロカイン・ビスカス5 mLを咽頭部に2分間貯める．

必要に応じてモニタリング下に抗不安薬（セルシン5 mg静注やドルミカム1～2 mg静注など）を投与する．

❷**機種の選択**：前方直視鏡によるパンエンドスコープが第1選択である．既に病変の存在が判明している場合，精密検査として側視鏡や前方斜視鏡を用いると，胃角小彎や体下部小彎・後壁，噴門部小彎などの病変を正面視し精査できる．逆に前方直視鏡では同部位は接線観察・近接困難となるので注意を要する．反射の強い例では経鼻用細径，精密検査には拡大内視鏡なども有用である．

❸**観察**：患者の安静，適度な空気量，レンズの曇りや水滴の除去，粘液や泡の除去，光源の明るさ（測光モード），画角（アングル操作，軸）など，よい視野を得るために細心の注意を払い，すべての操作を愛護的に行う．患者の苦痛は粗野な操作や過量な空気が原因のことが多く，鎮静下でも体動が激しくなる．不良な視野での観察は誤診につながる．

前方直視鏡による検査の手順を図3-10に示す．筆者らは挿入時より順次観察し，反転・抜去してさらに観察している．見下ろしで接線となるところは反転観察で見えやすく，逆もいえる．一方向のみの観察では立体的な胃の内腔をすべて網羅できない．胃液は最初に吸引除去している．体上部大彎は空気量が少なく液貯留があると病変を見落としやすいため注意する．

観察の手順はさまざまであるが，見落としを減らすには決まった手順で胃全体を観察し画像を記録することが大切である．病変のみをとびとびに撮影していると思わぬ副病変を見落とす．早期胃癌の3～15％には多発癌を認める．

H. pylori 感染による萎縮性胃炎の有無と広がりは，好発疾患とその局在に関連するため，それらを評価すると系統的な診断ができる．萎縮のない胃にみられるポリープは胃底腺ポリープが多く，癌の発生は接合部以外稀である．*H. pylori* 陽性で萎縮が少ない胃の潰瘍は胃角や十二指腸に多く，体部の胃底腺領域内の潰瘍性病変は未分化型癌の可能性が高い．萎縮が高度な胃は萎縮粘膜内に分化型癌が多発しやすく，潰瘍は高位が多い．

粘膜癌を拾い上げる所見は発赤や退色などわずかな色調変化や軽微な粘膜不整であることが多い．アトラスや研究会，症例報告などで画像を閲覧し頭の中にイメージを蓄えるとよい．

発見した病変のみを近接して撮影せず，オリエンテーションがつく遠景像や，あら

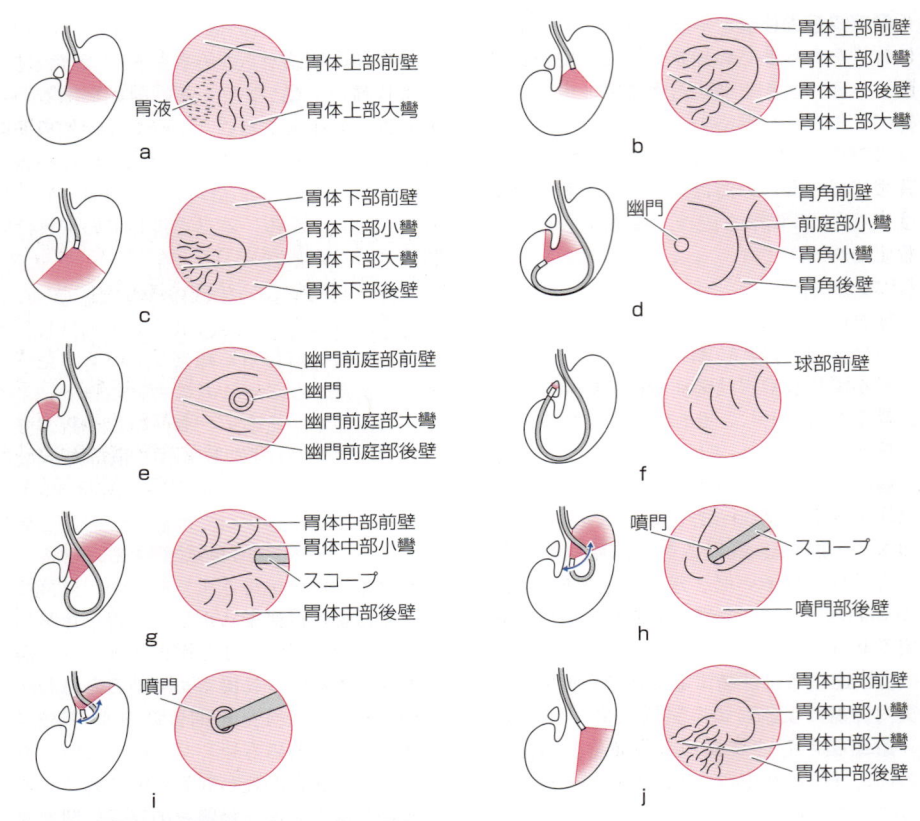

図 3-10　胃内視鏡検査(前方直視鏡)の手順
〔竜田正晴：上部消化管検査法．竜田正晴，飯石浩康，中泉明彦，ほか，消化器内視鏡テクニックマニュアル，改訂第 2 版．p25-27, 南江堂，2000 より改変〕

ゆる角度からの病変像を記録する．よく見える(情報量の多い)画像を記録することは重要で，よく見える画像は正誤にかかわらず後から複数医で検討できるが，よく見えない画像は誤診の原因ともなり，結果のフィードバックも困難である．

　質的診断が不十分であれば必要性を十分患者に説明し，あらためて精密検査を行う．一度に長時間の検査を行うのは時に負担となる．内視鏡検査を追加することによる苦痛は不十分な診断によって誤った治療方針が選択されるデメリットに比べると明らかに小さい．

❹**画像強調観察法**：色素内視鏡観察，狭帯域光観察，自家蛍光観察などの画像強調観察法を行うと，病変の形態変化をより詳細に評価でき診断能の向上を期待できる．精査には必須である．

❺**生検**：内視鏡像から病変の組織構築を推定し，適切な部位から生検を行う．内視鏡の読みをおろそかにしてはいけない．生検は診断確定に不可欠であるが，内視鏡診断は画像所見からなされるべきである．内視鏡診断と生検の組織診断が解離する場合は，病理医との討議や再検が必要である．

　生検の組織診断は最終診断ではなく，手

術例では切除標本の病理組織や，臨床例では経過などの最終転帰を把握し，内視鏡診断にフィードバックするとよい．

【偶発症とその対処】

胃内視鏡検査のみによる偶発症の頻度は非常に低いがゼロではない．起こらないよう注意することはいうまでもなく，発生を想定した対処法をあらかじめ準備しておくことが大切である．

❶**使用薬剤による偶発症**：薬剤のアレルギー歴は検査前に必ず確認する．

日本消化器内視鏡学会の第4回偶発症全国調査(1998～2002年)で，前処置による偶発症は0.0059%に発生し，14例死亡していた．鎮静・鎮痛薬に起因するものが偶発症の大半，死亡の半数を占めていた．心肺疾患合併例や高齢者への投与は慎重にし，パルスオキシメータ，自動血圧計によるモニタリングと救急処置体制の整備が必要である．

❷**出血**：スコープによる粘膜の損傷，胃壁の伸展～噯気による粘膜裂傷(Mallory-Weiss症候群)，生検による血管の損傷などにより出血が生じうる．盲目的・粗野なスコープ操作，過度の送気には常に注意する．

❸**穿孔**：咽頭から食道入口部への挿入時に梨状窩の穿孔が生じうる．早期に気づいて内視鏡を抜去することで絶飲食・抗菌薬の投与で保存的に改善できることが多い．

ダブルバルーン，シングルバルーン内視鏡検査

double balloon endoscopy/single balloon endoscopy

山本博徳　自治医科大学教授・光学医療センター

【検査の概要】

ダブルバルーン内視鏡は内視鏡先端バルーンとバルーン付きオーバーチューブの補助で腸管の伸展を防止し，腸管を短縮しながら挿入を行う内視鏡検査である(図3-11)．従来の内視鏡では困難であった深部小腸の内視鏡検査を可能とした．内視鏡の挿入は経口的にも経肛門的にも可能であり，病変の存在が疑われる部位に応じて挿入経路を選択する．経口および経肛門の両

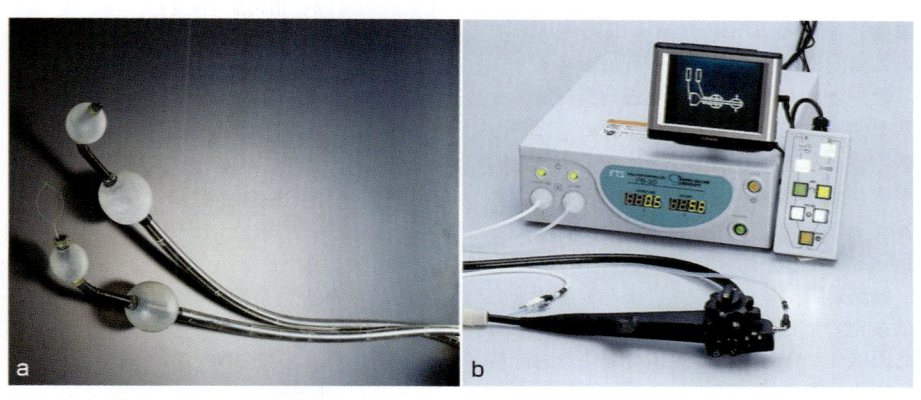

図3-11　ダブルバルーン内視鏡
a：ダブルバルーン内視鏡の概観；内視鏡先端およびオーバーチューブ先端にバルーンが装着されている．
b：バルーンコントローラ；バルーンの内圧をモニターしながら送気，脱気を行う．

方向からの検査の組み合わせにより，高率に全消化管の内視鏡検査を行うことが可能である．バルーン付きオーバーチューブによる腸管の固定により内視鏡シャフトに加えた操作が内視鏡先端に合理的に伝えられるため，挿入性のみならず，安定した操作性が得られるのが特徴であり，特に小腸病変の精査，治療に適した内視鏡である．

シングルバルーン内視鏡はダブルバルーン内視鏡の内視鏡先端バルーンをなくした簡略型である．

【適応・禁忌】

小腸出血や小腸狭窄が疑われる症例，ポリープ・腫瘍などの小腸病変が疑われる場合の精査，治療，小腸内異物の除去など，小腸内視鏡検査としての適応が主である．健常者に対するスクリーニングが推奨されるほどは小腸悪性腫瘍の頻度は高くない．下痢・腹痛の精査としても，小腸狭窄を疑うような症状を伴っていたり，鉄欠乏性貧血，便潜血持続陽性，低アルブミン血症，CRP上昇，体重減少など器質的病変を疑う随伴所見を認めるときに適応となる．小腸の内視鏡検査を行う前に，より頻度の高い食道，胃，十二指腸，大腸の疾患をまず調べておく必要がある．その他，術後再建腸管におけるERCPや挿入困難例における大腸内視鏡検査としても有用である．

禁忌としては通常の上下部内視鏡検査と基本的に同様であり，腸管穿孔の疑いや，著しい全身状態の不良など検査による危険が有用性を上回ると考えられる場合である．

【手技の実際】

❶**前処置**：経口的挿入による検査の場合は通常の上部内視鏡検査と同様，約12時間の絶食で十分検査が可能である．経肛門的挿入の場合は大腸を通過して小腸に入るため，大腸内視鏡検査と同様の腸管洗浄液による前処置が必要となる．

❷**鎮静**：小腸の内視鏡検査を目的とした場合，胃や大腸の検査と比較して長時間を要するため，被検者の苦痛軽減目的に通常鎮静下に検査を行う．鎮静の方法としては塩酸ペチジンなどの麻薬系鎮痛薬とジアゼパムなどのベンゾジアゼピン系鎮静薬を組み合わせる場合が多い．経静脈投与により，鎮静を行い，状況に応じて追加投与を行うが，呼吸・循環器系の抑制に対する注意が必要であり，検査中は酸素分圧，心電図，血圧のモニタリングによる全身管理が重要である．

❸**内視鏡挿入**：安全かつ効率的な挿入を行うためにはバルーン内視鏡の原理をよく理解しておくことが重要である．オーバーチューブのバルーンで腸管を把持し，このバルーンでの固定を支えとして内視鏡挿入を行うが，安全性を確保するためにバルーンでの固定は必要最小限の圧力（約45 mmHg）に制限されている．したがって，内視鏡の挿入には必要最小限の挿入力で内視鏡先端を進めるべく形状を整えるこ

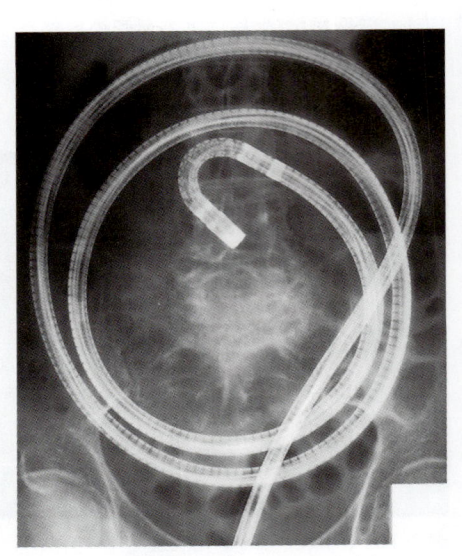

図3-12　経肛門的に挿入されたダブルバルーン内視鏡の透視画像
同心円を描くように挿入されている．

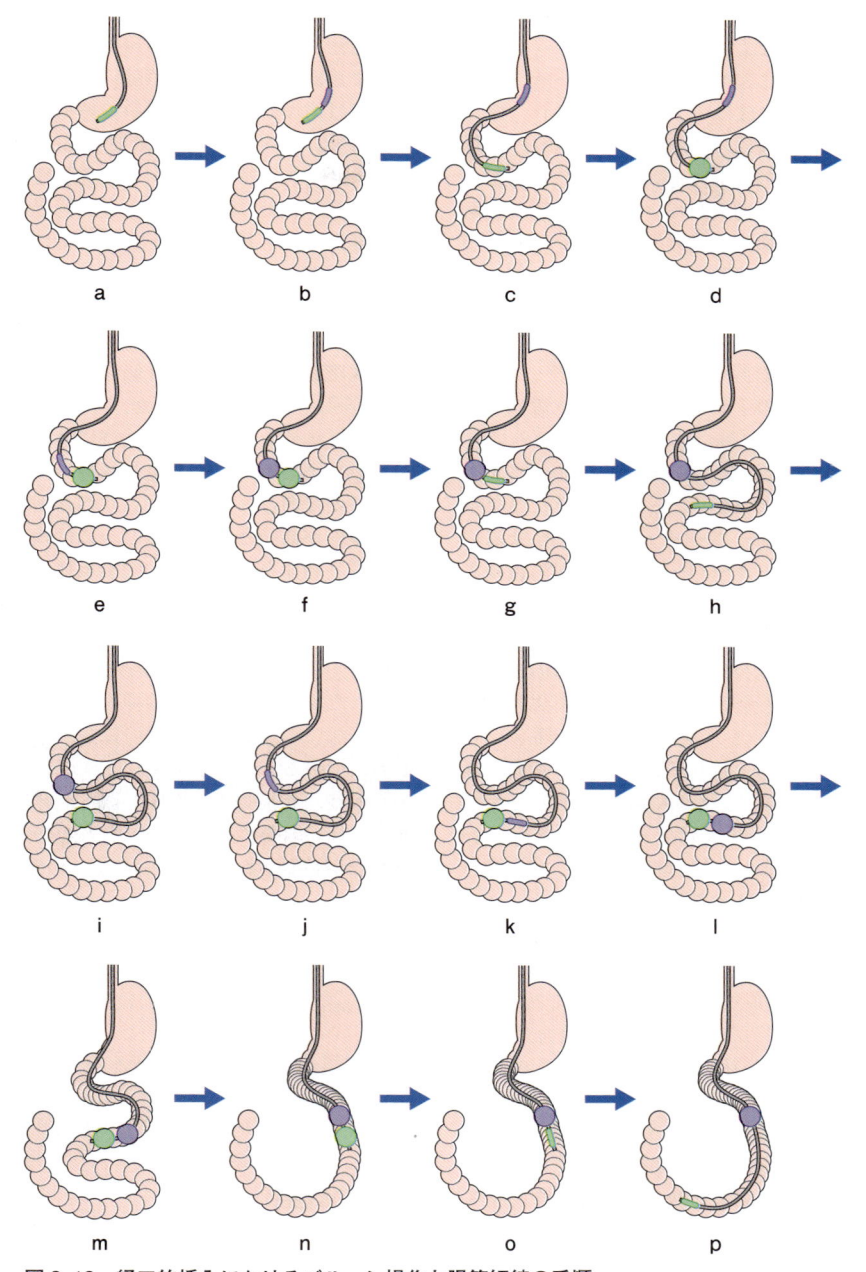

図3-13 経口的挿入におけるバルーン操作と腸管短縮の手順
〔佐野博之, 矢野智則:具体的な挿入方法. 菅野健太郎(監修・編集), ダブルバルーン内視鏡, p37, 南江堂, 2005より転載〕

とが重要となる．バルーンで腸管を把持して内視鏡とともにオーバーチューブを振りながら引くことで腸管はオーバーチューブ上にたたみこまれるように短縮され，既に挿入された腸管の単純化(ほぼ直線化)が行われる．このように形状を単純化しながら内視鏡を順次挿入していくことが重要であり，深部へ挿入を繰り返していくにしたがい，内視鏡は腹腔内で同心円を描いていくように挿入されていく(図3-12)．

経口的挿入も経肛門的挿入も基本的には原理は同様であり，まずはオーバーチューブを内視鏡の手元一杯に引いた位置において先端側約50 cmの内視鏡部分のみの挿入から開始する．内視鏡が50 cm挿入されたところで(経口なら胃内，経肛門ならS状結腸)オーバーチューブを内視鏡に沿って進め，オーバーチューブが内視鏡先端近くに達したところで助手がオーバーチューブを把持・固定し，その後は助手が把持したオーバーチューブの中に内視鏡を挿入していく形で内視鏡先端を消化管の奥へと進めていく．経口的挿入の場合，バルーンは幽門を越してから使用し始め，経肛門的挿入の場合は大腸から使用を始める．内視鏡の挿入はオーバーチューブバルーンを拡張して腸管に固定し，内視鏡バルーンは虚脱させた状態で行い，オーバーチューブの挿入は逆に内視鏡バルーンを拡張して内視鏡先端を固定し，オーバーチューブバルーンを虚脱させて行う(図3-13)．シングルバルーンの場合はオーバーチューブの挿入の際に内視鏡先端の固定をバルーンで行うことができないため，小腸深部でオーバーチューブを挿入しようとした際に内視鏡先端が抜けやすい傾向にある．内視鏡先端が抜けてくるのを防止するために内視鏡アングルを利用することが必要となるが，内視鏡先端で腸壁を損傷しないように無理はしないようにするべきである．

【偶発症とその対処】

偶発症には鎮静に伴う偶発症と内視鏡自体による偶発症がある．鎮静に伴う偶発症としては循環器系，呼吸器系の抑制による呼吸停止，心停止が最も重要なものであり，上記モニタリングによる全身管理が重要である．また，鎮静による意識低下に伴う誤嚥性肺炎も報告されている．特に経口的挿入の際には注意が必要であり，過度の鎮静は控え，内視鏡挿入時の体位を選択する必要がある(仰臥位でのリスクが高い)．

内視鏡自体の操作に伴う偶発症としては腸管穿孔，出血が重要だが，ポリペクトミー，拡張術などの内視鏡治療に伴うものが多い．小腸壁は大腸壁よりも薄いので注意が必要である．例えば，ポリペクトミーで危険性が高いと思われるときには積極的に粘膜下局注を併用する．内視鏡挿入に伴う腸管穿孔の予防としては腸管の癒着，瘻孔症例では特に愛護的挿入に心がけることである．活動性の深い潰瘍を伴う病変が認められた場合，それ以上の挿入は危険性が高い．深い潰瘍を伴う狭窄の拡張術は控えるべきである．

その他，頻度は低い(約0.4％)が経口的挿入に伴い膵炎の合併が報告されているので注意が必要である．

カプセル内視鏡検査
capsule endoscopy

中村哲也　獨協医科大学教授・医療情報センター長

寺野　彰　獨協学園理事長，獨協医科大学学長

【検査の概要】

カプセル内視鏡とは，患者が自ら飲み込むだけで消化管の検査を行うことができるカプセル型の小型内視鏡である．2010年12月現在，食道用，小腸用，大腸用のカプセ

ル内視鏡が実用化され，臨床応用されている．わが国では2007年10月に，ギブン・イメージング社の小腸用カプセル内視鏡「M2Aカプセル，PillCam SB（現SB2）カプセル」が，2008年10月にオリンパス社の小腸用カプセル内視鏡「Endo Capsule」が保険適用になった．このカプセル内視鏡は，いずれも長さ26 mm，幅11 mmである．

システムは，カプセル内視鏡本体，外部記録装置とその周辺機器，撮影された画像を処理し解析する専用のワークステーション，およびカプセル内視鏡の画像をリアルタイムに確認できる外部モニターの4つからなる．現在の機種は，1秒に2回発光するとともに画像を撮影し，その画像は体外に装着した外部記録装置に転送される．内蔵電池の寿命は8時間程度で，その間に撮影された約6万枚の静止画像は，検査終了後に専用のワークステーションに保存される．その際に静止画像は特殊フォーマットのビデオ画像に変換され，その画像を読影して診断する．

【適応・禁忌】

厚生労働省告示によれば，①カプセル型内視鏡は，消化器系の内科または外科の経験を5年以上有する常勤の医師が1名以上配置されており，カプセル型内視鏡の滞留（後述）に適切に対処できる体制が整っている保健医療機関において実施すること．②事前に上部消化管検査および下部消化管検査を実施し，原因不明の消化管出血を伴う小腸疾患の診断を行うために使用した場合に算定できる．③カプセル型内視鏡を使用して撮像および診断を行った場合は，区分「D310」小腸ファイバースコピーの「2.カプセル内視鏡によるもの」として算定する（1,700点）．④カプセル型内視鏡を使用した患者については，診療報酬請求にあたって，診療報酬明細書に症状詳記を添付する．これらの条件のもとで，カプセル内視鏡本体は，PillCam SB2の場合77,200円の材料価格算定ができる．小腸ファイバースコピーは，2種類以上行った場合は主たるもののみしか算定できないが，カプセル内視鏡を行った後に，診断の確定または治療を目的としてダブルバルーン内視鏡を行った場合は，いずれの点数も算定できる．

カプセル内視鏡は再使用禁止である．滞留に関連して，以下の患者には使用してはいけない（PillCam SB2の場合）．①腹部X線検査，腹部超音波検査，病歴や手術歴，臨床所見などで消化管の閉塞，狭窄，瘻孔が既知または疑われる患者（ただし，上記検査法にて確定できない場合でも簡易法を含めた小腸二重造影検査で狭窄がないことを確認された場合は除く）．②診断確定ずみのCrohn病患者．③骨盤内臓器に対して放射線治療を受け，放射線性腸炎による狭窄が疑われる患者．④腹腔内の外科的手術歴があり，小腸検査を含む適切な検査にて本検査実施に問題がないことを確認できない患者．

【検査の進め方】

8時間以上12時間程度絶食した患者の腹部に8か所センサアレイ（アンテナ）を貼り付け，ベルトを装着して，外部記録装置をセットする．機器の動作を確認してから，カプセル内視鏡本体を適量の水とともに嚥下させる．画像の受信状況や食道・胃などの通過状況は，外部モニターで確認することができる．カプセルを飲み込んだ2時間後には水分が飲め，4時間後には軽い食事もとれる．カプセル嚥下8時間後に外部記録装置などの機器を外す．撮影された画像データを専用のワークステーションに転送することにより，静止画像はビデオ画像に変換され，その画像を読影して医師が診断する．PillCam SB2に対応したRAPID（reporting and processing of images and data）ワークステーションの検査画面を図3-14に示す．図3-14の横バーは時間軸

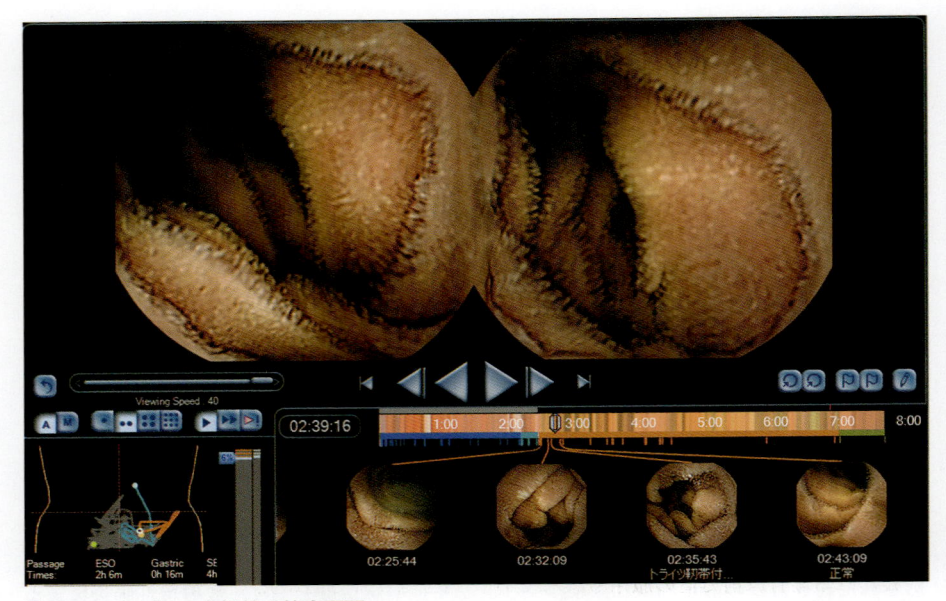

図 3-14　カプセル内視鏡の検査画面
〔ギブン・イメージング社の RAPID（reporting and processing of images and data）〕

で，グラデーションの色は消化管内の色を反映している．左下の画面で，カプセルの体内での位置がわかる．中央のビデオ画面は，1画面あるいは4画面にすることもでき，連続した18画像または24画像を1画面に表示することも可能である．経験に応じて画像スピードを調整し，異常が疑われた部分で停止し，コマ送りあるいはコマ戻しを行うことによって病変を確認する．それらの病変は，図3-14下のようにサムネイル画像として保存して所見やコメントを記入したのち，報告書を作成する．

【偶発症とその対処】

ほぼ唯一の偶発症として，滞留（retention：消化管内の狭窄部の口側に，2週間以上カプセルがとどまること）が挙げられ，その頻度は0.81～1.62%である．検査後2週間以上カプセルの排出が確認できない場合は，まず腹部X線単純撮影を行って消化管内のカプセルの有無を確認する．小腸腫瘍による滞留が強く疑われる場合は，ダブルバルーン内視鏡などによる確定診断ののち，外科手術を行う．それ以外の場合は，下剤などの薬物療法を試みるが，それでも排出されない場合は，ダブルバルーン内視鏡などによる回収を試みる．それでも駄目な場合は，外科的処置によってカプセルを回収する．

大腸内視鏡検査

colonoscopy

梅原　泰　近畿大学講師・消化器内科
工藤正俊　近畿大学教授・消化器内科

【検査の概要】

現在，大腸内視鏡検査は大腸疾患の診断において重要な役割を担っており，診断のツールとして第1選択となることが多い．

検査に際しては前処置，前投薬，挿入，観察を行うが，それぞれが適切に行われないと十分な検査とはならない．また，その適応や禁忌を理解する必要がある．

【インフォームドコンセント】

大腸内視鏡検査の必要性や前処置，前投薬などの薬剤による副作用，検査による偶発症などを具体的な数字を示し書面で同意書をとる．代替検査についても説明する必要がある．

【適応・禁忌】

❶適応：腹痛，下痢，血便などの消化器症状がある患者や便潜血反応陽性の場合に行われる．

❷禁忌：消化管穿孔や潰瘍性大腸炎の中毒性巨大結腸症などの強い腹膜刺激症状を認める場合は禁忌となる．また，腸管狭窄が疑われる場合は前処置の服用も禁忌である．この場合は，グリセリン浣腸などで前処置を行えばスコープの挿入はある程度可能である．

【前処置】

詳細な観察を行うだけでなく，スムーズな挿入を行ううえで前処置は重要である．しかし，1,800〜2,000 mL の水分を摂取しなければならず，腸閉塞や穿孔に注意を要する．緊急の場合は前処置を省略したり，グリセリン浣腸のみで内視鏡を行うことがあるが，通常は腸管洗浄液を飲用する．

❶ゴライテリー法：ゴライテリー液（ニフレック）を用いる方法である．腸管より吸収されないため循環動態に影響を与えず，優れた洗浄効果を有する．ただし，味の面で忍容性が低い．

❷マグコロールP法：ゴライテリー法に比べ洗浄効果はやや劣るが，水分量，味覚の点で優れている．

【前投薬】

❶鎮痙薬：臭化ブチルスコポラミン（ブスコパン）を用いるが，緑内障，虚血性心疾患，前立腺肥大を有する場合は禁忌であり，このような場合はグルカゴンを用いる．

❷鎮静薬・鎮痛薬：通常は必ずしも必要としないが，疼痛が強い場合や検査に不安を訴える場合は conscious sedation を行う．鎮静薬としてジアゼパムやミダゾラムを，鎮痛薬としてペンタゾシンや塩酸ペチジンを用いる．検査後，覚醒が悪い場合はフルマゼニルや塩酸ナロキソンなどの拮抗薬を投与する．

【手技の実際】

安全に検査を行うために筆者らは工藤らの軸保持短縮法を実践している．これは S 状結腸や横行結腸の固定されていない腸管を短縮させ内視鏡軸を直線化し挿入する方法である．

❶直腸から S 状結腸：Ra を越えると Rs が 9 時方向に見えてくる．急峻に屈曲しているため決してプッシュせず，アップアングルで左トルクをかけながらスコープを引くと S 状結腸が 3 時方向に見えてくるのでスコープを右にひねると S 状結腸に入る．

❷SD junction：S 状結腸が短ければ，右回転をかけながらスコープを進めるだけで特に SD junction を意識することなく挿入できる．S 状結腸を伸ばしたときは SD junction の手前で右ひねりをかけながらスコープを引くと S 状結腸が短縮され，同時に SD junction の角度も鈍になり右ひねりで SD junction を通過できる．それでも S 状結腸を短縮できない場合は，SD junction を 12 時方向に見えるようにスコープをコントロールし，アップアングルをかけながら愛護的に進めると下行結腸にスコープの先端が入る．そこでスコープを引きながら S 状結腸を短縮させる．

❸脾彎曲：脾彎曲は 9 時方向に管腔がありスコープを進めるが，腸管が伸びる場合は下腹部の用手圧迫や右側臥位への体位変換が有用である．

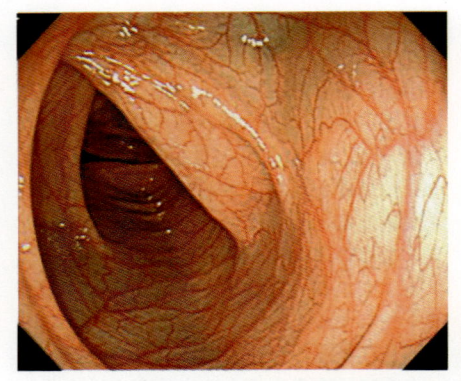

図3-15 正常な大腸粘膜には血管透見が観察される

❹**横行結腸**：スコープをやや左回転でダウンアングルをかけながら進める．横行結腸中央部は9時方向に見えるようにコントロールしアップアングルで越える．その後，左ひねりでスコープを引くと横行結腸が短縮され肝彎曲に到達する．

❺**肝彎曲から盲腸**：肝彎曲は3時方向に見えるので右ひねりで越えられるが，腸管が伸びる場合は用手圧迫，深呼吸，左側臥位への体位変換が有用である．

【合併症・偶発症とその対処】

❶**前処置によるもの**：腸閉塞や穿孔などがある．検査前にそれらがないことを確認する必要があるが，起こった場合は減圧チューブの挿入や手術を行う．

❷**鎮静薬・鎮痛薬によるもの**：血圧低下，呼吸抑制などがある．検査中は血圧や酸素飽和度などの呼吸循環動態のモニタリングが必要である．補液，酸素投与，拮抗薬投与などを行う．

❸**検査手技によるもの**

a）穿孔：挿入中やポリペクトミーなどの処置中に起こりうる．特に挿入中の穿孔は無理な操作によるものであり，丁寧に挿入することで予防できる．原則的には手術となるが，前処置が良好で穿孔部位が小さくクリップで縫縮が可能であれば保存的治療で可能な場合がある．いずれにせよ外科医との十分なコンタクトが必要である．

b）出血：生検やポリペクトミーなどの処置後に起こりうる．生検後出血は自然止血されることが多い．ポリペクトミー後の創部をクリップで縫縮することによりある程度予防できるが，遅発性出血を起こす場合があり注意が必要である．

消化管の生検法
biopsy of the digestive tract

草野　央　　国立国際医療研究センター病院消化器科
後藤田卓志　国立国際医療研究センター病院消化器科

【検査の概要】

消化管病変，特に悪性病変の診断・治療に際し，生検組織診断は必要不可欠な存在である．1964年，スコープの外に取り付けたビニールチューブを介して生検鉗子を挿入し，胃粘膜を採取したことが報告された．その後，X線や内視鏡にてほぼ癌と診断された症例の確認のために生検診断が行われるようになった．近年では，内視鏡機器の発達および診断能の向上により，微細な病変の発見も可能となり，生検が鑑別診断やスクリーニング的な役割ももつようになっている．

また，治療法の進歩により病変の状態に応じて定型的外科切除のみでなく，内視鏡粘膜切除や鏡視下手術などの治療法が選択できるようになっている．その治療方針の決定に際し，詳細な量・質的診断が求められ，生検診断はこの術前診断においても重要な役割の一端を担っている．

【手技の概要】

内視鏡医が内視鏡検査を行う際には，まず異常所見の存在診断を行い，その異常所見について病変の良・悪性などを判断する

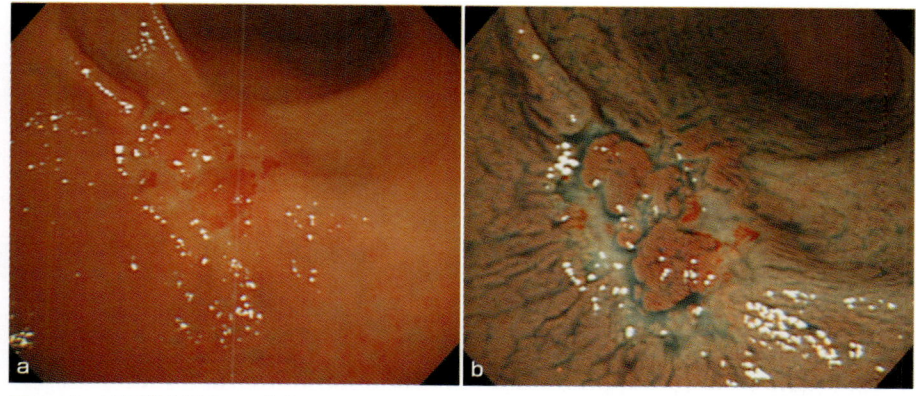

図 3-16 体下部大彎の IIc 病変
陥凹内に島状粘膜が存在しており，周囲の退色陥凹から生検検体を採取しないと，偽陰性となる可能性がある．

質的診断，病変の大きさや深達度（悪性の場合）を判断する量的診断を行っていく．治療を要しない非腫瘍性病変や良性腫瘍では内視鏡所見にて容易に診断可能な場合を除いては，生検診断を行い，その病理組織学的診断の結果により治療方針を決定する．

【手技の実際】

　生検を行う際は，スコープ鉗子口から生検鉗子を挿入し，目的部位を狙って鉗子刃を開く．この際，生検鉗子を病変に可及的垂直方向に当てることが大切である．特に小さい病変に対しては，最初の生検が重要であり，確実な部位からの検体採取が要求される．時には患者の呼吸変動に合わせ，さらに患者に呼吸停止を指示して行うこともある．

　生検の偽陰性をできるだけ少なくするためには，適切な採取時期・部位を選択する必要がある．急性潰瘍性病変では，偶発症を避ける意味からも出血の少ない時期を選ぶ．急性期を少し過ぎた時点での生検組織診断は，腫瘍性異型と再生異型との鑑別をしやすくする．生検目標部位は，異常所見の肉眼像を十分に考慮して決める．上皮性の癌を疑う場合は，「最も癌が存在しそうな場所」を同定し，そこからの確実な生検が必要である．陥凹性病変の場合，癌は陥凹面にのみ存在していることが多い．また，潰瘍が並存している場合や陥凹内に島状隆起を伴っている場合，再生上皮などの非癌組織が採取されると偽陰性となる（図3-16）．陥凹内の非再生上皮部からの慎重な検体採取，時には抗潰瘍薬服用後の再検も必要である．

　検体の混同を避けるためと，診断上内視鏡所見と病理所見の1対1の対比を行う意味から，病理報告書には病変のシェーマと生検部位を記載し，検査個数を記入する．患者情報をよく確認し，検体取り違えによる医療事故が発生しないように，細心の注意を払って病理側に検体を渡す．

【禁忌】

　出血傾向がある場合，活動性出血による著明な貧血がある場合，穿孔の恐れがある場合などである．ただし，確定診断を得るためにどうしても必要な場合もあり，個々の症例に応じて柔軟な対応が望まれる．抗血小板・凝固薬の内服に関しては，薬剤の種類や患者の病態により，休薬期間を一概

には決められないので，専門医と相談のうえ，可能であれば一定期間内の休薬後，生検を行う．

緊急内視鏡
emergency endoscopy

松井繁長　近畿大学講師・消化器内科
工藤正俊　近畿大学教授・消化器内科

【検査の概要】

　緊急内視鏡は，内視鏡検査の普及とともにほぼ日常的に頻繁に行われており，救急領域においても重要な役割を担っている．緊急内視鏡の守備範囲は，消化管の出血・穿孔・閉塞・炎症・異物，胆管の閉塞など診断から治療まで多岐にわたっている．軽症から重症までのさまざまな疾患，病態に対応しなければならない．定義に関しては，放置すると全身状態が悪化すると予測される病態に対して，原因の診断，治療を目的として行われる緊急内視鏡検査ならびに治療が患者の状態改善に寄与すると判断され，行われる場合をいう．

【適応・禁忌】

　一般に緊急内視鏡の約80％が消化管出血に対して行われており，頻度が最も高く，first choiceとされている．消化管出血の部位同定，原因疾患の特定とともに，速やかに適切な内視鏡的止血処置へと移行することができる．

　上部消化管出血では，胃・十二指腸潰瘍，AGML，食道・胃静脈瘤，食道・胃癌，逆流性食道炎，Mallory-Weiss症候群，gastric antral vascular ectasia（GAVE）などが挙げられ，また最近，内視鏡的粘膜切除術（特に endoscopic submucosal dissection：ESD）後の出血も増加している．下部消化管出血では，憩室，直腸潰瘍，痔核，炎症性腸疾患，癌，虚血性大腸炎，感染性大腸炎などが挙げられる．また，以前では診断困難であった小腸出血に対してもシングル・ダブルバルーン内視鏡にて診断することが可能となり，緊急内視鏡としても今後普及すると考えられる．消化管出血以外の緊急内視鏡の適応は，異物誤飲，消化管狭窄・閉塞，イレウス管挿入，S状結腸軸捻転症，胃アニサキス症などが挙げられる．

　また，急性閉塞性化膿性胆管炎に対する内視鏡的ドレナージ法としても積極的に行われている（次頁）．

　緊急内視鏡の禁忌は，汎発性腹膜炎合併の消化管穿孔，絞扼性イレウスなどの疾患であり，また患者がショック状態のときには禁忌となる．

【緊急内視鏡までの進め方】

　緊急内視鏡前にまず行わなければならないのは，呼吸，血圧，脈拍，体温，意識レベルなどのバイタルサインのチェックであり，全身状態を把握することで重症度判定をする．患者がショック状態であれば，酸素投与，輸液，輸血，尿道カテーテル留置などを行う．次に，詳細な問診と丁寧かつ正確な身体所見をとり，術前検査として，血液検査，胸腹部X線検査，心電図検査，腹部超音波検査，腹部CT検査などを行うことにより，原因疾患の鑑別診断ができることが多い．これらにより，緊急内視鏡の必要性の有無や緊急性を速やかに判断する．

【手技の実際】

　❶消化管出血に対する緊急内視鏡：呼吸循環動態を管理するためにモニタリング装置（血圧，心電図，酸素飽和度など）を装着して行う．消化管出血に対して緊急内視鏡を行う場合，出血源を確実な視野でとらえて出血病変を診断，出血状況を把握することが最も大切である．しかし，内視鏡を挿入しても胃内に残渣や凝血塊が多く出血源の探索が困難な場合もある．出血源の探索

には，内視鏡視野を確保するために残渣や凝血塊を除去する必要がある．このような場合，静脈瘤治療で使用するオーバーチューブを挿入することにより内視鏡下の洗浄，除去，その後の内視鏡処置が容易となり，患者の誤嚥防止にもなる．また，内視鏡下で困難な場合，太い胃管を使用することもある．さらに患者を通常の左側臥位から仰臥位，右側臥位，頭高位などの体位変換をさせることにより残渣や凝血塊が移動し視野が確保できることもあり，試みるべきである．また，出血源が胃体部後壁側などの接線方向で正面視が困難な病変部位であれば，内視鏡に先端透明フードを装着することによりほとんどの病変が正面視可能となり，確実な止血処置ができる．

内視鏡的止血術として，薬物局注法（高張Naエピネフリン液，純エタノール），ヒータープローブ法，高周波凝固法，アルゴンプラズマ凝固法，ホットバイオプシー法，クリップ法などがある．これらの複数の止血法のなかでいずれを選択するかは，施設の設備体制にもよるが，術者は，さまざまな疾患や出血状況に対応できるように複数の方法を習得しておくべきである．

食道静脈瘤出血に対しては，内視鏡的硬化療法（endoscopic injection sclerotherapy：EIS，178頁）と内視鏡的静脈瘤結紮術（endoscopic variceal ligation：EVL，178頁）があるが，噴出性出血，フィブリン栓に対してはEVLが第1選択となる．EVLは手技が簡便で偶発症も少なく，止血効果がすぐに得られるためである．しかし，再発静脈瘤で線維化が強く，十分な吸引結紮が不可能な場合，すぐにEISへと変更する．後日患者の状態改善をみてEISあるいはEVLの追加治療を行うようにする．胃静脈瘤出血の場合，特に穹窿部静脈瘤出血（Lg-f，Lg-cf）に対しては，EVLで一時止血が得られることがあるが禁忌である．O-リング脱落時に潰瘍からの大量出血をきたすおそれがあるためであり，cyanoacrylate（CA）を用いたEISを行うべきである．

注意すべき点：大量出血で視野の確保困難や治療を繰り返しても止血不能である場合，いたずらに検査，治療を続けると，出血量も多くなり，ショックをきたす可能性がある．タイミングを失わないうちにinterventional radiology（IVR）や外科的治療へ，静脈瘤出血の場合はSengstaken-Blakemore tube（S-Bチューブ）挿入によるバルーンタンポナーデ法（176頁）へと変更すべきであり，内視鏡的治療を撤退する勇気も大切である．

❷**急性閉塞性化膿性胆管炎に対する緊急内視鏡**：急性閉塞性化膿性胆管炎（acute obstructive suppurative cholangitis：AOSC）は，総胆管結石の嵌頓が原因として発症することが多く，胆管閉塞に起因する急激な胆道内圧の亢進と，停滞した胆汁中で増殖・生産された細菌やエンドトキシンの血液移行により，ショックや意識障害，DICを引き起こす重症の胆道感染症である．

治療の遅れによって多臓器不全から死に至る病態であり，緊急の治療を必要とする．緊急時の減圧処置としては，ERCP用内視鏡を用いた内視鏡的胆管ドレナージ（endoscopic biliary drainage：EBD，198頁）が侵襲が少なく，first choiceとされている．緊急でEBDを行うことにより，重症化を回避することができ，全身状態の改善が期待できる．また，内視鏡的経鼻胆管ドレナージ（endoscopic nasobiliary drainage：ENBD，198頁）も多く行われているが，高齢者や認知症状のある患者の場合は，自己抜去される可能性が高く，あらかじめEBDの選択を考慮すべきである．

術中内視鏡

intraoperative endoscopy

藤井及三　大分大学第1外科
北野正剛　大分大学教授・第1外科

【検査の概要】

術中内視鏡の目的として，①術中における治療対象病変の範囲確認や同定，②治療対象病変の摘除ならびに治療の補助，③手術操作後の確認，などが挙げられる．現在，腹部手術時に用いられている術中内視鏡は上部消化管内視鏡，小腸内視鏡，大腸内視鏡，胆道鏡および膵管内視鏡である．

特に腹腔鏡下手術の普及に伴い，その重要性は増してきている．

❶治療対象病変の範囲確認・同定：表3-3に術中内視鏡が行われている消化器外科手術を示す．胃では早期胃癌に対する噴門側・幽門側胃切除術の際の病変進展範囲の確認，切除ラインの決定に用いられる．

十二指腸潰瘍穿孔に対する手術では，穿孔部確認が困難な場合，術中内視鏡併用により穿孔部同定が容易となる．

小腸では，小腸潰瘍や angiodysplasia などの出血性病変，Crohn 病による狭窄病変の確認のため用いられている．

大腸ではポリポーシス，重症虚血性腸炎

表3-3　術中内視鏡の適応および行われる消化器外科手術

1. 食道
   食道憩室
   ・胸腔鏡(開胸)下食道憩室切除術
2. 胃
   良・悪性腫瘍(GIST，早期胃癌，カルチノイドなど)，食道胃逆流症，病的肥満症
   ・腹腔鏡下胃切除術(局所切除術，楔状切除術，幽門側・噴門側胃切除術)
   ・腹腔鏡下胃内手術
   ・腹腔鏡下噴門形成術
   ・腹腔鏡下調節性胃バンディング術，腹腔鏡下 sleeve gastrectomy
3. 十二指腸
   十二指腸潰瘍穿孔
   ・腹腔鏡下穿孔閉鎖術・大網被覆術
4. 小腸
   血管病変(angiodysplasia, vascular ectasia)，憩室，潰瘍性病変(Crohn 病など)
   良・悪性腫瘍(GIST，カルチノイド，悪性リンパ腫，ポリープ，癌)
   ・狭窄・出血性および腫瘍性病変に対する小腸(部分)切除術
   ・小腸ポリープに対する内視鏡的ポリープ切除術
5. 大腸
   憩室，血管病変(angiodysplasia, vascular ectasia)，良・悪性腫瘍
   ・大腸ポリポーシスに対する大腸切除術
   ・低位前方切除術
   ・閉塞性大腸癌に対する大腸切除術(口側病変の確認目的)
6. 胆道鏡
   総胆管結石症
   ・腹腔鏡(開腹)下総胆管切石術(経胆嚢管的，経総胆管的)
7. 膵管鏡
   膵石症，慢性石灰化膵炎，外傷性膵損傷
   ・Frey 手術など

に対する切除範囲の確認や，閉塞性大腸癌切除後の口側病変確認目的で行われている．

❷治療対象病変の摘除および治療の補助：逆流性食道炎に対する腹腔鏡下噴門形成術では内視鏡を狭窄防止のステントとして用いる．また最近，日本国内で開始された病的肥満症に対する腹腔鏡下胃バンディング術や sleeve gastrectomy でも，狭窄防止や胃管径の確認目的で術中内視鏡が用いられている．

小腸・大腸では消化管出血時の出血源の同定やポリープ様病変の局在同定に有用である．胆道鏡は胆管結石の除去に，膵管鏡は膵石症や慢性石灰化膵炎の手術の際に用いられる．

❸手術操作後の確認：直腸癌に対する（腹腔鏡下）前方切除術後の吻合部出血や縫合不全の確認，リークテスト目的で術中内視鏡が行われる（図 3-17）．

【手技の概要】

経口的に挿入する内視鏡としては食道・胃・十二指腸用の内視鏡および小腸内視鏡が挙げられる．仰臥位で挿入する点を除けば，通常の手技と同様である．下部消化管では，経肛門的に挿入する場合と，術野で腸管切開部から挿入する場合とがある．前者では仰臥位である点を除けば通常操作と違いはないが，後者の場合は内視鏡を滅菌しておく必要がある．同様に，胆道鏡・膵管鏡も術野から操作するため滅菌されている必要がある．

【適応・禁忌】

適応は表 3-3 に示すようなものがある．
禁忌は通常内視鏡検査に準ずる．

【検査の進め方】

外科医，内視鏡医，麻酔科医 3 者の協力のもとに施行する．上部消化管であれば，内視鏡医が患者の左側で操作できるように，あらかじめ麻酔器やモニター類の配置を整えておく．下部消化管では患者の体位は截石位とし，術者と内視鏡医両者がモニターを視認できる位置に配置する（通常左下方となる）．

【手技の実際】

❶上部消化管内視鏡：体位は仰臥位で挿入する．咽頭通過時は内視鏡を左右に回さず，視野を正中に保って操作する．腹腔鏡手術時であれば，腹腔鏡光源で粘膜面の観察が困難となるため，光源を切るか弱めてもらい観察する．また送気は最小限にとどめ，肛門側消化管をクランプして肛門側へのガス流入を防止し，その後の手術操作に支障のないようにする．

❷下部消化管内視鏡：通常の内視鏡操作と同様である．開腹手術であれば外科医に腸管を直線化してもらい，または内視鏡を誘導してもらい挿入することが可能である．送気による大腸の過伸展を避けるよう心掛ける．

❸胆道鏡・膵管鏡：滅菌した内視鏡を用いて行う．胆道鏡では経胆嚢管的・経総胆管的に行い，膵管鏡は最も拡張した膵管を切開して挿入する．

【合併症・偶発症とその対処】

合併症・偶発症として消化管粘膜損傷，穿孔，粘膜下出血がある．体位や時間的な制約があり，また全身麻酔下で患者の反応がないことから愛護的な操作を心掛ける．

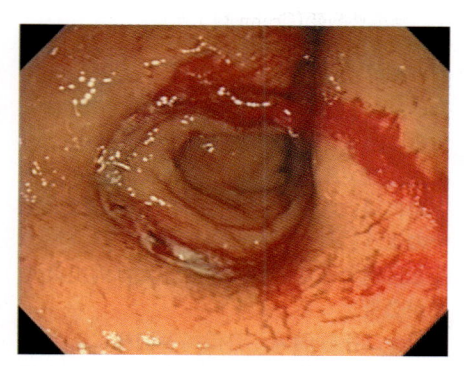

図 3-17　腹腔鏡下低位前方切除術に対する術中内視鏡による吻合部の確認

小児の内視鏡
endoscopy for children

窪田昭男　大阪府立母子保健総合医療センター小児外科部長

　小児内視鏡の機器も手技もほとんどが成人内視鏡の応用であるが，適応疾患は小児特有のものが多い．

【食道内視鏡検査】
　❶食道異物：いかなる異物であっても食道内に放置してはならない．硬貨や食物塊など透視下にバルーンカテーテルで摘出するが，粘膜を損傷する可能性のある異物あるいは腸管内にとどまる可能性のある異物は内視鏡下に摘出する．異物の形状・大きさに合わせてゴム付き鉗子，W字型把持鉗子，三脚把持鉗子，バスケット鉗子などを適宜選択する．
　❷食道静脈瘤：原疾患としては胆道閉鎖症，特発性門脈閉塞症，Wilson病などがある．胆道閉鎖症では減黄されても高度の食道静脈瘤を呈する症例があるが，消化管出血は食道静脈瘤よりもむしろ胃より肛門側腸管の静脈瘤あるいは急性粘膜症病変のことが多い．特発性門脈閉塞症では肝機能は正常なことが多く，NSAIDs内服などを契機に突然の消化管出血で発症することがある．
　❸逆流性食道炎：原疾患としてはlong-gapの食道閉鎖症術後，重症心身障害児，食道裂孔ヘルニアなどがある．慢性化すればBarrett食道に進行することもあるので長期間にわたる定期的な内視鏡検査が必要である（図3-18）．

【胃内視鏡検査】
　❶胃潰瘍
　1）新生児胃潰瘍：従来，新生児メレナと考えられていた症例に内視鏡検査をすれば胃・十二指腸潰瘍であることが多い．最

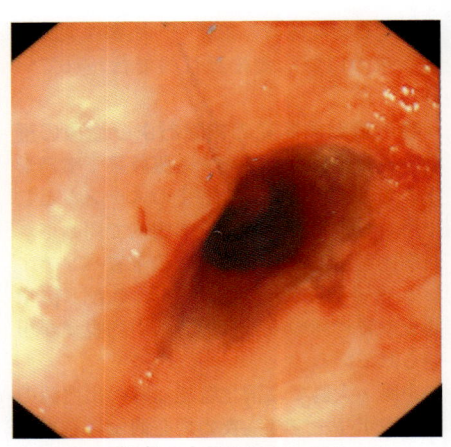

図3-18　難治性の逆流性食道炎
Gross-A型食道炎術後の22歳の女性．9歳でCollis-Nissen法を受けている．16歳ごろまでは生検でintestinal metaplasiaを認めたが，それ以降の組織所見は食道炎である．

近では真性メレナは稀である．
　2）ストレス潰瘍：学校でのいじめ，知的障害やDown症に対する差別などによるストレス潰瘍は意外に多い．小児の腹痛で便秘・鼓腸が否定できたら，胃潰瘍を疑ってみる必要がある．
　3）H. pylori菌の慢性感染によって胃前庭部を中心に慢性胃炎（胃前庭部結節性胃炎，図3-19），あるいは胃潰瘍を形成することがある．

【十二指腸内視鏡検査】
　❶先天性十二指腸狭窄症：多くは新生児期早期に発症し，確定診断されるが，離乳食開始後あるいは幼児期に至って症状を呈することがある（図3-20）．先天性十二指腸閉鎖症の膜様閉鎖で，閉鎖の上下にY字型に開口した膵管があたかも十二指腸狭窄のように見えることがある．症状も狭窄症と区別できないので，診断には内視鏡検査が必要となる．
　❷十二指腸潰瘍：胃潰瘍と同様に新生児早期の大量消化管出血の原因になることがある．

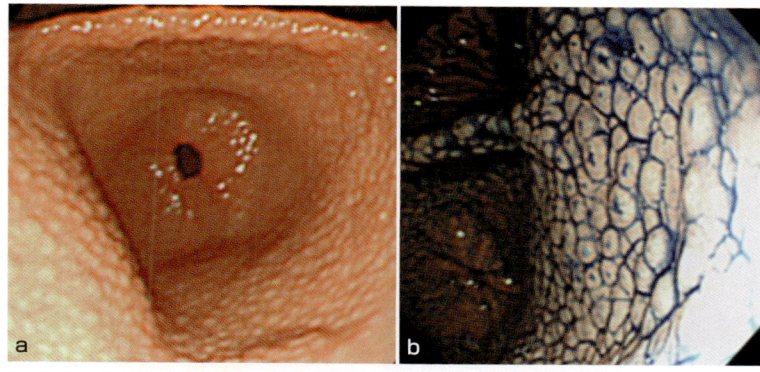

図 3-19　*H. pylori* 菌感染による胃前庭部結節性胃炎（鳥肌胃炎）
13歳，男児．鉄欠乏性貧血の原因精査のために行った胃内視鏡検査で，*H. pylori* 感染による慢性胃炎と診断された．胃前庭部一面に結節性変化を認める．鳥肌胃炎ともよばれる．小児 *H. pylori* 胃炎に特徴的な所見である．

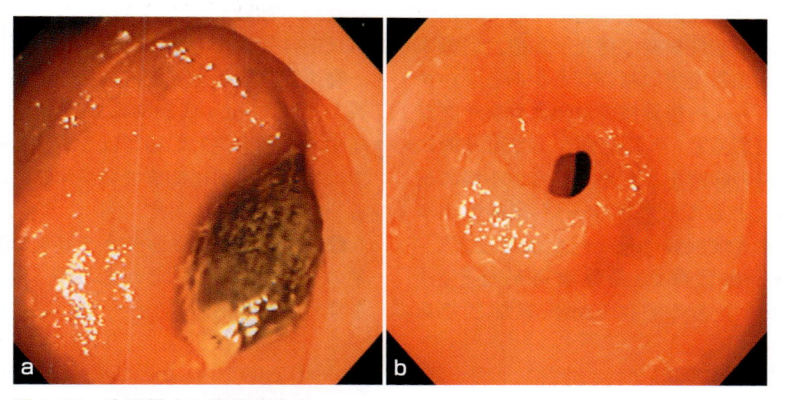

図 3-20　先天性十二指腸狭窄症
3歳，女児．食後の嘔吐で発症し，その後，反復した．腹部単純 X 線写真で十二指腸球部の著明な拡張を認めたので内視鏡検査を行ったところ，十二指腸下行脚にアーモンドが嵌頓していた（a）．三脚把持鉗子で摘出したところ，膜様狭窄を認めた（b）．

❸蛋白喪失性腸症：組織学的には粘膜下リンパ管拡張症を呈することがある．内視鏡的には細かい白斑として認められる（図 3-21）．

【ERCP】
　近年における超音波検査，あるいは MRCP の解像力の著明な改善により膵胆道系の画像診断としての ERCP の必要性は減少した．しかし，非拡張型の膵胆管合流異常症や膵癒合不全の精査には ERCP が必要になることがある．

【小腸内視鏡検査】
　小児の小腸内視鏡検査は，パンエンドスコピーによる空腸起始部，小児用大腸ファイバースコープによる回腸末端，あるいは開腹下に経口ファイバースコープあるいは小腸切開口から挿入したファイバースコープの誘導による観察などに限られることが

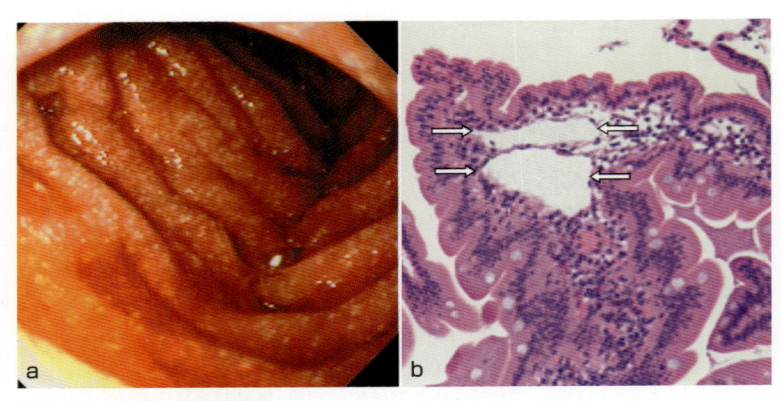

図3-21　蛋白喪失性腸症
内視鏡的にはびまん性の小白斑を認める(a). 組織学的には粘膜固有層内のリンパ管の拡張(矢印)を認める(b).

多い. 小腸内視鏡検査の適応としては消化管出血, 隆起性病変の精査・加療, 回腸末端の炎症性腸疾患の精査などがある. いずれにしても, 内視鏡検査は出血シンチグラフィ, 造影CT, 小腸造影などで可及的に病変部位の診断をしてから行う. 小腸の出血性病変としては, ポリープ(家族性ポリポーシスやPeutz-Jeghers症候群など), 血管腫・血管奇形(動静脈奇形など), Meckel憩室あるいはCrohn病などである.

【大腸内視鏡検査】

❶**大腸ポリープ**：小児では若年性ポリープが最も多いが, Peutz-Jeghers症候群も稀ではない. 若年性ポリープは有茎性のことが多く, 内視鏡的ポリペクトミーが適応となる. Peutz-Jeghers症候群は多発性のことが多いので注意を要する.

❷**下部消化管出血**：出血源としてはMeckel憩室, ポリープ, 炎症性腸疾患(潰瘍性大腸炎など), 感染性腸炎, 静脈瘤, 動静脈奇形, 腸重積, 裂肛などがある. 乳幼児で極少量の点状あるいは線状の新鮮血を主訴に来院することがあるが, 大多数の症例では下部結腸あるいは直腸粘膜表面からの出血であり, 内視鏡検査の必要

はない. 粘膜下リンパ濾胞の過形成あるいは反応性腫大と考えられる.

❸**炎症性腸疾患**：成人同様, 潰瘍性大腸炎およびCrohn病があるが, 乳児期に発症する症例も決して稀ではない. Crohn病では乳児期早期に痔瘻で発症することがある.

❹**感染性腸炎**：サルモネラ腸炎などで多量の下血を認めることがあるが, 潰瘍形成を伴うこともある.

拡大内視鏡検査
magnifying endoscopy

相原弘之　東京慈恵会医科大学内視鏡科
田尻久雄　東京慈恵会医科大学教授・消化器・肝臓内科

【検査の概要】
　拡大内視鏡検査とは, 主として腫瘍性病変の微細な表面構造を拡大観察し, 形態学的な診断を行うことであり, 腫瘍・非腫瘍の鑑別や異型度, 深達度などの質的診断, 病変の範囲診断, 治療方針の決定に大きく寄与する方法である. 主に色素散布や染色法を用いた拡大内視鏡検査では, 病変の腺

IPCL分類		
IPCL type I		
IPCL type II		
IPCL type III		
IPCL type IV		
IPCL type V-1 （拡張・蛇行・口径不同・形状不均一）		m1
IPCL type V-2 （type V-1 の IPCL の延長）		m2
IPCL type V-3 （IPCL の高度破壊）		m3, sm1 以深
IPCL type V_N （new tumor vessel の出現）		sm2 以深

IPCL パターン分類

領域（局面）の形成

EMR を中心とした局所治療

絶対適応：V-1, V-2
相対適応：V-3

手術を中心とした集学的治療 V_N

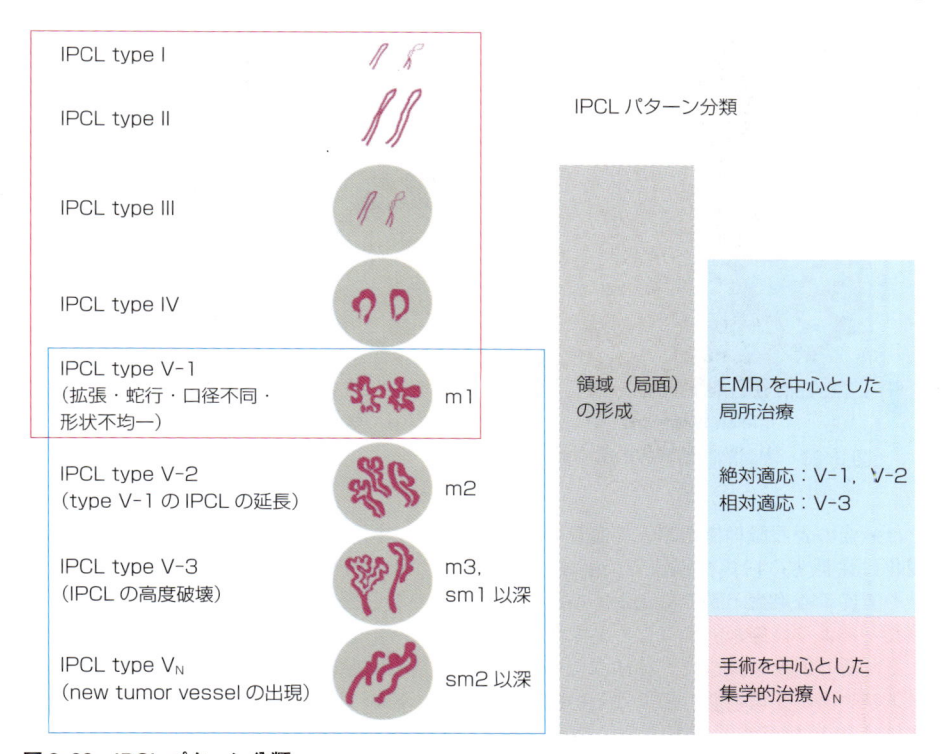

図 3-22 IPCL パターン分類
（井上晴洋，加賀まこと，南ひとみ，ほか：IPCL パターン分類と ECA 分類．胃と腸 42：582, 2007, Fig 1 を転載）

管密度の上昇などの構造異型を読み取る．そして狭帯域光観察（narrow band imaging：NBI）や分光内視鏡（flexible spectral imaging color enhancement：FICE）の画像強調処理を用いた拡大観察下では，粘膜表面の微細構造に加えて病変の表層を走行する血管の形態変化を読み取る．

【検査の適応基準・方法】

通常内視鏡から得られる情報のみでは診断や治療方針の決定に苦慮する場合に行う．

❶食道：食道は扁平上皮領域であり腺管構造を呈さないことから，拡大観察では病変内の血管像の変化をとらえることが重要である．井上らは，主として通常内視鏡のみでは診断に苦慮する平坦型病変に関し，NBI による画像強調拡大観察を用い，食道の上皮基底層に近接して走行する微細血管構造である上皮乳頭内ループ状毛細血管の形状（intra-epithelial papillary capillary loop：IPCL）が病変の異型度および深達度に相関することに注目し，図 3-22 のように IPCL type I から type V_N までに分類している．IPCL type III 以下の病変は慢性食道炎や low grade dysplasia のため経過観察，IPCL type IV 以上の病変には high grade dysplasia および上皮内癌が含まれてくるため EMR または ESD による治療対象，IPCL type V_N のほとんどは sm2 以深癌であるため手術を中心とした集学的治療の適応となる．

❷胃：胃は腺上皮領域であり，拡大観察

fine network pattern　　　　　　corkscrew pattern

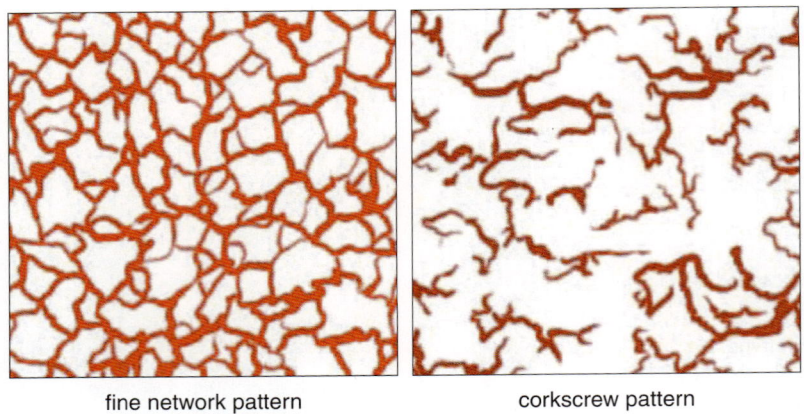

図 3-23 表面陥凹型胃癌の微小血管分類

では病変の表面微細構造および血管の形態変化に注目する．胃粘膜は *H. pylori* 菌感染や酸による炎症，腸上皮化生，粘膜の萎縮などによる修飾が加わるため拡大観察による診断の困難な臓器で，特に表面平坦型および表面隆起型早期胃癌ではその拡大観察による診断が体系化されたとは言い難い．しかし表面陥凹型早期胃癌においては，非癌部胃粘膜にみられる均一な粘膜微細模様は消失または微小・不整化するため，反対に病変内の血管形態が明瞭化するので NBI 拡大観察による診断が可能である．

図 3-23 にみられるように，高分化型腺癌では不均一な網目状(network pattern)，未分化型腺癌では縮緬状(corkscrew pattern)を呈し，血管形態が病変の異型度および分化度と相関する．血管形態の拡大観察は病変の良・悪性の鑑別診断および範囲診断に有用であるものの，深達度診断に関してはいまだ確立されていない．超音波内視鏡などほかの modality を併用して治療方針を決定する．

❸**大腸**：大腸も胃と同じく腺上皮領域であるが，炎症性腸疾患などの場合を除けば粘膜の炎症などによる修飾が少ない．拡大観察に関しては図 3-24 に示す工藤・鶴田らによる分類が確立しており，腺管の開口部の形態変化(pit pattern)に注目し，I 型から V_N 型までの分類がなされている．拡大観察には色素散布または主として crystal violet による染色法が必要である．色素散布法は簡便に行えるものの，III_S や V 型のような微細な腺管開口部の診断には不向きな面がある．染色法では染色の完成までに 30 秒～2 分を必要とするが，詳細な拡大観察が可能となる．I，II 型は非腫瘍であるため経過観察，III_S および III_L，IV 型はほとんどが腺腫または粘膜内癌のため内視鏡治療の適応である．V_I 型は表 3-4 に示すように，深達度 $1,000\mu m$ までの SM 軽度浸潤癌に対応する軽度不整 V_I，SM 深部浸潤に対応する高度不整 V_I に細分化され定義されている．前者は内視鏡治療の適応となるが，後者および明らかな無構造領域を有する V_N 型は SM 深部浸潤癌の可能性が高く外科治療の適応となる．しかし特に隆起型病変では例外も多く，深達度診断に苦慮する症例に対しては診断的 EMR を施行し，最終病理学的診断で治療方針を決定する必要がある．

I	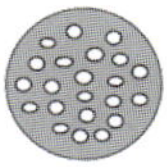	Round pit (normal pit)
II	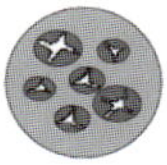	Asteroid pit
III$_S$	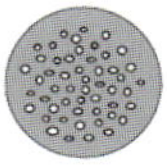	Tubular or round pit that is smaller than the normal pit (Type I)
III$_L$	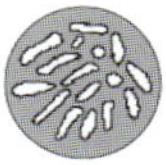	Tubular or round pit that is larger than the normal pit (Type I)
IV	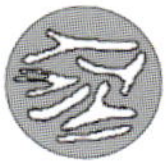	Dendritic or gyrus-like pit
V$_I$	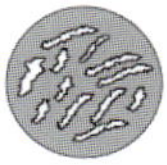	Irregular arrangement and sizes of III$_L$, III$_S$, IV type pit pattern
V$_N$	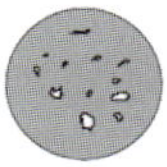	Loss or decrease of pits with an amorphous structure

図 3-24 大腸腫瘍の pit pattern 分類（工藤・鶴田分類）

（田中信治，岡　志郎，金子　巌，ほか：大腸腫瘍の拡大観察—何が進歩したのか—V 型 pit pattern 診断の変遷と現状—癌の深達度診断を中心に．胃と腸 41：1741，2006，Fig 2 を一部転載）

表 3-4　V$_I$ 高度不整の定義

既存の pit pattern が破壊，荒廃したもの
　内腔狭小
　辺縁不整
　輪郭不明瞭
　stromal area の染色性の低下・消失
　scratch sign

（田中信治，岡　志郎，金子　巌，ほか：大腸腫瘍の拡大観察—何が進歩したのか—V 型 pit pattern 診断の変遷と現状—癌の深達度診断を中心に．胃と腸 41：1745，2006，Table 5 を転載）

【患者説明のポイント】

拡大内視鏡観察は，表面微細構造や血管形態の変化に着目し病理学的最終診断を予測する画期的な方法であるが，術前診断と病理診断が必ずしも一致しないことがある．内視鏡治療後の最終病理学的診断で垂直断端が陽性であった場合には外科治療を含めた salvage 治療が必要となる可能性があることを，またリンパ節転移の危険性がある場合に内視鏡治療のみで経過観察とする場合にはリンパ節再発のリスクがあること，さらに外科治療とする場合にも最終病理診断でリンパ節転移のない場合には over surgery になる可能性についても十分な説明と同意が必要である．

色素内視鏡検査
chromoendoscopy

田中信治　広島大学教授・内視鏡診療科

【検査の概要】

色素内視鏡検査とは，内視鏡検査施行中に色素薬を投与し，その色素によって引き起こされる現象を内視鏡を通して観察し，通常の白色光による観察よりも消化管粘膜や病変の観察をよりわかりやすく行う診断手法である．図 3-25 に内視鏡観察法の目的別分類（亜分類）を示すが，この色素内視鏡検査は，最近概念が確立し定義された「画像強調内視鏡観察（image-enhanced endoscopy：IEE）」の 1 つである．従来色素法の 1 つに分類されていた蛍光法は，IEE の中の光デジタル法に分類される．

【種類・分類】

色素内視鏡検査の中には，コントラスト法，染色法，反応法，血管内色素投与法な

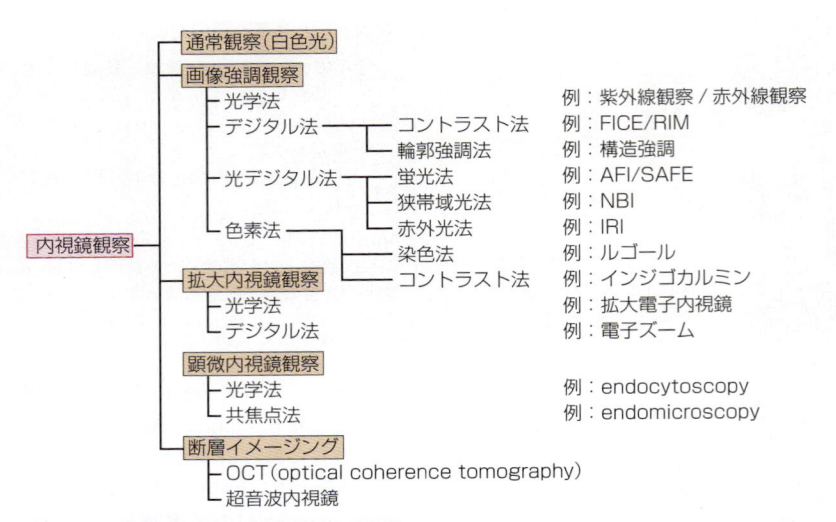

```
                    ┌─ 通常観察（白色光）
                    ├─ 画像強調観察
                    │   ├─ 光学法 ──────────────────── 例：紫外線観察／赤外線観察
                    │   ├─ デジタル法 ─┬─ コントラスト法 ── 例：FICE/RIM
                    │   │              └─ 輪郭強調法 ──── 例：構造強調
                    │   ├─ 光デジタル法 ┬─ 蛍光法 ──────── 例：AFI/SAFE
                    │   │              ├─ 狭帯域光法 ──── 例：NBI
                    │   │              └─ 赤外光法 ────── 例：IRI
内視鏡観察 ─┤        │   └─ 色素法 ─┬─ 染色法 ──────── 例：ルゴール
            │        │              └─ コントラスト法 ── 例：インジゴカルミン
            ├─ 拡大内視鏡観察
            │   ├─ 光学法 ────────────────────────── 例：拡大電子内視鏡
            │   └─ デジタル法 ─────────────────────── 例：電子ズーム
            ├─ 顕微内視鏡観察
            │   ├─ 光学法 ────────────────────────── 例：endocytoscopy
            │   └─ 共焦点法 ───────────────────────── 例：endomicroscopy
            └─ 断層イメージング
                ├─ OCT（optical coherence tomography）
                └─ 超音波内視鏡
```

図3-25 内視鏡観察法の目的別分類（亜分類）
（丹羽寛文，田尻久雄：内視鏡観察法に関する新たな分類の提唱．臨牀消化器内科 23：139，2008，図2を転載）

どがあるが，その原理と臨床効果をよく理解したうえで使用する．本項では，数多く存在する色素の中から臨床の現場で比較的頻用される色素を中心に解説する．

❶コントラスト法：色素のたまり現象を利用して，消化管粘膜や病変の凹凸を強調して形態観察を行う方法であり，インジゴカルミン液が頻用される．

❷染色法：色素を管腔内から散布投与し，消化管粘膜や病変が染色される現象を内視鏡的に観察する方法である．クリスタルバイオレット，メチレンブルー，トルイジンブルーなどがある．

❸反応法：色素を管腔内から散布投与し，消化管粘膜や病変がその色素と反応し色調変化する現象を内視鏡的に観察する方法である．ヨード（ヨウ素）液，コンゴレッドなどがある．

【手技の臨床応用】

日常臨床の中で汎用されている色素内視鏡検査の臨床的有用性について解説する．色素内視鏡検査共通の注意事項として，検査前に消化管粘膜あるいは病変をよく水洗して粘液や残渣をきれいに除去しておく必要がある．粘液や残渣が残存すると，色素薬の投与によって観察はむしろ難しくなる．

❶コントラスト法：インジゴカルミン液は，消化管の中でも円柱上皮（胃，小腸，大腸）およびそれを背景に発生した病変に有用である．吸収される色素ではなく，あくまで凹凸を強調するコントラスト法であることを理解する（図3-26）．食道領域でもBarrett上皮や腺癌には病変の強調に有用な色素である．通常，散布チューブを使用するが，注射器で鉗子口から直接散布することも有用である．

❷染色法：クリスタルバイオレットは被蓋上皮への色素の吸収による染色所見から，大腸腫瘍の拡大観察に頻用されpit patternの詳細な観察が可能である（図3-27）．Barrett上皮・腺癌の拡大観察にもpit patternの観察目的で使用される．メチレンブルーは主として吸収機能をもつ

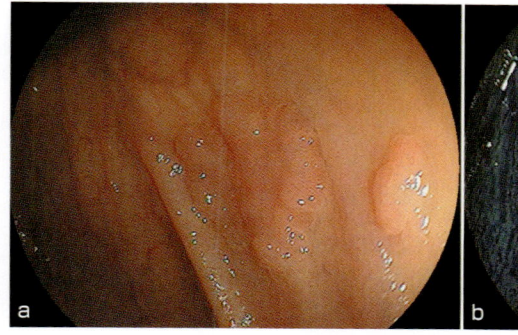

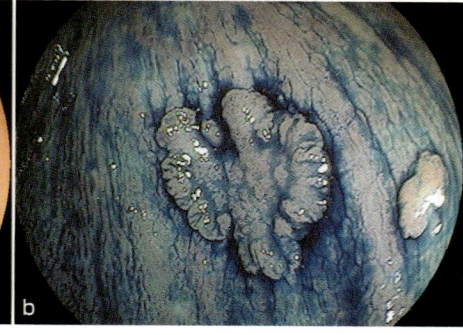

図 3-26 インジゴカルミン液によるコントラスト法
a の通常観察像に比べて，b のインジゴカルミン液によるコントラスト法では，大腸表面型腫瘍の範囲・表面模様が明瞭である．近傍の小ポリープや背景粘膜の無名溝も明瞭に観察できる．

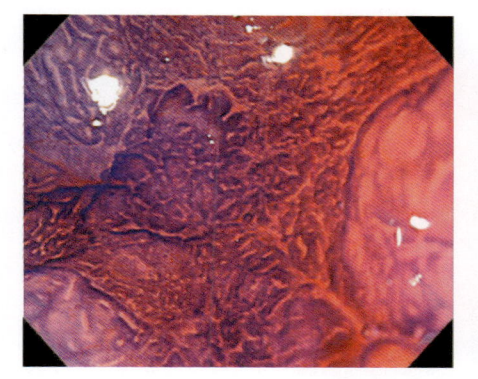

図 3-27 クリスタルバイオレット染色法による拡大観察
大腸表面型腫瘍の陥凹部を拡大観察しているが，pit pattern は不整で V 型 pit（癌）と診断できる．

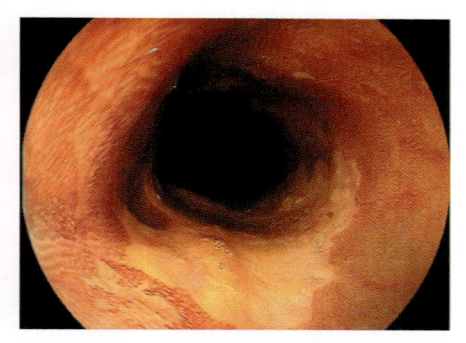

図 3-28 ヨード染色法による食道表在癌の観察
正常食道粘膜は茶褐色に染色されているが，癌部分は染色されず，その境界は明瞭である．

小腸上皮や腸上皮化生の診断に頻用される．最近では，細胞核への染色性から超拡大観察にも応用されている．トルイジンブルーは，食道表在癌の診断時に後述のヨード染色と併用して深達度診断に使用する（トルイジンブルー・ヨード二重染色法）．そのメカニズムは，正常食道粘膜は染色されないが，病的変化のある上皮や粘膜欠損・滲出物に染色性を認めることによる．

❸反応法：ヨード液は，食道表在癌の診断に使用される．正常の扁平上皮は有棘細胞層にグリコーゲン顆粒が多く存在するためヨードと反応して「ヨードデンプン反応」によって赤褐色に変化するが，dysplasia や癌ではグリコーゲン顆粒を有さないため色調変化をきたさないということを利用したものである（図 3-28）．トルイジンブルー・ヨード二重染色法を用いると深達度診断がより詳細に可能になる．コンゴレッドは，pH が 3 以下になると赤色から黒青色に変化するため，これを胃内に散布することで酸分泌機能を有する粘膜の広が

りを内視鏡的に観察できる．

【副作用・安全性】
　投与する色素薬による直接の副作用の報告は皆無である．近年，消化管粘膜へのメチレンブルー染色後の光照射による DNA 損傷の可能性を懸疑する報告もあり，染色法の施行に際してはその必要性を患者に説明し同意を得ることが望ましい．

NBI 内視鏡検査
narrow band imaging

佐野　寧　　佐野病院消化器センター顧問
豊田昌徳　　神戸大学付属病院腫瘍・血液内科

【検査の概要】
　narrow band imaging（NBI）とは，佐野らが中心となりオリンパス社と共同で開発された（2006 年）システムである．
　その特徴としては，内視鏡の観察光の分

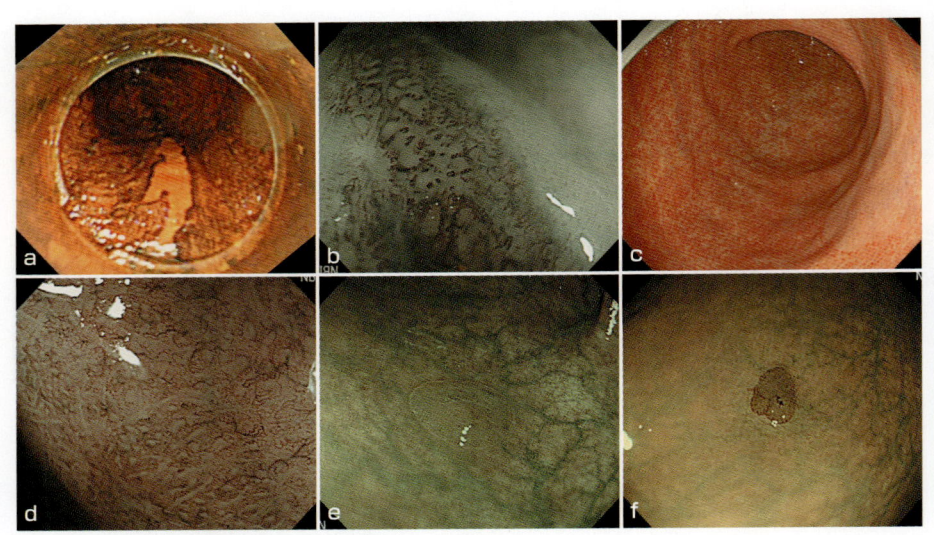

図 3-29　各領域での NBI 内視鏡検査所見
a：下部食道に 10 mm 大のヨード不染帯を認める．
b：同部位に一致して brownish area が観察された．NBI 拡大観察では IPCL type V-2（井上分類）を示す微小血管の増生を認め扁平上皮癌と診断，EMRC 法を施行し切除した．組織は扁平上皮癌，深達度 pT1a，LPM．
c：体下部後壁に通常観察で大きさ 30 mm 大の退色病変を認める．
d：NBI 拡大観察ではコルクスクリュー様の irregular microvessels を認める．組織は低分化型腺癌，深達度 pM．
e：大腸の過形成性ポリープ．NBI 内視鏡検査で brownish area として観察されず，NBI 拡大で腺管腔を取り巻く茶色の meshed capillary が観察されない．meshed capillary の有無は非腫瘍の鑑別に重要である．
f：大腸の表面平坦型腺腫．NBI 内視鏡検査で brownish area として観察され，NBI 拡大で腺管腔を取り巻く茶色の meshed capillary が観察される．NBI 内視鏡検査では通常で観察しにくい表面平坦型病変の検出に効果を発揮する．

光特性を狭帯域特性へ変更し（短波長側にシフト），病変の視認性や表面微細構造，微小血管観察の向上を可能にしたことにある．これらの現象は光の散乱特性にもとづく現象である．一般に，短波長の光では表層の情報，長波長の光では深部の情報を反映しているが，これらの組み合わせによる視認性変化を検討した結果，415 nm，540 nm の波長を使用することが最も病変の視認性が向上することが明らかとなり，これら 2 つの波長を搭載している．

血中を流れる酸化型ヘモグロビンは光を

表 3-5　佐野分類：大腸病変の NBI 内視鏡で観察される微小血管分類（capillary pattern）

	schematic micro-vessel architecture	capillary characteristics	vessel diameter (μm) (minimum-maximum)	visibility using NBI (capillary pattern classification)
normal mucosa		mucosal capillary network (meshwork) arranged in a honeycomb pattern around the mucosal glands	8.6±1.8 to 12.4±1.9 (6.4-20.9)	MC vessel : invisible〜faintly visible (capillary pattern type I)
hyperplastic		mucosal capillary network (meshwork) arranged in a honeycomb pattern around the mucosal glands	<10	MC vessel : invisible〜faintly visible (capillary pattern type I)
adenoma		vascular casts showed that the microvasculature have a similar organization to the normal colon. however, capillaries are elongated and have increased diameters compared to normal	13.1+3.3	MC vessel : clearly visible slightly thicker capillary capillary density : loose (capillary pattern type II)
carcinoma		vascular casts of colonic carcinoma is characterized by a disorganized structure and increased density of microvessels. the increased number and density of microvessels results in formation of nodular clusters of capillaries	18.3±0.1 to 19.8±7.6 (2.2-84.5)	MC vessel : clearly visible thicker capillaries, unevenly sized with branching and curtailed irregularity (capillary pattern type IIIA) MC vessel : presence of a nearly avascular or loose microvascular area due to histological desmoplastic changes in the stromal tissue (capillary pattern type IIIB)

capillary pattern type I：NBI 拡大観察では認識しづらい微小血管で，正常，過形成性ポリープのパターンである．
capillary pattern type II：NBI 拡大観察で腺管腔を取り巻く茶色の meshed capillary として観察され，腺腫のパターンである．
capillary pattern type IIIA：NBI 拡大観察で不規則に腺管腔を取り巻く茶色の口径不同，蛇行，途絶所見を示す meshed capillary として観察され，粘膜内癌（M）〜軽度粘膜下層浸潤癌（SM1）のパターンである．
capillary pattern type IIIB：NBI 拡大観察で血管が粗に分布し，血管分布が不明瞭な meshed capillary として観察され，高度軽度粘膜下層浸潤癌（SM2, 3）のパターンである．
〔Niwa H（監修）：New Challenges in Gastrointestinal Endoscopy, p309, Springer, 2008 より転載〕

吸収し熱を発生させるが，その吸収領域のピークが415 nm，540 nm であることがわかっている．したがって，NBI モードで発せられた blue light の大部分は血管内を流れる赤血球の中のヘモグロビンに吸収され，血管が黒茶色に描出される．一方，その他の部分では，光はいったん組織内に入ったのち散乱を起こし，再び反射してくるので，血管とのコントラストが明瞭に描出されることになる．

【検査の進め方・実際】

以下に各領域での検査の進め方を示す（図 3-29）．

❶咽頭観察：この領域の NBI 観察は咽頭反射をコントロールすることが絶対条件である．通常，咽頭麻酔（リドカインスプレー）のほかに，静脈麻酔（塩酸ペチジン，ミダゾラムなど）を使用する場合が多い．咽頭部は「エー」と発声してもらうと観察しやすい．挿入時または抜去時に brownish area を観察する．食道癌などの既往がある患者では，最初から拡大内視鏡を使用して詳細な微小血管観察をすることが望ましい（井上，有馬分類など）．

❷食道観察：挿入時または抜去時に brownish area を観察する．食道入口部を過ぎた段階で，唾液を除去するために water jet などを使用して洗浄後に観察することが望ましい．

頭頸癌などの既往がある患者では，最初から拡大内視鏡を使用して詳細な微小血管観察をすることが望ましい．先端フードなどを使用すると良好な観察が得られる（井上，有馬分類など）．

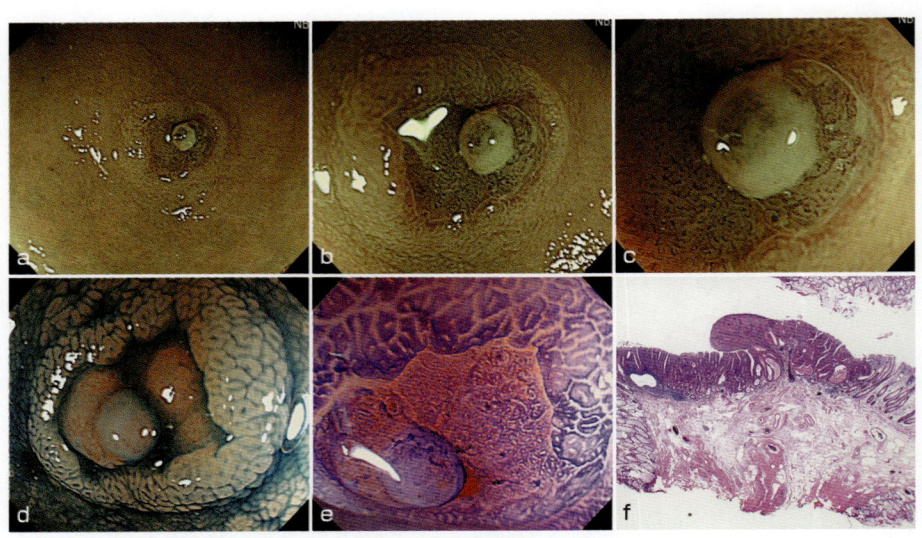

図 3-30　NBI 内視鏡検査を利用した実際の早期大腸癌の診断手順
a：直腸の陥凹面 4 mm の IIc．中央に白苔を有している．
b, c：近接では大部分は capillary pattern type IIIA だが病変右側に一部 IIIB 所見を認める．NBI 拡大観察における診断は M〜SM1 と診断した．
d：インジゴカルミン散布像．陥凹面は明瞭となり V 型 pit pattern が観察された．
e：クリスタルバイオレット染色では V_I 軽度＋高度不整 pit pattern を呈していた．病変の陥凹面は 4 mm 程度であり，M〜SM1 の診断のもとに EMR を施行した．
f：表面に肉芽所見を伴う高分化腺癌（一部中分化）であった．深達度は pM．

❸**胃観察**：この領域のNBI観察は，管腔が広いためスクリーニング検査には適していない．したがって，病変の発見にはあくまで従来の通常光観察を重視することが望ましい．病変を発見した場合にNBI拡大観察を行い腫瘍/非腫瘍の質的診断，病変の範囲診断を行うことが可能である．先端フードなどを使用すると良好な微小血管観察が得られる(八尾，八木分類など)．

❹**大腸観察**：一般に抜去時にbrownish areaを観察する．盲腸まで到達したのち，便汁などを除去するためにwater jetなどを使用して観察することが望ましい．大腸内視鏡スクリーニング観察では腫瘍/非腫瘍の観察を行い(meshed capillaryの有無)，悪性病変を疑った場合には拡大内視鏡を使用して詳細な微小血管観察(capillary pattern，表3-5，図3-30)をすることが望ましい(佐野，田中分類など)．

【NBI内視鏡検査の長所・短所】

NBI観察は観察光の分光特性を狭帯域特性へ変更するため，長所として，病変の視認性(brownish areaとして認識)，表面微細構造，微小血管観察の向上が認められるが，短所として，画像が暗くなり，管腔の広い臓器ではスクリーニング観察ができなくなることが挙げられる．

また，微小血管観察には拡大内視鏡が必須となるので，内視鏡操作の熟練が必要である．また，CCDの感度が画質，明るさなどに反映するため，可能な限りハイビジョン対応内視鏡を使用することが望ましい．

超音波検査
ultrasonography

畠　二郎　川崎医科大学教授・検査診断学

【検査の概要】

超音波検査とは通常2～20MHz程度の周波数を有する超音波を用いて生体臓器の断層像を得る検査法であり，アプローチする部位からいわゆる体外式と腔内式(経腟走査や超音波内視鏡など)に大別されるが，本項では体外式超音波に関して概説する．

腹部領域の体外式超音波における形態の評価にはBモード断層法が用いられており，用いる周波数は2～7MHz程度で，探触子(プローブ)の形状はコンベクス(凸面)またはリニア(直線)が多く，場合によりマイクロコンベクスやセクタ(扇形スキャン)を併用する．従来は送信した周波数と同一の周波数成分を受信して画像化していた(例えば3MHzの超音波を送信し，受信波の3MHzの成分を画像化する)が，最近の機器には送信周波数の2倍の周波数成分を画像化する(例えば3MHzの超音波を送信し，受信波の6MHzの成分を画像化する)いわゆるハーモニックイメージングが搭載されており，ノイズの少ない画像を得る手法として頻用されるに至った．

超音波の性質として周波数と減衰は比例する．すなわち分解能を上げようとして高周波な超音波を用いるほど深部の観察は困難になるという本質的な限界を有しているが，種々の手法により高分解能かつ高ペネトレーション(画像上の減衰が少ない)な画像が工夫されている．組織そのもののX線透過性という性質を画像化するCTとは異なり，超音波検査は音波の通りやすさ(音響インピーダンス)が異なる境界面で反射したものを画像化する手法であり，組織

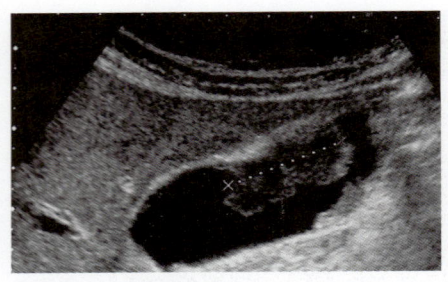

図 3-31　胆嚢癌の超音波像
胆嚢肝床部に広基性の腫瘍が描出されている．

の性質というよりは構築（境界の多寡）を表現していると考えたほうがよい．一方，音速や弾性などは組織の性質を表現するものであるが，腹部領域で広く用いられるには至っていない．

血流の評価にはドプラ効果による周波数偏移を速度として表示するカラードプラ法，血液からの反射波のパワーを表示するパワードプラ法などが用いられている．これらの手法はある程度以上の速度とパワーを有する血流を表示するものであり，遅くわずかな血流はフィルターにより削除され表示されない．したがって，微細循環の評価には造影超音波を用いる必要がある（別項，153 頁参照）．装置には通常用いられる設置型に対し，往診や回診にも使用することのできる携帯型があるが，最近の装置は軽量で日常臨床上ある程度満足しうる性能を備えている．

超音波検査は CT や MRI など他の断層診断法に比較して空間分解能とリアルタイム性に優れ，さらには簡便，機器もコンパクトで安価であることから広く普及するに至ったが，一方で客観性や検者依存性，さらには被検者の体格による影響などの点において劣っていることから，これらの特徴を理解したうえで個々の症例や施設の実情に応じた検査法を選択すべきである．

【適応・禁忌】
腹部では肝臓，胆嚢，膵臓，腎臓，脾臓ならびに脈管が一般的な対象とされており，胆石症や肝腫瘍など，これらの臓器に生ずる各種疾患におけるスクリーニングおよび精査の方法として有用である．図 3-31 に胆嚢癌，図 3-32 に肝血管腫の超音波像を示す．また近年では消化管にも応用されつつあり，特に急性腹症をはじめとする炎症性疾患での有用性が期待されている．図 3-33 は腸重積の超音波像である．

症状からみた適応に特に制限はなく，腹痛はいうまでもないが腹部膨満では腹水や腹部腫瘤，腸閉塞などの鑑別に，貧血では消化管などの出血源の検索あるいは脾腫の存在から血液疾患を疑う契機となり，黄疸では閉塞性黄疸とその原因疾患の診断，発熱では肝膿瘍や卵管留膿腫など比較的サイレントな感染源の検出など，あらゆる病態に適応がある．簡便で侵襲性もないことを加味すれば，ことさらに厳密な適応を考慮せず，第 2 の聴診器として積極的に日常診療に組み込まれるべきである．

基本的に非侵襲的な検査法と考えられており，特記すべき禁忌事項や合併症，偶発症などはないが，放射線防護同様，診断に必要十分かつできるだけ短時間に検査を施行する，すなわち ALARA (as low as reasonably achievable) の原則は守られるべきである．

【手技の概要】
通常は空腹時に行うが，救急症例などでは摂食状況にかかわらず随時施行する．体表にゼリーを塗布し，探触子の移動，圧迫，扇動，被検者の呼吸，体位などを駆使して目的とする部位を観察する．腹部領域のスクリーニングでは描出範囲の広さや圧迫の容易さから 3 MHz 程度の中心周波数を有するコンベクスプローブが用いられることが多い．

【手技の実際】
❶肝臓の観察：右肋間や右肋骨弓下走査により肝右葉を観察し，剣状突起下の縦横

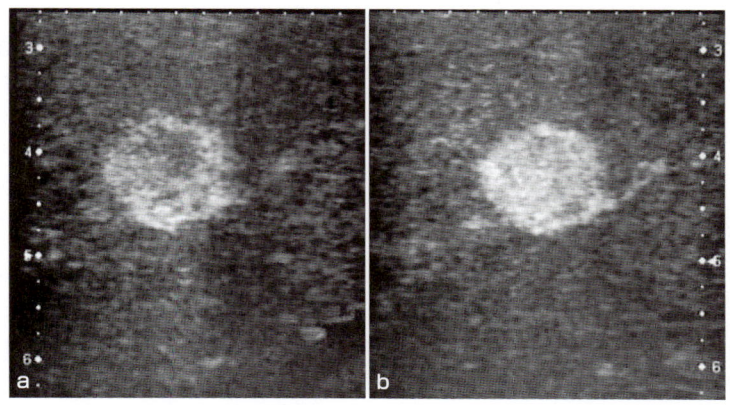

図 3-32　肝血管腫の超音波像
呼吸停止や体位変換などにより内部エコーが変化する，いわゆるカメレオンサインが陽性である．

走査により左葉を描出する．いずれの部位においても探触子の十分な扇動が見落としを防ぐために重要である．一般に横隔膜ドーム直下や両葉の外側縁などは見落としの多い部位とされており，必要に応じて体位変換を行う．

❷胆嚢の観察：右肋間走査と右肋骨弓下走査を併用する．頸部では近接する消化管ガスからのサイドローブアーチファクトにより，また底部では腹壁からの多重反射により不十分な観察となりやすいため注意を要する．

❸膵臓の観察：心窩部横断走査により膵頭体部，同じ位置で探触子を左上方に扇動し膵体部を音響窓として膵体尾部を，右上腹部縦断走査により膵頭部および膵鈎部を，さらに左肋間走査により脾門部を音響窓として膵尾部を描出する．

❹消化管の観察：実質臓器に比較して系統的走査には習熟を要するが，腹部食道，十二指腸，上行および下行結腸，直腸などはほぼ決まった位置に存在しており，それらを同定し連続する管腔を追跡する．

【検査の進め方】
検診におけるスクリーニングでは肝臓，

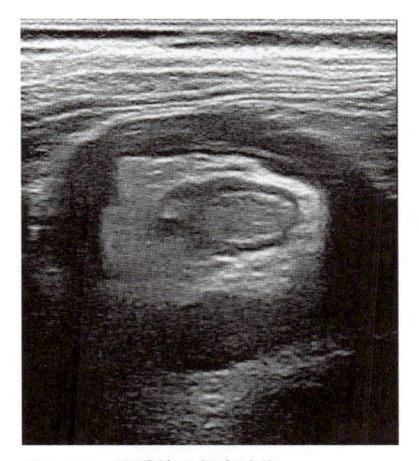

図 3-33　腸重積の超音波像
外筒の中に腸間膜や内筒が描出され，multiple concentric ring sign を呈している．

胆嚢，膵臓，脾臓，腎臓などを素早く，かつもれなく観察する．これに加えて慢性肝疾患など，何らかのリスクが被検者の背景に存在する場合はさらにその特定の臓器に注意を払う必要がある．急性腹症においてはその原因臓器や疾患が多種多様であることから，通常の観察対象に加えて消化管や

脈管などの観察も望ましい．また，急性腹症の原因としてよく知られている急性胆嚢炎や急性膵炎などにおいても，超音波診断が必ずしも容易でない場合もあり，これらの疾患を積極的に否定するには細心の注意が必要である．

【今後の展望】

造影超音波による微細循環評価，わかりやすい表示としてのリアルタイム3D，携帯型装置のさらなる小型化，新しい素材による振動子の開発など，ハード，ソフト両面での機器の改良が日々進められており，簡便なスクリーニング法であるとともに精査の手段としての存在意義も高まるものと思われる．

CT, MRI

computed tomography, magnetic resonance imaging

小林　聡　金沢大学講師・放射線科
松井　修　金沢大学教授・放射線科

【検査の概要】

CT, MRIは人体の断層像を画像化したもので，超音波検査と比較して検者の技術や被検者の体格などの影響を受けにくく客観性が高い検査である．

CTにおいては検出器の多列化（＝マルチスライスCT）の進歩によりMRI同様に多方向からの再構成画像による病変の観察が可能となってきている．また，MRIでもエコープラナー法などの最新の技術を用いることにより検査時間の短縮や時間分解能に優れたダイナミックMRIの撮像などが可能である．ただし，いずれのモダリティも機種間の性能の差が大きく，古い装置やローエンドの機種では期待した画像が得られない場合もあることに注意する必要がある．

【適応・禁忌】

❶適応：CTは腹部の大部分の疾患が適応となるが，特に腫瘍の存在診断，進展度診断に有用である．MRIはCTでは病変の存在診断が難しい場合，あるいはCTにて指摘可能な病変であるが性状をより詳細に知りたい場合などがよい適応である．

❷禁忌：CTは放射線を使用した検査であるため被曝を伴う．したがって妊娠中の患者や小児などでは検査施行にあたってはメリット，デメリットを十分検討する必要がある．また最近，植え込み型除細動器（ICD）やペースメーカー挿入患者にCTを施行した場合，リセットやオーバーセンシングが生じることが判明している．これらのデバイス挿入患者のCT撮影は禁忌ではないが，循環器科医師などの立ち会いのもとで検査を行うべきである．

一方，MRIでは体内金属の有無に注意する必要があり，ペースメーカー挿入者は禁忌である．また，弁置換術，整形外科領域の術後に挿入された金属，脳動脈瘤クリップや金属ステントなどはMRI対応の材質かどうかの確認が必要となる．

MRIはCTと比べて一般にガントリーが狭く，検査時間が長いため閉所恐怖症の患者では検査に耐えられない場合がある．

なお，MRIの強い磁場が胎児にどのような影響を及ぼすかは十分解明されておらず，少なくとも器官形成期の妊婦へのMRI検査は避けるべきとされている．

❸造影剤の禁忌：消化器領域ではCT, MRIとも造影剤を使用して検査を行う場合が多いが，造影剤の禁忌についても留意する必要がある．

CTではヨード系造影剤が使用されるが，代表的な水溶性ヨード造影剤であるイオパミドールの添付文書では，ヨードまたはヨード造影剤に過敏症の既往歴のある患者，重篤な甲状腺疾患のある患者への投与は禁忌となっており，また一般状態の極度

に悪い患者，気管支喘息の患者(副作用の発生頻度が高いとの報告があるため)，重篤な心障害，肝障害，腎障害(無尿など)のある患者や急性膵炎の患者，テタニーのある患者(症状が悪化するおそれがあるため)，マクログロブリン血症の患者(静脈性胆囊造影剤で血液のゼラチン様変化をきたし死亡した報告があるため)，多発性骨髄腫の患者〔特に脱水症状のある場合，腎不全(無尿など)を起こすおそれがあるため〕，褐色細胞腫の患者およびその疑いのある患者(血圧上昇，頻脈，不整脈などの発作が起こるおそれがあるため))は投与しないことを原則とするが，特に必要とする場合には慎重に投与すること(原則禁忌)となっている．

MRIでは従来から使用されているガドリニウム系の造影剤に加え，肝臓領域においては網内系に取り込まれる超常磁性酸化鉄製剤(superparamagnetic iron oxide：SPIO，フェルカルボトラン)や肝細胞に取り込まれるGd-EOB-DTPA(ガドキセト酸ナトリウム)といった機能診断が可能な新しい造影剤も使用されてきている．

いずれも該当薬剤に対する過敏症の既往歴のある患者への投与は禁忌であり，さらにガドリニウム系造影剤では，一般状態の極度に悪い患者，気管支喘息の患者，重篤な肝障害のある患者，重篤な腎障害のある患者への投与は原則禁忌となっている．

フェルカルボトランは一般状態の極度に悪い患者，ヘモクロマトーシスなど鉄過剰症の患者，出血している患者への投与は禁忌とされている．ガドキセト酸ナトリウムはガドリニウム系造影剤に対し過敏症の既往歴のある患者への投与は禁忌，一般状態の極度に悪い患者，気管支喘息の患者への投与は原則禁忌となっている．

最近，腎機能不全の患者でnephrogenic systemic fibrosis(NSF)の発生とガドリニウム系造影剤の使用の関連性が問題となっている．NSFは生命にかかわる重大な副作用であり，腎機能障害を有する患者に対するガドリニウム系造影剤の使用には注意が必要である．

【検査の進め方】

腫瘍の存在診断，進展度診断を行う場合は造影剤の使用が必要である．造影剤を急速静注して行うダイナミックCTにおける濃染の有無は病変の動脈性vascularityの多寡を反映し，静注後数分経過後の平衡相CTでの染まりの有無は病変の線維成分の多寡などを反映するため病変の質的診断の一助となる．また，急性腹症の診断においても腸管の炎症像や腸管血流障害の有無がより明瞭化するため造影剤の使用が望ましい．

MRIでは，基本的には多くの腫瘍はT1強調像で低信号，T2強調像で高信号を呈し，造影剤の使用で種々の程度に造影される場合が多い．脂肪や出血，粘稠度の高い液体などはT1強調像で高信号を呈し，線維化，石灰化などはT2強調像で低信号を呈する．このような信号パターンの組み合わせにより病変の構成成分をある程度推測することが可能となる．

造影MRIでは多くの場合ガドリニウム造影剤が使用されるが，基本的にはCTにおけるヨード系造影剤と同様の効果を有すると考えてよい．また，わが国では肝臓領域のMRIにおいて肝臓の網内系(Kupffer細胞)に取り込まれるSPIOと，肝細胞に取り込まれて胆道系に排泄されるGd-EOB-DTPAの2種類が機能性造影剤として使用可能であり，いずれも肝腫瘍の存在診断に有用である．

MRIでは，造影剤を使用せずに血管の信号を抽出して画像化するMR-angiographyというテクニックがある．体動の影響が少ない脳血管で主に用いられてきた検査手法であるが，機器の進歩に伴って腹部領域の血管においても大動脈の一次分枝レベ

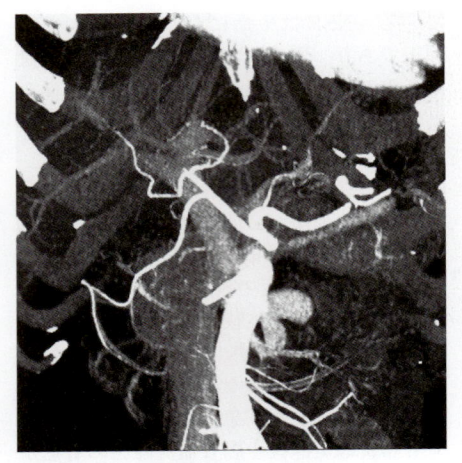

図 3-34　腹腔動脈の CT angiography

ルの血管の粗大な狭窄の有無，欠損の有無などのスクリーニング的評価には応用可能となってきている．また，造影剤を使用した場合はより細いレベルの血管まで描出可能な場合もある．最近の多列検出器型CTでは造影剤を使用した CT angiography（CTA）や多方向からの再構成画像（multiplanar reconstruction：MPR）により，かなり細いレベルの血管まできれいに描出することが可能であり，少なくとも血管解剖理解のみが目的の血管造影は現在ほとんど行われなくなってきている（腹腔動脈のCT angiography，図3-34）．

MRCP
magnetic resonance cholangiopancreatography

岡部純弘　大阪赤十字病院消化器科副部長

【検査の概要】

　MRCPはT2を極端に強調した水強調画像（hydrography）であり，膵液や胆汁のみを選択的に高信号に描出して膵管や胆管・胆嚢の内腔情報を画像化する検査法である．

　その長所としては，①非侵襲的な検査法であり，合併症の危険がない，②術者の技量に関係なく，短時間で検査を終了できる，③造影剤の圧入が不要で，生理的な状態下における膵胆道系の全体像が把握できる，④ERCPでは十分な描出が困難な狭窄もしくは閉塞部より上流の膵胆道系が描出される，⑤任意の断面での再構築が可能である，⑥消化管の再建例でも容易に施行できる，などが挙げられる．

　一方，短所として，①空間分解能は従来の直接造影に劣る，②狭窄が過大評価され，閉塞として描出されることがある，③肥満，腹水の症例では画像が劣化する，④細胞診や組織診などの診断手技やドレナージなどの治療手技が併用できない，などがある．前述したさまざまな特性により，MRCPは膵胆道系疾患の評価にきわめて有用な検査法であり，診断的ERCPが担っていた役割の大部分を置換することが可能である．

【適応・禁忌】

　膵胆道系疾患が疑われるすべての症例がMRCPの適応となりうる．すなわち，MRCPを用いて膵胆道系疾患を確実に拾い上げ，さらなる精密画像診断を進めていくことが重要である．一方，MRCPの禁忌は通常のMR検査と同様であり，心臓ペースメーカー挿入後や体内金属の存在が挙げられる．最近頻用される非ステンレススチール製のメタリックステントは，MRCPの禁忌ではなく，留置後も胆道系の評価が可能である．

❶胆道疾患

　a）胆管疾患：胆管疾患では，胆管結石の存在診断，原発性硬化性胆管炎などによる良性胆管狭窄の評価に適用される．胆管癌においては，閉塞（狭窄）部位と上流側の拡張が全体的に描出されるため，腫瘍の進

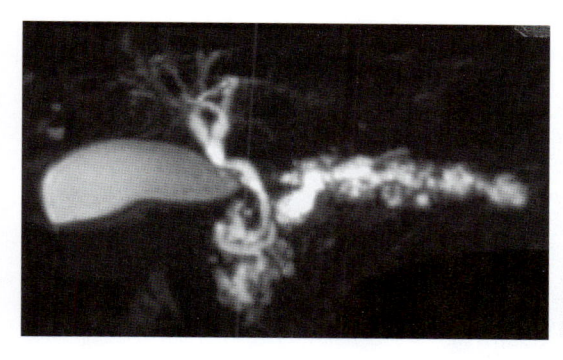

図3-35 膵頭部癌のMRCP
膵頭部での主膵管の狭窄と尾側膵管の著明な拡張が描出された.

展範囲の判定やドレナージ法の選択に有用である. さらに, 胆道系と同時に膵管系も描出されることから, 膵胆管合流異常の存在診断が可能であり, 自己免疫性膵炎に伴った硬化性胆管炎の評価に用いられる.

b) 胆嚢疾患:胆嚢疾患の診断にMRCPが果たす役割は比較的小さいが, 有石胆嚢における胆管結石の検索, 胆嚢癌での胆管浸潤の判定などに用いられる. 胆嚢腺筋腫症では, 胆嚢壁内の拡張したRokitansky-Aschoff sinus が球状の高信号域の連なりとして描出され, 確定診断に有用な所見とされる.

❷膵疾患:膵管系の狭窄や拡張などの異常所見を描出することにより, 慢性膵炎や膵癌の拾い上げが可能である(図3-35). また, 前者では膵管内結石や仮性嚢胞などの合併症の存在も判定される. 膵管内乳頭粘液性腫瘍では, 拡張した膵管系の全体像が描出されるため, 病態の正確な把握に不可欠な検査法であり, 経過観察にも有用である. また, 嚢胞性腫瘍では, 主膵管と同時に腫瘍自体も描出されるため, 両者の位置関係や交通の有無が判定可能である. ほかにも, 膵管癒合不全(pancreas divisum)の存在診断や背側膵炎の評価に用いられる.

❸その他:術後の消化管再建例では, 内視鏡による直接的膵胆管造影が困難なことも多いが, MRCPでは容易に膵胆管像が得られる. また, セクレチンによる膵液分泌刺激の後に, 十二指腸に排出された膵液量をMRCPで半定量する膵機能評価の試みが行われている.

ERCP

endoscopic retrograde cholangiopancreatography

岡部純弘 　大阪赤十字病院消化器科副部長

【検査の概要】

経十二指腸乳頭的に膵管および胆管・胆嚢を造影するERCP(内視鏡的逆行性膵胆管造影)は, 膵胆道系疾患に対する内視鏡的アプローチとして重要である. 前述したMRCPの普及により, 造影検査のみを目的とした診断的ERCPは減少傾向にある. しかし, 単純造影に付加されるさまざまな検査および治療手法の開発により, 膵胆道系疾患の鑑別診断や進展度診断, 内視鏡治療などに広く応用されている.

診断面では, 造影に引き続いて膵液や胆汁の採取による細胞診, 膵胆管の生検による組織診が良・悪性の鑑別を目的に施行される. また, 細径の高周波超音波プローブを用いた膵(胆)管内超音波検査(intraductal ultrasonography:IDUS)や親子内視鏡方式による経口的膵(胆)管鏡検査は, 精密

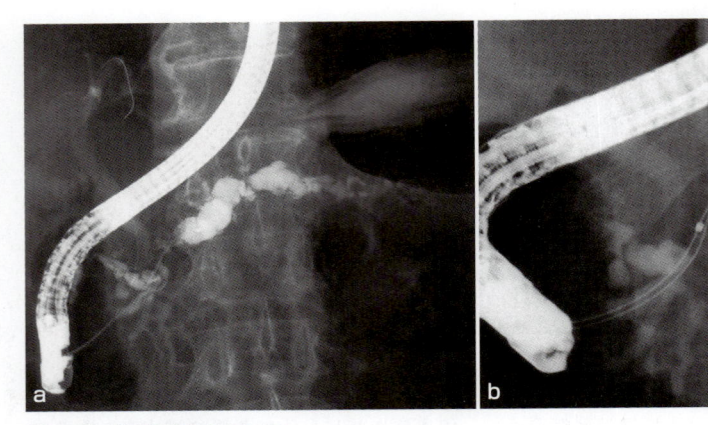

図 3-36　膵頭部癌の ERCP
a：図 3-35 と同様の所見が認められた.
b：主膵管狭窄部の擦過細胞診にて悪性と診断された.

な進展度診断に有用である.
　治療面では，内視鏡的乳頭括約筋切開術（EST）や内視鏡的乳頭バルーン拡張術（EPBD）を施行のうえで，閉塞性黄疸のドレナージ術や胆管結石の除去術が行われる．最近では，主膵管内結石の除去術や膵管ステント留置術，仮性膵嚢胞のドレナージ術などの膵疾患に対する治療が積極的に施行されている．

【適応・禁忌】
　膵管および胆管・胆嚢に病変が存在する可能性のある場合が，ERCP の適応となる．実際には，病歴や身体所見，血液生化学検査により膵胆道系疾患が疑われ，US，CT，MR などの画像検査で異常を指摘されている場合に，さらなる精密検査もしくは治療手段として施行される．胆道系では胆嚢胆管結石，良性胆管狭窄，胆道癌，乳頭部腫瘍などが対象疾患となる．また，膵疾患では慢性膵炎，自己免疫性膵炎，膵の腫瘍性病変などが適応である（図 3-36）．特に，閉塞性黄疸や急性胆管炎を伴っている例では，緊急胆道ドレナージ術の手段として施行される．
　禁忌としては，全身状態が極度に不良で内視鏡手技自体が困難な場合や高度の造影剤アレルギーを有する症例が挙げられる．また，急性膵炎例は原則的に禁忌であるが，胆管結石の乳頭部嵌頓に起因するものでは，EST を併用した採石術，もしくは胆道ドレナージ術を前提として速やかに施行する必要がある．

【手技の実際】
　術前検査および前処置は通常の内視鏡検査と同様である．ERCP は側視鏡を用いるため，その取り扱いに習熟している必要がある．内視鏡を十二指腸下降脚に挿入して直線化し，主乳頭を正面視して膵管および胆管開口部に造影カテーテルの挿管を行って造影剤を逆行性に注入する．膵管や胆管・胆嚢の描出が得られれば，適宜 X 線撮影を行いながら病態を把握する．その後，必要に応じて細胞診や生検，IDUS などの付加検査を行い，引き続き EST や EPBD，胆道ドレナージなどの治療手技を施行する．

【偶発症とその対処】
　ERCP およびその関連手技の偶発症については，ほかの内視鏡手技と比較してその頻度が高いことが報告されている．そのた

め，偶発症の内容とその危険因子について十分に理解し，その発症を予防する努力がきわめて重要である．

ERCPにおける最も頻度の高い偶発症は急性膵炎（ERCP後膵炎）である．ERCP後膵炎の危険因子としては，女性，ERCP後膵炎の既往，胆管深部挿管困難，頻回の膵管造影，膵管口切開，乳頭機能不全などが報告されている．ERCP後膵炎の発症機序としては，いくつかの原因が推測されているが，検査や処置後の乳頭浮腫に伴う膵液流出障害が最も多いとされている．対策としては，乳頭に対する愛護的操作や頻回の造影手技を避けることが基本であり，最近では膵酵素阻害薬の予防的投与や術後の膵管に対するドレナージが有効との報告がみられる．

また，ERCPに特有の偶発症としては急性胆管炎が挙げられ，胆管狭窄や胆管結石に対する胆道造影後に発症することがある．このため，こうした症例では胆道造影後に適切なドレナージ手技を施行することを前提とするべきである．

ほかの偶発症としては，EST後の出血や穿孔が挙げられる．ESTに伴った出血の多くは切開時に明らかとなるが，数日後にみられる遅発性出血も存在するため，注意が必要である．術前の凝固能のチェックが重要であり，出血時には内視鏡的止血術が第1選択である．穿孔は比較的稀な偶発症であり，処置に伴った乳頭部および胆管穿孔の比率が高いとされるが，これらは経鼻胆道ドレナージ術を主体とした保存療法で軽快することが多い．一方，不適切な内視鏡操作を原因とする十二指腸穿孔では，外科的治療を必要とすることがほとんどである．

血管造影，CTAP，CTHA

angiography/CT during arterial portography/CT during hepatic arteriography

柳生行伸　近畿大学講師・放射線医学
村上卓道　近畿大学教授・放射線医学

【検査の概要】

今日ではmulti-detector row CT（MDCT）やMRIの進歩により，血管そのものの評価を目的としたものを除けば，肝腫瘍性疾患におけるdigital subtraction angiography（DSA）の意義は減少しており，血管造影下CTへの準備，transcatheterial arterial chemoembolization（TACE）をはじめとした血管内治療の方針決定として行われることがほとんどである．

血管造影下CTは門脈血流を評価する経動脈性門脈造影下CT（CTAP，図3-37）と肝動脈血流を評価する肝動脈造影下CT（CTHA，図3-38）に分けられる．

これらの検査は経静脈的なdynamic studyと異なり，門脈血流と肝動脈血流を完全に分離しての評価が可能である．このため高い病変検出能のみならず結節内血流の詳細な評価が可能である．

現状は血管造影とMDCTの組み合わせで施行されているのが一般的である．今後はflat panel detector搭載血管造影装置でのcone beam CTを用いて血管造影室のみで完結可能となりうるが，技術的，画像的にまだ課題は残されている．

【手技の概要】

Seldinger法による経皮的なカテーテル挿入により行われる．虚血性心疾患を対象とした心臓カテーテル検査や，脳動脈瘤など血管内治療後のフォローアップ検査は上腕動脈や橈骨動脈アプローチで行われることが多くなっている．しかしながら，腹部

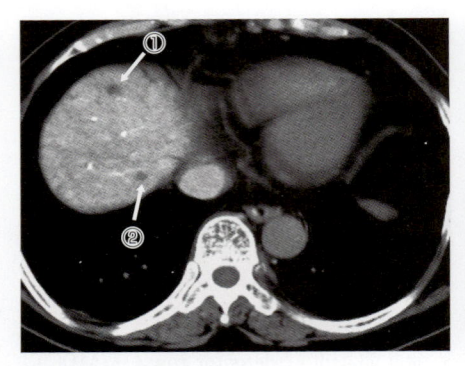

図 3-37　CTAP
S4, S8 に perfusion defect が認められる（矢印①，②）．

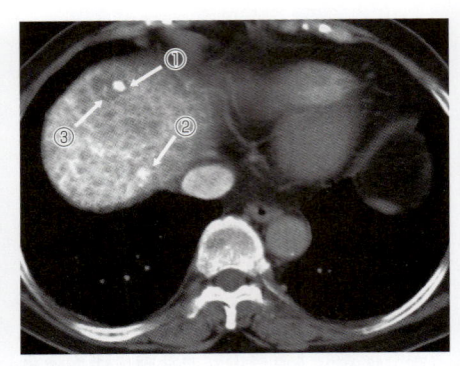

図 3-38　CTHA
CTAP で perfusion defect の部分は hypervascular foci として描出されている（矢印①，②）．S4 の病変は周囲に hypovascular area がみられており，nodule in nodule の所見を示し，分化度の異なる病変が存在していることが確認できる（矢印③）．

　領域の血管撮影では神経合併症を避ける意味で大腿動脈アプローチが第1選択となることが多い．ただし，peripheral arterial occlusive disease（PAOD）など大腿動脈アプローチが困難な場合は神経合併症などのリスクを十分に説明し，他のアプローチを選択する必要がある．
　肝動脈と上腸間膜動脈を個別に選択する必要があるので，CT室と血管撮影室が離れている場合は2本のシースを挿入するか，二股シースの使用が必要となる．筆者らは7Frの二股シースを使用しており，3.2Fr カテーテルを上腸間膜動脈に，4Fr カテーテルを肝動脈に挿入し，症例によりマイクロカテーテルの併用も行っている．近年では3Frシースシステムでマイクロカテーテルが使用できるものも発売されており，穿刺部の侵襲軽減に一役買っている．血管撮影室にCTが設置されているCT-IVRシステムや，CT室に高精細Cアーム透視装置があれば1本のシース挿入でよい．

【適応・禁忌】
　適応は血行動態の把握を必要とする肝結節がある場合や，肝切除前で精密な評価が必要な症例などである．ただし，後者に関してはGd-EOB-DTPAを使用した造影MRIがより簡便で偽病変の少ない画像が得られるので，今後血管造影下CTの適応は肝結節の詳細な血流評価が中心になると考えられる．
　禁忌としては，血管造影の禁忌が相当する（ヨード禁忌など）．

【検査の進め方】
　1）アプローチ血管：大腿動脈，上腕動脈，橈骨動脈．
　2）シース挿入本数：システムに左右される．前述のようにCT-IVRシステムがあれば1本で可能である．そうでなければ2本刺し，もしくは二股シースが必要．血管造影下CTに先だって必ず腹腔動脈，上腸間膜動脈の造影が必要である．これを省略すると肝動脈分岐のnormal variationを見落とし，不十分な検査の原因となる．上腸間膜動脈系は下膵十二指腸動脈からの血流が胃十二指腸動脈を介して求肝性に流れている場合があり，これを十分に越えてカテーテルを留置しないと動脈血流の混在の原因となる．

【手技の実際】

カテーテル挿入：動注CTの前に型どおりの上腸間膜動脈，腹腔動脈の造影を行い，normal variantの有無，求肝性膵アーケード血流の把握をする．次いで，適切な部位にカテーテルを留置してCT撮影に臨む．上腸間膜動脈に関してはあまりに末梢にカテーテルを留置すると造影むらの原因になるので，求肝性動脈血流に影響を与えないなるべく近位での留置を心がける．

造影剤は原液を使用するとアーチファクトにより結節内血流評価の妨げになるので，3倍程度に希釈して使用する．筆者らは370 mgI/mLの造影剤30 mLと生理食塩水60 mLで総量90 mLとして使用している．

CT室に移動して撮影する場合はカテーテル逸脱や清潔範囲の確保に注意が必要である．筆者らは患者移動をスムーズにするために移動補助用のマットを使用している．CTAPのときはプロスタグランジン製剤を使用すると造影剤の還流が良好となる．

CTAP時の造影剤注入プロトコールは，前述の希釈造影剤30 mLを3 mL/秒＋20 mLを1.5 mL/秒で注入開始後25秒，45秒で撮影している．25秒のデータでmaximum intensity projection (MIP) 像を作成し，経動脈的門脈造影の代用としている．また，45秒のデータではmultiple planner reconstruction (MPR) 像を作成して偽病変の除外を行いやすくしている．CTHA時の造影剤注入プロトコールは全肝撮影の場合は30 mLを1.5 mL/秒で注入し，10秒，18秒，35秒で撮影している．10秒，18秒は1回の呼吸停止下に撮影している．この場合も18秒のデータを使用してMPR像を作成している．

CTHAではより詳細な血流情報を得るために，1つの結節に対して連続的に撮影を行う．single level CTHAを行う場合がある．この場合は選択的にマイクロカテーテルを腫瘍の栄養血管と思われる区域枝レベルまで進めて，造影剤がオーバーフローしない程度の注入速度で，造影剤注入時間が10秒程度となるように投与量，注入速度を設定し，造影剤注入直前から1回の呼吸停止下で可能な限り連続撮影を行う．呼吸停止の負担を軽減するために酸素投与下 (3L程度，face mask) で施行している．

【合併症・偶発症への対処】

血管造影下CTとしては特に個別の合併症・偶発症はなく，すべて血管造影としての合併症・偶発症の対処となる．特に二股シースやシースの2本差しをする場合は穿刺部のトラブルに留意する必要がある．慢性肝疾患の患者は概して凝固能に問題がある場合が多く，不十分な止血は仮性動脈瘤や穿刺部血腫を引き起こすことを常に念頭に置く必要がある．

超音波内視鏡検査
endoscopic ultrasonography

安田健治朗　京都第二赤十字病院消化器科部長

【検査の概要】

超音波内視鏡検査は内視鏡に装着された超音波振動子を体腔内に入れて超音波走査を行い，超音波画像を観察する検査である．検査法としては内視鏡的超音波断層法 (EUS) と呼ばれる．この検査は，通常超音波検査 (US) でなかなか診断されなかった小さな膵癌の診断を目的に1980年以前から技術検討がなされ，1980年に臨床応用が開始された．消化管壁を介した超音波検査は皮下脂肪や腸管ガスによる障害を受けることなく膵胆道の盲点のない超音波断層像が観察されるのみならず，超音波減衰が少ないため，USで使用される超音波周

波数より高い周波数超音波が使えるため，より詳細な超音波観察が可能である．さらに，EUSでは消化管の壁が層構造を示して観察され，その層構造が組織とよく一致していることから，癌の深達度診断や粘膜下腫瘍の診断に用いられるようになった．

EUS機器は，目的臓器や目的手技によって選択される．EUS画像診断としては360度画角をもつラジアル走査式の超音波内視鏡が用いられ，消化管の小病変や胆管，膵管内の超音波走査のためには内視鏡下の超音波プローブ走査が用いられる．一方，EUS下の穿刺手技を行う場合には，鉗子口からの針を走査面で観察できるコンベックス型超音波内視鏡が用いられる．図3-39にラジアル走査機種とコンベックス走査機種の走査方向と範囲を示す．

【手技の概要】

一般に画像診断のためにはラジアル走査式の超音波内視鏡が用いられる．内視鏡の先端に内視鏡を軸とする360度画角を表示する超音波振動子が組み込まれたEUS機器の使用には，振動子にバルーンを装着して脱気水で膨らませ消化管の壁に密着させて超音波走査を行う手技に加え，消化管内に脱気水を注入して走査を行う手技がある．

超音波の読影は通常の超音波検査と同じであるが，走査部位と対象の見え方は体外走査と異なるため，若干の習熟を必要とする．画像表示は，胃内走査では膵体部が表示される後壁を画像中心の振動子の下に，肝左葉のみえる前壁を上に表示するのが一般的である．十二指腸下降脚では胆管，門脈を振動子の左に肝臓を上に表示する．図3-40に経胃・十二指腸壁走査で得られる画像の表示位置を示す．膵臓全体の描出には胃内，十二指腸からの走査を必要とするが，超音波像を観察しながら連続的に走査を行うことが不可欠である．膵胆道の

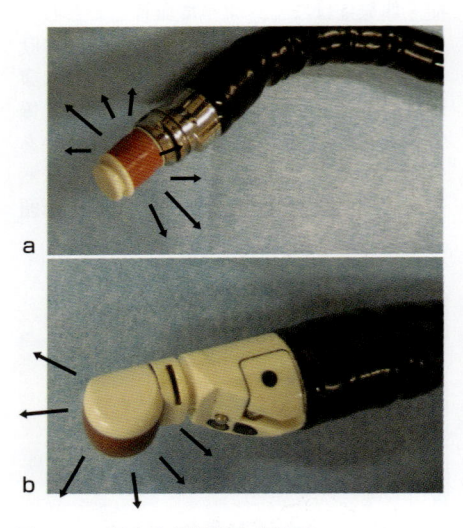

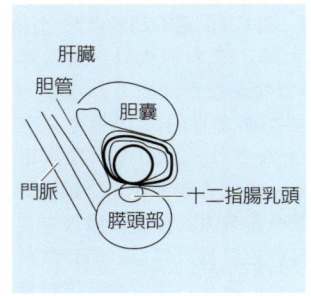

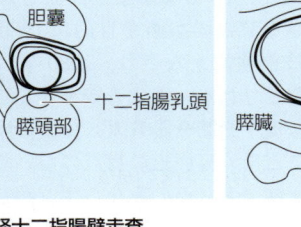

図3-39　超音波内視鏡走査範囲
a：ラジアル走査機種
b：コンベックス走査機種

図3-40　臓器の描出と位置関係

経十二指腸壁走査　　　　経胃壁走査

EUS検査では誰でも理解できる画像を表示することが大切である．走査部位と標準断層像を図3-41に示す．

消化管病変の観察では粘膜表層からの評価を行うことができるように脱気水内で超音波走査を行う．この際，超音波が対象に垂直に当たるように振動子の向きを調節する．

【適応・禁忌】

EUSは消化管病変，膵胆道病変の診断に幅広い適応をもつが，画像診断法としてのEUS検査の適応疾患を表3-6に示す．

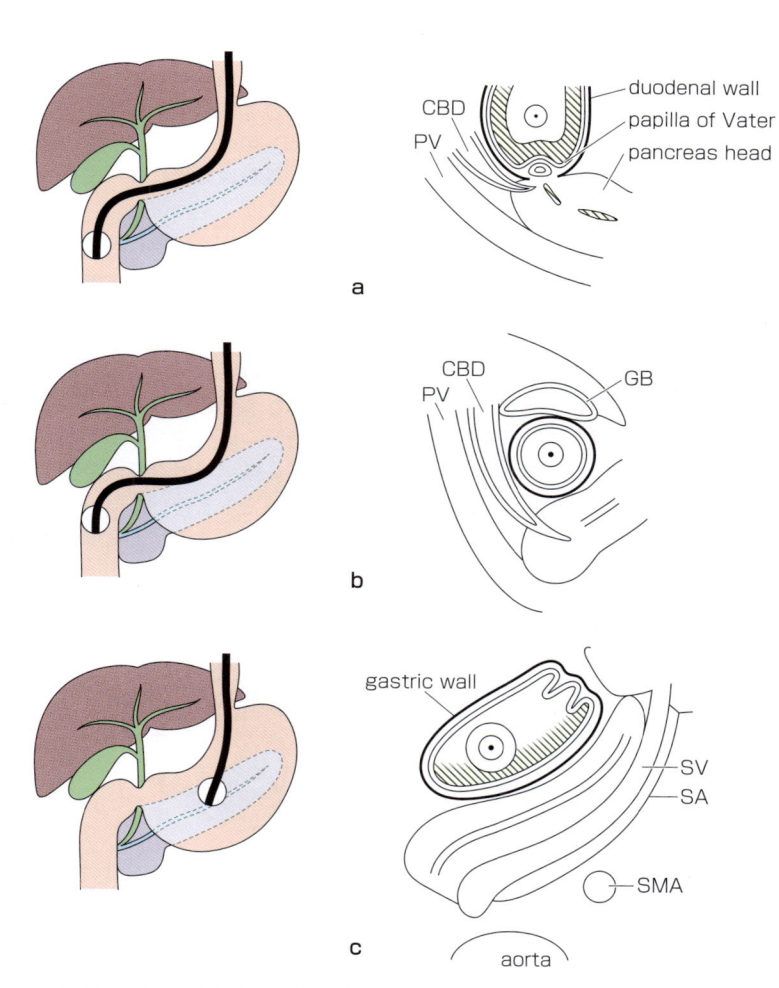

図3-41 走査部位と膵胆道標準断層像
(CBD：common bile duct, PV：portal vein, GB：gallbladder, SV：splenic vein, SA：splenic artery, SMA：superior mesenteric artery)
〔安田健治朗，向井秀一，吉田俊一，ほか：膵・胆道癌診断における内視鏡的超音波断層法(EUS)の意義―特に小病変診断について．Gastroenterol Endosc 27：943-954, 1985より改変〕

表 3-6　EUS 適応疾患

1. 膵胆道疾患
   - 膵胆道癌の早期診断（小病変診断）
   - 膵胆道癌の進展度診断
   - 胆嚢病変の鑑別
   - 慢性膵炎の診断
2. 消化管疾患
   - 消化管粘膜下病変の局在診断と質的診断
   - 消化管癌の深達度診断
3. その他
   - 縦隔病変診断
   - リンパ節診断

禁忌は内視鏡検査の禁忌と同じと考えてよい．内視鏡検査ができる状態で，適応があれば検査が行われる．

【検査の進め方・手技の実際】

EUS 検査は体位，前投薬とも通常の内視鏡検査と同じと考えてよいが，内視鏡機能は通常内視鏡に比べ劣っているため，EUS で通常内視鏡のスクリーニング検査は難しいと認識すべきである．また，超音波内視鏡は先端硬性部が長くスコープ径も太いため，鎮静薬を使用することが多い．

検査の性格は対象によって異なる．例え

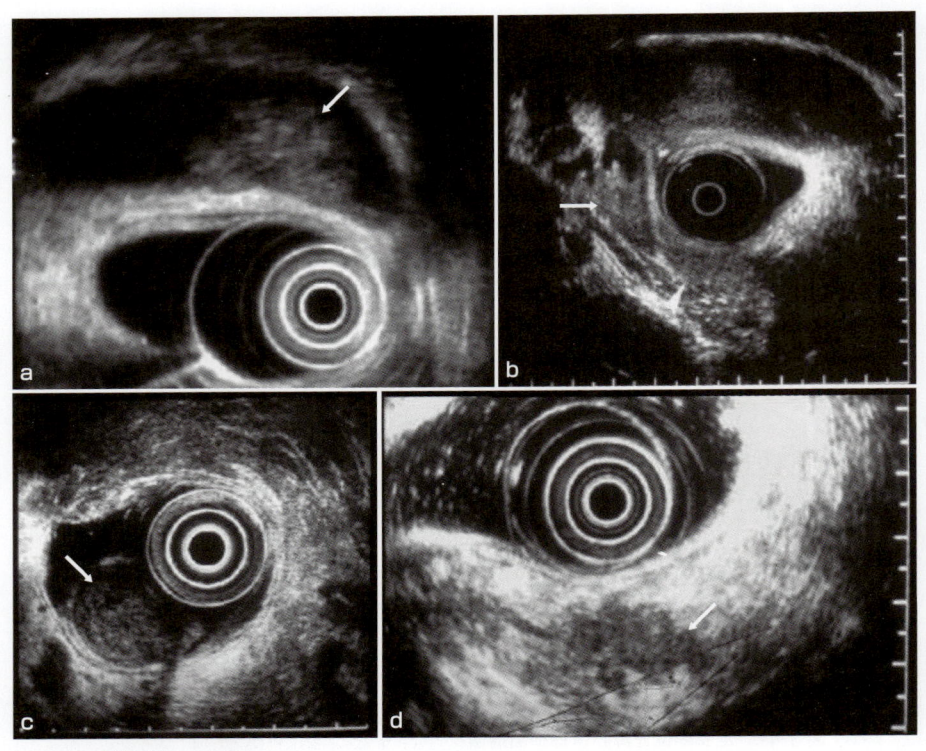

図 3-42　膵胆道 EUS 像
a：胆嚢癌，
b：胆管癌，
c：十二指腸乳頭部癌，
d：膵管癌．

ば，膵胆道の検査では，小病変を発見するためには十二指腸，胃から膵胆道を隈なく観察することが必要である．消化管病変の診断では対象を内視鏡的に観察しながら，脱気水を注入して水中下の EUS 走査を行う．もちろん，所属リンパ節の観察には連続した EUS 走査が必要である．

画像診断の基本は体外走査超音波検査と同じと考えてよい．EUS は対象に近く，高周波数超音波を使用するが，得られる画像の解析は大きく変わらない．図 3-42 に胆嚢癌，胆管癌，十二指腸乳頭部癌，膵管癌の典型的 EUS 像を示す．

一方，消化管病変の EUS 診断は組織とよく一致した消化管壁の超音波層構造を基準に行われるため，層構造を理解し明瞭な層構造を描出したうえで診断することが大切である．

【偶発症とその対策】

画像診断としての EUS 検査の合併症は通常内視鏡検査と同じと考えてよいが，先端硬部が長く前方斜視のスコープであるなど構造が異なるため，慎重なスコープ挿入と操作が求められる．また，脱気水を消化管内に注入するために，逆流による誤嚥に注意する．

超音波内視鏡ガイド下穿刺吸引法

endoscopic ultrasonography-guided fine needle aspiration(EUS-FNA)

原　和生　愛知県がんセンター中央病院消化器内科医長，名古屋大学消化器内科
山雄健次　愛知県がんセンター中央病院消化器内科部長

【検査の概要】

EUS は，その解像度の高さゆえに，消化管外の病変に対する画像診断の中では最も診断的価値の高い検査として認識されてきた．しかし，画像診断である以上は診断的限界があった．その限界を克服するために登場したのが，超音波内視鏡ガイド下穿刺吸引法(EUS-FNA)である．1992 年に膵腫瘤に対する EUS-FNA が報告されて以来，欧米はもとより，わが国でも急速かつ確実に普及を遂げた検査手技である．腹腔内，縦隔内，消化管粘膜下病変など，過去には手術以外では，組織学的診断を得ることができなかった病変であっても，EUS-FNA の技術を用いれば，安全かつ低侵襲に目的の組織を得ることができるようになった．また近年では，薬剤などの注入を目的とした，超音波内視鏡ガイド下穿刺も頻繁に行われ，診断的穿刺，治療的穿刺を包括的に interventional EUS と呼んでいる．

【使用機器および周辺機器】

EUS-FNA に使用する超音波内視鏡は，現在までに頻用されてきたラジアル型 EUS ではなく，コンベックス型 EUS を用いるのが一般的である．コンベックス型 EUS は，エコービームが内視鏡軸と平行であり，視野角 90〜180 度の超音波画像が得られる．コンベックス型内視鏡から挿入された穿刺針は，超音波画像上でリアルタイムに観察することができるため，安全な穿刺が可能となる．現在使用可能なコンベックス型超音波内視鏡は，GF-UCT240（オリンパス社製，図 3-43a），FG-36UX（ペンタックス社製），EG-530UT（フジノン社製）などがある．観測装置はオリンパス社の内視鏡ではアロカ社製，ペンタックス社では日立社製，フジノン社では東芝社製の観測装置が別途必要になる．穿刺針は，19〜25 G までが使用されているが，22 G または 25 G の使用が一般的である．穿刺後にガイドワイヤーを挿入する目的があるなど，穿刺後に引き続いて処置を行う場合は，19 G 針を使用したり，通電針を使用するケースもある．

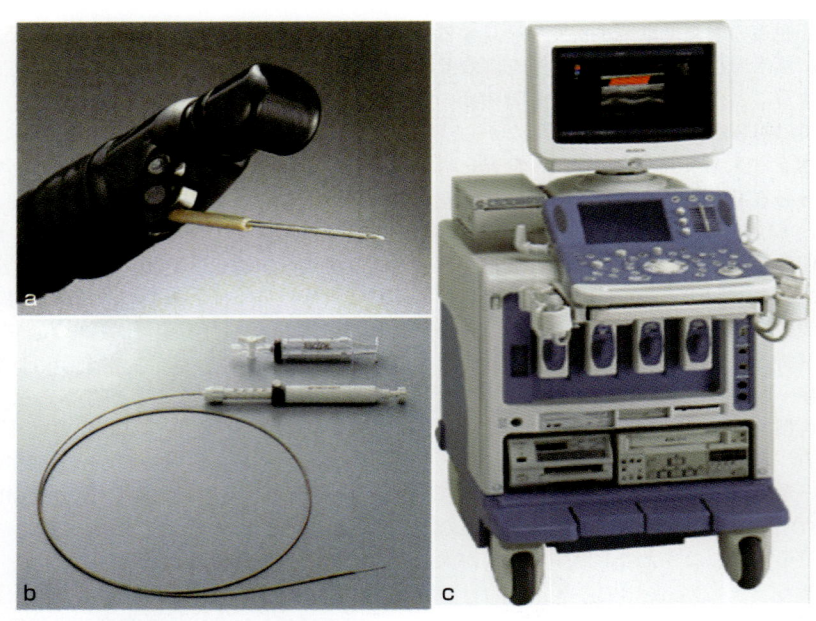

図 3-43 使用機器および周辺機器
a：コンベックス型超音波内視鏡〔GF-UCT240（オリンパス社製）〕．
b：穿刺針〔NA-200H-8022（オリンパス社製）〕．
c：超音波診断装置〔prosound α10（アロカ社製）〕．

　一般的な穿刺針として，NA-200H-8082（オリンパス社製，図3-43b），EchoTip ULTRA（Cook社製），QuickCore（Wilson-Cook社製，図3-44b）などがある．また，Tru-cut式の穿刺針も発売されている．Tru-cut針は，十分量の組織を得ることができる反面，針が硬いなどの構造上の欠点もあるため穿刺針の選択には多少の注意を要する（図3-44）．

【手技の概要・検査の進め方】
　EUS-FNAは，体外式超音波ガイド下穿刺と同様に，エコーガイド下に穿刺針をリアルタイムに確認しながら，安全な穿刺ルートを確保し，的確にターゲットまで穿刺針を刺入できる方法である．ただし，超音波内視鏡の操作にはある程度の熟練を要するため，穿刺を行うこと自体よりもターゲットを描出したり，穿刺しやすいポジションを探すことにやや経験が必要とされる．

　検査は，1泊入院を基本として行っている．欧米では，健康保険の事情もあり，外来検査として行われることが多い．検査前には，血液検査で凝固系の異常がないことを確認しておく．検査当日は，朝から絶食とし，血管確保，補液を行う．sedationをかけた状態で検査を開始するが，sedationが深いと吃逆の原因となり，浅いと体動の原因となる．吃逆，体動などは穿刺を困難にしてしまうことがある．

　ここで，EUS-FNAの実際の手順を紹介する．超音波内視鏡を挿入したら，ターゲットを描出する．ターゲットが描出できるポジションは1か所とは限らない．特に膵頭部は，胃内，十二指腸球部，十二指腸下行部の3つのポジションから描出できる

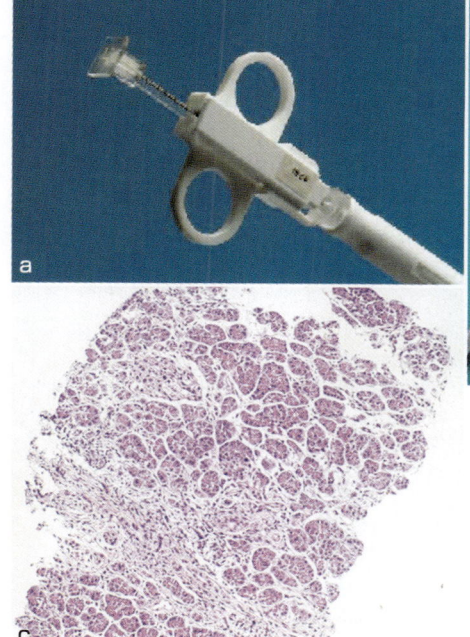

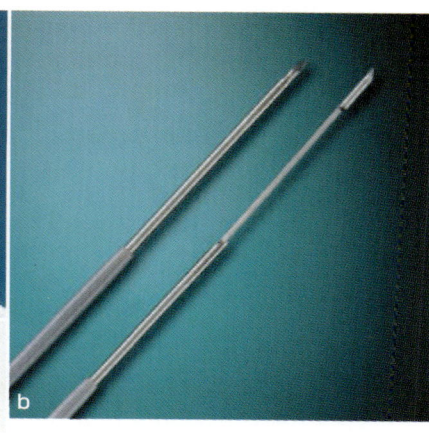

図 3-44　Tru-cut 式穿刺針
a：QuickCore の手元部分.
b：QuickCore の針先.
c：QuickCore で得られた膵炎患者の膵組織.

ことが多い．ターゲットと消化管の距離がなるべく短く，穿刺針に無理な力がかからないポジションを探す．ポジションが決まったら，カラードプラで血管の位置を確認し，血管を避けるルートで針を刺入する．検体採取が目的の場合は，刺入後，穿刺針の内筒を抜去し，注射器で穿刺針の外筒に陰圧をかけた状態にしておき，穿刺針を前後して検体を回収する．血液の成分が多い場合は，陰圧をかけずに行うこともある．穿刺で得られた検体は，迅速細胞診を行うことで，正診率が向上するとされている．穿刺終了後は，穿刺部位に出血がないことを超音波画像と内視鏡像で確認したのち終了とする．検査後は，水分摂取，薬の内服などは許可し，食事は翌日からとしている．

【適応・禁忌】
　EUS で描出可能な病変で，EUS-FNA が診断および治療に有用な情報を与えることが予想される場合のすべてを適応と考えてよい（表 3-7）．ただし，現時点では禁忌とされている場合も若干ある（表 3-8）．日常臨床では，腫瘍性病変の鑑別診断，癌の進展度診断，化学・放射線治療前の組織学的エビデンスなどを目的として施行されることが多い．EUS-FNA の適応はかなり広いが，今後もその適応は拡大していくものと思われる．

【偶発症】
　偶発症は，EUS-FNA 全体としては 2% 以下と報告されている．偶発症の中で最も可能性が高いのは，出血である．超音波ガイド下で穿刺しているため，カラードプラで確認できるサイズの血管を穿刺する可能性は低いが，穿刺後に腫瘍から oozing する可能性がある．膵囊胞性疾患に対する穿刺では，囊胞内出血など偶発症の発生率は

表 3-7　超音波内視鏡ガイド下穿刺術の適応疾患と手技

診断的穿刺	・膵・膵周囲腫瘤性病変 ・消化管粘膜下腫瘍 ・後縦隔腫瘤性病変・腫大リンパ節 ・消化管周囲腫大リンパ腫 ・EUS でしか描出されない少量の腹水や胸水 ・粘膜下の要素が強く通常内視鏡下生検では診断が困難な病変 ・通常内視鏡生検では診断困難な癌再発が疑われる吻合部病変 ・左副腎病変（褐色細胞腫に注意） ・EUS で描出される肝左葉の占拠性病変 ・経大腸観察が可能な骨盤腔内腫瘤
治療的穿刺薬液局注	・腹腔神経叢ブロック ・腫瘍や血管性病変へのエタノール局注 ・アカラシアに対するボツリヌス毒素局注療法 ・膵癌への活性化リンパ球注入や樹状細胞注入による免疫療法 ・膵癌への遺伝子注入による治療 ・乳糜胸に対する胸管穿刺硬化療法 ・手術前マーキングとしての tatooing
ドレナージ	・膵仮性囊胞・膿瘍ドレナージ ・経消化管的胆管ドレナージ ・経消化管的膵管ドレナージ ・経直腸的骨盤腔内膿瘍ドレナージ

（神津照雄，山雄健次，入澤篤志：超音波内視鏡ガイド下穿刺術ガイドライン．消化器内視鏡ガイドライン，第 3 版．p171，医学書院，2006，表 1 を転載）

表 3-8　超音波内視鏡ガイド下穿刺術の禁忌

・出血傾向が見られる場合
・EUS にて病変が明瞭に描出できない場合
・EUS-FNA により強く偶発症発生の危険が危惧される場合
・穿刺ライン上に血管の介在が明らかな場合
・呼吸性移動が大きく，穿刺中に針による臓器損傷が危惧される場合
・腫瘍播種の危険性が高いと判断される症例（膵粘液性囊胞腫瘍）
・検査に対して非協力的な患者
・EUS-FNA の結果いかんにかかわらず治療方針が決定される場合

（神津照雄，山雄健次，入澤篤志：超音波内視鏡ガイド下穿刺術ガイドライン．消化器内視鏡ガイドライン，第 3 版．p171，医学書院，2006，表 2 を転載）

10〜15％とやや高い．その他，膵炎，感染などが報告されている．消化管穿孔は，穿刺による直接の偶発症としては報告されていない．また，穿刺による腫瘍の播種の可能性が常に危惧されるが，EUS-FNA が直接の播種の原因になった症例の報告はごく僅かであり，癌の播種の可能性はきわめて低いとされている．ただし，わが国においては，囊胞性腫瘍に対する穿刺に関しては，播種の可能性が固形腫瘍を穿刺する場合よりも高いと認識されており，ガイドラインでは禁忌項目に挙げられている．少なくとも上記に挙げた偶発症に関しては，患者に説明しておくべきである．

管腔内超音波検査
intraductal ultrasonography(IDUS)

玉田喜一　自治医科大学准教授・消化器肝臓内科

【検査の概要】
　管腔内超音波検査(IDUS)は高周波超音波プローブ(15〜20 MHz)により鮮明な胆管および膵管の横断画像が得られる．解像力は20 MHzのプローブにおいては距離分解能0.1 mmという優れた精度である．

【手技の概要】
　内視鏡的逆行性膵胆管造影(endoscopic retrograde cholangiopancreatography：ERCP)時にガイドワイヤー誘導下にradial typeの高周波(15〜20 MHz)細径(6〜8 Fr)超音波プローブを胆管内または膵管内に挿入する．

【手技の適応】
❶胆管内超音波検査(intraductal ultrasonography：IDUS)
・微小な胆管結石の診断．
・胆管狭窄の良・悪性鑑別．
・胆管癌の進展度診断．

❷膵管内超音波検査
・膵管内乳頭状腫瘍(intraductal papillary mucinous neoplasm of the pancreas：IPMN)の主膵管内の乳頭状腫瘍の描出．
・IPMNの主膵管内表層進展範囲の診断．

【禁忌】
　ERCPが施行できない患者．

【検査の進め方】
　現在では，US，CTで胆膵疾患が疑われた患者にはMRCPが施行される．MRCP所見の情報に基づき，IDUSが必要な可能性があるときはIDUSの機器を準備したうえでERCPを施行する．

【手技の実際】
❶使用機器：ガイドワイヤー誘導式の6〜8 Fr，10〜20 MHzのプローブ(アロカ社製およびオリンパス社製)が好んで使われている．

❷実際の手順

1) ERCPを施行し，先端が柔らかいジャグワイヤー(ボストン社製)で胆管狭窄部を通過させ，ワイヤー先端を十分肝内胆管まで誘導する．

2) IDUSのプローブ先端のスリットをガイドワイヤーに通し，胆管内に挿入する．このとき，内視鏡を乳頭から遠めの位置に置き，プローブを十分鉗子孔から出した後に内視鏡起立鉗子を起こす．うっかりプローブ先端を起立鉗子で起こすと，プローブを破損する．

3) プローブを十分左右肝管まで挿入した後に起立鉗子を緩め，必ずプローブを引きながら走査を開始する．プローブを回転させたままで起立鉗子で奥に送り込む操作をするとプローブを破損する．

4) IDUS終了後，留置したガイドワイヤーを用い，内視鏡的経鼻胆管ドレナージ(endoscopic nasobiliary drainage：NBD)を挿入する．

❸正常胆管壁構造(図3-45)：1断面ではなく，必ず動画像で連続した画像を読影することが大切である．

1) 肝内胆管(図3-45a)：胆管壁外側に肝実質が描出される．

2) 膵外肝外胆管(図3-45b，c)：徐々に乳頭側に引き抜くと左右肝管分岐部が描出される．膵外肝外胆管では胆管壁外側に幅広の高エコー層(肝十二指腸間膜の脂肪層)が描出され，右肝動脈が胆管を横切るのが描出される．IDUS画像に慣れていないと右肝動脈を門脈と誤認しがちだが，さらに乳頭側を操作すると門脈が右肝動脈の外側に描出されることで鑑別できる．門脈は連続的な粒子(血球)の流れが認められ，

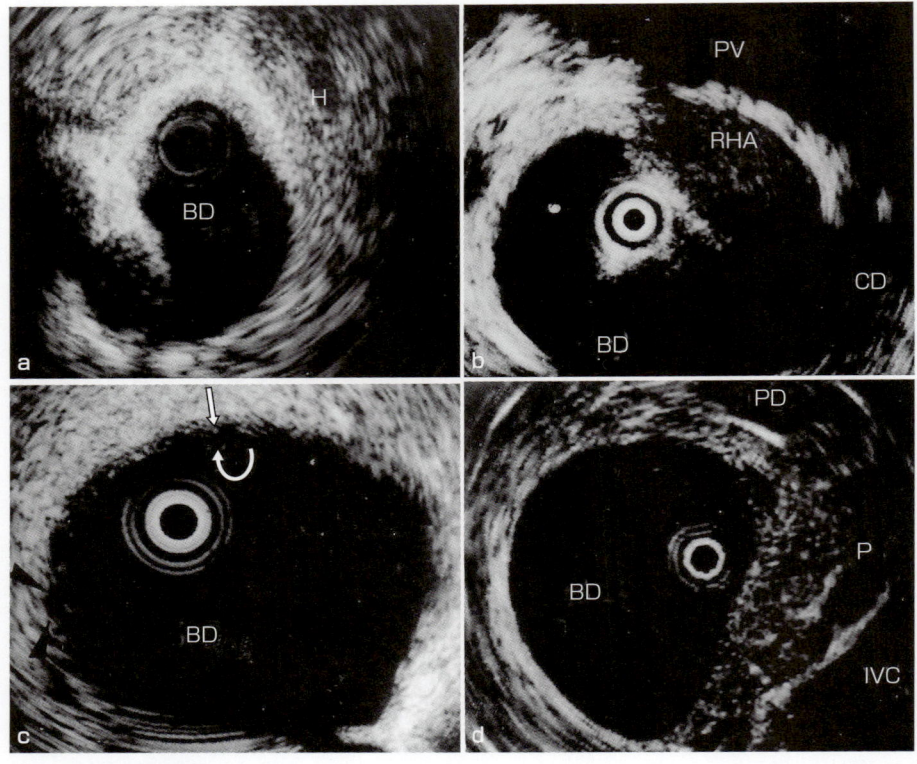

図 3-45　正常胆管壁
(H：肝実質，BD：胆管，RHA：右肝動脈，PV：門脈，CD：胆嚢管，PD：膵管，P：膵実質，IVC：下大静脈，矢印：胆管壁)

肝動脈は拍動的な粒子の流れが認められる．胆嚢管および肝内胆管は粒子の流れを認めない．

　3）膵内胆管（図 3-45d）：胆管壁外側に膵実質および主膵管が描出される．

【注意すべき偶発症と対策】

　ERCP 直後に嘔気を訴えるときは特に急性膵炎の発生に留意する．禁食で膵酵素阻害薬の点滴静脈注入を行い，十分な輸液をする．上腹部痛と血清アミラーゼの上昇を認めたときは dynamic CT を撮影し，急性膵炎重症度診断ガイドラインに従って重症度を判定する．

腹腔鏡検査
diagnostic laparoscopy

浮田　實　福山市民病院名誉院長，地方独立行政法人岡山県精神科医療センター院長

【検査の概要】

　腹腔鏡検査は，経皮的に腹腔内に硬性鏡を挿入し，腹腔内臓器の観察ならびに目標生検を行う確定診断法である．侵襲を伴い，数日の入院を要し，安全に行える手技の習熟が必須なことより，実施可能な施設

が限られている．しかし，以下に述べる適応疾患に関しては，選択すべき他の検査法がなく，自施設で診断のつかない際には，速やかに腹腔鏡検査を行いうる施設への紹介を行うべきである．

【適応・禁忌】（表3-9）

肝疾患の成因の精査としては，診断のつかない薬剤性肝障害疑い症例，自己免疫性肝炎が疑われるが抗核抗体陰性の症例，原発性胆汁性肝硬変が疑われるが抗ミトコンドリア抗体陰性の症例，原発性硬化性胆管炎が疑われるが他の画像診断で確定できない症例，原因不明の肝障害で寄生虫が疑われる症例に行う．各疾患を特徴づける肝表面所見が観察される．

B型慢性肝炎，C型慢性肝炎の予後診断と発癌予測に関しては，他のいかなる診断手法よりも，腹腔鏡検査による肝表面所見が正しく判定できるので，一度は腹腔鏡検査を行っておくことが予後診断に基づく患者管理にとってきわめて有用である．エコーガイド下の生検では，部位差の問題，切片の小ささなどに起因する制約から診断には限界がある．

成因が複数想定される肝疾患として，抗核抗体陽性のウイルス肝炎と，抗核抗体陽性のNASH（non-alcoholic steatohepatitis）が疑われる脂肪肝が重要である．いずれの場合においても，自己免疫性肝炎の有無によって治療が全く異なるので，絶対的適応である．

病態の把握が困難な疾患として，原発性胆汁性肝硬変では，南の腹腔鏡分類が正確に病期と病態を示し，早い時期から食道静脈瘤破裂の危険性の高い症例と肝不全をきたしやすい症例の鑑別が可能であり，臨床的有用性が高い．

原因の確定ができない腹水として，腹膜結核，腹膜中皮腫，癌性腹膜炎，サルコイドーシス，Budd-Chiari症候群（特に下大静脈の閉塞を伴わないChiari症候群では，

表3-9　腹腔鏡検査の適応と禁忌

1. 診断目的
   1) 肝疾患の成因，病態精査
   2) 肝疾患の治療法決定，予後判断
   3) 2種以上の肝障害の原因が想定される例
   4) 成因，病態の確定診断が困難な例
   5) 原因不明の腹水の精査（結核性腹膜炎，腹膜中皮腫，癌性腹膜炎）
   6) 原因不明の腹痛の精査（Fitz-Hugh-Curtis症候群，腹腔内癒着）
   7) 癌の進行度判定（staging）
2. 治療目的
   1) 肝細胞癌
   2) 腹腔内癒着
3. 禁忌
   1) 高度の出血傾向
   2) 高度の心肺機能不全
   3) 高度の腹腔内癒着
   4) 抗血小板薬・抗凝固薬中止不能例

〔井戸健一，関　守一，浮田　實：腹腔鏡ガイドライン．日本消化器内視鏡学会卒後教育委員会（編），消化器内視鏡ガイドライン，第3版．p121，医学書院，2006，表1，2より一部改変・転載〕

他の画像診断では診断が困難である）などでは，特有の腹腔鏡所見を呈し，目標生検との併用で診断が確定する．また，不明熱においては，肝への細胞浸潤を腹腔鏡下に目標生検することで診断の確定ができる場合が多い．

不明の腹痛として，Fitz-Hugh-Curtis症候群は一般に考えられているよりは頻度が高く，細かい癒着のため他の画像診断では発見されず，長期間の腹痛に悩まされている症例が多い．救急医療では，急性腹症の原因診断への応用が諸外国で広く行われている．

癌の進行度の判定は，超音波腹腔鏡により，費用対効果の観点から多くの国で行われており，特に胆・膵における悪性腫瘍の無用な手術を半数近くに減らすことができるという臨床的意義は大きい．

禁忌症例は，表3-9に示すとおりであ

り，血小板4万/μL未満，プロトロンビン時間40％以下では原則禁忌である．高度の心肺機能低下症例は，気腹による生命の危険性があり禁忌である．高度の癒着症例では，気腹部位の選択が制限される点と，癒着の中を走行する血管損傷による出血の危険性のため禁忌である．

【検査の進め方・手技の実際】

検査前夜から下剤の投与を行い，当日は絶食とする．検査は，局所麻酔下の腹壁・腹膜小切開が必要であり，通常，手術室で行われる．患者の不安が強い場合，小児においては全身麻酔下に行う．腹腔に間隙を作る操作は，気腹と呼び，笑気ガスまたは二酸化炭素を自動気腹装置で2〜3L腹腔内に注入し，観察終了時に脱気する．観察は，経皮的に腹腔内にトラカールを挿入した後，外套を残して腹腔鏡を挿入し，モニターテレビ画面上で行う．20〜30分の検査時間であるが，色素散布法，ICG静注法などの併用手技を行う場合には，1時間を超えることもある．検査の翌朝の排ガスを確認して，摂食の許可を与える．腹腔内出血のないことを確認すれば，検査終了24時間後に安静の解除とする．トラカールの挿入創縫合の抜糸は1週間後に行う．

【合併症・偶発症とその対策】

偶発症の発生頻度は0.5％程度である．気腹とトラカール挿入時の臓器損傷，出血，皮下気腫に加えて，肝生検後24時間以内に起こる線維素融解現象を伴った腹腔内出血，肝内血腫が重大な偶発症である．検査の必要性の説明とともに患者への負担と偶発症の危険性について十分なインフォームドコンセントを行い，術後の観察・対策が必要である．

生検時の出血には，生検鉗子孔からゾンデを用いてスポンゼルを挿入し，止血を確認するまで腹腔鏡観察を続ける．マイクロ波凝固も行われる．検査終了後の腹腔内出血に対しては，IVRによる止血が得られない場合は開腹手術となる．中程度以上の皮下気腫が生じた際は，頭位を低く保って，縦隔気腫による気道圧迫と経静脈うっ血を防ぐ．

胆道鏡・膵管鏡
cholangioscopy/peroral pancreatoscopy

乾　和郎　藤田保健衛生大学教授・坂文種報徳會病院消化器内科

【検査の概要】

胆道鏡・膵管鏡とは，胆道内あるいは膵管内を内視鏡にて観察し，画像診断を行うことであるが，直視下生検が可能な機種では病理組織診断による確定診断が行える．膵管内は経十二指腸乳頭的にしかアプローチできないが，胆道においては経皮経肝的なアプローチも可能である．アプローチ法により経口胆道鏡（POCS），経皮経肝胆道鏡（PTCS），経口膵管鏡（POPS）と呼ばれる．

【適応・禁忌】

胆道鏡の適応は胆道狭窄における良・悪性の鑑別診断と胆管癌の粘膜内進展範囲の診断である．ただし，胆管癌では癌の診断と同時に肝側への表層進展を診断し手術術式を決定する必要があるので，経口胆道鏡による診断だけでは不十分なことが多い．また，膵管鏡の適応は，膵管狭窄における良・悪性の鑑別診断，膵管内乳頭状粘液性腫瘍（IPMN）の膵管内進展範囲の診断である．

経口胆道鏡・膵管鏡の禁忌は，通常のERCPと同様であるが，前処置として内視鏡的乳頭括約筋切開術（EST）が必要な症例では出血傾向が禁忌である．PTCSの禁忌に特別なものはないが，前処置としての経皮経肝胆道ドレナージ（PTBD）では出血傾向，腹水が禁忌である．

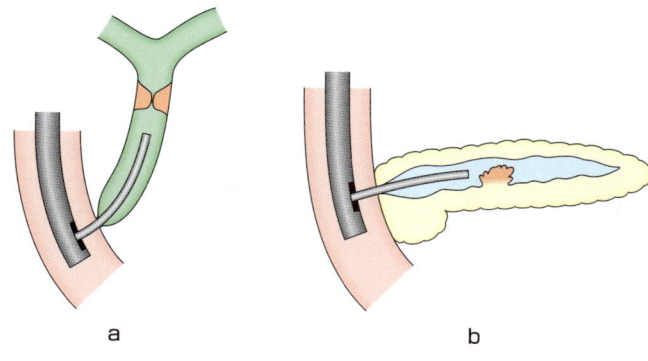

図 3-46　経口胆道鏡・膵管鏡
検査の 1 週間前に EST を行っておく．
a：経口胆道鏡；胆道内に子スコープを進めて胆管内を観察する．
b：経口膵管鏡；膵管内に子スコープを進めて膵管内を観察する．

【手技の実際】

❶経口胆道鏡・膵管鏡：経口胆道鏡・膵管鏡は親子スコープ方式で行うため内視鏡 2 本と光源が 2 つ必要である．内視鏡の組み合わせは，①処置用十二指腸ビデオスコープ TJF240（外径 13.5 mm，チャンネル径 4.2 mm）と，多用途細径ビデオスコープ CHF-B260（外径 3.4 mm，チャンネル径 1.2 mm），または②十二指腸ビデオスコープ JF240（外径 12.6 mm，チャンネル径 3.2 mm）と多用途細径ビデオスコープ CHF-BP260（外径 2.6 mm，チャンネル径 0.5 mm）などである．なお，あらかじめ EST を行っておく必要がある．

前処置として検査当日の食事は朝から絶食とし，前投薬として出棟時に硫酸アトロピン 0.5 mg，ペンタゾシン 15〜30 mg を筋注する．通常の内視鏡と同様な咽頭麻酔を行った後，鎮痙薬として臭化ブチルスコポラミン 4 mg を筋注し，内視鏡挿入直前にジアゼパム 5〜10 mg を静注する．術中には血管確保を行って点滴すると同時に，血圧・脈拍などのモニタリングを行う．

体位は腹臥位とし，十二指腸内視鏡を十二指腸下行部まで挿入し，主乳頭を観察後に細径内視鏡を鉗子チャンネルから経乳頭的に胆管あるいは膵管に挿入し観察を行う（図 3-46）．胆汁や造影剤のため画像が不鮮明なときには生理的食塩水を注入しながら観察する．生検を行うときには生検部位の確認のため X 線撮影を行っておく．

❷経皮経肝胆道鏡：PTCS は PTBD 瘻孔を 16 Fr（約 5 mm）まで拡張した後，瘻孔を介して胆道鏡を挿入して観察する．通常は PTBD および瘻孔拡張から 1〜2 週間後に行う．

検査にあたって食事は検査前 1 食を禁止とし，前投薬として硫酸アトロピン 0.5 mg，ペンタゾシン 15〜30 mg を病棟にて筋注する．PTCS は X 線透視室で行い，体位は仰臥位とする．拡張した瘻孔に挿入していたドレナージチューブにガイドワイヤーを挿入したあと抜去し，ガイドワイヤーに沿って胆道鏡を挿入し胆管内を観察する（図 3-47）．このとき，温めた生理的食塩水を灌流しながら行う．検査後はカテーテルを再度留置する．

【偶発症とその対処】

経口胆道鏡・膵管鏡の偶発症には急性膵炎，急性胆管炎などがある．検査時間が長くなることが多く，急性膵炎は通常の ERCP よりも頻度が高くなるので注意を要

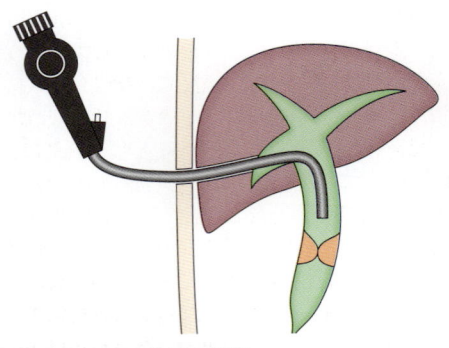

図 3-47　経皮経肝胆道鏡
検査の 1〜2 週間前に PTBD 瘻孔を 16 Fr まで拡張しておく．PTBD 瘻孔に挿入したガイドワイヤーに沿って胆道鏡を挿入し，胆管内を観察する．

する．実施後は絶飲食とし補液，抗蛋白分解酵素阻害薬，抗菌薬などを投与する．

　PTCS の偶発症は急性胆管炎，カテーテル逸脱，胸水貯留，胆道出血などがある．カテーテルが逸脱して胆汁性腹膜炎を起こせば開腹手術となる．胆道出血のほとんどは保存的に軽快するが，仮性動脈瘤による出血には動脈塞栓術が必要になる．PTCS 後の安静は数時間のみでよく，食事は普通に摂取させる．急性胆管炎の予防に抗菌薬投与を 2, 3 日行う．

経乳頭的生検法（膵液胆汁細胞診・擦過細胞診・鉗子生検組織診）

endoscopic transpapillary biopsy (pancreatic juice and bile cytology/brushing cytology/forceps biopsy)

中泉明彦　京都大学大学院教授・医学研究科人間健康科学系専攻

【検査の概要】

　胆膵腫瘍の予後は一般に不良であるが，小病変ほど良好な予後が期待できる．各種画像診断法の進歩とともに胆膵の小病変の検出頻度は増加しているが，小病変になればなるほど画像のみで確定診断を下すのは困難で，組織・細胞学的確定診断の重要性が増している．安全な穿刺生検が困難な病変では，経乳頭的アプローチが唯一の生検法である．さらに上皮内膵癌のような，膵管拡張や膵囊胞のみを認め癌の局在が不明な症例では膵液細胞診が唯一の確定診断法である．

【適応・禁忌】

　1）経乳頭的鉗子生検組織診は膵胆管に隆起性病変のある症例が最もよい適応であり，膵胆管狭窄例や閉塞例にも応用できる．

　2）擦過細胞診は膵胆管に狭窄のある症例がよい適応であり，閉塞例ではブラシが病変部まで到達しないことがある．

　3）膵液胆汁細胞診はカニューレが膵胆管内に挿入できれば行える．カニューレが乳頭部に挿入できなくても，乳頭部辺縁で膵液胆汁を採取できれば細胞診を行うことはできるが，感度は低下する．膵管拡張，膵囊胞例のような明らかな悪性所見のない場合も適応となり，上皮内癌例が検出される場合がある．

【検査の進め方】

　経乳頭的生検法の基本テクニックとして，カニューレの膵胆管への深部挿管が必要である．

　❶経乳頭的鉗子生検組織診：膵胆管造影後，生検鉗子を主乳頭より挿入する．膵管への挿入は比較的容易だが，胆管に鉗子を挿入することは一般に難しく，内視鏡的乳頭括約筋切開術や内視鏡的バルーン拡張術を必要とする場合が多い．膵頸部膵管屈曲部を越えるには，内視鏡を右に捻って，内視鏡先端を下行脚深部へ押し進め，頭体移行部主膵管を直線化させるとよい．鉗子が乳頭部を越えない場合や，分枝膵管に鉗子

先端部が引っかかり尾側へ挿入困難な場合は，ガイドワイヤー（GW）を膵管内に留置し，GW に沿わせるように生検鉗子を挿入すると，うまくいく場合がある．筆者らはオリンパス社の協力で先端に GW ルーメンを造設した片開き細径鉗子（1.8 mm 径）を開発し，良好な胆管挿入性を得ている．

狭窄部主膵管内での鉗子の開放制限を受ける場合は片開き鉗子が有用である．主乳頭からの主膵管走行が逆 Z 型を示す場合には，内視鏡的副乳頭切開を行った後，生検鉗子を副乳頭から挿入する例も報告されている．10 Fr のダブルルーメンチューブ（Howell biliary introducer，Wilson-Cook 社製）を挿入し，そのチューブ内を通して組織吸引針，鉗子，ブラシを入れ，生検や細胞診を繰り返し行う方法も報告されている．鉗子生検組織診断の問題点として，癌と異型再生上皮との鑑別に難渋することが挙げられる．

❷擦過細胞診：2 ルーメンの GW を挿入したまま擦過できる rapid exchange cytology brush（Boston Scientific 社製）を用いると短時間で安全に施行できる．GW は 0.035 インチ径が使えるが，0.025 インチ径の GW を使用したほうが，カニューレの出し入れに抵抗が少なく，使い勝手がよい．膵管径が細い場合は，GW ルーメンのない cytology brush（BC-24Q，オリンパス社製）を用いるが，1 ルーメンであるため，ブラシを抜いたチューブを GW に沿わせて病変部近傍まで進め，GW を抜去後，チューブ内にブラシを挿入して使用する．手間がかかるが，チューブが細く柔軟なので屈曲が強い場合や狭窄が高度の場合に役立つ．

❸膵液細胞診：セクレチン製剤の国内製造販売中止に伴い，膵液の採取が困難となり，ブラシや GW，カニューレで擦過後に膵液を吸引採取したり，生理食塩水を膵管内に注入して洗浄細胞診を行う工夫が報告されている．筆者らは 2005 年から米国製セクレチンを輸入し，倫理委員会の承認のもと，同意を得られた患者に使用している．投与した米国製セクレチンによる副作用は認めず，用量に依存して採取膵液量は増加し，標準量（0.2 μg/kg）の 1/64 での平均採取膵液量は 10 mL と十分な量であったので，この量を至適最少用量とした．

セクレチン投与により，採取細胞数の増加と核内構造の明瞭化を認め，膵癌診断の感度はセクレチン使用群で 91％（20/22），セクレチン未使用群では，57％（29/51）であり，セクレチン使用群では有意に感度が向上した（χ^2 検定：$p<0.05$）．

❹胆汁細胞診：胆管の鉗子生検やブラシ擦過後に，胆汁を採取すると，鉗子生検やブラシ擦過の操作により強制的に剝離された新鮮な細胞が採取される．これにより採取細胞数が増加し，核所見が明瞭となり，胆汁細胞診の診断精度が上昇する．

❺細胞診断基準：膵・胆道癌の細胞は，通常の消化管癌の細胞に比べ，採取される悪性細胞数が少ないことが多く，小型で異型も軽度であるため，その細胞判定にはかなりの熟練が必要である．臨床診断や切除標本の病理組織診断を細胞検査士にフィードバックし，施設の細胞診断基準を見直し改善する不断の努力により診断成績が向上することが幾つかの施設から報告されている．N/C 比の増大，細胞の不規則な重積性，核異型，核の大小不同，核の極性の乱れ，核の偏在，クロマチンの増量，核小体の明瞭化などが重要な悪性所見であり，膵炎で出現することがある大型の細胞を陽性としないように注意することも必要である．採取法の違いによる細胞像の差異を表 3-10 に示した．

【合併症・偶発症とその対処】

通常のカニューレに比べ rapid exchange cytology brush のカニューレや生検鉗子は径が太いので，乳頭浮腫をきたし

表3-10 採取法の違いによる細胞像の差異

	膵液・胆汁の細胞	ブラシ擦過法の細胞
集団の出現形式	重積を示す	平面的配列，不規則な細胞間距離
細胞の大きさ	変性のため小型化	
細胞質の性状	不明瞭であったり，濃染する	
クロマチン	変性し，不鮮明	明瞭，細顆粒状・密に増量
核異型	強調され，判定が容易となる	核のくびれ，溝が明瞭
核小体		多発することがある

やすく，急性膵炎に注意を要する．特に膵に異常のない胆管病変の症例では膵機能が良好で，ERCP後膵炎のリスクが高い．このような症例では，十分な輸液を行い，術前・術中の蛋白分解酵素阻害薬の投与量を増やし，術後の症状・血液検査所見などに十分な注意を払う．

シンチグラフィ
scintigraphy

塩見　進　大阪市立大学大学院教授・医学研究科核医学

【検査の概要】

シンチグラム検査は放射性医薬品をトレーサーとして使用することにより疾患の診断を行うものである．他の画像診断（超音波検査，CT，MRIなど）に比べると解像度は劣るが，種々の放射性医薬品の代謝面から病態の診断を行うため，他の画像診断では得られない有用な情報を得ることができる．消化器に関連するシンチグラム検査としては，表3-11に示す種類がある．

【適応・禁忌】

シンチグラム検査の利点として，侵襲的操作を必要としないこととヨード過敏症のような副作用を認めないことがある．また，アイソトープを使用するための被曝量は2 mSv程度であり，CT検査や胃透視などの被曝に比べるとあまり多くない．

【唾液腺】

$^{99m}TcO_4^-$を静注すると耳下腺，顎下腺に集積し，その後，唾液として排泄される．RI集積後，レモンなどを負荷すると分泌が促進され，唾液腺排泄機能の指標となる．正常では顎下腺は10～15分，耳下腺は20～30分後に集積が高くなり以降減少する．唾液腺腫瘍は腫瘤に一致して欠損像を示すが，Warthin腫瘍では陽性像を示し，排泄は遅延する．また，Sjögren症候群では唾液腺全体の集積低下と排泄遅延を示す．

【消化管】

❶出血シンチグラフィ（図3-48）：消化管からの出血は，出血巣の部位や出血量などにより診断が困難なことがある．内視鏡検査は食道から十二指腸までの病変については有用であるが，小腸については出血巣を検出するのは困難である．^{99m}Tc標識赤血球または^{99m}Tc-HSAD（human serum albumin-DTPA）を用い，経時的に撮像する．6～8時間後像でも消化管に異常分布がなければ，18～24時間後を追加する．大量出血の場合には出血部位の診断も可能であり，救急検査にも応用できる．一方，少量の出血の場合には経時的に追跡し，出血の有無を推測するが，1分間に0.1 mLの少量出血でも検出可能である．

❷異所性胃粘膜シンチグラフィ：異所性胃粘膜を示す疾患の代表的なものに

表 3-11 消化器疾患におけるシンチグラム検査

臓器	検査の種類	検査の内容	放射性医薬品
唾液腺	唾液腺シンチグラフィ	唾液腺の分泌状態のイメージング	$^{99m}TcO_4^-$
消化管	出血シンチグラフィ	消化管出血の診断	^{99m}Tc-HSAD, ^{99m}Tc 標識赤血球
	異所性胃粘膜シンチグラフィ	Meckel 憩室の診断	$^{99m}TcO_4^-$
	胃排出シンチグラフィ	胃排出時間の測定	^{99m}Tc-DTPA
肝臓	コロイド肝シンチグラフィ	肝 Kupffer 細胞の貪食によるイメージング	^{99m}Tc-フチン酸
	アシアロ肝シンチグラフィ	肝アシアロ糖蛋白受容体のイメージング	^{99m}Tc-GSA
胆道	肝・胆道シンチグラフィ	胆道系の排泄状態のイメージング	^{99m}Tc-PMT
門脈	経直腸門脈シンチグラフィ	門脈系側副血行の診断	$^{99m}TcO_4^-$, ^{123}I-IMP

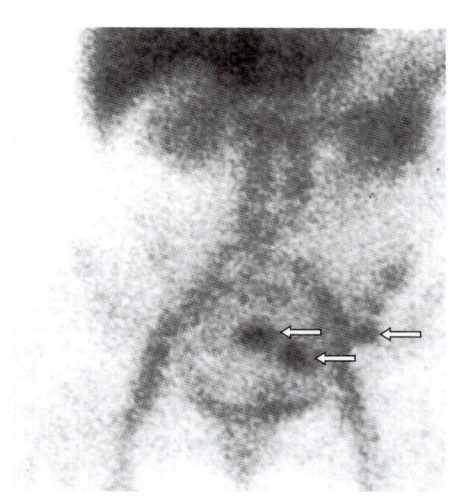

図 3-48 出血シンチグラフィ
矢印は出血部位.

Meckel 憩室がある. $^{99m}TcO_4^-$ は胃酸分泌細胞に摂取されるので Meckel 憩室は陽性像として描出されることにより診断できる.

❸ **胃排出シンチグラフィ**: ^{99m}Tc-DTPA (diethylene triaminepentaacetic acid) 37 MBq を混入した試験食(ホットケーキなど)を作成し, 試験食の摂食直後より経時的に 120 分後まで撮像する. 胃全体に関心領域を設定し, 放射能曲線より胃排出能の指標として胃内アイソトープの残存率が半分になるまでの時間 ($T_{1/2}$) を算出する. 本検査はアイソトープを用いないアセトアミノフェン法などに比べ, 再現性がよく画像的にも評価できる点で優れている.

【肝臓】

❶ **コロイド肝シンチグラフィ**: ^{99m}Tc-フチン酸を静注すると血中でコロイド化するため, 肝臓内の Kupffer 細胞に貪食されることにより肝臓を画像化する. 肝の形態, 脾腫, 骨髄描出, 肝内の RI 分布状態などにより判定するが, 慢性肝炎, 肝硬変, 劇症肝炎などびまん性肝疾患の診断に有用である.

❷ **アシアロ肝シンチグラフィ**(図 3-49): 肝細胞膜のアシアロ糖蛋白受容体に結合する ^{99m}Tc-GSA (galactosyl human serum albumin) 185 MBq を静注し, 20〜

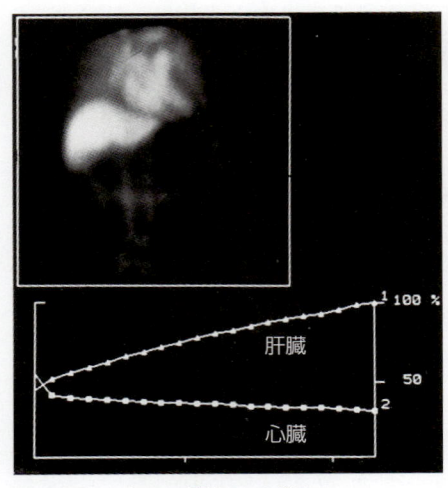

図3-49　アシアロ肝シンチグラフィ

30分間データを収集することにより肝内の受容体の分布状態を画像化する．シンチカメラにて肝シンチグラムを撮像すると同時に，収集されたデータを用い肝臓，心臓の放射能曲線を解析することにより肝内のレセプター数の評価（肝予備能の評価）を行うことができる．^{99m}Tc-GSAの血中消失速度を示す指標としてHH15，および^{99m}Tc-GSAの肝集積率を示す指標としてLHL15を算出する．これらの指標は肝硬変の重症度の診断，劇症肝炎の診断や予後の推定，肝切除術後の肝予備能の評価などに有用である．

【胆管】

^{99m}Tc-PMT（N-pyridoxyl-5-methyl tryptophan）は肝実質細胞で代謝され，胆汁中に排泄される．正常例ではアイソトープの静注後，肝臓に続いて10～30分後に胆管，胆嚢，総胆管が順次描出され，30～60分後には腸管へ排泄される．本検査は総胆管拡張症，体質性黄疸の鑑別，乳児黄疸の鑑別などに有用である．急性腹症において胆道が明瞭に描出されるにもかかわらず胆嚢が描出されなければ急性胆嚢炎の可能性が高く，逆に胆嚢が描出されれば急性胆嚢炎の存在を高率に否定することができる．

【門脈】

経直腸門脈シンチグラフィは下腸間膜静脈経由の門脈循環動態を生理的状態で測定できる検査である．^{99m}TcO$_4^-$ 370 MBqを直腸内に注入してシンチグラムを撮像し，同時に肝臓，心臓の放射能曲線を解析して，門脈循環動態異常の指標として門脈シャント率を算出する．健常者の門脈シンチグラムは門脈および肝臓が明瞭に描出されるのに対し，門脈圧亢進症合併の肝硬変では下大静脈，心臓は明瞭に描出されるが肝臓はほとんど描出されない．また，健常者の門脈シャント率は10％以下であるが，門脈圧亢進症患者では30％以上になる．

PET
positron emission tomography

細野　眞　近畿大学教授・高度先端総合医療センター

【検査の概要】

PET（陽電子断層撮影，陽電子放出断層撮影）はポジトロン（陽電子）放出核種で標識した薬剤の体内分布を画像化することにより，生体内の血流，代謝，レセプタ発現などの情報を得る検査法である．陽電子は近傍の陰電子と結合すると消滅して180度正反対方向に2本の消滅放射線を放出する．これをPETカメラでとらえることにより正確な位置情報を得て精度の高い画像を構成するのがPETの原理である．

PETに用いられる主なポジトロン放出核種は^{15}O（酸素，半減期2分），^{13}N（窒素，半減期10分），^{11}C（炭素，半減期20分），^{18}F（フッ素，半減期110分）などである．初期のPETカメラは有効視野が小さく，

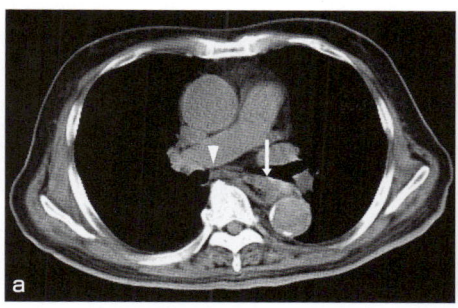

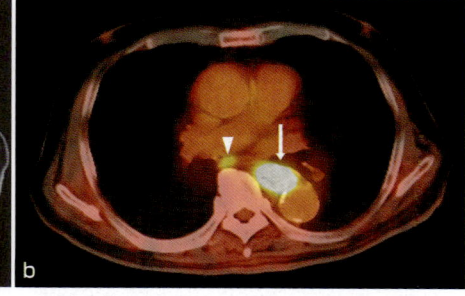

図 3-50　胸部中部食道癌症例の CT(a) と FDG-PET/CT 融合像(b)
原発巣(a, b：矢印)に腫瘤形成と顕著な FDG 集積(SUV_{max}：14.8)がある．CT でわかりにくい気管分岐部下リンパ節が FDG-PET/CT 融合像(b)で明瞭に認められる(矢尻，SUV_{max}：4.6)．

主として脳や心臓の撮像に研究的に用いられたが，1990 年代前半に全身用 PET カメラが開発されて腫瘍に適応範囲が広がり，さらに 2000 年ごろから PET カメラと X 線 CT を一体化した PET/CT 装置が登場し急速に普及した．PET/CT は PET 画像に CT の解剖学的画像を重ね合わせた融合画像を提供して高い診断精度を実現し，今や癌診療には不可欠な画像装置となった．

現在，日常臨床に用いられる PET 薬剤としては，^{18}F-2-フルオロ-2-デオキシグルコース(FDG)が主流であり，ブドウ糖の 2 位の水酸基をフッ素 18 で置換した誘導体である．FDG はグルコーストランスポータを介して能動的に細胞内に取り込まれるが，細胞内で FDG はブドウ糖と同様にリン酸化されるものの，それ以上の代謝は受けないため細胞内に滞留する(metabolic trapping)ので，体外から PET カメラにより撮像し糖代謝を画像化することができる．ほとんどの悪性腫瘍が糖代謝の亢進を示して FDG 集積陽性であるため，FDG は悪性腫瘍のイメージングに汎用性をもつ．他の癌診断 PET 薬剤として ^{11}C-methionine，^{11}C-choline，^{18}F-fluorothymidine，^{18}F-fluoroalpha-methyl tyrosine，^{18}F-fluoromisonidazole などがある．

わが国では 2002 年 4 月に FDG-PET が初めて保険適用になり，2006 年 4 月の改訂で肺癌，乳癌，大腸癌，頭頸部癌，脳腫瘍，膵癌，転移性肝癌，原発不明癌，悪性リンパ腫，悪性黒色腫，食道癌，子宮癌，卵巣癌の 13 の悪性疾患に対して保険適用され，さらに 2010 年 4 月の改訂で，早期胃癌を除くすべての悪性腫瘍に適応が拡大されて，急速に利用が広まっている．

近い将来には正常細胞が癌化する際に起きるさまざまな遺伝子・分子レベルでの変化をいくつかの PET 薬剤を用いて画像化し，個別の症例にカスタマイズした治療につなげられるようになるであろう．

【FDG-PET，PET/CT の実際】

一般に悪性腫瘍原発巣の評価には，他の画像診断や内視鏡などがよい診断能をもつ場合が多いが，悪性腫瘍が既知である場合に，病変の広がりを評価しリンパ節転移や遠隔転移の有無を判断し，臨床病期および治療方針を決定するには FDG-PET，とりわけ FDG-PET/CT がきわめて有効である(図 3-50)．現在では悪性腫瘍の診断で FDG-PET といえばほぼ FDG-PET/CT を意味するようになっている．悪性腫瘍の種類によっても異なるが，従来の CT，MRI などの検査に FDG 検査を加えると 2 〜 3 割の症例で治療方針が変更を受けるとされる．さらに転移・再発の診断には大き

な威力を発揮する．原発不明癌にも有用であり，リンパ節転移，骨転移などでみつかった症例で原発巣の検出に有効である．また，1つの癌の評価の中で，思いがけない重複癌がみつかることもある．

PET検診が広く行われ，その疫学的有効性は検討されているところであるが，実際に無症状の癌がPET検診で発見されて早期治療に役立っているのは事実である．

大腸や食道の進行癌で大部分の症例ではFDG-PETで陽性に描出されるが，管腔臓器原発巣の評価についてはバリウム造影や内視鏡がFDG-PETに優る．体積の小さな早期癌はFDG-PETで陰性となることも多い．しかし，リンパ節転移や遠隔転移の検出を行って的確な病期診断を行うにはFDG-PETが不可欠である．

膵癌の評価において，病期診断，転移・再発の診断に非常に有用であるとともに，膵癌と腫瘍形成性膵炎との鑑別に役立つが，膵炎であってもFDG集積陽性である場合もあるので注意を要する．転移性肝癌の診断や原発巣検出にFDG-PETは有効である．なお後述のように高分化な肝細胞癌はFDG集積が低いので，肝細胞癌の検出にはFDG-PETの役割は限られているが，分化度を示す目安になりうる．

最近は頭頸部癌，食道癌，肺癌などでPET/CTの画像をもとに高精度放射線治療の計画を立てることも行われつつあり，PET/CTの利用範囲は広い．

【FDG-PET，PET/CT施行と判定のポイント】

実際の施行にあたっては，血糖値の低い状態にするため4～5時間の絶食時間を置いてから（水分は十分に摂取してもらうほうがよい），通常FDGを静脈内投与して1時間後に撮影開始，FDG-PETの撮影時間は30～40分程度である．FDGは薬剤としての副作用がなく，FDG-PETは侵襲性が低く有用性の高い優れた検査といえる．

血糖値が高いとFDGがブドウ糖と競合して組織に取り込まれにくくなるので，血糖値が150あるいは200 mg/dL以下であることが推奨されているが，それ以上であっても十分有用な画像が得られることも多いので，個々の判断が必要である．また，血糖値が高いからといってインスリンを投与するとFDG分布が大幅に変わって診断困難になるので，血糖値が高くてもインスリンを用いないほうがよい．

FDG集積の程度を示す数値として使われるstandardized uptake value（SUV）とは，全身にFDGが均等に分布した状態の集積を1として，ある病変の集積がその何倍であるかを示す数値である．腫瘍全体のSUVを表す指標としてその腫瘍の中の最大のSUV（SUV_{max}）を用いることが多い．これは腫瘍の一部が壊死してSUVが小さくなったとしてもその腫瘍全体の活動性・悪性度を表す指標は最大SUVと考えるのが妥当であるからである．

当初FDG-PETは炎症と腫瘍の鑑別に有効であると考えられたが，実際には炎症であっても高いFDG集積を示す場合もあり，腫瘍であっても低いFDG集積を示す場合もあり，炎症と腫瘍の集積程度にはかなり重なりがあることから，FDG集積の高低から炎症と腫瘍を区別するのは困難なことがある．同様に腫瘍が良性か悪性かの鑑別にも，FDG集積の高低のみから判断するのは困難なことがある．このような場合は，US，CT，MRIなど形態画像やその他の臨床像を十分に考慮して総合的に判断する必要がある．さらに通常の撮影に加えてFDG投与2時間後にdelayed scanを行って，FDG集積の経時変化によって良悪の鑑別に役立てる試みもあるが，実際にはばらつきが大きく良悪の判定に用いるのは困難である．

また，FDG集積は病変の大きさの影響（部分容積効果）を受け，病変が小さい場合

は実際にはFDG集積が高くても，低くしか描出されないことがある．

FDG-PET陽性率が比較的低い腫瘍としては，胃癌（印環細胞癌，粘液産生癌でグルコーストランスポータの発現が低い），肺の細気管支肺胞上皮癌や早期腺癌（細胞密度が低い），肝細胞癌や腎細胞癌〔グルコース-6-ホスファターゼ（脱リン酸酵素）が高いため，いったんリン酸化されたFDGが脱リン酸化されて細胞外に放出される〕などが知られる．しかし，これらの原発巣で集積が低くても転移巣では集積が高いこともあるので，FDG-PET読影の際には注意深くみることが大事である．また，FDG-PETで生理的集積が高い部位（例えば糖代謝が盛んである脳実質やFDGが尿に排泄される腎尿路）や，炎症がある部位（例えば胃炎や慢性扁桃炎）では悪性病変があっても識別しにくいことが多い．

造影エコー検査
contrast-enhanced ultrasonography

畑中絹世　近畿大学消化器内科
工藤正俊　近畿大学教授・消化器内科

【概念】

超音波検査はスクリーニング検査として広く施行されている．また近年は，超音波診断装置，超音波造影剤の進歩により，結節内血流を描出することで，病変の存在診断だけでなく，鑑別診断も行うことが可能となった．現在，造影剤レボビストに加え造影剤ソナゾイドが認可され，臨床に応用されている．造影CTと比較し放射線被曝はなく，腎機能障害例やヨードアレルギーなどの症例でも使用可能である．また，少量の造影剤しか必要とせず，ベッドサイドでの検査が可能な点においても簡便であると考えられる．

ソナゾイド造影剤を用いた超音波検査は低音圧下によって施行され，real-timeにvessel imageと安定したKupffer imageが得られる．各時相において得られるイメージを正しく評価することで肝腫瘍の診断が可能で，また，これらの特徴に加えKupffer phaseにおいてソナゾイドの再投与（re-injection法）を行うことにより得られるイメージによって，B-modeにて検出不良な結節の存在診断，RFAやTACEの治療効果判定，超音波下治療支援などにも用いられ臨床に貢献している．

【レボビスト造影超音波とソナゾイド造影超音波】（表3-12）

レボビスト造影は高音圧の超音波ビームによって微小気泡が崩壊することで発せられる信号を受信し，映像化している．これに対し，ソナゾイド造影はシェルによって覆われた微小気泡が低音圧の超音波ビームに共振する信号を受信し映像化している．腫瘍血管の構築はレボビスト造影超音波の

表3-12　レボビストとソナゾイドの造影超音波検査の比較

	レボビスト	ソナゾイド
微小気泡	空気	perfluorobutane（PRB）
シェル	無	有（リン脂質）
造影手段	高音圧（high MI*）	低音圧（low MI）
抽出信号	disruption（＞harmonic）	harmonic
腫瘍濃染	intermittent	real-time
Kupffer phase（post-vascular phase）	1 sweep（1 chance）	長時間安定
術者依存	高	低

* MI : mechanical index.

```
ソナゾイド(0.010mL/kg)の              defect re-perfusion imaging
bolus injection                        〔ソナゾイド(0.010mL/kg)のbolus injection〕

  0    1    3    6    10                              (分)
       vascular phase                  post-vascular phase

  early vascular phase   late vascular phase

                                      ｛real-time scan(MI 0.2前後)
                                       burst(MI 0.9〜1.0)：       ｝
```

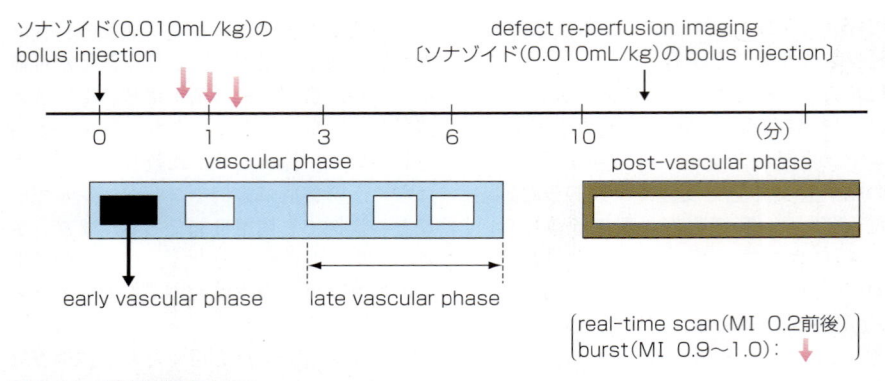

図 3-51　基本的撮像方法

撮像の時相は，ソナゾイド投与後から約 6 分までの vascular phase，ソナゾイド投与後から約 10 分以降の Kupffer phase に大きく分けられる．vascular phase のうち 30 秒〜1 分は early vascular phase で純動脈相イメージ（pure arterial phase：PAP．contrast-enhanced harmonic image）などを用いて血流イメージを評価でき，late vascular phase は造影剤投与後 3〜6 分におけるソナゾイドの再還流を評価できる．投与後約 10 分以降の Kupffer phase では Kupffer 機能を評価する．各々の時相のイメージを総合して鑑別を行う．

ほうが優れているが，Kupffer phase における観察ではソナゾイド造影超音波は繰り返し観察が可能で，時間的制約もなく術者への依存も少ないという利点がある．このような点もあり，現在ではソナゾイド造影剤を用いた造影検査がレボビスト造影にとってかわりつつある．

【適応・禁忌】

主に肝腫瘍の鑑別診断目的に行われることが多いが，病巣検出を目的とした Kupffer phase におけるスクリーニング，staging，治療効果判定，治療穿刺ガイド，局所再発・局所遺残病巣の局所診断，根治後の再発診断などにも用いられている．

レボビスト造影剤，ソナゾイド造影剤ともに副作用の報告は少なく，あっても軽度であることが多い．両造影剤の禁忌としては，造影剤に含まれる成分の過敏症の既往歴が挙げられる．レボビスト造影超音波検査の禁忌としてはガラクトース血症，発症後 14 日未満の急性心筋梗塞，骨盤腔内の急性炎症性疾患，重篤な心疾患・肺疾患である．ソナゾイド造影超音波検査の禁忌は卵アレルギー，心臓・肺の動静脈シャント，重篤な心疾患・肺疾患，冠動脈疾患である．

【肝腫瘍造影】

ソナゾイド造影超音波検査の条件設定と基本的撮像法を図 3-51 に示す．造影超音波検査においては血管イメージ（vessel image）と肝実質染影（liver parenchymal image, Kupffer image）を得ることができ，これらを総合的に評価し，各種肝腫瘍の質的診断が可能である．vascular phase ではどの時相（動脈流入時もしくは門脈流入時かなど）で，どの領域（辺縁もしくは中心か）にどのような形態で（バスケット状の流入や直線的な流入か，流入の速さなど）肝腫瘍が染影されるのかを評価する．また，Kupffer phase においては腫瘍へのソナゾイドの取り込みの程度によって得られる Kupffer 機能の評価を行う．

❶肝血管腫（図 3-52a）：血管腫は流入速度の遅い腫瘍内血流と血液貯留（pooling）が特徴である．vascular phase にて結節周囲からじわじわと造影剤の pooling を

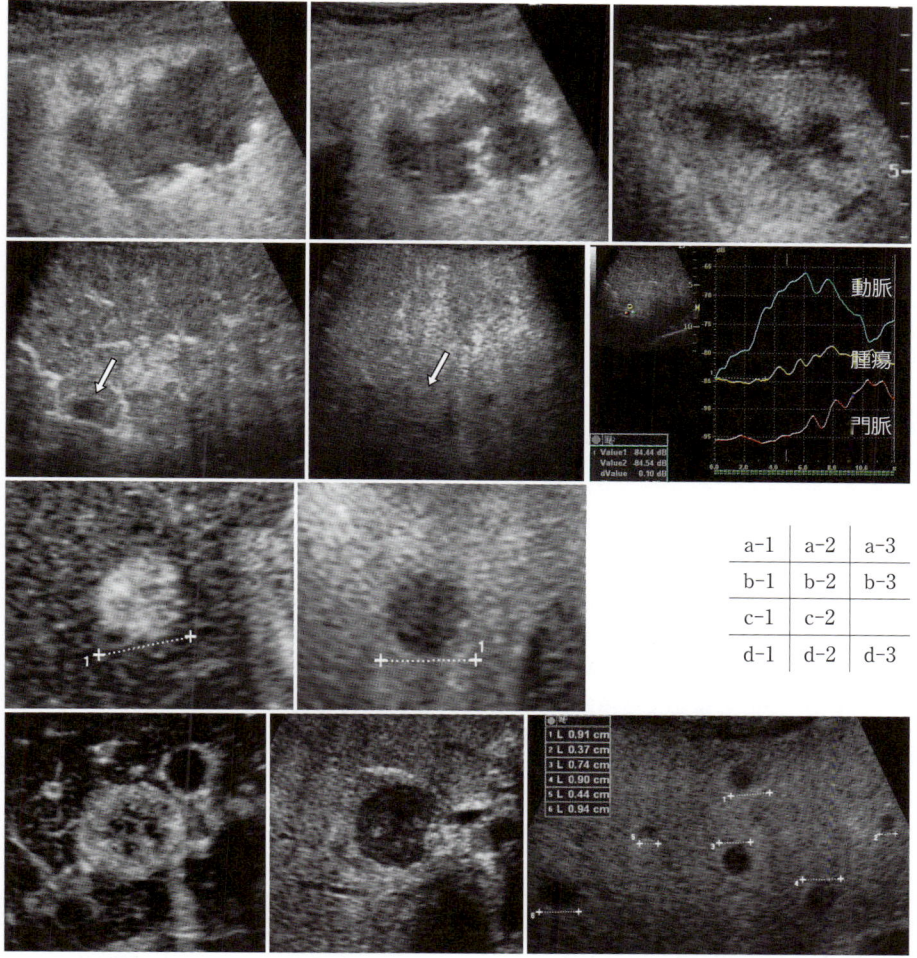

a-1	a-2	a-3
b-1	b-2	b-3
c-1	c-2	
d-1	d-2	d-3

図 3-52　肝腫瘍造影
a：肝血管腫（S8 に 60 mm 大）；29 秒後(a-1)，31 秒後(a-2)，4 分 37 秒後(a-3)の vascular phase にて周囲からじわじわと spotty pooling を認める．血管腫の典型的所見である．
b：腺腫様過形成（10 mm 大）；early vascular phase の動脈流入時（20 秒後）において結節は血流を認めなかったが(b-1)，門脈血流流入時（24 秒後）より血流は流入し，数秒後には結節は周囲肝と同程度の染影を呈した．Kupffer phase（12 分 10 秒後）において結節は周囲肝と同程度の染影を呈した(b-2)．結節内の血流を視覚的に輝度の差として評価するために TIC（time intensity curve）を用いて純動脈相イメージを計測すると，腫瘍は門脈血流によって栄養されていることが強く示唆された(b-3)．
c：肝細胞癌（S8 に 18 mm 大）；ソナゾイド投与 20 秒後の vascular phase にて結節は濃染し(c-1)，投与 17 分 43 秒後の Kupffer phase にて境界明瞭な defect を呈した(c-2)．
d：転移性肝癌；vascular phase にて結節はリング様濃染を呈し(d-1)，Kupffer phase にて肝周囲と比較し境界明瞭な defect 像を呈した(d-2)．10 mm 以下の小さな腫瘍も明瞭な defect 像として描出された(d-3)．

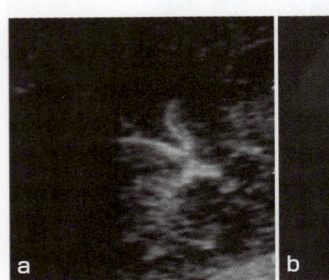

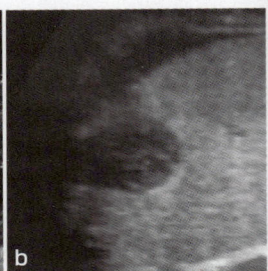

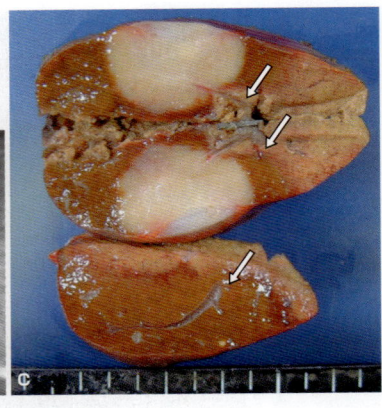

図 3-53 肉眼形態との比較(転移性肝癌の症例)
ソナゾイドを用いた造影超音波検査では vascular phase において結節の中心と結節辺縁へ流入する腫瘍血管が描出され(a), Kupffer phase において腫瘍は球形〜楕円形の defect 像を呈した(b). 外科的に切除された肉眼標本で腫瘍は球形〜楕円形の形状で, 腫瘍の中心に直線的に流入する腫瘍血管と腫瘍の辺縁を伴走する腫瘍血管(矢印)を認めた(c. c は近畿大学医学部外科 土師誠二先生ご提供).

認め, 徐々に結節内部に流入し, Kupffer phase にて腫瘍は周囲肝と比較し hypo-perfusion を呈するが, 一部腫瘍内における造影剤の停滞を確認できる. また, 20分以上経過しても, 持続した強い pooling 像として観察されることもある.

❷**腺腫様過形成**(dysplastic nodule, 図3-52b): 腺腫様過形成の血管構築は, 動脈性の血流は周囲肝実質よりも少なく, 門脈血流は周囲肝と同程度に流入する. early vascular phase の動脈流入時に腫瘍は hypo-perfusion を呈した後, 数秒後の門脈流入時に血流は腫瘍内に流入し, 染影を呈する. 純動脈相イメージング(pure arterial phase contrast-enhanced harmonic image : PAP-US)を用いると動脈・門脈の分離評価が可能となる. post-vascular phase にて腫瘍は周囲肝と比較し iso-perfusion を呈する.

❸**肝細胞癌**(図 3-52c): 肝細胞癌の血管構築は門脈血流を欠き, 動脈性に栄養される腫瘍血管が特徴である. ソナゾイド造影検査では vascular phase において動脈流入時相に腫瘍辺縁から腫瘍血管が内部に入り, 腫瘍中心に向かってしだれ柳状に流入する血管像が描出される. その後, 腫瘍は濃染像として描出され, post-vascular phase にて腫瘍は周囲肝と比較し辺縁整で境界明瞭な defect 像を呈する.

❹**転移性肝癌**(図 3-52d-1, 2): 転移性肝癌は膨張性に発育し, 腫瘍の中心が壊死に陥りやすい. vascular phase において, 腫瘍中心部は動脈性の血流は乏しく, 腫瘍辺縁において hyper-perfusion を呈し, リング状の濃染として描出される. post-vascular phase においては周囲肝と比較し辺縁不整で境界明瞭な defect 像を呈する. 通常の B-mode で描出されにくかった数 mm 大の小さい転移性肝癌が, 造影剤を用いた検査にて明瞭な defect 像を呈することもある(図 3-52d-3).

【**肉眼形態との比較**】(図 3-53)
造影超音波検査によって得られたイメージと外科的手術によって得られた肉眼形態を比較すると, vascular phase によって得られる腫瘍周囲・腫瘍内の血流イメージ,

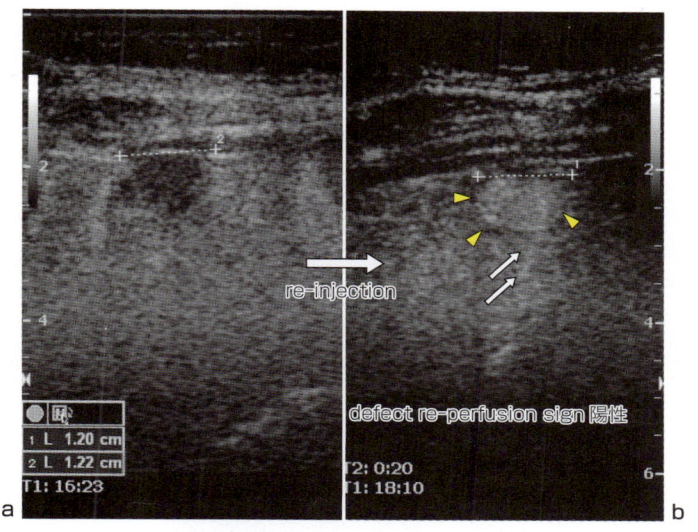

図 3-54　defect re-perfusion imaging（肝細胞癌症例）
Kupffer phase における scan によって 12 mm 大の defect 像を描出し得た（a）．この結節の血流診断を行うために defect 像を対象に re-injection を施行したところ，結節内血流を確認できた（defect re-perfusion sign 陽性）．特殊な装置や解析を要さず単なる発想の転換で CT での典型像（いわゆる「染まり抜け」の結節）に対し，Kupffer phase で defect 像を検出し，次いでソナゾイドの追加投与によって defect 部への血流（「抜け染まり」の描出）が証明できた．

および Kupffer phase にて得られる defect 像の形態は切除標本の肉眼形態と類似していた．これにより，ソナゾイドを用いた造影超音波検査は血流イメージだけでなく，肝腫瘍の正確な病理形態像を評価しうると考えられる．

【defect re-perfusion imaging】

defect re-perfusion imaging の手技は，安定した Kupffer image 下に B-mode で不明瞭な典型的肝細胞癌を defect 像として検出し，その後ソナゾイドの追加投与によって defect 像を呈する結節内血流の有無を判定する手法である．このようなアイディアを導入することで，CT で典型像を呈し，かつ B-mode で不明瞭な結節の血流を評価することが可能である（図3-54）．また，もし defect 像に対して再投与を行って染影を呈さなければ，これは CT で検出された結節とは異なるといった判定になる．したがって，臨床的にはこの手法は肝細胞癌の診断・治療支援としてきわめて画期的な手法と考えられ，広く一般に普及している．

【治療効果判定，造影下穿刺】

B-mode 超音波にて描出が不明瞭な結節に対するラジオ波治療は，肝癌治療の領域で残された課題の1つで，これに対する対策としてこれまではレボビスト造影下穿刺もしくは CT 画像の volume データを超音波画像と同期させる real-time virtual sonography（RVS）などの試みがなされてきた．ソナゾイド造影下では defect re-perfusion imaging の手技によって腫瘍の血流診断後，安定した Kupffer image で，時間

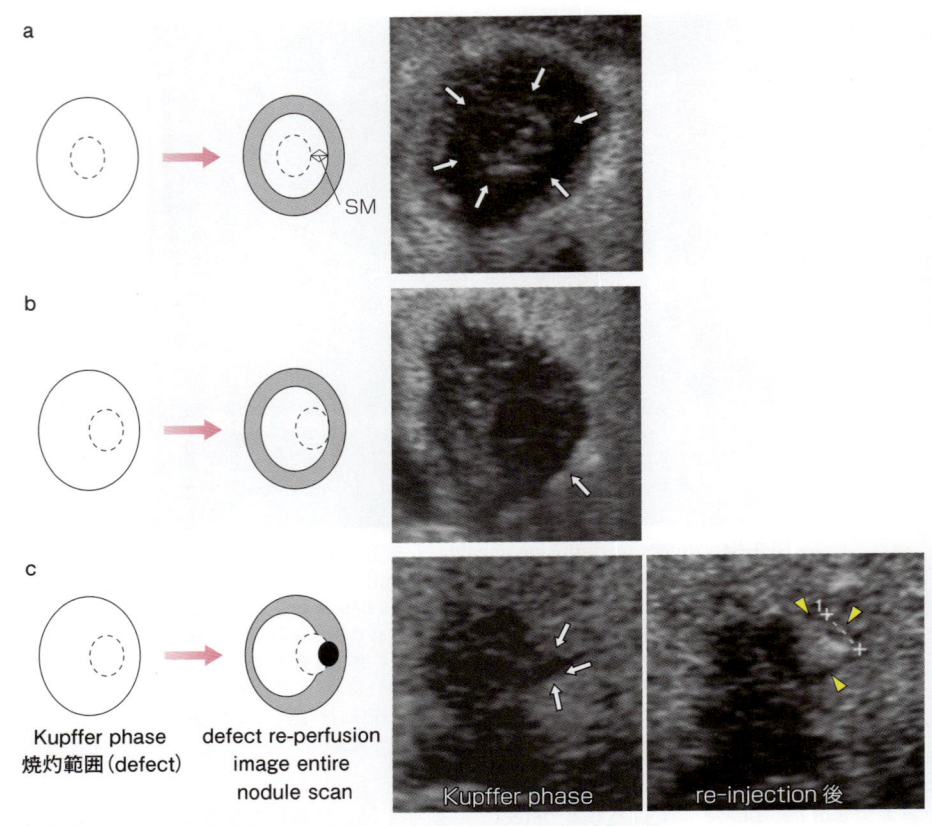

図 3-55 RFA 後の defect re-perfusion imaging による治療効果判定
RFA 後焼灼された defect 像を Kupffer phase にて描出しながら，ソナゾイドの追加投与（re-injection）によって治療効果判定を行う．
a：CR with enough safety margin（SM）；治療後 defect 内に治療対象結節が等〜高エコーとして描出された（矢印）．この症例は safety margin が十分に保たれており，CR と判定した．
b：no residual tumor without safety margin；治療後 defect 内に治療対象結節が低エコーとして描出された．この症例は矢印の領域が safety margin がないと判定した．
c：residual tumor（＋）；遺残した肝細胞癌は濃染（矢尻）を呈した．

的・精神的に十分余裕をもって繰り返し結節を描出し，defect 像を対象に RFA 穿刺も可能である．
　RFA 治療後の効果判定の方法としては，治療を予定している結節において事前に結節各々の defect 像を raw data として保存しておく（図 3-55）．治療によって焼灼された領域はどの時相においても defect 像を呈するため，defect 像を対象にソナゾイドの追加投与を行い，safety margin の有無や遺残した結節内血流の有無を評価する．追加投与によって約 40〜50％ の症例において焼灼された defect 範囲に治療前結節の同定が可能で，また治療前結節が defect 範囲内に観察されにくい場合には事前に保存していた動画と治療後の動画を比

較して評価する．装置内に保存された治療前の動画をハードディスクから呼び出して治療後の動画とともに左右に並べ，脈管走行などの解剖学的指標を参考に治療前Kupffer phase の defect 像および再投与後の血流像と，治療後の defect 像および再投与後の血流像を比較し効果判定を行うことにより正確な safety margin の評価が可能となる．

　TAE 後の治療効果判定はレボビストでも十分可能であったが，ソナゾイドではそれ以上に容易にかつ正確な評価が可能である．

■盲点の少ないスタンダード撮影法を提案

見逃さない・見落とさない
スタンダード胃内視鏡検査

編集　細井董三
執筆　東京都多摩がん検診センター消化器科

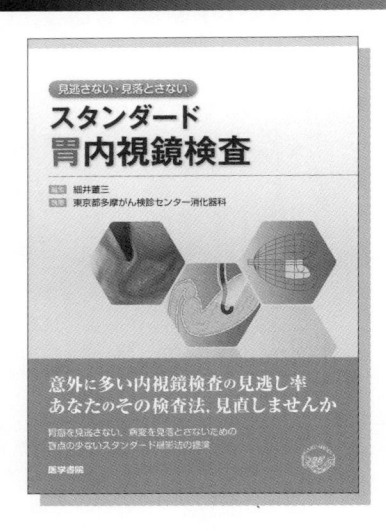

●目次
1. どのような準備をすればよいか
2. どのようなスコープを使用するか
3. どのようにスコープを挿入するか
4. 正常なときはどのように見えるか
5. どのような順序で観察・撮影をすすめていくか
6. 各部位の撮影上の注意点
7. 色素内視鏡はどのようにしたらよいか
8. 生検のコツ
9. 検査後はどのような注意が必要か
10. どのような偶発症を起こしやすいか
11. 内視鏡検査の精度
12. 胃疾患の鑑別診断
13. 覚えておきたい内視鏡像

見ているつもりで意外に見えていないのが内視鏡検査。癌を見逃さない、病変を見落とさない安全・安心な内視鏡検査をするにはどうしたらよいか。内視鏡検査の利点とピットフォールを知り尽くした著者らが、ダブルチェックやカンファレンスでの見直しにも耐える内視鏡像を得るための標準撮影法を提唱。また残胃の撮影法、各部位ごとの撮影の注意点を含め、内視鏡検査の基本から懇切に解説。

■A5　頁160　2009年　定価3,990円（本体3,800円＋税5％）
消費税率変更の場合、上記定価は税率の差額分変更になります。
[ISBN978-4-260-00964-5]

医学書院　〒113-8719　東京都文京区本郷1-28-23
[販売部]TEL：03-3817-5657　FAX：03-3815-7804
E-mail：sd@igaku-shoin.co.jp　http://www.igaku-shoin.co.jp　振替：00170-9-96693

携帯サイトはこちら

4

治療手技

輸血療法
blood transfusion

池淵研二　埼玉医科大学国際医療センター
　　　　　輸血・細胞移植部長

【概要】

❶**適正輸血に努める**：血液製剤は有限の献血者の善意から得られた血液であり，適正な輸血を基本に過剰な輸血は戒めること．

❷**輸血を予定する際には必ず輸血の必要性，危険性などについて文書により説明し同意を得る（インフォームドコンセント）**：説明項目には，①輸血を必要とする理由，②同種輸血によって起こりうる副作用，③予定する製剤の種類と輸血量，④輸血前と輸血後にウイルス感染症の検査をする必要性，⑤輸血代替療法の種類と可能な選択肢・自己血輸血，など．血漿分画製剤（アルブミン，グロブリン，凝固因子，組織接着剤など）使用時にも説明義務がある．

❸**輸血検査の種類について知る**：不規則抗体検査は重要な検査.

1）血液型検査は採取時期の異なる検体について2回以上検査を行い，一致していることで確定する（血液型のダブルチェック）（注：試験管ラベル氏名と中身の検体が異なった誤採血はまだまだ発生している）．

2）不規則抗体検査は抗A抗体，抗B抗体など自然抗体以外の赤血球型同種抗体で，多くは免疫感作されてできる．事前にその存在を知っていないと，交差適合試験では凝集像を示し適合血を迅速に選択できなくなる．輸血した場合には溶血の原因にもなる．

3）交差適合試験は，輸血を予定するABO同型の赤血球製剤の赤血球浮遊液と患者血清と，輸血を受ける患者の赤血球浮遊液と製剤血漿とをクロスして混合し，赤血球凝集がないことを確認する．血小板濃厚液と新鮮凍結血漿には赤血球がほとんど含まれないため，交差適合試験が省略できる．

❹**輸血を実施する前に細心の注意を払うべきこと**

a）**輸血製剤のベッドサイド照合**：ABO不適合輸血は致死的な輸血副作用を起こす，重大な医療過誤であり，その回避には細心の注意を払わねばならない．検体の取り違え対策，一度に1患者の輸血をすることの徹底，必ずベッドサイドで2名の医療従事者による製剤照合の徹底（患者照合システムの導入が望ましい），病棟に輸血前の製剤を棚おきしないこと，準備から輸血実施までの作業を途中で中断しないこと，などマニュアル化すべきである．

b）**製剤の外観試験**：細菌汚染血液製剤はごくごく稀に発生しうる．

・赤血球製剤の黒色変化：低温増殖菌 *Yersinia enterocolitica* 菌混入．
・血小板製剤の凝集塊出現，スワーリング現象（ディスク状の血小板が透過光を散乱させ，細かい細粒状のもやもやがバッグ内に見える現象）の消失：細菌汚染．

❺**緊急時の輸血**

a）**O型ノンクロス**：血液型を検査する余裕もなく輸血が必要な場合，O型赤血球濃厚液を交差適合試験なしで輸血する．新鮮凍結血漿と血小板濃厚液はAB型を選択する．ただし，輸血前には必ず本人の血液型検査用検体と交差適合試験用検体を採血しておくこと（注：いったんO型赤血球を輸血すると患者本来の赤血球とミックスされ，その後に採血した検体では正確に患者の血液型を判定できない可能性がある）．

b）**同型ノンクロス**：血液型を判定するまで余裕がある場合，血液型同型の赤血球を交差適合試験なしで輸血する．O型ノンクロスで輸血を開始し同型ノンクロスに切

り替えることも行う．時間的余裕ができしだい，生理食塩水法で交差適合試験を行い適合血に切り替え，さらに余裕がでればブロメリン法，Coombs法を含めた3法交差適合試験で適合血を選択する．

❻知っておきたい輸血副作用

1）血液型不適合輸血
症状：発熱，呼吸困難，胸痛，腹痛，嘔吐，下痢，循環不全，血圧低下，DIC，腎不全．
処置：乳酸加リンゲル液点滴，利尿薬・昇圧薬の投与，DIC治療，必要時透析．
（注：追加輸血が必要な場合；O型赤血球，AB型新鮮凍結血漿・血小板を選択）

2）アレルギー反応，アナフィラキシーショック
症状：悪寒，発熱，じんま疹，ショック．
前処置：抗ヒスタミン薬・副腎皮質ホルモン予防投与．

3）遅発性溶血反応
症状：輸血後24時間～1週間の経過で溶血．

4）細菌汚染製剤の輸血
症状：敗血症ショック，多臓器膿瘍．製剤外観試験が大切．

5）輸血関連急性肺障害（transfusion-related acute lung injury：TRALI）：診断基準を表4-1に示す．
症状：発熱，呼吸困難，頻脈，ショック，低酸素血症，肺X線変化（びまん性陰影）．
処置：呼吸管理．

6）輸血後移植片対宿主病（GVHD）
症状：皮膚紅皮症，全身臓器障害（リンパ球浸潤），汎血球減少症，敗血症．
予防：赤血球製剤，血小板製剤への15～50 Gy放射線照射．

7）カリウム中毒
症状：不整脈，心室頻拍，心停止．
対応：なるべく製剤使用直前に放射線照射する．
（注：照射後21日間保存濃厚赤血球は2単位でK約6 mEq含有）

8）ウイルス感染症：ウィンドウピリオドのため検査をすり抜けるリスク（年間）；HBV 10数例，HCV 0.5例，HIV 0.5例未満．
対応：輸血後感染症検査の実施．

表4-1 輸血関連急性肺障害（TRALI）の診断基準

a. ALI（急性の肺障害）
　ⅰ．急激に発症
　ⅱ．低酸素血症
　　$PaO_2/FiO_2 \leq 300$ mmHg または
　　$SpO_2 < 90\%$（room air）
　　または，その他の低酸素血症の臨床症状
　ⅲ．胸部X線上両側肺野の浸潤影
　ⅳ．左房圧上昇（循環過負荷）の証拠がない
b. 輸血以前にALIがない
c. 輸血中もしくは輸血後6時間以内に発症
d. 時間的に関係のあるALIの他の危険因子がない

【手技の実際】

❶**輸血の手技**：輸血ラインは単独で確保する．21 G以上のサイズの針を用いる．点滴ラインの側管から同時に輸血を行うことは避ける．血管確保が難しい場合は，点滴ラインを生理食塩水でフラッシュしてから輸血ラインとして利用する．

輸血前に患者のバイタルサインをチェックする．輸血開始～5分間は緩徐に輸血し（1 mL/kgくらい），問題がなければ，輸血速度は5 mL/kgまで上げることができる．ベッドサイドで輸血開始5分後，15分後，患者の状態を観察し，その後は連絡が取れる体制をとる．輸血副作用のうちアナフィラキシーショック，血液型不適合輸血，細菌汚染血液製剤の輸血，敗血症ショックなど重篤なタイプはこの観察期間に発症する．

表4-2 急性と慢性の病態に対する輸血トリガー

赤血球	慢性 術前 術中	Hb≤5～7 g/dL（自覚症状の程度も参考） Hb≤7～8 g/dL，≤10 g/dL（心障害時） 出血量が循環血液量の≥20%（バイタルサイン維持）
血小板	慢性 化学療法中 術前・術中，観血的処置， DIC，循環血液量以上の 大量輸血	≤0.5万～1万/μL ≤1万～2万/μL ≤5万/μL
新鮮凍結血漿	複合的凝固因子欠乏（重症 肝障害，大量出血，DIC， 血漿交換など）	PT≤30%，PT・INR≥2.0 APTT＞2倍（対照比），≤25% フィブリノゲン≤100 mg/dL
アルブミン	慢性 急性	アルブミン2.5 g/dL アルブミン3.0 g/dL

❷ 輸血のトリガー

a）赤血球：表4-2参照．なお，鉄欠乏，ビタミンB_{12}欠乏，葉酸欠乏，自己免疫性溶血性貧血など，輸血以外の方法で治療可能である疾患には，原則として輸血を行わない．

b）血小板：表4-2を参照．なお，人工心肺使用手術では血小板数3万/μL以上を維持．必要に応じて5万/μLを維持する．複雑な心大血管手術で長時間（3時間以上）の人工心肺使用例，再手術などで広範な癒着剥離を要する場合，慢性の腎臓や肝臓の疾患で出血傾向を認める場合には血小板5万～10万/μLを目安．

再生不良性貧血，骨髄異形成症候群では血小板数が5,000/μL以上あって出血症状が皮下出血程度と軽微な場合は輸血しないで観察．

c）新鮮凍結血漿，アルブミン：表4-2参照．

d）術中輸血の製剤選択について：出血量が循環血液量15～20%；細胞外液輸液のみ，無輸血．20～50%；赤血球濃厚液．50～100%；さらに等張アルブミン製剤．100%以上；さらに新鮮凍結血漿，血小板濃厚液．

❸ 輸血量・投与量の計算式

a）赤血球

予測上昇Hb値(g/dL)＝投与Hb量(g)/循環血液量(dL)

循環血液量(dL)＝70 mL/kg×体重(kg)÷100

〔例：体重50 kgの成人では1単位（200 mL由来赤血球濃厚液，Hb含量約30 g）を輸血するとHb値は約0.7 g/dL上昇が期待〕

b）血小板

血小板輸血直後の予測血小板増加数(/μL)＝輸血血小板総数/循環血液量(μL)×2/3

（2/3は脾臓プールによる係数）

〔例：10単位の血小板濃厚液を成人（体重60 kg）に輸血すると血小板数が3万～5万/μL増加期待〕

c）新鮮凍結血漿

循環血漿量(mL)＝40 mL/kg×体重(kg)の約20～30%相当量（1単位は約120 mL）

（例：体重60 kgの場合，4～6単位）

（注：循環負荷のリスクのため2～3回に分割輸血）

d）アルブミン製剤

必要投与量＝

期待上昇アルブミン濃度(g/dL) ×
$$\frac{(40\,mL/kg) \times 体重(kg)}{100^*} \times \left(\frac{100}{40}\right)$$
＝期待上昇アルブミン濃度(g/dL) ×
体重(kg)

（100/40は血管内回収率40％に基づく係数）

（注：アルブミン1gは約20mLの水分を血管内に呼び戻す．1回多量投与は循環負荷のリスク．目標量を2～3回に分割投与）

* 循環血漿量の単位をmLからdLに変換するため100で割る．

輸液療法
fluid replacement therapy

飯野靖彦　日本医科大学教授・腎臓内科

【治療手技の概要】

輸液は細胞外に水・電解質を補給する治療法であり，正常の状態から欠乏しているのを輸液するのを欠乏量輸液と呼び，毎日の代謝で失われる量を輸液するのを維持量輸液という．つまり，輸液は欠乏量輸液と維持量輸液とに分けて考えて投与する必要がある．ここで注意すべき点は，消化管からの喪失量は維持量として計算する（喪失量を別に考える方法もあるが，毎日の喪失を補うのが維持量という考え方が欧米では一般的である）．

輸液で考えなければならないのは，水分・Na・K・Ca・P・Mgであり，その他に微量金属やビタミンも病態によって考える必要がある．さらに胃液には酸を含み，腸液はアルカリを含むため，嘔吐や下痢によってアルカレミアやアシデミアに陥ることがある．したがって，酸塩基平衡障害も輸液で補正する必要もでてくる．特に胃液の喪失によるアルカレミアは体液量減少も伴っているため，酸だけを投与してもClと体液量が補正されない限り腎臓でのNaCl再吸収とNaHCO$_3$再吸収が亢進しアルカレミアは改善しない．

通常の輸液の場合には末梢静脈にラインをとり，欠乏量と維持量を計算し，欠乏量の1/2（安全係数といい，高齢者では1/3～1/5にする）と維持量を1日で輸液する．短時間に生命に影響を及ぼすような水・電解質異常（下痢や消化管出血によるショックなど）の場合には中心静脈に直接カテーテルを入れて急速に輸液したり，複数の末梢ラインから急速に等張液（細胞外液製剤）を輸液する．

【適応・禁忌】

消化器疾患における輸液の必要性と適応を理解する必要がある．消化器は経口的な水分摂取あるいは食物摂取によって負荷される水や電解質を吸収する唯一の臓器であるとともに，大量の胃液や腸液を分泌し，その再吸収も動的に行っている．その消化器の機能異常は内部環境と呼ばれる細胞外液の水・電解質代謝に影響を与え，脱水や電解質異常をもたらすだけでなく，血圧の低下や意識障害，腎障害，心機能障害などの他の臓器にも影響を与える．したがって，消化器疾患の治療とともにその病態によってもたらされる水・電解質バランスにも目を向け，その異常があった場合，あるいは予防のために輸液を行う必要がある．特に，下痢，嘔吐，チューブの挿入時，胃瘻や腸瘻造設，経腸栄養時などでは水・電解質の異常をきたしやすく輸液の必要性を考える．

また，肝硬変による代謝異常で起こる肝性昏睡に対しては分枝アミノ酸の輸液が有効である．さらに肝臓で産生されるアルブミンや凝固線溶因子の補給を血漿輸液で行う．

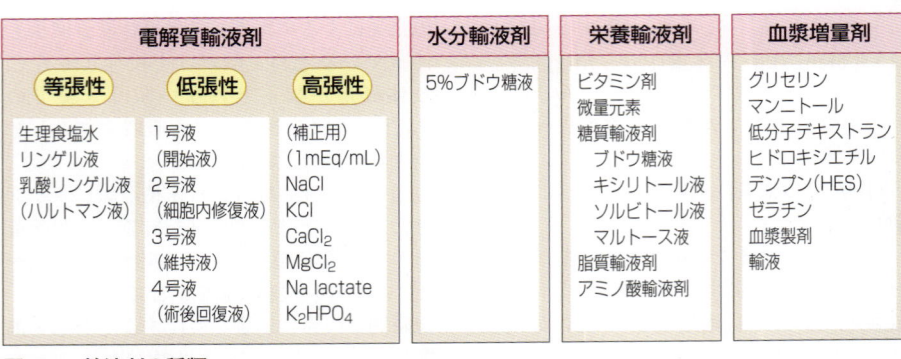

図4-1 輸液剤の種類

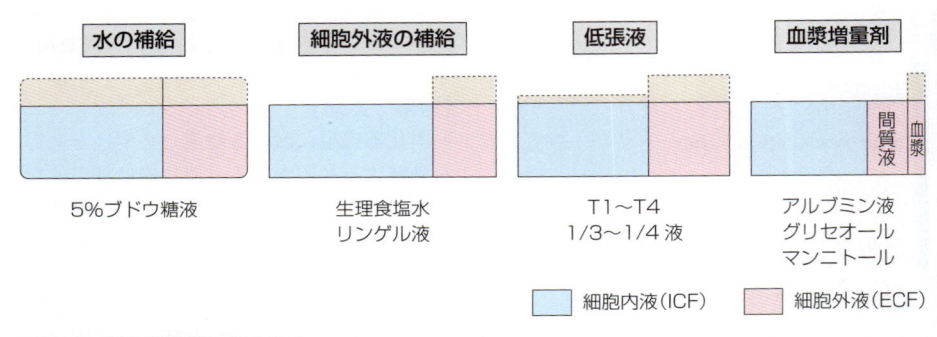

電解質輸液剤			水分輸液剤	栄養輸液剤	血漿増量剤
等張性	低張性	高張性	5%ブドウ糖液	ビタミン剤 微量元素 糖質輸液剤 　ブドウ糖液 　キシリトール液 　ソルビトール液 　マルトース液 脂質輸液剤 アミノ酸輸液剤	グリセリン マンニトール 低分子デキストラン ヒドロキシエチル デンプン(HES) ゼラチン 血漿製剤 輸液
生理食塩水 リンゲル液 乳酸リンゲル液 (ハルトマン液)	1号液 (開始液) 2号液 (細胞内修復液) 3号液 (維持液) 4号液 (術後回復液)	(補正用) (1mEq/mL) NaCl KCl CaCl$_2$ MgCl$_2$ Na lactate K$_2$HPO$_4$			

図4-2　各種輸液剤の体内分布
（飯野靖彦：一目でわかる水電解質，第2版．p80．メディカル・サイエンス・インターナショナル，2002より一部改変）

【手技の実際】

輸液の種類としては図4-1に示したように，生理食塩水，5%ブドウ糖液，低張電解質液などがあり，それぞれは血液とほぼ等張であるが，有効浸透圧として働くNa濃度に関しては異なっている．したがって，生理食塩水は細胞外液補給のために，5%ブドウ糖液は水分補給のために用い，T3などの低張液はその中間の役割がある（図4-2）．

図4-3に示したように病歴，身体所見，検査所見から欠乏量と維持量を計算し，輸液剤の選択と輸液速度の決定を行う．輸液を行った後は身体所見，検査所見からフィードバックを行い，翌日の輸液処方を決定する．水・電解質代謝は日々変化するので毎日患者の病態を把握する必要がある．

表4-3に示したように消化管液の組成は分泌部位によって異なる．したがって，喪失される液がどこを起源にしているかを知ることによって，輸液の組成を考えることができる．

> **処方例**
>
> 〔下痢，嘔吐によって2kgの体重減少をきたした高齢者〕
> 生理食塩水1L＋Kフリーの1/3低張液1L　1日で点滴

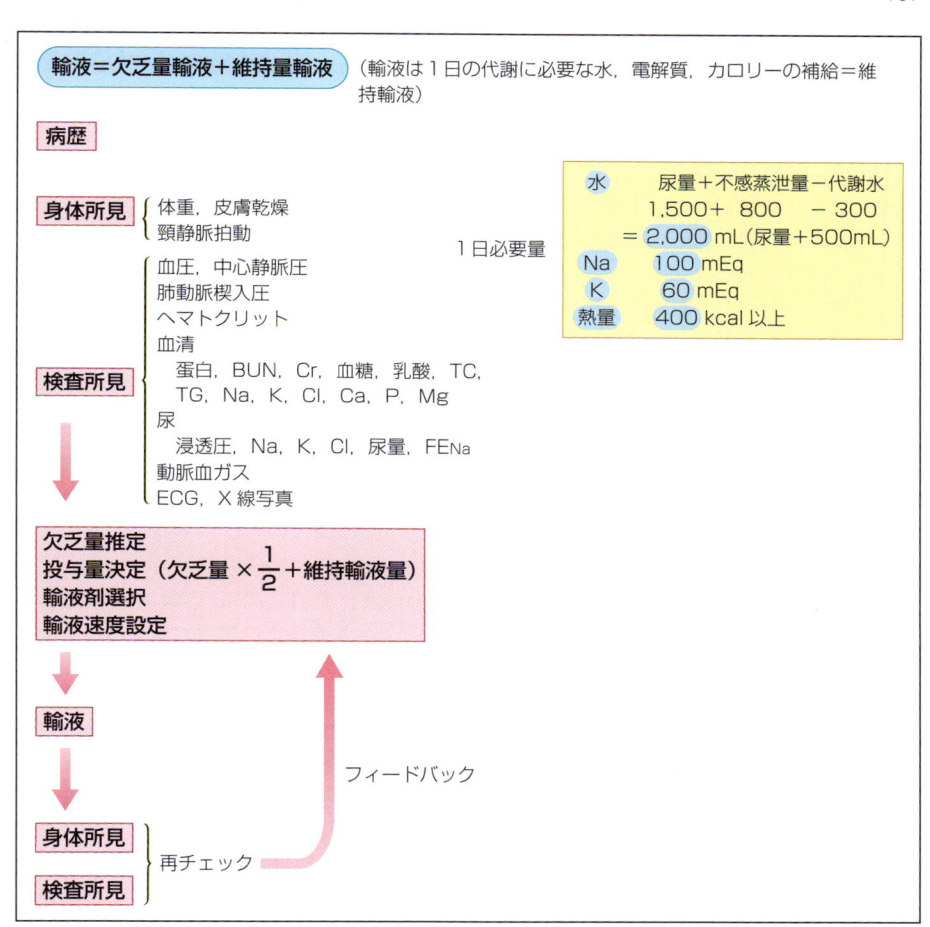

```
輸液＝欠乏量輸液＋維持量輸液  （輸液は1日の代謝に必要な水，電解質，カロリーの補給＝維持輸液）
```

- 病歴
- 身体所見
  - 体重，皮膚乾燥
  - 頸静脈拍動
- 検査所見
  - 血圧，中心静脈圧
  - 肺動脈楔入圧
  - ヘマトクリット
  - 血清
    - 蛋白，BUN，Cr，血糖，乳酸，TC，TG，Na，K，Cl，Ca，P，Mg
  - 尿
    - 浸透圧，Na，K，Cl，尿量，FENa
  - 動脈血ガス
  - ECG，X線写真

1日必要量
- 水　　尿量＋不感蒸泄量－代謝水
　　　　1,500＋ 800 　－300
　　　＝2,000 mL（尿量＋500mL）
- Na　　100 mEq
- K　　　60 mEq
- 熱量　400 kcal 以上

- 欠乏量推定
- 投与量決定（欠乏量 × $\frac{1}{2}$ ＋維持輸液量）
- 輸液剤選択
- 輸液速度設定

↓
輸液
↓
フィードバック
- 身体所見
- 検査所見 ｝再チェック

図 4-3　輸液量の決定

表 4-3　消化液の電解質組成

体内分泌液	分泌量(L/日)	Na⁺	K⁺	H⁺	Cl⁻	HCO₃⁻(mEq/L)
唾液	1.5	30	20	—	31	15
胃液	2.5	50	10	90	110	0
胆汁	0.5	140	5	—	105	40
膵液	0.7	140	5	—	60	90
小腸液	1.5	120	5	—	110	35
下痢便	1.0〜1.5	130	10	—	95	20
汗	0〜3.0	50	5	—	50	0

〔肝硬変による肝性昏睡〕
アミノレバン 500 mL＋20％ブドウ糖液 40 mL　180 mL/時で点滴

【合併症・偶発症とその対処】

　輸液の合併症としては，末梢静脈穿刺による輸液では血腫，感染，静脈炎などがあり，中心静脈輸液では気胸，血胸，動脈損傷，血腫，カテーテル離断，心不全，肺水腫，空気栓塞などがある．輸液剤自体の問題として，発熱物質の混入，異物の混入，アレルギー反応などがある．また，輸液の選択や輸液速度の選択が適切でない場合には，心不全や肺水腫のほかに，高カリウム血症による不整脈，低ナトリウム血症・高ナトリウム血症なども起こる場合がある．

周術期の栄養管理
perioperative nutritional support

比企直樹　癌研究会有明病院消化器外科医長

【概念】

　消化器疾患の周術期の栄養管理は，術後の感染性合併症などの術後成績を左右する重要な治療概念である．近年，推奨される栄養管理は経口摂取をはじめとする消化管を使う栄養管理であり，周術期においても，これらの重要性は認識されはじめている．

治療方針

　消化器疾患の周術期栄養管理を以下のように分類した．
（1）特殊な病態における管理（出血，穿孔，狭窄時など）．
（2）消化器疾患の術前栄養管理．
（3）消化器疾患の術中輸液管理．
（4）消化器疾患の術直後栄養管理．

治療法

❶特殊な病態における管理（出血，穿孔，狭窄時など）：消化器疾患の術前栄養管理は，その疾患の病態をよく把握することが肝要である．

　a）消化管出血がある場合：基本的には active な出血がある場合は内視鏡的な止血により出血のコントロールを行い，絶食管理として，抗潰瘍療法（H_2 受容体拮抗薬，PPI など）の投与を行う．消化管出血の場合は血液凝固能の維持が重要であり，長期の絶食は凝固能の低下をもたらし再出血のリスクファクターとなりうるので，中心静脈ルートの確保を行い，経静脈的高カロリー栄養輸液（total parenteral nutrition：TPN）を行う必要がある．

　b）消化管穿孔がある場合：穿孔があり，汎発性腹膜炎の状態の場合は緊急手術となるが，minor perforation で，限局性腹膜炎が鎮静傾向にあるときは消化管出血と同様の管理を行う．

　c）消化管狭窄がある場合：消化液のドレナージを行う必要があるが，消化液のドレナージにより代謝性アルカローシスなどをきたすので，血液中電解質，動脈血 BE の確認を行い，随時補正することが必要となる．

❷消化器疾患の術前栄養管理：術前の脱水，電解質異常，低栄養状態の是正を目的に栄養管理を行う．術前に数時間以上の絶食期間がある場合は，栄養療法の適応となる．通常，成人では夜間安静時必要量である 0.7 mL/kg/時以上の術前輸液を行う．電解質必要量は Na 0.5 mEq/kg/時，K 0.3～0.4 mEq/kg/時であり，通常維持輸液が適当である．手術適応のある疾患には消化管出血による貧血，腫瘍増大による狭窄をきたすこともあり，その結果，低蛋白血症，脱水，電解質異常をきたすこともある．

a）**術前の貧血**：術前貧血が認められることがある場合，赤血球数 $300×10^4/\mu L$ 以上，ヘモグロビン（Hb）10 g/dL 以上を目標にコントロールを行う．鉄欠乏性貧血治療は，出血のコントロール，鉄剤投与，輸血，適切な栄養状態の維持などであるが，栄養状態の是正や鉄剤による血清鉄の補給には比較的時間を要し，癌が進行する前に手術を優先させるべき疾患については輸血を選択せざるをえない．ただし，高齢者，腎不全，肝障害例では輸血は慎重でなければならない．

b）**消化器疾患術前の低蛋白血症**：低蛋白血症（総蛋白 6.0 g/dL 以下，アルブミン 3.0 g/dL 以下）は経口摂取障害，食欲低下，出血，癌の悪液質によってもたらされる．低蛋白血症は縫合不全，術後出血，術後感染などの術後合併症のリスクファクターとなり，さらに膠質浸透圧を低下させることで術後の水分バランスの出納管理にも非常に不利に働く．したがって，緊急手術など手術までの期間が短い場合を除いて，低蛋白血症はなるべく補正をしておくべきである．

低蛋白血症の補正には，通常2週間を要するといわれているため，術前2週間前からの治療開始を目指す．栄養投与ルートは，消化管通過障害，消化管出血が軽度である場合は経口摂取が望まれる．腸管を使った栄養は免疫系，呼吸系によい影響をもたらし，術前の栄養方法として理想的である．経口摂取の補助として，経腸栄養剤を経口，経腸栄養チューブまたは胃瘻から投与する（enteral nutrition：EN）．出血や完全閉塞によって消化管が栄養補給ルートとして使用できない状態ではTPNを選択する．

進行癌で，腹膜転移，肝転移を伴う症例では輸液がかえって負荷となってしまうことがある．特に低アルブミン血症（3.0 g/dL 以下）では，膠質浸透圧が低下し，輸液が血管外に漏出して細胞外液量の増加が浮腫を増強させてしまう．この場合は25％アルブミン製剤の投与（50〜100 mL×数日投与）も考慮される．

c）**消化器疾患術前の脱水および電解質異常**：通過障害や食欲低下で，細胞外液，細胞内液の順に脱水となる．脱水には，水分がなくなり細胞内液が減少する高張脱水と，Na, Cl などの電解質が不足したことで生ずる低張脱水がある．補正には維持輸液量に加えて脱水による不足分を2〜3日かけて補正する計画を立てる．維持輸液に加えて，乳酸リンゲル液などの細胞外液を使用する．

❸**消化器疾患の術中輸液管理**：生理的な体液喪失，細胞外液への移行や出血による循環血液量減少を補正する．麻酔導入時に十分な輸液を行い，全身麻酔によるADH（anti-diuretic hormone）分泌亢進や末梢血管拡張などの急激な循環動態の変化に対しても対応しうる．最初の輸液速度は10〜15 mL/kg/時とする．その後の手術に際して体液喪失は尿，不感蒸泄，出血，胃液などである．不感蒸泄は2〜3 mL/kg/時で，さらに腹腔から大気露出に伴う創部からの水分蒸発は1 mL/kg/時で，併せて3〜4 mL/kg/時となる．実際の輸液量はこれに加えて，細胞外液への移行，出血量，胃液排出量，維持輸液量を加味して計算される．細胞外液への移行に関してShires理論は侵襲の程度によって機能的細胞外液の減少，間質への移行が増大されることを示しているので，高度侵襲手術は輸液量を考慮する．手術侵襲による間質への水分移行は胃の手術では10〜15 mL/kg/時と考えられている．この間質への水分移行は手術開始後6時間でピークに達するといわれ，術後24〜48時間で血管内へ戻り始めるといわれている．したがって，麻酔導入後は7〜13 mL/kg/時（Na 0.7〜0.8 mEq/kg/時，K 0.5〜1.0 mEq/kg/時）の輸液が必要

となる．通常は乳酸リンゲル液が使用される．術中出血に対しても，出血量が500 mL以下の場合は乳酸リンゲル液が使用され，500 mLを超えるとヒト凍結血漿(FFP)や濃厚赤血球などの輸血が考慮される．

❹**消化器疾患の術直後栄養管理**：水分・電解質などの補給，循環血液量の保持，手術侵襲による低栄養異化状態からの離脱が栄養投与目的となる．手術により，ADH，アルドステロンなどのホルモンが分泌されて，手術直後はまだこれらのホルモンの影響が残り，水分・Naの体内への取り込み状態が継続している．また，なかでも高齢者や合併症が多い症例では細胞内液のプールが少ないので，輸液安全域を定めにくく，心不全，肺水腫などをきたしやすいので至適輸液量を熟考する必要がある．

a) **輸液量の設定**：輸液量＝尿量＋発汗・不感蒸泄量＋胃管やドレーンからの消化液あるいは滲出液量－産生自由水，で計算される．尿量は腎障害がない疾患で平均的には1.0～1.5 mL/kg/時あるいは600 mL/m²/日と考える．発汗・不感蒸泄量は2～3 mL/kg/時，15 mL×体重(kg)＋200 mL(体重－36.8)で計算する．産生自由水は体内で物質が代謝される結果生じる水分であるが，0.4～0.6 mL/kg/時，5×体重(kg)/日あるいは200 mL/m²/日で通常300 mL/日と概算される．以上により，1日の水分維持量は2～3 mL/kg/時あるいは40～50 mL/kg/日となる．しかし，術後2～3日にはrefillingが生じるため1日の水分維持量は1.5 mL/kg/時あるいは35～40 mL/kg/日に加減する．また，若年者や高齢者はそれぞれ輸液量を調節する．

b) **電解質投与量の設定**：成人の1日必要電解質は，Na 2.0～3.0 mEq/kg/日，K 1.0 mEq/kg/日，Cl 2.5～3.0 mEq/kg/日，Ca 0.2～0.3 mEq/kg/日，Mg 0.1 mEq/kg/日，P 3.0～5.0 mg/kg/日である．嘔吐，胃管からの流出過多，下痢，ドレーン排液過多などがある場合は電解質異常を生じるので，半量補正を行う．最大投与速度に関してはNa 100 mEq/時，Kは10 mEq/時とする．

c) **投与カロリー量の設定**：異化期第1相は糖新生の増加と抗インスリン作用が生じることで，糖の利用障害が起き，これを外科的糖尿病(surgical diabetes)という．これによって，蛋白代謝は糖新生の材料としてアミノ酸を補給し，筋蛋白を中心としたすべての体蛋白で異化亢進が生じる．術前に脱水症，電解質異常などがなく，異化期第1相終了ごろに経口摂取が可能である手術では輸液は水分・電解質の補給，循環動態の安定，膠質浸透圧の維持を第1に考える．具体的な投与カロリー補給は10 kcal/kg前後とする．異化第2相では多くの症例で経口摂取が開始され，輸液量は減らしていく．一方，経口摂取開始が術後1週間以上後になる手術では，異化期第1相終了ごろから異化期第2相にかけて徐々に経腸栄養または高カロリー輸液に切り替える．投与カロリーの漸増の例は，第1病日10～15 kcal/kg，第2病日20 kcal/kg，第3病日30 kcal/kg，第4病日40 kcal/kgといったぐあいに行う．術後早期に経腸栄養に切り替えることが，免疫機能，呼吸機能に良好な影響を与え，結果として侵襲軽減となることから，手術時に腸瘻を造設することがある．

d) **経口栄養の開始**：胃切除術では通常の経過をとった場合，術後2日目に水分を開始し，3日目より流動食(800 kcal，蛋白28 g，脂肪30 g，糖110 g)を開始し，4日目に三分粥(1,000 kcal，蛋白50 g，脂肪28 g，糖115 g)，6日と7日目は五分粥(1,100 kcal，蛋白60 g，脂肪30 g，糖140 g)，8日目以降は全粥(1,700 kcal，蛋白70 g，脂肪55 g，糖220 g，塩分13 g)と食事を上げる．なお，食事が三分粥以上に

なった時点で，消化酵素薬（エクセラーゼなど）や，腸管運動促進薬（ガスモチンなど）を投与する．

【医療スタッフへの注意】

腸管を優先的に使う周術期栄養管理を積極的に採用すべきである．

経静脈高カロリー輸液法

parenteral hyperalimentation

伊藤高章　NTT東日本関東病院消化器内科
松橋信行　NTT東日本関東病院消化器内科部長

【種類】

栄養療法には，経腸栄養（enteral nutrition：EN）と静脈栄養（parenteral nutrition：PN）とがある．静脈栄養法は末梢静脈栄養（peripheral parenteral nutrition：PPN）と中心静脈栄養（total parenteral nutrition：TPN）とに分類される．

末梢静脈栄養法

【特徴】

静脈栄養の実施期間が短期間（2週間未満）の場合に用いられる．末梢静脈栄養では血管痛や静脈炎が発生する場合があり，浸透圧，pHなどで輸液剤の処方が制限される．投与できるエネルギー量は，1,000 kcal/日程度が限度である．

【適応】

食欲不振，嘔吐，下痢など短期間の経口摂取量不足時や，絶食期間の比較的短い軽度～中等度侵襲の術後に用いられる．また，菌血症や重症感染症時，ショックなどで種々の代謝上の合併症や糖利用障害がある場合にも適応となる．

【輸液剤の選択】

❶糖・電解質：糖質濃度で約10％が上限である．

> 処方例
>
> ソリタT3号G，ソルデム3AG，フィジオ35，KN補液MG3号，ソリタックスHなど

❷アミノ酸：10～12％が上限である．通常，糖加維持液と併用しアミノ酸濃度を3％以下とする．

> 処方例
>
> 1) アミノフリード，プラスアミノ，アミカリックなど
> 2) ビタミンB_1添加アミノ酸製剤：ビーフリード，アミグランド，パレセーフなど

❸脂肪：通常，投与エネルギー量の20～30％とする．

> 処方例
>
> イントラリピッド（10％，20％），イントラファット（10％，20％）など

【注意点】

高カロリー輸液に比べると単位熱量が低いので，エネルギー量を多く与えようとすると輸液水分量が増大する．したがって，心・腎不全患者，高齢者などでは投与量，投与速度に注意する．

中心静脈栄養法

【特徴】

中心静脈内にカテーテルを留置し，必要な栄養素を経静脈的に必要十分量投与できる．

【適応】

経腸栄養法が不可能ないし不適切で末梢静脈栄養法では十分でない場合に用いられる．

1) 経口摂取が不可能か不十分な場合：

短腸症候群，消化管瘻，消化管通過障害，食欲不振，嘔気，全身衰弱．

2）経口摂取が好ましくない場合：重症下痢，急性膵炎，劇症の潰瘍性大腸炎，重度の外傷・熱傷，急性腎不全など．

【中心静脈カテーテルの留置経路】

内頸静脈，鎖骨下静脈，大腿静脈がよく用いられ，そのほか外頸静脈，橈側皮静脈，尺側皮静脈，正中皮静脈なども使用される．鎖骨下静脈穿刺はカテーテルの固定が比較的簡単であるが，気胸を発生する危険もある．

【輸液剤の選択】

中心静脈栄養に必要な栄養素は，糖質，アミノ酸，脂質の三大栄養素とビタミン，ミネラル（電解質，微量元素）である．

❶糖質：主要なエネルギー源であり，なかでもブドウ糖は血糖維持に必要である．糖質の一般的な必要量は5〜7 g/kg（20〜25 kcal/日）程度とされている．

❷アミノ酸：蛋白合成の素材として必要であり，1日必要量は1〜2 g/kg 程度とされている．アミノ酸は，糖質や脂質などのエネルギー源と適切に組み合わせて用いなければアミノ酸自体がエネルギー源として消費され，蛋白合成に有効に利用されない．通常，非蛋白熱量/窒素量（NPC/N比）が150〜200程度が蛋白合成の効率が高いとされている．蛋白異化の大きい重症感染症などの場合はアミノ酸の投与量を多くする必要があり，NPC/N比は100程度とされている．また，腎不全では蛋白異化が亢進しているが腎機能が低下しておりアミノ酸投与量が制限されるので，NPC/N比は300〜500程度と高くなる．

❸脂質：脂質投与の目的は，効率のよいエネルギー補給および必須脂肪酸の補給である．エネルギー源として糖質のみを投与した場合は，高血糖やインスリン分泌に伴う脂肪合成が亢進して脂肪肝を生じたりするが，脂肪製剤を併用することでこれらの副作用を軽減できる．エネルギー源としての脂肪の投与量は投与熱量の20〜30％程度であり，必須脂肪酸欠乏の予防としては熱量の2〜4％程度を投与する．過剰投与による高脂血症，脂肪肝にも注意する．

処方例

1) フルカリック2号注　1,000 mL＋エレメンミック注　1A　1日1回　朝　中心静脈内に持続点滴注入
2) フルカリック2号注　1,000 mL　1日1回　夕　中心静脈内に持続点滴注入
3) 20％イントラリピッド注　200 mL　1日1回　別ルートで点滴静注

【注意点】

カテーテルに起因する合併症として，血栓症，空気塞栓，カテーテル敗血症などがある．カテーテル敗血症が疑われる場合は速やかにカテーテルを抜去し，TPN再開まではPPNで管理を行う．代謝上の合併症として，高血糖，低血糖，電解質異常，必須脂肪酸欠乏，微量元素欠乏，ビタミン欠乏などがある．特に多いのが亜鉛欠乏症で，早い場合は10日程度で起こるとされている．

経腸栄養法

enteral nutrition

伊藤高章　NTT東日本関東病院消化器内科
松橋信行　NTT東日本関東病院消化器内科部長

経腸栄養法は経口的に飲用するか，経鼻的に挿入したチューブまたは胃瘻，空腸瘻を介して消化管内に栄養成分を注入する方法で，静脈栄養より生理的であり，コスト・安全性の面でも優れている．消化管が安全に使用できる場合は経腸栄養法が第1

選択となる．

【適応】
(1) 経口摂取不能または不足（脳神経疾患，重度外傷・熱傷，全身衰弱など）．
(2) 嚥下障害（脳梗塞後など）または咽喉頭や食道の狭窄（食道癌など）．
(3) Crohn 病や小腸切除後で主として成分栄養を行う場合．

【禁忌】
下部消化管の閉塞や麻痺性イレウスなど腸管が器質的・機能的に閉塞している場合は禁忌である．また，消化管出血や著しい消化管瘻がある場合，腸管を安静にする必要がある．重症膵炎の場合は経腸栄養により膵臓から消化液が分泌されるため，膵臓を安静にする必要があり静脈栄養法が適応となる．激しい下痢やショック時には代謝上のコントロールが困難で，経腸栄養が原則禁忌である．

【投与ルートの選択】
❶経鼻的栄養チューブによる方法：使用する経腸栄養剤に適した径のチューブを選択し，チューブの先端は十二指腸あるいは空腸上部に留置する．胃内にチューブ先端を留置したまま栄養剤の投与を行うと食道への逆流や嘔吐をきたすことがあり，高齢者や意識障害のある患者では肺合併症の原因となることがある．

❷胃瘻，腸瘻造設法：経鼻的チューブの挿入ができない場合や4週間以上にわたる長期間経腸栄養が必要な場合に適応となる．胃瘻の場合，手術的にチューブを留置する方法と経皮内視鏡的胃瘻造設術（percutaneous endoscopic gastrostomy：PEG）により留置する方法がある（189 頁）．腸瘻は，Treitz 靱帯から 20〜30 cm の空腸上部にフィーディングチューブを手術的に留置する方法と，胃瘻から空腸チューブを内視鏡下に留置する方法がある．胃瘻，腸瘻造設後は経鼻的チューブと比較し心理的・身体的苦痛が少ない．

【経腸栄養剤の種類・特徴】
❶成分栄養剤（elemental diet：ED）：窒素源がアミノ酸のみで構成されており，消化を必要とせずすべての成分が上部消化管で吸収され残渣はない．ただし脂質含有量が少ないため，単独で長期使用する場合は脂肪乳剤を経静脈的に補給する必要がある．また，Crohn 病に対しては栄養状態の改善のみでなく，それ自体に治療効果があり primary therapy として利用されている．

> 処方例
>
> エレンタール，エレンタール P

❷消化態栄養剤：窒素源がアミノ酸，ジペプチドやトリペプチドで，糖質はデキストリンや二糖類から構成されている．このほかに脂質や電解質，ビタミン，微量元素も含む．消化が不要で残渣もきわめて少なく，消化能が低下している症例などに適応となる．

> 処方例
>
> ツインライン，エンテルードなど

❸半消化態栄養剤：天然食品を人工的に処理した高エネルギー，高蛋白栄養剤である．窒素源として大豆蛋白や乳蛋白を用い，糖質はデキストリンや二糖類から構成され，脂質はすべて中性脂肪で構成されている．このほかに電解質，ビタミン，微量元素も含む．消化が多少必要で，消化吸収能が著しく低下している症例や消化管の安静が必要な症例には適応できない．

> 処方例
>
> ラコール，ハーモニック M，エンシュア・リキッドなど

❹**天然濃厚流動食**：天然の食品を液状にして濃縮したものである．前述した経腸栄養剤に比べると浸透圧が高く濃厚であるため，栄養チューブは内径3〜4mm程度の太いものが必要である．

【経腸栄養法の合併症】

チューブに関する合併症としては，挿入時における誤挿入や消化管穿孔，留置に伴う誤嚥性肺炎，粘膜の出血，潰瘍などである．

経腸栄養施行時に起こる症状としては下痢，腹部膨満，嘔気・嘔吐，便秘などがある．なかでも下痢が最も多く，経腸栄養剤の注入速度，浸透圧が不適当な場合や栄養製剤の温度が低すぎる場合に起きやすい．投与速度が100mL/時を超えると下痢が発生する頻度が増加する．

代謝に関連した合併症として，高エネルギー投与に伴う高血糖や高浸透圧性非ケトン性昏睡を引き起こすことがある．消化態栄養剤では必須脂肪酸が少ないため，必須脂肪酸欠乏症を起こす可能性がある．

【栄養評価】

最も簡便な栄養指標は身体計測であり，体重の増減は重要な栄養指標となる．身長は必要エネルギーの算出に必要である．体重以外にも上腕三頭筋皮下脂肪厚(TSF)，上腕周囲(AC)などが評価の指標として用いられる．

生化学検査値のうち，血漿総蛋白(TP)やアルブミン(Alb)などは栄養状態をよく反映する．その他，短期間での栄養状態の変動を評価できる指標としては，rapid turnover proteinといわれるプレアルブミン(PA)，トランスフェリン(Tf)，レチノール結合蛋白(RBP)がある．

一般的に免疫能は栄養状態とよく相関するので，総リンパ球数や免疫グロブリンが評価の指標として用いられることもある．

食道拡張術，ステント挿入術

dilatation of esophagus／esophageal stenting

岩瀬輝彦　岩瀬内科クリニック院長
桑山　肇　ニューヨーク州立大学客員教授

【概念】

食道の良性ないし悪性狭窄に対する狭窄解除法として機械的拡張法，熱作用による狭窄部の切開・凝固療法ならびにステント挿入術がある．良性食道狭窄は一般的に機械的拡張術が，悪性食道狭窄に対してステント挿入術が狭窄解除法の主流となっている．

【適応】

❶**良性食道狭窄**：逆流性食道炎，腐食性食道炎，食道潰瘍などによる瘢痕性狭窄やアカラシアなどの良性疾患に起因する狭窄が対象となる．

❷**悪性食道狭窄**：食道癌，噴門部癌の食道浸潤，肺・気管支癌の浸潤，転移性リンパ節の圧排などが挙げられる．

食道拡張術

内視鏡下に狭窄部の位置を確認後，TTS (through the scope)型のバルーンカテーテルかブジーで拡張を行う．良性食道狭窄では十分な効果が得られることが多いが，狭窄部位の長い症例や線維性狭窄の著明な症例では頻回に拡張を要する場合がある．

ステント挿入術

各社からさまざまな食道ステントが発売されている．ステントの柔軟性があり，イントロデューサーも細く挿入も容易なUltraflex (Boston Scientific社製)の挿入術について述べる(図4-4)．

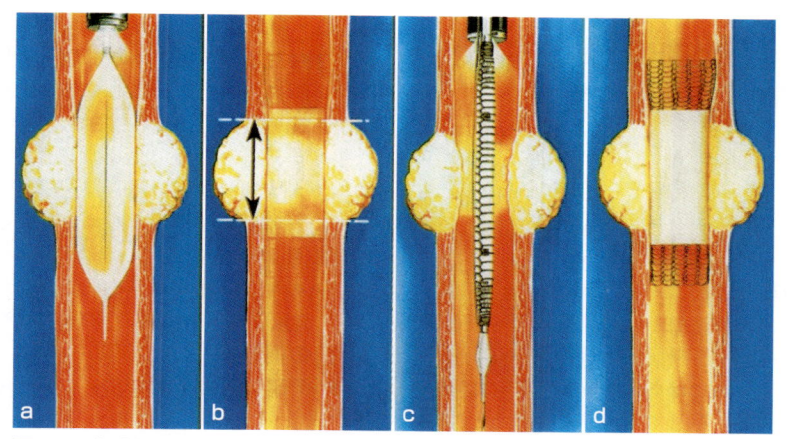

図4-4 経内視鏡的ステント挿入術(Ultraflex 挿入術)
a：内視鏡下に TTS(through the scope)型バルーンカテーテルで狭窄部を拡張する．
b：体表マーカー，リピオドールで狭窄部の両端，中央をマーキングする．
c：ガイドワイヤーを狭窄部を越えて胃内に挿入を行う．ガイドワイヤーに沿ってデリバリカテーテルを挿入する．
d：デリバリカテーテルに付いているフィンガーリングを引くとステントが展開される．

1）一般的に麻酔鎮静下で行う．
2）内視鏡下に TTS 型バルーンカテーテルで狭窄部を拡張後に，内視鏡下，透視下に狭窄位置と範囲を確認する（図4-4a）．
3）体表マーカー，ヨード化ケシ油造影剤，などで狭窄部の両端，中央をマーキングする（図4-4b）．
4）ガイドワイヤーを狭窄部を越えて胃内に十分挿入する．
5）ガイドワイヤーに沿ってデリバリカテーテルを挿入する．狭窄部のマーカーの位置がデリバリカテーテルのマーカーの中央に位置するように挿入する（図4-4c）．
6）デリバリカテーテルに付いているフィンガーリングを引くとステントが展開される（図4-4d）．
7）内視鏡でステントが十分に展開したのを確認後，デリバリカテーテル，内視鏡を抜去する．
デリバリカテーテル挿入時に咽頭部でたわんだり，カテーテルが狭窄部を越えられないことがある．ステント挿入前に狭窄部の十分な拡張と，デリバリカテーテル挿入時はできるだけ下顎を頭側へ上げて咽頭と食道を直線化すると比較的スムーズにカテーテルを挿入することができる．

【合併症】
1）ステント挿入時：出血，食道穿孔，ステント配置不良など．
2）ステント挿入後：腫瘍浸潤による再狭窄，食物残渣によるステント閉塞，ステント移動・逸脱，難治性疼痛，咽頭部違和感，感染，逆流性食道炎など．
出血やステント内腫瘍浸潤には APC (argon plasma coagulation：アルゴンプラズマ凝固法) が非常に有用である．
ステントには各種種類があり，狭窄部位により近位端，遠位端から展開するものや，瘻孔形成例にはカバードタイプを選択使用する．

静脈瘤出血のバルーン止血術
balloon occluding of variceal bleeding

中村真一　東京女子医科大学教授・消化器内視鏡科

【手技の概要】

食道・胃静脈瘤からの出血は，一般に大量になりやすく出血死の危険率が高い．そこで，一時的ではあるがバルーンによって出血部位を圧迫して止血する手技としてバルーン止血術が行われている．食道，胃噴門部止血用バルーンチューブとしてSengstaken-Blakemoreチューブ（SBチューブ）が有名であり，胃穹窿部静脈瘤出血に対しては胃側バルーンを大容量にしたLinton-Nachlasチューブもある．SBチューブは食道用と胃用の2つのバルーンと，それぞれのバルーンに空気を入れたり出したりするルーメン（管腔），胃内吸引用ルーメンの計3ルーメンを有するチューブで，最近は，さらに食道内吸引用ルーメンも加えた4ルーメンタイプが用いられる．

現在では，食道・胃静脈瘤出血治療の第1選択は内視鏡的治療（硬化療法，結紮術）で，90％以上の止血率が得られており，SBチューブを使用する機会は少ない．SBチューブの止血率は80〜90％であり，バソプレシンなどの薬物療法による止血率60〜70％に比し，比較的良好である．大量出血で循環動態が不安定な場合や末期肝癌，肝不全患者など内視鏡検査が適応となりにくい場合，夜間などで安全な内視鏡検査が行えない場合には，ためらわずSBチューブを用いて止血し，全身状態の改善をはかるべきである．ただし，SBチューブはあくまでも一時的処置であり，可及的速やかに内視鏡検査，治療を実施すべきである．

【適応・禁忌】

食道静脈瘤出血，胃噴門部静脈瘤出血に対する緊急止血．原則として緊急内視鏡検査で上記の静脈瘤出血と診断し，止血困難な場合が適応となる．全身状態不良で内視鏡検査が実施できない場合は，病歴や既検査歴で肝硬変や静脈瘤を認め，静脈瘤出血の可能性がきわめて高い場合に用いる（それ以外の場合，まずは通常の胃管を挿入する）．禁忌は食道狭窄例，食道破裂例．

【手技の実際】

❶ 準備：①SBチューブ（16 Fr，18 Fr）：バリオキャスバルーン（トップ社製），TSBチューブ（住友ベークライト社製），SBチューブ42型（クリエートメディック社製），SBチューブ（Rush社製），②注射器（20〜30 mL）と浣腸器（50 mL），③カテーテル鉗子（ゴム被覆鉗子），④Y字接続管，三方活栓，⑤排液管と排液バッグ，⑥キシロカインゼリー，⑦手袋，⑧マノメーター（血圧計），⑨牽引器具（架台，滑車，紐，500 mLのプラボトル1本）．

❷ 施行（図4-5）

1) 挿入は可能な限りX線透視下で行う．挿入前に水中でバルーンに損傷のないことをチェックし，食道・胃バルーンの空気を抜き完全に収縮させる．

2) SBチューブ先端部，食道・胃バルーンにキシロカインゼリーもしくは潤滑剤を十分に塗布するとともに，鼻腔，咽頭にキシロカインスプレーを噴霧し，十分に麻酔を行う．

3) 挿入体位として，半座位での挿入を記載している文献も多いが，一般に全身状態不良の患者が多く，仰臥位もしくは側臥位での挿入でよい．また，挿入時，血性吐物に備え，口腔内吸引と受け皿の準備をしておく．

4) SBチューブのバルーンの収縮を再度確認して，鼻孔から挿入する．バルーン部分では回転させながら進めると入りやす

胃側
- 胃バルーン注入口（シリンジ接続）
- 胃吸引口
- マノメーター接続端子
- 食道吸引口
- 食道バルーン注入口（シリンジ接続）

食道側

食道バルーン*
 空気 70～100 mL
 内圧 30～40 mmHg

胃バルーン*
 空気 250～300 mL

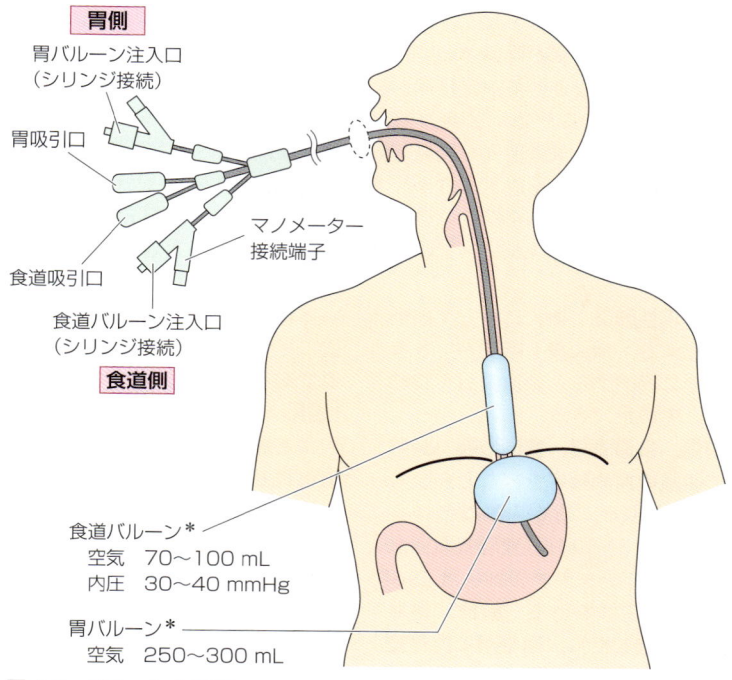

図 4-5　バルーン止血術
*バルーンの空気量はメーカーや製品によって異なるので，使用前に説明書によって確認する．
（高瀬靖広：静脈瘤出血のバルーン止血術．本書第2版，p181，医学書院，2002 より改変・転載）

い．

5）X 線透視下でない場合は，約 60 cm 挿入してから胃用ルーメンより注射器で 15 mL 前後の空気を注入し，聴診器で胃内の空気音を確認する．

6）胃バルーン内に 150 mL の空気を注入し，抵抗感や患者の違和感を観察する．その後，慎重に 250～300 mL まで空気を注入する．次いで胃バルーンが噴門で引っかかるところまで引き抜く．

7）三方活栓を用い，食道圧を測定するマノメーター（血圧計）を接続し，食道バルーンを 30～40 mmHg の圧で膨らませる．空気量は 70～100 mL を目安とする．

8）食道および胃内吸引用ルーメンからの排液口に排液管および排液バッグを接続する．胃内吸引用ルーメンから冷水 50～100 mL を胃内に注入し，吸引して性状や出血量を確認してもよい．

9）牽引する場合は，500 mL のプラボトルに水 500 mL を入れて 500 g とし，架台をセットしてチューブを牽引する．簡便な方法として，チューブをスポンジで包み，鼻に固定する方法もある．

【合併症・偶発症とその対処】

❶**自己抜去や不穏状態**：止血しなければ生命の危険があり，SB チューブが必要であることを説明する．適宜，セデーションを用いる．

❷**気道閉塞**：胃バルーンが収縮し，食道

バルーンがずれて，気道閉塞を起こすことがある．バルーン内の空気が時間とともに抜けたり，患者が動くなどして固定位置がずれてしまうこともある．必ずX線写真で位置を確認する．もし気道閉塞を発見したら，直ちに食道バルーンを脱気するか，SBチューブを鼻腔から10 cmくらいの位置ですべて切断する（食道バルーンを収縮させること）．

❸ **誤嚥，誤嚥性肺炎**：挿入に際して誤嚥に十分に注意する．挿入後も嚥下ができないことを十分に説明する．食道吸引を持続的に行うことで防止できる．

❹ **食道損傷，食道潰瘍，食道破裂**：長時間の圧迫で組織の血流障害を起こし，びらんや潰瘍を形成する．約6時間ごとに食道・胃バルーンを5〜10分程度脱気し，血流を確保する．SBチューブの挿入は48〜72時間が限度とされている．輸液，輸血で循環動態が安定したら，速やかに内視鏡検査，止血治療を行う．

内視鏡的硬化療法と静脈瘤結紮術

endoscopic injection sclerotherapy (EIS) and endoscopic variceal ligation (EVL)

村上英広　市立宇和島病院消化器内科胃腸科長

恩地森一　愛媛大学大学院教授・先端病態制御内科学

内視鏡的硬化療法（EIS）

【手技の概要】

EISには，ethanolamine oleate (EO) を用いた血管内注入法，1％エトキシスクレロール (AS) を用いた血管外注入法，cyanoacrylate系組織接着剤注入法がある．EOを用いた血管内注入法は，食道・胃静脈瘤の供血路遮断に用いられる最も一般的な方法である．EOの強力な血管内皮障害作用で血栓形成を引き起こし，供血路から静脈瘤までの血行を遮断する．ASもEOと同様に組織障害性薬剤であるが，線維化を強く促進することから血管外注入による地固め療法として再発予防に用いられることが多い．組織接着剤注入法は，胃静脈瘤の緊急止血および孤立性胃静脈瘤治療に用いられるが，保険適用がないため患者や家族に対するインフォームドコンセントが必要である．

【適応・禁忌】

食道静脈瘤の治療適応は，出血静脈瘤，出血既往静脈瘤，F_2以上の静脈瘤またはF因子に関係なくred color sign陽性（RC_2以上）の食道静脈瘤である．胃静脈瘤は，red color sign陽性のもの，静脈瘤上にびらん，潰瘍を認めるもの，短期間に急速な増大傾向にあるもの，F_2・F_3の緊満したものとしている．

EISの禁忌症例は，T.bil 4.0 mg/dL以上の高度黄疸例，高度の低アルブミン血症（2.5 g/dL以下），高度の血小板減少（$2.0 \times 10^4/\mu L$以下），全身の出血傾向，大量の腹水貯留，高度肝性脳症，高度腎機能不良例である．

【内視鏡的硬化療法に用いる薬剤】

1) EOを用いた血管内注入法：オルダミン（10 mL）1V＋オムニパーク10 mL（泡立てないようにゆっくり混和する）．

2) ASを用いた血管外注入法：エトキシスクレロール1％注射液（30 mL）1Vを希釈せずに用いる．

3) 組織接着剤注入法：リピオドール0.6 mL＋ヒストアクリル1.8 mLをこの順で2.5 mL注射器に吸う．

【手技の実際】

❶ **EOを用いた血管内注入法**：前処置としてセスデン1A（またはグルカゴンGノボ1A）筋注およびソル・コーテフ

100 mg，ペンタジン 15 mg を静注後，適量のドルミカム投与で鎮静し，内視鏡を挿入する．まず，食道胃接合部から 5 cm 以内の最も穿刺しやすい静脈瘤を画面の 8 時方向に合わせる．内視鏡装着バルーンに 20 mL のエアーを注入し食道静脈瘤の血流を遮断後，23 G 穿刺針を静脈瘤内に刺入する．血液の逆流を確認したら，X 線透視下に EO を血管内にゆっくり注入する．EO が拡大しなくなった時点で注入をやめ，穿刺針はそのままで 30 秒ごとに EO 注入を繰り返す．新たな血管が描出されなくなったら 1 分間 EO を停滞させ，ゆっくりと内視鏡装着バルーンのエアーを抜く．このとき，停滞した EO を透視下で確認し，口側に流れそうになったら再度バルーンを膨らませ 1 分間待ってから脱気する．穿刺針を抜去し出血の有無を確認する．穿刺部からの出血には内視鏡装着バルーンで 3 分間圧迫止血を行うが，血管内注入ができていればあまり出血しない．注入時に血管外とわかれば即注入を中止し，血管外注入量が 1 mL を超えないようにする．血管内注入量も，0.4 mL/kg を超えないようにすることが合併症予防に重要である．

❷ **AS を用いた血管外注入法**：エトキシスクレロール 1 % 注射液を 23 G または 25 G の穿刺針で食道静脈瘤近傍に 1〜2 mL 粘膜内に注入し膨隆を形成させる．膨隆が形成されないときは，粘膜下層やさらに深層への注入となっている可能性があるので穿刺しなおす．1 か所の AS 注入量は 1〜2 mL とし，総注入量は 30 mL 以内とする．

❸ **組織接着剤注入法**：造影剤を満たした 21 G 穿刺針で胃静脈瘤を穿刺し血液の逆流を確認する．その後，造影剤でカテーテル内の血液を十分にフラッシュした直後，前項で作成した組織接着剤リピオドール混合液を一気に注入し穿刺針を抜去する．あらゆる胃静脈瘤を同様に治療する．その際，抜針後のカテーテル先端を一気に内視鏡内まで引き込むと接着剤が鉗子孔に付着してしまうため，胃静脈瘤から抜針後，穿刺針を外筒に収めてから抜去する．

【合併症・偶発症とその対処】

胸痛，発熱，食道潰瘍は，20〜30 % にみられるが死亡例はない．食道穿孔，門脈血栓，硬化剤による肝障害，腎不全，ショック，肺炎，肺塞栓は，頻度は低い（2 % 以下）が死亡例もあり注意が必要である．多くは，硬化剤の大量使用，大循環への逸脱により起こるため，EO 注入に際しては最小限の使用量とする．また，大量使用時には，腎障害予防目的にハプトグロビン 2,000 単位点滴静注と輸液によって尿量を確保する．

静脈瘤結紮術（EVL）

【手技の概要】

1988 年に Stiegmann らにより開発された．ゴムバンド（O リング）で食道静脈瘤を機械的に結紮し，静脈瘤を脱落壊死させ血栓性閉塞を起こさせる．EIS より治療後の再発は多いが，低侵襲で手技も容易なため広く普及している．

【適応・禁忌】

適応は，EIS と同様であるが，低侵襲であるため高度肝障害，高度腎機能低下例，硬化剤・造影剤アレルギーのある患者でも施行可能である．ただし，F_3 静脈瘤に中途半端な EVL を行うと術後大出血の危険性がある．基本的には F_2 までにとどめ，F_3 症例は EIS を選択するのが望ましい．

【手技の実際】

筆者らは，ニューモ・アクティベイト EVL デバイス（住友ベークライト社製）をフレキシブルオーバーチューブとともに用いている．あらかじめオーバーチューブを通しておいたスコープを挿入する．スコープを胃幽門前庭部まで挿入した時点で，オーバーチューブにキシロカインゼリーを

十分塗布し，左右に回転させながらゆっくりと愛護的に食道内に挿入する．スコープを抜去し，先端にデバイスを装着する．プレート上のOリングをデバイスに装着し，オーバーチューブ内にスコープを挿入する．少し吸引をかけると吸い込まれるようにスコープが挿入される．静脈瘤を確認し，出血時には出血点を，非出血時には食道・胃接合部直上の最も大きい静脈瘤を正面にとらえる．内視鏡の吸引をかけ陰圧により静脈瘤を十分フード内に引き込んで赤玉になった時点で，送気チューブから2 mLの空気を一気に注入する．以上の操作を繰り返し，食道・胃接合部から口側に向かって可能な限り密に結紮する．出血量が多く出血点が同定できない場合は，食道・胃接合部を数か所結紮すると有効なことが多い．

【合併症・偶発症とその対処】

前述したように中途半端な結紮は，術後の大出血をきたす可能性があるため，十分吸引してから結紮する．また，オーバーチューブによる食道損傷が報告されているので注意する．

バルーン下逆行性経静脈的塞栓術

balloon-occluded retrograde transvenous obliteration (B-RTO)

國分茂博 順天堂大学先任准教授・練馬病院消化器内科
宮崎昭久 順天堂大学教授・練馬病院消化器内科

【バルーン下逆行性経静脈的塞栓術(B-RTO)の概要】

B-RTOは，孤立性胃静脈瘤に対し1991年金川らにより開発されたわが国発の手技であり，消化器領域では数少ないわが国オリジナルの治療法である．胃穹窿部に存在し，胃-腎シャントを伴う孤立性胃静脈瘤（食道静脈瘤を伴わない）に対し，腎静脈から逆行性に胃-腎シャントへバルーンカテーテルを挿入，胃静脈瘤内に硬化剤(ethanolamine oleate：EO)を注入，その血管内皮細胞障害により，血栓化から静脈瘤および流入静脈の閉塞をきたす．1992年筆者らもカテーテル留置法を開発，以後わが国では，孤立性胃静脈瘤に対する待機・予防的治療の第1選択となり，その後，十二指腸静脈瘤，直腸静脈瘤，肝性脳症など門脈圧亢進症より引き起こされるシャントによるさまざまな病態に対する治療法として応用されている．

【適応】

孤立性胃静脈瘤(図4-6)，肝性脳症(高アンモニア血症)，高ICG血症(肝切除前など)，十二指腸静脈瘤，直腸静脈瘤，stoma varicesなど．

【手技の概要】

B-RTOの治療意義は，静脈瘤あるいは肝性脳症・ICG高値の原因となる側副血行路の遮断による求肝性門脈血流の改善にある．本項では，B-RTOの適応として最も頻度の高い孤立性胃静脈瘤において排血路である胃-腎シャント(図4-6)におけるB-RTOの手技について，その概要を述べる．

穿刺アプローチには2つのルートがあり，金川の原法は股静脈から下大静脈，近森や筆者らは内頸静脈から腕頭静脈経由で，いずれも左腎静脈に至り，そこから椎体の左側から，急峻に直上する副腎静脈にガイドワイヤーを挿入し，胃-腎短絡内にバルーンカテーテルを留置し，バルーン閉塞下逆行性造影にて静脈瘤の存在を確認する(図4-7)．さらにそこから，可能な限り静脈瘤のみが単独に描出される部位までカテーテルを運ぶ．しかし，静脈瘤のみならず同時に下横隔膜静脈や心嚢横隔膜静脈などが同時に造影される症例では，カテー

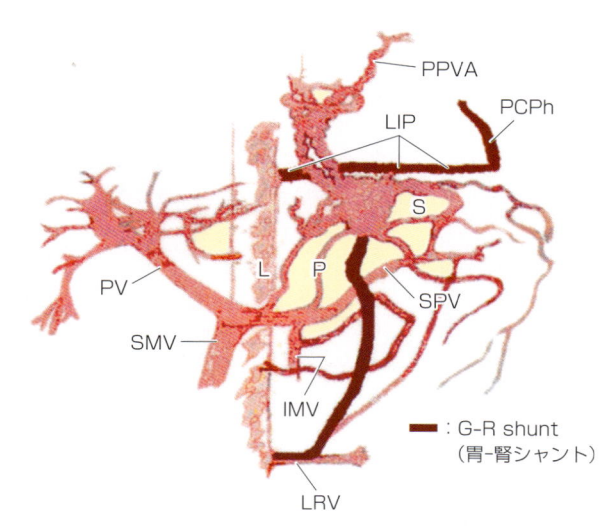

図4-6 孤立性胃静脈瘤の血行動態

LIP：左下横隔膜シャント
PCPh：心嚢横隔膜シャント
L：LGV（左胃静脈）
P：PGV（後胃静脈）
S：SGV（短胃静脈）
G-R shunt（胃-腎シャント）

テルを進め，エタノール注入あるいは coil embolization にてこれらの排出路が描出されず逆行性造影にて標的の静脈瘤と胃-腎シャントが1本化された状態にもっていき，硬化剤 EO を注入する．

硬化剤の注入量は，基本的には逆行性造影での静脈瘤，標的血管の描出状況で決定されるが，それでも当日あたりの MAX は 0.4 mL/kg とする．これ以上必要とする場合でも，留置したカテーテルからの翌日造影にて再度注入し，上記血管群が描出されなくなるまで繰り返す．

【合併症・対策】

❶ **短期（治療直後）**：溶血尿の原因は硬化剤 EO の過剰使用によることが多い．B-RTO では，EIS において内視鏡ガイドラインでも推奨されている 0.4 mL/kg/日以上を必要とする場合もあるため，筆者らは一期的注入法ではなく，カテーテル留置法による翌日造影後再注入の必要性を啓蒙してきた．

これに引き続く腎機能障害には十分な hydration で対応できることも多いが，EO の使用量が 8 mL を超える場合，EIS 開始当初より，溶血尿を最小限にとどめるハプトグロビンの使用がすすめられており，B-RTO 後も必要である．

❷ **中期（半年以内）**：腹水の出現に留意する．しかし，過去に腹水の既往がない症例における新たな腹水の出現頻度は6か月でわずか 1.6% である．したがって腹水が過去に一度でも出現した既往のある症例に B-RTO を行う場合は，治療前後のアルブミン補給が必須であり，これにより十分対処できる．

❸ **長期（1年以上）**：食道静脈瘤の出現は平均1年半で 30.1% であるが，事前に全く食道静脈瘤の併存がない純粋な孤立性胃静脈瘤では 23.7 か月で 22.2% であり，EIS によりそのコントロールは可能である．

2002 年の日本門脈圧亢進症学会・B-RTO 研究会の合同アンケートでは，B-RTO 施行後に入院期間の延長をきたし

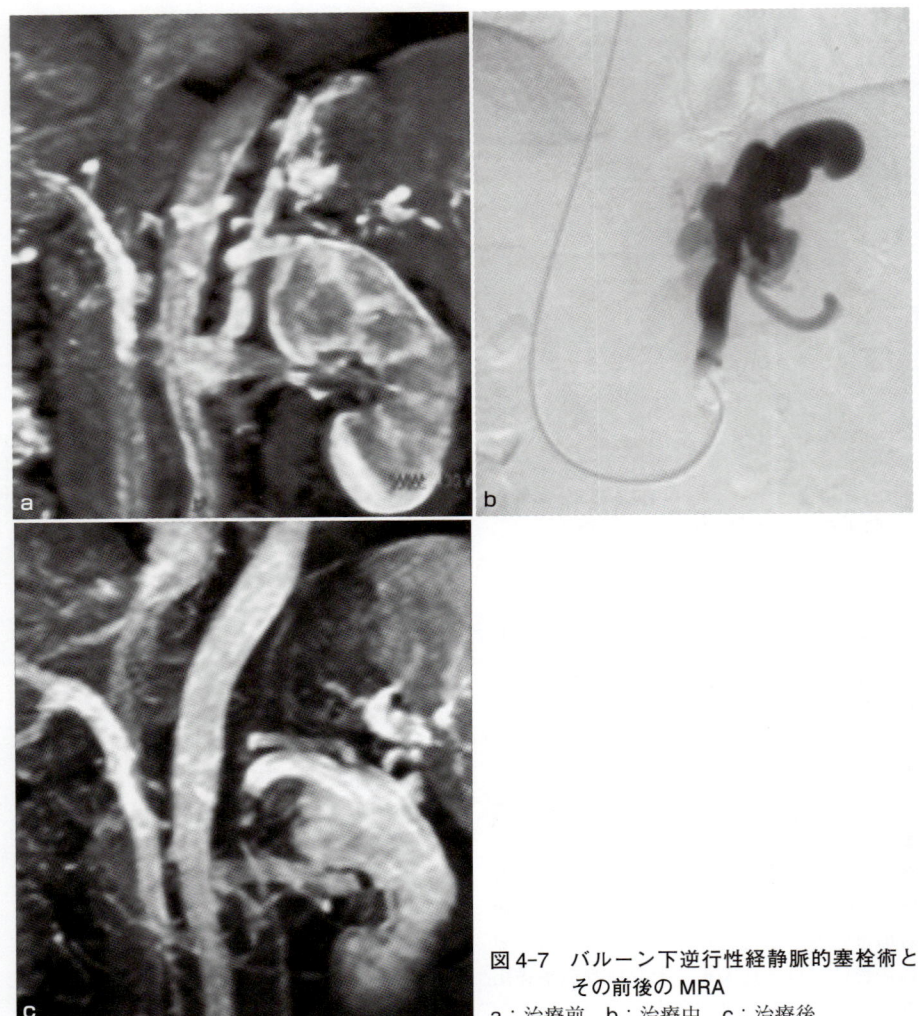

図4-7 バルーン下逆行性経静脈的塞栓術とその前後のMRA
a：治療前，b：治療中，c：治療後．

たのは，2,890例中41例（1.4％）であった．その原因は肝障害増悪19例，呼吸不全5例などで，直接B-RTOに起因するものか否かは明確ではなかった．また，死亡例は肝障害増悪18例（0.6％）であり，肝不全4例，消化管出血・呼吸不全各3例，癌死2例もあり，これもB-RTOの手技に直結するものは少ない．

【適応を慎重に考慮すべき症例とその対策】

いまだ保険適用となっていない本法においては，禁忌とまではいかないが，適応の際，慎重に考慮すべき症例がある．例えば出血傾向を有する血小板 $3～4×10^4/\mu L$ 以下の症例やChild Cの未出血例（予防例）などがそうであり，また腎機能障害を有する例では血液透析の準備が必要である．さらに硬化剤EOの過剰使用は，その特性がゆ

えにARDSが引き起こされる懸念があり，過去の呼吸不全既往例などは，予防例では禁忌に近い．もし緊急止血が優先される場合も，通常0.4 mL/kg未満であるEOは0.3 mL/kg未満として対処する．またEO 8 mL/日以上の使用例では術後にハプトグロビンを用いることも一般的である．

経頸静脈的肝内門脈体循環短絡術

transjugular intrahepatic portosystemic shunt（TIPS）

中村健治　大東中央病院放射線科・IVRセンター

【概要】

経皮的カテーテル手技で肝臓内に門脈-肝静脈間の短絡路を作成することにより，門脈圧を減圧するinterventional radiology（IVR）治療法である．門脈圧亢進症による食道・胃静脈瘤などの消化管出血および難治性腹水が適応で，その治療理論は外科的シャント手術と基本的には同様であるが，最大の利点は経皮的に行えるので低侵襲的な点である．基本的には肝移植を前提として行われるべきであるが，わが国の移植の現状を鑑み第1選択の治療法とされることも多い．それゆえ適応の決定，安全・確実な手技，合併症対策などが重要であるが，明確なガイドラインのないのが現状である．

【適応基準】

TIPSは内科的治療の適応外あるいは無効な例で肝移植の適応となる患者が対象となり，その施行適応は，病態および肝機能により決定される．

❶病態別条件

a）絶対的適応

1）内視鏡的治療が困難あるいは危険な食道・胃静脈瘤：EIS，EVLによっても吐血を繰り返す難治性の静脈瘤例，バルーン下逆行性経静脈的塞栓術（B-RTO）や経皮経肝静脈瘤塞栓術（PTO）で治療しえない胃静脈瘤例，腹水を合併した高度肝硬変例〔大循環系への直接の巨大な短絡路をもつ静脈瘤胃例（胃-腎短絡路）では，TIPSで十分な減圧が得られないこともあり，B-RTOやPTOが第1選択である〕．

2）門脈圧亢進性胃症（PHG）：進行性の貧血をきたす静脈瘤を形成しない門脈圧亢進症性の胃出血例．

3）難治性腹水：肝庇護薬や利尿薬投与，減塩食摂取，アルブミン投与などによっても効果のない難治性腹水例．

b）相対的適応

1）門脈血栓症：門脈血流のうっ滞を解消することにより血栓溶解を目的として行われることがある．

2）内視鏡治療やB-RTO，PTO後に続発した異所性静脈瘤，難治性腹水．

3）内視鏡で静脈瘤が確認できない消化管出血：出血原因が門脈圧亢進症であることが明らかな下血例．

❷肝機能条件：肝機能予備能は重要な指標で，血清ビリルビン値3.0 mg/dLを目安とする．また，腎機能（血清クレアチニン値<3.0 mg/dL）および心肺機能の極度低下例は避けるべきである．TIPSは肝移植までの橋渡しとの観点で欧米では行われることが多いが，その普及が十分でないわが国の現状ではTIPSの適応はより狭いものとすべきである．

【禁忌】

a）絶対的非適応：びまん性囊胞性肝疾患，高度の肺高血圧症，びまん性門脈血栓症が挙げられている．しかし，びまん性門脈血栓症例に対して下大静脈から直接門脈穿刺し，難治性腹水の消失した例が報告され必ずしも適応外ではない．

b）相対的非適応：局所的門脈血栓症，

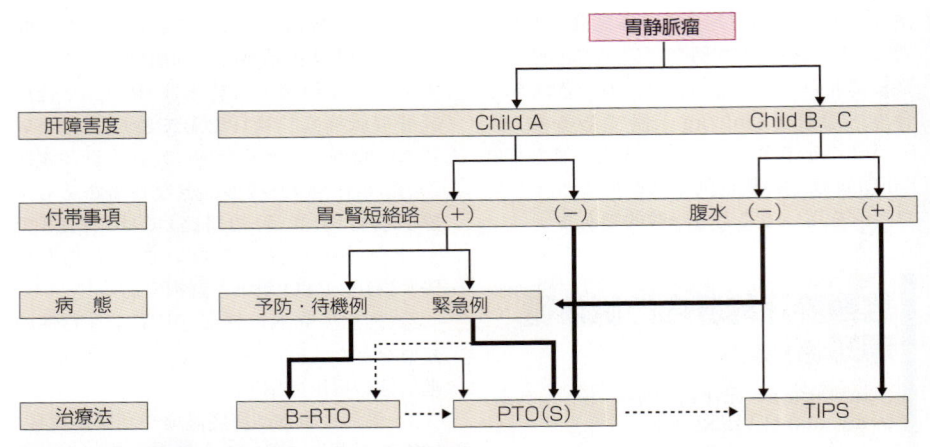

```
                              胃静脈瘤
                                │
              ┌─────────────────┴─────────────────┐
肝障害度    Child A                          Child B, C
          ┌───┴───┐                         ┌───┴───┐
付帯事項  胃-腎短絡路(+)  (-)              腹水(-)   (+)
          ┌───┴───┐
病　態  予防・待機例  緊急例
          │        │                          │       │
治療法   B-RTO ---> PTO(S) <---------------> TIPS
```

図4-8　胃静脈瘤のIVR治療のアルゴリズム（案）
(Ninoi T, Nakamura K, Kaminou T, et al：TIPS versus transcatheter sclerotherapy for gastric varices. AJR 183：369-376, 2004より転載)

Budd-Chiari症候群，胆管拡張，肝腫瘍が挙げられている．

しかし，肝癌合併例に対してTIPSを施行した報告が散見される．肝癌合併例にTIPSを施行する際に最低満たすべき条件として，①穿刺経路に腫瘍がないこと，②腫瘍がTAEやPEITにより十分コントロールされていること，③予後を規定する因子が腫瘍ではなく門脈圧亢進症と判断されること，の3点が挙げられている．

【IVR治療法の選択】

消化管静脈瘤は基本的には門脈圧減圧のために発生した側副路で，これを閉鎖することは門脈圧亢進症の治療法としては理論的には矛盾しているが，瘤破裂は致命的でこれを回避することができる塞栓・硬化術は臨床的にその意義はきわめて高い．一方，門脈圧の減圧法であるTIPSは理論的には理にかなっているが，既に大きな減圧路がある場合には無効で，肝臓への門脈血流入が減少することにより肝機能低下をきたすこともある．門脈圧亢進症に対するIVR治療法は大別すると以下の3種類があり，病態により選択される．

❶**各種のIVR治療法**

a）消化管静脈瘤の塞栓・硬化術：経皮経肝食道静脈瘤塞栓術（PTO），経回結腸静脈経由静脈瘤塞栓術（TIO），バルーン下逆行性経静脈的塞栓術（B-RTO）．

b）**門脈圧の減圧術**：流入門脈血流量の減少（血管収縮薬の上腸間膜動脈内動注，脾動脈塞栓術，PSE），短絡路の作成（TIPS）．

c）**血管性病変による血流障害の改善法**：Budd-Chiari症候群や門脈血栓症など血管閉塞を再開通させるバルーン拡張術，PTAやステント留置術．

❷**TIPSの選択**：食道静脈瘤，異所性静脈瘤は内視鏡的治療が第1選択であることはわが国においては異論のないところであり（欧米においては必ずしも意見の一致をみていない），TIPSは内視鏡的治療の無効例や危険な例，難治性腹水の合併例に選択される．胃静脈瘤はB-RTO，PTO，TIPSなどのIVR治療法が病態や肝機能により設定される（図4-8）．TIPSの最もよい選択となるのは難治性腹水である．

血清総ビリルビン値が3.0mg/dL以上，

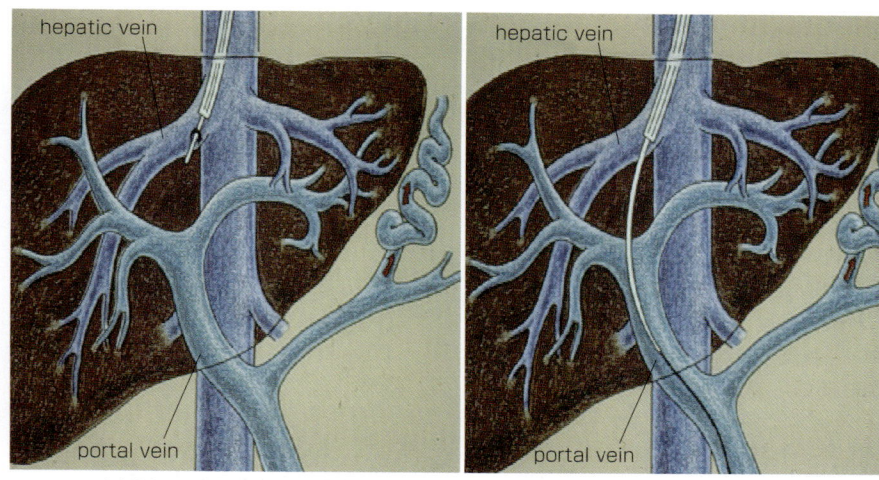

a. 穿刺針の肝静脈内挿入，門脈穿刺
b. 門脈内にカテーテル挿入
c. 短絡路のバルーン拡張
d. 金属ステント挿入

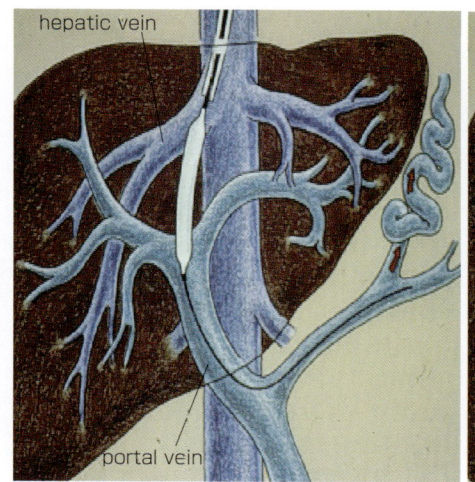

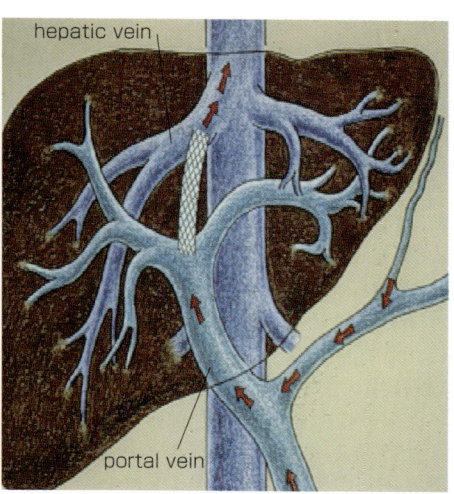

図4-9 TIPSの手順

血清クレアチニン値が2.0 mg/dL以上の例は肝障害度によらずTIPSの非適応とすべきで，肝移植を考慮すべきである．

【手技の実際】（図4-9）

❶術前画像診断：術前に肝臓の血管解剖を正確に把握し，穿刺経路を予め検討することが重要で，肝静脈と門脈の同時造影，MRI，CTAによる三次元表示（3D-MRA，3D-CT）などを行い，立体的な位置関係を把握し穿刺角度とシャント距離を予め測定する．

❷頸静脈穿刺：通常，右内頸静脈を穿刺し，穿刺針（Rosch-Uchida liver access set）を右肝静脈まで挿入する．穿刺困難な

場合には超音波下で行う．

❸門脈穿刺：門脈の穿刺目標点は門脈右枝の前後分岐部とし，術前の門脈造影を参考にして穿刺する．穿刺は金属カニューレを約90度前方に回転させて固定し，穿刺針を目標点に向け穿刺する．肝動脈内にガイドワイヤーを挿入して穿刺目標とすれば容易に門脈穿刺することができる．門脈内に挿入されたガイドワイヤーに沿わせて5Frカテーテルを挿入し，門脈圧を測定した後，門脈造影を行う．

❹短絡路の拡張：9Frダイレーターと10Frシースをガイドワイヤーに沿わせて門脈内まで挿入し，短絡路を拡張する．次に，バルーンカテーテルを挿入して肝静脈-門脈間の短絡路部に合わせて留置し，5気圧で膨張させ拡張する．バルーンの拡張時に強度の疼痛を訴える患者が多く，麻薬による除痛を必要とすることも多い．

❺ステント挿入，留置：バルーンカテールにより拡張された短絡路内に金属ステントを挿入し手技が終了する．ステントは門脈，肝静脈内に各々1cm程度挿入する．

❻門脈造影および門脈圧測定：金属ステントの挿入前後に門脈造影および門脈圧測定を行う．術後の右房-門脈の圧較差が15mmHg以下を一応の目安とする．

【副作用・合併症】

従来，術中・術後の合併症は欧米では5〜15%と報告され，重篤なものとして腹腔内出血，門脈破損，敗血症，ARDSなどが報告されている．また，術後の肝酵素の上昇やビリルビン値の上昇など肝機能に与える影響も述べられているが，これは肝予備能による差が大きい．

肝性脳症の発生はRingらの報告では247例中52例にみられているが，3例を除き内科的療法で良好にコントロールされたと報告され，わが国の報告でもいずれも軽度で内科的治療でコントロールされている．

【予後】

肝硬変症の予後について日本門脈圧亢進症学会の報告ではChild C症例の5年生存率は37.4%と報告している．TIPSの予後についてRichterらは平均生存月数が19か月，1年生存率68%，3年42%で，肝硬変の自然経過と比較して明らかな予後の延長があり，生存率は肝予備能による差が大で，Child Cでは不良であるが，A症例では1年生存率が100%になると述べている．Ringらは平均生存日数182日，1か月以内死亡例13%，再出血率4.5%，また21%に肝移植がTIPS後に行われたと報告している．100例以上のわが国の報告では，生存率は1年81.4%，2年70.6%，3年70.6%である．Child分類別にみるとChild Aではそれぞれ88.5%，77.5%，77.5%，Child B，Cでは65.3%，65.3%，54.2%である．経過中の死亡例は多くが肝不全であるが，肝癌の発生や再燃による肝癌死も認められる．

【患者説明のポイント】

わが国におけるTIPS施行例はいまだに少ないので，手技の成功率，予後，合併症の発生率などについて欧米の成績を含めて客観的に説明する必要がある．

TIPSが考慮される患者は基本的に内視鏡的治療を含む内科的治療がきわめて困難な例で，肝移植の適応例である．それゆえ，TIPSは静脈瘤破裂による出血死の回避と難治性腹水の消失，減少によるQOLの改善などが目的で，あくまで肝移植までの橋渡しであり根本的治療法ではないことを患者に十分に理解してもらう必要がある．また，TIPSはわが国の保険適用外で，高度先進医療の対象となっており（金沢大学，日本医科大学，昭和大学，大阪市立大学の4施設のみが承認されている），経費の実費請求のあることも患者・家族に説明する必要がある．

【経過観察・生活指導】

術後早期に肝性脳症が30％前後に発生し，また肝機能低下をみる例があるので，血液検査，特に血清中アンモニア値のチェックは1〜2か月ごとに行う必要がある．

短絡路の狭窄，閉鎖が6か月〜1年以内に発生することが多いので，静脈瘤増悪のチェックのために3〜6か月ごとの内視鏡検査，腹水や肝臓の形態変化を観察するため6か月ごとのCT検査が術後1年以内は必須である．

経鼻胃管挿入法
insertion of nasogastric tube

山本貴嗣　帝京大学講師・内科
久山　泰　帝京大学教授・内科

【概念】

経鼻胃管は，栄養や薬剤の注入，胃内容物（出血）の確認，減圧，洗浄などの目的で挿入するチューブである．絶対的禁忌はないが，出血傾向や鼻腔から胃までの経路に病変を有する症例（食道静脈瘤など）では適応を慎重に検討する．

【方法】

挿入に際しては，誤嚥による呼吸器合併症を起こしにくい体位（左側臥位や半座位）とし，口腔内のチェック（義歯や食物の有無）を行う．また，鼻から胃までのおおよその長さ（40〜60 cm）の見当をつけておく．まず鼻腔にキシロカインゼリーを少量注入し，麻酔効果が得られるまで待つ（アレルギー，過量投与に注意）．続いて，チューブを鼻孔からやや頭側に向けて挿入する．疼痛や抵抗感があった場合には角度を変えてみたり対側の鼻孔を試みるが，それでも困難な場合には無理せず上級医に相談する．

咽頭腔から食道への挿入は，嚥下運動を促しタイミングを合わせて挿入する．意識障害例や協力が得られない例では，口腔内で「とぐろを巻く」ことがあるので直視下に確認する．食道に入ると強い抵抗感はなくなるので，嚥下運動に合わせて少しずつ（5〜10 cm程度），十分な長さまで挿入し確認動作に入る．

気道へ誤挿入した場合は咳反射を生じるが，意識障害例や一部の高齢者では反射が弱い場合がある．チューブ内が空気で曇ったり孔から気流を感じたら，誤挿入の可能性が高い．また，挿入するに従って抵抗感が増す場合や逆に抵抗感がなくなる場合には，反転やたるみにより胃に到達していないことがある．

ベッドサイドでの先端位置の確認は，送気による胃泡音の確認（心窩部で聴診器を用いる）が頻用されているが，気道への誤挿入を鑑別できなかった事例が報告されており，吸引による胃内容物の確認が望ましい．確診できなかった場合にはX線などにより確認する．

【合併症】

合併症として，出血，消化管損傷，誤嚥などが挙げられる．稀に胃管症候群（留置後2〜3日で生じる両側声帯麻痺による上気道閉塞）などの致死的な合併症も報告されている．

経皮経食道胃管挿入術
percutaneous transesophageal gastro-tubing（PTEG）

山本貴嗣　帝京大学講師・内科
久山　泰　帝京大学教授・内科

【概念】

近年消化管の減圧や経腸栄養を目的とした内視鏡的胃瘻造設術（PEG）が広く普及し

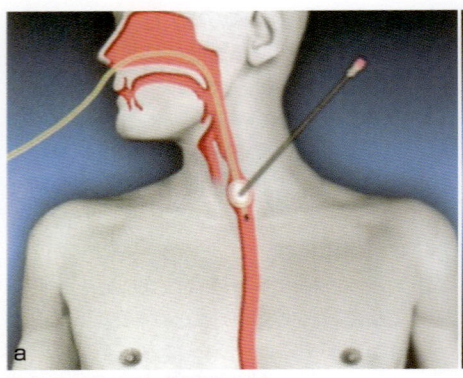

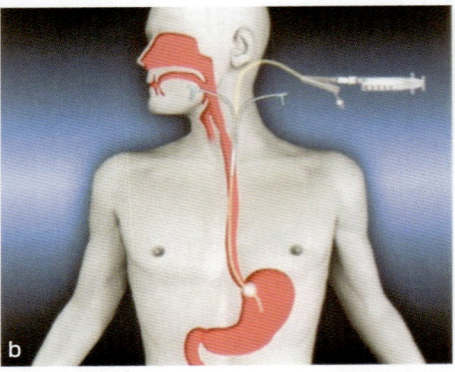

図 4-10　経皮経食道胃管挿入術

ているが，PEG が困難あるいは不能な症例（胃壁と腹壁の間に他臓器が存在する例，多量の腹水，手術後で適当な穿刺部位がない例など）が少なからず存在する．経皮経食道胃管挿入術（PTEG）はそのような場合の有用な選択肢の 1 つである．

【方法】

PTEG は経鼻的に食道内に挿入したバルーンカテーテルを経皮的に穿刺し胃内にチューブを留置する方法で，1983 年 Chen らによって開発されたが，当初は穿刺したバルーンが破裂するためチューブが食道外へ逸脱し他臓器損傷を起こすリスクが高かった．1998 年大石らが，穿刺をしても破裂しない非破裂バルーンカテーテルを開発し安全性が高まったことから，その後次第に広まった〔ただし，現時点（2009 年 11 月現在）ではわが国の医療保険の適用外治療である〕．

【適応・禁忌】

適応症としては，上記の PEG 困難例のみでなく，栄養剤の投与や消化管減圧が必要な症例（＝ PEG の適応となる症例）のすべてが挙げられる．禁忌は，胃・食道静脈瘤，出血傾向，全身状態不良例，反対側の反回神経麻痺症例，頸部のリンパ節腫脹や拘縮のため穿刺ルートが確保できない場合などである．

【標準的方法】

以下に標準的方法を示す．
1) 非破裂型穿刺用バルーンを経鼻（経口）的に食道内に挿入する．
2) バルーンを造影剤で拡張させ，食道入口部直下まで牽引する．
3) エコーガイド下にバルーンを穿刺し，造影剤の流出確認後ガイドワイヤーを挿入する（図 4-10a）．
4) 穿刺針およびバルーンを抜去し，ガイドワイヤーに沿ってカテーテルを挿入する（図 4-10b）．原則として X 線透視下で行うが，内視鏡を併用して直視下に処置を進めるとより安全性が高まると報告されている．

【偶発症・合併症】

偶発症としては，出血，穿孔，感染症，他臓器の損傷などがあり，術前から術直後には 2〜3 割程度偶発症を生じるとの報告がある．術後の主な合併症としては，事故（自己）抜去が挙げられる．また，経鼻胃管同様ルートが長いためつまりが起きやすく，予防と適切なチューブ交換が必要である．

胃洗浄法
gastric lavage

山本貴嗣　帝京大学講師・内科
久山　泰　帝京大学教授・内科

【概念】
　胃洗浄は，内容物の確認，除去あるいは希釈のために胃内に洗浄液を注入し排出する処置であり，その目的によって主に2つの方法が用いられる．1つは，過量服薬や毒物摂取の場合に行う方法である．内容物の除去・希釈を目的とするため摂取後の時間が短いほど効果的であり，太いチューブ(24〜36 Fr)を経口的に挿入して多量の水(5〜10 L)を用いて洗浄する．ただし，酸やアルカリの摂取例では誤嚥による合併症や消化管穿孔が致命的になることがあり禁忌とされている．

　もう1つは，胃内容物や出血の確認のために行われる方法であり，経鼻的に挿入されたチューブ(14 Fr 程度)から1 L 程度の洗浄を行う．

　近年では，上部消化管出血に対する内視鏡的治療の有用性が確立されており，出血が疑われる症例では速やかに内視鏡を行うことが望ましいが，緊急内視鏡が不可能な状況では，他施設への移送が必要かどうかの判断が求められる．胃洗浄による内容物の確認は，現在の出血状況についての判断の一助となる．排液が鮮紅色であれば最近の出血を示唆し，洗浄後も透明にならない場合は現在出血が続いている可能性が高く，緊急内視鏡が必要である．また，洗浄により残渣や凝血塊が減少し，その後の内視鏡治療をより行いやすくする効果が期待できる(ただし，その効果は限定的である)．

【方法】
　胃洗浄の実際として，チューブ挿入については他項を参照(187頁)．誤嚥による呼吸器合併症を避けるため，処置時の体位は左側臥位が原則である．注入液は，常温の滅菌蒸留水や生理食塩水を使用する．まず，チューブから排液がある場合は可能な限り吸引・除去する．次に1回量として50〜100 mL(解毒目的では 200 mL 程度)の洗浄液を胃内に注入し，吸引や自然滴下によって排液する．注入した量の排液を確認した後，同様の手順を繰り返す．

【合併症】
　合併症として，出血，消化管損傷，感染症(誤嚥性肺炎)などが挙げられる．特に誤嚥の危険性が高い状態や摂取した毒物によっては，胃洗浄に先行して気管内挿管を行うこともある．

内視鏡的胃瘻造設術
percutaneous endoscopic gastrostomy (PEG)

西田幸治　庄和中央病院総合診療科
桑山　肇　ニューヨーク州立大学客員教授

【手技の概要】
　経口的な栄養摂取が不可能あるいは危険を伴う場合に，水分・栄養・薬物の投与経路の確保を目的として，直接的に腹壁と胃内腔をつなぐ瘻孔を造設する．以前は腹壁と胃壁を小切開し吻合する外科的胃瘻造設術を行っていたが，現在は内視鏡により胃内腔にアプローチし，腹壁との間に瘻孔を作成する内視鏡的胃瘻造設術(PEG)が一般的となっている〔内視鏡的アプローチではなく，食道を経皮的に穿刺しチューブを挿入する経皮経食道胃管挿入術(PTEG)の手技については 187 頁参照〕．

　内視鏡下に瘻孔を造設する胃内腔の部位を特定しておき，腹壁から胃内腔に向かって穿刺しガイドワイヤーを胃内腔に挿入す

る．挿入されたガイドワイヤーを内視鏡により口腔外へ導き出し，PEG造設用カテーテルに連結する．腹壁外に出ているガイドワイヤーを牽引する（pull法），ないしはガイドワイヤー沿いに挿入する（push法）ことによってカテーテルを胃内腔に挿入し，胃壁および腹壁をカテーテル先端により鈍的に拡張しつつ腹壁外に貫通し瘻孔を形成するのがPEGである．

【適応・禁忌】

　何らかの理由すなわち，①甲状腺悪性腫瘍，咽頭部悪性腫瘍などで食道・咽頭などが狭窄している，②神経難病や脳血管疾患などで嚥下運動が困難，③意識状態の低下や超高齢，などのため経口的摂食が困難あるいは不良となっている場合や誤嚥性肺炎を繰り返す場合が適応となる．しかし，①の場合は内視鏡の通過がそもそも不可能な場合が多く，実際には②と③が大部分の適応となっている．

　禁忌としては，①全身状態が極度に不良，②口腔・咽頭・食道などが内視鏡通過により傷害される場合（高度の食道炎など），③胃が肋骨弓に隠れていたり胃と腹壁の間に肝左葉や横行結腸が介在しているなどPEG造設可能な部位がない場合，④腹水があり瘻孔の完成が見込めない場合，⑤造設予定位置に胃悪性腫瘍や胃潰瘍がありカテーテル通過が不可能な場合，などである．実際にはPEG造設前に上部消化管内視鏡検査を行い，透過光にて造設位置を体表から確認しておくことが重要である．

【手技の実際】

　筆者らはpull法にて造設しており，以下pull法での造設手技を解説する．

　1）事前に上部消化管内視鏡を行い造設位置を確認するとともに，患者・患者家族に十分な説明とインフォームドコンセントを行っておく．

　2）術前に患者の栄養状態改善と感染症コントロールを行っておく．

　3）内視鏡を胃まで挿入した後，患者を背臥位とし胃瘻造設部位の体表を消毒する．

　4）透過光にて造設部位を最終確認し，穿刺担当の術者は体表を約1cm弱切開する．

　5）内視鏡での観察下のもと穿刺針を切開部から胃内腔に向け穿刺する．このとき，内視鏡術者は必ず穿刺針が十分に胃内腔に挿入されていることと，胃後壁の粘膜を傷害していないことを確認する．

　6）穿刺針の内針を抜去し外筒からガイドワイヤーを挿入する．内視鏡術者は挿入されたガイドワイヤーを内視鏡からスネアにて保持し，内視鏡ごと口腔外へ抜去してワイヤーを外す．

　7）ワイヤー先端にPEG造設用カテーテルの先端を結ぶ．

　8）腹部体表に出ているワイヤーをゆっくりと引き抜いていく．カテーテルが順次胃内腔へと引き込まれていくが，後端の胃側ドームダンパーの進行に合わせて内視鏡を挿入しておくと終了後の観察に便利である．

　9）胃壁をカテーテル先端が通過する際は，腹壁に手を置いて圧迫しつつ鈍的に胃壁・腹壁を拡張させカテーテルを引き出す．

　10）内視鏡で胃側ドームダンパーが胃内壁に密着していること，出血がコントロールされていることを確認した後，カテーテルの体表側ストッパーを装着し適宜の長さに調節して栄養注入口のアダプターを装着する．

　11）胃内の空気を吸引減圧して内視鏡を抜去する．カテーテル先端は開放しておき，出血の確認と胃液の排出を行う．

【合併症・偶発症とその対策】

　対象となる患者はほとんどが高齢であり摂食障害による栄養不良に陥っていることが多いため，免疫不良かつ創傷治癒の遅延

状態にあると想定したほうがよい．術後感染のコントロールのため抗菌薬を数日間使用するとともに造設部位の感染徴候（発赤・熱感・排膿など）に注目し，必要に応じて外科的切開を考慮する．術後不穏のためカテーテルを自己抜去すると腹膜炎を起こすため，手にミトン手袋をしてもらうと抜去防止となる．カテーテルの挿入部位は翌日腫脹するため，ストッパーは翌日数mm緩めて局所循環を保っておく．ストッパーを締めすぎておくと内部ダンパーが胃粘膜を圧迫障害し筋層まで埋没していくダンパー症候群を起こすことがあるため，カテーテルが抵抗なく回転できる程度にしておく．

　侵襲度が小さいとはいえ，対象となる患者は状態が急激に改善するとは見込めない．むしろ悪化する危険をはらんだ病態と想定し，十分な技量をもつ消化器内科医，内視鏡技術者，病棟看護チームなどによるチーム医療が必要である．

内視鏡的軸捻転整復術
endoscopic repositioning of the volvulus

宮谷博幸　自治医科大学講師・さいたま医療センター消化器科

吉田行雄　自治医科大学教授・さいたま医療センター消化器科

【手技の概要】
　消化管の軸捻転による閉塞の場合，内視鏡を捻転部位に通過させることにより整復することが可能なことがある．特にS状結腸軸捻転の場合，約80％の症例で内視鏡的整復が可能とされる．S状結腸軸捻転のほかに，胃間膜軸性（短軸性），盲腸，横行結腸軸捻転での内視鏡的整復の報告がある．

【適応・禁忌】
　適応を決定するにあたり血液検査，腹部単純X線，腹部CT検査を施行し，臨床症状と合わせて検討する．腸管壊死を伴う場合，血液検査上，白血球増加に加え，CPKの上昇などが参考になる．腹部単純X線でのcoffee bean signや腹部CTでのwhirl sign（血管が腸間膜を中心に回転しているようにみえる）はS状結腸軸捻転の診断に有用である．

　適応：全身状態が保たれており，腹膜刺激症状がなく，画像上も腹水やfree airなど腸管壊死や穿孔の所見がない場合はまず試みるべきである．S状結腸軸捻転は診断が比較的容易であり，症状が軽い場合は内視鏡的整復のよい適応となる．盲腸軸捻転は高率に壊死を伴うことが多いので内視鏡治療は慎重に決定する．また胃長軸（臓器軸）捻転の場合，急激な経過をたどることが多く，緊急手術となることが多いため一般に内視鏡的整復の適応にならない．

【手技の実際】
　S状結腸軸捻転の場合，透視下で結腸ガスを確認し治療前の撮影を行う．大腸内視鏡を挿入すると肛門縁より約20～22cmのところでbeak sign（粘膜の捻れ狭窄）を認める（図4-11）．軽く送気しながら粘膜の捻れ部位を押し広げるようにスコープをゆっくり進めると内腔がガスで拡張した部位に到達する．さらにスコープを少し進めて十分にガスを吸引しておくことにより，ごく早期の再発を予防する．スコープを抜去する際，粘膜一面に便が付着している領域と付着していない領域の境界が明瞭に認められることがある．透視で整復されたことを確認して終了するが，周辺のガスのためわかりにくい場合がある．早期再発や偶発症発見のため，整復後は入院させて経過観察することが望ましい．症例によっては再発防止のため経肛門的イレウス管を同時に留置することも考慮する．胃（短軸），盲

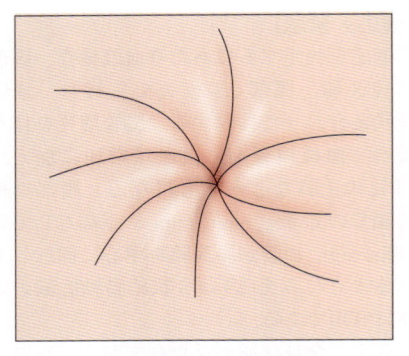

図 4-11　内視鏡的軸捻転整復術におけるbeak sign
大腸内視鏡で肛門縁より約20cm付近にbeak signを認める．

腸軸捻転も内視鏡を通過させることで整復されるが，成功率は低いとされる．

【合併症・偶発症とその対策】

捻転部位にスコープを通過させる際，狭窄が強く硬い場合は無理をせず，手術を考慮するか経肛門的イレウス管留置で経過をみる．捻転部やその口側にびらん，潰瘍，壊死などの強い循環障害を認める場合は緊急手術を考慮する．一般に内視鏡整復後，早期に再発することが多く（30～90％），S状結腸切除などが必要になる場合がある．

胃・十二指腸出血の内視鏡的止血
endoscopic hemostasis of the gastro-duodenal bleeding

芳野純治　藤田保健衛生大学教授・坂文種報徳會病院内科

【内視鏡的止血の概要】

消化管出血に対して内視鏡検査により出血源の性状診断を行い，内視鏡止血の適応がある病変であれば引き続いて内視鏡観察下に止血処置を行う．通常，消化管出血がみられてから24時間以内に行う内視鏡検査を緊急内視鏡検査と呼ぶ．

上部消化管出血の原因となる疾患には，食道疾患では食道静脈瘤，逆流性食道炎，食道潰瘍，Mallory-Weiss症候群など，胃疾患では胃潰瘍，胃癌，悪性リンパ腫，急性胃粘膜病変（AGML），出血性胃炎，吻合部潰瘍など，十二指腸では十二指腸潰瘍，十二指腸びらんなどがある．胃潰瘍，食道・胃静脈瘤，十二指腸潰瘍，Mallory-Weiss症候群からの出血の頻度が高く，胃潰瘍からの出血が約半数を占める．

下部消化管からの出血の原因疾患には，虚血性大腸炎，大腸憩室出血，急性出血性直腸潰瘍，宿便性潰瘍，痔出血，感染性腸炎，潰瘍性大腸炎，薬剤性腸炎，放射線腸炎，大腸癌などがある．痔・肛門疾患，虚血性大腸炎，大腸癌の頻度が高い．このうち，内視鏡止血を要する疾患は大腸癌や大腸憩室出血などで，上部消化管出血を呈する疾患に比して少ない．最近では，バルーン小腸内視鏡，カプセル内視鏡が用いられるようになり小腸の出血性病変も明らかにされ，バルーン小腸内視鏡により止血処置が行われている．

【適応・禁忌】

胃潰瘍からの出血に対する内視鏡止血は，胃潰瘍診療ガイドラインによると，内視鏡止血の適応は噴出性出血，湧出性出血，露出血管を有する例であり，これらの出血性潰瘍に対する内視鏡止血は内科的治療単独に比べて初回止血および再出血の予防，手術移行の面で明らかに有用である．内視鏡止血の方法の違いによる初回止血および再出血の予防効果は多くの成績において差が認められない．しかし，クリップ法は再出血の予防効果で優れ，エピネフリン局注法は他の内視鏡止血法に併用すると再出血の予防に上乗せ効果がある．十二指腸潰瘍からの出血においても胃潰瘍と同様である．

内視鏡的止血による止血が困難な例に対して外科的治療あるいはinterventional radiology(IVR)が行われる．その適応は内視鏡的止血術3回目または容易に成功しない再出血例，4単位の緊急輸血後も循環動態が安定しない場合，全輸血量が2,000 mLを超えても止血できない場合，ショックを伴う再出血例である．特に，高齢者ではより迅速に手術に移行すべきである．

【手技の実際】

❶**内視鏡止血の方法**：内視鏡止血の方法には，①機械法(クリップ法，EVLによる結紮法など)，②局注法〔高張Na-エピネフリン(HSE)法，純エタノール法など〕，③熱凝固法〔ヒータープローブ法，マイクロ波法，アルゴンプラズマ凝固法(APC)など〕，④薬剤散布法(トロンビン，アルギン酸ナトリウムなど)がある．病変に付着している血液を除去して出血部位，性状を確認し，止血法を選択する．止血法には各種の方法があるが，術者が最も慣れた方法を用いるのがよい．主な止血法について下記に述べる．

❷**主な止血法**

a) **クリップ法**：クリップにより出血している血管を直接絞扼して止血する．本法は出血部位が明確な例に対して用いる．クリップ法は止血効果が良好であるが，病変が接線方向にある場合や線維化などにより病変部が硬い場合にはクリップを良好に装着できないことがある．

b) **HSE局注法**：10% NaCl 20 mLに0.1%エピネフリン1 mLを加えた液を，出血部に1～4 mL程度注入する方法である．エピネフリンによる血管収縮作用に，高張食塩水による組織の膨化，エピネフリンの作用時間の延長効果，血管壁のフィブリノイド変性などの作用による．湧出性出血で出血部位がわかり難い例に対して用いる．

c) **純エタノール局注法**：純エタノールを血管周囲の数か所に0.1～0.2 mLずつ局注する．純エタノールの脱水・固定作用を利用し，血管を収縮させて血管壁の凝固・壊死・血栓形成をさせる．組織傷害があるため大量投与を避け，総量で2 mLを超えないようにする．

d) **ヒータープローブ法**：出血部にプローブを当て，焼灼部位が泡立つ程度まで数回にわたり加熱凝固する．熱による組織の蛋白凝固作用を利用して止血する方法である．通電により先端部は210℃まで加熱され，設定された温度に達すると急速に冷却されるようになっている．プローブの先端部は半球面円筒状で接触が容易で，熱で凝固した組織が付着し難いように工夫されている．

e) **薬剤散布法**：トロンビンやアルギン酸ナトリウムなどの薬剤を出血部に散布する方法である．少量の湧出性出血や他の止血法に併用して用いる．

【患者説明のポイント】

緊急内視鏡検査を行う前に，出血のため一般状態が通常より不良であるうえに，内視鏡検査という侵襲がさらに加わり，状態が悪化する場合があることを述べる．また，内視鏡的止血ができない場合には，外科的手術，IVRなどの他の治療を行うことを説明する．

【経過観察・生活指導】

内視鏡的止血が得られたならば，絶食絶飲(下部消化管出血では絶食のみ)にする．その間，補液により全身状態を管理する．また，再出血の危険がある例に対しては，内視鏡的止血が得られた後24時間以内に上部消化管内視鏡検査による経過観察を行う．このとき，必要があれば内視鏡的止血を追加することにより再出血を減少させる効果がある．抗凝固薬や抗血小板薬の服用の有無を調べ，中止が可能な場合にはできるだけ中止する．

イレウス管挿入法
ileus tube insertion

加藤公敏　日本大学准教授・消化器肝臓内科

【手技の概要】

腸管の通過障害に対し，拡張した腸管内容物を持続吸引して，腸管内圧を減圧することを目的とする．また，留置したイレウス管（イレウスチューブ）よりの腸管造影により閉塞部位の診断にも有用である．

【適応・禁忌】

適応は，主に発症後早期の腸閉塞症である．協力の得られない患者や，絞扼性イレウスが疑われ手術適応と考えられる患者には原則禁忌である．

【必要とする器具・薬剤】

1) イレウスチューブ：成人では3.0m長の16または18Frが汎用される．先端閉鎖型と先端開口型があり，後者が主流になりつつある．

2) ガイドワイヤー：イレウス管専用のガイドワイヤー．

3) オリーブオイル：ガイドワイヤーの操作性をよくするために，あらかじめイレウス管内に注入する．親水性ガイドワイヤーの場合は蒸留水でよい．

【手技の実際】

キシロカインゼリーを鼻腔に注入し，十分に表面麻酔を行う．チューブ先端部分にもキシロカインゼリーを適宜塗布し潤滑にしておく．ガイドワイヤーは，チューブを胃内挿入後に挿入する方法が一般的と思われるが，あらかじめチューブ先端まで挿入しておくほうが，胃から十二指腸への挿入が容易なことが多い．しかし，胃内容が多量に貯留している場合は，いったんガイドワイヤーを抜き，胃内容をできるだけ吸引して，再度ガイドワイヤーを先端まで挿入する．

❶透視下挿入法：まず仰臥位でX線透視下に鼻腔から胃まで，胃管と同様に挿入する．チューブ先端が胃に入ったら，チューブをなるべくループを形成させないよう胃大彎側に沿って進める．もしチューブがたわんだときは，ゆっくりとチューブを捻りながら抜いて，ループを解除して再度試みる．胃前庭部から幽門輪の通過がイレウス管挿入の一番の難関である．チューブ先端のマーカーを時々透視で見ながら幽門を越えさせる．仰臥位でスムーズに幽門を越えることもあるが，うまく入らなければ体位変換や腹式呼吸などを組み合わせて行う．それでも越えない場合は，内視鏡を挿入してスネアでチューブを保持し，十二指腸へ誘導する．あらかじめチューブ先端に絹糸を結んでおいて，内視鏡的に把持鉗子でチューブを把持しながら誘導する方法もある．チューブ先端が幽門を越えたら，仰臥位でガイドワイヤーを少しずつ引きつつチューブを押し進める．チューブ先端が十二指腸下行脚，できれば水平脚まで入ったことを確認する．場合によって左側臥位にして，Treitz靭帯を通過させるようにする．チューブ先端がTreitz靭帯を越えたあとは，用手圧迫など加えながら，なるべく閉塞部近傍の小腸まで進ませるか，もし進まなければガイドワイヤーを完全に抜去し，バルーンに蒸留水10〜15mLを注入し，蠕動運動により進ませる．チューブは胃内で十分にゆるみをつけて，鼻翼に絆創膏で固定する．必要に応じて引き続きガストログラフィンで造影する．チューブを排液バッグに接続する．

❷内視鏡下挿入法

a) 内視鏡を用いて，十二指腸へイレウス管を留置する方法：必ず先端開口型のイレウス管を準備する．まず，内視鏡を経口的に十二指腸下行脚まで挿入し，続いて鉗子孔からガイドワイヤーを挿入留置する．

ガイドワイヤーが抜けないように注意して，ゆっくりと胃内視鏡を抜去する．この段階ではガイドワイヤーは口から挿入されているので，鼻からネラトンカテーテル（または経鼻胃管）を挿入して口から出し，その内腔を通じてガイドワイヤーを鼻腔より取り出す．そしてこのガイドワイヤーをステントとしてチューブを鼻腔より十二指腸下行脚まで挿入する．この方法により，イレウス管は確実に幽門輪を通過する．また，拡張腸管への到達率を高めるため，内視鏡下にロングオーバーチューブを十二指腸まで挿入して専用のイレウス管を挿入する方法も行われている．

b）経鼻内視鏡による挿入法：経口内視鏡補助下によるガイドワイヤーの挿入では，ガイドワイヤーを鼻腔から取り出す操作が加わり，操作が煩雑で患者への負担がかかるため，最近は経鼻内視鏡によるイレウス管の挿入が行われるようになりつつある．経鼻内視鏡を胃内に挿入，胃液・空気を十分吸引し，スコープ先端を十二指腸下行部から可能なら水平部へ挿入する．表面を濡らした親水性ガイドワイヤーを鉗子口に挿入，スコープ先端から出たガイドワイヤーを管腔側へ進め，透視下にガイドワイヤー先端をTreitz靱帯付近まで挿入する．次に，ガイドワイヤー先端がTreitz靱帯付近より抜けないように経鼻内視鏡を抜去する．スコープ先端が抜去されたら，直ちにガイドワイヤーをコッヘルでしっかり保持する．再度ガイドワイヤー表面を濡らした後，イレウス管を挿入する．チューブ先端をTreitz靱帯付近まで挿入する．その後は透視下挿入の操作と同様に，チューブ先端を空腸へ進めた後，ガイドワイヤーを抜去する．本法により短時間かつ容易にイレウス管挿入が可能となる．経鼻内視鏡を所有する施設ではイレウス管挿入の第1選択となりうる手技である．

【合併症・偶発症とその対処】

❶挿入時のトラブル：管の挿入時の鼻腔，咽頭，上部消化管の損傷防止のために，十分なキシロカインゼリーの塗布と愛護的操作が必要である．十二指腸壁の損傷防止のため，ガイドワイヤーを先行させる場合は，透視下で位置を確認しながら進める．チューブ内腔への蒸留水注入や，ループの解除による直線化でガイドワイヤーの抜去が容易になる．

❷挿入後管理中のトラブル：腸液の喪失により，脱水や電解質異常，代謝性アルカローシスなどに陥りやすいため，適切な輸液による体液バランスの補正が必要である．バルーンの圧迫による腸管穿孔や腸重積の予防のため，連日腹部単純X線撮影によりバルーンの位置を確認，バルーン内の蒸留水の注入・吸引を繰り返して，そのつどバルーンの位置を少し移動させること，腹部所見の観察を行うことが必要である．排ガスおよび排便，腹部X線上でイレウス管の回腸・結腸内への進行を認めたら，造影を施行し，チューブ先端より肛門側に閉塞を認めなければ，イレウスが解除できたと判断される．なお，閉塞があり改善の見込みがない場合には手術を考慮する．

消化管狭窄解除法（ブジー，ステント）

dilatation of the digestive tract stenosis(bougie, stent)

喜多宏人　埼玉医科大学教授・消化器内科

【概念】

消化管の狭窄は良性疾患，悪性疾患および内視鏡治療，外科手術，放射線化学療法などの治療後に生じ，通過障害に伴う種々の症状を起こす．これらの狭窄に対し，

種々の消化管狭窄解除法が選択される．

【疾患分類】

消化管狭窄をきたす原因疾患は種々のものが挙げられるが，大別して良性疾患による狭窄と悪性疾患による狭窄に分けられる．良性疾患の場合は，狭窄解除が治療の主たる目的となる．一方，悪性疾患の場合，対象疾患は切除不能な悪性腫瘍であることが多く，その場合，狭窄解除は症状改善の一方法であり姑息的治療にすぎず，また拡張術などで狭窄を一時的に解除しても再狭窄を起こしやすい．

治療後の狭窄に対しては，特に悪性腫瘍の場合，腫瘍の局所残存の有無や全身的に腫瘍がコントロールされているかどうかなどを検討したうえで治療法を選択する必要がある．

【症状・病態】

消化管の閉塞症状が主体である．食道狭窄や胃狭窄など上部消化管狭窄であれば嘔吐や経口摂取困難などの症状をきたし，小腸，大腸の狭窄であれば腸閉塞症状をきたす．

良性食道狭窄は，原因別には腐食性食道炎，逆流性食道炎，食道静脈瘤硬化療法後，web（Plummer-Vinson症候群），食道アカラシア，良性疾患外科治療後（憩室切除など）がある．食道癌に対し内視鏡治療，外科手術，放射線化学療法などの治療選択がなされるが，内視鏡的切除後の食道狭窄，食道切除術後の吻合部狭窄，放射線化学療法後の食道狭窄が各々生じる．内視鏡的切除後の食道狭窄や食道切除術後の吻合部狭窄の場合，腫瘍の残存に伴う狭窄であることは少ないが，放射線化学療法後の食道狭窄の場合，腫瘍が残存している場合もあり，治療法の選択に注意を要する．内視鏡治療，外科治療，放射線化学療法後，各々の治療により病巣が完全にコントロールされている場合には，良性食道狭窄に準じた治療を選択する．一方，進行する食道癌は腫瘍自体による食道狭窄を合併し，患者のQOLを著しく低下させる．

胃は管腔の広い臓器であり，噴門部や幽門部付近の病変以外では胃に対する外科手術例を除いて狭窄をきたすことは少ない．噴門部癌はしばしば消化管狭窄をきたす．また，幽門部の広範な癌も幽門狭窄の原因となる．十二指腸は悪性疾患の少ない臓器であり，臨床的には十二指腸狭窄の多くは十二指腸潰瘍を繰り返した症例や，胆膵系の悪性腫瘍の十二指腸浸潤によることが多い．稀に，十二指腸原発腫瘍も経験する．

小腸も悪性腫瘍の少ない臓器であるが，診断が困難であり，小腸内容物が液体であるため高度狭窄となるまで臨床症状が出現しにくい．Crohn病の診断例では小腸の縦走潰瘍の寛解再燃に伴う小腸狭窄を疑うが，経過の長い例では小腸癌の合併も稀ながら経験する．ダブルバルーン内視鏡の開発により，Crohn病の小腸病変を内視鏡的に観察し，生検診断することが可能となった．小腸の良性狭窄をきたす疾患としては，NSAIDs起因性膜様狭窄，腸結核，腸型Behçet病，慢性出血性小腸潰瘍（いわゆる非特異性多発性小腸潰瘍），虚血性小腸狭窄（交通外傷などによる）などが挙げられる．小腸の悪性疾患は他の消化管に比べて低頻度であるが，その内訳としては小腸癌，悪性リンパ腫の頻度が高い．悪性リンパ腫で小腸に高度狭窄をきたす例は少ない．

大腸狭窄をきたす良性疾患としては，Crohn病や潰瘍性大腸炎がある．また憩室が多発し，憩室炎を繰り返した結果，大腸内腔が狭小化している例も経験する．重篤な虚血性腸炎の治癒後や，腸結核，痔核，痔瘻などの肛門疾患の術後肛門狭窄もある．頻度的には悪性腫瘍に伴う大腸狭窄や術後の吻合部狭窄が圧倒的多数である．良性疾患による狭窄と考えた場合にも，これらの良性疾患に大腸癌や肛門管癌が併存

していないか常に念頭に置く必要がある．

治療法

　逆流性食道炎など，薬物療法が期待される疾患は，まず薬物療法を試みる．良性食道狭窄の場合，内視鏡的拡張術など比較的侵襲の少ない手技が第1選択である．ステント挿入は原則として行わない．悪性の食道狭窄の場合，内視鏡的にバルーン拡張や，ステント挿入を行う（「食道拡張術，ステント挿入術」の項，174頁参照）．食道表在癌に対する内視鏡切除術後に狭窄をきたした場合，内視鏡的拡張術を繰り返し行う．特に切除範囲が2/3周を超える場合には狭窄する可能性が高く，術後早期から予防的に拡張を定期的に繰り返す．食道粘膜の全周切除を行った場合，ピンホール程度の高度狭窄が必発である．噴門部癌の狭窄に対してステント挿入すると，胃液の逆流によるGERDや誤嚥性肺炎を起こしやすいことに留意する．

　食道や噴門部の高度狭窄例は胃瘻でも対応可能であり，病態を見極めて判断する．胃幽門部や十二指腸の腫瘍性狭窄は，拡張術よりもむしろ外科的なバイパス術などが選択される．

　Crohn病の小腸狭窄に対しては，栄養療法などの内科的保存療法を行うが，これらの治療を行った後にもなお腸閉塞症状を起こす瘢痕性狭窄はダブルバルーン内視鏡による拡張術を検討する．Crohn病の潰瘍は全層性であるため，狭窄部に活動性の潰瘍を認める場合や狭窄が5cmを超える場合には拡張術の適応外である．Crohn病の小腸狭窄に対する内視鏡的拡張術は患者の生涯手術回数を減らし，小腸切除による短腸症候群を防止する有効な方法であるが，経験を要し，また穿孔のリスクもあることに留意する．TTS（through the scope）式バルーンを鉗子口から直接挿入し，直視下で拡張するほうが安全である．同様な方法を用いてNSAIDs起因性膜様狭窄などの良性狭窄の内視鏡的拡張が可能である．

　大腸癌による狭窄で原発巣の切除が困難な場合には，狭窄部のステント挿入よりむしろ外科的なストーマ作成が選択されることが多い．バルーン拡張は通常行わない．術後の吻合部狭窄はバルーン拡張の適応である．

浣腸・洗腸法
enema/intestinal lavage

水野滋章　日本大学准教授・消化器肝臓内科
加藤公敏　日本大学准教授・消化器肝臓内科

【手技の概要】

　浣腸とは一般的に肛門から薬液を注入することを意味する．主に直腸壁・粘膜を刺激して蠕動運動を起こさせると同時に，硬便の軟化，直腸粘膜の潤滑化作用により排便を促すことを目的とする．浣腸では直腸，S状結腸の一部に薬液が到達するが，高圧浣腸ではS状結腸より口側へ薬液を送ることができる．

　洗腸とは，高圧浣腸を繰り返し行うもので，腸内容，特に結腸の糞便を洗浄，除去することを目的とする．広義には，治療目的の薬液注入（潰瘍性大腸炎に対する5-ASA製剤，副腎皮質ステロイド，高カリウム血症に対するイオン交換樹脂，肝性脳症に対するラクツロース），バリウムや水溶性造影剤による注腸造影検査および腸重積の非観血的整復術も浣腸に含まれるが，通常これらは「注腸」と呼ぶ．

【適応・禁忌】

　適応は，①便秘の治療，②大腸内視鏡・造影検査前処置，③大腸の手術・分娩の前処置などで十分な下剤・腸管洗浄剤の経口投与が困難な場合，である．

　禁忌は，①消化管穿孔およびその疑い，

②流産の可能性の高い妊婦，③下部消化管手術直後，④腹膜刺激症状を有する患者，⑤中毒性巨大結腸症，⑥ショック症状を呈する場合，である．

　肛門・直腸内に創傷や炎症を有する患者では慎重に施行する．また高齢者，脱水患者，心疾患や脳血管疾患を有する患者では，直腸刺激により急激な高血圧，頻脈や，逆に血圧低下，徐脈などの合併症を誘発する危険があるので慎重に施行する．

【手技の実際】

❶必要物品

　1）注入器：ディスポーザブルタイプの浣腸器もしくはシリンジ(50または100 mL)とネラトンカテーテル(12〜16 Fr)，肛門が緩ければバルーンカテーテルまたはフォリーカテーテル．高圧浣腸・洗腸では，イリゲーター，ゴム管，延長チューブ，Y字管，クランプ器具，スタンド．

　2）浣腸・洗腸液：50%グリセリン液，微温湯，2%石鹸液，生理食塩水，いずれも使用時に37℃前後に温めて使用する．

　3）潤滑剤：キシロカインゼリー，オリーブ油，グリセリン液，またはワセリン．

　4）その他：ガーゼ，脱脂綿，ティッシュペーパー，おむつなど．

❷挿入・注入法

手技に先立ち，使用するものを見せるなどして十分説明しておく．女性患者では，男性が施行する場合は看護師など女性を同席させる．左側臥位の胸膝位とする．乳幼児では砕石位がやりやすい．浣腸器挿入前に直腸指診を行うことが望ましい．直腸内に便塞栓が存在する場合は先に摘便が必要になる．次に注入器の先端に潤滑剤を塗布して肛門から挿入する．女性患者では誤って腟へ挿入しないように注意する．肛門管を越えた後はチューブを直腸の走行に沿って背側へ向け，抵抗のないことを確認しながら肛門縁から5〜10 cm程度挿入する．浣腸・洗腸液をゆっくり注入する．高圧浣腸では，イリゲーターをスタンドに吊るし，肛門から50〜100 cmの高さとし，100〜200 mL/分の速度で一度に薬液300〜1,000 mLを自然落下させる．注入が終わったらガーゼで肛門を押さえながらカテーテルをゆっくり抜去する．注入後はできれば臥位を保持させ，5〜10分程度排便を我慢させて便意がかなり強くなってから排便させる．洗腸では，同様にイリゲーターにて注入後，排出路へ流出させ，目的に応じて数回反復する．浣腸・洗腸の後は，排便の有無，便性状，出血の有無などを確認する．

【合併症・偶発症とその対処】

　腸壁損傷により，腸穿孔，後腹膜気腫，粘膜下注入(炎症，潰瘍形成，その後の狭窄)が起こりうる．直腸下部の前壁に多い．潰瘍性病変，憩室の穿孔も起こるので注意する．カテーテルの無理な挿入，薬液の急速注入は避ける．

　腹痛，嘔吐などの症状があれば注入をいったん中止し，症状が消失したらゆっくり低圧で再開するが，注意深い観察が重要である．

　迷走神経反射による血圧低下・ショック状態，虚血性腸炎，急性腎不全の報告もある．

胆道・胆嚢ドレナージ法
biliary drainage

玉田喜一　　自治医科大学准教授・消化器肝臓内科

【治療の概要】

　急性胆管炎に対しては，最新の「急性胆管炎，胆嚢炎治療ガイドライン」では，ERCPを応用した内視鏡的胆道ドレナージ(endoscopic biliary drainage：EBD)が第1選択である．急性胆嚢炎に対しては胆嚢

減圧のために経皮経肝胆嚢ドレナージ(percutaneous transhepatic gallbladder drainage：PTGBD)，または経皮経肝胆嚢穿刺吸引(percutaneous transhepatic gallbladder aspiration：PTGBA)が施行される．

【手技の概要・適応】

1) EBDには内視鏡的経鼻胆道ドレナージ(endoscopic naso-biliary drainage：NBD)と内視鏡的胆管ステント挿入術(別項，205頁参照)がある．EBDが困難なときには，経皮経肝胆道ドレナージ(percutaneous transhepatic biliary drainage：PTBD)が施行される．

2) 最近では急性胆嚢炎に対しても腹腔鏡的胆嚢摘出術が可能になったが，何らかの理由で緊急手術が困難なときは，PTGBDまたはPTGBAが施行される．筆者らは胆嚢横径が40 mm以上の胆嚢緊満例にはPTGBDを留置している．PTGBAはPTGBDを留置すべきかどうか迷う胆嚢炎症例がその適応となる．特に全身麻酔が困難なプアリスク例ほどむしろ早期にPTGBAを施行し，胆嚢炎の重症化を防ぐべきである．PTGBA施行後24時間で胆嚢の再腫脹を認めた場合はPTGBDを留置している．胆嚢は胆管より目標が大きく，エコーガイド下の穿刺は容易である．

【禁忌】

EBDの禁忌はERCPの禁忌例である．極端に心肺機能が悪い例，イレウスなどの腸管閉塞例がこれにあたる．一方，PTBD，PTGBDの禁忌は腹水多量貯留例であり，肝臓表面から胆汁漏出が生じる．また，肝臓を貫いて穿刺するため，出血傾向を有する例もPTBD，PTGBDの禁忌である．

治療の実際

❶内視鏡的経鼻胆道ドレナージ(NBD)

1) ERCPにて結石または胆管狭窄を確認し，造影カニューレをdeep cannulationする．それから0.035インチのガイドワイヤー(Boston Scientific社製，450 cm長)を造影カニューレに通し，胆管内に挿入する(図4-12a)．

2) ガイドワイヤーを肝門部胆管まで挿入後，ガイドワイヤーが抜けないように透視画像で確認しながら造影カニューレを抜去する(図4-12b)．

3) NBDカテーテル(6 Fr：Catex社製)をガイドワイヤーに沿って挿入する(図4-12c)．

4) なお，始めの段階で胆管造影は可能でも造影カニューレが突き上げた形になりdeep cannulationが困難な場合がある(図4-12d)．この場合，内視鏡のアップアングルを解除し内視鏡全体を引くと，すっとdeep cannulationになる場合が多い．

5) NBDカテーテル先端が肝内胆管に誘導されたらガイドワイヤーを抜き，胆汁吸引および造影でカテーテル先端を確認し調整する．

6) 内視鏡のアングルと起立鉗子をすべてfreeにし抜去する．カテーテルは十二指腸内にてαを形成する．

7) 内視鏡を抜いたら胃管を鼻から挿入し，用手的に口から出す．カテーテルを胃管に通し，鼻から抜いてNBDを完成させる．

❷経皮経肝胆道ドレナージ(PTBD)：

エコーガイド下に肝内胆管を穿刺し7～8 Frのバルーンカテーテルを挿入する．

1) 穿刺用プローブにてエコーガイド下に穿刺部位の決定を行う(図4-13)．エコーにて腹水がないことを確認する．第1選択はS_3区域枝とする．穿刺ルートとして大切なことは，血管を避けることと，可能な限り胆管を長軸に描出し，しかも胆管に水平に穿刺することである．図4-13a～cの穿刺ルートは共に胆管に水平に穿刺されているため，ガイドワイヤーの誘導も

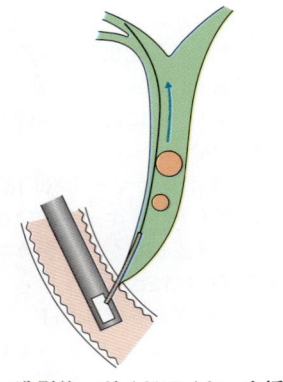

a. 造影後,ガイドワイヤーを挿入

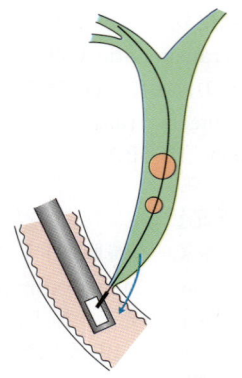

b. カニューレを抜去

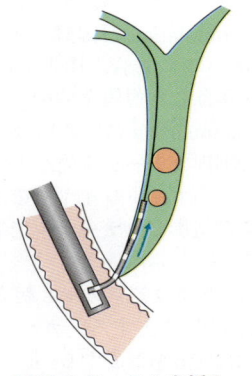

c. NBD カテーテルを挿入

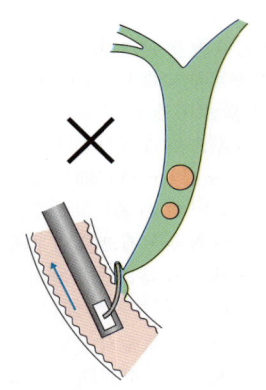

d. アップアングルを戻し,少し fiber を引く操作が必要である

図 4-12　内視鏡的経鼻胆道ドレナージ

きわめて容易であり,また操作中に穿刺針がずれても距離的な余裕がある.なお,bのような垂直な穿刺は針は曲がりにくいが,特に中央に穿刺孔が掘ってある穿刺プローブでは針先が見えにくいという欠点を有する.d, e の穿刺でも,ガイドワイヤーの誘導は可能であるが,操作中に針がずれた場合の距離的ゆとりは乏しい.S_5区域枝(g)は胆管に水平に穿刺しやすいが,肝表面に損傷を生じやすい部位として嫌う術者もいる.また,S_2区域枝(f)は肝表面から遠いので理論的に針がずれる確率がS_3区域枝に比し高い.h, i のように胆管に垂直な穿刺はガイドワイヤーの誘導が難しいため避けるべきである.

2) 胆管穿刺後はガイドワイヤーを胆管内に挿入し,dilator で拡張後,ガイドワイヤーに沿わせ 7〜8 Fr の PTBD カテーテルを挿入する.

3) 固定板と PTBD カテーテルをアロンアルファで接着後,固定板を皮膚縫合する.

❸**経皮経肝胆嚢ドレナージ(PTGBD)**:エコーガイド下に胆嚢体部の頸部寄りを穿

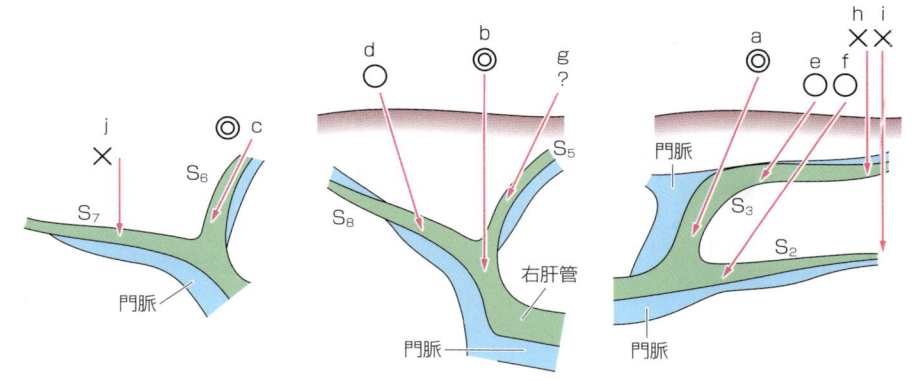

図 4-13　経皮経肝胆道ドレナージ

刺しガイドワイヤーを挿入し 8 Fr のバルーンカテーテル，または 5〜7 Fr の pig-tail カテーテルを挿入する．

❹経皮経肝胆囊穿刺吸引(PTGBA)：エコーガイド下に胆囊体部の頸部寄りを 21〜22 G 針で穿刺し，胆囊内容を吸引する．胆汁が粘性の場合は適宜生理食塩水を注入しながら吸引を繰り返す．

【偶発症とその対処】

❶ NBD

a) 自然脱落：筆者らはカテーテル先を右肝内胆管前区域枝に十分挿入することを前提に先端の長いカテーテルを使用しているので自然抜去はきわめて稀である．

b) 急性膵炎：「管腔内超音波検査(IDUS)」の項，141 頁参照．

❷ PTBD

a) 出血：PTBD 施行後に胆汁中に出血が続くときは血管造影を施行する．肝動脈分枝の損傷が疑われるときは経動脈的塞栓術(TAE)を施行する．

b) カテーテル先端の腹腔内逸脱：PTBD 施行後数日はベッド上安静とする．留置 1 週間くらいで逸脱が高頻度に生じるので，腹部 X 線でカテーテルの屈曲の有無を必ずチェックする．

❸ PTGBD

a) ショック：PTGBD は手技的に容易であるが，安易に考えて施行されるための合併症も報告されている．胆囊穿刺後，少なくとも 10 mL 以上の胆汁を吸引し，胆囊内異常高圧を改善させてからガイドワイヤーなどの処置を施行しないと，感染胆汁の穿刺部流入による敗血症，ショック，胆汁性腹膜炎などの合併症を起こす可能性がある．

b) 急性胆囊炎に PTGBD を施行しても炎症所見の改善を認めないとき：壊疽性胆囊炎を考慮する．胆囊摘出術に踏み切らねばならない．筆者らは無石の壊疽性胆囊炎を数例経験しているが，共通の所見は以下の通りである．

1) 糖尿病を含む基礎疾患を有し全身状態不良．

2) PTGBD 留置時，血液の混じた胆汁が引ける．以後も間欠的に血性胆汁を呈する．

3) PTGBD 留置でいったん右季肋部痛は軽減するが，その痛みは消失はせず，数日後でも鎮痛薬注射を必要とする．

4) PTGBD 施行後も CRP 値が改善しない．

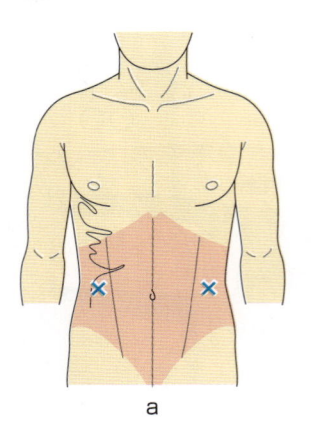

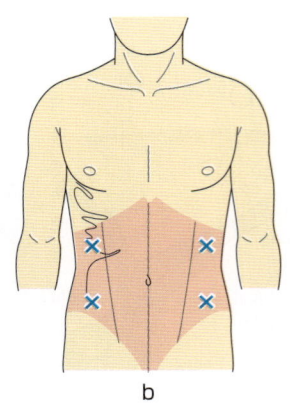

図 4-14　腹腔穿刺の穿刺点
a：2-quadrant tap法；腹直筋の外側で肋骨弓と骨前上棘の中央を穿刺部位とする.
b：4-quadrant tap法；腹直筋の外側で肋骨弓と骨前上棘間の2点を穿刺部位とする.
〔平間才智生：腹腔穿刺法. 奈良信雄（編），臨床研修イラストレイテッド（1. 基本手技），第3版，p101，羊土社，2004，図2より転載〕

腹腔穿刺・ドレナージ
abdominal paracentesis/drainage

今村綱男　虎の門病院消化器科
竹内和男　虎の門病院副院長

　腹腔内に貯留した液体を採取し性状を調べることで，確定あるいは補助的診断法とする．疾患によっては引き続きドレナージや抗癌薬注入など有用な治療手段となる.

【適応】
・腹水貯留を生じる疾患すべて（肝硬変，消化管穿孔，癌性の腹膜炎，感染症など）.
・腹腔内出血が疑われる疾患（肝癌破裂，大動脈瘤破裂，卵巣出血など）.

【手技の実際】
　1）仰臥位（腹水が少量の場合は半座位，側臥位とする場合もある）にて行う．穿刺点には2-quadrant tap法と4-quadrant tap法（図4-14）があるが，実際はエコー（図4-15）を用いて穿刺点を決定することが安全かつ効果的である.

　2）局所麻酔：まず皮下に膨疹を作り，引き続き腹壁に対して垂直に麻酔液注入と吸引を繰り返しながら針を進める．腹水が引けたらわずかに針を抜き，壁側腹膜（引けなくなるところ）をよく麻酔する（図4-16）.

　3）留置針で2）と同様に穿刺する．腹膜を通過すると抵抗の消失を感じるので，外套を少し押し進めてから内套針を抜去する.

　4）試験穿刺の場合は検体を採取し終了する．ドレナージの場合は留置針を動かないように固定し，排液びんに接続する.

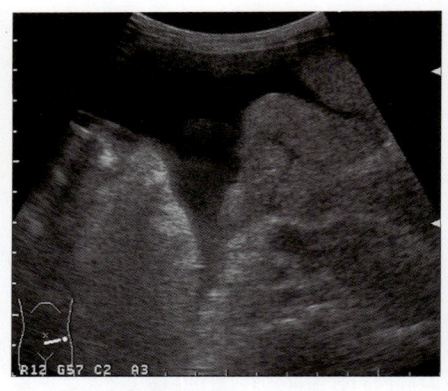

図 4-15　穿刺点の決定
エコーを使用することで実際の腹水や近くの腸管などを確認でき安全に穿刺可能となる.

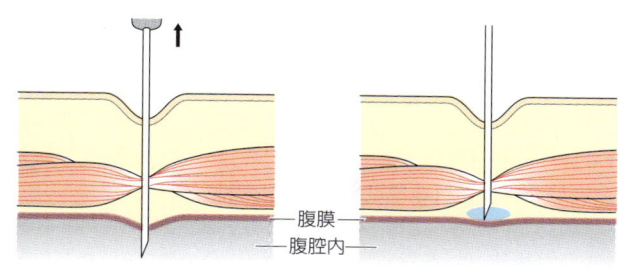

針を腹壁に対して垂直にして進め抵抗がなくなったところが腹腔内．そこから針を少し引き抜いたところに腹膜がある

壁側腹膜によく麻酔する

図 4-16　腹腔穿刺時の局所麻酔
〔平間才智生：腹腔穿刺法．奈良信雄（編），臨床研修イラストレイテッド（1．基本手技），第3版．p101，羊土社，2004，図3より転載〕

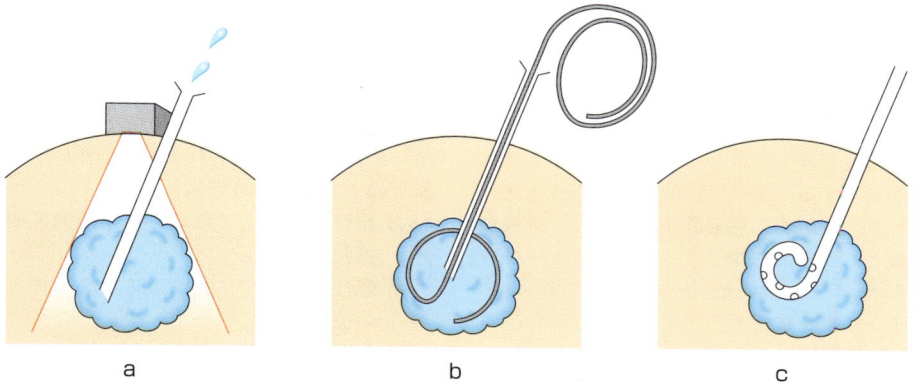

a　　　　　b　　　　　c

図 4-17　膿瘍穿刺・ドレナージの手技
a：膿汁の吸引による確認，b：ガイドワイヤー挿入，c：ドレナージチューブの留置．
〔末吉　智，吉岡哲也：膿瘍・嚢胞ドレナージ．打田日出夫・山田龍作（監），IVRマニュアル，p238，医学書院，2002より改変〕

【合併症】

❶**腸管損傷**：最も多い合併症である．腸内容が引けた場合は抜去して様子をみる．腹膜刺激症状が強い場合は緊急手術だが，多くは無症状で経過する．

❷**腹壁血管損傷**：ほとんどの場合は圧迫止血で対処できる．

❸**低血圧〜ショック**：高リスク症例では輸液投下で処置を行う．

膿瘍穿刺・ドレナージ
abscess paracentesis/drainage

今村綱男　虎の門病院消化器科
竹内和男　虎の門病院副院長

【適応】

・吸引可能な腔が存在する（3cm以上）．
・安全な穿刺経路が確保できる．
　代表的疾患としては，肝膿瘍，横隔膜下膿瘍，腹腔内膿瘍など上記適応を満たすも

のすべて．

【手技の実際】
 1) エコーを用いて安全な穿刺点を決定する．
 2) 局所麻酔：壁側腹膜まで十分に麻酔を行う．
 3) エコーガイド下に膿瘍を穿刺し，内容を吸引し確認する（図4-17a）．内溶液を細菌培養検査などに提出する．必要があれば膿汁を10 mL程度吸引した後に造影剤で膿瘍腔の確認を行う．
 4) ガイドワイヤーを挿入し，穿刺針を抜去する（図4-17b）．
 5) ドレナージチューブを膿瘍腔内に挿入留置する（図4-17c）．吸引が不十分なときは，ダイレーターで拡張した後に太いチューブを留置する．
 術後管理：留置してからは洗浄を1日数回施行する．また，排液の細菌培養を適宜行う．臨床的に感染徴候が軽快し，排液がほとんどみられなくなったら，チューブ造影やCTなどでcavityの縮小を確認しチューブを抜去する．

【合併症】
 1) 腸管損傷．
 2) 腹壁血管損傷，膿瘍内出血．
 3) 胸腔内膿瘍．

胆道の拡張術，ステント挿入法
biliary dilatation and biliary stenting

玉田喜一　自治医科大学准教授・消化器肝臓内科

【治療の概要】
 胆管ドレナージには内視鏡的逆行性膵胆道造影（ERCP）を応用した内視鏡的胆道ドレナージ（EBD）と経皮経肝胆道ドレナージ（PTBD）があることは「胆道・胆囊ドレナージ法」の項（198頁）に詳述した．胆管ステントはERCPまたはPTBDを利用して数cm長の長さのチューブを胆管に挿入し，胆汁が肝臓から腸管に流れるようにする手法である．

【手技の概要・適応】
 胆管ステントの材質は，以下の(1)～(3)がある．
 (1) plastic stent
 (2) non-covered metallic stent
 (3) covered metallic stent
 胆管ステントは，以下の(1)，(2)の目的で施行される．
 (1) 切除不能悪性胆管狭窄に対する狭窄解除．
 (2) 良性胆管狭窄の非手術的治療．
 胆管の拡張術はERCP時にバルーンカテーテルを用いて行われる場合が多いが，以下の(1)～(3)の目的で施行される．
 (1) 胆管結石除去のための内視鏡的乳頭拡張術．
 (2) 悪性胆管狭窄に対するステント挿入の前処置．
 (3) 良性胆管狭窄の非手術的治療．

【禁忌】
 1) ERCPの禁忌例は，極端に心肺機能が悪い例，イレウスなどの腸管閉塞例である．
 2) PTBDの禁忌は腹水多量貯留例，出血傾向を有する例である．
 3) non-covered metallic stentは，挿入後に胆管上皮に覆われて抜去が困難になるので，予後の長い良性胆管狭窄に挿入してはならない．

治療の実際

❶ plastic stentによる内視鏡的胆管ステント術（図4-18）：挿入法は，「胆道・胆囊ドレナージ法」の項を参照．悪性胆道狭窄では，バルーンカテーテルで一時的に拡張するだけでは効果がなく，ステント挿

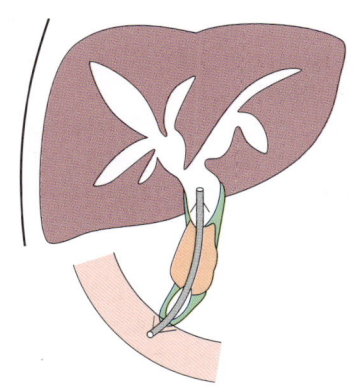

図4-18　内視鏡的 plastic stent 挿入

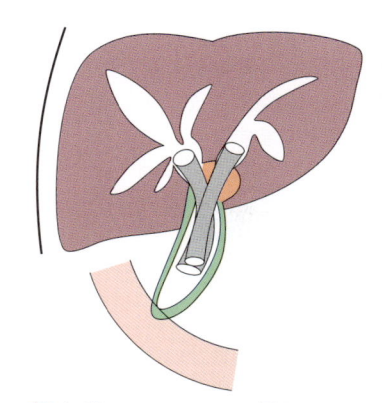

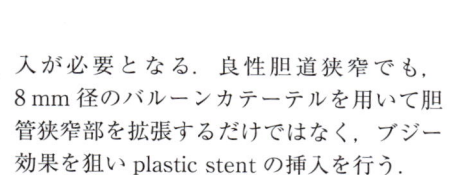

図4-19　metallic stent 挿入

入が必要となる．良性胆道狭窄でも，8mm径のバルーンカテーテルを用いて胆管狭窄部を拡張するだけではなく，ブジー効果を狙い plastic stent の挿入を行う．

❷ metallic stent を用いた経皮経肝胆管ステント術（図4-19）：挿入法は，「胆道・胆嚢ドレナージ法」の項を参照．metallic stent は内径が 8〜10 mm と太いので，あらかじめ 8mm 径のバルーンカテーテルを用いて胆管狭窄部を拡張してから挿入したほうがよい．

【偶発症とその対処】

ERCP，PTBD の偶発症は「胆道・胆嚢ドレナージ法」の項で詳述した．ステント特有の偶発症はなんといってもステント閉塞による胆管炎である．入院後，ERCP を施行し，plastic stent の閉塞なら内視鏡的経鼻胆道ドレナージ（NBD）を挿入し，胆管炎改善後にステントに交換する．食物残渣による metallic stent の閉塞なら NBD による洗浄後にバルーンカテーテルでステント内のクリーニングを行えば退院可能となる．腫瘍増殖による non-covered metallic stent 閉塞ならステントの追加（stent in stent）が必要となる．肝門部胆管ステント閉塞時の対処に ERCP，PTBD いずれのルートからステント追加を行うべきかの判断は，かなり専門的な知識と技術が必要である．

【患者説明のポイント】

切除不能悪性胆道狭窄の患者に「手術の必要がないのでステント治療をしましょう」と嘘を言ってはいけない．家族のみでなく本人に「手術が難しいのでステント療法になります．残念ながら数か月ごとに閉塞するので，そのたびに ERCP が必要になります」と必ず言わなければならない．納得されない場合は metallic stent を挿入する前に，他の施設に second opinion を聞きに行ってもらわねばならない．

【医療スタッフへの注意】

特にステント下端が十二指腸に出ているケースではいつ食物残渣が詰まって休日・夜間に患者が急性胆管炎で来院するかわからない．そのとき，自分の施設で胆管ステントの知識のない医師が当直をしていても，残り少ない貴重な人生を送っている大切な患者が重体にならないよう配慮してあげねばならない．外来カルテに定期的に赤文字で以下のように記載するのがよい．

「この患者さんは胆管ステント挿入中です．夜間休日などに 38℃ の発熱で来院した場合，特に採血で総ビリルビン値が 2 mg/dL 以上ならば胆管炎の可能性が濃

厚です．明朝の消化器内科外来で相談してくださいといって帰宅させることはやめてください．入院のうえ，禁食で抗菌薬の点滴をお願いします」．

腹水再灌流法
ascites reperfusion

福井　博　奈良県立医科大学教授・消化器・内分泌代謝内科

利尿薬投与で軽減できない中等量以上の腹水を難治性腹水というが，腹満感の軽減とQOL改善のために腹水穿刺排液がなされる．この際，腹水を廃棄すると腹水中の蛋白成分が失われるため，腹水再灌流法が工夫されている．これには腹水濾過濃縮再静注法，腹膜頸静脈シャント(P-V shunt)がある．

腹水濾過濃縮再静注法

【手技の概要】
あらかじめ穿刺腹水をバッグに集め，濾過器を通して除菌，除細胞した後，濃縮して点滴静注することにより，腹水中の蛋白を再利用する手技である．効果は腹水全量排液アルブミン静注法と同等で長期観察時の生存率，大量腹水再発率に差はみられないが，アルブミンの需要を節減できる．

【適応・禁忌】
適応は肝硬変，癌性腹膜炎に起因する難治性腹水である．エンドトキシン(Et)の濃縮によって生じるエンドトキシン血症の弊害が問題点で，腹水Etが著増例，特発性細菌性腹膜炎が疑診例には禁忌である．このほか，遊離ヘモグロビン，ビリルビン，ヘパリンなどの抗凝固薬が濾過腹水中に残るので注意が必要である．顕性黄疸を伴う重篤な肝障害には慎重に対応し，肝性脳症，消化管出血，出血傾向，血性腹水，高度な静脈瘤，重篤な心不全，腎不全合併例への施行は避けるほうがよい．

【手技の実際】
濾過器，濃縮器，腹水貯留バッグ，腹水回路を接続する．ローラーポンプと圧力計を装備した架台が市販されているので，これらをセットして，ローラーポンプと鉗子を操作し，回路を抗凝固薬加生理食塩水で充填する．腹水貯留バッグを回路に接続して濾過器で細菌，ウイルス，白血球成分を除き，濃縮器で溶液を濃縮して，再び点滴して戻す．腹水処理速度(濾過，濃縮速度)が速すぎると発熱しやすいことから，腹水処理は1,000〜2,000 mL/時程度で，濾過濃縮腹水静注は100〜150 mL/時程度で実施する．

【合併症・偶発症とその対処】
一過性の血小板，フィブリノーゲンの減少をみることがある．アレルギーの既往症や過敏症反応の経験のある患者では十分に監視しながら行う．

腹膜頸静脈シャント(P-V shunt)

【手技の概要】
逆流防止弁により腹水を自動的に頸静脈に注入するLeVeenシャントに始まるが，ポンプ機能を有する改良型のDenver型P-Vシャントが現在繁用されている．腎不全を合併する難治性腹水例にも効果があり，本法により透析療法が容易になることもある．腹水の軽減とともに，腎血流量，尿量の増加，レニン・アンジオテンシン・アルドステロン系の抑制，利尿薬に対する反応性の改善が認められる．一般に肝機能が比較的保持されている例や肝性脳症，消化管出血を伴わない例に有効例が多い．

【適応・禁忌】
穿刺排液でコントロールできない肝硬変腹水例がまず適応で，明らかな細菌性腹膜炎は禁忌である．腹水は早期に軽減するが，長期効果は経頸静脈的肝内門脈静脈短

絡術(TIPS)のほうが勝る．MELDスコア18未満で3か月以上の生存が見込める症例にはすすめられず，肝移植不能で3か月未満の生存しか望めない例のQOL改善や肝移植待機例の移植後腎不全予防の目的で施行される．癌性腹膜炎のQOL改善にも役立つが，血性腹水，大きな腹腔内腫瘍，悪性中皮腫は禁忌である．

【手技の実際】

挿入前日に左鎖骨下静脈より中心静脈ルートを留置し，大量腹水穿刺排液を施行し，当日は手術室にて局所麻酔下に約2Lの腹水穿刺排液後，約1Lの生理食塩水を腹腔内に注入し，Denverシャントを留置する．術後よりメシル酸ガベキサートと広域スペクトルの抗菌薬を開始し，中心静脈圧をモニターする．また，適宜新鮮凍結血漿を補う．

【合併症・偶発症とその対処】

DIC，敗血症，心不全などの致死的な合併症が高頻度に発現し，シャント閉塞も起こりやすい．シャント挿入前の全身状態の把握，体液管理，腹膜炎の制御，DICの予防などが重要である．

血液浄化療法
blood purification therapy

澤田康史　医療法人社団衿正会生駒内科・消化器内科クリニック院長

福田能啓　兵庫医科大学主任教授・地域総合医療学講座，兵庫医科大学篠山病院病院長，兵庫医科大学病院臨床栄養部部長

【治療の概要】

血液浄化療法は体外循環によって血中に存在する病因物質(自己抗体，代謝産物，中毒物質，マクログロブリンなど)あるいは病因関連物質(免疫複合体，炎症性サイトカインなど)などの液性因子や，活性化した白血球系細胞，過多な赤血球やウイルスなどの細胞因子を除去し，病態の改善をはかる治療法である．腎臓疾患による急性・慢性腎不全の治療に用いられる血液透析(HD)，血液濾過(HF)，持続血液濾過(CHF)，持続血液透析濾過(CHDF)はその代表的なものである．

【消化器疾患で使用される血液浄化療法】

消化器疾患で使用される血液浄化療法には，血漿交換療法，ビリルビン吸着療法，二重膜濾過血漿交換療法，血球成分除去療法などがある．

❶ 血漿交換療法(plasma exchange：PE)，ビリルビン吸着療法：単純なPE，PEとCHDF併用，ビリルビン吸着療法は劇症肝炎治療時に使用されており，PEは遠心分離法または膜分離法により血漿を血球成分より分離廃棄し，新鮮血漿に置換(交換)する方法である．また，血漿の中から肝臓で解毒されるビリルビンなどの肝毒性物質を吸着するビリルビン吸着療法のような血漿吸着療法，全血液から肝毒性物質を吸着する活性炭による血液吸着療法が存在する．

❷ 二重膜濾過血漿交換療法(double filtration plasmapheresis：DFPP)：2008年4月よりC型肝炎ウイルス感染患者に対するウイルス除去療法は，DFPPが抗ウイルス治療補助療法として保険適用となった．本療法と単純なPEとの違いは，PEでは廃棄した患者血漿の代わりに新鮮血漿を補充する必要があるのに対し，置換する新鮮血漿を必要としないか，少量のアルブミン製剤で補うことができる点である．まず，中空糸膜である血漿分離膜(一次膜)は，中空糸の側孔径が0.2〜0.6μmであり，血球成分(白血球，赤血球，血小板)は膜の側孔を透過せず，血漿は透過するので全血より血球成分と血漿成分に分離することができる．次に分離された血漿成分を20〜50nmともっと小さな側孔径をもつ中空糸膜

である血漿分画器（二次膜）に通過させることにより，アルブミンのような小さな分子量物質は側孔より通過させ患者体内に戻せるが，通過しなかった血漿中の分子量の大きいIgG，IgMを中心とする免疫グロブリン（自己抗体やマクログロブリン）や免疫複合体，ウイルス，コレステロールなどの病原・病因物質を二次膜の中に閉じ込めて除去することができ，併用療法・補助療法として使用する．

❸血球成分除去療法（白血球系細胞除去療法）：重症または難治の潰瘍性大腸炎（ulcerative colitis：UC）患者に対しては血球成分除去療法として，白血球除去療法（leukocytapheresis：LCAP），顆粒球吸着療法（granulocytapheresis：GCAP）が保険適用治療として使用されている．

もともと白血球は，遠心分離法を用い，血漿そして種々の細胞成分の比重差により選択的に分離していた．しかし近年，目的とする白血球系細胞群を吸着・除去する膜とビーズの研究が進み，膜やビーズを用いた白血球系細胞吸着除去療法が試され，その有効性が報告されるようになった．

詳細は「潰瘍性大腸炎に対する血球成分除去療法」（471頁）を参照．

【血液浄化療法の今後】

肝不全治療において，どの分子を除去すればよいのかが徐々に解明されている．genotype 1bの高ウイルス血症をもつ難治のC型慢性肝炎患者治療においては，血中のウイルスを減量させるというきわめてわかりやすい治療法として認識できる．しかし，血液浄化療法のみで完治することはなく，薬物療法，栄養療法，ウイルス疾患なら抗ウイルス治療を併用しなければならない．また，血球成分除去療法のように難病の消化管疾患に対する血液浄化療法は，原因が不明な疾患群に応用されているため，既存の薬物療法，栄養療法と血液浄化療法，そして今後使用可能になる生物的治療をうまく組み合わせて使用していく必要がある．よって，血液浄化療法は既存治療の補助療法であり，使用薬剤の効果を増強させたり使用量を減らすことで薬剤の副作用を減少させたりする併用療法である．

腹腔鏡下手術の適応と手技の概要

indication and techniques of laparoscopic surgery

木村泰三　富士宮市立病院名誉院長
鈴木憲次　富士宮市立病院外科長

【手技の概要】

腹腔鏡下胆嚢摘出術（laparoscopic cholecystectomy：LC）は，1986年にMüheによって初めて報告され，1990年にわが国に導入された．従来の開腹胆嚢摘出術に比べての低侵襲性は明らかで，またたく間に胆嚢摘出術の標準術式として定着した．

日本内視鏡外科学会が行った2006年のアンケート調査によると，2005年度において全胆嚢摘出術のうちLCの占める割合は80％であった．一方，LCの最大の問題点は胆管損傷の発生率が高く（上記アンケートで0.69％），しかも複雑損傷が多いことである．

【適応・禁忌】

手術適応は原則的に従来の開腹胆嚢摘出術と変わるところがない．症状を有する胆石例，胆嚢炎，胆嚢萎縮例，結石充満例，胆嚢ポリープ，胆嚢腺筋症などで，全身麻酔が可能なことである．手術が低侵襲になったために，手術適応は腹部不定愁訴の胆石保有者にまで広げられる傾向にある．

腹腔鏡下手術を困難にする要因として，上腹部手術既往歴，急性胆嚢炎，妊産婦，肝硬変，呼吸機能低下，高齢者などが挙げられる．LCが導入された当初においては，

これらの症例でLCを行うことは安全性に問題があるとして，控えたほうがよいとする主張もあった．しかし，高齢者についてはLCのほうが合併症は少ないこと，慢性呼吸不全患者については術後の呼吸機能低下はLCのほうが軽度であることが報告され，むしろLCが推奨されるようになった．上腹部手術既往や急性胆囊炎は確かに手術の難度を増すが，熟練した術者が行えばLCの適応と現在では考えられている．妊産婦については，妊娠初期は気腹が胎児に与える影響が不明であり，妊娠後期は視野が狭くあまりすすめられないが，妊娠中期に熟練した術者が行えば問題ない．肝硬変については，Child A，Bに対してはLCのほうが有利で適応とされるが，熟練した術者が施行すべきである．

すなわち，全身麻酔をかけることができ，外科手術の可能な患者(すなわち重症の心肺機能不全や出血傾向がない患者)であるならば，LCの禁忌とすべき症例はない．

【手技の実際】

❶ **術者の位置と患者の体位，ポート設置部位**：現在最も一般的に行われているのはいわゆるアメリカンスタイルの方法で，患者は仰臥位で伸展開脚位(あるいは閉脚位)とし，術者は患者の左側，助手は患者の右側，カメラマンは両脚の間(あるいは術者の左側)に立つ．臍直上部から10 mmのポートを腹壁に小切開をおいて入れる．剣状突起下5 cmに径5〜10 mm，中鎖骨線上肋骨弓下と前腋窩線上肋骨弓下に径2〜5 mmのポートを刺入する．

❷ **腹腔内と胆囊の観察**：臍直上部のポートから10 mmの斜視腹腔鏡(通常，35度斜視)を入れ，腹腔内を観察する．次に胆囊と周囲の観察を行う．体位を頭側右側高位として胆囊を鉗子で腹側に吊り上げて，胆囊の肝付着部の右にあるRouvière溝をみつける．Rouvière溝は肝右葉にみられる窪みで約7〜8割の症例に存在し，その左(画面の右)延長線上に肝門がある．Rouvière溝をみつけたら，その高さより背側の剝離をしないことが，胆管や肝動脈損傷を防ぐうえで重要なポイントである．助手は前腋窩線上肋骨弓下のポート(以下，前ポート)から入れた把持鉗子で胆囊底部をつかんで肝とともに頭側腹側に圧排する．術者は剣状突起下のポート(以下，主ポート)と中鎖骨線上肋骨弓下(以下，中ポート)のポートから鉗子を入れて，胆囊頸部を左右に牽引したり十二指腸を圧排したりして，胆囊管の位置や総胆管の位置の目安をつける．

❸ **critical view of safetyの獲得と胆囊管の切離**：まず，中ポートから入れた把持鉗子で胆囊頸部を持って左(画面の右)腹側に圧排し，腹腔鏡で右側から胆囊を見る．主ポートから入れた電気メスで，胆囊の漿膜を胆囊頸部胆囊管移行部から右胆囊体部まで胆囊下面に沿って切開する．次に，胆囊を右側に圧排し腹腔鏡で左側から胆囊を見て，胆囊左側の漿膜切開を行う．そこで再び胆囊頸部を左腹側に圧排し，腹腔鏡で右側からCalot三角部を正面視する．剝離鉗子でCalot三角を胆囊に沿って剝離する．剝離鉗子を胆囊壁と直角方向に開くようにして血管や神経のスダレをつくる．同様の操作を胆囊の左側からも行い，Calot三角部に血管や神経の索状物しか残らない状態をつくる．そうすると胆囊の右側からCalot三角を通して肝左葉が見える．この状態をcritical view of safetyという．筆者らはさらに超音波凝固切開装置で動脈を切離し胆囊管だけを残して大きなcritical view of safetyをつくる(図4-20)．この後，順行性に胆囊管を頸部胆囊管移行部から約1 cm剝離する．筆者らはルーチンに術中胆道造影を行い，胆管損傷のないこと，総胆管結石のないことを確認しているが，術中造影のルーチン施行の是非につい

ては賛否両論がある．胆嚢管切離後，断端を 2-0 絹糸で結紮（2 本）する．もちろんクリップを用いて胆嚢管を閉鎖してもよい．

胆嚢管切離前に critical view of safety をつくる方法（critical view technique）に従えば，肝管と肝動脈は確実に肝十二指腸靱帯側に残る．これによって LC における誤認（総胆管を胆嚢管と誤認）による胆管損傷は，ほぼ完全に防止できる．

❹**胆嚢の肝床からの剥離**：胆嚢管を切離して，Calot 三角に残っている索状物を切ると，胆嚢頸部は完全に浮き上がり，胆嚢は肝床のみに付着している状態となる．胆嚢動脈の深枝が肝門部から肝臓に沿って肝床を上行し胆嚢に動脈枝を出していることがある．深枝を根部で凝固・切離するか，胆嚢に入る枝を順次凝固・切離する．次に，胆嚢の体部から逆行性に，固有筋膜に近い漿膜下層で，胆嚢と肝床との付着を外す．筆者らはフック型電気メスか超音波凝固切開装置を用いてこの操作を行う．術者の左手の鉗子で，胆嚢を上下左右に牽引して，剥離しやすい面をつくるのが上手に剥離するコツである．胆嚢の最上部の付着剥離は，胆嚢体部を背側尾側に引っ張って上方から行ったほうがやりやすい．胆嚢が肝床より剥離されたら，臍部の創より胆嚢を引き出す．筆者らは胆嚢穿孔を起こした症例や胆嚢炎症例でのみ回収袋を用いる．

❺**洗浄とドレーン留置**：穿孔や胆嚢炎がなければ 1,000 mL，それらがあれば 3,000〜5,000 mL の生理食塩水で腹腔内を洗浄する．洗浄水に血液の色や胆汁の色が全くなくなるまで洗浄する．色がつくようならその原因を究明し処置する．ペンローズドレーンを肝門部におき中ポートの創から体外へ出す．出血や胆汁漏出がなければ，ドレーンは原則として術翌日に抜去する．10 mm の創は腹壁閉鎖後皮膚縫合，2〜5 mm の創は皮膚のみ閉鎖する．

【合併症・偶発症とその対策】

術中合併症でよくみられるのは術中出血であるが，腹腔鏡下に止血できる出血は合併症とは呼べないかもしれない．Calot 三角剥離時に胆嚢動脈を損傷して出血を起こすことがある．大部分は細い枝からの出血で放置しても止血する．胆嚢管に沿ってかなり太い胆嚢動脈が走行していることがあり損傷すると相当出血する．また，胆嚢動脈深枝を損傷して出血させることもある．いずれにしろしっかり出血点を見極めてから，電気メス，超音波凝固切開装置やクリップを用いて止血する．やみくもな止血は肝動脈損傷にもつながるので厳に慎む．次によくみる出血は肝床からの出血である．肝床の剥離面が肝臓側に入ったときに出血するが，胆嚢炎症例ではやむをえない場合がある．ガーゼを入れ圧迫止血することで止まることが多いが，止まらなければ電気メスのスプレーを用いて止める．

腸管損傷は，不注意な腸管圧排時か，胆嚢炎で腸管が胆嚢に癒着していて剥離するときに起きる．胆嚢を穿孔させてもいいくらいの気持ちで胆嚢に寄って腸管を剥離する．また，腸管は鉗子でつかまず（つかむ場合は腸鉗子使用），鉗子の側面で押すよ

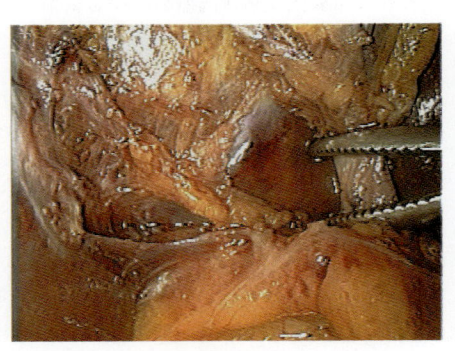

図 4-20　critical view of safety
胆嚢頸部が肝管や肝動脈から完全に浮き上がった状態を critical view of safety という．これにより胆管損傷を避けることができる．鉗子で押しているのが胆嚢管，対側の黄色の索状物が胆嚢動脈である．

うにする．もし腸管を穿孔させたら，熟練の内視鏡外科医以外は開腹して閉鎖する．

いわゆる古典的な胆管損傷（胆管複雑損傷）はcritical view techniqueを用いれば起こりえない．critical view of safetyを獲得できない場合は開腹に移行するか，胆嚢亜切除にする．critical view techniqueを用いても生じうる胆管損傷は，Calot三角剝離時の肝管損傷，胆嚢管剝離時の胆嚢管損傷，高度炎症例のLuschka管を含むaberrant ductの損傷である．肝管損傷やaberrant duct損傷時の対応は，修復か結紮か，開腹か腹腔鏡下か，損傷の部位・程度と，術者の技量により決める．胆嚢管損傷は腹腔鏡下の結紮やクリップで通常対処できる．

肝臓移植
liver transplantation

菅原寧彦　東京大学准教授・人工臓器移植外科

【概要】

肝移植は，脳死患者より全肝を移植する脳死肝移植と，血縁者の部分肝を移植する生体部分肝移植に分類される．生体部分肝移植は盛んに施行されている．生体部分肝移植はその導入期には脳死肝移植実施までの緊急避難的手段と位置づけられていた．しかしながら，その後の実績の積み重ねにより，2004年1月から保険適用範囲が拡大した．脳死肝移植に関しては1999年6月に臓器移植法が成立し，同年10月から施行されている．しかし2007年8月の時点で，脳死肝移植は42例のみであり，脳死体からのドネーションは極端に少数である（図4-21）．同時点での肝移植待機者は約170名となっている．

【適応・禁忌】

不可逆的な肝不全状態と判断されれば，肝移植の適応（表4-4）となりうる．原発性胆汁性肝硬変，原発性硬化性胆管炎などの胆汁うっ滞性疾患ではメイヨーのリスクスコアなどを参考にする．胆道閉鎖症では，黄疸の遷延のみならず，門脈圧亢進症のコントロールが困難になれば，移植適応である．

劇症肝炎は内科的治療による救命率が上昇しているが，肝移植の成績には及ばない．脳死ドナーが近年でも約2か月に1回という頻度でしか出現せず，本来優先されるべき劇症肝炎の患者には実際，対応不可能である．その結果，生体ドナーにほぼ100％依存している状況が続いている．劇症肝炎の患者をみた場合，血漿交換，持続濾過透析などの内科的治療で救命に努めるとともに，家族に移植医療の存在を直ちにインフォームし，少なくとも選択の余地だけは与えておく必要がある．患者の移植適応の検討やドナーの評価，手術のセッティングには少なくとも1〜2日は必要とするため，家族が前向きに対応した場合，速やかに移植医に連絡することが肝要である．

近年ウイルス性肝炎を背景とした肝細胞

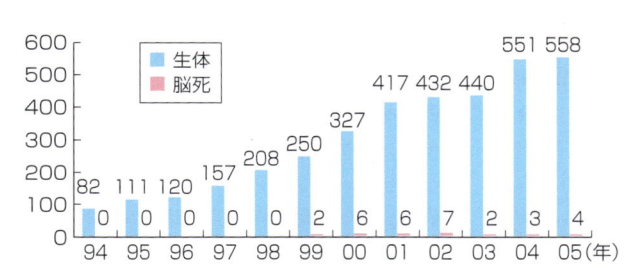

図4-21　わが国における肝移植数の推移
生体肝移植が全体の99％以上を占めている．

年	94	95	96	97	98	99	00	01	02	03	04	05
生体	82	111	120	157	208	250	327	417	432	440	551	558
脳死	0	0	0	0	0	2	6	6	7	2	3	4

表 4-4　生体部分肝移植の適応対象疾患

1. 胆汁うっ滞を主とする肝疾患
   胆道閉鎖症，原発性胆汁性肝硬変，原発性硬化性胆管炎，Alagille 症候群
2. 先天性代謝異常症
   家族性アミロイドニューロパチー，Wilson 病，糖原病，プロトポルフィリア，高チロシン血症
3. 劇症肝炎
4. 肝細胞障害を主とする肝疾患
   ウイルス性肝硬変など
5. Budd-Chiari 症候群

注：肝癌がある場合，ミラノ基準（直径 5 cm 以下 1 個，もしくは直径 3 cm 以下で 3 個以内）が保険適用となる．

表 4-5　生体部分肝移植レシピエントの条件

1. 原則として 65 歳以下
2. 本人が自己管理可能か，家族の協力が得られる
3. 次に挙げられるような病態であること
   1) 進行性肝疾患の末期状態で予後不良と考えられる場合
   2) 肝不全状態ではないが，静脈瘤からの出血を頻回に認めたり，肺内動静脈シャントが開いて動脈血酸素分圧が低下したりなど，生活の質が著しく制限された状態で，肝移植によってその病態の改善が見込まれる場合
   3) 通常の肝機能検査は正常でも，肝移植によってその病態の改善が見込まれる代謝性肝疾患など
4. 肝外の悪性腫瘍の合併や重篤な感染症がないこと
5. 重篤な他臓器の障害を伴わないこと

癌の患者が移植となるケースが増加している．肝機能不全があって腫瘍に対する局所療法が不可能になれば肝移植の適応となりうるが，腫瘍の血管浸潤が明らかなものや，肝外転移のある症例では禁忌であるので注意を要する．切除・局所療法は，肝機能がよくなくては適応にならない．一般に肝障害度 C もしくは，Child C の場合には，移植を治療オプションとして考える．また，肝障害度がこれより良好でも，局所療法が困難な場合，もしくは再発症例では，移植を考慮する．肝移植では年齢が重要なファクターで，施設によって異なるが，年齢制限は 65 歳以下とするところが多い．ミラノ基準内外では，経済面と予後の点で大きく異なる．現在の肝癌に対する保険適用はミラノ基準以内の症例に限定されている．しかし国内の多くの移植施設では，ミラノ基準を超えた症例でも適応としている．

生体部分肝移植にあたり，①レシピエントが肝移植の適応条件を満たし，適応禁忌となるような合併症のないこと，②適当なドナーのいること，③必要な費用を負担できること，の 3 条件を満たす必要がある．

レシピエントの条件（表 4-5），ドナーの条件（表 4-6）を示す．ただし，全国で統一されたものはなく，施設により多少異なる．適応については移植医がチェックした後，適応委員会により書類審査される．必要に応じて委員会を開き，適応の有無について議論されている．

【手技の実際】

部分肝移植は，全肝移植に比べ，グラフト採取，脈管吻合を含め煩雑な手技が必要とされる．特に右葉グラフトの適応，中肝静脈の再建の基準，胆道再建などが話題となっている．ドナーにおいては右葉グラフト採取が年々増加しており，わが国では成人患者の約半数が右葉グラフトを移植されている．右葉グラフトが成人肝移植の増加・普及に大きく寄与したのは事実であるが，ドナー安全性の面からはできるだけ右葉グラフト採取の適応を狭めていくことが望ましい．ドナーの左葉：右葉の比率が右葉グラフトを選択しうるか判断する大きなポイントである．右葉の比率が 70% を超えたもの，脂肪肝の程度が高度であるものでは，不可逆的な高ビリルビン血症をきたす可能性があるので，適応外としなくては

表4-6　生体部分肝移植ドナーの条件

1. 自発的な臓器提供の意志がある
2. 三親等以内の血縁者もしくは配偶者
3. 20～60歳．ただし，65歳までは全身状態により考慮可能
4. 血液型が一致もしくは適合する
5. 肝機能障害がない
6. 重篤な合併症，感染症がない
7. レシピエントに必要なグラフトサイズが得られる
8. 血管造影所見，その他で解剖学的に不適当な問題がない

ならない．

　中肝静脈の本幹を含まない右肝グラフトを採取すると，移植後に中肝静脈還流領域のうっ血の問題が起こりうる．中肝静脈に還流される静脈枝を血管グラフトを用いて再建したり，中肝静脈付きのいわゆる拡大右肝グラフトを採取するなどの工夫がされている．胆道再建にかかわる合併症には，胆汁瘻や吻合部狭窄などが含まれる．胆管合併症は往々にして再手術を要することから，グラフト機能に影響を与え，移植成績を左右する．胆道再建は大きく分けて，胆管空腸吻合と胆管胆管吻合に分かれる．生体部分肝移植では，従来，胆道閉鎖症をその主たる適応疾患としていた経緯から，胆管空腸吻合が標準術式になっている．しかし，近年では小児よりも成人症例の増加が著しく，主たる適応疾患も胆道閉鎖症からそれ以外の疾患に移行していることを背景に，胆管胆管吻合が主流になりつつある．

【長期成績】

　胆道閉鎖症については，全国規模での成績が報告されており，735症例での5年生存率は78％，1989年に登録された108症例における10年生存率は67％であった．

　移植後のB，C型肝炎の再燃や，肝癌の再発は今後増加が予測される病態である．B型肝炎については，術前のラミブジン，術後は免疫グロブリンの単独もしくはラミブジンとの併用療法で，ほぼ確実に再燃を抑えることができる．C型肝炎はいまだ移植後の再燃率は高く，慢性肝炎患者が非移植にて5年以内に肝硬変に至る頻度が5％以下であるのに対し，移植肝の20～40％が術後5年以内に肝硬変に至るとされている．移植後再燃した場合の3年生存率は10％未満と，そうでない場合の60％と比較してきわめて不良である．再燃後急速に黄疸が進行して肝不全に至る，cholestatic hepatitisといった病態に対しても確立された治療法はない．現在，再燃に対する治療法は，インターフェロンとリバビリンの併用療法以外には確立したものはない．しかし併用療法は副作用が強い．これに代わりうるC型肝炎ウイルス免疫グロブリンや，protease inhibitorなどの新たな抗ウイルス製剤の臨床試験が施行されている．ウイルス免疫グロブリンの有効性は確認されていないが，protease inhibitorに関してはかなり有望なようである．

　肝癌ではミラノ基準を満たしたものの5年生存率および無再発率はそれぞれ70％および90％前後，10年生存率が70％前後とされている．北海道大学藤堂教授らの集計によれば，2005年末まで653例の肝癌症例が移植を受け，全体での5年生存率は69％，無再発生存率は61％であった．

膵臓移植の実際と現況

present status of the pancreatic transplantation in Japan

寺岡　慧　　東京女子医科大学教授・腎臓病総合医療センター外科・同先端生命医科学研究所

【概念】

　わが国における糖尿病患者数は増加の一途をたどり，糖尿病性腎不全のために透析療法に導入される患者数も年々増加しつつ

ある.1998年には新規透析導入患者の原疾患に占める糖尿病性腎症の割合は慢性糸球体腎炎を抜いて1位となり(35.7%),2006年には糖尿病性腎症による透析導入患者数は14,968人(42.9%)に達し,糖尿病透析患者は年々増加しつつある.糖尿病透析患者においては,糖尿病合併症である網膜症,ニューロパチー,マクロアンギオパチーに加えて,腎不全および透析合併症が進展し,糖尿病透析患者のQOLは著しく損なわれる.また糖尿病透析患者の5年生存率は50.2%と,その予後はきわめて不良であり,これら糖尿病透析患者に対する対策は急務と考えられる.

欧米においては糖尿病透析患者に対して膵腎複合移植(CPK)が積極的に実施され,その成績も年々向上しつつあり,糖尿病性腎不全に対する根治的療法として既に定着している.わが国においては臓器の移植に関する法律(臓器移植法)の施行以来,54例の膵移植が実施され,さらに最近では生体ドナーからの膵部分移植も少数例ながら実施されており,ようやくわが国においても糖尿病および糖尿病腎不全に対する治療上の選択肢が広がりつつある.本項では膵移植の実際と現況について概説する.

【膵移植の目的】

膵移植の目的は,移植膵からのインスリン分泌によって糖代謝を是正し,糖尿病性合併症の進展の予防,患者のQOLの向上をはかることである.糖尿病透析患者の長期予後は不良であるため,長期的な観点からは膵腎複合移植は患者の生存率の向上をはかるものともいえよう.

【膵移植の分類】

❶膵腎複合移植(CPK)と膵単独移植(PTA):糖尿病腎不全患者に対するCPKと非腎不全糖尿病患者に対するPTAとに大別され,CPKはさらに膵と腎を同時に移植する膵腎同時移植(SPK)と,あらかじめ腎移植を行ったのちに膵移植を追加する腎移植後膵移植(PAK)とに分類される.かつてはPAKの成績は不良であったため,ほとんどの場合SPKが実施されていたが,近年PAKの成績も次第に改善し,最近ではPAKも増加しつつある.

❷提供者による分類:死後,善意で提供された膵を移植する死体膵移植と,健常血縁者から膵の一部(膵体尾部)を移植する生体部分膵移植とに大別される.前者は脳死した者の身体から提供された膵の移植(脳死膵移植)と,心臓が停止した死後に提供された膵の移植(心停止下膵移植)とに分類され,欧米では脳死膵移植がほぼ定着している.

膵は比較的虚血に強い臓器とされ,虚血膵の形態学的および内分泌機能の検討,膵内エネルギー動態の検討からその虚血限界は60分程度と推定されており,条件によっては心臓が停止した死後に摘出された膵の移植も可能である.わが国においては少数例ではあるが心停止下膵移植が実施されている.また,米国においては少数例ではあるが,血縁者間での生体部分膵移植が行われており,最近わが国においても14例の生体部分膵移植が実施されている.

❸術式による分類

a) 全膵移植と部分膵移植:膵臓とそれに付属する十二指腸を移植する全膵移植,膵体尾部を移植する部分膵移植とに分類され,このほかに分離膵島を移植する膵島移植が挙げられる.死体膵移植では通常,全膵が十二指腸とともに移植されるが,生体膵移植においては尾側膵が移植される.

b) 膵液誘導法による分類:十二指腸を膀胱に吻合して膵液を膀胱内に誘導する膀胱誘導法(bladder drainage,図4-22),十二指腸を腸管に吻合して膵液を腸管内に誘導する腸管誘導法(enteric drainage)に大別される.腸管誘導法では膵液瘻の発生の危険性はあるが,膵液が腸管より再吸収されるため,より生理的と考えられる.膵

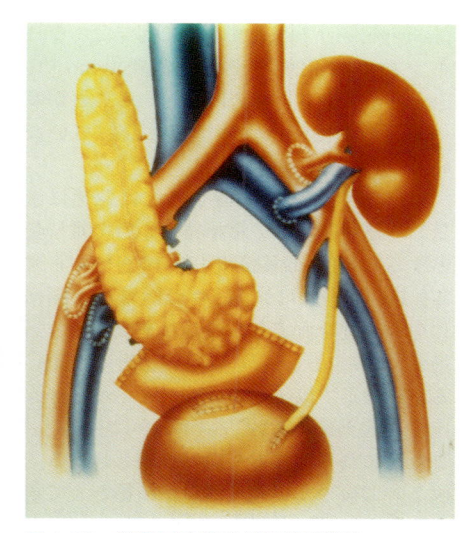

図4-22 膵腎同時移植（膀胱誘導法）

胱誘導法は膵液瘻発生の危険性は少なく，尿中膵液のアミラーゼ活性の測定，細胞診が可能であり，これらを拒絶反応の補助診断として用いうるという利点があるが，膵液中の重炭酸が尿中に排泄されるため代謝性アシドーシスを起こすこと，尿の膵管内逆流により移植膵炎が発生することなどの問題がある．このため，しばしば腸管誘導法への変更のための再手術 (enteric diversion) が必要となることから，最近では腸管誘導法が採用される頻度が増加しつつある．

生体部分膵移植では膵断端が膀胱あるいは腸管と吻合される．

c）**静脈血誘導法による分類**：通常は移植膵の静脈は腸骨静脈に吻合され，移植膵を灌流した血液は直接大循環系に還流するため，インスリンが肝による不活化を受けず相対的高インスリン血症を呈する．これに対して移植膵の静脈を上腸間膜静脈に吻合して，静脈血を門脈系に還流させる，より生理的な術式が開発され，良好な成績を挙げている．

膵移植の術式

❶ **膵摘出術**：脳死下での膵の摘出は，通常は肝，腎，小腸を含む多臓器摘出手術として行われる．開腹後，各臓器および血管系の周囲組織からの剝離後，腹部大動脈に灌流用カテーテル，下大静脈内に脱血用カテーテルを挿入し，全身ヘパリン化を行い，大動脈を横隔膜直下で遮断した後に灌流用カテーテルから University of Wisconsin (UW) 液で灌流する．同時に門脈系の灌流を行う場合には，上腸間膜静脈から門脈内に灌流用カテーテルを挿入するが，この際門脈本幹の部位でターニケットを行い，その遠位側の上腸間膜静脈を切開して，切開部から膵からの脱血と灌流液の排出を十分に行う．わが国では膵が移植される場合は門脈からの灌流は行わないことになっている．灌流開始と同時に各臓器の周囲をアイススラッシュを用いて冷却するが，網嚢内にもアイススラッシュを入れて膵の表面冷却を行う．十分な灌流ののち，十二指腸および膵・脾を剝離，授動し，これらを一塊として摘出する．摘出後，十二指腸内を十分に洗浄し両端を閉鎖して保存する．肝と同時に摘出される場合は，総肝動脈，門脈は肝とともに摘出されるため，移植時に腸骨動脈・静脈を用いた膵血管系の再建が必要である．同時に小腸が提供される際には，上腸間膜動脈の切離線の位置が問題となる．通常は，下膵十二指腸動脈が分岐する遠位側で上腸間膜動脈を切離する．

心臓が停止した死後における膵の提供の場合は，あらかじめ大腿動脈から腹部大動脈内に挿入したダブルバルーンカテーテルから，死亡確認後 UW 液で灌流しつつ手術室に搬送する．膵前面に接する胃内には胃液が貯留し，このため膵の表面が十分に冷却されないことから，筆者らはバルーン付き経鼻胃管から冷却した乳酸加リンゲル

液を注入している．開腹後，灌流を継続しつつアイススラッシュを用いて表面冷却を行い，十二指腸および膵・脾の周囲を剝離，授動し，これらを一塊として摘出する．腹腔動脈および上腸間膜動脈は共通管となるよう大動脈カフとして，門脈も十分の長さを確保して摘出する．筆者らは開腹と同時にバルーン付き経鼻胃管を十二指腸内に進め，Treitz靱帯の肛門側で空腸を遮断して，十二指腸内をイソジン液（1％）・アムホテリシンB（0.01％）を添加した4℃乳酸加リンゲル液で洗浄している．この操作により膵摘出後の十二指腸内の洗浄は不要で，洗浄中の汚染を防止しうる．

❷膵移植術：膵は腸骨窩あるいは腹腔内に移植されるが，前者の場合は腸骨窩の後腹膜を剝離し腸骨動静脈を露出し，後者の場合は開腹して腹腔内から腸骨動静脈を剝離する．移植膵に付属した門脈を患者の腸骨静脈に，腹腔動脈と上腸間膜動脈を共通管として，あるいはあらかじめ再建した移植膵動脈を患者の腸骨動脈にそれぞれ端側吻合する．膵に付属する十二指腸は摘出時に内腔を十分に洗浄して両端を閉鎖しておき，これを膀胱あるいは小腸と吻合する．SPKでは腎を対側の腸骨窩に移植する（図4-22）．生体部分膵移植では膵断端を膀胱あるいは小腸に吻合する．

上記の術式ではインスリンは大循環系に還流するため，移植膵に付属する静脈を患者の上腸間膜静脈に吻合してインスリンを門脈系に還流させる，より生理的な術式も用いられる．

【免疫抑制法】

シクロスポリン（CsA）あるいはタクロリムス（Tac）などのcalcineurin阻害薬（CNI）に，ミコフェノール酸モフェチル（MMF），メチルプレドニゾロン（MPS），さらにIL-2受容体α鎖に対する単抗体であるバシリキシマブを加えた4剤（quadruple regimen）で導入する．米国ではバシリキシマブに代えてrabbit antithymocyte globulin（ATG）を導入時に用いることが多いが，わが国では保険適用となっていない．

MPSは移植後1週間をめどに急速に減量し，以後漸減して移植後4か月で維持量とする．ATGは移植後10〜14日で中止する．CsAあるいはTacについては，頻回に血中濃度を測定して投与量を調節する．通常はtrough level（C_0）を指標として用いるが，最近ではarea under the concentration-time curve（AUC）$_{0-12}$あるいはAUC$_{0-4}$，またはこれらと最も相関が強いとされる内服2時間後の血中濃度（C_2）が指標として用いられることもある．このような厳密なtherapeutic drug monitoring（TDM）により，安全で有効な免疫抑制効果が得られるようになった．

最近臨床に導入されたMMFとCNIとの併用により拒絶反応の発生頻度は減少し，SPKにおける移植膵のimmunological lossの頻度は1％前後となった．拒絶反応に対してはステロイドパルス療法を行い，これに抵抗性の場合はムロモナブCD3（OKT3）が用いられる．

【拒絶反応の診断】

膵移植後の拒絶反応を早期かつ特異的に診断しうるマーカーは存在しない．血糖上昇，あるいはIRIおよびCPRの低下は膵島障害が高度となるまで出現しないため，拒絶反応の早期診断の指標としての有用性は少ない．膵液を簡便に採取することができる膀胱誘導法においては，尿中膵液の分析が拒絶反応の補助診断として用いられる．拒絶反応時には尿（膵液）中アミラーゼ活性が低下し，尿（膵液）細胞診でリンパ球分画の増加ならびにリンパ芽球の出現が認められる．また，超音波ドプラ法による移植膵血流パターンの検討において，resistive index（1－拡張期/収縮期流速比）の上

昇が拒絶反応の指標として用いられる．また，拒絶反応時に ^{99m}Tc-DTPA シンチグラムにおける移植膵の uptake の低下が認められるとされるが，これらはいずれも特異的なものではない．拒絶反応が疑われる場合は移植膵生検を行って組織学的に診断を確定する．

【移植後合併症】

❶移植膵血栓：膵移植における最も重要な合併症として移植膵血管の血栓形成が挙げられる．UW液の導入以来，脳死ドナーから提供された膵の血栓形成の頻度は減少した．しかし一過性の心停止，持続的低血圧などによる虚血が存在する場合は，虚血再灌流傷害による内皮傷害，血小板活性化，凝固因子活性化，赤血球の連銭形成（rouleau formation）により血栓を引き起こす．移植後ヘパリン，蛋白分解酵素阻害薬などの抗凝固薬，あるいはアスピリン，チクロピジン，PGE_1 などの抗血小板薬などを用いた抗血栓療法が行われる．また移植直後から，超音波ドプラ検査により経時的に移植膵動静脈の血流パターンの観察を行い，移植膵血管内血栓のモニタリングを行う．

❷膵液瘻：かつては成績に影響する危険な合併症であったが，膀胱誘導法が導入されて以来，膵液瘻の発生頻度は減少した．しかしいったん発生した場合は局所における膿瘍の形成から，血管吻合部への波及と出血の危険があり，危険な合併症であることには変わりない．また摘出時の移植膵の損傷，虚血性膵炎などもその原因となりうる．

❸出血：一般の外科手術と同様に術後の出血性合併症が発生しうるが，移植後血栓予防のために抗血栓療法が行われる場合は特に注意が必要である．

❹代謝性アシドーシス：膀胱誘導法では膵液中の重炭酸が尿中に排泄されるため，代謝性アシドーシスをきたし，炭酸水素ナトリウムなどの服用が必要である．代謝性アシドーシスが高度な場合は，移植十二指腸を患者回腸へ吻合し直す手術（enteric diversion）が必要である．

❺移植膵膵炎：移植直後に発生する虚血性膵炎，排尿障害による尿の膵管内逆流による膵炎，および薬剤性膵炎などが挙げられる．周術期における膀胱機能評価が必要であり，排尿障害が高度である場合は自己導尿が必要となる．

❻免疫抑制薬による副作用：免疫抑制薬による副作用としては，腎毒性による腎機能低下（CsA, Tac），インスリン分泌能低下（CsA, Tac）およびインスリン抵抗性の増大（ステロイド）による耐糖能異常，高血圧（CsA, Tac, ステロイド），顆粒球減少症などの骨髄抑制（MMF），リンパ組織増殖症（CsA, Tac, OKT3）などが挙げられる．

また免疫抑制が過剰になると肺炎，尿路感染症，髄膜炎，敗血症，皮膚真菌症，肺真菌症，肝炎，脈絡網膜炎などの感染症が発症することがある．

❼その他の全身合併症：糖尿病と腎不全が共存すると動脈硬化，石灰化などの血管病変が進展するため，糖尿病腎不全患者における最も重要な合併症は心血管系合併症である．移植前の心機能，虚血性心疾患，脳動脈，四肢動脈などの血管系の移植前評価は非常に重要である．さらに自律神経系の障害による致死性不整脈，心停止なども重篤な合併症であり，術前の厳格な評価が不可欠である．

【膵腎複合移植の現況】

❶欧米における膵移植症例数とその成績：膵移植の成績は，膵液瘻の発生，血栓形成，さらに拒絶反応の診断が困難であることなどにより，長年低迷してきたが，膵液瘻の発生頻度の減少，UW液の導入による血栓発生頻度の減少，さらに CNI, MMF などの免疫抑制薬の導入による拒絶反応の発生頻度の減少と寛解率の改善など

により，着実に向上しつつある．

国際膵移植統計によれば年間約1,800例の膵移植が実施され，2004年末までに累積で23,043例が実施されている．1987年以降の膵移植報告例のうち78％がSPK，16％がPAK，7％がPTAである．患者1年生存率はSPKおよびPAKで95％，PTAで99％であり，移植膵の1年生着率は，SPKで84％（移植腎93％），PAKで77％，PTAで78％と，SPKの成績が最も優れている（図4-23）．

❷わが国における膵移植

a）臓器移植法施行以前：1984年に深尾らにより脳死ドナーからわが国初のSPKが行われた後，しばらくの間空白の時代が続いたが，その後1990年筆者らが心停止ドナーからのSPKを行いわが国で初めて長期生着を得て以来，1994年までに15例のCPKが実施された．しかし1995年新しい腎臓移植ネットワークの発足とともに腎の配分ルールが変更され，SPKの実施が事実上不可能となった．そのため臓器移植法のもとで1999年に再開されるまで再び空白の時代が続いた．

筆者らは1990〜1994年までの間に心停止ドナーからのCPK11例（SPK：7例，PAK：4例）を行い，このうち8例において移植膵機能の発現を得，6例において長期生着が得られた．機能が得られなかった3例については，温阻血時間30分，死戦期における低血圧の持続と大量のカテコールアミンの投与，一過性の心停止など，摘出前の膵の虚血傷害が高度な事例であった．血流再開1時間後の生検において移植膵毛細血管内に著明な赤血球の連銭形成を認め，心停止後の虚血による組織浮腫のための毛細血管の狭小化，再灌流時の血管内皮傷害などがその原因と考えられた．また糖尿病腎不全患者では赤血球の変形能，通過能が低下しており，これが連銭形成の要因となっていることが示唆された．したがって心停止ドナーからの膵移植においては，心停止後の虚血による傷害を最少とすべく，ドナーの適応基準をより厳格にする必要があると考えられた．6例の長期生着例の移植膵機能は良好であり，著明なQOLの改善が得られた．現在，最長生着例は17年を超えている．

b）臓器移植法施行以降：1997年の臓器移植法の施行に伴って，1999年に新しい配分ルールが策定された．すなわちDR抗原が1抗原以上適合した場合には，腎の適

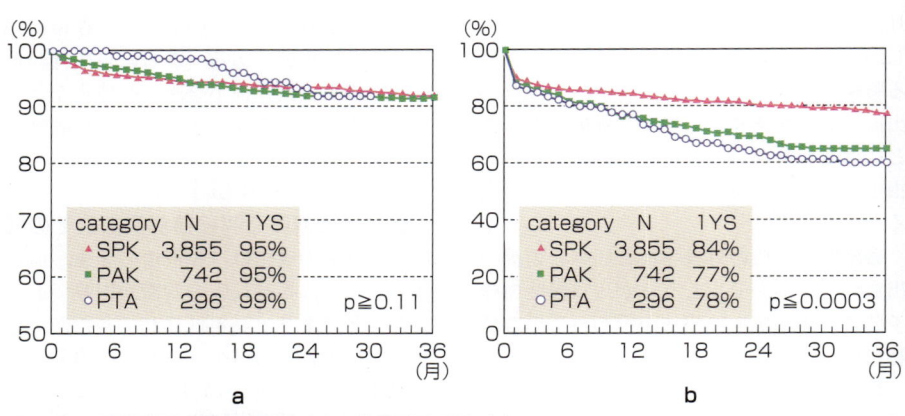

図4-23 膵移植後の患者生存率(a)，移植膵生着率(b)
SPK：膵腎同時移植，PAK：腎移植後膵移植，PTA：膵単独移植．

a: category N 1YS / SPK 3,855 95% / PAK 742 95% / PTA 296 99% / p≧0.11

b: category N 1YS / SPK 3,855 84% / PAK 742 77% / PTA 296 78% / p≦0.0003

合順位にかかわらず優先的に1腎が膵とともに移植されることとなり，SPKの実施が可能となった．この新しい膵移植レシピエント選択基準に基づいて，2008年末までに54例の膵移植が実施された．このうち移植後1年以上を経過した44例の膵移植症例の患者生存率，移植膵および腎の生着率は下記のとおりである．44例のうち42例が脳死ドナーからの，2例が心停止ドナーからの提供であり，44例のうち36例がSPKで，6例がPAK，2例がPTAであった．患者1年および5年生存率は両方とも96.7％であり，移植膵の生着率は1年で87.9％，5年で71.0％，移植腎の生着率は1年で90.5％，5年で83.0％であった．移植膵機能廃絶の原因は移植膵血栓形成4例（移植後急性期），移植十二指腸穿孔1例（移植後2年），慢性拒絶反応1例（移植後3年），原因不明1例（移植後4年），death with functioning graft が1例であった．

2004年以来生体部分膵移植が開始され，2007年末までに総計14例が実施されている．その内訳はSPK 10例，PAK 1例，PTA 3例であった．PAKの1例で膵移植後2か月後で透析再導入となり，その8か月後脳梗塞で死亡しており，他の2例が移植6か月後，2年7か月でインスリン再開となっている．

食道手術後のケアと患者指導

neutrition support and pain control after esophagectomy

外村修一 国立がん研究センター中央病院
消化器腫瘍科食道外科

日月裕司 国立がん研究センター中央病院
消化器腫瘍科食道外科副部長

食道癌手術は，原発巣の占拠部位，胃切除などの既往の有無，術者の方針などにより，切除方法，郭清範囲，再建方法が異なる．患者の術後ケアに際しては，原疾患の進行度と行われた手術の詳細，特に再建臓器と再建経路（図4-24）を確認する．

食道手術では，胃管で再建されることが最も多い．今回は，基本的に胃管での再建を念頭に置き，術後ケアと患者指導に関して解説する．

【食道手術全般のケアポイント】

食道手術後のケアのポイントは，「栄養管理」と「疼痛管理」である．栄養管理に関しては，単に摂食の問題だけでなく，「嚥下機能」「吻合部トラブルへの対処」も重要となる．疼痛管理も，初期の対応を誤ると身体的な疼痛が精神的な疼痛に変化し，長期間患者が苦しむこととなる．

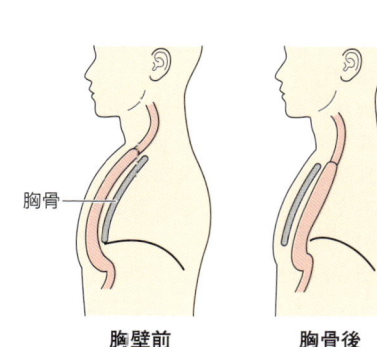

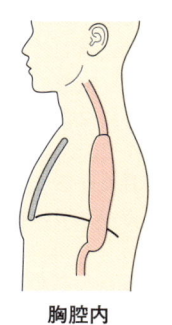

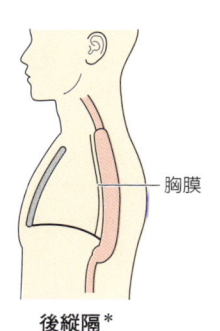

図4-24 食道手術での再建経路
胸壁前　　胸骨後　　胸腔内　　後縦隔*

*開胸した場合は，厳密な意味での後縦隔経路ではない．

胸骨　　　　　　　　　　　　　　　　胸膜

【栄養の重要性】

術後の低栄養が遷延すると，その後の治療が行いにくい．また，感染症に罹患するリスクも高くなる．なかには，「食べられなくても仕方ない」と考える患者がいるが，術後栄養の重要性を十分に理解させ，栄養管理に積極的に取り組む姿勢をもたせることが肝要である．体重を定期的に確認し，栄養管理の指標とする．

【嚥下指導】

食道手術では，頸部まで手術操作が及ぶ．特に，頸部郭清を行うと喉頭の挙上性が悪くなり，嚥下動作に影響する．再建経路が胸骨後や胸壁前の場合，頸部食道が気管背側から腹側へ螺旋状に走行するため，これも嚥下動作に影響する．透視検査などで明らかな誤嚥が認められなくても，高齢者では誤嚥していることがある．経口摂取開始後は，熱型や咳嗽に注意し，必要に応じて採血や胸部Ｘ線検査で確認する．

患者には，「少量ずつ，よく噛んで」食べるように指導する．また，やせると義歯が合わなくなることが多い．時期をみて義歯を調節させる．また，嚥下時に顎を突き出すとむせやすくなるので，顎を引きながら嚥下するよう説明する．

【摂食指導】

食道手術は，身体にかかる負担が大きく，術後はそれだけで食欲がなくなりやすい．また，腹腔臓器を頸部まで挙上して再建するため，摂食機能は一時的に著しく低下する．その結果，「食欲が全く出ない」「食べるとすぐお腹がいっぱいになる」といった訴えが非常に多い（図4-25）．これらの症状が軽快するには数か月かかることが多く，その間は，特に食べ方がケアのポイントとなる．

少量ずつよく噛むことはもちろんだが，再建臓器には胃ほどの貯留能はないため，ゆっくり食べることも重要となる．また，再建臓器には逆流を防止する機能がないため，食後すぐに横になると，食物が逆流しやすい．後縦隔経路で再建された症例は特に逆流しやすい．食後30分は座位で過ごすよう指導する．

時に，通過がよすぎる症例では，ダンピング症状を呈することがある．胃切除後と同様，やはり食べ方の指導がポイントとなる（「胃手術後のケアと患者指導」の項，次頁参照）．

摂食が進まない場合は，患者に応じて消化薬や消化管運動改善薬を処方する．摂食不良からノイローゼ気味になる患者では，抗不安薬が有効なこともある．

【吻合部のケア】

吻合部は瘢痕化するので，健常な食道のようには広がらない．一度にたくさんの食物を飲み込むと，どうしてもつかえる．縫合不全を起こした患者では，吻合部が狭窄しやすいので，よりつかえやすい．circu-

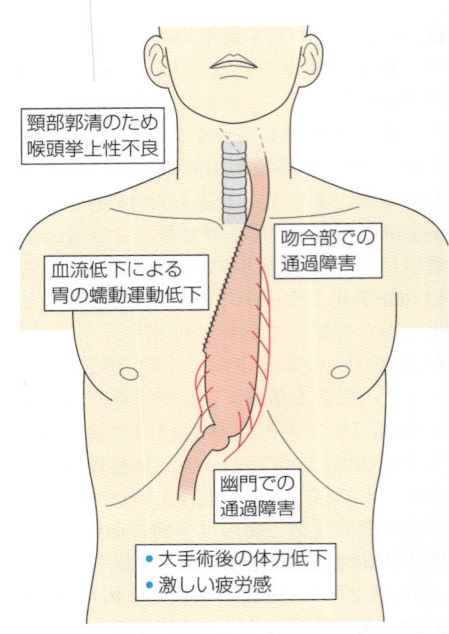

図4-25　食道癌術後摂食不良にかかわる因子
この図は胸骨後経路を想定している．

- 頸部郭清のため喉頭挙上性不良
- 吻合部での通過障害
- 血流低下による胃の蠕動運動低下
- 幽門での通過障害
- 大手術後の体力低下
- 激しい疲労感

lar staplerで吻合した場合は，縫合不全を起こさなくても狭窄するケースが多いという報告がある．

野菜や穀物は，吻合部に引っかかってもそのうち通過するが，肉類はいったん引っかかるとなかなか通過しない．吐き出すことも困難である．肉類およびイカやタコは，特に注意して食べるよう指導する．心配な場合は，そぼろやミンチにするとよい．

経口摂取直前の検査では吻合部に問題がなくても，その後吻合部狭窄を呈することがある．また，患者によっては，再建臓器が食物でいっぱいになって食べられないことを「つかえる」と表現することもある．患者の訴えをよく聴き，必要に応じて透視や内視鏡検査で吻合部を確認する．実際に吻合部が狭い場合は，内視鏡や専用の拡張器具を用いて拡張する．

【経腸栄養】

近年，手術時に腸瘻を作成して栄養管理を行う施設が増えてきた．腸瘻は在宅での栄養管理にも利用できる．食道手術では空腸に栄養剤を注入するようにつくられるので，半消化態栄養剤を100〜150 mL/時間の速度で注入する．胃瘻同様，入浴は自由である．

【疼痛管理】

定型的な手術は右開胸で行われるため，術後開胸に伴う痛みを訴える症例が多い．肋骨切離部の痛みを訴える患者もいれば，肋軟骨部の痛みを訴える患者もいる．これらの疼痛には，鎮痛薬で対処する．

胃管は，作成時に迷走神経を切離するため，酸分泌が低下すると考えられている．しかし，文献上6〜20％に胃管潰瘍が認められ，潰瘍発生のリスクは低くない．それゆえ，鎮痛のため安易にNSAIDsを使用すると，胃管潰瘍から穿孔を起こすことがある．穿孔すると，膿胸や縦隔炎，心膜炎など致命的な合併症につながる．NSAIDsを使用するときは胃薬も併用し，症例によっては，COX2阻害薬や麻薬の使用も検討する．

胃手術後のケアと患者指導
patient care after gastric surgery

炭山嘉伸　学校法人東邦大学理事長，東邦大学名誉教授
中村陽一　東邦大学第3外科

胃切除後の食事療法の基本

【概念】

胃切除後は胃貯留能が低下もしくは廃絶する．そのため，食事摂取量が減少する状態になっている．そこで食事法の基本としては，1回食事量を少なくし，食事回数を多くすることで1日に必要なエネルギーを補給する必要がある．食事療法のポイントとしては次のとおりである．

1) 全量は少なめで，高エネルギー，高蛋白とし，脂質，ビタミンも適度に摂取する．

2) 摂取エネルギーは術後早期には1,000〜1,200 kcalをまずめざし，その後1,600〜1,800 kcalを目標とする．

3) 1回の食事量は無理をせずに少なめとし，回数を増やすようにする（間食の習慣）．

4) 食事をよく噛み，ゆっくりと食べさせる．食事の時間を規則的にする．

【患者指導のポイント】

胃切除後の早期には消化管の機能が低下しているので，体調に合わせた食事を行う必要があること，個人差が大きいことを説明する．おいしく，楽しく，バランスよく摂取するように，あまり不安を与えないことも重要である．

❶手術後の早期は1回の食事量は少な

めにし，回数を増やすようにする：手術後3か月までの間は，少なめの3食と2〜3回の間食とする．説明の際に5〜6回食と説明すると，1日中食事をしなければならないというイメージを与えてしまう．「3回の食事と10時と3時のおやつ，そして夜食」と説明する．ビスケットやカステラ，プリン，バナナ，牛乳などが間食として効果的である．

❷よく噛んで，時間をかけて食事をする：術前によく咀嚼しないで飲み込むような食事を短時間で行っていた人は，術後に食事の習慣を改める必要がある．よく噛むことにより，食物を細かく砕き唾液と混じり合うことで胃腸への負担が少なくなる．腸内への食物の流出を少量ずつにすることができる．

❸食事時間を規則的にする：食欲は胃腸の問題だけではなく，中枢神経系を含めた全体の問題であり，規則正しい食事習慣をもつことは，食事を受け入れる準備を体が自然とできるようになり，また便通も改善すると考えられる．

❹段階的に進める食事（避けるべき食事）：食事メニューは胃切除後には原則制限はないと考えられる．しかし，一般的に消化の悪いものは胃腸に負担を与えるので少量から段階的に始めるようにする．食物繊維の多く含まれている食事は腸閉塞の原因にもなりうるので少量ずつ増やしていく必要がある．天ぷらやフライなどの油で揚げたものは少量ずつから始めてみる必要がある．コーヒー，紅茶などは薄めにするほうが負担が少ない．

❺アルコールについて：適度なアルコールは食欲増進作用もあるとされている．胃切除後は全く飲んでいけないわけではないが，ビールなどの炭酸を含むものは飲みにくくなることがある．適量を守ることが重要であり，特に食事摂取量に悪影響を与えないような習慣を守ることが重要である．

胃切除後障害と食事

❶早期ダンピング症候群：食後20〜30分以内に動悸，発汗，めまい，下痢などを生じる．発生機序としては，上部空腸内に食物が高張なまま排出され，腸管内が高浸透圧となり，これを等張化するために多量の腸液が分泌されることにより生じるとされている．

「患者指導のポイント」
・流動性の高いもの，甘みの強いものを控えるようにする．
・食事中の水分を控えるようにする（流し込むような食べ方を控える）

❷後期ダンピング症候群：胃の貯留機能が低下し食物が小腸へすぐに流れ込み，小腸を通過していく時間は短くなる．このため消化吸収がすぐに行われて高血糖となり，インスリンが大量に分泌されるが，通過時間が短いためすぐに低血糖が生じる．食後2〜3時間後に脱力感，冷汗，倦怠感，めまいなどの低血糖症状が出現する．

「患者指導のポイント」
・間食をとるようにする．予兆が出現するようならば予防的にとる．
・でん粉や糖分を多く含んだ食事を控える．これらは吸収が早く，食後の高血糖と反応性の低血糖を生じやすくする．

❸鉄欠乏性貧血：胃切除により胃酸分泌が低下して鉄の吸収能が悪化し，鉄欠乏性貧血を生じることがある．鉄分を多く含んだ食事をする．また，ビタミンCは鉄の吸収を補助する働きがある．

「患者指導のポイント」
・鉄分の多い食材：レバー，肉，魚，大豆，卵，ホウレンソウなど緑黄色野菜．

❹ビタミンB_{12}欠乏性貧血：胃全摘では内因子がなくなるためビタミンB_{12}を吸収することができなくなる．これにより手術

後5～6年ほどで貯留されていたビタミンB_{12}が枯渇し巨赤芽球性貧血をきたす．

「患者指導のポイント」
・定期的なビタミンB_{12}の注射による補給が必要である．

大腸手術後のケアと患者指導
patient care after colonic surgery

近藤圭策　大阪医科大学一般・消化器外科
谷川允彦　大阪医科大学教授・一般・消化器外科

　近年の大腸癌患者の増加に伴い，大腸手術は消化器外科の中でも経験すべき手術の基本とされている．また，従来の開腹手術に加えて腹腔鏡下手術が適応される症例も増加してきているが，術後のケアと患者指導に関しては大きな違いはない．不用意な合併症を予防し，その有用性を最大限に引き出すには，適切な手術手技，きめ細かい術前術後管理と看護などのケアのシステム化に加えて，患者・家族・医療従事者からなるオーダーメイドのチーム医療に基づくケアが必要不可欠である．本項では，大腸手術後のケアと患者指導の実際とポイントについて述べる．

【手術適応疾患】

　良性疾患として内科的治療抵抗性の炎症性腸疾患（Crohn病や潰瘍性大腸炎），炎症の反復・膿瘍形成・狭窄をきたした大腸憩室炎などが手術の対象となるが，日常臨床の中では悪性疾患の手術が主体をなし，なかでも大腸癌の手術が最も多い．

【術後管理とケアのポイント】

　適応疾患として最も多い大腸癌手術後の管理について，近年では多くの施設でクリティカルパスを用いたケアが標準的に行われるようになっている．筆者らの施設でも効率的でミスのない治療・ケアに加えて疾患患者の心を理解したケアを目標にクリティカルパスを用いている．術後管理とケアのポイントを述べる．

　❶術後管理のポイント：予防的抗菌薬投与は術当日の手術開始時から始め，術後2～3日までとする．経鼻胃管，導尿チューブを抜いて術翌日から歩行可とする．早期には，術後出血や循環・呼吸器系の合併症に注意する．縫合不全にも注意するが，腹部所見に問題がなければ，術翌日から水分可とし，術後2日目にドレーンを抜く（筆者らを含めて最近では直腸癌に対する低位前方切除などを除いてドレーンを挿入していない施設が多くなっている）．術後の排ガスの有無や腸閉塞などの腹部所見に注意しつつ食事内容を上げていく．創感染をケアしつつ，早期に抜糸する（筆者らを含めて最近では真皮埋没縫合を採り入れて抜糸を不要としている施設が多くなっている）．特に合併疾患のない患者は，通常どおり経過すれば，術後1週間前後で退院可能となる．術後経過をパスと照らし合わせてバリアンスがあれば異常の早期発見と処置に努める．

　❷術後ケアのポイント：クリティカルパスを用いて患者の術後経過だけでなく，医療従事者間での指示や処置などをチェックしてミスが起こらないようにする．

　a）術後肺合併症の予防：麻酔からの覚醒や呼吸状態に注意し，吸入や去痰援助，体位変換介助から早期離床を促して無気肺や肺炎を予防する．また，呼吸困難や呼吸促迫を訴えたときは，下肢深部静脈血栓症に起因する肺塞栓の発症にも注意する．

　b）縫合不全・創感染の早期発見：術後の熱型，腹部所見やドレーン排液に注意して縫合不全や創感染の早期発見に努める．特に直腸癌に対する（超）低位前方切除術に対しては注意する必要がある．最近では能動的ドレーンとして経肛門ドレーンの留置

が有効と考えられる．

　c）**術後イレウスの予防**：癒着防止や腸蠕動促進のため早期離床を促す．ゆっくりよく咀嚼し過食にならないように指導して食事性イレウスの予防に努める．

【術前からのケアと患者指導について】

近年では術後合併症予防の観点から術前における患者指導の重要性の認識も高まっており，以下の事項に注意する．

❶**精神的援助**：医師は書面を用いてインフォームドコンセントを得るようにしているが，癌告知を受け簡単に手術ができるのかという不安，手術に期待する一方で緊張とトラブルへの不安など，大腸癌手術に対する患者の受け止め方を理解して不安の緩和と闘病意欲の向上に努める．

❷**気管内挿管による全身麻酔後の肺合併症の予防**：禁煙，呼吸訓練，去痰訓練などを指導する．

【退院前のケアと患者指導】

退院後に主な援助者がいるか，1人暮らしかなどを知って状況に合わせた退院指導を行う．特に，退院後の食事指導，排便コントロール，イレウス症状，感染予防，生活上の注意，内服薬の自己管理，定期受診日なども説明してパンフレットを渡しておく．

肝臓手術後のケアと患者指導

patient care after liver surgery

三輪史郎　岡谷市民病院消化器外科部長
宮川眞一　信州大学教授・外科

【治療の概要】

正常肝に対する肝切除の術後管理は他の手術の術後管理とさほど変わらない．しかし，硬変肝においては二次性アルドステロン症，膠質浸透圧の低下，胸腹水などにより循環動態が不安定となり腎障害や肝障害をきたしやすい．また網内系機能低下，耐糖能異常などにより感染症を併発しやすい．など術後管理を誤ると高ビリルビン血症から肝不全に陥るため，正常肝に比べ，きめ細かい術後のケアが必要となる．血液生化学検査による肝機能のチェック，腹水・浮腫のチェックを行い，迅速かつ正確に対処することが大切である．また肝細胞癌の再発については，再切除可能な例では予後が良好であるが，他の治療法〔ラジオ波，肝動脈塞栓術（TAE）など〕でもある程度は腫瘍がコントロールできるので，時期を逸しないように診断することが重要である．

本項では，術後経過観察をするうえで特に問題となりやすい硬変肝の場合について，全身状態のケアと対処法，患者指導について概説する．

【検査の進め方】

❶**血算**：術後ヘマトクリット（Ht）は出血に応じて低値となり，利尿期にはいりthird spaceから血管内に水分が戻ってくるとさらに減少する．しかし，心疾患を合併していたり循環動態に変化をきたさなければ，Ht値が20％を切るまで輸血は控える．輸血はビリルビン代謝に負荷をかけるからである．

❷**肝機能**：術後肝不全の指標は血清総ビリルビン値である．通常，肝切除後に血清総ビリルビン値は術後1日目をピークに漸減していくが，再上昇の場合は脱水や感染を疑う．AST・ALTは術直後をピークに漸減していくが，再上昇したときは薬剤性肝障害や肝血流障害の可能性があり，適切な薬剤の変更やドプラ超音波による肝内の血流の確認が必要である．また肝炎持続によるAST・ALTの高値は，肝障害を増悪させていくのみならず肝細胞癌の再発率が高いとのデータもある．

❸**電解質**：術後早期は特に電解質のバラ

ンスが崩れやすいが，補正は単に血清だけでなく尿中電解質を測定して補正する必要がある．硬変肝では元々水分貯留傾向にあるため血清 Na は低値を示すことが多いが，単に Na を投与しても血管外へ漏出し浮腫や胸腹水を助長するだけである．尿中電解質も確認し，尿中 Na/K＜1 であれば水分は貯留傾向と考える．ただし，尿中の K がきわめて高く尿量も少ない場合は，高度な脱水による尿細管での再吸収の亢進と考えられる．尿中 Na/K＞1 であれば，水分は足りており Na 負荷はしない．また，尿中 Na が高値であるのに血清 Na の低値が進行するようなら SIADH を考えなくてはならない．

❹膠質浸透圧：術後は膠質浸透圧が低下するが，それにより浮腫，胸腹水が助長され，さらに低下を招き悪循環となる．術後早期は血清総蛋白，アルブミン値はそれぞれ 6.0 g/dL，3.0 g/dL を目標にする．経口摂取開始後は腹水，浮腫の予防のために利尿薬（主としてアルダクトン A）を内服していることが多いが，全身状態の改善に伴って過剰投与による電解質異常（低 Na，高 K），BUN・Cr 上昇がみられることもあり留意すべき点である．血清総蛋白，アルブミン値は術前より低値である症例が多いが，肝機能の低下や，栄養状態の悪化により高度に低下することがあるので注意する必要がある．

❺血糖：硬変肝では耐糖能異常があり術後血糖は高値を示すことが多いため，こまめに血糖チェックを行い，コントロール困難な場合はインスリンの持続静注を行う．血糖を厳しくコントロールすることは術後肝再生や感染症の予防に意義のあることと考えられる．

❻腫瘍マーカー：α-フェトプロテイン (AFP)，protein induced by vitamin K absence or antagonist-Ⅱ (PIVKA-Ⅱ) が肝細胞癌の腫瘍マーカーとして有用である．AFP の肝細胞癌診断の感度は約 60% 程度であるが，特異性が高く，径 2 cm 以下の小型肝細胞癌でも約 40% が陽性と報告されている．一方，PIVKA-Ⅱ は腫瘍の大きさに相関する面があるが，肝細胞癌には特異的である．しかし，ワーファリンなどのビタミン K 拮抗薬，低栄養状態の程度により上昇するため注意が必要である．AFP と PIVKA-Ⅱ は相関せず相補的であるため，両者を測定することにより早期に再発を発見できる．また通常肝細胞癌のマーカーではないが，腺癌成分が含まれるような腫瘍の場合 CEA，CA19-9 の上昇がみられることがあるので留意する．腫瘍マーカーの測定は 1 か月ごとに行う．

❼画像診断：肝細胞癌術後再発のチェックには，腹部超音波検査は簡便であり，かつ有用な検査である．1〜2 か月ごとの検査が必須であるが，術後癒着などにより観察が不十分になる部位もあるため，3〜6 か月ごとに CT・MRI の検査を併用し，肝臓全体を観察するようにする．特に病変が多発していた症例，門脈腫瘍栓が認められた症例など，術後再発の可能性が非常に高い症例では，慎重な経過観察が必要である．病変が小さい場合は，超音波検査で低エコー，高エコーなどを呈し，再生結節と鑑別が難しい場合もある．再発が疑われた場合は，CT・MRI，血管造影 (CT-angiography) を行い，確定診断を得るだけでなく，腫瘍の個数，位置を知ることが治療方針を決定するために重要である．肝細胞癌の転移様式は肝内転移が多いが，肺転移，骨転移もみられる．肝内再発がないにもかかわらず腫瘍マーカーが上昇してくるときは要注意であり，胸部 X 線写真，胸部 CT，骨シンチグラフィを行い転移部位を明らかにする．PET 検査も再発のチェックに有用であるが，高分化型肝細胞癌では陽性率が低く注意が必要である．

輸液・治療の実際

硬変肝では容易に浮腫をきたすためdry sideに管理する．実際に総輸液量は40 mg/kg/日程度とする．血清総蛋白，アルブミン値を参考に目標値に補正するために血漿製剤を適宜使用する．Na負荷は浮腫の原因となるため最小限の投与が望ましく，健常者の維持量が約5 gとされているので，血漿製剤を投与する場合はこれを考慮し過剰のNa負荷とならないように設定する．新鮮凍結血漿に含まれるクエン酸により代謝性アルカローシスに傾くため，投与量の半量を目安に高Clアミノ酸製剤を投与する．血清Kはソルダクトンを使用することで高値を示すことが多いが，base excessやインスリン使用などで変動するため，輸液はK freeとし血清K値をみながら当日の輸液に追加するのが，用意した輸液をむだにしないためにも好ましい．実際には1.0 mEq/kg/日を基準に増減する．糖投与量は術当日0.1 g/kg/時から始め，血糖をチェックしインスリンを適宜使用しながら1日ごとに0.05 g/kg/時ずつ増量する．前日の血糖コントロールが不良の場合は当日の糖濃度を上げずに血糖コントロールを優先する．

また肝庇護目的で水溶性ハイドロコートンを術直後，1日，2日目に100 mg，3日，4日目に50 mg投与する．投与中は熱が出ないため感染の徴候を見逃さないように注意する．ソルダクトンはICGを目安に術前3日前より投与する．ICG-R_{15}値が1桁では投与せず，10％台で100 mg，20％台で200 mg，30％台で300 mgとし，経口が始まるとアルダクトンAに変更する．ソルダクトン100 mgに対してアルダクトンA 25 mg換算で2日間オーバーラップさせる．画一的に投与すると効きすぎて脱水になってしまう症例もあるため，手術侵襲の大きさや他の肝機能の値，胸腹水の量などを踏まえて適宜増減する必要がある．強力ネオミノファーゲンシーは術前から術後を通してAST・ALTが術前値に戻るまで1日40〜80 mL投与する．また，消化管出血の予防にH_2受容体拮抗薬もしくはプロトンポンプ阻害薬を使用し，感染予防のための抗菌薬は第1世代のものを使用する．

外来治療の実際

❶肝機能障害：AST・ALTが100 IU/Lを超えるような場合は，安静を指示するとともに，強力ネオミノファーゲンシーなどの静脈投与，およびウルソなどの経口投与を行い，値が100 IU/L以下になるように治療を継続する．

❷腹水および浮腫：肝硬変症例では術後に腹水，浮腫（特に下肢に多い）が起こりやすい状態にある．腹部所見，超音波所見により腹水の貯留や増加，浮腫が認められた場合は，利尿薬の投与や増量が必要となる．利尿薬はアルダクトンAを中心に適宜投与するが，効果が不十分であれば血清Na，K値などの電解質に注意しながら，ラシックスなどを併用投与する．また，血清総蛋白やアルブミンが低い場合は，膠質浸透圧の低下から腹水や浮腫を増悪させるので新鮮凍結血漿，アルブミン製剤の投与により補正をするとともに，栄養指導や，栄養状態の改善のためにアミノレバンENなどの肝不全用経腸栄養剤を使用する．しかし，利尿薬の過剰投与による脱水は肝機能や腎機能を悪化させるため，適切な水分管理が必要である．

❸再発：肝細胞癌は肝切除後5年以内に60〜80％が再発する．肝細胞癌の肝内再発には肝内転移および多中心性の発癌があるが，両者を画像診断などで術前に鑑別することは難しい．いずれにせよ再発が確認された場合は，病変が3個以内で血清ビリルビン値が1.9 mg/dL以下であれば切除の

適応となる．ガイドラインにおいても保存的治療に比べ再肝切除可能例の予後は良好であり，特に Child A，単発症例では再切除が推奨されている．切除不能な場合は，腫瘍数や肝機能に基づいて治療法を選択する．また肝移植についてガイドラインでは肝障害度 C で，①腫瘍個数 1 個/最大径 5 cm 以内，②腫瘍個数 3 個以内/腫瘍径 3 cm 以内，③脈管浸潤と他臓器転移を認めない，の 3 点が移植の適応基準となっており，この基準を満たす場合の予後は良好である（ミラノ基準）．近年，小型の腫瘍に対してラジオ波焼灼療法が積極的に行われており良好な結果が報告されている．肝移植においても肝細胞癌の再発率が再切除症例に比べ低いことから肝機能の良好な症例にも積極的に肝移植を行っている報告もみられる．肝細胞癌の治療方針については，選択肢が単一でないことから，移植を含めた十分なインフォームドコンセントが望まれる．

【患者指導のポイント】

日常生活では栄養管理，腹水，浮腫の予防が中心となる．バランスのよい食事はもちろんであるが，塩分の過剰摂取は腹水，浮腫の原因となるため減塩を励行し，食後の安静なども指導する．客観的には体重が腹水，浮腫を反映するので毎日体重測定を行ってもらう．利尿薬を服用している場合は，脱水にも注意が必要で発熱や下痢などのときは早めに受診することをすすめる．

定期的な通院は，肝機能，腎機能や電解質のチェックを行ったり，腫瘍マーカーや超音波検査による再発のチェックに欠かせないもので，非常に大切である．特に肝硬変の患者は，軽い感染症などでも肝機能の悪化が起こりやすく重症化する．また肝細胞癌の再発率は高いが，早期に発見できれば，適宜治療を選択して延命効果を得ることができるので，通院を怠らないように指導する．

胆道手術後のケアと患者指導
patient care after biliary surgery

菅原　元　名古屋大学大学院医学系研究科腫瘍外科

腹腔鏡下胆嚢摘出術後

【ケアの概要】

胆道疾患に対する手術のうち，一般外科で最も多く経験する腹腔鏡下胆嚢摘出術の術後管理について取り上げる．本術式は低侵襲で安全であり，術後の回復も早い．予防的抗菌薬投与（スルペラゾン）は術中および術後の 1 回のみでよい．術翌日より経口摂取も開始できるので，輸液も術翌日までとしている．術後に胆嚢床にドレーンを留置することが多いが，問題がなければ術翌日には抜去し，合併症がなければ術後 2 日目以降に退院としている．本術式はきわめて合併症は少ないが，術後は腸管損傷，胆管損傷の発症および腹腔内膿瘍に注意する必要がある．

【合併症の対処】

❶**腸管損傷の対処**：術中に腸管損傷の発生に気づいた場合は，直ちに修復を行えば問題はない．しかし，術中に気づかなかった場合には，術後に腸管損傷による腹膜炎が出現する．直ちに再手術が必要となる重篤な合併症であるので，ポート挿入に際しては十分注意し，腹腔鏡でとらえられていない視野での鉗子操作は厳に慎む必要がある．

❷**胆管損傷の対処**：術中，胆管損傷に気づいた場合は適切な修復（胆道再建を含む）を直ちに行う．術後にドレーンよりの胆汁瘻で胆管損傷が発覚した場合は，対処に難渋することが多い．胆嚢管断端よりの胆汁瘻であれば，ENBD チューブもしくは

ERBDチューブ挿入などの保存的治療により軽快する症例が多い．総胆管離断を含む肝外胆管損傷の場合には胆管再建が必要になることが多い．なお，胆管損傷が保存的に軽快した場合，損傷治癒部に胆管狭窄が遅発性に発生しうる可能性についても認識しておく必要がある．

❸**腹腔内膿瘍の対処**：胆嚢摘出中に胆嚢を損傷し，胆汁が流出もしくは胆石が腹腔内に落下した場合には遅発性に腹腔内膿瘍を形成することがある．膿瘍の程度によりドレナージ術が必要になることもある．胆嚢を損傷した場合には腹腔内を十分に洗浄し吸引することが肝要である．

【患者指導のポイント】

通常は術後1～2回，外来で経過観察すればよい．良性疾患に対し胆嚢摘出術を施行した場合，1％程度の割合で胆嚢癌を併発している可能性があるので，病理組織検査結果を確認する必要がある．胆管損傷をきたした場合には遅発性に起こりうる胆管狭窄を念頭に置いて経過観察する．

胆道悪性疾患術後

【ケアの概要】

閉塞性黄疸を伴うことの多い胆道癌に対する広範囲肝切除＋肝外胆管切除＋胆道再建術は消化器外科手術の中では最も侵襲が大きく，術後に感染性合併症や高ビリルビン血症が発症しやすく，それらが互いに影響して肝不全が形成される．肝不全がいったん発症すると治療が困難であるので，適切な感染症対策を講じることが，胆道癌術後管理の最重要課題である．

胆道癌に対する大量肝切除では手術時間は10時間を超えることがあり，術中の水分出納バランスはプラス5,000 mL以上になることが多い．よって術直後は，呼吸循環動態を保ちつつ余剰水分の回収に努める．実際には末梢循環が保てる範囲で輸液量を絞り，利尿薬を用いて余剰な水分を尿として体外へ除去する．計算上の水分出納だけではなく，体重測定も毎日行うことが肝要である．体重測定は早期離床を促す意味でも重要である．抗菌薬は，術前の胆汁培養で感受性のあるものを3～4日間投与する．術後も随時培養検査を行い，感染症が疑われる場合には適切な抗菌薬投与を心がける．

感染症対策として，抗菌薬投与のほかに栄養管理も重要である．筆者らは胆道癌症例に全例経腸栄養チューブを挿入し，術翌日より外瘻胆汁を返還し，synbioticsを含めた経腸栄養を開始している．小腸の免疫機能を保ち，腸内細菌叢のバランスを整えることにより，感染症予防効果がある．通常は術後3日目より経口摂取を開始し，敗血症予防の観点からも中心静脈カテーテルは早期に抜去する．術後7日目にCTを撮影し膿瘍などがなければ，順次ドレーンを抜去する．合併症がなければ術後14日前後で退院可能である．

【合併症の対処】

❶**縫合不全**：肝管空腸吻合部の縫合不全の診断は，吻合部近傍に留置したドレーンから胆汁様の排液が認められることで診断できることが多い．この際，肝切離面に露出する末梢胆管からの胆汁漏出の可能性も念頭に置く必要がある．対処のポイントは，①縫合不全部から漏出する胆汁を確実にドレナージすること，②肝内胆管の減圧の2点である．多くの場合は上記2点に留意してドレーン管理をすることで保存的に軽快する．

❷**腹腔内膿瘍**：発熱の持続，血液検査での炎症反応の上昇はドレナージ不良の徴候ととらえ，まず超音波検査を行い，fluid collectionが認められない場合は造影CT検査で腹腔内膿瘍の有無を確認する．膿瘍の原因として，上述の肝管空腸縫合不全，切離面からの胆汁漏，膵実質よりの膵液漏および大動脈周囲リンパ節郭清後の貯留リ

ンパ液への感染が考えられる．膿瘍形成を認めた場合には速やかにUSあるいはCTガイド下にドレナージを施行する．

❸肝不全：胆道癌に対する大量肝切除後の死因として最も多い術後肝不全の診断と対策について述べる．筆者らは術後の総血清ビリルビン値が10 mg/dL以上に上昇した症例を術後肝不全と定義している．肝切除後の血清ビリルビン値は肝予備能，肝切除量，術中出血量，感染の有無により影響される．術後肝不全に有効な治療法はなく，きめ細かい全身管理と感染のコントロールが重要である．肝不全に対する血漿交換に治療法としての意義はない．

【患者指導のポイント】

外来では全身状態の観察と癌の再発の検索を行う．胆道癌術後は胆道再建が施行されている症例がほとんどであり，腸管内圧が上昇することで逆行性に胆管炎が発症することがある．排便コントロールに配慮し，便秘を予防することが大切である．

膵臓手術後のケアと患者指導

patient care after pancreatic surgery

野本周嗣　名古屋大学大学院消化器外科学
中尾昭公　名古屋大学大学院教授・消化器外科学

【膵臓手術の概要】

膵臓手術は大きく，頭部の切除と体尾部の切除，全摘に分けることができる．

頭部側を切除する術式，膵頭十二指腸切除術は主に膵頭部，下部胆管，十二指腸，乳頭部の悪性腫瘍に対して行われる基本術式で，膵頭部を幽門側胃，十二指腸，胆嚢，総胆管とともに切除する術式で，最近では全胃温存や幽門輪のみを切除する亜全胃温存術式も行われるようになった．また，癌の進行度によっては周囲血管（門脈など）も合併切除され，各種の再建法がある．

体尾部側を切除する術式，膵体尾部切除術は尾側の膵臓を切除し，膵全摘術とともに脾臓も合併切除されることが多い．適応となる疾患は，膵癌，膵嚢胞性腫瘍，膵内分泌腫瘍，慢性膵炎など，あるいは胃癌の膵浸潤により膵の合併切除を行う場合などがある．

ほかには，膵体部の一部を切除する膵体尾部分節切除術（膵中央切除術）がある．

【膵臓手術後のケアのポイント】

1）膵は強力な消化液を分泌する臓器であり断端や吻合部から膵液漏が発症しやすく，さまざまな合併症の原因となりやすいこと．

2）膵内分泌細胞が失われるため，インスリン分泌量が絶対的に減少すること．

【術当日の管理のポイント】

1）術中の水分バランスおよび血液バランスを補正していく必要があるので，バイタルサイン，CVP，体重のチェックは頻繁に行う．

2）手術の侵襲と膵機能の低下のため，耐糖能が低下していることが多い．血糖，尿糖のチェックを行い適宜インスリンを使用する．

3）各ドレーン，チューブからの排液量，性状を観察する．術当日は特に出血の有無に注意する必要がある．また，膵頭十二指腸切除術の場合，膵管チューブは膵消化管吻合の成否にかかわる重要なものであるため，閉塞や屈曲に注意し，一定時間ごとに排液量をチェックする．

【術後の一般的経過と管理のポイント】

1）ドレーン類，膵管，胆管チューブは縫合不全のないことがはっきりするまで留置することが多い．離床時に離脱してしまうことがないように固定をしっかりする．

2）外分泌能の低下や自律神経系の切断

表 4-7 起こりうる合併症とその対策

合併症	対策
膵液漏，膵消化管吻合縫合不全	ドレナージ，絶食，TPN
腹腔内膿瘍，横隔膜下膿瘍	ドレナージ
消化管出血，腹腔内出血	内視鏡的止血，血管造影でのコイリング，再開腹止血
胸水貯留，腹水貯留	胸腔穿刺，ドレナージ
高血糖，低血糖	インスリン投与量の調節，グルコースの投与
呼吸器合併症	去痰，体位変換，気管支ファイバー
急性膵炎	蛋白分解酵素阻害薬，絶飲食
消化吸収障害	止痢薬，消化酵素薬投与
腎不全，肝不全	血液透析，肝庇護療法

（郭清）の影響で下痢を生じやすいので，整腸薬，止痢薬や消化酵素薬を投与してコントロールする．

3）消化管再建を行った症例では，術後1週間の時点で術後造影を行い縫合不全の有無を確認する．また，胃内容の排出遅延なども念頭に置いて，経口摂取量を注意深く観察する．

4）炎症の消長，合併症の発生，治癒や運動量とともにインスリン必要量が変化することに留意する．

5）術後1〜4週間経過した時期でも，膵液漏，膵液の混じった膿瘍は，ドレナージがうまくいかないと周囲の血管の破綻を生じ（特に膵頭十二指腸切除術の際の胃十二指腸動脈断端），動脈性の大出血をきたし，発見が遅れると出血性ショックに陥り，生命にかかわる事態となることがあるので注意深く観察する．

【起こりうる合併症とその対策】

起こりうる合併症とその対策についてを表 4-7 に挙げる．

【患者指導のポイント】

1）患者にドレーン，チューブの目的，必要性をわかりやすく説明し体位変換や離床の際，チューブ類の抜去などが起きないよう注意してもらう．

2）血糖値をコントロールする内分泌ホルモンや強力な消化酵素を分泌する膵組織を切除することにより，インスリンの分泌不足による糖尿病や消化不良，下痢などをきたすことがあることを理解していただく．

3）膵液漏や膵消化管吻合部の縫合不全の合併症は，いかに注意深く手術を行っても，ある程度の確率（約 20％）では発症しうることを術前のインフォームドコンセントの際に十分説明し，納得しておいていただく必要がある．

4）膵液漏や膵液混じりの膿瘍のドレナージがうまくできていない場合には，周囲の血管に破綻を生じ動脈性の大出血をきたすことがある．このような合併症は膵臓手術後で特に起こりうるものであるので，リスクについては必ず手術前に説明する．

5）術後の早期離床が肺炎など各種合併症予防に有効であり，創傷治癒なども促進することを理解していただき，特に安静の指示（出血の際など）がない場合には早期離床に努めていただけるよう指導する．

6）膵臓手術後の合併症は重篤な病態をきたすことがあるため，その可能性については理解していただきながらも，いたずらに不安を助長しないよう配慮する必要がある．このため，合併症発症時に必ず病態について詳しく説明し，ただちに適切な処置

を行うことを術前に確約し，術後にはできるだけリラックスして過ごしていただけるようにする．

人工肛門（ストーマ）のケア
stoma care

荒木俊光　三重大学大学院講師・消化管・小児外科学
楠　正人　三重大学大学院教授・消化管・小児外科学

【概念】

人工肛門（ストーマ）のケアは一般的に大腸肛門外科の領域であるが，対象疾患は多岐にわたり，幅広い年齢層に対応しなければならない．近年，皮膚・排泄ケア認定看護師（ET，WOC）*などの増加により，専門的なケアが受けられるようになってきているが，術前から計画的なケアを実施することが重要である．

【ケアの実際】

❶カウンセリング：患者だけでなくその家族や介護者に対し，手術の利点とストーマとともに送る生活に不可欠な事実を十分に認識させたうえで専門家による医学的支援，ストーマケアおよび精神的な支援を受けられること，ならびに必要な情報やサービス，あるいは装具，製品を入手できるよう支援することを術前から説明する．

❷ストーマサイトマーキング：ストーマの位置は術後の管理に大きな影響を及ぼすため，術前に「クリーブランドクリニックの原則」に従い，最も管理に適した位置を決定しておくことが重要である．また，患者の基礎疾患（関節障害，神経疾患，視覚障害など）によっても影響を受けるので，状態に応じた位置の決定が必要である．

❸ストーマ造設後のケア：ストーマ粘膜の状態（皮膚からの高さ，湿潤度，色調，浮腫の有無など），排便の状況を定期的に確認する．陥没，うっ血や阻血状態，あるいは排泄障害があれば厳重に観察し，改善しない場合には早期に対策を講じる．皮下と人工肛門断端を縫合した糸は，たとえ吸収糸であっても膿瘍や肉芽形成の原因となるため，術後1週間程度で抜糸する．術後1週間ごろより患者に対し装具の交換や便の処置，排ガスや悪臭に対するフィルターの使用，食事や皮膚ケアに対する指導を行う．

❹排泄法の選択：排便管理法として，ストーマ部に採便袋（パウチ）を装着し不定時に排便が行われる自然排便法が一般的である．一方，ストーマより逆行性に微温湯を注入し，その刺激により起こる蠕動運動によって一挙に排便を行う洗腸法も存在する．これは左側結腸ストーマのみの適応であり，患者の管理能力や生活様式によって選択される．

【合併症・偶発症とその対応】

合併症・偶発症に適切に対応するには，術式やストーマトラブルの内容と対応の記録を確実に残しておくことが重要である．

❶便性状の変化：回腸ストーマでは排泄量が多くなり，脱水症状を呈することが多い．水分を十分に摂取（ただし炭酸飲料は鼓腸の原因となるため制限）し，高繊維食を避けるように指導する．コントロール不能の下痢には薬物療法としてロペラミドやリン酸コデインを投与する．

結腸ストーマ（特に右側）では便秘をきたすことがあり，高繊維食などの食事指導のほかに酸化マグネシウムなどの投与を行い調整する．

❷排泄障害：ストーマ造設当初は腸管の

---

* ET：ストーマケアをする専門の看護師でエンテロストーマセラピスト（enterostomal therapist）の略．
WOC：wound（創傷），ostomy（オストミー），continence（失禁）ケアを専門に行う，日本看護協会の認定看護師．

浮腫や麻痺などの影響によって，腹壁レベルで排泄障害をきたすことがある．ストーマからの逆行性の造影によって確認し，透視下にストーマより太めのカテーテルを用い愛護的に洗腸および吸引を行う．カテーテルの留置は腸管損傷の原因となるため行わない．

❸皮膚障害：装具からの漏便は頻回に起こると皮膚炎の原因となる．また，装具によるアレルギーが原因となる場合もある．皮膚保護材や洗剤も低刺激性のものを使用すると同時に，装着前にステロイドや抗菌薬ローションを塗布しておく．真菌感染の場合は抗真菌薬を塗布する．

❹粘膜出血：多くは装具交換の際に起こる．約10分の圧迫によって止血可能であり，指導を行うと同時に不安を取り除く．時に腸炎や腫瘍などの口側腸管からの出血，稀に門脈圧亢進症における皮膚静脈からの出血との鑑別が必要である．

❺腸管脱出・狭窄・陥没，傍ストーマヘルニア：症状がなければ経過観察あるいは装具装着の工夫により対応可能なものがあるが，多くは手術による再形成・再造設の適応である．

消化器領域末期癌患者の在宅治療

home care for the end stage patients in gastrointestinal cancer

田中優一　久留米大学外科
白水和雄　久留米大学教授・外科

消化器領域末期癌患者に対する在宅治療としては，一部では，在宅化学療法（抗癌薬など）や免疫療法などの積極的治療を施行することもあるが，一般的には治療目的の医療ではなく，症状（特に癌による症状：疼痛など）を和らげることを目標とした医療を示すことが多く，その目的は疼痛に対する緩和ケアが主となる．

【患者・家族に対する説明，治療方針決定】
　予後告知に関して，実際の医療現場では癌告知が一般的になってきていることに比べ，予後告知は一般的とはいいがたい現実がある．患者の意思，人権，自己決定権を尊重すべきであるが，患者，家族，家庭環境，看護師，介護体制，看護職員などを含め，総合的に判断，決定すべき事項であり，決して担当医師の独断で判断すべきでない．治療方針の決定に関しても，患者本人の意思を尊重しつつ，他の関係者の意見も参考にすべきである（厚生労働省：終末期医療の決定プロセスに関するガイドライン，日本医師会第Ⅹ次生命倫理懇話会，終末期医療に関するガイドライン参照）．

【疼痛に対する治療】
　非麻薬系鎮痛薬から開始し，症状に応じて麻薬系鎮痛薬に移行していく（WHO方式癌疼痛治療法参照）のがよい．在宅治療と組み合わせた麻薬系鎮痛薬により，癌者は家族に囲まれ，普通の家で，1日のリズム，1週間のリズムの中で暮らすことができ，そのことが痛みの程度を軽減できる．在宅治療の場合はモルヒネ製剤やステロイド製剤の使用法がいまだ広まっておらず，ホスピスより退院後に疼痛などの症状が悪化することがしばしば見受けられるが，地域医師との連携を取り合い，その使用法の啓蒙が必要となる．

WHO方式癌疼痛治療法

【鎮痛薬の使用法】
　❶経口的に（by mouth）：癌の痛みに使用する鎮痛薬は，簡便で，用量調節が容易で，安定した血中濃度が得られる経口投与とすることが最も望ましい．

　❷時刻を決めて規則正しく投与（by the clock）：痛みが持続性であるときには，時刻を決めて規則正しく投与する．頓用方式

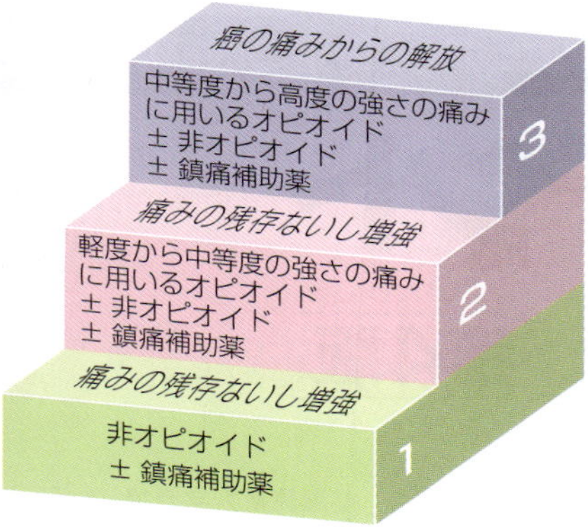

図4-26 WHO疼痛ラダー

の投与方法を行ってはならない．

❸除痛ラダーにそって効力の順に（by the ladder）：鎮痛薬を除痛ラダーに従って順次選択していく．

1）軽度の痛みには非オピオイド鎮痛薬を使い，必要に応じて鎮痛補助薬を併用する．

2）非オピオイド鎮痛薬が十分な効果をあげないときには，ためらわず非オピオイド鎮痛薬に追加して「軽度から中等度の強さの痛みに用いるオピオイド」または「中等度から高度の強さの痛みに用いるオピオイド」を処方し，痛みの強さに応じて漸増する．

3）モルヒネやオキシコドンは有効限界がないので，増量すれば，その分だけ鎮痛効果が高まる．

❹患者ごとの個別的な量で（for the individual）：オピオイド鎮痛薬には標準投与量というものがないことを理解しておく．適切な投与量とは，その量でその痛みが消える量である．

❺そのうえで細かい配慮を（attention to detail）：時刻を決めて規則正しく用いることの大切さを患者によく説明しておく．予想される副作用についても患者にあらかじめ話しておくべきである．また，患者にとって最良の鎮痛が得られ，副作用が最小となるように治療を進めるには，治療による患者の痛みの変化を監視し続けていくことが大切である．

図4-26のWHO疼痛ラダー参照．

【癌性の緊急症状】

それまで順調に治療していた患者が1～2日の間に急変することは稀ではない．癌性の緊急症状としては，呼吸困難，疼痛の増強，意識障害，錯乱，尿閉，骨折，出血，上肢の麻痺，脱力，半身麻痺などがある．これらの症状に対し対処療法を施す．それにより一時的に入院加療を必要とすることもあるが，患者および介護する家族に対し，十分な説明，理解を得ることにより，在宅療法を維持できる．

【リビング・ウィル】

「書面による生前の意思表示」を意味するが，これらの書面が有効であるという法的根拠はまだない．しかしながら，患者の希望を尊重し，治療方針を決定することは，社会的にも許容されたものとなってきており，医療現場に定着していくものと考えられる．

【末期患者に対する在宅治療の問題点】

患者の意思と家族の意思が一致していない場合や，家族間で意思の違いがある場合などがあり，治療方針の決定に難渋することがある．終末期において，延命治療を開始するか，行っている延命治療を中止するか，安楽死，尊厳死，などの問題があり，医療行為の開始，中止については今後もさらなる議論の余地がある．これらの問題は，医師の裁量権にかかわってくる問題であり，専門学会，医療機関，医師会などが協力しガイドラインなどを作成し，普及させる必要がある．

癌末期患者の最後の1，2か月は患者の苦痛が強く，患者，家族の負担が増すことが多い．これらをサポートするシステムをつくる必要がある．

初期研修医・救急レジデント必携のマニュアル、待望の改訂版

救急レジデントマニュアル 第4版

編集 相川直樹　国際医学情報センター理事長　　堀　進悟　慶應義塾大学教授・救急医学

救急診療の現場における実践的知識をコンパクトな体裁に詰め込んだマニュアル。①症状を中心に鑑別診断と治療を時間軸に沿って記載、②診断・治療の優先順位を提示、③頻度と緊急性を考慮した構成、④教科書的な記述は省略し簡潔を旨とする内容、が特徴。救急室で「まず何をすべきか」「その後に何をすべきか」がわかるレジデント必携のマニュアル、待望の第4版。

目次

I. 救急患者の診療にあたって
　　―レジデントとしての心構え
II. 救急診療の進め方
III. 救急蘇生法
IV. 症候からみた初期治療
V. 外傷の初期治療
VI. 中毒・環境障害の初期治療
VII. 各科救急の初期治療
VIII. 救急治療手技
IX. 緊急検査と評価
X. 救急室のシステム
XI. 救急医療関連事項

付録　1. 注射用抗細菌薬一覧
　　　2. 経口抗細菌薬一覧
　　　3. 抗真菌薬一覧
　　　4. 抗不整脈薬の分類
　　　5. 妊娠と薬剤

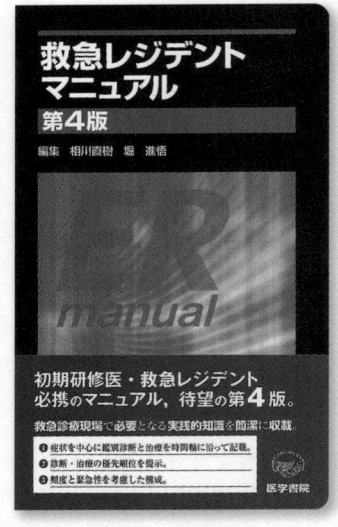

● B6変　頁600　2009年
定価6,090円（本体5,800円+税5%）
[SBN978-4-260-00800-6]
消費税率変更の場合、上記定価は税率の差額分変更になります。

医学書院　〒113-8719 東京都文京区本郷1-28-23
[販売部] TEL：03-3817-5657　FAX：03-3815-7804
E-mail：sd@igaku-shoin.co.jp　http://www.igaku-shoin.co.jp　振替：00170-9-96693

救急治療

急性腹症
acute abdomen

長嶺伸彦　自治医科大学准教授・救急医学

【概念】
　急性腹症とは，急激に発症する激しい腹痛を主訴とし，緊急手術の必要性の有無を速やかに判断すべき腹部疾患群の総称である．従来，確定診断に至らないが急性の経過をとるため緊急開腹手術を行わざるをえない病態に対して用いられてきた歴史があるが，近年，画像診断の飛躍的な進歩により正確な診断が可能となり，治療手技も病態に応じて緊急開腹手術，待機手術，鏡視下手術，保存的治療，interventional radiology(IVR)，超音波ガイド下ドレナージなど選択肢が多様となっている．

【分類】
　緊急度や手術適応の有無からみた疾患(病態)分類の1例を示す．疾患背景として，腹腔内臓器の「穿孔・破裂(出血を含む)」「循環障害」「炎症」および「腹腔外臓器や全身疾患」などがある．

　❶**緊急手術の適応**：汎発性腹膜炎(消化管穿孔，子宮外妊娠破裂，卵巣囊腫破裂)，循環障害(絞扼性イレウス，急性腸間膜血管閉塞症，ヘルニア嵌頓，腸重積症，卵巣囊腫軸捻転)，重症炎症(急性虫垂炎，急性胆囊炎，急性閉塞性化膿性胆管炎，大腸憩室炎，骨盤腹膜炎)，その他(腹部大動脈瘤破裂，腹部内臓動脈瘤破裂)．

　❷**保存的治療を優先し経過によっては手術の適応**：循環障害(S状結腸軸捻転)，軽度または中等度炎症(急性虫垂炎，急性胆囊炎，急性膵炎，大腸憩室炎，子宮付属器炎)，胆石症．

　❸**手術は原則として禁忌**：急性胃腸炎，腸間膜リンパ節炎，急性胃十二指腸潰瘍，単純な胆囊炎，心筋梗塞，狭心症，心膜炎，胸膜炎，肺炎，気胸，尿路結石症，骨盤内炎症症候群(Fitz-Hugh and Curtis syndrome)，帯状疱疹，寄生虫，Schönlein-Henoch紫斑病，急性ポルフィリン症，白血病，糖尿病クリーゼ，尿毒症，急性鉛中毒，ヒステリー．

【頻度】
　種々の報告があるが，急性虫垂炎，イレウス，胆石症，急性胃腸炎などが多い．

【症状・病態】
　主症状は「急激に発症する激しい腹痛」である．腹痛は，①体性痛(somatic pain)，②内臓痛(visceral pain)，③関連痛(referred pain)に分類され，これらは混在することもある．機序の詳細は割愛するが，①は局在明瞭(限局的)，持続的，鋭く，圧痛点が明瞭であり，筋性防御，Blumberg徴候など腹膜炎時の主要な腹痛であり，一般的に緊急性が高い．患者は疼痛のため前屈位をとり動かないことが多い．②は疝痛や刺しこむような腹痛で，局在不明瞭，周期的な腹痛である．イレウス，急性胃腸炎，胆石などで認められ，しばしば悪心・嘔吐，顔面蒼白，発汗，血圧低下などの神経反射症状を伴う．③は放散痛，投射痛ともいう．疼痛(①，②)刺激を受けた内臓から離れたある特定の体表に限局性に痛みを感じる現象(Headの知覚過敏帯，横隔膜痛など)である．

　なお，年齢的特徴として，幼児の腸重積症，10〜20歳の急性虫垂炎，中年肥満女性の胆石症，高齢者のS状結腸軸捻転や大腿ヘルニア嵌頓(特に女性)が多い．

【問診で尋ねるべきこと】
　現病歴として，発症の時期と状態(急激，緩徐)，経過(持続的，周期的)，誘因(食事内容，飲酒，薬剤，ストレス)，痛みの性状(限局性，びまん性，部位の変化の有無)，随伴症状(吐・下血，血尿，悪心・嘔吐，便通と排ガス，発熱，黄疸)を聞く．

また，女性では，不正性器出血の有無，妊娠の可能性，月経の状態を確認する．なお，既往歴（腹部疾患の治療歴・手術歴），心疾患（心房細動），薬剤（鎮痛薬，抗炎症薬，抗凝固薬，ステロイド），飲酒にも留意する．

【必要な検査と所見の読み方】

❶腹部X線検査（立位，仰臥位，左側臥位正面）：「腹腔内遊離ガス像」は胸部X線検査（立位）で判断する．横隔膜下に三日月型のガス像として認められる．上部消化管穿孔では出現率が高い（80％前後）が，小腸や大腸では低い（25％程度）．また，多量の遊離ガスと腸管内腔とで腸管壁が描出されると double wall sign や football sign を認める．「消化管内異常ガス像」はイレウスで認められ，鏡面像（niveau，air-fluid level）が特徴的である．その他，coffee bean sign（S状結腸軸捻転），colon cut-off sign（急性膵炎，急性胆嚢炎），sentinel loop sign（局所的腹膜炎）などがある．なお，絞扼性イレウスでは，ガスが少なく体位によるガスの形が変化しない．「腹腔内液体貯留像」〔flank stripe sign：paracolic gutter の拡大，壁側腹膜の外側にある脂肪層（flank stripe）と結腸は通常接しているが，液体貯留により結腸が内側に圧排されて，この距離が増加〕，dog's ear sign（仰臥位で Douglas 窩と外側膀胱窩の液体貯留による軟部腫瘤陰影がイヌの耳のようにみられる像）などがある．「石灰化像」には，胆石，膵石，腎結石，尿管結石，虫垂内糞石，静脈石などがある．

❷腹部超音波検査：腹部大動脈瘤，腹水貯留，腸管壁の浮腫・肥厚，蠕動停止，胆嚢壁肥厚，結石，腸管（keyboard sign）・胆管・膵管・腎盂拡張をリアルタイムに観察可能．最も診断に有用な検査である．

❸腹部CT（造影）：炎症の程度や周囲への波及，循環障害，血管病変，活動性出血を確認可能．診断能は最も優れ再現性あるため必須の検査である．

❹その他：必要に応じて，上部・下部消化管内視鏡検査（アニサキス治療やS状結腸軸捻転整復），血管造影検査（急性腸間膜血管閉塞症の診断に必須，血栓溶解治療薬の注入，出血例での血管塞栓術），腹腔穿刺〔腹水の性状（血液，血性，膿性，便臭，漏出性，滲出性）確認〕などが行われる．なお，末梢血液検査，検尿，血液生化学検査，血液ガス分析も重要な検査である．

【診断のポイント】

全身所見（バイタルサインを含む）と腹部所見〔腹部膨満，腸蠕動不穏，圧痛，腹膜刺激症状（反跳痛，筋性防御），腸雑音，直腸診など〕，病歴の確実な把握，血液・尿検査や画像診断の適切な組み合わせが大切である．なお，症状は原疾患に特異的でないことが多い．

【鑑別診断】

〔分類〕で示した疾患が鑑別の対象となるので全身の身体診察を心がける．

【入院・専門医移送の判断基準】

1）手術適応と判断した場合．
2）手術適応の判断が困難な場合．

なお，平時から院内・外に多科連携体制を構築しておくことが肝要である．

治療方針

1）蘇生行為が必要ならば，バイタルサインの経時的把握と補正処置（気道確保，換気・循環補助，止血処置，ショックに対する輸液など）を最優先する．

2）緊急に高次施設への搬送や特殊検査が必要ならば，全身および局所所見，バイタルサインの経時的変化を確認しつつ，原疾患の検索と必要に応じて補正処置を継続する．

3）詳細な局所所見の把握と原疾患の鑑別診断，原疾患に対する緊急処置を行う．

治療法

❶**抗ショック療法**：水分摂取不足とショックによる虚脱分を補う十分な輸液が基本である．

❷**原疾患に対する緊急治療**：詳細はそれぞれの項を参照のこと．

❸**鎮痛**：緑内障や前立腺肥大，虚血性心疾患，甲状腺機能亢進症には鎮痙薬が，消化性潰瘍には非ステロイド性抗炎症薬(NSAIDs)が禁忌である．また，著しい脱水状態でNSAIDsを用いると急性腎不全に陥る危険がある．

処方例

1) 疝痛発作：ブスコパン20 mg静注または筋注，またはペンタジン15 mg筋注
2) すべての激しい腹痛：ペンタジン15 mg筋注，またはレペタン0.2 mg筋注またはゆっくり静注
3) 注意事項：モルヒネ，ペンタジンはOddi括約筋収縮作用があり，胆道内圧を上昇させるため胆石症発作時の疼痛には使用しない．なお，後者をどうしても使用する場合は，硫酸アトロピンの併用が望ましい．

【合併症・続発症】

重篤なものとして，多臓器不全(絞扼性イレウス，急性腸間膜血管閉塞症，下部消化管穿孔，急性閉塞性化膿性胆管炎)，不可逆性ショック(腹部大動脈瘤破裂)などがある．

【予後】

原疾患，重症度〔ショック状態(離脱)の有無を含む〕，診断・治療のタイミングと内容によって決まる．

【患者説明のポイント】

患者本人とキーパーソンに対してインフォームドコンセントを適切に行う．具体的には，原因疾患や手術を含む治療法は多種多様であり，また経時的に患者の状態は急激に大きく変化することもあるので，整合性を保つような説明を心がける．

【経過観察・生活指導】

1) 安静度や絶飲食などの指示を患者に遵守させる．
2) 全身所見や腹部所見の経時的な観察を徹底する．
3) 身体所見や検査所見(必要なら反復して施行)で悪化傾向を認めれば，タイムリーに専門医にコンサルトする．
4) 高齢者では，軽症にみえても急激に状態が悪化することがあるので，臨床所見のみに頼らない．また，併存疾患を有することも多いため治療内容やADL低下に注意する．

【医療スタッフへの指示】

1) 全身所見や腹部所見の経時的な観察やバイタルサインのモニタリングを徹底する．
2) 腹痛時の鎮痛薬投与の安易な指示は避ける．
3) 患者急変時の連絡方法(誰に，どのタイミングで，何を，どんな手段でなど)を事前に決めておく．

妊婦の急性腹症

acute abdomen during pregnancy

三橋直樹　順天堂大学教授・静岡病院産婦人科

妊娠中もさまざまな疾患に罹患する可能性がある．なかには激しい腹痛を訴える急性腹症も含まれている．妊婦の急性腹症の診断においては，その疾患が妊娠に伴う産科の疾患であるのか，また妊娠に伴った偶発的な合併症なのかを見極めることが必要である．その治療においては妊婦はもとよ

り胎児の生命を救うことが求められる．

産科疾患による急性腹症

❶流産：下腹痛と性器出血が症状である．妊娠の診断がついていないこともあるので，疑いがある場合は尿の妊娠反応を行う．治療は子宮内容除去術を行う．

❷子宮外妊娠：最近の超音波診断の進歩により腹腔内に大出血するような例は少なくなっているが，まだ子宮外妊娠は妊娠初期に急性腹症を呈する代表的な疾患である．治療は手術によるが，腹腔鏡での手術が可能であることが多い．

❸子宮筋腫の変性：妊娠年齢が高くなってきており，子宮筋腫を合併していることが珍しくない．妊娠中に子宮筋腫が変性を起こし腹痛を訴えることがある．血液検査で白血球増加はほとんどないがCRPが増加する．安静で経過をみるが，場合によっては子宮筋腫を核出する．

❹卵巣嚢腫の茎捻転：治療は手術により嚢腫を摘出する．

❺常位胎盤早期剝離：妊娠高血圧症候群を伴うことが多く，DICに進行することもある．胎児死亡の可能性も高く，多くの場合で帝王切開が必要である．

❻子宮破裂：帝王切開や子宮筋腫核出などの子宮手術の既往のある場合が多い．

産科以外の他科疾患による急性腹症

さまざまな疾患の可能性があるが，頻度の高いものを挙げる．外科的な治療が必要な場合，妊娠週数によっては同時に帝王切開で児を娩出したほうがよいこともある．

❶虫垂炎，憩室炎，腹膜炎：妊娠週数により虫垂の位置が変化するので虫垂炎の診断には注意が必要である．軽症の場合は抗菌薬で保存的に治療するが，子宮が増大している妊婦では腹膜炎の診断が遅れることがあり注意すべきである．

❷イレウス：手術の既往などで腹腔内に癒着がある場合，子宮の増大によりイレウスになることがある．疑わしい場合は妊娠中でもX線撮影をためらうべきではない．

❸腸間膜動脈血栓症：症状が強く，かつなかなか診断できないことが多い．どうしても診断がつかない急性腹症は開腹して診断をつけることも必要である．

❹尿管結石：妊娠中は尿管が拡張し，蠕動運動が弱まるため結石の症状を呈することがある．尿管結石の痛みは一般には背部痛であるが患者の訴えは腹痛であることが多い．ほとんどの例で輸液と鎮痛薬で保存的に治療できる．したがって，妊娠中の急性腹症では必ず尿の潜血の有無を検査しておく．

腸閉塞（イレウス）の救急処置

emergency treatment of ileus

木所昭夫　順天堂大学教授・浦安病院がん治療センター

【概念，疾患分類，重症度分類，頻度，症状・病態】

9章の「腸閉塞」の項（492頁）も参照．

腸閉塞の初期症状は，腹痛および腹部膨満，悪心・嘔吐である．多彩な症状を示すため，救急外来では，検査と治療・処置を同時進行で進めていく必要がある．

腸閉塞の治療で重要なポイントは保存的治療が可能か，あるいは緊急手術が必要かの判断である．その判断は通常，問診，触診，血液検査，画像診断検査などで，決定される．

腸閉塞は文字通り，腸管内の液体，ガスの流れが妨げられることにより引き起こされる．原因により機能的腸閉塞と機械性腸閉塞に大別され，機械性腸閉塞は単純性腸閉塞と複雑性腸閉塞（絞扼性腸閉塞）に分けられる．絞扼性腸閉塞は血行障害を伴うた

め，腸管の壊死を招き，ショックや多臓器不全まで起こすことがあるため，緊急手術の適応となる．このような理由から，絞扼性腸閉塞を見逃さないことが重要である．絞扼性腸閉塞と診断された場合は，直ちに観血的治療を行う必要があるが，絞扼性腸閉塞以外の腸閉塞はまず，保存的な治療が優先される．

　いずれにしても，腸閉塞と診断された場合は入院下での治療が必要である．機能的腸閉塞は腸管の運動が麻痺することにより起こる障害である．腸管の蠕動運動の低下による麻痺性腸閉塞と腸管の持続的痙攣状態による痙攣性腸閉塞に分けられる．腹膜炎，電解質異常，薬剤の影響など，さまざまな原因により引き起こされるが，緊急手術の適応にはならない．

【検査】

❶現病歴，既往歴の聴取：手術歴は重要．

❷腹部触診：圧痛の有無，腹膜刺激症状の有無．

❸採血：血算（白血球，赤血球，Hb，Ht），生化学検査（TP, AST, ALT, BUN, クレアチニン，CRP, アミラーゼ）．

❹胸腹部単純撮影：通常，立位，臥位正面像で撮影．立位での鏡面形成（ニボー像），臥位での小腸ガスの描出．絞扼性腸閉塞ではガスレスイレウスの状態を呈することがあるが，このような場合，鏡面像の形成を認めないこともある．

❺超音波診断：腹水，壁の肥厚した拡張腸管，Kerckring 皺襞の消失・不明瞭化，to and fro movement（拡張した腸管の内容物が停滞した状態），癌腫の存在（pseudokidney sign）の有無．

❻造影 CT 診断：腸管粘膜肥厚の有無，腸管内液体貯留の有無，腹水の貯留の有無．MD-CT は特に血流障害の有無判別に有用．単純性腸閉塞では拡張腸管と虚脱性腸管を識別し，閉塞部位を指摘できる場合もある．絞扼性腸閉塞では，門脈ガスや腸管気腫症，腸間膜血栓，内外ヘルニア嵌頓の存在，特に閉鎖孔ヘルニア嵌頓の有無に注意する．pseudokidney sign, target sign, radial distribution, coffee bean sign, C or V loop なども重要な所見であるが，詳細は 9 章の「腸閉塞」の項（492 頁）を参照．

治療法

　腸閉塞治療の原則は輸液による脱水からの改善，電解質の補正，消化管減圧と腸管浮腫の改善，血行動態の維持，最終的には原因を除去することである．外来のみでの治療は困難で，入院下での治療が必要である．

❶保存的治療：開腹歴があり，絞扼性腸閉塞ではないと判断され，初回の場合，まず下記の保存的治療を開始する．開腹歴がなく，腸閉塞を発症した場合，悪性腫瘍などの存在を考え，原因の検索を急ぎ，原因が判明した時点で外科手術を考慮する．

❷絶飲食

❸輸液治療：電解質の補正と脱水の改善を目的とする．

❹薬物治療

処方例

1) 大建中湯 15 g 分 3 にて，胃管，イレウス管から注入する．腸管浮腫軽減に効果あり．

2) ラックビー微粒 2〜3 g 分 3 にて，胃管，イレウス管から注入する．腸運動改善までの細菌性腸炎の予防に効果あり．

3) 抗菌薬の投与：腸管内圧の上昇，腸管粘膜萎縮，腸管内での細菌増殖による bacterial translocation 予防に有用．

4) プロスタルモン・F 注射液：麻痺性腸閉塞に対して，腸管運動促進目的で投与される．

❺消化管の減圧：消化管の減圧は重要である．経鼻的にまず，14〜16 Fr の胃管（short tube）を挿入．上部消化管に停滞している液体成分を除去する．効果のない場合，あるいは閉塞部位が小腸にある場合は回腸断端まで到達可能なイレウス管に変更する．閉塞部が下部大腸の場合（大腸イレウス）では経肛門減圧チューブを挿入し，閉塞部を口側まで送り込む．閉塞性腸炎を予防し，腸管内のガスを減少させ，腹腔鏡手術実施のために有用である．イレウス管の挿入は困難なことがあり，内視鏡の補助が必要なこともあるが，詳細については，4章の「イレウス管挿入法」の項（194頁）を参照．

❻高圧酸素療法：発症7日以内の場合，保険適用がある．拡張した腸管内のガス容積を減少させることを目的としている．理論的には，加圧後1〜2時間で溶解酸素量が上昇し，腸管壁の低酸素状態が改善，腸管の蠕動運動が高まり，腹痛を伴ってガスが排出するとされる．

解除に至るまでの平均施行日数は約5日前後，胃管を併用しながら本療法を行った場合の腸閉塞解除率は，70％という報告がある．

❼注腸・内視鏡による腸管整復：腸重積・腸捻転の場合に用いられ，腸内へのバリウム注入や内視鏡による物理的な力により，腸管を閉塞状態から開放する治療法である．

❽ステント留置：大腸癌による下部消化管通過障害に対する治療に用いられるが，保険適用はない．

❾観血的治療：基本的には，開腹下で行われるが，腹腔鏡手術手技の発達により腹腔鏡下での治療も行われるようになってきた．手術の目的は癒着剝離，索状組織の切除，腸重積の解除，腫瘍切除，腸管内の異物除去，ヘルニア嵌頓部の整復など原因の除去に尽きる．そのため，さまざまな手技が必要となる．1週間以上，保存的治療を進めても解除されない場合や腸閉塞が頻回に起きる場合，腹膜刺激症状や発熱，CPK上昇，アシドーシスが出現した場合は緊急手術を考慮する．開腹歴がなく，腸閉塞となった場合，腸管自体の疾患（例えば大腸癌）を考えるべきであろう．

手術方法を分類してみると，
(1) 癒着剝離術
(2) 腸管整復，腸重積整復
(3) 癌腫摘出術，索状物除去術，腸管切除・再建術，バイパス術，ストーマ作成術
(4) ヘルニア嵌頓整復（鼠径ヘルニア，大腿ヘルニア）

などがあるが，詳細は成書を参考にされたい．

急性腹膜炎

acute peritonitis

橋本大定　埼玉医科大学教授・総合医療センター肝胆膵・小児外科

【概念】

腹膜は，腹壁の内側面を覆う壁側腹膜と，腹腔臓器・腸間膜を覆う臓側腹膜とで構成されるが，その全表面積は体表皮膚のそれとほぼ等しく，腹膜における水分，電解質，ペプチド，その他の低分子物質の分泌・吸収はきわめて大きい．腹膜に炎症が及ぶと，腹腔内液体貯留が進行する一方で，血管床内では脱水が進行し，循環動態が急速に変化する．

管腔臓器内面に発生した炎症や潰瘍，あるいは実質臓器の内部に発生した出血，悪性新生物などが，その内部にとどまっているかぎりは急性腹膜炎とはならないが，それが腹膜に及び感染を伴うと急性腹膜炎として発症する．

急性腹膜炎が腹腔の一部に限局している限局性腹膜炎(localized peritonitis)か，腹腔全体に広がってしまっている汎発性腹膜炎(diffuse peritonitis)かで臨床対応が異なってくる．前者と診断される場合には，画像診断に基づく適切な膿瘍の体外誘導が第1選択である．後者の汎発性腹膜炎と判断される場合には，遅滞なく開腹し，腹腔全体の徹底した洗浄，誘導が必要で，その診断・対応が遅れると，敗血症，septic shock，多臓器不全をきたし，致死的となることが多い．

急性腹膜炎患者の救命の要諦は適切な診断と早期治療にある．

【疾患分類】

急性腹膜炎は種々の原因で起こるが，細菌感染の有無により，非細菌性腹膜炎(aseptic peritonitis)と細菌性腹膜炎(bacterial peritonitis)に大別される．

非細菌性腹膜炎の中でも，機械的刺激や出血，薬物の腹腔内注入などによって起こるものは，比較的炎症症状が軽い．しかし，胆汁，膵液，尿あるいは嚢腫の内容流出による場合は，炎症反応も強く，毛細管の透過性の亢進により，線維素に富む多量の体液の滲出とともに，腹腔内臓器の高度の癒着を引き起こすばかりでなく，早晩，細菌感染を伴って細菌性腹膜炎(化膿性腹膜炎)に移行することが少なくない．

【症状・病態】

腹痛は，程度の差はあれほぼ必発である．疼痛は，一般に激しく持続性で，圧痛と腹膜刺激による筋性防御，反跳圧痛(Blumberg徴候)を伴う．限局性腹膜炎では，腹痛は次第に局所に限局してくるが，通常，麻痺性イレウスは伴わない．横隔膜下膿瘍では肩の関連痛や吃逆を，Douglas窩膿瘍では直腸，膀胱への炎症波及により尿意頻数やテネスムス(裏急後重)を訴える．汎発性腹膜炎では，腹痛は次第に腹部全体に波及し，板状硬となり，腸管麻痺のため鼓腸，嘔吐など，麻痺性イレウスを呈する．悪寒・戦慄を伴う弛張熱は，菌血症ないしエンドトキシン血症の徴候である．晩期には，脈拍は頻数細小で，急性循環不全状態を示し，尿量は減少し，呼吸浅薄，体温の下降，ショックに至る．

【診断】

汎発性腹膜炎を疑う場合は，早期の開腹ドレナージ手術を想定しつつ，直ちに全身管理を開始するが，その際，補助診断は最小限とすべきである．検査としては，血液検査(白血球数，核左方移動，CRP，肝胆道系酵素)とX線を中心とする画像診断法(free airの証明)が重要である．

限局性腹膜炎と判断される場合には，病巣の局在診断に，超音波(US)とCT検査は必須である．腹腔に異常な液体の貯留が認められた場合には，膿瘍へのドレナージルートについて，周辺臓器の副損傷を避けるべく慎重に検討を行う．膿瘍穿刺は，診断のみならず治療上も有用である．

その時点で腹膜炎が限局していると判断したとしても，汎発性腹膜炎に進行変化する可能性を常に想定しつつ，反復して検査を行うことが重要であることを忘れてはならない．

治療法

❶**汎発性腹膜炎の治療**：早期の開腹のドレナージとともに，術前後の全身管理が重要である．全身管理は，病歴・現症で腹膜炎と判断した時点から直ちに静脈を確保して輸液を開始する．Fowleyカテーテルによる尿量モニタリング，嘔吐防止と呼吸抑制軽減のための経鼻胃管挿入，重症例では，IVHカテーテルと酸素吸入，激痛には鎮痛薬を投与する．ショック状態の患者では，急速な循環血液量の補充と同時にステロイドや蛋白分解酵素阻害薬の投与を行う．ドレナージなしにはショック離脱が不可能な場合も多いので，いたずらに時間を

費やさずに迅速に手術に進む必要がある．ドレナージ手術の要点は，感染源の処理，腹腔内洗浄，適切なドレーンの留置にある．

近年，低侵襲手術が普及し，上部消化管穿孔では，鏡視下の大網充填術が選択されるようになった（図5-1）．下部消化管の穿孔や全身状態不良のときは，穿孔部の腸管を含む腹壁外脱転（exteriorization）か人工肛門造設を原則とする．

❷限局性腹膜炎の治療：絶食と広域抗菌薬の投与のみで解熱し，疼痛も軽減し，全身状態も悪化しない場合には，IVHでの保存的治療で軽快する場合もある（図5-2a）．しかし，強い活動性の疼痛と弛張熱が続き，白血球数やCRPの改善がみられない場合には，保存的治療を続けることは危険であり，適切なドレナージ治療が必要である（図5-2b）．

ドレナージ治療を手術的に施行するか，穿刺法で行うかの選択は，全身状態の評価とともに，US, CTによる画像診断で行う．いずれにしても，確実に膿瘍腔に達することが必要で，膿瘍の排出を確認して，十分な洗浄の後，可及的に大きなドレナージを確保する必要がある．手術アプローチ，穿刺的アプローチのいずれにしても，周辺臓器の副損傷をきたさないよう細心の注意が必要である（図5-3）．

❸術後管理：IVHによる栄養管理に加え，可及的早期に経口栄養を開始する．感染源の処理が完全でなく発熱の続く症例では，頻回の細菌検査による適切な抗菌薬の投与を中心として，異化亢進に対応するエネルギー源の補給，エンドトキシン血症，MOFへの対策を行う．

【患者説明のポイント】

「患者が急性腹膜炎のどの段階にあるか，その時点での遅滞のない処置が救命のためいかに必要か」を患者・家族に，ありのまま，よく説明し，すべて納得づくで検査・治療を決定すること．

【医療スタッフへの注意】

急性腹膜炎は，その病態が経時的に悪化

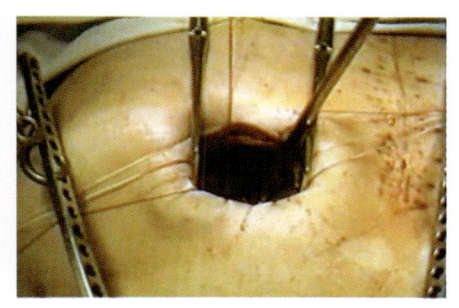

図5-1　胃十二指腸潰瘍穿孔に対する小切開・腹壁吊り上げ鏡視下手術

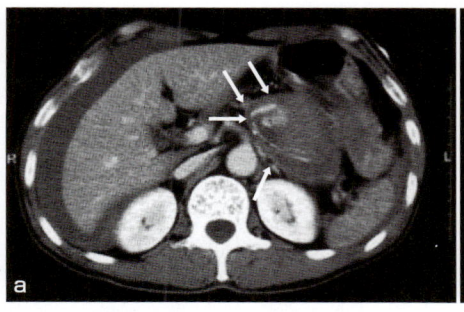

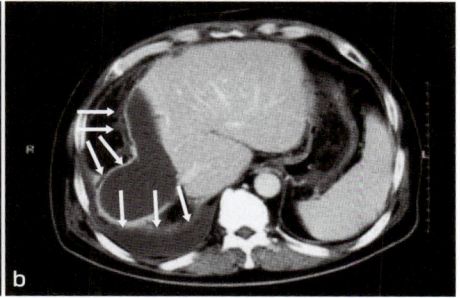

図5-2　限局性腹膜炎のCT像
a：膵囊胞の出血と破裂（矢印）のケースで脾動脈塞栓術だけで軽快．
b：右肝切除後1か月で，肝切離面と胸腔に液体の貯留が認められ（矢印），穿刺治療で軽快．

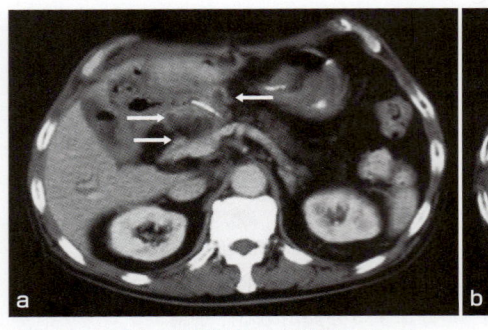

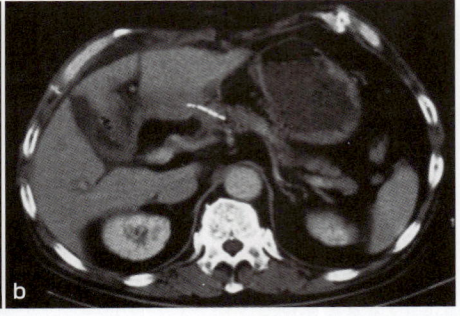

図 5-3　膵頭十二指腸切除後 3 週間の CT 像
膵腸吻合後部の膿瘍貯留(矢印)と診断し，再開腹手術で救命された(a：術前，b：術後)．

するため，患者に接した時点で適切な診断治療がなされないと，最終的に救命できないことが少なくない．

急性腹膜炎は，現病歴と腹部所見(腹痛の部位と性状，腹膜刺激症状の有無)，および最小限の検査だけでも診断と治療方針の決定が可能である．

いたずらに検査に時間を費やし，その時点で，直ちにふみきらなければ救命できない手術のタイミングを失ってはならない．

消化管穿孔
perforation of gastrointestinal tract

関川敬義　医療法人財団加納岩 加納岩総合病院院長

【概念】
　消化管穿孔は，上部消化管穿孔(以下，上部穿孔)および下部消化管穿孔(以下，下部穿孔)に分類され，上部穿孔は胃液や胆汁，膵液などの消化液漏出による化学的腹膜炎が，下部穿孔では糞便の漏出による細菌性腹膜炎を生じ，敗血症，多臓器不全につながり重篤な病態になる．

【疾患分類】
　上部穿孔では，特発性食道破裂，消化性潰瘍，胃癌，医原性穿孔がある．下部穿孔には小腸穿孔，大腸癌，腸閉塞，腸管虚血，外傷性腸管損傷，特発性穿孔に，最近憩室穿孔や医原性穿孔が増加している．

【重症度分類】
　上部穿孔は保存的治療も可能であるが，下部穿孔は手術的治療の絶対的適応である．

【頻度】
　腹部救急疾患のうち，消化管穿孔は13％，80 歳以上では 31％との報告がある．上部穿孔では，消化性潰瘍穿孔が 82％，胃癌がこれに次ぐ．下部穿孔には悪性腫瘍によるものが最も多く 30〜40％，特発性や憩室穿孔が続いている．

【症状・病態】
　ともに突然の腹痛，腹部膨満，悪心・嘔吐，発熱を呈する．腹部所見では，圧痛，反跳痛，筋性防御，板状硬の所見がみられる．特に下部穿孔では，ショックの有無，イレウスの有無，腹膜刺激症状の有無をチェックする．

【問診で尋ねるべきこと】
　既往歴，腹痛の部位，その性状，時間経過による変化．特に下部穿孔では，便秘の有無，糞便の性状，開腹歴の有無，大腸内視鏡検査の有無，ステロイド，人工透析に注意が必要．

【必要な検査と所見の読み方】

　白血球数は発症早期に上昇，ショック状態では減少する．腹部単純X線検査で，腹腔内遊離ガス像は上部穿孔では高率であるが，下部穿孔では30％程度と高くはない．

　腹部超音波検査は骨盤内の腹水の有無診断に有用である．腹部CT検査は，微小な遊離ガス像や局所の炎症所見・腹水・漏出した糞便の描出に有用である．ガストログラフィン造影検査と上部消化管内視鏡検査は，欠点はあるが，穿孔部位診断および胃癌穿孔かどうかの鑑別には有用である．

【入院・専門医移送の判断基準】

　緊急で外科治療が可能な病院に搬送．上部穿孔例の保存的治療は，いつでも手術が可能であることが絶対的に必要．特に下部穿孔は，緊急手術が必要である．

治療方針：術式の選択と概略

❶**上部消化管穿孔**：上部穿孔例の保存的治療は，全身状態が安定，重篤な合併症がない，発症後12～24時間以内，腹膜刺激症状が上腹部に限局，腹水が多くない，高齢でない，ほかの穿孔性疾患との鑑別可能な胃十二指腸潰瘍穿孔例が適応である．この場合，手術判断のため，6時間後に再度検討する．また24時間観察し，改善傾向がなければ，手術が適応である．また胃穿孔のときは，胃癌穿孔でないことを内視鏡で確認したほうがよい．

　上部穿孔の外科的治療は，単純縫合閉鎖（＋大網被覆術），大網被覆閉鎖術，大網充填術が，腹腔鏡下または開腹下に行われる．胃潰瘍穿孔では，潰瘍部局所切除術や胃切除が必要となるときもある．

❷**下部消化管穿孔**：下部穿孔例では，開腹後，穿孔部を同定，一時閉鎖し，10～20Lの生理食塩水洗浄，徹底的に糞便・異物を除去する．一期的切除吻合（＋人工肛門造設），穿孔部閉鎖（＋人工肛門造設），Hartmann手術で単孔式人工肛門造設，穿孔部をそのまま人工肛門とする，exteriorization（穿孔部外置術）とする．一期的再建手術は，腹腔内汚染度が軽度で，かつ重篤な合併症のない症例に限定されるが，縫合不全の頻度が高く，高齢者やショックなどの合併症を有する例では，吻合のない手術を選択する．

【手術基準】

　上部消化管穿孔では，汎発性腹膜炎，腹水軽度以上の貯留が適応である．腹腔鏡下手術は，気腹の非適応例でないことが条件である．ショック例は開腹手術の適応である．下部消化管穿孔は，絶対的手術適応である．

【合併症・続発症】

　下部消化管穿孔では，術後創感染，創離開，腹腔内膿瘍，呼吸不全，DIC，多臓器不全などの合併症に注意が必要である．

【予後】

　下部消化管穿孔では，発症から治療までの時間が6～12時間での死亡率は26～31％，12～24時間では38～52％に上昇する．

　予後不良因子には，高齢，白血球減少，術前ショックの合併，などがある．

【患者説明のポイント】

　下部消化管穿孔では，術後合併症率も高く，家族には死亡率も高いことを説明しておく．

【経過観察・生活指導】

　消化性潰瘍穿孔の場合，*H. pylori*菌を精査し，陽性であれば，除菌療法を行う．憩室症には，便秘にしないよう生活指導する．

腹部外傷
abdominal trauma

小井土雄一　国立病院機構災害医療センター臨床研究部長・救命救急センター長

【概念】

外傷死の中で，適切な診療が行われていれば，生存の可能性があった症例を「防ぎえた外傷死」(preventable trauma death：PTD)という．特に腹部外傷における診断の遅れ，手術判断の遅れは，PTD の大きな原因となっている．PTD を防ぐためには，外傷初期診療ガイドライン(JA-TEC™)の考え方に沿った初期診療を行うことがすすめられる．

【腹部外傷初期診療の手順】

生理学的評価を中心とした primary survey，解剖学的評価を中心とした secondary survey の二段階に分けて診療する．腹部単独外傷と思われても，必ず primary survey を行う．

❶ primary survey

a) **primary survey の手順**：迅速に緊急度・重症度を判断するため，次に示す生命徴候を重視した手順で診療を進める．外傷形態に惑わされることなく ABCDE の順に従い診療を進める．

（A）Air way(気道)
（B）Breathing(呼吸)

A，B に障害のある場合はまずはその処置を優先する．問題がなければ，十分な酸素投与(10 L，100% O_2)を行う．

（C）Circulation(循環)

ショック状態であるならば，初期輸液療法として加温された細胞外液を急速輸液する．急速輸液しながらショックの原因を探る．多発外傷によるショック症例では，まず緊張性気胸，心タンポナーデの閉塞性ショックを除外する．これらを除外できれば，ショックの原因は出血であり，出血源の検索をする．出血源としては，外出血を除けば，胸腔内か腹腔内か後腹膜である．出血源の同定は，迅速超音波検査(Focused Assessment with Sonography for Trauma：FAST)，胸部 X 線写真，骨盤 X 線写真により行う．FAST においては，腹腔内液体貯留のみならず胸腔内および心嚢内の液体貯留の有無も確認する．胸腔内出血は胸部 X 線写真と FAST で，腹腔内出血は FAST で，骨盤骨折による後腹膜出血は骨盤 X 線写真によって，それぞれ判断する．いずれの検査も陰性の場合は，ショックの原因として高位の後腹膜出血(大血管，腎由来の出血)も考慮する．

（D）Dysfunction of CNS(中枢神経)

神経学的な異常がないか確認する．

（E）Exposure and Environmental control(脱衣と体温管理)

全身の体表観察を行うと同時に保温を行う．外傷患者は，外傷時の環境温，輸液の影響，脱衣により体温を急激に失いやすい．低体温は血液凝固能を低下させるので保温は重要である．

b) **primary survey のポイント**：腹部外傷における primary survey の焦点は腹部臓器損傷による出血の検知である．ショックを呈する症例は，初期輸液療法に対する反応で治療方針を決定する(図 5-4)．すなわち，1～2 L の細胞外液急速輸液で循環の安定する群(responder)，いったんは安定するがその後不安定になる群(transient responder)，そして輸液に反応しない群(non-responder)の 3 群に分けて対応する．

1) non-responder に対する治療：FAST が陽性で，急速輸液しても循環が安定しない場合は，緊急開腹術の適応である．循環の安定しない症例を質的診断のために CT などの検査室へ移動しては絶対にいけない．PTD の原因となる．ショック

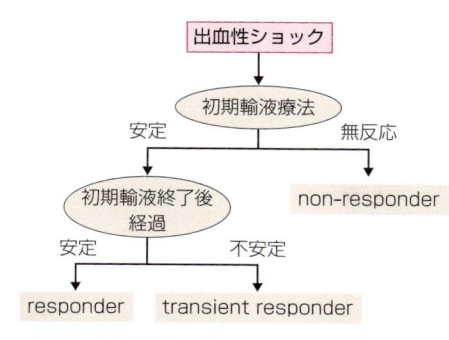

図5-4　初期輸液療法に対する反応
(小井土雄一：腹部外傷, 武藤徹一郎, 幕内雅敏(監修)：新臨床外科学, 第4版, p313, 医学書院, 2006 より転載)

を呈する腹部外傷に対する緊急開腹術の目的は止血である。しかし、ショック症例の手術では、大量輸液・輸血から術中 deadly triad(外傷死の3徴：代謝性アシドーシス、低体温、血液凝固障害)に陥り、止血困難となり、手術死亡率が高くなる。このような場合は、damage control surgery (DCS)の治療戦略を選択する。すなわち、一期的な手術をするのではなく、最初の手術では止血および汚染回避のみを行い、集中治療による状態の安定をはかって2度目の手術で修復再建などを行う二期的手術を行う。

2) transient responder に対する治療：なにがしかの止血が必要であり、基本的には開腹の適応である。多少の時間的余裕があるので、開腹に先立ち検査可能であるが、質的診断に固執してはいけない。

3) responder に対する治療：緊急の止血は適応なく、次に述べる secondary survey を行う。

❷ secondary survey

a) secondary survey の手順：primary survey で呼吸・循環の安定が得られていれば secondary survey を行う。腹部外傷における secondary survey の目的は、腹部臓器損傷の質的診断を行い、開腹術か非手術療法(non-operative management：NOM)かを判断することである。primary survey では焦点は腹腔内出血であったが、secondary survey の焦点は腹膜炎の有無である。腹膜炎も緊急開腹の適応になるが、出血に比べれば緊急度は一段階下がる。腹部外傷における secondary survey の進め方を示す(図5-5)。まず、受傷機転および体表面の擦過傷, 打撲痕より損傷部位を推測する。腹部理学所見においては腹膜刺激症状の有無を確認する。腹膜炎症状が明らかな場合は開腹適応である。しかし、腹膜刺激症状の有無を正確に判断できない場合は、造影CT、あるいは診断的腹腔洗浄法(diagnostic peritoneal lavage：DPL)を参考にする。肝損傷, 脾損傷, 腎損傷で造影剤漏出像がある場合は、経カテーテル的動脈塞栓術(transcatheter arterial embolization：TAE)が考慮される。

b) secondary survey のポイント：secondary survey のポイントは、消化管穿孔の有無を判断することおよび腹腔内出血に対して NOM が可能かどうか判断することである。NOM の適応に関しては、腹腔内出血はあるが腹膜炎の所見がなく循環の安定していることが条件となる。NOM を行う場合には、専門知識をもった外科医と高度な集中治療管理を必要とする。

c) 鋭的損傷：鈍的外傷でも鋭的外傷でも初期診療の考え方は基本的に同じである。開腹適応は鈍的外傷と同じで、循環が安定しない腹腔内出血と腹膜炎である。刺創の場合は、腹膜損傷だけでは開腹適応にはならない。銃創に関しては、腹壁貫通はすべて開腹適応となる。

【専門医コンサルトのタイミング】

出血と腹膜炎が開腹適応となり腹部外科医を呼ぶことになるが、その緊急度はまったく違う。出血に関しては、primary survey において、ショック状態であり FAST

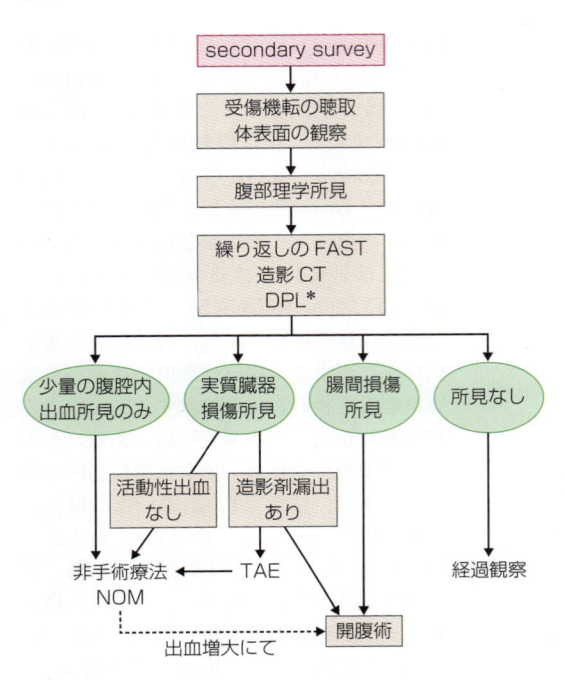

図5-5 呼吸・循環が安定している腹部外傷の secondary survey
＊腹部所見が正確にとれていない場合は，補助診断として DPL を行う．
（小井土雄一：腹部外傷．武藤徹一郎，幕内雅敏（監修）：新臨床外科学，第4版．p314，医学書院，2006 より転載）

が陽性の場合は，初期輸液療法の反応を待つことなく腹部外科医を至急呼ぶ．

【医療スタッフへの指示】

重症外傷の搬入においては，受け入れ準備が非常に重要である．スタッフの召集，情報の共有化，標準的予防策実施，加温輸液剤の準備，放射線科への一報，超音波機器の電源入れなどの準備を行い，万全の体制で受け入れる．

吐血・下血・肛門出血の救急処置

hematemesis/melena/anal bleeding

名本真章　北九州市立医療センター消化器科部長
三澤　正　北九州市立医療センター消化器科主任部長

【概念】

吐血・下血はともに消化管出血による症状である．一般に消化管出血は Treitz 靱帯より口側からの上部消化管出血と，それより肛門側からの下部消化管出血とに区別される．吐血・下血の性状は出血部位，出血量，排出までの時間により変化する．

吐血は血液成分の混じた嘔吐で Treitz 靱帯より口側の消化管に出血源が存在する．胃・十二指腸からの出血は通常コーヒー残渣様となるが，大量出血であれば鮮血となる．食道からの出血は通常は鮮血であるが，胃内にいったん貯留されるとコーヒー残渣様となる場合もある．

一方，下血は血液の混じた便であり，黒色のタール便と新鮮血に近い血便とに区別される．しかし，小腸や右半結腸からの出血も結腸内の停滞時間が長ければ黒色便となる．また，肛門出血では新鮮血の出血であり排便時にみられる．

【原因】

ポリープ切除後や EMR，ESD 後の出血を除き，吐血・下血をきたす疾患は多数あ

表 5-1　消化管出血をきたす疾患と頻度

上部消化管出血	1. 胃潰瘍（約 40～45％） 2. 十二指腸潰瘍（約 15～20％） 3. 胃炎（AGML を含む）（約 10％） 4. 食道・胃静脈瘤（約 10％） 5. Mallory-Weiss 症候群（5～10％） 6. 胃癌（5～10％） 7. 食道炎・食道潰瘍 8. 食道癌
下部消化管出血	1. 痔疾・肛門部病変 2. 大腸癌（30～40％） 3. 潰瘍性大腸炎（20～30％） 4. 大腸ポリープ（5～15％） 5. 虚血性大腸炎 6. 大腸憩室出血

（東京医科大学病院内視鏡センター，河合　隆先生ご提供）

り，上部・下部消化管疾患，近接臓器疾患，全身性疾患にて発生しうる（表 5-1）．上部消化管出血の原因疾患は，胃・十二指腸潰瘍，胃・食道静脈瘤破裂，急性胃粘膜病変（AGML）が 3 大原因であり，それに続き Mallory-Weiss 症候群，胃癌からの出血とされている．一方，下部消化管出血の原因疾患は内痔核からの出血を除くと虚血性腸炎，大腸憩室出血やポリープ，大腸癌からの出血が多く，潰瘍性大腸炎，Crohn 病によるものもある．感染性腸炎（O157 など）に伴うものや内痔核からの出血は，大量出血となることはほとんどない．

【診断】

上記のように吐血・下血の原因疾患は多岐にわたるので，可能であれば採血し，末梢血液検査で赤血球数，白血球数，ヘマトクリット値，ヘモグロビン値，血清電解質，BUN 値，クレアチニン値の測定を行い，全身状態の把握のうえで疾患と出血部位を想定し，診断治療にあたる必要がある．吐血やタール便をきたす例は上部消化管出血が疑われ，上部消化管内視鏡検査を施行する．出血性ショックがみられる場合は全身状態を安定させることを優先し，全身管理のもとでの施行が必要である．

内視鏡検査にて出血部位，病変の診断，出血の性状，露出血管の有無，予後判定，治療法の決定を行う．筆者らは術中の誤嚥対策としてオーバーチューブを使用し，前方送水機能を有する GIF-Q260J（オリンパス社製）を用いている．十二指腸病変であれば適宜先端透明フードを装着する．血液や凝血塊の付着時は洗浄や鉗子で除去し観察する．また貯留血液量が多ければ，体位変換や内視鏡検査台の傾斜で可視範囲を拡大して観察する．

新鮮血の下血例では下部消化管出血が考えられるため，下部消化管内視鏡検査を行う．緊急下部内視鏡検査において前処置の施行は検査の精度上必要である．全身状態が良好であれば，ポリエチレングリコールなどによる前処置後に検査を行うのが原則である．しかし，状態が不良であれば上部と同様に循環動態を改善させたうえで，グリセリン浣腸を行い可能な限りの観察を行う．また頻回の下痢を伴っている場合，前処置なしでも検査可能なこともある．下部消化管内視鏡には，透明フードあるいはオブリクリア（トップ社製）を装着して施行する．

内視鏡検査が困難な状態や，出血部位の確定が困難で出血が持続すれば，血管造影検査や出血シンチグラフィ検査が必要となる．血管造影検査では 0.5 mL/分，出血シンチグラフィでは 0.1 mL/分以上の出血で描出が可能となるが，検査時に自然止血していることもあり，同定困難な場合も多い．

近年，ダブルバルーン小腸内視鏡，カプセル内視鏡の登場で消化管出血の検査法の概念が変わり，特に小腸からの出血が疑われる場合は両検査の適応となる．また

DICや血液疾患，全身血管病変に伴うものでは消化管のいずれの部位でも出血が起こりうる．

治療法

上部消化管出血では出血性胃・十二指腸潰瘍の止血は露出血管に対して機械的止血法としてクリップ法が，局注法ではHSE（高張Naエピネフリン），エタノールがある．また，ヒート・プローブやアルゴンプラズマ凝固療法（APC）も使用する．術者が慣れた方法を選択してよい．複数の方法の併用も行いうる．筆者らは近年，内視鏡的粘膜下層剥離術（ESD）時の止血法として発展したソフト凝固法も施行し，良好な成績を得ている．

食道静脈瘤出血に対しては，内視鏡的硬化療法や内視鏡的結紮術を行う．胃静脈瘤にはヒストアクリルやα-cyanoacrylate monomer注入法，内視鏡的硬化療法が適応となり，B-RTO（バルーン閉塞下逆行性静脈塞栓術）が必要となる場合もある．Mallory-Weiss症候群で，活動性出血や明らかな露出血管を伴う症例に対しては内視鏡的止血を行う．HSE局注法やクリップ止血法，またOリングによる結紮術も行われている．人工透析中や抗血小板療法，抗凝固療法中の患者の胃vascular ectasiaからの出血ではAPCの止血を第1選択とする．DIC，肝不全による胃全体からの出血やGAVE（gastric antral vascular ectasia）にもAPCを施行する場合もあるが，止血困難で，止血薬・抗潰瘍薬投与，絶食安静で保存的な治療のみとなることが多い．

急性胃粘膜障害や出血性胃炎，また上記疾患の内視鏡的止血術後も同様にH_2受容体拮抗薬やプロトンポンプ阻害薬の経静脈投与，粘膜保護薬内服投与が重要であり，止血術の翌日に内視鏡検査で再検し，再出血の可能性があれば追加処置を行う．

一方，下部消化管出血では，虚血性腸炎の場合には絶食と補液による保存的な治療で止血可能な場合が多く，内痔核からの出血であれば観察時すでに自然止血していることもあり，必要があればOリングによる結紮が第1選択となりつつある．しかし，根治的な手術適応については肛門科医や消化器外科にconsultする．大腸憩室出血に対しては，クリップ法が第1選択となる．また感染性腸炎に伴うものも抗菌薬投与と，必要があれば腸管安静の保存的治療を行う．

内視鏡的止血術が発展し，大多数の出血症例の止血が可能となってきた今日ではあるが，一般的な内視鏡止血ガイドラインに準じて2,000 mL以上の輸血量，3回以上の内視鏡的止血でも止血困難，内視鏡が到達しない部位での出血であれば，IVR（interventional radiology），手術が必要になる．

腹腔内出血・後腹膜出血
intraabdominal hemorrhage, retroperitoneal hemorrhage

田中信孝　旭中央病院外科主任部長
平尾浩史　旭中央病院外科

【概要】

腹腔内出血・後腹膜出血は外傷性，非外傷性に二分される．ショックの状態，あるいは来院後にショック状態に陥る可能性があるため，これを疑う場合は迅速な対応が必要である．腹痛（血液による腹膜刺激症状），顔面蒼白，四肢冷感などのショック症状，あるいは急性貧血の出現（急性期には必ずしもHbは低下しない），次第に増強する腹部膨隆などの身体所見に画像所見，さらに現病歴，既往歴の聴取，外傷であれば受傷機転の情報を加え総合的に判断

表 5-2　初期輸液に対する反応，重症度，処置の必要性

反応性	responder	transient responder	non-responder
バイタルサイン	正常	一過性に改善，再度悪化	改善なし
推定出血量	10〜20%	20〜40%	>40%
輸血の必要性	低い	高い	直ちに必要
止血処置の必要性	低い	高い	きわめて高い

輸液：乳酸あるいは酢酸リンゲル液（成人で1〜2L，小児では20 mL/kg）．

する．

【初期診療・検査の進め方】

❶輸液路の確保，初期輸液：静脈ルートの確保は必須であり，初期輸液に対する反応に応じて治療方針を決定する（表 5-2）．

❷腹部超音波検査(focused assessment of sonography for trauma：FAST)：超音波検査は出血の有無とその経時的変化を把握するために不可欠な検査であり，ベッドサイドで繰り返し施行する．

❸腹部CT：CTは腹腔内出血の有無のみならず出血部位，合併臓器損傷の有無などに有用．バイタルサインの安定している患者では禁忌でない限り造影CTを行う．後腹膜出血の診断には最も確実である．活動性出血があるときは，造影剤の漏出(extravasation)が認められることがある．単純CTでもCT値から血液貯留の存在は診断可能である．CT室への搬送中は患者の状態に十分に注意を払い無理なCT検査は行うべきではない．

❹骨盤単純X線写真：外傷患者で意識障害，ショック状態の患者で骨盤骨折が疑われるときは原則としてX線単純写真で診断する．安易に用手的に骨盤の動揺を確認すると出血を助長する場合がある．

❺輸血療法の適応：初期輸液に対する反応がない，もしくは一過性である場合，あるいは画像診断上出血量が循環血液量の30%以上失われていると判断すれば，濃厚赤血球輸血を開始する．

鑑別診断・治療方針

❶非外傷性腹腔内・後腹膜出血

a）腫瘍性病変，腹部実質臓器の破裂

鑑別：肝癌，肝腺腫，転移性腫瘍，門脈圧亢進症や血液疾患による脾腫，peliosis，血管腫，消化管壁外性発育型腫瘍など腫瘍性病変や膠原病による腹部実質臓器の突発性破裂．

治療：動脈塞栓術が第1選択．状態が落ち着き次第，精査の後，可能ならば病変を切除．

b）内臓動脈瘤の破裂

鑑別：脾動脈瘤，肝動脈瘤，上腸間膜動脈瘤，胃大網動脈瘤の破裂．Fitzgerald Ⅳ型腹部大動脈瘤破裂．その他，ANCA関連血管炎，結節性多発動脈炎，SLE，Ehlers-Danlos症候群などでの腸間膜血管の破綻．

治療：コイル塞栓が有効．腸管壊死が危惧される場合は開腹術を選択．腹部大動脈瘤破裂はショック時間の短縮が救命率の上昇につながるためCTは不要であり，エコーで診断がつけば即座に緊急手術を行う．

c）婦人科疾患

鑑別：子宮外妊娠，黄体出血．

治療：子宮外妊娠は診断がつけば緊急開腹手術の適応．黄体出血では出血量が1,000 mLを超える出血でもバイタルサインが安定していれば保存加療にて対応可能なことが多い．

d）その他：塞栓症や絞扼による腸管虚

表 5-3 腹部実質臓器損傷の手術適応

1. ショック（血圧の維持にポンピングが必要なくらい循環動態が不安定）
2. 腹腔内出血が明らかに増加し動脈塞栓術にてもバイタルサインの不安定な場合
3. 肝損傷：破裂部がIVC・肝静脈本幹に達している
   膵損傷：膵管損傷Ⅲ型
   腎損傷：動脈塞栓後も後腹膜出血増加もしくは大量の血尿を認める
   　　　　尿漏（＋）
   　　　　Ⅳ型：腎茎部損傷
   腸間膜：出血量を問わず持続出血が予想される

血，卵巣嚢腫・腎嚢胞破裂にて腹腔内出血を呈することがある．

❷外傷性腹腔内・後腹膜出血

診断：受傷部位からおおよその損傷臓器は推定できる．これに腹部エコー，バイタルサインが安定していればCTを行い総合的に判断する．表 5-3 に開腹手術の適応基準を示す．

治療各論

❶**肝・脾・腎損傷**：バイタルサインが安定しており，管腔臓器損傷が否定でき，活動性出血を認めないときは原則として保存加療を行う．30％以上の出血が予想され，バイタルサインの安定に1時間に1単位以上の輸血を要するものは止血術の適応である．

❷**腸間膜損傷**：持続出血があるような腸間膜出血は，高頻度で腸管損傷を合併している．経時的なエコーで出血量が増加するような場合，バイタルサインにかかわらず開腹する．動脈塞栓術は腸管虚血の危険性があるため適応としない．

❸**骨盤骨折**：骨盤骨折の出血源のうち動脈性出血は10～15％である．骨折部，静脈性出血の治療を優先すべく第1に骨折部の整復・固定を行う．次いで動脈塞栓術を考慮する．

【医療スタッフへの注意】

診療所など救急体制の整っていない施設では気道確保，静脈確保（必ず加温した乳酸あるいは酢酸リンゲル液投与，可能なら輸血），体温を保持しつつ速やかに救命救急センターへの搬送を行う．

食中毒
food poisoning

平井義一　自治医科大学教授・細菌学

【概要】

食中毒は経口で食品・水などを摂取して健康被害が発生するものである（foodborne disease）．病因物質にかかわらず，またいかなる症状でも，上記に該当するものはすべて食中毒となる．このなかで，厚生労働省では調査対象の病因物質を食中毒事件票として規定している（表 5-4）．病因物質としては微生物が中心であるが，そのほかに化学物質や自然毒も含まれる．病因物質が起こす症状としては下痢・嘔吐と，麻痺など神経症状が主要であるが，A型およびE型肝炎ウイルスのように肝炎を起こすものや，リステリア菌のように髄膜炎・肺炎を起こすものも含まれており，多様である．

食中毒では患者の届出が必要である．なお，食中毒事件票の登録病原体には感染症法での登録と重複するものも多い．重複するものについては双方での届出が必要である．

この項では日常で遭遇することの多い病

表 5-4　食中毒事件票記載病因物質

A. 微生物によるもの
　①細菌
　　△ 1. サルモネラ属菌（非チフス性）
　　　 2. ブドウ球菌（黄色ブドウ球菌）
　　　 3. ボツリヌス菌［感染症法 4 類］
　　　 4. 腸炎ビブリオ
　　○ 5. 腸管出血性大腸菌［感染症法 3 類］
　　　 6. その他の病原大腸菌
　　　 7. ウエルシュ菌
　　　 8. セレウス菌
　　　 9. *Yersinia enterocolitica*
　　△ 10. *Campylobacter jejuni/coli*
　　　 11. ナグビブリオ（血清型 O1, O139 以外のコレラ菌）
　　○ 12. コレラ菌（血清型 O1, O139 のコレラ菌）［感染症法 3 類］
　　○ 13. 赤痢菌［感染症法 3 類］
　　○ 14. チフス菌［感染症法 3 類］
　　○ 15. パラチフス A 菌［感染症法 3 類］
　　　 16. その他の細菌：*Aeromonas hydrophila, A. sobria, Plesiomonas shigelloides, Vibrio fluvialis, Listeria monocytogenes* など
　②ウイルス
　　○ 17. ノロウイルス（感染症法では 5 類小児定点把握の感染性胃腸炎に含まれる）
　　　 18. その他のウイルス：○サポウイルス, アストロウイルス, A 型肝炎ウイルス, E 型肝炎ウイルスなど
　③その他の病原体
　　○クリプトスポリジウム［感染症法 5 類全数把握］, サイクロスポラ, アニサキスなど
B. 微生物以外によるもの
　①化学物質
　　ヒスタミン, ヒ素, 鉛, 農薬類など多種
　②植物性自然毒
　　エルゴタミン（麦角成分）, ソラニン（ばれいしょ芽毒成分）, シアン（銀杏・生梅有毒成分）, 毒キノコの毒成分など多種
　　その他植物に自然に含まれる毒成分
　③動物性自然毒
　　テトロドトキシン（フグ毒）, シガテラ毒, ドウモイ酸, 貝毒（下痢性, 麻痺性）
　　その他植物に自然に含まれる毒成分

注 1：○；ヒト－ヒト感染が高頻度．△；ヒト－ヒト感染がある程度起こる．
　 2：［　］；病因微生物が起こす感染症が感染症法に登録されている場合の類別．
　 3：動物性自然毒食中毒のほとんどは渦鞭毛藻など有毒プランクトンの捕食により毒素の蓄積した貝, 魚などの摂食による．

因微生物を中心に記載する．病因微生物を原因とするものでは，ヒト－ヒト感染（二次感染）を起こすものと，起こさないものがある．ヒト－ヒト感染を起こすものでは看護・処置時などでの注意が重要である．なお，腸管出血性大腸菌, 病原性大腸菌は別項を参照（460 頁）．

【病因物質・頻度】
　厚生労働省食中毒事件票に登録されている病因物質を表 5-4 に記載した．食中毒報告では散発例は届けられないことが多く, 集団発生および重症・特殊例の把握で

ある．近年は報告患者数でみると総数で3万～4万人である．2007年病因物質別報告患者数でみると，ほとんどが微生物起因（ウイルス，細菌）であり，特にノロウイルスが57.5%で最多で，サルモネラ属菌（11.2%），ウエルシュ菌（8.6%），カンピロバクター（7.4%），腸炎ビブリオ（4.0%）と続く．報告事例数ではカンピロバクター（32.3%），ノロウイルス（26.7%），サルモネラ属菌（9.8%），ブドウ球菌（5.4%），腸炎ビブリオ（3.3%）の順である．ウエルシュ菌は事例数では2.1%であり，集団発生の規模が大きかったことを示している．腸管出血性大腸菌は2007年食中毒統計では928名（2.9%）であるが，感染症法での届出では4,605名であり，現在は散発事例が非常に多いことを示している．感染症法の3類に登録されているコレラなどの食中毒報告は2007年にはないが，感染症法での届出は腸チフス47名，パラチフス22名，細菌性赤痢452名，コレラ13名である．細菌性赤痢以外はほとんどの例が輸入感染症（海外感染）である．ただし，2008年3月末には埼玉県の飲食店で10名のコレラ食中毒事例が発生している．現状ではコレラ菌の国内定着はないと思われるが，輸入魚介類などに付着してコレラ菌は常にわが国に持ち込まれている．

微生物病因以外は少数（2007年：植物性266名，動物性89名）であるが，重症例が多く，食中毒での2007年度死亡例7名はすべて自然毒による．動物性ではフグによるものが多く，重篤であり，3名が死亡している．植物性では食用山菜との誤認でトリカブト，バイケイソウ，イヌサフランなどを摂食する，もしくは毒キノコを摂食するものが多い．毒キノコの摂食が重篤であり，3名が死亡している．トピックとしては2008年6月に料理の添え物として出されたアジサイの葉を摂食した事例が2件報告された．症状は吐き気，嘔吐，めまいであるが軽度であった．

【症状・診断】(以下，化学物質起因を除く)
　主要症状は下痢・嘔吐が主徴であるものが多いが，神経症状（しびれ感，麻痺，時に興奮）が主徴であるものもある．いずれも急性症状である．

　食中毒全体としての診断のポイントは問診である．まず，いずれも，患者周辺の同症状者の有無を慎重に聴取し，複数の同症状者が存在すると食中毒の可能性は非常に高い．次いで，原因と思われる食事時期（潜伏期間の推定），摂食内容を聴取する．下痢・嘔吐が主徴であるものでは最近の海外旅行の有無や抗菌薬の服用歴も聴取する．神経症状や激烈な下痢では特殊な原因食としてフグ，貝類，山菜，キノコなどがあり，これらの摂食についても聴取する（季節性がある）．

❶下痢・嘔吐が主徴であるもの（急性胃腸炎）：急性胃腸炎では何らかの食中毒であることが多い．微生物起因のものは急性の下痢がほぼ必発であり，嘔吐・腹痛，発熱の症状を伴うことも多い．ただし，通常の下痢症状では入院，救急対応が必要なものは少ない．症状が強いものを以下に記載する．

　まず，下痢ではコレラの突然発症する激しい水様性下痢（腹痛は少ない，嘔吐は伴うことも多い）が有名であるが，日本人症例では重症例は少ない．高齢者で胃切除，無酸性（低酸性）胃炎など胃酸低下者で重症化しやすい．ノロウイルスで頻回の下痢が起こることも多い（嘔吐を伴う）．例は少ないが，キノコ類はコレラ様の激烈な下痢（嘔吐・腹痛を伴う）を起こし，数日後肝腎障害に至って重症化するものがある（アマニタトキシン保有キノコ）．血便を呈するものは赤痢菌，腸管出血性大腸菌，カンピロバクターなど多種である．ただし，腸管出血性大腸菌では発症後翌日から血便を呈することが多い．嘔吐が激しいものは細菌

性毒素型食中毒を起こす黄色ブドウ球菌およびセレウス菌(嘔吐型)であるが,これらは潜伏期が1～3時間と早い.また,ノロウイルスでも嘔吐が著明なことが多い.強度腹痛・心窩部痛は腸炎ビブリオが引き起こす.高熱はチフス,パラチフス菌で著明であり,カンピロバクターやサルモネラでも発熱が認められる.

検査では糞便の細菌培養検査が重要である.ただし,ノロウイルスは培養不能であり,検出はリアルタイムRT-PCRで行われる.感度は劣るが,免疫学的検出も可能である.ただし,ノロウイルス検査は保険収載ではない.血液検査の有用性は低いが,症状が激しい場合には行う.高熱・持続的発熱では血液培養を行う.なお,微生物病因の食中毒では病因菌種が複数種であることもある.

❷神経症状があるもの:微生物起因で下痢を伴って神経症状のあるものとしては,腸管出血性大腸菌感染で溶血性尿毒症症候群(HUS)・脳炎を発症した場合がある(別項,462頁参照).また,ボツリヌス毒素(A,B,E型)では食後半日～2日程度で発症する.発症時には下痢があることも多いが,軽く,やがて便秘傾向となる.神経症状では複視,眼瞼下垂,めまいなどで始まり,徐々に運動筋麻痺,呼吸麻痺に至る.

貝毒では下痢が主要なもの,下痢に伴い神経症状のあるもの,神経症状が主要なものとさまざまであるが,嘔吐を伴うことが多い.神経症状としては頻脈,頭痛で発症し,麻痺症状(呼吸麻痺など)に至るものが多い.発症までの時間は数分～1時間程度と早い.フグ(テトロドトキシン)では唇・舌や指先のしびれ感・知覚異常で始まり,運動麻痺,呼吸麻痺に至る.発症は10分～数時間以内である.キノコ類では腹痛・下痢とともにキノコ種により多彩な神経症状を起こす(徐脈・発汗,興奮,幻覚など).発症までの時間は30分～数時間であるが,上記したコレラ様下痢では6～24時間である.

【入院・専門医移送の判断基準】

症状(下痢・嘔吐・腹痛,発熱)の強い場合および脱水症状がある場合は入院とする.また,血便も入院とする.ただし,下痢・嘔吐など腹部症状のみで重症化することは少ない(脱水状況には注意).

少しでも神経症状が認められた場合には重症化することも多く,また緊急処置・呼吸管理が必要なこともあるため,救命救急センターなど専門医へ早急に移送する.

治療法

❶下痢・嘔吐が主徴であるもの(急性胃腸炎):まず,下痢・嘔吐による脱水の補正が重要である.特に,小児,高齢者で脱水になりやすい.静脈補液では乳酸リンゲル液で開始する.下痢が強度でも止痢薬は投与しない.起因微生物・病因物質の排出を遅らせるからである.

嘔吐が激しい場合には誤嚥を防止する体位をとらせる.ノロウイルスでの死亡例はほとんどが誤嚥による窒息もしくは誤嚥性肺炎である.腹痛が激しい場合ではブスコパンなどスコポラミン系の副交感神経抑制薬は投与しない.入院のうえ,ペンタゾシン(オピオイド)の投与を行う.細菌起因の場合でも抗菌薬の積極投与の必要性は低い.感染症法3類に登録されている疾患の想定時など抗菌薬投与を行う場合は,キノロン薬(成人)もしくはホスホマイシン(小児・成人)を投与する.

処方例

1) レボフロキサシン(クラビット)
   (500 mg) 1錠 分1 3日間
2) ホスホマイシン(ホスミシン錠)
   (500 mg) 4錠 分4 3日間
   小児の場合は60 mg(40～120 mg)/

kg/日　分4　3日間

　起因菌が赤痢菌やサルモネラ(非チフス性)では5〜7日間投与し，チフス菌・パラチフスA菌の場合は薬剤量を増加し，2週間程度の投与が必要である．カンピロバクターではマクロライド系に変更する．また，止痢薬は投与しないが，整腸薬(乳酸菌製剤など)は積極的に投与してよい．

処方例

ビフィズス菌製剤(ビオフェルミン錠)，酪酸菌製剤(ミヤBM錠)など　3〜6錠　分3

　❷神経症状のあるもの：ボツリヌス症の診断は散発例では困難なことが多い．前記の症状からボツリヌス症を疑う場合には早期に，しかし慎重に判断して，抗毒素血清の希釈静脈投与を行う(初回は10,000〜20,000単位)．ただし，ウマ血清であるため，必ず直前に過敏症試験を行う．腸管出血性大腸菌感染症に関しては，別項参照(460頁)．動物・植物自然毒に関して，潜伏期が短いものでは，発症早期では胃洗浄や活性炭の投与による毒素吸着の適応がある．現在は活性炭経口投与が多く用いられている．また，神経症状によっては対症療法を行う．ボツリヌスやフグ，麻痺性貝毒などでは呼吸麻痺に至った場合の呼吸管理(補助呼吸，人工呼吸)が最も重要である．ボツリヌス症では長期に症状が続くが，フグ毒は体内代謝されるため24時間以上を経過すると救命率は高い．神経症状は多彩であり，病因物質により症状や処置法が異なる．個々に関しては，「今日の治療指針」中毒の項(医学書院)や，日本中毒情報センター(中毒110番，電話サービスもある)と日本中毒学会のホームページなどを参照されたい．

【予後】

　微生物病因のもので，日本人では重症化するものは少ないが，腸管出血性大腸菌でHUS発症での死亡例がある．自然毒ではフグ，キノコでの死亡例が多く，キノコでは発症例は少ないものの，コレラ様下痢を起こすアマニタトキシン含有キノコ(タマゴテングタケ，ドクツルタケ，など)での死亡例が多い．

【医療スタッフへの注意，感染予防】

　微生物病因のものではヒト-ヒト感染があるものも多く(表5-4 ○印)，医療スタッフのみならず介護家族などでの感染予防が重要である．発症時には病因菌不明であるため，微生物病因と思われるすべてで患者処置後を中心とした手洗いが必要である．特に，ヒト-ヒト感染が問題となっているのは腸管出血性大腸菌，赤痢菌，ノロウイルスであり，これらはいずれも少数菌で感染が成立する．また，ノロウイルスには消毒用エタノールの効果は低いため，石鹸類手洗いでの物理的除去が必要である．さらに，ノロウイルスは乾燥抵抗性もあり，空気感染の可能性もある．このため，便や吐物が床などに付着した場合は樹脂グローブを装着して，十分拭き取り，その後，次亜塩素酸(厚生労働省は200 ppmを推奨)で消毒する．次亜塩素酸は強アルカリであり，皮膚傷害性も高いため，処置後の水拭きが必要である．

黄疸
jaundice

杉本元信　東邦大学教授・総合診療・救急医学，東邦大学医療センター大森病院院長

【概念】

　ビリルビンが血中や体液，組織内に増加し，皮膚や粘膜などが黄染した状態を黄疸

という．健常者の血清総ビリルビン値は1.0 mg/dL以下であるが，2〜3 mg/dLになると自然光下で眼球結膜の黄染により認識できるようになる．柑皮症では手掌などの皮膚に黄染がみられるが，眼球結膜の黄染はみられない．

【分類】

原因によって分類される．肝前性黄疸は溶血性貧血など血液疾患によるものであり，肝性黄疸は急性肝炎や肝硬変などの肝疾患の徴候として生じるもので，肝後性または閉塞性黄疸は胆石や胆道系腫瘍の際に生じる．別に，ビリルビン以外の肝機能検査に異常のない体質性黄疸や，肝機能検査が閉塞性黄疸類似であるが画像診断では異常を認めない肝内胆汁うっ滞がある．

ほかに，血中に増加するビリルビンが非抱合型(間接型)が優位か抱合型(直接型)が優位かで2つに分類される．間接型優位(総ビリルビンの80%以上)の黄疸には溶血性黄疸，体質性黄疸のGilbert症候群とCrigler-Najjar症候群がある．直接型優位(総ビリルビンの50%以上)の黄疸には急性ウイルス性肝炎や非代償期肝硬変など各種肝疾患による黄疸，胆石や胆道系腫瘍による閉塞性黄疸，肝内胆汁うっ滞，体質性黄疸のDubin-Johnson症候群とRotor症候群がある．

【頻度】

わが国では肝性黄疸の原因となる急性ウイルス性肝炎は激減しており，肝炎ウイルスによる肝硬変も減少傾向がみられる．一方，高齢化に伴って肝・胆道系悪性腫瘍が増加しており，中高年の黄疸患者をみたら閉塞性黄疸を疑わなければならない．肝内胆汁うっ滞は薬物によるものは時々みられるが，稀とはいえ見逃してはならない疾患に小児なら先天性疾患，中年以降(特に女性)なら原発性胆汁性肝硬変がある．体質性黄疸はGilbert症候群以外は稀で，溶血性貧血など血液疾患による黄疸はきわめて稀である．

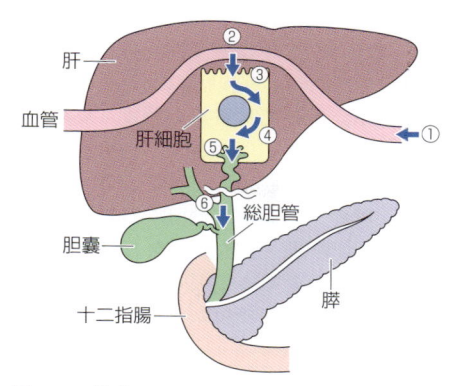

図5-6 黄疸の発生機序
①〜⑥の各段階(①ビリルビンの生成，②肝細胞への取り込み，③貯蔵，④抱合，⑤肝細胞から胆汁への排泄，⑥胆汁の肝から十二指腸への排泄)の障害が単独または複合して起こると黄疸が生じる．
(杉本元信：黄疸．治療86：1204-1206, 2004より転載)

【病態】

ビリルビンの生成，肝細胞への取り込み，貯蔵，抱合，肝細胞から胆汁への排泄，胆汁の肝から十二指腸への排泄，以上6段階のどこに障害があるかで異なる(図5-6)．溶血性黄疸はビリルビン生成段階の障害で生じ，閉塞性黄疸は胆汁の胆道排泄障害によって生じるが，肝性黄疸はビリルビンの肝細胞への取り込み障害から胆汁への排泄障害が複合して生じる．肝内胆汁うっ滞(純型)は抱合までの段階に異常なく，胆汁への排泄障害によって生じる．体質性黄疸は最近の研究の進歩によって各型の原因遺伝子が解明されてきた．

【診断】

❶原因疾患の鑑別に際して：原因疾患が多岐にわたるため，診断に際して黄疸の経過(急性か慢性か，一過性か持続性か)，随伴症状(発熱，倦怠感，腹痛，食欲不振，体重減少，掻痒感，尿・便の色の変化な

ど）を詳細に聴取する．既往歴（肝・胆道疾患），飲酒歴（アルコール性肝炎），薬物歴（薬物性肝障害），家族歴（体質性黄疸）も重要である．診察では黄疸の程度，皮膚（掻き傷，発疹など），腹部所見（圧痛，筋性防御，Murphy 徴候，Courvoisier 徴候，肝腫大，脾腫大，腹水），肝硬変に伴う所見（くも状血管腫，手掌紅斑など）に留意する．肝機能検査ではビリルビンが間接型と直接型のいずれが優位か，肝酵素（AST，ALT）や胆道系酵素（ALP，γ-GTP）の上昇がある場合，いずれが優位かに注目する．以上を総合的に評価することで鑑別診断が可能となる．しかし，閉塞性黄疸の鑑別には画像診断は欠くことができない．超音波検査は簡便に実施できるため，黄疸患者には必須である．CT や MRCP も侵襲性がないので必要に応じ組み合わせて行う．原因疾患は高頻度のものから順に疑うべきであるが，稀な疾患も忘れてはならない．患者の年齢，性別も重要である．

❷小児の黄疸：新生児期の黄疸は通常 2 週間以内に消失するが，生後 1 か月以上持続する場合は先天性胆道閉鎖症や体質性黄疸を考える．間接型ビリルビン優位の高度の黄疸を示す例では Crigler-Najjar 症候群を疑う．本症以外の体質性黄疸は予後良好である．

❸若年者の黄疸：若年成人に軽度の黄疸を認め，間接型優位の場合は Gilbert 症候群の可能性が高い．溶血性黄疸はきわめて稀であるが，貧血のある例は精査（網状赤血球，ハプトグロビン，Coombs テストなど）が必要である．発熱や食欲不振のような前駆症状を伴って発症する例では急性ウイルス性肝炎を疑う．わが国では B 型肝炎と C 型肝炎は激減したが，A 型肝炎はまだ散発的にみられる．急性 B 型肝炎は約 2% が劇症肝炎となるため，黄疸が増強し，出血傾向（プロトロンビン時間 40% 以下）を示す重症例は厳重な管理を要する．

❹中年以降の黄疸：胆石症が中年女性に多いことは周知の事実であるが，黄疸例では胆嚢結石のみでなく総胆管結石も疑う必要がある．女性に限らず閉塞性化膿性胆管炎は重篤な病態であり，迅速な対応が要求される．慢性肝内胆汁うっ滞をきたす原発性胆汁性肝硬変は中年女性に好発し，皮膚掻痒感や黄疸を初発症状とする自己免疫性肝疾患である．予後は無症候性の病期で発見される例ではよいが，黄疸で発見される例では必ずしもよくない．

❺中高年者の黄疸：特に中高年者で発熱や腹痛を伴わずに食欲不振，体重減少，掻痒感，褐色尿，灰白色便などを訴えて来院する患者では胆道系悪性腫瘍（肝門部胆管癌，総胆管癌，膵頭部癌，十二指腸乳頭部癌など）による閉塞性黄疸を疑う．肝細胞癌でも稀に閉塞性黄疸を呈する例がある．

治療法

❶治療方針：黄疸をきたす原因によって治療法が異なる．閉塞性黄疸では胆道ドレナージによって減黄をはかることができる．画像検査で肝内胆管の拡張がみられたら閉塞性黄疸は確実であり，迅速に治療計画を立案する必要がある．急性ウイルス性肝炎による黄疸は，重症化しない限り経過とともに改善する．薬物性肝障害の際に生じる黄疸は，起因薬物を中止すれば自然経過で改善するが，改善しないときには薬物療法を行う．閉塞性黄疸，重症肝炎に伴う黄疸，特殊な黄疸の治療は専門医に委ねるべきである．

❷小児の黄疸：先天性胆道閉鎖症は外科的治療の適応疾患である．Crigler-Najjar 症候群は高度の黄疸を呈し，予後不良であり，光線療法などの適応となるが，その他の体質性黄疸は放置してもよい．

❸若年者の黄疸：最も高頻度なのは Gilbert 症候群であるが，治療の必要はない．ウイルス性肝炎から劇症化する例は，肝不

全徴候として黄疸をきたす．このような例は稀ではあるが，ステロイドパルス療法，血漿交換，人工肝補助装置などによる救命措置を必要とする．

❹ **中年以降の黄疸**：胆石症で閉塞性黄疸をきたす例は，男女を問わず化膿性胆管炎を未然に防ぐためにドレナージ術（閉塞機転が生じている部位によって PTCD，PT-GBD または ENBD）を優先する．総胆管結石は EST 後に結石破砕術の適応となる．胆嚢結石は待機的に胆嚢摘出術を行うことになる．原発性胆汁性肝硬変にはウルソデオキシコール酸（ウルソ）の内服をすすめるが，黄疸を呈する例（症候性）では無症候性に比べ同剤に対する反応は概してよくない．

❺ **中高年者の黄疸**：胆道系悪性腫瘍による閉塞性黄疸の根治療法は，原因疾患に対する外科的な治療である．しかし，根治手術不能例や合併症によって手術が困難な例も少なくない．このような例は胆道ドレナージによって減黄をはかる．ステントを用いて内瘻化する技術も進歩している．

❻ **薬物性肝障害による黄疸**：肝内胆汁うっ滞型の例で，起因薬物の中止でも自然経過で軽快しない場合は，ウルソデオキシコール酸（ウルソ）内服をすすめる．それでも改善のない場合は副腎皮質ステロイド（プレドニン），フェノバルビタール（フェノバール）の内服を考慮する．劇症肝炎に陥った場合は人工肝補助療法を行う．

【患者説明のポイント】
黄疸といっても原因が多岐にわたり，Gilbert 症候群のように病的意義のないものも少なくない．一方，胆道系の悪性腫瘍による閉塞性黄疸もありうるため，適切な検査を受けてもらうように説明する．

【医療スタッフへの注意】
閉塞性黄疸であるか否かを判断するには画像診断が重要で，緊急に超音波検査を行い，肝内胆管拡張が認められれば閉塞性と確定できる．しかし，画像では質的診断が困難な場合があるため，画像検査を過信して病歴聴取や診察をおろそかにしてはならない．

出血性ショック
hemorrhagic shock

小野 聡　防衛医科大学校准教授・防衛医学研究センター外傷研究部門
長谷和生　防衛医科大学校教授・外科学講座

【概念】
出血性ショックは専門科の別なく日常の臨床で遭遇する代表的なショックで，消化性潰瘍や悪性腫瘍からの大出血，食道静脈瘤，大動脈瘤からの出血，外傷などによる胸・腹部臓器からの大出血などが原因として最も多い．一般にショックは急性循環不全とほぼ同義語で，循環系を構成する心臓，血管，循環血液量のいずれか1つが失調をきたしたときに生じるが，出血性ショックはそのなかでも循環血液量が急速に失われたときに発生するショックである．

【症状】
出血性ショックでは末梢血管収縮が顕著となり皮膚や腎臓などの血流は低下しやすく，四肢冷感，蒼白で皮膚湿潤となる．一方，脳，心筋などの重要臓器の血流は比較的維持される．これを血流の中枢化と呼ぶことがある．しかし出血量が増加すると脳血流も低下し，興奮，不安，錯乱状態になる．さらに進行すると無欲状態，応答遅延状態に陥る．

【出血量の推定と重症度】
出血性ショックの重症度は出血量と出血速度およびその持続時間によって決まる．出血性ショックの初期では血圧は変わらないのに頻脈がくるが，これがショックの初

表 5-5　臨床所見と簡易的な重症度判定

	意識状態	皮膚所見	呼吸状態	脈拍	収縮期血圧
軽症	興奮〜軽度の応答遅延	冷感, 冷汗蒼白	軽度促迫	100〜120/分	90〜100 mmHg
中等症	不穏応答遅延	冷感, 蒼白	促迫	120/分以上弱い脈	60〜90 mmHg
重症	混濁	極度の蒼白	浅表性促迫〜緩徐	120/分以上触れにくい	40〜60 mmHg
難治	昏睡	チアノーゼ	下顎呼吸	触知不能	40 mmHg以下

発症状となる．出血量が循環血液量の15％ぐらいまではショックにならないが，それ以上になると徐々に循環動態が不安定になり，成人では25％以上になるとショック症状を呈することが多い．表5-5に出血量とそれに応じたおよその症状を示す．また，最も簡便なものとしてショック指数(脈拍/血圧)があり，正常では0.5で，これが1.0では20〜30％の，1.5では30〜50％の出血量に相当する．また，中心静脈圧(central venous pressure：CVP)も循環動態のよい指標となる．

治療法

ショック治療の基本は，VIP，つまりventilation(換気)，infusion(輸液)，pump and perfusion(心拍出量確保)によって血管床を満たし，末梢に十分な酸素とエネルギー基質を送ることである．これをいかに手際よく合理的に行い循環動態を安定させ，基礎疾患の治療を適切に行うかに救命の成否がかかっている．なかでも2つ目に挙げた輸液療法で大切なことは，輸液速度とその組成である．

輸液速度のおおよその決定には，尿量と尿比重，CVPを指標に行うことが最も簡便で有用である．また，輸液組成は浸透圧が組織液に等しい細胞外液補充液，つまり乳酸加リンゲル液で輸液を開始するのが一般的である．しかしこのような電解質液には血漿量を増加させる効果が少なく，その大量使用は逆に血漿量の減少をも引き起こすため，代用血漿，あるいは輸血が必要となる．一般に出血例の循環血液量を乳酸加リンゲル液のみで補充しようとすれば，出血量の約4倍の輸液量を必要とするといわれている．したがって細胞外液補充と輸血をほぼ2対1の割合で開始し，輸血が間に合わないときは代用血漿剤を用いる．その際，酸素運搬能を維持する観点からも，Ht値を30〜35％を目安に輸血を考慮すべきであろう．しかし，ショックに対する急性期の輸液組成に関してはいまだcontroversialな点が多い．本来，乳酸加リンゲル液などの晶質液はNaの補給と細胞外液増加に，また代用血漿剤などの膠質液は血管内膠質浸透圧の上昇と血漿量増加などの目的に使用すべきものであり，これを適応とする限り問題はないが，大量投与した場合，前者には水分量増加，特に肺水分量の増加(wet lung syndrome)が，後者には出血傾向，組織蓄積，網内系封鎖などの問題点が指摘されている．したがってこれらの組成の輸液をどのぐらいの割合で投与することが最もよいのか，まだ検討すべき課題がある．

表 5-6　敗血症性(感染性)ショックおよび関連病態と蘇生目標

1. SIRS(systemic inflammatory response syndrome：全身性炎症反応症候群)
    1) 体温：38℃以上，または36℃以下
    2) 心拍数：90/分以上
    3) 呼吸：呼吸数20回/分以上，または$PaCO_2$が32 mmHg以下
    4) 白血球数：12,000/μL以上，または4,000/μL以下，または未熟白血球10%以上
2. 敗血症(sepsis)
    感染によりSIRSの状況に至ったもの
    ただし，血液から起因病原体が検出されなくてもよい(されないことも多い)
3. 重症敗血症(severe sepsis)
    敗血症で臓器障害，乳酸アシドーシス(高乳酸血症)，急性意識障害などの臓器障害もしくは(および)，血圧低下に至ったもの
4. 敗血症性(感染性)ショック(septic shock)
    重症敗血症のなかで，十分な輸液を行っても，以下の低血圧が持続するもの
    (収縮期血圧：90 mmHg以下，もしくは通常よりも40 mmHg以上の低下)
5. 重症敗血症および敗血症性ショックでの初期蘇生の目標
    (診断後6時間以内に達成)
    ・中心静脈圧(CVP)：8～12 mmHg
    ・平均血圧(MAP)：65 mmHg以上
    ・尿量：0.5 mL/kg/時以上
    ・中心静脈血酸素飽和度($ScvO_2$)：70%以上
    〔または，混合静脈血酸素飽和度(SvO_2)：65%以上〕

1～3はACCP/SCCM Consensus Conference 1991での定義．
　ACCP：American College of Chest Physicians(米国胸部内科学会)．
　SCCM：Society of Critical Care Medicine(米国集中治療学会)．
4はSurviving Sepsis Campaign guidelines 2008(SSCG2008)での推奨．

敗血症性ショック(感染性ショック)

septic shock(infectious shock)

平井義一　自治医科大学教授・細菌学

【概念】

　敗血症性ショックは感染を起因とする全身性反応(ショック)であり，感染性ショックと同一意味である．現在，感染，外傷，熱傷，手術などにより炎症反応が起こり，限局部位では起因傷害を改善させるべき反応が，全身に波及・拡大し過剰全身反応となって重症化するものを全身性炎症反応症候群(SIRS)と呼ぶ．SIRSの直接原因は炎症性サイトカインの過剰産生による全身反応と考えられている．感染によりSIRSの状況となった状態が敗血症(sepsis)である．敗血症が悪化すると重症敗血症(severe sepsis)や敗血症性ショック(感染性ショック)となる(各説明は表5-6参照)．

　敗血症および敗血症性ショックは，感染が直接起因であるが，さまざまな病態から引き起こされ，これらに至る経過時間もさまざまである．

　消化器領域では消化管穿孔での腹膜炎などやその手術後，肝臓障害者でのVibrio vulnificusの感染(経口性，外傷性)では短時間経過で敗血症性ショックに至るが，肝臓障害者や潰瘍性大腸炎などでの腸管細菌叢からの細菌トランスロケーション(gut bacterial translocation)などでは比較的に

経過時間は長い．また，基礎疾患の重症患者での二次感染，ライン感染では，その経過は起因菌種の病原性(毒性)と患者の免疫抵抗力とのバランスによる．

【病態】

敗血症(敗血症性ショックを含む)発症の当初は，微生物成分などの刺激による炎症性サイトカイン(TNF-α，IL-1，INF-γ，IL-6など)の産生からの反応により発熱し，末梢血管の拡張による血圧低下が起こり，ショック状態へ至る(warm shock)．進行すると，血管内皮細胞の傷害などにより，末梢循環が低下し，DIC(播種性血管内凝固症候群)などが発生する cold shock の状況となる．ただし，炎症性サイトカイン産生と実際のショック病態との関連は明確ではない．

引き金である炎症性サイトカインの産生には免疫細胞に存在する TLR (toll-like receptor)が大きな役割を果たしていると考えられる．TLRには数種があり，特定の微生物代謝産物を認識し，細胞内伝達系を経て，サイトカイン産生に働く．TLRはその種類に応じて特定の微生物代謝産物を認識する．代表的代謝産物としてはLPS〔リポ多糖(グラム陰性菌)〕，細胞壁構成成分〔タイコ酸(グラム陽性菌)，グリカン(真菌)〕，CpG DNA(システイン-リン酸-グアニン・モチーフ：微生物由来)がある．最も激烈な反応を起こすのはLPSである．LPSはマクロファージなどの TLR-4 に結合して認識され，マクロファージは TNF-αなどの炎症性サイトカインを放出する．多量のLPSが短時間に反応を起こすとヒトはショック状態となる．これらの状況から，LPSは内毒素(エンドトキシン)と呼ばれ，それから起こるショックをエンドトキシン・ショックと呼ぶ．

診断・治療法

敗血症および敗血症性ショックの治療に関して，米国・ヨーロッパの学会合同で，2004年に surviving sepsis campaign guidelines (SSCG) が発表された．そして，わが国を含む国際的な学会参加により改訂作業が行われ，2008年に SSCG2008 が発表された．

このガイドライン全体がわが国に適応できるかは確定的ではなく，また治療行為のなかにはいまだに評価の定まっていないものもある．しかし，国際的に示された指針であり，この項では，主として SSCG2008 を参照して診断と治療を概説する．

❶診断と抗菌薬治療：敗血症性ショックでは輸液など初期蘇生が直ちに開始されるが，この項では，まず感染起因検索および治療を記述する．

SIRS およびショック状態はさまざまな要因で起こる．要因が，感染であるか否か，感染であれば起因病原体は何か，また感染要因があるにしても病状にどの程度関与しているかを検討する．

まず，初期蘇生開始と同時に，血液像や炎症反応(CRP，プロカルシトニンなど)とともに，細菌培養および病原体検索のための採血を行う．細菌培養用では2か所から採血を行い，各血液を好気・嫌気条件で培養する．採血は動脈・静脈どちらでもよい．点滴ラインからは採血しない．ライン感染を疑う場合には別途に採血する．敗血症・敗血症性ショックでも通常は血液中の細菌数は少なく，2~3 mLに1個であることも稀ではない(感染巣から血液に菌が散布)．このため，培養には十分量の血液が必要である(使用キット指定量を採る)．採血は抗菌薬投与前に行うことが必須である．ただし，最近の培養キットには抗菌薬の中和剤を含んでいることが多いため，既に抗菌薬投与が行われている場合でも試みる．細菌の血液培養の陽性率は高くなく，陰性の場合でも敗血症の否定にはならない．なお，血液そのものは，元来は無菌で

あるが，採血は皮膚を刺して行うため，皮膚存在菌の混入の可能性がある．採血時には，消毒用アルコールによる丁寧な拭き取りと消毒が必要である．また，皮膚存在菌であるブドウ球菌やセレウス菌が検出された場合には起因菌かどうか慎重に判断する．プロピオニバクテリウム（嫌気性菌）は皮膚からの混入菌である．

外傷，熱傷，輸液ライン，ドレーンなど感染が疑われる部位・器具がある場合は別途培養を行う．また，これら検体のグラム染色で起因菌推定が可能な場合もある．

細菌感染起因と判断した場合は，細菌培養用採血を行った後，直ちに抗菌薬の投与を行う．当初は起因菌が不明なため，広範囲抗菌薬の投与を行う．病態により起因菌はさまざまであるが，おおむねカルバペネムなどの広スペクトラムのβ-ラクタム薬もしくは静注キノロン薬が単独・併用で使用される．MRSAや耐性腸球菌などの耐性グラム陽性菌感染の可能性があればバンコマイシンの使用も考慮する．

起因菌が判明後には，その菌に応じた狭スペクトラム薬剤に変更する（de-escalation）．抗菌薬は使用3日間程度で効果判定を行うが，ショック状態では毎日の評価（効果，副作用，腎機能関連など）をSSCG2008ではすすめている．

膿瘍・壊死巣や感染体内器具（カテーテルなど）は最終的には除去もしくは（抜去）交換が必須である．抗菌薬は血流により全身に浸透していくため，血液循環のない部位や細菌バイオフィルムが固着したカテーテルなどでは効果は望めない．しかし，外科的処置は侵襲も大きいため，全身状態が安定した後が望ましい．ただし，壊死性筋膜炎など壊死巣・感染巣の速やかな外科的除去が必要な場合もある．

❷**初期蘇生**：（重症）敗血症および敗血症性ショックでは，診断後直ちに輸液ラインを確保し，初期蘇生を行うことが最も重要

である．SSCG2008では，重症敗血症の診断後6時間以内に，表5-6の目標値を達成することが推奨されている．輸液は晶質液（1,000 mL/30分）もしくは膠質液（300〜500 mL/30分）で開始し，以後は状況をみて調整することが記載されている．腎臓機能の状況を把握し，肺水腫に注意する．昇圧薬としては，まずドパミンもしくはノルアドレナリンが推奨されており，これで十分な昇圧が得られない場合はバソプレシンの追加投与（0.03単位/分）も記載されている．十分な輸液と前記の昇圧薬で昇圧が得られない場合はドブタミンの使用も考慮する．

❸**その他Ⅰ（SSCG2008関連）**：（重症）敗血症に対して高用量ステロイド使用の効果は，現状ではほぼ否定されている．SSCG2008では使用する場合には生理的量・低用量（ヒドロコルチゾンで200〜300 mg/日以下）の投与を推奨している．しかし，低用量投与そのものの効果自体がいまだ判然としておらず，新たな感染発生を助長する可能性もある．

炎症の場合には高血糖に傾くことがよく知られているが，SSCG2008ではインスリンを用いて150 mg/dL以下を目標とする厳密な血糖コントロールをすすめてはいる．しかし，低血糖に陥る恐れもあり，確定的ではない．

血液凝固系関連では，アンチトロンビンの投与は行わない（敗血症の治療としては）としており，一方で重症敗血症に対して，深部静脈血栓症（DVT）予防として，ヘパリン（未分画もしくは低分子）の投与を推奨している（出血，頭蓋内出血，高度の凝固系障害などの禁忌以外で）．また，血液凝固系においてトロンビンの生成を阻害し，線溶系を促進する活性化プロテインC（リコンビナント型：rhAPC）投与が，死亡リスクの高い重症敗血症に対して推奨されている（rhAPC製剤はわが国では未発売）．

また，上部消化管出血の防止のため，H_2受容体拮抗薬やプロトンポンプ阻害薬の使用もすすめている．

鎮静薬・筋弛緩薬では筋弛緩薬を極力使用しないことが望ましい．人工呼吸器関連の項目では急性肺傷害（ALI）/ARDSへの対応，人工呼吸器関連肺炎（VAP）防止への項目も多いがここでは省略する．

❹その他Ⅱ：重症敗血症では循環動態が不安定であることが多く，かつ腎機能障害の発生も多い．このため，間欠的血液透析が行われる．ただし，前述したように，重症敗血症では高いサイトカイン血症となっていると考えられる．このサイトカインなどを除去・吸着することも目的に，腎代替療法として，持続的血液濾過透析法（continuous hemodiafiltration：CHDF）が試みられている．CHDFでの効果指標としては血液中IL-6値が使用される．ただし，CHDFの使用膜，流量，方式などは各施設でさまざまに行われており，効果・方法は確定していない．

前述したように，微生物構成・代謝成分中で最もショックを起こす活性が高いのがグラム陰性菌のLPS（エンドトキシン）である（菌種により活性度は異なる）．LPSはポリミキシンB（抗菌薬の一種）に結合するため，血液からのLPS吸着除去を目的にポリミキシンB-直接血液環流カラム（PMX-DHP）の使用も試みられている．この効果も確定的ではないが，理論的にも，グラム陰性菌が起因菌である（もしくは強く想定される）ときには早期の使用が望ましい．単独使用も行われるが，上記CHDFとの併用も多い．

医療スタッフへの注意，感染予防

敗血症は基本的に重症であり，重症敗血症・敗血症性ショックではICUなどでの濃厚な治療が必要となる．SIRS状況の患者での免疫抵抗力は大きく低下している．初期蘇生や一次感染病原体への適切な対応により病状が安定しても，二次感染・院内感染が発生する可能性はきわめて高い．アルコール含有消毒薬での処置前後の手指消毒，処置ごとのグローブの装着，ライン・ライン挿入部の管理，感染の検出と管理など，丁寧な感染予防対策の励行が必要である．

小児の消化管出血の救急処置
gastrointestinal bleeding in childhood

加藤晴一　杏林大学非常勤講師・感染症学

【概念】

出血部位がTreitz靱帯より口側が上部消化管出血，肛門側が下部消化管出血である．

【疾患分類】

比較的よく経験される疾患は，上部消化管では逆流性食道炎，急性胃炎や消化性潰瘍，下部消化管では感染性腸炎，裂肛，若年性ポリープ，Henoch-Schönlein紫斑病，潰瘍性大腸炎やミルクアレルギーなどである．

【頻度】

各疾患の発生頻度は年齢により異なる．内視鏡検査の適応症状のうち，吐血は5%を占める．重篤なICU入院例などでは，20%に上部消化管出血をみるが，生命を脅かす出血は症例の0.4%と低い．

【症状】

吐血は新鮮吐血ないしコーヒー残渣様嘔吐に，下血は新鮮血便と黒色・タール便を呈するメレナに大別される．症例により貧血を伴い，循環不全に陥ることもある．原因疾患により，腹痛，下痢や発熱などを伴う．

【問診で尋ねるべきこと】

鼻出血の有無が最も重要である．新生児

メレナを疑う場合は，母親に乳腺炎や乳頭裂傷を確認する．ミルクアレルギーや細菌性腸炎に対しては食事内容，抗菌薬起因性腸炎では服用の既往，裂肛を疑う場合は便秘や肛門痛の有無を尋ねる．消化性潰瘍や胃癌の家族歴は H. pylori 感染を疑わせる．

【診断】

全身状態が良好な母乳栄養児にみられる新鮮血便は，大腸リンパ濾胞増殖症の可能性が高い．細菌性腸炎では病原菌の同定を行う．紫斑や関節痛の存在は Henoch-Schönlein 紫斑病に診断的である．胃粘膜迷入を伴う Meckel 憩室は ^{99m}Tc-pertechnetate シンチグラフィで，腸重積症は超音波検査で診断できる．

止血を要する消化性潰瘍や食道静脈瘤，また潰瘍性大腸炎や偽膜性腸炎などの診断には内視鏡検査を実施する．新鮮血便のスクリーニングに直腸S状結腸鏡検査が有用である．消化性潰瘍には H. pylori 感染診断を実施する．出血部位の特定に血管造影やシンチグラフィも考慮される．

【鑑別診断】

鼻出血のほか，赤色物質を含む飲料水や食品を血液と誤認することがある．新生児メレナでは，母体血の誤飲（仮性メレナ）との鑑別に Apt 試験*が有用である．

【入院の判断基準】

以下の場合は入院とする．
(1) 止血法を要する．
(2) 貧血の進行やバイタルサインの低下がある．
(3) 迅速な診断確定と治療が必要である．

---

* Apt 試験：胎児型ヘモグロビン（HbF）が成人型ヘモグロビン（HbA）に比べて，アルカリに安定であることを利用した簡易検査で，0.25N NaOH 添加により HbA は黄色に変色する．

治療方針

循環不全があれば，補液や輸血による是正が最優先される．そして，出血に対する止血法の是非を検討する．次に，疾患ごとに治療法を決定する．

治療法

疾患により異なる．ビタミンK欠乏が原因する場合は，ビタミンK 0.5～1 mg/kg を静脈投与する．出血性ポリープには内視鏡的切除，活動性の潰瘍・静脈瘤出血には内視鏡的止血法が選択されるが，コントロール不能のときは外科的に行う．腸重積症は非観血的に整復する．止血後の消化性潰瘍，逆流性食道炎や急性出血性胃炎には，プロトンポンプ阻害薬（PPI）などの胃酸分泌抑制薬を投与する．小児の保険適用はないが，安全かつ有効である．

> **処方例**
>
> 1) タケプロンカプセル 0.8～1.0 mg/kg（最大 30 mg）　分 1
>   腸溶顆粒を包埋したカプセルで，カプセルを外して使用が可能である．
> 2) オメプラール錠 0.6 mg/kg（最大 20 mg）　分 1
>   腸溶錠のため，体重が 30 kg 以上の小児に 20 mg 錠をつぶさずに投与する．

急性期で経口投与ができない場合，上記の2剤（注射用製剤）を静脈投与するが，小児の使用経験はきわめて限られ，投与量も確立していない．

H. pylori 陽性の消化性潰瘍に対しては，除菌療法を行う．

> **処方例**
>
> 1) タケプロンカプセル 1.5 mg/kg（最大 60 mg）ないしオメプラール錠

1.0 mg/kg（最大 40 mg）
2) パセトシン錠 50 mg/kg（最大 1,500 mg）
3) クラリス錠 20 mg/kg（最大 800 mg）

以上を分2（朝・夕），7日間

【予後】

活動性出血では，循環不全の有無や止血法の導入時期が予後を左右する．

【経過観察・生活指導】

内視鏡的止血を行った場合，翌日に止血を確認する．ポリープ切除術後は穿孔に注意する．*H. pylori* 陽性潰瘍では，潰瘍治癒と除菌成功が確認されれば維持療法は不要である．潰瘍性大腸炎や逆流性食道炎の症例に対しては，長期的管理の必要性を説明する．

食道・胃・十二指腸の異物（小児の場合）

foreign bodies in upper digestive tract in children

幾瀬 圭　順天堂大学医学部大学院研究科
清水俊明　順天堂大学教授・小児科

【概念】

小児の消化管異物の多くは誤飲事故に伴って生じる．誤飲に気づかずに来院する症例もあり，鑑別疾患としても想起しなければならない．

【頻度】

6か月～3歳の小児に多く，硬貨の誤飲が最多．10～20％の症例で内視鏡的摘出が必要で，外科的摘出の頻度は1％未満である．

【症状】

約半数は無症状．胸痛，腹痛，呼吸苦など，症状の大半は一過性である．

【問診で尋ねるべきこと】

誤飲からの時間と臨床症状，異物の形態，材質，個数を細かく問診する．発生時の周囲の状況も重要な情報となる．

【必要な検査】

頸部，胸部，腹部のX線撮影（正面，側面）を実施し，描出が困難な場合にはCT撮影も考慮する．X線透過性異物にはガストログラフィンによる食道造影を行うこともある．

【診断のポイント】

食道内異物か，粘膜損傷を引き起こす異物かを診断することが大切である．

【鑑別診断】

気道異物．気道や消化管の感染症．

治療方針

無症状の食道内異物は誤飲後24時間まで胃内への通過を待つ．しかし，臨床症状を有する場合や，鋭利な異物，5 cm以上の長い異物，電池，複数個の磁石，薬剤のPTP（press through package）などは粘膜損傷の危険性があり摘出しなくてはならない．摘出すべき異物は胃内においても同様である．

治療法

❶把持鉗子：喉頭や上部食道の異物摘出に用いる．喉頭鏡を使用し，直視下に摘出する．

❷バルーンカテーテル，磁石カテーテル：硬貨などの滑らかな食道内異物の摘出にバルーンカテーテルは適している．気道閉塞予防として摘出時は側臥位にするほか，粘膜損傷を考慮して誤飲後12時間以上の症例には用いない．電池などの磁性体には磁石カテーテルを使用することもある．

❸内視鏡的摘出：全身麻酔下で行うことが多い．軟性スコープは粘膜損傷を観察でき，硬性鏡は鋭利な異物の摘出に適する．

❹経過観察：粘膜損傷をきたさない胃内異物や胃を通過した異物は経過観察が原則である．

【合併症・続発症】
食道・胃穿孔，縦隔炎，腹膜炎，腸閉塞．

【予後】
胃内を越えた異物の約90％は自然排泄される．

【患者説明のポイント】
摘出には粘膜損傷や手術となる危険性が伴うことを十分に説明する．

【経過観察・生活指導】
異物の残存や続発症に留意した経過観察が必要である．再発を防止するための説明も重要となる．

【医療スタッフへの指示】
便中の異物を必ず確認し，排泄がない場合は再度異物の位置を同定する．

食道・胃・十二指腸の異物（成人の場合）
foreign bodies in upper digestive tract in adults

塩出純二　岡山済生会総合病院副院長

【概念】
食道・胃・十二指腸の異物とは，経口的に摂取した固形物がこれらの消化管内に停滞した状態である．偶然あるいは故意に摂取した食物以外のものが多いが，魚骨や殻など鋭利な部分のある食物や消化管狭窄がある場合は通常の食物でも異物になりうる．異物の接触や刺入によって粘膜損傷の可能性がある場合や自然排泄が望めない場合は，内視鏡的摘出術など適切な処置が必要となる．

【発生頻度】
食道・胃異物の発生頻度は外来患者の約0.1％とされる．筆者らの過去5年間の内視鏡検査患者では0.2％であった．

【症状・病態】
食道異物では嚥下困難，嚥下痛，咽頭痛，咽頭不快感，胸痛などがある．食道穿孔に続いて縦隔炎をきたすと発熱，呼吸困難，胸水貯留などを生じ重症となる．胃異物では症状がないことが多いが，粘膜障害や胃壁損傷があると腹痛を訴える．

【診断のポイント】
❶問診：異物の種類，大きさ，形状，個数などを本人から詳しく聴取することが重要である．認知症患者など意思疎通が困難な場合は周囲の人から問診する．できれば同じものを持参してもらう．誤飲した時刻および最終の食事摂取時刻を聞き，存在部位や食物残渣の程度を推定する．

❷検査：胸部・腹部の単純X線検査またはCT検査を行い，存在部位の確認ならびに消化管穿孔や腸閉塞など合併症の有無をみる．X線透過性異物に対してはガストログラフィンが有用であるが，食道に停滞している場合は誤嚥に注意する必要がある．

治療方針

摘出術の適応となる異物と自然排泄が期待できる異物がある（表5-7）．放置すると消化管壁を損傷して縦隔炎や腹膜炎をきたす恐れのある場合は可及的速やかに摘出術を行う．電池など毒性のある内容物を有する異物も摘出術の適応である．ほとんどの異物は内視鏡的に摘出可能であるが，摘出困難と判断されれば外科的手術に切り替える．碁石やボタンなど比較的小さく丸みがあり毒性のない異物は自然排泄の可能性が高いが，摘出したほうがより安全である．

内視鏡的治療法

内視鏡的異物摘出術で最も重要なこと

表 5-7　異物の分類

1. 直ちに摘出する異物
   1) 消化管壁を損傷する可能性がある異物：PTP，魚骨，針，釘，ピン，有鉤義歯（部分入れ歯），爪楊枝，竹串，箸，歯科処置用ドリル，ガラス片，スプーン，歯ブラシなど
   2) 毒性のある異物：ボタン電池など
   3) 閉塞をきたす可能性がある異物：食物塊，ビニールチューブ，ビニール袋，ひも，そのほか多量に摂取した異物など
2. 待機的に摘出する異物
   胃石
3. 自然排泄が期待できる異物
   コイン，碁石，ビー玉，パチンコ玉，ボタンなど

表 5-8　処置具の種類

処置具	主な用途
把持鉗子	
鰐口型	義歯，魚骨，PTP，コイン
V 字型	PTP
V 字鰐口型	コイン
ゴムつき型	針，ピン
バスケット鉗子	ボタン電池，金属物
三脚・五脚鉗子	食物塊，種子
スネア	長いもの
マグネットチューブ	金属物，ボタン電池
回収ネット	ボタン電池
消化管損傷防止用	
先端透明フード	
オーバーチューブ	
装着バルーン	

は，いかにして咽頭や食道を損傷することなく摘出するかである．

❶**処置具の準備**：把持および回収に適した器具を用意する．誤飲した異物と同じサンプルを用いて前もって把持の感触を確かめておくとよい．詳細不明の場合はいくつかの処置具（表 5-8）を準備する．

❷**麻酔**：咽頭麻酔のみで行うことも可能であるが，回収に時間を要する場合もあり，静脈ラインを確保してセデーション（鎮静）下に行うほうがやりやすい．特に知的障害者や認知症患者では検査に対する抵抗が強いことがある．

食道異物

❶**スコープの挿入**：盲目的な挿入は異物による粘膜損傷を引き起こす可能性があるため，先端に透明フードを装着して挿入する．これによって下咽頭，食道入口部から良好な視野が確保され，魚骨などの小異物も発見しやすい．

❷**把持と回収のポイント**：鈍的異物はつかみやすい把持鉗子と回収ネットを用いれば比較的容易に回収できる．鋭的異物は，先端が尖っている部分を把持し，その部分が粘膜に接触しないようにコントロールする．PTP（press through package）など四方が尖っている異物は 1 か所把持してもほかの尖った角で粘膜損傷をきたすため，フードを近づけた状態で把持しフード内に引き入れるようにする．管腔が狭く異物の両端が粘膜に食い込んでいる場合は片方ずつフードの端で粘膜を押し広げるようにして外す．把持鉗子でそのまま引っ張ると穿孔の危険性があるため，フード（サイズは各種あり）を上手に利用することがポイントである．管腔を拡張させる方法として内視鏡装着バルーンも有用である．フードでは収納できない異物に対してはオーバーチューブを用いる．しかし大きな有鉤義歯など，いずれの方法でも摘出が困難な場合は外科的手術を選択する．

胃異物

食物残渣の有無によって難易度や注意点が異なる．

❶**異物が食物残渣に埋もれて見えない場合**：先端透明フードを用いて軽く送気しながら探していく．X 線非透過性の異物は X 線透視を利用する．背臥位や腹臥位あるい

は半起座位への体位変換を行うと一瞬見えることがあるので見逃さないようにする．これらの操作で嘔吐反射を誘発し誤嚥をきたさないように注意しなければならない．

❷回収のポイント：回収では食道胃接合部の通過が問題となる．先端フード内に収納できるものはそのまま回収できるが，収納できない場合は，ゴム手袋の指の部分を切ってスコープ先端にスカート状に固定してその中に取り込むという工夫もある．通常のオーバーチューブは長さが不足するため食道胃接合部の保護には役立たないが，ロングオーバーチューブは有用である．

　胃石に対しては，待機的に破砕バスケット，電気水圧破砕装置，機械的砕石装置などで粉砕し，バスケットカテーテルで回収する．

　このほかに磁石つき胃チューブ（マグネットチューブ）を用いた摘出術がある．釘やボタン電池などの金属製異物の場合に限られるが，胃チューブの先端に強力な磁石がついたチューブを鼻または口から挿入しX線透視下に異物へ誘導する．食物残渣の中に埋もれた異物の摘出には有用である．

十二指腸異物

　幽門輪を通過した異物はほとんど自然排出される．しかし，狭窄の存在が疑われる場合は内視鏡的に摘出する．十二指腸水平脚から空腸に入ってしまうと通常の方法では摘出困難となるが，ダブルバルーン小腸内視鏡を用いれば摘出できる．

【合併症・続発症】

　摘出後は内視鏡を再度挿入し，異物による消化管壁損傷や回収操作による食道胃接合部，頸部食道などの損傷の有無を確認する．複数の異物を誤飲した場合は回収した数をチェックする．針などの鋭利な異物は消化管壁を貫通し壁外へ移動していることがある．深い損傷や穿孔，縦隔炎，腹膜炎，出血の可能性があれば入院管理とする．小腸に移動して摘出できなかった異物に対しては停留や穿孔をきたさないかどうか経過観察が必要である．

簡潔な解説、豊富なカラー写真を用いた臨床にすぐに役立つ書

口腔咽頭の臨床
第2版

編集 日本口腔・咽頭科学会

簡潔な解説と豊富なカラー写真・イラストにより、臨床にすぐに役立つ書とするという初版からの基本方針を踏襲しつつ、第2版では「いびきと睡眠時無呼吸症候群」「摂食嚥下障害」「構音障害」「腫瘍」が新たに章として独立。また初版発行以降の新知見も数多く盛り込まれた。耳鼻咽喉科医のみならず、口腔・咽頭領域に関心を持つ他科の医師や歯科医師にとっても有用なテキスト。

目次

基礎編
- 第1章　発生と解剖
- 第2章　機能と検査法

臨床編
- 第3章　口腔疾患
- 第4章　唾液腺疾患
- 第5章　咽頭疾患
- 第6章　扁桃疾患
- 第7章　いびきと睡眠時無呼吸症候群
- 第8章　摂食嚥下障害
- 第9章　構音障害
- 第10章　腫瘍
- 第11章　その他の疾患、周辺疾患

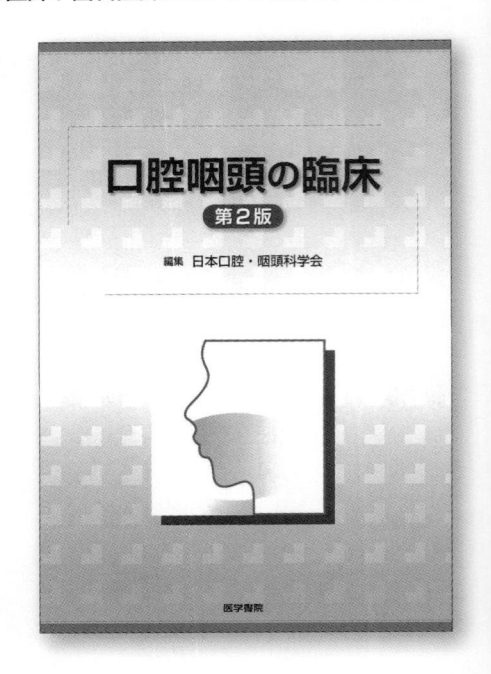

●A4　頁224　2009年　定価15,750円(本体15,000円+税5%)　[ISBN978-4-260-00757-3]
消費税率変更の場合、上記定価は税率の差額分変更になります。

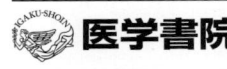

医学書院
〒113-8719　東京都文京区本郷1-28-23
[販売部] TEL：03-3817-5657　FAX：03-3815-7804
E-mail：sd@igaku-shoin.co.jp　http://www.igaku-shoin.co.jp　振替：00170-9-96693

携帯サイトはこちら

口腔・唾液腺・咽頭の疾患

口内炎，口腔ヘルペス，舌苔・舌炎

stomatitis/oral herpes/coat of tongue, glossitis

飯野光喜　山形大学教授・歯科口腔・形成外科

【概念・分類】

口内炎は臨床的に，潰瘍性・水疱性・紅斑性・角化性・カンジダ性の5つに分類すると理解しやすい．また，舌には独特の炎症性病変がある．口内炎の病態は多様で，診断が難しい症例も少なくない．成人では悪性腫瘍（口腔粘膜癌）との鑑別が重要であり，2～4週間経過しても治癒しない病変は専門医での診察が必要である．

【症状・病態・診断】

❶潰瘍性：最も頻度が高い口内炎である．硬結を伴う潰瘍は扁平上皮癌の可能性が高いので注意を要する．

a）アフタ性：有痛性の境界明瞭な直径数mmの類円形の潰瘍で，多発性・再発性のものもある．発生原因は不明．Behçet病の口腔症状としても発生する．

b）褥瘡性潰瘍：義歯，歯の鋭縁などの物理的刺激により生ずる．歯科治療などにより原因を除去すると速やかに治癒する．

❷水疱性

a）ウイルス性

1）ヘルペス性歯肉口内炎：単純疱疹ウイルスの初期感染で乳幼児の口腔粘膜に水疱が多発する．疼痛が強く発熱があり，頸部リンパ節の腫脹がみられる．

2）口唇ヘルペス：成人の赤唇と皮膚の移行部に小水疱を形成する．最も頻度が高いウイルス性病変である．2～6週間で自然に治癒する．

3）帯状疱疹：片側性に三叉神経の分布に一致した皮膚・粘膜に多数の水疱形成と発赤が認められる．強い神経痛様疼痛を伴うことが多い．水疱は癒合しながら3～4週間で治癒する．診断は，血清抗体価測定，モノクローナル抗体による蛍光抗体法での帯状疱疹ウイルスの証明などによる．

4）ヘルパンギーナ：コクサッキーA4またはエコーウイルスの感染症で小児・若年者に多い．水疱が軟口蓋周囲に多数形成され，経時的に破れて不整形のアフタ様になり強い嚥下痛が生じる．2週間程度で自然治癒する．

5）手足口病：コクサッキーA16型ウイルスの全身感染症で主に幼小児に発生する．発熱とともに手掌，足蹠，口腔内に小水疱が生じる．口腔内はアフタ性口内炎様になる．2週間程度で自然治癒する．

b）非ウイルス性

1）天疱瘡：上皮内の水疱形成を特徴とする皮膚粘膜の水疱症．自己免疫疾患で，初発症状として口腔粘膜に水疱が形成される．全身皮膚にも同様の水疱が発生する．びらん面の皮膚・粘膜を擦過すると容易に剝離する（Nikolsky現象）．

2）類天疱瘡：表皮下の水疱形成を特徴とする．症状，治療などは天疱瘡と類似している．

❸紅斑性

1）多形滲出性紅斑：皮膚・口腔粘膜に紅斑とびらんが生じる．原因は多様で，感染・薬物アレルギーなどが関与する．急性期には発熱，全身倦怠感，下痢などの全身症状も出現する．2～3週間で治癒する．口腔粘膜，眼結膜，外陰部に同時に発生したものは皮膚粘膜眼症候群またはStevens-Johnson症候群と呼ぶ．

2）アレルギー性口内炎：薬剤による場合と歯科用金属やレジンによる場合がある．

❹角化性

扁平苔癬：頰粘膜を好発部位とし中年以降の女性に多く発症する慢性炎症性角化性病変．発赤やびらんを伴うレース状の白線

条が特徴で疼痛を伴うこともある．確定診断には病理組織学的検査を行う．原因は明らかではないが，C型肝炎の肝外性病変や歯科用材料に対する接触性のアレルギー性病変の1つと考えられる症例もある．

❺カンジダ性：*Candida albicans* の感染症．健康な人に発生することは稀で，悪性腫瘍，免疫不全症，ステロイド長期服用患者，清掃不良の可撤性義歯を装着している高齢者などに多くみられる．

 1）急性偽膜性カンジダ症：多発性の白色苔状物（偽膜）が広範に付着する．白苔は容易に剥離し，発赤した粘膜から出血がみられる．

 2）慢性肥厚性カンジダ症：急性偽膜性カンジダ症が慢性化した状態．偽膜が肥厚し粘膜の角化もみられる．

❻舌苔・特殊な舌炎：病的意義は少ないが以下の病変がある．

 1）舌苔：増殖した糸状乳頭に，剥離上皮，食物残渣，微生物などが堆積して形成されるもので，舌の自浄作用の低下によって生ずる．舌の機能障害のあるときや全身の熱性疾患，上部消化管疾患の際にみられることもある．

 2）地図状舌：糸状乳頭が消失した境界明瞭な赤色斑が複数発生し地図状を呈する．赤色斑は日によって大きさ・位置が変化する．小児に多くみられる．

 3）溝状舌：舌背に多数の深い溝があるものをいう．

 4）正中菱形舌炎：舌背中央部にみられる境界明瞭な赤色斑をいう．形は菱形または類円形で，舌乳頭欠損のため表面は平滑で光沢がある．

治療法

　口内炎治療の基本の第1は口腔内を清潔に保つことである．食物残渣，プラークは歯ブラシで十分除去し，消炎作用のある含嗽剤にて十分回数含嗽させる．炎症が強く歯みがきができないときはガーゼなどで口腔清掃を行う．多くの口内炎はこの処置で2～4週間程度で軽快する．炎症が強く二次感染が危惧される場合は抗菌薬の投与を行う．発熱，疼痛などにより摂食障害や脱水があれば補液を行う．感染を伴わない病変はステロイド軟膏の局所塗布が適応となるが効果には個人差がある．ステロイドの全身投与は天疱瘡などの特殊な病変を除き適応とはならない．ウイルス性やカンジダ性口内炎に対しステロイドを使用すると症状が悪化するので鑑別診断は重要である．

　ウイルス性口内炎で症状が強い場合は適宜抗ウイルス薬を使用する．帯状疱疹に対してはアシクロビルが有効であり，疼痛に対しては星状神経節ブロック，NSAIDs・ビタミン剤・ステロイドなどを投与する．カンジダ性口内炎では抗真菌薬が有効であるが，義歯装着者には正しい義歯管理法を指導することも重要である．

咽頭炎
pharyngitis

深谷　卓　　二木・深谷耳鼻咽喉科医院めまいクリニック院長

【概念】

　咽頭炎は咽頭痛を主訴とする common disease の1つで，冬の終わりから，春の初めに多い．急性咽頭炎と慢性咽頭炎に分けられ，急性咽頭炎は口峡，咽頭粘膜とリンパ組織の急性炎症で，そのほとんどはウイルス（成人の90%，小児の70%）で起こり，次いで細菌感染が多い．慢性咽頭炎は急性炎症からの移行，胃酸の逆流，タバコ，後鼻漏，塵埃などの慢性刺激で起こることが多い．診断・治療で大事なことは group A β-hemolytic streptococci (GABHS) による咽頭炎を鑑別し，急性リ

ウマチ熱（acute rheumatic fever：ARF）のリスクを減らすことである．

【症状】

急性咽頭炎では突然始まる咽頭痛，粘液性分泌増加，発熱・悪寒などを認める．慢性咽頭炎では持続する咽頭不快感，刺激性咳嗽などを認める．慢性咽頭炎では症状と病変は必ずしも一致しない．急性咽頭炎で，以下の4項目のうち成人では2項目以上，小児では1項目以上を満たす場合はGABHS咽頭炎を疑い，細菌検査の必要がある．

(1) 扁桃が腫脹し，膿性分泌物があるか，咽頭が発赤している．
(2) 咳がない．
(3) 有痛性の前頸部のリンパ節腫脹がある．
(4) 過去24時間以内に38℃以上の発熱がある．

【必要な検査と所見の読み方】

鼻腔，口腔，咽頭，喉頭をよく観察し，発赤・腫脹・偽膜の有無や，分泌物の性状を観察する．頸部を触診しリンパ節腫脹を観察する．細菌性咽頭炎が疑われるときは，GABHS感染の有無を知るために，咽頭からswabを採取し培養する．結果が出るには24～48時間要する．GABHS即時キットは数分で判定できるが感受性はやや劣る．伝染性単核球症を疑うときは血算・白血球分画検査が必要である．

【診断のポイント】

咽頭炎で一番頻度の高いのはウイルス感染であり，咽頭痛以外に鼻汁，咳，悪寒，微熱，結膜炎などの症状を伴う．小児のウイルス性咽頭炎では突然の嘔吐，腹痛，下痢などの非定型的症状を伴うこともあるので注意する．

鼻汁，咳，結膜炎などを伴わない咽頭炎は細菌感染の可能性が高い．そのうちGABHSによるものは，小児で15～30％，成人で5～15％の頻度があり，咽頭培養や迅速キットによる検査が必要である．

【鑑別診断】

感染性疾患では，伝染性単核球症も頻度が高い．15～30歳に好発し，高熱を伴い，頸部リンパ節腫脹を伴う．白血球分画で異型リンパ球が10％を超えればまずこの疾患である．確定診断にはEpstein-Barrウイルスに対する抗体を測定する．排尿困難，緑色の分泌物など淋病による咽頭炎を疑うときには，腟，直腸，陰茎などの細菌検査も必要である．扁桃，咽頭，鼻腔などに灰色の偽膜がつき，微熱，咽頭痛があるときはジフテリアも考えねばならない．稀な疾患としては川崎病がある．5歳以下の小児に多く，咽頭痛，発熱，頸部リンパ節腫脹に加え，特有の皮膚症状が出現する．

非感染性疾患では，咽喉頭の悪性疾患，GERD，後鼻漏，タバコ，異物，慢性の咳，甲状腺炎などが咽頭痛の原因になりうる．咽頭炎が長引く場合は喉頭鏡検査が必要である．

治療方針

咽頭炎の多くはウイルスが原因であり，前述のGABHS感染の場合を除いて抗菌薬投与は必要なく，対症療法で十分である．GABHS感染では抗菌薬を必要な期間投与する．慢性咽頭痛では腫瘍性病変を除外するために内視鏡（喉頭ファイバー）検査が必要である．また原因がはっきりした場合，禁煙や鼻腔の治療などを行う．

急性咽頭炎に対しては，GABHSの存在の有無にかかわらず抗菌薬が投与される症例が多いが，抗菌薬投与は，①急性中耳炎，急性副鼻腔炎，扁桃周囲膿瘍のincidenceは減少する．②急性リウマチ熱のincidenceは減少するが，急性腎炎のそれが減少するかは不明．咽頭痛は早期に改善され，3～4日目で改善が早い．これらの結果は年齢や解熱薬の使用の有無などとは相関しないが，swabでGABHS陽性群は

陰性群より有効であった．しかし，先進国ではこれらの合併症の発症率は少なく，抗菌薬の効果は軽度といえる．

治療法

GABHS感染の場合は，小児では以下の処方が第1選択となる．

処方例

1) バイシリンG 40万単位　5万単位/kg/日　分3～4　10日間
2) オーグメンチン　30～50 mg/kg/日　分2～3　10日間
3) メイアクト　9 mg/kg/日　分3　5日間
4) フロモックス小児用細粒ないしトミロン細粒小児用（10％）　9 mg/kg/日　分3　5日間

セフェム系でも効果はあるが，肺炎球菌などの耐性化を誘導しやすいので控えたほうがよい．また，わが国ではエリスロマイシンの耐性菌が多いので，薬剤感受性を確かめる必要がある．

【合併症】

❶ ARF：GABHSの3％ほどはARFを続発しやすい血清型菌であるため，咽頭炎にARFが同時に流行すると考えられる．しかし，ARFは国により罹患率が大きく異なり，衛生環境などにも問題があると考えられる．

❷ 扁桃周囲膿瘍と咽後膿瘍：3～4歳の男児に多い．発熱，経口摂取障害，首を動かさない，含み声などが生じたら，耳鼻咽喉科の対応可能な施設に送る．

【患者説明のポイント】

咽頭炎の多くはウイルス感染で，症状はすぐに消失し，抗菌薬は不要なことを説明する．GABHS感染では抗菌薬を必要な期間服薬すること，症状が改善しても休薬してはならないことを説明する．

口腔神経症

neurosis on oral symptom

古郷幹彦　大阪大学大学院教授・口腔外科学

【概念】

日常の不安や恐怖などの精神的状況を解決できない結果として歯痛，口臭，唾液分泌異常，味覚異常や歯科治療の恐怖を訴える場合をいう．

【頻度】

口腔神経症はよく知られていない疾患であるが，経験上，中高年で頻度が高くなると考えられる．

【症状】

局所に器質的異常は認められない．口臭や唾液分泌の異常も認められない．味覚異常や歯痛の原因も認められない．にもかかわらず症状の自覚がある．局所所見以外には，よく問診をとると精神的なストレスを生じる状況が別に存在している．

【問診で尋ねるべきこと】

精神的なストレスの要因の有無．

【検査】

ガムテスト（唾液分泌検査），味覚検査（電気味覚検査，濾紙ディスク法）などに異常を認めない．

【診断のポイント】

患者の訴えに関しては異常が認められない．精神的ストレスが存在している．ストレスと訴えに関係が認められる．

治療方針

最も重要なことは局所に異常がなく，症状は患者の心因が深くかかわっていることを患者自身によく理解させる．

治療法

ストレスに対する精神療法を行う．軽度

な場合は抗不安薬の投与で改善がみられる．

味覚異常
dysgeusia

古郷幹彦　大阪大学大学院教授・口腔外科学

表 6-1　味覚障害の分類

- 一次性味覚障害
    1. 遺伝性
    2. 末梢性伝導路障害
    3. 中枢性伝導路障害
    4. 味覚嗅覚同時障害
    5. 突発性
- 二次性味覚障害
    1. 口腔疾患
    2. 全身疾患
    3. 低亜鉛血症
    4. 薬剤性
    5. 風味障害

【概念】
　味覚異常は本来疾患名というよりは症状であるが，多くは原因が明確でなく，味覚異常を病名として扱うことが多い．味覚異常には量的な異常と質的な異常がある．量的とは過敏から喪失（ただし，過敏はあまり認められない），質的とは甘味，塩味，酸味，苦味の質の異常である．

【疾患分類】
　味覚異常は症状であり，全体的に低下しているものを味覚減退という．味をまったく感じないものを味覚消失という．特定の味覚が失われるものを解離性味覚障害，常に味を感じるものを自発性味覚異常，異なった味に感じるものを異味症，すべて嫌な味に感じるものを悪味症という．
　味覚伝導路の異常では，障害の部位により伝導性障害，感覚性障害，神経性障害に分けられる．味蕾の味細胞に味物質が接触するのを妨げられるものを伝導性障害という．味細胞に障害のあるものを感覚性障害，味覚神経の伝導経路に障害のあるものを神経性障害という．原因別には表 6-1 のように分類される．

　❶末梢性伝導路障害：舌神経，鼓索神経，大錐体神経，舌咽神経，迷走神経などの神経障害による．Bell 麻痺，Hunt 症候群，慢性中耳炎，聴神経腫瘍などで認められる．神経が傷害された場合などで，中耳手術や口蓋扁桃摘出術，喉頭手術後に稀に認められることもある．舌癌の進行により認められることもある．

　❷中枢性伝導路障害：中枢神経内，延髄孤束核からの二次ニューロンは内側毛様帯を上行し視床後内側腹側核に至り，三次ニューロンは味覚領野に至る．この周辺の血管障害や腫瘍，外傷による破壊により発症する．

　❸味覚嗅覚同時障害：ウイルス感染などにより末梢伝導路に障害をきたすと，味覚と嗅覚が同時に障害されることがある．

【味覚異常をきたす口腔疾患】
　口内炎，口腔真菌症，口腔乾燥症，感冒や放射線による口腔粘膜炎などが原因となる．過度の舌ブラシ，口内炎用軟膏の過度の塗布も原因となることがある．過度の喫煙も舌乳頭の角化異常をきたす．過度の口腔内の刺激は味覚異常を発症させることがある．

【味覚異常をきたす他の疾患】
　鉄欠乏性貧血，悪性貧血，肝不全，腎不全，糖尿病，甲状腺機能低下症などが挙げられる．

　❶低亜鉛血症：亜鉛は細胞分裂の際の DNA の複製に重要な働きをするが，味細胞は代謝が早く，亜鉛摂取不足は味覚異常を引き起こす．

　❷薬剤性：循環器系薬剤や精神神経系薬剤のうち 50 種類を超える薬剤が味覚異常

を引き起こすことが認められている．特に長期連用や多剤併用で起こしやすい．薬剤の亜鉛キレート作用により亜鉛が過剰に消費されると発症しやすい．味覚受容器の神経伝達を阻害する薬剤も認められている．

❸風味障害：感冒の後，嗅覚の異常による味の異常感覚のこと．

❹心因性：神経症，仮面うつ病，転換ヒステリーなどでは味覚検査では正常でも味覚異常を訴えることがある．

❺その他：食生活によるものや喫煙・飲酒，加齢などにより味覚異常は認められる．

【頻度】

味覚異常の頻度は原因の頻度によるが，正確に味覚検査を行った場合，わが国の20歳前後の健常者でも4人に1人の割合で味覚異常が検出されたという報告がある．しかし，その9割以上が味覚異常に気がついていないとされる．一方，65歳以上の高齢者の研究では，実に36.6％に程度の差はあるが異常が認められたと報告されている．高齢者の場合，そのほとんどが何らかの全身疾患を有しており，それとの因果関係も可能性として考えられる．わが国における年間の味覚異常の発生数は14万人ともいわれている．

【症状】

症状としては前述したように量的異常としての味の喪失感を訴えるものと，質的異常としての異味感を訴えるものが多い．

【診断のポイント】

診断に最も重要なことは患者の訴えが事実かどうかである．多くは味覚異常の事実はなく心因性であることが多いのもこの疾患の特徴である．

治療方針

主疾患の部分症状であれば，その原疾患を見いだすことが重要である．原疾患の治療を行う．治療法として明確なものは低亜鉛血症の際の亜鉛製剤の投与である．同時に低亜鉛血症の原因を検討する必要がある．消化管の吸収障害，薬剤によるキレート化などである．薬剤としては降圧利尿薬，抗菌薬，消炎鎮痛薬，精神安定薬，抗うつ薬，肝疾患治療薬などが考えられる．薬剤の中止・変更も治療として考えられる．味覚異常の原因が不明確なものは難治である．

【検査】

味覚異常の検査としては，電気味覚検査やテーストディスクによる味覚検査（濾紙ディスク法）が行われている．

口腔および舌の腫瘍，白板症

tumor of oral cavity and tongue/leukoplakia

草間幹夫　自治医科大学教授・歯科口腔外科学

【概念】

口腔の腫瘍には良性と悪性があり，それぞれ上皮性のものと非上皮性のものに分類される．悪性腫瘍はおおむね9割が癌腫で，その大部分が扁平上皮癌である．次いで唾液腺由来の腺系の癌が多い．肉腫や悪性黒色腫も少数だがある．口腔には歯原性腫瘍という歯を形成する組織に由来する腫瘍があり，多くは良性である．白板症は，病理組織学的には粘膜上皮の異形成であり，紅板症とともに前癌病変とされる．悪性リンパ腫や白血病が口腔内に発症することがあり，他部位の癌が口腔内に転移巣として現れることもある．

【疾患分類】

口腔腫瘍は，線維腫，血管腫などの軟組織良性腫瘍，エナメル上皮腫などの硬組織に生じる歯原性腫瘍，非歯原性腫瘍および

悪性腫瘍（口腔癌）に分類される．口腔癌は発生部位別に，①頬粘膜，②上顎歯肉，③下顎歯肉，④硬口蓋，⑤舌，⑥口底に分類される．進行度は，原発巣の大きさでT1～T3に分類され，周囲組織（筋肉，皮膚，骨など）に進展したものがT4となる．病期は，StageⅠ～Ⅳに分類される．白板症は慢性炎症に分類される．

【頻度】

2007年の頭頸部癌学会による2003年の調査では，全頭頸部癌3,219例のうち口腔癌1,901例（約60％），そのうち舌癌は897例（口腔癌の約50％）であった．男女比は1,126：775（約3：2），年齢は60歳代がピークで，次いで70歳代であった．好発部位は，舌が最も多く，次いで下顎歯肉である．良性腫瘍：悪性腫瘍の患者数は約5：1である．

【症状・病態】

口腔の良性腫瘍は無痛性の腫瘤・腫脹として現れる場合が多い．顎骨に多くできる歯原性腫瘍は骨の吸収を伴うことが多い．口腔癌の臨床症状は，硬結，潰瘍（周囲に堤防状隆起を伴う）が特徴であり，進行すると疼痛が生じる．臨床視診型は，乳頭型，白板型，肉芽型（以上を外向型という），膨隆型，潰瘍型（以上を内向型という）に分類される．進展すると頸部リンパ節転移や肺などに遠隔転移を生じることがある．白板症は無痛性の白斑として口腔粘膜に多発するが，中にびらんを伴うタイプがある．前癌病変はこのタイプに多い．白板症の癌化は約5％といわれている．

【問診で尋ねるべきこと】

いつから症状を自覚したかを尋ねる．口腔内は不顕性に症状が進むことがあり，正確に聞き出すのは難しいが，癌の進展度を推察できる．喫煙歴，飲酒歴を尋ねる．どちらも口腔癌発症の原因の1つとされる．

【必要な検査】

X線検査（パノラマ，デンタル，頭部，胸部），CT，MRI，エコー，PETなどの画像検査．原発巣の確定診断は，生検による病理組織学的診断による．扁平上皮癌の腫瘍マーカーはSCCだが，早期癌では陰性のことが多い．悪性腫瘍あるいは前癌病変の鑑別にはヨード（ルゴール）による生体染色が有用である．

【診断のポイント】

口腔癌原発巣の多くは，周囲に堤防状隆起のある潰瘍である．浸潤性に発育し，周囲の顎骨を吸収したり，神経症状を呈したりする．病巣の周囲に前癌病変である白斑を伴うことがある．1週間経過をみて消退しない病巣は癌を疑う．頸部リンパ節転移や肺などの遠隔転移を生じることがしばしばある．「口腔癌取扱い指針」「舌癌取扱い指針」などに準拠する．

【鑑別診断】

鑑別は，口腔の悪性腫瘍，良性腫瘍，粘膜疾患（白板症，紅板症を含む），悪性リンパ腫，白血病，歯性炎症，特異性炎（結核，梅毒など）がある（表6-2）．

【入院・専門医移送の判断基準】

医学部付属病院，歯学部付属病院の口腔外科あるいは病院の歯科口腔外科に入院が必要．日本口腔外科学会専門医，日本口腔外科学会指導医への受診が望ましい．

治療方針

1) 良性腫瘍は切除する．
2) 白板症は限局性のものは切除する．
3) 早期癌は外科療法．
4) 進行癌は術前治療後に外科療法を行う．組織欠損の大きな症例は再建手術を併用する．ただし，早期癌で手術より放射線療法が適応の症例（例えば頬粘膜癌）では手術を回避しうる．

治療法

❶薬物療法：口腔癌では術前術後の使用が標準となる．年齢，体表面積で適宜増減

表6-2 口腔腫瘍の鑑別疾患

1. 腫瘍
   1) 良性腫瘍
      軟組織腫瘍：線維腫，乳頭腫，血管腫，神経鞘腫，脂肪腫など
      硬組織腫瘍
         歯原性腫瘍：エナメル上皮腫，歯牙腫など
         非歯原性腫瘍：骨腫など
   2) 悪性腫瘍：癌腫（扁平上皮癌，腺様嚢胞癌など），肉腫，悪性黒色腫，悪性リンパ腫，白血病など
2. 粘膜疾患
   1) 角化異常病変：白板症，扁平苔癬，紅板症など
   2) 潰瘍性病変：再発性アフタ，多形滲出性紅斑，Behçet病など
   3) 全身性疾患による粘膜病変：感染症，血液疾患，内分泌疾患
3. 感染症
   1) 化膿性炎症
   2) ウイルス感染症：単純疱疹，帯状疱疹
   3) 特異性炎：梅毒，結核
   4) 真菌感染症：カンジダ症
4. 嚢胞
5. 外傷
   褥瘡性潰瘍

する．経静脈投与の抗癌薬には，シスプラチン（CDDP），5-フルオロウラシル（FU），メトトレキサート（MTX），ドセタキセル（TXT）などが使用される．

【処方例】

1) ティーエスワンカプセル（20 mg, 25 mg） 4カプセル 分2 朝・夕
2) ユーエフティカプセル（100 mg） 3～6カプセル 分3 朝・昼・夕
3) ユーエフティE顆粒（20%） 1.5～3.0 g 分3 朝・昼・夕

❷**手術療法**：早期癌では原発巣切除（舌部分切除，下顎辺縁切除など）を行う．白板症も全切除する．進行癌は，原発巣切除（舌半側切除，舌全切除，下顎区域切除など），頸部郭清および再建手術（軟組織，骨）を行う．

❸**放射線療法**：基本的には根治療法としてLinacX線60 Gyを照射する．術前照射は30～40 Gyの照射とする．

【合併症】
1) 腫瘍増大による開口障害，舌の運動障害およびそれに伴う摂食・嚥下障害がある．
2) 腫瘍増大による気道狭窄および閉塞．
3) 誤嚥性肺炎．
4) 栄養不良．
5) 口腔内・頸部からの出血．
6) 局所の癌浸潤による疼痛・知覚鈍麻．

【予後】
良性腫瘍は切除後の再発はほとんどない．口腔癌について，早期癌の5年生存率は約85～90%，進行癌は約40～50%．全体の5年累積生存率は約70%である．

【患者説明のポイント】
口腔癌は本人に告知のうえ，治療の目的，治癒率，治療中の障害，治療後の整容的・機能的障害，術後の食事，リハビリテーションについて詳細に話し，家族の協力も得る．

【経過観察】
　口腔癌は，定期的に顎・口腔・全身の診察をし，X線検査，CT，エコー，血液検査を行う．

【医療スタッフへの指示】
　口腔癌については，口腔ケアを十分に行い，食事，会話，表情，運動能力に注意し，また精神的障害にも注意する．

咽頭異物
pharyngeal foreign bodies

市村恵一　　自治医科大学教授・耳鼻咽喉科

【概念】
　異物が咽頭（上咽頭，中咽頭，下咽頭）に刺入，あるいは嵌在している状態．

【疾患分類】
　異物の性状（魚骨，金属，木片，プラスチックなど）による分類，刺入，あるいは嵌在した部位（上咽頭，中咽頭，下咽頭）による分類がある．

【頻度】
　小児では中・下咽頭の異物は少ない．魚骨が多いが，その種類については地域差がかなりある．一般的にはウナギやアジが多い．70％は扁桃に刺さり，次いで舌根部である．割り箸，フォーク，歯ブラシなどをくわえて転倒したり，ぶつかったりすることでそれらが軟口蓋や咽頭後壁から刺入するケースもある．成人でも魚骨が扁桃や舌根に刺入する場合が多い．高齢者では餅が下咽頭に嵌頓する場合が有名で死亡原因となる．義歯の嵌頓もみられる．

【症状・病態】
　扁桃に刺さった場合は，舌骨大角付近を指してチクチク痛むと訴える．訴えと実際の異物存在部位はかなりの率で一致する．大きな骨が深く突き刺さった場合は嚥下痛が強く，甲状軟骨を動かして痛い場合には食道の入口に刺入していることが多い．

【問診で尋ねるべきこと】
　小児や認知症患者では異物誤飲の可能性を訴えないので，食べようとしない，涎をたらして飲み込もうとしない状態をみたら異物刺入も考える．親や関係者にその可能性を問うとともに，考えられる異物の種類，大きさ，性状を確認する．異物刺入を訴えている場合は異物の大きさ，形状を確認する．手元に残っている場合には先端に欠損部分があるかを確認する．患者の訴える刺さった部位と実際の異物嵌在部位とは，患側については信用がおけるが，高さについては当てにならない．

【必要な検査と所見の読み方】
　まず大きく開口させ，扁桃や咽頭後壁に異物が存在するか確認する．これでわからなければ，ファイバースコープまたは電子スコープ（以下，スコープ）を経鼻的に挿入し，上咽頭，下咽頭をよく観察する．いったん刺さったが，外れた場合でも咽頭痛は残り鑑別が難しい．刺入外傷が歴然なら，損傷の大きさよりも刺入方向，深さに注意し，ゾンデを刺入してCT撮影を行う．

【入院・専門医移送の判断基準】
　下咽頭餅異物が疑われたなら，緊急用指摘出が成功しない限り緊急輪状甲状膜切開，気管切開を考慮すべきで専門医に移送する．

治療方針
　異物が確認されれば必ず摘出する．舌圧子で舌を押さえて鉗子で把持除去するか，スコープ下に鉗子で除去する．深部刺入外傷では多くは抗菌薬治療のみでよいが，合併症がある場合は適切な対処をする．

治療法
　下咽頭異物の場合は，消化器内視鏡に熟練していれば，局麻後スコープを挿入して

モニター監視下に摘出するのに苦労はいらない．扁桃刺入例では舌圧子を用いながらハイマン鋭匙鉗子を用いて摘出するほうが容易である．餅異物のときは指を咽頭に入れ嘔吐反射を誘発して吐き出させる．だめならそのまま用指的摘出を試み，できるだけ掻き出し，まだ呼吸困難があれば輪状甲状膜切開を行う．

【合併症】
深部刺入での合併症は少ないが，咽後膿瘍，縦隔炎，内頸動脈血栓症，小脳血腫など重篤である．神経症状出現までに潜時があるので注意したい．

【患者説明のポイント】
緊急性や生命予後に関係する例は餅異物を除きほとんどないが，放置すると咽後膿瘍など重症化する例もあるので，確実に除去する．異物がみつからないときは，「もう刺さっていないようだが，場合により深く入り込んでしまってみえないこともあるので症状に注意し，今後悪化する場合は改めて受診して下さい」と話しておく．

唾液腺炎
sialoadenitis

吉原俊雄　東京女子医科大学教授・耳鼻咽喉科

【概念】
唾液腺の炎症はさまざまな原因で引き起こされる．細菌やウイルス感染，末梢導管の先天異常によるもの，唾石の存在，全身疾患や免疫力低下によるものなどが挙げられる．程度の差はあるが，唾液腺の腫脹，疼痛と発熱などが主な症状である．多くは耳下腺，顎下腺など大唾液腺の炎症が臨床上問題となる．小唾液腺の炎症の頻度は少なく，局所的病変と全身疾患の一部を反映するものがあり，口内炎や口唇腺の炎症として発現する．

表6-3　流行性耳下腺炎（ムンプス）でみられる臨床症状

分泌腺組織	
耳下腺炎	60〜70%
顎下腺炎	10%
精巣・精巣上体炎	25%（思春期以降男子）
卵巣炎	5%（思春期以降女子）
膵臓炎	5%
神経系組織	
髄液中細胞増多	50%
髄膜炎	1〜10%
脳炎	0.02%
ムンプス難聴	0.19〜0.54%
その他	
心電図異常所見	5〜15%
腎機能異常（軽度）	＞60%

（堤　裕幸：ムンプスワクチンの効果と髄膜の実態．小児内科 36：471-473, 2004 より一部改変）

【疾患分類・頻度】
唾液腺炎には耳下腺炎，顎下腺炎，また両腺に同時に発症する場合がある．流行性耳下腺炎（ムンプス）はそのほとんどが小児期に罹患するが，症例によって耳下腺，顎下腺の一側または両側腫大を示し，4腺のすべてに症状を呈することもしばしばである．

細菌感染で高齢者に頻度の高い化膿性耳下腺炎や小児期に発症する反復性耳下腺炎などがある．

【症状・病態】
❶流行性耳下腺炎（ムンプス）：ムンプスウイルスはパラミクソウイルスの1種でRNAウイルスで飛沫感染や唾液などから感染し，3〜8歳ごろが好発年齢である．唾液腺腫脹の3日前〜第4病日までが感染性が高く，腫脹後9日までは唾液中にウイルスが存在するため，学童児は耳下腺腫脹が消失するまで登校を控えねばならない．耳下腺腫脹と発熱が特徴的であるが，そのほか多臓器にわたりさまざまな臨床症状，合併症を呈する（表6-3）．

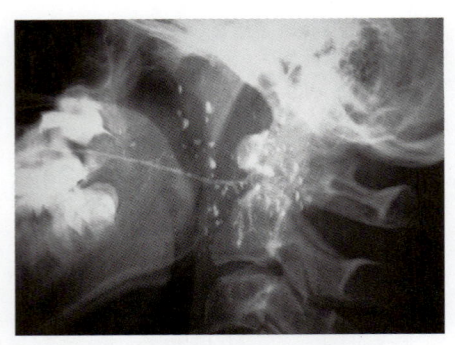

図6-1　反復性耳下腺炎の唾液腺造影像
（13歳，男児）

❷化膿性耳下腺炎：抵抗力の低下した高齢者，糖尿病罹患者，ステロイド長期使用，重症の手術後や出産後など衰弱した状態にしばしばみられる疾患である．起炎菌として黄色ブドウ球菌，連鎖球菌，嫌気性菌などが挙げられる．現在は術後管理の発達や抗菌薬の適切な使用により術後の耳下腺炎が減少する一方，放射線照射や抗癌薬投与に伴って起こる例の増加と，各々の頻度は変化している．自己免疫疾患であるSjögren症候群も耳下腺に感染を併発すると疼痛や発赤が著明となる．

❸小児反復性耳下腺炎：本疾患は症状が反復し，唾液管開口部からの膿汁排泄が特徴であるが，ムンプスは基本的に1回の罹患であることで鑑別しうる．男児に多く，初発は4～6歳までにみられる．症例により一側あるいは両側耳下腺にみられ，ほとんどの症例は10歳～思春期までに自然治癒する．原因は不明であるが，先天的な末梢導管の囊胞状拡張を背景に細菌感染が起こり発症するとする説，免疫力の低い時期に口内常在菌による慢性耳下腺炎が存在し末梢導管の囊胞状拡張が起こり，さらに症状を増悪させていくとする説がある．

【診断】
　ムンプスは臨床症状のほか，CF法でのムンプス抗体価による急性期と回復期のペア血清で4倍以上であれば診断される．急性期ではEIA法によるIgMが陽性となり有用な検査法である．急性化膿性耳下腺炎では白血球増多と血清アミラーゼが上昇しないことでムンプスと鑑別される．小児反復性耳下腺炎は耳下腺造影でSjögren症候群に類似する点状漏洩像が特徴である（図6-1）．

治療方針

　ムンプスの有効な治療法はなく安静と対症療法が主体で，ワクチンによる予防接種が重要である．化膿性耳下腺炎は安静と水分補給，ペニシリンや第1世代セフェム系抗菌薬の点滴投与を行う．膿瘍形成の際は切開排膿術の適応となる．小児反復性耳下腺炎は抗菌薬と消炎鎮痛薬投与，間欠期には口腔の清潔保持と唾液分泌を促進するためガム，レモンなどの摂取を行う．

処方例

〔急性化膿性耳下腺炎〕
1）ペントシリン注　1回1～2g　1日2回　点滴静注
　　ダラシンS注　1回600mg　1日2回　点滴静注

唾石症
sialolithiasis

吉原俊雄　東京女子医科大学教授・耳鼻咽喉科

【概念】
　唾石症は唾液腺腺体内あるいは唾液管内に形成される結石によりさまざまな症状を呈する疾患である．原因として脱落上皮，細菌，管内への迷入異物などが核となり，唾液中の物質であるリン酸カルシウム，炭

酸カルシウムが層状に沈着することで形成される．

【疾患分類】
大唾液腺である耳下腺，顎下腺，舌下腺に発生するものと，小唾液腺由来に大別され，耳下腺，顎下腺では局在部位によって腺体内，腺管内，移行部唾石に分けられる．

【頻度】
唾石の発生頻度は顎下腺が98％以上，次いで耳下腺，舌下腺となるが，その頻度は1〜2％程度である．唾石の存在部位は半分以上は腺管内，約30％が移行部，腺体内が15％程度である．小唾液腺の頻度はきわめて少なく，口腔あるいは口唇粘膜下の小腫瘤として発見される．顎下腺に多い理由は耳下腺に比べWharton管が長く太いこと，開口部に向かって重力と逆の上方に流れること，混合腺で唾液粘稠度が高いことなどが挙げられる．

【症状・病態】
必ずしも全症例にみられるものではないが，摂食時の痛み(唾疝痛：colic salivaris)と唾液腺の腫脹(唾液腫瘤：tumor salivaris)が特徴的で，摂食時に唾石の存在によって唾液流が阻害され引き起こされる．食後徐々に症状は消退する．長期経過の後に腺萎縮が起こるとこれらの症状もみられなくなる．局所所見として顎下腺Wharton管や耳下腺Stenon管開口部に唾石の一部をみることがある．感染を併発し急性唾液腺炎を起こした場合，圧痛や皮膚発赤がみられ唾液管からの膿汁排泄がみられる．

【診断】
上記症状を認めれば唾石の存在を強く疑う．顎下腺では触診，双指診で口腔底や移行部付近で唾石を触れることがあり，耳下腺でも頬部でStenon管走行部に一致して

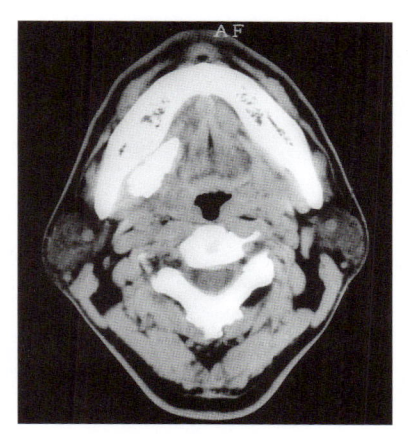

図6-2　顎下腺唾石のCT像

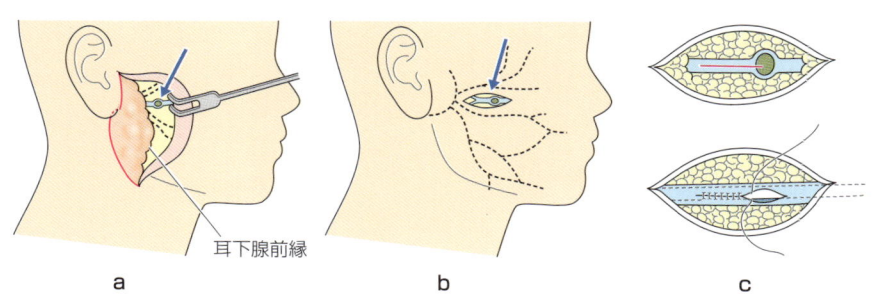

図6-3　耳下腺唾石摘出法(外切開)
a：耳下腺手術に準じた切開を置き(赤線)，Stenon管を露出し摘出(矢印)．点線は顔面神経．
b：Stenon管に平行に3〜4 cm切開．管を縦切開し摘出(矢印)．
c：いずれもシリコンチューブを挿入し縫合する．

触れることがある．X線，CT，唾液腺造影，エコー検査は診断に有効であるがCTが最も描出されやすい（図6-2）．

治療方針

小さい唾石で症状も軽微であれば自然排出を期待してしばらく保存的に経過をみる．感染を併発しているときは抗菌薬投与が必要である．腎結石で使用される体外衝撃波結石破砕術（extracorporeal shock-wave lithotripsy：ESWL）も試みられているが，まだ一般的ではない．

手術法は口内法と外切開法がある．移行部，管内唾石で口内から触れる唾石は適応となるが，移行部から腺体内のものは後者を選択することが多い．顎下腺唾石は腺とともに摘出，耳下腺唾石は頰部皮膚切開でアプローチする方法と，耳下腺腫瘍手術に準じた切開線で唾石を含むStenon管を露出する方法があるが，いずれも顔面神経の損傷に注意する（図6-3）．欧米では唾液管内視鏡（sialendoscopy）下の摘出法が広まっているが，わが国でも当科を含め数か所で既に採用されており，今後普及していく可能性がある．

咽頭～食道領域における内視鏡診療解説書の決定版！

食道疾患の内視鏡診断と治療

井上晴洋 昭和大学教授
昭和大学消化器内視鏡国際研修センター/昭和大学横浜市北部病院消化器センター兼務

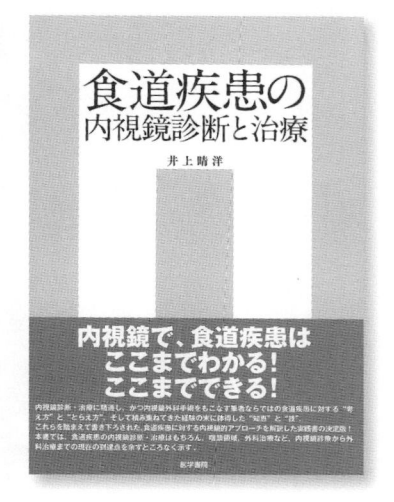

内視鏡で、食道疾患はここまでわかる！ここまでできる！

食道癌を中心に、食道良性疾患、中・下咽頭領域においてもここまで内視鏡診療が可能になったという到達点を、豊富な症例を用いて解説、その問題点や今後の展望も交えて触れる。内視鏡診療に加え、内視鏡外科手術もこなす著者の考え方・方法論を紹介。
まさに、咽頭～食道領域における内視鏡診療を解説する書籍として、内視鏡医だけでなく、外科医にとっても決定版の書籍である。

目次

I章 食道癌の疫学
 A. 食道癌の統計(文献的考察)
 B. リスクファクター
 C. われわれの施設の統計

II章 食道癌の内視鏡診断
 A. 内視鏡によるスクリーニング
 B. 内視鏡的異型度診断
  拡大内視鏡所見と超・拡大内視鏡所見
 C. NBI 拡大内視鏡と IPCL pattern 分類
 D. 微小上皮内腫瘍の診断
 E. 食道癌の発育伸展について
 F. 超・拡大内視鏡

III章 食道癌の内視鏡治療
 A. EMR/ESD

IV章 中・下咽頭の内視鏡診断と治療
 A. 中・下咽頭の解剖と内視鏡観察のコツ
 B. 中・下咽頭癌の診断
 C. 中・下咽頭粘膜癌の治療
 D. 症例提示

V章 その他の食道疾患の内視鏡診断と治療
 A. 良性疾患
 B. 悪性疾患

VI章 外科治療
 A. すべて内視鏡外科手術か？ 開胸・開腹術の適応は？
 B. 術前検査と手術への準備
 C. 食道癌手術患者に対する周術期補助療法
 D. 鏡視下食道切除・再建術(HALS 併用)
 E. 腹臥位の食道切除術
 F. 術後管理
 G. 食道癌手術における偶発症
 H. 手術成績
 I. 頸部食道癌

● B5 頁216 2009年 定価10,500円(本体10,000円+税5%) [ISBN978-4-260-00868-6]

医学書院 〒113-8719 東京都文京区本郷1-28-23
[販売部]TEL：03-3817-5657 FAX：03-3815-7804
E-mail：sd@igaku-shoin.co.jp http://www.igaku-shoin.co.jp 振替：00170-9-96693

消費税率変更の場合、上記定価は税率の差額分変更になります。

内視鏡外科手術の技術向上をめざす
外科医のための BOOK & DVD

ステップアップ
内視鏡外科手術 DVD付

監修 若林 剛 岩手医科大学外科学講座 教授
編集 佐々木章 岩手医科大学外科学講座 准教授

■本書の特徴
内視鏡外科手術のステップアップをめざす外科医向けの技術解説書。各種手術の手順を3つのSTEPに分けて解説するとともに、STEP毎の手術映像を付録のDVDで紹介。手技の確立した定型的な手術から、種々の単孔式手術や腹腔鏡補助下ドナー肝切除術など難易度の高い術式まで網羅。内視鏡下手術を安全・確実に行うために必要な技術を、読んで見て習得できる。

● B5 頁260 2012年
定価14,700円(本体14,000円+税5%)
[ISBN978-4-260-01542-4]
消費税率変更の場合、定価は税率の差額分変更になります。

■目次
【総論】
1 内視鏡外科手術の基本手技
2 ルームセットアップの基本
3 トロッカー挿入の基本
4 術野展開の基本
5 消化管吻合の基本
6 止血法の基本
7 リンパ節郭清の基本
8 内視鏡外科手術器具の基本的な使い方と注意点
9 エネルギーデバイスの種類と基本的な使い方
10 手術の標準化と教育
11 3D-CT画像構築を用いた術前シミュレーション
12 内視鏡外科手術に特有な合併症
【各論】
食道手術
1 腹臥位腹腔鏡下食道切除術
2 腹腔鏡下食道良性腫瘍摘出術
3 単孔式腹腔鏡下 Heller-Dor 手術
4 単孔式腹腔鏡下 Nissen 手術

胃手術
1 腹腔鏡補助下幽門側胃切除術
2 腹腔鏡補助下胃全摘術
3 腹腔鏡下胃切除術(再建術)
4 単孔式腹腔鏡下胃局所切除術
5 腹腔鏡下スリーブ状胃切除術
大腸手術
1 腹腔鏡補助下結腸切除術
2 腹腔鏡補助下低位前方切除術
3 腹腔鏡補助下大腸全摘術
4 腹腔鏡下直腸固定術
肝胆膵脾手術
1 腹腔鏡下肝部分切除術
2 腹腔鏡下肝外側区域切除術
3 腹腔鏡下肝葉切除術
4 腹腔鏡補助下肝切除術
5 腹腔鏡補助下ドナー肝切除術
6 単孔式腹腔鏡下胆嚢摘出術
7 腹腔鏡下膵動静脈温存尾側膵切除術
8 単孔式腹腔鏡下脾臓摘出術

内分泌外科手術
1 内視鏡下甲状腺切除術
2 腹腔鏡補助下乳房部分切除術
3 単孔式腹腔鏡下副腎摘出術
小児外科手術
1 単孔式腹腔鏡下鼠径ヘルニア修復術
2 単孔式腹腔鏡補助下虫垂切除術
3 単孔式腹腔鏡下噴門形成術
付録DVDについて
総論5(消化管吻合の基本)、総論10(手術の標準化と教育)および各論で解説されている手術の映像を収録。収録時間計約100分。なお、総論10(手術の標準化と教育)を除き音声は記録なし。

医学書院 〒113-8719 東京都文京区本郷1-28-23
[販売部]TEL:03-3817-5657 FAX:03-3815-7804
E-mail:sd@igaku-shoin.co.jp http://www.igaku-shoin.co.jp 振替:00170-9-96693

携帯サイトはこちら

7 食道疾患

乳児・小児の食道疾患
esophageal diseases of the infant and children

金子道夫　前筑波大学小児外科

新生児・乳児・小児の主要な食道疾患として以下の4疾患を取り扱う．

食道閉鎖症

【概念】
気管は食道から分離形成されるが，そのプロセスで食道の連続性が絶たれ，多くは気管との交通を残したものである．出生3,000に1程度の発生率である．上部食道は閉鎖し，下部食道と気管に気管食道瘻があるGross C型といわれる病型が85～90％，残りの大部分は気管食道瘻のないA型である．したがって，腹部にガスのあるのがC型，ないのがA型と考えてほぼよい．

【診断】
出生前診断が可能で，羊水過多のある胎児の頸部に拡張した上部食道が嚢胞のようにみえれば食道閉鎖を強く疑う．生後，唾液の嘔吐，チアノーゼで診断されることもあるが，出生時に口腔内吸引する際に胃内吸引を行えば，チューブが途中で反転してしまうことで容易に診断可能である．染色体異常，十二指腸閉鎖・鎖肛などの消化器，心，泌尿器，骨格などに合併奇形を高率に伴う．

治療法
治療は持続口腔内吸引で肺合併症を防ぎ，気管食道瘻閉鎖，食道吻合を，通常，胸膜外到達法で行う．必要により胃瘻を造設する．A型では食道上下盲端の距離が大きく，直ちに食道吻合が不能な例が多いので，胃瘻を造設して，経腸栄養を行う．食道上下盲端の延長ブジーを行って，一期的食道閉鎖が可能なように上下食道の延長を行う．筋層切開付加(Livaditis法)しても食道端々吻合できるように努力するが，不可能な場合，胃管，全胃，有茎空腸，有茎結腸などを用いて再建手術を行う．

【予後】
食道閉鎖症の予後は合併奇形の重症度によることが多く，出生体重1,500 g以上例でのこの疾患自体の予後は良好である．

先天性食道狭窄症

【概念】
25,000出生に1例程度の稀な疾患である．気管原基迷入，筋線維性肥厚，膜様狭窄(web)に分けられる．乳児期には特に症状はなく，離乳が本格的になる9か月ごろより胃酸を混じない嘔吐が次第にひどくなり，体重増加不良となるのが典型的な経過である．

【診断】
食道造影で診断は容易である．食道が急に細くなる場合は気管原基迷入，紡錘形に細くなる場合には筋線維性が多いといわれる．

治療法
治療は狭窄が高度でなければバルーン拡張を試み，不成功なら手術を行う．(軟骨を有する)気管原基迷入では切除端々，筋線維性では筋切開(Hellerの手術)を行う．切除範囲が大きい場合には逆流防止術を付加する．

食道アカラシア

【概念】
下部食道括約筋の弛緩不全のために通過障害をきたし，食道がほぼ全長にわたり高度に拡張する疾患．長期にわたる嘔吐，経口摂取不能，成長障害を主訴とする．

【検査】

胸部写真で拡張した食道を胸椎右側に認め水準面形成が証明できることが多い．上部消化管内視鏡では送気しても狭窄部は開かないが，ファイバーは通過できる．

治療法

治療は筋線維性肥厚に準じる．

腐食性食道炎

【概念】

強アルカリ性の洗剤・漂白剤や化学薬品の誤飲により口腔粘膜，胃粘膜とともに食道粘膜も広範に壊死し，食道狭窄をきたす．

治療法

経静脈栄養とし，内腔確保と減圧用の経鼻胃管を通し，抗菌薬，H_2受容体拮抗薬とともにステロイドの全身投与を行う．1〜2週後に造影を行い，狭窄があればステロイド局注，バルーン拡張を反復する．狭窄が高度な例は手術を行うことを検討するが，難治である．リチウム電池誤飲では来院までに既に食道粘膜が腐食し，摘出困難で，摘出後深い潰瘍を形成したり，食道全層壊死をきたすこともある．

気管・気管支食道瘻

tracheoesophageal/bronchoesophageal fistula

石丸哲也　東京大学小児外科
岩中　督　東京大学教授・小児外科

【概念】

気管・気管支食道瘻は，先天性のものと，腫瘍の浸潤やカフ付きチューブ留置による損傷，感染などの後天性のものに分けられる．瘻孔を介した気道系の感染と経口摂取後の咳嗽が特徴的であり，自然閉鎖は期待できない．原因疾患と患者の状態を十分考慮し，瘻孔切離，気管切除吻合，ステント留置などの治療法を選択する必要がある．

【疾患分類・重症度分類】

先天性の気管食道瘻は食道閉鎖症に合併するため，その詳細は前項を参照．

先天性気管支食道瘻はBraimbridgeにより4型に分類されている．先天性だが瘻管が細いため小児期以降に発症し，30歳代で診断されることが多い．

後天性の中では，悪性疾患（食道癌，肺癌，悪性リンパ腫など）によるものが最も多く，非腫瘍性の原因としては，気管内チューブもしくは気管切開チューブのカフによる損傷，外傷，異物，縦隔の炎症（結核，真菌），放射線照射などが挙げられている．近年，罹患率増加に伴いHIV患者での報告もみられるようになっている．

【頻度】

腫瘍性の中では食道癌が最も多い．全食道癌患者の4.5％，全肺癌患者の0.3％に瘻孔が生じるといわれている．

気管浸潤している食道癌では化学放射線療法中に60％以上の患者に瘻孔が生じる．

【症状・病態】

気道系と食道が瘻孔によって交通しているため，経口摂取（特に液体）後の咳嗽と難治性の肺炎が特徴である．胸痛，喀血，嚥下障害などがみられることもある．

人工呼吸管理中の患者では，気管内吸引の量が突然増加する，気管内から胃内容物が吸引される，説明不能な吸気・呼気換気量の差が出現する，急激な腹部膨満が出現するなどの症状を呈することがある．

【問診で尋ねるべきこと】

原因疾患の既往，特に放射線療法の有無を尋ねる．

【必要な検査と所見の読み方】

❶食道造影：肺病変を悪化させないよう

表 7-1　先天性気管支食道瘻の診断基準

1. 瘻管や食道の周囲に炎症所見がない
2. 瘻管にリンパ節癒着がない
3. 瘻管が組織学的に粘膜と粘膜筋板を有している

に希釈したバリウムを用いる．食道気管支瘻の交通部位は右側優位であり（84.4％），下葉，特に B6 が多い．瘻孔が細い場合には描出されないこともあり，また気管が描出されても誤嚥のためか瘻孔のためか鑑別しにくいこともある．

❷**食道内視鏡**：瘻孔の開口部に気泡が観察される．食道憩室の有無や悪性病変の発見にも必要である．

❸**気管支鏡**：気管支鏡観察下に色素や空気を食道へ注入すると小さな瘻孔の同定に役立つ．

❹ **CT**：CT で瘻孔が描出できることもある．

【診断のポイント】

Brunner の診断基準（表 7-1）を満たしたときに先天性気管支食道瘻と判定できる．

経鼻胃管を挿入した人工呼吸中の患者はリスクが高い．

治療方針

瘻孔の自然閉鎖は稀であり，根治のためには手術が必要である．

治療法

原因が良性疾患の場合，瘻孔切離が第 1 選択であり，再発予防に縫合部を筋皮弁で被覆する．罹患肺が器質化しているような症例では肺切除も検討すべきである．カフによる瘻孔は，損傷が全周におよび気管切除・吻合を必要とすることが多い．術後の陽圧換気は縫合不全などの合併症を引き起こしやすく，人工呼吸を離脱した後の手術が望ましい．

原因が悪性疾患の場合，長期予後が望めないことが多く迅速な対応が求められる．浸潤臓器合併切除を含めた腫瘍全摘による根治が理想的だが，適応となることは少ない．瘻孔が気管から主気管支の間に存在する症例に対しては，肺合併症を防止し，経口摂取を可能とする目的でステントの挿入が行われる．多くの症例で良好な結果が得られるが，必ずしも経口摂取が可能になるとは限らない．患者の状態が良好であれば，食道バイパス術も選択肢となる．

フィブリン糊を用いる方法や，電気メスやレーザーで瘻孔を焼灼する方法もあるが，効果は不確実である．

【合併症・続発症】

瘻孔切離や気管切除・吻合術においては，縫合不全，気管狭窄，嗄声などが起こりうる．

ステント留置術には，ステントの移動や穿通，肉芽形成，吸痰付着による閉塞などが起こりうる．

【予後】

腫瘍性気管食道瘻の予後は，治療が行われないと 1～6 週間といわれている．

後天性非腫瘍性気管食道瘻の報告は少ないが，死亡率は 10.9％であり，人工呼吸を必要とした患者が多い．他に合併疾患がなく，手術が適切に行われれば予後は良好である．

【患者説明のポイント】

胆癌患者に対しては，家族もまじえて，予後も含めた病状説明を慎重に行う必要がある．

胃食道逆流症

gastro-esophageal reflux disease (GERD)

木下芳一　島根大学教授・第2内科

【概念】

胃内容物が食道内に逆流することによって引き起こされる食道の傷害や不快な症状を総称して胃食道逆流症（GERD）と呼ぶ。

【頻度】

本疾患は日本人の胃酸の分泌が増加していること，肥満者が増加していることを背景として増加傾向にあり，健診受診者の10～20％にみられる．消化器疾患では最も高頻度にみられる疾患の1つである．

【分類】

GERDは食道にmucosal breakと呼ばれるびらんや潰瘍のある逆流性食道炎（次項参照）と，これらの病変はないが胃液の逆流によってさまざまな不快な症状の出現する非びらん性胃食道逆流症（non-erosive reflux disease：NERD）に分けられる．

逆流性食道炎は次項で解説されるので，本項ではNERDについて解説する．

【症状】

NERDの原因の2/3は酸性の胃内容物の食道内逆流である．ところが残り1/3の原因については十分明らかとはなっていない．中性胃内容物，胆汁，膵液，胃内ガスなどの逆流が症状出現の原因と考えられているが，それぞれのNERD例で個別の病因を同定することは一般診療の場では困難である．

原因はどのようなものであっても症状は同じで，胸やけ，呑酸，胃痛，胃もたれ，咽喉頭部不快感，胸痛などであり，このうち，胸やけと呑酸はGERD例に特異性が高く定型症状と呼ばれている．

【必要な検査】

GERDと診断するだけなら症状を十分に聴取すればよく検査は必要ない．GERDのうち逆流性食道炎であるか，NERDであるかを確定するためには食道の内視鏡検査を行うことが必要である．NERDであれば食道にびらんや潰瘍の病変はみられない．

【鑑別診断】

定型症状のみを有する場合はNERDと逆流性食道炎の鑑別が必要な場合がある．非定型症状が主症状となるときは，潰瘍や胃癌などの消化管疾患，心疾患，呼吸器疾患，耳鼻科疾患などを鑑別することが必要となる．

治療法

NERD例の治療の目的は不快な症状を消失させ，QOLの低下を改善することである．肥満を有する例では，肥満を改善すれば症状が軽快するとする報告はあるが，エビデンスレベルは必ずしも十分ではない．NERD例の2/3の例は胃酸の食道内逆流が原因であるため胃酸分泌抑制薬が治療に用いられる．

> **処方例**
>
> オメプラール錠（10 mg）　1錠　分1　朝食前
> または
> タケプロンOD錠（15 mg）　1錠　分1　朝食前
> を4週間投与する．

【合併症】

NERD例で合併症が問題となることはほとんどない．

【予後】

NERD例の2/3のみが胃酸の逆流が原因であるため，NERD例にオメプラールやタケプロンのプロトンポンプ阻害薬

(PPI)を用いて強力に胃酸分泌抑制治療を行っても症状が消失または十分に軽快する例は50%程度となる．PPIが有効でない場合には抗うつ薬(保険適用外)や抗不安薬(保険適用外)を用いる場合もあるが，その効果は確実なものではなく，治療に困難が生じる場合もある．

PPIが有効な例では4週間で保険適用上一度治療を中止する必要がある．中止後，症状が再発すれば症状に合わせて再投薬を行う．

【患者説明のポイント】

特定の食事がきっかけとなって症状が出現することがある．この場合きっかけとなる食品を避けるよう指示する．きっかけとなる食品は脂肪分の多い食品，酸性の食品，スパイスを含む食品が多い．

肥満例では体重を減らすように指示する．

逆流性食道炎
reflux esophagitis(RE)

草野元康　群馬大学准教授・光学医療診療部

【概念】

消化液が食道内へ逆流することによる炎症の総称であるが，内視鏡的に所見が明らかなものを指すことが多い．消化液は胃酸，ペプシンのみならず，胆汁(胆汁酸)や膵液(トリプシン)などもその原因となる．前項の胃食道逆流症(GERD)は胃が正常に存在する場合での名称であり，全摘・亜全摘を問わず胃切除術後に生じる食道炎には本病名が使用される．

【分類】

わが国での内視鏡分類はLos Angeles(LA)分類が頻用されている．粘膜障害(mucosal break：MB)の定義を「境界が明瞭な発赤および白苔」と定め，その広がりによりGrade A(5 mm以下)，B(5 mm以上)，C(癒合あり)，D(75%以上の癒合)に分類している．わが国では全くの正常粘膜をGrade N，治療によりMBが消失した状態をGrade O，またMBの定義に合致しない白色混濁や発赤所見(minimal change)をGrade Mなどと付記して使用することが多い．

【頻度】

わが国における内視鏡検査での有病率は4～20%と開きがあるが，年齢，性別，外来，人間ドックなど対象者の違いによるものと考えられている．男性に多い傾向があるが，女性では60歳以上で頻度と重症度が増加する．

近年，H. pylori除菌後に本症が発生することが報告されている．その頻度は欧米では5.5～62.5%，わが国では0.9～19%とばらつきがあるが，おおよそ10%前後とする報告が多い．一方でH. pylori除菌後にもREの発生率には変化を認めず，さらにREが治癒するとの報告もあり，さらなる検討が必要である．

【症状】

定型的症状は胸やけ，呑酸である．嚥下困難は食道裂孔ヘルニアの合併を疑わせるが，粘膜障害が重症になると裂孔ヘルニアがなくても訴える．その他，しみる感じ，嚥下痛，苦い水が上がる，げっぷ，胸痛なども訴える．また，腹部膨満感，食後早期飽満感などディスペプシア症状もしばしば訴え，これらの症状も適切な酸分泌抑制治療により消失することからacid-related dyspepsiaと呼ばれる．その他の非定型的症状，食道外症状は前項の胃食道逆流症(GERD)を参照されたい．

【問診で尋ねるべきこと】

胸やけが最も高頻度の症状であるが，患者によっては胃食道逆流現象に基づかないさまざまな消化器症状を「胸やけ」と訴え

る場合がある．したがって胃食道逆流に特徴的な「前屈姿勢」「食後」「過食」「特定の食物摂取」などにおける増悪の有無などを尋ねる．便秘の有無も確認すべきであり，その存在は消化管運動全体の低下，ひいては胃排出の低下からの胃食道逆流現象を疑わせる．また，患者は「あんこ」「餅」「脂っこいもの」「アルコール」など具体的な飲食物での増悪を経験していることが多い．

問診票はRE診断に有用である．わが国では，frequency scale for symptom of GERD（FSSG：Fスケール），QUEST問診票などが使用されている．前者は治療経過の評価にも用いられる．

【必要な検査】

わが国においては悪性腫瘍の除外や正確なREの診断を目的として，少なくとも初診時には上部消化管内視鏡検査は必須である．内視鏡検査が行われない場合には，プロトンポンプ阻害薬（PPI）治療による反応性を参考にしたPPIテストが行われる場合がある．難治症例や外科的治療の前には食道pHモニタリング，液体のみならず気体の逆流が観察可能なインピーダンス検査，また食道運動障害の有無を検索するために食道内圧検査などが行われる．

治療方針

食事後の横臥，前こごみ仕事，ボディースーツやコルセットの使用など増悪因子の排除や睡眠時の上半身の軽度挙上など，適宜生活指導を行う．メタボリック・シンドロームとREとの密接な関連も報告されており，過食，高脂肪食の摂取を避け，肥満者には減量指導も必要である．過度のアルコールやカフェイン摂取は控え，下部食道括約部圧を低下させるカルシウム拮抗薬や亜硝酸剤，テオフィリン製剤も可能なら変更・中止が望ましい．嗜好品などを過度に禁止しストレス負荷やQOLの妨げとするよりも，筆者は患者が自覚する特定の食物や嗜好品の禁止で十分とし，薬物治療を優先する．

治療法

❶**初期治療**：REの治癒速度および症状消失の早さは薬剤の酸分泌抑制力に依存することから，現在ではPPIが第1選択薬である．PPIは胃酸で分解されやすく小腸で吸収されるため，速やかな小腸内への移行を目的として食事摂取前の投与が望ましく，食後投与で効果が不十分の場合には食前投与に切り替える．8週投与を原則とする．

> **処方例**
>
> 現在市販されている3種類のPPIから1つを選ぶ．
> 1) パリエット錠（10 mg, 20 mg） 1錠 分1
> 2) オメプラール錠／オメプラゾン錠（20 mg） 1錠 分1
> 3) タケプロンOD錠（30 mg） 1錠 分1

内視鏡所見が軽微で萎縮性胃炎を有し酸分泌が亢進していないことが予測され，かつ症状の軽い場合，またアレルギーや副作用でPPIが使用できないときにはH_2受容体拮抗薬が投与される場合もある．

症状が強いときや持続するときはPPIに加え以下の処方を追加する．

> **処方例**
>
> 1) アルロイドG液 1回20〜60 mL 1日3〜4回 空腹期投与
> 2) マーロックス懸濁内服用 1回1.2 g 1日3〜4回 空腹期投与

治療開始時から胃もたれや腹部膨満感などのディスペプシア症状を有するとき，内

視鏡検査時に胃内に食物残渣や胆汁の貯留などを認めた場合には消化管運動改善薬を併用する．ただし，本疾患への保険適用は認められていない．

【処方例】
1) ガスモチン錠(2.5 mg)　3錠　分3　毎食後
2) 六君子湯エキス顆粒(2.5 g)　3包　分3　毎食前

❷維持療法：PPI治療は胃食道逆流現象を防止するのではなく胃酸分泌を抑制することによるREの治療法のため，PPIの中止後には症状が再燃する場合が多い．この場合には維持療法が必要となる．PPIによる維持療法が最も効果が高く，同時に費用対効果にも優れていることが示されており，「再燃・再発を繰り返す逆流性食道炎」の維持療法にはPPIの長期投与が認められている．

【処方例】

通常，初期治療で用いられたPPIの用量を減らして用いる．
1) パリエット錠(10 mg)　1錠　分1
2) オメプラール錠/オメプラゾン錠(10 mg, 20 mg)　1錠　分1
3) タケプロンOD錠(15 mg, 30 mg)　1錠　分1

維持療法の1つとして，症状が出現したときにのみ薬剤を服用するon demand治療も行われる．

❸難治性逆流性食道炎：まず，薬剤のコンプライアンスの状況を確認する．強い薬は副作用も強いと思い，正しく薬剤を服用しない患者も存在する．一般的には高度の食道裂孔ヘルニアの合併例，度重なる再燃・再発で食道壁の変形からLES機能が荒廃している症例，高齢女性，亀背，H. pylori陰性患者では治癒が遅れる．改善傾向があれば同種のPPIをさらに継続する．

薬剤のコンプライアンスがよいにもかかわらずMBが改善されない場合には，投与方法の変更(食前投与に切り替える)，ほかのPPIへの変更，または1日2回の分割投与，さらにPPIの2倍量投与を考慮するが，わが国では保険適用外である．最近では，夜間の酸分泌(nocturnal gastric acid breakthrough：NBA)抑制を目的としてPPIに加え，H_2受容体拮抗薬(1回の常用量)の就寝前追加投与が行われる場合がある．

さらに治療に難渋する場合には，専門医による食道pHモニタリングや食道内圧検査(膠原病の合併の有無，食道運動障害による症状出現の可能性など)が必要となる．

内科的薬物治療に抵抗する症例，長期の薬物治療を希望しない症例，PPIによるアレルギー・副作用などが生じる場合は，内視鏡的治療〔経内視鏡的噴門部縫縮術(endoluminal gastroplication：ELGP)〕や外科的治療(腹腔鏡下噴門形成術＋逆流防止術；Nissen法/Toupet法)が考慮される(外科手術の項，294頁参照)．

❹術後の逆流性食道炎：胃幽門側部分切除の場合は胃底腺領域の酸分泌が保たれており，PPIやH_2受容体拮抗薬など酸分泌抑制薬の投与が第1選択である．ペプシン分泌が消失していると食道炎には白苔を伴わず，発赤所見のみとなりLA分類は使用しづらく，自覚症状の推移が重要な指標となる．

本症は膵液の逆流が原因のこともあり，PPIに併用しトリプシン・インヒビターが使用される．

【処方例】
1) フォイパン錠(100 mg)　3錠　分3
2) アルサルミン内用液(10% 10 mL)　3包　分3

本剤は胆汁酸吸着作用があるとされている．

これらの薬物治療に抵抗する場合には再手術（空腸置換術，ρ-Y再建術など）が考慮される．

逆流性食道炎，食道裂孔ヘルニアの外科手術
surgery for gastroesophageal reflux and hiatal hernia

木ノ下義宏　虎の門病院消化器外科医長
宇田川晴司　虎の門病院消化器外科部長

【概念】

逆流性食道炎は食道良性疾患の代表的な疾患であり，近年わが国でも増加傾向にある．H_2受容体拮抗薬，プロトンポンプ阻害薬（PPI）の登場により，攻撃因子としての酸分泌を確実に制御できるようになり，逆流性食道炎は内科の疾患とされてきた．しかし，薬剤では症状が改善しない場合，あるいは何らかの理由で薬剤の長期服用ができない場合，外科治療を考慮する必要がある．

食道裂孔ヘルニアは横隔膜の食道裂孔を通して，胃の一部が縦隔内に入り込む状態をいう．滑脱型（食道胃接合部が横隔膜上に逸脱する）と傍食道型（食道胃接合部は横隔膜下にとどまり，胃のみが縦隔内へ逸脱する），混合型（滑脱型と傍食道型の混在）の3つの型がある．いずれも逆流症状が内科的治療で改善しない場合は外科的治療を考慮する必要がある．

【頻度】

逆流性食道炎の治療にあたっては胃内容物が逆流すること，胃内容物が酸性であること，の2つの要因について考えることが重要である．*H. pylori* 非感染者の増加や

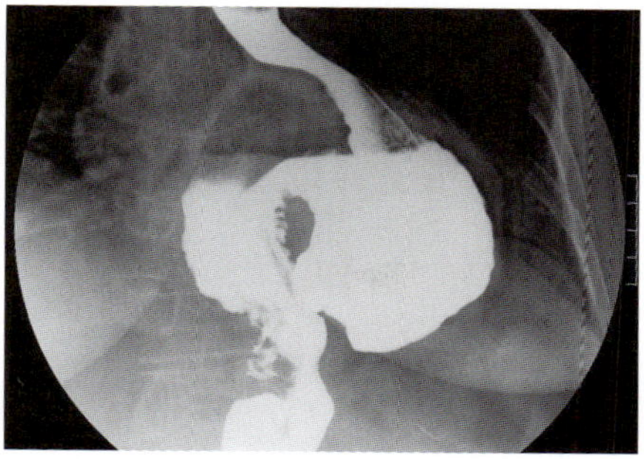

図7-1　食道裂孔ヘルニア（混合型）
胃のほとんどが食道裂孔から縦隔内へ脱出している状態（傍食道型）．

良好な栄養環境に伴う胃酸分泌の亢進，加齢に伴う裂孔ヘルニアの増加などにより，確実に逆流性食道炎は増加している．一方で腹腔鏡による低侵襲手術の開発，術式の安定化などにより食道良性疾患に対する鏡視下手術の標準化がなされつつある．欧米に比べると手術件数は少ないが，今後増加が予想される．

【手術適応】

逆流性食道炎は良性の機能性疾患であり，絶対的な手術適応は明確ではない．そのようななかでも，以下に挙げる状況は積極的に手術適応と考えられることが多い．①PPIを中心とした内科的治療に抵抗性を示す，②逆流に伴う呼吸器症状がある，③食道狭窄や短食道を伴う．相対的な適応として，①長期の内科的維持療法が必要と判断される，②服薬コンプライアンス不良，③若年発症などが挙げられる．

逆流性食道炎の70％が滑脱型の裂孔ヘルニアを伴っているが，食道炎を併発するのは滑脱型ヘルニアと診断された症例の20〜30％にとどまる．したがって裂孔ヘルニアの診断のみでは手術適応とはならない．ただし，大きなヘルニアに対しては症状がはっきりしなくとも通過障害や軸捻転を発症する可能性があるため外科的適応になる．図7-1のような胃全体が縦隔内へ

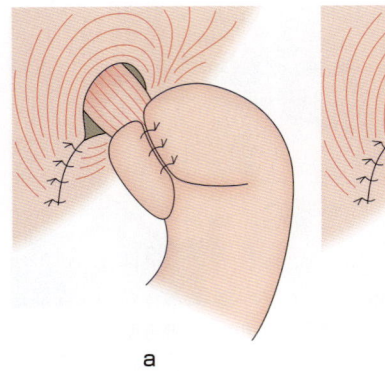

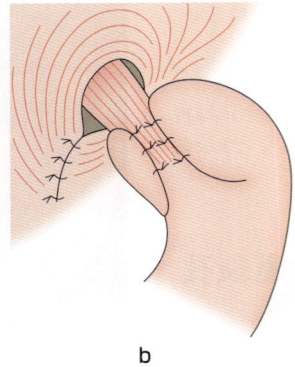

図7-2 逆流性食道炎の治療法
a：Nissen法；横隔膜脚を縫縮し，短胃動静脈を結紮切離した後，食道を穹窿部でラッピングする．
b：Toupet法；食道のラッピングは後方2/3とする．

逸脱する傍食道型ヘルニアは速やかに手術する必要がある．

治療方針・手技の概要

逆流性食道炎の外科手術は従来開腹による噴門形成術が一般的であったが，1990年代より腹腔鏡による低侵襲な術式が導入されるようになり，これが2000年代にはいり標準術式となった．多くの例で滑脱型裂孔ヘルニアを合併しているため，手術では，横隔膜脚の縫縮と，下部食道噴門部の逆流防止機能の強化を目的として胃穹窿部による腹部食道のラッピングが行われる．代表的な方法として全周をラップするNissen法(図7-2a)，後方約2/3周ラップするToupet法(図7-2b)がある．

食道裂孔ヘルニアの外科治療は逆流性食道炎の治療とほぼ同様である．横隔膜脚の縫縮を確実に行うことで再発を予防する必要がある．大きな裂孔ヘルニアでは横隔膜脚を直接縫縮することが困難な場合があり，メッシュを使用することにより横隔膜脚の緊張を回避できる．

【手術成績】

欧米の成績では逆流性食道炎に対する逆流防止手術の有効率は85〜95％と満足のいくものである．わが国においては症例数も少なく長期的な成績は必ずしも明確に示されてはいない．腹腔鏡手技により術後疼痛は軽減され，在院日数，社会復帰までの日数が短縮された．一方，手術不成功例の要因としては，ラップが不十分であることによって逆流症状の改善がみられない場合(2％)や，ラップの締めすぎによる通過障害(1％)などが報告されている．

【患者説明のポイント】

内科的治療の限界と手術適応を十分説明する必要がある．従来の開腹手術と比べて鏡視化手術は創が小さく，術後疼痛が軽減されることを説明する．

【医療スタッフへの注意】

わが国では逆流性食道炎に対する外科治療の有用性が消化器内科の医師に十分理解されていないことが多く，外科的治療の適応を十分理解して治療選択することが重要である．

カンジダ食道炎

candida esophagitis

黒澤 進　埼玉医科大学教授・総合医療センター消化器・肝臓内科(埼玉よりい病院内科部長)

【概念】

カンジダ食道炎は感染性の食道炎では最

も頻度が高く，口腔内や消化管，皮膚に常在菌として存在するカンジダ菌による感染症である．健康な状態の食道に発症することは稀で，宿主の免疫力が落ちた状態，例えば低栄養状態や，ステロイド投与時あるいは AIDS などに伴っていわゆる日和見感染として発症する特徴がある．通常，食道の表層の感染にとどまり，深部感染や敗血症には至らないが，時に全身性のカンジダ症の最初の症状として現れる場合がある．

【疾患分類】
真菌の主に Candida albicans などによる食道感染症．

【頻度】
不明．

【症状・病態】
軽度の嚥下障害から高度の嚥下痛をきたす場合まで症状は多彩である．まったく無症状で内視鏡施行時に発見される場合もある．

【問診で尋ねるべきこと】
ステロイド投与，免疫抑制薬投与などについての問診が必要である．

【診断のポイント】
内視鏡にて特徴的な所見を示す．食道粘膜に白いプラーク状の付着物が多数認められる．軽い場合はごく軽度の白い付着物が散在するのみであるが，重症例では，びまん性に食道内に白いプラークの付着物が認められるので診断は容易である．生検ならびにブラッシングなどによる培養や病理組織にて特徴的な菌糸を認めることで確定診断される．

【鑑別診断】
他に感染性の食道炎として，ヘルペスウイルス，サイトメガロウイルスによる食道炎がある．白いプラークはカンジダの特徴である．食道の内視鏡所見，培養，食道粘膜生検による病理検査により鑑別する．

【入院・専門医移送の判断基準】
カンジダ食道炎そのもので専門家に移送する必要はないが，免疫異常などの基礎疾患に対し注意をはらうべきである．

治療方針

抗真菌薬の投与．

> **処方例**
>
> ジフルカンカプセル（100 mg）　1 カプセル　1 回
> フロリードゲル経口用（2％ 5 g）　1 日 10～20 g　分 4

【合併症】
食道カンジダ症の合併症は稀である．稀に出血をきたす．

【予後】
全身性のカンジダ症に伴う場合は重篤であるが，通常は局所の感染にとどまるため予後はよい．

【患者説明のポイント】
体の免疫機能が弱くなって，食道に真菌というカビの一種が感染した病態を説明する．

【経過観察・生活指導】
治療後に再度内視鏡を行えば治癒したことを確認できる．

【医療スタッフへの指示】
カンジダ食道炎自体は疾患として軽症であるが，これをきっかけとして宿主の免疫性の落ちる状態が疑われるため，全身疾患などの精査が必要になる．

腐食性食道炎
corrosive esophagitis

蘆田　潔　大阪府済生会中津病院消化器内科部長

【概念】

腐食性食道炎とは，アルカリ，酸あるいは重金属などの組織傷害性の強い薬剤の飲用によって発生する食道壁の損傷である．原因としては，小児は洗剤などの誤飲の場合が多く，成人では自殺目的の服用が大部分を占める．欧米では小児の誤飲が原因の80％を占め，死亡率は13.6％とされている．腐食性の薬物のうち，酸は組織の凝固壊死を生じるため粘膜傷害が浅在性であるのに対し，アルカリは強い吸湿性があり，鹸化作用および蛋白融解作用のため病変が深部まで達し，瘢痕狭窄をきたしやすい．

【病態】

❶病理学所見：腐食性食道炎における食道壁の病理学的変化は3期に分けられる．
(1) 急性期：受傷後数日間，細胞蛋白の壊死および周辺組織の炎症変化．
(2) 潰瘍・肉芽形成期：受傷3～5日後からの壊死組織の脱落・潰瘍形成と5～7日後からの肉芽形成．
(3) 瘢痕性狭窄期：受傷3週間～3か月にかけて肉芽組織の瘢痕収縮と粘膜下層から全層にかけての線維化．

障害部位は，生理的狭窄部，特に第2生理的狭窄部付近で病変が高度になりやすいといわれている．

❷内視鏡所見：Rosenowらは，内視鏡所見をⅠ度(充血，浮腫，粘膜表面の潰瘍)，Ⅱ度(紅斑，水疱形成，フィブリンの滲出を伴う表層潰瘍)，Ⅲ度(表皮の脱落，深い潰瘍，肉芽組織の存在)に分類している．

治療法

❶初期治療：催吐はいったん胃内に入った腐食性物質を食道へ戻すことになるので禁忌である．初期治療として化学的な中和が以前は重要視されていたが，最近では発熱やガス発生を引き起こし，消化管穿孔を助長する可能性があるため禁忌とされている．酸，アルカリいずれの場合も，腐食性物質の洗浄や希釈および粘膜保護の目的で牛乳の投与が有効とされている．受傷後早期(12～24時間以内)に上部消化管内視鏡検査を施行し，受傷範囲とその程度を把握することが重要である．内視鏡所見でStageⅠ，Ⅱであれば，ステロイドの全身投与が食道狭窄の軽減に効果があるとされている．潰瘍が消失し，再生粘膜で修復され，瘢痕狭窄が出現すればステロイドは中止する．内視鏡所見がStageⅢの場合には，食道・胃穿孔の可能性や遅発性消化管

表7-2　内視鏡Stage分類と予後・手術適応

内視鏡Stage分類	病巣	予後	手術適応
Ⅰ	粘膜に限局した変化 (浮腫，びらん，発赤)	再上皮化 全快	なし
Ⅱ	粘膜，粘膜下層，筋組織の壊死 (潰瘍形成，出血巣)	瘢痕形成 瘢痕狭窄	二次的拡張術 (ブジー，内視鏡拡張術)
Ⅲ	全層に及ぶ壊死(組織の軟化・脆弱化，急性壊死性穿孔)	穿孔 腹膜炎 縦隔炎	緊急手術 段階的再建術

穿孔の危険性があるため緊急手術に踏み切る施設もある．表7-2に内視鏡Stage分類と予後・手術適応の概略を示す．

❷食道狭窄に対する治療：受傷後3週以降に組織の線維化と拘縮が始まり食道狭窄が徐々に進行する．受傷8か月以内に狭窄が完成するといわれている．瘢痕狭窄に対してブジーや内視鏡的拡張術が有効な場合もあり，試みる価値はある．expandable metallic stentを挿入した症例も報告されているが，再狭窄が高率にみられること，また食道気管支瘻などの合併症の報告もあり，使用すべきでないという意見もある．

❸手術療法：拡張術に反応しない狭窄例に対しては手術が選択される．受傷8か月以降の手術が妥当であるとの意見もあるが，一方ではできるだけ早い時期の手術が望ましいという意見もあり，一定していない．手術術式は，腐食性物質による胃病変の程度によって異なる．胃が利用できるのであれば胃管再建が第1選択となる．しかし，食道狭窄が強い症例は腐食性胃炎を併発していることが多く，再建には結腸が使われることが多い．

晩期合併症

腐食性食道炎の晩期合併症は，食道癌の発生である．発癌率は健常者の1,000倍と高率である．発癌までの期間は約30年であり，わが国では5.5％，海外では1.4～2.6％と報告されている．したがって，手術術式を選択する場合，若年者では腐食食道を空置したままのバイパス術よりは食道切除を積極的に支持する意見のほうが多い．保存的に治療した場合には，定期的な内視鏡検査によって，長期にわたり慎重な経過観察が求められる．

Barrett粘膜
Barrett epithelium

藤城光弘　東京大学准教授・光学医療診療部部長

【概念】

食道の重層扁平上皮が円柱上皮に置換された粘膜は，1950年，Barrettにより「食道潰瘍周囲の管状を呈する胃の一部」として言及されたことで，Barrett粘膜と称されるようになった．わが国では，「胃から連続して食道内に存在する円柱上皮」と定義され，腸上皮化生の有無を問わないが，欧米では，「生検で腸上皮化生が確認され，かつ，噴門の腸上皮化生が除外できるもの」という付帯事項が存在し，Barrett粘膜の定義にずれがある．Barrett粘膜を背景として食道腺癌が発生すること，前駆疾患である胃食道逆流症（gastro-esophageal reflux disease：GERD）が近年増加傾向にあることから，わが国においても，非常に注目を集めている．

【重症度分類】

Barrett粘膜が，全周性で最短長が3cm以上のものをlong segment Barrett's esophagus（LSBE），全周性でないものや3cm未満であるものは，short segment Barrett's esophagus（SSBE）といわれている．しかし，LSBE，SSBEと表現されても実際の内視鏡像が想像できないことから，2006年，Barrett粘膜の長さを，全周性部分の長さ（C）と最口側までの長さ（M）で表すPrague（プラハ）分類が提唱された（図7-3）．表記としては，全周性部分が1cm，その口側への伸び出しが2cmとすると，"C1M3"と表現するものである．

【頻度】

GERD研究会による2003年の大規模全国調査によれば，初回上部内視鏡検査施行

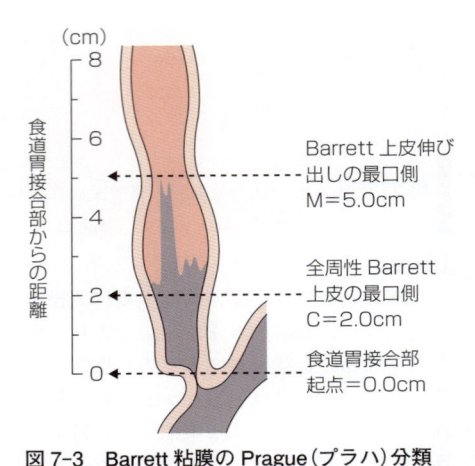

図 7-3　Barrett 粘膜の Prague（プラハ）分類
(Sharma P, Dent J, Armstrong D, et al : The development and validation of an endoscopic grading system for Barrett's esophagus : the Prague C & M criteria. Gastroenterology 131 : 1392-1399, 2006, Fig3 を転載)

（図中ラベル）
- 食道胃接合部からの距離（cm）
- Barrett 上皮伸び出しの最口側　M＝5.0cm
- 全周性 Barrett 上皮の最口側　C＝2.0cm
- 食道胃接合部　起点＝0.0cm

患者のうち，Barrett 粘膜は 20.8％（536/2,577）に認められ，最長距離 3 cm 以上のもの（全周性かどうか問わない）は 0.2％（5 例），1～3 cm のものは 3.1％（79 例），1 cm 未満のものは 17.5％（452 例）であった．

【症状】
Barrett 粘膜自体に症状はなく，その成因と考えられる GERD の症状が主体である．前述の全国調査では，Barrett 粘膜を有する症例の 46.0％（246 例）に胸やけがみられた．

【問診で尋ねるべきこと】
GERD の症状（胸やけと呑酸）の有無．

【必要な検査】
上部消化管内視鏡検査，および内視鏡下生検．

【診断のポイント】
上部消化管内視鏡検査で食道胃接合部より口側に連続する，胃粘膜とほぼ同色調の粘膜面の伸び出しが認められれば Barrett 粘膜と考えて臨床上問題ない．逆流性食道炎を伴っていることが多い（4～6 割程度）が，併存の有無は問わない．最終的には生検で円柱上皮を，欧米では加えて腸上皮化生を確認して，確定診断する．

治療方針

Barrett 粘膜自体を治癒せしめる（重層扁平上皮に置き換える）べき，相応の根拠はない．ただ，Barrett 粘膜が食道腺癌の背景粘膜であるという考え方から，発癌を予防する目的で内科的治療が行われることがある．

治療法

プロトンポンプ阻害薬の投与で，Barrett 粘膜が部分的に消退しうること，腺癌の発生が抑えられる可能性があることが報告されているが確証はない．現時点では，併存する逆流性食道炎に対する治療が主体である．

> **処方例**
> 1) パリエット錠（10 mg）　1 錠　分 1　朝食後
> 2) オメプラール錠（20 mg）　1 錠　分 1　朝食後
> 3) タケプロンカプセル（30 mg）　1 カプセル　分 1　朝食後

【合併症・続発症】
Barrett 粘膜から dysplasia（異形成）を経て腺癌が発生することが知られている．Barrett 粘膜を有する症例からの食道腺癌の発症リスクは，Barrett 粘膜のない症例の 30～60 倍であり，Barrett 粘膜からの年間腺癌発症率は約 0.5％といわれている．もし，dysplasia が認められた場合は，アルゴンプラズマ凝固法などの内視鏡的組織破壊法や EMR，ESD などの内視鏡的組織切除法が行われる．また，粘膜癌は内視鏡的治療のみで根治が得られる可能性が高

いが，粘膜下層浸潤癌はリンパ節転移の可能性も考え，外科切除が望ましい．

【予後】
Barrett 粘膜のみの場合は予後に影響を与えることはない．

【患者説明のポイント】
Barrett 粘膜自体は心配な疾患ではないこと，腺癌の早期発見のための定期的な上部消化管内視鏡検査の必要性を説明する．

咽頭食道憩室（Zenker 憩室）・食道憩室

pharyngoesophageal diverticulum (Zenker diverticulum)/esophageal diverticulum

川見典之　日本医科大学消化器内科
岩切勝彦　日本医科大学准教授・消化器内科

【概念】
食道憩室とは，食道壁の一部が食道内腔から囊状，円錐状，または台形状に突出したものであり，消化管内圧の上昇によって押し出される圧出性憩室と，消化管の周辺の臓器の炎症が食道壁に波及し，炎症性癒着により食道壁が牽引されて発生する牽引性憩室がある．基本的に圧出性憩室は筋層を欠く仮性憩室で，牽引性憩室は筋層を含む真性憩室である．好発部位は咽頭部，中部食道，横隔膜上の3か所がある．わが国では，中部食道憩室が70～80％を占め最も多く，横隔膜上憩室が10～20％，咽頭食道憩室が10％前後と続くが，欧米では咽頭食道憩室が最も多い．

【疾患分類】
❶咽頭食道憩室（Zenker 憩室）：下咽頭から食道移行部の解剖学的脆弱部に発生する圧出性憩室である．下咽頭収縮筋を形成する甲状咽頭筋と輪状咽頭筋との間の裂隙，および輪状咽頭筋を構成する斜走部と横走部の間にできる裂隙を Killian 三角部と呼び，この部に発生する憩室が Zenker 憩室である．ほかに Killian-Jamieson 憩室，Laimer 三角部に発生するものがある．

❷中部食道憩室：気管分岐部周囲の胸部食道に発生する憩室で，肺門リンパ節の結核などによる炎症性癒着により牽引性に発生した真性憩室である．気管分岐部憩室，Rokitansky 憩室などとも呼ばれる．

❸横隔膜上憩室：LES 圧の上昇や抵抗減弱部位に食道運動異常が加わり内圧上昇をきたすことによって発生する圧出性の仮性憩室である．食道アカラシア，食道裂孔ヘルニア，びまん性食道痙攣などの食道運動障害をしばしば伴う．食道右方に発生することが多い．

【頻度】
食道造影検査上で0.5～1.5％で認める稀な疾患である．

【症状】
憩室が小さい場合には無症状であることが多い．大きくなると，憩室自体が食道を圧迫し嚥下困難，通過障害などをきたすことがある．咽頭食道憩室は，初期には咽頭部の不快感が生じ，増大するにつれて嚥下困難，吐逆などを起こしやすくなる．吐逆による夜間咳嗽，誤嚥性肺炎を合併することもある．中部食道憩室，横隔膜上憩室では無症状なことが多いが，増大すると嚥下障害，逆流，嘔吐，疼痛などを呈することがある．いずれの憩室も，憩室炎，潰瘍を併発すると周囲に波及し，疼痛，出血，穿孔などを起こすことがある．

【検査所見】
食道 X 線造影検査が最も有用な検査である．咽頭食道憩室，横隔膜上憩室では，食道造影にて食道壁が囊状に突出して描出される．中部食道憩室では円錐状または台形状に突出する．横隔膜上憩室では食道運動機能異常を合併することが多く，食道内圧検査も行われる場合がある（憩室の診断が行われるものではない）．また憩室内貯

留物の有無，癌併存の有無，気管支瘻の確認のため内視鏡検査も行う必要がある．

治療法

食道憩室のほとんどは無症状で治療の対象となることは稀である．憩室が大きくなり合併症，圧迫症状を有する場合には外科的治療が主に行われる．外科的な憩室切除に加え，咽頭食道憩室では，輪状咽頭筋切離術を付加する場合がある．中部食道憩室に合併した食道気管支瘻に対しては，交通部を切開閉鎖する手術を行う．横隔膜上憩室では，合併する食道疾患（アカラシア，食道裂孔ヘルニア）に対する治療も合わせて行うことが重要である．

【経過・予後】

通常は無症状で経過し予後は良好である．咽頭食道憩室での誤嚥性肺炎の合併，また中部食道憩室での食道気管支瘻の合併時には重篤化する場合がある．中部食道憩室，横隔膜上憩室では憩室内に食道癌の合併が稀にあり，定期的な内視鏡検査による経過観察が重要である．

先天性横隔膜ヘルニア
congenital diaphragmatic hernia

金子道夫　前筑波大学小児外科

【概念】

横隔膜の後外側に欠損孔があり，そこを通して腹腔内臓器が胸腔に脱出した状態にある先天異常．Bochdalek hernia ともいう．

【頻度】

出生 2,000～4,000 に 1 例程度．

【診断】

わが国では出生前診断例が半数以上．左側が 80％以上である．胸腔レベルに小腸を主体とする消化管が認められ，心は肝臓と同じ右側にある．胃や肝左葉，脾が胸腔内にみられることもある．右側横隔膜ヘルニアでは肝の上に消化管が胸腔内に認められる．生後発症例では，胸部 X 線写真にて胸腔内に消化管が認められるが，その場合，横隔膜挙上（弛緩）症との鑑別が必要である．

【症状・病態】

生後診断例では，多呼吸，呼吸困難，チアノーゼが主症状である．呼吸器感染症として胸部 X 線写真を撮影したときに診断がつく場合もある．

【検査】

循環動態の評価がきわめて重要で，小児循環器内科医による心エコーが必須である．合併異常は心奇形を除くと多くない．

治療方針

出生前診断症例では専門施設に母胎搬送し，肺の発達度，循環動態を評価し，重症例では分娩様式・分娩直後の治療方針を決定する．管理方式は施設により異なるが，従前の早期手術ではなく，ほとんどが循環動態の安定化後に待機的に横隔膜修復を行う．HFO（高頻度振動換気法）を含めた人工呼吸器管理，脱水があるので循環血液量確保，肺動脈抵抗を下げる NO 吸入を含む各種治療法を駆使して肺血流量を確保して，循環動態を安定化させることが何よりも重要である．症例により膜型人工肺（ECMO）を用いることもある．

治療法

出生前診断例は重症例が多い．一部の施設では胎児期に直接閉鎖，気管閉塞法などの胎児治療が行われたが，胎児治療の明らかな優位性は証明されない．手術は，直接縫合可能例では直接縫合，横隔膜欠損が著しい例ではゴアテックスなどの人工膜による修復術を行う．

【合併症】

重症例では胃食道逆流症を起こしやすい。

【予後】

肺低形成の程度が予後を決定する．高度の場合には救命困難で，救命できても長期呼吸器管理，在宅酸素療法が必要となる．ECMO 例などでは脳虚血による神経障害が残存することがある．

食道損傷
esophageal injury

足立経一　島根大学教授・臨床看護学

【概念・疾患分類】

食道損傷とは種々の原因により食道が障害を受けた状態をいう（表7-3）．日本外傷学会による消化器損傷分類では非全層性損傷と全層性損傷に分けられ，さらに非全層性損傷は外膜・外膜筋裂傷と壁内血腫に，全層性損傷は穿孔，破裂，離断食道壁全層に亜分類されている．障害が全層に及び食道が穿孔すると重篤な縦隔炎や膿胸を併発しやすく，24時間以内に診断された場合の胸部食道穿孔による死亡率が7%であるのに対して，24時間以降になると69%にも達するといわれており，早期の診断，治療が患者の予後を決定することになる．

原因として器具，異物などによる機械的損傷，Boerhaave 症候群に代表される特発性食道破裂，腫瘍による損傷などがあるが，食道穿孔の原因の50〜75%が医原性であることから，食道穿孔を医原性，非医原性に分ける考えもある．

医原性食道穿孔

医原性食道穿孔の原因で最も多いのは食道拡張術によるもので，食道内視鏡によるものの3〜10倍の頻度といわれている．拡張術による穿孔は胸部食道に最も多く，次いで輪状咽頭筋（cricopharyngeal muscle）近傍の頸部食道とされ，腹部食道では稀である．頸部食道穿孔の死亡率は5%程度であるのに対して，胸部食道穿孔の死亡率は36%と予後が不良である．食道拡張術は食道アカラシア，食道炎や食道癌による狭窄などでしばしば行われるが，術後の発熱や胸痛は食道穿孔を示唆する症状であり，このような臨床所見に注意すべきである．

食道内視鏡によるものとしては，内視鏡挿入時の咽頭の損傷，喉頭蓋谷，頸部食道穿孔が高頻度である．咽頭の損傷から感染症を併発し，膿瘍が咽頭間隙や副咽頭間隙から下降し縦隔炎を生じることもある．食

表7-3　食道損傷の分類（原因別）

1. 機械的損傷
   医原性：内視鏡検査，内視鏡的治療（硬化療法，粘膜切除），食道ブジー，食道ステント，手術時の副損傷など
   異物：魚骨，薬剤包装（PTP），硬貨，義歯など
   外傷性：交通事故，落下，拳銃損傷など
2. 急激な内圧上昇による損傷
   特発性食道破裂（Boerhaave 症候群），Mallory-Weiss 症候群，特発性食道粘膜下血腫
   炭酸飲料，発泡酒による損傷
3. 腐食性損傷
   化学物質の嚥下（誤飲，自殺企図）：酸性製剤，アルカリ性製剤，農薬，界面活性剤など
4. 新生物による損傷

道静脈瘤硬化療法，食道腫瘍の粘膜切除術中および術後の穿孔も知られている．最近では，早期食道癌に対して粘膜下剝離法などによる内視鏡的粘膜切除術による治療を行う機会が多くなっており，施行後には疼痛，発熱，白血球増多，皮下気腫などの臨床所見に注意すべきである．また，胃管を口腔もしくは鼻腔から留置する際にも穿孔を生じる場合があり，この場合の穿孔の部位は遠位側のことが多いとされている．

食道穿孔の約80％に胸部単純X線検査にて異常がみられるが，その所見の主なものは縦隔気腫，皮下気腫，縦隔の拡大，胸水，肺野の異常陰影，気胸などである．CT検査は食道穿孔の診断に最も有用であり，①管腔外の空気像（縦隔気腫，気胸，皮下気腫），②縦隔内水成分貯留（膿瘍を含む），③胸水，心囊液貯留，④炎症，出血，浮腫による食道壁肥厚，⑤食道内腔からの水溶性経口造影剤の流出，⑥瘻孔などの所見がみられる．

食道異物

食道異物の種類としては魚骨が最も多く，次いで薬剤包装（PTP），硬貨，義歯である．魚骨による食道損傷は，第1狭窄部直下から第2狭窄部までが約70％を占めるが，穿孔を生じやすく，第2狭窄部に穿孔が起こると鎖骨下動脈や大動脈の血管損傷を伴い，きわめて予後が不良となる．

食道異物の検査には単純撮影，食道内視鏡がほとんどの例で行われ，特に内視鏡による異物除去はきわめて有用な治療法で，把持鉗子により除去可能な場合が多い．しかしながら，魚骨など先端鋭利なものを摂取後に長時間が経過している場合には，内視鏡による内腔面からの観察にて食道壁にどの程度刺入しているのかを判断することは不可能であり，異物除去後に大血管からの大出血をきたす可能性なども考慮し，摘出前にCT検査にて食道壁および大血管との関係を知っておく必要がある．また，食道粘膜を損傷する可能性がある異物を内視鏡的に除去する際には，透明フード，オーバーチューブの使用などにより，医原的な食道への再損傷を予防する工夫が必要である．

特発性食道破裂（Boerhaave症候群）
idiopathic esophageal rupture（Boerhaave syndrome）

竹下公矢　国際医療福祉大学教授・熱海病院消化器センター

【概念】
　特発性食道破裂はBoerhaave症候群ともいわれ，食道損傷の1つの型である．特に器質的な疾患を有することなく発症し，しばしば重篤な経過をたどる．早期に診断し，治療を行うことが重要となる．
【成因・病態生理】
　嘔吐やいきみなど，急に腹圧が上がった後に発症することがほとんどで，食道の内圧が上昇し破裂するものである．部位的には食道下部左側に起こることが90％以上であり，成因として筋層が脆弱で輪状筋の一部が欠損していることが挙げられる．また，壁内の血管神経入口部に相当して周囲の支持組織が欠如していることも理由の1つである．飲酒後の嘔吐が引き金になることが多い．破裂の大きさと後の時間経過で病態は異なってくることが多い．
【症状】
　激しい嘔吐，腹痛，また胸背部への放散する痛みが主症状である．また，呼吸困難をきたし，ショックに陥ることもある．
【診断・鑑別診断】
　早期に診断することが求められる．それには病歴聴取が重要であり，嘔吐など腹圧

上昇をきたす要因を聴取する．他覚所見では頸部の皮下気腫，その捻髪音（Hamman sign）の有無を確認する．胸腹部単純X線撮影，胸部CT検査は重要であり，皮下気腫や下部食道付近の縦隔気腫像（Neclerio V sign）を認めれば診断がつく．広範囲の破裂では，縦隔胸膜が破壊され，水気胸を呈することがある．ガストログラフィン服用の食道造影で，食道壁外への流出が認められれば確診が得られる．最近は緊急内視鏡検査で直接観察することが増えている．

鑑別診断としては，心筋梗塞や解離性動脈瘤などが挙げられる．

治療法

保存的に治療できると判断されれば，絶食と胃内容の持続吸引は絶対に必要となる．上後縦隔に膿瘍が形成されれば，縦隔切開にてドレナージ術を行う．膿胸や多量の胸水貯留を認めたならば，いたずらに保存的治療に固執することなく，積極的に胸腹腔ドレナージを含む外科的処置を行うべきである．さらに栄養管理を行った後，直達手術として，破裂部閉鎖や食道部分切除術なども行われる．最近では，ドレナージを行わずに中心静脈栄養を主とする保存的治療で治癒した症例の報告もみられるようになっている．

その他の食道穿孔
miscellaneous perforation of the esophagus

竹下公矢　国際医療福祉大学教授・熱海病院消化器センター

【概念】

医原性と原疾患によるものの2つがある．

成因・病態生理・治療法

❶医原性：内視鏡検査，粘膜切除，硬化療法などの行為後，またチューブ，ブジー，バルーン，ステントなどの処置後などに起きるもので，その多くは不適切な治療に伴うものである．頸部，胸部上部食道に好発する．粘膜切除後の穿孔では，ガストログラフィンによる食道造影で縦隔内に限局しているか，胸腔内へ穿破しているかを鑑別する．縦隔内だけであれば，絶食，抗菌薬投与，IVHによる栄養補給，胃内容の持続吸引などの保存療法で，通常約2週間で穿孔部は閉鎖，経口摂取可能となる．

❷原疾患：憩室炎や食道異物などに続発する．上部食道に多く，縦隔気腫，蜂巣炎，膿瘍などの所見を現す．まず抗菌薬，IVHで管理するが，症例により頸，背部から直接縦隔を切開し，排膿したほうがよい場合がある．さらには，縦隔胸膜が穿破し，膿胸になれば重篤であり，早急に胸腔ドレナージが必要となる．稀ではあるが，進行した食道癌が嘔吐などをきっかけに破裂することもあるので，緊急手術の適応となる．異物誤飲による食道穿孔としては，義歯，魚骨，PTP（press through pack）包装製剤が挙げられる．これらは他の穿孔と異なり，食道内に複数，小さく発生することが多い．内視鏡的に除去，または胃内に注意深く落下させ，治癒に向かわせる．

【鑑別診断】

鑑別診断は胃十二指腸潰瘍の穿孔，急性膵炎，腸間膜動脈血栓症，心筋梗塞，肺塞栓，特発性気胸，解離性大動脈瘤などがあり，X線検査，食道造影検査，内視鏡検査が有用である．

特発性食道粘膜下血腫
idiopathic esophageal submucosal hematoma

竹下公矢　国際医療福祉大学教授・熱海病院消化器センター

【概念】
食道壁内血腫や食道血腫と同義語と考えられる．年齢は幅広く発症する．

【成因・病態生理】
きわめて稀な疾患である．特発性と外傷性に分類される．前者は嘔吐や食事などによる食道内圧，胃内圧上昇に伴う食道粘膜の自己損傷や出血傾向をきたしやすい基礎疾患を有する病態（血友病，特発性血小板減少性紫斑病，慢性腎不全，抗凝固療法）が挙げられる．何らかの凝固異常との関連が着目されている．後者としては，異物嚥下，外傷，医療行為（心臓マッサージなど）による機械的損傷に分類される．

【症状】
最初は胸痛を訴えることが多く，肺塞栓症を疑うことがある．嘔気・嘔吐，吐血が通常続発する．

【診断・鑑別診断】
内視鏡検査で食道の長軸方向に長く粘膜下に血腫を認めることが多い．食道造影では，表面平滑な陰影欠損として描出される．胸部CTでは，食道壁にhigh densityの壁肥厚を認めるのみであるが，MRIのT2強調で低～高信号の腫瘤像として描出され，診断に有用である．

鑑別診断としてMallory-Weiss症候群，食道静脈瘤破裂，Boerhaave症候群などが挙げられるが，内視鏡検査で容易に区別できる．

治療法
絶食，輸液，プロトンポンプ阻害薬の静注で保存的な治療を行い，良好な経過を得ることが多い．1～3週間で自覚症状や血腫は消失することが多い．

良性食道狭窄・術後食道狭窄
benign esophageal constriction/postoperative esophageal constriction

竹下公矢　国際医療福祉大学教授・熱海病院消化器センター

【概念】
食道の先天的，または何らかの後天的原因により狭窄が起きたものである．後者の原因としては，外科的手術後の狭窄，炎症の治癒機転における瘢痕による場合，結核性や大動脈の分岐異常による食道の壁外性圧迫などがある．

【成因・病態生理】
瘢痕性狭窄は，逆流性食道炎，Barrett上皮，食道潰瘍，食道ウェブ，アカラシアなどで起こる．また，塩化カリウム，テトラサイクリンなどを服用した後に薬物性食道炎を起こすこともある．そのほか，酸，アルカリ，重金属塩などの飲用による腐食性食道炎，特異性食道炎（結核，梅毒，放線菌，ジフテリア），食道真菌症，非特異性食道炎，さらには全身性疾患（Crohn病，Behçet病）の部分症，Plummer-Vinson症候群，放射線治療後のものなどがある．稀ではあるが，異物や外傷による場合もある．

手術後の狭窄としては，胃全摘，食道再建，内視鏡的粘膜切除，内視鏡的硬化療法に伴うものがある．特に，腐食性食道炎は欧米ではアルカリによるものが多いが，わが国では酸によるものがやや多い．アルカリでは組織の融解が起こり，食道の壁深く壊死性変化が及ぶのに対して，酸では凝固

壊死のため痂皮を生じ，比較的壁の浅い範囲で止まることが多い．狭窄の起こる部位としては，生理的第2狭窄部と第3狭窄部に多いが，薬剤の量によっては，咽頭から胃まで及ぶこともある．

【症状】

嚥下困難が主で，炎症性のものでは症状が出るまで何年か経ることもある．腐食性では受傷後の灼熱感，胸骨後部痛，発熱，嚥下痛が起こり，重症となれば呼吸困難，吐下血，穿孔，ショック状態となり，急性期を経て短期の寛解状態になった後，瘢痕期となる．約3か月後に狭窄症状が起こることが多い．

【診断】

病歴聴取，X線検査，内視鏡検査を行って診断するが，内視鏡的直視下生検で悪性を否定することも考慮される．

治療法

薬物性食道炎では，原則として制酸薬と粘膜保護薬の投与を行う．バルーンやブジーで拡張したり，高周波電流，レーザーなどで狭窄部を切除して一定の効果を認める．効果を認めないときには手術も視野に入れる．

腐食性狭窄では，まず初期には胃内の洗浄で薬剤を中和させ，摂食中止，IVHで管理し，抗菌薬，ステロイドの投与により瘢痕狭窄を防止する．急性期を過ぎたら，バルーン拡張を試みる．長期の経過で癌発生を考慮し，手術が行われることもある．食道癌発生頻度は健常者の約1,000倍といわれている．手術は食道切除であるが，挙上する胃に異常があれば，遊離空腸や結腸を使用せざるをえない．

アカシラシア
achalasia

黒澤　進　埼玉医科大学教授・総合医療センター消化器・肝臓内科（埼玉よりい病院内科部長）

【概念】

アカシラシアとは食道体部の蠕動運動障害と下部食道括約筋の弛緩を起こす機序が阻害され，嚥下した液体，固形物の胃への通過障害をきたす原因不明の疾患である．

【疾患分類】

食道平滑筋の運動異常による疾患である．病理組織学的に，LESや食道体部のAuerbach神経叢の神経節細胞の消失や抑制系運動神経の変性が認められるので神経変性疾患と考えられている．神経障害の原因はウイルス説，免疫異常説，遺伝説や，消化管ホルモンの関与などが推察されている．

【頻度】

食道の運動障害の疾患としては最も頻度が高い．男女差はなく，小児から高齢者までみられ好発年齢はない．年間10万人に0.5人程度の発生率であるとされている．

【症状・病態】

アカシラシアの症状で最も多いのは嚥下障害である．食道内の食物，唾液の貯留によるつかえ感という訴えとなる．また，食道内の滞留物の逆流症状，胸痛，胸やけなどもある．口腔内逆流は就寝時の夜間に起こることが多い．胸痛が40%程度の患者に認められる．胸痛は若い患者に多く，数分～1日中持続することがある．食事摂取が過少になると体重減少が起こる．

【問診で尋ねるべきこと】

口腔内に逆流してきた食物の味，性状を詳しく聞くのがよい．アカシラシアで逆流してくる食物は胃からくるのではなく，食道に滞留していたものが出てくるため，胃酸

の混入がないのが特徴である．また，何時間も前に飲食した食物が出てくることもある．

【必要な検査と所見の読み方】

食道造影検査では，中下部の拡張と胃食道接合部の辺縁が整な狭窄像を呈する．食道の拡張のタイプは，下部食道が筆先やV字状を呈する紡錘型，フラスコまたはU字状を呈するフラスコ型，S状を呈するS状型の3型に分類される．また，拡張の程度は食道膨大部の最大横径により3.5cm以下のI度，3.5～6cmのII度，6cm以上のIII度に分類される．内視鏡検査は，悪性腫瘍による狭窄を除外するために重要であるが，食道拡張の度合い，程度などは食道造影のほうが優れている．立位単純胸部X線では典型的なアカラシアは胃泡がなく，時に食道内の液体の貯留のために縦隔にニボーが認められる．

【診断のポイント】

確定診断には食道内圧検査が必要である．特に，初期のアカラシアは典型的な食道の拡張を伴わないため，食道造影でも異常なしとされることが多い．内圧検査では，LESの弛緩不全と一次蠕動波の消失が特徴的である．最近，上部疾患の精査に内視鏡が第1選択となる場合が多いが，アカラシアに関してはX線造影のほうが内視鏡よりも疾患の診断に優れており，食道アカラシア取扱い規約でもX線による分類が行われている．このため，アカラシアの診断および経過をみるためにX線は必須である．内視鏡の場合，特に初期の病期であるときに，食道の異常を認められずに診断を誤ることがある．嚥下障害，胸痛の原因としてアカラシアを念頭に置いておくべきである．

【鑑別診断】

同様に嚥下障害をきたす食道癌を除外することが最も重要である．また，アカラシアには食道癌が合併しやすいことにも注意すべきである．疾患として多い胃食道逆流症（GERD）が同様の症状をきたすことがあり，またアカラシアがGERDを合併することがあることも念頭に置くべきである．

若い女性の場合，拒食症などの摂食障害との鑑別も必要な場合がある．また，胸痛がある場合，狭心症との鑑別が必要である．

【入院・専門医移送の判断基準】

外科的な処置を必要とする場合，できれば腹腔鏡的な手術も行える施設に送るのが望ましい．また，内視鏡的な処置は比較的簡単であるが，穿孔のリスクもあるため多くの症例の経験をもっている施設に紹介すべきである．

治療方針

内科的治療法と外科的治療法がある．軽症の場合，薬物療法から治療を開始するが，症状が改善しない場合はバルーン拡張術，さらに無効な場合は手術療法ということになる．

治療法

アカラシアの薬物療法はLES圧を低下させる薬剤を食事前に投与し，嚥下障害の改善を行う方法である．カルシウム拮抗薬のアダラート，亜硝酸薬のニトロールを食前に舌下投与する．バルーン拡張術は狭窄したLES部に拡張バルーンを留置し，拡張させることで筋組織の断裂を起こしLES圧の低下を狙うものである．バルーンは外径30，35，40 mmの3種類があるが通常初回は30 mmのものから使用するのがよいと思われる．

手術法は狭窄を解除し，逆流を防止する方法を追加するものでさまざまな術式がある．開腹でなくても腹腔鏡を用いた手術も盛んになってきている．バルーン拡張術よりも手術療法のほうが良好な症状改善効果を示すとされる．最近ではコンピュータ制

御下の robotic Heller myotomy と称した腹腔鏡下手術が報告されている.

また, 欧米ではボツリヌストキシンを内視鏡下に LES 部に局注する方法が行われている.

【合併症】

誤嚥性肺炎と食道癌がある. 誤嚥は臥床時に起こり高齢者では嚥下性肺炎を起こすことがある.

また, 食道癌は病悩期間の長い症例に多く, アカラシアの 5% 程度に合併する.

【予後】

アカラシアそのものは良性疾患であるが, 合併症の食道癌, 肺炎などにより予後が左右される.

【患者説明のポイント】

基本的に良性疾患であるが, 食道癌の合併率が高いことを説明することが重要である. また, バルーン拡張時には食道穿孔の可能性が数%あると説明することも忘れてはならない.

【経過観察・生活指導】

症状が安定していても食道癌の発生に注意することが重要である. また, 精神的な不安時に症状の悪化がみられる場合があるため, ストレスを避けた生活を送ることが望ましい.

びまん性食道痙攣
diffuse esophageal spasm (DES)

黒澤　進　埼玉医科大学教授・総合医療センター消化器・肝臓内科(埼玉よりい病院内科部長)

【概念】

食道に同時性の収縮が起こり, 嚥下困難, 胸痛などの症状をきたす食道の運動異常障害である. 激しい胸痛を主症状とするナットクラッカー食道とともにアカラシアの類縁疾患と考えられている.

【疾患分類】

食道の運動障害による疾患であり, 病理的には下部食道の筋肥厚と迷走神経の変性が認められる. 食道の運動障害は, Rome Ⅲ 基準では functional esophageal disorder, functional chest pain of presumed esophageal origin に分類される. この中にアカラシア, DES, ナットクラッカー食道を含めた過収縮性食道, 低収縮性食道などがある.

【頻度】

食道の運動異常の疾患はアカラシアが最も多く, DES は比較的稀な疾患である. 食道内圧検査で DES と診断されるのは食道運動異常患者の 3～5% ほどといわれている. 中年の女性に多く家族内発症もある.

【症状・病態】

嚥下困難, 胸痛が主症状である. 胃食道逆流やストレス負荷と食道の収縮が密接な関係にあり, 特に DES の約半数に逆流性食道炎が合併しているという報告もある. 症状は飲食と関連することが多い.

【問診で尋ねるべきこと】

嚥下困難, 胸痛のきっかけ, 特に飲食との関係について問診するとよい.

【必要な検査と所見の読み方】

確定診断には食道内圧検査が必要であり, 5 mL の飲水負荷時に食道体部の収縮波のうち伝播しない同時性収縮波が 20% 以上に認められれば DES と診断される. ちなみに 100% 認めるとアカラシアに分類される.

食道造影で典型的な cork-screw 状（螺旋状）の所見が認められることは稀で, 平常時にこのような所見が出るわけではないので食道造影のみでは除外はできない.

【診断のポイント】

食道の運動疾患について熟知しておくことが肝要である. すなわち, 嚥下困難, 胸痛の鑑別診断の中に常に DES, アカラシ

ア，ナットクラッカー食道などの疾患を覚えておくことが重要である．非常に多い疾患であるGERDの非定型症状として胸痛などが認められるが，この一部にDESなどの疾患が紛れている可能性もある．

【鑑別診断】

アカラシアも食道の運動障害であり同様の症状をきたす．また，狭心症なども症状が似ているため鑑別が必要である．平滑筋を弛緩させるためDESも狭心症も亜硝酸剤で症状が緩和するからである．また，DESときわめて似た食道運動異常としてナットクラッカー食道という疾患がある．これは遠位食道蠕動波が異常に高い場合で，クルミを握りつぶすような激しい胸痛をきたす疾患であるが，嚥下障害も生じる．典型的な場合，食道造影でcork-screw状の所見をきたすが，検査所見は一定でないため，食道内圧測定での鑑別が必要になる．食道内圧所見では平均遠位蠕動内圧が180 mmHgを超える蠕動波が認められ，DESのように同期性収縮はみられない．

【入院・専門医移送の判断基準】

DESは良性疾患で，胸痛はあるものの命にかかわる疾患ではないが，きちんとした診断をするためにも食道内圧測定ができる施設にコンサルトするのがよい．

治療方針

症状に対する対症療法が主体となる．食道への酸逆流がDESによる胸痛の原因となっている場合があり，PPIなどの投与が効果を示す．食道平滑筋の緊張を和らげる亜硝酸剤やカルシウムチャンネル拮抗薬，抗コリン薬が症状を緩和させる．

薬物療法が無効なとき，食道下部括約筋のバルーン拡張が有効な場合がある．また，内科的治療に抵抗性の場合，外科的筋層切開術が行われる．

治療法

処方例

オメプラール錠（20 mg）　1錠　1回
タケプロンカプセル（30 mg）　1カプセル　1回
バルーン拡張術はアカラシアに準じる．

【合併症】

特にない．

【予後】

良性疾患であるがアカラシアに移行する症例もあり，この場合アカラシアに伴う食道癌に予後が左右される．

【患者説明のポイント】

胸痛が命にかかわるような心臓由来ではないことを納得させることが重要である．これで，安心して症状が緩和されることがある．

glycogenic acanthosis

小西英幸　京都府立医科大学講師・消化器内科

【概念】

近年，内視鏡器機の進歩と診断能の向上によって，食道粘膜の微細な観察が可能になり，従来なら指摘しえなかったような微小病変も発見できるようになった．その中で，しばしばみられる病変として食道粘膜の小白斑（white spots of the esophagus）があるが，この中にはさまざまな病変を含んでいる．

glycogenic acanthosisは，小白斑の大部分を占める食道粘膜の良性の肥厚性変化で，グリコーゲンが過形成性変化によって豊富に含まれるために，ヨード染色で強く

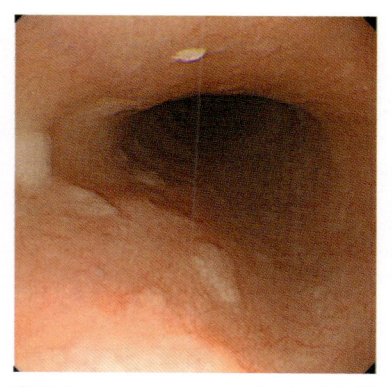

図 7-4　glycogenic acanthosis の内視鏡像
白色扁平な平坦隆起が多発，時に地図状を呈する．

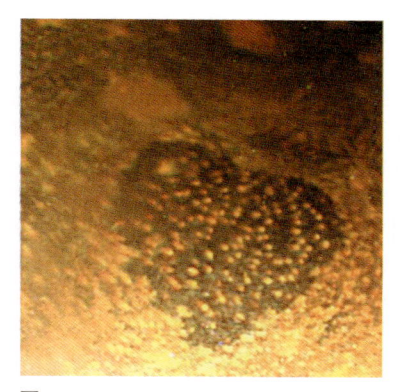

図 7-5　glycogenic acanthosis のヨード染色像
ヨード染色で濃染し，内部に点状の不染部が規則正しく分布する．

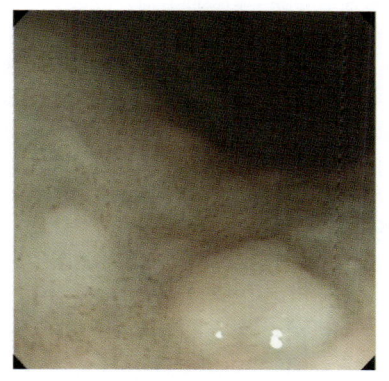

図 7-6　glycogenic acanthosis の NBI 観察像
NBI 観察ではより白色隆起として観察される．

濃染することから，このように呼ばれる．

【疫学】
　成人男性の下部食道に好発し，加齢とともに発生頻度が増加する．従来，飲酒や喫煙と関連があるといわれてきたが，近年，H. pylori 菌との関連を示す報告もみられる．

【内視鏡所見】
　比較的平坦な円形または楕円形の大きさ3〜5 mm 程度の白色調の隆起性病変である．通常多発性で，時に地図状を呈することがある（図 7-4）．色素内視鏡検査では，ヨード染色で濃染し，その染まり方は正常粘膜と比べてもはるかに濃く染まる．拡大観察などで近接すると，濃染の中に正常粘膜の染色所見に近い点状の不染部が規則正しく分布している（図 7-5）．一方，トルイジンブルー染色では不染性を示す．粘膜表層の毛細血管や粘膜微細模様を強調表示する狭帯域光観察（NBI）では，より白色の平坦隆起として認められる（図 7-6）．

【病理組織所見】
　核が小さくて明るい細胞質をもつ細胞（N/C 比が小さい）からなる扁平上皮層の過形成性肥厚（acanthosis：棘細胞増殖）で，下記の白板症（leukoplakia）とは異なり，細胞異型を示さない．

　口腔粘膜にみられる白板症は，黄白色の斑状の低隆起性病変（yellow white spots）で，しばしば悪性変化を伴うため，前癌病変とされている．この白板症は過角化と顆粒層の出現を組織学的特徴とし，食道ではきわめて稀なため，glycogenic acanthosis とは別に扱うべきである．

【鑑別診断】

食道表在癌，異型上皮，食道乳頭腫，食道脂腺などとの鑑別が必要となる．色素内視鏡が鑑別に有用とされるが，確定診断には組織学的検索が必要である．

❶**食道表在癌・異型上皮**：最も鑑別が重要な癌（特に白色調のⅡa病変）や異型上皮では，不整形で表面構造が無構造であることが多い．さらに，癌はヨード染色では不染性（異型上皮では淡染），トルイジンブルー染色では青紫に染色される．

❷**食道乳頭腫**：表面平滑な透明感のある山田Ⅱ～Ⅳ型の形態を示し，ヨード染色では淡染，トルイジンブルー染色では染色されない．

❸**食道脂腺**：粘膜固有層の腺房と食道内腔への外分泌導管より形成されているため，敷石状や花弁状の黄白色調の扁平隆起とその中心部に白色調の小突起を有する．病変の本体が上皮下の粘膜固有層にあるため，境界部で血管模様が隆起部まで入り込んでおり，ヨード染色で不明瞭となる．

【合併症】

消化管ポリポーシスや甲状腺腫などを有し，特徴的な皮膚粘膜病変である Cowden 病の約半数は，若年時から食道粘膜に glycogenic acanthosis を合併する．また，皮膚の乳頭状増殖，角化増生，色素沈着を伴う黒色表皮腫（acanthosis nigricans）にも食道粘膜病変として glycogenic acanthosis を合併したとする報告もみられる．

治療方針

生検で組織学的に glycogenic acanthosis の確定診断が得られれば，経過観察で十分であるが，多発する際には，内視鏡所見のみで経過観察されることもある．

食道・胃静脈瘤の診断と治療方針

diagnosis and treatment of esophago-gastric varices

金子順一　東京大学肝胆膵外科
國土典宏　東京大学教授・肝胆膵外科

【概念】

食道・胃静脈瘤は肝後，肝内，肝前のいずれかを原因として門脈圧が上昇し，代償的に発生した門脈-大循環系の短絡（シャント）血行路のうちのひとつである．

【疾患分類】

食道静脈瘤は，食道胃接合部から下部食道にかけ約4cmにわたり柵状血管（palisade zone）という特異な血管構築に，左胃静脈，短胃静脈や後胃静脈などの血流が遠肝性に流入し瘤化したものである．数％に柵状血管を介さない巨木型食道静脈瘤が存在し，血流量が多く注意を要する．

胃静脈瘤は，食道静脈瘤と連続する噴門部静脈瘤と，連続しない孤立性胃静脈瘤に分けられる．孤立性胃静脈瘤は噴門輪に近接する噴門部静脈瘤，離れて孤在する穹窿部静脈瘤と，両者が連続する噴門・穹窿部静脈瘤に分類され，主に腎静脈に排血される．

【頻度】

代償性肝硬変の約30～40％に，非代償性肝硬変の約60％に合併する．治療をしない場合は1年間で肝硬変患者の約4％に，中等度以上の静脈瘤の存在が確認されている場合は約15％に出血を認める．

【問診で尋ねるべきこと】

肝疾患の治療歴や飲酒歴，常用薬（特にNSAIDs）の有無を，出血例では発症時間，吐血あるいは下血の量や消化性潰瘍の既往などを本人と家族から情報を得る．内視鏡を施行するにあたって，心疾患，緑内障，

表 7-4　食道・胃静脈瘤内視鏡所見記載基準

	食道静脈瘤（EV）	胃静脈瘤（GV）
占居部位 （location：L）	Ls：上部食道にまでに認められる Lm：中部食道にまで及ぶ Li：下部食道のみに限局	Lg-c：噴門部に限局 Lg-cf：噴門部から穹隆部に連なる Lg-f：穹隆部に限局 （注）胃体部にみられるものはLg-b，幽門部にみられるのはLg-aと記載する
形態 （form：F）	F_0：治療後に静脈瘤が認められなくなったもの F_1：直線的な比較的細い静脈瘤 F_2：連珠状の中等度の静脈瘤 F_3：結節状あるいは腫瘤状の太い静脈瘤	食道静脈瘤の記載法に準じる
色調 （color：C）	Cw：白色静脈瘤 Cb：青色静脈瘤 （注）i）紫色・赤紫色に見える場合はviolet（v）を付記してCbvと記載してもよい 　　　ii）血栓化された静脈瘤はCw-Th，Cb-Thと付記する	食道静脈瘤の記載法に準じる
発赤所見 （red color sign：RC）	RCにはミミズ腫れ（red wale marking：RWM），チェリーレッドスポット（cherry red spot：CRS），血まめ（hematocystic spot：HCS）の3つがある RC_0：発赤所見を全く認めないもの RC_1：限局性に少数認めるもの RC_2：RC_1とRC_3の間 RC_3：全周性に多数認めるもの （注）i）telangiectasiaがある場合はTeを付記する 　　　ii）RCの内容RWM，CRS，HCSはRCの後に付記する 　　　iii）F_0であってもRCが認められるものはRC_{1-3}で表現する	RC_0：発赤所見を全く認めない RC_1：RWM，CRS，HCSのいずれかを認める （注）胃静脈瘤ではRCの程度を分類しない
出血所見 （bleeding sign）	出血中の所見 　湧出性出血（gushing bleeding） 　噴出性出血（spurting bleeding） 　滲出性出血（にじみ出る：oozing bleeding） 止血後の間もない時期の所見 　赤色栓（red plug） 　白色栓（white plug）	食道静脈瘤の記載法に準じる
粘膜所見 （mucosal finding）	びらん（erosion：E）：認めればEを付記する 潰瘍（ulcer：Ul）：認めればUlを付記する 瘢痕（scar：S）：認めればSを付記する	食道静脈瘤の記載法に準じる

〔日本門脈圧亢進症学会（編）：日本門脈圧亢進症取扱い規約，改訂第2版．pp37-39，2004，金原出版より一部改変・転載〕

```
                    ┌──────────┐
                    │ 食道静脈瘤 │
                    └────┬─────┘
           ┌─────────────┴──────────────┐
         出血例                      待機・予防例
           │                            │
  ┌──────┐ │                            │
  │全身管理下├─┤                          │
  └──────┘ │                            │
     緊急内視鏡による              高度肝障害の有無
     出血源の確認                (Child C, T. bil 4mg/dL 以上)
      ┌────┴────┐                 ┌────┴────┐
   S-Bチューブに  EIS または EVL     なし      あり
   よる圧迫止血   による一時止血      │        │
      └────┬────┘                 EIS      EVL
         待機治療
```

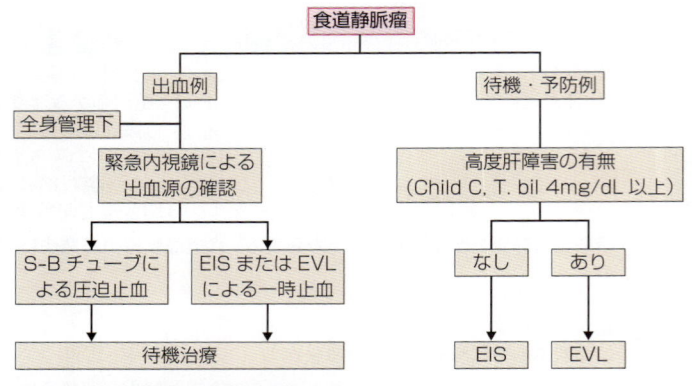

図7-7 食道静脈瘤内視鏡治療ガイドライン

前立腺肥大や糖尿病の既往の有無を確認する．

【必要な検査】

上部消化管内視鏡検査は必須の検査である．造影CTは肝疾患の精査と客観的な静脈瘤の広がりの診断に有用である．可能であればMRI，三次元CTや腹部血管造影を施行してもよい．血液検査では，血算，肝機能，腎機能，凝固能を，出血例では血清アンモニア値も評価する．

【診断のポイント】

内視鏡診断を日本門脈圧亢進症取扱い規約の改訂第2版（2004年），食道・胃静脈瘤内視鏡所見記載基準に基づいて行う（表7-4）．

【入院・専門医移送の判断基準】

肝疾患患者は定期的に消化器内視鏡専門医にコンサルトする．出血例は直ちに静脈路を確保し，全身管理下に専門医がいる施設に移送する．

治療方針

内視鏡治療が第1選択である．消化器内視鏡ガイドラインの改訂第3版（2006年）の食道・胃静脈瘤内視鏡治療ガイドラインに沿って方針を決める（図7-7, 8）．

❶内視鏡的治療

a）食道静脈瘤：出血例は緊急に内視鏡的静脈瘤硬化療法（EIS）ないし内視鏡的静脈瘤結紮術（EVL）を行う（178頁参照）．止血が不能な場合はSengstaken-Blakemore tubeを挿入する．待機・予防例に対してはEVLとEISを組み合わせた治療を行う．肝機能不良例（Child C，T.bil 4 mg/dL以上）では，合併症の少ないEVLや組織接着剤の使用を選択する．全身状態が悪い例では治療効果が原疾患の自然史を上回らないと判断した場合には適応がないが，肝移植が予定されている場合は専門施設にコンサルトする．一方，肝癌末期例で，肝動脈門脈シャント例や門脈腫瘍栓（VP 3, 4）では予防的治療の適応はないと考えてよい．

b）胃静脈瘤：出血例は組織接着剤〔ヒストアクリル：皮膚創傷に対する組織接着剤（保険適用外）〕などの併用が望ましい．待機・予防例に対してはEIS単独ないし，EISと組織接着剤が併用される．腎静脈系短絡路を有する孤立性胃静脈瘤は，バルーン下逆行性経静脈的塞栓術（balloon-occluded retrograde transvenous obliteration：B-RTO）がよい適応である（180頁参照）．

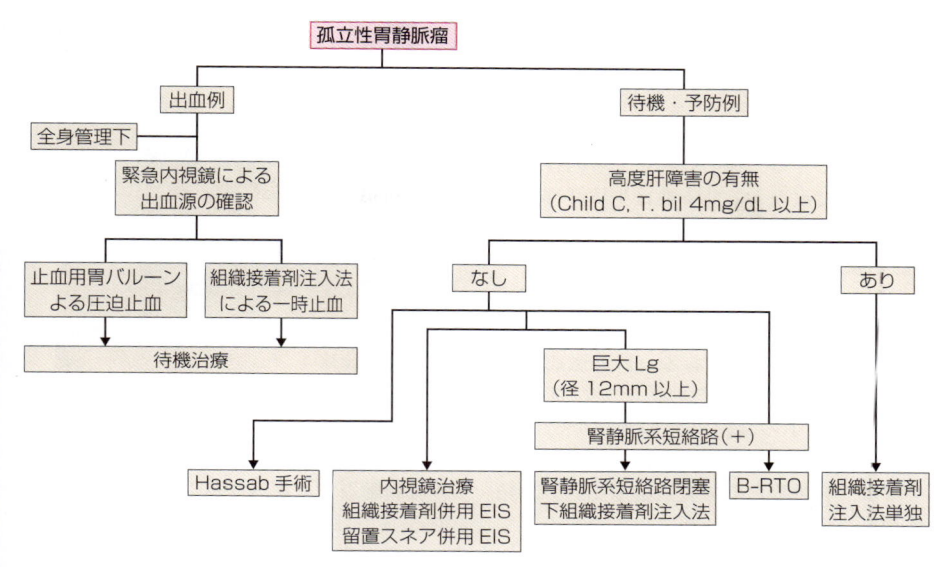

```
                    孤立性胃静脈瘤
                         │
          ┌──────────────┴──────────────┐
        出血例                      待機・予防例
          │                              │
    ┌─────┤                     高度肝障害の有無
  全身管理下│                   (Child C, T. bil 4mg/dL 以上)
          │                              │
    緊急内視鏡による                ┌─────┴─────┐
    出血源の確認                   なし         あり
          │                        │            │
    ┌─────┴──────┐                 │            │
  止血用胃バルーン 組織接着剤注入法   │            │
  よる圧迫止血    による一時止血     │            │
     │           │           巨大 Lg           │
     ▼           │         (径 12mm 以上)      │
   待機治療      │              │              │
     │           │        腎静脈系短絡路(+)     │
     │           │              │              │
     │           │         ┌────┴────┐         │
     ▼           ▼         ▼         ▼         ▼
  Hassab 手術  内視鏡治療  腎静脈系短絡路閉塞 B-RTO  組織接着剤
              組織接着剤併用EIS 下組織接着剤注入法      注入法単独
              留置スネア併用EIS
```

図 7-8　孤立性胃静脈瘤内視鏡治療ガイドライン

❷**薬物療法**：単独あるいは他との併用で行われる重要な治療法である．初回出血予防にナディック，インデラル，ニトロールが使用される（保険適用外）．静脈瘤出血の自然止血率は約 50％である．ピトレシン投与の止血率は約 60～70％であり，自然止血率を上回る．

❸**経頸静脈的肝内門脈体循環短絡術** (transjugular intrahepatic portosystemic shunt：TIPS, 183 頁参照)：TIPS は直接，門脈圧を低下させる優れた治療法である．しかし，約 30％に肝性脳症が発症し，約 10～50％のステントが 1 年以内に閉塞する問題がある．難治性腹水や内視鏡で止血不能な例に適応がある．将来肝移植が予定されている場合には下大静脈や門脈本幹まで過剰な長さのステントが入らないように注意を要する．専門施設にコンサルトが望ましい．

❹**Hassab 手術**：内科的に不応な静脈瘤に対しては手術が考慮される．肝機能がよければ杉浦手術（原法は胸腔内傍食道血行遮断術，食道離断術を行った後に脾臓摘出術と胃体上部血行遮断術を行う二期分割手術）や改良された外科的選択的シャント手術も行われるが，今日では適応は限られる．内視鏡的治療を追加することを考慮した食道離断術を伴わない Hassab 手術が手術療法として選択されることが多い．筆者らは肝切除に伴う Hassab 手術（下部食道と胃体上部の血行遮断術と脾摘）の適応基準を以下のように定めている．

絶対的適応は，①血小板数が $5.0\times10^4/\mu L$ 以下，② F_2 以上もしくは RC_1 以上で B-RTO が困難な胃静脈瘤，③ EVL や EIS が困難もしくは内視鏡的治療に抵抗性の F_2 以上もしくは RC_1 以上の食道静脈瘤である．なお，コリンエステラーゼ，プロトロンビン活性値が比較的保たれ総ビリルビンが高値（1.5～2.0 mg/dL）を示す例では Hassab 手術後に肝機能が改善を示すことがある．

❺**肝移植**：静脈瘤に対する根治療法である．日本臓器移植ネットワークの脳死肝移

植レシピエント登録基準では，胆道閉鎖症，Caroli 病や嚢胞性線維症で反復する吐下血（過去6か月以内に2回以上）が内科的治療に不応な場合は，肝機能が保たれていても登録できる．他の肝疾患でも内科的治療に不応で反復する吐下血は生体肝移植の適応である．

【合併症・予後】

EIS, EVL の食道静脈瘤の緊急止血率は約95％で，1年再発率は EIS で10％, EVL で約30〜40％である．胃静脈瘤の緊急止血率は組織接着剤の併用で約90％である．1991年の食道静脈瘤硬化療法研究会と日本門脈圧亢進症研究会による全国調査では，合併症として食道潰瘍（31％），発熱（23％），胸痛（22％）が，重大なものとしては硬化剤による肝障害とショックがそれぞれ2％, 食道穿孔，門脈血栓症，腎不全はそれぞれ1％未満と報告された．予後は肝硬変や肝細胞癌など原疾患の進行度にも左右される．

【患者説明のポイント】

治療の内容と合併症の説明とともに，静脈瘤に対する治療は肝疾患に対する治療ではないこと，静脈瘤は再発するため何回も治療が必要であること，出血例は内視鏡治療が奏効しても肝不全が続発する可能性があることを説明する．

食道の良性腫瘍
benign tumors of the esophagus

小西敏郎　NTT 東日本関東病院副院長

【概念】

臨床で日常取り扱う食道の腫瘍のほとんどは食道癌であり，また早期発見される食道癌が増えるにしたがって食道癌の前駆病変である異型上皮（dysplasia）も増えてい

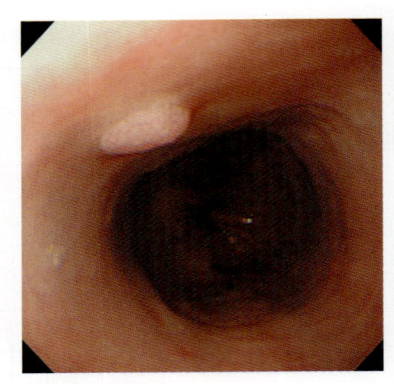

図7-9　乳頭腫

る．良性の食道腫瘍としては平滑筋腫，顆粒細胞腫などに遭遇することがあるが稀である．

糖原過形成（glycogenic acanthosis）や乳頭腫はしばしばみられる隆起性病変であるが，真の意味での腫瘍ではない．食道癌と異型上皮および平滑筋腫，顆粒細胞腫については別項を参照されたい．本項で取り扱う食道の良性腫瘍は頻度が低く，稀な疾患が多い．ほとんどが内視鏡的に診断がつけば特に治療を必要とせず，経過観察でよく，定期的にフォローアップすればよい疾患である．とにかく食道癌との鑑別がポイントである．

【分類】

❶乳頭腫（papilloma, 図7-9）：食道粘膜の扁平上皮が乳頭状の構造で増殖した隆起性病変である．腫瘍性ではなく反応性の病変と考えられている．大半はポリープ状の小さな隆起で単発性である．下部食道に多い．形状は，①桑実状の凹凸を有する基部の狭い小さな隆起，②透明感のある白色調で丈の低い扁平な隆起，③発赤調で分葉傾向のある隆起の3タイプがある．

組織的には血管を有する間質と過形成性重層扁平上皮の乳頭状発育からなる．

下部食道の乳頭腫は逆流性食道炎に関連するとされており，逆流性食道炎の治療で

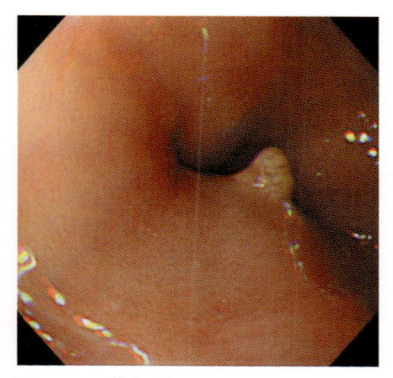

図 7-10 黄色腫

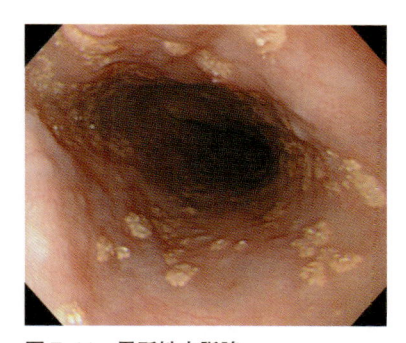

図 7-11 異所性皮脂腺

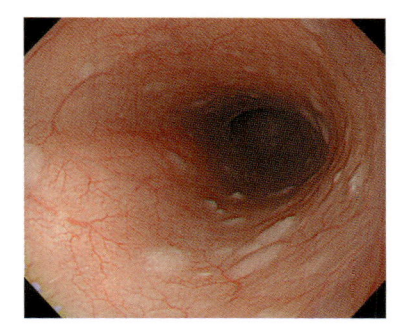

図 7-12 糖原過形成

消失することもある．上部食道の乳頭腫はヒトパピローマウイルス(human papilloma virus)が関連するともいわれている．症状がない場合がほとんどで，内視鏡的に診断がつけばフォローアップでよい．生検鉗子でも切除できることが多いが，患者が希望すれば内視鏡的切除も可能である．

❷ **黄色腫**(xanthoma，図 7-10)：食道の粘膜固有層の上皮下の乳頭内に多数の泡沫細胞が線維化や慢性炎症を伴って充満し，乳頭が拡張するので隆起して認められる病変．1〜6 mm の非常に小さな黄白色斑が隆起してみえる．単発のことが多い．泡沫細胞の充満の程度で，黄白色斑の大きさや厚みに違いが生じるので，扁平隆起であったり結節状隆起であったりする．部位は食道全体にみられるが，胸部上部食道にやや多い．ヨード染色では淡染を示すが，上皮が薄くなっている部分では不染となる．きわめて稀とされてきたが，最近の内視鏡機器の高解像度化と拡大観察が容易になったことで診断されることが増えている．

腫瘍ではなく，放射線の影響やタバコや飲酒による慢性的な刺激が原因と考えられ，特別な治療は必要とせず，フォローアップでよい．

❸ **異所性皮脂腺**(ectopic sebaceous gland，図 7-11)：皮膚に存在する皮脂腺(sebaceous gland)が内胚葉由来の消化管に認められると異所性皮脂腺と呼ばれる．食道の全域にみられるが，中部食道に最も多い．多発する大きさ 0.5〜5 mm の小さな白色ないし黄白色の小さな扁平隆起としてみえる．隆起の頂部に導管の開口部が白色の小突起としてみられる．ヨード染色では境界不明瞭な淡染ないし不染となる．

組織的には食道の上皮下の粘膜固有層に明るい細胞からなる腺房細胞の集塊と食道内腔に開口する導管からなる．

異所性皮脂腺は症状がなく，悪性化することもないので，特に治療を必要とせず，フォローアップでよい．

❹ **糖原過形成**(glycogenic acanthosis，図 7-12，308 頁参照)：糖原過形成は，食道下部に多くみられる扁平で小さな軽度の

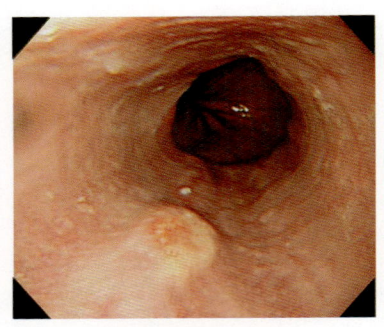

図7-13 顆粒細胞腫

隆起で，色調はやや白色調で，散在して数個以上みられることが多い．組織学的にはこの隆起部の上皮細胞が大型化し，明るい細胞質で中に多量のグリコーゲンを含んでいる．細胞異型を伴わず，前癌病変ではない．非常に多い病変で，加齢とともに増加し，高齢者ではたいていの人にみられる．治療の必要はない．

❺脂肪腫(lipoma)：粘膜下の脂肪組織より発生する腫瘍で，表面が平滑な黄白色調の隆起．扁平の隆起よりは有茎性の形態を示すものが多い．柔らかいので鉗子で押すと変形する．数 cm の大きいものもある．頸部食道にできた10 cm を超える大きな有茎性の脂肪腫が嚥下困難で発見されることもあるが，消化管のなかでは食道に発生する脂肪腫は少ない．組織的には表面は扁平上皮に覆われ，上皮下に成熟脂肪組織の増生から構成されている．

大半は治療不要である．

❻顆粒細胞腫(granular cell tumor, 図7-13)：顆粒細胞腫は消化管の中では食道に最も多い．食道の中下部，なかでも下部食道が好発部位で，大きさ1 cm 前後の表面が平滑な白い台状の形で，大臼歯に似ていることが多い．充実性腫瘍で，Schwann 細胞由来の神経原性とする説が有力である．病理学的に比較的大型の好酸性細胞の細胞質内にPAS染色陽性の微細顆粒を有することが特徴である．悪性であることは稀で，内視鏡的に切除すればよい．

食道の粘膜下腫瘍
esophageal submucosal tumor

中村　努　東京女子医科大学講師・消化器外科

【概念】
食道扁平上皮下に発育する腫瘍性病変の総称である．

【疾患分類】
組織型および発生頻度は他の消化管粘膜下腫瘍とは異なる．頻度は平滑筋腫，顆粒細胞腫(granular cell tumor)，血管腫，脂肪腫，嚢腫の順に多い．gastrointestinal stromal tumor (GIST)，リンパ腫，悪性黒色腫，平滑筋肉腫などは頻度は低いが，悪性であり治療上重要である．

平滑筋腫は内輪筋からが多く，次いで粘膜筋板，外縦筋から発生する．食道内腔に突出するものや食道壁外に発育するものがある．男性に多く(男女比は2：1)，小児には少ない．悪性(平滑筋肉腫)はきわめて稀である．顆粒細胞腫は神経原性の腫瘍で上皮下に発生することが多い．中・下部食道に好発し，大臼歯状のものが典型である．悪性のものは2%とされ，きわめて稀である．血管腫は孤立性の海綿状血管腫が多い．脂肪腫は柔らかく白色調である．嚢腫は半球状に隆起してみえ，壁が厚い場合は診断が難しい．

【頻度】
剖検で平滑筋腫の頻度は約10%と高いが臨床的に診断される頻度は低い．

【症状・病態】
上部消化管造影や内視鏡検査で偶然発見される場合が多い．食物つかえ感，胸や

け，胸痛などの症状が出現することがある．食道癌のように狭窄をきたすことは少ない．

【診断】

内視鏡検査で表面平滑な隆起性病変であり，ヨード染色で染色される．

上皮下に腫瘍があるものは内視鏡での通常の生検で組織診断が可能である．大きい腫瘍では治療に必要なため食道造影やCT（PET-CT），MRIなどの検査も行う．内視鏡超音波検査（EUS）では内部エコーで脂肪腫，囊腫などは鑑別できる．EUS下にドプラエコーで血管を描出し，血管を避けて穿刺生検（fine needle aspiration biopsy：FNAB）を行い組織診ができる．通常のHE染色のほか，免疫染色も行われる．

免疫組織化学では平滑筋腫はSMAとdesminが陽性，顆粒細胞腫ではs-100，NSEが陽性，GISTではc-kit，CD34が陽性である．鑑別すべき食道癌ではcytokeratinが陽性となる．また，良・悪性の鑑別には核分裂像のほかにKi-67，PCNAが用いられる．

【鑑別診断】

❶粘膜下腫瘍様食道癌：正常上皮に覆われた隆起型の食道癌があり，ヨード染色でも染色される．低分化型扁平上皮癌や未分化癌，腺扁平上皮癌，基底細胞癌など特殊な組織型のことが多い．

❷縦隔腫瘍，リンパ節転移

治療方針

症状がなく小さな腫瘍（長径が2cm未満）であれば経過観察を行う．しかし，平滑筋腫の表面に癌が発生した症例もあり治療が望ましい．

治療法

❶内視鏡的切除：粘膜筋板由来の平滑筋腫や顆粒細胞腫，血管腫，リンパ管腫で大きさが2〜3cm以内のものが適応となる．ほぼ内視鏡的粘膜切除術（EMR）と同様の手技で行われる．

❷腫瘍摘出術：良性腫瘍で壁外発育の腫瘍が適応となる．核出術は胸腔鏡下や腹腔鏡下でも行われている．核出後に欠損部が大きい場合は食道壁を縫合する．食道・胃接合部の腫瘍の場合は括約筋を切開することになり，逆流防止のfundoplicationなどを付加する必要がある．

❸食道切除術：腫瘍が5cm以上と大きいかGISTなど悪性が疑われる場合は食道切除術が必要となる．食道癌手術と同様に食道切除し通常は胃管または空腸で再建される．GISTや悪性黒色腫などではリンパ節郭清も必要となる．

【合併症】

内視鏡的治療や核出術による合併症には出血や穿孔がある．食道切除術では肺炎や縫合不全などがある．

【予後】

病理組織検査により予後は決まる．良性腫瘍でも内視鏡的治療や核出術などの場合は再発することがある．また，別の場所に再発する可能性がある．

【患者説明のポイント】

検診などで発見された場合，組織診断はなされるべきである．多くは良性であり，悪性の可能性が低い．そのため高齢者や併存疾患のある者には積極的な診断や治療はすすめられない．

【経過観察・生活指導】

大きさが2cm未満の場合は年1回の経過観察を行う．それ（2cm）以上で経過観察する場合は3〜4か月後に再検査が必要となる．注意すべきは表面に扁平上皮癌が発生することである．治療後は治療の種類と組織検査の結果で経過観察や生活指導は異なる．

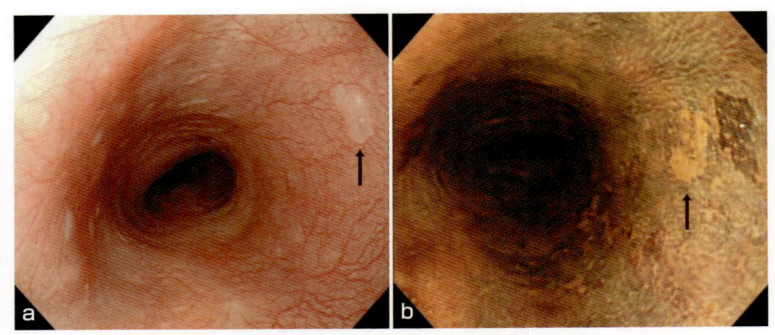

図7-14 low grade intraepithelial neoplasia の内視鏡像

食道上皮内腫瘍
intraepithelial neoplasia（dysplasia）

門馬久美子　東京都立駒込病院内視鏡科部長

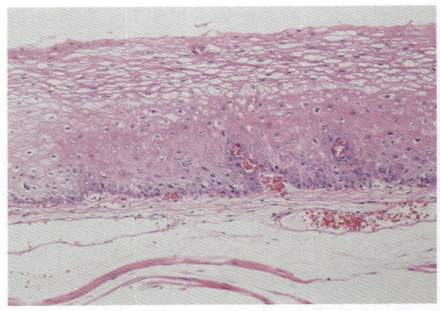

図7-15 low grade intraepithelial neoplasia の組織像

【概念】
　扁平上皮の構造と細胞の異常から腫瘍と判定される病変のうち，上皮内に限局するものを食道上皮内腫瘍と呼んでいる．これは，従来，異形成（dysplasia）と呼ばれていた病変であるが，わが国の考え方によれば，上皮内癌の一部分もこの中に含まれている．

【疾患分類】
　食道上皮内腫瘍は，低異型度上皮内腫瘍（low grade intraepithelial neoplasia）と高異型度上皮内腫瘍（high grade intraepithelial neoplasia）に分類されている（WHO, 2000年）．low grade か high grade かは，基底層や傍基底層の細胞に類似した腫瘍細胞が密に増生する距離で決められており，上皮内の深層1/2 までにとどまるものを low grade intraepithelial neoplasia, 深層1/2 以上を占めるものを high grade intraepithelial neoplasia としている．また，high grade intraepithelial neoplasia には，上皮内癌（carcinoma in situ）が含まれており（WHO, 2000年），欧米では浸潤を示すものが癌とされるが，わが国では非浸潤癌の概念が確立されているため，high grade intraepithelial neoplasia は carcinoma in situ あるいは non-invasive carcinoma と診断されることが多い．

【症状・病態】
　上皮内腫瘍に特徴的な症状はない．本病変に起因する自覚症状をもって病院を受診することはない．スクリーニング検査や他の消化器症状のために病院を受診し，内視鏡検査を行って初めて診断される病変である．

【問診で尋ねるべきこと】
　食道癌の高危険群とされる飲酒，喫煙の有無，食道癌や頭頸部癌の既往などを確認する．

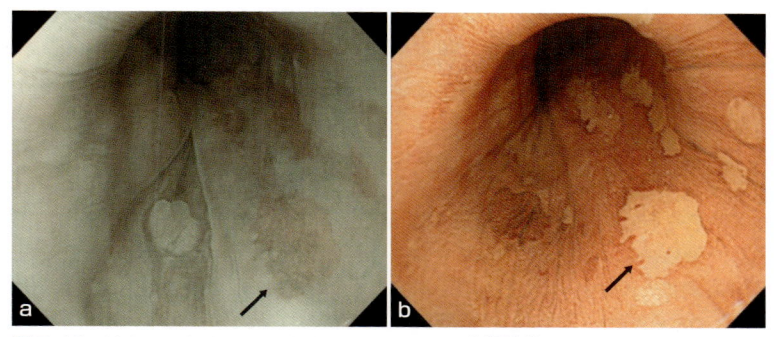

図 7-16 high grade intraepithelial neoplasia の内視鏡像

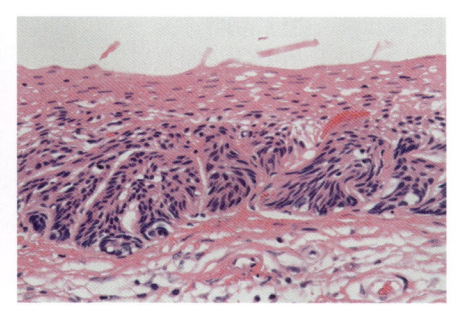

図 7-17 high grade intraepithelial neoplasia の組織像

【必要な検査と所見の読み方】

　病巣を発見するには，内視鏡にて食道粘膜を観察することが必要である．しかし，通常の白色光観察のみでは発見が難しい場合が多く，narrow band imaging（NBI）観察やヨード染色が必要である（図 7-14〜17）．

　以前は食道上皮内腫瘍は，ヨード染色にて初めて発見される表面平滑な平坦病変で，表面わずかにヨードに淡染する不整形のヨード不染として観察されるとされてきた．しかし，内視鏡治療例の増加に伴い，食道上皮内腫瘍にも軽度隆起や軽度陥凹を示す病変が存在することが判明してきた．軽度隆起性病変は，やや透明感のある白色調で丈の低い隆起であり，ヨード染色では表面淡染し，所々にヨード濃染を伴う不染である．軽度陥凹性病変は，NBI観察にて領域性をもった茶褐色の粘膜変化（brownish area：BA）として観察されるが，内部に上皮乳頭内血管（intraepithelial papillary capillary loop：IPCL）の増生が少ない病変である．NBIで発見された病変を通常の白色光で観察すると，淡い発赤を示す陥凹として認識できるが，通常観察だけでの発見は困難である．

【診断のポイント】

　食道上皮内腫瘍にも，平坦病変，軽度隆起性病変，軽度陥凹性病変が存在する．いずれの病変においてもヨード染色所見が有用であり，表面淡染を示すヨード不染が特徴的な所見である．しかし，実際には，散布するヨードの濃度や染色の仕方，また周囲に多発する不染の有無により，見え方が異なることがある．したがって，最終的には組織学的な判断が必要である．

　早期食道癌の内視鏡治療例では，背景因子として食道内に多数のヨード不染を有することがあり，まだら食道などと呼ばれている．この背景因子となる多発ヨード不染の中に，食道上皮内腫瘍がみられることが多いため，食道上皮内腫瘍を発見した場合は，周囲の食道粘膜も十分観察し，食道癌の有無を確認する．

【鑑別診断】

　食道上皮内腫瘍にも，平坦病変，軽度隆

起性病変，軽度陥凹性病変が存在するため，各病変の形態に応じて鑑別すべき疾患が挙げられる．最も鑑別が必要な病変はT1a-EP癌である．IIb型癌やIIc型癌は，NBIで観察すれば，IPCLの増生を伴うBAとして観察できる．また，癌の場合は，ヨード染色を行えば不整形の黄色調の不染を示し，染色後に少し時間が経過すれば，不染内部にサーモンピンクの色調を示す部分(pink color sign：PC-sign)が出現するため鑑別は容易である．IIa型癌は白色調のものが多いため，NBIで観察しても白色調に見えるのみであり，ヨード染色を行わないと鑑別ができない．軽度隆起を示すものには，平板状の乳頭腫，glycogenic acanthosisやhyperkeratosis，parakeratosisなども挙げられるが，これらは，ヨード染色を行えば濃染を示すため鑑別は容易である．

【専門医移送の判断基準】

NBI所見やヨード染色所見から食道上皮内腫瘍を疑うが，生検診断でも確定診断ができない場合がある．このような症例には，ヨード染色を繰り返したり，生検を繰り返したりすると，ますます確定診断が困難になる．速やかに専門医へ紹介して確定診断を依頼する．また，生検にてhigh grade intraepithelial neoplasiaと診断された場合は，内視鏡治療などを目的に専門医へ紹介する．

治療方針

ヨード不染部の形態から，癌が疑われる場合や10 mmを超える大きさの場合は，全生検目的にEMRを行う．癌を疑う不染ではない，あるいは大きさが10 mm未満の場合は，ヨード染色や生検を頻回に繰り返さず，3～6か月後に拡大観察やNBI観察を行う．ヨード不染の生検にて，食道上皮内腫瘍と診断された場合の治療方針は，low gradeかhigh gradeかで異なる．high grade intraepithelial neoplasiaの場合は，全生検目的にEMRを行う．low grade intraepithelial neoplasiaの場合は3～6か月後に再検査を行う．

【患者説明のポイント】

食道上皮内腫瘍には2つのタイプがある．低異型度上皮内腫瘍は，すぐに治療を行う必要はないが，形態が変化する可能性もあるため経過観察を行う．高異型度上皮内腫瘍は，上皮内癌である可能性を考慮して，全生検目的に内視鏡治療を行い，組織学的に確認することが必要である．

【経過観察・生活指導】

低異型度上皮内腫瘍の経過観察は，3～6か月くらいの間隔で行うことが望ましい．経過観察時にヨード染色や生検を繰り返すと，病巣内に再生上皮が入り込み，病変の形態が変化するため，できるだけ拡大観察やNBI観察で経過観察する．高異型度上皮内腫瘍と診断された場合は，治療も兼ねて全生検を行うが，このような病変も多発する可能性が高いため，NBI併用の内視鏡検査を少なくとも年1回は行う．観察時は，周囲の食道粘膜も十分観察する．

食道癌の診断と治療方針

diagnosis and treatment for esophageal cancer

梶山美明　順天堂大学教授・上部消化管外科学

鶴丸昌彦　順天堂大学がん治療センター長

【食道癌の特徴】

❶食道癌の生物学的特徴：食道癌は消化管癌の中で最も悪性度が高い．胃癌，大腸癌では粘膜下層に達するSM癌が早期癌に分類され，リンパ節転移頻度はそれぞれ約20％，10％である．これに対して食道SM癌のリンパ節転移頻度は約50％と高

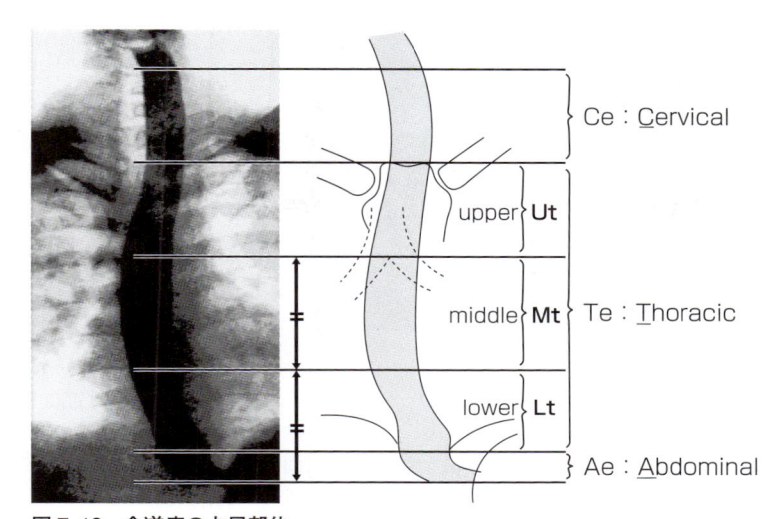

図 7-18 食道癌の占居部位
〔日本食道疾患研究会（編）：臨床・病理食道癌取扱い規約，第9版．p3，金原出版，1999 を改変〕

率であり，食道癌では粘膜癌のみが早期癌と定義される．食道癌ではリンパ節転移頻度が高いばかりでなく，その転移部位が他の消化器癌とは異なる特徴がある．これまでの食道癌手術郭清リンパ節の解析から，転移頻度が最も高い部位は腫瘍の近傍ではなく頸胸境界部の左右反回神経に沿った気管近傍であり，この部位に約1/3の症例に転移が認められた．次いでリンパ節転移頻度が高い部位は，胃上部の小彎リンパ節であり，約1/4の症例に転移が認められた．食道癌では初期の段階から腫瘍から離れた部位にリンパ節転移を認める特徴があり，今日のわが国の「食道癌標準手術」は頸部・胸部・腹部の3つの領域を郭清する「3領域リンパ節郭清手術」である．

食道癌は遠隔臓器転移の部位にも特徴がある．胃癌，大腸癌よりも高頻度で遠隔臓器転移が認められるが，肺と肝臓に最も多く転移し，骨転移や脳転移も他の消化器癌よりも高頻度に認められる．

❷**食道癌の疫学的特徴**：食道癌は男性に多く認められ約85％は男性である．また飲酒，喫煙，熱い食物，辛い食物との関連も指摘されており，食道への直接的な物理・化学的刺激が発癌の原因の1つであると考えられる．

わが国では食道癌の9割以上は「扁平上皮癌」であり，アジア諸国でも扁平上皮癌が大多数である．これに対して西欧，北米では1980年代から下部食道腺癌の増加が認められ，今日では約7割を腺癌が占めるようになった．この傾向は特に白人男性で認められ有色人種では顕著ではない．

食道癌では食道内多発癌の頻度が高く，また咽頭癌や喉頭癌を同時性，異時性に重複する可能性が高い．

【**食道癌の診断**】

❶**食道癌の占居部位**：食道の大部分は胸部に位置するが頸部や腹部にも食道は存在する．頸部食道はCe，胸部食道はTe，腹部食道はAeと略記する．また胸部食道は上から順に胸部上部食道（Ut），胸部中部食道（Mt），胸部下部食道（Lt）と分類される．日本人食道癌の最も多い部位は胸部中部食道（Mt）である（図7-18）．

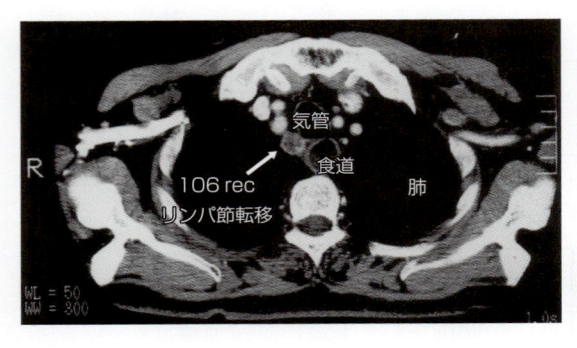

図7-19　上縦隔反回神経周囲の106 recリンパ節転移

❷症状：食道癌の最も多い主訴は「食物つかえ感」である．一方，食道癌が大きくなり内腔のかなりの部分を占めるようになるまで自覚症状が出ないことも多く注意が必要である．また反回神経周囲のリンパ節転移が大きくなり，反回神経に浸潤すると「嗄声」を認めることもある．

❸画像診断

a) 内視鏡診断：食道の内視鏡検査は胃，大腸の内視鏡検査よりも熟練を要する．特に早期食道癌の診断は難しくヨード染色や近年ではNBI観察が用いられる．ヨード染色では正常上皮は褐色に染色されるが，癌は染色されず白色領域として認識される．また，近年普及してきたNBI内視鏡はnarrow band imagingの略称であり，粘膜表層の毛細血管を観察しそのパターンから癌の診断を行うものである．内視鏡診断では腫瘍の潰瘍底の方向や深さ，腫瘍口側縁の確定，食道内多発病変，咽頭喉頭病変の発見などが重要である．

b) UGI診断：バリウムを用いたX線検査では癌の部位，局在診断が重要である．また癌の周在性を知ることにより気管，気管支や下行大動脈など周囲臓器への浸潤のリスクを予測することができる．

c) CT診断：CT検査では周囲臓器への浸潤の有無，リンパ節転移の状況，遠隔臓器への転移の有無がチェックされる．ただし，CT検査で周囲臓器と接していても真に浸潤しているか否かの判定は困難である．リンパ節転移の好発部位は上縦隔反回神経周囲の106 recと呼ばれる部位である（図7-19）．また遠隔臓器への転移は肺と肝臓に多い．

d) EUS診断：食道癌診断でEUS検査は必須であり，深達度およびリンパ節転移診断を行う．食道周囲のリンパ節転移の診断には非常に有力であるが，鎖骨上窩リンパ節など食道から離れた部位には超音波が届かず診断できないことが多い．また，非常に進行した食道癌ではスコープが狭窄のために通過しないことも多い．

e) 超音波診断：頸部と腹部の超音波検査が行われる．特に頸部超音波検査は頸部CT検査よりもリンパ節転移診断の感度が高く有用である．気管両側と鎖骨上窩は特に入念に検査する．

❹血液検査：食道癌に特有の腫瘍マーカーは扁平上皮癌のマーカーであるSCCとCYFRAである．ただし，これらマーカーが高値の場合には非常に進行していることが多い．また，多数の転移再発病変を有する場合には高カルシウム血症が認められることが多く，食道癌では血清Ca値は一種の腫瘍マーカーであると考えられる．

食道癌の治療方針

食道癌の治療には「切除」「化学療法」「放射線療法」の3つがある．放射線療法

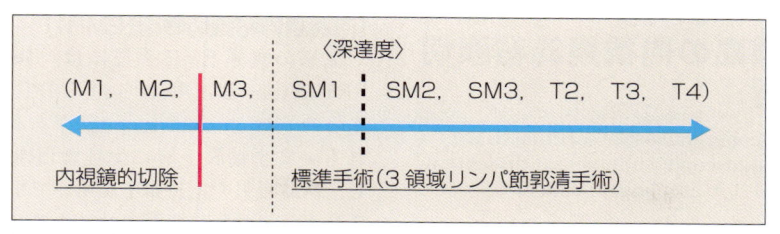

```
              〈深達度〉
(M1, M2, M3, SM1  SM2, SM3, T2, T3, T4)
←─────────┃────┊──────────────────→
  内視鏡的切除    標準手術（3領域リンパ節郭清手術）
```

図7-20 癌の深達度に基づく治療方針

は転移や再発に対する治療の場合を除いて単独で施行されることは今日では少なく，化学療法とあわせて行われる「化学放射線療法」が一般的である．食道癌に対する標準治療法は依然として手術であるが，内視鏡治療や化学放射線療法の発達に伴い，その治療方針は時代とともに変化しつつある．

深達度からみた治療方針

図7-20に示すように内視鏡治療（EMRやESD）の適応であるのは粘膜筋板に達しない粘膜癌，すなわち深達度が食道癌取扱い規約のT1a-EP（M1）とT1a-LPM（M2）の症例に限られている．SM以深の食道癌は進行癌と考え，標準治療である3領域リンパ節郭清手術が行われる．また，内視鏡治療と手術治療の境界領域と考えられるT1a-MM（M3）～SM1の食道癌に対しては，深達度診断が必ずしも正確に行えない点を考慮してまず診断的ESDを行い，病理学的検査結果によってその後の治療方針を決定するという2段階の戦略を用いることが多い．病理検査の結果を踏まえて，その後の追加治療として手術を行うか化学放射線治療を行うか経過観察を行うかの選択をする．

Stageからみた治療方針

現行のTNM分類によるStage Iでは，先に述べたようにT1a-EPとT1a-LPMまでは内視鏡治療（次項参照）の適応である．SMでN0の場合は手術療法（326頁参照）または根治的化学放射線治療（330頁参照）が行われる．どちらを選択するかは施設ごとに異なるのが現状であるが，化学放射線治療後にいったんCR（complete response）と判定されても20～30％の頻度で再発が認められることから，3か月ごとの内視鏡検査が必須である．Stage II，IIIはいわゆる局所進行癌に相当するが，標準治療法は3領域リンパ節郭清手術である．根治的化学放射線治療を行う場合の5年生存率は現在約30％であり，この生存率を高いと考えるか低いと考えるかはその施設の手術治療成績によって異なる．症例数の多いhigh volume hospitalではStage II，IIIの手術治療後の5年生存率は60％前後である．Stage IV症例で遠隔臓器転移がある場合は化学療法の適応である．通過障害がある場合には局所のみの化学放射線治療の適応があるが，ステントを留置する場合もある．遠隔臓器転移がなく周囲臓器へも浸潤が認められず頸部にリンパ節転移が認められる場合は，TNM分類ではStage IVとなるが，3領域リンパ節郭清手術の適応があると考えられ，その5年生存率は約30％である．

食道癌の内視鏡的粘膜切除術

endoscopic mucosal resection(EMR) and endoscopic submucosal dissection (ESD) for esophageal cancer

小山恒男　佐久総合病院胃腸科部長

【適応】

　食道癌治療ガイドラインでは内視鏡治療の絶対的適応を深達度 EP，LPM で周在性 2/3 以下の食道癌とし，深達度 MM，SM1 の食道癌および切除後の粘膜欠損が 3/4 周以上に達する食道癌を相対適応としている．

　MM，SM1 のリンパ節転移率はおおむね 15％程度だが，筆者らは 749 例の MM，SM1 癌を集計し，リンパ節転移のリスクファクターは長径 50 mm 以上，低分化型癌，脈管侵襲陽性であること，およびこれらのリスクファクターをもたなければリンパ節転移率が 4.6％になることを報告した．したがって，術前診断が MM，SM1 で clinical N0 の症例に対する治療方針は，「まず内視鏡切除を施行し，深達度，脈管侵襲などの病理組織学的リスクファクターを詳細に検討した後に追加治療の要否を検討する」という step up 法が主流となりつつある．ただし，詳細な病理組織学的検討を行うには一括切除が必須であるため，病変の大きさや占拠部位に応じて治療手技を選択する必要がある．

【術前検査】

　MM，SM1 癌の深達度診断は難しいため，必要に応じて内視鏡，拡大内視鏡，超音波内視鏡，食道透視を併用する．また，リンパ節転移および同時多発癌の検索目的に胸部腹部 CT を行う．頸部食道癌の場合は頸部超音波検査も行う．

【内視鏡的粘膜切除術（EMR）】

　従来の食道 EMR 手技には，幕内らの EEMR-tube 法，井上らの EMRC 法，門馬らの two channel scope 法がある．いずれも，まず粘膜下層に生理食塩水を局注し，次に吸引や把持鉗子を用いて平坦な病変をポリープ状に変形させスネアリングするポリペクトミーの延長上の手技であった．これらは簡便な手技で，処置時間が短いという長所がある反面，切除面積が狭く，正確な切除ができない，一括完全切除率が低い，分割切除例では局所再発が多く正確な病理診断が困難という短所があった．

【内視鏡的粘膜下層剝離術（ESD）】

　EMR の弱点を克服するために，病変周囲の粘膜を切開し，粘膜下層を直接剝離する ESD が開発され，2008 年から保険適用となった．食道は心拍動にて常に動いているうえに，固有筋層が胃よりも薄いため，穿孔をきたしやすい．穿孔を予防するためには粘膜下層局注により粘膜と固有筋層間に十分な空間を確保する必要があり，生理食塩水より粘稠度が高い 10％グリセロールやヒアルロン酸ナトリウムの使用が望まれる．

　次に病巣周囲粘膜を切開するが，先端系と称される Hook ナイフ，Flex ナイフなどを用いる場合は病巣の口側から肛門側に向けて粘膜切開を行う．深く切開すると血管を損傷し出血するため，まず浅く粘膜切開し，粘膜下層を観察しながら深切りすることが重要である．IT ナイフは切開速度が速いが穿孔率が高いため，一般的には食道 ESD に使用されない．

　次に粘膜下層剝離を行う．この際，先端透明フードを用いて粘膜下層を直視下に観察し，血管損傷や筋層損傷を予防することが重要である．食道には漿膜がないので固有筋層をむき出しにすると縦隔気腫が発生する．固有筋層を露出させず，粘膜下層を

残すように剥離することが大切である．一方，粘膜下層にある固有食道腺は上皮の基底膜と連続しているため，上皮内癌は時に固有食道腺内へ進展している（導管進展）．したがって，剥離時には粘膜下層をよく観察し，固有食道腺と固有筋層の間を剥離する必要がある．

　粘膜切開や剥離時に出血をきたした場合はナイフの先端を近接させ凝固モードで止血することができる．ただし，食道の固有筋層は薄いため通電が固有筋層に及ぶと穿孔をきたす危険がある．正確に出血点を同定し，正確に通電することがコツであり，出血点の同定のためにはwater jetが必須である．また，出血点との距離を正確に保つためには，先端透明フードが必須である．

　一方，噴出性出血や面状の出血の場合は，止血鉗子が有用である．出血点を把持した後にwater jetで再度洗浄すると正確に把持したか否かを判定することができる．正確に把持したことを確認後に，鉗子を少し引き上げ，固有筋層から離した状態でソフト凝固，effect 5，40Wで一瞬通電し止血する．

　出血すると視野が悪化し，偶発症の危険が高まる．不用意に凝固すると血液が凝固して黒くなり，さらに視野が悪化する．出血してから慌てて止血するのではなく，血管を切開前に凝固し，出血させずに切開剥離することが重要である．

【偶発症】

　食道EMR/ESDの代表的な偶発症は，出血，穿孔である．出血をきたすと視野が悪化し，不用意に止血処置や剥離を施行すると穿孔をきたす．穿孔後は縦隔内圧が上昇するため食道内腔が押しつぶされ，視野確保がさらに困難となる．また，高度の縦隔気腫をきたすと気胸を併発しショックになることがあるため，ESD時には心電図モニター，動脈血酸素飽和度モニター，自動血圧計によるモニタリングが必須である．

　穿孔をきたした場合は，可及的速やかに病変を切除することをめざすが，全身状態が悪化した場合は手技の途中でも終了し，全身状態の回復に努める．CTにて縦隔気腫，皮下気腫，気胸の有無を確認し，絶食，抗菌薬投与にて保存的治療を開始する．通常は2〜3日で解熱することが多いが，高熱が1週間以上持続する場合は縦隔膿瘍の可能性があるため，再度CTにて膿瘍の有無を確認し，必要に応じてドレナージ術を施行する．

【EMRとESDの使い分け】

　食道ESDは病変の大きさ，形にかかわらず一括切除できるという長所がある反面，手技が難しいため時間がかかり，未熟な術者は偶発症をきたす危険が高いという短所がある．食道EMRは手技が簡便，治療時間が短いという長所があるが，正確な切除が難しく，切除面積に制限がある．EMRで確実に一括切除可能な大きさは初心者で約5 mm，熟練者でも10 mm程度が限界であり，一括切除が困難と判断される場合はESDが可能な施設への紹介が望まれる．

【術後狭窄への対策】

　3/4周性までの切除であれば狭窄をきたすことは稀だが，亜全周から全周切除を施行すると術後に狭窄をきたす．術後狭窄を予防するためには術後早期から内視鏡的バルーン拡張術を施行する必要があり，通常は15〜18 mm径のバルーンを用い，潰瘍底が上皮化するまで，週に1〜2回の拡張術を施行する．穿孔を予防するためには，1分間に1気圧ずつ緩徐に加圧することに加え，バルーンを通して潰瘍面を観察し亀裂が生じた場合は加圧を中止する配慮が必要である．

食道癌の外科治療
surgical treatment for esophageal cancer

鶴丸昌彦　順天堂大学がん治療センター長
梶山美明　順天堂大学教授・上部消化管外科学

表7-5　食道癌深達度別リンパ節転移率

T1a	(M1)	0%
	(M2)	0%
	(M3)	15.2%
T1b	(SM1)	32.4%
	(SM2)	46.4%
	(SM3)	58.3%
T2		66.1%
T3		86.2%
T4		90.3%

食道癌の治療方針

　食道癌の治療法は手術療法，化学療法，放射線療法が基本であるが，その選択は進行度に従って選択される．すなわち，真にリンパ節転移のない癌に対しては局所療法が適応になる．粘膜癌であれば内視鏡治療（EMR，ESD），内視鏡治療が困難な症例には化学放射線療法で対処可能であろう．ただ，術前の画像診断では転移リンパ節の正診率は60〜70%程度であるため，画像によるリンパ節の術前転移診断を主体に治療方針を決めることには不安があり，どちらかといえば癌の深達度により治療法を選択することが多い．

　食道癌取扱い規約に従って深達度別にリンパ節転移率をみると表7-5のように，M1（EP），M2（LPM）ではまずリンパ節転移がみられないので，これらは内視鏡治療（EMR，ESD）の適応である．M3（MM）になると15%程度のリンパ節転移がみられ，SM1，SM2，SM3と深くなるに従って30，45，60%とリンパ節転移率は増加する．また食道は，頸部から腹部までの長い臓器であるのでリンパ節転移は1個の場合でも頸部から腹部まで広い範囲に分布している．すなわち，深達度M3以深の症例ではリンパ節郭清を伴った手術を考慮する必要がある．またリンパ節郭清は，基本的には頸部から腹部までの3領域郭清が原則である．しかし，M3やSM1ではリンパ節転移がない症例も70〜85%あるので，症例ごとに十分なインフォームドコンセントのうえで患者の判断に沿って治療法を決定する．

　胸部食道癌の手術療法では頸部・胸部・腹部の3領域を系統的に郭清する3領域リンパ節郭清を伴った食道胃上部切除および再建では胃を用いるのが一般的である．しかし，系統的な3領域リンパ節郭清は手術侵襲が大きいので，少しでも侵襲を軽減する目的で胸壁の切開を最小限に抑えた鏡視下手術が最近行われるようになってきた．しかし，アプローチが何であれ，リンパ節郭清は同様に行われなければならない．

　リンパ節郭清範囲を縮小できないかという観点から最近ではセンチネルナビゲーション手術（sentinel navigation surgery）が提唱されている．最初に癌細胞が到達するリンパ節をセンチネルノード（sentinel node）というが，術前日にアイソトープを含んだ粒子を内視鏡で病変部周囲に注入してアイソトープの集積したホットノード（hot node）を術中に検出し，これを切除して転移の有無を調べ，もし転移がない場合には他のリンパ節にも転移はないと判定して郭清を縮小する，という考え方である．ただ，食道壁内のリンパ管は食道の軸方向に複雑に発達しており，センチネルノードも複数認められ，しかも必ずしも胸部にあるとも限らず，食道癌では乳癌や胃癌に比べてさほど普及していないのが現状である．

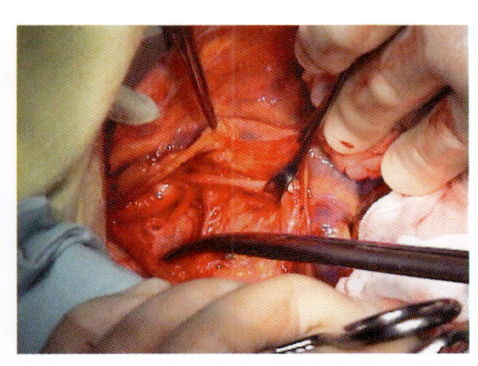

図7-21 No.106 recR（右反回神経周囲）の郭清

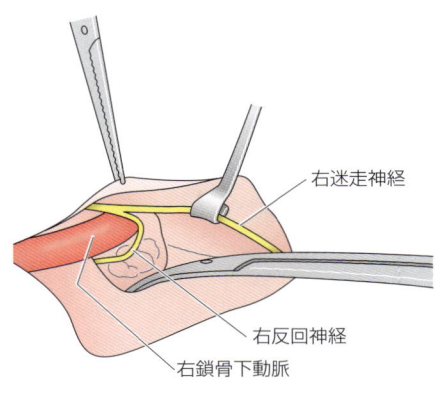

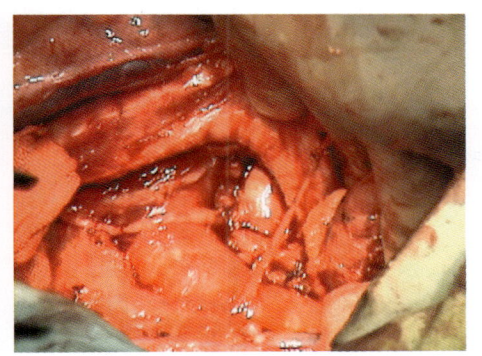

図7-22 No.106 recL（左反回神経周囲）の郭清

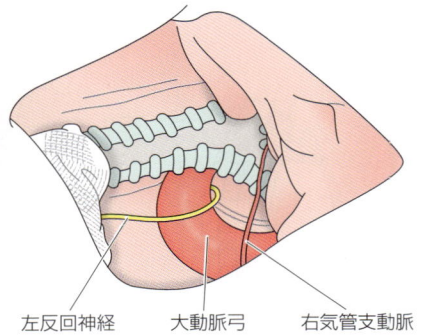

系統的3領域リンパ節郭清術

　食道の切除を先に行うか，開腹を先行させて再建を先に行うかは腫瘍の進展状況によって決める．肝転移や腹部大動脈周囲のリンパ節（No.16）の転移が疑われる場合は開腹を先に行って，根治切除可能と判定されれば腹部郭清後に胸骨後経路を用いた再建を行う．一般的には開胸から行う施設が多い．開胸は右第4または第5肋間で開胸する．

　❶**胸部の郭清**：胸部の郭清では特に反回神経周囲の郭清と気管・気管支周囲の郭清が主なものである．気管・気管支周囲を広範に郭清した場合には気道が阻血になる可能性があるので，できれば右もしくは左気管支動脈を温存する．右反回神経リンパ節（No.106 recR）は主に右反回神経の背側にあり，頸部で喉頭に入るまで連続的に認められる．これらを的確に郭清するには，右迷走神経から分岐している右反回神経を鎖骨下動脈の起始部で同定して，これを丁寧に遊離した後，周囲組織を切除する（図7-21）．気管右側の迷走神経より腹側（No.106 pre）は胸部中部・下部食道癌（Mt，Lt）では転移率が低いので郭清しないが，胸部上部食道癌（Ut）では上縦隔にリンパ節転移が多いので郭清断端をマイナスにする意味で郭清することが多い．

　左反回神経リンパ節（No.106 recL）は主

図 7-23 No.109R（右肺門部）の郭清

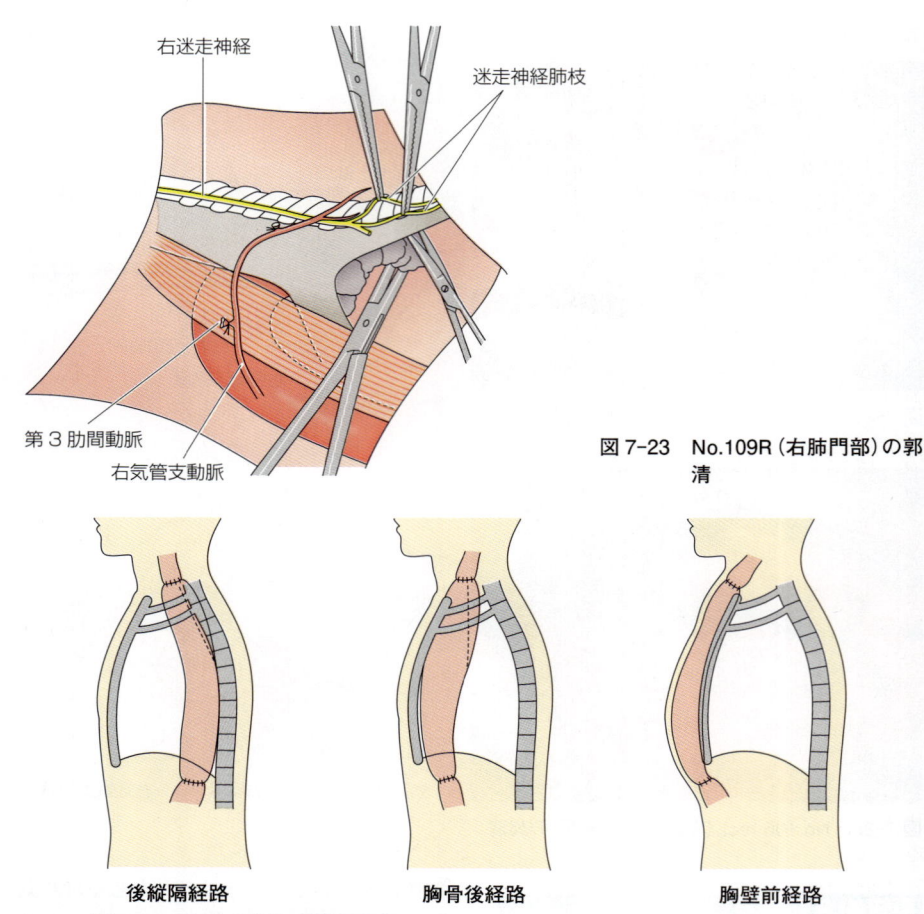

図 7-24 食道切除後の再建経路
後縦隔経路　　胸骨後経路　　胸壁前経路

に左反回神経の腹側にあるといわれている．左反回神経は大動脈弓を反回して気管左側の食道気管溝を上行するので，解剖学的位置を考慮しながら神経を損傷しないように神経のみを残して周囲の組織を郭清する（図7-22）．左反回神経が大動脈を反回する部分は大動脈弓の内側にあたり，この部分のリンパ節は大動脈弓下リンパ節（No.106 tbL）と呼ばれている．大動脈弓と左気管支上縁で囲まれ，左肺動脈を底部とする部分を郭清するが，この部分には左気管支動脈や左迷走神経幹が認められ，癌浸潤がない限りこれらは温存するのが好ましい．

中縦隔の郭清は右・左肺門部リンパ節（No.109R，No.109L）の郭清と気管分岐部リンパ節（No.107）の郭清である．ここでは迷走神経の肺枝と気管支動脈の末梢枝を温存する（図7-23）．胸部下行大動脈と奇静脈との間には胸管が走行しているが，進行癌ではこれを合併切除することが多い．また，食道固有動脈は大動脈から直接分岐しており中縦隔から下縦隔にかけて通常2～3本みられ，根部で結紮切除する．大動

脈の外膜を切除しながら郭清すると食道固有動脈は容易に確認することができる．

❷**頸部の郭清**：胸部食道癌では頸部にみられるリンパ節転移の約90％は肩甲舌骨筋より尾側にみられるので，頸部郭清の上縁は肩甲舌骨筋を合併切除してそれよりやや頭側まで，外側は鎖骨上神経が露出されるまで，底部は頸横動脈，横隔神経，腕神経叢が露出する範囲で行う．頸動脈鞘の内側（No.101）では頸部での反回神経周囲，すなわち縦隔から郭清した断端から反回神経が喉頭に入るまでを丁寧に郭清する．

❸**腹部の郭清**：腹部では胃癌でのD1+βに準じて総肝動脈リンパ節（No.8），脾動脈リンパ節（No.11）を郭清し，左胃動脈領域のリンパ節（No.1，2，3，7）は胃上部とともに切除する．ただ，残胃は挙上胃として再建に用いるので，吻合部位の血流を温存するような注意が必要である．挙上胃の血流は右胃大網動静脈，右胃動静脈で供給され，胃壁内の血管網の温存をはかる．

❹**食道の再建**：再建には胃を用いることが多い．胃が使用できないときは大腸あるいは小腸が用いられる．胃は壁も丈夫で壁内の血管網もよく発達しているのでより安全である．

挙上経路は後縦隔，胸骨後，胸壁前の3経路があるが（図7-24），それぞれ一長一短がある．後縦隔経路は生理学的な部位で挙上経路も短く術後の食事の通過も良好であるが，吻合部に縫合不全が起こった場合には膿胸となる可能性が高い．また，挙上胃に胃癌が発生して手術的に挙上胃を切除しなければならなくなった場合には癒着のためきわめて困難な状況になる．胃潰瘍が大動脈に穿通して大出血することもある．胸壁前経路は挙上経路が最も長く通過もよくないが，縫合不全や挙上胃の病変に対しては最も処理しやすい経路である．胸骨後経路は両者の中間的な経路であり，これを採用する施設が多いが，最近は吻合に器械吻合を採用する施設が増えて，縫合不全が少なくなり，後縦隔経路を選択する施設が増えてきた．

日本人は胃に病変が多いので，術後にも

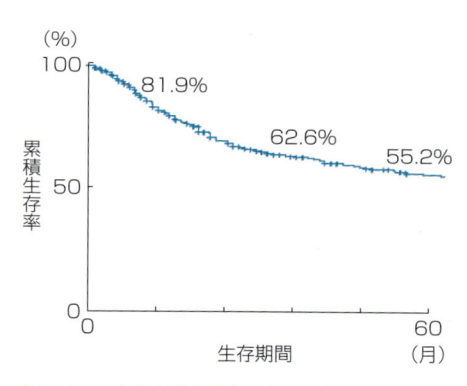

図7-25 胸部食道癌根治切除後の遠隔成績カーブ

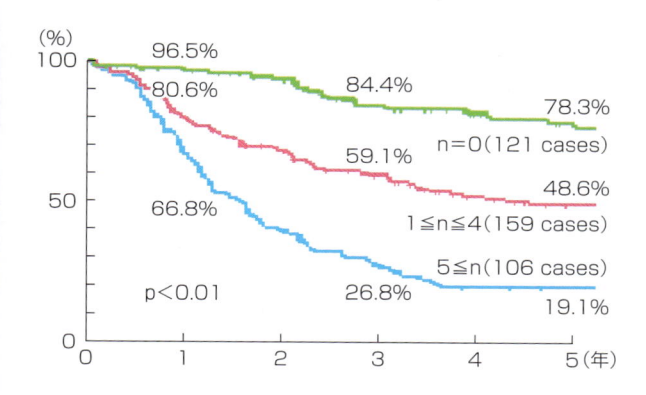

図7-26 胸部食道癌術後のリンパ節転移個数と遠隔成績

胃に潰瘍や癌が発生していないか定期的な内視鏡検査による十分なフォローアップが必要である．

【胸部食道癌術後の遠隔成績】

系統的3領域リンパ節郭清を行った根治手術後のover all survival curve (Kaplan-Meier法) をみると，5年生存率は55.2%であった (図7-25)．遠隔成績はリンパ節転移個数が増加するに従って悪くなる．リンパ節転移がなければ5年生存率は約80%，4個以下であれば約50%，5個以上であれば約20%であった (図7-26)．TNM分類のStage II，IIIでは3年生存率65%，5年生存率58%で根治的化学放射線治療の成績に比較して良好であった．

食道癌の放射線療法，化学療法

radiotherapy (RT), chemotherapy (CT) and chemoradiotherapy (CRT) of esophageal cancer

横田知哉　愛知県がんセンター中央病院薬物療法部
室　　圭　愛知県がんセンター中央病院薬物療法部

【集学的治療における化学療法(CT)，放射線療法(RT)，化学放射線療法(CRT)の役割】

食道癌は難治癌であり，外科治療単独では治癒切除が得られない，あるいは治癒切除後に再発して根治の得られないケースが少なからず存在する．さらに，根治が得られても術後のQOL低下は無視できない．食道癌では他の消化器固形癌に比べて放射線や抗癌薬に対する感受性が高いため，外科手術に加えて，CTやRTを軸とした集学的治療が行われている．特に両者を併用したCRTの高い治療効果が明らかとなり，集学的治療の1つとして，あるいはCRT単独で根治治療としての役割が期待されている．さらに，遠隔転移例や局所高度進行例に対してCT，RT，CRTは症状緩和や延命目的として施行される．

【化学放射線療法の幕開け】

1990年代に入って，食道癌に対するCRT vs RT単独の第III相比較試験の結果が相次いで報告されるようになった．局所型進行食道癌では，化学療法としてシスプラチン(CDDP)と5-FUを併用したCDDP+5-FU(FP)療法によるCRT群が，RT単独群よりも生存成績において有意に良好な結果が示された(RTOG8501)．次いで，CRTにおける標準的照射量(50.4 Gy)と高用量照射量(64.8 Gy)との比較試験が展開され(RTOG9405)，全生存率，time to first failureともに高用量照射群の優越性は証明されなかった．以上より，50.4 Gyの放射線照射にFP療法を2コース同時併用するCRTが局所型進行食道癌に対する標準治療として確立した．

【化学療法/化学放射線療法—術前か術後か？】

外科治療単独では根治が得られない，あるいは根治が困難な食道癌に対して，術前の病変のdown stagingとそれによる根治切除率向上，治療成績向上を目的に，術前CT/CRTが行われるようになった．欧米では以前から術前治療としてのCT/CRTに主眼を置いた種々の第II，III相臨床試験が展開されてきたが，個々の報告をみると術前CT/CRTの手術単独に対する生存率への上乗せ効果はほとんどみられず，術前治療の意義はcontroversialと判断せざるをえない．しかし，最近のmeta-analysisの結果から，術前治療群は手術単独群と比べ統計学的に有意に生存成績が良好であることが明らかとなり，現在欧米では，術前CT/CRTがcommunity standardとして浸透している．

わが国と欧米では，対象症例の組織型の

分布，外科手術の術式や quality，術前進行度診断（特にリンパ節転移診断）の正診率など諸事情の違いがあるため，欧米の結果をわが国の食道癌治療にそのまま外挿することはできない．わが国では，pathological stage Ⅱ，Ⅲ胸部食道癌に対して手術単独 vs FP による術後補助化学療法（以下，化療）の比較試験（JCOG9204）が行われ，5 年無再発生存率は手術単独群 45％に対して術後化療群 55％と，術後化療による再発予防効果が明らかとなった．その後，clinical stage Ⅱ，Ⅲに対して，FP による術前化療 vs 術後化療の比較試験が施行され（JCOG9907），中間解析報告ながら術前化療群が術後化療群より高い再発予防効果と生存率が得られた（無増悪生存期間中央値：3 年 vs 2 年，5 年生存割合：60.1％ vs 38.4％）．この結果から，わが国の Stage Ⅱ，Ⅲ手術可能食道癌の標準的治療は FP 2 コースの術前化療＋手術と認識すべきである．

【根治的化学放射線療法と salvage therapy】

近年，食道温存が可能な非手術的治療法として，根治的 CRT 療法に期待が集まっている．

わが国で行われた EMR 適応外の Stage Ⅰ食道癌に対する CRT の臨床第Ⅱ相試験（JCOG9708）では，CR 率 87.5％，5 年生存率 75.5％と良好であり，手術と同等以上の治療成績と高い安全性が確認された．また，局所遺残・再発症例の多数が EMR による salvage therapy で制御可能であった．

T4 を除く Stage Ⅱ，Ⅲ症例を対象に行われた臨床第Ⅱ相試験（JCOG9906）では，CR 率 68％，3 年生存率 46％が得られた．食道癌専門施設や high volume center での手術成績には若干劣るが，全国登録集計レベルでの手術成績に匹敵する結果が得られた．また，T4/M1（LYM）の局所高度進行型食道癌に対して CRT が標準治療として位置づけられている．

このようにほぼすべての Stage の治療において CT や RT が適応となるが，Stage Ⅱ以上で CRT 単独で根治できる症例は決して多くはなく，根治的 CRT 後の non-CR 例や CR 後再発例に対するレスキューとして，salvage surgery の重要性が注目されている．ただし，術前 CRT 後の planned surgery と比べ，根治的 CRT 後の salvage surgery は技術的に困難であり，在院死亡率や術後合併症率がかなり高いことを認識する必要がある．現時点では，Stage Ⅱ，Ⅲ手術可能食道癌での根治的 CRT は，術前化療＋手術療法のオプションとしての位置づけである．

【化学療法/化学放射線療法の管理の実際】

❶初回（一次）化学療法（CT）

1）CDDP と 5-FU を併用した FP 療法が初回標準的化学療法として考えられている．奏効率は 35％，生存期間中央値は 7 か月．また，術前・術後化学療法も以下とほぼ同様である．

> **処方例**
>
> ランダ注　80 mg/m²　1 日目
> 5-FU 注　800 mg/m²/日　24 時間持続静注　1〜5 日目
> 以上を 4 週ごとに施行

毒性：急性・亜急性期では，口内炎，下痢，嘔気，食欲低下などの消化器症状のほかに，腎毒性，白血球減少などがある．腎機能低下予防のために大量補液と体重管理が必要である．

2）CDDP の誘導体であるネダプラチンは，腎毒性が少なく補液がいらない点で高齢者にも使用しやすい．ネダプラチン＋5-FU 療法の第Ⅱ相試験では，奏効率，生存成績において FP 療法との差は見いだせなかった（JCOG9905-DI）．CDDP との使

い分けなど，本薬剤の意義は不明確である．

処方例

アクプラ静注用　90 mg/m²　1日目
5-FU注　800 mg/m²/日　24時間持続静注　1～5日目
以上を4週ごとに施行

毒性：消化器症状は比較的軽度であるが，骨髄抑制（特に血小板減少）はCDDPと同等かそれ以上である．

❷**二次化学療法（CT）**：二次治療としてはタキサン系のドセタキセル（DTX）が奏効率16％と報告されている．

処方例

タキソテール注　60～70 mg/m²　3週ごとに施行

毒性：骨髄抑制（特に好中球減少）に注意を要する．特にCRT後の再発・増悪症例では全身状態不良例も多く，骨髄抑制，間質性肺炎の発生に留意する必要がある．適応を慎重に検討したうえで注意深い全身管理が必要となる．

❸**FP療法併用によるCRT**

処方例

ランダ注　70～75 mg/m²　1日目
5-FU注　700～1,000 mg/m²/日　24時間持続静注　1～4日目
以上を4～5週ごとに2コース（照射期間中）施行
RT　1.8 Gy/fr/日（計50.4 Gy）もしくは2 Gy/fr/日（計60 Gy）

毒性：CRTではFP療法で起こる毒性に加えて，食道炎や皮膚炎などをきたしやすい．食道炎や口内炎によって経口摂取が困難になると，脱水となり，CDDPによる腎機能低下をさらに増悪させることがあるため，注意深い体液・電解質管理が必要となる．

放射線照射に伴う晩期毒性は，照射野と総照射線量に関係すると考えられる．照射中，あるいは照射開始より半年～数年後の期間に放射線肺臓炎，胸水貯留，心嚢水貯留，食道狭窄，気管狭窄，縦隔瘻をきたす例は決して少なくない．CRが得られても肺臓炎や心不全をきたして致死的となることもあるので，常に晩期毒性の存在を念頭に置いた慎重な経過観察が必要である．

❹**緩和治療**：高齢者や全身状態不良の患者，積極的な治療が困難となった患者に対しては適切な緩和医療を行うべきである．食道気管支瘻や食道縦隔瘻などの瘻孔形成時の炎症の波及を防ぐ目的や，通過障害を改善し経口摂取を可能とする目的で，食道あるいは気管内にステントを留置する場合がある．しかし，CRT後のステント留置はトラブルも多く，慎重に適応を判断する必要がある．一方，胃管や胃瘻による経腸栄養は，トラブルも少なく推奨されることが多い．

【今後の問題点】

わが国において，CRTはいまだ発展途上の段階にある．また，安全なsalvage surgeryが確立されているとはいい難く，晩期毒性に対する理解も十分ではない．個々の患者に対しては，どの治療modalityを，どのような組み合わせで，どのタイミングで行うべきであるかを個別に検討することが重要である．

食道悪性黒色腫
malignant melanoma of the esophagus

岩沼佳見　順天堂大学准教授・上部消化管外科学
鶴丸昌彦　順天堂大学がん治療センター長

【概念】
食道悪性黒色腫はきわめて稀で，多彩な転移を早期に起こす予後不良の疾患である．近年，早期発見例の増加と治療の工夫によって長期生存例も認められてきたが，その転移能はきわめて高く，治療は困難である．

【疾患分類】
食道癌取扱い規約（第10版）に従うと，病理組織学的分類では上皮性や非上皮性悪性腫瘍に含まれない「その他の悪性腫瘍」の中の「悪性黒色腫」に分類される．

【疾患概念】
食道の重層扁平上皮，基底層には表皮同様なメラニン色素を産生するメラノサイトがわずかに存在し，これが食道悪性黒色腫の発生母地となる．

【頻度・疫学】
全食道悪性腫瘍の中の0.1～0.2%ほどを占めるきわめて稀な疾患である．発症年齢は60歳前後と通常の食道癌に比較してやや若いといわれる．

【症状・病態】
主訴は嚥下困難や心窩部痛を訴えることが多いが，食道扁平上皮癌に比べ腫瘍が軟らかいため，腫瘍の大きさに対して症状が出現しにくいのが特徴である．

【診断】
❶消化管造影検査・内視鏡検査：占拠部位は胸部中部から下部食道に多い傾向にあり，肉眼形態は0-Ⅰ型や1型と広基性の隆起型が多く，分葉を伴うものも多い．これらの形態と，内視鏡検査所見で特徴的な黒

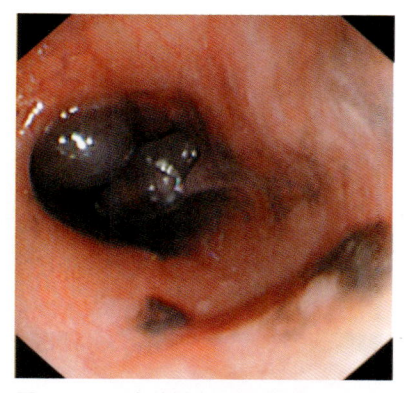

図7-27　亜有茎性とSMT（粘膜下腫瘍）様の黒色隆起を認める食道悪性黒色腫
主病変の周囲に黒色斑が散在し，これらはmalignant melanoma in situ であった．

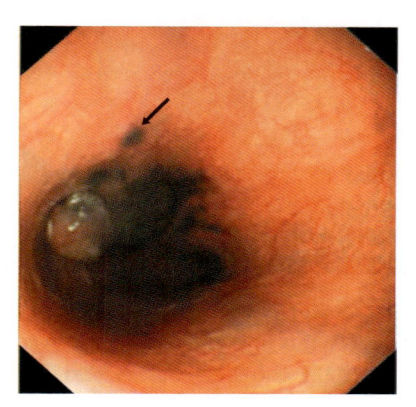

図7-28　亜有茎性の黒色隆起を認める食道悪性黒色腫
周囲（矢印）に平坦で境界明瞭な黒色斑を認める．

色調を呈することによって診断は可能である（図7-27, 28）．しかし，約半数近くはメラニン色素を欠くメラニン色素欠乏性悪性黒色腫（amelanotic melanoma）や，メラニン量により紫・褐色・白色などの色調を呈するものもあるため注意が必要である（図7-29）．生検によって血行性転移をきたす可能性もあり，その一因を避ける配慮が必要である．

❷ **生検診断**：悪性黒色腫ではメラニン色素を有する細胞が多彩に増殖・進展し，細胞は不整形あるいは紡錘形，類上皮細胞様を呈する．

【鑑別診断】

メラニン色素を欠く場合，単なる食道の隆起型病変と見誤ることがあるので注意が必要である．また，食道メラノーシスといわれる平坦な黒色斑とも鑑別が必要である．これは食道粘膜基底層における良性のメラノサイト増殖に伴う所見といわれている．上部内視鏡検査で稀にみられ，形態は平坦で卵円形あるいは不整形をしており，拡大内視鏡観察では顆粒状のスポット集簇として観察される．しかし悪性黒色腫の前駆という説もあり，その扱いや指針はいまだ不明である．

【入院・専門医移送の判断基準】

きわめて稀な予後不良疾患であるため，その診断のために予備検査を過度に計画せず，速やかに専門医へ移送することが望ましいと思われる．

治療法

わが国では約80％に手術が行われている（図7-30）．術式はリンパ節郭清を伴う食道切除が基本となる．癌組織が脈管経由の転移傾向が強いため，ドレナージベインを遮断する目的で腹部と頸部操作を先行させる工夫も行われている．補助療法として術前後の化学療法や化学放射線療法，内分泌療法，免疫療法などが挙げられる．ダカルバジンやタモキシフェンを使用した多剤併用療法が行われている．

【予後】

手術例での5年生存率は4～30％前後と

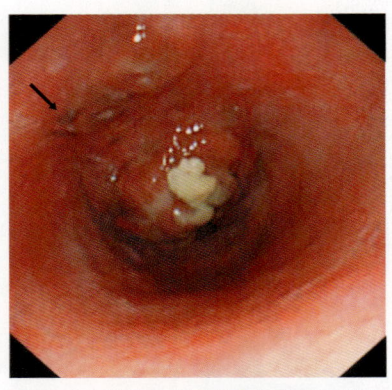

図7-29　ほぼ1/2周性の結節状の隆起性病変を認め，表面には白苔が付着し典型的な黒色調を示していない食道悪性黒色腫
主病変の口側にIM（壁内転移）と思われるSMT様隆起を認め，その一部に黒色部（矢印）を認めることが診断の決め手となる．

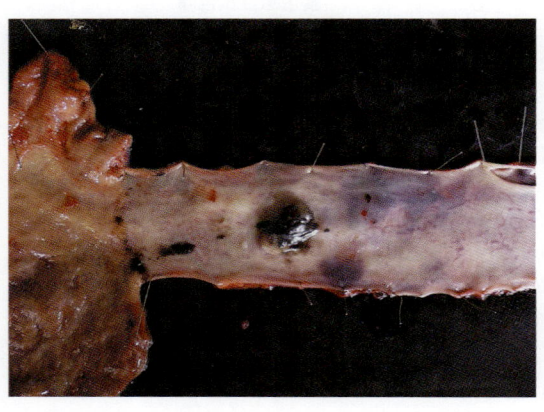

図7-30　切除標本Ltを首座とする長径20 mmの食道悪性黒色腫
主病変肛門側に散在する黒色斑はIMであった．

不良である．既に臓器転移を有する手術適応外症例の予後はきわめて不良といわざるを得ない．

【患者説明のポイント】
食道悪性黒色腫は病理学的特徴や悪性度，治療について未知の部分が多い．現状で行えることは深達度やリンパ節転移に関する可能な限りの術前診断と安全域を十分見込んだ手術，補助療法を加えることである．

【医療スタッフへの指示】
疾患の特徴を理解して遅滞なく診断・治療を進めることが重要である．また，内視鏡検査での生検は血行性転移の一因となる可能性もあることを考慮する．

blue rubber bleb nevus syndrome

金子道夫　前筑波大学小児外科

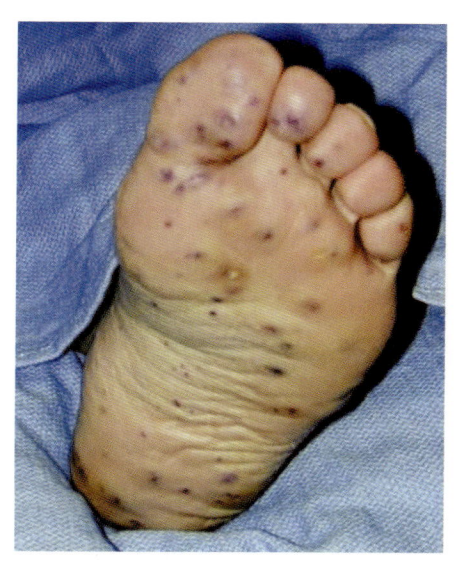

図7-31　足底の血管腫
(Fishman SJ, et al : Blue rubber bleb nevus syndrome : surgical eradication of gastrointestinal bleeding. Ann Surg 241 : 523-528, 2005 より転載)

【概念】
生後早期より皮膚・軟部組織および消化管に静脈性の血管腫を多発する症候群．原因遺伝子は不明．

【頻度】
非常に稀で，これまでの世界での報告例は200例程度である．常染色体性優性遺伝例の報告もあるが多くは散発性である．

【症状・病態】
新生児期あるいは乳児期早期より皮膚，特に上肢，体幹に好発する赤紫色のやや隆起する血管腫で，成長に伴って数・大きさが増加していくのが特徴である．口腔から直腸までの消化管にも同様の血管腫が多発して出血をきたすため，鉄欠乏性貧血をきたす．血管腫表面の組織が薄く，出血しやすい．血管腫は広基性ポリープ状に突出する．出血は潜血程度から，大量の消化管出血をきたすものまでさまざまである．ポリープによる腸重積や腸閉塞になることは少ない．慢性的な消化管出血から鉄欠乏性貧血となり，成長障害をきたすこともある．脊椎の変形を伴うことがある．

【診断のポイント】
診断は皮膚の特徴的な円形の赤紫色の多発血管腫の所見から比較的容易である（図7-31）．

【検査】
消化管の血管腫の検索が必須である．上部空腸までの上部消化管および直腸から回腸までの下部消化管は通常のファイバースコピーで診断および必要なら血管腫に対する処置ができる．最も血管腫の数が多い小腸に関してはカプセル内視鏡が有用との報告もあるが治療はできない．ダブルバルーン内視鏡を用いれば全小腸の観察が可能であるので，この疾患には今後有用と考えられる．内視鏡では表面が桑の実のような紫

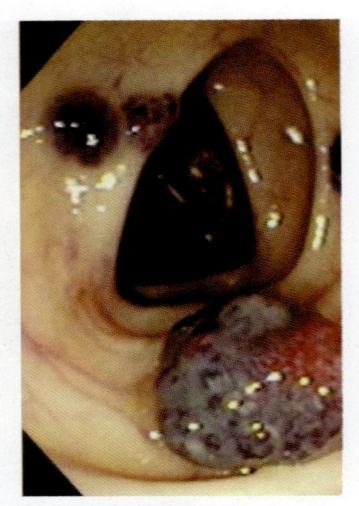

図 7-32　結腸の血管腫
(Fishman SJ, et al : Blue rubber bleb nevus syndrome : surgical eradication of gastrointestinal bleeding. Ann Surg 241 : 523-528, 2005 より転載)

色の顆粒状隆起（図 7-32）で，深い部分は粘膜ごしに青または白色隆起となる．

治療法

　皮膚に関しては無治療経過観察となる．消化管も経過観察がすすめられるが，出血している場合には，内視鏡的ポリープ切除，輪ゴムによる結紮，各種凝固止血法により止血を行う．慢性的な消化管出血による貧血に対し，鉄剤の服用は必須である．消化管出血に対して必要に応じて輸血する．開腹による切除は血管腫が増大・増加する疾患であるので極力避けるのがよいが，大量に出血し，それが限局性であれば腸切除を行う．成人になってから腹腔内消化管の血管腫を手術で徹底的に切除して経過良好との報告もある．ステロイド，インターフェロンα，ビンクリスチンなどの投与で血管腫が縮小することもあるが，効果は一過性であるといわれる．その用量には決まったものはない．

【予後】

　乳児期から発症して増悪傾向の明らかな疾患で，自然治癒することは期待できない．

外科医に必要な知識とデータを凝縮したコンパクトガイド

レジデントのための
消化器外科
診療マニュアル

編集 森　正樹　大阪大学大学院消化器外科学・教授
　　　　土岐祐一郎　大阪大学大学院消化器外科学・教授

各疾患の診断・治療のみならず、輸液、輸血、感染症対策、栄養管理、呼吸管理等の基本から緩和ケア、インフォームド・コンセントのノウハウまで、外科医に必要な知識とデータを凝縮したコンパクトガイド。手術のポイント、手技上のコツ、術後合併症対策なども丁寧に解説。レジデントはもとより、経験を積んだ消化器外科専門医にも有用な頼りになる1冊。

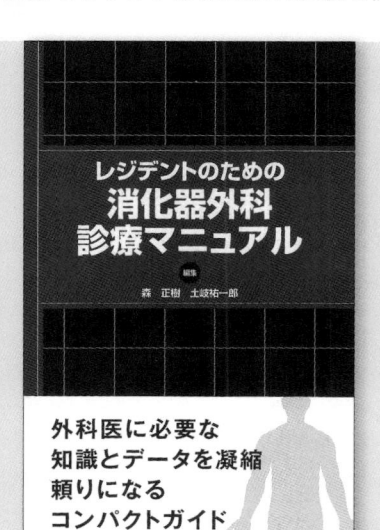

CONTENTS

総論
1. 輸液管理
2. 輸血
3. 栄養管理
4. 感染症対策
5. 創傷管理
6. 血液凝固と線溶現象
7. 術前評価
8. 呼吸管理
9. 循環管理
10. ドレーン管理
11. 臨床免疫
12. 腫瘍学一般
13. 外科病理学
14. 放射線療法
15. 化学療法
16. 緩和ケア
17. インフォームド・コンセント
18. リスクマネジメント

各論
1. 食道疾患
2. 胃・十二指腸疾患
3. 小腸疾患
4. 大腸疾患
5. 肛門疾患
6. 肝疾患
7. 胆道疾患
8. 膵疾患
9. 門脈・脾疾患
10. 腹膜疾患

●A5変型　頁480　2012年　定価5,670円(本体5,400円+税5%)[ISBN978-4-260-01658-2]
消費税率変更の場合、上記定価は税率の差額分変更になります。

医学書院
〒113-8719　東京都文京区本郷1-28-23
[販売部]TEL：03-3817-5657　FAX：03-3815-7804
E-mail：sd@igaku-shoin.co.jp　http://www.igaku-shoin.co.jp　振替：00170-9-96693

腹腔鏡下胃切除術

一目でわかる術野展開とテクニック 第2版

編著　関東腹腔鏡下胃切除研究会

いまや胃癌の標準手術となった腹腔鏡下胃切除術、その究極のテクニックを図版のみで解説するビジュアルテキスト。郭清と再建における術野展開と、術者と助手の右手・左手の役割をメインに解説。近接像（術中写真）と遠景（イラスト）のデュアルな画像構成で手術の全工程を立体的に提示。写真、イラストを全面的にリニューアルした、ベストテクニックを極めるための改訂第2版。

●B5　頁200　2010年　定価9,450円（本体9,000円＋税5％）
[ISBN978-4-260-00998-0]　消費税変更の場合、上記定価は税率の差額分変更になります。

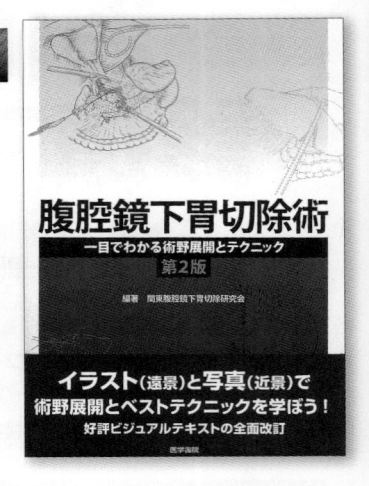

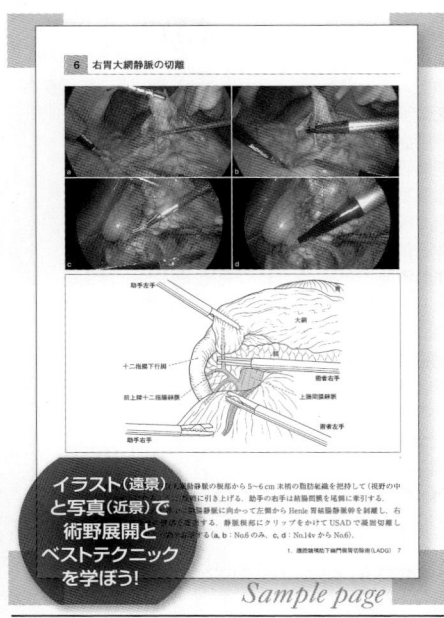

イラスト（遠景）と写真（近景）で術野展開とベストテクニックを学ぼう！
好評ビジュアルテキストの全面改訂

イラスト（遠景）と写真（近景）で術野展開とベストテクニックを学ぼう！

Contents

I 郭清手技
1. 腹腔鏡補助下幽門側胃切除術（LADG）
2. 神経温存幽門側胃切除
3. 腹腔鏡下幽門保存胃切除術（LAPPG）
4. 腹腔鏡下噴門側胃切除術
5. 腹腔鏡補助下胃全摘術（LATG）

II 再建手技
1. Billroth I 法
2. Roux-en Y 再建法
3. 噴門側胃切除術後再建法
4. 胃全摘後再建法

III トレーニング法
1. ステップ別術野展開法で修得する腹腔鏡下胃切除術の手技
2. ブタの解剖とトレーニング法

column
クリップをかけた中枢側から動脈性出血が… ／ 私の愛用している鉗子、おすすめの鉗子 ／ 膵の背側への圧排法 ／ 内視鏡外科医のこだわり ／ 外科医のための動画記録システム、他

Sample page

医学書院
〒113-8719　東京都文京区本郷1-28-23
[販売部] TEL：03-3817-5657　FAX：03-3815-7804
E-mail：sd@igaku-shoin.co.jp　http://www.igaku-shoin.co.jp　振替：00170-9-96693

携帯サイトはこちら

胃・十二指腸疾患

8

Mallory-Weiss 症候群
Mallory-Weiss syndrome

速水陽子　三宿病院消化器科
吉田行哉　三宿病院消化器科部長

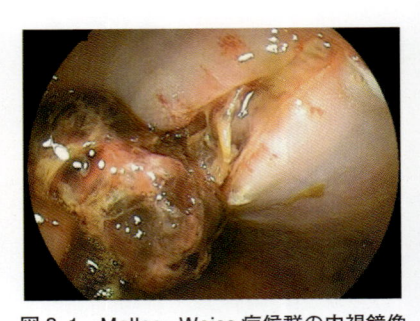

図8-1　Mallory-Weiss 症候群の内視鏡像

【概念】
急激な腹腔内圧の上昇を誘因とした食道・胃接合部付近の裂創からの消化管出血．1929年に飲酒後の嘔吐による症例がMalloryとWeissによって報告された．現在では飲酒後の嘔吐のほか，消化性潰瘍，頭蓋内腫瘍，妊娠悪阻などによる嘔吐，また激しい咳，くしゃみ，腹部打撲などの腹圧上昇をきっかけに発症するもの，さらに内視鏡検査，経食道超音波，胸骨圧迫などの偶発症として医原性に引き起こされるものも含み総称している．多くは軽症であるが，噴門部は血管叢が多く時に大量出血をきたすことがある．

【発生機序】
腹圧が上昇することで胃内圧が上昇し，胃粘膜が食道内に脱出する際に噴門部付近が過伸展して亀裂が起こるといわれる．

【疾患分類】
裂創部位により，食道限局型，胃併存型，胃限局型に分けられる．胃限局型が全体の2/3である．

【頻度】
上部消化管出血の5～15%，約90%が男性である．

【症状・病態】
典型的には繰り返す嘔吐後の新鮮血吐血．吐物に血液が混じる程度のこともある．吐血がなく下血のみの症例もある．裂創自体の痛みはない．

【問診で尋ねるべきこと】
嘔吐あるいはその他の急激な腹圧上昇エピソードと，その程度（繰り返したかなど）．出血傾向，抗凝固薬使用の有無．

【必要な検査と所見の読み方】
全身状態，バイタルサインのチェックをまず行う．触診にて皮下気腫，胸部X線にて気胸，気縦隔の有無を確認する．これらを認める場合はより重篤な特発性食道破裂（Boerhaave症候群）を想定しなくてはいけない．採血では貧血と出血傾向の有無をみる．大量飲酒家における肝硬変症例も混在しており生化学データは助けになる．緊急内視鏡にて食道・胃接合部付近の裂創を確認する（小彎側に多い，図8-1）．同時に出血部位をより確かにするため，本症に併存することの多い消化性潰瘍などのチェックもする．

【診断のポイント】
問診が重要である．

【鑑別診断】
上部消化管出血をきたすすべての疾患．上述した特発性食道破裂を疑う場合は内視鏡禁忌であり，CTなどの画像診断を優先する．

【入院・専門医移送の判断基準】
浅い裂創で自然止血例は外来で経過観察可能である．ショックに至る症例や内視鏡にて活動性出血をみる場合は専門医による治療が望ましい．特発性食道破裂と思われる場合は速やかに高次医療機関へ搬送，外科専門医のコンサルトが必要である．

治療方針・治療法

❶**全身状態の把握**：バイタルサインを十分に把握し，出血多量と考えられる場合は輸血を用意するなどの対応をする．本症を疑う場合，病変を悪化させる懸念があり胃管挿入はふさわしくない．

❷**内視鏡検査**：全身状態が安定していたら内視鏡検査を行い，活動性出血をみたら内視鏡的止血術を行う．スコープの先端に透明フードを装着することで視野が良好に確保できる場合がある．過度な送気は病変を進展させるので気をつけたい．出血のない裂創には❻のように内服治療のみを行う．

❸**内視鏡的止血術**：クリッピング，HSE局注法，エタノール局注法，高周波凝固法，ヒートプローブ，アルゴンプラズマ凝固法（APC）などあるが，術者の熟練した方法でよい．静脈瘤治療の結紮術（EVL）による止血も数々報告されている．治療後は絶食とし，翌日には内視鏡検査を再施行し止血が不十分な場合は再び止血術を試みる．

❹**インターベンション**：出血部位の確認が困難で止血ができない場合，選択的動脈カテーテルにて塞栓またはバソプレシン持続動注を試みる．

❺**外科的治療**：上述の治療にても止血ができない場合に考慮する．

❻**薬物治療**：一般的な消化性潰瘍に準じる．プロトンポンプ阻害薬（PPI）あるいはH_2受容体拮抗薬に代表される酸分泌抑制薬が第1選択である．粘膜保護薬は症例に応じて併用する．嘔気の強いときは制吐薬を座薬で使用するなど工夫する．

処方例

〔絶食時〕
1) オメプラール注（20 mg）　1V　1日2回
   または
   タケプロン注（30 mg）　1V　1日2回
2) アルロイドG　30 mL/日　分3

〔経口食開始時〕
1) パリエット錠（20 mg）　1錠　分1
   または
   タケプロンOD錠（30 mg）　1錠　分1

【合併症・続発症】

内視鏡検査・治療による誤嚥，また裂創の拡大．

【予後】

大多数は予後良好．裂創は数日〜2週間程度で治癒する．肝硬変を伴う場合など，完全な止血までに時間がかかるため，原疾患の厳重な管理が必要である．

【患者説明のポイント】

出血の原因検索と，内服治療のみでは止血できないことがあるため内視鏡検査が必要である．しかし，内視鏡検査にて裂創を悪化させることがある．

【経過観察・生活指導】

飲酒後の発症の場合，再発防止のための生活指導をする．

【医療スタッフへの指示】

誘因となった嘔気・嘔吐への対処．例えば，アルコール過飲や脱水の場合は十分な補液を行う．原因のはっきりしない場合に頭蓋内腫瘍などを見逃さないようにする．

Dieulafoy 潰瘍

Dieulafoy's ulcer

速水陽子　三宿病院消化器科
吉田行哉　三宿病院消化器科部長

【概念】

主に胃体上部に好発する粘膜下層（Ul-Ⅱ）までの浅く小さな潰瘍で，粘膜筋板に接して爬行する異常に太い血管（0.3〜1 mm程度）が破綻して大出血をきたす．

成因として動脈瘤，動脈硬化，血管炎などは否定的で，先天的（あるいは後天的）な血管の走行異常であると考えられている．潰瘍の生じる原因は明らかでないが，潰瘍辺縁に炎症反応は少ない．H. pylori 菌の関与に乏しく，除菌に成功しても発生する潰瘍であるという報告もある．出血の誘因の1つとしてNSAIDs の関与が指摘されている．本疾患と同様の病変は胃のみでなく他の消化管にも生じるとされる．

【定義】

1898 年にDieulafoy は激烈な出血を伴う表在性潰瘍で，外科手術のみが救命しうると報告した．その後の多数の同様症例の検討にてUl-Ⅱまでの浅い潰瘍であること，左胃動脈領域に多いこと，異常血管の関与が前提となることに意見の一致をみるものの，破綻血管の太さ，潰瘍の大きさ，形態などの定義は今もってあいまいである．内視鏡的止血術が広く普及した現在では内視鏡治療が第1選択で，外科的治療に移行することや死亡症例が格段に減少した．よって，異常血管に対する病理学的な診断は見いだせず，本症と露出血管を有する一般の消化性潰瘍（潰瘍底が筋層に達している）との鑑別は明確にできなくなった．各種集計はこれらの事実を考慮して理解すべきであろう．

【頻度】

上部消化管出血のうち数％で，田中の集計（1987 年）では平均年齢は53.9歳（小児から高齢者まで），男女比は約3.2：1である．

【症状・分類】

典型的な症状は吐下血である．下血（タール便）のみの場合も多い．しばしば出血性ショックをきたす．意識消失発作ということで救急来院することもある．時に心窩部痛などの前駆症状や，血液の充満による胃部不快を訴えることがある．

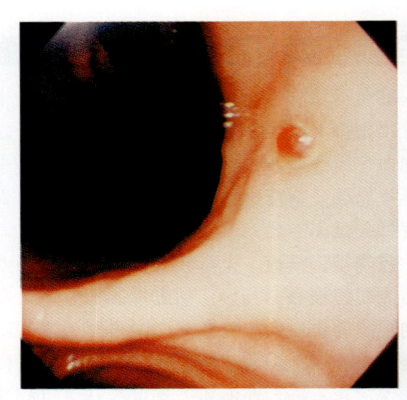

図 8-2　Dieulafoy 潰瘍の内視鏡像
（Forrest の分類Ⅱa）

【必要な検査と所見の読み方】

バイタルサインの確認を行いつつ，静脈ルートを確実にとる．眼瞼結膜をみる．血算，血液型，感染症チェックを至急行う．明らかな大量出血，ショックの場合は輸血を十分に用意し，全身状態を見極めたうえで緊急内視鏡検査を行う．食物残渣や血液の充満により視野確保の難しいことが多く体位変換が有効なことがある．誤嚥予防にオーバーチューブを利用すると，これを通して凝血塊を吸引除去することも可能である．病変の好発部位は体上部小彎～後壁である．拍動性あるいは噴出性出血をみればすぐにわかるが，病変は微小なことが多く，活動性出血がない場合は本疾患を念頭に探さないとみつからない．凝血塊を取り除くと暗赤色の結節状隆起を示す血管断端を見いだすことができる（図 8-2）．潰瘍はその周囲を薄く取り巻く程度のことが多く，converging fold や周堤を伴わない．

【診断のポイント】

緊急ながら丹念な内視鏡観察が重要である．できるだけ人を集めて全身管理者と術者の役割分担をし，可能なら内視鏡画像を2 人以上の慣れた眼で観察したい．

【入院・専門医移送の判断基準】

内視鏡的止血にはある程度の熟練医であ

る必要があり，ショックに対する初期治療を行いつつ，迅速に専門医にコンサルトする．

治療方針・治療法

❶**内視鏡的治療**：一般の出血性潰瘍と同様であるが，破綻血管の確実なクリッピングが術後の組織障害を防ぐ意味からも望まれる．出血のため視野がとれない場合，HSE局注にて出血の勢いを弱め，クリッピングを行うことも1つの方法である．内視鏡時にたとえ止血していても（Forrestの内視鏡出血活動性分類Ⅱa），再出血の危険が高く，必ずクリッピングをする．止血治療後は安静，絶食とし，出血徴候がなくても翌日に必ず再検査する．同徴候がある場合は時機を逃さず再び内視鏡的治療を行う．

❷**インターベンション**：動脈造影は診断の一助にもなる．内視鏡的止血がかなわない場合，選択的腹腔動脈カテーテルにて左胃動脈分枝まで進め，破綻血管への動脈塞栓を試みる．

❸**外科的治療**：上記止血法が奏効しない場合には外科的手術を選択する速やかな決断が必要である．

❹**薬物治療**：内視鏡的止血後の投薬は一般の出血性潰瘍に準じる．

【合併症・続発症】

内視鏡検査による誤嚥性肺炎．基礎疾患をもつ場合，循環動態変動による基礎疾患の悪化．

【予後】

クリッピングで確実に止血できれば再発はほぼない．

【患者説明のポイント】

確実な止血のために，内視鏡を繰り返す（再検を含めて）必要があることを理解してもらう．

【医療スタッフへの指示】

止血前はいうまでもなく，止血治療後もバイタルサインを密にとり対応すること．Dieulafoy潰瘍と内視鏡的診断されたものが実は悪性であったという報告が数々みられる．内視鏡フォローは確実に行い，潰瘍の治癒不良など悪性を疑う場合は生検を行う．

門脈圧亢進性胃症
portal hypertensive gastropathy (PHG)

松村雅彦　奈良県立医科大学教授・地域医療学

【概念】

門脈圧亢進性胃症（PHG）は，門脈圧の上昇が原因となり発生する胃粘膜のうっ血性病変である．病理組織学的には炎症を伴わない粘膜の浮腫と粘膜内および粘膜下層の血管拡張を特徴とする．臨床的には肝硬変を代表とする門脈圧亢進症の消化管病変として，食道・胃静脈瘤に次いで重要な病態である．

同様の病変は他の消化管でもみられ，総称して門脈圧亢進性胃腸症（portal hypertensive gastroenteropathy：PHGE）と呼ばれている．

【分類】

現在広く用いられている分類はMcCormackらによる内視鏡分類である．この分類では，PHGを重症度によりmildとsevereに分け，mild PHGの所見をfine pink speckling, superficial reddening, snake-skin appearanceとし，severe PHGの所見をcherry-red spots, diffuse hemorrhagic lesionとしている．このうちsnake-skin appearanceは軽度のPHGを示す最も特異性の高い所見で，PHGの基本所見とされている．

その他の分類には豊永ら，New Italian Endoscopic Club（NIEC）などによる分類が

ある．

【頻度】

PHGの発生頻度は門脈圧亢進症患者の50〜90％であり，重症度別ではmild PHGが65〜90％，severe PHGが10〜25％である．なお，PHGの発生頻度ならびに重症度は，門脈圧亢進および肝障害の重症度に相関する．

【症状・病態】

PHGは，しばしば上腹部症状の発生源となるが，特有の症状はない．臨床上重要な症状は出血であり，肝硬変患者で貧血の進行をみた際は，次項の「胃前庭部毛細血管拡張症（GAVE）」とともにPHGからの出血も念頭に置くべきである．出血はびまん性の湧出性出血が間欠的に起こることが多く，タール便や黒色便がみられる．食道静脈瘤のように大量出血をきたすことは稀であるが，時に難治で致命的な出血となる．また，食道静脈瘤の治療後や肝動脈塞栓術後にはPHGの一過性増悪をきたしやすいので注意が必要である．

【診断のポイント】

PHGの診断は内視鏡検査で行う．肝硬変を代表とする門脈圧亢進症患者で，胃の上部にsnake-skin appearanceを伴う点・斑状の発赤をみたときは，PHGと診断してまず間違いない．その際，出血例のほとんどはsevere PHGであるため，診断にあたってはPHGの有無だけでなく重症度診断を行い，内視鏡所見に記載すべきである．

【鑑別診断】

鑑別診断で最も問題になるのはGAVEとの鑑別である．近年，狭帯域フィルター内視鏡（narrow band imaging：NBI）を併用した拡大電子内視鏡を用いることで胃粘膜表層の脈管構造が容易に観察できるようになり，前庭部にまで広がったPHGと噴門部にまで広がったGAVEとの鑑別に貢献している．すなわち，GAVEでは毛細血管の拡張所見だけであるが，PHGでは血管周囲の粘膜内出血所見がみられる．

また，H. pylori 感染胃がしばしばPHGに近い内視鏡所見を呈するため，これを除外あるいは考慮して評価する必要がある．

治療方針

積極的治療の対象となるのは出血を伴うPHGである．出血歴のないPHGに対する予防的治療に関する考えは明確ではないが，severe PHGでは出血の危険性が高く（mild PHGで27％，severe PHGで75％），出血に対する予防的治療が必要と考える．

治療法

PHGは門脈圧の上昇が原因となり発生する病態であるため，その治療は門脈圧の低下を目的とするものが中心となるが，出血が続いている場合は止血を目的とする治療が必要になる．これらの治療法としては，薬物療法，経カテーテル的治療，内視鏡的治療および手術療法がある．

❶薬物療法：非出血時には，非選択的β遮断薬で内臓血管収縮によって門脈圧を低下させるプロプラノロールが第1選択の薬剤として用いられる．投与量の目安は脈拍を15％減少させる量で，1日30 mgから開始し調節する．最近ではアンジオテンシンⅡ受容体拮抗薬（ARB）の有効性も報告されている．

一方，出血時には，強力な内臓血管収縮作用を有するバソプレシンが止血目的に用いられるが，高血圧や乏尿をきたす危険性があり，心筋障害や腎障害を有する患者への投与は禁忌である．初期投与量は0.4単位/分とし，効果と副作用をみながら0.1〜0.4単位/分の範囲で調節する．その他の薬剤ではソマトスタチンのlong-acting analogueであるオクトレオチドの有効性も報告されている．

しかし，これらいずれの薬剤もPHGの

治療薬としては認可されていない．

なお，胃粘膜防御因子の低下に対し胃粘膜保護薬，H_2受容体拮抗薬ないしプロトンポンプ阻害薬の投与も行われるが，いずれも止血に対しては無効である．

> **処方例**
> 1. 非出血時
>   1) インデラル（10 mg） 3錠 分3 毎食後
>   2) タケプロンOD（15 mg） 1錠 分1 朝
> 2. 出血時
>   1) ピトレシン注射液（20単位/1 mL）1A＋5％ブドウ糖液19 mL 0.4 mL/分 持続静注
>   2) オメプラール注（20 mg） 1Vを生理食塩水100 mLに入れ，1日2回，点滴静注

❷**経カテーテル的治療**：門脈圧の低下をはかる経頸静脈的肝内門脈大循環短絡術（transjugular intrahepatic portosystemic shunt：TIPS）の有効性が報告されているが，シャント閉塞や肝性脳症の発生など問題点が多く，薬物療法や内視鏡的治療が無効な症例にのみ施行すべきである．

❸**内視鏡的治療**：止血のための治療としては内視鏡的焼灼療法が大変有用であり，最近ではアルゴンプラズマ凝固法（argon plasma coagulation：APC）が多施設で施行されている．

❹**手術療法**：門脈大循環吻合術（portosystemic shunt surgery）の有効性が報告されているが，術後に肝性脳症や肝機能増悪をきたしやすく，他の治療法が無効な場合のみ考慮する．

【予後】

基礎疾患である肝硬変の予後により決まることが多いが，PHGからの出血が予後を左右することもある．

【患者説明のポイント】

食道・胃静脈瘤患者には，静脈瘤以外に出血をきたす病態としてPHGがあり，静脈瘤出血や静脈瘤治療とも密接に関係していることを説明する．

【医療スタッフへの指示】

severe PHG症例では，タール便，黒色便に注意を払うよう指示する．

胃前庭部毛細血管拡張症
gastric antral vascular ectasia (GAVE)

松村雅彦　奈良県立医科大学教授・地域医療学

【概念】

胃前庭部毛細血管拡張症（GAVE）は肝硬変を代表とする種々の基礎疾患を背景として，胃前庭部を中心に毛細血管拡張を主体とする広範性の発赤を認める病態である．臨床的には原因が判然としない消化管出血や貧血の原因として近年注目されている．

【分類】

GAVEは別々に報告された内視鏡所見により，狭義のGAVEとdiffuse antral vascular ectasia（DAVE）に分類できる．狭義のGAVEの内視鏡所見は発赤が幽門輪に向かいスイカの皮の縞模様状に縦走するもので，"watermelon stomach"と呼称される．DAVEの内視鏡所見は点・斑状の発赤がびまん性に広がるもので，"honeycomb stomach"と呼称される．

【頻度】

GAVEの頻度は明らかでない．慢性肝疾患や慢性腎不全のかなりの症例に認めるが，その大多数は軽症例であり，出血，貧血などの臨床症状を呈し治療を要する症例はさほど多くはない．

【症状・病態】

腹部症状には乏しく，臨床上重要な症状

は出血である．間欠的なタール便や黒色便，頻回の輸血歴，時に吐血をみることがある．出血例，難治例の背景要因として重症肝硬変，透析，抗凝固療法などが挙げられる．

【診断のポイント】

基本的に内視鏡検査によってのみ診断される．GAVEのほとんどは胃幽門前庭部で観察され，胃体上部は稀である．しかし，DAVEでは，発赤が胃体部や噴門部，また十二指腸や空腸にまで及ぶことがある．

【鑑別診断】

鑑別の際に特に重要な疾患は，門脈圧亢進性胃症(portal hypertensive gastropathy：PHG)で，初期の報告では両者が混同されていた可能性がある．両者の鑑別については前項の「門脈圧亢進性胃症」を参照のこと．

治療方針

治療の対象となるのは，出血を伴うGAVEの場合である．特に肝硬変が進行したDAVEにおいては出血の危険性が高く，出血に対する対策が必要である．短期間に貧血の進行を認める際は，輸血を必要とすることが多い．

治療法

GAVEの治療としては，薬物治療，内視鏡的治療および外科的治療が挙げられるが，治療の第1選択は内視鏡的焼灼治療である．薬物療法はそれのみでは出血を制御するのは困難であり，使用される薬剤は副作用を生じやすいため，難治例に対してのみ併用を考慮する．なお，貧血に対しては通常どおり，輸血，鉄剤投与を行う．

❶内視鏡的治療：局注療法や内視鏡的結紮術もあるが，現在は粘膜焼灼術が標準的で，なかでもアルゴンプラズマ凝固法(argon plasma coagulation：APC)は短時間で効率的に広範囲の焼灼が可能で，第1選択の治療法と考えてよい．完全な止血を得るためには2～3回の施行を必要とすることが多い．

❷薬物療法：酸分泌阻害薬であるH_2受容体拮抗薬やプロトンポンプ阻害薬(PPI)，門脈圧を低下させるβ遮断薬が用いられることも多いが，効果は定かでない．ある程度の効果がみられているのは，副腎皮質ステロイド，トラネキサム酸およびホルモン療法(エストロゲン-プロゲステロン療法)である．

【予後】

消化管出血，貧血進行を繰り返すこともあるが，GAVE(DAVE)からの出血が原因で死亡することはほとんどなく，原疾患の状態が予後を規定する．

【医療スタッフへの指示】

貧血の進行，タール便，黒色便に注意を払うよう指示する．

急性胃炎，急性胃十二指腸粘膜病変

acute gastritis, acute gastro-duodenal mucosal lesion

岩本淳一　東京医科大学准教授・茨城医療センター消化器内科
溝上裕士　筑波大学准教授・光学医療診療部

【概念】

急性胃粘膜病変(acute gastric mucosal lesion：AGML)は病理組織学的には好中球を主とした細胞浸潤，浮腫，出血，びらん，充血などがみられるものをいう．内視鏡的には発赤，びらん，浮腫，出血などの粘膜変化が観察できるが，これらは病理学的な急性炎症を反映している．

AGMLは1968年にKatzらが提唱した疾患概念であり，わが国では1973年，井

川らにより急性胃病変として，さらに1979年，竹本らにより急性胃粘膜病変として定義された．急性胃炎に加えて，潰瘍や出血など多彩な所見が観察される急性期の病態であり，実際の臨床においてよく用いられる．また1985年，木村らはAGMLの内視鏡病型分類を提唱した．

【疾患分類】

原因別分類を表8-1にまとめる．原因薬剤としては，非ステロイド性消炎鎮痛薬（non-steroidal anti-inflammatory drugs：NSAIDs）が原因となる例が多いが，そのほかにステロイド，抗菌薬や抗癌薬などが原因となる．また高齢化社会の到来で，虚血性心疾患，脳血管障害が増加しており，二次予防として低用量アスピリンの処方が急増していて，低用量アスピリン起因性の急性胃炎やAGMLも臨床の場でしばしば経験する．

薬剤のほかには，腐食性物質（酸，アルカリなど），ストレス（精神的・肉体的），飲食物（アルコール，コーヒー，香辛料など），感染症（アニサキス，H. pyloriの初感染など），全身性疾患（肝硬変，腎不全など）などがある．

【分類】

内視鏡的病型分類は木村らにより1985年提唱された（表8-2）．木村らは内視鏡的所見別に急性胃炎，急性出血性胃炎，急性びらん，急性出血性びらん，急性潰瘍の5型に分類した．

【症状】

突然に出現する上腹部痛，悪心・嘔吐などである．上腹部痛は最も多い自覚症状で過半数の症例に認める．吐血や下血などの顕出血は2%程度の症例で認められる．

【病態】

ストレス性の発症機序としては，ストレスにより中枢より迷走神経を介して攻撃因子である胃酸分泌が刺激されることや，胃粘膜の虚血-再灌流が生じることにより種々の炎症メディエータが放出され粘膜障害が発生する．

薬剤性で最も頻度が高いNSAIDsによる粘膜障害の機序としては，シクロオキシゲナーゼ（COX）を抑制することにより粘膜保護作用を有する胃粘膜の内因性プロス

表8-1 急性胃炎，急性胃十二指腸粘膜病変の原因

1. 薬剤
   NSAIDs，低用量アスピリン，ステロイド，抗菌薬，抗癌薬
2. 腐食性物質
   酸，アルカリ
3. ストレス
   肉体的ストレス，精神的ストレス
4. 飲食物
   アルコール，コーヒー，香辛料
5. 感染
   H. pylori 初感染，アニサキス
6. 医療行為
   上部消化管内視鏡検査・治療，肝癌に対する肝動脈塞栓術，放射線治療
7. 全身性疾患
   肝硬変，腎不全，呼吸不全

表8-2 急性胃粘膜病変の内視鏡的病型分類

病型	内視鏡的所見
1. 急性胃炎	粘膜の浮腫
2. 急性出血性胃炎	出血源が明確でなく，滲んだ出血
3. 急性びらん	出血はなく，白苔や発赤を伴う陥凹
4. 急性出血性びらん	出血を伴う陥凹
5. 急性潰瘍	急性潰瘍の所見

（木村 健，ほか：胃炎の診断基準・病型分類．内科 55：1052-1057, 1985 より転載）

タグランジン（PG）を低下させることにより粘膜障害を引き起こす．内因性 PG 減少により粘液産生低下，重炭酸イオン分泌減少，微小循環障害が生じ，さらにロイコトリエンの相対的増加により好中球活性化や虚血-再灌流が生じ，フリーラジカル産生増加が生じ粘膜障害をきたす．

【診断】

発症前の誘因が問診で聴取可能な症例が多いので，詳細な問診は重要である．肉体的・精神的ストレスの有無やアルコールを含めた食事摂取，NSAIDs や低用量アスピリンなどの薬剤服用歴などを詳細に聴取し発症の原因を明らかにする．

上部消化管内視鏡検査として，発赤，びらん，浮腫，潰瘍，出血などの所見が認められ，これらの所見が混在することが多い．びらんは点状，斑状，不整地図状などの形態をとり，多発する．病変は多発性びまん性であり，胃のみでなく食道や十二指腸まで及ぶ場合もある．また AGML の場合の潰瘍は浅く不整形，地図状で多発することが多い．急性期には出血を伴うこともあるが，出血の時期により変化が強く，色調は赤色から黒色までさまざまである．また病変が浅いため滲み出る出血や潰瘍面の黒色苔などの所見もしばしば認めるが，噴出性出血で内視鏡的止血を要するような出血は少ない．

治療方針

誘因の除去や薬物療法によく反応するため原則として入院加療の必要性は少なく，胃酸分泌抑制薬などの内服加療などによる外来加療により速やかに軽快する症例が多い．しかし腹痛や嘔吐などの自覚症状が強い場合や，出血を認める場合には短期間の禁食や輸液治療，輸血が必要となり入院も考慮する．また，重篤な全身疾患に伴う場合にも入院加療の適応となる．

❶誘因の除去：急性胃炎や AGML は明らかな誘因が認められることが多いので，まずはその誘因の除去が重要である．軽度の症例では誘因の除去だけで速やかに改善することも少なくない．薬剤性の原因として多い NSAIDs や低用量アスピリンの症例では薬剤中止が望ましいが，特に低用量アスピリン服用中の症例では，休薬による虚血性心疾患，脳血管障害再発の危険性があり慎重を要する．さらに精神的・肉体的な過度のストレスの症例では安静目的で入院治療も考慮する．

❷薬物療法：薬物療法としては出血例や内視鏡的治療を施行した症例では酸分泌抑制薬〔プロトンポンプ阻害薬（PPI），H_2 受容体拮抗薬（H_2RA）〕の静脈内投与を行い，また経口摂取可能な場合は経口的に PPI，H_2RA の投与を行う．軽症例では，胃粘膜防御因子増強薬のみで改善することが多い．NSAIDs が原因である症例で原疾患に対して NSAIDs の中止が困難な場合は PG 製剤の投与も検討するが，下痢などの副作用が強いときは減量しながら投与する．また NSAIDs 継続の場合は強力に胃酸分泌抑制の必要があり，PPI の併用が望ましい．

処方例

1) 出血性潰瘍合併例（禁食例）
   タケプロン注（30 mg）　1V　2回
   朝・夕
   または
   オメプラール注（20 mg）　1V　2回
   朝・夕
2) 潰瘍合併例
   パリエット（10 mg）　1錠　朝
   セルベックス（50 mg）　3カプセル
   分3　毎食後
   または
   ガスター（20 mg）　2錠　分2　朝・夕食後
   ムコスタ（100 mg）　3錠　分3　毎

食後
3) AGML，胃炎症例
アシノン（75 mg） 2錠 分2 朝・夕食後
アルサルミン液 30 mL 分3 毎食後
4) NSAIDs 中止困難例
サイトテック（200 μg） 3錠 分3 毎食後

　腹痛が強く禁食のみでコントロール不良な場合は抗コリン薬やペンタジンなどの鎮痛薬を投与する．
　❸内視鏡的治療：急性の胃潰瘍の合併や，急性出血性びらんなどで出血が強い場合にはクリップ法やエタノール局注法，高張エピネフリン局注法などの内視鏡的止血術を要する．また，アニサキス症が原因の場合は内視鏡的に虫体を摘出する．
　❹再発予防：再発予防も重要で，特に NSAIDs や低用量アスピリンが原因の症例では継続投与を必要とする場合も多く，PPI，高用量の H₂RA や PG 製剤などの併用による予防的治療が必要である．また最近，COX-2 選択的阻害薬の使用が可能となり，NSAIDs から COX-2 選択的阻害薬に変更することで，粘膜障害の合併頻度が減少することが期待されている．

【予後】
　一般的には出血性で止血困難な症例以外では経過良好で，前述の治療によく反応し，約1～2週間で治癒することが多い．潰瘍を合併する症例でも慢性潰瘍と比較し短期間で治癒する傾向がある．腐食性が原因の症例では治療に難渋し経過が長くなることが多い．

【患者説明のポイント】
　腹痛などの症状が強いため患者が不安感をもつことが多いが，治療によく反応し数日間で軽快することが多い旨を説明する．NSAIDs などの薬剤や飲食物など，誘因がはっきりしている場合が多いので，誘因を避けるように指導する．前述したように NSAIDs や低用量アスピリンの継続投与を必要とする症例では，PPI などの酸分泌抑制薬の併用投与が望ましい旨を説明する必要がある．

腐食性胃炎
corrosive injury of the stomach

高木敦司　東海大学教授・内科学系総合内科

【概念】
　腐食性物質の服用は食道，胃に重篤な傷害を引き起こす．傷害の重症度は腐食性物質の属性，服用した量，濃度および粘膜との接触時間による．

【頻度】
　わが国における腐食性物質の中毒についての正確なデータは不明であるが，米国では年間5,000例以上と報告されている．一般に幼児の頻度が高いが，幼児では誤飲事故であり摂取量は少なく軽症例が多い．成人では自殺目的の大量摂取例があり，重症化する可能性がある．

【症状・病態】
　酸は局所に凝固壊死を生じ，胃に傷害を発生させるが，アルカリは組織の融解壊死を生じ，傷害は組織深部に及び，食道が主たる傷害部位となる．症状は口腔・咽頭痛，胸骨後部痛，心窩部痛，嚥下困難を訴え，刺激により嘔吐を伴う．持続する胸骨後部痛，背部痛は食道穿孔や縦隔炎を示唆する．

【診断】
　可能な限り原因物質および摂取量の特定に努める．傷害の程度を確認するため摂取から24時間以内の内視鏡検査が必要である．しかしながら，血行動態の不安定な患

者，呼吸不全，穿孔を伴う場合は禁忌である．

治療方針

少量の誤飲で無症状の場合を除き，原則的に入院治療とする．縦隔炎，腹膜炎，呼吸不全などの重症の合併症のあるときは，ICU管理とする．

治療法

嘔吐により腐食性物質に再曝露となるので，催吐と胃管の挿入，胃洗浄は禁忌である．むしろ積極的に嘔吐は抑制すべきである．腐食性物質による粘膜傷害は瞬間的に引き起こされるために中和剤の投与の効果は乏しく，むしろ中和の際に発生する反応熱が組織傷害をきたす可能性がある．できるだけ早期に内視鏡を施行し，病変の程度を評価し，軽傷のものは流動食を開始する．腹膜刺激症状などで胃穿孔が疑われるときには，1週間程度禁食で酸分泌抑制薬を投与する．胃穿孔をきたした場合には開腹手術の適応となる．

【合併症】

アルカリでは食道狭窄を高率にきたすが，強酸では幽門狭窄や幽門前庭部の変形を引き起こす．

【予後】

粘膜傷害の程度や基礎疾患の有無で異なるが，死因は穿孔による．食道に関してはアルカリ摂取後の食道癌発生リスクが高いことが知られているが，腐食性胃炎に関して長期予後の報告はされていない．

【患者説明のポイント】

急性期が過ぎたあとに狭窄などの合併症をきたすことを十分に説明し，幽門狭窄に対するバルーン拡張術で効果がないときには胃切除が必要となることを説明する．

【医療スタッフへの指示】

嘔吐によって腐食性物質の逆流による粘膜の再傷害が起こらないように十分注意するよう指示する．

胃蜂窩織炎
phlegmonous gastritis

高木敦司　東海大学教授・内科学系総合内科

【概念】

胃蜂窩織炎は，きわめて稀な化膿性胃炎であり重篤な疾患である．

【頻度】

わが国では，過去160年で400例以上と報告されているが，1973年から30年間の症例報告は37例である．

【症状・病態】

素因として，加齢，慢性胃炎，低酸，栄養障害，アルコール依存，免疫不全が挙げられている．最近では，海外で胃腺腫に対する内視鏡下胃粘膜切除術の合併症として報告されている．病理学的には粘膜下層を中心とする好中球浸潤が認められ，胃壁は著明に肥厚する．食道と十二指腸は変化がないことが多い．発症形式は局所発症と他臓器からの感染があり，局所発症では潰瘍面や胃術後の創部などの粘膜損傷部への直接の細菌感染が引き起こされる．他臓器からの感染では，敗血症，感染性心内膜炎，肺炎などの血行性感染，胆嚢炎などのリンパ行性感染や近接臓器からの直接感染がある．

起炎菌としては連鎖球菌が70〜75％と最も多く，ブドウ球菌，肺炎球菌，大腸菌，クレブシエラ属，ウェルシュ菌などが挙げられる．32％は複数の菌を検出したと報告されている．嘔気・嘔吐を伴う強い心窩部痛で発症し，腹膜刺激症状を呈する．発熱，悪寒，全身衰弱などの菌血症，敗血症の症状を伴う．

【診断】

　急性腹症として診断され，開腹されて初めて確定診断されることがあるが，上記症状がある急性腹症では鑑別診断で念頭に置く．腹痛は座位で改善する．内視鏡像には特徴的なものはないが，粘膜の肥厚が目立ち，粘膜はヘビの皮状の外観を呈する．重症例では膿状の分泌物の付着がみられる．腹部 CT で胃壁の肥厚を認める．超音波内視鏡も胃壁の肥厚をみるうえで有用であり，粘膜下層が低エコーを呈し，粘膜下層と筋層の境界が不鮮明になると報告されている．

治療法

　胃切除が必要であり，術後に広域の抗菌薬の投与を行う．

【予後】

　胃の一部分に限局したものの死亡率は 10％であるが，胃全体に病変が広がったものでは，死亡率は 54％であり，胃切除例で 33％，保存的治療では 60％と報告されている．

【患者説明のポイント】

　胃全体に広がるものは抗菌薬の投与だけでは予後が不良であり，胃切除が必要であることを説明する．素因のある患者では特に予後が悪いことに留意する．

カンジダ性胃炎
gastric candidiasis

伊熊睦博　浜松医科大学講師・第一内科・消化器内科

【概念】

　胃のカンジダ感染は，免疫不全状態での発症を除けば臨床上問題となることは少ない．内視鏡生検病理でカンジダ属をたまたま認めることがあるが，多くの場合，潰瘍または腫瘍性病変（胃および他臓器）に伴うことから，胃カンジダ症は他の胃病変に付随するものか，あるいは他臓器での疾患に起因する病態と考えられる．

【頻度】

　カンジダは，健常者でも口腔咳嗽液培養で 5 割，便培養で 9 割の陽性率とされ，多くの場合，病的意義は乏しい．胃粘膜表層の白苔が相当の割合でカンジダ関連とする報告もあるが，カンジダ感染が組織中に及ぶことは少ない．

【症状・病態】

　症状は多彩で，カンジダ胃炎に特有の症状はない．発症機序の詳細や，カンジダ病変自体の胃潰瘍や慢性胃炎への関与は明らかでない．免疫不全や担癌状態，広域抗菌薬・免疫抑制薬やステロイド使用時，アルコール症患者などでは，広範に表層の colonization をきたすことや，深い浸潤を示す場合がある．カンジダ感染が組織内部に及べば，敗血症や血管内血栓の発症に結びつく．局所での虚血の併発は病変を拡大し，深い潰瘍形成に至る．

【診断のポイント】

　カンジダ感染を伴う胃潰瘍は，大型化したり，広範なびらん面を伴う傾向がある．一方，初期病変としては，小型のアフタ性びらんも知られる．ほかに打ち抜き様所見や，線状潰瘍の報告もある．生検病理で，壊死フィブリンや菌糸を証明する．放射線診断は有用性に乏しい．

【鑑別診断】

　内視鏡所見上は，悪性病変，Crohn 病，NSAIDs やアルコール起因性の粘膜障害との鑑別が必要である．

治療方針

　治療の適否には議論があるが，有症状の場合や，潰瘍が難治性の際には治療適応とする．フルコナゾール常用量（50～100 mg/日）経口が汎用されるが，効果についての

明らかな報告はない．菌体の塊状発育はyeast bezoarと呼ばれ，外科手術の適応となることがある．

【予後】

造血腫瘍などに合併する重症カンジダ症では，生命予後にかかわる．

慢性胃炎，腸上皮化生，疣状胃炎
chronic gastritis/intestinal metaplasia/gastritis verrucosa

佐藤貴一　自治医科大学准教授・消化器内科

【概念】

慢性胃炎の基本的な病態は，胃粘膜における慢性の炎症細胞浸潤である．慢性胃炎の病態には，炎症に加えてさらに胃固有腺（幽門腺と胃底腺）の萎縮が加わってくる．このように，慢性胃炎の病態には，非萎縮性胃炎から萎縮性胃炎，さらに腸上皮化生へと進展する一連のsequenceがある．慢性胃炎の発症と進展には多くの因子がかかわると考えられてきたが，現在では，H. pyloriが最も重要な因子と考えられている．

【疾患分類】

萎縮性胃炎には，2つのタイプがある．1つは，自己免疫機序により胃底腺が萎縮するもので，特殊な病態である（A型胃炎）．もう1つは，一般的に認められる病態で，幽門腺領域から胃底腺領域へと向かって萎縮が拡大するものである．

固有腺の萎縮を伴わない胃粘膜固有層における炎症細胞浸潤，すなわち非萎縮性胃炎は，10年以上の長い年月をかけて萎縮性胃炎へと進展し，固有腺の萎縮の出現からさらに10数年の年月を経て腸上皮化生が出現してくる．萎縮性胃炎は，加齢に伴い前庭部から体部へと向かって拡大する．

H. pyloriが，胃粘膜における炎症の最も重要な病原因子であり，慢性胃炎症例の約80％にかかわると考えられている．H. pylori以外の因子による慢性胃炎は，特発性胃炎(idiopathic gastritis)が10〜15％，自己免疫性胃炎(autoimmune gastritis)が5％ぐらいと考えられている．

H. pylori感染が，個々の胃腺窩での異分化である腸上皮化生の発生にかかわる機序は明らかではない．H. pylori陽性例がみな同じ過程を経て腸上皮化生が発生し，進展するわけではない．腸上皮化生の発生がH. pylori感染だけでは説明がつかず，民族間で差があるという報告がある．このほか，腸上皮化生の発生には胆汁の逆流が関与することも考えられている．

腸上皮化生は，胃粘膜細胞が腸型の細胞に変化したものである．この変化には，腸形質の発現に働くホメオボックス遺伝子であるCDXがかかわっている．CDX2は，腸上皮化生に特異的に強く発現している．また，腸上皮化生に変化する前の胃上皮細胞でも発現している場合が認められている．Cdx1やCdx2を発現させたマウスで，胃粘膜に腸上皮化生を生じることが証明されている．

疣状胃炎は，内視鏡的に隆起びらんを呈するものである．

【頻度】

日本人の50歳以上ではH. pylori陽性率が70〜80％で，陽性例では慢性胃炎がある．

Asakaらの2,455例を内視鏡と生検で評価した検討では，萎縮性胃炎の頻度は，20歳未満で9.4％，40歳代で61.3％，60歳代では72.2％と増加している．同様に腸上皮化生の頻度は，30歳未満で2.5％，40歳代で25.9％，60歳代では48.7％と増加している．

疣状胃炎は上西らの155例の検討では，前庭部で5％に認められた．この疣状胃炎

例での H. pylori 陽性率は 78% であった．

【症状・病態】

慢性胃炎が，特異的な症状を呈するというわけではない．萎縮，腸上皮化生と症状の間にはっきりした関連が認められていない．

萎縮性胃炎が進展すると，壁細胞数が減少し，低酸分泌になる．腸上皮化生は，特に胃分化型癌（乳頭腺癌，管状腺癌）の発生と強いかかわりがあることが知られている．H. pylori 感染と胃癌発症について調べた Uemura らの 7.8 年に及ぶ follow-up study の結果では，腸上皮化生ありの場合の発癌相対リスクは，なしに対して，6.4（95%信頼区間 2.6〜16.1）と高値である．

発癌に至る機序として，遺伝子の異常が指摘されている．腸上皮化生では，H. pylori 除菌後でも増殖帯が異常に拡大したままになっている．この細胞回転の亢進が，遺伝子異常を生じる一因となる．p53 遺伝子は，腸上皮化生粘膜で核に強く蓄積している．すなわち，遺伝子の変異が生じている．このほかに，APC, K-ras の遺伝子変異が知られている．

【診断】

❶内視鏡診断：慢性胃炎のうち，非萎縮性胃炎は淡赤色を呈していて正常と区別し難いが，萎縮性胃炎では粘膜は退色を呈し，血管透見像が過膨張していない胃でみられる．萎縮域と非萎縮域の境界が内視鏡的萎縮境界（endoscopic atrophic border）で，この位置を確認することにより萎縮性胃炎の広がりが診断できる（木村・竹本分類，図 8-3）．萎縮性胃炎では種々の程度のひだの萎縮も存在する．時に，腸上皮化生が灰白色の隆起としてみられる．

❷生検診断：1996 年に発表された全世界共通の胃炎の分類である updated Sydney system に従って診断する．生検部位は，前庭部と体中部の小彎と大彎から計 4 個，および胃角部 1 個を加えて，計 5 個を

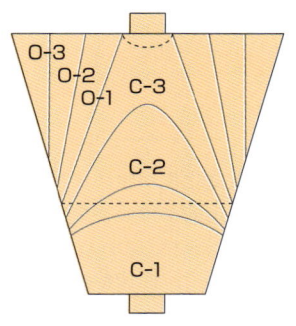

図 8-3 内視鏡的萎縮パターンの分類
C-1〜C-3 が closed type，O-1〜O-3 が open type．中央の点線は胃角を示す（木村・竹本の分類）．

推奨している．grading を行う評価項目は，H. pylori 菌量，好中球浸潤活動度，慢性炎症（単核細胞浸潤），固有腺萎縮，腸上皮化生の 5 つである．それぞれ，none, mild, moderate, marked の 4 段階で評価する．前庭部と体部で平均値の grade を算出する．

治療方針

慢性胃炎自体，必ずしも治療が必要というわけではない．しかし，胃癌の予防，その他の H. pylori 起因性疾患の予防のためには治療が必要となる．根本的な治療は，H. pylori 除菌である．

処方例

1) タケプロン（30 mg）　2 カプセル　分 2　朝・夕
   アモリン（250 mg）　6 カプセル　分 2　朝・夕
   クラリス（200 mg）　2〜4 錠　分 2　朝・夕
   7 日間
2) オメプラゾール（20 mg）　2 錠　分 2　朝・夕
   パセトシン（250 mg）　6 カプセル

```
    分 2  朝・夕
    クラリス（200 mg）　2〜4 錠　分 2
    朝・夕
    7 日間
```

　萎縮や腸上皮化生が除菌後に改善するかどうかは，確定的とはいえない．無作為割付試験の報告がいくつかある．Correa らは観察期間 6 年で，除菌治療はプラセボ投与に比べて萎縮改善の relative risk は 4.8（95%信頼区間 1.6〜14.2）と有意であったと報告している．腸上皮化生については Correa らは，観察期間 6 年で，除菌治療はプラセボ投与に比べて腸上皮化生改善の relative risk は 3.1（95％信頼区間 1.0〜9.3）と高かったことを報告した．Leung らは，腸上皮化生のスコアの上昇を進展と定義し，観察期間 5 年で，除菌により進展が有意に少なく，その予防に有効と報告した．

【患者説明のポイント】
　慢性胃炎，萎縮性胃炎自体は，心配な疾患ではないこと，胃癌の早期発見のための検査（上部消化管造影，内視鏡）を受ける必要性を説明する．

【医療スタッフへの指示】
　萎縮性胃炎が高度な症例で胃分化型癌の発生リスクが高いので，慎重に検査を行い，フォローする．除菌後もフォローは必要である．

A 型慢性胃炎（自己免疫性胃炎）

chronic gastritis type A
（autoimmune gastritis）

若月芳雄　京都大学講師・内科学加齢医学

【概念】
　自己免疫機序により起こる，胃体部中心の粘膜萎縮と，さまざまな臓器炎を合併する慢性胃炎の亜型である．臨床的な特徴として，①胃底腺萎縮と高度の胃酸分泌障害，②高ガストリン血症と，その結果起こるカルチノイドの合併，③悪性貧血，甲状腺炎，1 型糖尿病，Addison 病などの合併が知られている．患者血清中には抗壁細胞抗体や抗内因子抗体が高頻度に認められる．

【疾患分類】
　胃炎は肉眼（内視鏡）所見，組織所見，その成因，あるいはこれらの組み合わせによりさまざまな分類が試みられてきた．Strickland などは，胃体上部や噴門部を中心とする胃底腺領域に広範な萎縮性変化を認め，かつ前庭部が正常に保たれ，自己免疫性機序が関与する胃炎を A 型とし，それ以外を B 型とした．後者は幽門前庭部の萎縮性変化が主であり，萎縮は一部口側に及ぶものの体部の萎縮は限定的である．B 型胃炎では通常，抗壁細胞抗体は陰性で，血清ガストリン値は低く，胃酸分泌障害は中等度にとどまる（表 8-3）．その後，前庭部・体部双方に萎縮を認める混合型を AB 型とする分類もある．自己免疫機序が関与していないことから A 型とは区別される．B 型胃炎の代表例は，H. pylori 感染に伴う慢性萎縮性胃炎である．最近は，病変の存在部位や内視鏡所見，病因や病理所見を加味した updated Sydney system による胃炎の分類も行われている．A 型胃炎は自己免疫機序が関与した全身性疾患の胃部分症であり，自己免疫性胃炎と呼称するほうが適切である．

【頻度】
　A 型胃炎は歴史的に北欧からの報告が多い．発生率は，欧米の報告で，人口 10 万人に対して 9〜17 人（0.1〜0.2%）である．悪性貧血の発生頻度も 0.1%程度である．しかし，60 歳以上の米国人高齢者では 1.9%に悪性貧血が存在するという報告

表 8-3 慢性胃炎の分類

	A 型胃炎	B 型胃炎
前庭部炎症	±	##
胃体部炎症	##	±〜##
酸分泌	↓	正常
胃壁細胞抗体	##	±
内因子抗体	+	−
ガストリン細胞	↑	正常または↓
血清ガストリン値	↑	正常
悪性貧血	合併する	合併しない
萎縮領域：		

日本人では，萎縮が前庭部にとどまる純粋 B 型胃炎は少なく，体部萎縮を伴う AB 型（本文参照）の場合が多い．そのような症例では，酸分泌は低下し，血清ガストリン値はやや高値となる．

もある．悪性貧血は，家系内発生頻度が高い（約 20%）．わが国では A 型胃炎の発生頻度に関するデータは乏しく，1962 年までに 215 例が報告されている．悪性貧血の頻度は 10 万人あたり約 2 人（約 0.02%）と推定されている．

【症状・病態】

慢性胃炎による腹部症状は乏しく通常，悪性貧血の成立までに 20〜30 年の経過があり，診断時の平均患者年齢は 60 歳である．舌の萎縮，貧血に伴う症状，あるいは脊髄・末梢神経炎症状，稀に下痢を伴う吸収不良症状などが認められる．

病態の成立機序としては，患者で認められる抗壁細胞抗体や抗内因子抗体が有名であるが，最近の基礎的な研究から，胃粘膜局所において抑制的に免疫制御を行う CD4T 細胞の機能障害による細胞性免疫の調節異常が粘膜萎縮の機序としてより重要であることを示唆する所見が得られている．自己抗体は無酸症，ビタミン B_{12} 吸収障害の結果起こる悪性貧血あるいは末梢神経炎症状の成立に重要な役割を担っている．

【診断】

胃体部・噴門部に限定する胃粘膜の萎縮性変化と，生検上，単核球を中心とする細胞浸潤，壁細胞や主細胞の消失を証明する．血清中自己抗体（抗壁細胞抗体，抗内因子抗体）の存在（約 90% の患者で陽性），大球性貧血，好中球の過分葉，血中ビタミン B_{12} 低値，血清鉄値の低下，高ガストリン血症の存在，無酸症も参考になる．

【鑑別診断のポイント】

H. pylori 感染により起こる慢性萎縮性胃炎でも約半数の患者で抗壁細胞抗体を含むさまざまな抗胃粘膜抗体を検出することがあるが，無酸症，悪性貧血や他の自己免疫性疾患を合併することはなく，通常，前庭部胃炎を合併している．

治療方針

胃炎の結果として起こる悪性貧血や神経症状の治療（ビタミン B_{12} 欠乏症の補正），無酸に伴う鉄欠乏の補正，癌性変化の有無の経過観察，合併臓器炎の治療を行う．A

型胃炎を早期診断できた場合は，胃炎の治療を行う．

治療法

胃炎に対してステロイドホルモン（0.5〜1 mg/kg体重）あるいはアザチオプリン（1〜2 mg/kg体重）を投与し，血中ビタミンB_{12}値や胃酸度の改善，胃生検上の炎症所見の改善，壁細胞数の増加などを参考にして効果を判定する．

ビタミンB_{12}欠乏症に対しては，B_{12}製剤の筋注により補正したのち，メチコバール（500 μg），3錠，分3投与を行う．内因子欠乏でも投与B_{12}の約1%は血中に移行するため，経口投与で維持療法は可能である．

【合併症・続発症】

悪性貧血，末梢神経炎，胃癌，胃カルチノイド，自己免疫性他臓器炎〔膵臓，甲状腺，副腎，精巣（睾丸），卵巣など〕．

【予後・経過観察】

悪性貧血患者は，胃癌，カルチノイドの発生リスクが各々3倍，13倍と高まることが知られている．A型胃炎の患者では，内視鏡による定期的な経過観察が重要である．

Ménétrier 病

Ménétrier disease

篠村恭久　札幌医科大学教授・内科学第一講座

【概念】

Ménétrier病は，胃底腺粘膜上皮細胞の増殖・分化の異常による巨大皺襞と酸分泌低下，胃粘膜からの蛋白漏出による低蛋白血症を特徴とする疾患である．H. pyloriの除菌により巨大皺襞および低蛋白血症が完全寛解した例が報告されており，H. pylori感染はMénétrier病の原因の1つであることが示されている．小児においてはサイトメガロウイルス感染により一過性にMénétrier病の病態を呈することが報告されている．Ménétrier病は，1つの独立した疾患単位というよりも症候群と考えるのが妥当かもしれない．

【頻度】

胃巨大皺襞に著明な低蛋白血症を伴う典型的なMénétrier病は稀である．わが国では，H. pylori感染により巨大皺襞を呈する患者が多い．

【症状・病態】

40〜60歳代の男性に多く，症状としては，心窩部痛，心窩部不快感，易疲労感，食欲不振，体重減少，浮腫，嘔吐，下痢などがある．胃底腺粘膜の上皮細胞の増殖・分化の異常により，表層粘液細胞の増加と壁細胞の減少がみられ，酸分泌は低下する．

胃粘膜からの蛋白漏出により低蛋白血症を呈する．胃粘膜においてEGF（epidermal growth factor）系増殖因子の産生が亢進し，胃粘膜上皮細胞の増殖亢進に関与することが示されている．

【診断・鑑別診断】

胃X線検査，胃内視鏡検査では，胃体部大彎を中心に前後壁に蛇行した巨大皺襞がみられる．粘稠な乳白色の粘液が鍾乳洞のように垂れ下がる所見（鍾乳洞様所見）は特徴的内視鏡所見とされる．組織学的には，表層粘液細胞の過形成（腺窩上皮過形成）が著明であり，固有胃腺は萎縮を示すことが多い．粘膜厚の診断基準は定まっていないが，粘膜厚は2.5 mm以上，腺窩上皮/固有胃腺比は3以上とする報告がある．蛋白漏出の診断には便中，胃液中のα_1-アンチトリプシンクリアランス試験，蛋白漏出シンチグラフィなどがある．

鑑別診断としては，胃癌や悪性リンパ腫，Zollinger-Ellison症候群，Cronkhite-

Canada症候群などがある．

治療方針

食事は高蛋白食とし，薬物療法に加えて必要に応じて高カロリー輸液などの栄養療法を行う．H. pylori 感染例では除菌治療を行う．酸分泌が低下しているため尿素呼気試験が偽陰性になることがあるので，H. pylori の診断には注意が必要である．H. pylori 陰性例では，H_2 受容体拮抗薬あるいはプロトンポンプ阻害薬（PPI）などの薬物療法を試みる．薬物療法で改善がみられない場合は外科的治療を考慮する．

薬物治療

❶ **H. pylori 除菌治療**：H. pylori 感染がみられる場合は，H. pylori 除菌を行う．ただし，H. pylori 除菌はわが国では消化性潰瘍を伴う場合のみ保険適用となっている．除菌後，皺襞肥大や血清蛋白濃度が改善するまで1か月から数か月を要する．

> **処方例**
>
> 〔H. pylori 除菌治療〕
> タケプロン（30 mg）　2カプセル　分2　朝・夕
> クラリス（200 mg）　2〜4錠　分2　朝・夕
> アモリン（250 mg）　6カプセル　分2　朝・夕

❷ **酸分泌抑制薬**：H_2 受容体拮抗薬あるいはPPIは巨大皺襞，低蛋白血症や自覚症状に対してある程度有効である．しかし，薬物の長期投与が必要で完全寛解は稀である．

❸ **EGFR**（epidermal growth factor receptor）**阻害薬**：EGFRを標的としたIgG1モノクローナル抗体薬であるアービタックス（セツキシマブ）の注射がMénétrier病に有効であることが米国から報告されている．アービタックス投与1か月後に症状の著明な改善と血清蛋白濃度の上昇，巨大皺襞の改善がみられている．わが国では，アービタックスは進行・再発結腸直腸癌治療薬として保険適用となっている．

❹ **その他**：トラネキサムやプレドニゾロン，持続性ソマトスタチンアナログであるサンドスタチンは有効であったとする報告があるが，報告例が少なく有効性は確認されていない．

外科治療

内科的治療を行っても高度の低蛋白血症が持続する場合に，胃全摘あるいは胃部分切除が行われる．

【合併症・予後】

胃癌の発生頻度が高く，胃癌の合併による死亡例が多い．

【患者説明のポイント】

胃癌の合併が多いことを説明し，胃癌の早期発見のために定期的に胃内視鏡検査あるいは胃X線検査を受けるようすすめる．

【医療スタッフへの指示】

胃癌の合併が多いので，胃内視鏡検査時には，右側臥位にするなどで胃体部を伸展し襞の間を十分に観察して早期胃癌の発見に努める必要がある．

functional dyspepsia

原澤　茂　済生会川口総合病院病院長

【疾患概念】

functional dyspepsia（FD）とは機能性消化管障害（functional gastrointestinal disorders：FGIDs）の1つで，胃，十二指腸の部分にあたるもので，下部消化管（主に大腸）にある場合は過敏性腸症候群（irritable

表8-4　RomeⅢにおけるfunctional dyspepsiaの分類と診断基準

B. Functional Gastrointestinal Disorders (FGIDs)
 B1. functional dyspepsia (FD)
  診断基準（必須）
   (1) 下記のものが1つ以上あること
    a. 食後のもたれ感（辛いと感ずる）
    b. 早期飽満感
    c. 心窩部痛
    d. 心窩部灼熱感
     および
   (2) 上部消化管内視鏡検査を含む検査において器質的疾患がない
   ※6か月以上前から症状があり，3か月間上記の基準を満たしている
 B1a. 食後愁訴症候群（PDS）
  診断基準（下記のものが1つまたは両方あること）
  (1) 普通の食事の量でも週に4～5回以上，辛いと感じるもたれ感がある
  (2) 週に4～5回以上，普通の食事でも早期飽満感のため食べきれない
 B1b. 心窩部痛症候群（EPS）
  診断基準（下記のものすべてを含む）
  (1) 心窩部に限局した中程度以上の痛みまたは灼熱感が週に1回以上
  (2) 痛みは間欠的
  (3) 胸部全体，心窩部以外の腰部や胸部に限局していない
  (4) 排便，放屁では改善しない
  (5) 胆囊，Oddi筋の障害でない

bowel syndrome：IBS）である．FDとIBSはいずれの場合も器質的疾患が否定され，なおかつ消化器症状である胃もたれ，食欲不振，腹痛，下痢，便秘などの症状を慢性的に有している，すなわち機能性の疾患である．

FDは上腹部の消化器症状である胃痛，食後期の胃の膨満感，胃もたれが慢性的に認められるもので，過去から用いられてきたnon-ulcer dyspepsia（NUD）とは異なり，2006年に示されたRomeⅢではFDは食後愁訴症候群（postprandial distress syndrome：PDS）と心窩部痛症候群（epigastric pain syndrome：EPS）の2つのサブタイプのみに限定され，これまで紛らわしかった胸やけや吐き気，嘔吐などは別のカテゴリーに分類されている．

一方，わが国では胃炎，特に慢性胃炎との関係がはっきりしていないし，FDの日本語表現，保険病名などは不明確な部分である．最近では，FDは機能性ディスペプシアと日本語標記としようという動きもみられる．

【疾患分類】

RomeⅢのFDの分類と診断基準を表8-4に示す．B1 functional dyspepsiaには必須条件として食後のもたれ感（辛いと感じる），早期飽満感，心窩部痛，心窩部灼熱感のいずれか1つ以上あり，その病状が6か月以上あり，3か月間は存在していることで診断されるとされている．

このB1はさらにB1a，食後愁訴症候群とB1b，心窩部痛症候群の2つに分類されている．すなわち平易に表現すると，食後の胃もたれと上腹部痛の2群に分類されることになる．

【頻度】

疫学的検討は不十分であるが，消化器系の患者のうちでは，約30～50％を占めるとも考えられ，頻度は高い．前述した慢性

胃炎の人はすべて自覚症状があるとは限らず，そのうちの約30％くらいにみられ，これらもFDであると考えられる．いずれのサブカテゴリーも診断は排便によって改善されるIBSを除外することは当然であるが，一般臨床においてはFDとIBSが合併することはよくみられることであり，その確率は約1/3くらい存在するといわれている．

【病態・予後】

FDの病態生理については，多くの要因が考えられているが，いまだ解明されていないのが現状である．現在のところでは，消化管運動異常としての胃排出能異常，内臓知覚異常，中枢の問題としての精神心理的異常の3つが要因として研究されている．

消化管運動機能異常では胃排出能遅延はFD症例の30～40％であり，最近の研究では食後早期の胃排出能亢進が起こり，その結果として十二指腸制御（duodenal break）によって胃内容物の停滞，いわゆる胃排出能遅延がもたらされる．すなわち，胃十二指腸協調運動異常が症状発現に関与していると考えられる．内臓知覚異常については消化管と中枢の問題であり，一般的には内臓知覚過敏による症状発現と考えられている．消化器症状は「病は気から」というように心理的な要因による胃痛や胃もたれなどの出没があることからも理解できるように，FDの病態を説明し患者に理解してもらうことで治療効果があることも逆に証明されている．

FDを含めたFGIDsは器質的疾患がないことから疾患としての予後は良好である．しかし，FDの生活の質（QOL）は器質的疾患のそれと差はなく，また逆にQOLが低下することが多く対症的治療による症状の消失が現在のところ重要であるといえる．

【問診で尋ねるべきこと】

自覚症状の発現状況について十分かつ緻密な問診を行うことからFDの診断は始まる．特に問診上重要なことは，病態発現にストレスの関与が大きいと考えられていることから，患者との十分なコミュニケーションをとり，何がストレスかなどについて個人のこと以外に仕事，家庭などの環境から何気なく発せられるストレスを見極める必要がある．

Rome IIIでは6か月以上前から症状があり，3か月間は週に1回から4～5回，間欠的にみられるというFDの診断基準があるが（表8-4），一般的な臨床現場では1か月以上断続的に症状が認められることでFDと診断してもよい．

問診のあとは身体検査を行い，異常のチェックも重要である．血圧，脈拍，打聴診に続き腹部の触診で患者の腹部に直接手を触れることによるコミュニケーションも，患者の心身をリラックスさせるという点で治療的にも重要である．

FDの診断には除外されるものにアラームサインとして貧血，急激な体重減少，便潜血などがある．その場合は器質的疾患が考えられるので，原因を早急に診断する検査を行うことは当然である．

【必要な検査と所見の読み方】

次に器質的疾患の除外の目的で諸検査を行う．尿，便，血液などの検体検査に加えて呼吸器・循環器疾患の有無をチェックする．FD症状と関連の深い器質的疾患としては肝・胆・膵疾患の除外のために腹部超音波検査は欠かせない．

最も重要な検査は上部消化管内視鏡検査である．逆流性食道炎や食道癌などの食道疾患，胃炎，消化性潰瘍や胃癌などの胃疾患を除外する．問題になるのは胃炎，特に慢性萎縮性胃炎をどう扱うかである．*H. pylori*の感染が高率な日本人にはこのFDとの関連が問題になるが，今のところ慢性

胃炎と症状発現との因果関係は認められないことから器質的でないといえる．

一般臨床では，この内視鏡検査によってFDを診断することができるが，研究的には前述した病態生理を検査するものとして胃排出能検査，胃電図検査，消化管内圧測定バロスタットなどによる内臓知覚検査，自律神経機能検査などがある．

治療方針

FDの治療方針は自覚症状である食後の胃もたれ，腹痛などの消失を目標とするという，いわば対症療法である．症状消失によるQOLの向上につながるからである．

FD患者の症状の原因に癌などの器質的疾患があるかどうかの不安があり，症状を長期化し，増強するという悪循環がある場合が多いので，まず問診で症状の発現状況をよく聞き，また実際に触診にてお腹を診察する行為，それに加えて内視鏡検査で器質的疾患がないということを十分説明することが重要であり，そうすることで約30％の患者は症状が消失することが証明されている．

治療法

治療薬の選択にあたっては食後の胃もたれ(PDS)のFDに対しては，消化管運動機能調節薬が基本になり，腹痛(EPS)のFDに対しては胃酸分泌抑制薬が第1選択薬として用いられる．

消化管運動機能調節薬としてはモサプリド，イトプリド，六君子湯などの漢方薬などの薬剤が一般的である．胃酸分泌抑制薬としてはPPIやH₂受容体拮抗薬も一般的であり，PDSとEPSを併存している患者は消化管運動調節薬と胃酸分泌抑制薬が併用されることが多い．

❶食後愁訴症候群(PDS)：食後の胃もたれ，膨満感などの症状に対して処方されるもので，第1選択薬は消化管運動調節薬である．

処方例

下記のいずれか，または適宜組み合わせて用いる．
1) ガスモチン(5 mg) 3錠 分3 毎食前または食後
2) ガナトン(50 mg) 3錠 分3 毎食前
3) 六君子湯エキス顆粒 7.5 g 分3 毎食前(お湯に溶かして)
4) ナウゼリン(10 mg) 3錠 分3 毎食前
5) プリンペラン(5 mg) 3錠 分3 毎食前(錐体外路症状の副作用に注意)

❷心窩部痛症候群(EPS)：食事に無関係に上腹部(心窩部)に痛みを断続的に訴える症状に対して処方されるもので，胃酸分泌抑制製剤が中心となり，オピアト作動薬が効果的なこともある．

処方例

下記のいずれか，または適宜組み合わせて用いる．
1) アシノン(75〜150 mg) 2錠 分2 朝・夕食後
2) ガスター(10 mg) 2錠 分2 朝・夕食後
3) アルタット(37.5 g) 2錠 分2 朝・夕食後
4) ストガー(10 mg) 2錠 分2 朝・夕食後
5) セレキノン(100 mg) 3錠 分3 毎食前(食後では効果減少)

【生活指導】

前述したように，FDの症状発現には何らかの誘因(ストレス)があることが多いので，まずそのストレスからの回避が原因治

療の早道である．ストレスのない規則的な生活（食事，嗜好品，睡眠）を基本とする．十分な睡眠をとり，暴飲暴食を避け，脂肪食や甘味の多いものは胃排出能を遅延させ，胃もたれを引き起こすので避けるよう心掛ける必要がある．

うつ病的な要素の強いFDは，精神科や心療内科への紹介も必要である．

gastric paralysis

関川敬義　医療法人財団加納岩 加納岩総合病院院長

【概念】

gastric paralysisは胃の不完全ないし部分的な麻痺を意味する．本症は器質的な通過障害がないにもかかわらず，胃の排出遅延を生ずる疾患である．なかでも急性胃拡張は，胃蠕動運動機能の低下，胃壁の緊張低下などにより，胃液，胆汁，膵液，十二指腸液が大量に充満し，急激に高度に拡張した病態をさす．

【疾患分類】

胃運動不全や急性胃拡張になる原因疾患には，腹部手術後，腹腔内重症感染症，低蛋白血症，電解質異常，内分泌異常（糖尿病性胃運動不全症，甲状腺，副甲状腺），膠原血管病，分娩，外傷後の長期臥床，脊髄損傷，精神神経疾患がある．

腹部手術後では，迷走神経切離術後，Roux-en-Y再建後Roux stasis syndrome，幽門保存胃切除術後，噴門形成術後，胃バイパス術後，食道切除後などがある．

糖尿病性胃運動不全症は，1型糖尿病の27〜58％に発症する．2型糖尿病にも合併する．糖尿病の改善とともに，回復する．

膠原血管病には多発筋炎，皮膚筋炎，全身性エリテマトーデス，筋緊張性ジストロフィー，消化管アミロイドーシスがある．

精神神経疾患では，急激な過食や神経性食欲不振症に多くの報告がある．

最近では，大腸内視鏡前処置としての経口腸管洗浄後，門脈ガス血症が認められた急性胃粘膜病変，先天性横隔膜ヘルニアや血液透析中に胃壁内気腫を合併した急性胃拡張症が報告されている．

【重症度分類】

特に急性胃拡張症では，高度脱水，電解質異常，代謝性アルカローシス，ショック，誤嚥性肺炎，胃出血，穿孔，腸閉塞，膵炎，栄養障害が生じ，場合によっては死に至る．

【頻度】

気管内挿管による全身麻酔になってからは著明に減少し，糖尿病による二次性，術後，および特発性胃運動不全症が70％を占める．

【症状・病態】

胃運動は迷走神経により胃壁内神経が制御されており，迷走神経障害が原因と考えられている．急性胃拡張は，嘔吐，腹満，脱水がみられる．特に，嘔気がなく，糞臭のない，あふれるような嘔吐（overflow vomiting）が特徴である．聴打診で，振水音と鼓音，腸音低下，圧痛はほとんど認めない．高度になれば脱水性ショックとなる．胃内圧の亢進，胃排出力の低下，腹部膨満の進展，横隔膜挙上，呼吸困難，下大静脈圧迫による静脈還流不全が原因とされる．

【必要な検査と所見の読み方】

血液検査では，消化液大量喪失による電解質バランスの異常（低ナトリウム血症，低クロール血症，低カリウム血症）と脱水を認める．腹部単純X線検査で大量のガスと液体を含み，鏡面像を有する拡張した胃を認める．左横隔膜は挙上し，時に十二指腸にも鏡面像を認め，double bubble signという．器質的閉塞除外のため，ガ

ストログラフィンによる消化管造影検査や内視鏡・CT検査を施行する．

【診断のポイント】

腹満と腹痛を伴わない突然の嘔吐があり，腹膜炎がないことである．

【鑑別診断】

胃十二指腸の器質的狭窄症，上腸間膜動脈症候群，上部空腸の高位イレウス，胃軸捻転症，急性腹膜炎，急性上腸間膜動脈血栓症が挙げられる．

【入院・専門医移送の判断基準】

続発症としてのショックや急性腹膜炎が疑わしいときは，対応可能な施設に移送する．

治療方針

早期に診断し，早期に治療を開始すれば重篤にはならない．

❶**保存的治療**：まずは，術後に多いため，その予防策として，術前の低蛋白血症，電解質異常の補正をする．術後は早期離床を促す．本症が疑われたときは，早期に経鼻胃管を挿入し，胃内容を可能な限り吸引し，持続吸引とする．脱水，電解質異常に対し，早急に補正を行う．腹膜炎，ショック，肺炎があれば，それに応じた治療をする．原因と考えられる病態があれば，それぞれに対応する．

❷**薬物療法**：急性期を過ぎ，原因治療も困難な場合，腸管運動促進薬や胃排出促進薬の投与を考慮する．パントール，プリンペラン，ナウゼリン，ガスモチン，六君子湯，プロスタルモンF，ワゴスチグミンなどがあるが，使用方法，副作用には十分注意する．

❸**外科的治療**：本来，内科的保存的治療が適応であるが，胃壁が急性壊死に陥るような病態で，腹膜炎が疑わしい場合は，胃全摘術もありうる．

【合併症・続発症】

汎発性腹膜炎や誤嚥性肺炎，ショックに注意する．

【予後】

通常，早期診断・早期治療すれば，重篤にはならない．稀にショックから死に至る．

【患者説明のポイント】

改善が得られないときは，死に至る重大な病態であることを家族に説明する．

【経過観察・生活指導】

急性期を離脱できれば，歩行・運動をすすめる．

【医療スタッフへの指示】

急性期の観察・治療を十分に行う．

胃軸捻転

gastric volvulus

原田容治　戸田中央総合病院院長

【概念】

胃軸捻転は胃が生理的範囲を越えて病的に軸捻が起きた状態で，1860年代にBertiが女性剖検例で報告したのが最初の本症とされており，胃が180度以上あるいは閉塞をきたすに十分な角度まで回転した状態と定義される．捻転の種類としては噴門・幽門を結ぶ長軸方向に起きる長軸性(臓器)軸捻転，大彎・小彎を結んだ短軸方向に起きる短軸性(腸間膜)軸捻転，両者の混合型があり，約2/3は長軸，1/3は短軸を中心に起きるとされる．発症機序からは特発性と続発性に分けられ，続発性は横隔膜裂孔ヘルニアなどの横隔膜疾患や胃，周囲臓器の疾患が多い．また，臨床経過から急性と慢性にも分類される．

【頻度】

本疾患は成人では比較的稀で，胃X線検査では小児の3.4%に対し成人では0.17%と低い報告はあるが，一過性の発症

や，正確な診断がなされない症例も多く，発症頻度の報告も少ないのが現状である．しかしながら，その一方で高齢者やショック状態での発症例もみられており，より正確な病態の把握と早期診断が重要である．

【症状】

突発的な嘔吐，上腹部膨満感が一般的であるが，特に急性期では従来からの3徴候とされる①激しい心窩部痛と腹部膨隆，②吐物のない嘔吐，③胃管挿入困難や不能は診断価値の高い症状である．しかしながら，慢性期では発作時以外では無症状で経過することも多いとされる．

【問診で尋ねるべきこと】

痛みの程度の把握，嘔吐・吐物の状態確認は大切である．

【必要な検査と所見】

腹部単純X線検査，腹部CT検査，胃X線造影検査を行う．腹部単純X線検査では胃の著明に拡張したガス像を認め，CTでも同様の所見のほか，胃壁の壊死を伴うと門脈ガス血栓がみられることもある．胃X線造影検査では，長軸捻転では造影剤の通過障害を，短軸捻転では噴門・穹窿部の上に幽門を認める上下反転胃（upside-down stomach）を認める．

治療方針

急性期に対しては外科的処置が一般的であるが，慢性あるいは間欠的に起きる軸捻転では，胃管挿入での減圧や，上部消化管内視鏡での整復を試みる．しかしながら，このような保存的治療で改善がみられない症例や，壊死，穿孔，出血症例では直ちに緊急手術を行う．特に高齢者での発症では症状も典型的でなく，所見も不十分あるいは全身状態から保存的治療が選択されるが，手術時期の判断の遅れには注意が必要である．

【予後】

死亡率は15〜30%とされる予後不良の疾患である．

【患者説明のポイント】

急性期では原則手術が適応であるが，状況によって保存的治療を行う場合は，改善がみられないときや，病態の急激な変化では直ちに手術になることを十分に説明する必要がある．手術に関しては特発性では軸捻転の手術方法を，続発性では原疾患の治療も必要になることをあわせて説明することが重要である．

胃憩室
gastric diverticulum

中村典資　原三信病院消化器科医長
千々岩芳春　原三信病院消化器科部長

【概念】

胃憩室は胃壁の一部が囊状に腔外に突出したもので，通常単発である．好発部位は筋層が薄弱で左胃動脈の主な分枝の貫入部位である噴門・穹窿部が75〜80%を占め，幽門前庭部は15〜18%である．幽門前庭部の憩室は胆囊や膵臓などの周囲臓器の炎症や癒着による牽引，迷入膵の陥凹などによって生じ，また重複胃遺残も発生機序として挙げられる．

【疾患分類】

❶**組織学的分類**：胃壁の全層を有する真性憩室と，一部の層（特に筋層）を欠く仮性憩室とに分類され，真性憩室が7割以上を占める．

❷**発症機序による分類**：内圧亢進による圧出性憩室と周囲臓器からの癒着により生じる牽引性憩室とに分類され，牽引性憩室は全例真性憩室であり，圧出性憩室も大半は真性憩室である．

また，発症時期により先天性と後天性に分類される．

胃・十二指腸潰瘍
gastric and duodenal ulcers

坂本長逸　日本医科大学教授・消化器内科

【概念】

主に H. pylori または非ステロイド性消炎鎮痛薬（NSAIDs）が原因で胃・十二指腸粘膜の粘膜下層以深に及ぶ粘膜欠損が生じる病態で，原因に対する治療を行うことにより治癒する良性疾患である．癌によっても潰瘍は生じるが，病理学的に成因が異なっているためこの概念の中には含めない．したがって，後に述べるが，潰瘍の良性，悪性の質的診断が治療予後の判断には重要である．

【疾患分類】

胃潰瘍と十二指腸潰瘍からなる（存在診断）．それぞれ H. pylori，NSAIDs が原因の潰瘍が考えられているが，H. pylori 感染があり NSAIDs を服用している場合，厳密にはどちらが成因か区別が困難である（成因診断）．H. pylori 感染，NSAIDs 以外が原因で発症する潰瘍には Crohn 病（479 頁），Zollinger-Ellison 症候群（378 頁）（ガストリン産生腫瘍）などがあるが稀である．また，成因については H. pylori 感染や NSAIDs 服用との関係が明らかではないが，動脈侵襲による破綻動脈からの出血を特徴とする Dieulafoy 潰瘍は出血性潰瘍としてしばしば観察される（339 頁参照）．また，吻合部潰瘍は胃切除後，吻合部腸側にできる腸潰瘍で，厳密には胃・十二指腸潰瘍ではないが，残胃からの胃酸分泌が原因となっているので，成因としては胃・十二指腸潰瘍と共通である．今日，胃潰瘍の約 70％，十二指腸潰瘍の大部分が H. pylori 感染と関連し，胃潰瘍の約 30％が NSAIDs 起因性と考えられている．

【頻度】

上部消化管造影検査で 0.03〜0.3％で，内視鏡検査では 0.01〜0.11％に認められる．

【症状・病態】

60〜70 歳代に多く，性差はない．一般には無症状であるが，時に胸やけ，げっぷ，心窩部痛，悪心などの症状を呈することがある．

合併症として潰瘍，憩室炎，稀に穿孔がある．

【必要な検査と所見の読み方】

上部消化管造影検査にて辺縁平滑で円形または卵円形の腔外突出像として描出される．上部消化管内視鏡検査にて憩室は正常胃粘膜として観察され，合併症（憩室内潰瘍や出血，憩室炎）の診断に内視鏡検査は必須である．

治療方針

合併症がない場合は治療の対象とはならない．憩室内潰瘍を認めた場合にはプロトンポンプ阻害薬〔例：パリエット錠（10 mg），1 錠，分 1，眠前〕を投与する．憩室炎を認めた場合には H_2 受容体拮抗薬〔例：ガスター D（20 mg），1 錠，分 1，眠前〕を投与する．憩室内からの出血を認めた場合には内視鏡的止血術を施行し，絶食，輸液管理とし，プロトンポンプ阻害薬〔例：タケプロン注（30 mg），2 回/日〕の静注にて経過を観察する．

止血困難または再出血の場合には外科的治療が必要となる．また憩室内に胃癌が合併している場合，憩室穿孔の疑いがある場合，幽門狭窄症状が認められた場合は外科治療が必要である．

【予後】

重篤な合併症が起こらない限り予後は良好である．

【症状・病態】

上腹部痛が一般的には H. pylori 感染を成因とした胃・十二指腸潰瘍で認められる場合が多い．十二指腸潰瘍は空腹時痛が多く，胃潰瘍は食後の上腹部痛が多いとされる．疝痛というよりも鈍痛や「焼ける」ような痛みが多い．NSAIDs 起因性の場合も同様な上腹部痛がある場合と，全く症状のない場合があるので，NSAIDs 服用患者にあっては注意が必要である．H. pylori 感染に伴う十二指腸潰瘍は胃前庭部に生息する H. pylori によるガストリン分泌増加，酸分泌増加に伴い，十二指腸粘膜の胃上皮化生化が生じ，十二指腸胃上皮化生粘膜への H. pylori 生着による上皮傷害が示唆されている．H. pylori が有する CagA, VacA 毒素の胃上皮細胞傷害作用や，これに伴う白血球遊走などの炎症反応が関与する．一方，NSAIDs 起因性潰瘍には NSAIDs の直接細胞傷害性，プロスタグランジンによって維持される粘液重炭酸関門の NSAIDs による抑制，NSAIDs の組織修復反応阻害作用が関与するものと思われる．

【診断のポイント】

存在診断は上部消化管内視鏡検査や上部消化管 X 線造影検査にて行い，質的診断（良性・悪性の有無）については内視鏡検査による組織生検によって行う．また今日，成因診断（H. pylori 感染，NSAIDs 服用歴，その他の疾患の有無）は治療を考えるうえで必須である．

良性・悪性の質的診断については必ずしも容易でない場合もあり，そのような症例については潰瘍辺縁や瘢痕期潰瘍の生検を繰り返すことにより除外診断する．

H. pylori による消化性潰瘍と NSAIDs に起因する潰瘍は一定の臨床的特徴を有している．一般に H. pylori による潰瘍は慢性胃炎を背景に発症するので，内視鏡診断学上，発赤，大彎ひだの腫大や萎縮性胃炎を呈する場合が多い．

NSAIDs 服用のみが原因の潰瘍はこれら慢性胃炎の徴候がなく，胃前庭部に発症する場合が多い．しかし，成因診断については H. pylori の存在診断と NSAIDs 服用の有無に関する詳細な問診が重要である．H. pylori 感染の有無は内視鏡検査を通じて得た生検標本を用いる方法と，^{13}C-尿素呼気試験，血清中もしくは尿中 H. pylori IgG 抗体測定，便中 H. pylori 抗原測定など内視鏡検査が不要な検査法があり，それぞれ長所や注意事項があるので詳細を理解したうえで行う必要がある（367 頁）．H. pylori 感染の有無を診断しえても，NSAIDs を服用している場合，NSAIDs 起因性潰瘍の可能性もあり，潰瘍治療方針を判断するためにも NSAIDs 服用の有無を十分問診する必要がある．消炎鎮痛薬としてではなく，抗血小板薬として低用量アスピリンを服用している場合もあり注意が必要である．

治療方針

❶ H. pylori 潰瘍：H. pylori 感染による慢性胃炎を背景に日常生活の生活習慣やストレスが加わり潰瘍が発症すると考えられており，生活習慣の改善に関する指導も合わせて行う必要がある．2002 年 3 月に厚生労働省研究班による胃潰瘍診療ガイドラインが発表され，H. pylori 感染を成因とする胃・十二指腸潰瘍に対しては除菌治療が推奨されている．しかし，H. pylori 除菌治療のみでは 8 週間の潰瘍治癒は十分でない場合が多く，一般的には除菌療法に加えて 8 週間の抗潰瘍療法を行う．H. pylori 除菌によって潰瘍再発率は著明に抑制されるが，それでも服薬がまったくない場合，潰瘍再発が 10％未満で報告されている．除菌治療が適応でない場合（重篤な肝，腎障害など）あるいは除菌治療が不成功の場合，胃潰瘍に対しては 8 週間，十二指腸潰瘍に対しては 6 週間の抗潰瘍療法を行

い，のち維持療法を継続する．

❷ **NSAIDs 起因性潰瘍**：NSAIDs の持続的な服用により胃粘膜防御能が障害され胃酸によって粘膜傷害が生じる．基本的にはリスク要因が明らかにされているので発症を予防すべき疾患である．米国では高齢者，潰瘍既往歴を有する患者，抗凝固療法を施行している患者，リウマチ患者などを高危険群として NSAIDs 安全使用のガイドラインがいくつかの学会から示されている．わが国の胃潰瘍診療ガイドラインもこれら欧米のデータを基に作成され予防を推奨している．NSAIDs 潰瘍と診断した場合，基本的には NSAIDs を中断するのが好ましい．中断しえた潰瘍は通常の抗潰瘍治療を行う．この場合，難治例に対してはプロスタグランジン薬を追加処方すればよい．

治療法

❶ ***H. pylori* 潰瘍**：基本的には以下に示す薬物療法を行う．

a）除菌治療

処方例

下記のいずれかを用いる．
1) ランサップ 400 または 800　1 シート
　　分 2　1 週間
2) オメプラール（20 mg）　2 錠
　　サワシリンカプセル（250 mg）　6 カプセル
　　クラリス錠（200 mg）　2 錠または 4 錠
　　分 2　朝・夕食後　7 日間
3) パリエット（10 mg）　2 錠
　　サワシリンカプセル（250 mg）　6 カプセル
　　クラリシッド錠（200 mg）　2 錠または 4 錠
　　分 2　朝・夕食後　7 日間

除菌治療の判定は治療終了後少なくとも 1 か月を経過した後，^{13}C-尿素呼気試験で行う．除菌治療に成功しなかった場合，以下に示す二次除菌治療を行うことができる．

処方例

1) タケプロン OD 錠（30 mg）またはパリエット（10 mg）
　　またはオメプラゾン（20 mg）　2 錠
　　サワシリンカプセル（250 mg）　6 カプセル
　　フラジール錠（250 mg）　2 錠
　　分 2　朝・夕食後　7 日間

b）抗潰瘍療法

処方例

1) パリエット（20 mg）　1 錠
　　またはタケプロン OD 錠（30 mg），オメプラール錠（20 mg），オメプラゾン錠（20 mg）のいずれか 1 錠　分 1　朝食後
2) ガスター D（20 mg）　2 錠　分 2　朝・夕食後
　　または他の H_2 受容体拮抗薬（H_2RA），ザンタック（150 mg），アルタットカプセル（75 mg），アシノン錠（150 mg），プロテカジン錠（10 mg），ストガー錠（10 mg），タガメット錠（400 mg）のいずれか 2 錠，分 2，朝・夕食後

c）**維持療法**：一般的には除菌療法によらない抗潰瘍療法終了後に潰瘍再発予防のために H_2RA 半量を一定期間投与するが，除菌治療例に対しても，胃・十二指腸びらん抑制に維持療法は有効である．

処方例

ガスター D（20 mg）　1 錠　分 1　夕食後または就寝前
または他の H_2RA，ザンタック錠（150

mg)，アルタットカプセル(75 mg)，アシノン錠(150 mg)，プロテカジン錠(10 mg)，ストガー錠(10 mg)，タガメット錠(400 mg)のいずれか1錠，分1，夕食後または就寝前

❷ NSAIDs 起因性潰瘍
a) NSAIDs 中断後抗潰瘍療法

処方例

下記のいずれかを用いる．
1) タケプロン OD(30 mg) 1錠 分1 朝食後
   またはオメプラール(20 mg) 1錠，オメプラゾン(20 mg) 1錠，パリエット(20 mg) 1錠のいずれかを用いる．
2) ガスター D(20 mg) 2錠 分2 朝・夕食後
   または① *H. pylori* 潰瘍のb) 抗潰瘍療法の処方例2)に示した他のH₂RAを用いる．

以上の処方で難治例に対しては1)，または2)に対してサイトテック(200μg) 2錠 分2，朝食後またはサイトテック(200μg) 3錠，分3，毎食後を追加処方する．

b) NSAIDs 継続投与中の抗潰瘍療法：保険診療上はサイトテック(200μg)のみがNSAIDsと同時投与可能な処方薬である．ただし，*H. pylori* 陽性のNSAIDs 継続投与例に対してはプロトンポンプ阻害薬(PPI)がサイトテックより治療効果がよい．この場合，*H. pylori* が陽性であってもただちに除菌治療を行うと治癒が遅れるとする報告もあり，潰瘍治癒を確認してから除菌を考慮する．

処方例

H. pylori 陰性の場合1)を，陽性の場合は2)がよい．

1) サイトテック(200μg) 4錠 分4 毎食後・就寝前またはサイトテック(200μg) 3錠 分3 毎食後
   上記処方で副作用(下痢)が強い場合，サイトテックを減量もしくは中止しPPIを処方する．サイトテックは子宮収縮作用があるので妊婦への投与は禁忌である．
2) タケプロン OD(30 mg) 1錠 分1 朝食後
   またはオメプラール(20 mg) 1錠，オメプラゾン(20 mg) 1錠，パリエット(20 mg) 1錠のいずれか，分1，朝食後．ただし，潰瘍に対するPPI治療中のNSAIDs 継続投与は保険適用外となっている．

【患者説明のポイント】

潰瘍は症状が消失しても治癒しているのではないこと，治療およびその後の再発予防には一定期間の投薬が必要であることを説明する．除菌治療の成功率は80%前後であること，除菌が成功しても一定の割合で再発が起こりうることを十分に説明する．NSAIDs 潰瘍は再びNSAIDsを服用する場合，再発の可能性の高い高危険群であり，NSAIDs 再開に伴い潰瘍再発予防のために抗潰瘍薬の内服が必要であることを説明する．

H. pylori 感染症の診断

diagnostic methods for *H. pylori* infection

徳永健吾　杏林大学講師・第三内科
高橋信一　杏林大学教授・第三内科

【概念】

H. pylori 感染症は，細菌感染症であるため正確な診断が基本となるが，特に治療

```
胃潰瘍，十二指腸潰瘍，MALTリンパ腫，早期胃癌に対する
内視鏡的切除術後胃，特発性血小板減少性紫斑病(ITP)の診断
```

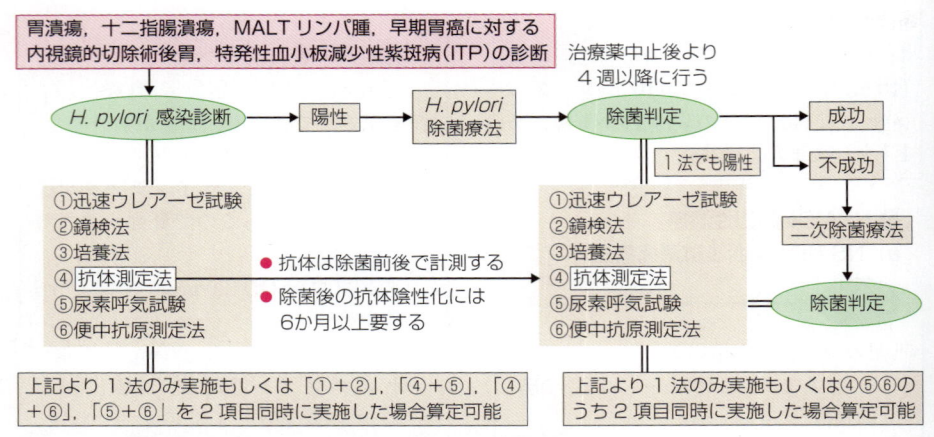

```
H. pylori感染診断 → 陽性 → H. pylori除菌療法 → 除菌判定（治療薬中止後より4週以降に行う）
                                              ├─ 成功
                                              └─ 1法でも陽性 → 不成功 → 二次除菌療法 → 除菌判定
```

①迅速ウレアーゼ試験
②鏡検法
③培養法
④抗体測定法
⑤尿素呼気試験
⑥便中抗原測定法

● 抗体は除菌前後で計測する
● 除菌後の抗体陰性化には6か月以上要する

①迅速ウレアーゼ試験
②鏡検法
③培養法
④抗体測定法
⑤尿素呼気試験
⑥便中抗原測定法

上記より1法のみ実施もしくは「①+②」，「④+⑤」，「④+⑥」，「⑤+⑥」を2項目同時に実施した場合算定可能

上記より1法のみ実施もしくは④⑤⑥のうち2項目同時に実施した場合算定可能

図8-4　保険診療における*H. pylori*感染診断から除菌判定までの流れ

後の除菌判定は今後の治療方針を決める意味でも重要である．

【*H. pylori*感染診断の適用疾患】

　*H. pylori*感染診断は除菌療法を前提として行う．わが国における*H. pylori*感染率は成人で約60%と高率であるため，治療計画のない単なる診断は，かえって混乱を招くからである．除菌前の感染診断および除菌治療については，内視鏡検査もしくはX線造影検査において胃潰瘍または十二指腸潰瘍の確定診断がなされた場合，平成22年6月からは，胃MALTリンパ腫，早期胃癌に対する内視鏡的切除術後胃，特発性血小板減少性紫斑病(ITP)も保険適用疾患となった．

　その他，*H. pylori*感染症の関与が考えられている萎縮性胃炎や，消化管以外の疾患である慢性じんま疹などは保険適用下で感染診断はできないことに注意する必要がある．

【保険診療における感染診断法】

　除菌前の感染診断は侵襲的検査法，すなわち内視鏡を用いる迅速ウレアーゼ試験，鏡検法，培養法と，非侵襲的検査法である^{13}C-尿素呼気試験，便中*H. pylori*抗原測定法，血清もしくは尿中抗*H. pylori*抗体測定法の6つの検査法よりいずれか1法を用いて行っていたが，2010年4月より保険適用上，原則，検査法2法の同時算定が可能となった．図8-4にその詳細を示す．なお，迅速ウレアーゼ試験と尿素呼気試験は*H. pylori*のもつ強力なウレアーゼ活性により産生されるアンモニアを利用した検査法である．

【保険診療における除菌判定法】

　除菌判定は，除菌薬内服終了後4週間以上経過した患者が対象となる．除菌前と同じ6種類の検査より1法を用いて診断法を行っていたが，感染診断同様に2010年4月より保険適用上，原則，検査法2法の同時算定が可能となった(図8-4)．

　さらに除菌判定に抗体法を用いる場合は，除菌終了後6か月以上経過してから行い，除菌前の抗体価と比較して除菌成功の指標とする．しかしその指標は示されておらず，除菌終了6か月後の抗体価の低下変動率が50%以上の場合，除菌成功と考えられている．

【検査の進め方】

　前述したように6つの検査法よりいずれ

表 8-5 *H. pylori* 感染診断法の精度・特徴

検査法	検体	精度 感染診断	精度 除菌判定	簡便性	迅速性
培養法	胃粘膜	◯〜△	△	×	×
鏡検法	胃粘膜	◯	△	◯	◯
迅速ウレアーゼ試験	胃粘膜	◎	△	◯	◎
尿素呼気試験	呼気	◎	◎	◯	◯(◎*1)
便中 *H. pylori* 抗原測定法	便	◎	◎	◯	◯(◎*2)
抗 *H. pylori* 抗体測定法	血液	◯	×(◯*3)	◎	◯
	尿	◯	×(△*3)	◎	◯(◎*2)

*1 検査室に分析器がある場合は◎，*2 検査室に迅速キットがある場合は◎，*3 除菌終了後6か月以上の場合は◯．
◎：かなり信頼できる（優秀），◯：信頼できる（良好），△：普通〜やや信頼できない，×：信頼できない（劣）．

表 8-6 *H. pylori* 感染診断法の長所・短所

検査法	長所	短所
培養法	薬剤感受性試験が可能	やや煩雑
鏡検法	同時に組織評価が可能	病理医により精度が異なる
迅速ウレアーゼ試験	迅速，簡便，安価	除菌後は精度が低下
尿素呼気試験	簡便，精度良好	高コスト
便中 *H. pylori* 抗原測定法	小児で検査可能	検体採取がやや難
抗 *H. pylori* 抗体測定法	PPI*内服中でも診断可能 大量の検体処理が可能	既感染を認識 判定時期が遅くなる

* PPI：プロトンポンプ阻害薬．

か1法を用いて診断を行うため，各診断法の精度や特徴を理解したうえで検査を選択することが必要となる（表8-5）．また，各検査法の長所と短所を表8-6に示す．

いずれの検査も精度は高いが，迅速ウレアーゼ試験，尿素呼気試験もしくは便中 *H. pylori* 抗原測定法はさらに精度が高く，簡便であるため除菌前に推奨される検査法である．また除菌判定は内視鏡を用いず，胃粘膜全体の *H. pylori* 存在を反映する面診断法である尿素呼気試験もしくは便中 *H. pylori* 抗原測定法が推奨される．

【手技の実際】

わが国で最も普及しているユービット錠を用いた場合の尿素呼気試験の標準法は，①尿素服用前の呼気を採取，② ^{13}C-尿素のユービット錠を服用，③左側臥位を5分間，その後は15分間座位を保持，④呼気を採取し，Δ^{13}C 値が 2.5‰ 以上を *H. pylori* 陽性と診断する．尿素呼気試験は朝食を抜いて行う検査である．

迅速ウレアーゼ試験は内視鏡検査時に簡便に行うことができ，20分〜2時間以内に判定が可能である．

【検査の注意点】

H. pylori に対し静菌作用のあるプロトンポンプ阻害薬（PPI）や抗菌薬などを内服している場合は，診断偽陰性の原因となるため同薬剤内服中止後少なくとも2週間以上の休薬期間をおいてから検査を行う必要がある．

除菌判定時において尿素呼気試験が 2.5〜5.0‰ のグレーゾーンの症例では，偽陽性の可能性があるため注意が必要である．

これらは，除菌判定を除菌終了8週以降に行うことにより，除菌判定時の偽陽性率を減らすことができる．

H. pylori 感染症の治療適応
indication of treatment of H. pylori infection

上村直実　国立国際医療研究センター国府台病院院長

【概念・治療方針】

　H. pylori は幼児期に感染し半永久的に胃粘膜に棲息する細菌であり，局所の免疫反応により慢性組織学的胃炎を引き起こし，ひいては胃粘膜の老化現象である慢性萎縮性胃炎へと進展する．この経過中に消化性潰瘍・胃 MALT（mucosa-associated lymphoid tissue）リンパ腫および胃癌の発生母地となるが，種々の疾患に対する H. pylori 除菌の有用性も明らかになっており，H. pylori 感染と関連のある疾患群を「H. pylori 感染症」と総称している．

　H. pylori 感染症に対する根本的な治療は抗菌薬による除菌治療であるが，2009年に改訂された日本ヘリコバクター学会のガイドライン（以下，学会 GL）では，治療適応についてエビデンスを基本にした討議がなされた結果，総称としての「H. pylori 感染症」を取り入れ，基本的に「H. pylori 感染症」は除菌治療を推奨するべきであるとしている．したがって，2003年度版に記載されていた個々の疾患についての推奨度を削除して，個々の疾患に対する除菌の有用性や無効性が示された臨床研究のエビデンスレベルを記載し，その内容を「解説」で示している．解説では，胃・十二指腸潰瘍，胃 MALT リンパ腫，特発性血小板減少性紫斑病（ITP），早期胃癌に対する内視鏡的切除後胃，萎縮性胃炎，胃過形成性ポリープおよび H. pylori 陽性の逆流性食道炎はエビデンスレベルには関係なく除菌治療が推奨されており，機能性ディスペプシアでも推奨されているが，欧米とは異なりわが国でのさらなる検討が必要であるとされ，鉄欠乏性貧血，慢性じんま疹については明らかな有用性を示すに足るエビデンスが不足していることが指摘されている（表8-7）．

【適応疾患】（表8-8）

　除菌治療の有用性が最初に確立したのは組織学的胃炎の改善と消化性潰瘍の再発予防であり，除菌により潰瘍の再発は著明に低下する．1990年代の前半まで胃全摘術と抗癌薬を用いた化学療法が主流であった胃 MALT リンパ腫は，H. pylori 除菌により70％以上の患者が寛解することが明らかになり，除菌治療が第1選択となっている．胃過形成性ポリープは H. pylori 感染に伴う腺窩上皮の過形成が主な原因であり，大部分は除菌により縮小ないしは消失することが明らかになっている．

　前癌病変とされる慢性萎縮性胃炎については胃粘膜萎縮や腸上皮化生が除菌により改善することが報告されており，胃癌の予防効果については，内視鏡的治療後の異時性胃癌予防効果をはじめとする研究結果から「除菌により胃癌の発症を完全に予防することはできないが，部分的な抑制効果は確かにある」とした考え方が主流になっている．さらに，胃癌の予防を目的とした除菌治療の時期について，胃粘膜の萎縮性変化をきたす以前のほうがより有効であるとする研究結果から，H. pylori 感染胃炎すべてを除菌の適応とする考え方が普及しつつある．

　学会 GL で「H. pylori 感染症」として取り上げられているもののうち，機能性ディスペプシア（355頁）や胃食道逆流症（GERD，289頁）に対する除菌治療には賛否両論があるが，GERD とともに除菌治

表8-7 日本ヘリコバクター学会「*H. pylori* 感染の診断と治療のガイドライン」2009 年版における *H. pylori* 除菌治療の適応疾患

総称としての「*H. pylori* 感染症」：「除菌治療を推奨する」（推奨度：グレードA）		
個々の疾患名	エビデンスレベル	解説の主要な点
・胃潰瘍・十二指腸潰瘍	I	除菌治療が第1選択・瘢痕も除菌すべき
・胃 MALT リンパ腫	II	除菌治療が第1選択・長期予後には注意を
・早期胃癌に対する内視鏡的切除後胃	II	除菌治療を推奨・異時性胃癌には注意が必要
・萎縮性胃炎	I	除菌治療を推奨
・胃過形成性ポリープ	II	除菌治療がすすめられる疾患
・機能性ディスペプシア	II	有用性がメタ解析で示されているが，わが国でのエビデンスが必要
・逆流性食道炎（*H. pylori* 陽性）	II	GERD 増悪のハイリスクを考慮しても除菌すべき
・特発性血小板減少性紫斑病（ITP）	I	除菌治療が第1選択・有効予測因子の検索が課題
・鉄欠乏性貧血	III	報告例が少数であり，エビデンスの蓄積が必要
・慢性じんま疹	III	今後の検討が必要

表8-8 「*H. pylori* 感染症」に含まれる疾患群と除菌の有用性

除菌の有用性が示された疾患	報告されている臨床的有用性
組織学的胃炎の改善に伴う有用性	
1. 胃・十二指腸潰瘍	潰瘍の再発率が著明に低下する
2. 胃 MALT リンパ腫	約70％の症例に寛解効果を認める
3. 胃過形成性ポリープ	約80％の症例に消失効果を認める
4. 慢性萎縮性胃炎	胃粘膜萎縮や腸上皮化生の改善効果あり
5. *H. pylori* 感染胃炎すべて	胃癌の発症を低下させる可能性が報告されている
有用性が示されている全身疾患	
1. 特発性血小板減少性紫斑病（ITP）	約半数に血小板増加の寛解効果
2. 鉄欠乏性貧血	特に思春期の症例での改善効果
3. 慢性じんま疹	約10％の症例において寛解効果

療が推奨されている．一方，ステロイドの長期投与や脾臓摘出術が必要とされている ITP 患者の約半数は除菌による血小板の増加を認め，*H. pylori* 陽性 ITP に対する第1選択は除菌治療となっている．その他，鉄欠乏性貧血や慢性じんま疹に対する除菌治療の有用性も報告されているが，確固たるエビデンスとはいえないために今後の検討が必要とされている．

H. pylori 感染に対する検査や除菌治療が保険適用となっている対象は消化性潰瘍と診断されたもののみであるが，表8-7に示した「*H. pylori* 感染症」とされる疾患群については根本的治療である除菌治療を考慮した治療方針を立てることが必要といえる．

診断と実際の治療法

H. pylori 感染の診断の詳細（前項）や治療の実際（次項）については，他項に記述されているので参照されたい．

【合併症・続発症および患者説明のポイント】

患者に対しては、当該疾患が「H. pylori 感染症」に含まれる理由および保険適用の有無を丁寧に説明することが肝要である。なお、除菌治療に関する合併症は次項を参照されたい。

【予後・経過観察】

消化性潰瘍の再発は除菌により激減するが、再発する症例も皆無ではなく、除菌後に発見される胃癌も考慮すると、1年後の内視鏡検査が推奨される。胃MALTリンパ腫は、除菌不応例の存在や再燃する可能性を考慮した定期的な経過観察が必要である。胃癌の予防としての除菌治療時には「除菌しても胃癌の予防は完全でなく、定期検査は必要である」とした患者指導が重要である。一方、除菌成功後に生ずる臨床的な問題として報告されている逆流性食道炎などの胃食道逆流症や食欲の改善に伴う体重増加には注意する必要がある。

H. pylori 除菌療法
H. pylori eradication therapy

兒玉雅明　大分大学診療准教授・消化器内科
藤岡利生　大分大学副学長

H. pylori 除菌治療の保険適用は胃・十二指腸潰瘍のみだが、2009年に日本ヘリコバクター学会より「H. pylori 診断治療に関するガイドライン」が改定され、H. pylori 感染症自体が除菌治療適応に推奨された。今後の保険認可拡大などの動向が注目される。

一次除菌療法

H. pylori 除菌治療には、プロトンポンプ阻害薬(PPI)併用の3剤併用療法が用いられる。すなわち、PPIに加え、抗菌薬としてアモキシシリン(AMPC)、クラリスロマイシン(CAM)、メトロニダゾール(MNZ)から2剤を用いる方法が世界的に普及している。わが国で保険認可となっているのは、一次除菌療法としてPPI＋AMPC＋CAMである。実際のレジメンとしては、オメプラールもしくはオメプラゾン(20 mg)2錠、タケプロン(30 mg)2錠、パリエット(10 mg)2錠のいずれか、分2、朝・夕食後、サワシリン(250 mg)6錠、分2、朝・夕食後、クラリス(200 mg)2錠もしくは4錠、分2、朝・夕食後を7日間投与とする(表8-9)。

なお、タケプロンに加え、サワシリンとクラリスをパッケージ化したランサップ400および800があり、処方や内服コンプライアンスの上昇に便宜がはかられている。

PPIの種類による除菌率の有意差はみられていない。また、CAMの1日量400 mgおよび800 mgのレジメンの間にも、除菌率に有意な差はみられていない。

現在、このレジメンにておよそ8割の除菌成功率である。除菌不成功の主な原因はH. pyloriのCAM耐性株によると考えられ、近年、抗菌薬の汎用に伴うCAM耐性株の増加が問題となっている。2000年の日本化学療法学会の報告ではCAM耐性率は7.1%であったが、日本ヘリコバクター学会耐性菌サーベイランス委員会によると2002～2004年のCAM耐性全国平均は27.7%であり、近年、CAM耐性株の著明な増加がみられる。これに伴い、一次除菌療法による除菌率の低下がみられ、CAM耐性株が20%を超えると、除菌率は80%を割り込むことが懸念されている。実際に除菌率が70%程度となる地域もみられる。

二次除菌療法

2007年8月には上記の3剤併用療法の中で、CAMをMNZ(フラジール)に変更

表 8-9　*H. pylori* 除菌療法

一次除菌療法	
オメプラール（20 mg）　2 錠 オメプラゾン（20 mg）　2 錠 タケプロン（30 mg）　2 錠 パリエット（10 mg）　2 錠	いずれか＋サワシリン（250 mg）カプセル　6 カプセル＋ クラリス（200 mg）2 もしくは 4 錠 分 2　朝・夕食後　7 日間
ランサップ 400 もしくは 800	
二次除菌療法	
オメプラール（20 mg）　2 錠 オメプラゾン（20 mg）　2 錠 タケプロン（30 mg）　2 錠 パリエット（10 mg）　2 錠	いずれか＋サワシリン（250 mg）カプセル　6 カプセル＋ フラジール（250 mg）2 錠 分 2　朝・夕食後　7 日間
三次除菌療法の例（保険適用外）	
オメプラール（20 mg）　4 錠 オメプラゾン（20 mg）　4 錠 タケプロン（30 mg）　4 錠 パリエット（10 mg）　4 錠	いずれか＋サワシリン（250 mg）カプセル　8 カプセル 分 4　14 日間
オメプラール（20 mg）　2 錠 オメプラゾン（20 mg）　2 錠 タケプロン（30 mg）　2 錠 パリエット（10 mg）　2 錠	いずれか＋フラジール（250 mg）2 錠＋ミノマイシン （100 mg）2 錠 分 2　7 日間

したレジメンが二次除菌療法として認可された（表 8-9）．MNZ は抗原虫薬としてトリコモナス症に対してのみ保険適用であったが，世界的には一般に *H. pylori* 除菌に用いられている．MNZ に対する耐性率は日本ヘリコバクター学会耐性菌サーベイランス委員会によると，5％程度で近年推移しており，欧米諸国よりも低い数値である．CAM と異なり，*in vitro* で耐性株の場合も *in vivo* では有効なことが多い．現在，MNZ を用いたレジメンによる各種報告でも 8～9 割の良好な除菌率を示しており，一次除菌不成功の場合は，副作用などを考慮したうえで MNZ を用いたこのレジメンが推奨される．

【副作用】
薬剤による副作用は，最も多いものが下痢，軟便で約 10～30％に認められる．ほかに味覚異常，舌炎，口内炎，皮疹，腹痛，肝機能異常などがみられる．下痢，軟便に対しては整腸薬の併用により予防効果が認められる（例：ビオフェルミン 3 g，分 3）．

頻度は低いが，下痢，発熱，発疹，喉頭浮腫，出血性腸炎など，治療中止となるような強い副作用の出現もみられる．これら副作用に関しては，事前に十分な説明が必要である．また，QT 延長症候群では，CAM は用いることができず，注意が必要である．MNZ 特有の副作用として飲酒によりジスルフィラム・アルコール反応が起き，腹痛，嘔吐，ほてりなど現れることがあり，禁酒指導が必要である．また，ワルファリンの作用を増強することがある．

【治療に伴う合併症】
❶胃食道逆流症（GERD）：除菌により胃酸分泌が回復し，胸やけなどの GERD 症状，逆流性食道炎を生じることがある．しかし，改訂された欧州ガイドライン（マーストリヒト Ⅲ）でも，除菌によって GERD はほとんど起こらず，GERD 症状の悪化もみられないとしており，除菌を取

りやめる要因とはならない．

❷胃・十二指腸びらん：除菌成功後の内視鏡で，広範な粘膜びらんがみられることがあるが，多くの場合無症状である．これも，胃酸分泌回復に伴い一過性にみられ，自然と治癒する場合が多い．

❸肥満：除菌による酸分泌増加に伴う食欲増加での肥満などの生活習慣病を危惧される場合があるが，これは別問題として考慮されるべきである．ただ，除菌後の生活指導にも注意が払われるべきである．

❹再出現：除菌治療が成功した場合も菌の再出現の可能性がある．これには除菌判定時の偽陰性で再燃した場合と，除菌後体外より新たな菌に感染した再感染の場合がある．わが国では再出現率は年間1.2〜4.8%との報告があり，除菌前と再出現時の菌株を比較し再燃と再感染を区別した筆者らの検討では再感染率は2.0%であった．

いずれの副作用，合併症も，発生した場合，患者にとっては大きな問題となるため，治療前に十分な説明を行い，インフォームドコンセントを得る必要がある．また，除菌成功率もよく説明しておかねばならない．

三次除菌療法

100名を除菌した場合，一次，二次除菌後も約数名が除菌不成功に終わる計算となる．三次除菌療法のレジメンとして多くの検討があるが，いずれも保険適用外である．高用量2剤療法はPPIとAMPCを用いるレジメンである（表8-9）．PPIの代謝酵素であるCYP2C19の遺伝子多型のhomoEMではPPI用量不足となるおそれがあり，PPI増加によりAMPCの効果が発揮されるとする方法である．高用量長期となるため，副作用やコンプライアンスの低下が危惧され使用には注意が必要である．

ミノサイクリンは耐性株がないことが知られており，MNZ感受性の場合，PPI＋MINO＋MNZにて高い除菌率が示されている．近年は，キノロン系のレボフロキサシン，フルオロキサシン，ガチフロキサシンなどが三次除菌薬として期待されており，レボフロキサシンを用いたレジメンでは良好な除菌率も報告されている．2009年のガイドラインでもPPI＋AMPC＋レボフロキサシンが三次除菌療法としてあげられているが，ニューキノロン系の薬剤は使用頻度も高く，耐性菌増加が除菌率に影響を与えている．新しく開発されたキノロン系のグレースビット（シタフロキサシン）も有効な除菌薬として期待されているが，臨床治験の結果を待つ必要がある．三次除菌を考慮する場合は専門施設への紹介が望ましい．

合併症例での除菌療法

高齢者，慢性腎不全などの症例における除菌方法が問題となることがある．高齢者では，特に増加する副作用もなく，重篤な合併症があるなどの問題がなければ，常用量の投与を行う．血液透析症例では常用量，半量の5日間投与などで有効であったという報告もみられるが，いずれも確立したものは存在しないのが現状である．除菌が必要とされる症例で，問題となる合併症がある場合は，除菌の適否を含めて，高次専門医療機関に委ねることが奨められる．

H. pylori 陰性潰瘍

H. pylori negative gastroduodenal ulcer

東　健　神戸大学大学院教授・医学研究科消化器内科学分野

【概念】

1982年にWarrenとMarshallにより*H. pylori*が胃内に棲息していることが発見され，*H. pylori*感染が消化性潰瘍に関連し，

H. pyloriの除菌により消化性潰瘍の再発が抑えられることが認められた．H. pyloriの発見により，消化性潰瘍の病態に感染症という概念が加わった．したがって，H. pylori陰性潰瘍とは，消化性潰瘍の病因に最も関与しているH. pylori感染が陰性である消化性潰瘍を指す．

【疾患分類】

非ステロイド性抗炎症薬(NSAIDs)がH. pylori感染とならんで消化性潰瘍の重要な危険因子であり，H. pylori感染陰性潰瘍の多くがNSAIDs服用に関与している．高齢化社会が進むなか，関節リウマチ，変形性関節症などの整形外科的疾患や，虚血性心疾患，脳梗塞の予防などのために長期NSAIDs服用者が増えているのに伴いH. pylori陰性潰瘍が増加している．また，非H. pylori-非NSAIDs潰瘍の病態において，Zollinger-Ellison症候群，Crohn病，アミロイドーシス，悪性リンパ腫，胃結核や胃梅毒などのH. pylori以外の感染症など特異的な病態が挙げられる．

【頻度】

H. pylori感染と消化性潰瘍との関連について，H. pyloriの発見者のひとりであるMarshallは，十二指腸潰瘍の92％がH. pylori感染，5％がNSAIDs，1％がZollinger-Ellison症候群に関連し，胃潰瘍では70％がH. pylori感染，25％がNSAIDs，3％がZollinger-Ellison症候群に関連していると報告している．わが国では西川らは1997年の第39回日本消化器病学会大会のH. pylori陰性潰瘍についてのワークショップの発表をまとめ，胃潰瘍の93〜99％，十二指腸潰瘍の92〜99％がH. pylori陽性であったことを報告している．欧米に比べてH. pylori感染率の高いわが国では，消化性潰瘍のH. pylori感染率はきわめて高くなっている．日本リウマチ財団による疫学的検討では，NSAIDs服用中のリウマチ患者1,008例のうち，62.2％に内視鏡的な上部消化管病変が見いだされており，胃潰瘍が15.5％，十二指腸潰瘍が1.9％認められている．

【症状・病態】

NSAIDsによる胃粘膜障害の発症機序は，①プロスタグランジン(PG)の主たる作用である細胞保護作用や胃粘膜血流増加作用，粘液や重炭酸分泌増加作用などの粘膜防御系作用が発揮できなくなること，②坐薬なども含めて投与されたNSAIDsが吸収され，胃粘膜局所の血管内皮細胞への好中球の接着や血管外遊走を促進し，血管内皮の障害や白血球塞栓による血流障害をきたしたり，血管外に遊走した好中球からのフリーラジカル発生やサイトカインを誘導し，粘膜障害を発生させること，③NSAIDsが直接胃粘膜バリアーを破壊してH^+イオンの逆拡散を引き起こしたり，直接粘膜細胞に取り込まれ細胞障害を起こすことが知られており，これらの機序が組み合わされて粘膜障害が発生する．NSAIDs潰瘍では，無症候性のことが多く，胃潰瘍で41.3％，十二指腸潰瘍で41.2％が無症状であったと報告されているので注意を要する．

【診断】

NSAIDs服用者は無症状であっても定期的な上部消化管内視鏡検査をすすめる．特に，心窩部痛などの腹部症状のある患者に対して，問診後，身体所見をとり，まず上部消化管内視鏡検査を行う．内視鏡で潰瘍を認めた場合，H. pylori感染診断を確認する．現在保険で認められている検査法は，迅速ウレアーゼ試験，鏡検法，培養法，H. pylori抗体測定，尿素呼気試験，H. pylori抗原測定の6項目があり，検査の結果が陰性であった場合は異なる検査で1回に限り再検査できる(366頁)．内視鏡検査を施行しているのであり，迅速ウレアーゼ試験，鏡検法，または培養法のいずれかを

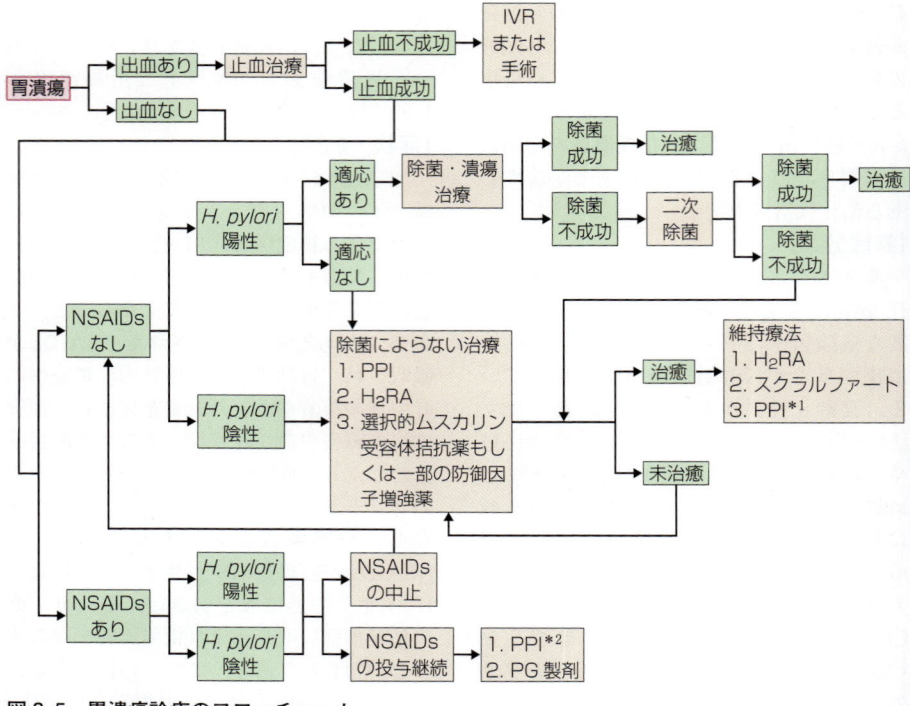

図8-5 胃潰瘍診療のフローチャート
*¹ 保険適用外.
*² 8週間を越す場合には保険適用外.
〔胃潰瘍ガイドラインの適用と評価に関する研究班（編）：EBMに基づく胃潰瘍診療ガイドライン，第2版．p58，じほう，2007より改変・転載〕

行い，陰性であれば後日感度の最も高い尿素呼気試験を行い，H. pylori 感染陰性潰瘍であることを再確認する．この際，酸分泌抑制薬の影響を考慮して尿素呼気試験を行う必要がある．すなわち，プロトンポンプ阻害薬（PPI）や H_2 受容体拮抗薬（H_2RA）の投与中止後4週間あけて検査することが理想的である．

治療方針

❶**胃潰瘍診療ガイドライン**：国民が効率的かつ高度な医療を等しく享受するには根拠に基づく医療（evidence-based medicine：EBM）を推進する必要があるとし，厚生労働省研究班による「EBMに基づく胃潰瘍診療ガイドライン」が作成された．ガイドラインでは，胃潰瘍の病態に応じた現在最も合理的な基準に基づいた診療がわかりやすく表示され，一般診療に非常に有効である（図8-5）．これは十二指腸潰瘍においても同様に考えられる．

❷**出血性潰瘍に対する内視鏡的治療**：H. pylori 陰性潰瘍の多くがNSAIDs潰瘍であり，出血性潰瘍として発症することが多く認められる．胃潰瘍診療ガイドラインによる診療指針において，出血性胃潰瘍のうち噴出性出血，湧出性出血，露出血管を有する例が内視鏡止血を行う適応である．

これらの内視鏡止血の適応となる出血性胃潰瘍に対する止血法は，止血を行わない例に比べて明らかに有用である．内視鏡止血には各種の方法があるが，その効果にはほとんど差はみられない．内視鏡止血のできない出血性潰瘍に対してはIVR（interventional radiology）や外科手術が行われる．特に，高齢者では手術の適応を早期に決定することが望まれる．

出血性潰瘍においても，H. pylori 感染診断は初期治療時に行うことが望ましい．出血性潰瘍の場合は，血液の混入やPPIの影響を受けない抗体測定または生検組織鏡検法を用いるとよい．

❸除菌によらない治療：H. pylori 除菌治療によらない胃潰瘍治療が，NSAIDs 未投与もしくはNSAIDs 投与中止後の H. pylori 陰性胃潰瘍に対して行われる．ガイドラインによる診療指針では，H. pylori 除菌治療によらない胃潰瘍治療は，PPIを第1選択薬としている．PPIを使用できない場合にはH₂受容体拮抗薬，選択的ムスカリン受容体拮抗薬（塩酸ピレンゼピン）もしくは一部の防御因子増強薬（スクラルファート，ミソプロストール，エンプロスチルのいずれか）を投与する．その際はH₂受容体拮抗薬を優先することが望ましいとされている．

処方例

〔プロトンポンプ阻害薬〕
1) オメプラールまたはオメプラゾン錠（20 mg） 1錠
2) タケプロンカプセル（30 mg） 1カプセル
3) パリエット（10 mg） 1～2錠
   上記のいずれかを分1 朝食後

〔H₂受容体拮抗薬〕
1) タガメット錠（200 mg） 4錠 分2 朝食後，就寝前または分4 毎食後，就寝前
2) ザンタック錠（150 mg） 2錠 分2 朝食後，就寝前
3) ガスター錠（20 mg） 2錠 分2 朝食後，就寝前
4) アシノンカプセル（150 mg） 2カプセル 分2 朝食後，就寝前
5) アルタットカプセル（75 mg） 2カプセル 分2 朝食後，就寝前
6) プロテカジンまたはストガー錠 2錠 分2 朝食後，就寝前

〔プロスタグランジン製剤〕
1) カムリードカプセル（25 μg） 2カプセル 分2 朝食後，夕食後
2) サイトテック（200 μg） 4錠 分4 毎食後，就寝前

〔選択的ムスカリン受容体拮抗薬〕
ガストロゼピン錠（25 mg） 3～4錠 分3～4 毎食後，就寝前

〔防御因子増強薬〕
1) アルサルミン細粒 3 g 分3 毎食後
2) ムコスタ錠 3錠 分3 毎食後
3) セルベックスカプセル（50 mg） 3カプセル 毎食後

❹NSAIDs 潰瘍の治療：NSAIDs の投与の中止あるいは減量を試みる．複数のNSAIDs を投与している場合は，1種類の胃腸障害の少ないとされる種類への変更，あるいは投与経路の変更を試みる．しかし，基礎疾患によってこれが不可能な場合も多い．NSAIDs 潰瘍における治療指針として，NSAIDs は可能ならば中止し通常の潰瘍治療を行う．NSAIDs の中止が不可能ならばPPI あるいは PG 製剤により治療を行う．NSAIDs 継続下での再発の防止には，高用量のH₂受容体拮抗薬，PG 製剤あるいは PPI が有効である．

❺維持療法：維持療法は，フローチャートに示すように，H. pylori 陰性潰瘍では次のような例が対象になる．非出血性，非

NSAIDs 性で *H. pylori* 陰性の胃潰瘍に対し通常の薬物治療を行って治癒に至った例，出血性胃潰瘍で止血に成功し，非 NSAIDs 胃潰瘍で *H. pylori* 陰性の胃潰瘍に対し通常の薬物治療を行って治癒に至った例．維持療法には H_2 受容体拮抗薬と PPI に加え防御因子増強薬としてスクラルファートが挙げられている．現在，他の防御因子増強薬の効果についての検討がなされている．

❻ NSAIDs 潰瘍予防：NSAIDs を服用している患者に対する予防的薬剤の投与は，NSAIDs 潰瘍が無症状の場合が多いことを考えると，考慮する必要がある．ガイドラインによる診療指針においては，NSAIDs 潰瘍の予防には PG 製剤，PPI，高用量 H_2 受容体拮抗薬を使用することが示されている．また，NSAIDs 潰瘍の予防には COX-2 選択的阻害薬の使用が望ましいと考えられているが，COX-2 選択的阻害薬の長期投与で，従来の NSAIDs より心血管系の有害事象の発生率が高いとの報告もあり，COX-2 選択的阻害薬の長期使用における有効性と安全性に関してさらに検討が必要であると考えられている．

【患者説明のポイント】

H. pylori 陰性潰瘍の多くが NSAIDs 潰瘍であり，基礎疾患を有している高齢者である場合が多い．NSAIDs 潰瘍では，症状を認めず出血性潰瘍で発症することにより，生命予後も危ぶまれる例が認められる．したがって，NSAIDs の内服に際して十分医師の指導を受けることを説明する．

【医療スタッフへの注意】

H. pylori 陰性潰瘍の多くは NSAIDs 潰瘍であるが，非 *H. pylori*-非 NSAIDs の特異的な潰瘍が稀に存在していることを念頭に置いて診療する必要がある．また，胃潰瘍診療ガイドラインにおけるエビデンスからの診療指針と保険診療適用の間にギャップがあることを認識する必要がある．

胃・十二指腸潰瘍の手術
surgical therapy for gastroduodenal ulcer

酒井敬介　日本赤十字社医療センター胃・食道外科部長

1970 年以前は，慢性の上部消化管潰瘍や出血性潰瘍に対しては，広範囲胃切除術，各種の迷走神経切離術（＋幽門洞切除術）などの外科的手術が一般的であった．1972 年には，H_2 受容体拮抗薬，1981 年にはプロトンポンプ阻害薬（PPI）が開発され，ほとんどの胃・十二指腸潰瘍は保存的治療が可能となり，手術的治療は激減した．さらに，1983 年には *H. pylori* が発見され，*H. pylori* と胃・十二指腸潰瘍の関係が確立した．*H. pylori* の除菌が胃・十二指腸潰瘍患者に保険適用され，ますます潰瘍患者数は減少している．

一方，1960 年代から開発された上部消化管内視鏡の発展に伴い，出血性胃・十二指腸潰瘍に対し，内視鏡的止血術が標準化したことにより出血性胃・十二指腸潰瘍に対する手術も減少した．

胃・十二指腸潰瘍患者数が激減した現代においても，胃・十二指腸潰瘍に対する手術を要する症例は若干ながら存在する．本項では，それら手術の適応と術式について述べる．

【手術適応・術式】

❶ 穿孔：急性腹症で受診する患者に対しては，血液生化学検査，胸部・腹部 X 線，腹部 CT にて腹腔内の free air を確認できれば消化管穿孔の診断は容易である．しかし，穿孔部位が必ずしも上部消化管とは限らないことを念頭に置く必要がある．上部消化管穿孔は，自然にシールされ，保存的に治癒することもあるが，高齢者やハイリスク患者，pre-shock の患者では，早期の

手術をすることが望ましい．輸液管理，胃管挿入，抗菌薬投与を行い，穿孔部位に応じた手術を考慮する．

　a）**十二指腸潰瘍穿孔**：十二指腸潰瘍穿孔に対しては，開腹後，まず混濁した感染腹水を吸引し，生理食塩水で洗浄する．穿孔部位は十二指腸潰瘍の場合はほとんどが球部前壁である．大網充填術が一般的に行われる．短期間に潰瘍となり穿孔した症例では，穿孔孔が小さく，充填は容易である．充填後に吸収糸で穿孔部周囲にさらに大網を縫着する．最近では侵襲の少ない腹腔鏡下の大網充填術も行われるようになってきている．

　慢性十二指腸潰瘍が急性に増悪し，穿孔した症例では，しばしば穿孔部位は径10 mmにもなる場合があり，大網充填が困難な場合は幽門側胃切除，Billroth-Ⅱ法再建を行い，経口摂取を早期に開始することも考慮する必要がある．ただし，十二指腸断端の縫合不全が多いことを念頭に置く．

　b）**胃潰瘍穿孔**：胃潰瘍穿孔は，比較的高齢者に多くみられる．穿孔部周囲に癒着のない新しい潰瘍の穿孔例では，大網充填で十分である．ただし，胃癌による穿孔を否定するため，術後回復後に必ず上部消化管内視鏡にて病変の確認が必要となる．長期にわたる慢性潰瘍穿孔例では，癌との鑑別が困難であるとともに，壁が脆弱で大網充填自体が困難であることが多い．また，幽門前庭部の慢性潰瘍穿孔では，大網充填により狭窄をきたす恐れもあり，これらの場合は，幽門側胃切除術を選択する場合も多い．

　❷**幽門狭窄**：慢性の十二指腸潰瘍，幽門部胃潰瘍により幽門狭窄の状態となると，食欲不振，嘔吐，胃拡張，腹痛，体重減少などの症状が出現する．

　胃管挿入により，拡張した胃の縮小をはかる．輸液による脱水補正後，保存的に内

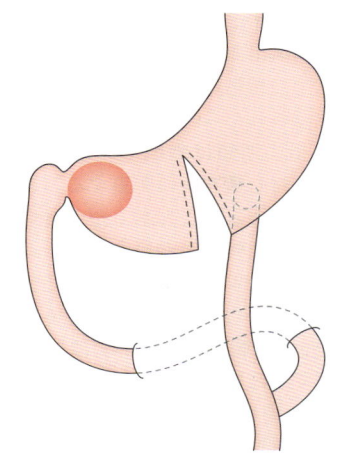

図 8-6　diverting gastro-jejunostomy

視鏡的に狭窄部拡張を行うことも多くなってきている．保存的処置で効果がみられない場合に手術適応となる．

　術式は，開腹所見で決定する．癌による狭窄である可能性もあることを念頭に置いて，癌が疑われたら，術中迅速病理診断を行い，癌と判明した場合は，ためらわずに胃切除を行う．

　明らかに良性潰瘍による狭窄の場合は幽門側胃切除術を行う．しかし，多くの場合，長期にわたる慢性炎症で十二指腸球部の壁は硬化しており，同部の処理はきわめて困難であることがほとんどである．このような場合は無理して胃切除は行わず，Roux-en-Y再建によるdiverting gastro-jejunostomy（図8-6）を行うこととしている．この術式では，手術侵襲が小さく，また術後に内視鏡による潰瘍の経過観察が可能である．

　❸**出血**：内視鏡的な止血術が不可能な場合，あるいは繰り返す潰瘍出血症例が適応となるが，保存的な治療が進んだ現在は，適応となる症例はきわめて限られる．輸血により，貧血を是正後に準緊急手術となる．

a）**出血性十二指腸潰瘍**：内視鏡的に十二指腸潰瘍出血と同定されていることが前提で，十二指腸球部前壁を縦切開する．出血が確認されたら，吸収糸で縫合止血する．十二指腸閉鎖は幽門形成法にのっとり，腸管に対し横方向に閉鎖する．迷走神経切離をすすめる報告もあるが，迷走神経切離に習熟した外科医が現在はほとんどいないことと，PPI などの薬物療法で十分対応できることから，付加手術は必要ない．
　b）**出血性胃潰瘍**：出血性胃潰瘍の手術は，胃癌である可能性が 20 数％あること，局所切除の場合の再出血率が高いことから，幽門側胃切除術がすすめられる．ただし，高齢者の高位潰瘍出血の場合は，局所切除が選択される場合もある．

【術後管理】

　❶**大網充填術**：大網充填術後の管理は，合併症のない症例では，胃潰瘍穿孔，十二指腸潰瘍穿孔ともに術後 3 日目より飲水可，4 日目より経口摂取開始，ドレーン抜去，7 日目ころを退院目標とする．
　全身感染症を併発している場合や高齢者では，術後 ICU 管理を必要とする場合もあり，症例により集中管理を検討する．
　❷**胃切除術，胃・空腸吻合術**：胃癌の幽門側胃切除術と同じく，術後 4～5 日目から経口摂取を開始し，術後 12～14 日目を退院目標とする．
　いずれの場合も，完全に回復後に，上部内視鏡を施行し，胃癌の合併がないことを確認する必要がある．*H. pylori* の有無をチェックし，陽性の場合は，潰瘍治癒後に *H. pylori* の除菌を行う．

【合併症】

　一般的な上部消化管手術後の合併症と同様，縫合不全，吻合部狭窄，腸閉塞，術後出血が挙げられる．それぞれの合併症の病態に応じて対応する．

【患者説明のポイント】

　術後，患者が回復後，服薬治療の重要性を認識してもらう．また，上部消化管内視鏡検査を必ず受けていただき，*H. pylori* 菌チェックの意味を説明する．

Zollinger-Ellison 症候群
Zollinger-Ellison syndrome

清水京子　東京女子医科大学准教授・消化器内科

【概念】

　Zollinger-Ellison 症候群とは，難治性潰瘍，胃酸の過分泌，膵 Langerhans 島非 B 細胞腫瘍を 3 主徴とした症候群として 1955 年に Zollinger と Ellison により初めて報告された．その本態は膵臓や消化管などに発生したガストリン産生腫瘍（ガストリノーマ）で，Zollinger-Ellison 症候群とガストリノーマは同義語である．

【疾患分類】

　本症の約 10～25％が多発性内分泌腫瘍 1 型（multiple endocrine neoplasia 1：MEN1）を合併し，MEN1 型の膵内分泌腫瘍の 50％はガストリノーマである．MEN1 型の家系では，11 番染色体上（11q13）にある MEN type 1 遺伝子（*menin*）の欠失，置換，挿入など変異が認められる．

【頻度】

　膵内分泌腫瘍のなかでインスリノーマに次いで頻度が高く，本症の約 60～86％は膵原発で，十二指腸，胃，腸間膜，空腸，胆嚢，卵巣などにも発生する．多くが多発性で，肉眼的に確認が困難な微小腺腫や過形成のこともある．約 60～70％が悪性で，好発転移部位は肝とリンパ節である．

【症状・病態】

　消化性潰瘍は，多発性，難治性で再発を繰り返す．通常の好発部位のほかに食道潰瘍，十二指腸の下行脚以下の肛門側や胃切除後の噴門部などにも発生する．症状は上

腹部痛，嘔気・嘔吐，下痢，体重減少，消化管出血などである．

ガストリンは胃幽門部の粘膜に存在するG細胞より分泌される消化管ホルモンで，壁細胞上のガストリン受容体や，ECL細胞のヒスタミン分泌を介して胃酸分泌を刺激する．ガストリノーマは異所性にガストリンを分泌し，腫瘍内にはガストリン分泌抑制作用を有するソマトスタチンが存在しないため，生理的なガストリン抑制機序が作用しない．

【診断】

❶ 胃液検査：基礎胃酸分泌量（BAO）が15 mEq/時以上，BAO/MAO（最高胃酸分泌量）が0.6以上で本症を疑う．

❷ 空腹時血中ガストリン値：200 pg/mL以上で本症を疑う．1,000 pg/mL以上では本症である確率が高いが，A型胃炎などでも高ガストリン血症になるので鑑別が必要である．

❸ 食事負荷試験：正常では食後の血中ガストリン値は空腹時の約3〜4倍に上昇するが，本症では血中ガストリン値は上昇しない．

❹ カルシウム負荷試験：グルコン酸カルシウム5 mg/kg体重/時を3時間持続静注し30分ごとに採血をする．本症では血中ガストリン値が400 pg/mL以上増加する．

❺ 画像診断：腹部超音波検査，エコー内視鏡検査では辺縁平滑，境界明瞭な低エコー腫瘤である．血管に富む腫瘍のため，造影CTやMRIにて動脈相で造影効果のある腫瘍として描出されるが，腫瘍が小さく多発する傾向にあるため，画像による局在診断は困難な場合がある．

❻ その他：ソマトスタチン受容体シンチグラフィ，セクレチン負荷試験，選択的動脈内セクレチン注入試験は陽性率が高く有用な診断法であるが，現在は施行できない．

治療法

❶ 外科的手術：本症は悪性の頻度が高いので，可能な限り腫瘍を切除する．遠隔転移があっても積極的に病巣を切除することにより延命が期待できる．手術前後に負荷試験を行い，迅速ガストリンアッセイにて血中ガストリン値を測定し，腫瘍切除後に血中ガストリン値の反応が正常化したことで根治性が確認できる．

❷ 薬物療法

a）プロトンポンプ阻害薬（PPI）：過剰な胃酸分泌を抑制する目的で使用する．長期投与により症状の安定が維持できるが，通常より数倍多い投与量が必要となる場合もある．

b）酢酸オクタレオチド：ソマトスタチンの持続性合成アナログである酢酸オクタレオチドは血中ガストリン値や臨床症状を改善させる．

c）その他：多発性肝転移例に対して肝動脈塞栓術，全身化学療法が施行されている．

処方例

1）タケプロン（30 mg） 1錠 分1 朝
   または
   パリエット（20 mg） 1錠 分1 朝
   または
   オメプラール（20 mg） 1錠 分1 朝
   いずれも投与期間の制限はない．

2）経口不能例
   オメプラール注（20 mg） 1Vを生理食塩水50 mLに溶解し，1日2回，点滴静注

3）サンドスタチン（50μg）を1日2回，皮下投与から開始．
   効果不十分の場合は，
   サンドスタチン（100μg）を1日3回まで増量する．

4）サンドスタチンLAR，20 mgを4週

間ごと，3か月間殿部に筋注し，症状により10〜30 mgを4週ごとに投与する．
サンドスタチンLARは有効濃度に達するまでに時間がかかるので，LAR投与2週間前からLAR初回投与2週間後までサンドスタチンを併用投与する．

図8-7 胃ポリープの形態分類（山田の分類）

Ⅰ型 無茎，境界不明瞭
Ⅱ型 無茎，境界明瞭
Ⅲ型 亜有茎
Ⅳ型 有茎

【患者説明のポイント】
本症は悪性腫瘍が多いので，可能であれば手術をすすめる．しかし，わが国ではセクレチン負荷試験やソマトスタチン受容体シンチグラフィなどの精度の高い検査が施行できないので，腫瘍の局在を正確に診断することが困難な場合がある．薬物療法は症状の改善には有効であるが，腫瘍の増大や転移を抑制するものではない．

【医療スタッフへの注意】
本症ではMEN1型を同時性あるいは異時性に合併することがあるので，定期的に下垂体，副甲状腺の検査を行う．

胃ポリープ
gastric polyp

大草敏史　東京慈恵会医科大学教授・柏病院消化器・肝臓内科

【概念】
ポリープとはラテン語で隆起という意味であり，正確には胃ポリープには胃腺腫も含まれる．胃腺腫は別項があるので（384頁），本項では腺腫を除いて述べる．

【疾患分類】
胃ポリープは胃腺腫を除けば，胃過形成性ポリープと胃底腺ポリープに大別される．またその形状から，山田の分類でⅠ型，Ⅱ型，Ⅲ型，Ⅳ型に分けられる（図8-7）．

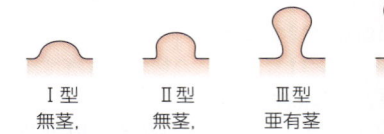

胃過形成性ポリープの内視鏡所見としては「腐れイチゴ」様と称されるように，発赤調の限局性隆起病変で，表面にはびらんや白苔を伴うこともある．背景粘膜は通常萎縮が強い．病理学的所見としては胃腺窩上皮の過形成と粘膜固有層の強い炎症と浮腫が特徴とされ，炎症性ポリープの所見を呈している．増大すると長径30 mm以上になることもある．また，自然退縮や消失はせず，癌化の頻度は1.5〜3%と報告されている．また，H. pylori 感染は76〜100%と高率である．

これに対し，胃底腺ポリープは，周囲粘膜と比べて特に色の変化はなく，正色調であり，胃底腺の領域である胃体部の大彎を中心とした胃壁に多くみられる．数mm程度の半球状のポリープで，表面は滑らかで，多発することが多く，増大しても10 mm以下のことが多い．病理学的所見では胃底腺の過形成を示しており，炎症所見は乏しい．また，癌化もみられず，H. pylori 感染は低率か認められないとされている．また，女性に多くみられるとされている．

【頻度】
胃過形成性ポリープと胃底腺ポリープの罹患頻度はともに0.5〜2%程度と稀ではあるが，日常診療では少なからず遭遇する疾患である．また，健診の上部消化管造影検査で指摘されることが多い．

【症状・病態】
胃過形成性ポリープと胃底腺ポリープともに，一般に無症状である．胃もたれや不

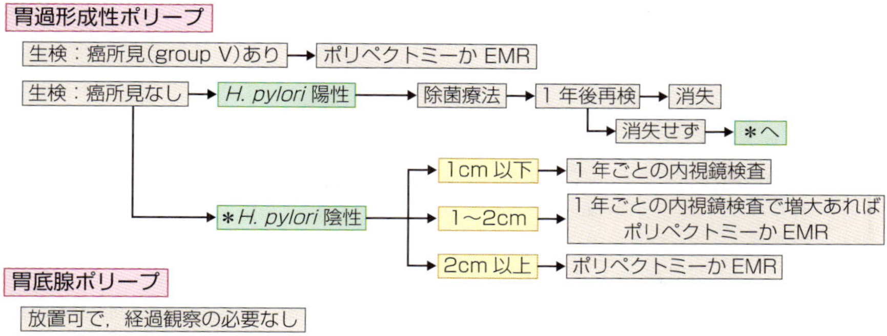

```
胃過形成性ポリープ
 生検：癌所見(group V)あり → ポリペクトミーか EMR
 生検：癌所見なし → H. pylori 陽性 → 除菌療法 → 1年後再検 → 消失
                                                   → 消失せず → ＊へ
                                         ┌ 1cm以下 → 1年ごとの内視鏡検査
              ＊H. pylori 陰性 ├ 1～2cm  → 1年ごとの内視鏡検査で増大あれば
                                         │              ポリペクトミーか EMR
                                         └ 2cm以上 → ポリペクトミーか EMR

胃底腺ポリープ
 放置可で，経過観察の必要なし
```

図 8-8　胃ポリープの治療方針

快感，食欲不振などの症状がみられることがあるが，多くは胃過形成性ポリープと同時に発症している慢性萎縮性胃炎によるものである．過形成性ポリープの場合は，増大し巨大化すると出血により貧血を起こすこともある．

【必要な検査と所見の読み方】

健診の上部消化管造影検査で指摘されることが多く，内視鏡検査では，過形成性ポリープは発赤のあるポリープで，発赤がない正色調のポリープが胃底腺ポリープであることが多い．

【診断のポイント】

診断は粘膜生検を行い，病理学的診断により確定診断をする．すなわち，上記のように，腺窩上皮の過形成と粘膜固有層の強い炎症と浮腫が認められるものが胃過形成性ポリープであり，胃底腺の過形成があり炎症所見は乏しいのが胃底腺ポリープである．

治療方針

胃過形成性ポリープは，低率ではあるが癌化の危険性があること，また失血して鉄欠乏性貧血の原因となることもあるので，従来は内視鏡的切除（ポリペクトミーや EMR）の対象とされていた．内視鏡切除の適応基準として，Rosen と Hoak らは，癌化した胃過形成性ポリープのほとんどが最大径 2cm 以上であったことから，①2cm 以上は完全切除，②1～2cm は1年ごとの内視鏡検査で不変か増大したときは完全切除，③1cm 以下は切除しないで，1年ごとの内視鏡検査で胃全体を経過観察する，としている．しかし，わが国 100 例の検討で，福地らは1～12 年と長期観察で1例も癌化例はなかったと報告しており，いたずらに切除すべきではないともいわれている．というのは，胃ポリペクトミーは比較的簡単な手技であるが，切除後の出血や穿孔により再入院し，輸血を余儀なくされる例もゼロではないからである．また，切除後に再発する例もあるので，切除＝完治とはいえないという見方もある．さらに内視鏡切除術として，コストが高くつくといった経済的負担もある．ただし，切除標本により病理学的診断が確実に行えるといった利点はある．

それに対して，H. pylori 除菌療法は非侵襲性の治療法であり，副作用は除菌療法の薬剤の副作用だけである．また，筆者らの行った randomized control trial (RCT) では，H. pylori 除菌療法により，80% の症例で除菌成功 3～15 か月（平均 7.1 か月）後に過形成性ポリープが消失したといった成果を得ている．その後も，欧米とわが国

で除菌療法によって過形成性ポリープの消失や縮小をみたという報告が出されており，100％ではないが，過形成性ポリープが除菌療法により縮小・消失することは確実と考えられる．もちろん，適応としては，H. pylori 感染陽性であることが前提である．ポリペクトミーが煩雑となる多発例では，除菌後一括して消失するので，よい適応である．また，筆者らの検討では2 cm 以上のポリープも消失しているので，癌化がなければ大きさに制限はない．

一方，胃底腺ポリープと H. pylori 感染との関係は否定的であり，除菌療法の対象とはされていない．また，胃底腺ポリープは萎縮性胃炎のない正常粘膜から発生することから，正常粘膜の証拠とも考えられている．そして，癌化の危険性は全くないことから，何の処置も治療も必要ないと考えられている（図 8-8）．

【患者説明のポイント，経過観察・生活指導】

図 8-8 に概要を示す．

Cowden 病
Cowden disease

田村　智　田村クリニック胃腸科・内科院長

【概念】

Cowden 病は，皮膚口腔粘膜病変に加え，多臓器に過誤腫様の過形成や悪性腫瘍を合併する常染色体優性遺伝の疾患と考えられている．最初の報告は 1963 年で，患者の家族名から Cowden 病と名づけられた．消化管には高頻度にポリポーシスを合併する．原因遺伝子は，第 10 染色体長腕の *PTEN* 遺伝子異常が判明している．

【頻度】

本疾患の発生頻度は約 1/20 万人と報告されているが，疾患が見逃されている可能性もあり，実際はもっと多いと推測されている．

【症状・病態】

腫瘍性病変の進行がなければ，自覚症状は乏しく，皮膚病変がほぼ必発であるため皮膚科受診例が多く，消化管ポリポーシスが検診で発見されることもある．臨床的特徴は以下の点である．

❶皮膚病変：顔面丘疹，四肢の角化性丘疹，口腔粘膜の乳頭腫．

❷消化管病変：ポリポーシスが認められ，高垣らの報告によれば食道（92.8％），胃（94.2％），大腸（93.8％）に多く，十二指腸，小腸にも 84.5％認められている．食道には数 mm 大の白色調ポリープ（病理：過形成ないし glycogenic acanthosis）がびまん性に発生する．胃のポリポーシスも数 mm 大が多いが，大きなポリープも認められている（病理：過形成，過誤腫，炎症性ポリープなど）．大腸ポリープも数 mm 大で直腸・S 状結腸に多発し，深部大腸で少ない傾向がある（病理：過形成，過誤腫，腺腫）．

❸多臓器の腫瘍：甲状腺腫が約半数に認められ，ほかには乳腺腫瘍，体幹・四肢の血管腫，子宮筋腫，卵巣腫瘍，髄膜腫，小脳腫瘍など各種臓器にさまざまな病変を合併する．

【診断】

皮膚病変と消化管ポリポーシスから本疾患を疑い診断基準から判断する．消化管ポリポーシスの病理像で本疾患に特徴的な所見はないが，20～30 歳代で食道にポリポーシスを認めることが，他の消化管ポリポーシスと異なる点である．

治療方針

本疾患と診断したら，癌発生のリスクに重点をおいて消化管，甲状腺，乳腺，泌尿生殖器，神経系などの全身検索を行う．発

見した腫瘍については，臓器によって専門となる診療科と相談し，的確な対応をとる必要がある．

【合併症】
約30％に悪性腫瘍の合併が報告されている．なかでも乳癌，甲状腺癌，大腸癌は合併頻度の高い悪性腫瘍であるため，十分な検索が必要である．

【患者説明のポイント】
本疾患では悪性腫瘍や各種臓器にさまざまな病変を認めることから，全身検索が必要であることを説明する．

Cronkhite-Canada 症候群
Cronkhite-Canada syndrome

田村　智　田村クリニック胃腸科・内科院長

【概念】
Cronkhite-Canada症候群（CCS）は，消化管ポリポーシスに外胚葉系の病変を伴う非遺伝性の疾患である．ポリープ自体は非腫瘍性であるが，腺腫・癌の合併頻度が高いため注意が必要である．

【頻度】
中年以降の男性に多く（女性の約2倍），60歳代にピークがある．後藤らの集計によれば1993年までに世界で278例の報告があるが，その3/4はわが国からのものである．

【症状・病態】
CCSの病因として，感染，ビタミン欠乏，免疫力低下や，薬剤の使用，外科的治療，放射線治療などを契機に発症したとの報告もあるが，いまだ不明である．
初発症状としては，下痢，食欲低下，腹痛，体重減少，味覚異常や，外胚葉系の異常（脱毛，爪甲異常，皮膚の色素沈着）などを認める．

消化管ポリポーシスは全症例に認められるが，胃と大腸に好発し食道での発生は稀である．ポリープの形状は一般的に発赤調の無茎性で，有茎性の分葉状発育をすることは稀と報告されている．また，ポリープからの粘液分泌も著明で蛋白漏出性胃腸症を伴う下痢を認める．CCSのポリープは，比較的短期間に出現して増大したり縮小・消失することも特徴的であるが，消失に至るのは20〜30％で期間も約30か月を要する．CCSポリープは病理組織学的には非腫瘍性で過形成，過誤腫，若年性ポリープなどに類似する

【診断】
特徴的な外胚葉系・腹部症状と低蛋白血症に加えて，消化管ポリポーシスから診断する．ポリープの生検のみから病理組織学的に診断することは困難だが，一見正常にみえる粘膜部からの生検標本にも所見がみられることは，診断の有用な指標になる．

治療方針

副腎皮質ステロイドで90〜93％の奏効率が報告されている．プレドニゾロン30〜40mg/日で開始して，症状改善後漸減して5〜10mg/日の維持療法が再発防止に有効とされている．そのほかに，NSAIDs，抗プラスミン薬の有効性も報告されているし，メサラジンの投与や中心静脈栄養なども行われている．

【合併症】
大腸癌合併が12〜15％と報告されている．発生母地としては，並存腺腫からが多いと考えられているが，CCSポリープ内部に癌を認めた例も報告されている．胃癌合併も7.5％と報告されている．

【予後】
CCSは蛋白漏出性胃腸症などによる全身衰弱から悪液質をきたすため予後不良とされていたが，副腎皮質ステロイドを中心

とした治療法の普及により，予後は大幅に改善傾向にあると考えられる．治療が奏効すれば，ポリポーシスとともに外胚葉系の異常も改善される．しかし，合併する癌の発生は依然として予後に影響する重要な因子である．

【患者説明のポイント】

症状と栄養状態の改善維持に治療の継続が必要であることと，胃癌と大腸癌の発生に対する定期的な検査の必要性を説明する．

胃腺腫
gastric adenoma

八木一芳　新潟県立吉田病院内科部長

【概念】

胃腺腫は以前，良・悪性境界病変として扱われ，異型上皮巣（ATP），Ⅱa-subtypeと呼ばれてきたが，現在は胃の上皮性良性腫瘍として取り扱われるようになった．胃生検組織診断基準（Group 分類）では，Group Ⅲ が「良性（非腫瘍性）と悪性の境界領域の病変」と定義されており，胃腺腫はここに含まれ，生検組織では Group Ⅲ として表現されることが一般的である．

【疾患分類】

腸型の腺腫が一般的であるが，胃型の形質発現を有するものもある．胃型腺腫は胃体上部に多く発生し，高齢女性に多い傾向がある．肉眼像は通常の腺腫より丈が高く，半球状，結節状隆起を呈する．20～30%に癌，または高度異型性といえる病変を有するといわれており，慎重な臨床的取り扱いが必要である．

【頻度】

わが国における頻度は0.5%程度とされている．

【症状・病態】

胃腺腫は無症状で，胃の検査の際，偶然に発見される．50歳代以上の男性にみることが多い．胃癌と同様，H. pylori 持続感染によって生じる慢性萎縮性胃炎から発生する．H. pylori 非感染のA型胃炎から発生したとの報告もある．H. pylori 非感染の正常胃症例からの発生は稀と考えられる．

病変は萎縮粘膜から発生することがほとんどで，前庭部から体部小彎が多い．腺腫の増大率は0～55%，癌化率は0～21%とされている．病理診断基準の違いの問題もあり，腺腫の癌化には異論も存在するが，現実的には癌化しうる病変と考え，慎重に経過観察する必要がある．大きさ2cm以上，結節性の増大，発赤や陥凹を伴うもの，胃型腺腫が癌化の危険因子として挙げられている．生検で高度異型腺腫と診断されたものは癌合併の可能性が高く，厳重な経過観察または内視鏡的切除が必要である．

【診断】

❶内視鏡診断：通常径2cm以下の褐色調ないし灰白色調の扁平隆起病変である．小さなものは扁平ドーム状や半球状であるが，大きさが増すと花壇状や平盤状となる．また，高さが増すと丘状の病変もみられるようになる．表面性状は小さい病変では凹凸は目立たないが，花壇状の病変では胃小区様の凹凸がみられ，丘状隆起では結節状の凹凸を示すようになる．

拡大観察では mesh 様の微小血管，loop 様の微小血管が観察されるが，分化型粘膜内癌に比し血管の拡張や口径不同が目立たない傾向にある．血管の異常が目立つ部分が存在する場合は癌の合併を強く疑い，その部位から生検を行う．

超音波内視鏡では粘膜内に限局するやや低エコーの病変が観察される．病変の粘膜深層に囊胞状の変化がしばしば観察され

る．これは囊胞状に拡張した固有腺である．

❷組織診断：生検または内視鏡的切除で得られた検体で診断が確定する．典型的な腺腫では粘膜の表層1/3～1/2の層に異型腺管がみられ，その上皮は小腸の吸収上皮に類似し，Paneth細胞や杯細胞が混在している．粘膜深部には囊胞状に拡張した固有腺がみられる．

【鑑別診断】

鑑別を要する疾患はⅡa型早期胃癌である．一般的に癌は腺腫に比較してやや発赤が目立つこと，表面の凹凸が粗大結節状になる傾向，結節の大小不同が目立つ傾向などが指摘されている．NBI併用拡大内視鏡観察では，癌では微小血管の拡張や口径不同が目立つ傾向にある．また，1.5%酢酸散布を用いたダイナミック・ケミカル法では，癌では白色化が周囲の非腫瘍性粘膜に比し早期に消失する（10～20秒）が，腺腫では周囲の非腫瘍性粘膜と同様か，むしろ白色化が1～2分と長時間続く．局所的に白色化の早期消失部位が存在する場合はそこに癌の合併を考える．

治療方針

腺腫と診断した場合，癌化する可能性（癌が腺腫と診断されている場合もある）を常に意識し，年1回間隔の内視鏡的経過観察を行う．内視鏡的，組織学的に癌を疑う変化が生じた際には内視鏡的切除を行う．

❶内視鏡的治療：内視鏡的治療としては病変全体の組織検索が可能な粘膜切除術を行うべきであり，焼灼凝固法は極力避ける．癌の合併も考えられる2cm以上の大きな病変では一括切除を行い，十分な組織学的検査が必要である．この場合は内視鏡的粘膜下層剝離術を行う．

❷薬物治療：過形成ポリープやlow grade MALTリンパ腫が H. pylori 除菌療法で消失することより，胃腺腫も除菌療法により消失することが期待され，その治療が試みられたこともある．しかし，一見縮小したように見えることもあるが，消失することはないとの結論に至っている．すなわち，現時点では薬物治療は存在しない．

【予後】

腺腫を内視鏡的切除した場合，その病変に関しては完治と考えてよい．しかし，腺腫治療後に未分化型胃癌を含めた腺癌が他の部位に発生してくることが稀ではない（10～20％程度）．それを常に意識して治療後も経過観察を行う．

【患者説明のポイント】

良性の上皮性腫瘍であること，しかし経過観察中に癌化する可能性があること，よって放置せず，定期的に内視鏡検査を受ける必要性があることを十分説明する．また，経過中に他部位に未分化型腺癌を含めた胃癌の発生もありうることも時には説明する．

胃癌の診断と治療方針

diagnosis and treatment of gastric cancer

深川剛生　国立がん研究センター中央病院
　　　　　総合病棟部医長

【概念】

胃癌は胃粘膜に発生する上皮性悪性腫瘍で，水平方向に拡大するとともに胃壁に深く浸潤する．病期の進行とともにリンパ節転移が高率に生じ，血行性転移や播種性転移が生じる．病変が局所にとどまっていれば十分治癒可能だが，全身に広がると根治は望めない．

【疾患分類】

❶病期分類：胃癌の進行度の評価は，①病変の胃壁への深達度，②リンパ節転移度，③遠隔転移の有無，で規定されてい

	N0	N1	N2	N3
T1	ⅠA	ⅠB	Ⅱ	Ⅳ
T2	ⅠB	Ⅱ	ⅢA	Ⅳ
T3	Ⅱ	ⅢA	ⅢB	Ⅳ
T4	ⅢA	ⅢB		Ⅳ
H1, P1, CY1, M1				

図8-9　胃癌の進行度(ステージ)

る．

1) T1(M：粘膜，SM：粘膜下層)，T2(MP：固有筋層まで，SS：筋層を越えて漿膜下層まで)，T3(漿膜外へ露出)，T4(他臓器浸潤)．深達度がT1の胃癌を早期胃癌，T2以深を進行胃癌と定義する．

2) N0：リンパ節転移なし，N1：1群リンパ節転移あり，N2：2群リンパ節転移あり，N3：3群リンパ節転移あり．1群リンパ節：胃周囲のリンパ節，2群リンパ節：1群より中枢で，左胃動脈や総肝動脈などの主要血管に沿ったリンパ節．3群リンパ節：大動脈周囲リンパ節などの，2群よりもさらに中枢のリンパ節．群分類は腫瘍の局在によって異なる．わが国では解剖学的位置に基づいた分類が採用されているが，TNM分類では転移リンパ節個数によって転移度を分類している．

3) 肝転移(H)，腹膜播種(P)，洗浄細胞診(CY)，それ以外の遠隔転移(M)．

これらの因子により進行度(ステージ)が規定される(図8-9)．

❷**肉眼的分類**：胃癌取扱い規約に記載されており，内視鏡検査，X線検査(胃透視)などの所見はこれに沿って記載する．

1) 基本分類
0型：表在型；軽度な隆起や陥凹を示すにすぎないもの．
1型：腫瘤型；明らかに隆起した形態を示し，周囲粘膜との境界が明瞭．
2型：潰瘍限局型；潰瘍を形成し，潰瘍を取り巻く胃壁が肥厚し周堤を形成する．周堤と周囲粘膜との境界は比較的明瞭．
3型：潰瘍浸潤型；潰瘍を形成し，周堤を形成するが，周囲粘膜との境界が不明瞭．
4型：びまん浸潤型；著明な潰瘍形成も周堤もなく，胃壁の肥厚・硬化を特徴とし，病巣と周囲粘膜との境界は不明瞭．通称スキルス胃癌．

2) 0型(表在型)の亜分類
Ⅰ型：隆起型；明らかな腫瘤状の隆起．
Ⅱ型：表面型；明らかな隆起も陥凹も認められないもの．
　Ⅱa：表面隆起型；表面型であるが，低い隆起が認められるもの．
　Ⅱb：正常粘膜にみられる凹凸を越える隆起・陥凹が認められないもの．
　Ⅱc：表面陥凹型；わずかなびらん，粘膜の浅い陥凹が認められるもの．
Ⅲ型：陥凹型；明らかに深い陥凹が認められるもの．

❸**組織型分類**：胃癌取扱い規約の分類が広く用いられている．国際的にはWHO分類が用いられているが，基本的には胃癌取扱い規約分類と同じである．胃癌の組織は多様性を示すため，大きく2つに分ける

目的で，Lauren分類(intestinal type, diffuse type)もよく用いられている．
  1) 一般型
    乳頭腺癌(papillary adenocarcinoma：pap)
    管状腺癌(tubular adenocarcinoma)
      高分化型(well differentiated type：tub1)
      低分化型(moderately differentiated type：tub2)
    低分化型腺癌(poorly differentiated adenocarcinoma)
      充実型(solid type：por1)
      非充実型(non-solid type：por2)
    印環細胞癌(signet-ring cell carcinoma：sig)
    粘液癌(mucinous adenocarcinoma：muc)
  2) 特殊型
    腺扁平上皮癌(adenosquamous carcinoma)
    扁平上皮癌(squamous cell carcinoma)
    カルチノイド腫瘍(carcinoid tumor)

日本胃癌学会による1991年の全国集計では，組織型の頻度は，tub1：24.5％，tub2：23.8％，por1：16.3％，por2：16.3％，sig：10.4％，pap：5.7％，muc：2.4％，その他：0.5％である．

【頻度】
年齢調整罹患率・死亡率ともに1960年以降減少傾向にある．人口10万対の罹患率は，男性では1975年119.3から2001年87.1，女性では56.3から33.3となっている．全悪性新生物死亡における胃癌の割合も，1960年には男性51.7％，女性38.4％であったが，2005年には16.6％，13.7％と減少した．胃癌罹患リスクはアジア・南米で高く，欧米では低い．

【検査・診断】
内視鏡生検によって胃癌の確定診断を行う．肉眼所見で良悪の判断が困難な場合は躊躇なく生検を行うべきであり，一度の生検で悪性細胞が出なくても怪しい場合は再度生検を行うか，短期間のうちに再検査を行う．X線透視(バリウム)は現在でも検診の中心であるが，診断確定後に病変の広がり，胃壁の硬さ，噴門や幽門からの距離，食道浸潤長などを評価するためにも重要な検査である．CTスキャンや超音波によってリンパ節転移や遠隔転移を診断する．ただしリンパ節転移については，術後病理検索による最終診断と術前画像診断との間には若干の差があるので，あくまで目安と考える．画像上大量の腹水は腹膜播種を伴う癌性腹膜炎の所見である．注腸検査上の大腸・直腸における収束様変化も腹膜播種の所見である．ただし，小さな播種は画像では確認できないため，スキルス胃癌などの播種高リスクの症例では，審査腹腔鏡検査にて播種の有無と洗浄細胞診検査を行うことが治療戦略上合理的である．骨転移は血清ALPが高値を示すことが多いが，疑わしい場合は骨シンチグラフィを行う．腫瘍マーカーは胃癌の場合，必ずしも感度・特異度が高いわけではないが，CEA，CA19-9の高値は局所の高度進展や，全身への癌の広がりを表す場合もあるので慎重に病状を把握する．また，AFPが高値を示すAFP産生胃癌は手術症例中約1.5％にみられる．腫瘍マーカーは再発時には高値を示すことが多く，化学療法の効果判定にも用いられる．

【症状・病態】
潰瘍性病変を伴う場合は胃痛などの症状が出現する場合もあるが，病状がある程度進行しても自覚症状のないことが多い．出血を伴うことによって吐・下血が生じたり，貧血の症状が現れることもある．幽門付近に生じた胃癌が増大すると幽門狭窄をきたし，食物の通過障害が生じる．噴門部に生じた胃癌が増大するとつかえ感が生じる．スキルス胃癌で胃壁の硬化がすすむと

食欲不振と膨満感が生じる．蛋白漏出を伴う胃癌の場合，低蛋白血症から下肢のむくみが生じる．病状の進行とともに体重減少が出現する．

治療方針

1) 早期胃癌で適応（リンパ節転移がないと想定される症例）に合致すれば内視鏡的粘膜切除・粘膜下層剥離を行う（適応は次項参照）．

2) それ以外は基本的には外科手術（原発巣を含んだ胃切除＋リンパ節郭清）．内視鏡治療後の切除標本病理検査で，適応外（非治癒切除）と診断された場合は，リンパ節転移のリスクがあるので追加外科治療を行う．

3) 遠隔転移があり根治性がなければ化学療法を行う（397頁参照）．通過障害や出血の改善のために姑息切除あるいはバイパス手術などを行う場合もある．日本胃癌学会による「胃癌治療ガイドライン」に治療方針が示されている（図8-10）．

治療法

❶ **リンパ節郭清**：胃癌手術の重要な要素で，1，2群のリンパ節郭清をD2郭清と呼ぶ．術前のリンパ節転移についての画像診断はあくまでも目安で，術中にどのリンパ節に転移があるかどうかを判断することはできず，正確な診断は切除後の病理診断を待たねばならない．それゆえ転移の可能性があるリンパ節はすべて切除するという方針である．早期胃癌の場合，縮小手術としてD2より若干の範囲を狭めた手術を行う．

❷ **機能温存手術**：早期胃癌に対する縮小手術として幽門温存胃切除などが行われる．術後の消化機能や糖代謝の向上を期待して幽門を温存する術式である．機能温存のために，迷走神経（肝枝，幽門枝）・血流

	N0	N1	N2	N3
T1(M)	ⅠA EMR（一括切除） 〔分化型，2.0cm以下，陥凹型ではUI（−）〕 縮小手術A （上記以外）	ⅠB 縮小手術B （2.0cm以下） 定型手術 （2.1cm以上）	Ⅱ 定型手術	Ⅳ 拡大手術 緩和手術（姑息手術） 化学療法 放射線治療 緩和医療
T1(SM)	ⅠA 縮小手術A （分化型，1.5cm以下） 縮小手術B （上記以外）			
T2	ⅠB 定型手術	Ⅱ 定型手術	ⅢA 定型手術	
T3	Ⅱ 定型手術	ⅢA 定型手術	ⅢB 定型手術	
T4	ⅢA 拡大手術（合併切除）	ⅢB 拡大手術（合併切除）		
H1, P1, CY1, M1, 再発				

図8-10 胃癌の日常診療におけるステージ別治療法
〔日本胃癌学会（編）：胃癌治療ガイドライン医師用，第2版．p6，金原出版，2004より転載〕

(幽門下動静脈)を温存する．

❸**大動脈周囲リンパ節郭清**：第3群に位置づけられる大動脈周囲リンパ節郭清は拡大手術として行われてきたが，最近の臨床試験の結果により予防的郭清の効果がないことが明らかになった．転移リンパ節郭清例に長期生存もあるので今後も検討は必要である．

❹**術後補助化学療法**：以前より進行胃癌に対する補助化学療法の検討が行われていたが，大規模な無作為臨床試験(ACTS-GC)の結果，TS-1の内服が現在のスタンダードである．

❺**術前化学療法**：進行胃癌に対して術前に化学療法を施行することによって，down-stagingや根治切除率の向上，そして予後の改善を企図するものである．現在予後不良な4型・大型3型胃癌に対する無作為臨床試験(JCOG0501)が行われており，その結果が待たれる．

【予後】

定型手術(D2)後のステージ別5年生存率は，IA：93.4%，IB：87.0%，Ⅱ：68.3%，ⅢA：50.1%，ⅢB：30.8%，Ⅳ：16.8%と報告されている(「胃癌治療ガイドライン」，第2版)．

胃癌の粘膜切除・粘膜下層剝離術

endoscopic mucosal resection (EMR) and endoscopic submucosal dissection (ESD) for early gastric cancer

草野　央　国立国際医療研究センター病院消化器科

後藤田卓志　国立国際医療研究センター病院消化器科

【内視鏡治療の概要】

早期胃癌は，従来の胃切除＋リンパ節郭清(D2)によってほぼ根治可能と考えられている．一方，内視鏡的粘膜切除術(EMR)は低侵襲，機能温存の観点から有益な治療法として確立されてきた．近年では，内視鏡的粘膜下層剝離術(ESD)の登場により，従来のEMR(strip biopsy法，EMR-C法，EMR-L法)では限界がある，大きな病変や潰瘍瘢痕を有する病変に対しても一括切除が可能となり，さらなる適応病変の拡大が模索されている．

【内視鏡治療の適応基準】

❶**胃癌治療ガイドラインの適応基準**：内視鏡治療は，リンパ節郭清を伴わない局所

表8-10　ガイドライン病変と適応拡大病変

深達度	M癌 UI(-)		M癌 UI(+)		SM癌 SM1≦	SM癌 SM1<
組織型	≦2 cm	2 cm<	≦3 cm	3 cm<	≦3 cm	any size
分化型						
未分化型						

■ ガイドライン病変(EMR適応病変)
■ 適応拡大病変(ESD適応病変)
■ 外科手術であるが，検討の余地あり
■ 外科手術

「EMRの適応基準」
1. 内視鏡的に明らかな粘膜下浸潤所見がない．
2. 内視鏡的な潰瘍所見の有無(UIを有する場合は腫瘍径≦3 cm)．
3. 生検で分化型腺癌である．

以上の条件を満たすもの．

のみの治療であるから，対象病変はリンパ節転移のないことが前提となる．こうした点を踏まえて，2001年3月に胃癌学会より発表された「胃癌治療ガイドライン，第1版」（以下，ガイドライン）では，「リンパ節転移がほとんどなく，腫瘍が一括切除できる大きさ，部位にあること」をEMRの適応の原則とした．具体的には，2 cm以下／潰瘍所見のない；Ul（−）／肉眼的に粘膜内癌（cM癌）と考えられる分化型腺癌（pap，tub1，tub2）を満たす病変とされている（表8-10）．

❷**適応拡大基準**：筆者らは，癌研究会附属病院の協力を得て，早期胃癌5,265例の過去の外科手術症例の検討から，リンパ節転移のリスクの推測を行った．国立がんセンターにおける外科手術後の他病死を除いた5年生存率が，M癌で99%，SM癌で

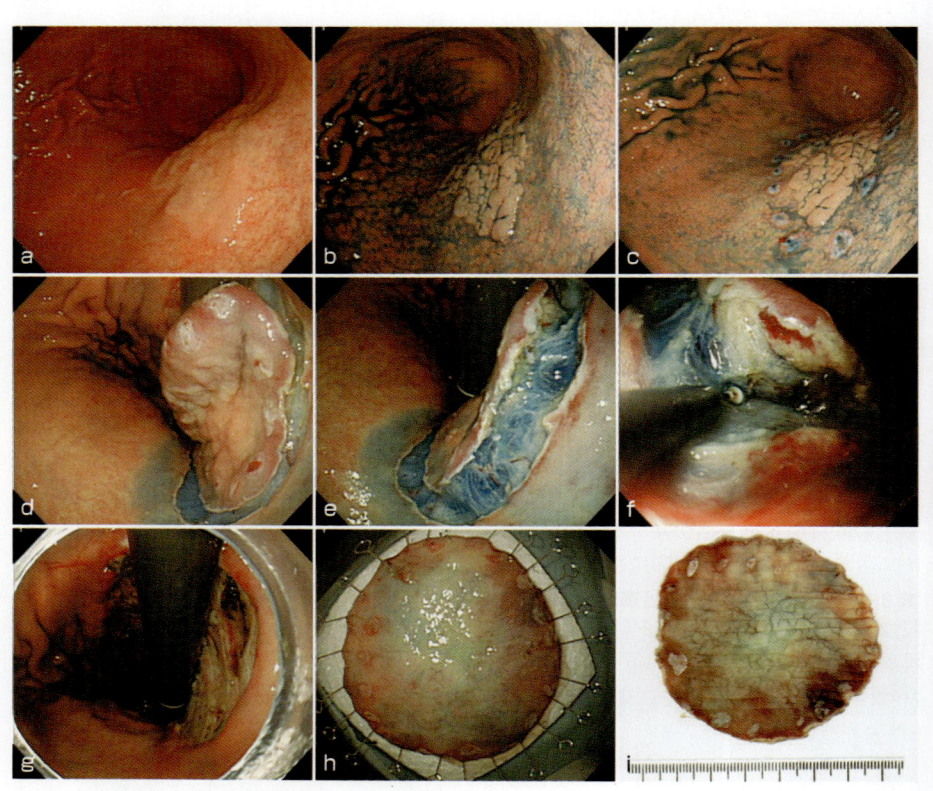

図8-11　内視鏡的粘膜下層剥離術（ESD）の手順
a：体中部後壁大彎寄りに3 cm大のIIa病変．b：インジゴカルミン散布後．c：針状メスにて病変周囲にマーキング（forced凝固，20W：ERBE ICC200）．d：マーキング外側に局注（生理食塩水＋エピネフリン＋インジゴカルミン）後，針状メス・ITナイフにて病変周囲の粘膜切開（ENDO-CUT．80W，effect3：ERBE ICC200）．e：粘膜下層への局注による膨隆形成．f：ITナイフによる粘膜下層の剥離（ENDO-CUT．80W，effect3：ERBE ICC200）．g：切除後の剥離面．h：ピンにて伸展固定された切除切片（適切に伸展された切片は病理評価に重要）．i：ホルマリン固定された標本（胃癌取扱い規約により2 mm間隔で切り出し）；well differentiated adenocarcinoma，Type 0-IIc，65×60 mm，M，ly0，v0，LM（−），VM（−）．

96％であることから，内視鏡治療後のリンパ節転移のリスクが，95％ CI の上限値で M 癌1％以下，SM 癌4％以下であれば外科手術と同等の根治性を有する可能性が高く，内視鏡治療にて根治が期待できると考えた．以上より表8-10に示す条件を満たす病変は，内視鏡治療の「理論的」な適応拡大病変と考えられた．

一方，未分化型腺癌は Ul（－）／腫瘍径が2cm 以下の M 癌であればリンパ節転移を認めなかったが(0/141)，95％ CI は0～2.6％で上限値は1％以上となり，外科手術と同等の根治性を有するとは現時点ではいえず，積極的に適応拡大病変とはしていない．

内視鏡治療：ESD

❶一括切除をめざした内視鏡的粘膜下層剥離術(ESD)：臨床の場においては，深達度や脈管侵襲および未分化成分の有無は，切除後の病理組織学的検索でのみ診断されうる．分割切除された標本では，切除断端の焼灼や再構築の問題から評価が不能となる場合が多く，再発率も高くなる．従来の EMR では潰瘍瘢痕の存在する病変や，大きな病変を一括切除することは技術的に困難であり，分割切除になることで遺残・再発のリスクを高めていた．よって，「技術的」に適応拡大を可能とする手技になりにくかった．ここに，ESD が登場したのである．ESD は，局注後病変周囲を切開し，IT ナイフをはじめとする種々のデバイスを用いて粘膜下層を直接剥離する方法で，一括切除率を著明に向上させた(図8-11)．国立がんセンターにおける ESD の成績は，一括切除率98％であり，評価不能例は1.8％であった．ESD の登場は「技術的」にも適応拡大を可能にし，内視鏡治療におけるルネッサンスの到来をもたらしたのである．

❷偶発症対策：ESD に伴う主な合併症は，穿孔と出血である．国立がんセンターでの ESD に伴う穿孔は4％で，体上部の病変および潰瘍瘢痕を伴う病変において頻度が高くなっていた．近年では，クリップ縫縮術にてほぼ全例軽快している．稀に，腹腔内へ多量の空気が漏れると腹部コンパートメント症候群となり，呼吸状態の悪化，徐脈や血圧低下を認めることがある．このような際は，腹腔穿刺による脱気を行い，呼吸循環管理を優先させる．

出血に関しても，IT ナイフ，ホットバイオプシー鉗子での術中のこまめな止血操作や，新たな高周波装置の登場によりその頻度は減っている．後出血の頻度は6％で，体下部の病変に多く，その76％が治療後24時間以内に起こっている．全例が内視鏡的な止血術にて軽快している．近年では，剥離終了時に後出血予防のため切除後の潰瘍面に存在する血管に対し，凝固処置を行っている．この処置の導入により，後出血の頻度が減少している．

胃癌の腹腔鏡手術，開腹手術
laparoscopic surgery and open surgery for gastric cancer

荒井邦佳　東京都保健医療公社豊島病院
　　　　　副院長

【手術療法の概要】

胃癌に対する治療法として，手術療法，化学療法，化学放射線療法，免疫療法などが行われているが，根治が得られる頻度が最も高いのは手術療法である．根治の条件としては，胃癌が胃壁内もしくは合併切除可能な周囲臓器に浸潤がとどまっていること，および転移がないか，あったとしても切除可能な転移に限られていることであり，これらの完全切除が達成された場合に

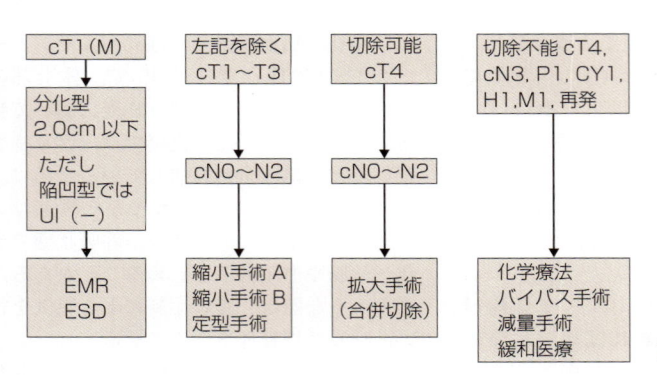

```
cT1(M)          左記を除く      切除可能      切除不能cT4,
                cT1〜T3         cT4           cN3, P1, CY1,
                                              H1, M1, 再発
  ↓               ↓              ↓
分化型
2.0cm以下
ただし          cN0〜N2        cN0〜N2
陥凹型では
UI(-)
  ↓               ↓              ↓              ↓
EMR             縮小手術A       拡大手術       化学療法
ESD             縮小手術B       (合併切除)     バイパス手術
                定型手術                       減量手術
                                               緩和医療
```

図8-12 治療の適応

限り，根治が得られる可能性がある．切除の方法としては，内視鏡的切除術（内視鏡的粘膜切除術：EMR，内視鏡的粘膜下層剥離術：ESD）と外科的手術（腹腔鏡手術，開腹手術）があり，後述の適応基準に基づいて選択される．その他，根治手術以外の手術療法として，減量手術や緩和手術といった非治癒手術がある．

【手術適応基準】

❶**根治手術の場合**：腫瘍条件として，2 cm以下の粘膜内癌（壁深達度M）と診断される病変で組織型が分化型，陥凹型ではUl(-)の症例は，EMRやESDの適応となる．これらを除外したcT1〜T4は，非治癒因子がない限り外科的手術が標準治療となる．N3以上のリンパ節転移，肝転移（H），腹膜転移（P）および他臓器転移（M）の非治癒因子は，合併切除した場合に限り根治度Bと判断されるが，その予後はきわめて不良である．特に，これらの因子が2つ以上ある場合は，根治手術の意義に乏しく，化学療法などの適応となる（図8-12）．

宿主条件としては，全身麻酔のリスクや術後管理上のリスク，および予後などを個々に判断し決定する．腹腔鏡手術においては二酸化炭素による気腹を行うため，循環動態への影響を考慮し，心機能低下例や高齢者には開腹手術に比較して適応を厳密にする必要がある．

❷**根治手術が行えない場合（非治癒術）**：切除不能進行胃癌に対する非治癒手術には，延命を目的に腫瘍量の減少をはかる減量手術と，出血や狭窄などの症状を改善するために行う緩和手術がある．現在，減量手術の意義を明らかにする目的で，「治癒切除不能進行胃癌に対する胃切除術の意義に関するランダム化比較第Ⅲ相試験（JCOG0705）」が日韓共同で開始されている．

緩和手術は，幽門狭窄例における経口摂取を目的として行われることが多い．特に近年，経口抗癌薬であるTS-1の意義が明らかとなり，これを用いるレジメン導入のためにバイパス手術が汎用されている．

【手術療法の選択】

❶**リンパ節郭清**：基本的にはD2郭清が標準治療であるが，早期胃癌（粘膜内癌：M，粘膜下層癌：SM）においてはリンパ節郭清の範囲を限定した縮小手術A（D1＋No.7，下部胃癌ではD1＋No.7＋No.8a），あるいは縮小手術B（D1＋No.7＋No.8a＋No.9）を行うことができる．

縮小手術AはEMRの適応例を除外したT1(M)N0およびT1(SM，分化型，1.5 cm以下)N0が適応であり，縮小手術BはT1(M)N1およびT1(縮小手術Aの対象以外のSM)N0が適応となる（図

8-10，388頁参照）．ただし，壁深達度やリンパ節転移の術中判断で少しでも疑問の余地がある場合は，定型手術を行うべきである．また，予防的な大動脈周囲リンパ節郭清（D3郭清）の意義は，JCOG9501試験の結果から否定されている．

❷他臓器合併切除：遠隔転移（M），肝転移（H），腹膜転移（P，CY）のないsN0～N1のT4症例に限り，他臓器合併切除が標準治療となっている．cT4N2に関して「胃癌治療ガイドライン」（以下，ガイドライン）の記載は明確ではないが，合併切除の適応と考えてよい．また，No.10リンパ節郭清のための予防的な脾摘の意義はいまだ明らかではなく，ガイドラインでは「上部（U領域に及ぶ）胃癌において脾摘が望ましい」と記載されている．

❸開腹手術と腹腔鏡手術：現時点ではガイドラインにおいて，開腹手術が日常診療（第1選択）であり，腹腔鏡手術はステージIAおよびIBに限って臨床研究（第2選択）に位置づけられている．しかし最近では，機器や技術の進歩によりD2郭清も腹腔鏡手術で行える状況になりつつあり，今後は適応が拡大されていく可能性がある．

【合併症】

前述のJCOG9501臨床試験の結果をみると，D2郭清後の術後合併症の頻度は20.9%（55/263例）であり，再手術率は1.9%，入院死亡率は0.8%と報告されている．種類別には，膵液瘻5.3%，腹腔内膿瘍5.3%，肺炎4.6%，縫合不全2.3%，その他（吻合部狭窄，イレウス，胸水貯留など）9.1%の順となっている．

【予後】

日本胃癌学会全国登録（1991年症例）によると，D2郭清後のステージ別累積5年生存率は，IA 93.4%，IB 87.0%，Ⅱ 68.3%，ⅢA 50.1%，ⅢB 30.8%，Ⅳ 16.6%となっている．近々，2001年症例による全国登録の新しい結果が発表される予定である．

【補助化学療法】

ステージⅡ（T1を除く），ⅢA，ⅢBを対象とした，手術単独と術後1年間のTS-1内服との臨床比較試験（ACTS-GC試験：2007年1月，ASCO-GIでの報告）の結果，TS-1による術後補助化学療法群の累積3年生存率は80.5%であり，手術単独群の70.1%に比較して有意に良好であった．この結果に基づき，ステージⅡ，Ⅲ進行胃癌の根治切除後は，TS-1による術後補助化学療法を行うことがわが国での標準治療となっている．

【患者説明のポイント】

胃癌治療の原則は，切除であることを説明する．術前診断とステージの予測，外科手術の適応，リンパ節郭清の程度や他臓器合併切除の必要性の有無，そして開腹手術と腹腔鏡手術の位置づけとメリット・デメリットを説明し，患者自身による治療法の選択に供する．術後合併症の頻度，手術関連死亡率およびステージ別の予後を説明するが，可能な限り自院のデータに基づいて説明することが望ましい．クリニカルパスなどを利用し，術前・術後の検査，および術後経過における認識（歩行や食事の開始時期，退院予定など）を患者と共有することが大切である．バリアンスのない症例での退院予定は，開腹手術後10日～2週間であり，腹腔鏡手術ではこれより3～5日早くなるのが一般的である．進行胃癌の根治切除後には，補助化学療法（現時点ではTS-1）が標準であることを話し，起こりうる有害事象や治療期間の説明などを行い，患者の希望を聞く．

【経過観察・生活指導】

再発の有無，胃切除後障害の有無と対処法，残胃癌のチェックのため，通院による経過観察が必要である（表8-11）．進行胃癌における再発形式としては，腹膜再発の頻度が約40%を占めて最も高く，肝や局

表 8-11　経過観察のポイント

	観察項目		
	胃切除後障害	再発	残胃癌
種類	1. ダンピング症候群 2. 逆流性食道炎 3. 貧血（鉄欠乏，ビタミン B_{12} 欠乏） 4. イレウス 　など	1. 腹膜再発 2. 肝再発 3. 局所再発 4. リンパ節再発 5. その他	1. 断端部（吻合部・縫合部） 2. 非断端部
発現時期	1, 2 は早期より出現 3 は 1～3 年以降 4 はいつでも	3 年以内の発現が多い	1 年以内～10 年以上 （1 は発現時期が遅く，2 は早い傾向がある）
検査法	臨床所見 血液検査 内視鏡検査 腹部 X 線 　など	臨床所見 CT 検査，MRI 検査 超音波検査 腫瘍マーカー 　など	内視鏡検査 上部消化管造影
治療法	食事指導 臥床姿勢 鉄分，ビタミン B_{12} 投与 　など	化学療法（TS-1＋CDDP など） 切除（単発の場合のみ） （化学放射線療法）	EMR・ESD 手術（残胃全摘術）

所，遠隔リンパ節再発が続く．再発は術後3年以内に発現する頻度が高く，進行癌術後においてはこの期間は年2回程度のCT検査（もしくは超音波検査），少なくとも3～4か月ごとの腫瘍マーカーの測定を含む経過観察が必要である．胃切除後障害としては，ダンピング症候群や逆流性食道炎などのほか，鉄欠乏性貧血，ビタミン B_{12} 吸収障害による貧血をチェックし，予防策としての食事指導や臥床姿勢などの生活指導を行う．また，残胃癌は術後10年以上経過しても発生することに留意し，定期的な残胃の内視鏡検査の必要性を指導する．

【医療スタッフへの指示】

補助化学療法を行っている場合の注意として，臨床症状や血液検査による有害事象のチェックを怠ってはならない．また，胃全摘例では，ビタミン B_{12} 欠乏による貧血に特に注意が必要である．

胃癌のマイクロ波治療
endoscopic microwave coagulation therapy for gastric cancer

中村哲也　獨協医科大学教授・医療情報センター長

【概要】

マイクロ波とは，電磁波の中で最も短い波長域のものを指し，衛星テレビ放送，レーダー探知機，マイクロ波加熱（電子レンジなど），マイクロ波治療，マイクロ波送電などさまざまな分野で応用されている．マイクロ波治療とは，2,450 MHz のマイクロ波を生体組織内に照射して組織内の水分に誘電熱（摩擦熱）を発生させる治療法で，その原理は電子レンジと全く同じである．医学分野では関節や腹部の加温などにも用いられているが，マイクロ波を集束照

射することによって強いエネルギーを発生させ，生体組織を炭化させることなく凝固するマイクロ波凝固法が悪性腫瘍に対する治療法として行われている．

これは，アルゴンプラズマ凝固（argon plasma coagulation：APC）を含む高周波を用いた凝固法や，高出力レーザーによる凝固法など輻射熱や放電熱を利用した方法とは本質的に異なる．

【適応・禁忌】

消化器領域では，肝悪性腫瘍マイクロ波凝固法として13,600点の保険点数が算定できる．また，胆道鏡的マイクロ波凝固拡張法，食道・胃・腸に対する内視鏡的焼灼にマイクロ波凝固法を実施した場合は，当該治療の所定点数に含まれることになっている．したがって，胃癌に対するマイクロ波凝固法の現時点における保険診療上の適応は，早期悪性腫瘍内視鏡的粘膜切除術（endoscopic mucosal resection：EMR）や表在性早期胃癌光線力学的療法（photodynamic therapy：PDT）などに併用した場合か，胃癌からの出血に対する内視鏡的消化管止血術として用いた場合になる．禁忌は特にないが，あくまで局所治療であること，単独治療としては保険が算定できないこと，治療法を誤ると胃穿孔の危険もあることに注意する．

治療の実際

消化器内視鏡用には，大きく分けて針状電極と球状電極とがあり，前者は組織に刺入して用い，後者は組織に接触させて用いる．胃癌に対する治療として行う場合，他の治療後の残存腫瘍に対する凝固や癌からの広範な出血に対する治療法として行うことが多いため，そのような場合は短時間で広く浅い範囲が凝固できる球状電極を使用するとよい．球状電極は電極先端と基部の両者が接触していないと組織凝固が起こらないため，病巣をやや斜め方向から観察しながら電極を病巣に平行に接触させてマイクロ波を発振する．凝固条件は，30～50W，5秒程度を目安とするが，電極が温まればそれより短い時間でも凝固効果が現れるため，組織の白変の程度を内視鏡的に観察しながら凝固を繰り返す．なお，電極に凝固した組織が付着すると発振効率が低下するため，それらを随時取り除く．

【合併症・偶発症とその対処】

同じ場所を繰り返し凝固したり針状電極を用いた場合には，深部組織の凝固が進行して胃穿孔を生じる危険がある．治療中に患者が熱感や疼痛を訴えたときは，熱が漿膜に波及している可能性があるため，ただちにマイクロ波の発振を中止する．

胃癌のレーザー治療
endoscopic laser therapy for gastric cancer

中村哲也　獨協医科大学教授・医療情報センター長

【概要】

レーザー（laser）は，light amplification by stimulated emission of radiation に由来し，直訳すると「誘導放出による光の増幅」という意味になる．レーザー光は，単一波長の人工的な光（電磁波）であり，直進性，集光性（小さい直径に集光できる），高強度性（非常に大きい光強度が得られる）などの特長をもつ．さまざまな波長のレーザーが医学用に開発されているが，消化器内視鏡で使用できるものは，鉗子孔を通るような石英ファイバーなどでレーザーを導光する必要があることなどの理由で一部に限られる．なおアルゴンプラズマ凝固（argon plasma coagulation：APC）は，高周波電流をアルゴンガスのプラズマ流を通して粘膜面に導いて止血や凝固を行う高周波

凝固法であり，レーザーとは全く異なる．

　胃癌に対するレーザー治療は，高出力レーザーによる組織熱発生を利用して非選択的に癌組織を破壊する方法と，生体内に吸収された低出力のレーザー光が化学反応を経て治療作用を及ぼす光線力学的療法（photodynamic therapy：PDT）とに大別される．

【適応・禁忌】

❶**高出力レーザーによる治療の適応**：適応は，早期胃癌に対する内視鏡的粘膜切除術（endoscopic mucosal resection：EMR）後の遺残・再発病変，手術拒否例あるいは外科手術高危険例で潰瘍性変化を合併した粘膜内癌，EMR が困難でリンパ節転移がないと推定される病変，および進行胃癌に対する狭窄解除，腫瘍縮小，止血などの姑息的治療である．半導体レーザーやNd：YAGレーザーに代表される高出力レーザーは，医療機器として認可されている．保険で以前はレーザー加算が認められていたが，現在は止血，凝固，蒸散，切開などに該当する手技料のみである．

❷**光線力学的療法（PDT）の適応**：PDTは，腫瘍親和性光感受性物質（photosensitizer：PS）のもつ腫瘍組織や新生血管への特異的な集積性と，光の励起によって発生する一重項酸素の強い細胞破壊効果を利用して選択的に腫瘍を壊死に至らせる治療法である．2009年6月現在，わが国ではフォトフリン注をPSとし，エキシマダイレーザーまたはYAG-OPOレーザーを励起光とするPDTが，「表在性早期胃癌光線力学的療法」として保険適用になっている（4,970点）．具体的には，手術拒否例・外科手術高危険例あるいはPDT希望例で画像診断上リンパ節転移がない病変，早期胃癌のうちSM癌や潰瘍性変化を合併したM癌あるいはEMRが困難で画像診断上リンパ節転移がない病変，EMR後の遺残・再発病変が適応となる．

❸**レーザー治療の禁忌**：通常の内視鏡検査ができないほど全身状態が悪い場合を除き，基本的に禁忌はない．PDTの場合は，薬剤過敏症の患者が禁忌となることがある．

治療の実際

❶**高出力レーザーによる治療**：高出力レーザーによる治療のレーザー照射法には，非接触照射法と接触照射法とがある．非接触照射法の場合，治療対象病変に石英ファイバーの先端を接触させないで出力60〜100 W，照射時間0.5〜1.5秒程度で反復照射する．石英ファイバーの先端に血液や粘液などが付着すると，出力が低下したり先端部が破損することがあるため注意が必要である．接触照射法では，透光性・耐熱性のセラミックス製マイクロチップを先端に装着した石英ファイバーを用いて，治療対象病変に直接接触させてレーザー照射を行う．出力は10〜25 W，照射時間1〜2秒に設定し，マイクロチップに壊死組織が付着するのを防ぐために照射終了寸前に病変から先端を離すのがコツである．

❷**光線力学的療法（PDT）**：フォトフリン注を5％ブドウ糖などで溶解し，2 mg/kgを静脈注射して48〜72時間目に腫瘍組織と正常組織とのフォトフリンの濃度差が最大となるため，エキシマダイレーザーであれば先端出力4 mJ，40〜60 Hz（160〜240 mW）の条件で，治療対象病変1 cm^{2}あたり60〜100 Jの照射線量となるようにレーザーを照射する．フォトフリン投与後，患者は光過敏状態となるため遮光し，治療後はレーザー潰瘍に対して制酸剤などの薬物投与を行う．

【合併症・偶発症とその対処】

　高出力レーザーによる治療の主な合併症・偶発症としては，出血と穿孔がある．対策として，レーザーの重複照射や過量照射を避け，治療当日は安静，絶食とし，止

血薬や制酸剤を投与する．

　PDTの場合は，フォトフリンによる光過敏に関連した日やけ，皮膚紅斑，皮膚色素沈着，治療によって生じたレーザー潰瘍に関連した血清総蛋白の減少，貧血が挙げられるが，わが国では胃穿孔の報告はない．光過敏に対しては適切な遮光を行い，皮膚症状にはステロイド含有軟膏が有効である．レーザー潰瘍に対しては，治療終了後から制酸剤を投与する．なお，蛋白補充や輸血が必要な場合はほとんどない．

　レーザー光は誤って網膜に照射すると失明する危険があるため，レーザー機器を扱う医療従事者は，日本レーザー医学会主催の安全教育講習会に出席するなど，レーザーの基本的特性を熟知し，安全保持に心掛けることが必要である．

進行胃癌の化学療法
chemotherapy for advanced gastric cancer

小泉和三郎　北里大学教授・消化器内科

【概念】
　胃癌の死亡率は漸減傾向にあるといわれながらも世界第2位の死亡率であり，画期的な標準的治療が望まれて久しい．これら胃癌の診断学ならびに外科的治療学の進歩は著しく，ほぼ確立したといえよう．しかしながら外科的治療後に転移ないし局所再発を起こしたり，発見時に既に癌性腹膜炎，遠隔転移や周囲臓器への高度の浸潤が存在し，根治切除不能な進行胃癌も数多くみられるのが実状である．ここでは近年の化学療法の進歩により，これら切除不能再発胃癌に対する化学療法および胃切除術後の補助化学療法についてわが国の標準的治療とみなされる治療法について解説する．

【主な症状・症候のポイント】
　進行癌では種々の症状が出現する．大きく以下の3種に分類される．

❶**原発巣による症状**：原発巣による症状は胃癌では主として心窩部痛(特に空腹時，食後など，食事と関連することが多い)，腹部膨満感(食後)，食事量の低下(胃内腔容積低下による)，悪心・嘔吐，もたれ感，つかえ感(胃内腔の狭窄，排出能低下による)，吐・下血(潰瘍部分からの出血)，腹部腫瘍触知，これらに伴う食欲不振など．いずれも時に一過性のこともあるが多くは再燃性，継続性，漸増傾向が特徴である．

❷**転移による症状**：転移による症状については腹部膨満感(腹水)，腸閉塞(癌性腹膜炎)，頸部リンパ節腫大，黄疸(肝転移，肝門部リンパ節転移)，背部痛(後腹膜浸潤)，便秘(Douglas窩転移)，骨痛(骨転移)，頭痛(癌性脳脊髄膜炎，脳転移)，呼吸障害(癌性胸膜炎，癌性リンパ管症)などがある．

❸**全身症状**：全身倦怠感，食欲不振，体重減少，貧血，浮腫，悪性黒皮症，paraneoplastic syndromeに伴う各種症状など．

【診断のポイント】
　癌を疑ったときには原発巣の評価，浸潤転移の評価，全身状態の評価を行い治療法の適応，方向づけを行う．まず，手術可能か否か，次に内視鏡的治療か否か，などを決定するために迅速に以下の検査を実施する．

　1）内視鏡検査：進行癌か早期癌か，早期癌ならば内視鏡的粘膜剥離手術可能か否か．

　2）生検組織検査：癌の証明，組織型，浸潤範囲．

　3）超音波内視鏡検査：深達度診断，周囲臓器への浸潤，特に後腹膜浸潤．

　4）消化管造影検査：病変の大きさ，広がり，胃の可動性，周囲臓器への浸潤．

　5）全身(頭部も含める)CTスキャン：

周囲臓器への浸潤，転移，化学療法時に必要な標的腫瘍の存在．

6) 各種血液・生化学検査，腫瘍マーカー(治療効果の評価)．

7) 心電図：術前，化学療法前の心機能の評価．

8) 胸部X線検査：転移呼吸器合併症の有無．

9) 核医学(骨スキャン)検査：骨転移の有無．

10) 腎機能検査(クレアチニンクリアランス)：手術ないし化学療法前に必要．

【治療の適格性】

化学療法の適応は一般にPS(performance status)が0～2までの患者で，PS 4には行うべきではない．PS 3は以下の条件を慎重に勘案し，患者・家族の十分な理解と納得のうえで行うべきである．

肝，腎，心肺など臓器機能が保たれていること，骨髄機能が十分保たれていること，重篤な感染症を合併していないこと，多量の胸腹水貯留がないことなどの基本的な適格性に加え，各種薬剤の使用上の注意を十分に検討すべきである．治療目標としては，腫瘍を完全に消し去ることは不可能であり，腫瘍縮小，患者のQOLの向上，down-stagingが可能となれば外科的手術を加え，長期生存，治癒を目標とする．常にQOLを考慮し，これを低下させることのないよう配慮すべきである．

切除不能進行・再発胃癌の化学療法

❶ファーストラインの治療法

【処方例】

1. TS-1＋CDDP療法
TS-1　1回40～60 mg　1日2回　朝・夕食後経口　21日間投与　1～2週間休薬
CDDP　1回60 mg/m²　1時間点滴静注　治療8日目

投与法：ティーエスワン(TS-1)カプセルを体表面積に合わせて，朝食後と夕食後の1日に2回，21日間連続経口投与，その後7～14日間休薬する．体表面積が1.25 m²未満の場合：80 mg/日，1.25～1.5 m²の場合：100 mg/日，1.5 m²以上の場合：120 mg/日．シスプラチン(CDDP) 60 mg/m²を第8日目に点滴静注する．28～35日を1コースとし繰り返す．

【処方例】

2. TS-1単独療法
TS-1　1回40～60 mg　1日2回　朝・夕食後経口　4週間投与　2週間休薬

投与法：ティーエスワンカプセルを体表面積に合わせて，朝食後と夕食後の1日に2回，28日間連続経口投与，その後7～14日休薬する．これを1コースとして繰り返す．体表面積が1.25 m²未満の場合：80 mg/日，1.25～1.5 m²の場合：100 mg/日，1.5 m²以上の場合：120 mg/日．

❷セカンドラインの治療法

【処方例】

3. CPT-11＋CDDP療法(低用量外来治療可能)
塩酸イリノテカン(CPT-11) 60 mg/m²を第1，15日目に静注，CDDP 30 mg/m²を第1，15日目に90分間静注し，28日を1コースとして繰り返す．

臨床効果：進行・再発胃癌を対象としたセカンドラインの治療法としてのCPT-11＋CDDP併用臨床試験の結果では，奏効率は20.0% (5/25)であった．Grade 3以上の好中球減少は40%，下痢は2.5%など．

【処方例】

4. パクリタキセル療法(低用量外来治療可能)

パクリタキセル80 mg/m^{2}を第1, 8, 15日目に点滴静注，1週間休薬して28日間を1コースとして繰り返す．
または
パクリタキセル140 mg/m^{2}を2週ごとに第1, 15日目に点滴静注，28日間を1コースとして繰り返す．

臨床効果：進行・再発胃癌を対象とした臨床試験の結果では，奏効率は12.5〜25.0％であった．Grade 3以上の好中球減少は13〜48％，末梢神経障害15〜53％など．

【進行胃癌化学療法の現状】

1991年栗原らは，FTM療法（テガフール＋マイトマイシンC）とUFTM療法（テガフール・ウラシル＋マイトマイシンC）の比較試験で，奏効率ではUFTM療法が優れていたが，生存期間中央値（MST）はともに6か月であり差がないことを報告した．一方，JCOG消化器がん内科グループが1992年よりUFTMとFPと5-FUの比較試験（JCOG9205）を実施し，MSTに差を認めず安全性面から5-FU単独療法を次期比較試験の対照群とすると結論づけた．近年，5-FUを対照群として塩酸イリノテカン（CPT-11）＋CDDP療法とTS-1単独療法をコントロール群とした第Ⅲ相比較試験（JCOG9912）が行われ，対照群である5-FU持続静注療法に対するCPT-11＋CDDPの優越性は検証されなかったが，TS-1単独療法の生存期間における非劣性は検証され標準的治療の1つとされた．

「TS-1＋CDDP療法 vs TS-1単独療法，第Ⅲ相試験（SPIRITS trial）」 TS-1＋CDDP療法のTS-1に対する優越性を検証するために第Ⅲ相試験（SPIRITS trial）が実施された．計305例（TS-1＋CDDP群152例，TS-1群153例）が計38施設から登録され，無作為に割り付けられた．TS-1群およびTS-1＋CDDP群のMSTは，それぞれ11.0か月および13.0か月でTS-1＋CDDP群で有意（p＝0.04）な生存期間の延長が示された．PFS中央値はTS-1＋CDDP群が6.0か月，TS-1群が4.0か月であり，有意にPFSが延長していた（p＜0.0001）．奏効率はTS-1＋CDDP群が54％，TS-1群は31％でTS-1＋CDDP群は有意に高い奏効率を示した（p＝0.0018）．一方，安全性評価ではTS-1＋CDDP群において有意に発現頻度の増加が認められた事象として，血液学的毒性ではヘモグロビン減少，白血球数減少，好中球数減少，血小板減少であり，非血液学的毒性では食欲不振，悪心であった．また，TS-1療法およびTS-1＋CDDP療法ともに治療関連死は認めなかった．

このSPIRITS試験の結果により，TS-1＋CDDP併用療法は海外の第Ⅲ相試験結果を凌駕していた．前述のJCOG9912試験と並び，本領域におけるマイルストーンとなる試験結果といえる．

TS-1＋CDDP併用療法は現時点で国内の標準的治療の1つといえるが，本療法を実地臨床で実施するに際しては，経口薬を使用することによる利便性の一方で，CDDPによって腎機能を低下させた場合にはTS-1の排泄に影響し，重篤な有害反応を引き起こす可能性が出てくるため十分な管理が必要である．

胃癌治癒手術後補助化学療法

処方例

1. 術後補助 TS-1単独療法
TS-1　1回40〜60 mg　1日2回　朝・夕食後経口　4週間投与　2週間休薬

投与法：手術後45日以内より1年後までティーエスワンカプセルを体表面積に合わせて，朝食後と夕食後の1日に2回，28日間連続経口投与，その後7〜14日間休薬

する．これを1コースとして繰り返す．体表面積が1.25 m^{2}未満の場合：80 mg/日，1.25〜1.5 m^{2}の場合：100 mg/日，1.5 m^{2}以上の場合：120 mg/日．

【胃癌治癒手術後補助化学療法の現況】

わが国において胃癌術後補助化学療法の検討は古くから行われてきたが，多くは小規模な臨床試験による検討であり，手術単独群を対照とした大規模臨床試験で延命効果を認めた治療法はなかった．しかし，多剤併用療法によるいくつかの臨床試験のメタアナリシスで術後補助化学療法の延命効果が示唆されていた．

「TS-1による胃癌術後補助化学療法（ACTS-GC）」手術単独を対照群，手術後TS-1を1年間投与する術後補助化学療法を試験群と設定した大規模臨床試験（ACTS-GC）が計画・実施された．治癒手術を受けたStage II（ただし，T1を除く），IIIAまたはIIIBの胃癌症例を対象として手術後45日以内より1年後までTS-1の投与を行った．TS-1の投与方法は，体表面積に合わせた初回基準量（40〜60 mg/回）を1日2回，28日間連日経口投与し，その後14日間休薬する投与方法で，これを1コースとして手術から1年後まで繰り返すこととした．

手術単独群に対するTS-1群のハザード比は0.68（95％信頼区間，0.52〜0.87：p=0.003）であり，3年生存率はTS-1群で80.1％，手術単独群で70.1％であった．無再発生存期間に関しては，手術単独群に対するTS-1群のハザード比は0.62（95％信頼区間，0.50〜0.77：p<0.001）であり，3年無再発生存率はTS-1群で72.2％，手術単独群で59.6％と報告された．一方，Grade 3以上の有害事象発現率では，食欲不振（6.0％），悪心（3.7％），下痢（3.1％）についてTS-1群で多く発現した．

本試験の結果からStage II，III胃癌治癒切除症例に関してはTS-1による術後補助化学療法が標準治療になると考えられる．2008年2月に日本胃癌学会ガイドライン作成委員会はガイドライン速報版を公開し，ACTS-GCの結果をもって，Stage II，III術後のTS-1の1年間投与による補助化学療法を標準治療とすること，および本結果のガイドラインへの掲載を決定した．

【化学療法による治療上の注意点】

抗癌薬治療は高率の副作用の発現，副作用の補助療法，投与量の調整，抗腫瘍効果の判定，疼痛管理などのため頻回の外来経過観察が必要である．十分な注意を払って進めるべきである．基本的にCDDPの60 mg以上の投与は入院で行う．食事の経口摂取ができない患者は入院で行う．重篤な副作用が出現した際には入院にて補助療法を行う．38℃以上の体温上昇や白血球の著しい低下があれば，入院のうえGCSFの投与，抗菌薬の投与が必要である．高度の下痢に対しては十分な点滴治療，止痢薬の投与を行う．そのほか化学療法ではあらゆる合併症が出現するため，当初は1〜2週に1度は外来診療を行い，注意深い観察が常に必要である．

まず，最初に治療開始前に化学療法に精通していなければ専門医に相談すべきである．治療開始後重篤な副作用が出現したときにすぐに対応してもらえる病院が必要であり，そのためにも専門施設と常に連携が取れている状態が必要である．インフォームドコンセントを得るにあたって，進行再発胃癌患者はいずれはほとんどが癌の再燃により死の転帰をとるものであり，本人，家族との十分な理解のうえになされなければならない．また，術後補助化学療法では一般に胃切除後のため，より高率に有害事象が発生するので十分な観察のもと患者の忍容性に合わせた慎重な治療が大切である．一般的に75歳以下の患者に対して化学療法を行っているが，最近では75歳よ

り高齢の人に対しても臓器機能が十分に保たれていれば積極的に行いうる．ただし，用量は当初は2～3割減量して最初に十分忍容性を確認する必要がある．

胃のMALTリンパ腫
MALT lymphoma of the stomach

中村常哉　中村内科クリニック院長

【疾患概念】

1983年，Isaacson & Wrightにより，粘膜関連リンパ組織(mucosa-associated lymphoid tissue：MALT)を発生起源とするMALTリンパ腫の疾患概念が提唱された．1994年のReal分類において悪性リンパ腫における位置づけが確立し，2001年の新WHO分類では節外性濾胞辺縁帯B細胞性リンパ腫MALT型(extranodal marginal zone B-cell lymphoma of MALT type)として独立項目に取り上げられている．腫瘍は反応性リンパ濾胞周囲の辺縁帯に存在し，CD5(−)，CD10(−)，CD19(+)，CD20(+)の成熟したB細胞に由来する．典型例では，腫瘍細胞は胚中心細胞様細胞(centrocyte-like cell：CCL cell)からなり，腫瘍細胞が粘膜上皮腺管内に浸潤するリンパ上皮性病変(lymphoepithelial lesion：LEL)を形成する．消化管，肺，甲状腺，唾液腺，胸腺，眼窩などの節外臓器から発生し，比較的限局した臨床病期にとどまる場合が多い．何らかの慢性炎症を背景に有していることが多く，胃原発MALTリンパ腫では，その発症・増殖にH. pyloriが深く関与しており，H. pylori除菌により多くの胃MALTリンパ腫が改善・消失する．

【診断】

胃MALTリンパ腫の内視鏡所見は，びらん，多発潰瘍，退色調粘膜，早期胃癌類似病変，粘膜下腫瘍様隆起，敷石状粘膜など多彩であり，MALTリンパ腫を疑った場合，積極的な生検が望まれる．悪性リンパ腫の治療法を決めるうえで必要な情報は組織型と臨床病期である．組織型は病変部からの生検組織により確定される．これにはHE染色のほか，免疫染色や染色体検査なども併用される．染色体異常としては，t(11;18)(q21;q21)転座がMALTリンパ腫に特徴的であり，この転座を有する例は除菌療法に反応しない．消化管悪性リンパ腫では臨床病期分類としてLugano国際会議分類が用いられ，Ⅰ期とⅡ1期が限局期，Ⅱ2期以上が進行期とされる(表8-12)．臨床病期診断に必要な検査は，上部・下部消化管内視鏡検査，頸部から胸部および全腹部のCT検査，末梢血血算，血液生化学，s-IL2R，骨髄穿刺生検などである．さらに胃MALTリンパ腫ではH. pyloriの検索と胃の超音波内視鏡検査が必要である．

治療法

❶限局期(Ⅰ・Ⅱ1期)：限局期胃MALTリンパ腫に対する治療法の第1選択はH. pylori除菌療法である．典型例では，除菌療法後3～6か月で病変部は内視鏡的に萎縮粘膜となり，組織学的にも腫瘍細胞は消失し，粘膜固有層は空虚となる．これまでの報告では，その改善率は60～80％程度とされている．腫瘍細胞が形質細胞へ著明に分化している場合，腫瘍の退縮はかなり遅れ，1年以上かかることもある．除菌によりいったんcomplete remission(CR)となると再発は4～12％と稀である．再発してもdiffuse large B-cell lymphomaの出現がなければ自然に退縮する例がある．

処方例

〔H. pylori除菌のための処方(悪性リン

表 8-12　Lugano 国際会議で作成された消化管悪性リンパ腫の臨床病期分類

Stage I
消化管に限局した腫瘍で，漿膜への浸潤を認めない
単発
多発（非連続性）
Stage II
原発巣から腹腔へ進展（リンパ節浸潤）
II 1：限局性（胃または腸管所属リンパ節にとどまる）
II 2：遠隔性（大動脈周囲，下大静脈周囲，骨盤腔内あるいは腸間膜リンパ節）
Stage IIE
漿膜から隣接臓器やリンパ節以外の周辺臓器に浸潤する
浸潤臓器を Stage II E(pancreas)，Stage II E(large intestine)，Stage II E(post abdominal wall) などと記載する
穿孔や腹膜炎を合併
リンパ節浸潤と周辺臓器への浸潤が併存する場合，II 1E(pancreas) などのように記載する
Stage IV
リンパ節外への浸潤が播種状に認められる
消化管病変とともにリンパ節浸潤が横隔膜を越えて認められる

パ腫に対しては保険適用外）〕
クラリス（200 mg）　2 錠
サワシリン（250 mg）　6 錠
タケプロン（30 mg）　2 錠
以上を，分 2，朝・夕食後，7 日間投与する．

　一方，20〜40％の MALT リンパ腫は除菌療法に反応しない．その臨床病理学的な特徴として報告されているものは，*H. pylori* 陰性，リンパ節転移陽性（臨床病期 II 1 以上），深達度 MP 以深，t(11;18)(q21;q21) 転座を有するもの，などである．これらを有する例の多くは除菌療法に反応しない．

　除菌に反応しないものに対する二次治療は従来は胃全摘であったが，最近は放射線治療が普及しつつある．Schechter らの報告では 17 例の I 期から II 2 期の胃 MALT リンパ腫に対し平均 30 Gy の放射線照射を行い，観察期間中央値 27 か月で CR 100％であり，有意な急性毒性は認めていない．また，胃 MALT リンパ腫に対する化学療法に現時点で標準的なものはないが，シクロホスファミドあるいは chlorambucil の経口投与，クラドリビン，リツキシマブなどの報告がある．

　❷進行期（II2・IIE・IV 期）：胃 MALT リンパ腫の 15〜20％が臨床病期 II 2 期以上とされている．骨髄浸潤例などの IV 期症例を含めた進行期例ではリツキシマブ併用 CHOP 療法（R-CHOP）などの多剤併用化学療法が適応となるが，化学療法の有効性は明確でなく，進行期例を中心としたハイリスク群での 5 年生存率は 40％，failure-free 生存率は 0％であり，病期などの international prognostic index によりその予後の差がきわめて大きいのが特徴である．自家造血幹細胞移植併用の大量化学療法，クラドリビンなどが臨床研究としてすすめられている．

表 8-13 胃粘膜下腫瘍の分類

間葉系腫瘍	gastrointestinal stromal tumor（GIST），平滑筋腫，平滑筋肉腫，神経鞘腫，神経線維腫，神経肉腫
内分泌腫瘍	カルチノイド，小細胞癌
血管原性腫瘍	Kaposi 肉腫，血管腫，血管肉腫，グロムス腫瘍，リンパ管腫
その他の腫瘍	悪性リンパ腫，脂肪腫，脂肪肉腫，線維腫，線維肉腫，顆粒細胞腫，粘膜下に浸潤した胃癌，転移性腫瘍
炎症性腫瘤	好酸球性肉芽腫，炎症性線維性ポリープ（inflammatory fibrinoid polyp：IFP）
その他	迷入膵，嚢胞性疾患，胃アニサキス症

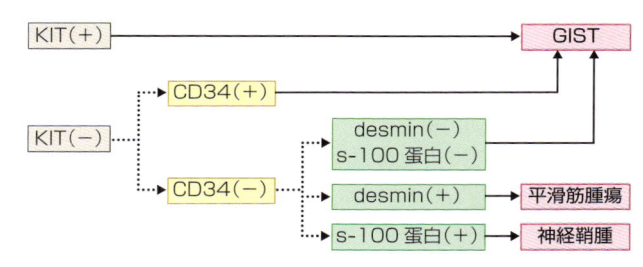

図 8-13 主な消化管間葉系腫瘍の免疫染色による鑑別

胃・十二指腸粘膜下腫瘍
gastroduodenal submucosal tumor

安藤貴文　名古屋大学大学院准教授・消化器内科学
後藤秀実　名古屋大学大学院教授・消化器内科学

【概念】

粘膜下腫瘍は主病変が粘膜より下層に存在し，消化管内腔に突出した隆起性病変である．良性・悪性の区別は問わない．腫瘍性病変のみに限らず，非腫瘍性病変も含まれる．

【分類】

粘膜下腫瘍は全消化管に発生し，その病態は多岐にわたる．嚢胞や異所性粘膜などの形成異常，寄生虫，感染症，自己免疫性疾患，アミロイドーシスなどの非腫瘍性病変も含まれる．粘膜下腫瘍の形態を有する主な疾患を表 8-13 にまとめた．粘膜下腫瘍のうちの多くは間葉系腫瘍である．間葉系腫瘍は，免疫組織学的検討により分類される（図 8-13）．間葉系腫瘍の代表的な疾患は，gastrointestinal stromal tumor（GIST）である．GIST の概念は時代とともに変遷し，以前は消化管に発生した紡錘形細胞からなる非上皮性腫瘍を GIST とする分類もあった．しかし紡錘形細胞の形態を示す消化管間葉系腫瘍では，約 70％が CD34 陽性であるとの報告がなされ，その後 100％近くが KIT（CD117）陽性であることが明らかになり，GIST＝KIToma と理解されるに至った．すなわち，間葉系腫瘍において KIT 陽性であれば GIST，KIT 陰性でも CD34 陽性であれば GIST と考えられる（図 8-13）．KIT 陰性で CD34 陰性，desmin 陽性のものは平滑筋腫瘍（平滑筋腫，平滑筋肉腫），KIT 陰性で CD34 陰性，S-100 蛋白陽性のものは神経系腫瘍（神経鞘腫）と概ね理解される．KIT 陰性で CD34 陰性でも，desmin 陰性，S-100 蛋白陰性であれば，GIST に分類する（GIST の

詳細については別項を参照，920頁）．

【臨床症状】

無症状で経過する症例が多い．腫瘍の巨大化に伴う腹部腫瘤触知，腫瘍頂部の潰瘍形成に伴う吐・下血，それ以外に腹部違和感，腹痛などがみられることがある．

【診断】

粘膜下腫瘍の診断には，画像診断と病理組織学的診断が行われる．

❶**画像診断**：従来よりX線検査，内視鏡検査が主として行われてきたが，近年は超音波内視鏡検査（EUS）による診断が有用となってきている．また補助的検査法として体外式腹部超音波検査，CT，血管造影，近年では三次元超音波内視鏡（3D-EUS），multi-detector CT（MDCT）を用いたvirtual endoscopyなども行われている．

1）X線検査での診断のポイント：粘膜下腫瘍の特徴としては腫瘤像が健常部と同様の粘膜模様で覆われた平滑な広基性を呈し，しばしば腫瘍の頂部にdelle（くぼみ）を伴うこと，架橋襞（bridging fold）を有することなどがある．

2）内視鏡での診断のポイント：発生部位，大きさ，表面の性状，腫瘤の形状，色調，陥凹の有無，多発性の有無を観察し，生検鉗子を用いて押すことにより，硬さ，可動性を検討することができる．

3）EUSでの診断のポイント：粘膜下腫瘍の質的診断を得るためには必須の検査といえる．腫瘤の大きさ，内部エコー，辺縁の性状，周辺臓器との関連をとらえることができ，層構造との関連やエコーレベルから粘膜下腫瘍の鑑別診断がある程度可能である．

❷**病理組織学的診断**：粘膜下腫瘍における病理組織学的診断では通常の生検診断が困難なことが多かった．潰瘍形成を伴う場合は潰瘍底からの生検が，潰瘍形成を伴わない場合は大型生検鉗子でのボーリング生検（腫瘤表面の通常粘膜を生検により取り除き，同部位をさらに生検することにより粘膜下腫瘍の生検を行う）や，熱性凝固法や純エタノール注入法などにより被覆粘膜を壊死させてその部位よりの生検が行われたこともあった．しかし，腫瘍組織の採取が困難なことや，生検に伴う出血などの合併症を生じる危険があった．今日では超音波内視鏡下穿刺細胞診（fine needle aspiration cytology：EUS-FNA）により比較的安全かつ高率に組織を採取することが可能となり，粘膜下腫瘍の病理組織学的診断に役立っている．

治療方針

診断がついた場合はその疾患に準じた治療または経過観察を選択する．GISTについては2008年にガイドラインが改定された．一般的には粘膜下腫瘍には悪性例もみられるため，それを十分考慮して治療方針を立てることが重要である．

腫瘍径が治療方針の決定に多く用いられ，2 cm未満であれば経過観察，2〜5 cmで悪性を疑う所見がなければ経過観察あるいは局所切除術，5 cm以上ならば手術とされることが多い．悪性所見としては腫瘍径が5 cm以上のもの，不整な中心陥凹や潰瘍を伴うもの，経過観察中に増大傾向を認めるもの，EUSにて内部エコーの不均一，無エコー域の存在を認めるものなどがある．経過観察は6〜12か月おきを目安として行う．EUSにより粘膜下層にとどまると判断された病変については，内視鏡的粘膜切除術（EMR）などの内視鏡的治療が考慮される．また，チロシンキナーゼ阻害薬のメシル酸イマチニブ（グリベック）が分子標的薬として登場し，切除不能，再発GISTに対して優れた効果が報告されている．

処方例

〔進行GISTの化学療法についての処方例〕

切除不能または転移性病変を有し，免疫組織化学的検査によりKIT陽性と診断されたGIST症例に対して．
1) グリベック錠(100 mg)　4錠　分1
　　朝または夕食後
　　血液所見，有害事象により減量または一時休薬する．
　　臨床効果が認められる限り投与を継続する．

〔イマチニブ耐性例に対する処方例〕
イマチニブ耐性または不忍容性GIST症例に対して．
1) スーテントカプセル(12.5 mg)　4カプセル　分1　朝または夕食後　4週間連日投与，2週間休薬を1クール
　　投与前に心機能を確認し，投与中は適宜心機能検査を行い，十分に観察する．
　　可逆性後白質脳症症候群(RPLS)が疑われた場合は投与を中止し，適切な処置を行う．
　　その他，血液所見，有害事象により減量または一時休薬する．
　　臨床効果が認められる限り投与を継続する．

残胃の胃炎
gastritis of the remnant stomach

加藤俊幸　新潟県立がんセンター新潟病院内科部長

【概念】

切除術式は多様化しているが，一般には幽門側胃切除後を指し，術後早期の影響を除いた，慢性の経過をとる残胃の粘膜障害である．胆汁や膵液を含む十二指腸液の胃内への逆流によって，吻合口から胃粘膜へ炎症が広がり，萎縮性胃炎へ進む．

【疾患分類】

切除術式と再建術式によっても分類されるが，病態からは，①逆流液が膵液や胆汁を主とするアルカリ型，②胃酸分泌の残存している胃型，③両方に起因する混合型に大別される．

【頻度】

残胃炎は約70％にみられ，再建術式ではBillroth-I法よりII法のほうが残胃炎の発生率が高い．Roux-en-Y再建は残胃炎の発生を減少させている．近年は，消化性潰瘍よりも胃癌の術後が多くなっており，残胃炎を起こしにくいBillroth-I法再建や幽門温存胃切除(PPG)が選択されている．

【病態・症状】

手術による幽門の逆流防止機能の欠如による胆汁や膵液を含む十二指腸液の胃内への逆流が主体であるが，胃酸分泌低下，リンパ節郭清に伴う血流や神経障害による防御因子の低下も影響している．術後数年はH. pylori感染による胃炎も加わって萎縮性胃炎へ進む．

症状は上腹部不快感や鈍痛，胃もたれ，胸やけ，苦い胆汁のこみあげ，つかえ感，食欲不振，嘔気など特徴的なものはないが，就寝時に多く，圧痛を伴うことは少ない．

なお，自覚症状と内視鏡所見は一致しないことも多い．

【問診で尋ねるべきこと】

いつ，何の疾患でどのような手術を受けたか．

【診断のポイント】

胃の切除範囲や再建術式による特徴をよく知ること．

【必要な検査と所見の読み方】

内視鏡検査が必要で，術式も確認でき

る．吻合部を中心に発赤，浮腫，びらん，放射状のうね状発赤を呈し，残胃粘膜は腸上皮化生を伴う萎縮性胃炎を示すこともある．病理組織検査では炎症細胞浸潤や腺窩上皮過形成，腺管の囊胞状拡張などが特徴である．約20％に胆汁の逆流を認め，逆流性食道炎の併発も多い．酸分泌能の遺残の判定にはコンゴレッドの色素散布や胃液pH測定が有用である．

症状と内視鏡所見が一致しない場合には，24時間pHモニタリング，^{99m}Tcを用いた胆道シンチグラム，胃電図などを補助診断として用いる．

H. pylori 感染率は，術後年数とともに低下するが，炎症のある症例では感染率が高いので検査し除菌を考慮する．

【鑑別診断】

胃切除後症候群として，機能的障害のダンピング症候群，消化吸収障害，輸入脚症候群などがあり，器質的障害としては術後貧血や骨代謝障害，逆流性食道炎などがある．残胃癌の合併にも注意が必要で，特に吻合部にイモ虫状の隆起を呈するstomal polypoid hypertrophic gastritis（SPHG）は高分化型腺癌の発生母地として注意する．これはBillroth-Ⅱ法再建例に多く，胆汁の逆流やEBウイルス感染が関与していると考えられている．

胃切除後で強い上腹部痛を訴える場合には，イレウス，胆石，吻合部潰瘍の鑑別も要する．また，食道癌の重複例が増加していることも忘れず内視鏡検査を行うことも大切である．

【専門医移送の判断基準】

残胃癌の合併が疑われる場合．

治療法

残胃炎に確立された治療法はなく，慢性胃炎に準じた防御因子系粘膜保護薬や消化管運動機能促進薬に加えて，逆流を考慮した膵酵素阻害薬や利胆薬の投与が一般的である．

❶総合酵素消化薬と粘膜保護薬を基本として，アルカリ逆流型では運動機能促進薬を併用する．

> 処方例

1) ベリチーム顆粒　3g　分3　食後
2) アルサルミン細粒　4g　分4　食後，就寝前
3) セルベックス細粒　1.5g　分3　食後
4) ムコスタ錠(100mg)　3錠　分3　朝・夕食後，就寝前
5) プリンペラン錠(5mg)　6錠　分3　食前
6) ガスモチン錠(5mg)　3錠　分3　食前

十二指腸液の逆流の関与が大きいときには膵酵素阻害薬と利胆薬が有効である．

1) フオイパン錠(100mg)　3錠　分3　食後
2) ウルソ錠(100mg)　3〜6錠　分3　食後

❷胃型や混合型ではH_2受容体拮抗薬やプロトンポンプ阻害薬を処方する．

> 処方例

1) パリエット錠(20mg)　1錠　分1　朝食後
2) ガスターD錠(20mg)　2錠　分2　朝食後，就寝前

❸早期膨満感などには胃排出促進作用のある六君子湯も有効である．

> 処方例

六君子湯エキス顆粒　7.5g　分3　食前または食間

❹除菌治療の必要性についてエビデンス

が十分ではないが，H. pylori 陽性であれば残胃癌の予防のために除菌治療をすすめる．

【患者説明のポイント】
　食直後の臥位では腸液が逆流することで残胃炎が生じやすい．

【経過観察・生活指導】
　内服薬の効果判定に必要なだけでなく，残胃癌への注意として無症状であっても内視鏡による経過観察を行う．特に胃癌術後では，早期胃癌であれば術後3年まで毎年1回で以後隔年，進行癌では術後5年まで年1回で以後隔年の定期検査がすすめられている．

　日常生活では食事指導とともに就寝前に食物をとらない，上半身を少し高くして寝ることも指導する．

残胃の癌
gastric remnant carcinoma

柏木秀幸　東京慈恵会医科大学教授・外科

【概念】
　初回手術時の病変，切除範囲，再建法などを問わず，再発癌の可能性がある症例も含めて，胃切除後の残胃に発生した癌の総称である．

【疾患分類】
　一般的に，①残胃新生癌，②残胃遺残癌，③残胃再発癌に分類される．初回手術からの経過，すなわち10年以上の経過の場合は，新たに残胃に発生した癌と考えられ，特に十二指腸液の逆流の関与が問題となる．

【頻度】
　Billroth-Ⅱ法(残胃空腸吻合)はBillroth-Ⅰ法(残胃十二指腸吻合)に比べ，長期経過で癌の発生率が高くなる．また，Billroth-Ⅱ法では残胃の癌が断端吻合部に好発するのに対し，Billroth-Ⅰ法では断端吻合部以外に好発する．また，初回手術が良性である場合，Billroth-Ⅱ法に多く，初回手術が悪性である場合，Billroth-Ⅰ法に多いが，最近ではRoux-en-Y法の再建後が多くなってきている．

【問診で尋ねるべきこと】
　❶症状：貧血や心窩部痛，悪心・嘔吐などの消化器症状がみられるが，かなり進行例にならないと症状は出現しにくい．
　❷既往歴：胃の手術の既往と，手術の対象となった原因疾患と進行度ならびに施行された術式に関し聴取する．特に胃癌では術後の抗癌薬治療に関する聴取も必要である．

【必要な検査と所見の読み方】
　内視鏡検査が必須となる．残胃における潰瘍性病変や隆起性病変の有無を観察するが，特に吻合部近傍の異常に注意する．腹部CT検査や超音波検査にて転移の有無を検査する．

【診断のポイント】
　通常の胃癌と同様に，内視鏡検査(超音波内視鏡検査，拡大内視鏡検査を含む)にて癌の浸潤範囲，深達度，潰瘍瘢痕の有無を観察し，生検にて組織型の診断を行う．

【鑑別診断】
　鑑別を要する疾患として，潰瘍，悪性リンパ腫，粘膜下腫瘍，胃カルチノイド，胃ポリープなどがある．

【入院・専門医移送の判断基準】
　内視鏡治療，外科治療，そして進行例では癌化学療法が必要となるので，専門施設へ紹介する．

治療方針
　胃癌治療ガイドラインに準じた治療が行われる．
　❶内視鏡的治療：2 cm以下の分化型腺癌で，粘膜内にとどまり潰瘍を合併しない

ものが適応である．内視鏡的粘膜切除術（EMR）が行われる．より広範囲の一括切除が可能な内視鏡的粘膜下層剥離術（ESD）が行われるようになって，適応外病変に対する治療も行われるようになってきたが，結論は得られていない．

❷**手術療法**：内視鏡的治療の適応外であり，同時に他の遠隔転移がなく，根治性が得られるものが適応となる．粘膜内癌であっても，吻合部や断端縫合部に発生したものは，粘膜下層への浸潤の危険性があり，深達度診断が困難であるため，手術適応となる．

残胃全摘術が原則であるが，手術リスクや発生部位によっては，部分切除も行われる．

❸**癌化学療法**：遠隔転移例や切除不能例に対しては癌化学療法の適応がある．代謝拮抗薬である5-FU，フルツロン，UFTが用いられるが，最近ではTS-1が使用されるようになってきた．また，シスプラチン（ブリプラチン注，ランダ注）やタキサン系（タキソテール注，タキソール注），塩酸イリノテカン（カンプト注）の投与も行われる（397頁参照）．

【合併症・続発症】
進行例ではリンパ節転移，肝転移などの血行性転移，そして腹膜播種が認められる．

【予後】
残胃癌の手術例の予後は，初回良性・悪性で差がなく，幽門側胃切除後の残胃癌の治療成績は胃上部癌の治療成績と差がない．5年生存率は早期胃癌で90％前後，進行癌で50％前後であるが，進行度によって差が生じる．

【患者説明のポイント】
癌告知という大きな問題を含んでいるため，治療法も含めて慎重に説明しなければならない．

【医療スタッフへの指示】
進行度の診断が重要である．特に，手術療法はリスクを伴うために，患者の全身状態や併存疾患を把握し，進行度に応じた治療法の選択を行う必要がある．

吻合部潰瘍
stomal ulcer

柏木秀幸　東京慈恵会医科大学教授・外科

【概念】
胃切除術後あるいは胃空腸吻合術後に吻合口近くの十二指腸，もしくは空腸側に発生した潰瘍が吻合部潰瘍と定義されている．広義には，胃と吻合された臓器側に発生する潰瘍であるので，食道残胃吻合における食道潰瘍も含まれる．残胃と吻合された臓器への酸の曝露の程度がその発生に関与する．

【疾患分類】
消化性潰瘍手術後，特に幽門側胃切除術後の十二指腸や空腸に発生する潰瘍が問題とされたが，今日では胃癌手術後が多い．発生する部位は，切除範囲と再建法により異なるが，①噴門側胃切除術：食道（食道残胃吻合），空腸（空腸間置），空腸囊（空腸囊間置），②幽門側胃切除術：十二指腸（Billroth-I法），空腸（Billroth-II法，Roux-en-Y法，空腸間置），空腸囊（空腸囊間置），③胃・空腸吻合術：空腸に分類される．

【頻度】
消化性潰瘍に対する幽門側胃切除術後は5％前後であるが，近年の胃癌手術の多種の再建法における頻度は不明である．

【問診で尋ねるべきこと】
❶消化器症状：心窩部痛，下血，悪心・嘔吐，胸やけ．

❷**既往歴**：胃切除術の原疾患と手術内容（切除範囲，再建法）ならびに術後の経過．

【必要な検査と所見の読み方】

❶**上部消化管内視鏡検査**：潰瘍の発生部位と潰瘍の形態の観察を行う．

❷**血清ガストリン値の測定**：幽門側胃切除術後では，50 pg/mL 以下であるが，噴門側胃切除術後では幽門洞が残るために，200〜500 pg/mL まで高くなる．1,000 pg/mL 以上ではガストリノーマ（Zollinger-Ellison 症候群，378 頁）を疑う．

【診断のポイント】

吻合部より胃の対側に発生した潰瘍で，残胃の潰瘍，縫合線上潰瘍（これは縫合糸が原因となる）と区別する．

難治性の場合，ガストリノーマのような高ガストリン血症が原因となることや，Crohn 病の上部消化管病変であることがある．

【鑑別診断】

食道，十二指腸，空腸に発生する潰瘍性病変で，悪性腫瘍との鑑別が必要である．

【入院・専門医移送の判断基準】

吐・下血のような出血，消化管穿孔といった合併症は救急治療の対応が可能な施設へ至急転送する．結腸瘻のような消化管瘻孔を合併する場合は，消化器外科の施設へ紹介する．

ガストリノーマが疑われる場合や Crohn 病が発症に関係している場合，消化器の専門施設へ紹介する．

治療方針

ヒスタミン H_2 受容体拮抗薬で治癒することも多いが，維持療法が必要となる．難治例では，ガストリノーマ症例を含め，プロトンポンプ阻害薬の投与が必要である．吻合部潰瘍は *H. pylori* 陰性例が多く，陽性例に対する除菌治療の意義や効果も不明である．

> **処方例**
> 1) ガスター（20 mg） 2錠 分2 朝食後・就寝前
> 2) タケプロン（30 mg） 1錠 分1 朝食後
> 3) パリエット（10 mg） 1錠 分1 朝食後

薬物治療抵抗例，特に胃への迷走神経支配の残存（消化性潰瘍手術例）では迷走神経切離術，幽門洞の遺残には残存幽門洞の切除が有効であるが，その適応は専門医の判断を要する．

【合併症・続発症】

出血（貧血を含む），穿孔といった潰瘍合併症がみられる．また，稀に腸管との瘻孔形成，特に横行結腸との瘻孔を形成することがある．出血に対しては内視鏡治療が有用であるが，穿孔例や腸管との瘻孔形成に対しては外科治療が必要となる．

【予後】

合併症がなければ，ガストリノーマであってもプロトンポンプ阻害薬で治療可能なので，予後は良好であるが，治療の継続を必要とすることが少なくない．ガストリノーマでは転移巣の有無（特に肝転移）が予後に影響を与える．

【患者説明のポイント】

薬物治療に反応しやすく，予後良好であるが，再発しやすいため，治療の継続が必要なことを説明する．

【医療スタッフへの指示】

薬物治療により治療は容易であるが，再発しやすく，服薬継続の指導とともに，潰瘍合併症の予防に留意する．また，ガストリノーマのような特殊な疾患や Crohn 病が原因となることがある．

ダンピング症候群
dumping syndrome

柏木秀幸　東京慈恵会医科大学教授・外科

【概念】
胃切除術後にみられる食物の胃からの急速な排出により生じる生体内の変化により，全身症状や消化器症状を呈する症候群である．一般に食後30分くらいの間に出現する早期ダンピング症候群と，食後2～4時間後に出現する後期ダンピング症候群に分類される．

【疾患分類】
❶早期ダンピング症候群（ダンピング症候群）：高張な食物が小腸内へ流れ込むことにより，セロトニン，ブラジキニン，ヒスタミンのような活性アミンの放出が起こり，末梢ならびに臓器の血管拡張と反応性の循環血漿量の低下が生じて，全身症状や腹部症状を呈する．ノルアドレナリンの増加や，レニン・アルドステロン系の賦活化，消化管ホルモンも関与している．

❷後期ダンピング症候群（食後期低血糖症候群）：炭水化物の胃からの急速な排出により高血糖が生じるが，これに伴い，インスリンの過剰分泌が生じて，続発する低血糖がその本態である．

【頻度】
1) 早期ダンピング症候群：10～20%．
2) 後期ダンピング症候群：5～15%．

幽門保存胃切除術のようなダンピング予防術式では，発生頻度が低下する．吻合口の大きさやBillroth-IとⅡ法の違いでは差はなく，術後経過期間が長いほど発生頻度は低い．

【問診で尋ねるべきこと】
❶症状
a）早期ダンピング症候群：下記の症状に関し詳細な聴取が必要である．
 1) 全身症状
 A（全身症状で最重要なもの）：①冷汗，②動悸，③めまい，④しびれ・失神，⑤顔面紅潮，⑥顔面蒼白，⑦全身倦怠感．
 B（全身症状でAに次いで重要なもの）：⑧脱力感，⑨眠気，⑩頭痛・頭重，⑪胸苦しい．
 2) 腹部症状
 C（腹部症状で重要なもの）：①腹鳴，②腹痛，③下痢．
 D（特有でない）：④嘔気，⑤嘔吐，⑥腹部膨満，⑦腹部不快感．

食後早期に，全身症状が1項目以上あれば，早期ダンピング症候群とする．腹部症状のみは疑いとなる．特に朝食後に起こりやすい．

b）後期ダンピング症候群：食後2～4時間後に，全身脱力感，倦怠感，頭痛，発汗，眩暈，あくびなどの症状がみられ，糖質の経口投与や静脈内投与により改善することが特徴的である．

❷既往歴：胃切除術後の原因疾患，切除範囲，再建法ならびに術後の経過を聴取する．

【必要な検査と所見の読み方】
❶早期ダンピング症候群：確定診断のためには50～100gブドウ糖の経口負荷によりダンピング症状の誘発試験が行われる．

❷後期ダンピング症候群：症状発症時の血糖値の測定により，低血糖（50 mg/dL以下）が証明される．

【診断のポイント】
症状ならびに症状の出現時期，特に食事との関係を詳細に聴取する．

【鑑別診断】
全身症状に関しては，貧血，循環器疾患，代謝性疾患，糖尿病や自律神経失調症との鑑別が，腹部症状に関しては，腸閉塞，吻合部潰瘍，輸入脚症候群，急性膵

炎，そして急性腸炎との鑑別が必要となる．また，後期ダンピング症候群は，インスリノーマなどの低血糖を呈する疾患との鑑別を要する．

【入院・専門医移送の判断基準】
　重症例では，ショック症状や意識消失を呈し，救急治療や入院を必要とするが稀である．

治療方針

❶早期ダンピング症候群

　a）**食事指導**：低炭水化物，高蛋白質，高脂肪食とし，軟らかいものを控え，食後は安静にする．水分は食間にとる．また，1回量が多くならないように，ゆっくり噛んで食べる．食事の制限のみで効果が期待できない場合には，食物をゼリー化させるペクチンやグアーガムの添加も有用である．

　b）**薬物治療**：腸管血流の改善にヨウ化オキサピウム（エスペラン），セロトニンに対する拮抗薬である塩酸シプロヘプタジン（ペリアクチン）のほか，粘膜表面麻酔薬のオキセサゼイン（ストロカイン），抗コリン薬（ブスコパン），抗ヒスタミン薬（ホモクロミン），さらに交感神経遮断作用のあるクロルプロマジン（ウインタミン）が用いられることもあるが，いずれの薬剤も食前30～60分に投与する．

> **処方例**
> 1）エスペラン（10 mg）　3錠　分3
> 　　朝・昼・夕　食前
> 2）ペリアクチン（4 mg）　3錠　分3
> 　　朝・昼・夕　食前
> 3）ストロカイン（5 mg）　3錠　分3
> 　　朝・昼・夕　食前

　重症例では，早期，後期ともに酢酸オクトレオチド注射液（サンドスタチン100μg/1 mL/1A）の皮下投与が有用であるが，保険適用となっていない．また，糖の吸収を抑えるアカルボース製剤も早期・後期ダンピング症候群の予防に有用である．

❷後期ダンピング症候群

　a）**食事指導**：炭水化物の急速な小腸への排出が原因であるので，食事指導は早期ダンピング症候群に準じる．炭水化物の吸収を抑えるために，ペクチンやグアーガムの添加や，グルコマンナンの使用が有用である．

　b）**薬物治療**：食事指導ならびに低血糖が発生する食後2～4時間後に甘いもの（飴や糖分含有飲料）を摂取することにより予防できる．重症例ではカルシウム拮抗薬である塩酸ベラパミル（ワソラン）やα-グルコシダーゼ阻害薬であるアカルボース（グルコバイ）やボグリボース（ベイスン）の投与が行われる．ただし，α-グルコシダーゼ阻害薬は腸内ガスの増加をきたすので，腸管の通過障害や腸閉塞の疑いのある患者では禁忌である．

> **処方例**
> 1）ワソラン（40 mg）　3錠　分3　朝・昼・夕　食前
> 2）ベイスン（0.2 mg）　3錠　分3　朝・昼・夕　食前

　❸**外科治療**：Billroth-Ⅰ法やBillroth-Ⅱ法後にみられるダンピング症候群では空腸間置術やRoux-en-Y再建が有用となるが，専門医の判断を必要とする．

【合併症・続発症】
　特にないが，食事摂取量の低下や下痢により栄養障害が出現することがある．

【予後】
　個々の患者の病態に応じた食事指導や薬物治療により症状は改善し，予後は良好である．

【患者説明のポイント】
　機序を説明し，食事のとり方に注意す

る．

【医療スタッフへの指示】

個々の患者でダンピング症候群の生じる機序を把握し，適切な食事指導や薬物治療を行う．特に不摂生な食事のとり方が原因となっていることが少なくない．

胃結腸瘻
gastrocolic fistula

幕内博康　東海大学教授・外科

【概念・分類】

解剖学的関係から，大部分が胃大彎と横行結腸の間，特に脾屈曲寄りに形成されることが多い．原疾患として，胃潰瘍，炎症性腸疾患などによる良性のものと，胃癌（図8-14），結腸癌などによるものがある．

【頻度】

きわめて稀であり，胃癌の0.05％ともいわれていたが，診断能の向上とともにさらに低下している．欧米では結腸癌によるものが多い．

【症状・病態】

Smithの3徴が知られていて，①不消化下痢，②糞便物の嘔吐，③糞便臭性のげっぷ，が挙げられる．一般的には下痢，体重減少，全身倦怠感，脱力感，腹痛などが主な症状である．ドレナージが効いているので発熱することは少なく，炎症所見（白血球数増多，白血球分画の左方移動，CRP値上昇）も軽いものが多い．栄養状態の低下，貧血が認められる．発熱や敗血症状態を示すものは，多数の瘻孔や腹腔内膿瘍の存在を考慮すべきである．牛乳を飲むとそのまま白い水様便として排出される例もある．

病理組織学的には分化型腺癌で腫瘍径の大きなものが多い．mucinous adenocarci-

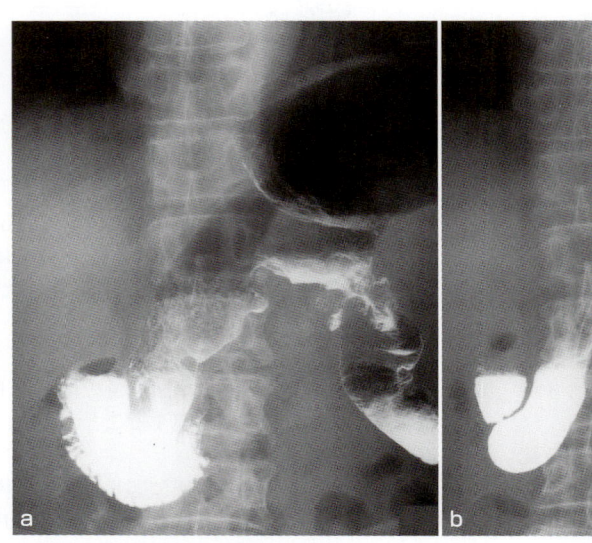

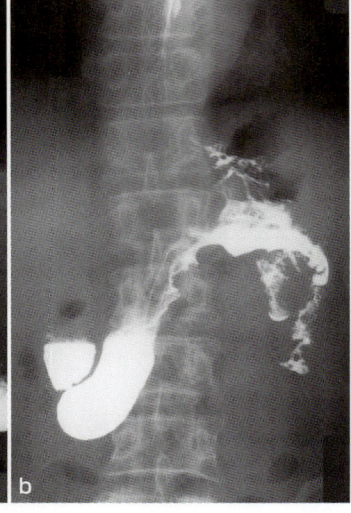

図8-14　進行胃癌・胃結腸瘻
60歳，男性．進行胃癌（高分化型腺癌）ですりばち状の2型を示し，中央に横行結腸との大きな瘻孔を有する．造影剤の大半は胃から結腸へ流出する．

nomaも比較的多いようである．
稀に外傷後の胃結腸瘻も報告されている．

【診断】
上部消化管X線造影検査，注腸X線造影検査により瘻孔の存在を確認する．注腸X線造影検査のほうが描出率がよいといわれているが，両方施行すべきである．

続いて，上部消化管内視鏡検査，下部消化管内視鏡検査を施行する．原因が消化性潰瘍か，胃癌か，大腸癌か，生検も加えて確認する必要がある．CT，MRI，エコーなどを行い病巣の広がりを調べ，切除範囲と再建法を検討しておく．心・肺・肝・腎機能など，一般の術前検査も行っておく必要もある．

治療方針

栄養状態の低下など全身状態の不良な例が多いので，術前に中心静脈栄養を行い，脱水，貧血，低蛋白血症などの改善をはかっておく．

良性のものは各々の臓器の部分切除を行って瘻孔部を摘除すればよい．悪性のものでは可能な限り根治をめざして腫瘍の一括切除とリンパ節郭清を行うべきである．長期生存しているものも少なくないからである．切除不能のものは予後不良となるが，瘻孔閉鎖と経口摂取可能となるようにはしたいものである．

【患者説明のポイント】
悪性の場合は相当進行した胃癌あるいは結腸癌であること，胃と大腸の間に瘻孔が形成されていること，予後は不良であることが多いが，完治されるものもあること，全力を挙げて治すように努力すること，などを説明する．

良性の場合は炎症が強く瘻孔の周囲に癒着が強いこと，手術はなかなか大変で多臓器にわたること，偶発症の発生も考えられること，などを説明する．

その他，全身状態によりそれぞれ説明を追加する．

十二指腸炎，胃上皮化生
duodenitis/gastric epithelial metaplasia

田中三千雄　富山大学名誉教授

【概念】
十二指腸炎は十二指腸粘膜に発生する炎症であり，胃上皮化生は同病変の治癒過程において出現することが多い変化である．

【疾患分類】
成因別には，①primary（あるいはnon-specific）duodenitisと②secondary（あるいはspecific）duodenitisに分類する．前者は胃酸単独あるいはH. pyloriとともに関与したものであり，後者は腸管感染，全身疾患，薬剤などが関与したものである（表8-14）．

内視鏡分類としてはSydney分類（1：erythematous/exudative duodenitis, 2：erosive duodenitis, 3：nodular duodenitis）や，筆者らの分類（Ⅰ. 発赤型，Ⅱ. びらん型，Ⅲ. 粘膜粗糙型—a. 発赤粗大隆起, b. 胃上皮化生による顆粒状隆起, c. 平皿状陥凹）がある．

【頻度】
primary（あるいはnon-specific）duodenitisが圧倒的に多い．

筆者らの関係施設内では，人間ドック受診者の約6％に，消化器専門外来を受診し上部消化管内視鏡検査を受けた患者の約7％に十二指腸炎を認める．

【症状・病態】
上腹部症状（心窩部痛，悪心，胸やけ，膨満感など）を訴える患者が，十二指腸炎患者の少なくとも過半数を占める．しかしながら，その症状が十二指腸炎によると断

表 8-14 十二指腸炎の成因別分類

Ⅰ．Primary (Non-specific) duodenitis
Ⅱ．Secondary (Specific) duodenitis
  A．Duodenitis associated with diseases of the small intestine and adjacent organs
    1. Infectious duodenitis
      acute enteric bacterial infections, tuberculosis, syphilitic gumma, bacterial overgrowth syndrome, bacterial stasis in the duodenal diverticula, *Schistosoma mansoni*, *Strongyloides stercoralis*, *Giardia lamblia*, *Trichinella spiralis*, *Capillaria philippinensis*, *Necator americanus*, *Ancylostoma duodenale*, *Ascaris lumbricoides*, *Entamoeba histolytica*, *Isospora belli*, *Cyclospora*, *Candida albicans*, mucormycosis, rotavirus, rhinovirus, cytomegalovirus, Norwalk virus
    2. Non-infectious duodenitis associated with inflammatory diseases of other parts of the small intestine
      Crohn's disease, ulcerative colitis, Celiac disease, non-specific ulcerative duodenojejunal ileitis, Henoch-Schönlein purpura, Whipple's disease, eosinophilic gastroenteritis
    3. Duodenitis associated with diseases of adjacent organs
      acute pancreatitis, impacted gallstones, acute biliary tract diseases, acute purulent cholecystitis, choledochoduodenostomy, hematoma of the duodenal wall, pancreatic abscesses, chronic pancreatitis, cirrhosis of the liver, portal hypertension, Zollinger-Ellison syndrome
  B．Duodenitis associated with systemic diseases and stress
    myocardial infarction, chronic renal failure, renal transplant rejection, head injury, severe burns, collagen diseases, high fibrinolytic activity of the gastric juice
  C．Iatrogenic and toxic duodenitis
    surgical procedure, transcatheter arterial embolization, transcatheter arterial infusion of anticancer agents, *H. pylori* infection due to gastroduodenoscopy, eradication of *H. pylori*, endoscopic retrograde cholangiopancreatography, radiation enteritis, acetylsalicylic acid, mefenamic acid, alcohol

〔Beck IT：Duodenitis. *In* Berk JE, Haubrich WS, Kalser MH(eds), Bockus Gastroenterology, 4th ed. vol 2. p1403-1421, WB Saunders, Philadelphia, 1985 を改変〕

定するのが困難な症例がむしろ多い．上腹部症状の原因に強く関与するのは，胃炎より十二指腸炎のほうであるとの報告がある．

好発部位は胃酸に最もさらされやすい球部で，次いで下行部の口側である．

好発年齢は 30〜40 歳代である．

【診断】

十二指腸の内視鏡検査が最も重要である．その他の画像診断法や血液・生化学検査による診断は不可能である．なお，病歴から secondary（あるいは specific）duodenitis が疑われれば，十二指腸炎の成因となりうる腸管感染，全身疾患，薬剤服用なども有無を明らかにしなければならない．

治療法

保険診療の中では，本疾患に対する治療薬は設定されていない．primary（あるいは non-specific）duodenitis で上腹部症状を有する症例には，各種の酸分泌抑制薬（PPI，H_2 受容体拮抗薬）の常用量が有効である．上腹部症状が全くなければ，治療をする必要はない．

処方例

1) アルタットカプセル（75 mg）　2 カプセル　分 1　就寝前

2）パリエット錠（10 mg）　1錠　分1
　朝食後

secondary（あるいは specific）duodenitis で上腹部症状を有する症例には，primary（あるいは non-specific）duodenitis の場合と同様の酸分泌抑制薬（PPI，H_2 受容体拮抗薬）の常用量を投与するほかに，十二指腸炎の成因の治療あるいは成因の除去を行う．

【予後】
primary（あるいは non-specific）duodenitis では，予後は良好である．secondary（あるいは specific）duodenitis では，その成因の治療効果いかんによる．

【合併症】
十二指腸潰瘍の周辺に十二指腸炎が併存することは稀ではないが，十二指腸炎の経過観察中に十二指腸潰瘍への移行が確認されることは，まずない．

十二指腸憩室
duodenal diverticulum

松坂浩史　　原三信病院消化器科医長
千々岩芳春　原三信病院消化器科部長

【概念】
十二指腸憩室のほとんどは後天性の管腔外型で筋層を欠く仮性憩室である．下行脚が約75％，水平脚が約20％を占める．また下行脚では傍乳頭部の内側に多発する．同部が胆管，膵管，上膵十二指腸動脈の貫通部位で抵抗減弱部となるためと考えられている．稀な管腔内型に関しては次項で述べる．

【疾患分類】
先天性と後天性，管腔内型と管腔外型に分類される．

【頻度】
検診の上部消化管造影検査で1〜5％に，剖検では15〜20％に認める．加齢とともに増加する．

【症状・病態】
一般には無症状で臨床的意義は少ないが，大きくなると上腹部症状の原因となることがある．局所の合併症としては憩室出血，憩室炎，憩室穿孔，憩室内結石などがある．1 cm 以上の傍乳頭憩室では合併症の頻度が高く，総胆管，膵管，乳頭部が圧迫され閉塞性黄疸，胆道感染や膵炎などを発症する Lemmel 症候群（傍乳頭憩室症候群）を引き起こすことがある．

【必要な検査と所見の読み方】
低緊張性十二指腸造影検査により描出される．上部消化管内視鏡検査では憩室内の観察が可能である．憩室炎や Lemmel 症候群などの評価には CT，MRCP などが必要である．

治療方針
治療の対象となる症例は少ない．憩室出血，憩室炎，憩室穿孔や胆管炎，膵炎など何らかの合併症を伴った症例が治療の対象となる．

治療法
憩室炎に対しては抗菌薬投与，憩室出血に対しては組織侵襲が少ないクリップ法を主体とした内視鏡的止血術，無効時には interventional radiology（IVR）が行われる．また憩室穿孔，Lemmel 症候群の一部などに対して緊急を含めた外科的治療を要することもある．

【合併症・続発症】
憩室出血に対する内視鏡的止血術後に穿孔，腹膜炎の発症が報告されており，止血術後も慎重な経過観察が必要である．

管腔内型十二指腸憩室

intraluminal duodenal diverticulum (IDD)

松坂浩史　原三信病院消化器科医長
千々岩芳春　原三信病院消化器科部長

【概念】

管腔内型十二指腸憩室(IDD)は消化管の稀な先天異常である．成因として不完全十二指腸隔膜説が有力で，胎生期に遺残した不完全十二指腸隔膜が蠕動運動や腸内容の圧力などにより肛門側に伸展され，下垂して憩室が形成されるものである．憩室壁は内外表面とも粘膜，粘膜筋板，粘膜下層よりなる正常十二指腸粘膜に覆われ，固有筋層は認めない．輪状膵や腸回転異常などを約2割で合併する．

【症状・病態】

憩室の開口部は主乳頭の肛門側にあり，憩室の底部は下行脚，水平脚に伸び，管腔内に袋状に下垂している．十二指腸内圧の上昇，口側腸管の拡張，食物の憩室内貯留などにより上腹部痛，上腹部不快感の原因となる．また胆汁や膵液のうっ滞を生じることがある．

【必要な検査と所見の読み方】

造影検査にて十二指腸下行脚から水平脚にかけ内腔に西洋梨様といわれる造影剤の貯留を認め，周囲に1〜2mmの薄い透明帯を伴っている特徴的な所見により診断可能である（図8-15）．

治療方針・治療法

症状が軽度の場合は経過観察となるが，潰瘍，胆管炎，膵炎，出血などを伴う場合は治療を要する．憩室の外科的切除に加え，近年内視鏡の切除も行われている．

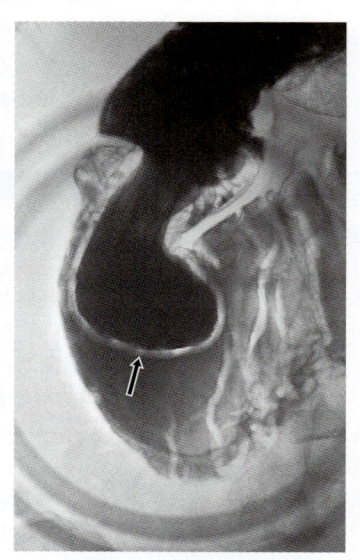

図8-15　管腔内型十二指腸憩室（矢印）の典型的な造影所見
（原三信病院放射線科中山卓先生ご提供）

十二指腸癌

duodenal cancer

曲里浩人　和歌山県立医科大学第二内科
一瀬雅夫　和歌山県立医科大学教授・第二内科

【概念】

十二指腸癌は十二指腸粘膜上皮から発生した癌である．乳頭部癌は十二指腸乳頭粘膜，乳頭部胆管および膵管などから発生するため十二指腸癌と区別される．

【疾患分類】

十二指腸癌の肉眼分類は，ulcerative type，polyploid type，annular constrictive type，diffuse infiltrative type に分類される．早期癌としては，山田Ⅲ，Ⅳ型が，進行癌ではBorrmann 2型様腫瘍が多いとされている．

【頻度】

十二指腸癌は消化管原発癌の0.3%を占

める比較的稀な疾患であるが，小腸原発癌の中では最も頻度が高く，30〜50%を占める．十二指腸に発生する悪性腫瘍の中では約80%を占め最多である．好発年齢は50〜60歳代で，男性に多い傾向がある．好発部位は下行脚であり，特に乳頭上部に多く，次いで球部，水平部，上行部の順に多いと報告されている．以前は進行癌で発見されることがほとんどであったが，最近では内視鏡検査の普及に伴い，早期癌の発見も増加傾向にある．

【症状・病態】

十二指腸癌に特徴的な症状はないが，主要な症状としては，十二指腸狭窄による腹部膨満や嘔吐，吐血，下血を呈する．腹痛は十二指腸潰瘍に類似した上腹部痛をきたし，背部への放散痛が多い．病変が胆道系に浸潤すれば，閉塞性黄疸の症状をきたす．近年，内視鏡検査や検診のX線検査にて偶然発見される無症状の早期癌も少なくない．組織学的には分化型腺癌が多いが，未分化癌も報告されている．組織発生としては，絨毛腺腫などが癌化，*de novo*発生，FAP（家族性大腸ポリポーシス）やPeutz-Jeghers症候群やGardner症候群の腺腫から癌化すると考えられているが，頻度的には *de novo* 癌が多いと報告されている．

【必要な検査と所見の読み方】

低緊張性十二指腸造影検査では，隆起性病変，潰瘍性病変，また十二指腸の狭窄や閉塞，拡張といった所見が認められる．内視鏡検査にても同様の所見が得られ，同時に生検を行えば確定診断が得られる．腫瘍の進達度や転移の評価には，超音波内視鏡や腹部超音波検査，CT検査，MRI検査が有用である．

治療方針

基本的には外科手術が第1選択であるが，近年，早期十二指腸癌に対して，ESDなどの内視鏡的粘膜切除が行われることが多くなっている．治癒切除不能例では，胃空腸吻合術などのバイパス術を含めた姑息的治療が行われる．

治療法

十二指腸癌では，リンパ節転移や膵に浸潤する症例が多く，所属リンパ節郭清を含む膵頭十二指腸切除術が標準的な治療となっている．病変の主座が水平部や上行部に限局し，リンパ節転移や膵への浸潤を認めなければ，十二指腸部分切除でも根治可能である．組織型が高分化型腺癌で病巣が粘膜内に限局している場合には，リンパ節転移を認めないため，内視鏡的の切除術が選択される症例が増加してきている．症例が少ないこともあり，十二指腸癌に対する有効な化学療法や放射線治療は，現在のところ確立されていない状況にある．

【合併症】

内視鏡治療に際して，十二指腸に穿孔を生じた場合，膵液，胆汁が後腹膜に漏出し，しばしば重篤な合併症を引き起こし，致命的な予後の悪化をきたすことに留意しなければならない．

【予後】

十二指腸癌の切除率は50〜70%であり，切除例での5年生存率は25〜60%と報告されている．十二指腸水平部，上行部の癌は比較的予後良好であるとされている．

十二指腸血腫

duodenal hematoma

関谷恭介　杏林大学救急医学
島崎修次　杏林大学教授・救急医学

【概念・病態・分類】

一般に外傷性のものを指し，非外傷性のものは稀である（ERCPの稀な合併症とし

て報告がある）．十二指腸は下行脚以下のほとんどの部分が後腹膜に固定されており，比較的損傷を受けにくい臓器ではあるが，固定部と可動部の境界で剪断力が働くか，腹壁と脊椎の間で圧迫されることによって損傷を生じる．日本外傷学会分類上は，十二指腸血腫は十二指腸損傷の 1b 型に相当する．十二指腸血腫は，一般に観血的治療の対象とはならないが，血腫（特に粘膜側の血腫）や周囲の浮腫により内腔が狭窄もしくは閉塞されて通過障害を生じ，これが 1 か月以上に及ぶことがある．その場合は，減圧のため胃管による持続ドレナージが必要となる．また，壁の挫傷を伴っている場合には後日，遅発性狭窄をきたすことがある．

【問診で尋ね，注目すべき身体所見】

受傷機転と外力の加わり方．右肋弓下から臍周囲，背部の皮下出血や圧挫痕，擦過傷など外力が加わった痕の所見．上腹部痛，背部痛などの症状．

【検査と所見の読み方，診断のポイント】

血液一般検査，生化学検査，腹部単純X線，超音波検査など，腹部外傷に対するルーチン検査にて行う．身体所見としては，腹部膨満，上腹部痛，胆汁性嘔吐などが含まれる．血腫部分を腫瘤状に触れたり，急性胃拡張を認めることもある．腹部単純X線はたいてい非特異的である．イレウスに特徴的な air-fluid レベルや腸管拡張といった所見を認めることは少ない．腹部造影CTで，増強効果のない低吸収域を伴う，十二指腸壁の限局性肥厚が描出されることがある．また，上部消化管造影で，十二指腸狭窄像やコイルスプリングサインが描出されうる．血腫が超音波検査で描出されることもある．

十二指腸の損傷では損傷部から漏れた十二指腸液中のアミラーゼが再吸収されて血清値が高くなるので，上腹部打撲が明らかで高アミラーゼ血症を呈した場合には，本損傷を念頭に置いて注意深く観察し，損傷の早期発見に努めることが重要である．

【鑑別診断】

外傷では，十二指腸の全層性損傷，壁外血腫による圧迫．内因性疾患では，十二指腸平滑筋腫，筋肉腫，血管腫などの腫瘍．

【入院・専門医移送の判断基準】

十二指腸血腫のみでは，高次機能病院への搬送の適応はない．しかし，十二指腸損傷の多くは他の腹部外傷を合併しており，合併損傷のために搬送が必要になることがある．少なくとも本症を疑った場合は入院経過観察を原則とする．

治療方針・治療法

十二指腸血腫は保存的治療を第 1 選択とし，他の合併損傷の検索を含めて，24 時間以上の安静，絶食とする．受傷直後には内腔狭窄の程度が軽く，経口摂取が可能であっても，数日後に通過障害が高度となり完全閉塞に至ることも多いため，注意が必要である．やむをえず外来経過観察とする場合には，十分に説明しておく．

【合併症・続発症】

十二指腸損傷がみられる場合，原因となった外力が非常に強力であることが推測されることから，胃，横行結腸，膵臓，胆道，腎臓など他の腹部外傷の合併を念頭に置く．また，非全層性損傷である壁内血腫には，急性期の致命的問題はなくても，通過障害，遅発性穿孔，遅発性狭窄の合併がある．一過性の通過障害には胃管留置とTPN で対応するが，長期化する場合は，バルーン拡張や手術を考慮する．

【予後】

生命予後は合併症に規定され，十二指腸血腫のみで致死的になることはない．

【患者説明のポイント】

初期診療時の検査では，他の合併損傷の存在を含め，十分に把握できていない可能性があることを十分に説明する．また，遅

発性に発生する穿孔および狭窄は，急性期には予測不可能であり治療により回避できないこと，後に発症した場合にはその時点で対応するしかないことも説明する．適切な治療のためには，患者自身や家族も症状に注意を払う必要があることを伝える．

Rendu-Osler-Weber 病
Rendu-Osler-Weber disease

大宮直木　名古屋大学講師・消化器内科

【概念】

Osler 病，遺伝性出血性末梢血管拡張症（hereditary hemorrhagic telangiectasia：HHT）ともいわれ，血管形成異常をきたす先天性疾患である．

【発症頻度】

1万人に1人，地域によっては5,000〜8,000人に1人ともいわれ，比較的頻度の高い疾患である．男女差はない．

【病因】

第9染色体9q33-34.1のendoglin（*ENG*），第12染色体12q13のactivin receptor-like kinase type 1（*ALK-1*）の遺伝子異常が同定されている．また，上記以外に原発性肺高血圧症を合併するHHTでbone morphogenetic protein receptor Ⅱ（*BMP-RII*），若年性ポリポーシスを合併するHHT（juvenile polyposis hereditary hemorrhagic telangiectasia：JP-HHT）でMADH4（*Smad4*）の遺伝子異常が同定されている．これら4つの遺伝子がコードする蛋白は血管構造の維持に重要な血管内皮細胞のTGF-シグナル伝達系に関与する．

【診断のポイント】

表8-15に示す．

【症状・病態】

90%以上で鼻出血を生じる．小児期に発

表 8-15　キュラソー診断基準(Curaçao criteria)

1. 繰り返す「鼻出血」
2. 皮膚や粘膜の「毛細血管拡張」
3. 内臓の「動静脈瘻（動静脈奇形）」：肺，脳，肝臓，脊髄，消化管
4. 常染色体優性遺伝形式

以上4項目中3項目以上あると確診(definite)，2項目では疑診(possible or suspected)，1項目では可能性は低いunlikelyとされる．小児の場合，症状を呈するのに時間がかかるので2項目だけでも注意深く経過観察する必要がある．

症し加齢とともに出血量，頻度は増加する．皮膚・粘膜の毛細血管拡張は20歳代から目立ち，舌(74%)，口唇(52%)，口腔粘膜(52%)，指尖(52%)，顔面(30%)，体幹(17%)，結膜，鼓膜などにできる境界不明瞭なやや盛り上がった小さな点状・くも状・網状発赤である．口唇の場合は引き伸ばすと観察しやすい．加齢とともに拡大し，易出血性となる．消化管の毛細血管拡張は胃と小腸に好発し，大腸も約半数で認められる．消化管出血とそれに伴う鉄欠乏性貧血は40〜50歳代で指摘されることが多い．また，本疾患では毛細血管の拡張のみでなく動静脈にも病変は及び，内臓合併症として肺動静脈瘻(26%)，肝動静脈瘻(15%)，脳血管奇形(6%)などを有する．*ENG*が関与するHHT1は*ALK-1*が関与するHHT2に比し肺動静脈瘻の合併率が高く，一方HHT2はHHT1に比し，軽症で発症が遅いが，消化管出血・肝血管奇形の頻度が若干高いといわれている．

検査・治療方針

出血・貧血に対して止血薬，鉄剤の投与，場合によっては輸血が必要である．鼻粘膜の扁平上皮化生，血管内皮細胞の正常化を促すとされるエストロゲン療法が行われることもある．

❶**皮膚病変**：ほとんど治療は行われない．

❷**鼻病変**：圧迫止血（アドレナリン），粘膜焼灼（硝酸銀，トリクロル酢酸），電気凝固，レーザー照射，鼻腔粘膜皮膚置換術（大腿皮膚を植皮），外鼻孔閉鎖術などが行われる．

❸**消化管病変**：近年，カプセル内視鏡やバルーン内視鏡により小腸病変の診断・治療が容易になった．本病変は加齢とともに繰り返し再発することがあり，内視鏡治療としては手技が簡便で安全性も高く，繰り返し施行可能なアルゴンプラズマ凝固療法が有用である．

❹**肝動静脈奇形（瘻）**：腹部ダイナミックCT，ドプラ超音波検査，血管造影，血管造影下CT〔CTHA（CT hepatic artery），CTAP（CT during arterial portography）〕を行う．肝内動静脈瘻，動脈瘤，門脈静脈短絡，動脈門脈短絡がみられる．動静脈瘻の程度が強いと高心拍出性心不全を，門脈静脈短絡の程度が強いと肝性脳症をきたすことがある．高心拍出性心不全の治療として経カテーテル動脈塞栓術の有効性が報告されているが，門脈静脈短絡を伴う場合は致死的な肝梗塞をきたすことがあるので注意が必要である．

❺**肺動静脈奇形（瘻）**：胸部造影CT検査，血管造影を行う．孤立型が約2/3，多発型が約1/3である．上葉より中下葉，左肺より右肺に多い．肺動静脈シャント率が高い場合はチアノーゼ，労作時呼吸困難を呈する．また，破裂により喀血・血胸を，右左シャントにより血栓・細菌が左心に飛び，脳合併症として脳塞栓症，脳膿瘍，心合併症として細菌性心内膜炎などをきたす可能性がある．症状がなくても肺動静脈瘻の大きさが2 cm以上，あるいは流入肺動脈の直径が3 mmを超える場合は積極的に経カテーテル塞栓術や外科的切除をすべきである．

❻**脳血管奇形**：MRI検査を行う．海綿状血管腫，動静脈奇形，動脈瘤がみられる．脳出血をきたす可能性があるため，外科的摘出術，経カテーテル塞栓術，定位放射線治療などが行われる．

【予後】

内臓合併症の程度が予後を左右するといわれるが，一般に本疾患の生命予後は良好であり，死亡率は2〜4％とされる．

【患者説明のポイント】

重篤な内臓合併症を起こすことがあるが，多くは予防可能なものである．合併症の起こる前に上記の各種検査を受け，もしあれば治療が必要である旨説明すべきである．また，同疾患の罹患が疑われる親族にも検査を受けるよう促す．

輸入脚症候群
afferent loop syndrome

酒井敬介　日本赤十字社医療センター胃・食道外科部長

【概念】

輸入脚症候群は，もともとは幽門側胃切除に対するBillroth-Ⅱ法再建後の輸入脚に起こる閉塞に伴う病態である．現在では，胃全摘後のRoux-en-Y再建，胃空腸吻合に伴う輸入脚の狭窄も含め輸入脚症候群としている．

【疾患分類】

急速に症状が進行する急性型と，慢性に経過する慢性型に分けられる．

【頻度】

文献的には，Billroth-Ⅱ法に伴うものは0.3〜1％，Roux-en-Y法に伴うものは0.6〜2.5％と稀な疾患である．

【症状・病態】

上腹部痛，嘔吐，腹部腫瘤が3大徴候である．病態は，急性型，慢性型いずれも，閉塞した輸入脚内に胆汁と膵液が貯留し，輸入脚がblind loopとなり拡張することに

よる．その原因としては，内ヘルニアが約半数を占め，その他に捻転，屈曲，癒着，絞扼などが挙げられる．輸入脚内の腸結石の報告もある．Billroth-Ⅱ法に伴う輸入脚症候群では，結腸前吻合でBrown吻合を行わない場合に頻度が高い．

急性型は，十二指腸断端の破裂や十二指腸の壊死をきたすと重篤な経過をたどることもある．また，急性膵炎，化膿性胆管炎と併発することも多い．

慢性型は，輸入脚の閉塞が完全ではないため，慢性に経過する．食事摂食中や食後の右上腹部痛，食欲不振が主訴となり，閉塞部に大量に貯留した胆汁を混じた液を嘔吐すると症状が軽快する現象が特徴的である．blind loopに伴う内容物の停滞により，細菌が繁殖し，ビタミンB_{12}欠乏をきたすため巨赤芽球性貧血となることがある．急性型と同様に，急性膵炎，胆管炎の併発も認められる．

【問診で尋ねるべきこと】
(1) 術式を含めた胃切除術の既往歴．
(2) 食事摂取と関係した上腹部痛か．
(3) 嘔吐をすると楽になるか．
(4) 貧血症状は認められるか．

【診断のポイント】
輸入脚症候群を念頭に置いて診察を進めることが重要である．

❶**腹部エコー**：容易に拡張した十二指腸下行脚を同定できる．穿孔をきたしている場合は，Morrison窩に腹水を同定できる．

❷**腹部CT**：エコー同様に拡張した十二指腸下行脚を同定でき，さらに狭窄部位の同定も可能な場合がある．絞扼の有無を同定するため腎機能に異常がなければ造影CTとする．

❸**胸部・腹部X線**：輸入脚症候群では多くはガス像が認められず，診断的な有用性は低いが，穿孔などを否定するためには必須である．

❹**血液・生化学**：膵炎・黄疸をきたすことも多く，また胆管炎併発ではDICの可能性もあるので，凝固系も含めた肝機能，膵機能，炎症反応チェックが必要である．

治療法

❶**急性型**：急性型は，急激に症状が進行し，十二指腸破裂に至る可能性があるため，早期の治療を要する．上部内視鏡下，または経皮経肝胆管ドレナージを行い，チューブを十二指腸まで挿入してドレナージ治療しえたとの報告も散見されるが，手術療法が基本になる．輸入脚症候群に至った原因を開腹所見から同定し，原因に応じた術式を選択する．Billroth-Ⅱ法の胃・空腸吻合部の狭窄であれば，Brown吻合の追加のみで軽快する．最も頻度の高い内ヘルニアでは，ヘルニア解除後，再発を防ぐために間隙を縫縮する．絞扼を伴う場合は，腸管切除が必要となる．必要に応じ，Roux-en-Y吻合に切り替える．腸管穿孔をきたしている場合は，可及的に穿孔部を縫合のうえ，狭窄を解除し，腹腔内ドレナージを完璧に行う必要がある．

ただし，急性膵炎，胆管炎などを併発しDICに至っているなど，全身状態がきわめて悪い場合は，PTBDなどのintervention を第1選択とする場合もある．

❷**慢性型**：慢性型は，症状が穏やかで，慢性に経過する．点滴による脱水の改善，ビタミンB_{12}投与で貧血の改善を行ってから待機的な手術を行うのがよい．術式は前項で述べたのと同様である．

【医療スタッフへの注意】
しっかりとした病歴聴取を行い，必要なら手術を行った病院へ術式の確認をする手間を厭わないこと．胃切除後の患者の腹痛では，輸入脚症候群も念頭に置いて診断を進める．

上腸間膜動脈症候群（上腸間膜動脈性十二指腸閉塞症）

superior mesenteric artery syndrome (superior mesenteric duodenal obstruction)

市倉　隆　防衛医科大学校講師・外科

【概念・分類】

十二指腸水平脚（third portion）が，腹側の上腸間膜動脈（SMA）と背側の大動脈との間で圧迫されることにより狭窄ないし閉塞をきたす疾患で，1842年に von Rokitansky により初めて記載され，その後 Wilkie によりまとめられた．同部位の脂肪組織が栄養不良などにより減少することが原因となる場合が多い．急激な体重減少が誘因となり，神経性食欲不振症，極端なダイエットや肥満に対する外科手術，消耗性疾患（悪性腫瘍，熱傷，外傷），甲状腺機能亢進症，吸収不良症候群などが背景にあることが多い．ほかに長期臥床，脊椎側彎症，腰椎前彎過度，体幹コルセット・ギプス装着，Treitz 靱帯の短縮や SMA の低位分枝，SMA 動脈瘤，大腸癌など腹部手術による腸間膜の緊張，脊椎の手術なども本症の誘因・原因になりうる．臨床症状から急性型と慢性型に分けられる．

疾患名として，最近では上腸間膜動脈症候群（SMA 症候群，superior mesenteric artery syndrome）を用いるのが一般的だが，上腸間膜動脈性十二指腸閉塞症（superior mesenteric duodenal obstruction, arteriomesenteric duodenal obstruction）も用いられる．Wilkie syndrome，body cast syndrome などとも呼ばれる．

【頻度】

若年者，女性に多い．従来，稀な疾患と考えられていたが，軽症例は見逃されている可能性もある．正確な頻度は不明であるが，上部消化管造影による発見頻度は 0.01〜0.78％と報告されている．

【症状・病態】

十二指腸水平脚の狭窄・閉塞に起因する症状がみられる．急性型では急性腹症として発症し，上腹部痛，嘔吐，上腹部膨満といった高位イレウス症状を呈する．一方，慢性型では比較的軽い閉塞症状として食後の膨満感，上腹部痛，嘔気・嘔吐を繰り返し，体重減少がみられる．閉塞症状は仰臥位で増悪し，腹臥位や胸膝位，左側臥位で軽減する傾向がある．

【必要な検査と所見の読み方】

❶腹部単純 X 線撮影：胃および十二指腸球部〜下行脚の拡張（double bubble sign）．

❷上部消化管造影：十二指腸水平脚の SMA に一致する部位で造影剤の排出が直線的に途絶し，この口側が拡張，また十二指腸内容の to and fro peristalsis がみられる（超音波検査でも観察可）．これらの所見は腹臥位や胸膝位をとらせると軽減する．

❸CT，超音波検査：aorto-mesenteric angle（大動脈と SMA がなす角度，健常者では 25〜60 度）の鋭角化，aorto-mesenteric distance（十二指腸水平脚レベルでの大動脈と SMA との距離，健常者では 10〜28 mm）の短縮．特に近年普及してきた multidetector row CT（MDCT）は SMA および大動脈の走行と十二指腸水平脚の閉塞を同時に三次元的に描出することを可能とし，診断的意義はきわめて高い．

【鑑別診断】

❶上腹部症状を訴える疾患：消化性潰瘍，胆石症，慢性膵炎など．

❷十二指腸〜上部空腸の閉塞をきたす疾患：腫瘍，Crohn 病，壁内血腫，癒着性イレウス，内ヘルニアなど．

❸十二指腸の壁外性圧迫をきたす疾患：隣接臓器腫瘍，膵炎，腹部大動脈瘤，後腹膜血腫など．

❹十二指腸の拡張をきたす疾患：糖尿病，SLE，全身性硬化症など．

治療方針

まず保存的治療を行い，これが無効あるいは再燃を繰り返す慢性型の症例では手術治療を考慮する．また，背景疾患があればその治療も並行して行う必要がある．

治療法

❶保存的治療：初期治療として経鼻胃管による胃内減圧，水・電解質の補充および酸塩基平衡の補正を行い，中心静脈栄養で管理する．多少の経口摂取が可能となれば，食後に前屈位をとるなどの指導を行う．薬物療法として消化管運動賦活薬，エリスロマイシン，茯苓飲，六君子湯などの投与をすすめるものもあるが，エビデンスは不十分である．栄養管理は重要で，体重の増加は本疾患の原因治療ともなりうる．禁食が長期に及ぶ場合は，経鼻あるいは経胃瘻的空腸カテーテルによる経管栄養が望ましい．

❷外科治療

a）十二指腸空腸吻合：簡便な術式で有効性も高く，最も頻用されている．結腸間膜の尾側から閉塞部より口側の十二指腸水平脚を露出し，空腸と retrocolic に側々吻合する．近年，腹腔鏡下手術も行われている．

b）十二指腸転位術：十二指腸水平脚を切離し，SMA の腹側で再吻合する．生理的であるが，手技がやや煩雑となる．

c）Strong 手術：Treitz 靱帯の切離により十二指腸を授動する．腸管吻合がなく安全性は高い．

【合併症・続発症】

胃や十二指腸の拡張が過度になると，穿孔の危険がある．本症を誘因とする食道破裂も報告されている．また，急性膵炎を合併することがあり，十二指腸内圧の上昇が原因と推測されている．

SMA と大動脈との間で左腎静脈が圧迫され血尿などをきたす病態はナットクラッカー症候群（徴候）〔nutcracker syndrome (phenomenon)〕と呼ばれ，SMA 症候群の近縁疾患と考えられる．

【予後】

適切に診断・治療が行われれば本症自体の予後は良好であるが，見逃されると栄養状態低下→病態の悪化という悪循環に陥る．

【患者説明のポイント】

本症の病態，背景疾患との因果関係，また栄養状態の改善が原因治療となることを十分に理解させる．

【経過観察・生活指導，医療スタッフへの指示】

適切な食事摂取量，食後の前屈位などの指導が重要である．再発を繰り返すことも少なくない点に留意する．

これほどまでに美麗かつ多彩な小腸内視鏡像はない

小腸内視鏡所見から診断へのアプローチ

編集　**松井敏幸**　福岡大学筑紫病院消化器内科・教授
　　　松本主之　九州大学大学院病態機能内科学・講師
　　　青柳邦彦　福岡大学病院消化器内科・診療教授

■本書の特徴

本邦でトップクラスの小腸疾患症例数を誇る編者らのグループによりまとめられた本書は、内視鏡所見を提示し、その後に疾患（症例）の解説をするところに特徴がある。内視鏡所見からみた鑑別診断のポイントをはじめ、診断にあたって必要な分類などの基礎知識に関しても解説されている。馴染みの浅かった小腸領域だが、ダブルバルーン内視鏡やカプセル内視鏡などの登場で多種多様な内視鏡所見を捉えられるようになった。美麗かつ多彩な小腸内視鏡像が数多く掲載された本書から、診断へと結びつけるための、「所見のよみ方・捉え方」も習得できる。

■目次

①　総論
1. 小腸疾患診断の進め方
2. 小腸X線検査（CT, MRIを含む）
3. カプセル内視鏡
4. ダブルバルーン小腸内視鏡検査

②　各論
1. 隆起をきたす疾患
2. 粘膜下腫瘍をきたす疾患
3. 潰瘍をきたす疾患
4. アフタをきたす疾患
5. 狭窄をきたす疾患
6. 出血をきたす疾患
7. びまん性疾患
8. 発赤をきたす疾患
9. 浮腫をきたす疾患

症例提示

③　小腸疾患診断に必要な基礎的知識
1. 腫瘍に関するもの
2. 炎症に関するもの

ダブルバルーン内視鏡やカプセル内視鏡などの登場で、**小腸**において**多種多様な内視鏡所見**を捉えることが可能となりました。**美麗**かつ**多彩な**小腸の内視鏡像**を余すところなく**掲載。診断へと結びつけるための、**所見のよみ方・捉え方**を本書で習得できます。

医学書院

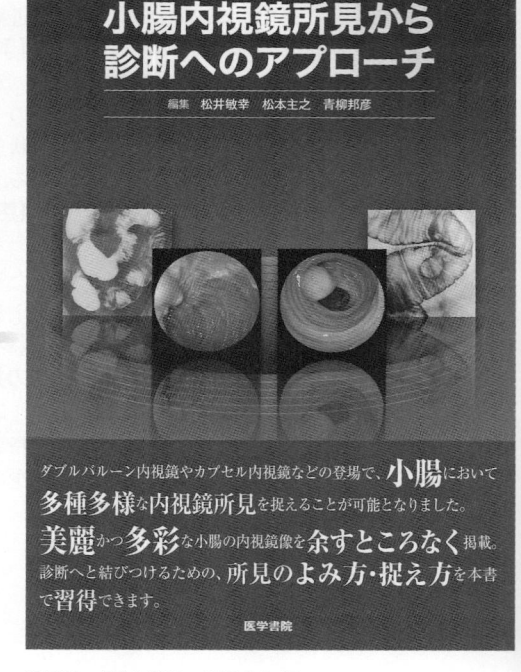

●B5　頁192　2011年
定価12,600円（本体12,000円＋税5％）
[ISBN978-4-260-01446-5]

医学書院
〒113-8719　東京都文京区本郷1-28-23
[販売部] TEL：03-3817-5657　FAX：03-3815-7804
E-mail：sd@igaku-shoin.co.jp　http://www.igaku-shoin.co.jp　振替：00170-9-96693

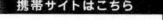

小腸・大腸疾患

非特異性多発性小腸潰瘍症
non-specific multiple ulcer of the small intestine

松井敏幸　福岡大学教授・筑紫病院消化器内科

【概念】

非特異性多発性小腸潰瘍症はわが国で提唱された数少ない消化管疾患であり，その長期経過も報告された．本症では，小腸を主座とした難治性潰瘍性病変がその本態であるところからCrohn病（CD）や腸結核との鑑別が問題となる．本症の特徴は，①幼若年に発症，②慢性持続性の潜・顕性出血を主徴とし，③病理学的には下部小腸に輪走ないし斜走する近接して多発する，浅く境界明瞭な潰瘍であり，④消化管病変は小腸のみにとどまらず，十二指腸や大腸にも特徴的病変を形成しうる．このため本症は全消化管疾患と考えられる．その成因は不明であるが，家族内発生例の存在から遺伝的素因の関与が疑われている．

【頻度】

わが国では100例弱の報告がみられる．海外では，類似疾患としてcryptogenic multifocal ulcerous stenosing enteritisという報告例がみられる．

【症状・病態】

病変部位は回腸末端を除く中部から下部回腸が主座である．CDにみられるような腸管の癒着や著しい変形は認められないが，偽憩室や狭窄形成は稀ではない．肉眼的には腸管潰瘍は斜走ないし輪走し，多発する潰瘍の深さはさまざまである．潰瘍の境界は鋭利で，形は線状ないし菱形を呈する．潰瘍間の粘膜はほぼ正常であり，炎症性ポリープや敷石像などは伴わない．組織学的には潰瘍は浅く（Ul-I～II），粘膜下層の炎症細胞浸潤と線維化は軽度である．潰瘍縁粘膜の固有層には毛細血管の増生と拡張がみられ，線維芽細胞の増生が認められる．炎症は粘膜下層までに限局している．

初発年齢は10～20歳である．貧血を主症状とし，浮腫や発育障害は蛋白喪失や貧血と相関する．徐々に腹痛とタール便も加わるが，発熱や下痢・圧痛などの炎症所見は伴わない．検査所見として，持続する便潜血，低蛋白血症，低色素性貧血がみられ，CRPや赤沈値亢進などの炎症所見は陰性か軽度陽性にすぎない．

【診断】

本症の診断は，やや難しい．その理由は，本症が比較的稀であることと，病変が微細なため，画像診断が困難なことによる．本症は小腸に限局した疾患と考えられてきたが，近年大腸や十二指腸にも病変が分布することがわかった．十二指腸病変は第2部に好発し，浅く，鋭利な辺縁で，線状ないし菱形の潰瘍である．

本症の小腸X線像の特徴は回盲弁より40～150 cm口側に近接して多発する辺縁硬化像，管腔狭小化，Kerckring皺襞の片側性欠如である．圧迫像や二重造影で輪状，斜走ないし菱形のニッシェが描出される．潰瘍が多発すれば偽憩室形成も生じる．最近は，ダブルバルーン小腸内視鏡により浅く多発する輪状潰瘍が観察されるようになった（図9-1）．

本症とCDとの鑑別の要点は，本症で発症年齢がより若い，臨床主症状が出血，主な検査所見が貧血，炎症反応欠如である．以上を参考に鑑別を行う．さらに他の検査所見（Mantoux反応）やX線検査所見（片側性変形，多発辺縁硬化，管腔狭小化，浅い輪状潰瘍）を加えると両者の鑑別は容易である．さらに，肉眼像では敷石像，縦走潰瘍の有無，潰瘍辺縁の形態などによる．組織学的には全層性炎症と肉芽腫により鑑別を行う．

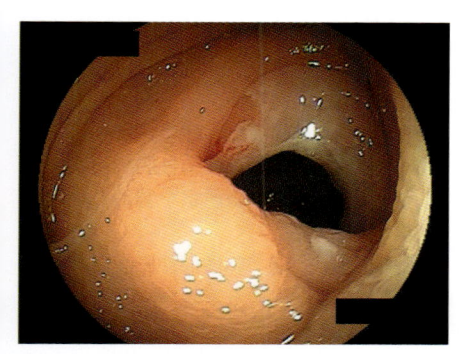

図 9-1 非特異性多発性小腸潰瘍症
小腸内視鏡で狭窄傾向の輪状潰瘍がみえる．

本症と腸結核との鑑別は，臨床的には炎症所見，Mantoux 反応や細菌学的検査による．形態学上，結核は潰瘍の数が少なく，萎縮瘢痕帯の存在が特徴的である．

治療方針

治療は，臨床症状(貧血や腹痛)に対する対症療法となる．本症の潰瘍は，栄養療法(完全静脈栄養あるいは経腸栄養)で容易に治癒して出血が停止する．外来では経腸栄養療法を用いる．小腸狭窄による腸閉塞が生じれば腸切除が必要となる．切除後再発が高率で，再切除率も高いので，切除範囲は狭くする．本症は徐々に進行する疾患であるが，長期的な視野から治療に当たれば，その予後は悪くない．

❶**栄養療法**：保存的治療として，完全静脈栄養や成分栄養剤による栄養療法を用いる．治療に反応しても，再燃を繰り返すことが多い．

> **処方例**
> エレンタール(80 g，300 kcal)　3〜8 包
> 経管または経口(保険適用外)

❷**外科的手術，内視鏡治療**：内科治療が無効な栄養障害，狭窄に対しては手術を選択する．最近のダブルバルーン内視鏡による小腸狭窄に対する拡張術が有効なこともある．

【患者説明のポイント】

本症が慢性出血を主徴とする小腸の潰瘍性疾患であること，小腸に狭窄を生じやすいこと，手術後も再発すること，などを説明し内科的治療が長期間必要なことを理解させる．

偽性腸管閉塞症
intestinal pseudo-obstruction

島本史夫　大阪医科大学准教授・教育機構・消化器内科

【概念】

偽性腸管閉塞症は，腸管内に明らかな閉塞がないにもかかわらず腸閉塞様の症状を示す症候群であり，「機能性腸閉塞」と同じ概念である．

【疾患分類・原因】

急性と慢性に分類される．急性偽性腸管閉塞症は「麻痺性イレウス」に相当し，慢性偽性腸管閉塞症は特発性と種々の基礎疾患に合併する二次性に大別される．

❶**急性偽性腸管閉塞症の原因**

1) 手術・外傷：開腹術後，穿通性外傷，腹腔内出血ほか．

2) 感染：虫垂炎，憩室炎，胆嚢炎，腹膜炎ほか．

3) 腸管虚血：腸間膜静脈血栓症，腸管絞扼ほか．

4) 後腹膜病変：脊椎骨折，後腹膜血腫，腎結石ほか．

5) 薬物：抗コリン薬，向精神薬，筋遮断薬ほか．

6) その他：尿毒症，低カリウム血症，ポルフィリン症ほか．

❷**慢性偽性腸管閉塞症の原因**

1) 特発性：神経原性，筋原性，病理学

的に明らかな変化なし．
　2）平滑筋疾患：膠原病，アミロイドーシス，原発性筋疾患ほか．
　3）神経疾患：Parkinson病，Hirschsprung病，脊髄損傷ほか．
　4）内分泌疾患：糖尿病，甲状腺機能低下症，副甲状腺機能低下症ほか．
　5）薬物：向精神薬，Parkinson病治療薬，筋遮断薬ほか．
　6）その他：ポルフィリン症，アルコール依存症，線虫感染症ほか．

【頻度】
　慢性偽性腸管閉塞症は，特発性より二次性のほうが多い．二次性のうちでは進行性全身性硬化症（PSS）が最も多くみられる．小腸に好発する．

【症状・病態】
　❶急性偽性腸管閉塞症：腹部膨満と腸蠕動音消失がよくみられ，一過性のことが多い．
　❷慢性偽性腸管閉塞症：腹部全体の疼痛，著明な腹部膨満感，便通異常，悪心・嘔吐などがよくみられる．腹痛は嘔吐，排ガス，排便後の腹部膨満軽減により軽快するのが特徴的である．小腸内容物が停滞し細菌増殖による脂肪便や下痢がみられ，便秘を主とする機械的閉塞症とは異なる．症状は寛解・増悪を繰り返して長期間（10年以上の場合もある）続き，腸内細菌過剰増殖による吸収不良や症状緩和目的のための食事摂取制限により低栄養状態となり体重減少が生じる．

【病歴聴取で尋ねるべきこと】
　腹部手術歴，家族歴（特発性の約30％が家族性），薬剤服用歴，以前の腹部症状，便通の変化，食事摂取量，体重減少などが重要である．

【必要な検査と所見の読み方】
　❶腹部単純X線検査：立位での鏡面像と臥位での拡張した小腸ガス像が小腸閉塞に特徴的であり，最も診断価値が高い．少量の大腸ガス像が小腸ガスとともに認められれば麻痺性イレウスを疑う．
　❷小腸造影検査：機械的閉塞との鑑別に有用であるが，バリウムは禁忌で，水溶性造影剤を用いる．特発性偽性腸管閉塞症では十二指腸憩室や小腸憩室を認めることが多い．
　❸注腸造影検査：急性偽性腸管閉塞症は結腸軸捻転を合併する率が高く，大腸癌を含む器質的疾患との鑑別のために必要な検査である．閉塞部位での造影剤注入圧については穿孔などに細心の注意が必要である．
　❹食道内圧検査・膀胱内圧検査：特発性偽性腸管閉塞症では腸管以外に食道や膀胱病変の合併があり，内圧異常を呈することが多い．
　❺血液検査：脱水・血液濃縮による白血球増加，体液喪失による電解質異常，低栄養を反映する低アルブミン，鉄欠乏性貧血などに注意する．

【診断のポイント】
　自覚症状，既往歴，服薬歴，診察所見，X線写真などから機械的閉塞症を除外し，症状の経過から急性と慢性を鑑別する．慢性偽性腸管閉塞症は全身性疾患に合併する二次性が多く，特徴的な症状・所見を認めたら本症を念頭に置くことが重要である．

【入院・専門医移送の判断基準】
　穿孔，感染の合併や腹痛，腹部膨満感が著明なときは入院が必要である．偽性腸管閉塞症が疑われた場合は速やかに専門医にコンサルトする．

治療方針

　❶急性偽性腸管閉塞症：早期発見すれば，多くの症例は適切な治療により時間とともに改善する．対症療法が中心である．消化管内挿管（胃液吸引，腸管内減圧），輸液管理（電解質補正，高カロリー輸液），感染予防が主な治療法となる．薬物療法は無

効のことが多い．手術療法は原則的に避けるべきである．

❷慢性偽性腸管閉塞症：栄養療法を中心とした保存的な対症療法が主となる．中心静脈栄養や低脂肪，低繊維，無乳糖食などの食事療法，腸内細菌の異常増殖に対する抗菌薬の使用が主な治療法となる．限局性閉塞の場合は部分切除術が有効なこともあるが，その効果は一定ではなく，あまり推奨されない．

【合併症・続発症】

急性偽性腸管閉塞症では腸軸捻転の合併率が高い．慢性偽性腸管閉塞症では低栄養や逆流した腸内容の誤嚥に起因する感染症，手術による合併症が多く，死亡率も高率となる．抗菌薬により下痢が止まると，下痢による腸管減圧作用が低下して便秘や腸閉塞症状が増悪することがある．

【患者説明のポイント】

慢性偽性腸管閉塞症では腹痛，腹部膨満感，下痢などの症状が繰り返して続き，根治療法がないこと，栄養障害や感染症を合併しやすいことなどを説明する．日常生活での食事療法や症状増悪時の受診タイミングを理解してもらう．

【経過観察・生活指導】

急性偽性腸管閉塞症では過度の腸管拡張による穿孔に注意し，腹部症状・所見や腹部単純X線写真の頻回チェックが大切である．慢性偽性腸管閉塞症では低栄養状態や感染症合併に注意し，便通異常や食事内容のチェックが大切である．

【医療スタッフへの指示】

腹部症状（特に悪心・嘔吐，腹痛，腹部膨満感）の聴取，便通の確認，腹部膨隆の有無，体重の変化について特にチェックを厳しく指示する．

Meckel 憩室
Meckel diverticulum

福澤正洋　大阪大学教授・小児外科

【概念】

卵黄膜と中腸を連結する卵黄嚢管（または臍腸管）は胎生7～8週に閉鎖するが，この過程で腸管側のみが遺残したものがMeckel憩室で，臍腸管遺残の90％を占める．その合併症はさまざまであるが，消化管出血（急性・大量の下血），腸閉塞，腸重積，Meckel憩室炎が主なものである．イレウスをきたす原因は卵黄嚢管や卵黄血管が索状物として残るためであり，その索状物により腸管の絞扼性，捻転によりイレウス症状をきたす．Meckel憩室は回腸末端から口側100 cmの範囲で腸間膜反対側にあり，約半数に異所性組織の迷入（大半は胃粘膜）で，憩室に消化性潰瘍を形成して出血をきたす．手術歴がなくイレウス症状を呈する症例では，本症を念頭に置いて治療を行う必要がある．

【症状】

症状を呈するのは4％くらいである．症状としては異所性胃粘膜による消化管出血が最も多く，次いで索状物によるイレウス，憩室を先進部とする腸重積，憩室炎である．最も多い消化管出血により下血で発症するが，ほとんど腹痛がなく突然に下血するのが特徴である．下血は鮮血または暗赤色である．

【必要な検査と所見の読み方】

下血を呈する症例は異所性胃粘膜が存在するので，^{99m}Tc-pertechnetateを用いたMeckelシンチグラフィが有用であり，胃と膀胱の間で異常集積として描出される．異所性胃粘膜を有する腸管重複症も描出されるので注意を要する．またイレウスなど

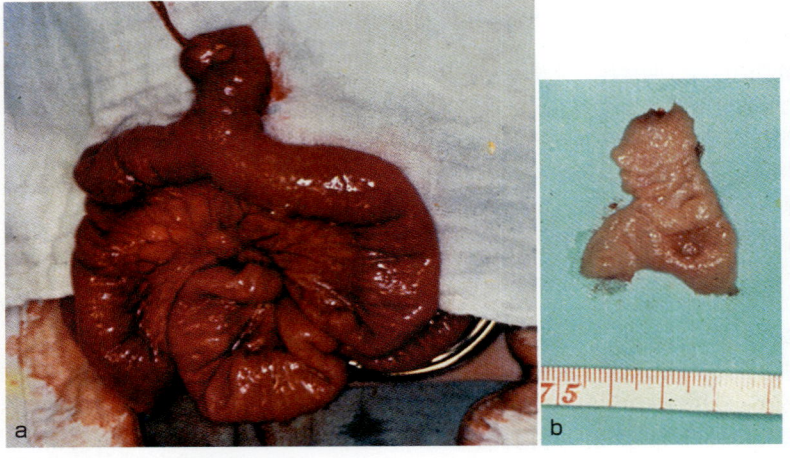

図 9-2　Meckel 憩室の術中所見
Meckel 憩室部に付着した索状物による絞扼性イレウスを呈していた．索状物および憩室切除を行う．憩室には異所性胃粘膜が迷入していた．

で発症した場合，術前診断は困難であり，開腹して初めて診断される場合が多い．

【鑑別診断】

腸管重複症，直腸ポリープ，腸回転異常，炎症性腸疾患など．

治療方針

下血症例では，まず抗潰瘍薬（H_2 受容体拮抗薬，プロトンポンプ阻害薬など）を使用し，下血が治まってから Meckel シンチグラフィで検査を行った後に腹腔鏡（補助）下手術を行う．また手術歴のないイレウスの場合，Meckel 憩室は疑うべき疾患の1つである．しかし，他の疾患も考えられるので，全身状態が比較的安定している場合は，まずイレウス管挿入により減圧を行った後に，腹腔鏡下手術が有用である．まず腹腔鏡内を観察して索状物および Meckel 憩室を確認したら索状物を切除し，絞扼を解除した後に腹腔鏡補助下憩室切除術を行う（図9-2）．臍部のポート挿入部より Meckel 憩室ごと小腸を創外に脱転し，創外で憩室切除および縫合閉鎖を行う術式が，開腹手術に比べ創部が小さく，侵襲が少なく，また術後癒着性イレウスの発症も抑制できる．

【予後】

良好である．

門脈圧亢進性小腸症，門脈圧亢進性大腸症

portal hypertensive enteropathy (PHE)/portal hypertensive colopathy (PHC)

村上英広　市立宇和島病院消化器内科胃腸科長

恩地森一　愛媛大学大学院教授・先端病態制御内科学

【概念】

門脈圧亢進症による消化管病変は消化管静脈瘤に代表される．そのほかにもさまざまな病変がみられ，いずれも出血の原因にもなるため臨床上重要である．本病変は非炎症性疾患であり，成因として最も重要な

のは門脈圧の上昇である．しかし，そのほかに肝障害の重症度，門脈血行動態の変化などが関与している．

【疾患分類】

門脈圧亢進性腸症は，門脈圧亢進性小腸症(PHE)，門脈圧亢進性大腸症(PHC)に大別される．

PHE には確立された分類はないが，Grade 1（粘膜の炎症性変化類似の所見：浮腫，発赤，顆粒状，脆弱性）と Grade 2（血管性病変：cherry red spots, telangiectasia, angiodysplasia 様病変，静脈瘤）に分類されることがある．

PHC は大腸静脈瘤，くも状血管腫，樹枝状血管拡張などに分類されるが，こちらも統一された診断基準や重症度分類はない．

【頻度】

近年まで小腸観察のための汎用内視鏡器機がなかったこともあり，PHE についての報告はきわめて少ない．カプセル内視鏡が普及している欧米の報告では，肝硬変患者で 9～48% にみられるとされている．

また，PHC は欧米で肝硬変患者の 44%，わが国では 16% にみられるとの報告がある．

診断基準が確立されていないためか，いずれも報告者によりかなりばらつきがある．

【症状・病態】

門脈圧亢進性腸症の発生および進展には門脈圧亢進状態が必須であるが，門脈圧が上昇した症例すべてにみられるとは限らず，他の因子（肝障害の重症度，門脈血行動態の変化など）の関与が考えられる．

【必要な検査と所見の読み方】

従来の小腸内視鏡検査法として，プッシュ式，ロープウェイ式，ゾンデ式などがあったが，手技の煩雑さや検査範囲が限定されることなどから汎用されるには至らなかった．しかし，ダブルバルーン内視鏡やカプセル内視鏡の登場により，小腸全域の

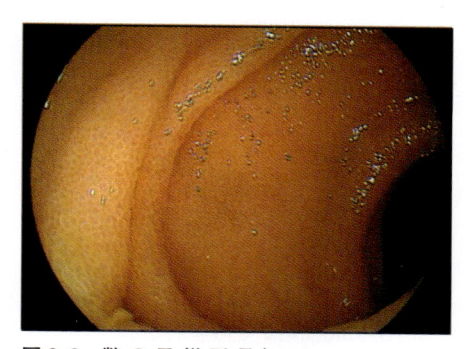

図 9-3 数の子様所見(herring roe appearance)
絨毛は腫大し，周囲は白色調に縁取られている．

観察が容易となった．PHE の内視鏡所見として，発赤，びらん，浮腫，毛細血管拡張，静脈瘤などがある．また，小腸の個々の絨毛が腫大し短縮した所見〔数の子様粘膜(herring roe appearance)，図 9-3〕が観察されることも新たにわかってきた．組織学的には絨毛の短縮化と浮腫がみられ，粘膜固有層の毛細血管径は拡張している．数の子様粘膜陽性例は，Child B，C の進行した肝硬変例に多くみられる．

PHC も同様に，粘膜の発赤，びらん，浮腫などがみられる．外国では主に vascular ectasia (VE) の所見に注目しているが，わが国ではそのほかに，血管不整像（途絶した血管，屈曲した血管）や血管拡張像を加えた検討がなされている．

治療方針

治療は主に出血例に対して行われ，内視鏡的止血術や外科的治療法が挙げられる．動脈塞栓術や TIPS の有用性も報告されている．薬物療法（プロプラノロール，バソプレシンなどの門脈圧降下薬）の効果も期待されるが，エビデンスはない．

小腸良性腫瘍
benign tumors of the small intestine

田中信治　広島大学教授・内視鏡診療科

【概念】

小腸は解剖学的には十二指腸球部から回盲弁（Bauhin弁）までの腸管を指すが，臨床的には空腸と回腸のみを指す．空・回腸の良性腫瘍は，胃や大腸の良性腫瘍に比べて，その発生頻度は低い．また，かなりの大きさにならなければ，臨床症状は認められず，身体所見も乏しい．しかし，小腸内視鏡（カプセル内視鏡，ダブルバルーン小腸内視鏡）の進歩によって，現在，精度の高い画像診断が得られ内視鏡治療も可能になっている．

【種類・好発部位】

上皮性，非上皮性を含め，小腸にも多種にわたる良性腫瘍が発生する．しかし通常，経験されることが多いのは平滑筋腫，脂肪腫，血管腫，リンパ管腫，腺腫，神経系腫瘍である．このほかに腫瘍様病変として，Peutz-Jeghers症候群（504頁参照）のポリープに代表される過誤腫，inflammatory fibroid polypなどがある．このうち平滑筋腫，腺腫，神経系腫瘍，線維腫は空腸に，脂肪腫は回腸に好発する傾向がある．良性腫瘍および腫瘍様病変の大きさは，その大多数が5cm以下である．

【臨床症状】

小腸の良性腫瘍は初期においては症状のないことが多く，また良性であるので病変は局所にとどまり，症状を呈するまで気づかれず経過することが多い．腫瘍が増大して初めて，いろいろな症状が出現する．症状としては，腹痛，腫瘤触知，顕出血，貧血，悪心・嘔吐，腹部膨満感など多彩であり，小腸腫瘍に特徴的な症状というものはない．ただ隆起性病変を形成する腫瘍が多いため，臨床的には慢性的な腸重積症の症状を呈しやすい．特にPeutz-Jeghersポリープ（図9-4）と脂肪腫は腸重積を起こしやすく，また回腸の下部に生じた場合には，しばしばポリープは盲腸や上行結腸に逸脱する．その他，大きな腫瘍ではしばしばイレウス，軸捻転をきたす．なお，平滑筋腫や神経系腫瘍，血管脂肪腫，脂肪腫（図9-5）では，腫瘍が中心壊死を起こして大量出血をきたすことがある．脂肪腫も物理的刺激で潰瘍化し出血することがある．血管腫（図9-6）は大量下血をきたす場合と慢性出血による貧血症状が主の場合とがある．

【検査法・鑑別診断】

小腸病変，特に小病変のスクリーニングにはカプセル内視鏡検査が非侵襲的で診断能も良好であるが，現在，原因不明の消化管出血にしか保険適用がない．ダブルバルーン小腸内視鏡検査では全小腸の内視鏡観察が可能であり，治療内視鏡手技も施行可能である．また，バリウムによるX線造影検査，特に丁寧な圧迫法も有用である．比較的大きな病変には，体外式消化管超音波検査も有用である．最近ではX線

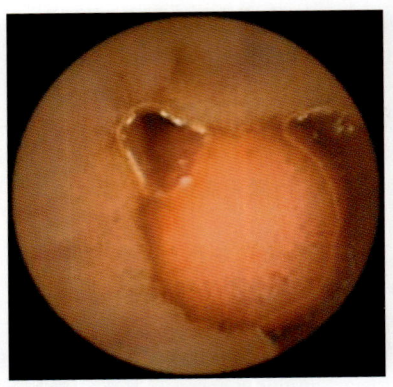

図9-4　カプセル内視鏡検査
空腸に亜有茎性のPeutz-Jeghersポリープを認める．

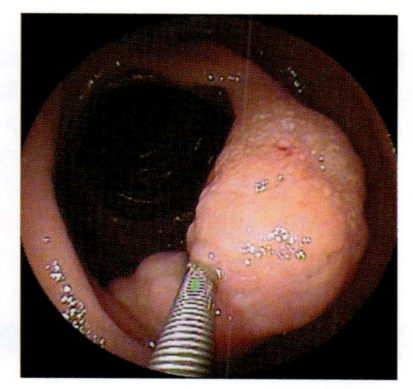

図9-5 ダブルバルーン小腸内視鏡検査
回腸に軟らかい粘膜下腫瘍を認める．ポリペクトミーを施行し，脂肪腫と診断した．

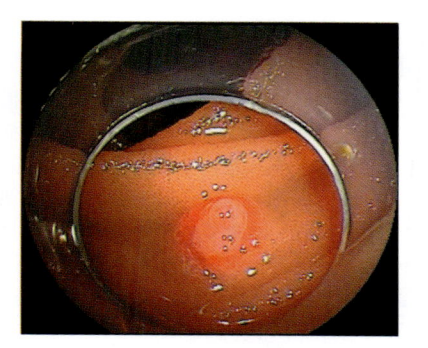

図9-6 ダブルバルーン小腸内視鏡検査
空腸に出血の原因として同定された血管腫．クリッピングとエトキシスクレロール局注にて治療し，血管腫の消失を確認した．

CTやMRIの断層画像を主体にした検査も多用され，よい成績が得られている．患者の症状・状態や臨床経過から，これらの検査手技を組み合わせて効率のよい検査計画を立てることが重要である．しかし，症状が出現した時点では，腸管の閉塞に伴う腸液や内容物，大量の出血塊などのために，満足なX線検査や内視鏡検査が施行できないことも多い．X線CTやMRIなどの断層画像を主体にした検査は，腫瘍内の情報や腫瘍の発生部位の同定に関しての情報を得るのに必要不可欠である．すなわち，腹部超音波検査でのエコーレベルや造影剤を用いた血流評価，X線CT検査でのCT値，MRIでの種々の強調画像にて，腫瘍の内部が充実性か囊胞状か，液状成分に富む腫瘍であるか否かを評価でき，質的診断をつけるのに有用である．

治療法

良性腫瘍は，臨床症状を伴わなければ切除の必要性はないが，将来出血や腸重積の原因になりうるもの，悪性化の可能性のある病変は内視鏡治療を行う．良性腫瘍でもイレウス，腸重積や軸捻転，腫瘍の二次変化に伴う穿孔や大量出血によるショック症状などをきたした場合には，腫瘍の種類を問わず緊急手術が必要である．

また下部回腸，特に回腸末端部に生じた良性腫瘍や腫瘍様病変が，盲腸や上行結腸に逸脱した症例では内視鏡的ポリペクトミーの適応となる．なお腫瘍からの出血があり，対症的治療が許される場合は，血管造影による種々の塞栓術も有効である．

【予後】

良性腫瘍であるので，合併症を伴わないかぎり予後は良好である．

小腸悪性腫瘍

malignant tumors of the small intestine

飯田三雄　九州中央病院院長

【概念】

解剖学的には，十二指腸球部よりBauhin弁に至る消化管起源の悪性腫瘍を指す．しかし臨床的には，十二指腸悪性腫瘍は空・回腸に発生した悪性腫瘍とは別個に取り扱われることが多く，狭義の小腸悪性

腫瘍は後者のみを指す．

【頻度】
原発性小腸悪性腫瘍は全消化管悪性腫瘍の 0.6〜3.2％を占めるとされている．病理学的には，癌，悪性リンパ腫，gastrointestinal stromal tumor (GIST) がほぼ3割ずつを占める．欧米で高頻度にみられるカルチノイドは，わが国では稀である．

【症状・病態】
癌と GIST は中〜高年者に好発するが，悪性リンパ腫はしばしば若年層にも発生する．病変部位では，癌は回腸よりも空腸に多く発生するが，悪性リンパ腫は空腸よりも回腸に好発する．また，GIST は空腸に多く，カルチノイドは回腸に多い．

不定の腹痛，腹部膨満感，下痢，便秘などの非特異的な消化器症状を呈することが多い．症状は腫瘍の場所，種類，肉眼型によって異なる．癌では高率に腹痛，嘔吐，腹部膨満感などの閉塞症状をきたすが，悪性リンパ腫では閉塞症状が少ない．GIST では間欠的な大量出血を特徴とするが，癌の出血は持続性の潜出血が多い．悪性リンパ腫や GIST では，腫瘍触知を訴えることが多く，穿孔を起こすこともある．

【必要な検査と所見の読み方】
❶ 一般検査：低色素性貧血，血清鉄低値，便潜血反応陽性を示す．

❷ 腹部単純 X 線・超音波検査：狭窄症状を呈する腫瘍，重積，イレウスの場合に有用である．

❸ 小腸造影 X 線検査：癌では，全周性の狭窄と不整陰影欠損像 (apple-core sign) を示し，腫瘍境界部 (周堤部分) で健常粘膜が陰影欠損に向かって下垂する所見 (overhanging edge) が特徴的である．悪性リンパ腫では動脈瘤型や隆起型など多彩な X 線像を呈するが，腫瘍陰影の硬さが少なく，腸管長軸方向に沿った長い範囲に粘膜破壊像を呈するものが多い．GIST では，腫瘍が腸管外に発育し，いわゆる blank space がみられる．

❹ 小腸内視鏡検査：ダブルバルーン小腸内視鏡によって全小腸の観察・生検が可能である．また，出血例に対してはカプセル内視鏡によるスクリーニングも有用である．

❺ CT，MRI，腹部血管造影検査：腫瘍の質的診断，大きさ，広がり，出血の確認などに有用である．

治療方針
いずれの腫瘍も限局例であれば外科的切除が原則であるが，進行例や遠隔転移例では姑息的バイパス手術や，化学療法などの薬物療法が追加される．

治療法
❶ 進行癌に対する薬物療法：大腸癌の治療に準じて行う．術後補助化学療法は，治癒切除を行った症例に対して再発抑制の目的で行われる．大腸癌に対する標準的治療として確立されている 5-フルオロウラシル (5-FU) + ロイコボリン (LV) 療法が推奨される．

❷ 悪性リンパ腫に対する薬物療法：Lugano 国際会議分類 I〜II1 期の限局例に対しては，外科的切除後に術後化学療法を行うのが一般的である．そのレジメンは 6〜8 コース前後の CHOP (シクロホスファミド，ドキソルビシン，ビンクリスチン，プレドニゾロン) 療法が基本であるが，B 細胞性リンパ腫に対しては，抗 CD20 モノクローナル抗体リツキシマブを併用する R-CHOP 療法が標準的治療となっている．一方，多発例や病変が広範囲に及ぶ例のうち，I〜II1 期の濾胞性リンパ腫 (Grade 1, 2) では慎重な経過観察 (watch and wait) が第 1 選択となる．また，MALT リンパ腫または immunoproliferative small intestinal disease (IPSID) は，*H. pylori* 除菌に準じた抗菌薬治療に反応する可能性が

ある．その他の組織型で多発・広範囲病変を有する例や，組織型にかかわらずⅡ2期以上の病期進行例に対しては，CHOP療法またはR-CHOP療法などの多剤併用化学療法が第1選択となる．

❸GISTに対する薬物療法：外科的切除が第1選択の治療法であるが，腹膜播種や肝転移のため治癒切除が不可能な場合および再発例に対しては，チロシンキナーゼ阻害薬であるイマチニブの投与が行われる．

❹カルチノイドに対する薬物療法：リンパ節郭清を伴う小腸癌に準じた外科的切除が原則であるが，転移例や非切除例にはサンドスタチンの投与や化学療法が行われる．

【予後】

進行例での発見が多く，一般的に予後不良である．悪性リンパ腫とGISTは胃原発例よりも予後不良である．

回虫症，鉤虫症，蟯虫症
ascariasis, hookworm disease, enterobiasis

金澤　保　産業医科大学教授・免疫学・寄生虫学

【概念】

回虫，鉤虫，蟯虫の感染で起こる疾患である．これらの寄生虫はいずれも消化管寄生性であり，回虫は小腸に，鉤虫は十二指腸から小腸上部に，蟯虫は盲腸に寄生する．1950年代までは国内に多くの感染者がみられたが，その後，衛生状態の改善などにより感染者数は激減し現在に至っている．特に回虫症と鉤虫症を国内でみることはほとんどない．しかしながら，海外渡航者の増加などにも関連し患者数が微増していると思われる．

【頻度】

回虫症と鉤虫症にかかわる統計がないため正確な数字は不明である．筆者の約30年間の経験では，国内感染と推定される回虫症を5例，鉤虫症にいたっては約20年前に数例経験した程度である．蟯虫症については約0.5％の感染率が報告されている（東京都予防医学協会年報，2008年）．この多くは小児である．

【症状・病態】

少数寄生では無症状で経過する場合が少なくない．しかしながら，回虫は体長が20～30 cmと長いため，たとえ1虫のみの寄生でも腸閉塞を起こすことがある．また，異所寄生により奇異な症状がみられることがある．鉤虫は小腸粘膜に吸着し吸血するため主症状は鉄欠乏性貧血である．蟯虫は夜間肛門周囲に這い出し産卵する．その際に患児は肛門周囲に違和感を自覚するため不眠になることがある．

【診断のポイント】

回虫症と鉤虫症は糞便中に虫卵が排泄されるため糞便検査で容易に診断を下すことができる．ただし，虫卵検査法にはいろいろな方法があり，検査をオーダーする際にそれぞれの方法の特性を理解しておく必要がある．直接塗抹法は簡便であるものの虫卵の検出効率が低く，検出できるとすれば回虫卵のみである．そのため本法で陰性であるからといって寄生虫感染を否定することはできない．必ず集卵法を用いて虫卵検査を実施すべきである．

蟯虫症は肛門周囲に産卵された虫卵をセロハンテープに付着させて検出するピンテープ法で診断する．1回のピンテープ法では見逃される例が少なくないため，複数回実施することが望ましい．

治療方針

以下の駆虫薬を内服させ治療する．

> **処方例**
>
> コンバントリン錠（100 mg）　10 mg/kg，最大 500 mg まで　1 回　頓服

【合併症・続発症】

　回虫は本来の寄生部位である小腸ではなく胆管に迷入することがあり，胆管炎，胆嚢炎，膵炎の原因となる．蟯虫は虫垂に迷入し虫垂炎を引き起こすことが知られている．

【患者説明のポイント】

　「寄生虫が体の中にいる」というだけで強い精神的ストレスを受ける人が多い．患者には簡単に治療できる疾患であることをよく説明し，治療（駆虫）後，約 1 か月目に受診させ再度検査し虫卵陰性であることを確認する．蟯虫は感染力が強いため再感染が容易にみられる．以下に記す生活指導が大切である．

【経過観察・生活指導】

　回虫症や鉤虫症ではいつどこで感染したか不明な場合が多い．もし人糞を利用した有機農法が行われている農園から採取された野菜などを食しているとしたならば，これが感染源である可能性が高い．また同じ食材を食している家族は感染している可能性が高いので虫卵検査を受けるようすすめるべきである．先に述べたように蟯虫症は感染力が強いため再感染がしばしば起こる．小児が何度も再感染するため蟯虫に対し異常に神経質になる母親を時にみかけることもある．手洗い，爪を切るなどの生活上の基本習慣は当然として，必ず周囲に感染源があるはずなので，家族内治療，幼稚園や保育園で共に遊ぶ小児たちの治療が適切に行われているか否かを確認するようアドバイスする．

【医療スタッフへの指示】

　回虫症と鉤虫症はヒトからヒトへ感染することはない．蟯虫症は患者の手指や衣類に虫卵が付着している可能性が高いので，これらに触れる機会がある場合，手洗いを丁寧に行うことで感染を防ぐことができる．

条虫症（腸管寄生条虫症）

tapeworm infection

金澤　保　産業医科大学教授・免疫学・寄生虫学

【概念】

　腸管寄生条虫症の原因となる寄生虫は一般にサナダムシと呼ばれている．条虫にはヒトの臓器に寄生する種と消化管に寄生する種とがあり，後者の感染で起こる腸管寄生条虫症は前者に比べ診断・治療が容易である．サケやマスの刺身から感染する広節裂頭条虫症（日本海裂頭条虫症），牛肉から感染する無鉤条虫症，豚肉から感染する有鉤条虫症などがある．

【頻度】

　国内で遭遇する頻度が最も高いのは広節裂頭条虫症（日本海裂頭条虫症）である．筆者は 1〜2 年に 1 例ほどの頻度で相談を受ける．統計がないため正確なことは述べられないが，全国で年間数 100 例の発生があると思われる．他方，無鉤条虫症と有鉤条虫症は国内で感染する機会はほとんどなく，海外で感染した症例とみなしてよい．全国で無鉤条虫症が年間 10 例前後，有鉤条虫症はもっと少なく数例程度の発生であろう．

【症状・病態】

　糞便中に片節と呼ばれる虫体の一部が排泄されることで感染に気づく例がほとんどである．広節裂頭条虫症（日本海裂頭条虫症）では数 10 cm から時には数 m の長さの片節が排泄される，あるいは肛門から懸垂するため患者の驚きや不安は想像に難くな

い．その他，腹痛や下痢などがみられることがある．

【問診で尋ねるべきこと】

広節裂頭条虫症（日本海裂頭条虫症）では感染源となるサケやマスの生食について，無鉤条虫症と有鉤条虫症では海外渡航歴の有無に加え感染源となるウシやブタの肉を加熱不十分な状態で摂取したかを尋ねる．

【診断のポイント】

患者が虫体を持参したならば形態から種の同定が可能である．近くの大学や研究機関の寄生虫専門家に依頼すれば快く引き受けてくれるはずである．患者が虫体を持参しない場合でも話からある程度種の見当をつけることができる．数10 cm以上の長さの乳白色の紐状の物体が排泄されたならば広節裂頭条虫であり，2 cm前後の短冊状の物体が排泄されたのであれば無鉤条虫か有鉤条虫である可能性が高い．広節裂頭条虫が疑われるならば集卵法で検便を試みるべきであるが，長い片節が排泄された直後では虫卵が検出できないこともある．一方，無鉤条虫と有鉤条虫は糞便から虫卵を検出することはない．

治療方針

処方例

ビルトリシド錠（600 mg）　20 mg/kg
1回頓用

約2時間後に塩類下剤と多量の水を服用させる．便意を催してきてもできるだけ排便を我慢させ，その後，腹圧をかけて一気に排便させることが駆虫を成功させるコツである．

本薬剤は条虫症に対し保険外適用である．

有鉤条虫症の場合，次に記す理由により，胃ゾンデを小腸上部にまで入れ，ガストログラフィンや微温湯による駆虫が推奨される．詳細は大学や研究所の寄生虫学専門家に尋ねること．

駆虫後，排泄された虫体を観察し，頭節を確認できれば治療成功である．しかし虫体がいくつかに切れて排泄されることがあり，頭節の確認が容易でない場合も少なくない．このような例では，排泄物を篩にかけ頭節を確認する作業（濾便）が必要となる．しかし濾便はなかなか辛い作業であり，慣れない場合には見落とすこともある．濾便を行わずとも上記の治療で失敗することはまずない．

【合併症・続発症】

有鉤条虫症の場合，有鉤嚢虫症（嚢虫と呼ばれる幼虫が筋肉や中枢神経に寄生する）が合併している可能性がある．皮下腫瘤の有無，頭部CTで脳内に嚢胞状の異常影の有無を確認したい．有鉤条虫症の治療の際，腸管の中で虫体が破壊されると有鉤嚢虫症を続発することがあるといわれており，先に記したような虫体に対し侵襲性の少ない治療法が推奨される．

【患者説明のポイント】

頭節の排泄が確認できない場合は再発の可能性があることを一応説明しておく．頭節が残存していれば1～2か月後に虫体の一部が再び排泄されるようになる．

【経過観察・生活指導】

再感染を防止するため，これらの条虫の感染源について患者に説明しておくことが必要である．同じ食事をした家族にも感染がみられた例がある．

糞線虫症

strongyloidiasis

金澤 保　産業医科大学教授・免疫学・寄生虫学

【概念】

糞線虫 *Strongyloides stercoralis* の寄生によって起こる疾患である．かつて南西諸島や九州南部が流行地であったが，現在では新たな感染者の発生はないと考えられる．糞線虫は小腸粘膜内に寄生し，感染者の多くは無症状で経過する．しかしながら，免疫力が低下している，あるいは栄養状態が不良な患者では全身の組織に本虫の寄生がみられることがある．この病態を全身性播種性糞線虫症という．

【頻度】

1950年代ごろまで沖縄県，奄美地方などに居住していた人の中にはたとえ無症状であっても感染している人が少なくない．

【症状・病態】

健常者では無症状で経過する例が多く，かぜなど一時的に体力が低下したときなどに下痢や便秘がみられる程度である．軽度の好酸球数の増加を認めることもある．問題となるのは全身性播種性糞線虫症である．肺炎，脳炎など多彩な全身症状を呈し多臓器不全に至る．早期に適切な治療がなされなければ高率に死亡する．

【問診で尋ねるべきこと】

居住歴と海外渡航の有無(特に第二次大戦中に東南アジアに従軍した経験があるか)について尋ねる．

【診断のポイント】

糞便中に線虫が検出されたならば本疾患を第1に考える．研究機関に依頼すれば種を同定してくれる．体力の低下した患者の糞便，尿，喀痰，唾液，涙などに線虫を認めたならば全身性播種性糞線虫症を考えねばならない．臨床検体中から糞線虫を検出する最も簡便な方法として普通寒天平板培地法がある．奄美地方や沖縄県に居住歴のある高齢者に対し化学療法を行う際には，検査技師に体長1mm前後の線虫が観察されるか否か注意して検査するよう予め告げておくことが早期診断のポイントとなる．

治療方針

薬物療法を行う．

処方例

ストロメクトール錠(3 mg)
200μg/kg　食前1時間に服用，2週間後に同量を再度服用
全身性播種性糞線虫症では4回以上の投与が必要

【医療スタッフへの指示】

患者から検出された線虫はヒトに感染力を有していることがある．全身性播種性糞線虫症では糞便，尿，唾液などの処理や患者の衣類の取り扱いに注意する．

ランブル鞭毛虫症(ジアルジア症)，その他の原虫症

lambliasis (giardiasis) with other protozoan diseases

所　正治　金沢大学講師・医薬保健研究域医学系寄生虫感染症制御学

【概念】

十二指腸を含む小腸における原虫症には，腸管上皮細胞表面に寄生するランブル鞭毛虫(ジアルジア)と，細胞内に侵入・寄生するクリプトスポリジウムやイソスポーラ，サイクロスポーラによるものがあり，ランブル鞭毛虫症(ジアルジア症)，クリプトスポリジウム症は感染症法5類届出疾患

に，またクリプトスポリジウム症とイソスポーラ症は AIDS 診断の指標疾患に指定されている．いずれの原虫症も発展途上国からの帰国者下痢症として重要だが，国内感染も少なくない．

原虫性下痢症は他の感染性下痢症と比較すると亜急性から慢性の経過をとる．通常の抗菌薬は効果を示さないものの未治療でも自然治癒するため，感冒性腸炎などとして未診断のまま放置されることが多い．しかし，これらの原虫症が直接接触や水を介した集団感染・日和見感染の原因となること，そして効果的な治療薬が使用可能な事実を考慮すると，下痢症の鑑別診断として念頭に置くべき感染症である．

【症状】

上記すべての原虫症で，水様性下痢，腹痛，悪心・嘔吐，倦怠感をみる．発熱は時にみられるが高熱となることは少なく，血便は認めない．いずれも免疫が正常であれば自然治癒をみるが，免疫不全状態(先天性免疫不全，AIDS，移植手術後，抗癌薬治療時など)では再発を繰り返し，時に死の転帰をとりうる．クリプトスポリジウム症では，胆管・胆嚢炎，気管支炎・肺炎の合併が，またランブル鞭毛虫症(ジアルジア症)では胆管・胆嚢炎を合併することがある．このような原虫症の慢性化・劇症化が認められる場合には患者の免疫状態の評価が必要である．

【診断のポイント】

いずれの原虫症についても血清診断は通常実施されていない．クリプトスポリジウム，ジアルジアについては便中抗原検出のためのキットが発売されているが診断薬としては未承認．糞便の顕微鏡的検査による栄養型虫体もしくは嚢子・オーシストの検出が有効．

治療法

対症療法(脱水補正)を基本とし，以下の薬剤を使用する．

❶ランブル鞭毛虫症(ジアルジア症)

処方例

1) フラジール内服錠(メトロニダゾール)(250 mg) 3錠 分3 5〜10日間
2) エスカゾール錠(アルベンダゾール)(200 mg) 2錠 分2 5〜10日間
3) ヒューマチン錠*(パロモマイシン)(250 mg) 8錠 分4 7日間

❷クリプトスポリジウム症

処方例

1) アリニア*(ニタゾキサニド)(20 mg/mL) 1〜2 g/日 分2 3〜14日間
2) ジスロマック(アジスロマイシン)(250 mg) 2錠 分1 3〜14日間
3) ヒューマチン錠*(パロモマイシン)(250 mg) 6〜9錠 分3 5〜14日間

❸サイクロスポーラ症，イソスポーラ症

処方例

バクタ錠(スルファメトキサゾール400 mg，トリメトプリム80 mg) 8錠 分4 10日間

【患者・医療スタッフへの注意】

特にクリプトスポリジウムが同定された場合には，患者の便・下着および汚染機材などはすべて感染性材料として取り扱い，煮沸，可能であればオートクレーブ処理が望ましい．

免疫不全に合併するクリプトスポリジウム症に有効な治療薬は存在せず，原疾患の治療が重要である．

---

* 熱帯病治療薬研究班扱い．

盲環型　　　　　　　　盲嚢型　　　　　　　　盲管型

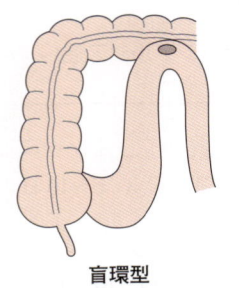

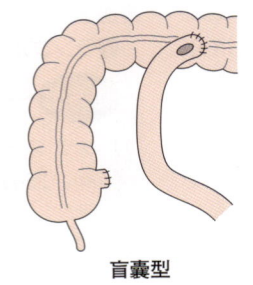

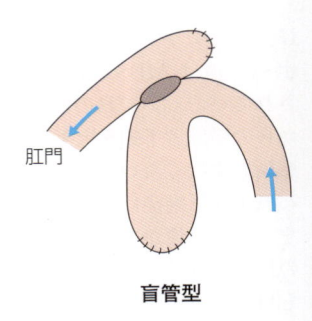

図 9-7　盲係蹄症候群の病型分類

盲係蹄症候群
blind loop syndrome

砂田圭二郎　自治医科大学講師・光学医療センター
山本博徳　自治医科大学教授・光学医療センター

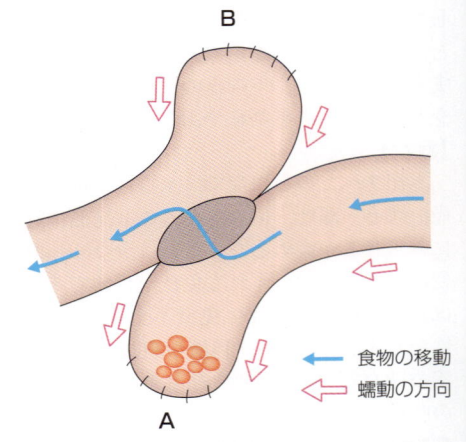

図 9-8　盲係蹄症候群の self-filling type (A) と self-emptying type (B)

← 食物の移動
← 蠕動の方向

【概念】
狭義には，外科手術後に盲係蹄(blind loop)や盲嚢(blind pouch)が存在し，腸内容物の停滞により腸内細菌叢が異常増殖(bacterial overgrowth)し，下痢，貧血，消化吸収不良を起こす病態である．広義には，外科手術後のみならず狭窄や腸蠕動運動低下などにより引き起こされる腸内細菌叢異常増殖症候群(bacterial overgrowth syndrome)の同義語として用いられている．

【疾患分類】
外科手術後の盲係蹄症候群には，①短絡吻合による盲環型，②端側吻合で形成された盲嚢型，③側々吻合より形成された盲管型に分類される(図 9-7)．また蠕動運動の方向から，腸内容物が自然に貯留する self-filling type と，空になる self-emptying type に分けられる(図 9-8)．

【症状・病態】
下痢，貧血，腹部膨満感，栄養障害などが主な症状である．本症の貧血はビタミン B_{12} 欠乏に起因する大球性貧血と消化管出血による鉄欠乏性貧血を呈する場合がある．消化管出血は，慢性持続的な場合が多いが，時に間欠的な大量出血をきたすこともある．近年，ダブルバルーン内視鏡による盲係蹄内の観察により，多発潰瘍性病変が存在している症例が報告されている．また，腸内容物が停滞することにより腸内細菌が著しく増殖し，抱合型胆汁酸の脱抱合を起こさせ，脂肪のミセル化が障害されて脂肪吸収を妨げ下痢となる．さらに細菌自体による糖質，蛋白質などの栄養素の消費も栄養障害につながり，体重減少，浮腫などを呈する．

【問診で尋ねるべきこと】

　消化管の腹部手術歴を詳細に聴取することが大切である．できれば手術記録を入手して盲係蹄や盲嚢の存在を確認する．また狭窄を引き起こす疾患を念頭に置き，腹部外傷歴，肺結核の既往，服薬歴（NSAIDs）などを尋ねる．蠕動低下も原因となりうるため普段の排便状況を確認し，糖尿病や甲状腺疾患，膠原病などの治療歴を尋ねる．

【必要な検査と所見の読み方】

　腹部X線検査では，小腸の異常ガス像を認めることがある．腹部CTは，低侵襲で多くの情報を得ることができる．腸管の拡張や狭窄や壁肥厚，腸内容のうっ滞などが確認できる．バリウムによる小腸X線検査も行われ，腸管の拡張やKerckring皺襞の粗大化などがみられるが，盲係蹄内を選択的に造影することは技術的に難しい．粘膜障害からの漏出が疑われる場合，蛋白漏出シンチグラフィも有用である．呼気中水素ガス濃度分析も試みられているが感度は40％程度で，一般的には普及していない．

【診断のポイント】

　消化管の手術歴の有無，腸蠕動低下を起こす基礎疾患の有無，CT所見，臨床症状などで総合的に判断する．外科手術後の盲係蹄症候群の場合，バルーン内視鏡で粘膜障害を確認できれば確実である．

治療方針

　外科的治療法としては，側々吻合を再手術によって端々吻合に置換し，盲嚢を取り除く方法がある．また，輸入脚などで不要に長い盲管が存在する場合は，盲管を短縮する方法がある．内科的治療法としては，盲嚢や盲管内，また狭窄や蠕動障害によりうっ滞した腸管内に異常に増殖した細菌を正常に近い状態に戻すため，間欠的な抗菌薬の投与が試みられている．probioticsも有用とされている．また，栄養状態の是正のため成分栄養や半消化態栄養の投与も考慮する．

処方例

1) フラジール内服錠（250 mg）*　500〜750 mg／日　7〜10日　1か月〜数か月ごと
2) ラックビー微粒N　3 g／日
3) エレンタール（80 g）　2パック／日

* 抗菌薬の効果は数か月に及ぶこともあり症例に応じて投与間隔を検討する．
* 抗菌薬の持続投与が必要な場合は耐性菌出現の回避のため，アモキシシリン，ドキシサイクリン，シプロフロキサシン，クロラムフェニコールなどの抗菌薬の循環使用もすすめられている．

短腸症候群
short bowel syndrome

河南智晴　神戸市立医療センター中央市民病院消化器内科医長

【概念】

　短腸症候群とは，何らかの原因により小腸が広範に切除されたことにより，水分や各種栄養素などの吸収面積が絶対的に不足することによって生じた消化・吸収不良に伴う症候群である．

【頻度】

　短腸症候群の正確な頻度は不明であるが，現在，わが国で在宅中心静脈栄養療法を行っている患者は約2,000人程度とされており，短腸症候群患者は，これよりさらに多いと思われる．

【病因】

　先天的もしくは後天的な小腸の障害のために，外科的に小腸広範切除を受けたこと

表 9-1　短腸症候群の主な原因疾患

〔新生児・小児〕	
先天性	先天性腸閉鎖症
	中腸軸捻転
後天性	壊死性腸炎
	腸重積症
〔成人〕	
循環障害	上腸間膜動脈血栓症
	上腸間膜静脈血栓症
	非閉塞性腸間膜動脈梗塞
	(NOMI)
	絞扼性イレウス
外傷	広汎・多発小腸穿孔，挫滅
炎症性腸疾患	Crohn 病
	腸管 Behçet 病
	非特異性多発性小腸潰瘍
悪性腫瘍	小腸癌 (原発性，転移性)
	悪性リンパ腫
	GIST
放射線障害	放射線治療後
	放射線被曝

によって生じる．「広範」切除についての明確な定義はないが，一般的に難治性の短腸症候群としての症候を生じてくるのは，残存小腸が約 0.5～2 m，もしくは全小腸の 1/2～1/3 程度と思われる．

大量切除の原因としては，新生児・小児では先天性の小腸奇形，壊死性腸炎，成人では血栓症などによる循環不全，外傷，Crohn 病，悪性疾患，放射線性腸炎などが多いとされている (表 9-1)．

【症状・病態】

小腸の主な生理学的機能としては，各種栄養素の消化・吸収機能，水・電解質の代謝機能，人体最大のリンパ装置としての免疫機能などが挙げられる．特に，各種栄養素は主として消化・吸収される小腸の部位が決まっており，さらに小腸広範切除後，時間の経過とともに残存小腸に代替・適応現象がみられる．このため，大量切除された小腸の部位や長さ，さらに術後の時間経過により，短腸症候群の病態・症状も異なってくる (表 9-2)．

【問診で尋ねるべきこと】

患者からは，小腸切除の手術歴と，その後の下痢，腹痛などの症状とその経過や，体重変化などの栄養状態の推移，小児例では成長曲線を含めた身体発達の経過について聴取する．

前述のように，短腸症候群の症状・病態は，手術に至った原因疾患，切除された小腸の部位，残存腸管の長さ，手術からの期間によって異なってくる．このため，術前診断や手術の状況についてのできる限り詳細な情報が必要である．

【必要な検査】

❶残存小腸の評価 (画像診断)：残存小腸の長さや，通過状態の評価には経口もしくは有管法による小腸造影検査が有用である．また，バルーン式小腸内視鏡検査やカプセル内視鏡検査 (保険適用外) は残存小腸の絨毛の状態や炎症の有無などの評価に有用である．小児などでこれらの検査が困難な場合，マルチスライス CT 検査による冠状断の再構築画像でも，ある程度の小腸の評価が可能である．

❷栄養状態の評価：身長，体重や皮下脂肪厚などの栄養状態はもちろん，血液検査にて血算 (貧血の有無，リンパ球数)，総蛋白，アルブミン，rapid turnover protein (RTP)，トランスフェリン，総コレステロール，中性脂肪，ガンマグロブリン，Fe, Ca, P, Zn, Se などの各種微量元素やビタミン類などの経時的な測定が必要である．

❸消化・吸収試験：残存する小腸の範囲の決定や，消化・吸収機能の評価には，D-キシロース吸収試験やビタミン B_{12} 吸収試験などが行われることがある．これらの試験には放射性同位元素を用いる必要があり，最近はあまり施行されない傾向にある．近年，非放射性同位元素 ^{13}C を用いた呼気試験法による脂肪吸収試験などが行われるようになってきた．

表 9-2 小腸広範切除後の臨床経過分類

病期	臨床経過分類		期間	病態
Ⅰ期	術直後期(immediate post-operative period)	a. 腸麻痺期 (paralytic ileus)	術直後 2～7 日間	腸管の麻痺
		b. 腸蠕動亢進期 (intestinal hurry)	術後 3～4 週間	頻回(10～20 回/日)の下痢 水・電解質不均衡 低蛋白血症,易感染性
Ⅱ期	回復適応期 (recovery and adaptation period)		術後数～12 か月	代償機能の働きはじめる時期 下痢の減少(2～3 回/日) 消化・吸収障害による低栄養
Ⅲ期	安定期(stabilized period)		Ⅱ期以降数年	残存小腸の能力に応じた代謝レベル

表 9-3 短腸症候群の病期,残存小腸長に応じた栄養療法の選択

病期	投与熱量 (kcal/kg/日)	残存小腸(cm)			
		0	～30	30～70	70～
Ⅰ期	40～50	TPN[*1]	TPN	TPN	TPN
Ⅱ期	30～40	TPN (在宅 TPN)	TPN ED[*2] (在宅 TPN) (在宅 ED)	ED LRD[*3] (在宅 ED) (在宅 LRD)	ED LRD 普通食
Ⅲ期	30～50	在宅 TPN	普通食 在宅 ED 在宅 LRD	普通食 在宅 ED 在宅 LRD	普通食

[*1] TPN:total parenteral nutrition(中心静脈栄養), [*2] ED:elemental diet(成分栄養剤), [*3] LRD:low residue diet(半消化態栄養剤).

【診断のポイント】

小腸の手術歴と,その後の臨床症状の推移が重要である.患者からの問診のみでは十分な情報が得られない場合,手術施行施設への医療情報の照会も重要である.

【鑑別診断】

術後の消化管瘻や盲係蹄(blind loop)などによる吸収障害を鑑別する必要があり,適宜必要な画像診断を行う.

治療方針

治療の基本は,消化・吸収の障害されている栄養素の補充と,下痢に伴う水・電解質バランスの維持,排便,腹痛などの臨床症状のコントロールである.

❶食事療法:短腸症候群では通常の経口摂取のみでは栄養状態の維持は困難であるが,残存小腸粘膜の萎縮を予防し機能を維持するため,可能な限り経口摂取は継続する.食事内容は,腸管安静を保つため,低脂肪(20～30 g/日以下),低残渣食とする.グルタミン投与(GFO)が有用な場合もある.

❷栄養療法:栄養摂取は,病期と残存小腸長に応じて行う(表 9-3).経腸栄養剤は経口摂取でも経管投与でも,患者が受け入れ可能な方法を用いる.成分栄養剤(エレンタール)が望ましいが,半消化態栄養剤などで対応可能であれば用いてもよい.残存小腸が 1 m 以下では経腸栄養剤でも

十分な栄養補充や栄養剤による下痢の管理が困難となってくる．0.5m以下では，在宅高カロリー輸液を要することが多い．また，不足したミネラル，ビタミン類は，適宜内服薬，注射薬，サプリメントなどで補充する．

❸水・電解質バランスの維持：普段から経口電解質溶液(市販のスポーツドリンクなどで可)による十分な摂取を指導する．発汗の多い季節や，スポーツや疾患による発熱，下痢などにより喪失が増大した場合には，適宜経口電解質製剤や末梢点滴，中心静脈路からの補充などを考慮する．

❹症状のコントロール：下痢，腹痛のコントロールには抗コリン薬を用いる．下痢は難治性であることが多く，塩酸ロペラミドや，リン酸コデインなどのオピオイドの併用を要する場合もある．小腸大量切除に伴ってセクレチン分泌低下による相対的高ガストリン血症が生じ，胃酸の過剰分泌がみられるため，酸分泌抑制薬も併用する．

処方例

〔食事療法〕
1) GFO(15 g)＊　3包　分3　朝・昼・夕

〔栄養療法〕
1) エレンタール(80 g)　6包　分1　就寝中・経管投与

〔電解質補充〕
1) ソリタT顆粒2号(4 g)　3包　分3　朝・昼・夕
2) オーエスワン(500 mL)＊　2本　分2（適宜）

〔止瀉・鎮痛〕
1) ブスコパン錠(10 mg)　3錠　分3　朝・昼・夕
2) ロペミンカプセル(1 mg)　1～2カプセル　分1～2　朝・夕
3) アヘンチンキ(1w/v％)　1.5 mL　分3　朝・昼・夕

＊GFO，オーエスワン：医薬品ではなく，栄養補助食品，個別評価型病者用食品である．

【合併症・続発症】

胆汁うっ滞性肝障害，胆石症，膵外分泌機能低下，腎結石，貧血，低栄養，成長障害，易感染性，各種ビタミン，ミネラル欠乏症状など，種々の合併症をきたしうるため，継続的な全身フォローアップが必要である．

表9-4　身体障害者認定「小腸の機能障害」認定基準

1級に該当するもの 　残っている小腸(空・回腸)の長さが75 cm未満(乳幼児期は30 cm未満)か，永続的に小腸機能の大部分を喪失しているもので，同時に，推定必要エネルギー量の60％以上を常時中心静脈栄養法で補う必要があるもの
3級に該当するもの 　残っている小腸(空・回腸)の長さが75 cm以上150 cm未満(乳幼児期は30 cm以上75 cm未満)か，永続的に小腸機能の一部を喪失しているもので，同時に，推定必要エネルギー量の30％以上を常時中心静脈栄養法で補う必要があるもの
4級に該当するもの 　永続的に小腸機能の著しい低下があり，同時に，通常の食事など(経口による栄養摂取)では体重を維持できない(成人の場合は最近3か月間で体重が10％以上減少する，15歳以下の場合は身長と体重の増加がみられない)ため，6か月の観察期間中に合計4週間程度中心静脈栄養法か経腸栄養法で補う必要があるもの

〔障害者福祉研究会(監)：新訂身体障害者認定基準及び認定要領─解釈と運用，中央法規出版，2005より抜粋〕

【予後】

　正確な統計はないが，成分栄養療法や在宅高カロリー輸液などの栄養管理技術の進歩により，予後は改善しつつある．しかし，小腸大量切除後3年および5年後の生存率は各々88%，78%という報告もある．残存小腸0.5 m未満の症例では特に予後不良とされる．

【患者説明のポイント，医療スタッフへの指示】

　疾患の生命予後に改善がみられるとはいえ，患者のQOLの低下は著しいことが多い．就学，就労などの社会参加が困難な場合も多く，心理療法士や医療社会福祉士（MSW）などによる援助も重要である．身体障害者認定が受けられる場合があるので，検討をすすめる（表9-4）．

吸収不良症候群

malabsorption syndrome

佐藤伸悟　　防衛医科大学校内科
三浦総一郎　防衛医科大学校教授・内科

【概念】

　糖質，蛋白質，脂質，ビタミン，電解質，水などの単一または複数の栄養素の消化管における消化または吸収障害により引き起こされる臨床症状を呈する一連の疾患を指す．

【疾患分類】

　吸収不良症候群は発症機序からみて，管腔内消化障害，腸粘膜吸収障害と輸送経路障害に大きく分けることができる．管腔内消化障害をきたす病態には慢性膵炎や膵切除後の消化酵素分泌低下や，胃全摘後再建において食物と消化液の混和が不十分となる場合，あるいは腸内細菌の異常繁殖が挙げられる．腸粘膜吸収障害をきたす疾患としては小腸切除による短腸症候群のほか，小腸の実効吸収面積の減少をもたらすCrohn病やアミロイドーシス，悪性リンパ腫，セリアック病，Whipple病，刷子縁膜異常による乳糖不耐症などが挙げられる．輸送経路障害は主にリンパ管拡張症などリンパ管の形態異常による脂質の吸収障害が挙げられる．

【症状】

　体重減少，貧血，浮腫などが主症状であるが，ビタミン不足による出血傾向，テタニー，末梢神経障害，皮膚炎，口角炎など多彩な症状をきたす．ただし自覚症状に乏しい場合も多く，栄養失調症や日和見感染症を発症して初めて医療機関を受診するケースも多い．

【診断のポイント】

　厚生省特定疾患吸収障害調査研究班で提唱された基準に基づき，①症状：下痢，脂肪便，体重減少，るいそう，貧血，無力倦怠感，腹部膨満，浮腫など，②栄養状態の評価：血清蛋白濃度6.0 g/dL以下あるいは血清総コレステロール120 mg/dL以下，③消化吸収試験：ⓐ糞便中脂肪のSudan Ⅲ染色および化学的定量（van de Kamer法），ⓑ D-キシロース吸収試験，ⓒビタミンB_{12}吸収（Schilling）試験，ⓓ胆汁酸負荷試験，膵外分泌機能（PFD）試験など，を組み合わせる．

　また近年，カプセル内視鏡やバルーン付き小腸内視鏡の普及により直接小腸病変を診断できる機会が増えた．

治療方針

　まず栄養状態の評価を行い，さらに消化吸収障害の程度と病態を推定し，病態に応じた対症的・根本的治療を行う．原疾患に応じた治療を優先するが，下痢や低栄養に対する対症的薬物療法や食事療法も重要な位置を占める．例えば，膵消化酵素分泌低下に対しては消化酵素製剤による大量補充療法を行う．腸粘膜消化吸収障害をきたす

乳糖不耐症，セリアック病ではそれぞれ乳糖制限，グルテン制限を行うことで症状が改善する．

食事療法は総じて高エネルギー，高蛋白，高ビタミン食が基本となる．しかし，不応性の場合，種々のレベルに吸収しやすくした経腸栄養剤を使用する．脂肪性の下痢には，長鎖脂肪酸(LCT)を制限し中鎖脂肪酸(MCT)を添加した栄養剤を使用するとよい．消化吸収障害が著しい場合，窒素源がアミノ酸混合物で脂肪が少ない成分栄養剤を用い，中等度の場合，蛋白が半消化態で脂肪が10〜15%と比較的多く含まれている半消化態栄養剤を用いる．著しい栄養障害がある場合(糞便脂肪量10 g/日以上)や腸管の大量切除後(残存小腸1 m以内)では，完全静脈栄養に頼らざるをえない．しかし，その場合でも感染への抵抗力増加を目的として少量でも経腸栄養を併用することが望ましい．

治療法

❶総合消化酵素剤

処方例

1) パンクレアチン　3 g　分3　食直後
   (無効時は増量)
2) ベリチーム顆粒　3 g　分3　食直後
   (無効時は増量)
3) セブンイー・Pカプセル　3カプセル　分3　食直後

❷成分経腸栄養剤(elemental diet：ED)

処方例

エレンタール(80 g)
標準量の約1/8(60〜80 g)を所定濃度の約1/2(0.5 kcal/mL)で投与開始とする．鼻腔ゾンデや胃瘻，または腸瘻から経管投与する場合は24時間持続注入を行い，経口の場合は1〜数回に分割投与する．状態をみながら濃度および投与量を漸増し4〜10日を目安に標準量〔320〜640 g (1,200〜2,400 kcal) 1 kcal/mL〕とする．長期投与では必須脂肪酸の補給を考慮する(大豆油脂剤「イントラファット注10%」200 mLを週に1〜2回経静脈投与など)．また，セレン欠乏症として心機能低下，爪白色変化，筋力低下が報告されているが，その他のビタミン，電解質，微量元素についても不足に注意する．

❸半消化態栄養剤

処方例

ラコール(400 mL)
標準量の約1/3(400 mL)を所定濃度の約1/2(0.5 kcal/mL程度)で投与開始とする．鼻腔ゾンデや胃瘻，または腸瘻から経管投与する場合は12〜24時間かけて投与し，経口の場合は1〜数回に分割投与する．状態に注意しながら増量し3〜7日を目安に標準量〔1,200〜2,000 mL (1,200〜2,000 kcal) 1 kcal/mL〕とする．水分バランスを失いやすいため，脱水傾向の認められる患者には水分の補給に留意し慎重に投与する．経管投与では閉塞を防止するため分割投与の終了ごと，あるいは持続的投与の数時間ごとに少量の水でチューブをフラッシュする必要がある．

❹完全静脈栄養(total intravenous nutrition)

処方例

高カロリー輸液用—糖・電解質・アミノ酸・総合ビタミン液：ネオパレン
ネオパレン1号輸液2パック(1,120 kcal)から開始し，数日をかけて2号輸液2パック(1,640 kcal)へ切り替える．また，

高カロリー輸液中に微量元素製剤(エレメンミック注2mL)を1日1A混注する．また，必須脂肪酸の補充を目的に静注用脂肪乳剤(イントラリポス輸液10%または20%)を週2～3回，脂肪をエネルギー源に見込む場合は連日静脈投与する．

【予後】

原疾患のコントロール，悪性腫瘍の合併，重篤な日和見感染症の有無が重要な予後因子となる．また，食事療法の効果判定には身体計測，生化学的検査，筋力測定，骨塩定量による栄養アセスメントを行う．身体計測では上腕三頭筋の伸展側で計測する脂肪厚，筋肉蛋白量を反映する上腕筋囲の計測を行う．生化学検査では，血清総蛋白，アルブミンのほか，プレアルブミン(PA)，トランスフェリン(TF)，レチノール結合蛋白(RBP)などの血中半減期が短い蛋白が早期の効果判定項目として役立つ．細胞性免疫状態のチェックも行う．

【患者説明のポイント】

成分経腸栄養剤や半消化態栄養剤では患者のコンプライアンスが悪く中途で脱落するケースを経験する．そのため効率的な栄養摂取，ビタミン・微量元素の補充にはこれら栄養剤が必須である旨を十分に説明する．症状が軽い場合には，一般食を一部許可して経過を観察するなど患者の治療意欲を持続させる工夫に努める．

【医療スタッフへの注意】

本疾患には，多岐にわたる病態・疾患が含まれており，重症の場合には専門医への紹介と入院が必要になる．また観察時，単に栄養状態のみならず免疫力低下に伴う日和見感染症や，悪性腫瘍の合併に留意する必要がある．

セリアック病

celiac disease

仲原民夫　滋賀医科大学消化器内科
藤山佳秀　滋賀医科大学教授・消化器内科

【概念】

麦類の摂取によって，十二指腸から小腸粘膜にグルテンが作用し，グルテン不耐により生ずる慢性の吸収不良を呈する疾患である．グルテン過敏性腸炎，セリアックスプルーとも呼ばれる．グルテンに加え，環境や免疫，遺伝が関与するが明確な原因は不明である．

【頻度】

人種によって頻度が異なることが特徴である．白人に多く，有色人種(黒人，黄色人種)で少ない．白人では数100人に1人との報告もある．わが国での報告はほとんどない．

【症状・病態】

症状は多彩であるが，そのほとんどが各栄養素の吸収不良の結果により起こると考えられている．下痢，消化不良便，体重減少，低身長，貧血，浮腫などが主な症状であるが，下痢を伴わないこともある．多くの患者では自然軽快，増悪を繰り返す．発症年齢は小児～70歳代までと幅広いが，成人発症する場合が増えており，現在では新規発症例の60%が成人で，60歳を超えてから発症する例も15～20%に達する．

【検査・診断】

症状と，D-キシロース検査低値，低補体血症などから本疾患を疑われた場合は，スクリーニングとして抗トランスグルタミナーゼ抗体や抗エンドミシアル抗体，抗グリアジン抗体を測定する．さらに内視鏡による十二指腸か小腸粘膜の生検にて粘膜萎縮がみられることや，グルテン除去食にて臨床的・組織学的に改善がみられれば確定

される.

【診断のポイント】

原因不明の下痢や低栄養を認める際にはセリアック病も疑うべきである．消化管粘膜の生検像では粘膜の萎縮による平坦化とリンパ球の増加を認める．これらの所見はグルテン除去食で改善する．

【鑑別診断】

グルテン制限により改善しないものは難治性スプルーと呼ばれる．また，グルテン以外の食材にも過敏症状を呈する場合は，小腸のT細胞性リンパ腫との鑑別が必要である．

治療法

グルテン除去食がまずすすめられる．反応の乏しい難治例ではステロイド経口投与が症状緩和に有効とされている．また，重症例に対しては一定期間の経静脈栄養が必要である．

腸リンパ管拡張症
intestinal lymphangiectasia

小川敦弘　ベルランド総合病院消化器内科
藤山佳秀　滋賀医科大学教授・消化器内科

【概念】

リンパ流の障害，リンパ管圧の上昇に伴いリンパ管の著明な拡張と蛋白漏出を呈する病態である．臨床的には蛋白漏出性胃腸症を呈し，血漿蛋白，特にアルブミンが胃腸管壁から管腔内へ異常漏出する結果として低蛋白，低アルブミン血症がみられる．

腸リンパ管拡張症には原発性腸リンパ管拡張症と続発性腸リンパ管拡張症がある．

【頻度】

原発性腸リンパ管拡張症はわが国では少ない．一方，続発性腸リンパ管拡張症は，①リンパ系の形態異常（結核，膠原病，放

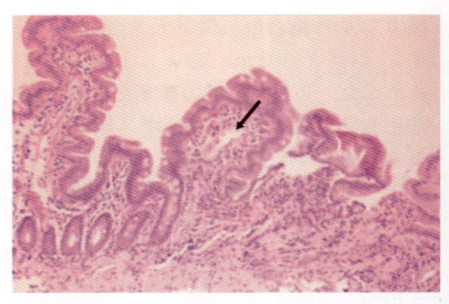

図 9-9　原発性腸リンパ管拡張症の生検組織
粘膜内リンパ管の拡張がみられる（矢印）．

射線照射後），②リンパ管周囲よりの機械的閉塞（腫瘍，後腹膜線維症），③静脈圧，門脈圧の上昇（肝硬変，ネフローゼ症候群，収縮性心外膜炎，右心不全），などが原因で起こるため決して稀な疾患ではない．

【症状】

浮腫が主症状である．顔面，四肢のみに限局する場合もある．また，リンパ系の閉塞のため四肢の浮腫が非対称的となるのが特徴である．その他，下痢，悪心・嘔吐，食欲不振など消化器症状を呈したり，乳び腹水による腹部膨満を訴えることもある．脂肪便は比較的軽度なことが多い．

【必要な検査と所見の読み方】

❶血液検査：低アルブミン血症，低γ-グロブリン血症，低カルシウム血症を認める．末梢白血球の減少よりはリンパ球数の低下が認められ，細胞性免疫能の低下を示す場合もある．

❷蛋白漏出試験：定量性の評価として$α_1$-アンチトリプシンクリアランス試験（便中，血中のアンチトリプシンを測定し評価，正常範囲 13 mL/日以下）が一般的であるが蓄便する必要がある．また，病変部位の評価として ^{99m}Tc-HAS (human serum albumin) を用いた蛋白漏出シンチグラムも行われる．

❸内視鏡検査：十二指腸，空腸の散布性白点，白色絨毛，白色小隆起，粘膜下腫瘍

様隆起，乳び様物質の粘膜付着像が認められる．病理組織像では粘膜固有層を主体としたリンパ管拡張像を呈する（図9-9）．

❹**小腸造影**：びらんや潰瘍は認めないが，Kerckring 皺襞の肥厚と分泌過多による「もうろう」像が特徴とされている．

❺**リンパ管造影**：リンパ管の拡張，蛇行，造影剤の腸管内の漏出など胸管や後腹膜リンパ管，リンパ節に異常を認めるが，現在ほとんど施行されていない．

治療方針

続発性腸リンパ管拡張症では原疾患の診断と治療が重要である．治療の原則は内科的治療となるが，腫瘍や炎症などの責任病変が明確で限局している場合は小腸部分切除など外科的治療が行われることもある．

治療法

❶**食事療法**：低脂肪食，特に長鎖脂肪酸の摂取を制限することが重要である．中鎖脂肪酸は門脈に移行しリンパ管圧の上昇を伴わないため有用とされる．経腸栄養療法として成分栄養剤（エレンタール）や半消化態栄養剤（ラコール）などが推奨される．消化管からの栄養吸収が困難である場合は脂肪乳剤（イントラリポス）を併用した経静脈栄養を行う．

❷**薬物療法**

処方例

1) 抗プラスミン薬（トランサミン 1 g/日）
2) ステロイド（プレドニン 10〜30 mg/日），リンパ流の改善や抗炎症作用
3) 利尿薬（ラシックス 20〜40 mg/日，アルダクトン A 50〜100 mg/日），対症療法
4) オクトレオチド（サンドスタチン，保険適用外）

過敏性腸症候群
irritable bowel syndrome（IBS）

福土　審　東北大学大学院教授・医学系研究科行動医学

【概念】

過敏性腸症候群（IBS）とは，通常の臨床検査では器質的疾患を欠くにもかかわらず，腹痛と便通異常が慢性に持続する状態である．

【頻度】

IBS は主要先進国の人口の約 10〜15% と高頻度であり，女性に多い．IBS は良性疾患であるが，生活の質（QOL）を障害する．このため，IBS の症状を有しかつ QOL 低下に苦痛を感じる者が病院を受診する．IBS には日常臨床でしばしば遭遇し，適切なケアを必要とする．

【症状・病態】

IBS の発生機序は不明である．しかし，症状が心理社会的ストレスによって発症・増悪する側面（心身症）をもつ．IBS の病態は，①消化管運動異常，②消化管知覚過敏，③心理的異常の3つからなる．消化管運動異常はストレスや食物摂取などの刺激に対する大腸・小腸の運動亢進である．消化管知覚過敏は，大腸にポリエチレンバッグを入れ，バロスタットという機器でその圧力を上昇させたときに，健常者より低圧で腹痛を自覚するものである．大腸を刺激したときの脳画像では健常者よりも大脳辺縁系の局所脳血流量増加が大きい．心理的異常は抑うつ，不安，身体化が多い．

IBS は感染性腸炎が回復した後に罹患することがあり，これを感染性腸炎後 IBS という．IBS の大腸粘膜には肥満細胞などの免疫賦活化状態がある．IBS には弱いながら遺伝性があり，二卵性双生児よりも一卵性双生児の罹患一致率が高い．IBS の病

表 9-5 過敏性腸症候群 (IBS) の Rome III 診断基準

- 腹痛あるいは腹部不快感が
- 最近 3 か月の中の 1 か月につき少なくとも 3 日以上を占め
- 下記の 2 項目以上の特徴を示す
    (1) 排便によって改善する
    (2) 排便頻度の変化で始まる
    (3) 便形状 (外観) の変化で始まる

*少なくとも診断の 6 か月以上以前に症状が出現し, 最近 3 か月間は基準を満たす必要がある
**腹部不快感とは, 腹痛とはいえない不愉快な感覚をさす
病態生理研究や臨床研究では, 腹痛あるいは腹部不快感が 1 週間につき少なくとも 2 日以上を占める者が対象として望ましい

(Longstreth GF, Thompson WG, Chey WD, et al : Functional bowel disorders. Gastroenterology 130 : 1480-1491, 2006 より作成)

態に関連する物質として, 5-hydroxytryptamine (5-HT, セロトニン) と corticotropin-releasing hormone (CRH) が有力視されている. これらの病態生理を一括する概念として, 中枢機能と消化管機能の関連 (脳腸相関) が重視されている.

【問診で尋ねるべきこと】

❶ **主要症状**：腹痛と便通異常 (便秘, 下痢あるいはその交替) が相互に関連し合い, 慢性の病像を呈する. 血便, 発熱, 体重減少は IBS では生じない.

❷ **消化管症状**：心窩部痛, 季肋部痛, 悪心・嘔吐, 胸やけ, 食欲不振などが多い.

❸ **消化管外身体症状**：頭痛, 頭重感, 顎関節痛, 眩暈, 動悸, 頻尿, 月経障害, 筋痛, 四肢末端の冷感, 易疲労感をきたすことがある.

❹ **心理的異常**：抑うつ感, 不安感, 緊張感, 不眠, 焦燥感, 意欲低下, 心気傾向をしばしば認める.

【必要な検査と所見の読み方】

❶ **身体所見**：触診にて下腹部, 特に左下腹部の圧痛を示す症例が多い. 腹部聴診では腸雑音の亢進が稀ならず認められる.

❷ **検査所見**：器質的疾患, 主に大腸癌と炎症性腸疾患の除外が重要である. 検査の組み合わせは症例にもよるが, 血液生化学検査, 末梢血球数, 炎症反応, 尿一般検査, 便潜血検査, 大腸造影検査もしくは大腸内視鏡検査を要する例が多い. これらの検査所見はいずれも正常である.

【診断】

通常の臨床検査では器質的疾患を欠く下部消化管症状が Rome III 診断基準を満たすことが必要である (表 9-5).

【疾患分類】

Rome III 診断基準においては, IBS を便形状 (図 9-10) のみで便秘型, 下痢型, 混合型, 分類不能型の 4 型に分類する (表 9-6, 図 9-11). 便形状だけで分類してよいのは, 排便頻度よりも便形状が消化管運動をより反映する根拠による. ただし, 4 型の分類は便宜的であり, 必ずしも永続的でないことも IBS の特徴である. ある型を長期に観察すると約 70～100% が別型に移行する報告がある.

器質的疾患を欠くが下部消化管症状が慢性に持続する疾患の 1 種である IBS の上位概念として,「器質的疾患を欠くが消化器症状が慢性に持続する疾患群」がある. これが機能性消化管障害 (functional gastrointestinal disorders : FGIDs) である. IBS は FGIDs の原型である. IBS の診断基準を満たさない下部消化管の FGIDs は機能性便秘, 機能性下痢, 機能性腹部膨満, 非特異機能性腸障害, 機能性腹痛症候

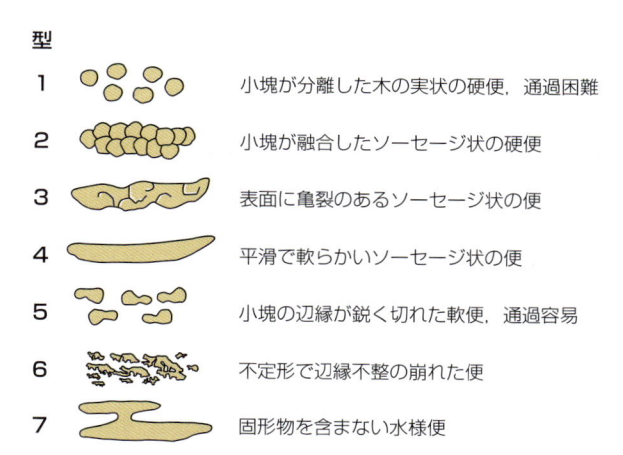

型		
1	（小塊）	小塊が分離した木の実状の硬便，通過困難
2	（連なり）	小塊が融合したソーセージ状の硬便
3	（亀裂）	表面に亀裂のあるソーセージ状の便
4	（平滑）	平滑で軟らかいソーセージ状の便
5	（軟便）	小塊の辺縁が鋭く切れた軟便，通過容易
6	（不定形）	不定形で辺縁不整の崩れた便
7	（水様）	固形物を含まない水様便

図 9-10　Bristol 便形状尺度概念図
(Drossman DA, Corazziari E, Delvaux M, et al：Rome Ⅲ：The Functional Gastrointestinal Disorders, 3rd ed. Degnon Associates, McLean, 2006 より)

表 9-6　過敏性腸症候群(IBS)の分類(Rome Ⅲ)

1. 便秘型 IBS (IBS-C)
   硬便 or 兎糞状便[1]が便形状が 25%以上，かつ，軟便 or 水様便[2]が便形状の 25%未満[3]
2. 下痢型 IBS (IBS-D)
   軟便 or 水様便[2]が便形状の 25%以上，かつ，硬便 or 兎糞状便[1]が便形状の 25%未満[3]
3. 混合型 IBS (IBS-M)
   硬便 or 兎糞状便[1]が便形状の 25%以上，かつ，軟便 or 水様便[2]が便形状の 25%以上[3]
4. 分類不能型 IBS (IBS-U)
   便形状の異常が不十分であって，IBS-C，IBS-D，IBS-Mのいずれでもない[3]

[1] Bristol 便形状尺度 1 型 2 型.
[2] Bristol 便形状尺度 6 型 7 型.
[3] 止瀉薬，下剤を用いないときの糞便で評価する.
(Longstreth GF, Thompson WG, Chey WD, et al：Functional bowel disorders. Gastroenterology 130：1480-1491, 2006 より邦訳・転載)

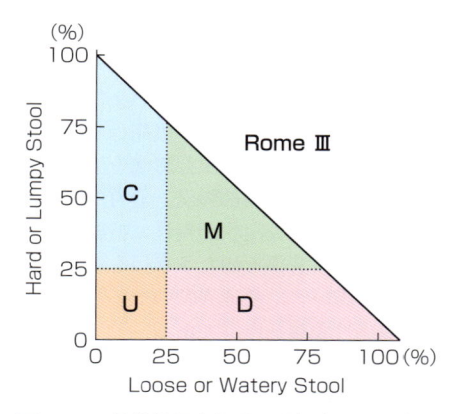

図 9-11　過敏性腸症候群の分類(Rome Ⅲ)
Rome Ⅲ 診断基準では便形状のみで便秘型(C)，下痢型(D)，混合型(M)，分類不能型(U)の 4 型を決定する．排便頻度よりも便形状が消化管運動を反映するためである．4 型の分類は便宜的であり，ある型を長期に観察すると約 70〜100%が別型に移行する．
(Longstreth GF, Thompson WG, Chey WD, et al：Functional bowel disorders. Gastroenterology 130：1480-1491, 2006 より転載)

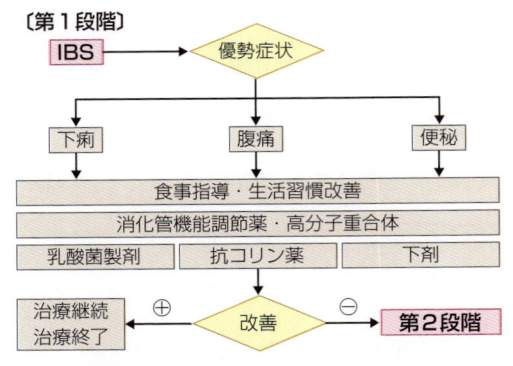

図 9-12 過敏性腸症候群（IBS）の治療ガイドライン第 1 段階

IBS の病態生理を患者が理解できる言葉で十分に説明し，納得を得る．優勢症状に基づき，食事と生活習慣改善を指導する．必要に応じて，まず高分子重合体もしくは消化管機能調節作用をもつ薬を投与する．これで改善がなければ，優勢症状に基づき，薬物を追加投与する．下痢には乳酸菌製剤を併用する．腹痛には抗コリン薬を中心に投与する．便秘には少量の下剤を投与する．アントラキノン系下剤の常用は避ける．これを薬物の用量を勘案しながら4～8週間続け，改善すれば治療継続あるいは治療終了する．改善がなければ第2段階に移る．

〔福土　審，ほか：過敏性腸症候群．小牧　元，久保千春，福土　審（編），心身症診断治療ガイドライン 2006, pp11-40，協和企画，2006 より一部改変・転載〕

群のいずれかである．簡単にいえば，腹痛のない便秘が機能性便秘，腹痛のない下痢が機能性下痢，ガスと腹部膨満を主症状とするものが機能性腹部膨満，器質的疾患を欠くが下部消化管症状が慢性に持続して他の疾患の診断基準を満たさないものが非特異機能性腸障害，便通異常のない慢性の腹痛が機能性腹痛症候群である．

【重症度分類】

IBS は，軽症が 70%，中等症が 25%，重症が 5% を占める．この順番に家庭医，総合病院，専門病院を受診する頻度が高くなり，心理的異常の重症度が高まる．

【鑑別診断】

鑑別が必要な消化器疾患として最も重要なのは大腸癌と炎症性腸疾患である．大腸癌は中年期以降に頻度が高くなる．炎症性腸疾患は典型例では鑑別が容易であるが，腹痛と下痢を主な症状とする若年者の小腸型 Crohn 病では鑑別が困難なことがあり，小腸造影・小腸内視鏡検査を要することがある．このほかに，大腸憩室炎，虚血性大腸炎，抗菌薬起因性腸炎，感染性腸炎，乳糖不耐症，microscopic colitis，慢性特発性偽性腸閉塞，colonic inertia，直腸肛門機能障害，甲状腺疾患，婦人科疾患などが挙げられる．

治療方針

脳腸相関の病態生理を調整することが治療の原則である．そのために，IBS の病態生理を患者が理解できる言葉で十分に説明し，納得を得る．次いで，優勢な症状に合わせて，食事と生活習慣の改善を指導する．

IBS の治療は厚生労働省研究委託費によるガイドラインに基づくのが効率的である（心身症診断治療ガイドライン 2006）．これは第 1～3 段階からなるもので，重症度にも即した治療指針である．

〔第2段階〕

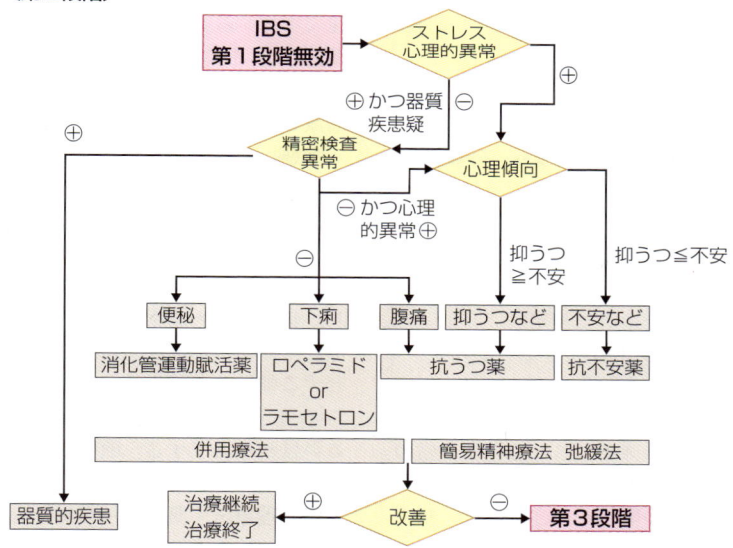

図9-13 過敏性腸症候群(IBS)の治療ガイドライン第2段階

まず，ストレス・心理的異常の症状への関与の有無を考慮する．これらの関与が大きければ，病態として不安が優勢であるのか，うつが優勢であるかを判断する．不安が優勢であれば抗不安薬，うつが優勢であれば抗うつ薬を用いる．病態へのストレス・心理的異常の関与は乏しいと判断されれば，小腸造影，乳糖負荷試験などにより器質的疾患を再度除外する．便秘に消化管運動賦活薬，下痢にロペラミドもしくはラモセトロン，腹痛に知覚閾値上昇作用を狙った抗うつ薬を投与する．症例に応じ，第1段階の薬物とこれらの薬物の併用療法，簡易精神療法，自律訓練療法を代表とする弛緩法を試みる．用量を勘案しながら4〜8週間続け，改善すれば治療継続あるいは治療終了する．改善がなければ心身医学的治療を中心とする第3段階に移る．
〔福土 審，ほか：過敏性腸症候群．小牧 元，久保千春，福土 審（編），心身症診断治療ガイドライン2006，pp11-40，協和企画，2006より一部改変・転載〕

治療法

❶**薬物療法**：IBSに頻用される薬物は多岐にわたる．厚生労働省研究委託費によるIBS治療ガイドライン第1〜2段階では，段階的な薬物療法が推奨される．

第1段階では，まず高分子重合体もしくは消化管機能調節薬を投与する（図9-12）．これで改善がなければ，優勢症状に基づき，薬物を追加投与する．下痢には乳酸菌製剤を併用する．腹痛には抗コリン薬を中心に投与する．便秘には少量の下剤を投与する．アントラキノン系下剤の常用は避ける．これを薬物の用量を勘案しながら4〜8週間続け，改善すれば治療継続あるいは治療終了する．改善がなければ第2段階に移る．

処方例

1) セレキノン錠(100 mg)　6錠　分3
   毎食後
2) ポリフル錠(500 mg)　6錠　分3

毎食後
3) イリボー錠（5μg） 1錠 分1 朝食前 下痢型男性に投与
4) ブスコパン錠（10 mg） 1錠 腹痛時頓用
5) 酸化マグネシウム 1.2 g 分3 毎食後 便秘の程度に応じて増減
6) ラキソベロン液 10滴 便秘のとき頓用 便秘の程度に応じて増減
7) ラックビー微粒N 3.0 g 分3 毎食後 下痢を中心に使用
8) ロペミンカプセル（1 mg） 1カプセル 下痢のとき頓用

　第2段階では，ストレス・心理的異常の症状への関与の有無を考慮する（図9-13）．これらの関与が大きければ，病態として不安が優勢であるのか，うつが優勢であるかを判断する．うつが優勢であれば抗うつ薬，不安が優勢であれば抗不安薬を用いるが，ベンゾ（チエノ）ジアゼピン系薬物は常用量依存に留意する必要がある．

処方例

9) パキシル錠（10 mg） 2〜3錠 分1 夕食後

　消化管を標的とした治療が無効な場合，消化管知覚過敏とストレス感受性改善のために抗うつ薬を少量から漸増して用いる．抗うつ薬には痛覚閾値上昇作用があり，また服用初期に副作用を伴うことがあるので，患者には服用の理由を合理的に説明する必要がある．

処方例

10) メイラックス錠（1 mg） 1錠 分1 朝食後

　不安が強い症例に抗不安薬を用いるが，運転と危険作業を避けさせる．また，ベンゾ（チエノ）ジアゼピン系薬物の必要量が急速に増加するような症例では投与期間を短期間（1か月程度）にとどめ，早期に十分な抗うつ薬による治療に置換し，抗不安薬を漸減して常用量依存を防止する．

　病態へのストレス・心理的異常の関与が乏しいと判断されれば，小腸造影，乳糖負荷試験などにより器質的疾患を再度除外する．便秘に消化管運動賦活薬，下痢にロペラミドを投与することがある．症例に応じ，第1段階の薬物とこれらの薬物の併用療法，簡易精神療法，自律訓練法を代表とする弛緩法を試みる．用量を勘案しながら4〜8週間続け，改善すれば治療継続あるいは治療終了する．改善がなければ心身医学的治療を中心とする第3段階に移る．

❷**心理療法**：薬物療法が無効な症例は心身医学的治療の適応である．心身医学的治療には，簡易精神療法，認知行動療法，自律訓練法，催眠療法，絶食療法などがある．

【合併症・続発症】

　IBSと高率に合併する病態に線維筋痛症，顎関節症，機能性ディスペプシア（functional dyspepsia），胃食道逆流症，機能性肛門痛，うつ病，不安障害，月経前症候群，月経前不快気分障害などがある．また，IBSと大腸憩室症，虚血性大腸炎には病態生理学的な関連がある．

【予後】

　多くは予後良好である．ただし，重症になると社会適応度は著しく障害される．

【患者説明のポイント】

・病態生理を患者が理解しやすい言葉で説明する．
・ストレッサーについて患者と話し合う．
・ストレス緩和方法の具体策を挙げ，患者が実行できそうなものを推奨する．
・治療目標を症状消失でなく，症状の自己制御感に置く．

【経過観察・生活指導】

医師が患者の苦痛を傾聴し，受容することが基本になる．通常の臨床検査で異常がなくとも最先端の検査を行えば脳腸相関の異常が検出されうることを念頭に置く．偏食，食事量のアンバランス，夜食，睡眠不足，心理社会的ストレスはIBSの増悪因子であり，除去・調整をすすめる．

【入院・専門医移送の判断基準】

IBSは高頻度な疾患であり，基本的にはプライマリ・ケア医が病態を熟知して診療しうる疾患である．特に，診断と治療ガイドライン第1段階は，プライマリ・ケア医が十分に実行しうる．しかし，診断と治療の両面で，消化器専門医あるいは心身医学専門医に紹介すべきポイントがある．

診断において，大腸検査で器質的疾患を除外しなければならない場合，担当医が所属する医療機関で大腸検査ができないときは，大腸検査ができる医療機関に紹介する．また，治療ガイドライン第2段階で，器質的疾患をさらに除外しなければならず，かつ担当医が所属する医療機関で消化器を中心とする精密検査ができないときは，精密検査ができる医療機関に紹介する．

治療ガイドライン第2段階で，担当医が心理的異常の診断と治療に困難を感じる場合は，心療内科もしくは精神科に紹介し，診断と治療を依頼してよい．治療ガイドライン第2段階が無効な場合や重症例は，消化管機能もしくは心身医学を得意とする医療機関に紹介する．

【医療スタッフへの指示】

環境調整が必要になる場合，周囲の病態への正しい理解を促す．

【専門的情報】

信頼性・妥当性が英文で公刊されているIBSの尺度は東北大学で開発された以下のものを参照されたい．

・IBSの有無を測定する尺度：Rome Ⅱ Modular Questionnaire 日本語版．
・IBSの有無と重症度を測定する尺度：Self-reported IBS Questionnaire（和文）．
・IBSのQOLを測定する尺度：IBS-QOL 日本語版．
・IBSの重症度を測定する尺度：IBS Severity Index 日本語版．

ウイルス性腸炎
viral enteritis

加藤晴一　杏林大学非常勤講師・感染症学

【概念】

一般に，消化管粘膜に親和性のあるウイルスによる急性で自然治癒傾向を示す疾患群を指す．

【疾患分類】

一般的な急性腸炎のほかに，免疫抑制状態にある宿主において，サイトメガロウイルス（CMV）やEpstein-Barrウイルス（EBV），あるいはヒト免疫不全ウイルス（HIV）感染で下痢がみられることがある．

【頻度】

小児においては，急性下痢症の30〜50%がロタウイルス，15%がアストロウイルス，そして5%が腸管アデノウイルスによる．このほか，カリシウイルス科ウイルス（ノロウイルス，サポウイルス）が重要である．ノロウイルスは嘔吐，下痢の集団発生の95%以上を占め，流行性腸炎の原因としても重要である（254頁参照）．ロタウイルスとともに発生のピークは冬季にあるが，アストロウイルスや腸管アデノウイルス腸炎は通年性発生を示す．

【症状・病態】

病原ウイルスにより差異があるが，嘔吐，発熱，下痢および腹痛が主症状であ

る．下痢は軟便から水様便までさまざまである．細菌性腸炎と異なり，血便を呈することは稀である．嘔吐が頻回になると脱水や電解質異常をきたす．しばしば，咳嗽や鼻汁などの呼吸器症状を伴う．一般に，ロタウイルスは症状が強く，脱水を呈することが多い．アデノウイルス腸炎は経過が長い傾向がある．一方，ノロウイルス腸炎の罹病期間は1日程度と短く，嘔吐が主体である．潜伏期間は1～2日と短く，短期間に感染が拡大する傾向がある．

病態はよくわかっていないが，ロタウイルス腸炎の下痢は感染した小腸上皮細胞のラクターゼ活性の低下，およびナトリウムイオンや水の吸収能の低下が関係するとされる．また，非構造蛋白 NSP4 の腸管毒素としての関与や，小腸上皮の細胞間隙 tight junction の感染による変化が指摘されている．一般に，侵入性細菌に比べ，ウイルス性腸炎では消化管の炎症は軽度である．

【問診で尋ねるべきこと】

診断や感染対策のため，家族，学校，職場や施設における有症状者の有無を聴取する．ノロウイルスに関しては，特に集団発生の有無や食事の内容の確認が大切である．

【診断】

一般に，症状と経過から診断は容易である．ウイルスの同定が必要となることは少ないが，ノロウイルスによる集団発生や院内感染対策に対しては迅速な特定を行う．現在，簡便なラテックス凝集法，酵素抗体法や免疫クロマト法により，A群ロタウイルス，アデノウイルスおよびノロウイルスの同定が可能である．

【鑑別診断】

細菌性腸炎との鑑別が重要である．また，過敏性腸症候群などの機能性疾患，炎症性腸疾患や腸閉塞などが鑑別される．

【入院の判断基準】

基本的に，脱水や循環不全の有無に基づき決定するが，頻回の嘔吐や頑固な悪心なども考慮し総合的に判断する．経過は栄養状態にも左右されるため，乳幼児や低栄養の高齢者では重症化する可能性も念頭に置く．

治療方針

水分・栄養管理を主体とする保存的治療が基本である．入院治療の際は，院内感染を防止するため，患者は隔離することが望ましい．

特異的な食事療法はないが，できるだけ早期に通常の食事とする．吸収上皮細胞が損傷を受け，二糖類分解酵素マルターゼを含め消化酵素の活性は一時的に低下する．しかし，通常食の消化・吸収能は一般に急性期においても保持され，活性は数日で正常化する．また，早期の高カロリー（高でんぷん質）食の導入は下痢の回復，遷延の回避に有効であることが証明されている．食欲が保たれている場合，盲目的な食事制限は下痢を遷延させる可能性がある．

治療法

自然治癒する疾患であり，宿主の回復力に期待した保存的治療が原則である．脱水や電解質異常に対しては，補液により是正をはかる．小児においては，WHO が推奨しているブドウ糖加電解質液（oral rehydration solution：ORS）に準じた経口補液も行われる．ノロウイルス腸炎に対しては，感染予防対策にも力点が置かれる．サイトメガロウイルスないし EB ウイルス腸炎に対しては，ガンシクロビルなどが投与される．

軽症例においては，急性期の薬剤コンプライアンスの低下も考慮して，収斂薬を含めた投与薬剤の種類・量はできるだけ抑え，水分や食事の摂取を最優先させる．一

方，整腸薬（乳酸菌製剤）はウイルス性腸炎の下痢の期間短縮に有効とされる．機序は明らかでないが，腸内細菌叢の維持・回復が原因ウイルスの排除に有効なのかもしれない．ウイルスの排泄促進を考え，腸蠕動抑制薬（ロペミン）や抗コリン薬の使用は極力控える．また，抗菌薬は腸内細菌叢の乱れを増長するため使用しない．

処方例

1) ラックビー微粒N　3g　分3　毎食後
2) ビオフェルミンR錠　3錠　分3　毎食後
   ナウゼリン錠（10 mg）　3錠　分3　毎食前

【ワクチン】

米国食品医薬品局（FDA）は5価ヒトーウシ組換え経口生ワクチンRotateq（Merck社製）（3回投与）および弱毒化ヒトロタウイルス経口ワクチンRotarix（GlaxoSmithKline社製）（2回投与）を承認した．初発の経口ワクチンRotaShield（Wyeth社製）による腸重積症の問題もクリアし，ロタウイルス腸炎の予防が現実味を帯びてきている．

【合併症・続発症】

ロタウイルス腸炎では，肝炎や脳炎を合併することがある．

【予後】

一般に，数日以内に軽快・治癒し，予後は良好である．

【経過観察・生活指導】

原因ウイルスにもよるが，多くの症例が不顕性感染を示し，これが感染の拡大に関与することが指摘されている．したがって，患者だけでなく，家族や施設関係者などに手洗いの励行，吐物・便の取り扱いを指導する．特に，ノロウイルス腸炎においては，吐物に感染性のウイルスが存在するため，吐物や糞便の処理（塩素系消毒）に注意を払う．また，以前考えられていたより，糞便へのウイルスの排泄は長期間続くとされる．例えば，ロタウイルスRNAは感染後3～4週でも糞便中に検出されるとの報告もあり，注意を喚起する．

細菌性赤痢
bacillary dysentery

神谷　茂　杏林大学教授・感染症学

【概念】

腸内細菌科 *Shigella* 属細菌の感染により引き起こされる腸管感染症である．大腸，特にS状結腸の粘膜の出血性化膿性炎症が起こり，潰瘍を形成することもある．発熱，下痢，腹痛，テネスムスなどの症状が認められる．原因菌は生物学的性状と血清型により4亜群に分類される．A，B，CおよびD亜群の菌種は *S. dysenteriae*（ディゼンテリー菌），*S. flexneri*（フレキシネル菌），*S. boydii*（ボイド菌）および *S. sonnei*（ソンネ菌）である．*Shigella* はグラム陰性桿菌で，莢膜・芽胞を形成せず，鞭毛ももたない．フルオロキノロン（FQ）およびホスホマイシン（FOM）を使用した抗菌薬治療を行う．

【頻度】

細菌性赤痢は感染症法のもと，3類感染症に含まれ，わが国における本症の患者数は1999～2006年まで473例（1999年）～844例（2001年）である（2006年度は490例）．*S. sonnei* の検出率は80％以上を占め，次いで *S. flexneri* が多い．近年，わが国で発生している細菌性赤痢の大半は国外感染（70％以上）であり，国内感染についてはそれらの国外感染者からの二次感染や輸入食品の汚染によることが推測されている．

【症状・病態】

本菌に汚染された飲食物を摂食することにより感染する．潜伏期は1～5日（大多数は3日以内），38～39℃の発熱と腹痛，水様性あるいは粘血性下痢，腹痛，テネスムス（しぶり腹のことで，便意を催すが糞便内容は乏しい状態）などの症状を認める．小児，高齢者，免疫不全症例では重症化する．本菌は小腸で増殖し，回腸末端や結腸に達して粘膜上皮細胞に侵入する．その結果，細胞が破壊され小膿瘍または広範囲な膿苔が形成される．感染病巣は粘膜固有層内に限定され，粘膜筋板を越えない．菌血症は起こさない．小児では中毒症状が強く，神経障害や循環器障害を伴うことがある．

侵入性を規定するプラスミドを保有する．菌は腸管のM細胞から取り込まれ，大腸上皮細胞には基底膜側より侵入する．本菌は鞭毛をもたず運動性はないが，アクチンテイルを形成して細胞内で移動することが可能である．*S. dysenteriae* の産生する志賀毒素は腸管出血性大腸菌により産生される1型ベロ毒素（VT1）と同一である．

【必要な検査】

便培養の結果により診断が確定される．SS寒天培地やDHL寒天培地などを用いて37℃1夜培養する．乳糖非分解性のコロニーより釣菌し，確認用のTSI（triple sugar iron）培地に植菌する．硫化水素産生なし，インドール産生なし，運動性陰性，VP試験陰性を確認する．A～D亜群の分類を抗血清を使用した凝集反応により行う．*S. sonnei* 以外はそれぞれの血清型に細分類される．近年，新血清型の赤痢菌が検出されている．これまでに *S. dysenteriae* で6種，*S. flexneri* で2種，*S. boydii* で3種の新血清型がわが国で検出されている．

【合併症】

中毒性巨大結腸，痙攣，溶血性尿毒症症候群が報告されている．

【鑑別診断】

鑑別すべき疾患としてコレラ，腸管出血性大腸菌感染症，カンピロバクター腸炎，腸炎ビブリオ感染症，アメーバ赤痢，ランブル鞭毛虫症などが挙げられる．感染性腸炎以外にも潰瘍性大腸炎，Crohn病，直腸癌，小児の腸重積なども鑑別疾患の対象となる．確定診断は上記の便培養による．

治療方針

原因赤痢菌に奏効する抗菌薬を用いた化学療法が主体となる．近年，薬剤耐性菌が増加しているため，分離菌の抗菌薬感受性試験を行い，抗菌作用の明らかな抗菌薬を処方する．加えて，下痢による脱水や電解質バランスの乱れを補液により改善する対症療法も行われる．

治療法

❶抗菌薬療法：*in vitro* において優れた抗菌力を有し，組織内移行性が高く，腸内正常細菌叢への悪影響をもたない抗菌薬を使用して治療を行うことが重要である．培養検査の後，抗菌薬感受性を調べ，その結果に従い治療を開始する．成人には各種フルオロキノロン（FQ）が，FQが禁忌・慎重投与の成人および小児にはホスホマイシン（FOM）が用いられる．標準的に常用量を5日間内服投与する．免疫不全症例では7～10日間の投与を行う．セフェム系抗菌薬は *in vitro* での抗菌力があっても臨床的に無効な場合が多い．表9-7に抗菌薬療法の実際を示す．治療終了後48時間以降24時間以上の間隔で2～3回糞便培養を行い，2回以上連続陰性となれば除菌されたとみなされる．

近年，薬剤耐性赤痢菌が増加している．表9-8に1999～2002年までに米国で分離された赤痢菌1,598株の抗菌薬感受性試験の結果を示す．アンピシリン（ABPC）耐性

表 9-7 細菌性赤痢に対する抗菌薬療法の実際

一般名	商品名	1日量	分服
レボフロキサシン(LVFX)	クラビット	300〜500 mg	1〜3
トスフロキサシン(TSFX)	オゼックス	450 mg	3
シプロフロキサシン(CPFX)	シプロキサン	400〜1,000 mg	2〜3
ノルフロキサシン(NFLX)	バクシダール	600 mg	3
ホスホマイシン(FOM)	ホスミシン	2,000 mg [*1]	4 [*1]
アジスロマイシン(AZM)	ジスロマック	250〜500 mg [*2]	1

[*1] 小児の場合:60〜80 mg/kg,分 3〜4.
[*2] 初日に 500 mg/日,翌日から 250 mg/日を 4 日間.

表 9-8 赤痢菌の薬剤耐性頻度(%)(1999〜2002 年における米国での分離菌株)

抗菌薬*	S. sonnei (n = 1,278)	S. flexneri (n = 295)	S. boydii (n = 18)	S. dysenteriae (n = 7)
ABPC	79	76	0	71
CVA/AMPC	2	5	0	0
AMK	0.08	0	0	0
CET	7	3	0	0
CTRX	0	0	0	0
GM	0.2	0.3	0	0
KM	0.8	1	0	0
SM	56	55	72	71
CP	1	70	0	43
TC	33	92	50	71
NA	1	2	6	0
CPFX	0	0.3	0	0
ST	48	40	39	57

* ABPC:アンピシリン,CVA/AMPC:クラブラン酸/アモキシシリン,AMK:アミカシン,CET:セファロチン,CTRX:セフトリアキソン,GM:ゲンタマイシン,KM:カナマイシン,SM:ストレプトマイシン,CP:クロラムフェニコール,TC:テトラサイクリン,NA:ナリジクス酸,CPFX:シプロフロキサシン,ST:スルファメトキサゾール・トリメトプリム合剤.
(Sivapalasingam S, Nelson JM, Joyce K, et al:Antimicrob Agents Chemother 50:49-54, 2006 より改変)

率が最も高く 78%を示し,次いでストレプトマイシン(SM)耐性が高く(56%),スルファメトキサゾール・トリメトプリム合剤(ST 合剤),テトラサイクリン(TC)に対する耐性頻度は 40%を超えている.このほか,クロラムフェニコール(CP),セファロチン(CET),ナリジクス酸(NA)などへの耐性株も多い.わが国の報告でも SM,TC,ST 合剤への耐性率は最も高く 70%を超える.次いで NA および ABPC への耐性率はそれぞれ 36%および 28%を示す.細菌性赤痢の治療に頻用されている FQ や FOM への耐性菌の頻度は低く,本症に対してこれらの抗菌薬は有効である.しかし,FQ 耐性でない NA 耐性菌は FQ に低感受性を示しやすく,近年このような分離株の発生が増加しており,20〜40%の菌株がこの性状を示している.

❷対症療法:腹部症状に対しては生菌製剤を用いる.蠕動抑制薬などの止瀉薬は使わない.

脱水に対しては静脈内輸液または経口輸

液(oral rehydration solution：ORS)を行う．長期間の絶食は体力を低下させるため，悪心・嘔吐がなければ早期に食事を開始したほうがよい．

【予後】

適切な診断と治療により，予後は良好であるが，小児，高齢者，免疫不全者では重症化することがある．

【患者説明のポイント】

少数の菌量(100個以下)でも発症すること，小児や高齢者への家族内感染が起こりやすいことを説明し，手洗いを励行させる．患者が家庭内で使用していたものは消毒する．

【医療スタッフへの指示】

3類感染症であるため，本症患者(確定例)および無症状病原体保有者については直ちに保健所を経て都道府県知事へ届け出なくてはならない．感染症法のもとでは有症状者のみが隔離対象になるが，発病者からの二次感染が多いことに注意する．患者が入院中であった場合，同室患者に対しては細菌検査を行い，菌陽性の場合，抗菌薬を服用させる．

病原性(下痢原性)大腸菌感染症

diarrheagenic *Escherichia coli* infection

平井義一　　自治医科大学教授・細菌学

【概念】

通常の腸管常在大腸菌は，腸管以外では病原性を示すが(膀胱炎，胆嚢炎などの異所性感染)，腸管内では病原性を示さない．これに対し，腸管内で病原性を示す大腸菌のグループがあり，これを病原性大腸菌(広義：厚生労働省)と呼んでいる．しかし，このグループの病原性は基本的に下痢原性であり，グループ内に腸管病原性大腸菌(狭義)があることから，グループ全体としては下痢原性大腸菌との呼称が適切である．

この病原性(下痢原性)大腸菌は，5種に分類されている．重症化する例もあり，わが国で大きな問題となっているのは腸管出血性大腸菌(EHEC)である．ただし，下痢など腸管症状のみで重症化するのではなく，続発(併発)する溶血性尿毒症症候群(HUS)や脳症を発症すると重症化する．

EHEC感染症は3類感染症に登録されており，感染が確認された場合は管轄保健所への届け出が必要である．また，食中毒統計ではEHECと「その他の病原性大腸菌」に分類されている．この項ではEHECを中心に記載する．

【分類・概要】

病原性(下痢原性)大腸菌の分類を以下に記す．

❶ 腸管出血性大腸菌(enterohemorrhagic *Escherichia coli*：EHEC)：志賀毒素産生性大腸菌(Shiga like-toxin producing *E. coli*：STEC)もしくはベロ毒素産生性大腸菌(Vero toxin producing *E. coli*：VTEC)との呼び方もある．

EHECは後述の腸管病原性大腸菌(EPEC)と同様の機構で腸管上皮に付着する．付着後に毒素を産生し，下痢，血便やHUSを起こす．毒素はVero細胞(アフリカミドリザル腎細胞由来培養細胞)に毒性を示すことからベロ毒素(Vero toxin：VT)と呼ばれている．基本的に志賀赤痢菌(*Shigella dysenteriae* type1)の産生する毒素とほぼ同一もしくは類似しており，これらを統括して志賀毒素群(Shiga toxin family：Stx)の名称が提唱されている．なお，赤痢菌でも現在わが国で検出される*S. sonnei*(D群)および*S. flexneri*(B群)はこの毒素を産生しない．VTにはVT1とVT2の2種があり，VT2の毒性が高いと

されているが，毒素の作用機序はどちらも同じで，腸管上皮細胞の蛋白合成阻害である．毒素のレセプターは細胞表面のスフィンゴ糖脂質Gb3，Gb4（globotriaosylceramide）である．

❷腸管病原性大腸菌（enteropathogenic *E. coli*：EPEC）：菌細胞表面にある束形成性線毛（BFP線毛）やインティミン（intimin）で腸管上皮に付着する．この付着により，腸管上皮細胞は形態変化を伴う細胞骨格の再構築を起こす（attaching and effecting）．これにより，上皮細胞が傷害され下痢が起こる．

❸腸管組織侵入性大腸菌（EIEC）：赤痢菌と同様の大型プラスミドを有しており，赤痢菌と同様の病原性を示す．

❹腸管毒素原性大腸菌（ETEC）：コレラ毒素様のLTとSTの2種の毒素を産生する．LTは60℃，10分で失活する易熱性毒素蛋白で，分子量約86,000であり，抗原性がある．STは100℃，30分の処理でも失活しない耐熱性ペプチドで分子量2,048（アミノ酸19個）であり，抗原性はない．

❺腸管凝集付着性大腸菌（EAggEC：EAEC）：EPECと同じattaching and effecting付着を起こす．ETECのSTとは別であるが，類似の耐熱性毒素（EAST）を産生する．

【頻度・発生状況】

食中毒統計での「その他の病原性大腸菌」の細分類はされておらず，EHEC以外では同定も一般には行われていないこともあり，それぞれの発生状況は判然としない．集団発生例のみが把握されている．2007年食中毒統計では648名（11件）である．国内発生原因菌ではEPECとETECが主である．死亡報告はない．また，ETECは海外旅行での軽症下痢〔旅行者下痢症（traveler's diarrhea）〕の主要原因菌である．

EHECでは，依然として集団発生は続いており，散発例も多い．2007年の感染症法報告数は4,605例である．発症者は小児が多く，特に10歳以下が多い．溶血性尿毒症症候群（HUS）を発症して重症化する例もあり，死亡報告が散見される．死亡例のほとんどすべてが小児もしくは60歳以上の高齢者である．

通常の腸管常在大腸菌と病原大腸菌を最初から病原因子により分別することは容易ではないため，マーカーとしてO抗原が検査される．O抗原の本態はグラム陰性菌外膜外側に存在するリポ多糖（lipopolysaccharide：LPS）であり，これに対する抗体への反応でO番号を判定する（O血清型）．発見順に番号が付され，グラム陰性菌での同一菌種内分類マーカーである（大腸菌O1とコレラ菌O1は関係ない）．H抗原の本態は鞭毛である．

EHECすなわちベロ毒素産生大腸菌ではO血清型としては世界的にO157が代表であり，わが国ではそのほかにO26，O111が多い（さまざまなO血清型がある）．O157：H7ではほとんどがベロ毒素を産生する（すなわちEHEC）．しかしO26，O111株では，全体からみると，ベロ毒素を産生する株は少ない．

【症状・重症度】

いずれも下痢を生ずる．ただし，すべての病原性（下痢原性）大腸菌感染症では症状の軽重の差は大きく，保菌のみで発症しない例も多い．EHECでも下記の典型例以外で，単なる軽度下痢や保菌のみも多い．

EHEC以外の病原性大腸菌感染での潜伏期はおおむね12〜72時間である．EPECは下痢，腹痛，発熱，嘔吐など典型的な食中毒症状を示す．ETECでは下痢，嘔吐で腹痛は少なく，発熱はほとんどなく，一般に軽症である．EIECは赤痢様の症状で，下痢，腹痛，発熱があり，血便を生ずることがある．EAECは週を越えて

続く持続性の下痢を起こす．これらEHEC以外の病原性大腸菌の感染は一般に軽症である．

EHEC感染では潜伏期は2〜8日（主要は3〜5日）と長く，集団発生例では発症がだらだらと続く．発症は下痢と腹痛で始まり，翌日から血便となることも多く，便血液が非常に多いこともある．発熱はあるが，軽度である．典型例では腹痛は激しいが，腹部症状のみでは重症とはならない．HUS，脳症を発症すると重症化する．HUS，脳症は下痢症状から5〜7日で発症することが多いが，2週間程度は発症の可能性がある．初期症状が激しい場合に合併することが多いが，腹部症状が軽い例の発症もある．

ベロ毒素（VT）が腸管から血液に入り，毒素レセプターの多い赤血球，腎臓，脳に傷害を与え，HUS，脳症を起こす．HUSの病態は赤血球破砕による貧血と血小板減少，および腎機能傷害である．脳症はHUSと同時期に発症することが多く，頭痛，不穏，傾眠など多彩な症状がみられる．

【診断】

EHEC以外の病原性（下痢原性）大腸菌感染症の検出検査は病院では通常行われない．集団食中毒事例では保健所にて行われる．

EHEC感染症の確定診断は患者便からのVT産生性大腸菌の分離である．株分離により届け出を行う．便培養では糖の分解能の違いなどで，O157やO26が高率に検出できる培地を用いる．株分離後にO血清型を決め，VT産生性を免疫学的方法もしくはPCR法にて検出する．便から直接にO157抗原やVTを検出することも可能である．便から直接VT検出後の，便培養での大腸菌無作為抽出により，さまざまなO血清型のEHECが分離されている．ただし，EHEC感染症の確定診断はあくまでも患者便からのVT産生性大腸菌の分離である．便から直接のO157抗原やVTの検出は，迅速診断にはなるが，偽陽性も多い．これらが便から直接に検出された場合は，確定診断のため，便培養検体を採取した後に，抗菌薬を投与することが重要である．なお，小児では重症下痢，血便の場合はEHECとカンピロバクターの便培養は必ず行う（小児下痢ではカンピロバクター感染が多く，鑑別が必要）．

EHEC感染では，特に重症例を中心に，HUS発症を念頭に置き注意深く見守る．全身状態，浮腫，尿量（および尿蛋白，尿潜血）に注意するとともに，血液検査にて，血小板数，白血球数，LDH，血清ビリルビン，CRPなどを測定する．腹部症状の重症例では毎日行う．特に，尿状況，血小板数，LDHには注意する．

【入院・専門医移送の判断基準】

EHEC以外の病原性大腸菌感染症で入院が必要なことはほとんどない．感染起因菌判明以前の判断は「食中毒」の項（252頁）を参照されたい．EHEC感染が判明した場合はHUS発症の可能性，二次感染の危険性があるため，基本的に入院である．腹部症状の重症例やHUS，脳症の可能性がある場合は専門医・機関への移送が必要である．

治療法

❶腹部症状に対して：EHEC感染では抗菌薬投与を必ず行うものではない．海外では抗菌薬を投与しないことも多い．わが国では投与することが多く，通常は細菌性食中毒と同様のキノロンもしくはホスホマイシンを投与する．また，EHEC感染では病期を長くし，HUS発症可能性を上げるため，止痢薬は投与しない．

> 処方例
>
> 1）レボフロキサシン（クラビット錠）

(100 mg) 3錠 分3 3日間
2) ホスホマイシン（ホスミシン錠）（500 mg) 4錠 分4 3日間
小児の場合は60 mg（40〜120 mg）/kg/日 分4 3日間

また，整腸薬（乳酸菌製剤など）は積極的に投与してよい．抗菌薬を処方する場合は，同時に処方する．

処方例

1) ビフィズス菌製剤（ビオフェルミン錠），酪酸菌製剤（ミヤBM錠）など 3〜6錠 分3

❷ **HUS・脳症が発症の場合**：基本的に特異療法はない．対症療法にとどまっている．

ベロ毒素吸着・中和剤（経口投与，静脈投与）の投与や血漿交換も行われてきた．筆者らも血漿交換で速やかな軽快をみた症例も経験したが，このような特異療法の有効性は全体的には認められていない．

維持輸液を行いながら，フロセミドなどの利尿薬で尿量を維持し，血圧を管理する．溢水およびそれによる血圧上昇には注意する．腎機能低下により，血液透析もしくは腹膜透析が必要となることもある．溶血による貧血（Hb 6 g/dL以下）や血小板減少（3万/μL以下）では赤血球や血小板の輸血も行うが，最小限にとどめる．脳浮腫では輸液量を最低限にしながら，グリセロール点滴などで頭蓋内圧の降下をはかる．

重症HUSでも回復すると全く後遺症の残らない場合も多いが，肝臓・腎臓障害などが残る場合もある．

【医療スタッフへの注意，感染予防】

EHEC以外の病原性（下痢原性）大腸菌感染症ではほとんどヒト-ヒト感染はない．しかし，一般的手指消毒には心がける．
EHEC感染ではヒト-ヒト感染がある．患者処置前後に手洗いが必要である．EHECには消毒用エタノールが効果を示す．処置での汚染が考えられる場合には石鹸（もしくは界面活性剤含有消毒薬）での手洗いが必要であるが，汚染がない（少ない）と思われる場合には消毒用エタノールの擦り込み消毒を繰り返す．リネン類の消毒は厚生労働省が推奨している80℃，10分の加温洗濯でよい（明らかな便汚染があるものは次亜塩素酸などでの消毒，予備洗浄が必要である）．

介護者（家族など）への感染もあるため，十分な手指消毒指導が必要である．また，EHEC感染では無症状保菌であることも多く，家族・周辺者の検便を行う（保健所への届け出，連携が必要）．

EHEC感染患者回復後には，抗菌薬投与中止後に48時間以上経過した時点の便およびそれ以後24時間以上の間隔で採取された便でEHECが検出されなければ病原体陰性化とする．

Clostridium difficile 感染

Clostridium difficile infection (CDI)

矢野晴美　自治医科大学准教授・感染症科

【疾患概念】

Clostridium difficile 感染は，これまで「抗菌薬に関連した腸炎」の代表的な疾患の1つとして認識されてきた．腸管内に特徴的な所見をもつことから，「偽膜性腸炎」とも呼ばれてきた．現在では，発熱と水様性下痢などの軽症のものから，場合によっては大腸全摘術を必要とするような非常に重篤な中毒性巨大結腸症（toxic megacolon）までも含む広い疾患概念として，*Clostridium difficile* 感染（CDI）と呼ばれるよう

になった．

【病因】
　CDI は，偏性嫌気性のグラム陽性桿菌の C. difficile が関連して起こる．C. difficile は，1935 年に，Hall と O'Toole により，新生児の消化管の正常細菌叢の研究過程で報告されたのが最初である．その後，1978 年に，抗菌薬投与に関連した偽膜性大腸炎の患者の便から検出されたトキシンが，C. difficile により産生されたことが報告され，疾患概念として確立した．
　CDI は，大腸内の正常細菌叢が破壊されることにより発症する．大腸内の正常細菌叢を破壊する代表的なものは，抗菌薬である．稀に抗癌薬などが関与する場合もある．C. difficile は，芽胞をつくり，トキシンを産生するが，このトキシンにより発症する．
　トキシンはこれまでトキシン A，トキシン B が知られていたが，最近ではこれ以外に binary トキシン（第 3 のトキシン）も発見されている．最近のトピックスとして，欧米を中心に非常に病原性の高い株（NAP1/BI/027 という）がアウトブレイクを起こしていることが報告されている．また歴史的には入院中の患者の下痢で，「MRSA 腸炎」と混同された時期もあったが，欧米では「MRSA 腸炎」という疾患概念は確立されておらず，入院中の患者の水様性下痢の場合，CDI をまず鑑別に挙げるのが一般的である．

【症状】
　入院中に発症した下痢では，まず CDI を鑑別する必要がある．
　代表的な症状は下痢である．下痢の性状では，鮮血の下痢であることは稀であるが，軟便や形のない便，あるいは水様性の便などがあり，1 日の回数では 20 回を超える場合もある．また，発熱は約 30%，腹痛約 20%，白血球増多が 50% 以上で認められる．原因不明の白血球増多（白血球数 > 15,000/μL）がある場合も，CDI を病院内では積極的に鑑別することが望ましい．また，治療後でも 20% 程度は下痢が再発することがあるので注意が必要である．重症度では，軽度から集中治療管理が必要なほど重篤な中毒性巨大結腸症（前述）まである．

【診断】
　臨床的に総合的に判断することが必要である．
　①下痢（2 日間以上，1 日 3 回以上の形のない便通がある），②トキシン A または B が便から検出されること，あるいはトキシン産生の C. difficile が便培養から検出されること，あるいは大腸鏡で偽膜が認められることなどを総合する．入院中に発症した下痢，説明のできない発熱，白血球増多（類白血病反応のように 30,000〜40,000/μL 程度に上昇することもある）などがあれば，積極的に考慮する．

治療法

処方例

〔成人の場合〕
1) 経口：フラジール内服錠（250 mg）1 日 3 回（1 日総量 1,500 mg）（保険適用外）　7〜10 日間（基本的には下痢が改善するまで使用）
　または
2) 経口：塩酸バンコマイシン散　125〜250 mg　1 日 4 回（1 日総量 500〜1,000 mg）（保険適用あり）　7〜10 日間（基本的には下痢が改善するまで使用）

【患者説明のポイント】
　CDI は，入院中の患者や抗菌薬（患者には，「抗生物質」と説明するほうがよい）を使用中の患者などがかかる下痢の病気の 1 つである．重症になる場合もあるが，通常

は抗菌薬により治療ができる病気である．感染対策に関して，CDIに入院中にかかった場合，病院内のほかの患者に便を介してうつることもあるため，トイレ使用後は手洗いを励行すること，個室入院が必要であること，医療スタッフはガウン・手袋を使用することを説明する．

【感染管理面での注意】

入院患者に水様性の下痢が認められた場合，CDIを想定し，早めに感染対策をする必要がある．可能な限り，個室管理が必要．手洗い中心の標準予防策に加え（*C. difficile* の芽胞はアルコール製剤に耐性である．そのため，水道の流水で手洗いが必要），おむつ管理など便のケア，診察などに際してはガウン・手袋着用の接触感染予防策が適応になる．医療従事者の手などを介したCDIのアウトブレイクは頻繁に起こるので注意が必要である．接触感染予防策は，下痢症状が改善するまで続ける．

アメーバ性大腸炎，他の腸管寄生原虫による疾患
amoebic colitis and other intestinal protozoan infections

一瀬休生　長崎大学教授・熱帯医学研究所

【概念】

アメーバ性大腸炎は原虫である赤痢アメーバ（*Entamoeba histolytica*）の囊子（シスト）の経口摂取によって引き起こされる感染症で，大腸炎，赤痢，肝膿瘍などを発症する．そのほかクリプトスポリジウム症（*Cryptosporidium parvum*），ジアルジア症（ランブル鞭毛虫症，*Giardia intestinalis*），イソスポーラ症（*Isospora belli*）などの腸管寄生性原虫による腸炎がある．アメーバ赤痢，クリプトスポリジウム症，ジアルジア症は全数把握の5類感染症である．

【疾患分類】

赤痢アメーバによるものはアメーバ赤痢，アメーバ性大腸炎などの腸アメーバ症と，肝膿瘍，肺胸膜アメーバ症などの腸管外アメーバ症に分類される．他の腸管寄生原虫は腸炎を発症し，通常1～2週で自然治癒するが，クリプトスポリジウム症などはAIDSなどの免疫不全者では慢性化あるいは劇症化し，さらに腸管外感染症を起こして死に至ることも少なくない．

【頻度・傾向】

世界各地にみられ，世界ではアメーバ性大腸炎は毎年3,800万人が発症し，毎年4万～11万人が死亡する．海外渡航者に多いと考えられていたが，感染症統計によれば約70％が国内発生で，福祉施設などでの集団感染が報告されている．また男性同性愛者間で多くみられ，性感染症の1つでもある．クリプトスポリジウム症はプールを有する施設での集団感染が最近報告されている．

【症状・病態】

アメーバ性大腸炎の場合，下痢，しぶり腹（テネスムス），鼓腸，排便時の下腹部痛などの症状を伴い，典型的なアメーバ赤痢ではイチゴゼリー状の粘血便を排泄する．数日～数週間隔で増悪と寛解を繰り返し，稀に潰瘍部が壊死を起こし穿孔することもある．腸管外アメーバ症では肝膿瘍が最も多い．発熱，右季肋部痛と圧痛，肝腫大がみられ，嘔気・嘔吐，全身倦怠感，体重減少を伴う．

クリプトスポリジウム症などは水様性下痢が主な症状である．

【診断のポイント】

粘血便，しぶり腹などの症状があり，糞便から *E. histolytica* の栄養型やシストが検出されれば診断できる．下痢便から赤血球を捕食している栄養型虫体が検出されると *E. histolytica* である可能性は高い．血

清抗アメーバ抗体の上昇やELISAによる便中抗原の検出も有用である．ジアルジア症やイソスポーラ症は糞便検査でシストやオーシストを検出し，クリプトスポリジウム症はショ糖浮遊法でオーシストを検出する．途上国への渡航，施設入居，男性同性愛などの生活歴は問診のポイントとなる．

治療法

アメーバ性大腸炎はメトロニダゾール（フラジール）による治療が有効である．投与開始数日後から粘血便の症状は消失し，有形便となる．しかし腸管内虫体の殺滅が十分でないことも多く，嚢子駆除薬であるパロモマイシンを併用する．

【処方例】

フラジール錠（250 mg）　4～6錠　分3　7～10日間（保険適用外）
パロモマイシン（250 mg）　6錠　分3　10日間

肝膿瘍の場合，右季肋部痛が強い場合，その軽減目的でドレナージを併用することがある．しかし，膿瘍の陰影の消失には数か月を要することがある．経口不能，重症例にはフラジールの静注を行う．クリプトスポリジウム症の重症例では補液や止瀉薬を用いるが，HIV合併の難治例では抗HIV療法とともにパロモマイシンを投与する．また，新たなニタゾキサニドの有効性も期待されている．フラジール注射薬，パロモマイシン，ニタゾキサニドは「熱帯病・寄生虫症に対する希少疾病治療薬の輸入・保管・治療体制の開発研究」班から入手できる（http://www.ims.u-tokyo.ac.jp/didai/orphan/index.html）．

またジアルジア症，イソスポーラ症はそれぞれフラジール，ST合剤が有効である．

【処方例】

フラジール錠（250 mg）　3錠　分3　7日間　10日間あけて2クール
バクタ錠　4～8錠　分2～4　7～10日間

【治療上の問題点】

最近の福祉施設などでの赤痢アメーバの集団感染で，特に重度の知的障害者施設の場合，有症者のみに治療をしても完全な原虫駆除は困難のことが多く，感染者便中のシストによる再感染の対策も考慮する必要がある．

潰瘍性大腸炎の診断と治療方針

ulcerative colitis : diagnosis and treatment

長堀正和　東京医科歯科大学消化器内科
渡辺　守　東京医科歯科大学教授・消化器内科

【概念】

潰瘍性大腸炎は主として粘膜をおかし，しばしばびらんや潰瘍を形成する大腸の原因不明のびまん性非特異性炎症である．その経過中に再燃と寛解を繰り返すことが多く，腸管外合併症を伴うことがある．長期かつ広範囲に大腸をおかす場合には癌化の傾向がある

【疾患分類】

病気としては血便などの症状を訴え，内視鏡的に血管透見像の消失，易出血性，びらんまたは潰瘍などの所見を認める「活動期」と，症状が消失した「寛解期」に分けられる．

罹患範囲による分類では，内視鏡の肉眼所見により病変範囲を決定し，病変が直腸

表9-9 潰瘍性大腸炎の臨床的重症度分類

	重症[*1]	中等症	軽症[*2]
1. 排便回数	6回以上		4回以下
2. 顕血便	(#)		(+)〜(−)
3. 発熱	37.5℃以上	重症と軽症の中間	(−)
4. 頻脈	90/分以上		(−)
5. 貧血	Hb 10 g/dL 以下		(−)
6. 赤沈	30 mm/時以上		正常

[*1] 重症：1と2および3または4を満たし、6項目中4項目を満たすもの.
[*2] 軽症：6項目すべてを満たすもの.

に限局したもの、病変が直腸・S状結腸に限局したもの、病変が脾彎曲部より肛門側に限局しているもの、病変が脾彎曲部を超えて口側に広がっているものを、それぞれ「直腸炎型」「遠位大腸炎型」「左側大腸炎型」「全大腸炎型」と分類する.

【重症度分類】
重症度分類は治療方針決定のうえできわめて重要である. 表9-9に示すが、軽症、中等症間の分類もしっかり行いたい.

【頻度】
2006年度末の時点で、医療受給者交付件数は90,627件、登録者証交付件数は5,594件、したがってわが国における患者数は10万人を超えていることが予想される. 男女比はほぼ1:1である.

【症状・病態】
腹痛、下痢、下血などの消化管症状が慢性に経過した場合、また発熱、倦怠感などの全身症状、あるいは腸管外症状を伴うときにも本疾患を疑う. 病態は不明であるが、食事などの外的環境因子、腸内細菌叢、腸管粘膜免疫などからのアプローチがなされている.

【問診で尋ねるべきこと】
喫煙歴は重要である. 潰瘍性大腸炎では非喫煙者は喫煙者と比較して発病のリスクが高く、また最近の禁煙は発病のリスクとなる.
食歴(生もの)、海外渡航歴、薬剤歴(特に非ステロイド消炎鎮痛薬)は潰瘍性大腸炎の増悪因子として重要である. また、抗菌薬使用はClostridium difficile感染症の原因となりうる. 過去1〜2か月にさかのぼって内服歴を聴取する必要がある. Clostridium difficile感染症に関しては入院歴や医療、介護関係の職業歴も重要である. アメーバ赤痢との鑑別ではsexual historyについても十分な病歴聴取が必要である.

再燃例では5-ASA製剤などの治療薬について、そのadherenceについても注意深い病歴聴取が必要である. 5-ASA製剤についてはadherence不良例では明らかに再燃率の高いことが報告されている.

【必要な検査と所見の読み方】
感染性腸炎との鑑別のため、便細菌培養検査は必須である. また、病歴からアメーバ赤痢が否定できない場合には、便の鏡検および血清抗体検査が必要である. 腹部単純X線にて巨大結腸症(横行結腸での6 cm以上の拡張)を認める場合には手術も検討しなくてはならない.

重症度の判定(したがって治療方針の決定も)は臨床症状にて決定されるため、内視鏡所見の重症度は参考にとどめる. 重症例では患者の苦痛も強く、中毒性巨大結腸症を誘発する懸念があり前処置は行わない. 一方、軽症、中等症例においても、診断の確定のためには必ずしも前処置は必要ない. 病変の範囲の決定は、局所療法を行うかの判断において有用な情報となる.

【診断のポイント】

好発年齢は 10 歳代後半〜20 歳代にピークがあるが，高齢発症も稀ではない．

【鑑別診断】

初発の際には特に感染性腸炎との鑑別が重要である．大腸内視鏡所見および病理学的所見は鑑別のために有用とはいえず，海外渡航歴などの病歴聴取が重要である．IBS（過敏性腸症候群）との鑑別だが，明らかな下血を認めない症例において，発熱などの全身症状，夜間の下痢，また関節痛，皮疹などの腸管外合併症も潰瘍性大腸炎を強く疑う．

【入院・専門医移送の判断基準】

重症例では，基本的には入院治療が望ましい．腹痛が著明な例，出血が多量な例，また巨大結腸症合併例などでは手術が可能な専門施設での入院が望ましい．

治療方針

❶食事療法および腸管安静：潰瘍性大腸炎に有効な食事療法はない．入院治療を要する重症例においても，絶食（腸管安静）の有用性の報告はなく，緊急手術を考慮するような病状でなければ絶食はむしろすすめられない．

❷薬物療法

a）5-アミノサリチル酸製剤（サラゾピリン，ペンタサ）

> **処方例**
>
> ペンタサ錠（250 mg）　2〜4 g（8〜16 錠）
> サラゾピリン錠（500 mg）　4〜6 g（8〜12 錠）
> アサコール錠（400 mg）2.4〜3.6 g（6〜9 錠）

軽症から中等症の潰瘍性大腸炎では寛解導入に有効である（しかし重症例における有用性は証明されていないため，ステロイドが初期治療として望ましい）．海外では軽症と中等症の鑑別を意識して治療方針を決定することがすすめられている．中等症例では 5-ASA 製剤は高用量にて，より有効であることが報告されており，中等症例ではペンタサの初期投与量は 4 g などの高用量が望ましい．ペンタサでは高用量でも副作用の頻度は変わらないとされている．嘔気，頭痛，発疹，男性不妊などの副作用から，サラゾピリンを使用する理由は少ないが，関節炎合併例ではより有用である．頻度は低いがペンタサに対するアレルギー反応から下痢の増悪をみる例がある．入院患者ではペンタサを中止してみると数日で臨床症状が劇的に改善することがあり，覚えておきたい．寛解維持にも有効と考えられているが，その適切な投与量についてはあまりはっきりしていない．したがって，寛解導入に要した投与量を継続することをすすめる．

> **処方例**
>
> ペンタサ注腸　1 g　眠前

直腸炎型，遠位および左側大腸炎型にて，単独または内服との併用にて投与される．左側大腸炎型に対しては，内服単独より有効率が高く，また症状改善までの期間も短いことが報告されており，積極的に内服薬との併用がすすめられる．

> **処方例**
>
> サラゾピリン坐剤　0.5 g　1〜2 回

直腸炎型に使用される．

b）副腎皮質ステロイド

> **処方例**
>
> プレドニン（経口）　30〜40 mg（または 1 mg/kg）　1 回
> 水溶性プレドニン　1〜1.5 mg/kg　1 日　分割または持続投与

中等症および重症例にて，寛解導入に有効とされている．経口のステロイドに反応しない場合，また重症および劇症例ではステロイドの静脈投与が有効な場合がある．通常は7～10日間の投与が行われ，それ以上の治療期間の延長がさらに有効かを検討した研究はない．したがって，この時点で改善がみられない場合は免疫調節薬または手術の適応となる．また，長期のステロイド投与の寛解維持効果は証明されておらず，そのリスクは効果を上回るとされている．したがって，ステロイドの離脱が困難な場合でも免疫調節薬の適応である．また寛解後の減量のスケジュールいかんがその後の再発に影響を与えるという研究はないが，一般には週5 mgずつで減量される．

c）免疫調節薬

> **処方例**
>
> イムラン錠　2.0～3.0 mg/kg
> ロイケリン散　1.0～1.5 mg/kg（保険適用外）

寛解維持に有効であるだけでなく，ステロイド減量効果も証明されている．また，寛解導入にも有効であるが，効果発現まで数週間待たなくてはならないため，重症例ではシクロスポリンなどの投与が望ましい．嘔気，肝機能障害，膵炎のほかに特に投与初期では好中球減少症に対するモニターが必要である．

> **処方例**
>
> サンディミュン錠　2～4 mg/kg　持続点滴

シクロスポリン持続静注療法は，従来であれば手術となっていたであろう重症例でも効果が期待できる．短期的な有効率はきわめて高いが，再燃例を考えると長期的には50％程度の患者が手術に至るとされている．投与中は特に腎機能障害，痙攣，血圧上昇などに対する注意が必要である（総コレステロール100 mg/dL以下では痙攣のリスクが高い）．血中濃度のモニターを行い，2～4 mg/kgから投与を開始し，血中濃度200～400 ng/mLを目標に投与量を調節する必要がある．通常，効果は1週間以内に出現するため，この時点で無効な重症例では手術を要することが多い．投与期間は2週間を目安とし，その後は持続点滴における1日投与量の倍量を経口（ネオーラル）に切り替えて投与する．この時点で寛解維持として免疫調節薬（アザチオプリンなど）を開始する（免疫抑制薬併用中はニューモシスチス肺炎予防のためのバクタの予防投与がすすめられる）．いずれにせよ，専門施設での投与が望ましい．

> **処方例**
>
> プログラフ　1日2回　朝・夕食後
> 初期投与：0.025 mg/kg（1回）
> 目標トラフ：10～15 ng/mL（2週まで），
> 5～10 ng/mL（2週以降）

タクロリムスは「難治性（ステロイド抵抗性，ステロイド依存性）の活動性潰瘍性大腸炎（中等症～重症に限る）」に対して2009年7月に保険承認された．用法，用量は上記の通りだが，用量調節は必ずしも容易ではなく，そのため，内服薬にもかかわらず，入院治療がすすめられている．2週間の投与での改善がみられなければ中止，また寛解維持効果は証明されていないため，一般的には3か月までの投与とされている．したがって投与開始に際しては，寛解維持（例えばイムラン投与など）についても同時に考えておく必要がある．筆者らの経験でも目標トラフの到達まで時間がかかることが多く，重症例に投与する場合には留意しておきたい．副作用はシクロスポリンに準じて考えてよいと思われる．適応

に関してだが，前述のように，また安全性の面からも，本薬剤を寛解維持目的で使用することには議論があり，したがって「ステロイド依存例」に投与することはすすめにくい．

❸**血球成分除去療法**(cytapheresis)：体外循環装置を用いて，末梢血中の活性化された白血球を除去することにより病状の改善が期待される．わが国では標準治療の1つではあるが，海外では主に臨床試験の範囲内で施行されている．中等症以上，特にステロイド不応例や，(副作用による)投与困難例によい適応がある．週1回(第1週は2回)，5週間連続施行が標準的とされている．副作用はほとんどなく，きわめて安全な治療であるが，効果出現が速やかとはいえないため，入院中の重症例での投与に際して留意しておく必要がある(次項参照)．

❹**手術療法**：大腸全摘，回腸嚢肛門(管)吻合術が標準術式である．適応は内科治療抵抗例，中毒性巨大結腸などの重症例，大腸穿孔，腸閉塞，dysplasiaまたは大腸癌合併例である．

【合併症・続発症】

ステロイドの長期投与などにより骨粗鬆症を合併することがある．ステロイド投与が3か月を超える場合には骨密度測定を行うことがすすめられる．骨折の既往のある患者や閉経後女性など，特にリスクが高いと考えられる患者には，カルシウム，ビタミンDの補充と合わせてビスホスホネートを予防的に投与してもよい．

直腸炎型を除いて潰瘍性大腸炎患者では罹患期間が長くなるに従い，大腸癌合併のリスクが増える．発病7～8年の経過例では無症状であっても1～2年に1回の大腸内視鏡検査(サーベイランス)がすすめられている．

【予後】

潰瘍性大腸炎患者の生命予後は背景人口と変わらないとのいくつかの報告がある．主な死亡原因は，術後合併症，薬物治療の合併症(感染症など)，悪性腫瘍合併である．

【患者説明のポイント】

原因不明であるため，治癒のない疾患であることの説明が必要であるが，同時に，病態生理の理解および治療への応用が今後さらに進んでいくであろうと説明する．重症例など時には専門施設においてセカンドオピニオンを求めることも重要である．

潰瘍性大腸炎患者は若年で転居なども多く，たとえ寛解であっても，癌のサーベイランスを含め，治療が中断することのないよう説明することが重要である．

【経過観察・生活指導】

腸管感染症の合併を予防するための手洗い，また海外旅行では食事，水などに注意するよう指導したい．免疫調節薬投与中の患者にはインフルエンザワクチンを毎年すすめる．また，これらの治療が開始されると麻疹や水痘のなどの生ワクチンの接種ができなくなるため，明らかな既往がなく，このような治療が予想される患者には治療開始前にワクチンの接種をすすめたい．免疫調節薬投与中の患者で子宮頸癌のリスクが高まることが報告されており，子宮癌検診は定期的に受けるようすすめたい．

また2009年10月には，わが国でもヒトパピローマウイルスワクチンの使用が承認された．10歳以上の女性であれば適応があり，子宮癌検診の際に投与を検討してもらいたい．

潰瘍性大腸炎に対する血球成分除去療法
cytapheresis for ulcerative colitis

澤田康史　医療法人社団衿正会生駒内科・消化器内科クリニック院長

福田能啓　兵庫医科大学主任教授・地域総合医療学講座，兵庫医科大学篠山病院院長，兵庫医科大学病院臨床栄養部部長

【治療の概要】

潰瘍性大腸炎の寛解導入療法である血球成分除去療法(白血球系細胞吸着除去療法)には，遠心分離法，膜を使った白血球除去療法，ビーズを使った顆粒球吸着療法の3種類がある．共通する治療メリットはステロイドの投与量を少なくでき，その副作用を減らし，病状を改善させることであるが，本療法はオールマイティの治療ではない．基本的な食事療法，生活上の注意や5-ASA，プロ・プレバイオティクス，少量の免疫抑制薬など最小限の併用薬剤は必要で，本治療無効時は強力な免疫抑制薬，生物学的治療や手術を考慮する必要がある．

【治療の適応基準】

潰瘍性大腸炎(UC)に対する血球成分除去療法の適応は，①UCの臨床重症度で重症以上か，UCの難治の定義に当てはまる，すなわち②通常の寛解維持療法中に1年に2回以上の再燃がある頻回再燃患者，③発症または再燃してから十分な寛解導入療法や寛解維持療法にもかかわらず6か月間寛解に至らない慢性持続患者，②や③にも通じるが④ステロイドの通常治療量で効果がないステロイド抵抗患者，⑤ステロイドの減量中に再燃を起こすステロイド依存患者である．

【血球成分除去療法(白血球系細胞除去療法)の種類】

UCに対する血球成分除去療法(保険適用名)〔白血球系細胞除去療法(leukocytic cytapheresis：LCP)〕には，①遠心分離法，②白血球除去療法(leukocytapheresis：LCAP)，③顆粒球吸着療法(granulocytapheresis：GCAP または granulocyte and monocyte adsorptive apheresis：GMA)の3種類のLCP(cytapheresisよりCAPと呼ばれることもある．図9-14)がある．遠心分離法は細胞の比重差を用いた成分輸血の技術を，膜法は輸血用小型白血球血小板吸着除去膜の技術を，ビーズ法は既に使用されていた癌やリウマチ治療の技術が応用された．

【治療効果】

当初の発表と同様に，LCPの60～80%近くの治療効果(有効，著効)を認めることが多施設共同無作為試験で証明され，その後の臨床報告でも同様の効果が報告されている．また，小児に対するLCPの効果も報告されている．

【副作用】

本治療に関係する副作用は8～24%と報告され，一時的な頭痛，腹痛，吐き気，発熱，軽度肝障害，立ちくらみ，めまい，舌と口唇のしびれ，背部痛，全身倦怠感，軽度の呼吸困難，顔面発赤などであった．しかし，ステロイドの有害事象と違って，これら体外循環治療中の有害事象は体外循環治療中か体外循環治療直後に出現する一時的なもので重篤なものは報告されていない．抗凝固薬として使用しているナファモスタットメシレートに対するアレルギー反応もそのLCPの副作用の一因であると報告されている．

【治療効果発現のメカニズム】

LCPの治療効果のメカニズムには，①炎症に関与する細胞群(顆粒球，単球，白血球除去療法では，活性化リンパ球や活性

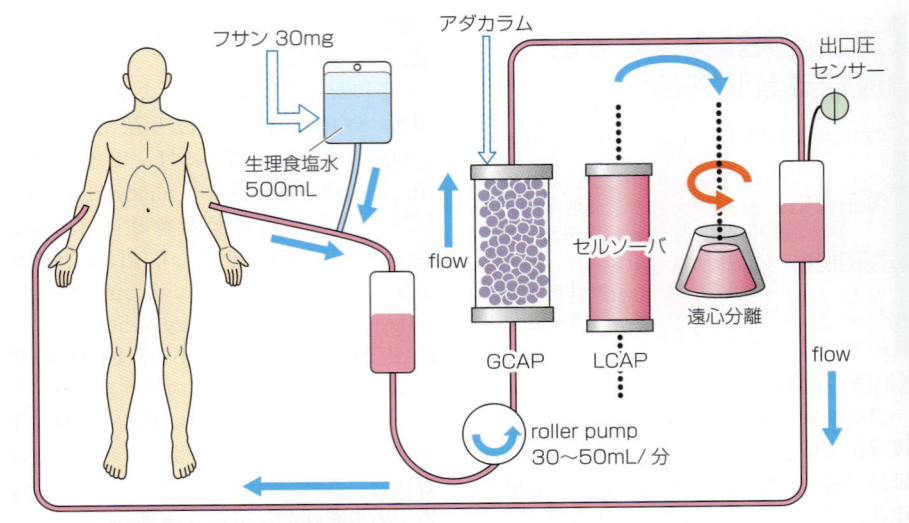

図9-14 血球成分除去療法の治療回路図

遠心分離法は，比重の差で細胞や血漿を分離して，目的とする細胞を除去する．
1. 白血球除去療法(LCAP)：セルソーバカラム内には，直径3μm以下のポリエステル線維膜が数万本入っており，その膜に顆粒球，単球はほぼ100%，リンパ球と血小板はそれらの活性化程度により30～60%吸着される．
2. 顆粒球吸着療法(GCAP)：アダカラム内にセルロースアセテート素材の直径約3mmのビーズが25,000個(220g)入っており，その表面に顆粒球と単球が約30～50%吸着され(活性化されたものがより効率に吸着)，リンパ球や血小板はほとんど吸着・除去されない．

化血小板も除去)がかなり血中から選択的除去されるので炎症を沈静化する，②抗HLADR陽性T細胞を除去し減少させる，③抗原提示樹状細胞を減らす，④NF-κB DNA-結合活性の抑制によりIL1bとTNF-α刺激によるIL-6とIL-8の分泌を抑制する，⑤腸管粘膜のサイトカインアンバランスを是正する，⑥炎症抑制作用のあるinterleukin-1 receptor antagonistがカラムの出口側で有意に高くなる，などが治療有効性と関係するとされている．

【白血球系細胞除去療法(LCP)の今後の展開】

LCPの治療頻度を上げることで，重篤なUC患者に効果があることや，成長障害を心配する小児や骨粗鬆症をもっている患者に対して，早期のLCP導入はステロイドの使用量を減らせたり，ステロイドを使用しないで改善する場合もあり，ステロイドによる副作用を少なくするUCのfirst line治療になりうる．

このLCPの導入により，今まで薬剤法だけではコントロール不十分であったUC患者が，手術をせず内科的に再度コントロールできるようになった．しかし，LCPはUCに対するオールマイティな治療ではない．患者の臨床重症度と内視鏡的重症度には乖離をみることがあり，臨床的重症度が内視鏡的重症度より低い場合は，内視鏡的重症度や画像による診断を重視し，それに応じた治療を選択する．重篤な内視鏡所見のある患者でも，初発の場合や発症後間もない患者では，本治療による治療効果は優れている．しかし，再燃・寛解

を繰り返し，また再燃時の内視鏡像が深掘れ潰瘍や粘膜脱落のような重篤な所見を呈する患者では，たとえ一時的に改善してもまたすぐに再燃・増悪することが多い．むしろ，そういう患者に対しては，強力な免疫調節（抑制）薬を使ったり，今後出てくる生物的治療を考慮したり，少量の免疫調節（抑制）薬を寛解維持に使用する必要がある．また，既に腸管の線維化が進んでいる（腸がかなり狭くなっている）患者の場合には本治療の効果は比較的少ない．

いろいろな治療が試みられても，ステロイドを1か月に300 mg以下に減量できない場合や，これまでのステロイド投与量が既に15 gを超えている場合には，むやみにステロイドを継続し，その副作用を重篤化させることなく，十分な説明を行い，患者の納得・同意を得て，手術療法に踏み切るべきである．また，内視鏡的所見が重篤な場合で罹病期間が長い場合には，LCPを併用した治療を考慮し，全身状態を改善した後，手術に踏み切ることも必要である．LCPをいわゆる橋渡し治療（bridging therapy）として位置づけることを念頭に置くべきである．

潰瘍性大腸炎の外科治療

surgical intervention in ulcerative colitis

名川弘一　労働者健康福祉機構理事長

【外科治療の概要】

潰瘍性大腸炎に対しては，その症状に応じた治療が必要であるが，通常，保存的治療が第1選択として行われる．全身症状の急性増悪，重篤な合併症，ステロイドによる重篤な副作用がみられる場合などには，外科治療すなわち手術の適応となる．

【手術適応】

絶対的適応と相対的適応がある．絶対的適応の場合，緊急手術となることが多い．

❶絶対的適応

a）全身症状の急性増悪がみられる場合：激症型で早期に好転しない症例，重症型でステロイド強力静注療法が奏効しない症例などがこの範疇に入る．

b）重篤な急性合併症がみられる場合：大腸穿孔，大量消化管出血，中毒性巨大結腸症，急性腹膜炎などの重篤な症状・所見を示す場合，緊急手術が必要となる．

c）大腸癌を合併する場合：潰瘍性大腸炎の罹患部位の癌化率は，発症時からの年月経過とともに上昇する．本疾患に癌が発見された場合，手術適応となる．

❷相対的適応

a）病態・病型による場合：慢性持続型あるいは再燃寛解型の病型で，入退院を頻回に繰り返しQOLの低下を招来していると考えられる症例の場合，手術適応となる．

b）ステロイドによる場合：副腎皮質ステロイドによる重症副作用が発現した場合，あるいは発現すると予測された場合，ステロイドの中止が必要であり，手術適応となる．ステロイド総投与量10 g（プレドニゾロン換算）が手術適応の目安とされる．

c）腸管外合併症がみられる場合：皮膚疾患（結節性紅斑，壊疽性膿皮症など）や小児の成長障害がみられる場合，手術適応となる．

d）腸管合併症がみられる場合：腸管狭窄，瘻孔形成，潰瘍形成，著明な炎症性ポリープ，異型上皮（dysplasia）などがみられる場合，手術適応となる．

【手術法の選択】

❶緊急手術の場合：第1期手術として，結腸亜全摘（図9-15）・回腸人工肛門造設・恥骨上粘液瘻造設術（subtotal colectomy, ileostomy and suprapubic mucous

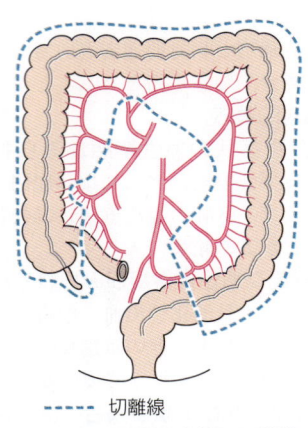

図 9-15　結腸亜全摘の切離線

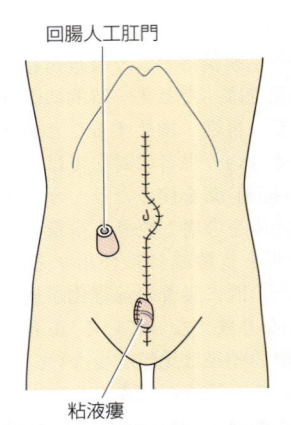

図 9-16　第1期手術終了後の腹部状況
結腸亜全摘後の状況で，回腸人工肛門が右下腹部に，S状結腸が正中創下端に粘液瘻として出されている．

fistula)を行う（図9-16）．第2期手術として，全結腸直腸切除・回腸嚢肛門吻合術（restorative proctocolectomy with ileal pouch anal anastomosis：IAA，図9-17），あるいは全結腸直腸切除・回腸嚢肛門管吻合術（restorative proctocolectomy with ileal pouch anal canal anastomosis：IACA，図9-18）を行う．第1期手術と第2期手術の間隔は，全身状態の回復やステロイドの減量などの状況により一律には決められないが，おおよそ3か月間が目安となる．

❷**待機的手術の場合**：IAA あるいは IACA の術式が選択されることが多い．切除と再建を1期的に行うか，あるいは2期的に行うかについては，全身状態の状況とステロイド投与の有無によって異なる．

全身状態が悪い場合やステロイド投与がなされている場合には，2期的手術を選択したほうが安全である．

【合併症】

術後早期の合併症として，骨盤内膿瘍，縫合不全，腸閉塞，骨盤内や回腸嚢からの出血などが挙げられる．術後比較的日数が経ってからの合併症として，回腸嚢炎，癒着性腸閉塞，遅発性膿瘍・瘻孔などが挙げられる．さらに代謝障害に起因する尿路結石，骨壊死などの腸管外合併症にも注意を要する．

【予後】

本疾患患者の生存率（overall survival）は一般人口と比べて差がないとされている．ただし重症例では，本疾患に関連した術後合併症のために死亡率の増加がみられている．

【患者説明のポイント】

手術の絶対的適応となる場合を除けば，本疾患は薬物療法などの保存的治療が原則である．相対的適応の場合，手術のメリットとデメリットを十分に説明する．なおステロイド投与例においては，その利点・欠点の説明とともに，ステロイドの副作用が非可逆性になってからでは手術のメリットが減少することも説明する．

【経過観察・生活指導】

IACA では肛門管粘膜が約2cm残存し，この部分の再燃が約5%にみられるため，症状に応じて，年に1～数回の経過観察が望ましい．大腸全摘後でストーマがある場合は，ストーマ管理の指導を要する．大腸全摘後で回腸と肛門あるいは肛門管が

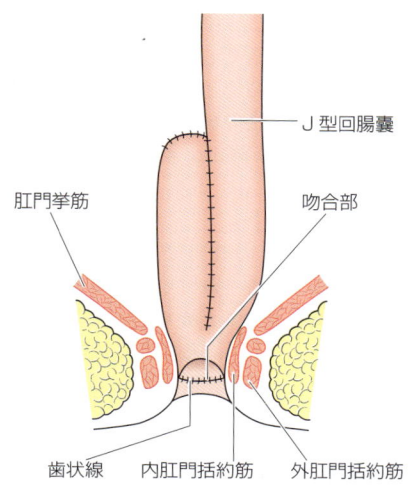

図9-17 回腸囊肛門吻合術の断面図
歯状線と吻合部の間の肛門粘膜は，ほとんど残らない．

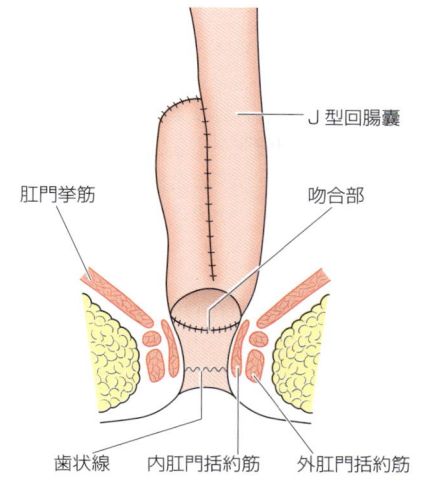

図9-18 回腸囊肛門管吻合術の断面図
歯状線と吻合部の間に約2cmの肛門粘膜が残存する．

吻合されている場合は，術後一定の期間，排便回数が増えるため，排便回数増加の説明が必要である．IAA術後早期では排便回数が10数回/日に及ぶことがあるが，術後1〜2年で5〜6回/日となる．

分類不能の大腸炎
indeterminate colitis(IC)/colonic IBD type unclassified(IBDU)

戸澤勝之　兵庫医科大学内科学下部消化管科
松本譽之　兵庫医科大学教授・内科学下部消化管科

【概念】
　inflammatory bowel disease(IBD)は非特異性の炎症性腸疾患であり，潰瘍性大腸炎(UC)とCrohn病(CD)に分類される．典型例での診断は容易であるが，病変が大腸だけの場合，両者の特徴をもつ，あるいは両者ともにあてはまらない鑑別困難な症例が存在し，分類不能大腸炎とされている．

【疾患分類】
　分類不能大腸炎は，1978年に病理医のAshley Priceが劇症型の診断未確定大腸炎症例の術後大腸標本を病理学的に検討し，診断確定に至らなかった症例に"colitis indeterminate"という言葉を用いたのが始まりである．これが現在indeterminate colitis(IC)として用いられている．その後，内視鏡や生検による診断技術の向上もあり，ICの定義が曖昧となった．
　2005年モントリオールで開催された世界消化器病学会では，外科的結腸切除をしたにもかかわらず，UCとCDの特徴が重複しており，確定診断がつかない症例をICとした．一方，①小腸病変がない大腸に限定した炎症を伴う慢性的炎症性大腸炎で，②内視鏡および顕微鏡検査で決定的な診断に至らず，③上部消化管検査においても鑑別できない分類不能大腸炎をcolonic IBD type unclassified(IBDU)とした．し

かし欧米でも，IC という専門用語を「手術の有無にかかわらず，診断がつかない症例」として用いることが多いようである．

わが国でも分類不能大腸炎の明確な定義はなく，欧米同様，外科的手術の有無にかかわらず，UC か CD の鑑別が困難な症例を IC としている．今後は明確な定義を作成すべきと思われる．

【頻度】

欧米の報告では，IBD 症例の 5〜30％ は臨床検査，画像診断，内視鏡所見や病理を含めて検討しても，確定診断が困難であったとしている．近年は診断技術の向上により欧米でも IC の割合が 5〜10％ と低下している．わが国では，平井らの報告によると 829 症例中 35 症例 (4.2％) が IC であったと述べており，その頻度は欧米の割合より低いものとなっている．

【症状・病態】

UC や CD の初発症状と同様，持続する下痢・血便や腹痛が契機となる．

【問診で尋ねるべきこと】

腸管外合併症の有無に関する問診は大変重要である．特に肛門病変や皮膚病変（壊疽性膿皮症）は確定診断を得るのに重要である．関節炎や結節性紅斑，口腔内アフタは UC と CD 両者ともに生じる腸管外合併症であり，これをもとにした鑑別には慎重を期す必要がある．

【必要な検査と所見の読み方】

小腸および大腸の画像検査，下部消化管内視鏡検査と生検は必須である．可能ならば小腸内視鏡あるいはカプセル内視鏡検査も施行しておきたい（狭窄や滞留には注意を要する）．上部消化管内視鏡検査も必須である．そのほか血液検査も重要である．Joossens らは血清学的にマーカーである ASCA と p-ANCA を鑑別困難な 97 症例で測定，6 年の follow-up の結果 97 症例中 31 症例 (32％) は確定診断を得た（UC：14 症例，CD：17 症例）．興味深いことに，ASCA も p-ANCA も陰性であった症例の 85％ は 6 年の経過でも診断がつかないままであった．対照的にどちらか，あるいはどちらも抗体が陽性の場合，61％ が最終的に UC か CD の診断確定に至ったと報告している．

【診断のポイント】

IC 症例は 5 年の経過で半数以上が確定診断に至ると報告されている．これは経過観察が診断のうえで大変重要となることを意味している．IC 症例で後に最終診断がついた症例は，UC が 40〜45％ で CD が 55〜60％，CD と診断される割合がやや高いようである．

【鑑別診断】

発症早期の症例では，感染性腸炎の除外が必要である．

【入院・専門医移送の判断基準】

鑑別困難症例は経過を追うのも 1 つの方法ではあるが，極力確定診断をつけることも大切であり，専門施設の意見を早期に開くことが望ましい．

治療方針

活動性の強い病態である場合，疑わしい疾患の治療方針に従うのが得策と考えられている．

外科的結腸直腸切除術が急を要する鑑別困難症例では，その術式が大きな問題となる．特に CD が疑われる場合は，回腸肛門吻合術は避けたほうがよいと考えられている．

治療法

軽症例ならば 5-ASA 製剤の投与だけで経過観察可能であるが，一定以上の活動性がある場合は可能性の高い疾患の治療に準じる．

【患者説明のポイント】

現段階では UC と CD の鑑別が困難であること，経過観察のなかで診断が確定する

場合があること，定期的に検査をする必要があることなどを説明するのが重要である．

【経過観察・生活指導】
　CDは喫煙により病状を悪化させるという報告がある．経過でCDと確定診断される可能性も十分にあり，禁煙を指導するべきである．また，確定診断に至っていない症例で臨床経過上CDを疑うならば，CDに準じた食事指導も早期に行うべきである．

【医療スタッフへの指示】
　分類不能大腸炎症例を経験した場合，多数の専門医に意見を求めることが重要である．診断をつけられないことよりも，裏づけもなく確定診断をするほうが問題である．

microscopic colitis, collagenous colitis, lymphocytic colitis

中島　淳　横浜市立大学教授・分子消化管内科

【概念】
　microscopic colitisは1976年にLindstromが最初に報告した炎症性大腸疾患で，大腸内視鏡や注腸X線検査などの画像検査では何ら異常所見はないが，病理組織学的に特徴のある所見を示す大腸炎である．microscopic colitisは，病理組織学的には異なるものの症状や経過のきわめて類似した2つの類縁疾患，collagenous colitisとlymphocytic colitisから成り立つ．collagenous colitisおよびlymphocytic colitisでは大腸において粘膜固有層の炎症，上皮間リンパ球(intraepithelial lymphocyte)の増加がみられる．
　collagenous colitisは上皮細胞直下のcollagen bandの肥厚が特徴であり，この所見はlymphocytic colitisでは認められない．microscopic colitisは欧米では中高年の女性で慢性下痢の原因として比較的よくみられるが，わが国における現状は不明である．

【疾患分類】
　microscopic colitisには大腸被膜上皮直下のcollagen bandの肥厚および上皮細胞間での炎症細胞浸潤がみられるcollagenous colitisと，炎症細胞浸潤のみがみられるlymphocytic colitisがある．collagenous colitisとlymphocytic colitisは病理組織学的には異なるものの症状や経過のきわめて類似した疾患である．

【頻度】
　わが国における現状は不明である．過去の症例報告から，中高年の女性に多い．欧米では当該疾患が最初に報告された1976年ごろは比較的稀な疾患と考えられていたが，その後，疾患に対する認知度が上がったこともあり，現在では慢性下痢症の主要原因疾患に位置づけられている．欧米での有病率は10万人あたり14人程度であり，60〜70歳代の女性に多いとされるが，最近の報告ではそれほど男女差がないようである．また，過敏性腸症候群と診断された患者の中に約20％程度は本疾患があるとも考えられている．欧米での近年における本疾患の増加は内視鏡的に正常な大腸粘膜を生検するようになったことが大きな理由と考えられている．

【症状・病態】
　慢性の水溶性下痢を主訴とし，その多くは中高年の女性である．体重減少や腹痛を伴うこともある．長期にわたり過敏性腸症候群(irritable bowel syndrome)として治療を受けていることがある．注腸造影や大腸内視鏡検査では特に異常所見は認めない．したがって，生検が行われなければ本疾患の診断には到達できない．本疾患には

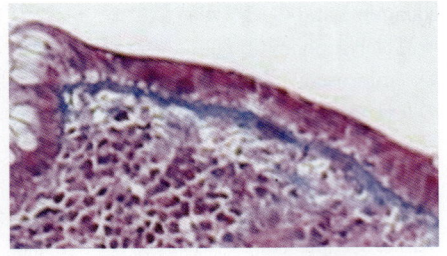

図9-19　collagenous colitis の生検組織
Masson-trichrome 染色で表層上皮直下の厚い collagen band を認める．

関節炎症状や，各種自己免疫疾患を合併することがある（欧米の報告では患者の40％は何らかの自己免疫疾患を合併するとされる）．そのため原因は不明であるが何らかの自己免疫性機序の関与が疑われている．また，胆汁酸の終末回腸での吸収障害により多量の胆汁酸に大腸が曝露させられることが原因とも考えられている．最近では，NSAIDs や SSRIs，PPI などの薬剤の常用による microscopic colitis の発症・増悪が報告されるようになってきた．

予後は比較的良好で，発癌との関与は報告されていないが，一番の問題は患者のQOLを低下させる疾患であることである．

【問診で訪ねるべきこと】

まず下痢の病悩期間，便の性状を聞く．多くは慢性に経過し，水様性下痢である．血便を認めることはない．自己免疫性疾患の合併があるので関節症状なども重要である．

【必要な検査と所見の読み方】

血液検査では炎症反応を認めない．自己免疫性疾患を合併することがあるので各種自己抗体，甲状腺機能検査で異常を認めることがある．便培養と，寄生虫の検査は鑑別のため必要である．注腸検査，大腸内視鏡検査で異常所見を認めない．大腸粘膜の生検が診断には必須である．

大腸内視鏡検査で生検診断能が高い採取場所については，S状結腸や横行結腸がよいとされている．ただし，1箇所のみの生検では偽陽性率が40％とする報告もある．

collagenous colitis では生検組織において Masson-trichrome 染色で表層上皮直下の厚い collagen band（図9-19を参照，subepithelial collagen layer とも呼ばれる．厚さ10μm 以上を有意とする）が認められることが特徴である．粘膜固有層に中等度のリンパ球・形質細胞の浸潤がみられ，上皮間にリンパ球の浸潤もみられる（intraepithelial lymphocytosis）．

lymphocytic colitis では collagen band は認められないが，粘膜固有層に中等度のリンパ球・形質細胞の浸潤がみられ，上皮間にリンパ球の浸潤もみられる．特徴的な所見は粘膜の crypt のみならず表層上皮にまで上皮間リンパ球の浸潤を認めることである．通常，100個の表層上皮細胞あたり15～20個以上のリンパ球の浸潤を認めると有意な所見とする．

【診断のポイント】

中高年の女性で，慢性の水様性下痢を認め，大腸内視鏡検査で異常所見を認めないときは，本疾患を念頭に置くことが重要である．本疾患の存在を疑って生検をすることで確定診断に至ることができる．生検を行わなければ，当然であるが，診断には至らない．

【鑑別診断】

鑑別診断としては感染性の大腸炎，アミロイドーシスや潰瘍性大腸炎などが挙げられる．collagenous colitis でみられる collagen band（subepithelial collagen layer）はコンゴレッド染色陰性である．

治療法

まずは食事療法（刺激の強い食事やカフェインを避けるなど）を行い，NSAIDsなど関与が疑われる薬剤を中止する．まずは症状をみて止瀉薬を処方する．

> **処方例**
>
> ロペミンカプセル（1 mg）　1～2カプセル　分1～2　朝・夕

　欧米ではブデソニドが用いられているが，わが国ではまだ処方できない．保険適用外であるがメサラジンが著効することが多い．

> **処方例**
>
> ペンタサ錠（250 mg）　6錠　分3　朝・昼・夕

　メサラジンが無効であればステロイド，さらには免疫抑制薬を用いる．

【合併症】
　自己免疫性疾患の合併がある．

【医療スタッフへの指示】
　慢性の下痢を主訴として内視鏡検査で異常がないときは，過敏性腸症候群と異なる本疾患の存在を念頭に置き生検をすること．

Crohn 病
Crohn's disease

高田康裕　慶應義塾大学消化器内科
日比紀文　慶應義塾大学教授・消化器内科

【概念】
　本疾患は原因不明で，主として若年者にみられ，潰瘍や線維化を伴う肉芽腫性炎症性病変からなり，消化管のどの部位にも起こりうる．消化管以外（特に皮膚）にも病変が起こることがある．原著では回腸末端をおかす（回腸末端炎）と記載されたが，その後，口腔から肛門までの消化管のあらゆる部位に起こりうることがわかった．臨床像は病変の部位や範囲によって多彩である．

発熱，栄養障害，貧血などの全身症状や関節炎，虹彩炎，肝障害などの合併症が起こりうる*．

【分類】
　縦走潰瘍や敷石像，狭窄の存在する部位によって小腸型（約30％），小腸・大腸型（約40％），大腸型（約25％），直腸型，胃・十二指腸型，特殊型（多発アフタ型，盲腸虫垂限局型）などに分けられる．

【頻度】
　平成16年度医療受給者証の交付により推測される人口対10万人の罹患率は0.51，有病率は5.85であり，受給者数は23,188人である．

【症状】
　腹痛，下痢，体重減少，発熱が4主徴である．そのほかには，血便，貧血，全身倦怠感，肛門病変〔難治性痔瘻，肛門周囲膿瘍，瘻孔，肛門皮垂（skin tag）〕，小児では発育障害もしばしば認める．

【問診で尋ねるべきこと】
　急性腸炎との鑑別のためにも慢性的な経過であるか確認する．若年者では難治性の痔瘻がないか，虫垂炎で手術歴がないかなど聞き取ることも重要である．

【必要な検査と所見の読み方】
　❶血液検査：慢性炎症を反映して炎症反応の亢進（赤沈亢進，CRPの上昇）や血小板増加，貧血などがみられ，吸収不良や蛋白漏出を反映して総蛋白，アルブミンや総コレステロール値の低下がみられる．

　❷画像検査：本症の確定診断には縦走潰瘍や敷石像など特徴的所見を画像検査で証明する必要があり（厚生省の診断基準，表9-10），内視鏡検査（上部消化管内視鏡，下部消化管内視鏡）および造影検査（小腸造影，注腸造影）が必須である．縦走潰瘍や敷石像がなく，縦列する不整形潰瘍やアフ

---

* WHOの医科学国際組織委員会（CIOMS）による概念（1973年）を一部改訂．

表 9-10　Crohn 病の診断基準（案）

1. 主要所見
   A. 縦走潰瘍
   B. 敷石像
   C. 非乾酪性類上皮細胞肉芽腫
2. 副所見
   a. 縦走する不整形潰瘍またはアフタ
   b. 上部消化管と下部消化管の両者に認められる不整形潰瘍またはアフタ

確診例：1. 主要所見のAまたはBを有するもの
　　　　2. 主要所見のCと副所見のいずれか1つを有するもの
疑診例：1. 副所見のいずれかを有するもの
　　　　2. 主要所見のCのみを有するもの
　　　　3. 主要所見のAまたはBを有するが，虚血性大腸炎，潰瘍性大腸炎と鑑別できないもの

（厚生省特定疾患炎症性腸管障害調査研究班，平成6年度業績集1995より抜粋・転載）

タのみの場合には，生検により非乾酪性類上皮細胞肉芽腫の存在を証明する必要がある．そのほか，腹部単純X線は腸閉塞や中毒性巨大結腸症を診断するうえで重要であり，腹腔内膿瘍や肛門周囲膿瘍の診断には腹部骨盤腔CT・MRIが有用である．

【診断のポイント】

臨床症状のみから診断することは容易ではないが，肛門病変の有無は診断の手がかりになることがある．非乾酪性類上皮細胞肉芽腫の証明には，胃・十二指腸病変（胃粘膜の竹の節状外観，胃前庭部びらん，十二指腸びらん）からの生検による組織診断も非常に有用であり，終末回腸や大腸からの生検で肉芽腫が証明できない場合には，胃・十二指腸からの生検を積極的に行うとよい．

【鑑別診断】

アメーバ赤痢やエルシニア腸炎，腸結核などの感染性腸炎との鑑別には，糞便培養が重要である．腸結核では，生検組織中の結核菌PCRや結核菌特異蛋白刺激性遊離インターフェロンγ（QuantiFERONTB-2G：QFT-2G）測定を用いても鑑別が困難である場合には，診断的治療で抗結核薬を開始する場合もある．虚血性大腸炎との鑑別では，発症様式が急激であること，縦走潰瘍の周囲粘膜の炎症の程度などで鑑別する．また，潰瘍性大腸炎との鑑別は発症時には困難である症例も存在する．

【入院・専門医移送の判断基準】

診断や治療に慣れていない場合には専門医への紹介が望まれる．

【治療原則】

Crohn病を完治させる治療法は現時点ではない．治療の目的は病勢をコントロールし患者のQOLを高めることである．そのため，栄養療法や薬物療法，外科療法を組み合わせ，病状を抑え，炎症の再燃・再発を予防することが重要である．治療にあたっては患者にCrohn病がどのような病気であるかをよく説明し，患者個々の社会的背景や環境を十分に考慮して，治療法を選択する必要がある（図9-20）．

治療方針

❶初診・診断時および急性増悪期の治療：原則として入院・絶食のうえ，経腸栄養や完全中心静脈栄養などの栄養療法を行う．入院は，特に診断時の患者にとってCrohn病の治療に関する知識を深め，自己管理方法を習得するうえで重要な機会と

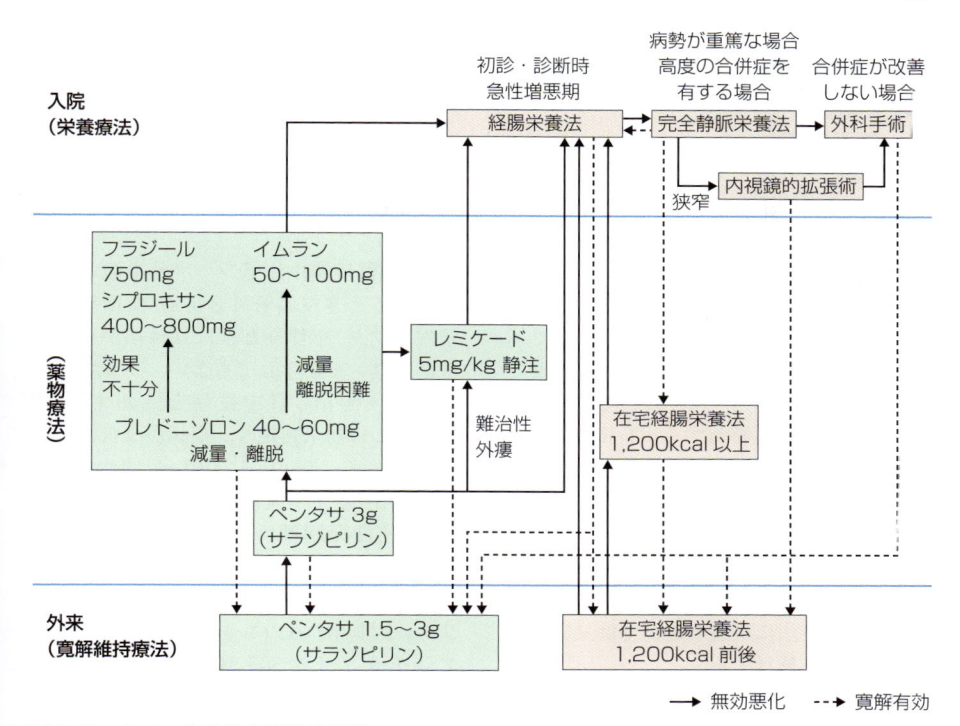

図 9-20　Crohn 病の治療指針改定案

なる．炎症の程度が強い症例では，5-アミノサリチル酸製剤あるいは副腎皮質ホルモンによる薬物療法や両者の併用療法から開始してもよい．肛門病変がある場合には外科医に相談し治療を行う．

❷**寛解維持療法および術後再発防止・再発予防**：栄養療法や薬物療法により寛解状態＊となったら，外来での寛解維持療法に移行する．また，外科手術により合併症が取り除かれた後は再燃（残存病変の悪化）防止・再発（新病変による症状出現）予防のための治療に移行する．

＊寛解状態とは，IOIBD アセスメントスコア（表9-11）が0または1（肛門病変がある場合は2まで），CRP 陰性，血沈正常の状態をいう．

表 9-11　IOIBD アセスメントスコア

1. 腹痛
2. 1日6回以上の下痢，粘血便
3. 肛門部病変
4. 瘻孔
5. その他の合併症
6. 腹部腫瘤
7. 体重減少
8. 38℃以上の発熱
9. 腹部圧痛
10. 10 g/dL 以下の血色素

各項目のスコアを1点とし，2点以上が活動性．

❸**再燃・再発に対する治療**：寛解あるいは外科手術後の無症状の状態から，炎症反応の亢進がみられ，症状が再出現した場合は，栄養療法や薬物療法の強化，外科療法を検討する．

治療法

❶栄養療法

a) **経腸栄養法**(enteral nutrition：EN)：腸管の負担を軽減して栄養状態を改善・維持するために経腸栄養法を行う．経腸栄養剤としては，成分栄養剤(elemental diet，エレンタール)や消化態栄養剤(エンテルード，ツインライン)がある．鼻腔より経鼻チューブを十二指腸～Treitz 靱帯まで挿入し，最初は注入ポンプを用いて低濃度で緩やかに投与を開始，徐々に投与量を漸増し数日で維持量に移行する．1日の投与量の目安としては，2,000 kcal(あるいは理想体重で1 kg あたり35～40 kcal)程度である．成分栄養剤では脂肪含有量が少量のため，10～20%脂肪乳剤200～500 mL を用いて経静脈的に週1～2回脂肪の補給を行う．経腸栄養法に不耐の症例では，完全静脈栄養療法を施行する．

b) **完全静脈栄養法**(total parenteral nutrition：TPN)：病勢が重篤と判断される場合や高度な合併症を有する場合には，より腸管の安静をはかるために絶食とし，中心静脈を用いた高エネルギー輸液1日2,000 kcal 以上を行う．

c) **在宅経腸栄養法**(home enteral nutrition：HEN)：易再燃例および経口摂取のみでは栄養管理が困難な症例では在宅経腸栄養法に移行する．日中は低脂肪・低残渣食を必要エネルギーの約半分，経口摂取させる．夜間に自己挿管したチューブより，成分栄養剤，あるいは消化態栄養剤を1,200 kcal 前後注入する．1日あたり900 kcal 以下の場合，経口摂取させる場合も多い．半消化態栄養剤(エンシュア・リキッド，ラコール)の経口投与によっても同等の寛解維持効果が報告されている．在宅経腸栄養法でも栄養管理が困難な症例では，在宅中心静脈栄養法を考慮する．

❷薬物療法

a) **5-アミノサリチル酸製剤**：ペンタサ2.25～3.0 g/日で治療開始し，長期間(最低2年間)継続する．再燃時には3.0 g/日に増量し，寛解状態では1.5～2.25 g に減量してもよい．大腸型ではサラゾピリン2～3 g/日でもよい．

b) **副腎皮質ホルモン**：高熱や激しい下痢が続くときや腸管外合併症(関節痛や口腔内アフタ)を伴うときには最初からプレドニゾロンを投与してもよい．プレドニゾロン40～60 mg/日で投与を開始する．2週間ごとに効果判定し，症状が改善するようであれば，20 mg まで10 mg ずつ減量，以後は5 mg ずつ減量して離脱する．

c) **免疫抑制薬**：プレドニゾロンの減量・離脱が困難なときには，アザチオプリン(イムランなど)あるいは6-MP(ロイケリン)を併用するのも1つの方法である．アザチオプリン50～100 mg/日もしくは6-MP 30～50 mg/日で投与を開始する．効果発現までに2～3か月を要することもある．

副作用の発現には十分注意し，少なくとも投与開始後1か月までは2週間ごとに血液検査を行い，骨髄抑制や肝機能障害，膵酵素の上昇などに注意する．

> **処方例**
> 1) イムラン錠(50 mg) 1錠 分1 朝
>   あるいは
> 2) ロイケリン散(10%) 30 mg 分1 朝

d) **インフリキシマブ**：上記薬剤でも寛解導入が困難な場合，あるいは難治性の外瘻が存在する場合にはインフリキシマブ(レミケード)の単回ないし複数回(0，2，6週)投与を行ってもよい．効果発現は迅速で，2週間後に炎症所見の軽減や症状の改善がみられ，効果は数週間持続する．投与

時反応*に対する処置が可能な状態で5 mg/kgを2時間かけて静注する．副作用の出現時には，一時中止もしくは滴下速度を遅くして経過を観察する．難治性Crohn病では本剤の反復投与が有効で，栄養療法や副腎皮質ホルモンの減量が可能な場合がある．また，免疫抑制薬との併用により治療効果減弱を予防できる可能性がある．インフリキシマブの副作用として，免疫抑制作用による結核菌感染の顕在化，敗血症や肺炎などの感染症，肝障害，発疹，白血球減少などが報告されている．このため，投与前にはツベルクリン反応やクオンティフェロン TB-2G（QFT）検査，胸部X線などにより結核菌の有無の評価，腹部骨盤腔CTもしくはMRIなどにより膿瘍の有無の評価などが必要である．

> **処方例**
> 1) ソル・コーテフ注 50 mg＋生理食塩水 50 mL 30分かけて静注（前処置）
> 2) レミケード 5 mg/kg＋生理食塩水 500 mL 2時間かけて点滴静注

e) **抗菌薬**：5-アミノサリチル酸製剤やプレドニゾロンで明らかな改善がみられない場合，またこれらの薬剤に先行してメトロニダゾール（フラジール）500〜750 mg/日，シプロフロキサシン（シプロキサン）400〜800 mg/日あるいは両者の併用を試みるのもよい．

【合併症】
❶消化管：腸管の狭小および狭窄，腸閉塞，出血，穿孔，内瘻（腸-腸瘻，腸-膀胱瘻，直腸-腟瘻など），外瘻（腸-皮膚瘻），膿瘍（腹腔内，腸腰筋など），口腔内アフタ，肛門病変，腸癌など．
❷消化管外病変：貧血，低蛋白血症，腸性関節炎，強直性脊椎炎，結節性紅斑，壊死性膿皮症，多形滲出性紅斑，虹彩炎，ぶどう膜炎，成長障害，微量元素欠乏，ビタミン欠乏（ビタミンB_{12}，葉酸など），二次性アミロイドーシス，原発性硬化性胆管炎など．

---

*投与時反応：投与中あるいは投与終了後2時間以内に出現する症状で，アナフィラキシー様の重篤なときは投与を中止し全身管理を行う．

腸結核
intestinal tuberculosis

荻原達雄　順天堂大学准教授・消化器内科

【概念】
腸結核は結核菌の感染によって起こり，感染経路として消化管内の転移による感染のほかに，血行性転移やリンパ管性転移，胆汁からの感染，隣接臓器の結核病巣からの直接感染なども挙げられている．

【疾患分類】
肺結核に合併して発症する続発性と，胸部X線で活動性肺結核の所見がない原発性に分類される．

【頻度】
腸結核は消化器領域（消化管，肝臓，胆管，腹膜など）の結核感染症のうち最も頻度が高い．続発性腸結核は近年肺結核とともに減少しているが，原発性腸結核は増加し，現在腸結核の半数以上を占める．

【症状・病態】
腹痛，下腹部不快，悪心，食欲不振，下痢，下血，発熱，体重減少など多彩な症状を呈する．腸管粘膜下リンパ濾胞や腸間膜リンパ節に結核結節（乾酪性肉芽腫）が形成される．回盲部が好発部位で輪状の病変を作りやすい．

【検査】
大腸内視鏡・注腸X線で活動期には不

整な小潰瘍の輪状配列や輪状・帯状・地図状潰瘍が認められる．治癒後も線状瘢痕の多発，瘢痕萎縮帯，偽憩室，狭窄，炎症性ポリープ，回盲弁の開大などが長期間続く．

【診断】

結核症の診断には胸部X線，ツ反，赤沈，CRP検査を行う．血清診断クオンティフェロンTB-2G（QFT）検査も特異度が高い．腸結核の診断は生検組織での乾酪性肉芽腫の証明と，便や生検組織の結核菌培養によって確定する．便の培養陽性率は約10％と低いのに対し，病変部組織培養の陽性率は比較的高い．結核菌のDNA増幅法（PCR）も有用である．結核菌培養で必ずしも陽性になるとは限らないことから，抗結核療法を行って所見の改善をみる治療的診断が行われることもある．

【入院・専門医移送の判断基準】

大腸内視鏡などの画像診断が病変の活動性の把握に必要なので，本症が疑われた段階で検査の可能な専門医に紹介する．続発性腸結核で喀痰中に排菌のある場合は結核専門病棟への入院が必要である．

治療方針

肺結核と同様の抗結核多剤化学療法〔通常，イソニアジド（INH），リファンピシン（RFP），ピラジナミド（PZA），エタンブトール（EB）または硫酸ストレプトマイシン（SM）の4者併用療法〕を行う．再発の可能性がなくなるまで6～12か月間の抗結核化学療法を継続する．副作用として，アレルギー反応，末梢神経炎（INH），肝障害（RFP），視力障害（EB），聴力障害（SM）などに注意する．

腸結核の治癒後，粘膜にみられる変形や瘢痕などの所見を呈する非活動性腸結核に対しては治療は不要である．

処方例

イスコチン錠（100 mg）　3～4錠　分1～2
リマクタンカプセル（150 mg）　3カプセル　分1
ピラマイド原末　1.5～2.0 g　分1～2
エサンブトール錠（250 mg）　3～4錠　分1～2〔または硫酸ストレプトマイシン注（1 g）　1A　筋注　1回/週〕
2か月以降はイスコチンとリマクタンを4か月間投与する．

【合併症】

稀に腸管穿孔，大量出血，イレウスを発症することがある．

【予後】

治療開始により腹痛・発熱などの症状は2～3週間で消失し，潰瘍は4～8週間で瘢痕化する．一般には予後良好であるが，病変の治癒により腸管狭窄が高度になる例では外科的切除が必要になる．

【経過観察・生活指導】

治療前から症状に乏しい場合や症状が早く改善した場合でも，抗結核療法は副作用がない限り予定した期間続けることが重要である．

【医療スタッフへの注意】

臓器移植，透析，AIDSなどの免疫不全状態に伴う腸結核の発症が問題となっている．腸結核罹患粘膜を発生母地とした大腸癌の発生も今後臨床的に重要になると考えられる．

単純性腸潰瘍または腸型Behçet病

simple ulcer of the intestine, intestinal Behçet's disease

松井敏幸　福岡大学教授・筑紫病院消化器内科

【概念】

Behçet病は，トルコの医師により記載

された原因不明の全身の炎症性疾患で，地中海地方と東洋人に多発する．主症状として口腔粘膜の再発性アフタ性潰瘍，皮膚症状，眼症状と外陰部潰瘍などをきたす難治性疾患である．消化管にも難治性の潰瘍性病変を生じる場合，特殊型として腸型Behçet病と呼ぶ．

消化管のどの部位にも単発あるいは多発する病変を生じうるが，回腸末端-回盲部にみられる類円形打ち抜き様の深い潰瘍が典型像である．定型的な潰瘍が存在し，Behçet病の診断基準を満たさない症例（不全型と疑いが70％以上を占める）は単純性潰瘍と呼称する場合が多い．単純性潰瘍は，原因が不明であり，Behçet病との異同が問題である．潰瘍形態がBehçet病の潰瘍と共通し，時に完全型Behçet病への進展があるため，同一疾患あるいは一亜型と考えるものが多い．腹痛，下痢，皮膚症状などを自覚し，穿孔や大出血をきたすこともある．時にCrohn病や悪性リンパ腫との鑑別を要することがある．

【症状・病態】

本症の臨床症状は特異なものが多い．20～40歳の青壮年の発症が80％以上であり男性に好発する．初発症状は腹痛と下痢，下血が多く，腹部疝痛，発熱，腹部膨満感，嘔気など，局所的炎症や閉塞症状を伴う．時に回盲弁部潰瘍の穿孔あるいは炎症性腫瘤形成をきたすこともある．

【診断・鑑別診断】

検査所見は，炎症反応，白血球増多，貧血，低蛋白血症などが主体である．さらに，皮膚針反応とHLA-B51の検索は時に有用である．X線検査と内視鏡所見では，回盲弁部に単発する類円形の辺縁鋭利な潰瘍が特徴的である（図9-21）．時に，小腸やその他の腸管に病変が多発する．再発時には，吻合部に同様の潰瘍がみられる．生検組織所見ならびに切除標本組織所見では，特異的な所見はなく，非特異性炎症所見の

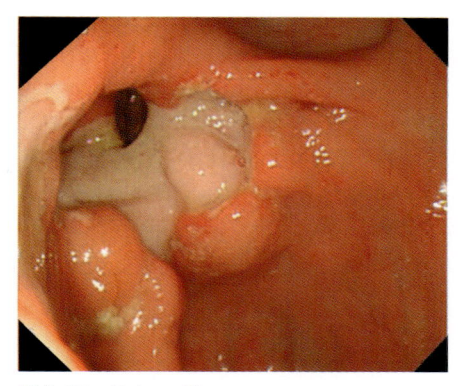

図9-21 Behçet病
内視鏡でみられた小腸・大腸吻合部の単発潰瘍．その辺縁は鋭利で，周囲には浮腫が著しい．

みである．病理所見の主体は，慢性消化性潰瘍類似のUl-ⅡからUl-Ⅳの潰瘍で，粘膜の壊死，粘膜下組織の線維化，炎症細胞浸潤，軽度の浮腫などの非特異性炎症が潰瘍周辺に限局して認められる．

鑑別すべき疾患としては，薬剤性腸潰瘍，回盲部癌，直腸癌，悪性リンパ腫などが挙げられる．単純性潰瘍と腸型Behçet病との鑑別は，慢性腸潰瘍の形態と組織学的に区別は困難で，Behçet病の皮膚粘膜症状（口内アフタ，皮疹・皮膚潰瘍，眼症状，外陰部潰瘍）などの臨床所見を十分に参考にする．また，単純性腸潰瘍として経過観察中にBehçet病の主症状を発現してきた症例の報告もあり，両者の鑑別には長期間の観察も必要である．

治療方針

本症の治療指針は確定しておらず，明らかな有効性が証明された薬剤はない．活動期には，まず薬物療法を行う．サラゾピリン，ペンタサあるいはステロイドが多く用いられる．保存的治療として，完全静脈栄養や成分栄養による栄養療法を用いる．治療に反応しても，再燃を繰り返すことが多

い．種々の免疫統御療法（インフリキシマブ，シクロスポリン，白血球除去療法）も試みられている．内科治療が無効な合併症（穿孔，腹膜炎，狭窄，大出血など）に対しては手術を選択する．しかし，術後の再発率は高い．

❶薬物療法

処方例

重症度により1）～3）を選択する．
ステロイド依存・抵抗例では4），5）を試みる．
1) サラゾピリン錠（500 mg） 6～8錠 分3（保険適用外）
2) ペンタサ錠（250 mg） 6～12錠 分3（保険適用外）
3) プレドニン錠（5 mg） 6～12錠 分3
4) イムラン錠（50 mg） 1～2錠 分1～2（保険適用外）
5) レミケード点滴静注用100（5 mg/kg） 8週ごとに静注（保険適用外）

❷栄養療法
：保存的治療として，完全静脈栄養や成分栄養剤による栄養療法を用いる．治療に反応しても，再燃を繰り返すことが多い．

処方例

エレンタール（80 g，300 kcal） 3～8包 経管または経口（保険適用外）

❸外科的手術
：内科治療が無効な合併症（穿孔，腹膜炎，狭窄，大出血など）に対しては手術を選択する．しかし，術後の再発率は高い．

【患者説明のポイント】

本症が全身の慢性炎症を基盤とする疾患であり，腸管にも深い潰瘍が生じることを理解させる．薬物療法や外科療法の適応についても説明する．

【医療スタッフへの注意】

患者の訴えをよく聞き，栄養状態と炎症に注意する．必要に応じて大腸と小腸の検査を行う．栄養剤の使用に際し手技上の支援を行う．

虚血性大腸炎

ischemic colitis

樋渡信夫　いわき市立総合磐城共立病院院長

【概念・病態】

病変の発症機序は，腸管の血流減少による低酸素状態と，再灌流によってもたらされる組織障害が主因である．解剖学的因子としては，細い下腸間膜動脈や，腸間膜動脈間の乏しい側副血行路などが関与し，生理的因子としては，低血圧，血管収縮や腸管の運動性低下，内圧上昇による低灌流圧が誘因となりうる．疾患因子としては，動脈硬化（高脂血症，糖尿病など），塞栓・血栓，心不全，ショック，血管炎（膠原病など），薬剤（経口避妊薬など），血液凝固異常，腹部大動脈手術，腸閉塞，便秘，下痢などが報告されているが，実際には原因が特定されることは少ない．

【疾患分類】

種々の分類が報告されているが，1966年に初めてischemic colitisという疾患名を提唱したMarstonらの臨床経過に応じた分類が広く用いられている．壊死穿孔をきたす激烈な壊死型，治癒過程で狭窄をきたす狭窄型，明らかな形跡を残さず治癒する一過性型の3分類である．壊死型は主幹血管の閉塞を疑わせ，狭義の虚血性大腸炎はほぼ狭窄型，一過性型に対応する．

【頻度】

近年，高齢者人口の増加と大腸内視鏡検査の普及により診断・治療の機会が増え，

また若年発症例も決して稀ではなく，血便時の鑑別診断の1つとなっている．下行結腸やS状結腸が好発部位である．

【症状と必要な検査】

突然の腹痛（多くは左下腹部），血便（新鮮血）にて発症する．発熱，腹部膨満感，下痢，悪心・嘔吐などを伴うこともある．

抗菌薬，NSAIDs，あるいは経口避妊薬の服用歴，生ものや古い食物などの摂取の有無，海外渡航歴などを含め病歴を聴取する．血清学的検査では，CRP上昇，赤沈亢進，白血球増多などの炎症所見は重症度と比例する．感染性腸炎も疑われる場合は，結果が出るまで時間はかかるものの，糞便培養検査を施行する．これらにより薬剤起因性腸炎や食中毒，感染性腸炎などを除外する．腹部単純X線写真や注腸X線検査では，母指圧痕像やニボー，ハウストラの消失，狭小化などを認める．

高度の腹膜刺激症状がなく状態が許せば，第1選択として前処置なしで大腸内視鏡検査を無理のない範囲で行う．急性期典型例では，病変部は区域性で，粘膜は暗赤色調で浮腫状，びらん・発赤，出血，縦走潰瘍などを認める．発症早期の生検組織では，粘膜および粘膜下層の炎症とともに腺管の壊死・立ち枯れ像が特徴的である．

重症例や他疾患の除外を目的に腹部CT検査や超音波検査も有用である．通常は一過性限局性に病変部腸管壁が厚く不均一となり，内腔は狭小化する．時に重症例では，腸管気腫や腹膜気腫・門脈気腫，造影CTでは腸間膜動脈分枝の閉塞・狭窄，血栓を認めることもある．

【入院・専門医移送の判断基準】

高齢者では，病態が変化する可能性があり入院を原則とする．軽症の若年～壮年者では3日程度の安静，絶食（水分のみ可）と急変増悪時の救急対応が可能であれば，外来でも可と考える．腹膜刺激症状を示し腸管壊死や穿孔が疑われる重症例は，緊急手術が必要であり，速やかな対応が可能な専門病院に紹介移送する．

治療方針

一般に急性の発症であり，常に発症からの時間的経過，重症度（病型），基礎疾患の有無を考慮して治療することが肝要である．本症に対する特有の薬物療法はなく，腸管の安静と全身管理が主体となる．

治療法

❶軽～中等症：絶食により腸管の安静を保ち，十分な輸液（2,000 mL）により脱水，電解質異常を是正する．腹痛が強いときには，鎮痛薬，鎮痙薬を使用する．発熱や炎症所見が高度なときは二次感染予防のため，腸管移行のよい広域スペクトルの抗菌薬投与を行う．

処方例

腹痛が軽度～中等度の場合は1)，強度なときは2)を選択する．
1) ブスコパン注（20 mg）　1回　20 mg 筋注
2) ソセゴン注（15 mg）　1回　15 mg 筋注

臨床症状，内視鏡，注腸所見，CRPを指標とし，改善が確認されれば水分摂取から開始する．通常，一過性型では3日～1週間で改善が得られる．数週～数か月の経過で狭窄を認めることがある（狭窄型）．通過障害が出現する場合，また狭窄・変形部の慢性潰瘍により症状が持続する場合は手術の対象となる．

処方例

〔狭窄症状が軽度で便秘症の場合〕
酸化マグネシウム　1.5～2.1 g　分3 毎食後

❷重症例：CTでの腸管気腫や門脈気腫，造影CTでの主幹動脈の血栓・塞栓による閉塞の存在，さらには腹痛や発熱が持続・悪化する症例，また腹膜刺激症状やイレウスが進行する症例は，腸管壊死が疑われる（壊死型）．強い腹痛の割には身体所見に乏しい．強い炎症所見とLDH，CPK，アミラーゼの上昇をみる．早急に診断して緊急手術を施行する．

【予後】

予後は，基礎疾患の有無や年齢，病型，重症度などに影響され，一般に内科的治療が奏効する症例は良好である．約5%が再発をきたすと報告されている．壊死型で腹膜刺激症状出現後の手術では，救命率は著しく低くなる．

【経過観察・生活指導】

非高齢者では，便秘が誘因となっている症例が多い．再発を避けるため，常日ごろから便秘にならないように，食生活（高繊維食や十分な水分摂取）や適度な運動，さらには適切な緩下薬の服用などにより，排便習慣を整える．

非閉塞性腸管虚血症
non-occlusive mesenteric ischemia (NOMI)

辻本広紀　防衛医科大学校講師・外科学講座
長谷和生　防衛医科大学校教授・外科学講座

【概念】

非閉塞性腸管虚血症（NOMI）は器質的な血管の閉塞を認めず，ほとんどの症例は基礎疾患（表9-12）によるhypovolemiaや血管攣縮により広範な腸管の循環障害・壊死をきたす疾患である．

【頻度】

急性腸管虚血症に占める割合は20〜30%とされる．死亡率は50〜70%と予後不良であり，救命例の多くは術前の全身状態が良好で，虚血・壊死腸管が小範囲にとどまる症例であり，小腸全体にわたる壊死や大腸壊死を伴う症例，また術前にショック状態である症例の予後はきわめて不良である．

表9-12　非閉塞性腸管虚血症をきたしやすい疾患・病態

- 心不全
- 不整脈
- 動脈硬化
- 血液透析
- 膠原病
- 急性膵炎
- 心血管系・腹部手術後
- ショック

【症状・病態】

表9-12に示すような基礎疾患を有する患者で，明らかな原因が認められない腹痛，発熱，腹部膨満などを認めた場合には本症を疑う．本症の特徴は腹痛の発症時期が不明確で，初期には身体所見が乏しいことが挙げられる．15〜25%の患者では腹痛が認められない．しかし病態が進行し，腸管壊死による腹膜炎を伴うと，筋性防御や反跳痛などの腹膜刺激症状が出現する．さらに腸管麻痺が進行すると腹部膨満が顕著となりショック状態となる．

【検査所見】

❶血液検査所見：12,000/μL以上の白血球数増加が多くの症例で認められるが，重症例では白血球数が減少している症例もある．また代謝性アシドーシスが約50%に認められ，血清乳酸値が上昇している症例も少なくない．血清CPK，LDH，ALP，アミラーゼの上昇は腸管壊死の進行を示唆する所見であるが，早期診断には有用ではない．

❷腹部血管造影検査：本症を疑った場合には，選択的腹部血管造影検査が有用といわれている．上腸間膜動脈（SMA）造影で

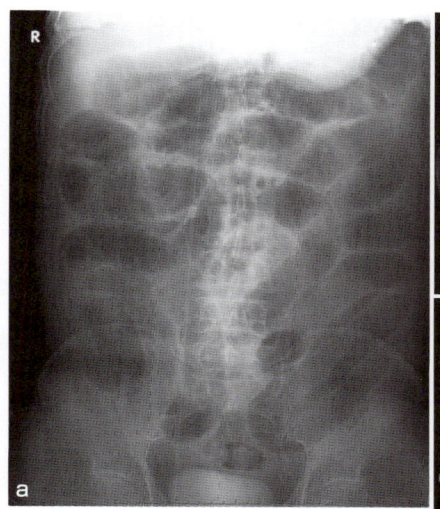

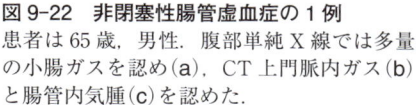

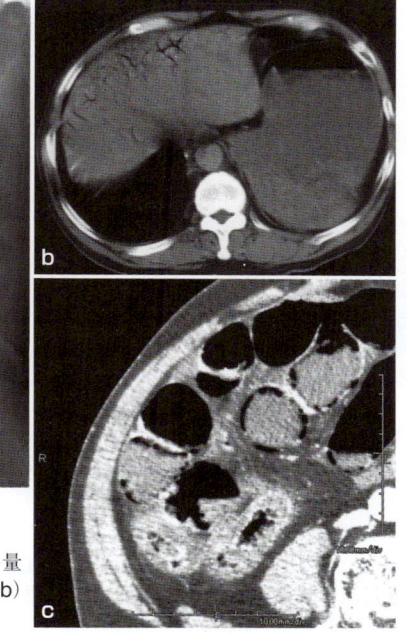

図 9-22 非閉塞性腸管虚血症の 1 例
患者は 65 歳，男性．腹部単純 X 線では多量の小腸ガスを認め(a)，CT 上門脈内ガス(b)と腸管内気腫(c)を認めた．

主幹動脈に明らかな血栓・塞栓が認められなかった場合には，上腸間膜動脈閉塞症 (SMAO) が除外される．血管造影検査における NOMI の特徴は，①SMA 分枝根部の狭小化，②腸間膜血管 string of sausages sign (狭窄と拡張が交互に認められる) が陽性，③腸間膜血管アーケードの攣縮，④末梢動脈の造影不良・遅延である．これらの血管造影検査所見は後述する腹部 CT 検査で代用されるようになってきたが，血管造影検査に引き続き，カテーテルからの血管拡張療法を行える利点がある．

❸**腹部 CT 検査**：近年の multi-detector CT (MD-CT) の普及により，血管造影検査と比較して低侵襲に腹部血管を三次元化画像として得ることができる．本症に特異的な画像所見はないが，腸管壁の造影効果の低下・不均衡，腹水貯留，イレウス像などの間接的な所見を得ることができる．また穿孔症例では腹腔内遊離ガス像を，重症例では腸管内気腫や門脈内ガス像を呈することがある(図 9-22)．

治療法

❶**血管拡張療法**：NOMI の本態は腸間膜動脈の攣縮であるため，本症の診断がつき次第，カテーテルによる血管拡張薬(塩酸パパベリン，プロスタグランジン E_1) の持続投与を開始する．しかし，腹膜刺激症状を呈し，腸管壊死が疑われる症例では緊急手術の適応であり，その時期を逸しないことが肝要である．

❷**手術療法**：手術では不可逆性の壊死腸管の切除と，血行再開が期待可能な腸管の温存をはかる(図 9-23)．すなわち，明らかな壊死腸管を切除して，その口側・肛門側断端ともに腸瘻とすることが多い．腸管虚血の範囲や程度は症例ごとに異なり，かつ分節状に分布するため，viability の評価が困難であることが多い．術式は全身状

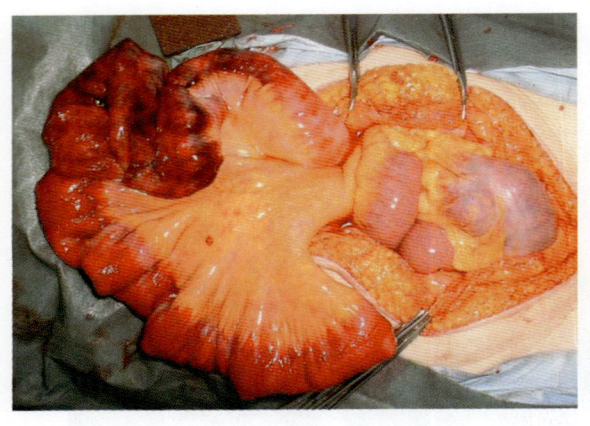

図 9-23　非閉塞性腸管虚血症の開腹所見
回腸末端部に約 1 m に及び循環障害をきたし，分節状に黒色調を示す壊死腸管を認めた．

態，腹膜炎の程度，発症からの期間，基礎疾患などを考慮し，侵襲の少ない安全な術式を選択すべきで，場合によっては second look operation を考慮に入れる．最近では腹腔鏡により腸管の色調を観察する報告も散見され，侵襲の少ない有用な検査・治療となりえよう．

Hirschsprung 病
Hirschsprung disease

韮澤融司　杏林大学教授・小児外科

【概念】
　腸管壁の粘膜下神経叢と筋層間神経叢の中の神経節細胞が先天的に欠損し，正常な腸の蠕動運動がないために生じる腸閉塞疾患である．病変部腸管は持続的収縮状態のため狭小化を示す．腸管の壁内神経節細胞は胎生 6 週ごろに食道に出現し，順次肛門側に移動する．この移動が途中で停止し，停止部位から肛門側に無神経節腸管が発生する．したがって，無神経節腸管は必ず肛門から連続性に口側に及ぶという特徴がある．

【頻度】
　発生頻度は 5,000 人の出生に 1 例で，男児に多く女児に少ない（3～4：1）．また，低出生体重児にも少ない．

【病型】
　無神経節腸管の長さにより直腸 S 状結腸以下のもの（約 80%，図 9-24）と S 状結腸を越えて口側に及ぶ範囲の長いもの（約 20%，図 9-25）に分類される．

【症状】
　無神経節部の比較的短い例では胎便排泄遅延（正常では生後 24 時間以内に排泄される），腹部膨満，嘔吐，便秘・排便異常などのイレウス症状を示す．直腸診後に指を引き抜くと多量のガスや水様便が噴出することがある．浣腸や肛門ブジーなどで便の排泄を認める症例も多いが，自然排便はほとんどなく浣腸やブジーを中止すると症状が再び出現する．

【診断】
　腹部単純 X 線では，腹部全体に拡張した腸管ガス像を認める．鏡面像を認める場合も多い．立位側面像では無神経節部結腸のガス像が欠損する．注腸造影では肛門側の無神経節部は狭小部として造影され，口側の拡張した腸管との間の移行部に腸管の口径差を認める．直腸はバルーンの拡張に

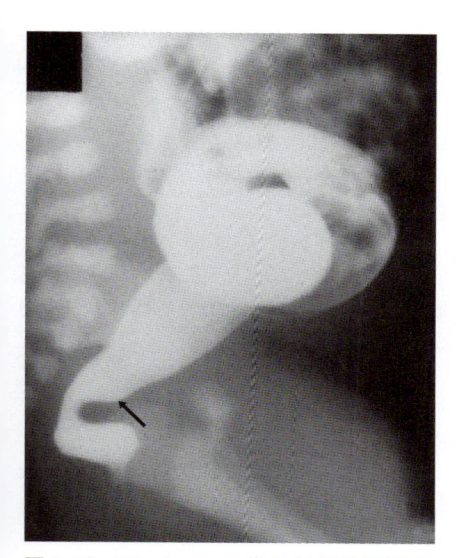

図9-24 Hirschsprung病の無神経節部の短い症例
狭小部は直腸に限局している（矢印は移行部を示す）．

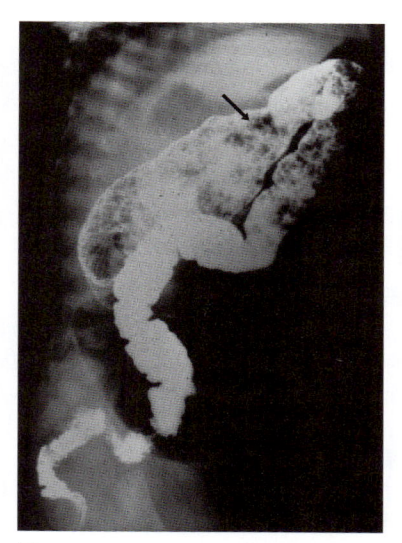

図9-25 Hirschsprung病の無神経節部の長い症例
無神経節部は横行結腸の左側まで達し，移行部が横行結腸のほぼ中央部に存在する（矢印は移行部を示す）．

より伸展刺激すると内肛門括約筋が弛緩する反射（直腸肛門反射）があるが，Hirschsprung病ではこの反射が認められず診断に応用される．神経節細胞が欠損する直腸では，アセチルコリンエステラーゼ（Ach-E）活性の亢進した外来神経の増生が著しい．この増生した外来神経は粘膜下にも認められるので，直腸粘膜を生検しAch-E活性の増生した神経を証明する．以上の検査にても診断が確定できない場合には，全身麻酔下に直腸後壁の全層生検を行い神経節細胞の欠損を確認する．

治療方針

洗腸や肛門ブジーで排便コントロールが可能ならば根治手術までは腸炎の発生に注意しつつ保存的治療を行う．保存的治療で排便コントロールができない場合には新生児期に正常腸管の下端に人工肛門を造設する．保存的治療例でも人工肛門造設例でも根治手術は生後6か月ごろに行うことが多い．手術は無神経節部腸管を切除し口側の正常腸管を肛門部に吻合する．最近では腹腔鏡補助下に手術を行い患児の負担を軽くする方法も行われている．

【患者説明のポイント】

根治手術後もすぐに正常な排便状態となるわけではなく，しばらく排便の補助が必要であることを説明する．排便状態は時間とともに改善し下剤や浣腸などの必要はなくなる．

【医療スタッフへの注意】

治療を適切に行わないと腸炎を併発し発熱，悪臭のある泥状水様便を排泄するようになる．新生児では腸炎から敗血症をきたすこともあるので注意が必要である．

腸閉塞（イレウス）
intestinal obstruction/ileus

岡　茂樹　獨協医科大学越谷病院消化器内科
桑山　肇　ニューヨーク州立大学客員教授

【概念】
腸閉塞とは，さまざまな原因により腸管内容物の肛門側への通過障害が生じ，腹痛や腹部膨満感，時には腸内容の嘔吐をきたす病態である．

【頻度】
70歳以上の高齢者において，緊急に外科的手術を要する腹部疾患としては腸閉塞が最も多い．

【病態】
❶**機械的イレウス**：腸管に器質的な原因を有し，明らかな閉塞ないし狭窄を認めるもの．

a）**単純性イレウス**：腸管内腔のみが閉塞され，血行障害は伴わないもの．原因として，先天性の閉塞，腸管内容物（異物など）や腸管腫瘍などによるものがある．

b）**複雑性イレウス（絞扼性イレウス）**：腸管閉塞に加えて血行障害を伴うもの．原因として，腸捻転症，ヘルニア嵌頓，腸重積症などがある．

❷**機能的イレウス**：腸管に狭窄や閉塞をきたす器質的な原因を有しないが，腸管運動の障害によって腸管内容の通過障害，停滞が生じるもの．

a）**麻痺性イレウス**：腸管運動麻痺のため蠕動運動の低下が生じたもの．腹膜炎などの炎症性疾患，代謝性疾患などがある．

b）**痙攣性イレウス**：腸管の一部が持続性に痙攣することにより生じるもの．鉛中毒，ヒステリー，結石発作などがある．

【症状】
一般的所見としては，腹痛，悪心・嘔吐，腹部膨満，鼓腸，排便・排ガスの停止などを生じる．血行障害のある腸閉塞では，持続する激痛を生じ，代謝性アシドーシス，ショック，血性腹水，血便を認める．

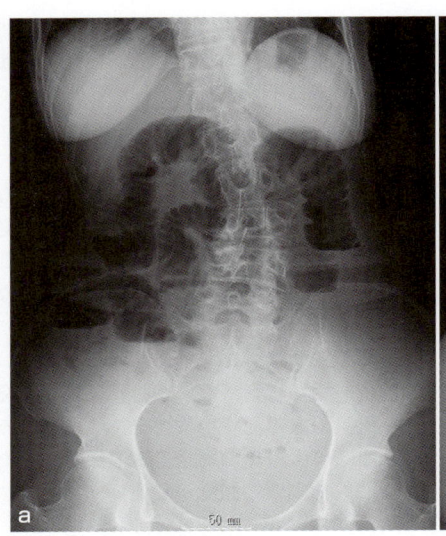

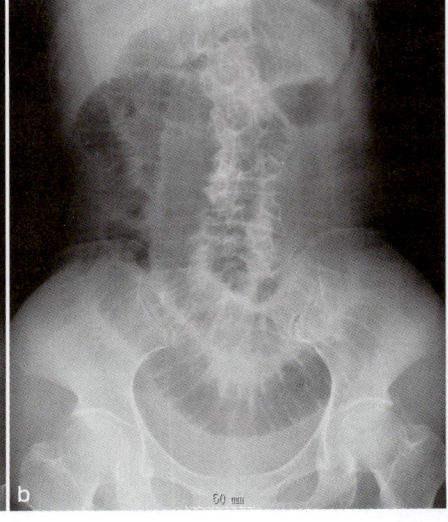

図9-26　腸閉塞の腹部単純X線像

【画像診断】

❶腹部単純X線検査：多量の小腸ガス像と，立位撮影での鏡面像（ニボー）が認められるのが特徴的である（図9-26）．しかし複雑性イレウスでは，しばしばガス像が消失し無ガスとなるので注意が必要である．

❷腹部超音波検査：腸管運動や腸管内容物の動き，腸管壁の肥厚，内腔の拡張，腹水の有無などで診断できる．

❸腹部CT検査：著しい腸管の拡張や浮腫，腫瘍などによる閉塞機転，血行障害の有無，腹水の有無などが診断できる．

❹小腸・大腸造影検査：小腸閉塞ではイレウス管を留置後，水溶性造影剤を用いて造影し（図9-27），大腸閉塞では注腸造影を行うことで閉塞部位を確認できる．

【鑑別診断】

腹痛や嘔吐を主訴とする急性腹症との鑑別が必要である．また，正確に腸閉塞の病態を診断することが重要である．

【専門医療機関移送の判断基準】

イレウスショックでは手術可能な高次医療機関への移送が必要である．

治療法

❶保存的治療法：必ず絶飲食として腸管の安静を保ち，イレウス管を留置して消化管の減圧を行う．また，補液により脱水や電解質異常の補正などが必要である．感染症を認める場合は，原疾患に対して抗菌薬を用いる．麻痺性イレウスの場合は，腸管蠕動促進薬が用いられる．

処方例

1) ガスモチン錠（5 mg）　3錠　分3
   大建中湯エキス顆粒　7.5〜15 g　分3
2) パントール注　1回50〜500 mg　1日1〜3回，必要に応じて6回まで皮下，筋肉内または静脈内投与
3) プロスタルモン・F注　1回1,000〜2,000μg　1日2回　2時間かけて点滴静注

注：強い腹痛を訴える場合は投与を中止すること．また，機械的イレウスでは禁忌

❷手術療法：複雑性イレウスでは，緊急手術の適応である．単純性イレウスでは，イレウス管での保存的治療を5〜7日行っても排液量の減少などの改善がなければ手術を行う．しかし，経過観察中に腸管の捻転，嵌頓により複雑性イレウスに移行することがあり注意が必要である．

【患者説明のポイント】

来院時の状態が安定していても，全身状態が急激に増悪し，緊急手術が必要になる場合があることを説明しておく．

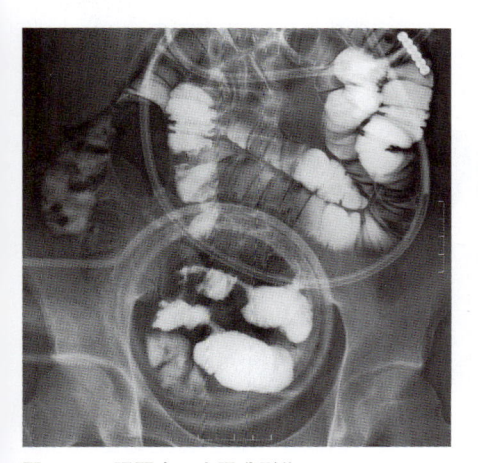

図9-27　腸閉塞の小腸造影像

腸重積症
intussusception

岩瀬輝彦　岩瀬内科クリニック院長
桑山　肇　ニューヨーク州立大学客員教授

【概念】
　口側腸管が肛門側腸管内に陥入することによって生じる絞扼性イレウスである．腸間膜も重積部に引き込まれ嵌入腸管に血行障害が生じるため，治療が遅れると腸管壊死をきたす．このうち，約90％は乳幼児～2歳前後の回盲部に好発する．性別では男児が約70％で肥満児に多い．成人でも大腸腫瘍，悪性リンパ腫，Meckel憩室などの器質的疾患が原因で生じることもある．

【病態生理】
　乳幼児期はmesocolonの固定が緩やかで，これにウイルス感染などで蠕動運動が亢進したり回腸末端のリンパ組織の肥大が誘因となる．成人例では腫瘍が先進部になって腸管閉塞をきたすことがある．

【症状】
　重積した腸管の閉塞症状，循環障害とうっ血によって症状が生じる．乳幼児では突然激しく泣いたり，ぐったりする発作を30分前後で繰り返す．
　また，イチゴゼリー状の粘血便など比較的新鮮な出血がみられる．年長児や成人では発症は比較的緩徐である．腹部膨満，嘔吐，間欠的な腹痛がある．

【診断】
❶触診所見
　1）ソーセージ様腫瘤：ゴムマリ様の弾性をもった腫瘤として触知されることが多い．
　2）Dance's徴候：回腸が結腸に入って移動するため，盲腸の存在した回盲部は触診で空虚に感じられる．
❷腹部エコー所見：重積部断面部が標的状（輪切り）のtarget sign, sandwich signを呈する．
❸腹部CT（図9-28）：重積腸管が浮腫状にみられ，腹部エコーと同様に標的状（輪切り）に観察されることがある．
❹注腸造影所見：カニの爪状を呈する．大腸癌との鑑別が必要である．

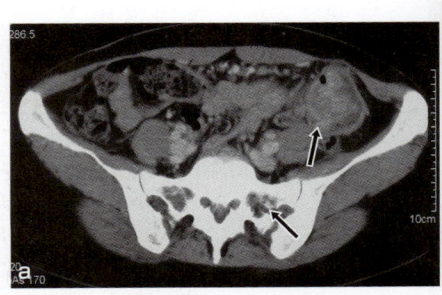

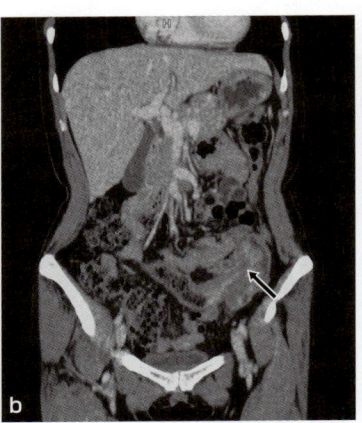

図9-28　大腸癌が原因となった腸重積症（成人例）
a：横断像，b：冠状断像．腫瘍が先進部となり口側と腸管が肛門側腸管内に陥入している．陥入した腸管壁は浮腫状に肥厚し，血流障害が示唆される（矢印）．

治療法

❶非観血的整復

a）注腸整復：造影剤あるいは空気などで重積の先進部へ圧をかけて重積を戻すと聴診で整復音が聞かれる．造影剤は6～10倍程度に希釈したガストログラフィンまたは10倍程度に希釈したバリウムを使用し，腸管外に漏れたときにより安全なものを使用する．造影剤は腸管の先進部の形態がみえる程度の濃さで十分である．ただし，発症後長時間経過している場合やイレウス合併例では腸管が壊死によって脆弱化し，圧をかけると腸管が破裂する危険がある．

b）注腸整復の禁忌：腹膜炎症状のあるもの（穿孔があるため絶対的禁忌である）．発症後24時間以上たったもの．ニボーがみられるもの．

❷観血的治療
長時間の経過により腸管壊死が疑われる場合は，開腹術が必要である．

重積の原因が器質的疾患のものは手術適応となる．

腸回転異常，移動性盲腸
intestinal malrotation/mobile cecum

福澤正洋　大阪大学教授・小児外科

【概念】

胎生期，腸管は腹腔内還納時の上腸間膜動脈を中心に反時計回りに270度回転して後腹膜に固定するが，この腸回転が途中で停止すると腸回転異常症になる．上腸間膜動脈を中心に腸管回転異常により，十二指腸から右半結腸小腸（中腸：上腸間膜動脈に支配される領域）が後腹膜に固定されないため腸間膜根部で腸管軸捻転症を起こしやすく，通過障害と腸管の循環障害を起こす．また，上行結腸と右側腹壁との間にLadd靱帯を形成し，十二指腸を圧迫して閉塞症状を呈する．

また移動性盲腸は，同様に腸回転異常の1つで上行結腸の後腹膜への固定が不十分であるため，盲腸の移動性が大きいものである．慢性便秘の原因となり，また腹痛を訴える場合に急性虫垂炎との鑑別が問題となる．

【疾患分類】

腸回転異常の病型として90度回転（腹腔内に戻るとき回転がない：non-rotation）と180度回転があるが，180度回転が最も多く，この場合は上行結腸と右側腹壁との間にLadd靱帯を形成し，十二指腸を圧迫して閉塞症状を呈する．

【症状・病態】

腸回転異常症の80％は新生児期に発症し腸軸捻転を伴うことがあり，正常の胎便を排泄した新生児が上腹部膨満，胆汁性嘔吐で発症し，下血を伴い，全身状態不良の場合は中腸軸捻転を疑う．一方，乳児期以降の発症は症状も軽く，反復性の腹痛とイレウス症状を呈する場合がある．また，上行結腸と右側腹壁との間にLadd靱帯の形成により十二指腸を圧迫して，嘔吐などの閉塞症状を呈することがある．移動性盲腸は小児期に発症することは稀であり，急性虫垂炎での診断に考慮する必要がある．

【問診で尋ねるべきこと】

乳幼児期では上腹部膨満，胆汁性嘔吐が突然発症したか，また血便の有無も確認する．

【必要な検査と所見の読み方】

腹部立位単純X線撮影をまず行い，十二指腸閉塞症例ではdouble bubble signを認めるが，腸軸捻転を呈している場合は多発性腸管ニボー像またはgasless abdomenを呈する．注腸造影で結腸の大部分が腹部左側で回盲部が上腹部正中付近にあり，上部消化管造影にて十二指腸水平脚の

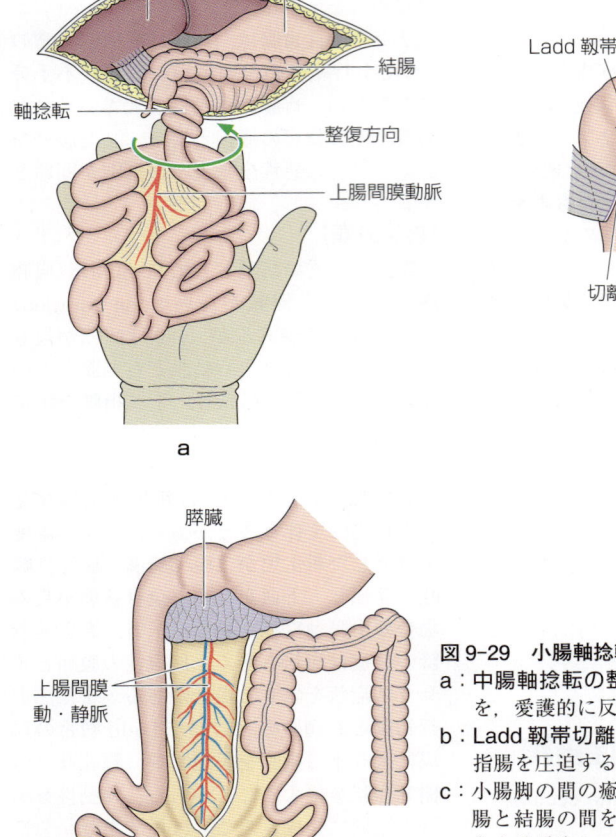

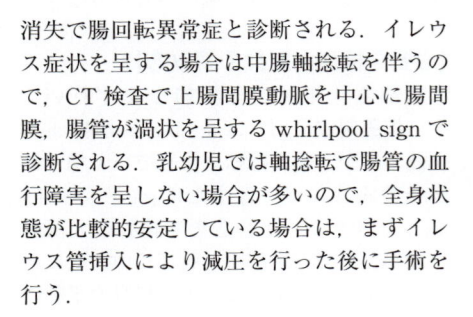

図9-29 小腸軸捻転を伴う腸回転異常症の手術
a：中腸軸捻転の整復；循環障害のある小腸全体を、愛護的に反時計方向に軸捻転を整復．
b：Ladd靱帯切離；180度回転異常の場合、十二指腸を圧迫するLadd靱帯を切離．
c：小腸脚の間の癒着を鈍的に剝離を行い、十二指腸と結腸の間を広げていき、上腸間膜動・静脈を十分露出して捻転を予防する．虫垂切除術を付加する．
（福澤正洋：小児のイレウスに対する手術．手術60：1004, 2006より改変・転載）

消失で腸回転異常症と診断される．イレウス症状を呈する場合は中腸軸捻転を伴うので，CT検査で上腸間膜動脈を中心に腸間膜，腸管が渦状を呈するwhirlpool signで診断される．乳幼児では軸捻転で腸管の血行障害を呈しない場合が多いので，全身状態が比較的安定している場合は，まずイレウス管挿入により減圧を行った後に手術を行う．

【鑑別診断】

先天性十二指腸狭窄，小腸狭窄，腸管重複症，Meckel憩室，腸重積症などを鑑別する．

治療方針

新生児期に発症する症例は，腸管の血行障害をきたすため，緊急手術を行う．手術は右上腹部横切開で開腹し，大部分の症例

は開腹時に小腸軸捻転を認めるので，まず腸管の軸捻転を解除する．小腸の色調の改善が良好でない場合は温かい生理食塩水で浸したガーゼで小腸を包み腸管の循環改善をはかる．中腸全体の循環障害が強い場合は，48時間後再開腹を行って，可能な限り腸管大量切除を予防することも試みられる．Ladd靱帯が存在する場合は，bandを鋭的に切離し，十二指腸の圧迫を解除する．空腸起始部と上行結腸の間の癒着を注意深く剝離し，十二指腸と結腸との間の腸間膜を広げて捻転の再発を予防する．また虫垂切除術を追加して，non-rotationとなった小腸を右側に，結腸は左側になるよう腹腔内に腸管を戻して閉腹する（図9-29）．

【予後】

腸管の循環障害がなければ死亡することはない．腸管の循環障害で腸管大量切除（短腸症候群）を行った場合は長期の中心静脈栄養が必要となる．その合併症として敗血症と肝機能障害がある．その合併症や中枢ルート確保が困難となった場合は小腸移植が行われるようになっている．

大腸憩室症，憩室炎，憩室出血
diverticulosis/diverticulitis/diverticular bleeding

水城　啓　けいゆう病院内科副部長
永田博司　けいゆう病院副院長・内科

【概念】

大腸憩室は，大腸壁の抵抗減弱部分である大腸紐の間で血管の貫通部分にみられる囊状の突出で，腸管内圧の上昇により生じる固有筋層を欠いた仮性憩室である．この囊状部分を憩室，憩室が存在していることを憩室症，憩室に炎症をきたしたものを憩室炎と呼ぶ．本症の成因は，加齢，繊維の少ない食生活や腸管運動異常などが関連しているとされる．憩室症だけでは無症候性のことも多く，臨床上問題となるのは憩室炎や憩室出血などの合併症を併発したときである．憩室炎は画像により診断し，治療は禁食と補液による腸管安静と抗菌薬投与が基本である．憩室出血は，入院後早期にニフレックによる前処置後，大腸内視鏡を施行することで出血点の検出率を上げることができ，治療は内視鏡的止血術が基本となる．

【症状・病態】

大腸憩室症における症状は合併症の有無によるところが多い．合併症のない憩室症は検査時に偶然発見されることが多い．時に激しい腹痛，腹部膨満感，鼓腸，便通異常などを認めることがあるが，実際に憩室が関与しているのか，過敏性腸症候群が併存しているかどうかは明らかではない．

大腸憩室炎は，憩室の穿孔に伴う炎症である．かつては糞石などによる，憩室の閉塞に伴う憩室内圧の上昇により穿孔すると考えられていたが，現在では閉塞は稀と考えられている．憩室炎の初期は，内圧の上昇や固い便による憩室壁のびらんであり，局所壊死が続き，最終的に穿孔をきたすと考えられている．臨床症状は欧米では左下腹部痛を約70％の症例に認める．わが国を含むアジアでは約75％が右下腹部痛である．このため虫垂炎との鑑別が困難なことがある．ほかに下痢，嘔気・嘔吐，食欲不振，便秘，尿路症状などがある．憩室炎における腹痛の特徴は炎症の部位から始まり，移動することなく，軽症はピンポイント的に圧痛を認める．圧痛点の下に病巣がある．圧痛が広範囲に及ぶときは穿孔や汎腹膜炎を考える．微熱や白血球増加は通常みられる．

憩室出血の特徴は痛みを伴わない下血であり，自然止血することが多い．暗赤色か

ら鮮血便を認める．腹部不快感はなく，身体所見は非特異的である．大量下血，ショックを伴うものは5%程度である．

【必要な検査】

憩室の存在診断は注腸検査が部位診断，定量性において大腸内視鏡より優れている．

CTおよび超音波は憩室炎の診断，重症度，治療効果判定において有用である．膿瘍形成例では，ドレーン挿入時にも用いられる．CTでは3cm未満の膿瘍形成は描出されず，過小評価されることがある．

注腸検査は憩室炎の急性期では禁忌である．炎症が改善した後，少なくとも2週間以降に行うことが推奨されている．一方，ガストログラフィンは急性期でも安全とされ，穿孔部位を知る目的で使用されることがある．

憩室出血では大腸内視鏡が最も有用である．出血点の診断基準はactive bleeding，露出血管，adherent clotである．下部消化管出血の出血点検査に注腸検査は有用とはいえない．その他ダイナミックCT，出血シンチグラフィや血管造影が用いられることもある．

【診断のポイント】

憩室炎は膿瘍形成，瘻孔，閉塞，肉眼的穿孔をきたしたcomplicated diverticulitis，これらの合併症のない限局した炎症だけのuncomplicated diverticulitisに分類される．

憩室出血では，入院後できるだけ早期に（6～12時間以内がよいとされる）ニフレックによる前処置を行い，大腸内視鏡を施行することで，出血点の検出率（報告では25%前後）を上げることができる．

【鑑別診断】

憩室炎では急性虫垂炎が最も重要である．ほかに急性腸炎，Crohn病，大腸癌，卵巣嚢腫，膿瘍，卵巣茎捻転，子宮外妊娠などがある．

憩室出血では大腸癌，虚血性腸炎，angiodysplasiaなどがある．小腸潰瘍などの小腸病変も鑑別の対象となる．

治療方針・治療法

❶ **無症候性憩室の治療**：便通のコントロールを中心とした日常生活指導を行う．

❷ **憩室炎の治療**：complicatedとuncomplicated diverticulitisに分けられる．治療の基本は禁食と補液による腸管安静と抗菌薬投与である．抗菌薬の選択は，嫌気性菌やグラム陰性桿菌をカバーするように，点滴静注でダラシンに第3世代セフェム系やキノロンを併用する．単剤ではオーグメンチン，タゾシンが有用である．

complicated diverticulitisは入院のうえ，禁食，抗菌薬投与し，状況に応じて経皮的または外科的ドレナージ，外科手術などを検討する．

uncomplicated diverticulitisは保存的治療（腸管安静と抗菌薬）により，70～100%が改善する．炎症改善後，少なくとも2週間以降に注腸検査あるいは大腸内視鏡を行い，憩室の存在診断と大腸癌検診を行うべきである．短期間内に同部位に再発するものは，外科切除も検討すべきである．

❸ **憩室炎の外来治療**：わが国における大腸憩室炎は，ほとんどの症例が入院のうえ，禁食および抗菌薬の静脈投与がなされているのが現状である．高齢者，免疫不全者，重度の併存疾患をもつもの，高度の発熱者などは入院治療すべきである．しかし全憩室炎の80～90%は軽症例であり，経口抗菌薬による外来治療が可能である．

欧米ではuncomplicated diverticulitisのうち，主治医の判断により外来治療が行われている．外来治療の適応は，症状の強さ，経口摂取が可能かどうか，並存疾患の有無，サポートの充実などにより決定されている．筆者らは，さらにエコーによる重症度分類（図9-30）を作成し，これに基づ

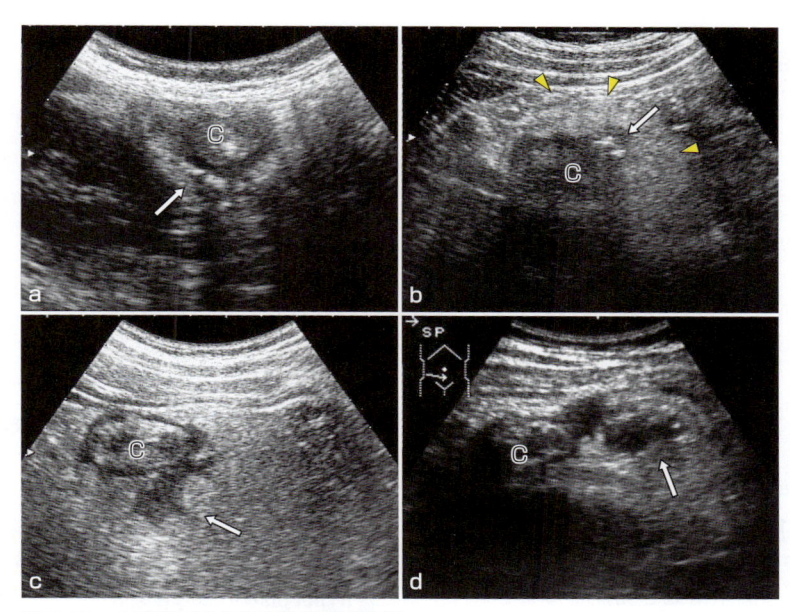

図9-30 大腸憩室炎の超音波重症度分類
a：Grade Ⅰa；炎症を伴う憩室エコーのみ（矢印；憩室エコー，C：腸管腔）．
b：Grade Ⅰb；憩室エコーおよび周囲の脂肪織炎（矢印：憩室エコー，矢尻：周囲の脂肪織炎）．
c：Grade Ⅰc；憩室エコーと2cm未満の膿瘍形成（矢印：膿瘍）．
d：Grade Ⅱ；憩室エコーと2cm以上の膿瘍形成，または腹腔内穿孔を伴うもの（矢印：膿瘍）．

いて外来治療適応を決めている（Aliment Pharmacol Ther 21：889-897, 2005）．炎症を伴う憩室エコーや周囲の脂肪織炎を認めるが膿瘍形成がない例と，膿瘍があっても2cm未満の例（GradeⅠ）を外来治療の対象としている．

10日間外来治療プロトコールを図9-31に示す．バナン200mg，分2を10日間内服し，最初の3日間はスポーツドリンク1,500mL以上および飲水のみとする．第4病日再診し，診察，超音波，血液検査（WBC，CRP，TP）を行い，腹部所見，発熱，脱水などを評価する．改善（特に腹痛および腹部所見）あれば食事を粥より開始．症状増悪例は入院加療とする．第7病日再診し診察，血液検査を施行する．改善が持続していれば常食とし，症状増悪例は入院加療とする．これまでの成績では97%が外来治療のみで治癒し，医療費は入院治療の20%に削減できた．

❹憩室出血の治療：多くは自然止血する．大量の憩室出血治療の基本は，消化管出血に準じて循環動態の評価と蘇生，出血の部位診断と原因の診断と治療である．補液や必要に応じて輸血を行い，循環動態を安定させる．また上部消化管からの多量出血が下血として認められることがあり，胃管を挿入し胃内容を確認すべきである．

大腸内視鏡による出血点確認例では，内視鏡下止血術（HSE局注法，クリップ法など）を行う．止血困難例には血管造影，さらなる止血困難例には手術を検討する．

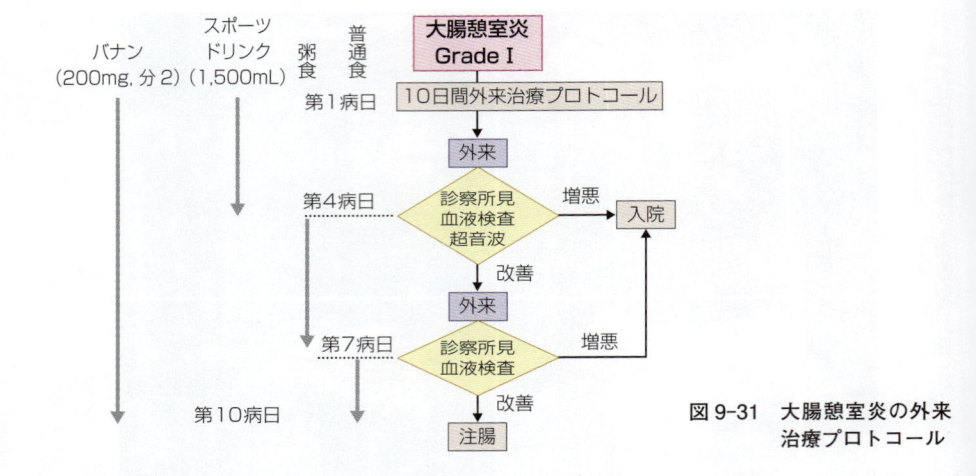

図9-31 大腸憩室炎の外来治療プロトコール

【予後】

憩室症は15〜25%に憩室炎を発症し、5〜15%に憩室出血を発症するとされている。

憩室炎の再発率は20〜50%とされているが、一般的には1/3が無症候性、1/3は憩室炎のない腹痛、残り1/3が憩室炎を再発するとされている。

憩室出血の再発率は38〜50%とされ、繰り返す再出血が問題となることもあるが、出血点が明らかに同じ場所であることが証明されなければ、安易に手術を選択すべきではない。

【経過観察・生活指導】

憩室炎、憩室出血の出現、再発予防は困難であり、食物繊維を十分に摂取させるなど、便通のコントロールを中心とした日常生活指導を行う。低用量アスピリンは憩室からの再出血率を高めるリスクがあり、原疾患の再発リスクを検討し、中止または他の抗血小板薬への変更を検討すべきである。

過形成性ポリポーシス
hyperplastic polyposis

藤井茂彦　京都桂病院消化器センター・消化器内科副部長
藤盛孝博　獨協医科大学教授・病理学(人体分子)

【概念】

大腸に過形成性ポリープが多発する症例を指す。ポリープが10数個多発する例から、びまん性にみられる例まであり、その数に関する定義はあいまいであったが、2000年にWHO国際分類にその診断指針が明記された。孤立性の過形成性ポリープと異なり、腺腫や癌の混在ないし合併が高いとされている。遺伝関係は明らかではない。

【頻度】

比較的稀な疾患と考えられているが、Medlineによると世界で1970年代後半に初めて報告されて以降、36編200例の報告がある。

【症状・病態】

一般的に無症状であるが、大きな過形成性ポリープにより血便を認めることがあ

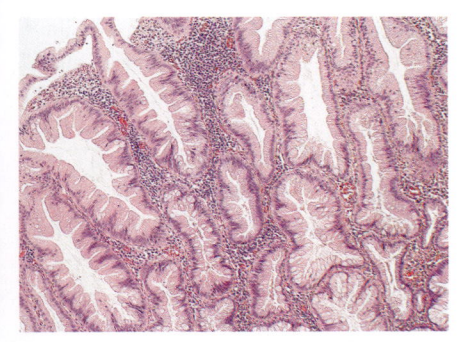

図9-32 過形成性ポリープの組織像
異型のない既存の腺管が延長し，管腔の拡大や鋸歯状構造を呈する．

る．WHOの診断基準に沿って2001年以降に報告された主な論文6編104例をまとめると，平均年齢は52歳で40歳未満の症例が約17％を占めており，通常の過形成性ポリープに比較すると好発年齢は若い．男女比は49：55．ポリープ数は平均65個であり，100個以上のポリープを認める症例は約27％にとどまった．ポリープの分布は遠位大腸に有意であるが，10 mm以上の大きなポリープは約75％が近位大腸に分布していた．ポリープ径は，通常の過形成性ポリープの多くが5 mm以下であるのに対して，最も大きなポリープの平均径は14 mmであり，約2/3の症例が10 mm以上のポリープを有していた．大腸腫瘍の合併は高率であり，大腸腺腫は72％，大腸癌は33％の症例に合併していた．家族歴では約1/3の症例で大腸癌を認めた．

【必要な検査と所見の読み方】

大腸内視鏡検査にてWHOが推奨する診断指針に準じて診断する．

組織像は通常の過形成性ポリープと同様に，異型のない既存の腺管が延長し，管腔の拡大や鋸歯状構造を呈するのが特徴である（図9-32）．

【診断のポイント】

WHOが推奨する診断基準として，以下の3つの所見のいずれかがあてはまる場合を過形成性ポリポーシスと診断する．

(1) S状結腸より近位結腸に少なくとも5個の過形成性ポリープが存在し，そのうち2個は10 mm以上の大きさである．
(2) 過形成性ポリープ（数は問わない）がS状結腸より近位結腸に存在し，過形成性ポリポーシスの家族歴を有する．
(3) 30個以上の過形成性ポリープ（大きさは問わない）が全大腸に分布する．

【鑑別診断】

肉眼的に大腸腺腫症，良性リンパ濾胞性ポリポーシス，悪性リンパ腫との鑑別が必要となる．組織学的に鑑別の必要なものとして鋸歯状を呈する病変が挙げられる．鋸歯状腺腫（serrated adenoma：SA）といわゆる sessile serrated adenoma/polyp（SSA/P）がある．SAは，鋸歯状を呈する腫瘍性病変であり，異型の診断は通常の腺腫と同様である．一方，SSA/Pは異型がない病変であるが増殖能が高いとされている．直訳すると広基性鋸歯状腺腫となるのでSAと同じと誤解されやすいが，あくまで組織は過形成性ポリープと同様に腺腫としての異型はない．陰窩における不規則分岐やKi-67などの増殖マーカーが異常な点が特徴とされている．

治療方針・治療法

過形成性ポリポーシスに対するコンセンサスが得られた治療法はないが，大腸腫瘍の合併率が高いことからサーベイランスのために1〜3年ごとの定期的な大腸内視鏡検査が推奨される．過形成性ポリポーシスでは過形成性ポリープ内に腺腫や癌が併存する病変もあり，大きな過形成性ポリープに対しては生検や内視鏡的切除にて組織学的検索を行う．腫瘍との選別が困難な多数の増大傾向を示す過形成性ポリープを認め

る場合は大腸亜全摘術を要するとの意見もある．

腺腫，癌を合併している場合はそれらの治療方針に準拠する．

【合併症・続発症】

大腸腺腫，大腸癌．

【患者説明のポイント】

過形成性ポリープ自体は非腫瘍性であるが，大腸腫瘍の合併率が高いため，定期的な大腸内視鏡検査が必要であることを説明する．

大腸腺腫
colorectal adenomas

工藤進英　昭和大学教授・横浜市北部病院消化器センターセンター長
蟹江　浩　名古屋第二赤十字病院消化器内科

【概念】

大腸腺腫は大腸癌の adenoma-carcinoma sequence の概念の中で前癌病変と考えられている．

拡大内視鏡観察による pit pattern（ピットパターン）診断により，大腸における内視鏡診断は精度を高め，治療方針の指標の1つとして重要な意義を担うようになった．腫瘍・非腫瘍の鑑別や深達度診断が正確にできるようになり，従来から行われてきたような，診断目的での生検やポリペクトミーはその必要性を減らしている．

【分類】

腫瘍としての発育様式を加味し，隆起型・平坦型・陥凹型に分類すると理解しやすい．

隆起型は上方向発育を主体とする腫瘍群であり，有茎性 Ip，亜有茎 Isp，無茎性 Is に分けられる．

平坦型は側方発育を主体とする腫瘍群である．表面隆起型 IIa，陥凹局面のない色素の貯留を示す表面隆起型腫瘍は IIa + depression としている．腫瘍径 10 mm 以上の表面隆起型腫瘍は LST（laterally spreading tumor）と総称される．これらは顆粒型と非顆粒型に亜分類され，さらに顆粒型は顆粒均一型と結節混在型に，非顆粒型は平坦隆起型と偽陥凹型に細分類される．

陥凹型は下方向発育を主体とする腫瘍群であり，絶対陥凹の IIc，IIc + IIa，相対陥凹の IIa + IIc，Is + IIc，が存在する．陥凹内は IIc として発症し陥凹内の腫瘍量の増大に伴い IIa + IIc，Is + IIc と発育するものと考えられる．陥凹型病変は 10 mm 前後ときわめて小さいうちから SM 浸潤し，進展が速い．一方，小さい平坦型病変にはほとんど SM 癌は存在しない．LST は，サイズが大きい割に SM 深部浸潤癌が少なく，顆粒均一型は SM 癌がほとんど存在しないため（SM 癌率 1.1%），内視鏡的治療に適している．

【診断のポイント】

通常観察から拡大内視鏡観察，pit pattern 診断に至る一連のプロセスを経ることによって病理診断に近い質的診断と深達度診断が可能となり，内視鏡治療の適応としてよい病変が明らかになってきた（図 9-33）．I 型は正常，II 型は過形成性ポリープであり，切除する必要がない．IIIs 型，IIIL 型，IV 型 pit pattern を呈する病変の 64.1%，78.7%，54.0% が低・中等度異型腺腫，21.8%，16.5%，22.1% が高度異型腺腫，10.5%，4.7%，20.4% が M 癌，3.4%，0%，3.5% が SM 癌であった．VI 型 pit pattern では，17.4% が高度異型腺腫，42.9% が M 癌，27.9% が SM 癌であった．VN 型 pit pattern では，ほとんどが箱根コンセンサスによる SM 癌である．これらより IIIL 単独では SM 癌は確認されず，VI は上述したように M 癌の可能性が高く，VN は SM 癌の可能性が高いと考えられ

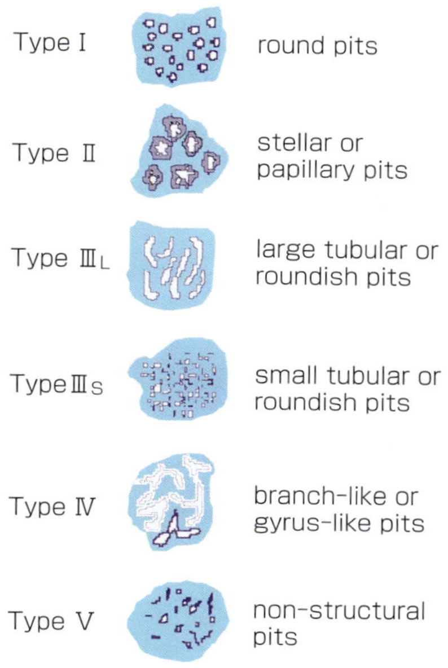

Type		
Type Ⅰ		round pits
Type Ⅱ		stellar or papillary pits
Type ⅢL		large tubular or roundish pits
Type ⅢS		small tubular or roundish pits
Type Ⅳ		branch-like or gyrus-like pits
Type Ⅴ		non-structural pits

図9-33　pit pattern 分類

る．また，Ⅲs pit を呈する病変は陥凹型が多く，そのものが de novo cancer の微細表面構造と考えられている．

NBI 拡大における network pattern は腺腫の pattern であり，irregular pattern は癌の pattern である．また，NBI の sparse pattern は陥凹型 SM 癌の特徴的な pattern である．pit pattern 観察をすることで，より精度の高い診断が可能となり，深達度診断を含め治療の個別化が可能となった．拡大 pit pattern や NBI 拡大により大腸腺腫と診断された病変は基本的に内視鏡治療の絶対的適応病変である．

治療方針

大腸腫瘍の治療はポリペクトミーと内視鏡的粘膜切除術（endoscopic mucosal resection：EMR）に代表される内視鏡治療，外科的切除，切除不能例に対する化学療法の3つに大きく分けられる．筆者らは，発育形態に pit pattern 診断を加味して，内視鏡治療が可能かどうか診断している．すなわちリンパ節転移のない病変には内視鏡治療が，リンパ節転移の可能性がある病変には外科的切除（腹腔鏡補助下腸切除）が行われる．拡大内視鏡で VI 高度不整や VN 型 pit pattern を認めた場合，深達度が SM 深部浸潤している可能性がきわめて高いため，VN 型 pit pattern を認めた場合は原則的に外科的切除の対象となる．治療の際，抗凝固薬・抗血小板薬を内服している場合には一定期間の休薬が必要である．

治療法

❶ポリペクトミー：ポリペクトミーの適応は，原則として隆起型病変が対象となる．局所の切除で治療が完了する病変，すなわち良性の腺腫，粘膜内癌（M 癌），SM 微小浸潤癌である．特に太い茎を有する有茎性病変の場合は，あらかじめクリップを茎にかけるか留置スネアにて絞扼しておくと出血の予防となる．

❷EMR：大腸 EMR の適応は原則として，ⓐ陥凹型病変，ⓑ平坦型病変，特に側方発育型腫瘍（LST）の場合，ⓒ隆起型病変で正常粘膜を含んで切除したいときである．通常観察および拡大観察にて内視鏡治療の適応であるかどうかを診断してから EMR を開始する．局注液は通常は生理食塩水を使用しているが，病変によってはグリセオール，ヒアルロン酸（ムコアップ）などを用いている．局注する際には穿刺針を引き気味にし，注入液がまわりに広がらないように注意して人工膨隆を形成する．十分に膨隆を形成したら，絞扼後，筋層の巻き込みがないことを確認しながら切除する．絞扼した際に異常な弾力性を感じた場合は，絞扼したスネアを少し緩めて送気を加えた後，再度絞扼し直す．EMR の対象となる病変には太い血管が入っていることが少ないため，通常切開波のみにて行って

いる．切開波は切除時に切れ味がよく，切除辺縁組織の挫滅が少なく，切除標本の病理学的検索にも支障をきたしにくい．回収は病変を傷つけないようにするために，五脚型把持鉗子や回収ネットを用いている．

❸ **EPMR**（endoscopic piecemeal mucosal resection）：LST など径の大きい病変に対し，一括切除が困難な場合は，無理をせず，計画的に分割切除を行う．このような手技を内視鏡的分割粘膜切除術（EPMR）と呼ぶ．通常観察および拡大観察にて最深部と思われる部位を確実に含むように，優先的にできるだけ大きく取り，内視鏡的処置後，切除断端を拡大内視鏡にて観察し，遺残があるかどうかの判定を見極めることが重要である．切除潰瘍辺縁や潰瘍面におけるごく小さな遺残に関しては，APC 焼灼を追加している．

❹ **ESD**（endoscopic submucosal dissection）：近年，大腸においても切開・剝離法が試みられつつあるが，遺残が少なく，組織標本での深達度診断や切除断端の判定が容易となるという長所はあるものの，特に大腸では手技の習得が難しく，治療時間も長くなり，穿孔の危険性が高くなるという短所もある．現時点では，大腸腫瘍に対するESDはいくつかの問題を抱えている．適応病変を慎重に議論し，より簡便かつ安全に一括切除が可能な器具の開発があれば，治療法が変化する可能性はある．

【合併症】

内視鏡治療は低侵襲で根治性のある非常に有益な治療法であるが，出血，穿孔などの偶発症を伴うおそれがある．茎の太い病変では太い血管を有している場合もあり，切除後に出血をきたす場合がある．このような出血の危惧される病変では，あらかじめクリップを茎にかけるか留置スネアにて絞扼しておくと出血の予防となる．

一方，大腸は胃と比較し壁が非常に薄いため穿孔の危険が高い．さらに穿孔した場合，腸管液の流出により細菌性腹膜炎を併発する可能性が高い．絞扼後，筋層の巻き込みがないことを確認し，切除する際には過度の通電を避けることが重要である．一度絞扼したスネアを少し緩めて送気を加えた後に再度絞扼し直すと筋層の巻き込みによる穿孔を予防することができる．ESDの手技はいまだ発展する可能性がある．

Peutz-Jeghers 症候群
Peutz-Jeghers（PJ） syndrome

岩間毅夫　埼玉医科大学総合医療センター
　　　　　客員教授・消化器・一般外科

【概念】

若年から発生する胃から大腸までの消化管の多発性 PJ 型（過誤腫性，図9-34）ポリープ，および口唇・口腔，指趾などの褐色色素斑（図9-35）を特徴とする優性遺伝性疾患である．原因は第19染色体短腕にある serin threonin kinase の一種の遺伝子 *LKB1/TSK11* の生殖細胞系変異である（OMIM:#175200, #http://www.ncbi.nlm.nih.gov/entrez/dispomim.cgi?cmd = entry&id = 175200）．しかし家族歴のない孤発例，あるいは *LKB1/TSK11* 変異が見いだされない症例もある．ポリープなどの発症にはもう一方の *LKB1/TSK11* 対立遺伝子の体細胞変異が必要といわれる．

【分類】

❶ **完全型**：PJ 症候群の臨床所見がそろった症例．

❷ **不完全型**：特徴的色素沈着あるいは多発性の PJ 型（過誤腫）ポリープのどちらか1つの所見はあるが，片方の所見を欠くもの．鼻腔のポリープ例の報告もある．

【頻度】

不明であるが，家族性大腸腺腫症などよ

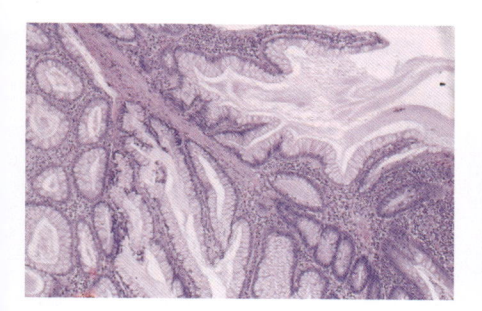

図 9-34　Peutz-Jeghers 型過誤腫性ポリープの組織

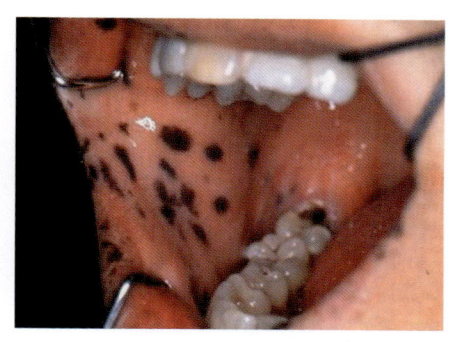

図 9-35　典型的な口腔内色素沈着

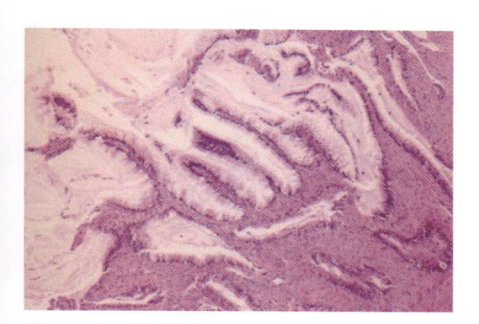

図 9-36　子宮頸部腺癌の組織
多量の粘液産生．

りは少ないと考えられる．

【症状・病態】
　口唇色素斑で気づかれる．小児期から青年期にかけて腸重積による繰り返す腹痛で発症することが多い．女性では腟分泌増加で子宮頸部腺癌（adenoma malignum）を疑う（図 9-36）．

【問診で尋ねるべきこと】
　家族歴，繰り返す腹痛（ポリープの肛門からの脱出歴），成人女性では帯下の増加．

【必要な検査と所見の読み方】
　上下部消化管内視鏡検査：5 mm を越えると有茎性が多くなる．組織は PJ 型過誤腫．腺腫成分を伴うことがある．ポリープ茎部にいわゆる pseudo invasion を伴うこともある．腹痛時には X 線 CT または超音波検査で標的状腸管を示す．小腸のスクリーニングには小腸 X 線二重造影法を行う．カプセル内視鏡は小腸ポリープの分布や大きさをみるのに有力な手段となる．

【診断のポイント】
　1）口唇・口腔の境界明瞭な褐色多発色素斑．
　2）PJ 型組織を示す消化管多発ポリープ．
　3）家族歴はない場合も多い．
　4）不完全型では診断は確定しないが経過をみる必要がある．
　5）遺伝子検査は一般的ではないが LKB1/TSK11 の変異があれば診断は確定する．
　6）腸重積では PJ 症候群も考慮する．

【鑑別診断】
　若年性ポリポーシスでは口唇に薄い色素斑をみる場合があるが典型的ではなく，またポリープの組織型が明らかに異なる．

【入院・専門医移送の判断基準】
　腸重積に伴う腹痛を起こしている場合，および腟分泌が増加した場合．

治療方針

　1）上下部消化管内視鏡で目立つポリープは切除する．
　2）腸重積の場合は腸運動抑制薬などにより解除して，手術的あるいは最近では小腸内視鏡によるポリープ切除を行う．
　3）腹膜刺激症状があれば緊急手術．

治療法

手術の場合は次回の手術の可能性を考慮し，なるべく漿膜刺激を避け癒着を予防する．中腹部の5～6 cmの小切開で開腹し，小腸は示指と中指の間で順次軽く触診し，触れるものをできるだけ小切開で切除し4-0吸収糸で1層縫合する．十二指腸あるいは届かない箇所は術中内視鏡的切除を考慮する．

【合併症・続発症】

消化管癌，膵胆道系癌，卵巣・精巣腫瘍（sex-cord stromal tumor），子宮頸部腺癌には注意する．

【予後】

癌の発生がないか，発見が遅れなければ生命予後はよいと考えられる．内視鏡検査その他による経過観察が必要で，手術を複数回受ける可能性が高い．

【患者説明のポイント】

ポリープの増加・増大による再発の可能性，数年ごとの上下部消化管の定期的検査の必要性を説明する．小腸についてはカプセル内視鏡検査が有用と考えられるが，まだ十分な普及がない．成人女性では子宮頸部腺癌，卵巣腫瘍の発生の可能性の説明をする．

【医療スタッフへの指示】

消化管をはじめとした癌の発生に注意して定期的検査を行う．

家族性大腸腺腫症
familial adenomatous polyposis（FAP）

菅野康吉　栃木県立がんセンター病院がん予防・遺伝カウンセリング外来，同研究所がん遺伝子研究室・がん予防研究室

【概念】

全大腸に100個以上のポリープ（大腸腺腫）が発生し，40歳までに約半数が大腸癌を発症する．大腸外病変としてデスモイド腫瘍，胃十二指腸腺腫，Vater乳頭部癌，網膜色素上皮肥大，外骨腫，甲状腺癌，小児肝芽腫などが認められる．主な死因は大腸癌であり，大腸癌発症前の予防的大腸切除が必要である．第5番染色体長腕に局在する*APC*遺伝子の生殖細胞系列変異によって発症する常染色体優性遺伝性疾患．約30～40%は明らかな家族歴のない新生突然変異と考えられる．*APC*遺伝子の変異部位は臨床症状と関連を示す．軽症型（attenuated FAP）では右側結腸を中心に比較的少数のポリープを認め，大腸癌の発症年齢も遅い傾向がある．類似の疾患として，常染色体劣性遺伝で発症する*MYH*遺伝子変異によるポリポーシス（*MYH*-associated polyposis：MAP）が知られている．

【疾患分類】

発生するポリープの数により，密生型（ポリープが5,000個以上），非密生型（5,000個未満），軽症型（100個以下）に分けられる．骨軟部腫瘍を合併するものをGardner症候群，脳腫瘍を合併するものをTurcot症候群と呼ぶ．

【頻度】

大腸癌の約1%．日本人の正確な有病率は不明であるが，諸外国の報告も含め人口1万～1万7千人に1名程度と推測される．

【診断】

大腸腺腫は10歳代半ばから出現し，20歳代後半ではほぼ全例に認められる．全大腸に100個以上のポリープの多発が認められる場合にFAPと診断されるが，30～40%の症例では明らかな家族歴を認めないので，注意が必要である．40歳代までに約半数が大腸癌を発症する．30歳以降では大腸内視鏡，注腸X線検査などからポリポーシスの診断は容易であるが，20歳代前半までは，特に軽症型では腺腫の発生

数が少なく診断困難な場合がある．その他の付随病変の診断として上部消化管内視鏡検査（胃十二指腸腺腫），甲状腺超音波検査（甲状腺腫瘍），下顎骨のパントモグラフィ（骨腫），眼底検査（網膜色素上皮肥大）などがある．

【遺伝子診断】

 APC 遺伝子変異は家族性大腸腺腫症の約70％に認められる．遺伝子診断の実施に際しては，専門職による遺伝カウンセリングを実施すべきである．*APC* 遺伝子変異の多くは終止コドンの出現により APC 蛋白質の合成が中断される変異であり，PTT（protein truncation test）法などの方法で診断される．*APC* 遺伝子は約2,843個のアミノ酸からなる蛋白質をコードしており，遺伝子変異部位と FAP の表現型には相関が認められる．コドン1250から1464の間に生じた変異は密生型 FAP に特徴的であり，特にコドン1309の変異は若年で大腸癌を発症する重症型に関連している．一方，*APC* 遺伝子の 5′ 側のコドン 1-163，3′ 側のコドン 1860-1987 に生じた変異は軽症型に特徴的である．軽症型では，ポリープの数も比較的少なく，臨床像からは診断困難な症例も認められ，遺伝子診断が確定診断に有用である．コドン1445-1578 の変異はデスモイド腫瘍との関連が報告されている．変異部位と家系情報は FAP の表現型を予測する情報として参考になる．PTT 法で異常が認められない症例の15〜30％程度で，*APC* 遺伝子のゲノム欠失が認められ，MLPA（multiplex ligation-dependent probe amplification）法などの方法で診断可能である．*MYH* 遺伝子変異により常染色体劣性遺伝として発症する MAP（*MYH*-associated polyposis）が欧米で報告されているが，日本での報告は少ない．

【症状・病態】

 日本人の FAP 症例の大腸癌平均発症年齢は女性42歳，男性44歳であり，死因の内訳では，大腸癌，ポリポーシス，イレウスなどの大腸病変が60％，デスモイド腫瘍10％，十二指腸あるいは Vater 乳頭部癌6％，胃癌3％などと報告されている．

治療法

 大腸癌発症前の予防的大腸切除術の実施が望ましい．密生型か非密生型か，直腸病変の発生数と悪性度などにより術式が選択される．大腸全摘回腸嚢肛門吻合術（ileal pouch anal anastomosis：IAA）あるいは直腸のポリープが少ない場合には結腸全摘回腸直腸吻合術（ileorectal anastomosis：IRA）などの術式が行われる．直腸温存後，残存直腸に直腸癌を発症するリスクは術後10年で12％程度と報告されている．直腸癌により肛門温存が不可能な場合には全大腸切除＋回腸人工肛門造設術が必要となる．腹腔鏡補助下に小開腹創で行う IRA は美容的観点からも優れているが，進行大腸癌合併例では大腸癌の根治性，非治癒切除の場合には術後の QOL を考慮して治療法を選択すべきである．デスモイド腫瘍の多くは腸間膜に発生する．FAP 術後の約10％程度に認められ，開腹手術の既往，家系内にデスモイド腫瘍の発症を認める場合，*APC* 遺伝子の変異型などが発症のリスクファクターと考えられる．外科的切除，化学療法（スリンダック，タモキシフェンなどの投与，ドキソルビシン＋ダカルバジン併用療法など），放射線療法などの治療法が報告されている．

【予防】

 米国では FAP に対して COX-2 阻害薬であるセレコキシブの大腸ポリープ減少効果が報告され，FDA の承認後に臨床応用されたが，その後，心筋梗塞のリスクを高めることから散発性大腸癌の予防試験が中止になった経緯がある．セレコキシブは十二指腸ポリープの減少効果も報告されて

いるが，日本では未承認である．スリンダック（クリノリール）の投与も大腸ポリープを減少させることが報告されているが，FAPにおける腺腫発生の予防効果は否定されている．当面，化学予防は手術に代わる選択肢とは考えられない．

大腸腺腫が比較的少なく，大腸癌発症年齢も高い軽症型では，大腸内視鏡の専門家によるサーベイランスも可能と考えられるが，十二指腸癌などの発症にも気をつける必要がある．

【遺伝様式と血縁者のサーベイランスのポイント】

FAPは常染色体優性遺伝性疾患であり，同胞や子供など，血縁者のサーベイランスが必要となる．明らかな家族歴が認められない新生突然変異 de novo 症例でも次世代には50％の確率で遺伝するので注意を要する．

発端者の遺伝子診断で変異が確定した場合，血縁者の変異の有無を正確に診断可能となる．発端者に変異が認められない場合，あるいは血縁者が遺伝子検査を受けていない場合には，内視鏡検査による定期的なサーベイランスが必要である．保因者であることが明らかになった場合，予防的手術の実施時期は患者の社会生活への影響を考えて決めるべきであるが，腺腫の一部が癌化するような状況では手術の医学的適応と考えられる．

遺伝性非ポリポーシス大腸癌

hereditary non-polyposis colorectal cancer (HNPCC)

青柳治彦　東京医科歯科大学大学院腫瘍外科学

杉原健一　東京医科歯科大学大学院教授・腫瘍外科学

【概念】

遺伝性非ポリポーシス大腸癌（HNPCC）は家系内に大腸癌，子宮体癌，卵巣癌，小腸癌，腎盂・尿管癌が好発する常染色体優性遺伝性疾患である．近年，HNPCCの原因遺伝子が同定され，DNA複製時のミスマッチ修復に関与する一群の遺伝子（*MSH2*, *MLH1*, *PMS2*, *MSH6*）の生殖細胞性変異が原因と考えられている．このため現在は「DNAミスマッチ修復機構の先天異常に基づく遺伝性大腸癌」と定義されている．また，大腸以外の広範な他臓器に癌を合併することから本名称の適切性が議論されており，Lynch syndromeという元来使われていた名称への統一への気運が近年高まってきている．

【頻度】

大腸癌全症例のうち約1〜5％と考えられている．

【症状・病態】

本疾患における大腸癌の特徴としては，①右側大腸癌の多発，②50歳以下の若年

表9-13　Amsterdam criteria Ⅱ（Revised Amsterdam criteria, 1999年）

3名以上の血縁者がHNPCC関連腫瘍（大腸癌，子宮癌，小腸癌，尿管癌，腎盂癌）に罹患し，かつ以下すべての条件を示すもの
1. 罹患者の1名は他の2名の第1度近親者であること
2. 少なくとも継続する2世代にわたって発症していること
3. 罹患者の1名は50歳未満で診断されていること
4. 家族性大腸腺腫症が除外されていること
5. 癌の診断が組織学的に確認されていること

発症，③低分化腺癌・粘液癌の頻度が高い，④一般大腸癌に比べて予後良好，などが挙げられる．

【診断のポイント】

診断基準は，1990年に提唱されたAmsterdam criteriaに，大腸以外の他臓器癌発生因子を考慮して，1999年に改訂されたAmsterdam criteria II（表9-13）が用いられる．この基準は臨床的に厳格であるため，やや広めにHNPCCを拾い上げ，マイクロサテライト不安定性（MSI）を用いて診断を下すことを目的として，1996年にBethesda criteriaが提唱され，2002年に改訂されている（表9-14）．また，わが国でも広くHNPCC候補を拾い上げる目的で，1991年の第34回大腸癌研究会でJapanese clinical criteria（表9-15）が作成された．大腸癌術前患者で，詳細な家族歴を含めた病歴聴取から上記のcriteriaと合致するHNPCCを疑う場合は，インフォームドコンセントのもと，摘出した癌組織のMSI解析を行うことによりHNPCCの診断が可能となる．最近，診断の補助としてMSI解析も保険適用となったが，この検査に付随して必要となる遺伝カウンセリングなどの情報提供ができる施設が限られているため，現時点では専門施設への症例の紹介が必要である．

治療方針

HNPCCに合併した大腸癌の治療は，原則的には一般大腸癌の治療方針と同様に行う．しかし，病的遺伝子変異の有無，長期間にわたるサーベイランス継続の可能性，患者年齢，肛門機能などを考慮し，大腸同時性・異時性多発癌発生の可能性，他臓器癌発生の可能性などの情報を患者に示し，結腸全摘術などの予防的手術も選択される場合がある．HNPCC患者は，手術後の一生涯にわたるサーベイランスが必要である．サーベイランスの方法は，InSiGHT（http://www.insight-group.org）で定められた国際的なガイドライン（表9-16）がある．また，わが国でのHNPCCには胃癌発生症例が多いので，上部消化管内視鏡検査を含めたサーベイランスが重要である．

表9-14 Revised Bethesda criteria（2002年）

下記のうち1つ以上の条件を満たすもの
1. 50歳未満の大腸癌
2. 同時性，異時性の大腸癌あるいはHNPCC関連腫瘍（子宮体癌，胃癌，卵巣癌，膵癌，尿管癌，腎盂癌，胆管癌，脳腫瘍，Muir-Torre症候群の脂腺腺腫と角化棘細胞腫，小腸癌）
3. リンパ球浸潤，Crohn病様のリンパ球反応，粘液・印環細胞癌，髄様癌などの特徴のある60歳未満の大腸癌
4. 第1度近親者の1人以上がHNPCC関連腫瘍である大腸癌で，いずれか1人が50歳未満
5. 第1度，第2度近親者の2人以上がHNPCC関連腫瘍である大腸癌

表9-15 Japanese clinical criteria（1991年）

A群：第1度近親者に発端者を含め，3例以上の大腸癌を認めるもの
B群：第1度近親者に発端者を含め，2例以上の大腸癌を認め，かつ以下のいずれかを満たすもの
　a）50歳以下の若年性大腸癌
　b）脾彎曲より近位の右側大腸癌
　c）同時性あるいは異時性大腸多発癌
　d）同時性あるいは異時性他臓器重複癌

表9-16　サーベイランス指針

腫瘍	検査	検査開始年齢(歳)	検査間隔(年)
大腸癌	下部消化管内視鏡	20〜25	2
子宮(卵巣癌)	婦人科検査 経腟超音波 CA125	30〜35	1〜2
胃癌	上部消化管内視鏡	30〜35	1〜2
尿路癌	超音波 尿検査	30〜35	1〜2

【医療スタッフへの注意】

　HNPCCの発癌機序の研究は今後の癌治療戦略を構築するとも考えられ，基礎・臨床の両面において重要な疾患概念である．しかし本疾患自体の認知度が低いため，一般病院でのHNPCCの診断率はきわめて低い．常にHNPCCの可能性を念頭に置き，注意深い家族歴の聴取が重要である．

大腸癌の診断と治療方針
diagnosis and treatment of the colorectal cancer

長谷和生　防衛医科大学校教授・外科学講座
上野秀樹　防衛医科大学校講師・外科学講座

【概念】

　大腸癌とは，大腸にできる悪性の新生物で，結腸癌，直腸癌の総称である．98%が腺癌である．大腸癌の大部分は非遺伝性と考えられているが，遺伝性の大腸癌として家族性大腸腺腫症に伴う癌および遺伝性非ポリポーシス大腸癌がある．また特殊な癌として，潰瘍性大腸炎，Crohn病，放射線腸炎などに合併する炎症を背景に発生する癌も存在する．

【疾患分類】

　大腸癌取扱い規約による進行度分類では，癌の壁深達度が粘膜内(M)にとどまるものをStage 0，粘膜下層(SM)あるいは固有筋層(MP)までにとどまり，かつリンパ節転移を認めないものをStage I，MPを越えて浸潤しているがリンパ節転移を認めないものをStage II，壁深達度にかかわらずリンパ節転移を認めるものをStage III，肝，腹膜，肺，その他の遠隔臓器に転移を認めるものをStage IV，と分類されている．一方，癌の壁深達度がM，SMにとどまるものを早期癌，より深く深達したものを進行癌と定義している．

【頻度】

　厚生労働省の「人口動態統計」によると，2006年の悪性新生物による死亡者のうち，大腸癌は12.1%を占め，肺癌，胃癌に次いで第3位であった．大腸癌研究会の全国登録委員会によると，大腸癌患者はこの25年間で2.5倍と著増しており，特に右側結腸癌，中分化管状腺癌，高齢者，Stage Iのものが，それぞれ増加している．

【症状】

　自覚症状は，早期癌では乏しいが，進行癌では約50%に出現する．直腸や左側結腸の癌では，腸管狭窄による腹痛，腹部膨満感，下痢・便秘などの排便異常をきたし，さらに進行すると強い腹痛と腸閉塞症状を呈する．また出血すれば血便を伴う．一方，右側結腸では，内腔が比較的広く便も液状のため便秘や腸閉塞をきたしにくく，腹部腫瘤，貧血を契機に発見されることがある．

【必要な検査と所見の読み方】

❶ 大腸内視鏡検査：通常の内視鏡検査のほかに色素散布や拡大内視鏡を用いると，病変の表面微細構造（ピットパターン，503頁参照）が観察可能で，腫瘍性病変と非腫瘍性病変の鑑別や，癌の深達度が診断できる．また，深達度分類では超音波内視鏡を用いることがある．

❷ 注腸造影検査：大腸癌の存在診断，肉眼型の描出，さらに壁の変形の程度から深達度診断が可能である．

❸ 超音波検査，CT検査，MRI検査：肝，肺などの遠隔転移の検出，原発巣の壁外浸潤やリンパ節転移の描出にも有用である．また最近では MD-CT を用いて CT colonography という，注腸造影検査に対応する画像と内視鏡像に対応する画像が構築でき，特に後者は virtual colonoscopy とも呼ばれる．患者の苦痛が少ないが，表面型病変の検出がいまだ困難である．

❹ PET-CT 検査：再発・転移巣の検索に有用であるが，病変が小さい場合や粘液癌などの一部の組織型では集積が弱いことがある．今後さらなる進化，改良が期待される検査法である．

【診断のポイント】

1）免疫学的便潜血検査による大腸癌検出率は比較的低く，便潜血陽性の人が癌である確率は3％とされている．また偽陰性率は進行癌で10％，早期癌で50％と報告されている．

2）大部分の大腸癌は内視鏡検査，注腸検査で診断できるが，確定診断は大腸内視鏡での生検組織検査により行われる．

3）内視鏡的切除や腹腔鏡下切除を行う際や下部直腸癌の機能温存手術の適応の決定の際には，病変の正確な深達度，リンパ節転移の診断が重要である．

4）進行癌では，外科治療の適応となるか，あるいは姑息的外科手術，内科的治療の適応になるかを診断する．そのためには心，肺，肝，腎機能などの全身状態を把握するとともに，癌の進展範囲を把握するために腫瘍マーカー（CEA，CA19-9）の測定や，上述した画像検査を行い，肝・肺・リンパ節などの転移や原発巣の深達度，他臓器浸潤の状況などについて診断する．

【入院・専門医移送の判断基準】

内視鏡治療のうち，大きな病変に対して切開剥離法（ESD）行う場合，穿孔などの重篤な合併症を生ずる危険性があるため，ESD を専門的に行っている施設への紹介が必要である．一方，外科的治療では，下部直腸癌の場合，人工肛門を回避できるか，性機能，排尿機能を温存できるか否かの問題があるため，大腸疾患を専門としている施設への紹介が必要である．

治療方針・治療法

大腸癌の標準的な治療方針を示して施設間の格差を解消することを目的として，2005年に大腸癌治療ガイドラインが発刊され，2009年に改訂された．このガイドラインによる治療方針を中心に以下に概説する．

❶ Stage 0〜Ⅲまでの大腸癌（図9-37）：切除が原則であり，切除方法としては内視鏡治療および手術治療がある．

1）内視鏡治療は摘除生検であり，切除標本の組織学的検索により治療の根治性と外科的追加切除の必要性を判定する．その適応や治療に関する詳細は「大腸癌の内視鏡的粘膜切除術」の項目（次項）を参照のこと．

2）手術治療は内視鏡治療では根治できない場合に行う．術式の基本は腸管切除とリンパ節郭清であり，郭清の程度は術前の進行度に応じて決定する．すなわち M 癌ではリンパ節郭清を行う必要はないが，術前の深達度診断は必ずしも正確でないため，D1 郭清を行ってもよい．SM 癌は D2 郭清が必要であり，また MP 癌も少なく

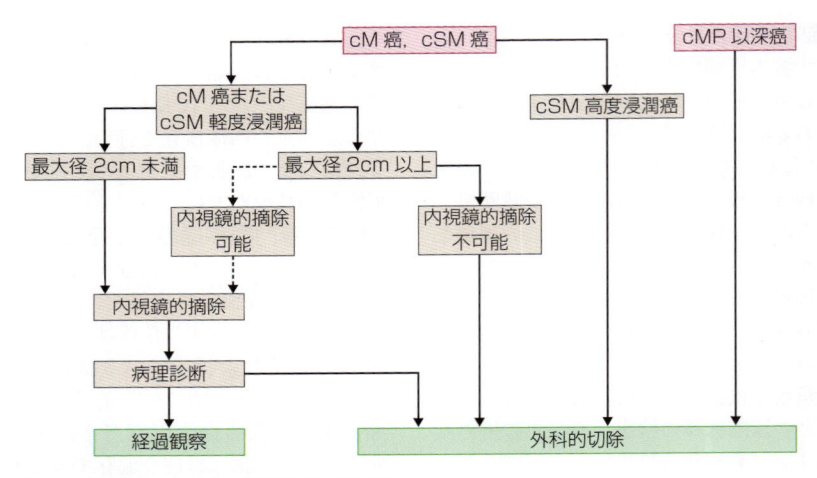

図9-37 Stage 0～Ⅲ大腸癌の治療方針
〔大腸癌研究会（編）：大腸癌治療ガイドライン医師用2009年版，p10，金原出版，2009より改変・転載〕

ともD2郭清が必要であるが，D3郭清を行ってもよい．リンパ節転移を認めるものやMPを越える浸潤癌には原則的にD3郭清を行う．

❷**Stage Ⅳ大腸癌**（図9-38）：遠隔転移巣ならびに原発巣がともに切除可能である場合には，原発巣根治切除と遠隔転移巣の切除を行う．遠隔転移巣が切除可能であるが原発巣の切除が不可能な場合には，原則として両癌巣の切除は行わず，他の治療を行う．遠隔転移巣の切除は不可能であるが原発巣切除が可能な場合は，原発巣による臨床症状や原発巣が有する予後への影響を考慮して，原発巣切除の適応を決める．

❸**再発大腸癌**：治療法には，手術療法，全身化学療法，局所療法（動注化学療法，熱凝固療法，放射線療法）などがある．再発臓器が1臓器に限局し，完全切除可能であれば，積極的に切除を考慮する．2臓器以上の場合，いずれの再発巣も切除可能であれば切除を考慮してもよいが，治療効果について統一見解は得られていない．

❹**化学療法**：治癒切除術後再発抑制，生存率向上を目的とした補助化学療法と切除不能な進行再発大腸癌を対象とした全身化学療法がある．

a）**補助化学療法**：Stage Ⅰ大腸癌では行う必要がない．Stage Ⅲ大腸癌では補助化学療法を行う．Stage Ⅱ大腸癌のうち再発高リスク群では行ってもよい．推奨される療法は，5-FU＋ロイコボリン（LV）療法，UFT＋LV錠療法，カペシタビン療法であり，術後4～8週ごろまでに開始し，投与期間は6か月間とする．

b）**切除不能転移・再発大腸癌に対する化学療法**：化学療法のみでは治癒は得られないが，化学療法群は対症療法群に比べ有意な生存期間の延長が示されている．国内外の第Ⅲ相試験により生存期間の延長が確認され，ガイドラインに挙げられている1次治療レジメンは，① FOLFOX（infusional 5-FU＋LV＋オキサリプラチン）療法±ベバシズマブ，② FOLFIRI（infusional 5-FU＋LV＋イリノテカン）療法±ベバシズマブ，③ 5-FU＋LV療法±ベバシズマブ，④ UFT＋LV錠療法である．2次治療

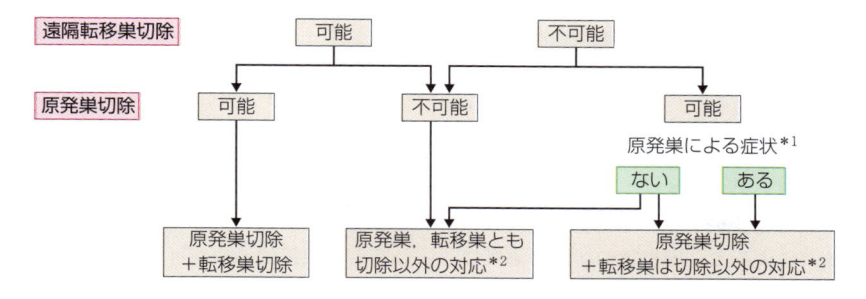

図9-38 Stage Ⅳ大腸癌の治療方針

*¹ 原発巣による症状：大出血，高度貧血，穿通・穿孔，狭窄などによる症状．
*² 切除以外の対応：原発巣緩和手術，化学療法，放射線療法ならびに血行性転移に対する治療方針などを参照．
〔大腸癌研究会（編）：大腸癌治療ガイドライン医師用2009年版，p16，金原出版，2009より転載〕

以降のレジメンは，①オキサリプラチンを含むレジメンに抵抗性となった場合，FOLFIRI療法±ベバシズマブあるいはFOLFIRI療法（またはイリノテカン単独）±セツキシマブ，②イリノテカンを含むレジメンに抵抗性となった場合，FOLFOX療法±ベバシズマブまたはイリノテカン＋セツキシマブ，③5-FU，オキサリプラチン，イリノテカンを含むレジメンに抵抗性となった場合，イリノテカン＋セツキシマブ，セツキシマブ単独療法，である．

❺放射線療法：放射線療法には，術後の骨盤内再発抑制や術前の腫瘍量減量，肛門温存を目的とした補助放射線療法と，切除不能転移・再発大腸癌の症状（骨盤内病変や骨転移による疼痛，脳転移による脳神経症状など）を軽減することを目的とした緩和放射線療法がある．術前照射，術後照射はいずれも手術単独に比べて局所制御率を向上させるが，生存率の改善は認められないとされている．

【予後】

大腸癌研究会全国登録調査（1991〜1994年度症例）によるStage別累積5年生存率は，StageⅠ90.6％，Ⅱ81.2％，Ⅲa71.4％，Ⅲb56.0％，Ⅳ13.2％であった．

【患者説明のポイント】

大腸癌治療ガイドラインにしたがって説明を行う．特に内視鏡治療を行う際にはその適応と合併症について，また手術を行う際には，期待される予後，術後に発生しうる合併症や機能障害について，十分に説明する．化学療法，放射線療法を行う場合には，効果の限界とその有害事象について十分に説明すべきである．

大腸癌の内視鏡的粘膜切除術

endoscopic mucosal resection（EMR）of the colon cancer

山本博徳　自治医科大学教授・光学医療センター

【概念】

大腸癌は近年増加傾向にあり，その対策は重要な課題である．大腸癌の発生には大腸腺腫からの癌化と *de novo* 癌が知られているが，いずれにしても早期発見によって内視鏡的治療による根治が期待できる．

治療方針

内視鏡的粘膜切除術が根治的治療として期待ができるのは前癌状態としての大腸腺腫とリンパ節転移の危険性のきわめて低い早期癌に対してである.

大腸癌研究会がまとめた大腸癌治療ガイドラインによると, 内視鏡的切除の適応は原則として「リンパ節転移の可能性がほとんどなく, 腫瘍が一括切除できる大きさと部位にある」ものとされている. 具体的には「1. 粘膜内癌, 粘膜下層への軽度浸潤癌, 2. 最大径2cm未満, 3. 肉眼型は問わない」という基準が示されているが, 内視鏡的摘除による摘除標本を詳細に組織学的に検索し, 追加治療の必要性を評価することが重要である. 内視鏡的摘除後の追加治療の適応基準としては「1. SM垂直断端陽性, 2. SM浸潤度1,000μm以上, 3. 脈管侵襲陽性, 4. 低分化腺癌, 未分化癌」のうちいずれか1つでも認めれば, 外科的追加腸切除を考慮することが示されている(図9-37, 512頁参照).

治療法

一般的な内視鏡的治療法にはポリペクトミーと内視鏡的粘膜切除術(EMR)がある. ポリペクトミーは病巣茎部にスネアをかけて高周波電流によって焼灼切除する方法であり, 主として隆起型病変に用いられる. EMRは粘膜下層に生理食塩水などを局注して病巣を挙上させ, ポリペクトミーの手技により焼灼切除する方法であり, 主として表面型腫瘍や大きな無茎性病変に用いられる.

近年, スネアに頼らず各種内視鏡用ナイフを用いて腫瘍周囲の粘膜の切開と粘膜下層の剝離を行う内視鏡的粘膜下層剝離術(endoscopic submucosal dissection: ESD)という方法が胃・食道で保険適用された治療手技として確立されているが, 大腸でも大型の表面型腫瘍に用いられている. ESDを用いると腫瘍の大きさ, 部位にかかわらず高率に一括摘除できる利点がある. 確実な一括摘除により局所の完全摘除と詳細な組織学的な検索が可能となるため, EMRが適応とならないような大型表面型腫瘍や瘢痕, 線維化を伴う早期癌に対しても内視鏡的治療が可能となった.

EMR, ESDのいずれにおいても粘膜下局注による粘膜隆起を長時間持続させることは治療手技を安定させるのに有利である. その目的で開発された内視鏡治療用ヒアルロン酸製材がムコアップとして保険適用になっている. ムコアップを用いることにより時間的, 物理的な余裕をもった内視鏡的切除が可能となり, 治療成績の向上が期待できる.

【合併症・続発症】

偶発症としては出血と穿孔が重要である. 手技中の出血に対しては止血鉗子やクリップを用いた内視鏡的止血術の迅速な適用が重要である. 手技中の穿孔に対してもクリップによる閉鎖で対応できる場合が多い. しかし, 大腸穿孔は腹腔内に大量の細菌が流入して汎発性腹膜炎から重篤な状況に陥る危険性があるので注意が必要である. 偶発症は予防するほうが望ましいが, 偶発症が生じた場合の対処を心得ておくことも重要である. 内視鏡的切除を行う場合は十分な腸管洗浄により腸内をきれいにしておくことが必要である. 穿孔を内視鏡的に閉鎖した後は絶食, 補液, 抗菌薬投与で慎重に経過を観察して閉鎖を待つ.

術後数日して起きる遅発性出血は1週間以内に起こることが多く, 2週間以上ではほとんどない. 遅発性出血に対しても内視鏡的止血や自然止血で保存的に治療できることがほとんどである. 術後数日して起きる遅発性穿孔の場合は既に腸管内は糞便が充満していることがほとんどであり, 手術的治療が原則である.

【予後】
　早期大腸癌の内視鏡的切除後の予後は良好であり，根治が期待できる．

【患者説明のポイント】
　大腸早期癌の予後は良好であることを説明し，安心を得る．追加手術の可能性も含めた内視鏡治療の根治性とリスクを十分説明し，納得のうえで治療を行うことが重要である．

【経過観察・生活指導】
　局所再発，異所性再発に注意して定期的観察が必要である．

【医療スタッフへの指示】
　大腸のポリペクトミー，EMRは診断してすぐその場で行われる場合が多いので，大腸内視鏡検査の場合は常にその可能性を予測して準備をしておく．ESDは時間的にも人員的にも余裕をもった準備のうえで予定して行う．

大腸癌の腹腔鏡下手術・開腹手術
laparoscopy-assisted colectomy and open colectomy

岡崎　聡　東京医科歯科大学大学院腫瘍外科学
杉原健一　東京医科歯科大学大学院教授・腫瘍外科学

【概要】
　大腸癌の外科的治療法には，腹腔鏡下手術と開腹手術とがある．腹腔鏡下手術は，わが国においては1990年代はじめに良性疾患や早期大腸癌に導入されて以来，手術技術や安全性の向上に伴い，徐々にその適応が広がっている．また，2002年には進行癌に対しても保険適用となったことから，現在では大腸癌に対する腹腔鏡下手術の半数以上は進行癌に対する手術である．本項では，大腸癌の腹腔鏡下手術の特徴とその手術適応，代表的な手術手技，周術期管理に関して開腹手術と比較して概説する．

腹腔鏡下手術

【特徴】
　開腹手術に比べ低侵襲な手術であり，術後疼痛が少なく術後回復も早いなど，良好な短期成績が報告されている．ただ遠隔成績に関しては，海外では開腹手術と同等ないしそれ以上の成績が報告されているものの，わが国では欧米と比べ，対照となる開腹手術の成績が良好なことから，欧米の結果をそのまま導入することはできない．このため，現在，大規模臨床試験が進行中である．表9-17に腹腔鏡下手術の利点と欠点を示した．

【手術適応】
　腹腔鏡下手術の適応が拡大するなか，技術や整備環境などの違いから施設ごとにその適応が決められているのが現状である．
　大腸癌に対する手術は，病変部位と進行度によって術式と郭清度が決まり，難易度も異なるため，術式の選択も，これらに基づいて考えなければならない．表9-18に腹腔鏡下手術の適応と適応外を示す．
　結腸癌に対する腹腔鏡下手術はいずれ標準手術になると思われるが，直腸癌に対してはまだ問題が多い．しかし，腹腔鏡下手術では，腹腔鏡による拡大視効果で開腹手術では直視できない骨盤深部の良好な視野が得られ，かつ繊細な操作が可能という利点もあり，今後のさらなる機器の進歩と技術の確立により，直腸癌においても適応が広がっていくと思われる．

【手術手技】
　手術手順は，通常，まずカメラポートとほかに4つのポートを挿入し，鏡視下で腸管の授動・剥離とリンパ節郭清を行い，ポートの1つを延長切開し，創外で臓器摘出・腸管吻合を行う．腸管の吻合法には，

表 9-17 腹腔鏡下手術の利点と欠点

利点	欠点
・手術 　1. 腹腔鏡による拡大視効果により視野が良好 　2. 術中出血が少ない ・短期 QOL が良好 　1. 創が小さく術後疼痛が少なく，整容性もよい 　2. 腸管蠕動の回復が早い 　3. 術後腸閉塞が少ない	・手術 　1. 開腹手術に比べて時間がかかる 　2. 直接臓器を手で触れることができない 　3. 技術習得に時間がかかる ・わが国における長期成績が不明

表 9-18 腹腔鏡下手術の適応・適応外

〔適応〕
1. 結腸癌・直腸S状部癌
   技術的には開腹手術と同等の手術が可能である
   1) Stage 0, Ⅰにおいては，低侵襲で安全な手術として推奨されている(大腸癌治療ガイドライン)
   2) Stage Ⅱ, Ⅲにおいては，長期成績が明らかでないため，現段階では十分なインフォームドコンセントのもと行われるべきである
2. 直腸癌
   直腸下部の剝離操作時に腫瘍が露出する危険や側方郭清の技術が確立していないなどの問題があり，直腸癌に腹腔鏡下手術を行う場合は，より正確な術前診断と慎重な適応判断が必要となる
   1) 側方郭清を必要とせず深達度が固有筋層までであれば，直腸剝離の際に腫瘍が露出する危険が少ないので適応となる
   2) 側方郭清が適応となる症例や腫瘍が固有筋層を越えて浸潤している症例には，現段階では推奨されない

〔適応外〕
1. 開腹歴があり高度癒着が予想される症例
2. 腫瘍が大きい症例(視野の妨げになり偶発症の可能性が高くなるため)
3. 癌が漿膜に露出した症例(気腹に伴って遊離癌細胞が拡散される危険がある)
4. 癌が他臓器に浸潤した症例

手縫いと器械吻合とがある．器械吻合の場合，結腸では機能的端々吻合法(functional end to end anastomosis)，直腸では自動吻合器を用いた DST 法(double stapling technique)で行うことが多い．

リンパ節郭清に関しては，下部直腸癌に対する腹腔鏡下における側方郭清の技術はまだ確立していないものの，上腸間膜動脈や下腸間膜動脈の周囲の郭清については技術的に開腹手術と同等の郭清が行える．

【周術期管理】

❶術前管理：腹腔鏡下手術において，腸管が拡張していると術野の展開や視野の妨げとなるため，術前のプレパレーションはより重要である．一方，術中の病変部位同定のために，術前に点墨法によるマーキングが必要である．

❷術中管理：腹腔鏡下手術では，手術台ごと患者を傾斜・回転させて良好な術野をつくるため，マジックベッドやテープを用

いた体位固定が重要となる．四肢の過度な固定などは術後の神経障害の原因となりうるため注意が必要である．また，気腹による静脈還流の低下から深部静脈血栓症の発症も危惧され，下肢加圧装置の装着などによる対応が必要である．

❸術後管理：一般に，術後疼痛が少なく腸管の蠕動回復も早いことから，早期の離床，早期の経口摂取が可能である．通常，術後3～4日目で食事を開始し，1週間で退院できる．ただし最近では，開腹手術においても早期離床・早期食事開始が試みられており，腹腔鏡下手術と開腹手術における術後経過の差は小さくなっている．

【偶発症・合併症】

腹腔鏡下手術における術中偶発症として，出血，腸管損傷，他臓器損傷などが挙げられる．開腹移行率は，これまでの報告では2～5％程度である．

術後合併症としては，創感染，縫合不全，腹腔内膿瘍，吻合部狭窄などがあるが，その発生頻度は開腹手術と同等かそれ以下とする報告が多い．

開腹手術

開腹手術は，定型的な大腸癌手術にだけでなく，穿孔や膿瘍併発症例にも対応でき，また人工肛門造設術などの姑息手術も行われる．また定型的大腸癌手術であっても，腹腔鏡下手術の適応外の症例や下部直腸進行癌に対して行われる．

大腸癌遠隔転移の治療

treatment for distant metastasis from colorectal cancer

皆川正己　東京労災病院外科部長

【概念】

大腸癌の転移形式には，リンパ節転移，腹膜への播種性転移，そして遠隔転移がある．遠隔転移の部位は頻度の高い順に肝，肺，骨，脳である．また遠隔転移の出現時期により同時性，異時性の遠隔転移がある．

【症状】

日常の診療において遭遇する遠隔転移は大部分が無症状である．しかし進行した症例では，その部位によってさまざまな症状を呈するようになる．

【肝転移】

大腸癌の遠隔転移のうちで，肝転移は最も高頻度にみられる．従来より肝転移に対する治療法の第1選択は肝切除である．肝切除の適応は，正常肝の場合，「肝十二指腸間膜内や腹腔動脈周囲にリンパ節転移がなく，かつ残肝容積40％を残してすべての転移結節を除去可能である」ことである．したがってこの基準を満たす症例は積極的に肝切除するべきである．しかし，肝転移全体の中で肝切除の適応となる症例は20％程度にすぎないといわれている．この切除率を上げるために門脈塞栓術や血行再建などのさまざまな術式の工夫がなされてきた．Adamらは，1,104例の切除不能の肝転移症例に対して化学療法を行い，さらに138例（12.5％）のgood respondersに対して肝切除を行ったところ5年生存率が33％であった．これは同時期に肝切除を受けた切除可能症例の5年生存率48％よりは劣っていたが，切除不能症例に対する化学療法後の肝切除が意義のある治療法であることが示されたことになる．

筆者らは，肝切除不能症例に対して，まずFOLFOX療法を4～8クール行い，切除可能となった段階で肝切除を行っている．FOLFOXが無効の症例ではFOLFIRI，FOLFOX＋ベバシズマブ，FOLFIRI＋ベバシズマブを投与し，その後肝切除を行っている．これらがいずれも無効の場合には最近ではセツキシマブを投与し

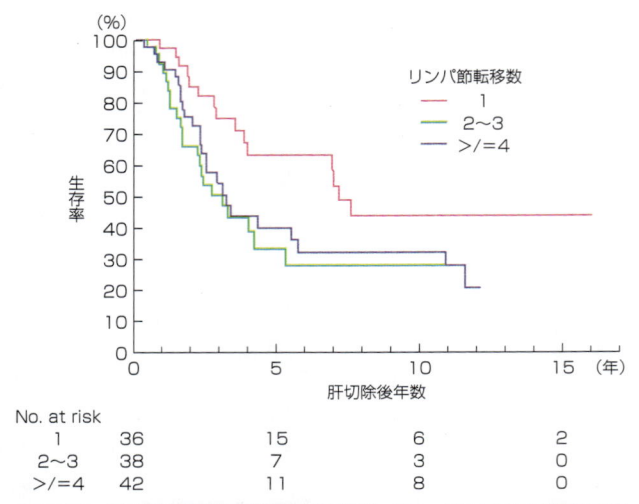

図 9-39 同時性肝転移で原発大腸癌が pN0, pN1 である症例の肝転移個数別の生存曲線

(Minagawa M, Yamamoto J, Miwa S, et al : Selection criteria for simultaneous resection in patients with synchronous liver metastasis. Arch Surg 141 : 1006-1012, 2006 より転載)

切除可能となった段階で切除を行うようにしている.

【肝転移の切除時期】

　肝転移の手術適応に関してはほぼ意見の一致がなされているが, 肝転移の切除時期に関しては従来からさまざまな意見がある. 肝転移切除後に短期間のうちに多数の残肝再発が出現することがあるが, このような症例を除外するため Cady らは4～6か月間, 肝転移を放置し, その後で適応がある症例を切除する "biological selection" という考えを提唱した. また Nordlinger らも2～3か月間, 化学療法を行い, その後で切除するべきであるとの考えを示した. 一方, 幕内や Jaeck らは大腸狭窄などの理由でなされる救急手術の場合は除くが, 肝転移は出現したら直ちに切除するべきであると主張しており, いまだ結論は得られていない.

【同時性肝転移】

　肝転移の半数は大腸癌が診断されたときに既に存在する同時性肝転移である. 同時性肝転移の根治的切除後の予後は, 原発大腸癌の影響を強く受けている. 特に原発大腸癌のリンパ節転移が0～3個程度(pN0, pN1)の場合には肝転移数にかかわらず肝切除後の予後は良好であるが(図9-39), 4個以上(pN2)の場合には予後は不良である(図9-40). したがって, 同時性肝転移のある症例では, 術前CTでリンパ節転移が少数個の場合には同時切除を行うべきであるが, 多数のリンパ節転移がある場合には大腸切除のみを行い, 化学療法の後に肝切除を行うのが適当であろう.

【肝切除の術式】

　大腸癌からの肝転移の場合は術式や切除断端の距離は有意の予後因子ではない, つまり完全に除去することが重要であり, 核出術でも系統的肝切除でも予後に違いはな

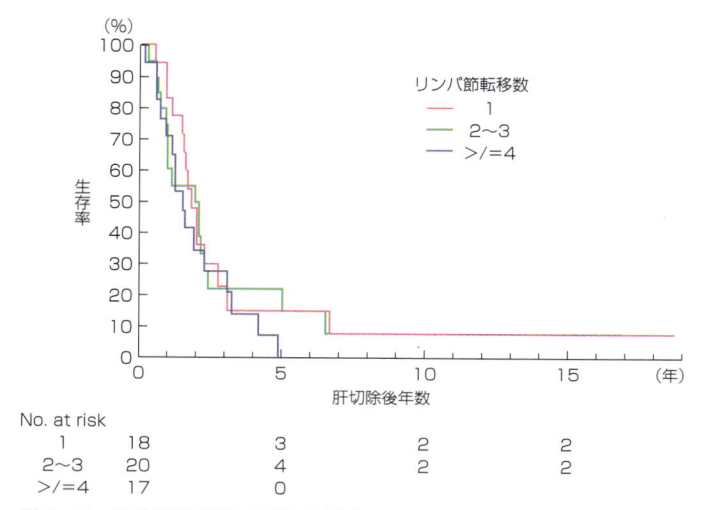

図9-40 同時性肝転移で原発大腸癌がpN2である症例の肝転移個数別の生存曲線

(Minagawa M, Yamamoto J, Miwa S, et al : Selection criteria for simultaneous resection in patients with synchronous liver metastasis. Arch Surg 141 : 1006-1012, 2006 より転載)

い．最も重要なことは，術中エコーを駆使してすべての転移結節を除去することである．

【肝転移に対する肝動注療法】

5-FUを主体とした肝動注は，かつて盛んに行われたが，近年欧米では行われなくなった．その理由は，切除可能な肝転移のうちで肉眼的な肝門部リンパ節転移は3～6％に，microscopicなリンパ節転移は11～28％に認められるとされている．したがって，切除不能の肝転移ではさらに高率にリンパ節転移が存在するが，このリンパ節転移に対して動注は無効であるので，動注単独では予後の改善は望めない，というのが肝動注が選択されなくなった1つの理由である．しかし，肝動注がきわめて有効な症例もあるので，全身化学療法と組み合わせて用いるのも1つの選択である．

【肺転移】

肺転移は肝転移に次いで多い遠隔転移である．肺転移の手術適応は，片葉，両葉にかかわらず4個程度までである．5個以上の場合には上記の化学療法を行い，個数が減少した場合に残存転移を切除する．肺の末梢の転移の場合には，胸腔鏡下で自動吻合器で容易に切除可能である．腫瘍径が大きい場合や，肺門近くに位置する場合には開胸下の肺切除，肺葉切除が選択される．

【腹膜への播種性転移】

播種性転移のうちで，少数個の限局した結節で切除可能な程度の播種である場合には，積極的に切除することにより化学療法単独よりは予後の改善がみられる．

大腸の MALToma
MALToma of the large intestine

藤谷幹浩　旭川医科大学准教授・内科学講座消化器・血液腫瘍制御内科学分野

高後　裕　旭川医科大学教授・内科学講座消化器・血液腫瘍制御内科学分野

【概念】
　mucosa-associated lymphoid tissue（粘膜とリンパ球の複合組織）から発生したB細胞性のリンパ腫はMALTomaと呼ばれ，胃や小腸に多く発生し，大腸では比較的頻度が低い．胃MALTomaはH. pylori感染との関連性が明らかにされているものの，大腸MALTomaについてはH. pylori感染との因果関係について一定の見解は得られていない．t(11;18)(q21;q21)に代表される種々の染色体異常が報告されており，病態や臨床病期との関連性が注目されている．

【診断】
　大腸MALTomaは，肉眼的に結節集簇様の隆起を呈するものが多く，直腸に好発する．時に，びまん性の小顆粒状隆起を呈することがある．超音波内視鏡検査では，粘膜下層に主座を置く均一な低エコー腫瘤として描出されるのが特徴である．組織診断は，生検材料よりも情報量が多い粘膜切除標本で行うのが望ましい．HE染色による病理形態学的診断や表面マーカーの免疫染色に加えて，免疫グロブリン重鎖(IgH)遺伝子再構成の確認が診断に有用である．一般的にガリウムシンチグラフィやPETでは取り込みが非常に弱く，診断的意義は少ない．

治療法・予後
　大腸MALTomaは限局している場合が多く，第1に腫瘍の摘出を考慮する．摘出が困難な場合は放射線照射を考慮する．胃MALTomaの治療に準じてH. pyloriの除菌療法を行い，効果があった症例も報告されている．進行期では化学療法も考慮する必要があるが，長期間，有病生存する例もあり病態に合わせた治療が重要である．再発は非常に少ない．進行例や再発例に対して化学療法を行う場合には，過剰治療を避けることが肝要である．従来からCOP療法が行われてきたが，リツキシマブやプリンアナログも有用であると考えられる．最近では，抗CD20抗体に放射線同位体を結合させたibritumomab tiuxetanが開発され，放射線感受性の高いMALTomaに対する新しい治療として期待されている．一方，腫瘍が急激に大きくなった場合は，大細胞型へトランスフォームした可能性があり注意を要する．

大腸粘膜下腫瘍
submucosal tumors of the colon and rectum

飯合恒夫　新潟大学大学院消化器・一般外科学

畠山勝義　新潟大学大学院教授・消化器・一般外科学

【概念】
　大腸粘膜下腫瘍は，正常大腸粘膜に覆われた腫瘍の総称である．発生頻度は剖検例において3～5%とされ，稀な疾患である．ほとんどの腫瘍が良性であり，治療の対象になることは少ないが，時に悪性腫瘍の場合があり注意しなければならない．

【分類】
　大腸粘膜下腫瘍はその発生母地によって，①粘膜下層の構成成分（脂肪，筋，リンパ組織，脈管，神経，線維など）由来の腫瘍と，②構成成分以外の組織由来の腫瘍に分類できる．

表 9-19 大腸粘膜下腫瘍の分類

1. 粘膜下層の構成成分由来の腫瘍
   1) GIST
   2) 平滑筋原性腫瘍
   3) 神経原性腫瘍
   4) 脂肪原性腫瘍
   5) 脈管性腫瘍
   6) 線維原性腫瘍
   7) リンパ細網系腫瘍
   など
2. 構成成分以外の組織由来の腫瘍
   1) カルチノイド
   2) 悪性黒色腫
   3) 転移性腫瘍
   など
3. 非腫瘍性病変
   1) 腸管嚢胞様気腫症
   2) 子宮内膜症
   など

そのほかに，腫瘍ではないが類似の形態を示す病変も鑑別疾患として留意すべきである（表9-19）．

【診断】

内視鏡所見で正常粘膜に覆われた表面平滑な隆起性病変が特徴であるが，最終診断は，生検による病理診断に委ねられる．しかし表面からでの生検では組織が採取できないこともあり，頻回の生検や吸引細胞診が必要なことがある．

治療法

良性であれば，原則として経過観察でよい．有症状の場合は切除を考慮することもある．悪性の場合は切除が原則になる．リンパ節郭清の是非については，腫瘍の種類によっても異なるが，症例が少なく確固としたエビデンスがないのが現状である．

次に，比較的よく遭遇する大腸粘膜下腫瘍であるGISTとカルチノイドについて解説する．

❶ GIST（gastrointestinal stromal tumor）（16章，920頁も参照）

a) **定義と頻度**：GISTは，消化管壁に発生する間葉系腫瘍のうちKITを発現する腫瘍と定義され，ICCs（interstitial cells of Cajal）への分化を示した腫瘍ということができる．しかし，KITの発現が免疫組織化学的に検出できないものでも，形態学的およびKIT以外の免疫組織化学上GISTと違いを見いだせない腫瘍（特に免疫組織化学的にCD34が陽性となるもの）はGISTと診断される．消化管間葉系腫瘍のうちGISTは70〜80％を占めるといわれ，その部位として胃が54〜77％と最も頻度が高く，次いで小腸が15〜23％，大腸は6〜16％の頻度とされている．大腸の中では，直腸に多い傾向にある．

b) **診断と治療**：前述したように，粘膜下腫瘍を術前生検で確定診断するのは難しい．大腸GISTも内視鏡やCT，MRIで疑われ，切除後に確定診断されることもある．治療は外科的切除が原則であるが，GISTには長期間ほとんど変化をしない良性のものと，血行性や播種性転移をきたす悪性のものがあるため，手術適応を決めるにあたっては注意を要する．

悪性度の判定には，組織学的にはmitotic index（MI）が用いられることが多いが，生検組織の採取が難しいこともあり，術前悪性度判定に用いるには難がある．通常は腫瘍の大きさで悪性度を判断し，手術適応が決められる．大きさが5cm以上のものは高リスクとして手術の絶対適応，2〜5cmのものは中リスクとして手術の相対的適応，2cm以下のものは低リスクとして経過観察し，増大傾向があれば手術という方針になる．GISTはリンパ節転移を伴うことはほとんどないため，術式はマージンを確保した局所切除（大腸部分切除）が行われる．直腸，特に下部直腸ではTEM（transanal endoscopic microsurgery）や経肛門的局所切除が行われることもある．

GISTに放射線療法や化学療法は無効と

されるが，近年，切除不能再発GISTに対するグリベック（メシル酸イマチニブ）の有効性が明らかにされ，腫瘍が大きく他臓器合併切除が必要な症例や，肛門温存が難しいとされる症例では機能温存のために術前グリベックを投与し，腫瘍を小さくしてから切除するという試みもなされている．

❷カルチノイド（16章，927頁も参照）

a）定義と頻度：カルチノイドは原腸系内分泌細胞由来の腫瘍と定義され，約70％が消化管原発である．消化管の中では，大腸が39.3％と最も多く，胃26.7％，十二指腸14.9％と続く．腸管粘膜内の腺管の下部より発生し，次第に粘膜下層に大きな腫瘤を形成する．

b）診断と治療：内視鏡所見では，腫瘍は黄白色の色調を呈し，表面にびらんや潰瘍を伴うことがある．腸管粘膜内の腺管の下部より発生し，次第に粘膜下層に大きな腫瘤を形成するため，粘膜下腫瘍の形態をとる．粘膜下の浅い位置の腫瘍のため，生検で確定診断されることが多い．腫瘍より分泌されるセロトニンなどにより，カルチノイド症候群を呈することもある．

カルチノイドは癌の一種と考えられており，外科的切除が治療の第1選択になる．しかし，生物学的悪性度は低いため，過剰治療にならないよう注意を要する．大きさが1cm以下のものは，リンパ節転移の可能性がほとんどなく内視鏡的切除を中心とした局所切除が行われる．2cm以上のものであればリンパ節転移の頻度も高く，通常の癌と同様にリンパ節郭清を伴う根治術を行うことが望ましい．1～2cmのものは，議論があるところであるが，年齢や全身状態を考慮して，根治術を行うか局所切除に止めるか決定する．局所切除後の病理診断で脈管侵襲などが認められれば，リンパ節郭清を追加することもある．特に局在が下部直腸の場合は，局所切除か根治術かで術後のQOLが大きく変わってくるので，十分なインフォームドコンセントの後に治療方針を決定すべきである．

腸管嚢腫様気腫症
pneumatosis cystoides intestinalis (PCI)

千葉満郎　中通総合病院消化器内科部長

【概念】
腸管嚢腫様気腫症（PCI）は，消化管粘膜下層に多数の嚢状の隆起を形成する状態で，その主成分は気体である．稀な疾患で，さまざまな病態，疾患に併発する．PCIそのものの重篤度は低く，予後は基礎疾患に左右される．

【疾患分類】
PCIは基礎疾患や薬物使用などに際してみられる二次性のものが多く（約85％，表9-20），原因不明とされる特発性（一次性）のものは少ない（約15％）．PCIの発生部位は大腸が多く，次いで小腸である．大腸では特にS状結腸が好発部である．腸管壁では粘膜下層に発生するものが多いが漿膜側に発生するものもある．

【頻度】
わが国では1980年までに203例，1988年までに299例，2000年までに407例が報告され，現在までに500例以上が報告されている．

発症のピークは40～80歳で，男女比は2～3：1である．腹部断層写真（CT）検査の普及が無症候性のPCI診断に寄与している．

【症状・病態】
PCIの発生には多くの因子が関与している．腸管壁ガスの源として腸管内ガス，細菌の産生したガスがある．腸管内ガスの腸管壁への移行には，腸管内圧亢進（例：狭窄，大腸内視鏡検査など）と，粘膜バリア

表 9-20 腸管嚢腫様気腫症を生じる疾患など

〔膠原病および類縁疾患〕	〔感染症〕	〔その他の疾患〕
強皮症	*Clostridium difficile*	糖尿病
全身性エリテマトーデス	AIDS	ネフローゼ症候群
混合性結合組織病	*Cryptosporidium*	肝硬変
overlap 症候群	cytomegalovirus	ガス産出肝膿瘍
皮膚筋炎	rotavirus	腹部外傷
多発性筋炎	adenovirus	輪状膵
CREST 症候群	varicella-zoster virus	筋緊張性ジストロフィー
結節性動脈炎	*Candida albicans*	原発性免疫不全症
Sjögren 症候群	*Klebsiella*	四肢麻痺
Behçet 病	*Lactobacillus*	〔検査, 治療など〕
〔腸疾患〕	*Mycobacterium tuberculosis*	大腸内視鏡検査
潰瘍性大腸炎	Whipple 病	注腸 X 線検査
Crohn 病	〔呼吸器疾患〕	心臓カテーテル
絞扼性イレウス	慢性閉塞性肺疾患	血液透析
偽性腸閉塞	喘息	〔薬剤〕
腸重積	間質性肺炎	抗癌薬
虚血性大腸炎	嚢胞性線維症	ステロイド
壊死性腸炎	肺気腫	免疫抑制薬
過 S 状結腸	気管支拡張症	α-グルコシダーゼ阻害薬
S 状結腸軸捻転	〔術後〕	ラクチュロース
虫垂炎	癒着性イレウス	ソルビトール
憩室(大腸, 小腸)	腸閉塞	亜酸化窒素(笑気)
〔胃・十二指腸疾患〕	胃・十二指腸潰瘍	抱水クロラール
十二指腸球部潰瘍狭窄	膵頭十二指腸切除	〔化学薬品〕
幽門狭窄	急性気腫性胆嚢炎	トリクロロエチレン
胃・十二指腸潰瘍	大腸癌	パラコート
〔悪性腫瘍〕	空腸・回腸バイパス	有機溶剤
胃癌	臓器移植(骨髄, 肝臓, 腎臓, 心臓)	
大腸癌		
小腸癌		
胆管癌		

機能の低下(例：抗癌薬治療, 免疫抑制薬治療など)が関与している. 腸管内圧亢進と粘膜バリア機能の低下は, ガス産生菌の壁への移行を可能にし, 菌がガスを産生する. わが国ではトリクロロエチレン曝露によるPCIが報告されている. トリクロロエチレンは, 腸管内細菌によるH_2消費を抑制するためH_2圧が血液中のN_2圧を上回る. H_2が粘膜下層血管に拡散することによってPCIが形成されると考えられている. 酸素はPCI形成に抑制的である. そのため, 肺疾患, 血流障害ではPCIを発症しやすい(表9-20).

PCIの症状としては下痢, 血便, 腹痛, 便秘, 体重減少, テネスムスである.

【診断】

腹部単純X線写真で腸管の走行と一致する, ブドウの房状のガス像がみられる. 注腸X線検査および内視鏡検査では類円形の表面平滑な多発する隆起性病変を呈する. 内視鏡検査では粘膜下腫瘍様であるが, 穿刺により隆起が消失することからPCIと診断される. 腹部断層写真(CT)では, 腸管の壁内ガスとして描出され診断を

表 9-21 酸素流量と予測される酸素濃度

酸素流量(L/分)	酸素濃度(%)			
	鼻カニューレ	酸素マスク(単純)	リザーバー付き酸素マスク	ベンチュリー酸素マスク
2	25〜28			
3	29〜32			
4	33〜36			24〜28
5	40	40		
6	44	45〜50	60	31〜35
8		55〜60	80	40
10		60	95〜100	
12		60	95〜100	50
15		60	95〜100	

確実にできる．また，併存疾患の有無の検討が可能である．

治療方針

PCI の原因は多様で，またいろいろな疾患に併発しており，また無症状の場合もあり，その状況により治療は異なる．化学薬品が原因と思われる際はその化学薬品の使用を控える．糖尿病治療薬 α-グルコシダーゼ阻害薬のように，ほかに変更できる薬剤であれば，ほかの薬剤に変更する．基礎疾患が悪性腫瘍，閉塞性腸疾患では待機手術が，腸管壊死では緊急手術が必要である．

PCI による症状があれば PCI に対しての治療が必要である．ガス産生嫌気性菌に対して抗菌薬(メトロニダゾール，エリスロマイシンなど)が用いられる．

PCI に対しては酸素療法が有効である．酸素が窒素に比較し組織に吸収されやすいことを利用している．すなわち，囊胞内のガス主成分窒素を酸素で置換する．また，酸素はガス産生嫌気性菌へ抑制的に作用する．方法としては，鼻カニューレや酸素マスク(単純，リザーバー付き，ベンチュリー)による酸素投与である(表 9-21)．1日 4〜10 時間で，1〜数週間行う．高圧酸素治療設備が必要であるが高圧酸素も有効である．2〜3 気圧で 60 分間を 1 日 1〜2回，6〜30 日行う．症状の軽快のみならず PCI の消失を治療の目標とすると再発が少ない．酸素療法は再発例にも有効である．

PCI ではしばしば free air，気腹がみられる．急性腹症の腹部所見がなければ開腹術は必要ない．

【患者説明のポイント】

PCI の原因は多様で，またいろいろな疾患に併発しており，その検索が必要である．その原因や併発疾患により，治療方法と予後が違ってくる．

【医療スタッフへの注意】

PCI の原因は多様で，またいろいろな疾患に併発しており，その検索が必要である．高圧酸素治療はその設備がないとできない．

腸管子宮内膜症

enteric endometriosis

熊野秀俊　自治医科大学消化器一般外科
冨樫一智　福島県立医科大学准教授・会津医療センター準備室(小腸・大腸・肛門科)

【概念】

子宮内膜症は子宮内膜組織が子宮以外の

部位に異所性に存在する病態で，このうち腸管内に子宮内膜が存在する場合に腸管子宮内膜症と呼ばれる．腹部膨満や腹痛，血便などの症状を伴う非腫瘍性の良性疾患である．

【頻度】

腸管子宮内膜症は子宮内膜症全体の約20％を占める．好発年齢は他の子宮内膜症と同様30〜40歳代が多い．全消化管における好発部位は，直腸・S状結腸が約8割と圧倒的に多く，次に回盲部の病変である．少数ではあるが肛門部の病変も認められる．

【診断のポイント】

症状が月経前から月経中にかけて増悪することが特徴的である．直腸・S状結腸の病変では腹痛，便通異常，便柱狭小，腹部膨満など狭窄に基づく症状がみられ，粘膜表面に病変があれば血便もみられる．回盲部の病変では腹痛，下痢，血便の症状が出ることが多い．会陰部の皮下腫瘤として確認される場合もある．

【検査】

消化管造影X線検査，内視鏡検査では横走ひだの集中を伴う粘膜下腫瘍様隆起や，全周性の腸管の狭窄や圧排所見として確認される．消化管造影X線検査では鋸歯状の辺縁が特徴的所見であり，全周に近い変化がみられる場合には「ヘビの抜け殻」様狭窄と形容される．内視鏡検査では正常粘膜に覆われた粘膜下腫瘍として認める場合と，腸管の狭小化として確認される場合が多い．狭窄が高度の場合には病変の全体像の把握が難しい．生検による組織学的診断率は低いが，試みるべきである．超音波内視鏡検査は壁構造が保たれている特徴的な所見から，腫瘍との鑑別にきわめて有用である．

【病態】

子宮内膜が漿膜に生着し増殖，分泌，脱落を繰り返しながら筋層〜粘膜下層へ浸潤していくと考えられている．粘膜下腫瘍様隆起は粘膜下における子宮内膜組織の増生や固有筋層の肥厚により生じ，狭窄は繰り返す炎症により漿膜下層の線維化や固有筋層の肥厚により生じる．また周囲組織との癒着を起こし，腸管の狭窄や屈曲から腸閉塞をきたすと考えられている．

【鑑別診断】

粘膜下腫瘍，播種性転移性大腸癌，びまん浸潤型（4型）大腸癌，腸間膜脂肪織炎，骨盤内臓器の悪性腫瘍，炎症の波及などが挙げられる．回盲部の病変では，虫垂粘液腫，カルチノイド，悪性リンパ腫，Crohn病などが鑑別すべき疾患である．肛門病変では痔瘻との鑑別を要する症例も存在する．

治療方針・治療法

保存的治療と外科的治療に分けられる．症状が軽度の場合には，合成アンドロゲン製剤であるダナゾールやゴナドトロピン放出ホルモンのアナログであるnefarelinなどのホルモン療法を行う．腸管の狭窄の程度が強い場合には，ホルモン療法の効果は期待できず，治療中止後の再発率が高いことが指摘されている．腸管の狭窄症状を有する症例，癌との鑑別が困難な症例では手術による病変部位の切除を選択する．近年では腹腔鏡での腸管切除症例の報告が増えている．

【患者説明のポイント】

腸管子宮内膜症自体は良性疾患であり，症状が軽い場合には保存的療法でよい．ただし，臨床所見，画像診断で悪性腫瘍との鑑別が困難な場合もあり，手術を行う場合には術前に十分な説明を行い，患者の理解を得ることが重要である．

【医療スタッフへの注意】

頻度は高くないが，性成熟期の女性における腸閉塞症状，消化管出血の場合に鑑別すべき病態である．病変が限局している場

合には外科的治療による良好な結果が得られる場合が多いこと，術前検査にて悪性腫瘍を否定しきれない場合もあることに注意する．

虫垂炎
appendicitis

早田邦康　自治医科大学准教授・さいたま医療センター一般・消化器外科
小西文雄　自治医科大学教授・さいたま医療センター一般・消化器外科

【概念】
急性虫垂炎は，手術の対象となる腹部救急疾患の中では最も頻度の高い疾患の1つである．1800年代には盲腸周囲炎と呼ばれていたが，その当時の死亡率は50％を超えていた．しかし，その後の病態の把握や抗菌薬の発見と治療への導入により，1950年ごろの死亡率は2％以下にまで低下した．

近年での虫垂炎の死亡率は1％以下で，術後合併症の発生率も5～10％と報告されている．しかし，汎発性腹膜炎などの重篤な状態に病状が移行した場合には，合併症発生率は11～40％，死亡率は7％程度まで増加する．

【疾患分類】
❶病理分類：炎症の程度によって分類．
- カタル性（appendicitis catarrhalis）：粘膜に限局した軽度の炎症．
- 蜂巣炎性（appendicitis phlegmonosa）もしくは化膿性（suppurativa or prulenta）：明らかに虫垂壁の肥厚，腫脹，充血が認められる．炎症が筋層以深に広がり，粘膜の欠損や潰瘍を伴い，しばしば虫垂間膜にも炎症が及ぶ．
- 壊死性（appendicitis gangrenosa）：蜂巣炎性がより進行した状態で，虫垂壁の構造は破壊され，穿孔が生じやすい．

❷臨床的分類
- simple appendicitis：壊死，穿孔，虫垂周囲に膿瘍形成のない虫垂炎．
- complicated appendicitis：穿孔性，壊死性虫垂炎，虫垂周囲膿瘍を伴う虫垂炎．
- negative appendicitis：虫垂炎で手術したが，炎症が認められなかったもの．

【頻度】
急性虫垂炎は，一生の間に7％の人が罹患する急性炎症性疾患である．10～30歳に多くみられ，女性よりも男性に多い（米国での男女比1.4：1）．

【症状・病態】
吐き気・嘔吐，食欲不振を伴う右下腹痛や発熱など．虫垂炎に特徴的なのは，当初上腹部に存在した疼痛が徐々に右下腹部へ移動し限局する「疼痛の移動」が有名である．

虫垂内腔の閉塞（糞石などによる）やリンパ濾胞の増生が発症の原因と考えられている．

【問診で尋ねるべきこと】
疼痛の移動の有無（疼痛の移動は虫垂炎症例の50％程度でしか認められない），便通異常や血便の有無（大腸癌や炎症性腸疾患を疑わせる症状），女性の場合には月経の周期と最終月経（排卵期出血の鑑別），および妊娠の可能性．発症の時間と疼痛の強さの変化（発症時間を覚えているような急激な発症は尿路結石などが疑われる）．虫垂炎手術の既往は当然聴取するべきであるが，既往は決して虫垂炎を否定することにはならないので注意が必要である（虫垂の遺残は決して稀ではない）．

【必要な検査と所見の読み方】
1）白血球の増加，左方移動とCRP上昇は炎症の存在を示唆する．

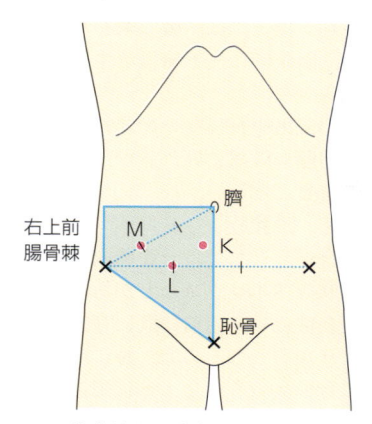

図9-41　代表的な圧痛点
太い青線で囲んだ部分(Rapp四角形)に圧痛点が存在する．M, K, Lは代表的な圧痛点で，M：McBurney点，L：Lanz点，K：Kummell点である．

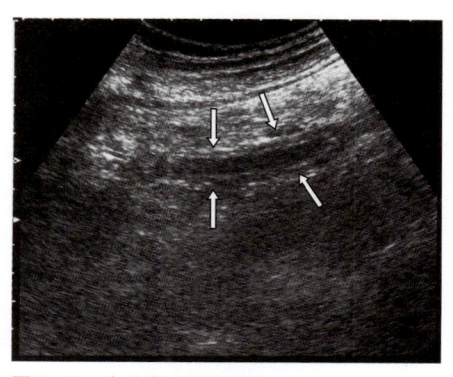

図9-42　虫垂炎の超音波像
虫垂の長軸像．蠕動のない管腔臓器として描出される．腫大している虫垂像(矢印)が描出されている．

2) 尿検査での潜血反応や尿沈渣での赤血球や白血球数(尿路結石や尿路感染の鑑別に有効)．
3) 妊娠反応は子宮外妊娠などの鑑別に役立つ．
4) 腹部単純X線検査により，イレウス像，結石の有無などの診断．
5) 超音波検査により，腫大した虫垂像や，虫垂上に存在する圧痛点の確認．
6) 腹部CTスキャンは，超音波で診断が確定できない場合に必要であり，放射線科医のいる場合には最も正確度が高い診断方法である．また，虫垂以外の臓器の疾患を否定する際にも有効である．

【診断のポイント】
身体診察では，図9-41に示す範囲内に局在する圧痛点の確認が重要である．虫垂は基部で盲腸に固定されていても，基部以外の虫垂の部分は腹腔内で自由に動くことができるので，必ずしも右下腹部に存在するとは限らない．例えば，長い虫垂が骨盤腔内に存在する場合には，圧痛は下腹部に存在し，盲腸の右側つまり外側に存在すると右側腹部痛になる．

腹膜刺激症状としては，圧痛点付近を圧迫して急に放すと疼痛が増強するBlumberg徴候や，圧痛点を圧迫したときに筋肉の抵抗を感じるdefense musculaireは腹膜への炎症の進展を示唆する所見である．

その他では，下行結腸を圧迫すると虫垂周囲の圧痛を訴えるRovsing症状，左側臥位にすると仰臥位のときより圧痛が増強するRosenstein徴候などがある．

超音波検査では，腫大した虫垂の描出や超音波上での圧痛点の確認などが有用である(図9-42)．また，CTでも腫大した虫垂と虫垂周囲の炎症所見が診断に有用である．

【鑑別診断】
主な鑑別疾患としては，右尿管結石，胃腸炎，大腸憩室炎，付属器炎，骨盤腹膜炎，卵巣腫瘍，卵巣出血などがある．

ほかには，腸閉塞，腸重積，急性胆囊炎，胃および十二指腸潰瘍穿孔，腸間膜リンパ節炎，Meckel憩室炎，結腸憩室炎，虫垂憩室炎，膵臓炎，腹直筋血腫，右腎盂腎炎，尿路感染，子宮外妊娠，卵巣軸捻

転，肺炎，回腸末端炎，糖尿病性ケトアシドーシス，帯状疱疹痛，ポルフィリン症，など数多くの疾患を考慮にいれる必要がある．

【入院・専門医搬送の判断基準】

汎発性腹膜炎では緊急手術が必要である．腹膜刺激症状があったり，身体所見や画像診断で虫垂炎の診断ができれば，手術を考慮して手術可能な施設に搬送する．

治療方針

虫垂切除が原則である．切除不可能な場合には，膿瘍に対するドレナージを置く．

腫瘤を形成している虫垂炎では，汎発性腹膜炎の状態でなければ，抗菌薬の投与などによる保存的治療を先行する．保存的治療で軽快した腫瘤形成性虫垂炎の炎症の再発率は5～25％と報告されている．炎症消退後の虫垂切除に関しては，再発率と患者の社会的および身体的背景を考慮して検討する．

治療法

開腹によるアプローチと腹腔鏡によるアプローチがある．腹腔鏡下手術のメリットは，術後疼痛の軽減，術後在院日数の短縮などが示されている．しかし，一般的に手術時間が長く，穿孔性虫垂炎の場合には腹腔内膿瘍の発生が増加するなどのデメリットもあるので，病院の体制と方針に従ってアプローチの方法を選択する．

手術操作のポイントとしては，虫垂を確実に結紮できたら断端を無理に盲腸に埋没する必要はない．腹水や少量の膿はガーゼで丁寧に拭き取り，洗浄は原則として行わない(腹腔鏡手術では少量の生理食塩水で洗浄吸引を繰り返す)．特にDouglas窩や膀胱直腸窩の膿を十分に拭き取っておく．膿瘍を形成していたらドレーンを挿入するが，少量の膿やベラークの付着程度では通常不要である．また，術後の創感染が強く懸念される場合には，吸収糸を用いて手術を行い，閉腹時に皮下組織を生理食塩水で洗浄する．

腸液の流出や盲腸壁の脆弱性を認めたら回盲部切除も考慮にいれるが，適応となる症例はほとんどない．

【合併症・続発症】

術後合併症としては，腹腔内膿瘍，腹壁膿瘍，麻痺性イレウスなどがある．虫垂炎の術後合併症は，術前に既に存在する合併症により左右されるので，特に高齢者では術前に合併症の有無を十分に把握することが重要である．

【予後】

虫垂炎の死亡率は1％以下であり，術後合併症の発生率も5～10％と低いが，高齢者の場合には虫垂炎の炎症の程度より，心臓疾患などの術前に存在するリスクにより術後の死亡率や合併症の発生率が左右される．

【患者説明のポイント】

❶術前の説明：虫垂炎を術前に診断するのは，経験を積んだ優秀な臨床医でも困難なことが多い．一般には虫垂炎の手術は簡単で合併症も起きないと理解している人が大半である．これは，診断技術が未熟であった時代に，炎症が軽度な虫垂を安易(一概にはいい切れないが)に切除していたことが原因の1つであると考えられる．炎症が高度の虫垂や虫垂周囲に膿瘍を形成した虫垂炎の切除は時としてきわめて困難を伴い，ドレナージのみで手術を終了することがあることなどを説明する．

❷診断が確定できず，経過観察する症例：18～20時間程度の経過観察によって生じる治療の遅れが，術後の合併症を増加させることはないことを説明し，入院して経過観察するか翌日午前中に来院するように伝える．

❸術後の説明：炎症の高度な虫垂炎の術後には腹腔内膿瘍や腹壁膿瘍が高頻度に生

じることを伝える．

【経過観察・生活指導】
　創部の疼痛や発赤が生じた場合には腹壁膿瘍の可能性があるので，来院するように指導する．また，術後長期間経過した後でも，腹壁膿瘍や肉芽腫が生じることがあることを伝える．

【医療スタッフへの指示】
　虫垂炎が進行し腹膜炎などを併発すると，合併症や死亡率が上昇する．よって，虫垂炎の疑いのある患者で判断が困難な場合には積極的に手術し，その結果手術症例の中に20％程度の正常虫垂の切除例が含まれることを容認する考えもある．しかし同時に，虫垂炎の術後合併症は，術前に存在する心臓病，癌，および他の消化管疾患などの合併症によって左右されるので術前のリスク評価を怠らないように指示する．
　虫垂炎の確診が得られず，緊急の開腹手術が必要でない症例に対しては，経過を観察する．患者が虫垂炎であった場合でも，経過観察による18〜20時間程度までの治療の遅れは，術後の合併症を増加させないことが示されている．
　手術中に高度の炎症で膿瘍などを認めたときには，術後の膿瘍や肉芽腫の形成を防ぐために，手術操作は吸収糸を用いることを指示する．
　虫垂炎に対する注腸検査や大腸内視鏡検査の必要性はなく，急性期での検査は虫垂穿孔などの合併症の危険性が増すために，むしろ禁忌である．しかし，40歳以降の患者や大腸癌の高リスク症例で，保存的治療で軽快した症例に対しては検査をすすめる．また，若年者でも炎症性腸疾患が背景にあることがあるので，病歴などで疑いのある症例には注腸検査や大腸内視鏡検査をすすめる．

【合併症・偶発症とその対処】
　腹腔内膿瘍，腹壁膿瘍：超音波やCTなどを用いてドレナージを行う．

　虫垂切除後の合併症の発生頻度は，虫垂炎の炎症の程度ばかりではなく，虫垂炎類似の症状を誘発した疾患そのものや，その疾患に随伴する合併症などにも左右される．特に高齢者で術前に合併症を有するリスクの高い患者では，全身の評価を十分に行う．

虫垂癌，虫垂粘液（囊）腫
appendiceal cancer／appendiceal mucous cyst

早田邦康　自治医科大学准教授・さいたま医療センター一般・消化器外科
小西文雄　自治医科大学教授・さいたま医療センター一般・消化器外科

【概念】
　虫垂に発生する腫瘍は稀である．一般的に症状が出にくいために，通常は腹部の画像診断で偶然に発見されることが多い．有症状例では，虫垂内腔の閉塞による急性虫垂炎で発症することが最も多い．粘液を産生し囊腫を形成する粘液囊胞型と，囊腫を形成しない結腸型がある．
　虫垂粘液（囊）腫は，虫垂内腔が閉塞され粘液が貯留した結果生じる．原因となる疾患としては，非腫瘍性変化によるもの，良性腫瘍や悪性腫瘍などがある．
　虫垂粘液腺癌の血行性およびリンパ行性転移は稀であり，予後は結腸型の虫垂癌と比較すると良好である．しかし，約5〜10％の症例では囊胞の破裂などにより腹膜偽粘液腫に進展するが，この場合予後は不良になる（529頁参照）．

【疾患分類】
　虫垂に発生する腫瘍には，以下のものがある．
　1）上皮性腫瘍（腺腫もしくは腺癌, adenoma or adenocarcinoma）．
　　・粘液囊胞型（mucinous type）．

・結腸型(colonic type もしくは non-mucinous type).
2) カルチノイド腫瘍.
3) 悪性リンパ腫.
4) その他の腫瘍：ganglioneuroma, pheochromocytoma, mesenchymal tumors, Kaposi sarcoma など.

このうち虫垂内腔に粘液が貯留する粘液(嚢)腫は，①粘液上皮過形成(focal or diffuse mucosal hyperplasia)，②粘液嚢胞腺腫(mucinous cystadenoma)，③粘液嚢胞腺癌(mucinous cystadenocarcinoma)に分類されているが，実際には悪性と良性を鑑別することが困難なこともある．

また，虫垂カルチノイドは虫垂腫瘍の32〜80%を占め，以下のものがある．

(1) classic (common) carcinoid tumor：若年者に多く，平均年齢は40歳前半である．通常小さく無症状であり，切除虫垂の病理学的検査中にたまたま発見されることも多い．腫瘍の75%は虫垂の先端1/3に発生し，大きさが1cm以下である．
(2) tubular carcinoid tumor：classic tumor よりさらに若い年齢層に発症し，予後は最もよい．
(3) goblet cell carcinoid tumor：浸潤性の発育形態をとり，虫垂全体をおかしていることもある．low grade malignancy と考え，右半結腸切除を施行する．

【頻度】

虫垂に発生する腫瘍は，病理学的検討を行った切除虫垂の0.5〜1.7%に認められる．カルチノイドを除き，中年以降(60歳代)に発症することが多い．原発性虫垂癌に限ると，虫垂切除例の0.08〜0.19%で認められる．また，虫垂癌は結腸癌の0.4〜0.6%の頻度で認められる．

虫垂の上皮性腫瘍は粘液の貯留を認める粘液嚢胞型が多く，粘液の貯留を認めない結腸型の頻度は少ない．結腸型の腺癌の頻度は虫垂悪性腫瘍の7%程度と報告している文献や，上皮性悪性腫瘍における結腸型と粘液嚢胞型の比率は1：2と報告している文献がある．

粘液(嚢)腫の10〜20%は粘液嚢胞腺癌が占める．粘液嚢胞腺癌は50〜60歳の男性にやや多いとされているが，女性がやや多いと報告しているものもある．

【症状・病態】

虫垂の有する解剖学的な特性から，症状が出にくいことが多い．有症状例の30〜50%は虫垂炎で発症する．その他の症状としては，消化管出血，腫瘍の増大や腹膜偽粘液腫の発症による腹囲の増大の自覚や腹部腫瘤の触知，腸重積や腸捻転，腫瘍の尿管への浸潤による水腎症や血尿，などがある．

【問診で尋ねるべきこと】

消化器症状(腹痛，下血など)，発熱，疼痛の有無など．また，腹囲の増大の有無(特に腹膜偽粘液腫を疑うとき)，血尿の有無など．

女性では，月経周期，妊娠の可能性などについて聴取し，婦人科疾患との鑑別を行う．

【必要な検査と所見の読み方，診断のポイント】

CTや超音波検査が有用であり，右下腹部の腫瘤像としてとらえられる．粘液(嚢)腫では，腫大した虫垂内腔に低吸収域を伴っており(図9-43)，50%の症例では腫瘤内部に石灰化を伴う．

また，腹膜偽粘液腫へ進展した場合には，腹腔内に不均一な腫瘤像として確認でき，肝臓や脾臓などの表面が腫瘤で圧排される scalloping effect は特徴的である(図9-44).

結腸型の虫垂腫瘍は，粘液(嚢)腫と異なり，腫瘍内部に液体貯留を思わせる低吸収域がない．虫垂周囲へのわずかな浸潤があ

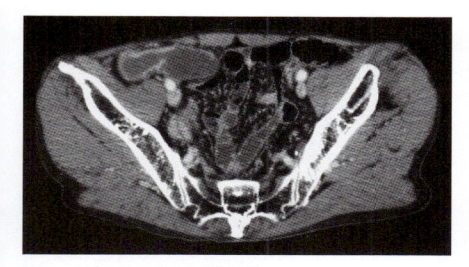

図 9-43　虫垂粘液(嚢)腫

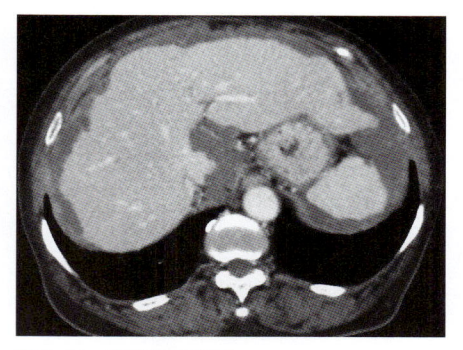

図 9-44　腹膜偽粘液腫

る程度の癌では，術前の CT や超音波画像が虫垂炎の像と類似し，鑑別が困難なときがある．

【鑑別診断】

急性虫垂炎，腫瘤形成性虫垂炎，大腸憩室炎，Crohn 病，盲腸癌，卵巣腫瘍や卵管留水腫，腸間膜嚢腫，duplication cyst．

【入院・専門医搬送の判断基準】

腹部の検査時にたまたま発見されることが多く，虫垂に腫瘤や壁肥厚を認めたら精査をすすめる．また，虫垂炎の症状で発症することが多いので，虫垂炎患者の画像診断で腫瘤の存在や虫垂内腔の拡張と低吸収域を認めたら粘液(嚢)腫を疑う．

治療方針

腫瘍の切除が原則である．

治療法

良性疾患による粘液(嚢)腫や M 癌の場合には虫垂切除や盲腸切除を伴う虫垂切除を行う．粘液嚢胞腺癌はリンパ行性転移を起こしにくいために，リンパ節の郭清は必要ないとする意見もある．しかし，腫瘍が浸潤傾向を伴っている場合には，結腸癌に準じた手術，すなわち遠位側および近位側腸管 5～10 cm を切除範囲とする回盲部切除およびリンパ節郭清を行うのが一般的である．

【合併症・続発症】

腹膜偽粘液腫(pseudomyxoma perito-nei)：粘液嚢胞性腺癌が虫垂壁を破るか，嚢胞が破裂して腫瘍が腹腔内に進展すると生じる．好発年齢は 50～60 歳で，卵巣原発の腫瘍も含まれるために，女性の比率が高い(男女比＝1：2～5)．

【予後】

虫垂癌は，自覚症が乏しいことから発見が遅れることが多い．また，虫垂の壁が薄く漿膜外に進展しやすいために，粘液嚢胞腺癌では腹腔内に腹膜偽粘液腫を生じる．また，結腸型の腺癌の場合には，虫垂壁の豊富なリンパ流のためにリンパ節転移をきたしやすく，予後は不良である．

虫垂癌の予後は切除範囲で異なり，虫垂切除のみ行った患者の 5 年生存率は 20～34％，右半結腸切除を施行した患者の 5 年生存率は 45～73％と報告されている．

腹膜偽粘液腫の 1 年生存率は 98％であるが，徐々に進行するために，5 年生存率は 53～65％，10 年生存率は 30％程度まで低下する．

カルチノイドの予後は腫瘍の大きさに比例する．1 cm 以下では遠隔転移はなく，1～2 cm では 1％，2 cm 以上では 30％程度の症例で遠隔転移が認められる．よって，治療は腫瘍の大きさに基づいて決定し，1 cm 以下では虫垂切除，1～2 cm では虫垂切除か右結腸切除，2 cm 以上ではリンパ節郭清を伴う右半結腸切除を施行するの

が一般的である．完全切除のカルチノイドの予後は，5年生存率が90～100％と良好である．

【患者説明のポイント】
虫垂に限局する腫瘍は，術中に良・悪性の鑑別が困難なことも多い．悪性を疑わせる所見（浸潤性発育，リンパ節腫大など）を認めた場合には，リンパ節郭清を伴う手術を施行すること，また腹膜偽粘液腫の場合には広範な切除を施行する可能性を説明する．

【経過観察・生活指導】
一般的な癌の術後経過観察と同様であるが，特に腹膜偽粘液腫の発症に注意する．

【医療スタッフへの指示】
明らかなM癌以外は，リンパ節郭清を伴った回盲部切除もしくは右結腸切除を施行するべきである．また，腹膜偽粘液腫を形成していた場合には，虫垂切除もしくは回盲部切除と可能なかぎり腹腔内の腫瘍を切除（大網の切除や女性では両側卵巣切除も考慮する）する．

虫垂炎で発症することが多いために，虫垂炎の診断で虫垂切除した場合にも病理組織学的検討を行うことを指示する．

【合併症・偶発症とその対処】
腹膜偽粘液腫の併発に対しては，外科的にできるかぎり原発巣および腹膜病巣を除去し，その後，腹腔内の残存病巣に対して化学療法を加える方法が一般的な治療法となっている．また，術中に腹腔内の温熱化学療法を施行する方法を選択する施設もある．

S状結腸軸捻転症
sigmoid volvulus

志村国彦　自治医科大学消化器外科
冨樫一智　福島県立医科大学准教授・会津医療センター準備室（小腸・大腸・肛門科）

【概念】
S状結腸軸捻転症は，S状結腸間膜の長軸を中心に腸間膜根部で捻転したもので，通過障害や循環障害から，放置すれば，壊死・穿孔をきたす疾患である．

【頻度】
わが国では比較的稀な疾患で，イレウス症例の2～9％を占める．60歳以上の高齢者で，やや男性に多く，神経・精神疾患を有するものが多い．

【症状・病態】
自覚症状として特異的なものはないが，イレウス症状として腹痛，腹部膨満感，便秘，悪心・嘔吐などがみられる．絞扼性イレウスとなり循環障害から腹膜炎を生じると発熱や著明な圧痛，筋性防御を認めるようになる．神経・精神疾患を有する患者や超高齢者では，症状をうまく表現できず，なおかつ他覚的所見もとりづらいことが多いため，診断と治療が遅れる危険性があり，注意が必要である．

【診断】
イレウス症状，著明な腹部膨隆（多くは非対称性）所見から本症が疑われ，特徴的な腹部単純X線所見から診断される．腹部単純X線写真では著明に拡張したS状結腸のループが逆U字型に認められ，coffee bean signを呈することが多い．診断に迷う場合には，かつてはガストログラフィンによる注腸造影検査が実施されたが，現在では診断的治療として大腸内視鏡検査が行われる．大腸内視鏡検査所見では狭窄部に向かう螺旋状の粘膜ヒダの集中が

```
                    腹膜刺激症状または粘血便
                   (＋)              (－)
                    ↓                ↓
                 緊急手術         内視鏡的減圧・整復術
                    ↑  不成功または        ↓       ↓
                    │  粘膜の壊死所見              経過観察
                    ↓
                 全身状態の評価
                 不良   良好
                  ↓     ↓              ↓
              Hartmann手術 術中腸洗浄      待機手術
               二期的吻合  一期的吻合    一期的吻合またはHartmann手術
```

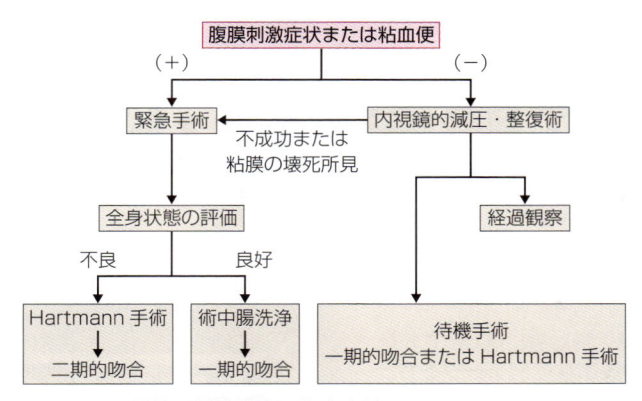

図9-45　S状結腸軸捻転症の治療方針

みられる．このとき，粘膜の色調から虚血の程度・壊死の可能性を判断することができる．

治療方針

治療方針のアルゴリズムを図9-45に示す．

❶**内視鏡的減圧・整復術**：腸管の虚血性壊死・穿孔を示す所見として著明な反跳痛や筋性防御，粘血便がなければ第1選択の治療となる．内視鏡的に捻転したS状結腸の整復と減圧を行い，直腸から減圧チューブを挿入する．また，捻転腸管粘膜の壊死性変化が認められた場合や処置が不成功に終わったときは緊急手術の適応である．

❷**手術**

a）**緊急手術**：腸管の虚血性壊死・穿孔を示す所見や内視鏡的整復術が不成功であった場合には，原則的に緊急手術の適応である．全身状態が良好であり，耐術可能と判断されれば術中腸洗浄を行い一期的吻合も可能である．しかし，全身状態が不良であるときはHartmann手術を選択する．

腸管壊死を認めない場合に捻転整復・固定術もありうるが，再発率が高いため推奨されない．

b）**待機手術**：内視鏡的減圧・整復後に再発を繰り返す場合には外科手術を考慮する．拡張・捻転した腸管の切除と一期的吻合を基本とするが，患者の全身状態やADLによってはHartmann手術を選択することもありうる．

【患者説明のポイント】

本症は多数の併存疾患を抱えた手術リスクの高い患者に好発する疾患であり，高い術後合併症の発生率が報告されているため十分なインフォームドコンセントが必要である．

【医療スタッフへの注意】

内視鏡的減圧・整復術が成功しても内視鏡的整復後の再発率は40～90％と高率であり，注意が必要である．内視鏡検査時には便や粘膜のメラノーシスのため，壊死・虚血所見が見逃される可能性がある．整復後に腹膜刺激症状や血便が現れることもあるため厳重な経過観察を行い，手術の時機を逸することのないようにする．

豊富な診療経験から得られた、本邦における大腸肛門疾患の全体像

大腸肛門病ハンドブック

監修 辻仲康伸 辻仲病院柏の葉院長

■本書の特徴
長年にわたり消化管診療に携わってきた著者らが、その豊富な症例データをもとに大腸肛門疾患の診断と治療を解説。特に肛門疾患の症例データは豊富であり、その数の多さから本邦の肛門疾患全体の傾向を表したものといえる。また年間10,000例実施している大腸内視鏡検査についても取り上げられ解説されている。

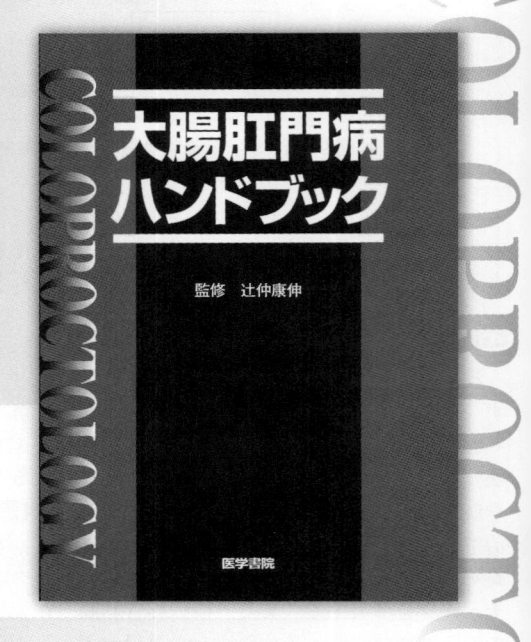

● B5 頁392 2011年
定価12,600円(本体12,000円+税5%)
[ISBN978-4-260-01342-0]
消費税率変更の場合、上記定価は税率の差額分変更になります。

■目次
第1章 序論
第2章 骨盤内臓の基本的解剖
第3章 直腸肛門部の診察
第4章 痔核
　A. PPH
　B. ALTA
　C. 痔核の結紮切除術
第5章 裂肛
第6章 痔瘻
　A. 総論
　B. 筋保存法
　C. seton法、切開開放術
　D. MRIによる痔瘻の診断
第7章 肛門部超音波診断法
第8章 大腸肛門機能障害
第9章 炎症性腸疾患の診断と治療
第10章 直腸脱の診断と治療
第11章 直腸瘤の診断と治療
第12章 直腸腟瘻の診断と治療
第13章 大腸内視鏡の挿入法
第14章 大腸内視鏡診断と治療
第15章 大腸癌の発生と遺伝子異常
第16章 大腸癌の診断と治療
第17章 大腸憩室疾患
第18章 直腸肛門の稀な病気
第19章 その他の疾患
　A. 女性の肛門疾患
　B. 性感染症
　C. 毛巣洞
　D. 肛門周囲炎

医学書院
〒113-8719 東京都文京区本郷1-28-23
[販売部]TEL:03-3817-5657 FAX:03-3815-7804
E-mail:sd@igaku-shoin.co.jp http://www.igaku-shoin.co.jp 振替:00170-9-96693

携帯サイトはこちら

直腸・肛門の疾患

10

乳児・小児の直腸・肛門疾患

anorectal diseases in infants and children

小笠原有紀　順天堂大学准教授・小児外科・小児泌尿生殖器外科
山高篤行　順天堂大学教授・小児外科・小児泌尿生殖器外科

Hirschsprung病

【概念】
　腸管壁内の神経節細胞の先天的な欠如に起因し，この無神経節部腸管が正常な蠕動運動を欠くため，腸管内容の円滑な移送が得られず，便秘，腸閉塞症状を呈する．

【症状】
　幼児期以降の症例では自然排便を認めることは稀で，頑固な便秘，排便障害を主訴とし，多量の便塊やガスの貯留を認める．また，時に腸炎の併発がみられる．

【診断】
　❶**腹部単純X線**：腸管ガス拡張像および便塊の貯留．
　❷**注腸造影**：無神経節部腸管はnarrow segmentとして描出され，その口側腸管は拡張し，典型例では巨大結腸（megacolon）を呈する．この腸管口径の変化（caliber change）が特徴的所見である（図10-1）．
　❸**直腸内圧検査**：直腸肛門反射陰性．
　❹**直腸粘膜生検**：粘膜下層の神経節細胞の欠如および粘膜層の外来神経線維の増生．

治療法

　肛門側の無神経節部腸管を切除し，口側の正常腸管を引き下ろして肛門部に吻合する（結腸pull-through）．

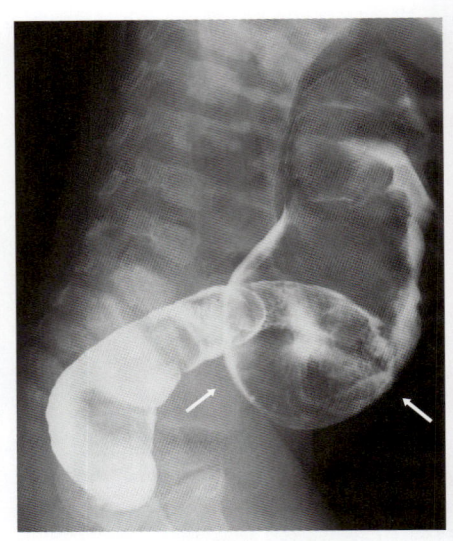

図10-1　Hirschsprung病の注腸造影所見
無神経節腸管の狭小化と拡張した口側腸管への腸管口径の変化（caliber change，矢印）が特徴的である．

【予後】
　術後合併症としては腸炎，下痢，便秘などがあるが，通常の病型では手術成績は概ね良好である．便秘，腸炎の原因となる肛門アカラシアの予防として，術後に肛門ブジーを行う．術後の排便機能に関する評価は，長期的かつ継続的に行う必要がある．

直腸肛門奇形（低位型）

【概念】
　先天的な肛門位置異常である．新生児期に診断されず，乳児期以降に肛門部視診により初めて気づかれることがある．

【症状】
　便秘などの排便異常を呈する．

【検査】
　注腸造影（瘻孔造影）により病型を診断する．また，泌尿器系異常や先天性心疾患などの合併症の有無につき，スクリーニングを行う．

治療法

直腸肛門形成術が必要である．病型により術式を選択する．

肛門周囲膿瘍，乳児痔瘻

【概念】
肛門陰窩からの細菌感染により膿瘍形成をきたし，進行すると瘻孔を形成する．多くは幼児期までに治癒するが，難治性の症例ではCrohn病や慢性肉芽腫症などを基礎疾患として疑う．

【症状】
肛門部皮膚の発赤，腫脹，硬結，疼痛などを呈する．

【治療法】
肛門周囲膿瘍に対しては切開・排膿を行い，創部の清潔を指導する．難治性の乳児痔瘻に関しては，肛門陰窩までのlay openもしくは瘻管摘出術を行う．十全大補湯の投与が有効とする報告もある．

若年性ポリープ

【概念】
粘液貯留性もしくは炎症性ポリープである．1〜5歳に多く，S状結腸から直腸に好発する．

【症状】
下血を主訴とし，直腸ポリープでは肛門からの脱出を認めることがある．

【検査】
直腸指診，直腸鏡，注腸造影，大腸内視鏡検査など．

【鑑別疾患】
下血を主訴とする疾患として，痔核，裂肛，Meckel憩室，リンパ濾胞過形成などが挙げられる．

【治療法】
経肛門的もしくは内視鏡的ポリープ切除を行う．

会陰裂傷
perineal laceration

高野正博　高野病院会長

【概念】
肛門と腟との間の会陰部は，女性の場合，非常に薄く括約筋の形成も悪い．この部分が出産などによって損傷を受け，裂けたり，伸びて薄くなったりすると括約筋の機能がなくなる．したがって括約不全となり便もれ，ガスもれをきたすようになる．

原因としては分娩・出産によるものがほとんどであるが，そのほかにも先天性，外傷，医原性などがありきわめて難治である．

【疾患分類】
会陰裂創はⅠ〜Ⅲ度（Ⅳ度）に分ける．Ⅰ度は会陰の皮膚が裂ける裂創，Ⅱ度は会陰筋が裂ける会陰筋裂創，Ⅲ度は肛門括約筋に及ぶもの，Ⅳ度はさらに直腸腟壁に及ぶものである．Ⅰ度・Ⅱ度は簡単に欠損部の縫合閉鎖によって治癒させることができる．Ⅲ度は括約筋形成を丁寧に行えば治癒せしめることができる．ところがⅣ度のものでは，直腸内圧は腟内圧より高いために縫合してもまた破れ，直腸腟瘻を作りやすいという非常に難治な病態である．

【頻度】
発生率は経腟分娩の0.4〜0.5％で，これによる括約不全の発生頻度は19〜58％といわれている．

【症状・病態】
出産年齢の20〜30歳代に多い．しかし，これが治癒しないまま高齢に至っていることも多い．すなわち以前は治すことができないということで放置され，あるいは縫合

しても縫合不全を起こして哆開していた．症状としてはⅢ〜Ⅳ度では括約筋欠損のため，ほぼ完全な便もれ状態となる．

【問診で尋ねるべきこと】
　発生時の状況とその後の経緯について詳しく尋ねる．

【必要な検査】
　まずは視診で十分であることが多い．その程度をⅠ〜Ⅳ度に分類するため，上皮の欠損，軟部組織や括約筋の欠損，腟壁の欠損をみる．これらはさらに超音波検査で確認する．肛門内圧は極端にゼロに等しいと思われるが一応検査する．

【鑑別診断】
　直腸腟瘻は，括約筋は癒合しているがその奥の直腸腟壁に穿孔が存在する．この場合は視診のほかに肛門鏡診，直腸鏡診，直腸造影を行う．

【専門医移送の判断基準】
　特にⅣ度で欠損が大きく瘢痕形成が強いもの．前医との信頼関係が損なわれているケースなど．

治療方針

　完全な形成術を行うには入院が必要である．この場合は本人と家族への十分なインフォームドコンセントが必要である．最近は，出産は正常の過程と考えられ，合併症などが生じるのは医療過誤によってであるという考え方があるので，産婦人科医と十分に連絡を取って説明する．こじれて訴訟にまで至ることもあるが，それは何とかくい止めなければならない．その役割も外科医が担っている．例えば新生児は発生した施設で預かってもらうというようなことなど，いろいろ付随する問題も解決しておく．

治療法

　縫合は組織ごとの層別に行う．すなわち直腸壁，括約筋，腟壁，会陰の4層に分けて丁寧に縫合する．しかし，あまり密すぎて血行障害をきたさないようにする．直腸腟壁は特に菲薄であるので丁寧に2層に行う．体位としてはジャックナイフ位がよいが，これはまず直腸壁を確実に縫合するのが第1であるからである．腟壁をいかに完全に縫っても直腸腟壁の縫合が不十分であれば哆開して瘻孔を形成する．縫合糸はバイクリルを用いるが，括約筋にはナイロン糸を用いてもよい．いずれにせよ局所に対する刺激性が少なく強い縫合糸を選ぶ．

　以前は，covering stoma は是非造るべきだということだったが，現在は不必要だといわれている．術前処置としては，下剤で腸管内を空虚にして抗菌薬を使用し，術中は無菌操作に努め，術後は便止めと抗菌薬使用が必要である．ドレーン留置も忘れない．

【合併症・続発症】
　創感染，縫合不全，直腸腟瘻形成．

【患者説明のポイント】
　患者および家族が感情的になりやすい状態となっているので，穏やかに病態と治療法，合併症，予後についてよく説明し納得してもらう．治療費は原病院が支払うなどの経済的条件もはっきりしておく．

【経過観察】
　感染あるいは瘻孔形成の恐れがある場合はIVHまたはストーマ造設．

急性出血性直腸潰瘍

acute hemorrhagic rectal ulcer（AHRU）

木村友昭　秋田赤十字病院消化器病センター副部長
山野泰穂　秋田赤十字病院消化器病センター部長

【概念】
　急性出血性直腸潰瘍（AHRU）は，1980

年に河野らが，1984年に広岡らが報告した疾患概念であり，「重篤な基礎疾患，特に脳血管障害を有する高齢者に，突然無痛性の大量新鮮下血にて発症し，歯状線近傍の下部直腸に不整形ないし輪状傾向の潰瘍が形成され，止血がなされれば比較的良好に治癒軽快する」と定義された．その後の検討により，AHRUは動脈硬化の要因を背景に血流低下準備状態にある高齢者が，特に仰臥位で寝たきり状態になることで，下部直腸の粘膜血流減少をきたし，急性虚血性粘膜障害が引き起こされるものとされた．

【症状】

初発症状は突然の無痛性大量新鮮下血が特徴であり，輸血を必要とすることも少なくない．しかし，少量の下血が断続的にみられる症例もあり，専門医への移送が遅れるケースがある．動脈硬化性疾患などを有する寝たきり症例においては，少量の下血であっても安易にとらえず本症を念頭に置き，早期に大腸内視鏡検査を行うことが重要である．

【診断のポイント】

病歴上本症が疑われたら，好発部位である歯状線直上の下部直腸を内視鏡で観察することが第1選択である．病変が下部直腸であるため基本的に前処置なしで検査を行うが，本症は下痢を伴わないため，便が残っていることが多い．全身状態が保たれていれば，時間をかけて十分に洗浄することが重要であり，必要に応じて摘便を行う．また，グリセリン浣腸を前処置として使用する場合は，腸管内貯留血の口側への逆流を考慮する必要がある．

内視鏡機種は，反転操作に有利な細径スコープや前方送水機能を有するスコープなどを選択するのが有効である．また，先端アタッチメントが視野確保や処置に有効な場合もある．

潰瘍の性状は，不整地図状あるいは帯状で，多発ないし単発性の横軸に長い潰瘍とされているが，ほかにもDieulafoy様潰瘍などさまざまな形態を呈する病変も報告されており，その形態像は多彩である．特異的な病理組織学的所見もないため，しばしば他疾患との鑑別が問題となる．

【鑑別疾患】

AHRUと鑑別が問題となる疾患として，宿便，非ステロイド性抗炎症薬座薬，浣腸などによる化学的物理的粘膜損傷などが挙げられる．

このうち，最も問題となるのは宿便性潰瘍である．宿便性潰瘍は，大腸内に停滞した便塊が粘膜を直接圧迫することにより静脈還流を障害し，うっ血，血栓形成，壊死により潰瘍が形成されると考えられている．しばしばAHRUのような内視鏡像を呈し，患者背景因子の類似から同一範疇と解釈されることもあるが，発生機序からみるとAHRUと宿便性潰瘍は区別すべきものと考える．

治療方針・治療法

止血がなされれば本症の予後は良好とされており，止血処置が非常に重要である．

治療法については，圧迫法としてガーゼやスポンゴスタンなどによるタンポナーデ，手指による圧迫，注腸用バルーンによる圧迫などが，内視鏡的止血術として局注〔hypertonic saline-epinephrine（HSE）：エタノール〕，クリップ，止血鉗子，argon plasma coagulation（APC）などが，外科的処置として，経肛門的結紮術，直腸切断術などがある．

実際には，出血点が確認された場合は，クリップによる止血が直接的かつ確実な点で最も有効である．しかし，脆弱な潰瘍底でクリップの把持が困難なときは，止血鉗子やAPCなどその他の方法に委ねる．内視鏡的に止血困難な場合には，経肛門的結紮術など外科的治療で止血を試みるなど，

柔軟な対応が必要である．

　止血後の処置としては，再出血の予防と潰瘍の治癒促進のため，適宜体位変換を行うことが重要である．また，抗凝固薬の服用者であれば，PT-INR 値の測定や，病状に合わせて一時休薬を各関係科とも相談して行うべきである．

脱肛
anal prolapse

高野正博　高野病院会長

【概念】

　脱肛とは肛門内に生じる内痔核が大きくなり，排便時に脱出し，あるいは常時脱出した状態になったもので，あたかも肛門が脱出したようにみえることから名づけられたものである．内痔核に加えて肛門下部に生じる外痔核を合併した内外痔核が脱出している場合も少なくない．以上，脱肛とは脱出性痔核と同義である．

　痔核の脱出とともにこれを覆う肛門上皮，さらにはこれを支える軟部組織や縦走筋膜も脱出してくるようになり，文字通りの肛門の脱出＝脱肛の状態となる．脱肛の程度が強まり長期にわたると，括約筋の弛緩を伴うようになり，括約不全をきたす．

　このように痔核を長い年月にわたって放置しておくと脱肛となるが，特に生命に危険がないことで放置されたり素人的な治療が行われたり，誤った治療法が行われることもあり，これらの症例にあたっては以上の病態を正しく把握し，患者に説明し，正しい治療を行うことが大切である．

【疾患分類】

　痔核は脱出の程度によって Goligher の分類で I～IV 度に分けられる．I 度は排便時に脱出しない，II 度は排便時に脱出するが自然に戻る，III 度は用指などで還納してもまた脱出してくる，IV 度は常に脱出しており還納が不可能なものである．脱肛はこの Goligher 分類で III～IV 度に属するもので，これに外痔核を伴う内外痔核の状態であることも多い．

【頻度】

　痔核は人類にとって最も多い肛門疾患で人口の約半数が罹患しているといわれ，これを放置することで脱肛となるので，その頻度はきわめて多い．

【症状】

　まずは脱出・出血で，それに外痔核を伴うものでは出血・疼痛がみられる．脱出は主痔核の3か所が出てくるものであるが，患者自身ではその区別はつかない．外痔核を伴うものではドーナツ型に脱出する．

　出血は鮮血で，その程度を，紙に付く，ポタポタ落ちる，飛び散る，と3段階に分ける．後の2つが続くと貧血をきたす．

　年齢は若年で発生し，次第に大きくなっていくので，脱肛になるのには中年になってからで，老年にまで放置されていることもある．長期間にわたると排便障害あるいは逆に括約不全をきたすことがある．

【病態】

　内痔核は下直腸動脈がまず左右に分かれて，右はさらに前後方に分かれ，それに従って右前，右後，左側の3か所に発生する．ただし，その間にさらに分枝した血管によって生じる副痔核を伴うことも少なくない．

　外痔核は内痔核に伴い内外痔核となり全周性となってくる．

【問診】

　脱出の程度，出血，疼痛，排便障害，治療歴，女性では妊娠・出産歴など．手術適応となるので全身合併症とその治療．

【必要な検査】

　まず外観をみる視診．指診では触れない．最も重要なのが肛門鏡で，二枚貝式の

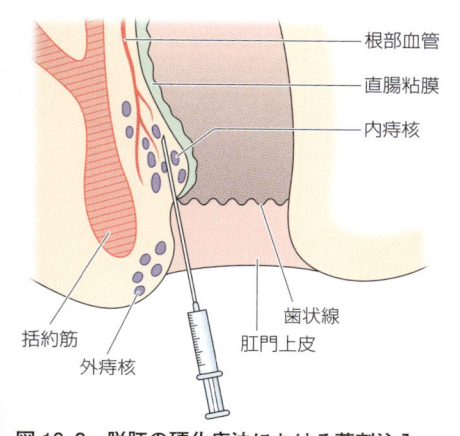

図 10-2　脱肛の硬化療法における薬剤注入
内痔核の下極より針を刺入し，内痔核内を貫き，内痔核の上極の粘膜下に注入する．薬液の浸潤が歯状線に及んだところで注入を中止する．
(高野正博：注射療法とゴム輪結紮療法．日本大腸肛門病学会誌 56：819-825，2003 より転載)

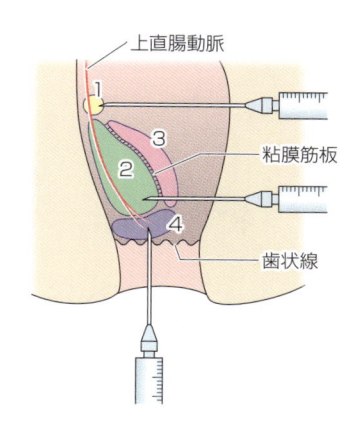

図 10-3　脱肛の ALTA 注射療法
OC-108 は消痔霊の処方の一部を見直した製剤で，硫酸アルミニウムカリウムおよびタンニン酸を有効成分とした局所注射用配合剤．内痔核への注射は 4 か所に分割して投与を行う．
1 (痔核上極部；粘膜下層)：3 mL
2 (痔核中央部；粘膜下層)：3〜4 mL
3 (痔核中央部；粘膜固有層)：1〜2 mL
4 (痔核下極部；粘膜下層)：3〜4 mL
〔岩垂純一(編著)：実地医科のための肛門疾患診療のプラクティス，p5，永井書店，2000 より転載〕

ストランゲ型肛門鏡で脱出の程度をしゃくり出すようにして観察し判断する．正確な状態はトイレで力ませて観察する(努責診断)．これらを写真に記録する．

【鑑別診断】
直腸粘膜脱，直腸脱，肛門ポリープ，スキンタグ，その他の脱出性の肛門疾患．

【専門医移送の判断基準】
Ⅲ度以上で副痔核，その他の病変を複雑に伴うもの．括約不全，その他麻酔・手術に影響を及ぼす懸念のある全身合併症を伴うもの．嵌頓痔核の状態になっているもの．

治療方針

基本的には手術による根治となる．ただし，手術が行えない状態にあるものでは保存療法や下記の処置を行って様子をみることになる．

❶**保存療法**：生活療法，薬物療法で軟膏・内服薬などがある．

処方例

内服薬は下記のいずれかを用いる．
1) ビタミン E 錠　50 mg　3 錠　分 3　毎食後
2) ヘモナーゼ配合錠　3 錠　分 3　毎食後
3) サーカネッテン錠　6 錠　分 3　毎食後

軟膏は下記のいずれかを用いる．
1) ボラザ G 軟膏　2.4 g　1 日 1〜2 回
2) 強力ポステリザン(軟膏)　2 g　1 日 1〜2 回
3) プロクトセディル軟膏　2 g　1 日 1〜2 回
4) ネリプロクト軟膏　2 g　1 日 1〜2 回

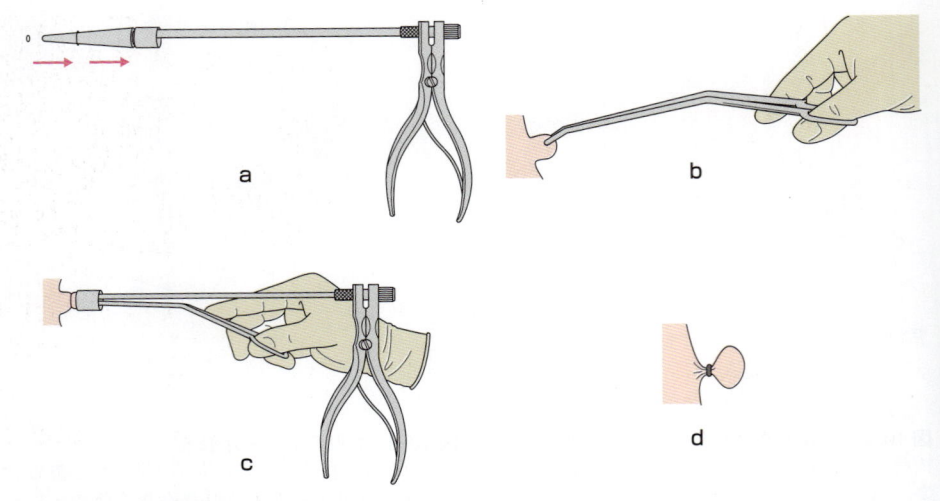

図10-4　内痔核の痔核結紮器によるゴム結紮
a：輪ゴムを内筒に装着する．
b：まず肛門鏡下に目的の痔核を鉗子でつまみ，引っ張ってみて，この手法が適当であるかを確かめる．
c：内痔核を十分筒の中に引っ張り込んだのちゴムをかける．内痔核の上極をつまむと具合がよい．
d：痔核根部を結紮．
(高野正博：注射療法とゴム輪結紮療法．日本大腸肛門病学会誌 56：819-825, 2003 より転載)

外来処置には，①硬化療法：内痔核にパオスクレーを1か所1～5 mLまで，平均して2～3 mLを注射する(図10-2)．要領は，(a)直腸粘膜下に注入する，(b)内痔核の上極に注射する，(c)血管内注入を避けるなどで，外来で麻酔なしに行う．②ALTA注射療法：数日の入院にて麻酔下に痔核1個あたり約10 mLを4か所に分けて(4ステップ)行う(図10-3)．③輪ゴム結紮法(MCG)：専用の機器であるMc-Givney結紮器を用いて無麻酔下で外来にて行う(図10-4)．以上①～③は内痔核に限定して行い，外痔核，その他の病変は適応外である．

❷手術療法

1) 結紮切除法は主痔核3か所に分けて根部血管の結紮と内(外)痔核の切除を縦に行うものである．創の閉鎖の有無や正常組織の温存によって開放創，半閉鎖法，閉鎖法，肛門上皮温存術，クッション温存術などに改善されている(図10-5)．

2) PPH：Longoによって開発された全周直腸粘膜切除法で専用の吻合器を用いる．結紮切除に比べて術後の疼痛は少なく根治性もある．長期成績は現在得られつつあるが結紮切除に比べてやや劣るようである．

【患者説明のポイント】

痔核の程度とその他の病変の合併に応じた治療法の適応と選択について相談する．

【合併症】

出血，疼痛，脱出，狭窄，病変の残存，再発など．

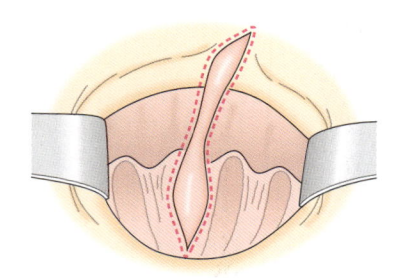

a. 内・中間・外痔核の切除範囲

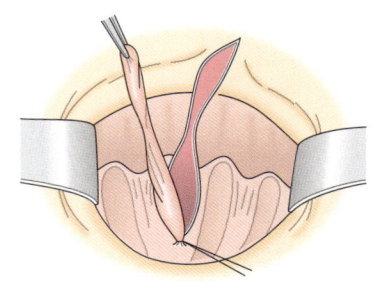

b. 内・外痔核剥離, 内痔核根部結紮

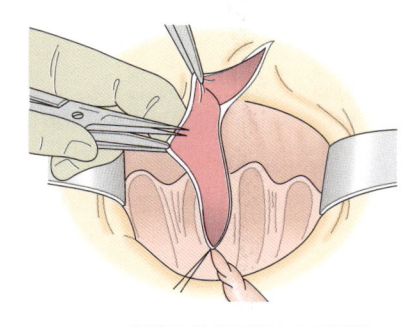

c. 中間痔核の肛門上皮下切除

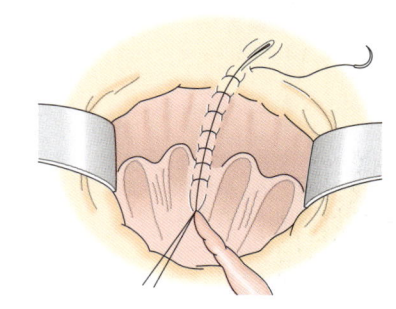

d. 根部集約結紮, 肛門上皮形成

図 10-5　脱肛の結紮切除術（肛門上皮・軟部組織可及的温存）
（高野正博：痔瘻・痔核・裂肛の最新の診断と治療．臨牀と研究 81：1475-1484, 2004 より転載）

直腸脱
rectal prolapse

高野正博　高野病院会長

【概念】
　直腸の全周・全層にわたっての脱出であり，直腸周囲支持組織の脆弱性とそれに伴う直腸の下方への滑り出し，直腸の重積，Douglas窩の陥凹と他臓器（小腸，結腸，子宮など）の陥入，骨盤底を形成する肛門挙筋などの支持組織の下垂，陰部神経などの神経障害などが病因として考えられており，またそれらの病態を実際に観察することができるが，どれといった決め手はない．括約筋機能障害を伴うことが多い．

【鑑別診断】
　内痔核，内外痔核（脱肛），粘膜脱との鑑別が必要である．これらは3か所に分かれて脱出するが，直腸脱では直腸壁の全周にわたる筒状の脱出が鑑別のポイントとなる．

【疾患分類・重症度】
　Tuttleらの分類法があり，①直腸粘膜あるいは直腸の一部分のみが脱出する不完全直腸脱，②直腸全層が全周性に脱出する完全直腸脱：直腸が脱出するときに肛門管が正常の位置にある場合と肛門とともに脱出するものとがある，③直腸内で上部直腸の重積下垂が起こっているが肛門外に脱出してこない不顕性直腸脱に分ける．

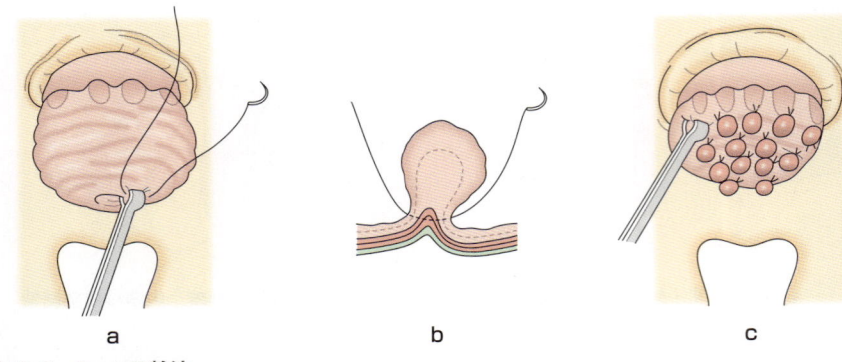

図 10-6　Gant-三輪法
a：直腸を最大限に脱出させた後，先端の一部を鉗子で把持する．
b：粘膜下層で筋層にわずかに掛かる深さに針を刺して直腸粘膜を結紮し絞り染めにする．
c：結紮の大きさは 7〜8 mm とし，歯状線直前まで行うと脱出した直腸は徐々に還納していく．
なお，肛門輪を縫縮する Thiersch 法を併用することも多い．
〔中島久幸，田畑　敏，小杉光世：直腸脱．高野正博，辻　順行（編），術式解説と動画で学ぶ肛門疾患の診療，p164, 中山書店，2007 より転載〕

【頻度】
発生は年齢的には小児期，青壮年期，高齢期に分かれるが，最近の高齢化に伴い，とりわけ女性の高齢者に増加している．

【症状・所見】
脱出が主訴であるが排便障害や逆に括約不全を伴うことが多い．全周性の直腸脱を観察する．

【診察】
患者が脱出を訴えるも脱出がみえない場合はトイレで力ませる努責診断を行い，写真に記録する．とりわけ指診で括約筋がゆるい症例で脱出がみえない場合は，必ず努責診断を行って確認する．

【専門医移送の判断基準】
脱出の程度が著しいもの，括約不全の程度が著しいもの，強く全身合併症を伴うもの，超高齢者．

治療法

数多くあるが，大きく経肛門法と経腹法に分かれる．経肛門的方法としてまず注射療法は ALTA による壁内(外)の注射法がある．経肛門的手術療法は，①Gant-三輪法があり，わが国で多く採用される粘膜の絞り染め法である（図 10-6）．括約不全を伴うときはこれに Thiersch 法を加えることが多い．②Lehn-Delorme 法：脱出直腸粘膜の剝離と縦方向の縫合．③Altemeyer 法：脱出直腸の切除と吻合．このほか種々の方法がある．

開腹は高度に脱出するもの，青壮年や強い内臓下垂や会陰下垂を伴うものなどに用いられる．これらは術前の三次元 CT，ダイナミック MRI で診断する．術式としては，①直腸の吊り上げ固定に，②陥凹した Douglas 窩の閉鎖を加える方法があり，S 状結腸の過長があれば同時切除する方法もある．直腸脱に伴う術後括約不全に対しては，バイオフィードバック療法または括約筋形成術を行う．

直腸粘膜脱症候群

mucosal prolapse syndrome (MPS)

高野正博　高野病院会長

【概念】

歴史的には難治性の孤立性直腸潰瘍（solitary ulcer of the rectum）として報告された．その後，隆起性病変すなわちポリポイド病変も同様の発生機序で起こることから1983年にDuBoulayらによりmucosal prolapse syndrome of the rectum（MPSR）と呼ばれるようになった．

【発生】

直腸下部に長期にわたる排便障害による機械的刺激が継続して加わることから発生する（図10-7）．

【病態】

病変は非常に多彩で潰瘍型，隆起型，平坦型に分類される．

【病理】

病理学的には粘膜固有層に特徴的なfibromuscular obliteration（線維筋症）を認める．

【発生部位・症状】

下部直腸の特に前壁中心にみられ，単発のものや多発のものがある．症状は排便頻回，排便困難，脱出，粘液漏出，出血，粘血など．

【鑑別診断】

単純性潰瘍，Crohn病，潰瘍性大腸炎，偽膜性大腸炎など．

治療法

保存療法としては，排便時の力みを控えるなど排便習慣を変えさせる．薬物療法は緩下薬の投与，食事療法は食物繊維の摂取，バイオフィードバック療法．手術療法としては切除法，内括約筋切開あるいは直腸固定術，Gant-三輪法，輪ゴム結紮法，PPH法などがあるが再発することも多い．

【患者説明・予後】

慢性化し難治のことが多い．心身症としてのフォローアップを必要とすることも多い．

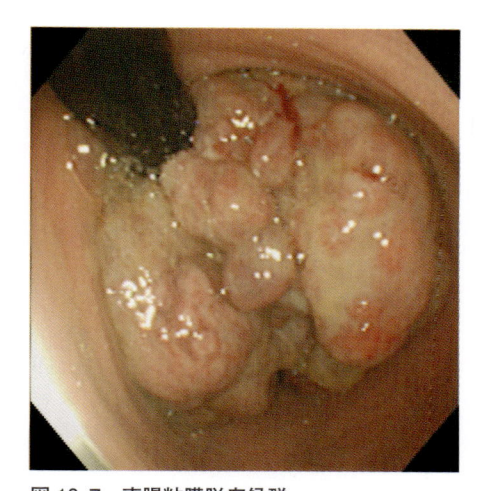

図10-7　直腸粘膜脱症候群
S状結腸の内視鏡反転観察にて下部直腸を占拠するカリフラワー状の隆起性病変を確認できる．

直腸癌

rectal cancer

森谷宜皓　国立がん研究センター中央病院 大腸外科特殊病棟部長

【概念】

肛門から約15cm口側の大腸に発生した粘液腺上皮由来の腺癌である．肛門管にかかる病変では肛門扁平上皮由来の扁平上皮癌との鑑別を要する．経験のある大腸外科医でも肛門指診所見のみで鑑別は困難である．そのため腺癌との生検結果に基づき患者への説明や治療方針を立てなければな

らない．増加傾向の著しい消化器癌で加齢や食生活などの環境因子が原因とされ，複数の責任遺伝子に変異が誘発され，腺腫を経て癌化し浸潤癌になる．一方，腺腫を経ない de novo 癌も存在すると考えられている．

治療の原則はリンパ節郭清を伴う病巣の完全切除である．

【疾患分類】

ほとんどの進行癌は限局潰瘍型発育を示し，組織像は高分化ないし中分化腺癌が9割を占める．しかし，びまん浸潤型（スキルス型）発育，印環細胞癌，あるいは未分化癌を示す高悪性度直腸癌や，潰瘍性大腸炎，放射線直腸炎など炎症を母地に発生する直腸癌もあり，通常型に比較すると臨床的悪性度は高い．

【頻度】

年間4万人近くの日本人が直腸癌に罹患する．直腸癌はどの年齢でも発生するが50歳代から急上昇し，60歳代にピークがある．男女比はほぼ1対1だが男性が若干多い．全大腸の10％の長さにすぎない直腸に4割近くの大腸癌が発生する．つまり，直腸は大腸癌の好発部位である．なかでも下部直腸癌の頻度が最も高い．病期別頻度は Stage I：29％，II：19％，III：37％，IV：15％である．

【症状・病態】

結腸癌に比較し血便を自覚しやすいが，逆に血便を痔による出血と思い込む落とし穴もある．痔では新鮮血便であるが直腸癌では黒っぽくなったり粘血便になることも多い．水洗トイレが普及しており流す前に必ず便性状のチェックを指導する．出血が慢性化すると「貧血」「動悸，息切れ」が，直腸狭窄してくると「便柱細小」「残便感」などの排便異常が現れ，さらに進むと腹痛，腹満から腸閉塞となる．腫瘍触知や膀胱や腟への直接浸潤による症状（気尿など）を初発とすることも稀にある．

長年かかって APC, K-ras, p53 などの複数個の遺伝子の両方のコピーに変異が蓄積されて，小さな腺腫から大きな腺腫，そして早期癌から浸潤癌へ進展する．一方，遺伝性大腸癌（FAP や HNPCC など）では一方の遺伝子変異が親から継がれ，この過程のスタートが早く若年発症となる．全大腸癌に占める頻度は4～5％といわれる．若年発症直腸癌では詳細な家族歴の聴取と切除材料の MSI 検査が推奨される．

【部位診断・病期診断】

癌腫の占拠部位と進行度により治療法が異なるため部位診断は重要である．肛門縁（anal verge）から腫瘍下縁までの距離を肛門指診や内視鏡検査により正確に計測する．注腸側面像や CT colonography も部位診断に有用である．上部（RS），中部（Ra），下部（Rb）直腸癌に分類される．うち下部直腸癌では歯状線（dentate line）からの距離と前壁，後壁，全周性かなど環周に占める比率も内視鏡的に確認しておく．術式の選択にきわめて有用である．内視鏡，CT，MRI を用い壁進達度，リンパ節転移，遠隔転移の有無を診断し臨床病期を確定する．早期癌ならば粘膜内癌か SM 癌かの，進行癌では MP 癌かそれ以深かを内視鏡で鑑別する．同時に生検で術前組織診断を確定する．他臓器浸潤（T4）の有無やリンパ節転移診断には CT，MRI が有用である．なかでも高分解能 MRI は側方リンパ節や臓側筋膜（直腸固有筋膜）の描出も可能である．術前 PET 単独検査の意義は小さい．

治療方針

臨床病期分類を正確に行った後，治療方針を立てる．結腸癌に対する腹腔鏡手術はかなりの普及をみているが，直腸癌に対しては研究的な段階であり標準的手術法は開腹手術である．つまり，手術時間，縫合不全などの合併症頻度，側方郭清を含めた根

治度などの観点から腹腔鏡手術は開腹手術に劣る．

❶ Stage 別手術方針

Stage 0：M癌では内視鏡治療を原則とする．3cm以上では経肛門的切除，経仙骨的切除，経括約筋的切除などの外科的切除が行われていたが，ESD技術の進歩により6～7cmの大きさまで可能となり内視鏡治療が主流である．

Stage I：SM癌の治療法は二分される．SM軽度浸潤癌には内視鏡治療が先行する．内視鏡医の深達度診断能がこのpopulationの治療方針を決定するといっても過言ではない．EMR後の追加切除考慮基準は，①脈管侵襲陽性，②低分化腺癌ないし未分化癌，③断端陽性である．SM浸潤が起こればリンパ節転移は起こりうる．SM2以深では10%以上，MP癌では20%前後の頻度でリンパ節転移を伴っており外科治療の対象となる．欧米ではSM癌に対し局所切除＋chemoradiationも行われているが標準的治療法として確立はしていない．

Stage II：術式は直腸固有筋膜に沿う剥離層での手術，つまりtotal mesorectal excision(TME)を確実に行う．骨盤内自律神経はすべて温存し，性機能，排尿機能は術前同様に保たれる．

Stage III：同様にTMEを確実に行う．側方郭清の適応基準は腫瘍下縁が腹膜反転部以下の肛門側にあり，かつT3以深の症例とする．

Stage IV：遠隔転移巣と原発巣の切除が可能かどうかにより治療方針は異なる．原発巣の切除が不能であれば当然転移巣切除が可能であっても転移巣に対する手術適応はない．原発巣も転移巣も切除可能であれば切除を試みる．手術侵襲が大きければ二期分割手術とする．問題は頻度の高い切除不能遠隔転移を有する原発巣に対する治療方針である．原発巣切除により狭窄，出血，穿孔，高度貧血などの改善が期待される場合は説明同意の後に手術を行うこともある．この期の原発巣は局所進展癌であることが多く，手術侵襲はしばしば過大となることを知るべきである．症状緩和目的で経肛門的ステント留置術や人工肛門造設術が行われる．最近のchemoradiationの進歩は原発巣に対する腫瘍縮小，症状緩和効果を向上させ，手術適応となるStage IV直腸癌症例は減少した．

❷ 肛門括約筋温存術の適応基準

T1直腸癌では歯状線に一部掛かっても intersphincteric resection(ISR)の採用により自然肛門温存は可能である．T2N(＋)やT3以深の直腸癌では腫瘍下端から切除断端までの距離(AW)がRSでは4cm以上，Raでは3cm以上確保したい．この長さが確実に切除されれば直腸間膜内腫瘍進展は制御できTMEは不要である．Rb癌でも直腸間膜が相当量ある部位であればRaに準じ2～3cmは確保したい．間膜が希薄となる肛門管に近いRb癌ではAWを1cm以上確保する．Miles手術の適応は歯状線1～2cm以下のT2N(＋)，T3以深の直腸癌となる．一方，適応の拡大は局所再発(含吻合部再発)のリスクを高め，排便機能の低下をもたらす．implantation防止のための吻合前の直腸洗浄はきわめて重要である．排便機能に関しては年齢や肛門機能を考慮の後，術式ごとの経時的排便機能の概略を説明し，同意を得たうえで採用術式を決定する．

❸ T4や明らかな側方リンパ節転移例に対する治療方針

このpopulationの直腸癌は，側方郭清を行っても切除のみでは20%以上に局所再発をきたすhigh risk groupである．したがって，FOLFOXやFOLFILIを用いた術前chemoradiation＋切除が推奨される．ところで欧米ではT2，T3直腸癌に対しても術前chemoradiationが行われ局所再発の減少が報告され

ているが，遠隔成績に寄与したとの報告はない．

またわが国のsurgery aloneの局所再発率は欧米の成績と遜色はなく，わが国ではT2，T3直腸癌に対する術前chemoradiationは標準的治療に至っていない．

❹**化学療法**：術後再発抑制を目的とした補助化学療法と切除不能転移・再発大腸癌を対象とした全身化学療法がある．日本人を対象としたUFT vs surgery aloneのRCTによる成績（N-SAS-CC）では，直腸癌のみ有効性が示され結腸癌には有効性は示されなかった．StageⅢ大腸癌に対し5-FU＋ロイコボリン（LV）の有効性が報告されている．JCOG0205で静注5-FU＋LV vs経口UFT＋LV錠の大規模比較試験の登録が終了した．結果が待たれる．オキサリプラチンなどの新規抗癌薬の補助療法への導入は慎重であるべきである．StageⅢ直腸癌の手術単独群の成績が欧米に比較し15％以上も良好であり，今後の抗癌薬の選択や治療成績の解釈において重要な因子となると思われる．切除不能再発大腸癌に対してはFOLFOX，FOLFIRIがfirst lineである．

痔核
hemorrhoids

岩垂純一　岩垂純一診療所所長

【概念】
　肛門の閉鎖に役立つ多数の血管，動静脈瘤，平滑筋，結合組織からなる肛門粘膜下部分（anal cushion）が増大し出血や脱出するようになったもの．

　肛門疾患の中で最も頻度が高く男女とも半数以上を占める．

　古くは直腸肛門部の静脈瘤であるとする説（血管起源説）や，動静脈吻合に富んだ構造物の過形成であるとする説（血管過形成説）が唱えられてきたが，現在では排便時の負担によって粘膜下部分の支持組織に伸展や断裂をきたし，結果として粘膜下部分が増大して生じたとする説（支持組織減弱説）が主流となっている．

【分類】
　歯状線より口側に発生する内痔核と，肛門側に生じる外痔核に大別される．

　内痔核が単独で存在することは少なく，内外痔核として存在することが多い．

　進行度によって，1度：脱出はないが出血する，2度：排便時に脱出するが排便後すぐ元に戻る，3度：排便時に脱出し用手還納を要する，4度：常に脱出，の4段階に分ける．

　なお，痔核の急性期として外痔核に血栓を形成した血栓性外痔核と，内外痔核内に血栓を多数形成し，浮腫，腫脹した嵌頓痔核がある．

【症状】
　痔核の主な症状は出血と脱出である．
　出血は鮮紅血で量も多い．
　脱出は排便終了後に自然に戻っていたものが，進行すると用手還納を要し，さらに進むと立位，歩行時にも脱出をきたす．
　血栓性外痔核や嵌頓痔核では患部の腫脹と強い痛みを伴う．

【診断】
　肛門鏡を用いて痔核の大きさや部位，出血の有無，脱出の度合いなどの診察を行う．

　急性期である嵌頓痔核，血栓性外痔核は視診で痔核内に赤黒い血栓を透見できる．

治療法
　便通を整え肛門衛生に留意するなどの生活療法を基本とし，坐剤，軟膏などの外用薬を用いた保存的療法が原則となる．

　坐剤，軟膏は，その成分によりステロイ

表 10-1 痔核の外用薬

	商品名	作用・適応・注意
ビスマス系	ヘルミチンS(坐剤) ルブリテックス(座薬)	血管収斂による止血効果 長期連用で精神作用あり
ステロイド含有	ネリプロクト(坐剤, 軟膏) 強力ポステリザン(軟膏) ポステリザンF(坐剤) プロクトセディル(坐剤, 軟膏)	抗炎症, 鎮痛 長期連用は避ける
トリベノシド製剤	ボラザG(坐剤, 軟膏)	鎮痛, 局所循環改善
大腸死菌製剤	ポステリザンF(坐剤, 軟膏)	局所感染防御, 肉芽形成促進
シコンエキス含有	ボラギノールN(坐剤, 軟膏)	抗炎症, 創治癒促進
鎮痛解熱薬	ボルタレン(坐剤) インテバン(坐剤)	急性期の鎮痛用

ド含有, ビスマス系, その他のものに分類し使い分ける(表 10-1).

処方例

1) 出血
　ヘルミチンS(坐剤)　1～2個/日
2) 脱出による不快感, 疼痛
　ボラザG(坐剤, 軟膏)　1～2個/日
3) 血栓性外痔核, 嵌頓痔核
　ネリプロクト(坐剤, 軟膏)　1～2個/日
　フェナゾックスカプセル(50 mg)　3カプセル　分3
　ダーゼン5 mg錠　3～6錠　分3
　セルベックス細粒10%　1.5 g　分3

保存療法を試みて症状が寛解せず出血を繰り返す痔核には硬化剤を用いた注射療法が, 脱出する内痔核には特殊な器具を用いゴム輪で結紮する結紮療法が行われる場合がある.

手術は出血に対して他の療法で効果がなく貧血をきたす場合と, 脱出する外痔核を伴った内痔核で患者が日常生活に支障をきたし手術を希望する場合に適応となる.

標準術式は痔核根部を結紮後, 痔核を切除する結紮切除術であり, 切除後に創を縫合しない開放術式と, 肛門上皮のみを閉鎖する半閉鎖術式がある. 手術は観血的であり侵襲はあるが, あらゆる種類, 程度の痔核に対しても適応があり根治性がある.

手術適応となる痔核に対し, より侵襲を少なく疼痛を与えずに治すことを目的として, 器械吻合器を用いて, 脱出する痔核部分を元に戻して生じた直腸の余剰部分を切除吻合し治そうとする方法(PPH法)や, 硫酸アルミニウムカリウム・タンニン酸液(ALTA)を痔核に注射し線維化して括約筋に癒着固定させ治そうとする方法が試みられている.

いずれも外痔核の優位なものには適応がなく, かつ根治性の点で今後の検討が必要となる.

裂肛・肛門ポリープ

anal fissure/anal polyp

岩垂純一　岩垂純一診療所所長

【概念】

裂肛は硬い便や下痢便などの排出により生じた肛門上皮の裂創であり，成因は硬便，もしくは下痢便などの便の通過による機械的な外傷と考えられてきた．

最近，肛門内圧測定や laser doppler flowmetry によって内肛門括約筋の過緊張状態や肛門上皮の虚血状態も裂肛の病態に関与していることが明らかとなってきた．

裂肛が慢性化し慢性炎症の結果，裂肛の口側の肛門上皮乳頭が肥大化すると肛門ポリープとなる．組織学的には炎症性ポリープであるので癌化のリスクはない．

【分類】

急性と慢性に大別される．

急性裂肛は辺縁のシャープな浅い潰瘍で裂創底部には縦に走る縦走筋線維を視認し得る．慢性裂肛になると辺縁の硬い深い潰瘍となり，底部には横走する内括約筋線維を確認できる．また裂肛による炎症が内括約筋に波及し肛門狭窄が生じ，裂肛の口側に肛門ポリープ，肛門側にスキンタッグを伴うようになる．

二次性の裂肛は Crohn 病，結核，AIDS や肛門手術後にみられ，しばしば難治性である．

【症状】

排便に関連した肛門痛，つまり排便時と排便後もしばらく持続する肛門痛が特徴的で，出血は軽度な場合が多い．

【診断】

肛門鏡による視診で診断する．疼痛が強く肛門鏡が使用できない場合は，肛門縁の皮膚を外側に牽引して病変部を視診する．

治療法

肛門衛生や便通を整えるなどの生活指導を行いつつ，疼痛，出血などの各種症状に対して外用薬を主体とした薬物療法を行う．

便が硬い場合は緩下薬を処方する．

外用薬としては排便時に裂創部を刺激しないように就寝前，排便後にステロイド含有のものやビスマス系のものを使用し，疼痛が強度の場合は排便後に鎮痛用坐剤を処方する．

処方例

1) ネリプロクト（坐剤，軟膏）　2個/日
   もしくはヘルミチンS（坐剤）　2個/日
2) 疼痛強度の場合
   ボルタレンサポ（50 mg）　1個/日
3) 硬便の場合
   ラックビー微粒　3 g，酸化マグネシウム（カマ）　1.5 g　各分3

保存的療法で効果がみられないものや，括約筋のスパスムが強いものには側方皮下内括約筋切開術（lateral subcutaneous internal sphincterotomy：LSIS 法）を行う．

肛門管の伸展性が失われて器質的狭窄をきたした裂肛は皮膚弁移動術（sliding skin graft：SSG 法）を行う．

脱出する肛門ポリープが愁訴となっている場合は痔核の結紮切除術に準じた切除を行う．

括約筋に侵襲を与える手術療法の場合，根治性はあるが，時として軽度のガスもれ，下痢便のもれなどの一時的な括約筋不全状態をきたす場合がある．

ニトログリセリン軟膏やニフェジピンなどの薬物により一時的に内括約筋を弛緩させ裂肛を治癒させようとする試みもあるが，薬物による副作用や根治性の点で不十分である．

肛囲膿瘍，痔瘻
perianal abscess/anal fistula

高野正博　高野病院会長

【概念】

直腸と肛門の境界にある歯状線に存在する肛門小窩（anal crypt）に肛門導管を介して連なり肛門腺が存在する．ここに細菌感染が生じて急性期の肛囲膿瘍を形成し，これが自潰または手術による切開排膿によって慢性型である痔瘻となる．

膿の入口を原発口あるいは一次口，途中を瘻管，外側の出口を外口または二次口と称する．原発口から細菌を含んだ腸内容が少量ずつ進入し，膿となって二次口から排出される．これが慢性型の痔瘻である（図10-8）．

肛囲膿瘍，痔瘻の根治は，手術によって全瘻管の切開開放または原発口の閉鎖・瘻管のくり抜きのいずれかで行う．開放の場合は括約筋を一部分切開することがあり，後方の浅い痔瘻を除いてその他の場合には括約不全をきたす恐れがある．くり抜き術は括約筋を損傷しない，いわゆる括約筋温存術で十分な括約機能が保たれる．

いずれにしろ肛門疾患の中では難治性の疾患で，術後再発，括約不全などを生じやすい．

【疾患分類】

痔瘻の隅越分類は，膿瘍は括約筋間のスペースを広がるという点を基に，肛門〜直腸周囲のスペースのうち皮下・粘膜下-内括約筋間をIのスペース，内括約筋-外括約筋間をIIのスペース，外括約筋より外方で肛門挙筋下のスペースをIII，同じく肛門挙筋上のスペースをIVとして膿瘍や痔瘻を分類した．この分類は隅越分類と称してわが国で普及している（図10-9）．

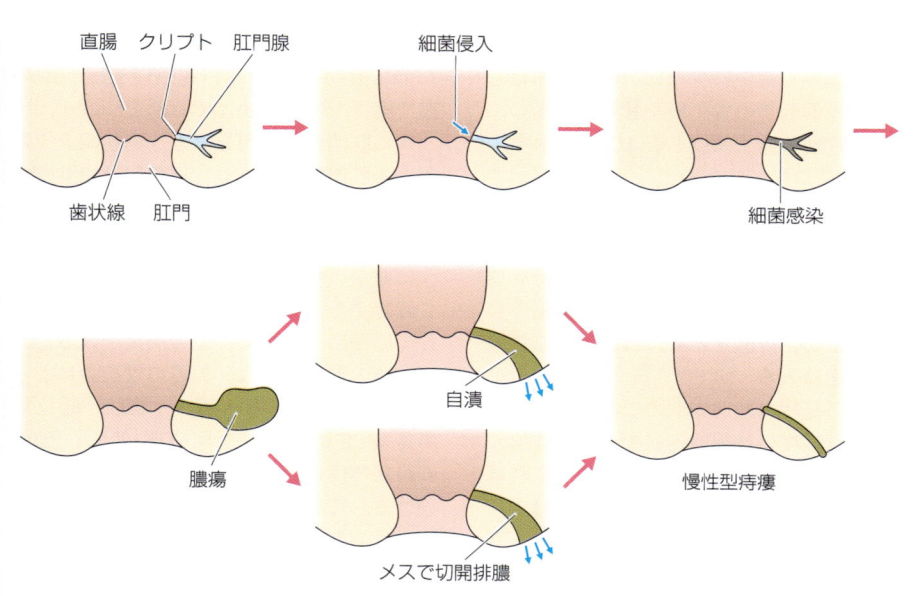

図10-8　肛囲膿瘍から痔瘻発生のしくみ
〔高野正博（監修）：痔を治す大全科，p59，法研，2001より転載〕

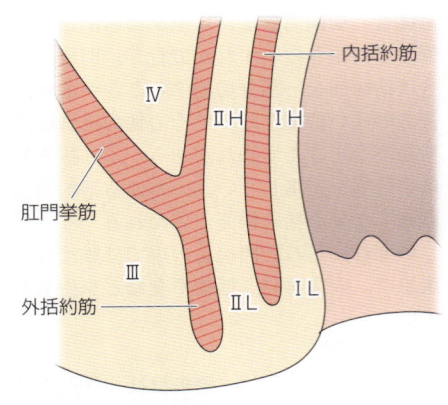

図10-9　痔瘻の隅越分類
Ⅰ：皮下または粘膜下痔瘻
　　皮下痔瘻（IL），粘膜下痔瘻（IH）
Ⅱ：内外括約筋間痔瘻
　　低位筋間（ⅡL），高位筋間（ⅡH）
Ⅲ：肛門挙筋下痔瘻
Ⅳ：肛門挙筋上痔瘻
（隅越幸男，高野正博，岡田光正，ほか：痔瘻の分類．日本大腸肛門病学会誌 25：177-184，1972 より改変・転載）

表10-2　痔瘻手術症例の性別・型別頻度

	男	女	計
Ⅰ型	10	2	12（5.9％）
ⅡL型	128	13	141（69.1％）
ⅡH型	18	2	20（9.8％）
Ⅲ型	23	2	25（12.3％）
Ⅳ型	5	1	6（2.9％）
計	184（90.2％）	20（9.8％）	204（100％）

性別にみると男性が90％と多く，型別ではⅡL低位筋間痔瘻が約70％を占め，ⅡHとⅢ型がほぼ同数でⅣ型は少ない．
（辻　順行：痔瘻に対する括約筋温存術．消化器外科 24：1265-1273，2001 より転載）

【頻度】
男性に多く女性に少ない．年齢分布としては比較的若年の青年層や壮年層に多い．型別と性別の発生頻度を表10-2に示す．

【症状】
膿瘍期は急激に増強する局所の疼痛をもって始まる．痛みは持続的でズキズキと強度で夜間眠れないほどである．全身状態としては発熱をきたすが，これは膿瘍の自潰または切開排膿とともにほぼ消失し慢性期の痔瘻に入る．

痔瘻の症状は肛門周囲の二次口よりの膿の排出，軽度の持続的疼痛である．痔瘻が10～20年以上にわたり痛みが増強すれば悪性化の危険性がある．この点は，ほとんどが良性である他の肛門部疾患と異なる点である．

【病態】
歯状線のクリプトに開口する原発口から肛門周囲または直腸周囲に広がる膿瘍（期）と，原発口（一次口）から外方に延びる瘻管の外方に膿の出口である二次口を形成する痔瘻（期）となっている（図10-8）．

【診察・検査】
二次口の視診から始まり，瘻管の走行または膿瘍の貯留範囲を指診でみる．これはしばしば双指診すなわち肛門の内方に入れた第2指（示指）と肛門外の第1指（母指）の間で膿瘍や瘻管を挟んで診断をつける．

次に肛門鏡で肛門を開き，歯状線上を観察する肛門鏡診を行う．原発口は指診でも微小の硬結として触れることができ深いクリプトを形成している．先がステッキのように曲がったクリプトフックをここに掛けて確認する．時にはそこに近い瘻管を圧迫して原発口より少量の膿の流出をみる．

痔瘻の型別鑑別は，先述の双指診によって皮下・粘膜下痔瘻（IL・IH），低位筋間痔瘻（ⅡL），高位筋間痔瘻（ⅡH），坐骨直腸窩痔瘻（Ⅲ），骨盤直腸窩痔瘻（Ⅳ）を見分ける．これは瘻管の壁に接する括約筋はその炎症の波及のよって硬化した線または面として触れることができるので，それによってそれぞれの型の痔瘻を括約筋との関係において把握し正しい診断をつける．

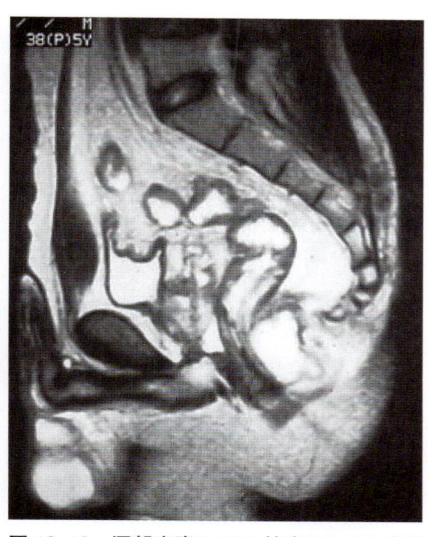

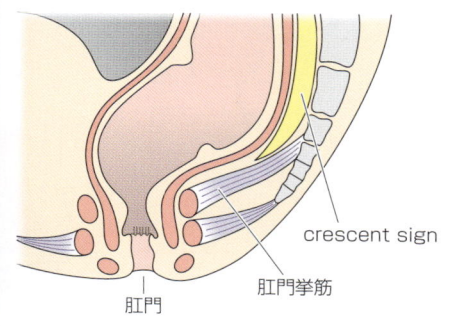

図 10-10　深部痔瘻の MRI 検査における特徴
Ⅳ型の矢状画面像で，肛門挙筋群と仙骨前面および直腸後面に囲まれた腔の濃度のたまりがあたかも三日月様に観察された．この所見形態を "crescent sign" と呼称し，Ⅳ型痔瘻に特異的な所見である．
〔西尾幸博，有馬浩美，伊牟田秀隆，ほか：MRI による痔瘻の画像診断．Therapeutic Research 18 (suppl 2)：211-214, 1997 より転載〕

以上の補助診断としては経肛門的超音波検査があり，ラジアルまたはリニアルの肛門専用の超音波プローベを用いて観察する．これによって膿瘍や痔瘻の広がりや型別診断が可能である．しかし，肛門エコーの届く範囲はⅠ・Ⅱ・Ⅲ型までで，Ⅳ型になるとその診断能力が落ちる．Ⅳ型が疑われる場合は，MRI 検査を加える（図 10-10）．

内圧測定も欠かすことができないが，これにて括約筋力の低下がないか，術後どれくらい低下するかなどを把握する．

【専門医移送の判断基準】
深部痔瘻，複雑痔瘻など開放手術によると括約筋のダメージが大きく，精密な括約筋温存術を必要とするもの，理学的検査でその原発口，広がり，型別診断が困難なもの，癌化の恐れがあるもの，炎症性腸疾患に伴うものなどは専門医に委ねる．

治療方針

急性の膿瘍期には切開排膿を行い症状の軽快を待ち，痔瘻に移行させる．その後，瘻管が十分に形成されてから根治術を行う．化膿期は鎮痛薬，抗菌薬を投与する．ただし，膿瘍期にあってもこれに対して一期的に根治術を行う場合もある．その理由としては病悩期間が短縮できる，また急激な膿瘍によるスペースの拡張であるので，例えば括約筋など正常組織への影響が少なく治癒すればほぼ完全に正常に復するなどである．欠点としては，原発口や瘻管の形成が不十分で病変の広がり，とりわけ原発口の確認が難しい．したがって，急性の膿瘍期に一期的手術を行うのはベテランの医師のみが行う術式である．

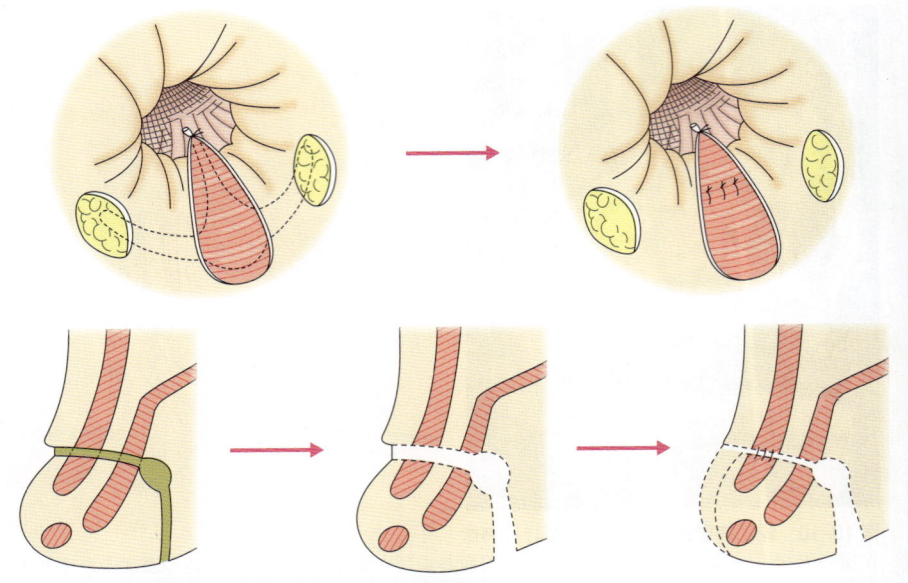

図 10-11　坐骨直腸窩（Ⅲ型）痔瘻に対する括約筋温存術
原発口は肛門内方より，原発膿瘍は外括約筋を分け入って Courtney のスペースに至って切除する．原発口を切除した後の内方の創は肛門内で縫合して閉鎖し，浅いドレナージを形成する．一方，坐骨直腸窩に広がる瘻管は括約筋を傷つけないようにして二次口から開き，あるいは切除し，外方へドレナージ創を形成する．
（高野正博：痔瘻の手術．外科治療 76：749-756，1997 より転載）

手術療法

痔瘻の手術は，以前はすべて開放術式を行っていたが，これは括約筋の切開が前提となり，現在これを行ってよいとされるものは括約機能に影響が少ない後方の低位筋間痔瘻のみに限られる．幸い，後方の低位筋間痔瘻が痔瘻全体の約半数を占める（表10-2）．低位筋間痔瘻でも複数のもの，複雑なもの，側方または前方にあるものなど，またそれ以上に深いⅢ型，Ⅳ型などはすべて括約筋温存術式の適応となる．

括約筋温存術式は括約筋外の瘻管は開放し，括約筋を貫く部分にはくり抜き，原発口は切除して一期的に縫合閉鎖するといった基本的術式を痔瘻の深さ，タイプ，形態にかかわらず応用する．坐骨直腸窩（Ⅲ型）痔瘻を例にとって図 10-11 に示す．この術式は結果として根治術が行え，括約筋の損傷は原則的には全くみられないが，経験の少ない医師が行う場合は再発率が高い．とりわけ原発口の閉鎖，一次瘻管の切除，原発膿瘍の処理・ドレナージが不十分な場合は再発をきたす率が高い．

【術後合併症】

疼痛，出血，難治，括約不全，再発などがある．再発は上記の病態に対する適当な処理が行われない場合であり，深部になるにしたがって再発率は高まる．括約筋温存術をした場合の再発率は，ⅡL型で5〜10％，Ⅲ型で5〜20％，Ⅳ型で20〜40％程度である．

【悪性化】

10〜20 数年にわたって放置されている

痔瘻では悪性化の可能性が出てくる．症状としては疼痛が増大し，所見としては瘻管の内部にコロイド様の分泌物が貯留し，または二次口より排出されてくる．その場合は複数のバイオプシーを行い病理学的に判断し，癌としての適当な根治術を行う．

【患者説明のポイント】
　膿瘍の成立の病態および切開排膿による痔瘻への移行を説明する．切開排膿を行って二期的に手術を行うか，または一期的に膿瘍根治術を行うかの説明，括約筋を切開する場合と温存する場合の違い，治癒期間，再発率などについてデータをもって説明する．

【経過観察】
　創が完全に治癒するまでフォローアップし，またその後も再発の徴候があるようであれば再来するように説明する．また，完全に治癒するまで生活指導を行う．

肛門癌・悪性黒色腫
anal cancer/anal malignant melanoma

椿　昌裕　獨協医科大学准教授・第一外科
砂川正勝　獨協医科大学名誉教授・第一外科

【概念】
　肛門癌は一般的な呼称であり，大腸癌取扱い規約によれば恥骨直腸筋付着部の上縁から肛門縁までの管状部を肛門管と規定している．したがって組織学的には直腸粘膜部，移行帯上皮部，および肛門上皮部からなり，腺癌，扁平上皮癌，悪性黒色腫などの悪性腫瘍が発生する．

【疾患分類】
❶腺癌：肛門管直腸粘膜部に発生した癌で通常の腺癌，粘液癌があり，国際的には通常の直腸癌に含まれるため，大腸癌取扱い規約では直腸型と明記するように求めている．そのほか肛門腺由来癌，痔瘻に合併した腺癌あるいは粘液癌がある．
❷扁平上皮癌：移行上皮および肛門上皮から発生する．肛門縁外側の皮膚に発生する癌とは異なる．
❸悪性黒色腫：歯状線付近から肛門縁にかけて発生し隆起型腫瘍を呈するが，メラニン色素をもたない無色素性のものも存在する．
❹その他の癌：歯状線直上の移行帯上皮から発生する類基底細胞癌，Paget病，Bowen病がある．

【頻度】
　大腸癌のうち0.7〜1.8%の頻度とされているが，半数以上が直腸型であるといわれており，歯状線以下に発生するいわゆる真の肛門癌の頻度はさらに低いと思われる．

【症状・病態】
　直腸型の主訴は出血や疼痛，腫脹が多い．排便時に脱出するものの痔核として放置され，進行癌となって発見されるものが多い．
　肛門腺由来癌の早期診断は困難である．肛門に発生した硬結から分泌されたコロイドから癌細胞が発見されることがある．
　痔瘻癌は長期に経過する痔瘻にみられることが多く，排膿に加え，コロイドの分泌，狭窄，出血，疼痛などを症状とする．
　扁平上皮癌は直腸型に次いで頻度が高い．肛門部に潰瘍を伴った隆起性病変として認められ，激しい疼痛を訴えて来院する．
　悪性黒色腫は暗黒色となった嵌頓痔核との鑑別が困難な場合があるが，一般的には黒色調となった隆起性病変を自覚し，来院する．

【診断】
　患者は，症状が痔核と類似するため，痔核のつもりで来院することが多い．したがって視診，触診はきわめて重要で，肛門周囲皮膚の発赤，色調変化，びらん，腫脹などの有無を慎重に観察する．痔瘻癌で

は，病悩期間が長期にわたる場合には本疾患を常に念頭に置き，粘液の存在が確認されない場合でも，排膿液の細胞診を行うべきである．直腸指診もきわめて重要であり，怠ってはならない．肛門鏡検査，大腸内視鏡検査は必須であるが，管外型の発育進展にはCT，MRIも有用である．

治療法

直腸型の場合には直腸癌と同様に癌の大きさ，進行度によって決定される．粘膜癌は大きさによって大腸内視鏡検査による内視鏡的粘膜切除術(EMR)や内視鏡的粘膜下層剥離術(ESD)，経肛門的腫瘍切除術などの局所切除術で治療される．粘膜下層癌では深層に浸潤したものでは開腹手術，腹腔鏡補助下による腸管切除術が施行される．腫瘍の深達度やリンパ節転移の有無などにより術式は決定されるが，近年では腹会陰式直腸切断術のほかにも，括約筋切除を伴う自然肛門温存手術(ISR，ESR)も施行される．いずれの場合にも癌が筋層を越えて浸潤した場合や，壁在リンパ節転移陽性と判断した場合には，側方郭清を行う．肛門腺由来癌，痔瘻癌では鼠径リンパ節郭清を含めた腹会陰式直腸切断術を施行する．

扁平上皮癌，類基底細胞癌では放射線療法を第1選択とするが，癌の進展度が括約筋を越える場合には直腸切断術を施行する．

悪性黒色腫は悪性度が高く，癌が小さくても徹底したリンパ節郭清を伴う直腸切断術を施行する．

【予後】

直腸型腺癌，粘液癌は癌の進行度によって予後が左右されるが，肛門腺由来癌，痔瘻癌の予後は不良である．放射線感受性のよい類基底細胞癌や扁平上皮癌では，前者が後者に比し予後良好であるが，悪性黒色腫の予後はきわめて不良である．肛門管癌の3年生存率は51.9〜60%と報告されている．

【患者説明のポイント】

症状が痔核に類似しているため，患者は痔核であると思い込み，自分の病態を軽んじたまま来院することが多い．したがって過剰な心配を与えずに予後不良な疾患であることを自覚させなければならず，慎重な態度が望まれる．

【経過観察・生活指導】

再発の可能性が高く，定期的な診察や画像診断は必須である．人工肛門を造設した場合には管理のアドバイスを適切に行う．

■エキスパートに学ぶ、肝癌ラジオ波焼灼療法の真髄

動画で学ぶ
肝癌ラジオ波焼灼療法の実際

DVD+BOOK

編集　椎名秀一朗　東京大学講師・消化器内科

●目次

Chapter 1	プランニングエコー
Chapter 2	ポジショニングの重要性を示す症例
Chapter 3	心臓直下の病変
Chapter 4	人工腹水下にRFAを施行した症例
Chapter 5	小病変多発症例
Chapter 6	大小病変混在症例
Chapter 7	肝左葉外側区の病変
Chapter 8	肝左葉左端の病変
Chapter 9	尾状葉の病変
Chapter 10	Spiegel葉の病変―人工胸水下に右葉背側からアプローチした症例
Chapter 11	Bモードで同定不能なTAE後の小病変を造影超音波で同定した症例
Chapter 12	造影超音波で再発部位を確認した後RFAを施行した症例
Chapter 13	転移性肝癌の大型病変〔関東中央病院症例〕
Chapter 14	門脈に接する病変〔関東中央病院症例〕
Chapter 15	主要門脈枝に接する病変〔埼玉医科大学症例〕
Chapter 16	1cm以下の小病変に対する展開針の使い方〔埼玉医科大学症例〕
Chapter 17	静脈麻酔併用無痛RFAの実際〔帝京大学ちば総合医療センター症例〕

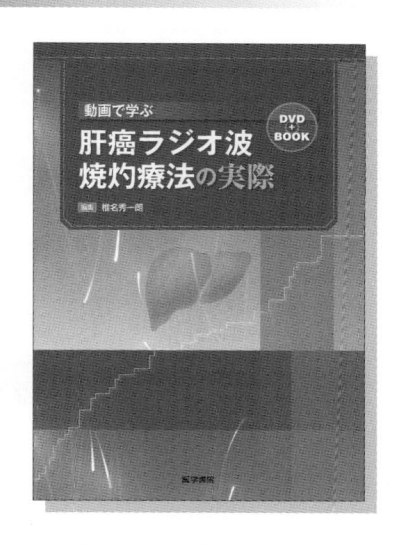

■B5　頁48　2009年
価格12,600円（本体12,000円+税5%）
消費税率変更の場合、上記定価は税率の差額分変更になります。
〔ISBN978-4-260-00462-6〕

近年広く普及した肝癌のラジオ波焼灼療法（RFA）。しかし術者により技術レベルの差は大きく、治療効果・安全性に影響が及ぶ。本書および付属のDVDでは、トップクラスの治療数と成績を誇る東大消化器内科が行う治療中の映像とUS像を収録し、RFAのさまざまなテクニックを教授する。エキスパートの技をじっくりとご覧いただきたい。

※付属のDVDには全17 Chapterの映像が収録されています（計約120分）

医学書院
〒113-8719　東京都文京区本郷1-28-23
〔販売部〕TEL：03-3817-5657　FAX：03-3815-7804
E-mail：sd@igaku-shoin.co.jp　http://www.igaku-shoin.co.jp　振替：00170-9-96693

携帯サイトはこちら

新たな提唱や新術式を加え大改訂！

目次

I 新しい肝区域概念の提唱
II 肝臓解剖の歴史，従来の肝臓の区域分類
III 発生からみた肝臓の外科解剖
IV 門脈segmentationからみた肝区域の外科解剖
V 肝臓の血管
VI 胆管
VII 肝門板
VIII 立体解剖からみた肝臓の治療
付録：撮影条件と再構成画像

肝臓の外科解剖
第2版
門脈 segmentation に基づく新たな肝区域の考え方

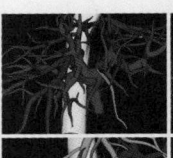

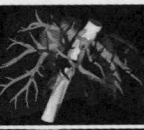

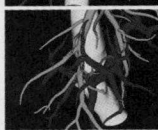

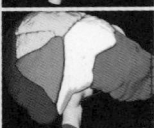

編著 竜 崇正 千葉県がんセンター・前センター長

肝臓の手術に不可欠な区域解剖において、従来のCouinaudの肝区域に替わり、門脈など静脈系に着目した新たな考え方を呈示。2004年の初版以後の、最新の立体画像構築による新知見とともに、「肝門板」の新たな視点を提唱。腹腔鏡下肝切除術式も加えて、手術書としても大幅リニューアル。

● A4 頁240 2011年 定価12,600円（本体12,000円＋税5%）[ISBN978-4-260-01421-2]
消費税率変更の場合、上記定価は税率の差額分変更になります。

医学書院　〒113-8719 東京都文京区本郷1-28-23
[販売部] TEL: 03-3817-5657　FAX: 03-3815-7804
E-mail: sd@igaku-shoin.co.jp　http://www.igaku-shoin.co.jp　振替: 00170-9-96693

携帯サイトはこちら

11 肝臓疾患

肝性脳症
hepatic encephalopathy

加藤章信　盛岡市立病院院長
鈴木一幸　岩手医科大学教授・消化器・肝臓内科

【概念】
肝性脳症は，肝硬変や劇症肝炎といった重篤な肝障害が原因で生ずる意識障害を中心とする精神神経症状で肝性昏睡とほぼ同義語として用いられる．

【重症度分類】
肝性脳症の重症度は昏睡度（I〜V度）で判定されるが，初期の失見当識や異常行動から傾眠傾向へと進展し，進行すると昏睡に至る．

【頻度】
肝不全に対する治療や一般状態の管理の進歩により，肝硬変における顕性肝性脳症の発症頻度は低い傾向にある．

【診断】
肝性脳症の診断は，肝疾患の既往の有無，高アンモニア血症を含む臨床検査などから鑑別しつつ総合的になされる．II度以上の脳症では羽ばたき振戦が観察されることが多い．上肢などを保持するときに出現する短時間の筋緊張の消失であり，IV度以上の昏睡で消失する．

脳波異常も特徴的で左右対称のびまん性徐波や三相波がみられる．昏睡度の進行により振幅は減少し平坦となる．

【鑑別診断】
臨床検査成績などから診断が確定できないとき，中枢神経系疾患，糖尿病性昏睡，硬膜下血腫やアルコール離脱症候群など他の意識障害をきたす疾患との鑑別も必要である．

治療方針
肝性脳症の治療法は誘因対策と薬物療法に分けられる．薬物療法の基本は分岐鎖アミノ酸（BCAA）輸液によるアミノ酸代謝の是正とアンモニアを中心とする中毒物質の除去である．肝硬変による肝性脳症時には，誘因への対策も重要である．代表的な誘因には，蛋白質の過剰摂取，食道静脈瘤破裂や消化性潰瘍からの出血，便秘・下痢などの便通異常，感染症，鎮静薬・鎮痛薬・利尿薬の過剰投与などがある．さらに増悪因子として低酸素血症，循環不全，低血糖，低血圧，電解質異常などがあり，その対策も重要である．

治療法

❶脳症出現時の治療

処方例

下記の1)または2)に3)を加える．
1) アミノレバン注　1回200〜400 mL
　　1〜2回/日　点滴静注
2) モリヘパミン注　1回200〜400 mL
　　1〜2回/日　点滴静注
3) ラクツロース・シロップ（600 mg/mL）50〜100 mL を同量ないし2倍量の微温湯に混じて浣腸　1〜3回/日（保険適用外）

経口摂取可能な場合または胃管が挿入されているときは4)〜6)のいずれかを用いる．

4) ラクツロース・シロップ（600 mg/mL）30〜90 mL　分3
5) ラクツロース末・P（6 g，9 g/包）18〜36 g　分3
6) ポルトラック原末（6 g/包）　3〜6包　分3

BCAA輸液の意識覚醒効果は完全覚醒までの日数が短く速効的である．しかし，

肝硬変で肝細胞障害の要因が強い末期昏睡型での効果は一過性で無効なこともある．また，肝の重症度別の意識覚醒効果は重症度の進行に伴い低下する．劇症肝炎などの急性肝不全には原則として使用しない．投与期間は，1週間を目安に長期の使用は避ける．

合成二糖類（ラクツロース，ポルトラック）は腸内のpHを下げ腸内細菌叢からのアンモニアの産生を減少し，排便を促進する．

❷**肝性脳症覚醒後ならびに再発防止のための治療**：再発防止のために薬物療法と食事（栄養）療法を実施する．さらに上記，脳症の誘因からの回避を行う．

a）**アンモニア対策**：上記経口摂取可能時と同様の合成二糖類を使用する．

b）**食事（栄養）療法**：脳症を繰り返す場合や高アンモニア血症を伴う場合は，蛋白の過剰摂取により容易に肝性脳症を発症する蛋白不耐症の病態にある．したがって，低蛋白食（0.4～0.6g/kg 標準体重）を基本にし，経口BCAA製剤を投与する．製剤の使い分けは，食事摂取不十分なときには肝不全用経腸栄養剤（アミノレバンEN，ヘパンED），食事が十分なときはリーバクト顆粒の投与を行うのが目安となる．

処方例

下記のいずれかを用いる．
1) アミノレバンEN（50 g/包）　2～3包　分2～3
2) ヘパンED（80 g/包）　1～2包　分1～2
3) リーバクト顆粒（4.15 g/包）　3包　分3

❸**難治症例**：上記の治療で覚醒効果が不十分な場合に併用する．経口的に腸管から吸収されにくい抗菌薬を投与するが，副作用の問題もあり使用は短期にとどめる．

処方例

下記のいずれかを用いる．
1) カナマイシンカプセル（250 mg）　8～16カプセル　分3～4（保険適用外）
2) 硫酸ポリミキシンB錠（100万単位）　3錠　分3（保険適用外）

肝細胞障害の要因が強いタイプに対しては，血漿交換や血液濾過透析などが併用される．また，劇症肝炎と肝硬変への肝移植の医療保険適用が認められている．

肝性脳症を繰り返し，門脈-大循環短絡の要因が強いタイプでは経門脈的側副血行路塞栓術，バルーン下逆行性経静脈的塞栓術などが行われる．

【入院・専門医移送の判断基準】

急性肝炎で，プロトロンビン時間が40％以下の場合には劇症肝炎に進行する危険があり専門医に送る必要がある．重症急性アルコール性肝炎に基づく肝性脳症や肝硬変で重症度の進行した例では覚醒率が低く専門医へ紹介すべきである．

【予後】

肝性脳症を引き起こす肝疾患の予後により左右され，重症度の進行した例での予後は不良である．

【患者説明のポイント】

肝性脳症を示す場合には患者本人に説明しても理解が得られないことから家族への説明が中心となる．肝性脳症はアンモニアなどの中毒物質が脳の働きに影響を与えて生じ，進行すると昏睡に至ることや，覚醒後も再発防止のため継続治療が必要になることを説明する．

【経過観察・生活指導】

・便秘は脳症再発に悪影響を及ぼすため注意する．便通は軟便が1日2～3回あるように，繊維の多い食物を摂取する．ラクツロースの服用量の調節や必要があれば緩下薬も併用する．

- 定期的な栄養指導が重要で，低蛋白食とともに経口 BCAA 製剤の服用を継続する．
- 発熱時や利尿薬服用時には脱水に注意する．不眠に対しては，日常に軽い運動などを取り入れ，睡眠・覚醒のリズムを整え入眠導入剤の服用はできるだけ控える．

【医療スタッフへの指示】
- 昼夜逆転，傾眠傾向など，軽度の意識障害の有無に注意する．
- 便の性状や排便回数についても注意する．
- 肝不全用経腸栄養剤の服用継続のため各種フレーバーやゼリーの利用などの工夫をする．

A型急性肝炎
acute hepatitis A

折戸悦朗　名古屋第二赤十字病院消化器内科部長

【概念】
　A型急性肝炎は，ピコルナウイルス・ファミリーに属したプラス鎖 RNA ウイルスである A 型肝炎ウイルス（HAV）に経口感染することによって引き起こされる．一定の潜伏期の後，急な熱発，全身倦怠感，黄疸，肝機能異常を発症し，ウイルスは便に排出される．発症後は安静を保つだけで肝機能が数週間以内に改善する．劇症化の頻度は低く，また慢性化もみられないため，比較的予後良好な疾患である．治癒した後は，中和抗体ができるため再感染はみられない．

【頻度】
　本症の発生頻度は一定ではなく，時々大きな流行のみられる年がある．流行時期としては冬から春にかけて多くみられる．本症の発生頻度は，その地域の人口の HAV 抗体の保有率に大きく関連している．特に最近は都市部の若年者は非常に抗体保有率が低く，ひとたび流行が起きると大規模な流行となる懸念が指摘されている．

【症状・病態】
　A 型肝炎ウイルス感染後，1 か月程度の潜伏期間を経て，急激な発熱，全身倦怠感，嘔気，食欲不振，黄疸などを呈する．小児の場合は症状の発現が軽度で不顕性感染で終わることもあるが，高齢者では症状が重篤となり，劇症肝炎となる場合もあるので，厳重な観察が必要となる．一般には予後良好で，数週間で ALT 値やビリルビン値は正常化する．治癒すれば IgG 抗 HAV 抗体が出現し，長期間中和抗体として再感染をブロックする．また A 型肝炎ウイルスは，図 11-1 に示すように黄疸出現の 2 週間前ごろに多量に便中にウイルスが排出されるため，同居者などへの二次感染に注意する必要がある．

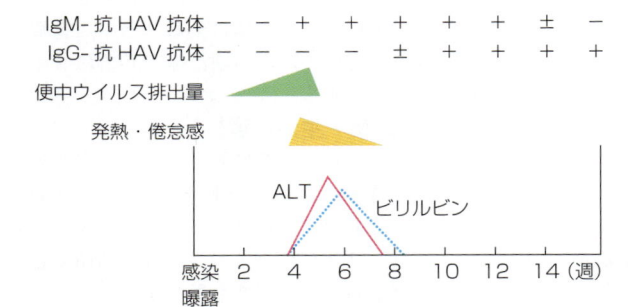

図 11-1　A 型急性肝炎の症状，検査所見，ウイルス排出，抗 HAV 抗体の経時的推移

【問診で尋ねるべきこと】

最近1～2か月以内にアジア，アフリカなどのA型肝炎ウイルス高浸淫地区への渡航歴があるかどうか，不衛生な状態での食品や魚介類などを生で食したことがあるかどうか，また最近身の回りでA型急性肝炎を発症した人に接触したかどうか，などは重要な問診項目となる．

【診断のポイント】

発熱，全身倦怠感などの症状に急激な肝機能上昇，黄疸がみられ，かつ上記の問診項目に合致すれば本症を疑って肝炎ウイルスマーカーの検査が必要となる．本症ではIgMクラスの抗HAV抗体が陽性であれば確定診断となる．また肝機能検査値の特徴として，TTT，IgMが他のウイルス性肝炎と比べ高値を示す．

【鑑別診断】

B型急性肝炎であれば，HBs抗原が陽性，HBV-DNAが陽性となる．C型急性肝炎であれば，HCV-RNA陽性，HCV抗体陽性となる．そのほか自己免疫性肝炎の急性発症，アルコール性肝障害，薬剤性肝障害などの鑑別が必要となる．

治療法

原則的には予後良好で慢性化のみられない疾患であるため，劇症化に注意しながら安静臥床を保てば，自然治癒が見込まれる．ただし高齢者については全身管理と肝予備能に十分注意して，劇症化が疑わる場合は早めに対応する．また，他のウイルス性急性肝炎と異なり腎障害を併発する場合も少なくないので腎機能にも注意する．ステロイドやグリチルリチン製剤の使用はウイルスの排除を遅らせる可能性もあるので，劇症化あるいは長期胆汁うっ滞型以外は必要ない．

【合併症】

高齢者における劇症化および急性腎不全．劇症化を起こせば，血漿交換やステロイド，治療に反応しない場合は肝移植も考慮する．腎不全に対しては，一時的に人工透析が必要となる例もある．

【予後】

特に若年者では予後良好．慢性化もみられず，治癒後にIgG抗HAV抗体を獲得すれば再感染しない．

【患者への指導】

図11-1に示すように，黄疸出現前の2週間に最も多量にウイルスを糞便中に排泄するので，抗体をもたない家族などへ感染のリスクがあり，免疫グロブリンなどの投与が推奨されること，さらには今後感染を広げないために，排便後には十分な手洗いと消毒を行うことを指導する．

【予防法】

まずはIgG型抗HAV抗体の有無を調べることから始まる．既にIgG型抗HAV抗体陽性であれば感染しないので予防措置は不要である．陰性であれば，アジア，アフリカ地区などのA型肝炎高浸淫地区などへの旅行を予定している場合は，感染を予防するためにHAV弱毒化生ワクチンを投与することが推奨されている．また，抗体陰性でA型肝炎を発症した患者と接触し既にウイルスに曝露したと考えられる場合は，ただちに免疫グロブリンを投与する．しかし，最近VictorらはA型肝炎患者に曝露した患者4,500人を対象にワクチン接種または免疫グロブリン投与の両者の予防効果を比較検討したところ，いずれも同等の予防効果のあることを確認したとしているので(NEJM, 2007)，免疫グロブリンが入手できない場合はワクチン接種でもよいと考えられる．

日常生活におけるA型肝炎の感染予防も重要である．野菜や魚介類などの生食や生水の飲用は注意を要するが，まな板や手が汚染されればすべての食品で感染しうる．またHAVは加熱には比較的耐性であるため，不十分な加熱調理では死滅しな

い．したがって，すべての食品を取り扱う人は普段から十分な手洗いと職場の衛生管理に心がける必要がある．

B型急性肝炎
acute hepatitis B

今村道雄　広島大学大学院医歯薬学総合研究科分子病態制御内科学
茶山一彰　広島大学大学院教授・医歯薬学総合研究科分子病態制御内科学

【概念】

B型急性肝炎は，B型肝炎ウイルス（HBV）の初感染によって起こる急性炎症性疾患である．主に血液を介して感染するが，今日，体液を介しての感染が主要な経路となっており，性行為感染症として位置づけられている．B型急性肝炎のほとんどは，一過性の肝障害から治癒に至る良好な経過をたどるが，なかには慢性化，あるいは重症化，劇症化する例もある．

【重症度分類】

B型急性肝炎の重症度は，血液検査による肝壊死の程度および肝予備能などで評価する．肝壊死の程度は血清トランスアミナーゼにより判断する．肝予備能の評価にはプロトロンビン時間（PT）が最も有用である．通常のB型急性肝炎では，PTは正常，あるいは軽度の低下にとどまるが，肝予備能が低下した場合，PTは低下する．PTが60％以下に低下した場合は，重症化が危惧され，専門病院へ移送して，厳重な管理が必要である．PTが40％以下の場合は，B型急性肝炎重症型，さらに肝性脳症Ⅱ度以上が出現した場合は，劇症肝炎と定義される．

【症状・病態】

HBVの感染から1～6か月の潜伏期間を経て発症する．初発症状としては全身倦怠感，黄疸，食欲不振を認めることが多いが，無症状の場合もある．通常は，これらの症状は一過性であり，病状の回復とともに，症状も改善する．きわめて強い倦怠感，肝性脳症，浮腫，腹水などは重症化が危惧され，注意が必要である．

【問診で尋ねるべきこと】

B型急性肝炎例とB型慢性肝炎の急性増悪例では，治療方針や予後が異なるため，その鑑別が重要である．しかし，血液検査ではこれらの鑑別が困難な例が多い．このため，B型肝炎に関する病歴，家族歴，過去に献血をしたことがあるか否かを詳細に尋ねる必要がある．感染経路としては，体液を介した感染が主要であるため，性交渉の有無を尋ねる．近年，海外に多いgenotype A型のHBVの感染や，ヒト免疫不全ウイルス（HIV）との重複感染例が増加しており，問題となっている．これらの場合は，予後や治療方針が異なるため，海外渡航歴や同性間の性交渉の有無を尋ねる必要がある．また可能な限り，患者の同意を得てHIVの有無を検査することが望ましい．

【必要な検査と所見の読み方】

トランスアミナーゼは肝細胞障害の程度を表し，500～3,000 IU/mL程度のことが多いが，10,000 IU/mLを超えることもある．血清ビリルビンは5～30 mg/dLまで上昇する．病状の把握のため，黄疸，腹水や脳症の有無，画像学的に肝臓の大きさを測定する．重症例ではPTの低下，尿素窒素の低下，アンモニアの増加を認め，肝炎の重症度のよい指標となる．HBs抗原が陽性であればB型急性肝炎と診断されるが，B型急性肝炎とB型慢性肝炎の急性増悪との鑑別が困難な場合がある．その場合は，HBc抗体が比較的低値でIgM型HBc抗体が高力価であれば，B型急性肝炎と診断される．重症例では早期にHBs抗原が消失する症例もあるので，注意が必

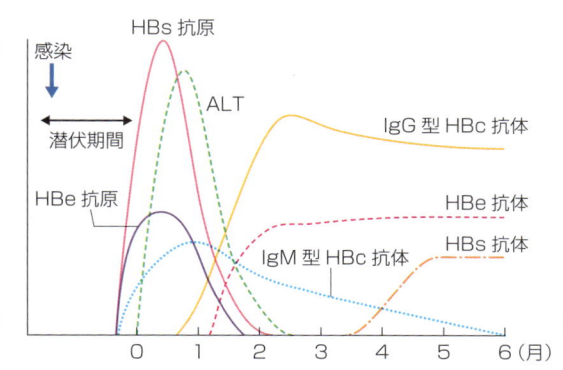

図 11-2 B 型急性肝炎のウイルスマーカーの推移

要である．図 11-2 に B 型急性肝炎の典型的なウイルスマーカーの推移を示す．HBe 抗原は野生株の HBV が増幅時に産出し，血中に分泌する蛋白である．感染早期に血中に検出され，ウイルスの排除により次第に低下し，HBe 抗体が出現する．約 3～6 か月後に HBs 抗原が消失，HBs 抗体が出現し，治癒とみなされる．

治療方針

B 型急性肝炎は，通常は一過性であり，ほとんどの症例は慢性化することはなく，特殊療法を行う必要はない．安静を保持し，食欲が低下していれば，ブドウ糖とビタミン剤の点滴投与を行う．グリチルリチン製剤や免疫抑制薬の投与により肝炎の遷延化や慢性化が起こることがあるので，一般的には用いない．重症化や慢性化が危惧される場合は，核酸アナログを用いた抗ウイルス療法が必要である．

【予後】

通常は一過性であり，予後は比較的良好である．しかし B 型急性肝炎のうち，1～2％が劇症化をきたし，この場合，予後は不良である．わが国では，B 型急性肝炎の慢性化は稀であると考えられていたが，欧米では約 10％が慢性化しており，この原因が HBV の genotype の違いによることがわかってきた．わが国に多い genotype B および C 型の感染では慢性化は稀であるが，欧米に多い genotype A 型の感染での慢性化は，10～20％と高値である．近年，わが国でも genotype A 型の感染が増加しつつあり，慢性化が問題となっている．

【患者説明のポイント】

B 型急性肝炎は一過性であり，通常は自己の免疫で改善すること，不必要な治療は肝炎の遷延化や慢性化を起こす可能性があることを説明する．ただし，稀ではあるが劇症化や慢性化をきたすこともあらかじめ説明する必要がある．

C型急性肝炎

acute hepatitis C

平山慈子　武蔵野赤十字病院消化器科
泉　並木　武蔵野赤十字病院副院長・消化器科部長

【概念】

C 型急性肝炎とは C 型肝炎ウイルス（HCV）の初感染により免疫学的な機序を介して急激な肝細胞障害を生じる疾患である．劇症化することは少なく対症療法のみで軽快することが多いが，他のウイルス性肝炎と比べて高率に慢性化するため，慢性化の徴候が認められたらインターフェロン（IFN）による抗ウイルス療法を検討する必

要がある．

感染症新法ではC型急性肝炎は5類感染症全数把握疾患と定められており，診断した医師は7日以内に最寄りの保健所に届け出る義務がある．

【頻度・感染経路】

感染症発生動向調査によると，C型急性肝炎の発生数は2004年が43例，2005年が57例であり，急性ウイルス肝炎のうち約20%をHCVが占めている．ちなみにC型急性ウイルス肝炎の報告基準は，症状や所見からその疾患が疑われ，かつHCV抗体陰性・HCV-RNAまたはHCVコア抗原陽性か，ペア血清でHCV抗体価の明らかな上昇を認めたものとされている．

感染経路としては輸血，観血的医療行為，針刺し事故，経静脈的薬物乱用，刺青，鍼治療などが挙げられるが，1999年に輸血用血液のスクリーニングに精度の高い核酸増幅検査(NAT)が導入されてからは，輸血による新たなHCV感染はほとんど発生していないと考えられている．現在では針刺し事故・医療行為に関連する感染が約半数を占めており，医療従事者の感染対策が必要である．

母子感染率は母親がHCV抗体陽性では1.7%，HCV-RNA陽性では10%程度と考えられているが，HCV-RNA陽性となった児のうち約30%は3歳ごろまでにウイルスは自然消失する．母子感染のハイリスクとしては，母体のHCV高ウイルス量($>10^6$ copies/mL)，母体のHIV混合感染などが挙げられているが，母子感染の予防法は現在までのところ確立されていない．帝王切開は感染を防止できないため推奨されない．

性行為感染症(STD)としての感染はB型肝炎ウイルス(HBV)などと比べると低率だが，少ないながらも夫婦間感染の報告もあり(0〜0.6%/年)，体液(特に血液)の取り扱いに注意するよう指導する必要がある．HIVの混合感染がある人では性行為による感染のリスクが高いとされている．

【症状】

潜伏期間は2〜28週である．前駆症状として感冒様症状があり，その後，急性肝炎を発症する．症状は全身倦怠感，食欲不振，悪心・嘔吐，右季肋部痛，上腹部膨満感，肝腫大などだが，一般的にA型やB型急性肝炎と比べて症状が軽いため，自覚症状がないことも多い．黄疸も軽度であることが多く，眼球結膜や皮膚の黄染を患者が自覚するのは難しく，褐色尿が出現した時期を問診すると発症時期を推定するのに役立つ．

【問診で尋ねるべきこと】

薬剤性，アルコール性，他のウイルス性肝炎を鑑別する必要がある．薬剤歴，飲酒歴，肝炎発症前6か月の輸血，注射，歯科治療，手術，鍼治療，刺青，覚醒剤静脈注射の有無などを聴取する．生カキ・野生動物の生肉の摂取歴，海外渡航歴や性交渉歴についても問診する．

【検査】

C型肝炎ではIgG型抗体を測定するHCV抗体検査がスクリーニングとして有用である．HCV抗体が陽性となった場合，HCV感染状態であるキャリア，過去にHCVに感染したが現在はウイルスが排除されている既感染，検査の偽陽性，の3つの可能性が考えられる．HCVキャリアと既感染を区別するためには，抗体価の測定(一般に既感染では抗体価が低い)やHCV-RNAの検出が有用である．またHCV抗体が陽性化するのは感染後1〜3か月してからなので，急性肝炎の早期診断のためにはHCV-RNA(感染後1〜3週で陽性となる)の測定が必要である．最近ではHCVコア抗原が簡便に測定でき安価であることから，輸血後の感染の有無の判定などに用いられている．C型急性肝炎とHCVキャリアからの発症を区別するためには，経時

的な HCV 抗体価の測定が有用である (C 型急性肝炎では経過とともに抗体価が上昇する).

治療法・予後

C 型急性肝炎を発症した場合, 20～40% ではウイルスが陰性化し肝機能も正常化するが, 残りの 60～80% の人は HCV キャリアとなり, 多くは慢性肝炎へ移行し 20～35 年の経過で肝硬変に至る.

症状が軽度の場合は特に治療は必要とせず, 食欲不振などが強ければ補液などの対症療法が中心となる. 重症化することは稀だが高率に慢性化するので, 慢性化の徴候が認められれば IFN による抗ウイルス療法を検討する必要がある. 有症状例の約半数は自然経過で 12 週以内に HCV-RNA が陰性化するが, 自覚症状を伴わない例はほとんどが慢性化すると報告されている. また, トランスアミナーゼが二峰性または多峰性に推移する症例や, 6 か月を超えて肝機能障害が遷延する症例では慢性化しやすい.

C 型急性肝炎に対する IFN 治療の meta-analysis では, IFN 投与終了時・終了後 1 年の時点で, ALT の正常化, HCV-RNA の陰性化率ともに治療群のほうが無治療群よりも良好だったと報告されており, C 型急性肝炎に対する IFN 療法は evidence-based medicine からみて有用だと考えられる.

C 型急性肝炎は自然治癒の可能性があるため, 発症後 1～3 か月経過観察し二峰性のトランスアミナーゼ上昇がみられた場合に IFN を開始することが推奨されているが, より早期に IFN 療法を始めることで高いウイルス学的著効 (SVR) を得られたという報告もある. 一般に感染して 24 週以内に IFN 投与をした場合にウイルス排除率が高いことから, 24 週以内に IFN を投与すべきと考えられる. IFN の量, 種類, 投与期間に関してはさまざまな報告があり最適な投与プロトコールはまだ確立されていないが, C 型慢性肝炎と比べると少ない投与量・短い投与期間で著効を得られることが多い. Jaeckel らは, 44 例の C 型急性肝炎に対して IFNα-2b を 5MU/回で 4 週連続投与し, その後週 3 回 20 週投与することで, 98% の症例で SVR を得られたと報告している. C 型急性肝炎の場合には IFN 単独でウイルス排除が得られることが多いため, リバビリンを併用する必要はない場合が多い.

D 型急性肝炎
acute hepatitis D

田中榮司　信州大学教授・内科学第二講座

【概念】

D 型肝炎ウイルス (HDV) により引き起こされる肝炎が D 型肝炎である. HDV は, その増殖に B 型肝炎ウイルス (HBV) のヘルパー作用を必要とする不完全ウイルスであり, HDV 感染では必ず HBV 感染を伴う. HDV は約 1,700 塩基長の単環状 RNA をゲノムとして持つ直径 36 nm の球形ウイルスである. ウイルス粒子はコアとエンベロープからなり, コアは RNA ゲノムと δ 抗原からなり, エンベロープは HBV の表面抗原である HBs 抗原からなる.

【疾患分類】

D 型急性肝炎では, HDV の感染パターンから 2 つの病態に分けることが可能である. すなわち, 全く未感染であった人が HDV と HBV に同時に感染する場合と, HBV キャリアに HDV が重複感染する場合である.

【頻度】

D 型肝炎の頻度が高いのは南イタリア,

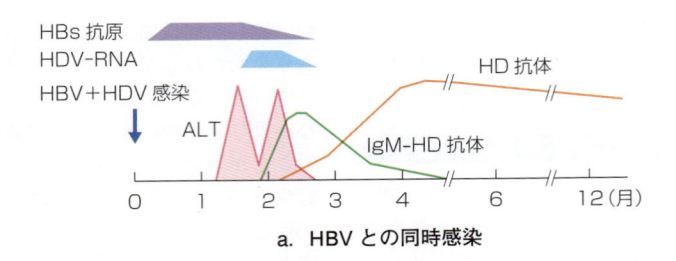

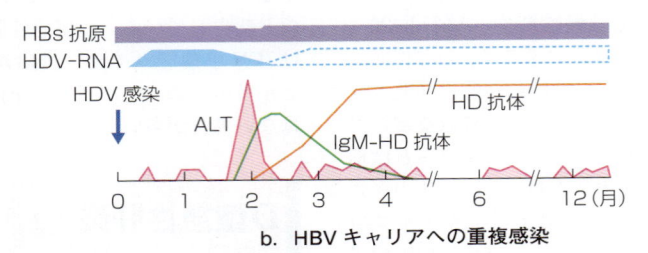

図11-3 D型急性肝炎の経過

a. HBVとの同時感染

b. HBVキャリアへの重複感染

中東，アフリカ，アマゾン川流域などであり，わが国ではきわめて稀であるとされている．

【症状・病態】

HDVとHBVが同時に感染する場合の臨床像はB型急性肝炎である．ただし，HBVが増殖した後にHDVの増殖が起こるため，肝炎は二峰性の経過をとる．すなわち，最初の肝炎はB型肝炎であり，これに続く肝炎がD型肝炎となる（図11-3a）．HBV単独感染に比較し重症化しやすいとされている．B型肝炎が慢性化しなければD型肝炎は治癒する．

HBVキャリアにHDVが重複感染する場合の臨床像はB型慢性肝炎の急性増悪である（図11-3b）．B型肝炎にD型肝炎が加わるため病態は悪化しやすい．また多くの症例で，HDVがHBVとともにキャリア化する．

【問診で訪ねるべきこと】

HDVは常にHBVと同時に存在するため，感染経路はHBVと同じである．このため，病歴ではHBVキャリアとの性的接触や血液汚染事故について尋ねる必要がある．また，D型肝炎流行地域への渡航歴も重要である．

【必要な検査と所見の読み方】

HDV感染の診断方法としてはHD抗体，IgM-HD抗体，HDV-RNAなどの測定がある．また，HBVと同時に感染するため，HBs抗原，IgM型HBc抗体の測定も病態の把握に役立つ（表11-1）．HBVとの同時感染によるD型急性肝炎では，HBVとHDVのウイルスマーカーはともに急性感染のパターンを呈する．これに対し，HDVの重複感染によるD型急性肝炎では，HDVは急性感染のパターンを呈するが，HBVは持続感染のパターンを呈するので同時感染との鑑別が可能である．

現在，国内にはHD抗体検査試薬がないためD型肝炎の診断は困難な状況にある．PCR法によるHDV-RNAの測定が可能な施設もあるが，その測定は研究目的に限られる．

【診断のポイント】

D型肝炎は，わが国では稀な疾患であ

表 11-1 D 型肝炎の病態とウイルスマーカー

肝炎ウイルスマーカー	D 型急性肝炎		D 型慢性肝炎
	同時感染	重複感染	
HBs 抗原	+ or −	+	+
IgM 型 HBc 抗体	+	−	−
HD 抗体	+	+	+
IgM 型 HD 抗体	+	+	−
HDV-RNA	+	+	+

る．しかし，ALT 値の上昇が二峰性を呈する B 型急性肝炎および B 型慢性肝炎の急性増悪では D 型急性肝炎が合併している可能性は否定できない．

【鑑別診断】

HDV の関与しない B 型肝炎でも上記の病態を呈することは稀ではなく，鑑別には HDV 関連ウイルスマーカーの測定が必要である．

【入院・専門医移送の判断基準】

D 型急性肝炎は重症化しやすいことが知られている．入院および専門医移送の判断基準は，B 型急性肝炎または慢性肝炎急性増悪の基準に準ずる．

治療方針

B 型肝炎の治療を行うことにより D 型肝炎は治癒または鎮静化する．このため，B 型急性肝炎および慢性肝炎の治療方針に準じて方針を立てる．D 型肝炎合併例では肝炎が重症化しやすいので，この点には留意すべきである．

E 型急性肝炎

acute hepatitis E

加藤孝宣　東芝病院研究部医長
三代俊治　東芝病院研究部部長

【概念】

E 型肝炎は E 型肝炎ウイルス（HEV）の感染により引き起こされる一過性の急性肝炎である．わが国や欧米諸国では，海外の流行地で感染し帰国後に発症する「輸入感染症」と考えられていたが，最近の検討により国内感染症例も多く存在することが明らかになった．その感染源として，国内に土着している HEV がブタや他の野生動物に蔓延していることが指摘されており，その肉やレバーの生食により感染した症例が報告され，「人獣共通感染症」として注目されている．

【頻度】

海外渡航歴がなく，HEV 日本土着株によると思われる E 型肝炎症例が初めて報告されたのは 2001 年である．その後，動物由来感染と考えられる E 型肝炎国内感染例が続々と報告されるようになった．厚生労働省に報告された統計報告をみても，2001 年以前の報告はごく少数であり，2002 年から徐々に増加し，2006 年の報告数は年間 70 例以上となっている．この数字は一見少ないように感じられるが，E 型

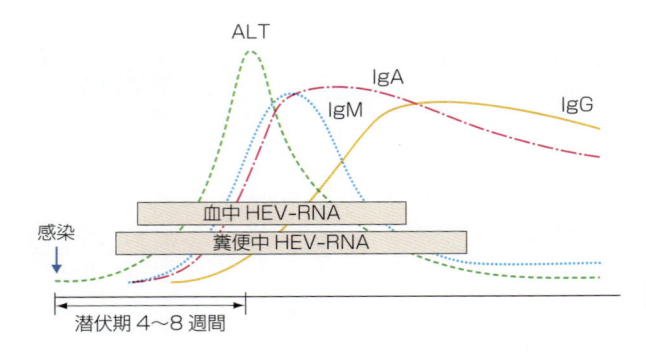

図11-4 E型急性肝炎の臨床経過

肝炎は4類感染症として届け出を義務づけられている疾患であるにもかかわらず，2008年現在，保険が適用されるHEV検出系が存在しない．そのため，このE型肝炎の報告数は過小評価されている可能性がある．

E型肝炎は西日本より東日本に多発している．なかでも北海道で高く，報告された症例の約半数は北海道で発生したケースであった．男女比は約3.5：1で男性優位である．不顕性感染の頻度や肝炎の重症度に性差は認めていない．年齢については，不顕性感染は若年者に多く，罹患年齢が高いほど肝炎の重症度も高くなっている．また，HEVにはこれまで4種類のgenotype（genotype 1～4）が報告されている．国内での感染は主にgenotype 3と4であり，genotype 3感染例に不顕性感染が多く，genotype 4感染例に重症化・劇症化が多いことが知られている．genotypeの分布にも地域差があり，北海道以外の地域ではgenotype 3の報告が圧倒的多数を占めたが，北海道ではgenotype 3と4の報告がほぼ同数存在する．genotype 1も稀に検出されるが，その多くはインド，バングラデシュ，ネパールなど，HEV高侵淫地区への渡航歴を有する患者から得られたものであった．既往感染を示す抗体保有率は，一般健常者では3.4％と報告されている．男性（3.9％）のほうが女性（2.9％）よりも高い抗体陽性率を示し，年齢別の抗体陽性率では，加齢とともに増加する傾向が認められ，男性では60歳代に，女性では50歳代にピークが認められた．

【症状・病態】

臨床症状はA型肝炎と同様，急性肝炎の経過をとる．潜伏期間は4～8週間，平均6週間といわれている．全身倦怠感，食思不振，発熱とともに黄疸が出現し，通常約1か月の経過で回復する．肝障害に先立ってウイルス血症が出現し，ウイルスは便中にも排泄される（図11-4）．稀に重症化・劇症化し，致死率は1～2％と報告されており，これはA型肝炎より高い．また海外では，妊婦感染例で劇症肝炎の割合が高く，致死率が20％に達することがあると報告されている．

【問診で尋ねるべきこと】

生のシカ，イノシシ，ブタの肉，レバーなどの摂取により感染が報告されているため，これらの摂取歴について問診が必要である．高侵淫地域旅行後の海外感染症例も依然として認めるため，海外渡航歴の聴取も必要である．

【必要な検査と所見の読み方】

E型肝炎の診断確定のためには，HEV-RNAもしくはHEV特異的抗体の検出が必要であるが，残念ながら現時点では，RNA検出，抗体検査ともに保険診療で測定可能なものはない．HEV-RNAの検出

系としては5′端やORF2に設定されたプライマーセットを用いたPCR法が報告されている．この方法により血中や糞便中から高感度にHEV-RNAの検出が可能であり，また増幅産物をシーケンスすることにより遺伝子型も同定できる．血清のほうが取り扱いが簡単であるが，糞便中のほうが長期間にわたりHEV-RNAが検出され得るため診断に有利である（図11-4）．HEV特異的抗体は，IgMクラスの抗HEV抗体とIgAクラスの抗HEV抗体を検出する系が報告されている．急性期の診断ではIgAクラスの検出よりもIgMクラスの検出のほうが優れていると考えられるが，IgMクラスの抗体測定系はリウマチ因子などによる非特異的反応により偽陽性を示すことが指摘されている．いずれにせよ血清中の抗体のみで診断する場合には，時系列で抗体力価の変動の確認が必要である．

治療方針

治療法は他の急性肝炎と同様，安静・補液を主体とした対症療法のみである．重症例，劇症化例では劇症肝炎に対する治療を行い，肝移植も考慮される．

その他の肝炎ウイルス
other hepatitis viruses

大平弘正　福島県立医科大学教授・消化器・リウマチ膠原病内科学講座

【概念】

肝炎ウイルスは，主に肝細胞に感染し急性肝炎，慢性肝炎など肝疾患の原因となるウイルスである．現在，肝炎ウイルスとしてA，B，C，D，E型の5種類が同定されているが，臨床的にウイルス性肝炎であることが予測されながら，これらウイルスマーカーが陰性で原因不明の肝炎が存在する．このような肝炎を非A-E型肝炎と称する．これまで，非A-E型肝炎の原因ウイルスとしてGBV-C/HGV（GB virus-C/hepatitis G virus），TTV（Torque Teno virus），SENV（SEN virus）が候補として検討されてきたが，否定的な考えが主流となっている．したがって，現時点においてA-E型肝炎ウイルス以外で積極的に肝炎ウイルスとして認知されているものはない．

【疾患分類】

非A-E型肝炎は，原因が明らかなウイルス肝炎と同様に急性肝炎，慢性肝炎，劇症肝炎などの疾患分類が可能である．原因ウイルスの違いにより経過や重症度が異なることが一般的であるが，非A-E型肝炎においては単一の肝炎ウイルスが原因でない可能性が高いため，画一的にそれぞれの疾患分類の特徴を述べることは適切ではない．しかしながら，非A-E型の急性肝炎は比較的軽症例が多く，慢性化も少ないと考えられている．一方，成因不明の重症肝炎は約1/4が劇症化するという報告もなされている．

【頻度】

わが国における散発性急性肝炎における非A-E型肝炎の頻度は，20～25%と報告されている．輸血後急性肝炎は，現在ほとんど発生していない．厚生労働省研究班によると，劇症肝炎における成因不明の頻度は急性型18.7%，亜急性型41.8%と高率であり，未知の肝炎ウイルスが関与している可能性も考えられる．慢性肝炎，肝硬変，肝細胞癌における非B非C型の頻度はそれぞれ，3，6，9%と報告されている．

【症状・病態】

非A-E型肝炎に特徴的なものはなく，他の肝炎ウイルスと同様である．

【診断のポイント・鑑別診断】

非A-E型肝炎の診断は，除外診断が基本となる．したがって，既知の肝炎ウイル

ス，全身性ウイルス感染症など肝炎の原因となる疾患について鑑別診断を行う．それぞれの診断のポイントについては他項を参照されたい．ウイルス以外の原因についても，同様に鑑別していく必要がある．

【入院・専門医移送の判断基準】

既知のウイルス肝炎と同様に，重症化あるいは劇症化が危惧される際は，速やかに専門医への移送を行う（他項参照）．

治療方針

肝炎ウイルスが同定されていないため，インターフェロンなど根本的な抗ウイルス療法は行わない．急性肝炎，劇症肝炎の際は，既知の肝炎ウイルスと同様に対処する（他項参照）．慢性肝炎の場合，C型肝炎，B型肝炎と同様にトランスアミナーゼの正常化をめざし，肝庇護療法を行う．

【患者説明のポイント】

原因となる肝炎ウイルスが同定されていないため，肝炎の状態に応じて定期的な経過観察の必要性について説明する．

劇症肝炎
fulminant hepatitis

藤原慶一　千葉大学大学院医学研究院腫瘍内科学

横須賀　収　千葉大学大学院教授・医学研究院腫瘍内科学

【概念】

劇症肝炎は急激かつ高度の肝細胞障害に基づいて肝性脳症，凝固障害をはじめとする肝不全症状をきたす予後不良の疾患群である．診断基準では症状発現後8週間以内に肝性昏睡II度以上およびプロトロンビン時間40％以下を示すものと定義されている（1981年第12回犬山シンポジウム）．

【疾患分類】

肝性脳症の発現時期によって，症状発現後10日以内に脳症が発現する急性型と，11日以後に発現する亜急性型に分類される．肝性脳症が8〜24週の間に発現する場合は遅発性肝不全とされ，劇症肝炎とは区別される．また原因としては，ウイルス性，自己免疫性，薬物性（アレルギー），成因不明，分類不能（十分な検査が施行されていない）に分類される（表11-2）．

【頻度】

わが国における劇症肝炎の年間発生数は約1,000例と推定され，急性型と亜急性型はほぼ同じ割合である．新生児から高齢者までいずれの年代にも発症し，成人では30〜50歳代をピークとし年代間で大きな差はない．男女比では急性型では男性がやや多く，亜急性型では女性がやや多くなっている．肝炎ウイルスではB型が40％，A型が10％弱を占め，C型はほとんどない．成因不明は30〜40％である．

【症状】

通常の急性肝炎と同様に全身倦怠感，食欲不振，悪心・嘔吐，発熱，黄疸などが主訴となる．初期には感冒として診療されることもあるが，重症感が強い場合には血液検査を施行することが肝要である．また，劇症肝炎急性型の中には経過があまりにも早すぎるため顕性黄疸が出現する前に肝性昏睡をきたす場合もある．

【必要な検査と所見の読み方】

血液・画像検査を施行し早急に現状を把握し，成因を特定する．肝合成蛋白の中で半減期の最も短い因子を反映するプロトロンビン時間は脳症の程度と合わせて劇症肝炎の診断，重症度を評価するうえで重要である．血清ビリルビン値は肝細胞が障害された程度に応じて上昇し，特に直接ビリルビン/総ビリルビン（D/T）比は肝のビリルビン抱合能を反映して低下する．また尿素窒素も尿素サイクル機能を反映して低下し，D/T比と合わせて肝機能低下の指標となる．トランスアミナーゼは予後とは必

表11-2 劇症肝炎の診断基準

劇症肝炎とは,肝炎のうち症状発現後8週間以内に高度の肝機能障害に基づいて昏睡II度以上の脳症をきたし,プロトロンビン時間40%以下を示すものとする.そのうちには症状出現後10日以内に脳症が発現する急性型と,11日以後に発現する亜急性型がある

注1) 先行する慢性肝疾患が存在する場合には劇症肝炎から除外する.ただしB型肝炎ウイルスの無症候性キャリアからの急性増悪例は劇症肝炎に含めて扱う
注2) 薬物中毒,循環不全,妊娠脂肪肝,Reye症候群など,肝炎を伴わない肝不全は劇症肝炎から除外する
注3) 肝性脳症の昏睡度分類は犬山分類(1972年)に基づく
注4) 成因分類は「難治性の肝疾患に対する研究班」の指針(2002年)に基づく
注5) プロトロンビン時間が40%以下を示す症例のうち,肝性脳症が認められない,ないしはI度以内の症例は急性肝炎重症型,初発症状出現から8週間以降24週以内の昏睡度II度以上の脳症を発現する症例は遅発性肝不全に分類する.これらは劇症肝炎の類縁疾患であるが,診断に際しては除外して扱う

劇症肝炎の成因分類(難治性の肝疾患に関する研究班:2002年)
I. ウイルス性
　1) A型:IgM-HA抗体陽性
　2) B型:HBs抗原,IgM-HBc抗体またはHBV-DNAのいずれかが陽性
　　・急性感染:肝炎発症前にHBs抗原陰性が判明している症例
　　・急性感染(疑):肝炎発症前後のウイルス指標は不明であるが,IgM-HBcが陽性かつHBc抗体が低力価(血清200倍希釈での測定が可能な場合は80%未満)の症例
　　・キャリア:肝炎発症前からHBs抗原陽性が判明している症例
　　・キャリア(疑):肝炎発症前後のウイルス指標は不明であるが,IgM-HBc抗体が陰性ないしHBc抗体が高力価(血清200倍希釈での測定が可能な場合は95%以上)のいずれかを満たす症例
　　・判定不能:B型で上記のいずれも満たさない症例
　3) C型:肝炎発症前はHCV抗体陰性で,経過中にHCV抗体ないしHCV-RNAが陽性化した症例.肝炎発症前のHCV抗体は測定されていないが,HCVコア抗体が低力価でHCV-RNAが陽性の症例
　4) E型:HEV-RNA陽性
　5) その他(TTV,EBなど)
II. 自己免疫性
　1) 確診:AIH基準を満たす症例またはステロイドで改善し,減量,中止後に再燃した症例
　2) 疑診:抗核抗体陽性またはIgG 2,000 mg/dL以上でウイルス性,薬物性の否定された症例
III. 薬物性:臨床経過またはDLSTにより薬剤が特定された症例
IV. 成因不明:十分な検査が実施されているが,I~IIIのいずれにも属さない症例
V. 分類不能:十分な検査が実施されていない

(第89回日本消化器病学会総会,2003年)

ずしも相関しない.また血中アンモニア値は肝細胞機能低下に伴い上昇し,昏睡が進行するほどその値は高くなる.AFPは肝細胞癌などの腫瘍マーカーであるが,肝細胞再生のマーカーとしても重要であり,肝細胞再生の指標となる.HGF(肝細胞増殖因子)濃度は劇症肝炎では1.0 ng/mL以上の高値を示す例がほとんどであるが,死亡例では生存例に比べ高値を示し,予後の指標となる.

表11-3　劇症肝炎における肝移植適応のガイドライン

Ⅰ．脳症発現時に次の5項目のうち2項目を満たす場合は死亡と予測して肝移植の登録を行う
1. 年齢：≧45歳
2. 初期症状から脳症発現までの日数：≧11日(すなわち亜急性)
3. プロトロンビン時間：＜10％
4. 血清総ビリルビン濃度：≧18.0 mg/dL
5. 直接/間接ビリルビン比：≦0.67

Ⅱ．治療開始(脳症発現)から5日後における予後の再予測
1. 脳症がⅠ度以内に覚醒あるいは昏睡度でⅡ度以上の改善
2. プロトロンビン時間が50％以上に改善

以上の項目のうちで，認められる項目数が，
　2項目の場合：生存と予測して肝移植の登録を取り消す．
　0または1項目の場合：死亡と再予測して肝移植の登録を継続する．
(第22回日本急性肝不全研究会，1996年)

劇症肝炎では肝萎縮が高頻度に認められるため画像診断による評価が有用である．特に腹部超音波検査が有用であり，肝萎縮，肝内エコーパターンの不均一化，門脈拡張，肝静脈狭小化や胆囊の性状，腹水の有無，肝血流を評価し，繰り返し施行することでその経過観察を行う．腹部CTは客観性に優れ，広範壊死範囲の評価，volumetryにて肝容積の評価を行う．

2003年日本消化器病学会総会にて提唱された劇症肝炎の診断基準を表11-2に示す．これに基づき成因を特定する．

【鑑別診断】

アルコール，薬物中毒，妊娠性脂肪肝，循環不全，悪性腫瘍の肝浸潤，代謝性疾患などの鑑別を要する．

【入院・専門医移送の判断基準】

劇症肝炎の診療においてはまず，生体部分肝移植の可能性を念頭に置きながら治療することが必要である．早期に予後予測を行い(表11-3)，事前の家族への経過・予後説明，移植が可能ならばドナーの検索も行い，移植施設への連絡を早急に行う．移植の可能性がある場合，移植施設へできるだけ早く搬送する．

治療方針

劇症肝炎に対する治療の基本は肝壊死から肝再生が始まるまでの間，患者の生命を維持し，肝壊死を阻止し，肝再生に至適な環境を保つことである．多臓器不全であるため原則的に集中治療室で管理する．

治療法

治療法としては，原疾患に対する内科的治療(中心静脈栄養管理，抗ウイルス療法，免疫抑制療法，抗凝固療法など)，人工肝補助療法(血漿交換，血液濾過透析)，合併症対策，肝移植が主たるものである．

❶人工肝補助療法

a) 持続的血液濾過透析(continuous hemodiafiltration：CHDF)：特にhigh flow CHDFは意識の改善や肺水腫，脳浮腫の合併予防に有用である．

b) 血漿交換(plasma exchange：PE)：新鮮凍結血漿40〜60単位を用いる．high flow CHDFの登場で施行回数は大幅に減少している．

❷凝固因子の補充：PE非施行日に，PT・出血傾向に応じて補充．

> **処方例**
>
> 新鮮凍結血漿の輸血　1日　4～10単位

❸**免疫抑制療法**：肝細胞破壊の早期終息目的，自己免疫性に対してステロイドパルスからの漸減療法が行われる．シクロスポリンが使用されることもある（保険適用外）．

> **処方例**
>
> ソル・メドロール注　1,000 mg　1日1回　5%ブドウ糖液 250 mL に溶解して2時間で点滴静注　3日間　以後漸減

❹**抗ウイルス療法**：主にHBV関連劇症肝炎に対して使用される（保険適用外）．

> **処方例**
>
> 1) ゼフィックス錠(100 mg)またはバラクルード錠(0.5 mg)　1錠　分1（増量する場合もある）
> 2) フエロン注　1回 300万単位　1日1回　5%ブドウ糖液 100 mL に溶解して点滴静注

❺**抗凝固療法**

> **処方例**
>
> 1) エフオーワイ注　1日 1,000～3,000 mg　持続静注
> 2) アンスロビンP注　1回 30単位/kg 静注

❻**プロスタグランジン E_1 療法**：肝庇護目的で行われることがある（保険適用外）．

> **処方例**
>
> プロスタンディン注　1日 200～500 μg 持続静注

また，従来のグルカゴン-インスリン療法が肝再生促進目的で施行されるが少なくなってきている．

❼**合併症に対する対策**

a) **肝性脳症・脳浮腫の治療**：CHDFに並行して，以下が行われる．

> **処方例**
>
> 1) ラクツロース・シロップ　30～90 mL　分3　経口または経管投与
> 2) ラクツロース・シロップ　1回 100 mL を同量の微温湯に混じて注腸（保険適用外）
> 3) 硫酸ポリミキシンB錠　300万単位　分3　経口または経管投与（保険適用外）
> 4) 20%マンニットール注　1回 300 mL　1日 2～3回　30分で点滴静注，またはグリセオール注　1回 200 mL　1日 2～3回　1時間以上かけて点滴静注

b) **感染症対策**：起因菌を同定しつつ抗真菌薬を含めた抗菌薬を投与する．消化管内殺菌として，以下が行われる．

> **処方例**
>
> ファンギゾンシロップ(100 mg/mL)　1回 100 mg　1日4回

c) **消化管出血対策**：予防的に H_2 受容体拮抗薬の静脈内投与を開始し，出血を認めたらプロトンポンプ阻害薬に変更する．

❽**肝移植**：表11-3を参照．

【予後】

2006年の劇症肝炎全国集計では，内科的治療のみの救命率は33%（急性型50%，亜急性型13%）であった．成因別では，HBVキャリア例(0%)，自己免疫性例(25%)，成因不明例(31%)で救命率が低かった．一方，肝移植は全体の約1/4で実

施され，10年生存率は約70%である．

【患者・家族への説明のポイント】

劇症肝炎は特定疾患であり，公費給付の申請について説明する．また，きわめて予後不良の疾患であるため集学的治療にも限界があり，並行して肝移植について説明し可能であれば準備することが必要である．

遅発性肝不全
late onset hepatic failure（LOHF）

森脇久隆　岐阜大学大学院教授・第1内科

【概念】

急性肝炎症状の発現から6か月（24週）以内に肝不全をきたす一群の疾患を急性肝不全と呼び，劇症肝炎，亜急性肝炎が代表である（前項「劇症肝炎」参照）．遅発性肝不全とは，急性肝不全のうち，①先行する慢性肝疾患が存在せず（HBVキャリアは含めてよい），②肝炎症状の出現から8～24週の間に，③II度以上の肝性昏睡をきたしたものをいう．

【疾患分類】

成因別に分類され，厚生労働科学研究費補助金（難治性疾患克服研究事業）「難治性の肝・胆道疾患に関する調査研究」班の集計（2008年）では，自己免疫性（約40%），B型肝炎ウイルス（約40%），薬剤性（約20%）と報告されている．

【頻度】

上記の全国調査によって2008年に70例の劇症肝炎類縁疾患が集計された．LOHFはそのうち7%の頻度であった．

【症状・病態】

病態は，遷延する炎症による肝細胞の壊死・脱落と肝再生不全であり，その結果，肝萎縮，肝不全をきたす．実際，肝萎縮は理学所見上，肝濁音界消失として約50%の症例に，画像診断では約90%の症例に検出できる．肝不全症状として肝性昏睡，黄疸が100%（羽ばたき振戦は80%，昏睡がIII度以上に進行すると検出できなくなる），腹水70%，そのほか浮腫，頻脈，呼吸促迫，発熱，肝性口臭などを認める．

【問診で尋ねるべきこと】

肝炎の初発症状発現時期を尋ねる．「遅発性（late onset）」との診断をつけるうえで必須である．また，肝炎ウイルス感染の機会についても聴取する．ただし意識障害のため本人からの聴取は困難な場合が多く，家族や前医からの情報に頼らざるを得ない．

【必要な検査と所見の読み方】

血液検査ではプロトロンビン時間40%以下が必須．その他，肝不全の所見としてアルブミン低下，ビリルビン上昇，アンモニア上昇が出現する．画像診断（腹部CT，MRI，超音波）では前述のとおり肝萎縮がおよそ9割の症例に出現し，頭部CT，MRIで脳浮腫を認めることもある．

【診断のポイント】

「概念」に示した①〜③を満たせば診断は比較的容易である．

【鑑別診断】

黄疸と意識障害を同時にきたす疾患を鑑別する．他の急性肝不全（特に亜急性肝炎）や非代償性肝硬変が対象となる．

【入院・専門医移送の判断基準】

LOHFと診断でき次第，直ちに専門医に移送する．また，LOHFが疑われる場合にも専門医に連絡し，移送のタイミングを含め，その指示に従う．

治療方針

肝移植が第1選択で，診断後速やかに生体部分肝移植のコーディネートあるいは脳死肝移植の登録を開始する．移植待機中の治療は劇症肝炎に準じ，実際の治療法は前項「劇症肝炎」を参照されたい．なお肝炎

ウイルス感染の持続が明らかな場合に，可能であれば抗ウイルス療法を行う．

【合併症・続発症】

合併症としてはDIC，感染が約半数の症例にみられ，そのほか腎不全，消化管出血，脳浮腫がある．いずれも予後不良因子である．

【予後】

移植以外の集学的治療による救命率は30%．移植は100%である．ただし移植は患者死亡を予測したうえで適応されているので，これを考慮に入れると全体の救命率は20%とみなされる．

【患者説明のポイント】

患者・家族に，予後不良の疾患で移植適応であることを最初に説明する．

【医療スタッフへの指示】

予後不良の疾患で，移植適応であることを最初に伝達する．また合併症が予後を不良とするので，その徴候に注意を促す．特に感染予防が重要である．

慢性肝炎の組織分類（新犬山分類）

histological classification of chronic hepatitis (new Inuyama classification)

酒井明人　金沢大学准教授・消化器内科
金子周一　金沢大学教授・消化器内科

【概念】

慢性肝炎における肝生検の組織学的診断法については，わが国では1960年代後半に旧犬山分類が作成され，臨床・研究面にわたって使用されてきた．従来わが国では慢性肝炎はウイルス性肝炎によるものを想定して扱っており，1989年にC型肝炎ウイルス（HCV）が発見されるまでは，旧犬山分類は非B型ウイルス性慢性肝炎の診断にも寄与してきた．

HCVの発見以降，慢性肝炎の原因はその大部分はB型ないしC型慢性肝炎とわかり，肝組織診断の目的も変わってきた．まず，C型慢性肝炎に対するインターフェロン療法の普及とこれに伴う肝生検数の増加に伴い，多数の症例の肝組織の解析により慢性肝炎の背景が明らかになってきた．キャリアから慢性肝炎，肝硬変，肝癌へと続く自然経過が明らかになることにより，線維化の程度すなわち病期の判定が重要になってきた．また，C型慢性肝炎に対するインターフェロン療法に対しても治療の適応，有効性の評価が求められた．従来の分類では基本的に壊死・炎症の程度で診断基準が規定されており，より長期的な病変の反映である線維化の程度が十分に反映されていなかった．

炎症と線維化各々の程度が客観的に数値化された基準の必要性が重要になり，1994年にHepatology誌に新しいヨーロッパ分類として発表されたものと国際的な整合性も加味して，1995年に新犬山分類として慢性肝炎の組織診断基準として発表されている．新しい基準において線維化の程度の評価（staging）は長い経過をたどるウイルス性慢性肝炎の長期的視点にたった治療・観察方針を立てるのに有用であり，炎症の程度の評価（grading）は短期的治療方針を立てるとき，あるいは治療の効果判定に有用である．

【新犬山分類】

新しい診断基準は1994年に線維化と肝細胞壊死・炎症の活動性に分けて診断する新しい診断基準の原案が作成され，1995年の第19回犬山シンポジウムで新犬山分類が発表された（表11-4）．

❶線維化のstaging：線維化の程度を以下の5段階に分類した．線維化なし（F0），門脈域の線維性拡大（F1），線維性架橋形成（bridging fibrosis, F2），小葉のひずみ

を伴う bridging fibrosis（F3），肝硬変（F4）である．臨床病期との関連では F0～1 は無症候性キャリアないしは初期慢性肝炎，F2 は中期慢性肝炎，F3 は進展期慢性肝炎，F4 は肝硬変とされる．

❷**活動性の grading**：壊死・炎症の程度は活動性の程度で評価している．活動性の評価は piecemeal necrosis，小葉内，門脈域の細胞浸潤と肝細胞の変性ならびに壊死（spotty necrosis, bridging necrosis）で行う．活動性なし（A0），軽度活動性（A1），中等度活動性（A2），高度活動性（A3）の4段階に分類されている．

例えば線維性架橋形成が散見され，軽度の壊死・炎症反応がみられる慢性肝炎はF2A1 と表現され，小葉のひずみを伴う線維性架橋形成を認めるが壊死・炎症に乏しい場合（インターフェロン療法で著効となった場合など）は F3A0 と表現される．

【Staging よりみた慢性肝炎の自然経過】

C 型慢性肝炎では新犬山分類での線維化 stage の進行速度としては 0.1～0.125 単位/年であり，1 stage 進行するのに 8～10 年と一般的に考えられている．ALT 値が正常を維持している症例では 0.04～0.05 単位/年と進行が遅い，あるいは高齢になるほど線維化の進行が速くなるという報告もある．肝生検を行い stage 診断を行ったうえで，症例ごとに年齢，活動性を総合的に考慮して 5 年後 10 年後を予想し，治療方針を決定すべきである．さらに肝癌の発生に関しては種々の報告があるが，おおむね C 型肝炎では F1 より年率 0.5%，F2 より年率 1.5%，F3 より年率 5%，F4 より年率 8%，B 型肝炎では F1 より年率 0.1%，F2 より年率 0.8%，F3 より年率 2.8%，F4 より年率 4% とされている．stage 診断に応じて経過観察中の画像診断，腫瘍マー

表 11-4　慢性肝炎の新犬山分類（1995 年）

診断基準
慢性肝炎とは臨床的には 6 か月以上の肝機能検査値の異常とウイルス感染が持続している病態をいう．組織学的には門脈域にリンパ球を主体とした細胞浸潤と線維化を認め，肝実質内には種々の程度の肝細胞の変性・壊死所見を認める．そして，その組織所見は線維化と壊死・炎症所見を反映させ，各々線維化（staging）と活動性（grading）の各段階に分け表記する
〔Staging〕 線維化の程度は門脈域より線維化が進展し小葉が改築され肝硬変へ進展する段階を線維化なし（F0），門脈域の線維性拡大（F1），bridging fibrosis（F2），小葉のひずみを伴う bridging fibrosis（F3）までの 4 段階に区分する．さらに結節形成傾向が全体に認められる場合は肝硬変（F4）と分類する
〔Grading〕 壊死・炎症所見はその程度により活動性なし（A0），軽度活動性（A1），中等度活動性（A2），高度活動性（A3）の 4 段階に区分する．すなわち，活動性の評価は piecemeal necrosis，小葉内の細胞浸潤と肝細胞の変性ならびに壊死所見（spotty necrosis, bridging necrosis など）で行う
〔付記〕 F0：線維化なし　　　　　　　　　　　　　A0：壊死・炎症所見なし F1：門脈域の線維性拡大　　　　　　　　　A1：軽度の壊死・炎症所見 F2：線維性架橋形成　　　　　　　　　　　A2：中等度の壊死・炎症所見 F3：小葉のひずみを伴う線維性架橋形成　　A3：高度の壊死・炎症所見 F4：肝硬変

カーの検索の頻度回数を決定するのに有用である．

【抗ウイルス療法を行ううえでの有用性】

C型慢性肝炎に対するインターフェロン療法は年々進歩しており，その効果に寄与する最大の因子はウイルス量と型であるが，肝組織診断での進行程度も治療効果に影響を及ぼす因子として重要である．一般にF1, 2症例に比較してF3, 4症例では著効率は低下する．インターフェロン療法を行ううえで，ウイルス量，型に加えて年齢，ALT値，以前のインターフェロン治療歴とそのときの反応などを総合的に判断し，その症例の治癒をめざして強力に治療するか，発癌予防をめざしていくか，あるいは対症療法で経過観察していくかを決定するうえでstage診断は有用である．

B型慢性肝炎においてもインターフェロン療法，核酸アナログ内服による加療をするうえで肝組織stageは有用である．特に比較的若年であってもstage進行例は積極的な加療の治療対象であり，またe抗体陽性症例で時にウイルスの増殖，肝炎再燃を見いだす症例は肝生検にて進行している場合も多く，stage進行例はやはり治療対象と考えられる．

【患者説明のポイント】

慢性肝炎の組織診断として新犬山分類が使用されるようになり10年以上が経過している．線維化と活動性をそれぞれ数値化しており，客観性があり，患者説明のうえでも理解しやすいものになっている．慢性肝炎の診療にあたっては，肝硬変への進展，肝細胞癌の予防をめざした治療方針を立てるうえで，肝炎の進展度合いを正確に把握する必要がある．現在の線維化の程度に基づいて以後の肝硬変への進展率，肝細胞癌の発生率を具体的な数字として患者に説明することは，理解を得た治療方針を立てるうえでも重要である．

慢性肝炎の診断（B型）
diagnosis of chronic hepatitis B

田中智大　トロント大学消化器内科・臓器移植医療部
泉　並木　武蔵野赤十字病院副院長・消化器科部長

【B型慢性肝炎の疫学】

わが国のB型肝炎ウイルス（HBV）持続感染者（キャリア）は，約120万～150万人と推測されている．こうした患者の主な感染経路は垂直感染（母子感染）および乳幼児期水平感染である．しかし，「B型肝炎母子感染防止事業」により，母子感染による

表11-5　B型肝炎ウイルスマーカーの臨床的意義

HBs抗原		HBV感染状態
HBs抗体		過去のHBV感染（感染防御抗体）
HBc抗体	低抗体価	過去のHBV感染（多くの場合HBs抗体陽性）
HBc抗体	高抗体価	HBV感染状態（ほとんどの場合，HBs抗原陽性）
IgM・HBc抗体	低抗体価	B型急性肝炎とその数か月後，B型慢性肝炎急性増悪
IgM・HBc抗体	高抗体価	B型急性肝炎
HBe抗原		血中HBV多い（感染性強い，肝炎例では肝炎の持続性）
HBe抗体		多くは血中HBV少ない（感染性弱い），肝炎例少ない
HBV-DNA		血中HBV量を示す（抗ウイルス効果の指標）

〔日本肝臓学会（編）：慢性肝炎の治療ガイド2008, p7, 文光堂, 2008より転載〕

HBVキャリアの発生は激減しており，献血者におけるHBs抗原陽性者の割合は事業開始前の0.26%から0.05%に低下した．

成人期感染では主に血液および体液が感染源となる．スクリーニング検査の進歩によって，輸血を介した感染は著減し，性行為が主な感染経路となっている(55%)．また，5%は針刺し事故などの医療行為に関連した感染で，引き続き注意を喚起する必要がある．残りの40%は感染原因不明である．成人期感染は一過性の急性肝炎で発症し慢性化することは稀であるとされるが，ジェノタイプ(genotype，後述)によっては慢性化しやすいこともある．

【B型慢性肝炎の検査】

❶ **HBV関連検査**(表11-5)：HBV抗原蛋白とそれに対する抗体，HBV-DNAの検査法がある．B型慢性肝炎の患者ではHBs抗原陽性，HBc抗体高力価陽性となる．

HBe抗原陽性は，HBVの増殖能が高く，ウイルス量が多く感染力が強いことを意味する．その抗体であるHBe抗体はHBe抗原の産生低下に伴って出現する．HBe抗原が陰性化することをセロネガティブ，HBe抗原陰性化＋HBe抗体陽性化をセロコンバージョン(seroconversion：SC)と呼ぶ．

HBV-DNA量の測定はHBVの増殖能をよく反映し，SC後のB型慢性肝炎の活動性の評価に用いられる．

❷ **HBVジェノタイプ(遺伝子型)**：HBVのジェノタイプはA~Hの8種類が同定されている．

わが国ではジェノタイプCが圧倒的に多く，85%を占める．ジェノタイプBが12%，Aが1.7%と続く．東北地方や沖縄地方ではジェノタイプBが多いことが知られている．

ジェノタイプにより慢性肝炎の病態も異なる．わが国で最も多いジェノタイプCはSCが起こりにくく，肝硬変や肝細胞癌

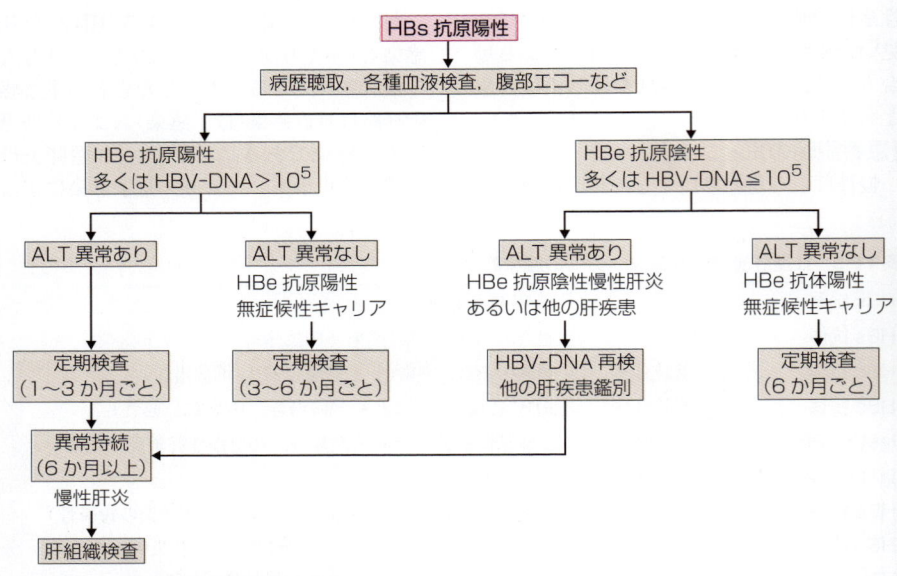

図11-5　B型慢性肝炎の診療チャート
〔日本肝臓学会(編)：慢性肝炎の治療ガイド2008，p8，文光堂，2008より改変〕

に進展しやすい．一方，ジェノタイプBは若年でSCを起こすことも多く，予後良好とされる．

近年，わが国ではジェノタイプAのHBVによる急性肝炎が増加している（急性肝炎の10～15％）．一般にB型急性肝炎の慢性化率は1％程度であるが，ことジェノタイプAに限ってはおよそ10％と高く，成人感染からの慢性化の増加が懸念される．

❸ HBV遺伝子変異検査

1）プレコア（pre-C）遺伝子変異：翻訳の過程でHBe抗原蛋白の分泌を停止し，SCが生じやすくなる．

2）コアプロモーター（CP）遺伝子変異：転写の過程でウイルス増殖を抑制する．CPの変異は慢性肝炎の進行に関連する．

なお，上記の遺伝子変異が一方または双方に存在すると，急性肝炎の場合には，重症化・劇症化しやすいことが知られている．

【診断・経過観察】

HBs抗原陽性が判明した場合，以下の事項を確認し，HBVキャリア自然経過のどの段階にあるのかを診断する（診断時検査）．

- ・詳細な病歴聴取（特に家族歴，飲酒歴）．
- ・血液データによる一般肝機能検査，PT時間．
- ・HBV-DNA量（可能ならば，高感度PCR法）．
- ・HBs抗原，HBe抗原，HBe抗体の定量．
- ・腹部超音波，腫瘍マーカー（AFP/PIVKA-Ⅱ）．

診断後は，日本肝臓学会による診療チャート（図11-5）などを参考に，定期的な経過観察を必要とする．また，事情が許せば積極的に肝生検を行う．

慢性肝炎の診断（C型）
diagnosis of chronic hepatitis C

安井　豊　武蔵野赤十字病院消化器科
泉　並木　武蔵野赤十字病院副院長・消化器科部長

HCV持続感染者（キャリア）は国内に170万人，世界で1億7千万人いると推計されている．現在，血液製剤のHCVスクリーニングによってHCVの新規感染者数は激減しているが，わが国においては全国の市町村が実施している健康診査に2002年4月1日よりHCV抗体の測定が追加され，新たな感染者の発見が増えている．

【診断】

ウイルス性肝炎のスクリーニングには血清ALTとウイルスマーカー（HBs抗原，HCV抗体）を用いる．HCV抗体陽性はHCV持続感染状態または感染の既往を意味し，高力価陽性（cut off index 50以上）の場合はほぼ100％ウイルス血症を伴っている．反対にcut off index 5.0未満の低力価陽性の場合にはウイルス血症を認めないことが多く，中・低抗体価（cut off index 50未満）の場合にはHCV-RNA検査（これまでは定性法であったが，現在はリアルタイムPCR法が一般に用いられている）によるウイルス血症の有無の確認によりHCV持続感染状態かどうかの確定診断を行う．

【治療方針決定に必要な検査】

慢性C型肝炎の治療方針決定に必要な項目は，ウイルス遺伝子型とHCVウイルス量である．現在わが国で保険適用がある遺伝子型検査はセログループ測定法（serotype）であり，1型と2型に分類される．さらに1型はジェノタイプ1a/1b，2型はジェノタイプ2a/2bのサブタイプに対応する．わが国には1a，2a，2bが存在し，1aが70％，2aが20％，2bが10％を占める．ジェノタイプはインターフェロンの感受性

慢性肝炎の治療(B 型)

treatment of chronic hepatitis B

岡上 武　大阪府済生会吹田病院院長

に大きくかかわるため,抗ウイルス療法の対象となる患者では重要な検査である(保険適用は認められていない).また,HCV-NS5A 遺伝子の ISDR(interferon sensitivity determining region:インターフェロン感受性決定領域)の変異によりインターフェロンの感受性が予測され,ISDR 野生型ではインターフェロン抵抗性であり,ISDR 変異型ではインターフェロン感受性である.

HCV ウイルス量の測定には 2007 年 12 月から保険収載されたリアルタイム PCR 法(TaqMan PCR 法)が一般に用いられている.

【慢性肝炎の評価】

慢性肝炎による肝線維化・活動性の評価法は肝生検が gold standard である.線維化を評価するより簡便なマーカーは血小板数である.すなわち,血小板数 20万/μL 以上であれば肝線維化はほとんどなく,17万・15万・13万/μL と減少するにつれ線維化のステージは F1・F2・F3 と進行していることが推測される.血小板数が 10万/μL 以下に低下している場合は,肝硬変が疑われる.

一方,肝炎の活動性の評価には,血清トランスアミナーゼ値が用いられる.値が高いほど,肝線維化の進行速度が速くなる.このほか,血清アルブミン値やプロトロンビン時間が肝病変の進展度を評価する目的に使用される.

【肝癌のスクリーニング】

C 型肝炎感染状態では線維化の進展度に比例して肝癌の発生頻度が高くなるが,線維化の進んでいない症例の中にも肝癌を発生する例もある.このため,すべての慢性 C 型肝炎患者に対して腫瘍マーカーおよび画像診断による定期的な肝癌スクリーニングを行う必要がある.

治療方針

B 型肝炎ウイルス(HBV)を排除する薬剤はない.HBV 感染ではウイルス量が一定以下になると免疫反応がほとんど起きず肝障害(炎症)をきたさなくなるため,持続的にウイルス量を一定以下に抑制することが治療目標で,HBe 抗原陽性者では HBV-DNA $< 10^5$ copies/mL (real time PCR で 5 log IU/mL 未満),HBe 抗原陰性者では HBV-DNA $< 10^4$ copies/mL (real time PCR で 4 log IU/mL 未満)に保持することが治療目標である.

わが国の HBV キャリアのほとんどが母子感染をはじめとする 3 歳未満までの垂直感染であり,85%前後は 25 歳ごろまでに肝炎を発症し,HBe 抗原は陰性化して HBe 抗体が出現し(seroconversion:SC),ウイルスの増殖が極端に低下し,ALT は基準値あるいは基準値近くの無症候性キャリアとなり臨床的治癒となる.このころまでに SC しない例でも,強い炎症が持続する例では 30〜35 歳ごろまでに男性で年率 5%前後,女性で 7%前後の確率で自然に SC する.ただ,この年齢になっても SC しない例や HBe 抗原陰性化,あるいは SC してもウイルスが増殖する例(変異ウイルス増殖による HBV-DNA 高値)では肝硬変への進展や肝発癌の危険性が高く積極的治療の対象となる.

B 型肝炎では治療適応を決めることがきわめて重要で,その基本的な考えを表 11-6 に示し,核酸アナログの適応を表 11-7 にまとめた.

表11-6 B型肝炎治療の基本方針

- 原則：母子感染などでキャリア化したHBVキャリアの多くは25歳までに自然経過中に肝炎を起こし，HBe抗原が消失しHBe抗体が出現し(seroconversion：SC)，ウイルス増殖が低下し，肝炎は鎮静化する．治療法の選択には，患者の年齢，ウイルス量，炎症の程度(grade)，線維化の程度(stage)を評価し，自然経過でSCする可能性が低く，かつ進行性の確率が高い症例を積極的な治療対象とする
- 自然経過でSCしやすい例：若年者で(30歳以下)，血清ALT高値(150 IU/L以上)，肝組織所見がF2A2以上，HBV-DNA量があまり高値でない(7 log IU/mL未満)例．女性のSC率は男性より高率
- 自然経過でSCし難く，進行性の確率の高い例：30～35歳以上，肝組織所見がF2A2以上の例(HBe抗原，HBe抗体に無関係)．HBV-DNA高値例(7 log IU/mL以上)は自然経過でSCしにくく，治療抵抗性

注：1. B型ではウイルスを完全に排除できる治療法はない．
2. 現在検討中の治療法や長期治療成績のない薬剤もあり，治療法の選択に関しては現時点では完全な統一見解はなく，特に核酸アナログ使用例では治療中止基準が明確ではない．
3. IFN長期投与で肝炎の鎮静化やSC例があるが，IFN投与中や投与後に肝機能が悪化することがあり，肝予備能の悪い例(肝硬変例など)への使用には慎重でなければならない．

表11-7 B型肝炎への核酸アナログ(エンテカビル，ラミブジン)の適応

- 絶対適応
  重症化，劇症化が予想される慢性肝炎
  短期間に肝硬変への進展が予想される慢性肝炎(F3A3)
  ウイルスの増殖を伴う肝硬変
  化学療法を行うHBVキャリア
- 適応
  30～35歳以上の活動性慢性肝炎(F2A2以上が好ましい)
  IFN適応外の活動性慢性肝炎
- 禁忌
  無症候性キャリア
  高ウイルス量で若年の軽度慢性肝炎(F1A1)

治療法

保険適用の抗ウイルス薬であるインターフェロン(IFN)と核酸アナログの特徴を表11-8に示した．第1選択は変異株出現率がきわめて低いエンテカビル(ETV)である．ラミブジン(LAM)抵抗株にはアデホビル(ADV)，ETVが有効であるが，LAM抵抗株にETVを単独投与すると数年以内に抵抗株が出現する率が高く，LAM抵抗例にはLAM，ADVを併用する．ADVは単独投与も可能であるがLAM抵抗株には併用する．

治療に際してはHBe抗原陽性の有無，HBV-DNA量の多寡，炎症の程度，年齢を重視するが，2008年度に厚生労働省研究班(班長：虎の門病院熊田博光)が出した治療ガイドラインを表11-9, 10に示す．

HBV-DNA量の多い例にはETVが第1選択薬であるが，ALT高値の比較的若い患者では，自然経過でのSCの可能性や核酸アナログ長期使用による抵抗株出現の可能性を考慮し，IFN治療に重きが置かれている．ただ，わが国に多い遺伝子型C母子感染例でウイルス量が多い例にはIFNは効きにくく，ETVとIFNの連続療法も選択の1つと思われる．なお，2008年4月からIFNα(スミフェロン)の自己注射も認められ，都道府県によっては1年間投与を認めている．通常IFNは1回3～6MU，週3回注射する．現在，LAM投与中の患者にはLAM抵抗株出現を食い止めるために表11-11のような指針を出している．なお，2008年度からHBV-DNA量はより高感度なreal time PCR法(測定

表 11-8　HBV に対する抗ウイルス薬の特徴

	長所	短所
IFN	・免疫賦活作用をもつ ・投与中止が容易である ・有効例では治療中止後も効果が持続する ・耐性ウイルスはない	・非経口投与である ・発熱などの副作用が必発である ・genotype により有効性が違う
核酸アナログ	・経口投与である ・副作用がほとんどない ・強力なウイルス増殖抑制 ・genotype による有効性の差はない	・投与中止が困難なことがある ・治療中止後の再燃が高頻度である ・耐性ウイルスが出現する ・投与中断や耐性の出現により,時に致死的な増悪をきたす
ラミブジン(LAM)	・アデホビルとの併用では耐性の報告なし	・耐性出現率 20%/年
アデホビル(ADV)	・ラミブジン耐性ウイルスに有効 ・ラミブジンとの併用では耐性の報告なし	・耐性出現率 3%/2 年 ・時に腎障害
エンテカビル(ETV)	・耐性出現率 < 1%/2 年	・ラミブジン耐性ウイルスに使用した場合, 10%/2 年に耐性出現する

表 11-9　35 歳未満 B 型慢性肝炎の治療ガイドライン

HBe 抗原	HBV-DNA 量	
	≧ 7 log copies/mL	< 7 log copies/mL
e 抗原陽性	1. IFN 長期投与(24〜48 週) 2. エンテカビル	1. IFN 長期投与(24〜48 週) 2. エンテカビル
e 抗原陰性	1. sequential 療法 　(エンテカビル + IFN 連続療法) 2. エンテカビル	1. 経過観察 2. IFN 長期投与(24 週)
血小板 15 万/μL 未満または F2 以上の進行例には最初からエンテカビル		

治療対象は，ALT ≧ 31 IU/L で：
　HBe 抗原陽性例は，HBV-DNA 量 5 log copies/mL 以上
　HBe 抗原陰性例は，4 log copies/mL 以上
　肝硬変症例では，3 log copies/mL 以上

〔厚生労働省研究班(班長：熊田博光)：肝炎等克服緊急対策事業(肝炎分野)，肝硬変を含めたウイルス性肝疾患の治療の標準化に関する研究，平成 20 年度総括・分担研究報告書より転載〕

限界 1.8 log IU/mL)での測定が保険認可され，2009 年度中にすべて real time PCR 法に変更されている．

【治療中止基準】
　IFN 治療の保険適用は 6 か月以内となっており(一部の都道府県では 1 年投与が可)，その範囲内で治療を終了する．

　核酸アナログによる治療では，HBe 抗原陽性例では SC 後高感度定量法で HBV-DNA 定量感度以下(real time PCR 法では 1.8 log IU/mL 未満)が 6〜12 か月以上持続すればいったん治療を中止してもよい．

表 11-10　35 歳以上 B 型慢性肝炎の治療ガイドライン

HBe 抗原	HBV-DNA 量	
	≧ 7 log copies/mL	< 7 log copies/mL
e 抗原陽性	1. エンテカビル 2. sequential 療法 　（エンテカビル＋IFN 連続療法）	1. エンテカビル 2. IFN 長期投与（24～48 週）
e 抗原陰性	エンテカビル	1. エンテカビル 2. IFN 長期投与（24～48 週）

治療対象は，ALT ≧ 31 IU/L で：
　HBe 抗原陽性例は，HBV-DNA 量 5 log copies/mL 以上
　HBe 抗原陰性例は，4 log copies/mL 以上
　肝硬変症例では，3 log copies/mL 以上
〔厚生労働省研究班（班長：熊田博光）：肝炎等克服緊急対策事業（肝炎分野），肝硬変を含めたウイルス性肝疾患の治療の標準化に関する研究，平成 20 年度総括・分担研究報告書より転載〕

表 11-11　ラミブジン投与中 B 型慢性肝炎患者に対する核酸アナログ製剤治療ガイドライン

HBV-DNA 量		ラミブジン投与期間	
		3 年未満	3 年以上
< 1.8 log copies/mL 持続		エンテカビル 0.5 mg/日に切り替え可	ラミブジン 100 mg/日を継続
≧ 1.8 log copies/mL	VAT*1 なし	エンテカビル*2 0.5 mg/日に切り替え可	
	VAT*1 あり	アデホビル 10 mg/日併用	アデホビル 10 mg/日併用

*1 VAT：viral breakthrough.
*2 ラミブジン変異のないことを確認後投与.
〔厚生労働省研究班（班長：熊田博光）：肝炎等克服緊急対策事業（肝炎分野），肝硬変を含めたウイルス性肝疾患の治療の標準化に関する研究，平成 20 年度総括・分担研究報告書より転載〕

ただし，中止後再燃する例もある．
　HBe 抗原陰性例では世界的にも治療中止基準がきちんと決められていないが，筆者は HBV-DNA 量が高感度定量法で定量感度以下が 1 年持続すれば中止している．
　なお，肝硬変例は上記の条件以上に長期投与するのを原則としている．

【経過観察・生活指導】
　B 型慢性肝炎は C 型肝炎と異なり，自然経過で HBe 抗原陽性例ではウイルス量（HBV-DNA 量）が急激に増加し，その 2～3 週間後に血清 ALT 値が急に高くなり，またウイルス量が低下し，肝炎が沈静化することがあり，安定した経過を示さないことをしばしば経験する．また肝機能が安定し，あまり線維化の進行していない例から肝癌が発生することもあり，画像検査を含めて定期的な観察が必要である．血清 ALT 値が 100 IU/L 以上あっても，黄疸がなく，血小板数が正常範囲内で，プロトロンビン時間の延長がない例では，運動や食事に制限はないが，1 日エタノール換算で 20 g（日本酒換算で約 1 合）以上の飲酒は避けるべきである．

慢性肝炎の治療（C型）
treatment of chronic hepatitis C

坂本 穰　山梨大学准教授・肝疾患センター長
榎本信幸　山梨大学教授・内科学講座第1（消化器内科）

【概念】

C型肝炎ウイルス（HCV）は，感染すると自然に排除される可能性は低く，その多くが持続感染する．宿主の免疫応答は，多くの場合不完全でHCVは排除されることなく，壊死炎症反応が持続する．この結果が慢性肝炎であり，壊死炎症の継続の結果，線維化は進展し肝硬変へと移行する．特に，肝線維化の程度と肝発癌率は密接に関連しており，肝線維化の進展に伴い発癌率が急速に増加することから，慢性肝炎の段階での診断と適切な治療がきわめて重要である．

治療方針

治療の第1の目標はHCVの排除である．現在，HCVを排除することができるのはインターフェロン（IFN）を用いる抗ウイルス療法のみである．かつてのIFN単独療法では全体の1/3の患者でウイルス排除が可能であるにすぎなかったが，リバビリン（RBV）を併用することで格段に治療効果が高まっている．また，IFNにポリエチレングリコール（Peg）を結合させたPeg-IFNは週1回の投与で持続的な効果を発揮し，治療効果・認容性に優れ副作用も軽減されている．Peg-IFN + RBV併用療法はきわめて強力であるが，その一方で副作用が多く，なかには重篤なものも起こりうることから慎重な適応判断が望まれる．一方，ウイルス排除が困難な場合やIFNが無効の場合は，肝炎を沈静化し肝発癌抑制を目指した治療を行うことが必要である．

治療法

❶インターフェロン療法

a）初回治療：IFNをウイルス排除の目的で用いる場合には，予測される治療成績・副作用を考慮し，最も治療効果が得られる治療法を第1選択とし，年齢・性別・肝線維化の程度・合併症などの感染者（宿主）の条件を加味して決定する．治療成績を規定するウイルス側の因子としては，HCVのgenotype，ウイルス量が知られており，genotype 1b（セログループ1）では，さらにHCVの遺伝子変異（ISDR，コア領域70番，91番のアミノ酸置換）などが知られている．すなわちセログループ2型は1型よりIFN感受性が高く，ウイルス量は少ないと治療効果が高い．また，ISDR（インターフェロン感受性領域）内のアミノ酸変異数は多いほどIFN感受性が高く，コア領域70番・91番のアミノ酸置換があるとIFN感受性が劣る．

このような背景のもと，厚生労働省の研究班により，初回治療のガイドライン（表11-12）が示されている．ウイルス量は，現在一般的に用いられているreal time PCR法で5.0 log IU/mL以上は高ウイルス量とされ，genotype 1かつ高ウイルス量症例は最も難治であり，最も強力なPeg-IFNα-2b + RBVないしはPeg-IFNα-2b + RBV併用の48週間投与が推奨されるが，この治療法のウイルス排除率は40～50%程度にすぎない．一方，genotype 2では，この治療法を24週間行えば80～90%の高い治療効果が得られるほか，低ウイルス量症例では，RBV併用療法とIFN単独療法ではいずれも80～90%の高いSVR率で，差を認めないため，初回治療ではIFN単独療法が推奨される．また，治療効果を高めるために，治療開始12週後にHCV-RNA量が治療開始前の1/100

表 11-12　C 型慢性肝炎に対する初回治療ガイドライン

	genotype 1	genotype 2
高ウイルス量 1 Meq/mL 5.0 log IU/mL 300 fmol/L 以上	Peg-IFNα-2b + リバビリン （48〜72 週間） Peg-IFNα-2a + リバビリン （48〜72 週間）	Peg-IFNα-2b + リバビリン（24 週間）
低ウイルス量 1 Meq/mL 5.0 log IU/mL 300 fmol/L 未満	IFN（24 週間） Peg-IFNα-2a（24〜48 週間）	IFN（8〜24 週間） Peg-IFNα-2a（24〜48 週間）

C 型慢性肝炎の治療（ガイドラインの補足）
1. genotype1，高ウイルス症例への Peg-IFN + リバビリン併用療法の投与期間延長（72 週間投与）の基準：投与開始 12 週後に HCV-RNA 量が前値の 1/100 以下に低下するが HCV-RNA が陽性（real time PCR 法）で，36 週までに陰性化した症例では，プラス 24 週（トータル 72 週間）の投与期間を延長する．
2. genotype1，高ウイルス症例への Peg-IFN + リバビリン併用療法で，投与開始 36 週後に HCV-RNA が陽性（real time PCR 法）でも ALT 値が正常化例は，48 週まで継続治療を行い，治療終了後の長期 ALT 値正常化維持を目指す．
3. Peg-IFN + リバビリン非適応例・無反応例に対する IFN 単独長期療法は，最初の 2 週間は通常量の連日または週 3 回間欠投与とし，最大 8 週間で HCV-RNA が陰性化しない症例は通常量の半分量を長期投与する．

〔平成 20 年度厚生労働科学研究費肝炎等克服緊急対策研究事業（肝炎分野）「肝硬変を含めたウイルス性肝疾患の治療の標準化に関する研究」より転載〕

以下に低下するが HCV-RNA が陽性（real time PCR 法）で，36 週までに陰性化した例では 72 週間投与が可能である．

処方例

〔体重 60 kg の場合〕
Peg-IFNα-2b（ペグイントロン皮下注）
80 μg　週 1 回　皮下注
リバビリン（レベトールカプセル 200 mg）　3C（カプセル）　分 2　朝 1C・夕 2C　連日

ペグイントロンは通常 1.5 μg/kg を週 1 回皮下投与する．投与量の目安は体重 35〜45 kg では 60 μg，46〜60 kg で 80 μg，61〜75 kg で 100 μg，76〜90 kg で 120 μg，91〜120 kg では 150 μg である．レベトールは 60 kg 以下では 3C（朝 1C・夕 2C），61 kg を超え 80 kg 以下では 4C（朝 2C・夕 2C），80 kg を超えるものでは 5C（朝 2C・夕 3C）である．

処方例

Peg-IFNα-2a（ペガシス皮下注）
180 μg　週 1 回　皮下注

b）再治療：初回 IFN 無効例の再治療にあたっては，初回治療の無効の要因を検討することが重要である．すなわち，初回治療時に HCV がいったん陰性化し再燃した例や，治療期間や薬剤投与量が不十分であった症例では再治療によりウイルス排除が可能であり，最も強力な Peg-IFN + RBV 治療を行うことが基本である．RBV 併用療法を施行する場合には治療効果に寄与する因子（年齢，性別，肝疾患進行度，

表 11-13　C 型慢性肝炎に対する再治療ガイドライン

> C 型慢性肝炎に対するインターフェロン(IFN)の再治療は初回治療での無効の要因を検討し,治癒目的の治療か,進展予防(発癌予防)を目指した ALT 値と AFP 値の正常化,あるいは安定化のための治療法を選択すべきである

1. 初回 IFN 無効例への再投与は IFN＋リバビリン併用療法が,治療の基本である
2. リバビリン併用療法の非適応例あるいはリバビリン併用療法で無反応例では,IFN の長期投与が望ましい.なお,IFNα製剤(Peg 製剤を除く)は,在宅自己注射が可能
3. IFN 非適応例および IFN で ALT 値,AFP 値の改善が得られない症例は肝庇護剤(SNMC,UDCA),瀉血療法を単独あるいは組み合わせて治療する
4. 進展予防(発癌予防)を目指した治療の ALT 目標値は Stage 1(F1)では,持続的に基準値の 1.5 倍以下にコントロールする.Stage 2〜3(F2〜F3)では,極力正常値 ALT≦30 IU/L にコントロールする.
5. リバビリン併用療法を行う場合には治療効果に寄与する因子である,年齢,性別,肝疾患進行度,HCV ウイルスの遺伝子変異(コア領域 70,91 の置換,ISDR 変異),real time PCR 法によるウイルス量などを参考にし,治療法を選択することが望ましい.

〔平成 20 年度厚生労働科学研究費肝炎等克服緊急対策研究事業(肝炎分野)「肝硬変を含めたウイルス性肝疾患の治療の標準化に関する研究」より転載〕

ISDR やコア領域の HCV の遺伝子変異)などを考慮し治療法を選択することが必要である(表 11-13).この際,注意を要するのは,Peg-IFNα-2a＋RBV 療法は,Peg-IFNα-2b＋RBV 療法で無効ないしは再燃例には適応がないことである.一方,RBV 併用療法の非推奨例や無反応例では IFN を単独で 2 週間連日ないしは間欠投与し,8 週以内に HCV が陰性化した場合は完全治癒をめざし 2 年間の長期投与を行うが,8 週時点で HCV が陰性化しない場合には肝発癌予防を目的とし,IFN 単独少量長期療法により肝機能(ALT)の正常化をはかることが必要である.注意を要するのは,Peg-IFNα-2a＋RBV 療法は,Peg-IFNα-2b＋RBV 療法で無効ないしは再燃例には適応がないことである.

　c）肝発癌抑止を目的とした IFN 療法：HCV の排除が困難な場合でも,IFN 投与によって,肝機能(ALT)の正常化をはかり,肝発癌抑止効果が期待できる.これは「発癌抑制を目指した血清 ALT 正常 C 型肝炎症例の抗ウイルス治療ガイドライン」(表 11-14)にまとめられているが,これによれば血小板数が肝線維化の程度と相関することから,血小板数 15 万/μL 以下の肝線維化進展例では,たとえ ALT が 30 IU/L 以下であっても,肝発癌抑止のためには抗ウイルス療法を考慮することが明記されている.また,最近は IFNα製剤α-2b 製剤では自己注射も可能となり,治療法の選択肢は広がっている.しかし,IFN は副作用も多いことから慎重な判断が求められる.

> 処方例
>
> IFNα(HLBI)(スミフェロン DS)　600 万単位　週 3 回　筋注または皮下注

❷ **肝庇護療法**：IFN の治療効果が高まったとはいえ,1/3 の患者ではウイルス排除は困難である.また,高齢者・肝線維化進展例や合併症のために IFN 投与が困難な症例も存在し,IFN 治療によっても ALT が正常化しない例も存在する.この場合,一般に用いられるのは,ウルソデオキシコール酸(UDCA)あるいはグルチルリチン製剤による肝庇護療法である.これ

表 11-14 発癌抑制を目指した血清 ALT 正常 C 型肝炎例への抗ウイルス治療ガイドライン

ALT 値	血小板数	
	$\geq 15 \times 10^4/\mu L$	$< 15 \times 10^4/\mu L$
≤ 30 IU/L	2〜4か月ごとに血清 ALT 値フォロー ALT 異常を呈した時点で完治の可能性,発癌リスクを評価し,抗ウイルス療法を考慮	線維化進展例がかなり存在する 可能なら肝生検を施行しF2A2以上の例に抗ウイルス療法を考慮 肝生検非施行例は2〜4か月ごとに血清 ALT 値を測定し,異常を示した時点で抗ウイルス療法を考慮
31〜40 IU/L	65歳以下は抗ウイルス療法の考慮	慢性肝炎治療に準じる*

*遺伝子型,ウイルス量,年齢などを考慮し,通常のC型慢性肝炎治療に準じて,治療法を選択する.
〔平成20年度厚生労働科学研究費肝炎等克服緊急対策研究事業(肝炎分野)「肝硬変を含めたウイルス性肝疾患の治療の標準化に関する研究」より転載〕

らには抗ウイルス効果はみられないものの大きな副作用がなく,一定の効果が認められる.

処方例

強力ネオミノファーゲンシー 40〜60 mL 週2〜3回 静注
かつ/または
ウルソデオキシコール酸(ウルソ錠100 mg) 6錠 分3 毎食後

❸瀉血療法：C型慢性肝炎では肝に過剰な鉄が沈着し,鉄蓄積と肝線維化の程度が相関することや,肝臓の鉄濃度と肝機能成績が相関することから,瀉血により肝の除鉄を行うことの有用性が示されており,特に鉄制限食を併用することが重要と考えられている.IFNが無効な症例には選択肢の1つとして,2006年から保険適用されている.実際には週1回200 gの瀉血をHb 11.0 g/dL未満ないしは血清フェリチン値10 ng/mL未満となるまで,最長16週間繰り返し,その後はHb 10.5〜10.9 g/dL,血清フェリチン値10 ng/mLを維持するよう4週間ごとに200〜400 gの瀉血を1〜3か月間繰り返す.

【合併症・偶発症】
IFNにはさまざまな副作用がみられる.

Peg-IFN の副作用も基本的には IFN と同様に注意深い経過観察が必要である.頻度の高い副作用としては,治療開始早期に出現するものとして発熱・頭痛などのインフルエンザ症状,食思不振・嘔気・味覚障害・心窩部痛・便通異常などの消化器症状,皮疹・掻痒感などの皮膚症状が,治療2〜3か月後に出現するものとして,脱毛や抑うつ症状などがある.また,血球成分の減少も知られ,最大の効果発揮と副作用の軽減のためには,血球検査の結果によって投与量を調整することも必要である.特にRBV併用では溶血性貧血が問題となる.一方,稀には甲状腺機能異常,眼底出血,耐糖能異常,間質性肺炎,脳出血,心筋症などの重篤な副作用も報告されている.特に65歳以上で,高血圧,糖尿病を合併しているものでは脳出血の危険性が高まるとされ注意が必要である.

【患者説明のポイント】
IFN療法にはさまざまな副作用が存在することから,起こりうる副作用と対処法について十分な説明が必要である.特に,普段と異なる症状が出現した場合には主治医に連絡・受診するように説明することが重要である.またRBVには催奇形性が存在することから,投与中と投与終了6か月間は避妊の必要を十分説明しておく必要が

【医療スタッフへの指示】

IFN の投与中にみられる副作用に抑うつ症状がある．多くは医師の診察時に診断できるが，注射の際の表情の変化や言動により医療スタッフが気づくことがある．この際には医師に連絡するよう指導する．

院内感染予防対策
prevention of hospital-acquired hepatitis B and C viral infection

朝比奈靖浩 武蔵野赤十字病院消化器科部長

【概念】

肝炎ウイルスによる院内感染は，①輸血や血液製剤などによる患者への感染のほか，②病室内や血液透析などの医療行為を介して患者間または患者・医療従事者間で発生することがある．これら肝炎ウイルスによる院内感染は集団発生したり，重篤な肝炎を発症することがあるので，医療機関では院内感染に対する特別な対策が必要である．医療従事者は針刺し事故など観血的処置に伴い受傷することが多く対応を要する．

【頻度】

輸血後肝炎の頻度は 0.1% 以下であり，1999 年の核酸増幅検査（NAT）の導入により血液製剤の安全性はさらに高まった．しかし，感染初期のウインドウ期間の献血液による感染は，きわめて低頻度であるものの完璧な阻止は困難である．ウインドウ期間は，HBs 抗原が約 59 日，HBV-NAT が約 34 日，HCV 抗体が約 84 日，HCV-NAT が約 23 日である．

HBV 汚染血液の針事故による肝炎発生の頻度は全体で 6〜30% である．汚染源が HBe 抗原陽性の場合は陰性に比しリスクが高いとされ，肝炎発生率は HBe 抗原陽性血液では 22〜31%，HBe 抗原陰性では 1〜6% で，汚染源のウイルス量（HBV-DNA）が多いほど感染のリスクが高くなる．特に注意すべきは，全体の 2〜3% は重症化・劇症化することがあり，これらは HBe 抗体陽性の汚染源，すなわち HBV precore 変異または core promoter 変異株による感染で発症することが多い．

一方，HCV 汚染血液の針刺し事故による肝炎発生の頻度は約 1.8% であり，HBV に比し低率であるが，発症すると無治療の場合慢性化する頻度が高い．

【予防策】

医療行為の際，手袋などの標準予防策をとることが基本である．血液・体液を大量に浴びる可能性が高い場合は，必要に応じてマスク，ゴーグル，フェイスシールド，ガウンなどを着用する．針刺し事故の予防の 3 原則は，①針のリキャップの禁止，②適切な耐貫通性の廃棄容器の管理，③安全・防御装置のついた器材の導入である．

一方，透析ユニットや手術室などの観血的処置が行われる処置室では，患者間の感染を防止するために，①医療器材や薬剤は共用としない，②ディスポーザブル器材を使用する，③適切な消毒と滅菌を行う，④医療者が媒介しない対策（手洗いほか）など基本的な院内感染防止対策を徹底する．内視鏡の洗浄については，日本消化器内視鏡学会から指針が示されているので，これを参考にして適切に実施する．

【針刺し事故後の手順】

1) 事故直後，可及的速やかに，受傷部を流水と石けんで洗浄する．

2) 直ちに受診する．この際，汚染源が特定できる場合は，その症例の HBs 抗原，HCV 抗体，HIV 抗体，RPR，TPLA（必要があれば HTLV-1 抗体）の有無を検索する．これらが未検査の場合は，患者（あるいは代理人）の了解を得たうえでこれらの

表 11-15 汚染源が HBs 抗原陽性の場合の対応

受傷者の HBs 抗体	ワクチン接種歴	対応	経過観察
陰性 または 10 mIU/mL 未満	なし	・48 時間以内に HBIG 投与 　および ・HB ワクチン投与(直後, 4 週間後, 20 週間後)	毎月, 6 か月後まで HBs 抗体, AST, ALT を測定
	あり(抗体ができなかった)	・48 時間以内に HBIG 投与 ・ウイルス量が多い場合は 1 か月後に HBIG の追加投与を考慮	
	あり(抗体はできたが経過とともに抗体価が低下した)	・米国疾病予防管理センターガイドラインでは処置不要としているが, HB ワクチン 1 回投与を考慮(ブースター効果)	経過観察不要 要定期健診
10 mIU/mL 以上		・感染防御抗体があるため, 薬物投与は不要	経過観察不要 要定期健診
不明 (48 時間以内 に判明しない)	なし	・48 時間以内に HBIG 投与 　および ・HB ワクチン投与(直後, 4 週間後, 20 週間後)	HBs 抗体価判明後 対応を決定
	あり	・48 時間以内に HBIG 投与を考慮 　および ・HB ワクチン 1 回投与を考慮	

検査を至急実施する. 針の太さや傷の深さ, 注入された血液量, 患者血中のウイルス量に大きく左右されるため, 詳しく問診する.

3) 院内の取り決め事項に従い, 感染症対策委員会などに報告する.
4) 労災申請を行う.
5) B または C 型急性肝炎を発症した場合は, 治療を行うとともに, 5 類感染症として 7 日以内に最寄りの保健所に届ける.

【肝炎発症の予防対策】

❶汚染源が不明の針刺し事故:直ちに受傷者の HBs 抗原, HBs 抗体, HCV 抗体, HIV 抗体, RPR, TPLA, AST, ALT を測定する. 必要に応じて HTLV-1 抗体を追加する. これらの検査は原則として毎月, 6 か月後まで施行する. HBs 抗体が陰性(10 mIU/mL 未満)で HB ワクチン未接種の場合は早急に HB ワクチンの接種を 1 クール行うことが必要である.

> **処方例**
>
> ビームゲン　0.5 mL　筋注(あるいは皮下注)　直後, 4 週間後, 20 週間後

❷汚染源が HBs 抗原陽性の場合:直ちに受傷者の HBs 抗原, HBs 抗体, AST, ALT の測定を行い, 表 11-15 にしたがい対応する.

> **処方例**
>
> 1) HBIG:ヘブスブリン-IH 1,000 単位+生理食塩水 100 mL 点滴注射　受傷後 48 時間以内
> 2) HB ワクチン:ビームゲン　0.5 mL　筋注(あるいは皮下注)　直後, 4 週間後, 20 週間後

❸汚染源がHCV抗体陽性の場合：直ちに受傷者のHCV-RNA，HCV抗体，AST，ALTを測定し，原則として毎月，6か月後まで定期的な経過観察を行う．ワクチンはいまだ開発されておらず，針刺し事故後のインターフェロンなどの抗ウイルス薬の有効性は確立されていない．したがって，経過観察を行い感染が明らかになった時点でインターフェロン治療の適応を考慮する．急性肝炎を発症しても早期に治療することにより治癒できる可能性が高いとされている．

全身性ウイルス感染症に伴う肝炎
hepatitis associated with systemic viral infection

井上和明　昭和大学准教授・藤が丘病院消化器内科

【概念】
　肝臓は血流が豊富な臓器であり腸管などからの門脈血が最初に灌流する臓器である．したがって病原微生物の増殖の場にならないようにKupper細胞をはじめとする免疫担当細胞による自然免疫から獲得免疫までの感染防御ラインが作動するようになっている．
　肝炎ウイルスは肝臓を増殖の場とし，肝臓で増殖したウイルスに対する免疫応答が肝炎を引き起こす．肝炎ウイルス以外にも肝臓で増殖するウイルスは存在するが，これらのウイルスは肝臓以外の臓器においても増殖し，肝細胞破壊のメカニズムも免疫応答によるものと direct cytopathic effect による場合がある．

【疾患分類】
　原因ウイルスにより各疾患に分類されるが，1つのカテゴリーとしてウイルス性出血熱がある．デング出血熱，黄熱病，ラッサ熱，エボラ出血熱などの疾患があるが，これらはわが国ではほとんど経験されない疾患で，肝細胞は肝炎反応よりも直接毒性により凝固壊死に陥ることが多い．
　わが国で経験される全身感染に伴い肝炎を起こすウイルスとしてはヘルペスウイルス属〔EBウイルス，サイトメガロウイルス(CMV)，単純ヘルペスウイルス(HSV)，Varicella-Zosterウイルス(VZV)〕を中心として，エンテロウイルス，アデノウイルスなどが挙げられる．

【頻度】
　主としてEBウイルスと一部CMVの初感染時の肝障害は伝染性単核球症(infectious mononucleosis：IM)として日常的によく経験されるものである．一方，単純ヘルペス，VZV，エンテロウイルス，アデノウイルスによる全身感染に伴う肝障害はきわめて稀で，筆者は1例も経験していない．

【症状・病態】
　❶EBウイルス感染：成人の感染では熱発，咽頭痛，全身倦怠感，リンパ節腫脹がみられる．肝炎は一般にmildである．40歳以上の場合ではリンパ節腫脹があまり目立たず，むしろ腹痛と持続する熱発を主訴に来院することもある．この場合も肝炎はmildであるがトランスアミナーゼが数100 IU/Lの値を取りながら1か月くらい遷延することもある．
　❷CMV感染：一般の成人の場合CMV感染は時として熱発，全身倦怠感，咽頭痛，リンパ節腫脹を生じる．臨床的に肝炎は一般にmildである．臓器移植を受けた患者においては，spike feverを伴って肝炎が発症することがあり，臓器移植後の急性肝炎の主要な原因の1つである．
　❸単純ヘルペスウイルス：単純ヘルペスウイルスの感染はきわめて一般的であり全世界でみられる．多くの場合症状は軽く，

表 11-16 小児の伝染性単核球症(IM)の診断基準

「1, 2, 3 の項目を満たせば IM と診断」
1. 臨床症状：3 項目以上陽性であること
   1) 熱発
   2) 咽頭・扁桃炎
   3) 頸部リンパ節腫脹(径 1 cm 以上)
   4) 肝腫大(4 歳未満：季肋下 1.5 cm 以上，4 歳以上：季肋下に触知)
   5) 脾腫(季肋下に触知)
2. 血液所見
   1) リンパ球 50% 以上あるいは 5,000/mm^3 以上かつ異型リンパ球 10% 以上あるいは 1,000/mm^3 以上
   2) リンパ球 50% 以上あるいは 5,000/mm^3 以上かつ CD8 陽性 HLA-DR 陽性細胞 10% 以上あるいは 1,000/mm^3 以上
3. EBV 抗体検査：1 項目以上陽性であること
   1) 急性期に VCA-IgM 抗体陽性でその後陰性化
   2) 急性期と回復期のペア血清で VCA-IgG 抗体価の 4 倍以上の上昇
   3) 急性期に EA 抗体陽性，EBNA 陰性
   4) 急性期に VCA-IgG 抗体陽性かつ EBNA 抗体陰性で回復期に EBNA 抗体陽性
   5) 急性期に EA-IgM 抗体陽性かつ EBNA 抗体陰性

局所の症状が主体である．全身感染は免疫抑制療法を受けている患者に発生することがあり，この場合は肝病変を伴う．臨床症状として熱発，全身倦怠感に黄疸，トランスアミナーゼの上昇を伴う．

❹ VZ ウイルス：皮膚の局所の症状にとどまることが多いが，成人における初感染では全身感染症の 1 つとして間質性肺炎を起こすことがあり，そのような場合に肝障害が認められることがある．単純ヘルペスと VZ ウイルスによる肝炎により，免疫抑制状態の患者が劇症化して肝不全で死亡した例も報告されている．

【必要な検査と所見の読み方】

EBV と CMV は初感染の際に IM を発症することがある．小児における診断基準を表 11-16 に示す．IM は EBV に対する細胞性免疫の過剰応答で発症すると考えられている．検査所見としてまず大切なのは異型リンパ球の確認である．白血球の分画を確認すると異型リンパ球が数 10% 認められることが多い．

EBV のウイルスマーカーについては，VCA (viral capsid antigen)，EA (early antigen)，EBNA (EBV nuclear antigen) の 3 つがあり，それらを組み合わせて診断することが必要である．VCA-IgM は通常，初感染急性期に検出されるが，慢性感染の場合にも陽性を呈することがあるため，注意を要する．VCA-IgG は回復期に上昇してくるが，IM の急性期から陽性であることもある．EA-IgG は IM の急性期の終わりから回復期に EBNA 抗体より早く検出され，数か月の経過で陰性化する．reactivation でも陽性化する．EA-IgM は急性期のほとんどの症例で検出されるが，回復期になっても陽性であることが少なくない．EBNA-IgG 抗体は感染後数か月経過してから検出されるため，IM の急性期では陰性である．いずれにせよ一点の測定で EBV 感染症の病態を把握することは困難であり，経時的検討が必要である．

CMV 感染の診断に今日保険上用いることのできる手法は，ウイルス抗原を検出する antigenemia 法と IgM-CMV 抗体の測定である．HSV 感染の診断は感染部位の

表 11-17 肝炎ウイルスの肝外病変

HAV	HBV	HCV
1. 急性腎不全 2. 血液疾患 　1）赤芽球癆 　2）再生不良性貧血 　3）血小板減少症 3. 心筋障害 4. 筋炎 5. 血管炎 6. 髄膜脳炎 7. 髄膜炎 8. Guillain-Barré 症候群	1. 糸球体腎炎 2. 多発性動脈炎 3. 皮膚疾患 　1）Gianotti 病 4. 関節リウマチ 5. 多発性筋炎 6. 血液疾患 　1）赤芽球癆 　2）血小板減少症 　3）再生不良性貧血	1. クリオグロブリン血症 2. 膜性増殖性糸球体腎炎 3. 悪性リンパ腫 4. 晩発性皮膚ポルフィリン症 5. 扁平苔癬 6. Sjögren 症候群 7. 糖尿病 8. 甲状腺疾患 9. 口腔癌 10. 間質性肺炎 11. 関節リウマチ 12. モーレン角膜潰瘍 13. 心筋障害

細胞からの抗原の検出，血清での抗体価の上昇から判断する．

治療方針

ウイルス肝炎治療の原則は，原因が何であれ，①ウイルスが一過性に排除されるときは対症療法を中心に，②ウイルス増殖が持続する場合には，抗ウイルス療法を行う，という2点である．IM は特異的な治療法は存在しない．基本的に安静と経過観察だけである．EBV，CMV もウイルス増殖が持続して重症化した場合にのみ特異的抗ウイルス療法が必要となるが，ガンシクロビルの有効性を報告する例はあるものの，現在のところ有効性が証明された治療法はない．HSV や VZV による肝障害ついてもアシクロビルやバラシクロビルの有効性は想定されるが，いまだにはっきりと証明されたものはない．

肝炎ウイルスによる肝外病変

hepatitis virus and extrahepatic manifestation

長尾由実子　久留米大学准教授・医学部消化器疾患情報講座
佐田通夫　久留米大学教授・医学部内科学講座消化器内科部門

【概念】

肝炎ウイルスは，肝臓以外の臓器や組織にも障害を引き起こすことが知られている．特にC型肝炎ウイルス（HCV）は，さまざまな肝外病変を引き起こす（表11-17）．HCV は，末梢血リンパ球，心筋，膵臓，副腎，甲状腺，骨髄，脾臓，唾液腺，口腔粘膜，皮膚など全身の種々の細胞や臓器にも感染し，増殖する．肝炎ウイルスが引き起こす肝外病変は，しばしば肝疾患そのものよりも重篤な症状として発現することが多い．したがって，合併する肝外病変の種類によって，肝疾患患者の治療を決定することが大事である．

ここでは，今後さらにその機序を明らかにする必要があると考えられている病態を

中心に記述する．

【疾病分類・病態】
❶ A 型肝炎ウイルス（HAV）と肝外病変
　a）急性腎不全：重症肝炎例に合併することが多いが，通常の急性肝炎例にもみられ，A 型急性肝炎の 1% 前後に出現するといわれる．発生機序は明らかではないが，A 型肝炎では血中免疫複合体が高頻度に検出され，エンドトキシンも他のウイルス肝炎に比べ高頻度に検出されることから，エンドトキシン，免疫複合体，ウイルスによる直接障害，循環不全，肝障害による代謝産物の関与など種々の要因が考えられている．

　b）血液疾患：合併する重篤な血液疾患として，赤芽球癆，再生不良性貧血，溶血性貧血，特発性血小板減少性紫斑病などが報告されている．その発生機序はまだ明らかにされていないが，造血細胞に対するウイルスの直接障害を示唆する報告もある．

　c）その他：心筋障害，髄膜炎，髄膜脳炎，Guillain-Barré 症候群，膵炎，自己免疫性肝炎の誘発，耐糖能異常などがある．

❷ B 型肝炎ウイルス（HBV）と肝外病変
　a）腎疾患：HBV キャリアや B 型慢性肝疾患では，数%～20% の頻度で蛋白尿を認め，組織学的には膜性腎症など糸球体病変の所見が得られる頻度が高い．肥厚した糸球体基底膜に HBe 抗原の沈着を認めることが多く，HBe 抗原と抗体の免疫複合体が糸球体に沈着することが原因であると考えられている．

　b）多発性動脈炎：病因は不明であるが，10～54% に HBV 感染の合併が認められる．治療法として，ステロイドを用いる方法と，インターフェロン（IFN）や抗ウイルス薬を用いる方法などがある．

　c）皮膚疾患：Gianotti 病では，肝機能障害と HBs 抗原が証明される．

　d）その他：関節リウマチ，Schönlein-Henoch 紫斑病，多発性筋炎，血小板減少症，再生不良性貧血などがある．

❸ C 型肝炎ウイルス（HCV）と肝外病変：HCV 感染者における肝外病変の有病率として，少なくとも 1 つ以上の肝外病変を合併する割合は，38～74% という報告がある．肝炎ウイルスの中でも，HCV が関与する肝外病変は多岐に及ぶ．HCV 感染症には，糖・脂質代謝異常やインスリン抵抗性を合併しやすく，患者の治療に際しては全身疾患について認識しておく必要がある．

　a）クリオグロブリン血症：混合型クリオグロブリン血症は，HCV 感染に伴う肝外病変として最もよく知られる疾患である．クリオグロブリンは，4℃ に放置すると白色沈殿物を形成し，37℃ に再加温すると溶解する温度依存性蛋白であり，異常免疫グロブリンの 1 つである．混合型クリオグロブリン血症では，血管壁に免疫複合体が沈着し，局所で補体系が活性化され血管炎，腎障害，紫斑，関節痛，浮腫などが発症すると考えられている．

　混合型クリオグロブリン血症合併の HCV 感染者に対するインターフェロン（IFN）治療後，HCV の排除に伴い，血管炎の改善と血中クリオグロブリンレベルの低下を認めたと報告されている．最近では，IFN とリバビリンの併用療法が有効であると報告されている．

　b）膜性増殖性糸球体腎炎（MPGN）：HCV 感染症には MPGN の発症率が高い．わが国では Ohta らが，C 型慢性肝炎患者の腎病変の合併について臨床病理学的に検討を行い，腎生検 953 例中 12 例に MPGN が認められ，そのうち HCV 抗体陽性は 4 例（33%）であり一般供血者に比べ有意に高率であったと報告している．IFN 療法は，予後が悪い HCV-MPGN 症例に対して効果の期待できる治療法である．

　c）悪性リンパ腫：non-Hodgkin B-cell lymphoma（NHL）では HCV 感染率が高

い．C型慢性肝疾患患者には腫大した腹部リンパ節がしばしば観察され，リンパ節からはHCV-RNAが検出される．

Ferriらは，B-cell NHL患者50例のうちHCV感染率は34%に達し，この率はhealthy controlsの1.3%に比較しきわめて高率であったと報告している．さらに彼らは，C型慢性肝炎患者500例における悪性リンパ腫合併の発生頻度は2.8%で(14例，diffuse B-cell NHL)，14例全員に末梢血リンパ球からHCV-RNAが検出されたと報告している．

HCVが持続的な慢性炎症を起こすことでリンパ球が刺激され，B細胞のポリクローナルな増殖が起こると推測される．米国の退役軍人を対象に行われたHCV感染と肝外病変に関する大規模疫学研究において，クリオグロブリン血症やリンパ増殖性疾患，そしてnon-Hodgkin lymphomaの発症要因としてHCVの重要性を示唆する報告がある．

d) **晩発性皮膚ポルフィリン症(PCT)**：HCVとPCTの関連を示唆する報告は多く，スコットランドでは，本症の91%にHCV抗体が陽性であったと報告されている．国によって差はあるものの，PCT患者におけるHCV感染率は，40～50%である．しかし，その病因論的意義については不明である．PCTは，C型肝硬変患者に高率に認められるため，本症発症の役割に肝硬変の何らかの関与が示唆されるともいわれている．

なお，HCV抗体陽性のPCTにIFNを投与することで，HCV-RNAが消失するだけでなく皮膚症状も軽快したことを示す報告がある．今後の無作為化臨床試験(RCT)が望まれる．

e) **扁平苔癬(OLP)**：OLP患者には高率にHCV感染がみられる(図11-6)．特に日本，イタリア，スペインでは高率で，北部九州では64.4%である．OLP患者に

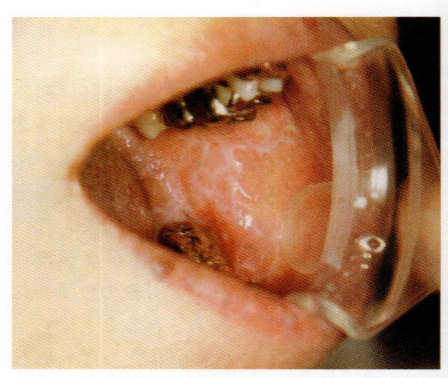

図11-6　C型慢性肝炎患者に認められた左頬粘膜の扁平苔癬

は，約8割に肝疾患を認め，このことは大規模な疫学調査からも同じ結果が得られている．

今までにOLPの発症にかかわるウイルス側の因子としてHCV genotypeやウイルス量との関連，OLPの免疫組織学的検討，IFN療法との関連，HCV感染を伴った難治性OLPに対する治療，組織中におけるHCVの存在と増殖，hepatitis G virus(HGV)などが検討されてきた．いずれの結果からも，HCVはこれらの疾患の病因として重要な役割を担っていると考えられる．

f) **Sjögren症候群**：Haddadらは，C型慢性肝炎患者のうち，57%が慢性唾液腺炎の組織像を示したと報告した．Koikeらによると，HCVトランスジェニックマウスにおける唾液腺炎の発現を報告し，HCVとSjögren症候群類似唾液腺炎との関連を明らかにするとともに，HCVのエンベロープ蛋白が唾液腺炎の発症に深く関与していることを示唆した．

g) **糖尿病**：HCV感染者では，一般人と比べ糖尿病の合併率が高い．HCVは糖尿病のリスクファクターである．HCV関連の糖尿病は，進展した肝線維化や肝硬変と深く関連し，肝硬変患者における糖尿病

発症率は25%,アルコール性肝障害の糖尿病発症率は19%と報告されている.

C型慢性肝疾患と糖尿病合併患者には,インスリン抵抗性が高い.糖尿病の発症機序に関するこれまでの検討では,インスリン抵抗性の出現にウイルスコア蛋白が重要な役割を担っており,insulin receptor substrate (IRS) に対してSOCS3を介したプロテアゾームでの分解をコア蛋白が促進していることが明らかになっている.さらに,HCVコア蛋白によるインスリン抵抗性発現には,プロテアゾームアクチベーター PA28γの発現が必須であることも報告されている.

h) **甲状腺疾患**:甲状腺機能低下症をはじめとした甲状腺疾患は,HCV感染者によく認められる疾患である.HCV感染者の約13%に甲状腺機能低下を認め,25%以上の患者に甲状腺関連の自己抗体が陽性であるという報告がある.またHCV感染者には,甲状腺癌の発症率が高いという報告もある.

一方,抗ウイルス療法そのものが甲状腺疾患を引き起こしたり,自己免疫疾患を誘発することもある.IFN治療によって甲状腺疾患を発症させるリスク因子は,抗甲状腺関連抗体が陽性であること,女性,IFN投与量などとされる.甲状腺機能低下症が認められた場合,IFN治療を止めると,約半数の患者で甲状腺機能が正常に戻るとされている.IFN治療中には,甲状腺機能に関するモニタリングを実施することも大事である.

i) **口腔癌**:口腔癌患者のHCV感染率は他の消化器癌グループの中で有意に高率であり,このことは頭頸部扁平上皮癌患者の全国多施設の共同研究によっても,特定地域に限られた現象ではないことが実証されている.また口腔癌の重複癌は,胃癌に次いで肝臓癌が多く,重複癌にはHCV感染率が有意に高いこともわかっている.HCVの口腔癌への作用機序は不明であるが,口腔癌組織中でHCVが増殖することがわかっている.

j) **その他**:関節リウマチ,モーレン角膜潰瘍,心筋障害,間質性肺炎などがある.

【患者説明のポイント】

日常臨床の中で,「肝炎ウイルスは,肝疾患だけでなく肝臓以外の疾患を引き起こす」という事実を医師は患者に説明し,教育することが大切である.患者自身に認識させることで,肝外病変の早期発見ならびに治療につながる可能性が高い.

【医療スタッフへの注意】

肝外病変を合併した場合,各専門医と連携しながら治療を進めることが大事である.

【知っておくと役立つこと】

口腔粘膜疾患は,診断・治療が難しく,簡単に「口内炎」と片づけてしまう傾向にあるが,色と形態から病変の分類を行えば,口腔を観察する機会の少ない内科医にも比較的診断は容易である.HCVと関連性のあるOLPは,白色病変の代表的疾患である(図11-6).

OLPの多くが,頬粘膜に左右対称性のレース模様として出現し,周囲に紅斑やびらんを伴えば,有痛性で治療が必要である.白色病変の表面に潰瘍形成,隆起病変や亀裂が認められると,癌との鑑別が重要となる.口腔癌は,初期症状として限局性の腫脹を示すが,進行するとびまん性に拡大する.

肝硬変―分類，症状，診断，予後

liver cirrhosis—classification, manifestation, diagnosis, prognosis

守屋昭男　三豊総合病院内科医長
山田剛太郎　川崎医科大学附属川崎病院顧問

【概念】

慢性肝炎などによる持続的な肝細胞障害においては，肝細胞の壊死と再生が繰り返される．肝硬変はこのような慢性の肝細胞障害により線維性隔壁に囲まれた再生結節（偽小葉）が形成された肝障害の終末像である．

わが国における肝硬変の成因別頻度ではC型肝炎ウイルス（HCV）が65％で最も多く，次いでアルコール性13％，B型肝炎ウイルス（HBV）が12％と多く，非B非C型肝硬変が4.3％にみられる．その他の肝硬変は4.5％で，自己免疫性肝炎，原発性胆汁性肝硬変，Wilson病，ヘモクロマトーシス，寄生虫症（日本住血吸虫など），Budd-Chiari症候群，うっ血肝などである．近年，わが国でも生活様式の欧風化とともに非アルコール性脂肪性肝炎（non-alcoholic steatohepatitis：NASH）の急増が報告され，従来，原因不明とされてきた非B非C型肝硬変の成因としてNASHが注目を集めている．

【疾患分類】

❶機能的分類：肝硬変は臨床的には肝機能が保たれている代償性肝硬変と，肝予備能が低下し，黄疸，腹水，浮腫，肝性脳症などの肝不全症状を認める非代償性肝硬変に分けられる．肝硬変の重症度分類にはChild-Pugh分類（表11-18）が一般的に用いられ，治療方法の選択，効果判定，生命予後の予測などにも有用である．

❷形態学的分類：病理組織学的には，甲型，乙型，甲′型，乙′型，F型に分ける長与・三宅分類と，小結節型，大結節型および両者の混合型に分けるWHO分類が長年にわたり利用されてきた．しかしながら，最近になって肝硬変の病理形態学も，病因に基づいてHCVによるC型肝硬変とHBVによるB型肝硬変に分けて比較され，両者の形態が顕著に異なることが判明している．C型肝硬変は不規則で幅の広い線維性隔壁によって隔てられた再生結節は多くは亜小葉性で，小結節性肝硬変である．一方，B型肝硬変は幅の狭い線維性隔壁により隔てられた大きな複小葉性の再生結節からなり，長与・三宅分類の乙型肝硬変，あるいは大結節性肝硬変に相当する．

【症状・病態】

❶自・他覚症状：代償期肝硬変では慢性肝炎と同様にほとんど自覚症状を認めない症例も多い．進行すると全身倦怠感，易疲労感，食欲低下，微熱，下肢のこむら返り，味覚異常などが認められることがある．しかし，いずれも肝硬変に特徴的ではない．肝予備能の低下した非代償期には黄疸，腹水・浮腫，意識障害（肝性脳症），出血傾向などが認められる．

❷黄疸：肝細胞のビリルビン代謝が障害され，血中の直接ビリルビンが上昇する．末期には抱合能の障害や血流シャントにより，非抱合型の間接ビリルビンも上昇する．血清総ビリルビン値は通常2〜3 mg/dLの上昇にとどまる．漸増する場合は肝不全の病態を示し，予後不良の徴候である．

❸肝脾腫：肝硬変になると肝右葉が萎縮し，左葉が代償性に腫大することが多く，上腹部正中に辺縁鈍で硬度の増した肝臓を触知する．また脾もしばしば腫大し，触知する．

❹腹水・浮腫：肝硬変ではアルブミン合成能の低下（血漿膠質浸透圧低下），後類洞

表11-18 肝硬変のChild-Pugh分類

項目	スコア		
	1点	2点	3点
脳症	(−)	Ⅰ～Ⅱ	Ⅲ～Ⅳ
腹水	(−)	軽度	中等度以上
血清ビリルビン値(mg/dL)	< 2.0	2.0～3.0	> 3.0
血清アルブミン値(g/dL)	> 3.5	2.8～3.5	< 2.8
プロトロンビン時間(%)	> 70	40～70	< 40

各項目のスコアを加算し,病期を分類する(grade A:5～6点,B:7～9点,C:10～15点).

性肝静脈閉塞(門脈圧亢進),腎性因子であるレニン・アンジオテンシン系の亢進,カリクレイン・キニン系の低下などによって腹水や浮腫が出現する.血清アルブミンが3.0 g/dL以下に低下するとしばしば下腿の浮腫や腹水(時に右胸水を伴う)をきたす.

❺皮膚症状:肝臓におけるエストロゲンの不活化低下のために手掌紅斑,くも状血管腫,男性における女性化乳房などが出現する.門脈圧亢進症を伴う例では腹壁静脈の怒張,痔などが認められる.

❻肝性脳症:肝機能低下や門脈・大循環シャント形成のために,アンモニア,モノアミンなどの神経毒性物質が血中や脳内に増加する.精神症状としては記銘力低下,人格水準の低下,幻覚・錯覚,せん妄,傾眠傾向,昏睡など,神経症状としては羽ばたき振戦,運動失調など多彩である.肝性昏睡の重症度は5段階に分類される.

❼消化管出血:消化性潰瘍,門脈圧亢進症に起因する食道・胃静脈瘤破裂,門脈圧亢進症性胃症や門脈圧亢進症性大腸症に伴うびらんなどからの出血が多い.

【診断】

肝硬変の診断は黄疸,腹水などの肝不全症状を伴う非代償性肝硬変では容易である.しかし,代償性肝硬変,特に初期肝硬変では進行した慢性肝炎との鑑別は難しく,肝生検や腹腔鏡検査により初めて診断可能な症例も多い.

❶病因の診断:肝炎ウイルス(HCV,HBV)マーカーの測定,自己抗体(抗核抗体,抗平滑筋抗体,抗ミトコンドリア抗体など),血清Fe,Cuなどの測定とともに,肥満症,飲酒歴などの生活歴,輸血や手術などの既往歴,糖尿病,高血圧症,高脂血症,自己免疫性疾患などの合併症の有無,肝疾患の家族歴などの詳細な聴取が鑑別に重要である.

❷臨床像(理学所見):前項を参照.

❸臨床検査(血液生化学検査):生化学検査では,血清ビリルビンの上昇,肝逸脱酵素(AST,ALT)の上昇(AST > ALT),肝細胞で産生される総蛋白,アルブミン,コレステロールなどの産生低下,さらに凝固系因子の産生低下によるプロトロンビン時間の延長,ヘパプラスチンテストの低下などがみられる.末梢血球検査では脾機能亢進による汎血球減少が認められ,特にC型肝硬変では血小板数の減少(10万/μL以下)がスクリーニング診断として有用である.また,血中肝線維化マーカーであるヒアルロン酸やⅣ型コラーゲンの上昇も肝硬変診断で有用な指標となる.

❹画像検査:腹部超音波検査では肝実質パターンの粗糙化,肝縁の鈍化,肝表面の凹凸不整・結節様の変化,さらには門脈圧亢進に伴う脾腫,腹水,胆嚢壁肥厚,門脈側副血行路を高頻度に認める.CT,MRI

は肝臓の全体像が描出され，超音波とあわせて診断すると有用である．さらに最近，新しい検査法としてエラストメータが開発され，肝臓の硬さを触診や肝生検に代わって非侵襲的に定量化し，肝硬変の診断に有用との報告もされている．

❺**組織検査**：肝硬変の診断では肝生検組織診断が gold standard とされている．腹部超音波下の肝生検に比較して，腹腔鏡下肝生検では再生結節の大きさ，均一性など肝表面の性状を鏡視下に観察でき，より正確な肝硬変診断が可能となる．

【予後】

代償性肝硬変の診断後の平均生存期間は7～10年で，代償期から非代償期への移行は年率5～10%とされる．肝硬変の3大死因は，消化管出血，肝不全，肝細胞癌とされてきたが，消化管出血は内視鏡による静脈瘤治療法の進歩により，著明に減少し，代わって肝細胞癌の合併が予後を左右する最大の因子となっている．

C型肝硬変に限った場合，代償性肝硬変の予後については5年生存率90%前後で欧米とほぼ同様であるが，欧米では肝癌死よりも肝不全死が多く，わが国とは異なっている．肝癌発症率も欧米では年率1～4%に比して，わが国では5～7%と際立って高い．

糖尿病は肝硬変の予後規定因子と考えられ，合併例は肝不全の頻度が高いと報告されている．また，最近では肥満を伴う原因不明の肝硬変はC型肝硬変と同様に肝不全や肝癌発生の危険因子と考えられている．糖尿病やメタボリックシンドロームの急増しているわが国では今後，非B非C型肝硬変についてもC型，B型肝硬変と同様に厳重な経過観察が必要である．

肝硬変—治療方針・薬物療法

liver cirrhosis—principle of treatment and pharmacological therapy

瀬川　誠　山口大学大学院医学系研究科消化器病態内科学

坂井田　功　山口大学大学院教授・医学系研究科消化器病態内科学

従来の肝硬変治療は対症療法が主体であったが，近年，発癌予防や肝炎の進展抑制を目的にC型肝硬変ではインターフェロン(IFN)投与が，B型肝硬変では核酸アナログ製剤の投与が行われるようになった．厚生労働省の研究班が発表したウイルス性肝硬変に対する包括的治療のガイドラインには3つの方針が明記された（表11-19）．本項では，これらの内容を含めた肝硬変の一般的な治療方針について述べる．

一般的治療

代償期の肝硬変患者は，疲労を感じない程度の適度の仕事や運動は許可してよいが，肝炎の活動期や非代償期の患者は運動を控えさせる．血清トランスアミナーゼが高値の場合，強力ネオミノファーゲンシーの静注，ウルソデオキシコール酸(ursodeoxycholic acid：UDCA)などの肝庇護剤を投与し，肝の炎症を鎮静化する．

肝硬変患者は蛋白質・エネルギー低栄養状態を呈するため，栄養療法も重要である．代償性肝硬変では，1日摂取カロリーを30～35 kcal/kg（標準体重）/日，蛋白質は1.0～1.3 g/kg（標準体重）/日とし，脂質摂取量は総エネルギーの20～25%にする．脳症発症時には，蛋白摂取量を一時的に減らし(0.5～0.7 g/kg/日)，肝不全用経口栄養剤を投与する．糖尿病合併例では総摂取量を25～30 kcal/kg/日に設定する．浮腫，腹水がある場合は，塩分を5～7 g/

表 11-19 ウイルス性肝硬変に対する包括的治療のガイドライン

> 代償性肝硬変は，IFN または Entecavir を主体とした治療でウイルス排除
> 非代償性肝硬変は，代償性肝硬変への改善を目標とした発癌予防

1. 原因ウイルスの駆除およびウイルスの減少により AST/ALT 値の正常化をめざす
   a) C 型代償性肝硬変
      1b・高ウイルス量以外 ………… IFNβ：Feron
                              IFNα：Sumiferon

      1b・高ウイルス量 ………… IFNα：Sumiferon
   b) B 型肝硬変 ………… Entecavir（Lamivudine または Entecavir 耐性株出
      （代償性・非代償性）   現例では Lamivudine＋Adefovir 併用療法とする）
2. 肝機能の維持（AST/ALT 値，アルブミン値を改善）し肝発癌の抑制をめざす
   a) 肝庇護剤 ………… SNMC，UDCA，など
   b) 分岐鎖アミノ酸製剤 ………… Livact
   c) 瀉血療法
3. 栄養補助療法（非代償性肝硬変）により肝機能の安定化をめざす

1) C 型代償性肝硬変に対する IFN の投与法は，初回投与量 600 万国際単位をできる限り連日投与（2〜8 週間）し，その後慢性肝炎同様 48 週以上の長期投与が望ましい．
2) C 型代償性肝硬変に対する IFN 投与で，12 週以上経過しても HCV-RNA が陰性化しない症例は発癌予防をめざした 300 万国際単位による長期投与を行うべきである．
3) 血小板値が 5 万以下の C 型肝硬変では IFN の治療効果を十分検討の上，脾摘手術あるいは脾動脈塞栓術を試行後 IFN 治療を行うほうが望ましい．
4) 発癌予防をめざす場合には AST/ALT 値，AFP 値の改善をめざし，IFN のみでなく肝庇護剤（SNMC，UDCA），瀉血療法，分岐鎖アミノ酸製剤を単独あるいは組み合わせて治療する．

日に制限する．肝硬変におけるエネルギー低栄養状態は，早朝空腹時にみられるため，就寝前の 200 kcal 程度の糖質主体の軽食（late evening snack：LES）によりエネルギー低栄養状態を改善できる．十分な食事摂取にもかかわらず血清アルブミン値が改善しないとき（3.5 g/dL 以下）や総分岐鎖アミノ酸/チロシンモル比（the molar ratio of total branched-chain amino acids to tyrosine：BTR）が低値のときは分岐鎖アミノ酸顆粒製剤（BCAA）の補充を行う．

また，C 型慢性肝炎では鉄過剰状態になる例があり，酸化ストレスの増加を励起し，肝炎の増悪因子となるため，血清フェリチン値が高い症例では瀉血療法や鉄の摂取制限が有用である．

【処方例】

1) ウルソ錠（100 mg） 3〜9 錠 分 3 食後
2) 強力ネオミノファーゲンシー 1 回 40〜100 mL 週 2〜6 回 静注
3) リーバクト顆粒（4.15 g/包） 3 包 分 3 食後または朝・夕・就寝前（LES として）
4) アミノレバン EN（50 g/包） 1〜3 包 分 1〜3，またはヘパン ED（80 g/包） 1〜2 包 分 1〜2〔うち 200 kcal 程度の就寝前摂取（LES）を優先させる〕

【原因療法】

❶ C 型肝硬変：肝硬変に対する IFN 治療は，血小板低下などの副作用などが出やすく，従来は禁忌とされてきたが，HCV の消失により肝癌の発症が抑制され，予後が改善することが明らかとなり，セログループ 1 の血中 HCV-RNA 量が高い場合を除く代償性肝硬変に対し，IFNβ製剤，

α製剤を投与し，ウイルス排除およびAST/ALT正常化をめざすことが推奨される．IFNα製剤であるスミフェロンは，血中HCV-RNA量がアンプリコアモニター法で500 KIU/mL以上でないことを確認し投与する．一方，非代償性肝硬変は，代償性肝硬変への改善を目標として肝発癌予防をめざすことが推奨され，IFN治療は禁忌である．

処方例

1) フエロン　1日300万～600万IU　1日1回　点滴静注または静注（通常1日600万IUで開始し，投与後6週間までは1日300万～600万IUを連日，以後300万IU，週3回）
2) スミフェロン注　1日300万～600万IU　1日1回　皮下注または筋注（通常1日600万IUで開始し，投与後2週間までは連日投与，以後1日1回300万～600万IUを週3回）

❷**B型肝硬変**：B型肝硬変に対する抗ウイルス療法は，核酸アナログ製剤が主体であり，現在，ラミブジン，アデホビル，エンテカビルの3剤がB型肝硬変に対する保険適用を有している．ラミブジンは強力な抗ウイルス効果を有し，B型慢性肝疾患患者の肝不全への移行を阻止し，肝発癌のリスクを低下させるが，長期投与に伴い耐性ウイルスの出現によるbreakthrough hepatitisの発症が問題となった．エンテカビルは，ラミブジンよりもさらに強力な核酸アナログであり，耐性ウイルスの出現頻度も低率である．B型慢性肝炎の治療ガイドラインでは，初回投与例についてはエンテカビルが推奨されている．

肝硬変患者への核酸アナログの投与は，HBVによる肝炎が活動性である場合，HBVを鎮静化することで肝予備能を改善させ，肝不全への移行を遅延させる利点であるが，耐性株出現によるbreakthrough hepatitisを発症した場合，予備能が低下しており，容易に肝不全が生じる可能性を十分考慮する．

処方例

1) バラクルード錠(0.5 mg)　1錠　1日1回　空腹時（食後2時間以降かつ次の食事の2時間以上前）
2) ゼフィックス錠(100 mg)　1錠　1日1回
3) ヘプセラ錠(10 mg)　1錠　1日1回　耐性株出現の場合にゼフィックスに併用して内服

【**合併症に対する治療**】

❶**腹水，浮腫**：安静，水分，塩分制限，薬物治療を段階的に行う．水分バランスのチェック，体重測定，腹囲測定を行い評価する．ループ利尿薬は，低カリウム血症，低ナトリウム血症をきたしやすいので注意する．

a) **安静臥床，Na・水分制限**：Naは1日5 gに制限．水分は1日に1,000 mLに制限．

b) **薬物療法**

処方例

1) アルダクトンA錠(50 mg)　1～3錠(50～150 mg)/日
2) ラシックス錠(20 mg)　1～4錠(20～80 mg)/日

c) **アルブミン製剤投与**：低アルブミン血症(2.5 g/dL以下)時にヒト血清アルブミン(20～25%，1日50～100 mL)．保険診療では厳しい査定あり．また，遺伝子組換えヒト血清アルブミン製剤（メドウェイ注）が2007年10月より使用可能となった．

❷**肝性脳症**

a) **誘引除去**：便通異常，消化管出血，

利尿薬による急速な腹水の除去などの誘因を避ける.

　b) **低蛋白食**：通常の食事で血中アンモニア濃度の増加がみられる患者は，低蛋白食(40 g/日以下)にする.

　c) **便通対策**：難消化性二糖類であるラクツロースやラクチトール水和物は，大腸内のpHを低下させ，アンモニアの産生や吸収を抑制し，排便を促進させる働きがある．通常，1日2～3行の軟便となるよう用量を調節する．肝性昏睡時は，ラクツロース100 mLを微温湯100 mLと混和し，1日2～4回浣腸する．昏睡が高度な場合は，ラクツロース300 mLと水700 mLで腸管洗浄をすることも考慮する．

> **処方例**
>
> ラクツロース・シロップ60％　30～90 mL/日

　d) **消化管清浄化**：アンモニア産生腸内細菌の増殖を抑制するため，難吸収性抗菌薬(カナマイシン2～4 g/日)を投与する．

　e) **分岐鎖アミノ酸製剤の投与**：肝性脳症の覚醒が十分に得られない場合，分岐鎖アミノ酸製剤の静注を行う．

> **処方例**
>
> アミノレバン注　500 mL，またはモリヘパミン注　500 mL　180分以上かけて点滴静注(過剰に投与するとNH$_3$が低下しないので注意が必要)

　高アンモニア血症，血漿アミノ酸のFisher比(あるいはBTR)の低下，低蛋白血症がみられる場合，栄養状態の改善と脳症予防のため，分岐鎖アミノ酸を含む肝不全用経口栄養剤の内服を行う．

> **処方例**
>
> アミノレバンEN(50 g/包)　3包　分3，またはヘパンED(80 g/包)　2包　分2

肝移植

　2004年から，成人のウイルス性非代償性肝硬変も生体肝移植の保険適用となった．B型肝硬変では，抗ウイルス療法により移植後の肝炎の再発予防が可能となり，2005年末までの全国集計(日本肝移植研究会，http://jlts.umin.ac.jp/)での5年生存率は76.1％と向上している．C型肝硬変では移植後のC型肝炎ウイルスの再感染により，短期間で肝硬変に進行する例や，fibrosing cholestatic hepatitisによる重症型肝炎を合併する例もあり，5年生存率は66.7％である．ドナーの問題から，わが国では脳死肝移植より生体肝移植が施行されることがほとんどである．

肝硬変—肝不全・末期の消化管出血

liver cirrhosis—liver failure/digestive tract bleeding in the late stage

横山純二　新潟大学大学院医歯学総合研究科消化器内科

青柳　豊　新潟大学大学院教授・医歯学総合研究科消化器内科

【概念】

　慢性肝不全は高度かつ重篤な肝機能障害が生じ多彩な臨床症状を慢性的に呈する症候群で，その原因のほとんどが非代償性の肝硬変である．肝硬変に起因する肝不全の主な症候は，黄疸，腹水，肝性脳症および，食道・胃静脈瘤などからの消化管出血である．これらの症候は肝硬変の予後に密接に関係しているが，これらの合併症に対する治療法が進歩し，予後の改善に寄与してきている．また，ウイルス性肝硬変に対

しては，抗ウイルス療法が積極的に試みられてきており，肝炎の沈静化と線維化の改善，発癌抑制に期待がもたれている．一方，肝不全の進行した例に対しては肝移植による治療例も増加しつつある．

【分類】

肝不全症状を呈する肝硬変は臨床的には非代償性肝硬変に分類される．臨床的な重症度分類として Child-Pugh スコアによる分類があり，手術適応や予後の推定に用いられるが，肝不全症状を呈する肝硬変は，最も予後の悪い Child C に分類される．

【病態】

慢性肝不全では，肝臓の合成能，解毒能の低下，門脈圧亢進により腹水や黄疸，肝性脳症などの症状が生じやすい．また，血液凝固因子の産生低下や血小板の低下により，静脈瘤のみならずさまざまな原因で消化管出血が生じやすい．

❶腹水：肝硬変の腹水は，肝硬変と診断されてからの 10 年間以内に約 50％の頻度で発症する．腹水出現後の 5 年生存率は約 45％であり，全肝硬変の 5 年生存率 70％に比べ低値である．

肝硬変における腹水の発生機序としては，古典的には underfilling 説（肝からのリンパ漏出による有効循環血液量の減少が原因で腎での Na，水貯留が亢進するという仮説）と，overflow 説（肝腎反射により，初めに腎での Na，水貯留が亢進するという説）がある．いずれにしても，腹水生成に大きく関与する因子は，門脈圧亢進と腎における Na，水貯留の亢進である．前者は腹腔内における静脈圧較差の上昇や肝リンパの生成増加，肝腎反射を生じ，後者は肝腎反射やレニン・アンジオテンシン・アルドステロン系の亢進，交感神経亢進，ADH 亢進などによってもたらされる．

慢性肝不全では，通常の塩分制限や利尿薬投与によってもコントロールされにくい難治性腹水を呈する場合も多い．また，腹水に加えて発熱や腹痛を呈する場合には特発性細菌性腹膜炎（spontaneous bacterial peritonitis：SBP）の合併を疑う．

❷肝性脳症：肝性脳症はアンモニアなどいわゆる脳症惹起因子を代謝・解毒する肝機能（機能的肝細胞量）が絶対的あるいは相対的に不足し，その結果，解毒されずに残った因子が中枢神経機能を抑制し，意識障害に至るものである．病態から，機能的肝細胞の絶対的減少をきたす壊死型脳症（劇症肝炎が代表的）と，肝細胞は量的に保たれているが，血流（門脈血）が肝臓を経由せずシャントを介して体循環に流入するため，結果として肝機能が発揮されないシャント型脳症（特発性門脈圧亢進症が代表的）とに大きく分けられている．肝硬変症における脳症は，この 2 型がさまざまな割合で混じり合って生じているが，肝硬変が進展するにしたがって壊死型脳症の割合が高くなる．

❸消化管出血：肝硬変では，静脈瘤だけでなく，さまざまな消化管出血をきたしやすい．特に末期の肝硬変では，著明な門脈圧亢進，胃防御因子の低下，血液凝固因子や血小板の低下などにより消化管出血がより生じやすく，一度出血すると肝不全がさらに進行し，ますます止血も困難になるという悪循環に陥りやすい．また，肝性脳症の増悪にもつながり，死亡率も高い．肝硬変症における上部消化管出血の原因を表 11-20 に示す．

a）食道・胃静脈瘤：肝硬変における上部消化管出血の 62％を占める．他の消化管出血に比して出血量が多く，生命予後に重大な影響を及ぼす．内視鏡的静脈瘤結紮術（endoscopic variceal ligation：EVL）や，内視鏡的硬化療法（endoscopic injection sclerotherapy：EIS）などの手技向上により，静脈瘤出血による死亡率は大幅に減少しつつあるが，非代償性肝硬変での静脈瘤出血に対する治療は困難で，予後もきわめ

表 11-20 肝硬変患者における上部消化管出血の原因(%)

食道静脈瘤	57.4
胃潰瘍	13.9
十二指腸潰瘍	11.1
PHG	5.6
胃静脈瘤	4.6
逆流性食道炎	2.8
Mallory-Weiss 症候群	2.8
びらん性胃炎	0.9

(Svoboda P, et al : The etiology of upper gastrointestinal bleeding in patients with liver cirrhosis. Vnitr Lek 53 : 1274-1277, 2007 より)

表 11-21 肝硬変・肝不全の治療

1. 肝不全症状に対する治療
    1) 腹水
        ・塩分制限
        ・利尿薬
        ・アルブミン製剤
        ・穿刺排液, TIPS など
    2) 肝性脳症
        ・誘因の除去, 栄養療法(低蛋白食)
        ・分岐鎖アミノ酸製剤
        ・合成二糖類
        ・難吸収性抗菌薬
        ・シャント閉塞術
    3) 消化管出血
        ・内視鏡治療(EVL, EIS, ヒートプローブ, APC)
        ・B-RTO, TIPS
        ・薬物療法
        ・手術療法
2. 肝機能改善をめざした治療
    ・抗ウイルス療法
3. 肝移植・肝再生療法

て不良である.

b) 胃・十二指腸潰瘍：肝硬変における消化性潰瘍合併率は15％前後とする報告が多く，肝硬変における上部消化管出血の25％を占める．集団検診での潰瘍発見率が2％前後とされているのに比して明らかに高頻度である．肝硬変時にみられる胃粘膜障害の原因として種々の報告がみられる．胃粘膜血流の障害や胃粘膜プロスタグランジン E_2 の減少など，防御因子の低下にその要因を求める報告が多いが，明らかにはされていない．

c) PHG(portal-hypertensive gastropathy)とGAVE(gastric antral vascular ectasia)：PHGは上昇した門脈圧を基礎として発生する胃粘膜のうっ血性病変であり，内視鏡検査によって診断される．組織学的に炎症を伴わず，粘膜内の浮腫と粘膜内および粘膜下層の血管拡張で特徴づけられる．門脈圧亢進症患者の50〜90％に陽性とされるが，肝障害の程度とともに陽性率が上昇し，Child C の肝硬変では94％に認められたとの報告もみられる．出血の頻度は低いが，時に難治で致死的な消化管出血を起こすこともある．また，粘膜は脆弱で，二次的に胃炎などの素地となることから，出血傾向のある末期肝硬変では注意が必要である．

GAVEは内視鏡的に点状発赤がwatermelon 様の縞模様を呈する胃幽門前庭部の毛細血管拡張症で，慢性の消化管出血の原因となる．慢性腎不全や自己免疫性疾患などの合併例もみられるが，肝硬変の合併例が多い．成因に関しては未解決であるが，PHGとは異なり門脈圧亢進の程度や肝予備能との間に明確な関連はみられない．また，肝硬変に伴う胃酸分泌能低下を反映する高ガストリン血症，胃蠕動運動亢進作用が重視されている．

治療法

慢性肝不全や末期肝硬変患者の治療は，腹水や脳症などの合併症に対する治療が主体となる．しかし同時に，肝機能維持・改善をめざした治療や肝移植の可能性を常に考慮に入れつつ診療にあたることが大切である(表 11-21)．

❶腹水：腹水を有する慢性肝不全患者には，まず安静および塩分制限(7 g/日)を行

う．大量腹水あるいは難治患者の場合は1日塩分5g制限食とする．また，著しい肝機能障害時には肝性脳症の恐れがあり，低蛋白食（0.8 g/kg体重以下）と分岐鎖アミノ酸製剤の投与が必要となる．

腹水に対する薬物療法では，軽度の腹水にはカリウム保持性利尿薬のスピノラクトンやループ利尿薬を経口投与するが，効果が十分でない場合には経静脈的に投与する．血清アルブミンが2.5 g/dL以下に低下している場合にはアルブミン製剤を投与する．

薬物療法によりコントロールできない難治性腹水には，腹水穿刺排液，腹水濾過濃縮静注法，TIPS（transjugular intrahepatic portosystemic shunt），腹腔-静脈シャント術などが試みられている．また，特発性細菌性腹膜炎は予後不良であり，早期に広域抗菌薬を投与する必要がある．

❷**肝性脳症**：肝硬変患者が脳症をきたして来院した場合には，まず消化管出血，便秘などの誘因の除去と，並行して分岐鎖アミノ酸輸液，合成二糖類の内服を主とした治療を行う．

a）**誘因の除去**：消化管出血の止血と便秘の解除が最も重要である．そのほか，感染症，利尿薬の不適切な投与（脱水，電解質異常），睡眠薬などが誘因となりうる．

b）**分岐鎖アミノ酸製剤**：アミノレバン注500 mL，1日1回点滴注．本剤には速効性が期待できる．

c）**合成二糖類**：腸内pHを低下させ，アンモニアの吸収を抑制する．ラクツロース・シロップ30～90 mL，分3，またはポルトラック原末3～6包，分3の内服．

d）**難吸収性抗菌薬**：経口投与により腸内細菌が減少し，腸内のアンモニアや低級脂肪酸の濃度が減少する．カナマイシンカプセル（250 mg）8カプセル，分4の内服．長期投与により腎障害，聴力障害が出現する恐れがあり，注意が必要．

e）**シャント閉塞術**：巨大な門脈-大循環シャントが肝性脳症の原因である場合には，B-RTO（balloon-occluded retrograde transvenous obliteration）や外科的シャント閉塞が有効な場合がある．

❸**消化管出血**：緊急出血例は原則として内視鏡治療の適応であるが，できるだけ侵襲の少ない方法を選択し，初回の治療は出血を止めることだけを目的とする．静脈を消去するための内視鏡治療は循環動態が安定してから行うこと，肝機能の維持に努めること，が大切である．

a）**食道・胃静脈瘤**：通常，多量の出血であり，止血しなければ直ちに死につながることから，内視鏡治療を行う．ただし，循環動態の安定がはかれなければ，SBチューブや胃バルーンで圧迫止血し，態勢を整えてから行う．非代償性肝硬変では，肝や全身への侵襲を考え，食道静脈瘤出血にはEVL，孤立性胃静脈瘤出血にはcyanoacrylateによるEISが選択されることが多い．

予防的治療の適応は慎重に判断すべきである．末期肝硬変患者の胃・食道静脈瘤に対する予防的治療のエビデンスは確立されていない．もし行うとしても，可及的に侵襲の少ない治療法を選択することが原則である．また，EISを行う際は硬化剤の量を必要最小限とすることが大切である．

b）**PHG，GAVE**：急性出血時や，慢性出血による貧血，脳症の原因となる際に治療の対象となる．PHGでは，進行した肝硬変により出血傾向を合併していることが多いため，治療に難渋する．有効性が報告されている治療法は，ソマトスタチンやバソプレシンの経静脈投与，β遮断薬，アンジオテンシンⅡ受容体拮抗薬，TIPS，直達手術（portocaval shunt）などで，これらは門脈圧を下げることを目的としている．H_2受容体拮抗薬やプロトンポンプ阻害薬は無効とする報告が多い．しかし，PHG

に合併したびらんや潰瘍に対しては有効である．GAVEに対しては最近では内視鏡下のヒートプローブ，アルゴンプラズマなどの凝固法が良好な治療効果を収めている．

❹**抗ウイルス療法**：これまで肝硬変における肝機能維持はグリチルリチン製剤やウルソデオキシコール酸などによる肝庇護療法が中心であったが，B型肝炎ウイルスやC型肝炎ウイルスによる肝硬変では，抗ウイルス薬による治療も試みられるようになってきている．特にB型肝炎，肝硬変に対しては，ラミブジンやアデホビル，さらにはエンテカビルの出現により，不可逆的であった肝機能の改善がみられる．HCV関連肝硬変に対しても，インターフェロンが発癌を抑制することや肝癌治療後の再発を抑制することは知られている．非代償性肝硬変において肝不全症状を改善するかという点に関してはまとまった報告はされておらず，今後の検討課題といえる．

❺**肝移植・肝再生治療**：2004年の保険適用拡大もあり，肝移植例における成人慢性肝不全患者の割合が増加しつつある．わが国では生体肝移植に頼らざるを得ないのが現状であるが，移植適応の判定はChild-PughスコアやMELDスコアを用い，肝癌合併例ではミラノ基準に準じて行うのが一般的である．術前の患者の状態と移植後生存率は密接に関係しており，慢性肝不全においては常に移植の可能性を考慮することと，的確な時期での移植実現にむけて準備しておくことが大切である．また，進行肝不全に対する肝再生治療として，自己骨髄細胞投与が試みられ，今後の発展が期待される．

肝硬変の食事療法と生活指導

diet therapy and life style instructions for the liver cirrhosis patients

森脇久隆　岐阜大学大学院教授・第1内科

【治療の概要】

肝硬変は蛋白エネルギー栄養障害(protein energy malnutrition：PEM)を高率に合併する．PEMは肝硬変患者のアウトカム〔特に無症状生存率(event-free survival)〕と生活の質(quality of life：QOL)を規定するので，これらの維持・改善を目的とした適切な栄養治療と生活指導(特に運動)が重要である．低蛋白栄養状態には一般に分岐鎖アミノ酸顆粒が，低エネルギー栄養状態には肝不全用経腸栄養製剤(特に就寝前投与)が推奨されている．また，適度の運動により骨格筋肉量を維持するよう努める．

【適応・禁忌】

栄養アセスメントによって蛋白，エネルギーの各栄養状態を評価し適応を決める．蛋白栄養状態は血清アルブミン濃度，上腕筋囲(arm muscle circumference：AMC)，エネルギー栄養状態は可能であれば間接熱量測定を行うが，高価な機器を必要とするので，一般には上腕三頭筋部皮下脂肪厚(triceps skinfold thickness：TSF)が簡便である．浮腫・腹水がない場合には体重またはbody mass index(BMI)も使用できる．低栄養の基準は，血清アルブミン3.5 g/dL以下，AMC 5パーセンタイル以下，間接熱量測定の非蛋白呼吸商(non-protein respiratory quotient：npRQ)0.85以下，TSF 5パーセンタイル以下，体重3kg以上の減少である．いずれか1つの基準を満たせば低栄養と診断し，前述の栄養治療を行う．

治療法

❶**栄養治療**：まず以下に示す肝硬変患者の栄養基準（日本病態栄養学会，2003年）に従い，食事指導を行う．

a）**エネルギー必要量**：厚生労働省の栄養所要量（生活活動強度別）を目安にする．なお，耐糖能異常がある場合には25〜30 kcal/kg（標準体重）/日とする．

b）**蛋白質必要量**：蛋白不耐症がない場合は1.0〜1.5 g/kg/日，蛋白不耐症がある場合には低蛋白食（0.5〜0.7 g/kg/日）＋肝不全用経腸栄養剤とする．

c）**脂質必要量**：エネルギー比20〜25%を目安とする．

d）**食塩**：腹水・浮腫（既往も含む）がある場合は5〜7 g/日，その他の場合も10 g/日以下とする．

e）**分割食（4〜6回/日）あるいは夜食（200 kcal相当）を推奨**：加えて低アルブミン血症（3.5 g/dL以下）（血漿フィッシャー比1.8以下，BTR 3.0以下も同等）がある場合には分岐鎖アミノ酸顆粒を投与する．

処方例

1) リーバクト顆粒（4.15 g/包） 3包
   分3 朝・昼・夕
   この投与法で無効の場合には就寝前に重点投与する．
2) リーバクト顆粒（4.15 g/包） 3包
   分2 朝1包，就寝前2包
   また夜食には肝不全用経腸栄養剤が用いやすい．
3) アミノレバンEN（50 g/包） 1包
   就寝前

---

❷**運動療法**：運動処方の原則は以下の3点である．

(1) 非代償期を除き，過度の安静を指示しない．
(2) 適度の身体活動を継続する（例えば1回30分の散歩を1日2回）．
(3) 分岐鎖アミノ酸製剤の補充．

【合併症・偶発症とその対処】

栄養治療に際しては，特に血糖と血液アンモニア濃度の上昇に注意する．これら副作用の防止策は特に就寝前重点型の分割食（分割投与）である．

肝硬変に伴う糖尿病

diabetes mellitus associated with liver cirrhosis

宇都浩文　鹿児島大学大学院講師・医歯学総合研究科消化器疾患・生活習慣病学

坪内博仁　鹿児島大学大学院教授・医歯学総合研究科消化器疾患・生活習慣病学

【概念】

肝臓は糖代謝だけでなく，蛋白代謝，脂質代謝を調節し，血糖調節ホルモンである膵ホルモンの標的臓器の1つである．血糖の恒常性は生命維持にとって不可欠であるが，肝臓はそれにかかわる中心的臓器である．したがって，肝硬変のように機能的な肝細胞数が減少した病態では，種々の糖や膵ホルモンの代謝障害が生ずる．また，肝硬変では門脈-大循環短絡路が形成され，消化管で吸収される糖などの栄養素や膵臓から分泌されるインスリンが肝臓に到達せずに大循環に入り，糖代謝異常に関与する．肝硬変と糖尿病の関連は，糖尿病患者に合併した慢性肝炎が肝硬変に進展した場合もあるが，多くは肝硬変患者に，その病態に関連して耐糖能異常，糖尿病が合併したものである．また，インスリン抵抗性，糖代謝異常はC型肝炎の肝外病変とも考えられている．

【疾患分類】

糖尿病の診断は表11-22に示すとおりで，肝硬変の有無によって診断基準に差が

表 11-22　糖尿病の診断

1. ①〜③のいずれかに該当する場合には「糖尿病型」と判定
   ① 随時血糖値 200 mg/dL 以上
   ② 早朝空腹時血糖値 126 mg/dL 以上
   ③ 75g 糖負荷試験で血糖 2 時間値 200 mg/dL 以上
2. 別の日に検査して上記①〜③の値のいずれかで「糖尿病型」が再確認できれば糖尿病と診断
3. 糖尿病型を示し，かつ下記のいずれかの条件を満たす場合は上記①〜③の値が 1 回だけでも糖尿病と診断
   1) 糖尿病の典型的症状（口渇・多飲・多尿・体重減少など）の存在
   2) 同時に測定した $HbA_{1C} \geq 6.5\%$
   3) 糖尿病網膜症の存在
   4) 過去に糖尿病型を示したデータがある場合

〔日本糖尿病学会（編）：糖尿病治療ガイド 2006-2007，文光堂，2006 を参考に作成〕

あるわけではない．肝硬変に伴う糖尿病では，食後の高血糖と高インスリン血症が特徴である．

【頻度】

健常者と比較し，慢性肝炎，特にＣ型肝炎ではインスリン抵抗性が増大している患者が多く，肝硬変を呈する患者ではその頻度とともに糖尿病の診断基準を満たす頻度も高くなる．肝硬変では約 70〜90％に耐糖能障害を認め，40〜50％に糖尿病を合併する．

【症状・病態】

肝は，食後には門脈経由で運ばれてくるブドウ糖を取り込み，グリコーゲンを合成し，空腹時にはグリコーゲンの分解とアミノ酸，乳酸，グリセロールなどから糖新生を行って，血糖の恒常性を維持する．しかし，肝硬変では機能的肝実質細胞数が減少し，門脈に運ばれてくるブドウ糖の取り込みが十分に行われず，血中のブドウ糖濃度が高くなり，インスリンの分泌は亢進し，高インスリン血症をきたす．食後の高血糖や高インスリン血症の形成には門脈-大循環短絡も関与し，後者には肝におけるインスリン分解の低下も関与する．持続する高インスリン血症は，肝だけでなく筋組織や脂肪組織におけるインスリン受容体の down-regulation を起こし，インスリン抵抗性を形成する．また，肝硬変の原因として多いＣ型肝炎ウイルスのコア蛋白は，直接インスリンのシグナル伝達を阻害してインスリン抵抗性を誘導する．したがって，肝硬変に伴う糖尿病は，空腹時血糖は正常，もしくはやや低下しており，食後の血糖が高く，高インスリン血症を起こすことが特徴である．病期が進展して，インスリンの分泌が起こらなくなると，空腹時血糖も高くなる．

【診断】

軽度の糖尿病の診断には 75gOGTT が必要であるが，食後血糖が高値（200 mg/dL）であれば，75gOGTT は必須ではない（表 11-22）．糖尿病の血糖コントロールの指標には，いくつかの種類があり，HbA_{1C} は最もよく利用され，診断基準にも採用されている．その他 1.5-アンヒドログルシトール（AG），グリコアルブミン，フルクトサミンも指標として用いられている．しかし，HbA_{1C} は脾機能亢進に伴う貧血や赤血球寿命の短縮により，グリコアルブミン，フルクトサミンは肝機能低下による低アルブミン血症，低蛋白血症により低値となるため，これらの検査値は肝硬変では見かけ上低値となる可能性があり，留意が必要である．また，1.5-AG は，食物として経口的に摂取され，健常者の血中で

はほぼ一定した濃度に保たれ，尿糖排泄時に容易に尿中に失われることから，糖尿病患者では著しい低値を示す．肝硬変患者でも摂取量低下や肝機能低下により低値を示す可能性がある．したがって最もよい臨床的指標は食後血糖値である．

治療方針

肝硬変患者における糖尿病の合併は，長期予後を悪化させ，また糖尿病合併症がQOLを低下させる可能性もあり，肝予備能を考慮して血糖をコントロールする必要がある．

一般に，肝硬変に伴う糖尿病の治療は，インスリンの分泌が過剰な状態では，2型糖尿病と同様に摂取熱量の制限を主体とした食事療法，運動療法および経口糖尿病薬が中心である．しかし，経口糖尿病薬で血糖のコントロールが行えない場合やインスリン分泌が低下した状態ではインスリンによる治療が中心となる．肝予備能の低下している肝硬変では，肝でのグリコーゲン貯蔵が低下し，糖新生も十分でないため，経口糖尿病薬やインスリン治療時には容易に低血糖をきたすことがあり，特に感染症の合併時には注意が必要である．

❶食事療法：肝硬変患者のエネルギー代謝は，病期が進展するにつれて糖質の利用が減少し，脂質の利用が亢進している．また，蛋白合成能が低下し，蛋白分解は亢進している．したがって，糖尿病を合併した肝硬変患者における熱量摂取量は，健常者とほぼ同様に標準体重あたり30 kcal/kgを基準とする．肝予備能が良好(Child A)な患者で肥満を認める場合は，熱量摂取量は25 kcal/kgにし，一方，低栄養状態にある非代償期の患者では，過度の熱量制限が低栄養，低蛋白血症を助長して，肝不全の増悪要因となるため，摂取量を33〜35 kcal/kgまで増加させる．しかし，一般に非代償期の患者では食欲低下があり，そのような食事を完全に摂取できないことが多い．食事療法で重要なことは，食事回数を4回など分食にして，1回あたりの摂取量を少なくして，食後の高血糖や過剰なインスリン分泌を抑制することである．肝硬変では肝臓のグリコーゲン貯蔵量が減少し，糖新生が低下していることから，通常の3回の食事では夜間には飢餓の状態にあり，低血糖に陥りやすい．就寝前におにぎり1個など，いわゆる"late evening snack"を積極的に実施させることが大切である．

❷運動療法：肥満やインスリン抵抗性の存在は肝硬変の予後不良因子であり，肥満を伴う代償性肝硬変では，運動療法により肥満の改善をはかる．したがって，糖尿病の合併症(増殖性網膜症，虚血性心疾患など)がなく，肝機能の安定した代償性肝硬変では散歩程度の軽度の運動療法が推奨される．また，運動により筋肉量の減少を防ぐことは，筋肉でのアンモニア処理能を高めることも期待できる．しかし，運動により門脈血流が低下し，その後の正常な門脈血流への回復も遅れるため，過度の運動は肝機能の悪化につながることがあるので，肝予備能を評価して運動量を決めることが大切である．

❸薬物療法：食事療法のみで血糖管理が十分でない場合は，経口糖尿病薬あるいはインスリンによる治療を開始する．肝予備能が良好(Child A)な患者では，通常の2型糖尿病と同様にまず経口血糖降下薬であるスルホニルウレア薬を投与する．肝硬変では，経口血糖降下薬の投与により，低血糖を起こす危険性があることに注意する．食後の高血糖が軽度の場合はグリニド系薬剤(ナテグリニドなど)が有効な場合もある．メトホルミンは乳酸上昇のリスクがあり，用いない．また，インスリン抵抗性改善薬であるチアゾリジン誘導体は重篤な肝機能障害のある患者には禁忌となっており，食後高血糖の予防に用いられるα-グ

ルコシダーゼ阻害薬は副作用として肝障害を生じることがあり，重篤な肝機能障害のある患者では一般に投与しない．

空腹時は正常で食後の高血糖が著明である場合は，経口糖尿病薬による血糖のコントロールは難しい場合が多く，インスリンにより治療する．この際，超速効型インスリンもしくは速効型インスリンの毎食前投与が推奨され，特に食後の高血糖のコントロールには，食直前に注射できる超速効型インスリンがより推奨される．インスリン治療時にも低血糖には十分留意し，空腹時血糖は 150 mg/dL 程度にコントロールし，100 mg/dL 以下にならないように管理する．

また，肝細胞癌を合併している症例では，肝細胞癌による予後も十分に考慮し，肝細胞癌が根治的に治療できない患者では，糖尿病の各種合併症を予防するための厳格な血糖管理は不必要である．高血糖による昏睡，脱水などが生じない程度の血糖管理で十分で，患者の QOL を優先した栄養，生活指導を行うべきである．

処方例

1) ヒューマログ注もしくはノボラピッド注　必要単位数　必要回数
2) スターシス錠(90 mg)　3錠　1日3回　食事の直前

自己免疫性肝炎
autoimmune hepatitis（AIH）

恩地森一　愛媛大学大学院教授・先端病態制御内科学

【概念】
肝細胞に対する自己免疫機構が成立することにより発症する肝炎である．中年以降の女性に好発し，慢性に経過する．副腎皮質ホルモンによる治療が著効する（表 11-23）．

表 11-23　自己免疫性肝炎の診断指針（1996 年）

【概念】
中年以降の女性に好発し，慢性に経過する肝炎であり，肝細胞障害の成立に自己免疫機序が想定される．診断にあたっては肝炎ウイルス，アルコール，薬物による肝障害，および，その他の自己免疫疾患による肝障害を除外する．免疫抑制薬，特にコルチコイドが著効を奏する

【主要所見】
1. 血中自己抗体(特に抗核抗体，抗平滑筋抗体など)が陽性
2. 血清γ-グロブリン値または IgG 値の上昇(2 g/dL 以上)
3. 持続性または反復性の血清トランスアミナーゼ値の異常
4. 肝炎ウイルスマーカーは原則として陰性
5. 組織学的には肝細胞壊死所見および piecemeal necrosis を伴う慢性肝炎あるいは肝硬変であり，しばしば著明な形質細胞浸潤を認める．時に急性肝炎像を呈する

(注)
(1) わが国では HLA-DR4 陽性例が多い
(2) C 型肝炎ウイルス血症を伴う自己免疫性肝炎がある
(3) C 型肝炎ウイルス感染が明らかな症例では，インターフェロン治療が奏効する例もある

【診断】
上記の主要所見 1〜4 より，自己免疫性肝炎が疑われた場合，組織学的検査を行い，自己免疫性肝炎の国際診断基準を参考に診断する

(戸田剛太郎：自己免疫性肝炎診断指針 1996. 肝臓 37：298-300，1996 より転載)

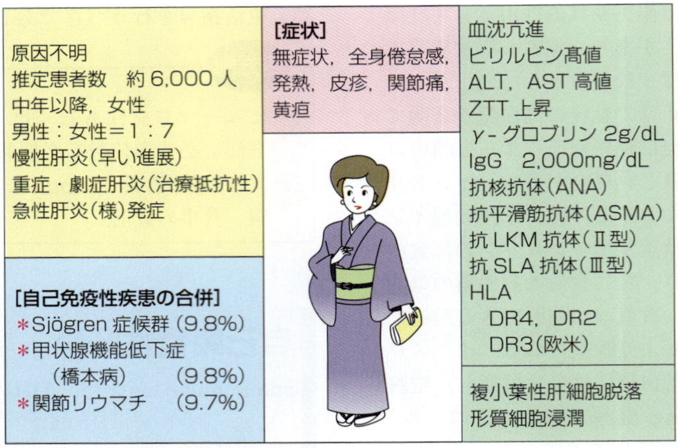

原因不明 推定患者数　約6,000人 中年以降，女性 男性：女性＝1：7 慢性肝炎（早い進展） 重症・劇症肝炎（治療抵抗性） 急性肝炎（様）発症	[症状] 無症状，全身倦怠感， 発熱，皮疹，関節痛， 黄疸	血沈亢進 ビリルビン高値 ALT，AST高値 ZTT上昇 γ-グロブリン 2g/dL IgG　2,000mg/dL 抗核抗体（ANA） 抗平滑筋抗体（ASMA） 抗LKM抗体（Ⅱ型） 抗SLA抗体（Ⅲ型） HLA 　DR4，DR2 　DR3（欧米）
[自己免疫性疾患の合併] ＊Sjögren症候群（9.8%） ＊甲状腺機能低下症 　（橋本病）　　（9.8%） ＊関節リウマチ　（9.7%）		複小葉性肝細胞脱落 形質細胞浸潤

図11-7　自己免疫性肝炎の病像

【分類】

　自己免疫性肝炎（AIH）は通常経験するⅠ型（classical type）と，抗肝腎マイクロゾーム（LKM）抗体陽性で小児に発症することが多いⅡ型に分類される．

　Ⅱ型の発症年齢は6〜70歳代まで分布しているが，10歳代に好発する．女性に多く，男女比は1：8である．急速に進行し，肝硬変に進行しやすい．抗LKM抗体が陽性であることが大きな特徴である．C型肝炎でも抗LKM抗体が陽性になるが，その力価は低い．中等度のγ-グロブリンの上昇がある．抗核抗体（ANA）や胃壁抗体がしばしば陽性となる．合併症として，白斑，甲状腺疾患，1型糖尿病などの他の自己免疫疾患の合併頻度が高いことも特徴である．わが国でもⅡ型AIHの症例は散見される．

【頻度】

　AIHの男女比はおよそ1：7である．小児，若年者や高齢者にも初発するが，診断時年齢は50歳代と60歳代にピークがある．

【症状・病態】

　病像の概要を図11-7に示した．その原因および発症機構は依然不明である．したがって，特異的な診断方法や治療法はない．

　初発症状としては，全身倦怠感，食欲不振，発熱や関節痛がある．特異的な症状はない．潜在性に進行して肝硬変として発見されることもある．慢性肝炎，肝硬変から急速増悪として急性肝炎様に発症する例と，急性肝炎として発症する症例がある．通常，副腎皮質ホルモン治療が奏効する．しかし，肝硬変，特に劇症肝炎，重症肝炎へ移行したAIHは副腎皮質ホルモン治療に抵抗性となり，きわめて予後が悪い．AIHによる慢性肝疾患および急性発症のAIHともに，早期の診断が重要である．

【診断】

　❶問診で注意すべき点：症状発現の経過を明らかにする．AIHに関連する症状のみならず，自己免疫疾患の症状についても聴取する．肝炎歴，輸血歴や飲酒歴は必須である．特に健康食品も含めた薬物服用歴と自己免疫疾患の既往も重要である．家族歴では肝疾患と自己免疫疾患の有無を尋ねるとともに，家族の受診もすすめておく．

　❷必要な検査とその所見：通常の肝疾患

表 11-24　自己免疫性肝炎の治療指針

1. 診断が確定した例では原則として免疫抑制療法（プレドニゾロンなど）を行う
2. プレドニゾロンの初期投与量は十分量（30～40 mg/日以上）とし，血清トランスアミナーゼ値の改善を効果の指標とし，減量，維持量を決定する
3. C型肝炎ウイルス血症を伴う自己免疫性肝炎の治療にあたっては
   a. 国際基準でのスコアが高い症例ではステロイド治療が望ましい
   b. 国際基準でのスコアが低い症例ではIFN治療も考慮される
      しかし，その実施にあたっては血中ウイルス量，肝機能を測定し，明らかな改善がみられない場合には，速やかに投与を中止し免疫抑制薬の使用を考慮する

（戸田剛太郎：自己免疫性肝炎診断指針1996．肝臓 37：298-300，1996 より転載）

表 11-25　自己免疫性肝炎の簡易版国際診断基準スコアリングシステム（2008年）

項目	カットオフ値	点数
ANA or SMA	≧1:40	1
ANA or SMA	≧1:80	2
LKM-1抗体	≧1:40	2
SLA*抗体	陽性	2
IgG	基準値以上	1
	基準値の1.1倍以上	2
肝組織所見	AIHに矛盾しない	1
（肝炎の存在が必要）	典型的AIH	2
ウイルス肝炎の否定	ウイルスマーカー陰性	2
	確診例≧7	
	疑診例≧6	

自己抗体は最大2点まで．
*SLA：soluble liver antigen.
(Hennes EM, Zeniya M, Czaja AJ, et al：Simplified criteria for the diagnosis of autoimmune hepatitis. Hepatology 48：169-176, 2008 より転載)

と異なり，血沈，CRP，γ-グロブリン・IgG，ANA，抗平滑筋抗体（ASMA），抗LKM抗体，HLA-DR4を測定する．副作用の多い薬剤を使用するので，診断を確定しておくことが肝要である．肝生検，できれば腹腔鏡検査による肝表面の観察を行っておく．ANAの陽性率は85%以上と高い．ASMAは25%程度が陽性である．血沈亢進はCRP陽性よりも高率にみられ，診断の契機となる．γ-グロブリンが2 g/dL以上は60%を超える．急性肝炎として発症する症例は，初診時IgGやγ-グロブリンも低値でAIHスコアも低いが，経過を調査するとIgGの増加がみられ，またANAの力価も高くなっている．

❸**診断方法**：典型的なAIHの診断は容易である．ウイルス肝炎，アルコール性肝障害，非アルコール性脂肪性肝疾患や薬物性肝障害を除外する．肝細胞障害型の肝機能検査異常，血沈亢進，γ-グロブリン，IgG高値，自己抗体陽性，副腎皮質ホルモン治療の奏効などの特徴がAIHを強く示唆する．国際的な診断基準とわが国の厚生労働省の作成した診断指針が参考になる（表11-23～25）．これらの基準や手順は専門医ではない一般医がAIHのスクリーニングを行ううえで有用である．発症および経過が非典型的で診断および治療法の選

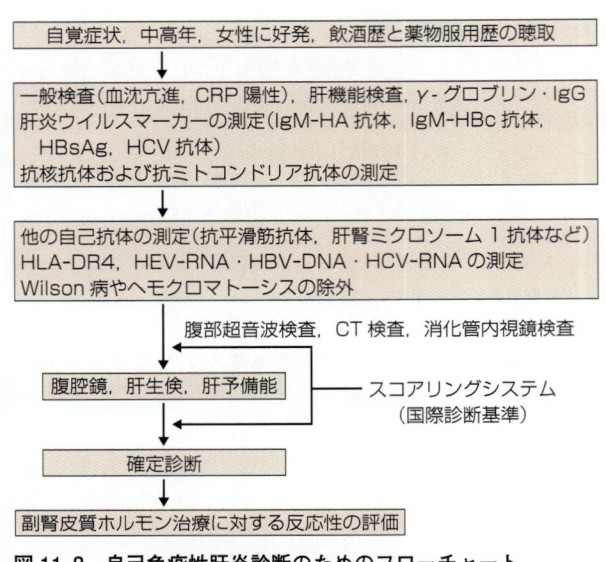

```
┌─────────────────────────────────────────────────┐
│ 自覚症状，中高年，女性に好発，飲酒歴と薬物服用歴の聴取 │
└─────────────────────────────────────────────────┘
                       ↓
┌─────────────────────────────────────────────────┐
│ 一般検査(血沈亢進，CRP陽性)，肝機能検査，γ-        │
│   グロブリン・IgG                                 │
│ 肝炎ウイルスマーカーの測定(IgM-HA抗体，IgM-HBc抗体， │
│   HBsAg，HCV抗体)                                │
│ 抗核抗体および抗ミトコンドリア抗体の測定            │
└─────────────────────────────────────────────────┘
                       ↓
┌─────────────────────────────────────────────────┐
│ 他の自己抗体の測定(抗平滑筋抗体，肝腎ミクロソーム1抗体など) │
│ HLA-DR4，HEV-RNA・HBV-DNA・HCV-RNAの測定         │
│ Wilson病やヘモクロマトーシスの除外                  │
└─────────────────────────────────────────────────┘
            腹部超音波検査，CT検査，消化管内視鏡検査 ↓
┌─────────────────────┐
│ 腹腔鏡，肝生検，肝予備能 │ ← スコアリングシステム
└─────────────────────┘      （国際診断基準）
            ↓
┌─────────────┐
│  確定診断    │
└─────────────┘
            ↓
┌─────────────────────────────────┐
│ 副腎皮質ホルモン治療に対する反応性の評価 │
└─────────────────────────────────┘
```

図11-8　自己免疫性肝炎診断のためのフローチャート

択に苦慮する場合には専門医へ紹介する．これらの基準には当てはまらない診断困難な症例も多い．図11-8に診断の手順を表したフローチャートを示した．広範な肝細胞脱落と形質細胞浸潤などの肝生検組織所見などが診断を確定する根拠となる．

【鑑別診断】

B・C型ウイルス肝炎，原発性胆汁性肝硬変(PBC)，膠原病に伴う肝機能検査異常などが主な鑑別疾患となる．

B・C型肝炎ともにウイルス肝炎マーカーで鑑別は容易である．ウイルス肝炎に比べてAIHでは血沈が亢進する．HBs抗原陰性の de novo B型肝炎に注意する．HCV-RNA陽性のAIHの特徴をもつ症例では国際診断基準のスコアリングの点数が高ければAIHの治療を優先する．スコアが低い場合にはC型肝炎のインターフェロン治療を肝炎増悪に注意しながら行う．

PBCでは95%以上が抗ミトコンドリア抗体ないしはM2抗体が陽性であり，鑑別に有用である．ANA陽性のPBCと抗ミトコンドリア抗体陽性のAIHは鑑別に苦慮するが，肝機能検査の特徴と肝生検組織所見を参考に鑑別する．PBCとAIHが同時ないしは異時性に併存する症例(mixed type)が稀ながら存在する．

急性肝炎ないしは急性増悪例では，急性ウイルス肝炎，薬物性肝障害などを鑑別する．プロトロンビン時間の低下がみられる症例では，自己抗体の検査と肝生検を早期に行い鑑別診断し，早期に治療を開始する．

【入院・専門医移送の判断基準】

治療の第1選択薬である副腎皮質ホルモンは重篤な副作用があるので，治療開始前に確実な診断を行っておく．AIHが疑われた症例では，入院し肝生検を行うことがすすめられる．急性発症し，プロトロンビン時間が70%，特に60%以下，または黄疸を伴う症例は劇症化し，副腎皮質ホルモン抵抗性となり，きわめて予後不良となるので，早急に専門医に移送すべきである．早期の診断とパルス療法を含めた副腎皮質

ホルモン治療を早期に行う必要がある．また，肝移植の準備も必要となる．

治療法

❶**治療方針**：初期治療は入院のうえで行う．副腎皮質ホルモンや免疫抑制薬による長期間の治療が必要で，治療期間はほぼ半永久的となる．副腎皮質ホルモンの急激な減量や維持療法の中断はAIHの再燃を誘発する．再燃の場合には副腎皮質ホルモン抵抗性となる可能性もあるので注意が必要である．

治療の目標は，生命予後の延長とQOLの改善である．指標としては，肝組織所見の改善が最も優れている．実際には血中AST，ALT，γ-グロブリン，IgGの基準値内への改善と自己抗体価の低下を指標とする．血中の指標が完全に改善しても病理組織学的改善はきわめて遅く，数年を要する．

❷**薬物療法**：第1選択薬は副腎皮質ホルモンである．本治療により，肝組織所見の改善とともに生存率の改善が確立している．AIHの診断がされれば，副腎皮質ホルモン禁忌症例を除いて，副腎皮質ホルモンを使用する．通常の症例では，初期量には十分量の副腎皮質ホルモン（プレドニゾロン30～40mg/日）を経口投与する．指標はAST，ALTの基準値内への改善である．重症例（プロトロンビン時間40%以下）ないしは，重症化が疑われる症例（プロトロンビン時間60%以下，総ビリルビン値3mg/dLで増加している例）では，メチルプレドニゾロンによるパルス療法かプレドニゾロン60～80mg/日で治療を開始する．重症例では治療開始を躊躇すべきでない．

初期用量を2～3週間投与して，その後，週5mgを目安に減量する．減量はAST，ALT値の改善を指標として適宜行う．維持量はプレドニゾロン5～15mg/日，ないしはプレドニゾロン5～10mg/日にウルソ600mgを併用する．軽症例ではUDCA 600mgのみで治療することもあるが，例外的である．副腎皮質ホルモンの減量時にウルソ600mg/日を併用する．ウルソ600mgはプレドニゾロン5mgに相当すると経験的に考えられている．投与期間は数年にわたる．維持療法を中止できる症例は少なく，中止は慎重を期する．

初期治療を2～3週間行い，AST，ALT値が改善しない場合には，AIHの診断を再検討するとともに，副腎皮質ホルモン難治例として，プレドニゾロンに加えてイムラン1mg/kg/日の併用を行う．AST，ALTが改善するが基準値内とならない場合には，AIHの診断の再検討とともに，脂肪肝ないしは非アルコール性脂肪肝炎（NASH）などの別の原因を考える．

副腎皮質ホルモン使用不能例あるいは不応例には，アザチオプリン（イムラン），6-メルカプトプリン，シクロスポリンなどの免疫抑制薬を使用する．イムラン1mg/kg/日を行うが，重篤な副作用に注意する．AST，ALT 100 IU/L以下の軽症例で副腎皮質ホルモン治療が困難な場合にはウルソ600mg/日を使用する．または，副腎皮質ホルモンの副作用により投与継続が困難な場合には免疫抑制薬やウルソの併用を行いながら副腎皮質ホルモンを減量する．

副腎皮質ホルモン使用中には，感染症，NSAIDsによる消化性潰瘍，糖代謝異常，骨粗鬆症，精神的変調などの合併症に注意する．副腎皮質ホルモンの患者による自己中断は撤退症候群を引き起こす．投与前から十分な対策を講じておく．

処方例

1. 発症初期
   1) 通常発症例
      プレドニゾロン錠30～40mg/日
   2) 重症例（プロトロンビン時間40%以下），重症化が疑われる症例（プ

ロトロンビン時間60％以下，総ビリルビン値3 mg/dLで増加している例）
- メチルプレドニゾロンによるパルス療法
- プレドニゾロン錠　60〜80 mg/日

2. 減量時の併用療法
   プレドニゾロンに加えてウルソ錠600 mg/日を併用（プレドニゾロン5 mgに相当と考えられる）
3. 維持療法
   1) プレドニゾロン錠　5〜15 mg/日
   2) プレドニゾロン錠5〜10 mg/日にウルソ錠600 mgを併用
   3) ウルソ錠　600 mg/日
4. 副腎皮質ホルモン禁忌例
   1) ウルソ錠　600 mg/日
   2) イムラン錠　1 mg/kg/日（ただし，重篤な副作用に注意）
5. 難治例
   プレドニゾロン錠に加えてイムラン錠　1 mg/kg/日を併用

❸**肝移植**：肝硬変に進行して肝予備能が低下し，肝不全症状が強い症例も適応がある．劇症化ないしは重症化したAIHでは肝移植を準備する．副腎皮質ホルモンが2週間を超えると，移植後の感染症が危惧されるので，遅くとも副腎皮質ホルモン治療後4週間以内には移植を行う．

他の遺伝的肝疾患と比較して急性拒絶反応の合併率は高い．de novo AIHが2％の症例にみられる．de novo AIHは肝移植後の遅い時期に出現する肝障害で，AIHとは疾患単位としては異なるが，類似した病像を示す．肝細胞障害のパターンを示す肝機能検査，IgG，γ-グロブリン増加，ANA，ASMAや抗LKM抗体などの自己抗体が陽性，小葉性肝細胞脱落と形質細胞浸潤や，副腎皮質ホルモンが有効であることなど，AIHと類似している．疾患本体としては移植後のアロに対する拒絶反応ととらえられる．

❹**合併症への対策**：肝硬変に進行した症例にみられる合併症には通常の肝硬変の合併症と同じ治療を行う．食道・胃静脈瘤の破裂予防のための内視鏡下硬化術や結紮術などを行う．肝不全症例で分岐鎖アミノ酸（BTR）低値例には特殊アミノ酸製剤の投与と夜間の分割食（LES）を行う．腹水，浮腫症例には利尿薬と栄養療法により治療を行う．

稀ながら，AIHに肝細胞癌を合併する．高齢者に多い．高齢者や肝硬変例では合併する頻度が高いので，スクリーニング検査を定期的に行う必要がある．

【予後】
わが国のAIHの多くは副腎皮質ホルモンが奏効し，比較的予後がよい．寛解が得られた症例の10年生存率は90％以上である．死因の多くは肝不全である．AIHの予後規定因子はICG，血小板数とALTであり，肝硬変に進展した症例の予後は不良である．非代償性肝硬変に進展させないためにはALTが基準値内であること，副腎皮質ホルモンの治療の継続が重要である．

劇症肝炎，重症肝炎へ移行したAIHはきわめて予後が悪い．AIHによる慢性疾患および急性発症のAIHともに，早期の診断と治療が重要である．

原発性胆汁性肝硬変
primary biliary cirrhosis（PBC）

石橋大海　国立病院機構長崎医療センター臨床研究センター長

【概念】
中年女性に好発する慢性進行性の胆汁うっ滞性肝疾患である．病理組織学的に慢

性非化膿性破壊性胆管炎(CNSDC)と肉芽腫の形成を特徴とし，胆管上皮細胞の変性・壊死によって小葉間胆管が破壊・消滅することにより慢性進行性に胆汁うっ滞を呈する．胆汁うっ滞に伴い肝実質細胞の破壊と線維化を生じ，究極的には肝硬変から肝不全に至る．門脈圧亢進症状が高頻度に出現し，血清学的に抗ミトコンドリア抗体(AMA)が高頻度に出現することが特徴的である．病因・病態進展の要因として自己免疫機序が考えられている．

【疾患分類】
❶ **臨床病期分類**：原発性胆汁性肝硬変(PBC)は臨床上，皮膚掻痒感，黄疸，食道静脈瘤，腹水，肝性脳症など肝障害に基づく自他覚症状を有する症候性 PBC と，これらの症状を欠く無症候性 PBC に分類される．無症候性の多くは，数年以上無症状に経過するが，門脈圧亢進症状が先行する症例と，黄疸・肝不全が急速に進行する症例がみられる．

❷ **組織学的分類**：組織学的分類は Scheuer の分類が広く用いられており，4期に分けられている．

- Ⅰ期：多彩な胆管病変(florid bile duct lesions)
- Ⅱ期：細胆管増生(ductular proliferation)
- Ⅲ期：瘢痕(線維性隔壁と架橋形成) [scarring (septal fibrosis and bridging)]
- Ⅳ期：肝硬変(cirrhosis)

【頻度】
男女比は1：7～9と中年以後の女性に多い．有病率は，外国の疫学調査では人口100万対19～251人，年間発症率は人口100万対3.3～24人とされている．わが国においては，難病の申請をして医療費の公費負担を受けている症候性 PBC 患者数は2006年度は約14,000人であった．これに基づくと，無症候性の PBC を含めた患者総数は約 50,000 人と推計される．

【症状・病態】
症状は，①胆汁うっ滞に基づく症状，②肝障害・肝硬変および随伴する病態に伴う症状，③合併した他の自己免疫疾患に伴う症状，の3つのカテゴリーに分けることができる．初期は無症状であるが，中期・後期になると胆汁うっ滞に基づく皮膚掻痒感が出現し，本疾患に特徴的である．無症候性 PBC では特別の身体所見はみられず，合併した自己免疫性疾患の病態・症状が表面に出ていることも多い．掻痒感に伴う掻き傷や高脂血症に伴う眼瞼黄色腫がみられる症例もある．肝臓は腫大していることが多い．進行すれば，黄疸とともに胃食道静脈瘤，腹水，肝癌など，肝硬変に伴う身体所見が現れる．

特殊な病態ないしは亜型として，次の3つが挙げられる．

a) **早期 PBC**（early PBC）：血液生化学の異常が出現する以前から AMA は陽性を呈し，肝組織の病理学的変化も始まっていることが観察されており，そのような時期の PBC は早期 PBC と称されている．

b) **自己免疫性胆管炎**（autoimmune cholangitis：AIC）：臨床的には PBC の像を呈しながら，AMA は陰性であるが抗核抗体が高力価を呈する病態に対し自己免疫性胆管炎の名称が提唱された．基本的には PBC であると考えられている．

c) **PBC-AIH オーバーラップ症候群**（PBC・AIH overlap syndrome）：PBC と AIH の両方の病像と検査所見を呈する病態は PBC-AIH オーバーラップ症候群と呼ばれている．病理学的には，PBC に特徴的な肝組織所見に加え，活動性の肝炎像がみられる．本病態が単に PBC の亜型であるのか，それぞれ独立した疾患である PBC と AIH が合併したものか，あるいは AIH，PBC から独立した疾患であるのか，結論は得られていない．

表11-26 原発性胆汁性肝硬変の診断基準

【概念】
原発性胆汁性肝硬変(primary biliary cirrhosis, 以下 PBC)は中年女性に好発し,皮膚掻痒感で初発することが多い.黄疸は出現後消退することなく漸増することが多く,門脈圧亢進症状が高頻度に出現する.PBC は臨床上,症候性(symptomatic)PBC と無症候性(asymptomatic)PBC に分類され,皮膚掻痒感,黄疸,食道静脈瘤,腹水,肝性脳症など肝障害に基づく自他覚症状を有する場合は,症候性 PBC と呼ぶ.これらの症状を欠く場合は無症候性 PBC と呼び,無症候のまま数年以上経過する場合がある

1. 血液・生化学検査所見
   症候性,無症候性を問わず,赤沈の亢進,血清中の胆道系酵素(アルカリホスファターゼ,γ-GTP など)活性,総コレステロール濃度,IgM 濃度の上昇を認める.抗ミトコンドリア抗体(蛍光抗体法,ELISA 法)が高頻度に陽性を示す
2. 組織学的所見
   肝組織では中等大小葉間胆管ないし隔壁胆管に慢性非化膿性破壊性胆管炎(chronic non-suppurative destructive cholangitis, 以下 CNSDC)あるいは胆管消失を認める.連続切片による検索で診断率は向上する
3. 合併症
   高脂血症が持続する場合,皮膚黄色腫を伴うことがある.しばしば,Sjögren 症候群,関節リウマチ,慢性甲状腺炎などの自己免疫疾患を合併する
4. 鑑別
   慢性薬物起因性肝内胆汁うっ滞,肝内型原発性硬化性胆管炎,成人性肝内胆管減少症など

【診断】
次のいずれか1つに該当するものを PBC と診断する
1. 組織学的に CNSDC を認め,検査所見が PBC として矛盾しないもの.抗ミトコンドリア抗体が陰性例も稀に存在する
2. 抗ミトコンドリア抗体が陽性で,組織学的には CNSDC の所見を認めないが,PBC に矛盾しない(compatible)組織像を示すもの
3. 組織学的検索の機会はないが,抗ミトコンドリア抗体が陽性で,しかも臨床像および経過から PBC と考えられるもの

(厚生労働省「難治性の肝疾患」研究班 2004 年度より転載)

【診断】
わが国では厚生労働省「難治性の肝疾患」調査研究班(2004 年)による診断基準(表11-26)が用いられている.
1) 胆道系酵素(ALP,γ-GTP)優位の肝機能異常を呈する慢性の胆汁うっ滞性疾患である.
2) 原則としてウイルスマーカーが陰性,かつ原因となるような薬剤の服用もない.
3) 画像などにより閉塞性黄疸など他の疾患が除外されている.
4) 血清中に AMA(蛍光抗体法,ELISA 法)が陽性である.
以上の所見がそろえばほぼ PBC と診断できるが,①肝組織において CNSDC および肉芽腫など特徴的所見が認められれば,診断は確実である.しかし,②組織学的には CNSDC の所見を認めないが PBC に矛盾しない(compatible)組織像を示すもので AMA が陽性のもの,あるいは,③組織学的検索の機会はないが AMA が陽性で,しかも臨床像および経過から PBC と考えられるものも PBC と診断される.

【鑑別診断】
CNSDC に類似した胆管障害像は,原発性硬化性胆管炎(特に肝内型),慢性薬剤性肝内胆汁うっ滞,成人性肝内胆管減少症,移植片対宿主病(GVHD),肝移植拒絶反

応，サルコイドーシスとともに，自己免疫性肝炎でも認められる．C型肝炎，自己免疫性肝炎でも胆管障害は生じるが，原則として破壊性変化ではない．

治療方針

確立した根治的治療法はないため対症的治療にとどまるが，病期・病態に応じた対策が必要である．初期から中期では免疫機序と胆汁うっ滞に対して，胆汁うっ滞が持続すると胆汁うっ滞に基づく症状，合併症に対して，肝硬変に至るとその合併症に対して治療が必要となる．

ウルソデオキシコール酸（UDCA）は現在第1選択薬とされており，初期から投与される．最近はUDCAとともに，ベザフィブラートも有効とされているが，作用機序は異なると考えられている．3〜4か月に一度，肝機能，血清免疫学的検査を行い推移を観察する．症候期では症状（掻痒）および合併症（骨粗鬆症，胃食道静脈瘤）に対する治療と予防を行う．肝癌の併発にも留意する．末期になると内科的治療の限界となり肝移植の適応となる．

肝硬変が進展した場合は肝移植が唯一の治療法である．移植成績は，5年生存率約80％と優れている．脳死移植が少ないわが国では既に生体部分肝移植が定着しており，移植成績も，欧米の脳死肝移植例と同様に良好である．

処方例

1. 原疾患に対する処方
  1) ウルソ錠（100 mg） 6錠 分3 毎食後
  2) ベザトールSR錠（100 mg） 1錠 朝または夕食後（保険適用外）
  本剤は高脂血症薬でありPBCに対する使用は保険適用外であるが，高脂血症併発例は適用となり，作用機序が異なるUDCAと併用される．
  3) プレドニン錠（5 mg） 4錠 朝食後
  AIH-PBCオーバーラップ症候群で肝炎の病態が強い場合や，自己免疫性胆管炎（AIC）の初期に一時的に使用される．漸減し，ウルソに切り替える．
2. 合併症に対する処方
  「皮膚掻痒感」
  1) ポララミン錠（2 mg） 1錠 就寝前頓用
  2) コレバイン3g 分2 朝・夕食前に水とともに服用
  「骨粗鬆症」
  高度の胆汁うっ滞が持続すると脂溶性ビタミン（A，D，E，K）の吸収不良をきたしやすい．加えて，閉経後の中年女性に多く骨粗鬆症の合併率が高いため対処が必要である．

【患者への説明のポイント】

初期から肝硬変期まで同じ病名で称されるので，患者が自分の病態を正しく理解し，いたずらに不安を抱かぬように指導することが大切である．無症候期では特別な生活上の規制はないが，本質的には進行性の疾患であるので，定期的な受診を指導する．症候期では骨粗鬆症を予防し，骨折に注意する．

【医療スタッフへの注意】

疾患名にとらわれずに病期，病型，予後，現在の合併症を適切に診断し，予防，治療に留意する．

肝硬変が進展すると肝移植のよい適応である．血清総ビリルビン値が5〜6 mg/dLを超えるようになったら肝移植を念頭に置き，患者指導，専門医への相談を行うことが望ましい．

原発性硬化性胆管炎
primary sclerosing cholangitis (PSC)

沼田義弘　庄原赤十字病院内科
田妻　進　広島大学大学院教授・医系総合診療科

【概念】

原発性硬化性胆管炎(PSC)の疾患概念が確立されてから50年が経過するが，現在でもまだその原因は明らかにされていない．病理組織学的には胆管周囲の炎症細胞浸潤と線維化を特徴としており，胆管の線維性狭窄を生じることによって慢性の胆汁うっ滞が生じ，やがては肝硬変へと進展する．潰瘍性大腸炎(UC)に代表される炎症性腸疾患(IBD)を合併することが多いことも特徴の1つである．また，7〜20%程度に胆管癌の合併が報告されており，予後を左右する大きな要因となっている．

【分類】

おかされる胆管の範囲により，small duct type (15%)，large duct type (10%)，global duct type (75%)に分類される．small duct typeは胆管造影で確認することができないような細い肝内胆管に病変が認められるもの，large duct typeは肝内外の太い胆管に病変が認められるもの，global duct typeはその両者に病変が認められるものである．large duct typeには自己免疫性膵炎の胆管病変やIgG_4関連胆管炎など classicalなPSCとは異なる疾患が含まれている可能性もあるため，その診断には注意を要する．

病期としては，組織学的な病期分類として Ludwigの分類が用いられていたが，診断基準から組織所見が削除されるに至り，その利用は減少している．臨床的に病状を評価する目的でいくつかの予後判定モデルが提案されており，患者の状態をこれにし

表 11-27　New Mayo natural history model

R = 0.03 × 〔年齢〕 + 0.54 × $\log_e$〔総ビリルビン(mg/dL)〕 − 0.84 × 〔アルブミン(g/dL)〕 + 0.54 × $\log_e$〔AST(IU/L)〕 + 1.24 × 〔静脈瘤出血*〕

*既往あり = 1，既往なし = 0
R = 0：低リスク，0 < R < 2.0：中リスク，R ≧ 2.0：高リスク．

表 11-28　原発性硬化性胆管炎(PSC)の診断基準(2003年)

1. 胆道造影でPSCに特徴的な異常所見が認められる
2. PSCに一致する臨床所見(IBDの合併，胆汁うっ滞の症状)と検査値異常(ALPの2〜3倍の上昇が6か月以上持続)が認められる
3. 以下の疾患が除外できる
   ・AIDSに伴う胆管炎
   ・胆道腫瘍(PSCの診断確定後のものは除く)
   ・胆道系の手術，外傷の既往
   ・胆石
   ・胆道系の先天異常
   ・腐食性硬化性胆管炎
   ・胆管の虚血による狭窄
   ・floxuridineの動注による胆道狭窄

たがって評価する(表 11-27).

【頻度】

PSCは稀な疾患であるため，その有病率はUCの有病率からの推定値が示されている．欧米ではPSC患者におけるIBDの合併率は70%以上と報告され，一方でIBD患者におけるPSCの合併率は2.4〜4%程度と報告されている．UCの患者数から推定されたPSCの有病率は欧米で10万人あたり8〜14程度，わが国における有病率は，谷合らが10万人あたり1.3と報告している．一般的には欧米に多く，アジアには少ないという特徴がある．

【症状・病態】

PSCは小児から高齢者まで患者が存在するが，好発年齢は40歳前後であり，男

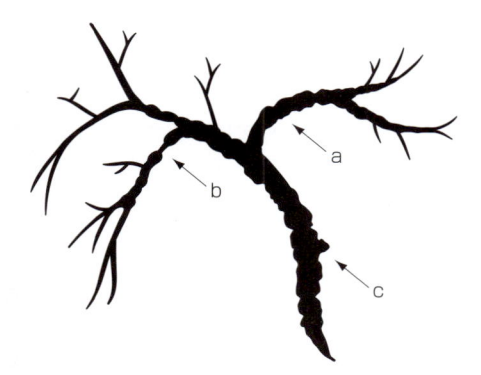

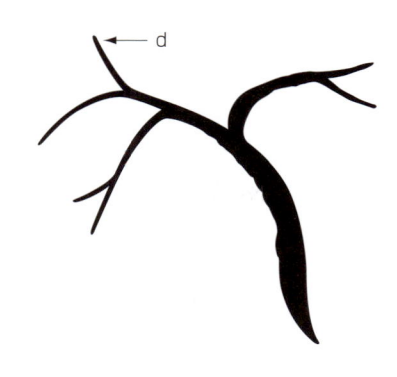

図11-9 原発性硬化性胆管炎における胆道造影所見
a：数珠状狭窄(beaded appearance)；狭窄部と正常部または拡張部が交互に存在することにより数珠状を呈する．
b：帯状狭窄(band-like stricture)；数mm程度の短い狭窄がみられる．
c：憩室用変化(diverticulum-like outpouching)；狭窄と狭窄の間が憩室のようにみえる．
d：枝打ち様変化(pruned tree appearance)；細い胆管は造影されず，太い胆管のみが枝打ちされた樹のように造影される．

女比は2：1と男性に多くみられる．PSC特有の症状はなく，全身倦怠感や胆汁うっ滞に伴う掻痒感などが主症状となる．閉塞性黄疸や胆道感染を合併する場合には腹痛，発熱を伴うこともある．わが国では，健診を受けた際や別の原因で医療機関を受診した際に行われた血液検査により肝機能異常を指摘され，偶発的にPSCと診断されるケースも多く見受けられる．

【問診で尋ねるべきこと】

PSCは高率にUCをはじめとするIBDを合併するとされている．欧米に比べてわが国での合併率は37％と低めの値となっているが，大腸内視鏡検査を施行した例に限定すると61％と高い合併率を示しており，下痢や腹痛などの症状について問診することが必要である．PSCの診断では除外診断が重要であるため，診断基準（表11-28）に示されたような疾患に関しての問診も必要である．

【診断のポイント】

PSCについては診断基準が示されており，この診断基準に従って診断を行っていく．Mayo clinicのグループから提案された診断基準が用いられることが多く，新たな知見に基づいてこれまでに幾度かの改訂が行われている．2003年にLindorらによって示された診断基準を表11-28に，造影所見を図11-9に示す．診断要件を満たすことが確認され，除外すべき疾患に相当しないことが確認されればPSCとして診断する．現在の診断基準では組織学的所見は要求されていないが，過去の診断基準には含まれていた時期もあり，small duct typeの診断に有用であるため生検を実施したほうがよいとする意見も少なくない．
実際，血液検査の異常はあるものの，PSCに典型的な胆道所見を得ることができないが，組織学的にはPSCが強く疑われる症例に遭遇することもある．ERCPやMRCPで診断が確定しないような例では，診断のために生検を行ってもよい．

治療方針

❶薬物治療：残念ながら，PSCに対して有効な治療法は確立されていない．ウル

ソデオキシコール酸（UDCA）が頻用されているが，その使用は肝機能検査値の改善をもたらすものの，予後の改善には寄与しないと考えられている．UDCAの高用量療法が有効であるとする報告があり，その効果が期待されたことがあるが，その後の大規模studyでは支持する結果が得られていない．現在のところ通常量のUDCAを用いるのが一般的である．ベザフィブラートの使用も検査値の改善をもたらし，UDCAにより十分な効果が得られないような場合でも有効であるため，UDCAとの併用療法を行う症例もみられる．ステロイドの使用は骨粗鬆症や感染の危険性を増大させるため推奨されていないが，UDCAとの併用により検査値の改善が速やかであったとの報告があり，検査値が悪化するような場合に一時的に使用することは可能である．ただし，ステロイドの使用時には胆道感染の除外を行う必要がある．

胆汁うっ滞により掻痒感や脂溶性ビタミン不足が生じてくることが考えられる．脂溶性ビタミン不足については，当該ビタミンを内服薬などで補う必要がある．痒みについては抗ヒスタミン薬などの使用が考えられるが，有効でないケースもあり，そのような場合にはコレスチラミンの使用が考えられる（保険適用外）．欧米の文献ではナロキソンやrifampinの使用が挙げられているが，わが国においてはいずれも保険適用外である．

> **処方例**
>
> 1) ウルソ　300〜600 mg　分3　毎食後
> 2) ベザトール　400 mg　分2　朝・夕食後
> 〔痒みに対して〕
> 3) クエストラン　8 g　分2　朝・昼食前
> 　ウルソ　600 mg　分1　就寝前
> 　クエストランによりウルソが吸着されるのを防止するために，ウルソの投与法を就寝前に変更する．

❷**内視鏡的治療または観血的治療**：胆管の閉塞により黄疸が進行する場合にはドレナージやステント留置の必要性が出てくる．内視鏡的乳頭括約筋切開術（EST）や内視鏡的乳頭バルーン拡張術（EPBD）の実施，あるいはステント留置の併用による閉塞性黄疸の解除が考えられるが，一方でこのような処置を行うことは逆行性の胆道感染を生じやすくするため好ましくないとの意見もある．他の治療法としては経皮経肝胆道ドレナージ（PTCD）が考えられるが，PSCでは肝内胆管の拡張を伴わないケースが多く，胆管を穿刺することが容易ではないと考えられる．外科的に狭窄部を切除し，それより上流の胆管と空腸を吻合する方法も考えられるが，胆管との吻合が可能であることが条件となる．それぞれに一長一短があるため，個々の症例に応じて臨機応変に対応を考える必要性があろう．また，PSCでは胆石の合併も多く認められるが，この場合においても同様に，胆石の存在部位，狭窄の程度を考慮して，適切な治療法を選択する必要がある．

【予後】

PSCの診断から死亡または肝移植までの期間は8〜17年と報告によりさまざまである．症例により症状進行の速さは異なっており，small duct typeで進行が遅いという報告もみられるが，いずれにせよ緩徐に進行して肝不全へと進んでいくことを止める方法は現在のところ存在しない．各症例の予後を判断するためにいくつかのモデルが提唱されており，これに従って予後判定が行われる．本項ではその中の1つとしてNew Mayoモデルを取り上げる（表11-27）．本モデルで計算されたrisk scoreが0の場合は低リスク，0＜R＜2.0の場合は中リスク，2.0以上の場合は高リ

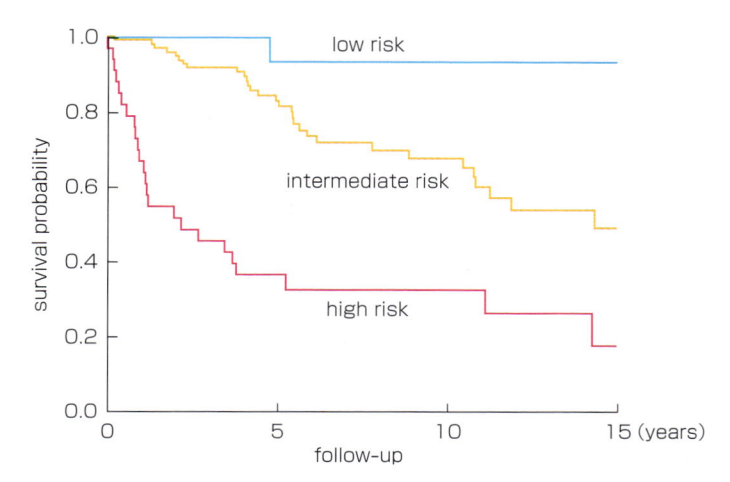

図11-10 New Mayoモデルによる予後

risk scoreにより予想されたsurvival rateが示されている．高リスク群では5年生存率が40％未満となる．
(Kim WR, Poterucha JJ, Wiesner RH, et al : The relative role of the Child-Pugh classification and the Mayo natural history model in the assessment of survival in patients with primary sclerosing cholangitis. Hepatology 29 : 1643-1648, 1999, Fig 2Aより転載)

スクとして分類される．New Mayoモデルでは各リスクにおける生存予測が示されており，予後の判定はrisk scoreから行うことが可能である（図11-10）．高リスク群は肝移植を検討する必要があると考えられるが，risk scoreが4.4を超えると胆道癌の合併が増加するという報告があり，胆道癌の合併例では移植後の成績が不良であるため，肝移植が必要と考えられる症例ではrisk scoreが高値にならないうちに移植に踏み切る必要がある．PSCは脳死肝移植の適応疾患に含まれるが，この場合の移植適応基準はChild-Pugh分類が用いられ，Child Bで移植を検討，Child Cで移植の適応となる．胆道癌の合併のない症例での移植の成績は比較的良好とされているが，移植後のPSC再発率が12〜37％との報告もある．

【患者説明のポイント】

PSCは進行性の疾患であり，現在のところ肝移植以外に有効な治療法がないことを理解してもらう必要がある．患者にとっては衝撃的な内容であるが，十分理解を得たうえで肝移植について家族とともに考えていく必要があり，避けては通れない内容と考えられる．

【医療スタッフへの注意】

胆管癌の合併は患者の予後を左右し，また移植の成績にも影響があるため慎重な経過観察が必要である．MRCP，血液検査で異常がみられる場合には適宜精査を行って早期発見に心がける必要がある．また，移植の適応となる症例では，胆管癌の合併の危険性の少ない時期に実施することが望ましいと考えられるため，患者への十分な説明を行って移植のタイミングを決定する必要がある．

アルコール性肝障害
alcoholic liver disease

前田直人　鳥取大学講師・機能病態内科学

【概念】
　アルコール性肝障害はアルコールの過剰摂取に起因する肝障害で，その病態はアルコールとその代謝産物のアセトアルデヒドによる直接的肝細胞障害および副次的障害としての栄養障害による．

　体内に摂取されたエタノールは，肝細胞内でアルコール脱水素酵素（ADH）と小胞体エタノール酸化系（MEOS）の2つの主な代謝経路によりアセトアルデヒドに代謝される．アセトアルデヒドはさらにアルデヒド脱水素酵素（ALDH）により酢酸に代謝され，最終的に水と二酸化炭素にまで分解される．この過程で，MEOSはADHによる代謝を超えた過剰のアルコールに対して働くが，ADHの活性が遺伝的に規定されている一方で，MEOSの主たる酵素であるCYP2E1は長期の飲酒によって著しく誘導されるため，結果として飲酒量の増加につながっている．一方，ALDHのアイソザイムのうち最も重要なALDH2には遺伝子多型が存在するが，日本人ではその約45％が非活性型ALDH2のキャリアであり，アセトアルデヒドの過剰な蓄積を介してアルコール性肝障害の進展にかかわっている．

　遺伝的・後天的要因のほかに，アルコール性肝障害には性差が存在し，女性の飲酒では男性に比べて少量もしくは短期間で肝障害が増悪することが知られている．その理由としてアルコール代謝速度が遅いことやエストロゲンの影響が想定されている．

【疾患分類】
　厳密な病型診断は肝生検によるが，通常，病変の進展にしたがって，アルコール性脂肪肝，アルコール性肝線維症，アルコール性肝炎およびアルコール性肝硬変の4病型に分類される．

【頻度】
　全肝疾患中，アルコール性肝障害は1割強を占める．2008年に集計されたわが国の肝硬変の成因別分類では，アルコール性は13.6％で，C型（60.9％）に次いでB型（13.9％）とほぼ同様の頻度となっている．アルコール性肝障害における女性の比率は全体のおよそ10％であるが，重症型アルコール性肝炎では30％強と高くなる．

【症状・病態】
　各病型の臨床的特徴につき述べる．

❶アルコール性脂肪肝：常習飲酒家（日本酒換算で1日平均3合以上，5年以上の飲酒歴）にしばしば認められる初期病変で，肝生検では肝小葉の1/3以上の脂肪化を認める．CTあるいは腹部エコー検査での診断も可能．自覚症状がないことが多く，禁酒により完全治癒する．

❷アルコール性肝線維症・アルコール性肝硬変：肝線維症は病理組織学的な診断名で，日本人に多い病型とされる．肝細胞壊死や炎症所見に乏しく，特異な形の線維増生がみられる．症状や検査所見に特徴的なものはない．一方，大酒家（日本酒換算で平均5合以上，10年以上の飲酒歴）では肝硬変に進行する危険性がきわめて高い．肝腫大，くも状血管腫，手掌紅斑，末梢神経炎など，アルコール性特有の所見を認める例が多い．非代償期では肝性脳症や黄疸，腹水，浮腫，食道静脈瘤破裂をきたす．

❸アルコール性肝炎・重症型アルコール性肝炎：肝組織病変の主体が肝細胞の変性・壊死である病型．常習飲酒家あるいは大酒家が急激な飲酒量増加を契機として発症する．肝硬変を伴っていることが多い．軽症から重症まで存在するが，一般的な症状として食思不振，悪心・嘔吐，全身倦怠

表 11-29　アルコール性肝障害の診断基準試案

A. アルコール性肝障害
1. 常習飲酒家（日本酒換算で1日平均3合以上，5年間以上）
   ただし，女性ではその 2/3 程度とする．
2. 禁酒によりトランスアミナーゼが著明に改善（4週で 80 単位以下，前値が 100 単位以下の場合は 50 単位以下）
3. 肝炎ウイルスマーカー（HBs 抗原，HCV 抗体または HCV-RNA）が陰性
4. 次のうち，少なくとも1つが陽性
   1）禁酒により肝臓が著明に縮小（肝下縁を弱打診か超音波で確認）
   2）禁酒により γ-GTP が著明に低下（4週で正常値の 1.5 倍以下か，前値の 40％以下）
5. 以下のアルコールマーカーが陽性であれば診断はさらに確実
   1）血清トランスフェリンの微小変異が陽性
   2）CT で測定した肝容量が増加（単位体表面積あたり 720 cm³ 以上）
   3）アルコール肝細胞膜抗体が陽性
   4）GDH/OCT 比が 0.6 以上
B. アルコール＋ウイルス性肝障害
   肝炎ウイルスマーカー陽性で，トランスアミナーゼの変化を除く上記アルコール性肝障害の条件を満たすもの（トランスアミナーゼの変化として，禁酒4週で 120 単位以下，前値が 120 単位以下の場合は 70 単位以下）
C. その他
   上記の条件を満たさない場合，酒量にかかわらずアルコール性肝障害の診断は困難

（文部省総合研究 A 高田班，1993 年より改変・転載）

感，発熱，腹痛，腹部膨満感などを訴え，肝腫大，圧痛，黄疸，腹水を認める．重症型ではさらに肝性脳症，肺炎，急性腎不全，消化管出血などの合併やエンドトキシン血症を伴い，致命率が高い．

【問診で尋ねるべきこと】

過去および現在の飲酒量を正確に把握する．日本酒1合（エタノール量約 25g）は，ビール大瓶1本，ウイスキーダブル1杯，焼酎 2/3 合，ワイングラス2杯に相当する．日本酒換算で1日平均3合以上，5年以上の飲酒者ではアルコール性肝障害の可能性が高い．ただし，多量飲酒者は酒量を過少に申告する傾向にあるため，家族や知人にも確認をとることが望ましい．

【必要な検査と所見の読み方】

アルコール性肝障害における γ-GTP 上昇は特異的であり診断に頻用されるが，γ-GTP 上昇のほとんどみられない多量飲酒者（poor responder）が存在すること，また必ずしも飲酒量と比例しないことにも留意しておく．トランスアミナーゼは一般に 300 IU/L 以下で AST/ALT 比の上昇を認め，特に2以上となる症例が多い．禁酒によるこれら肝機能の速やかな改善も重要な所見となる．葉酸やビタミン B_{12} 欠乏に伴い末梢血では大赤血球症（MCV＞100 fl）を認める．また，しばしば早期より血中 IgA の上昇がみられ，鑑別のマーカーとなりうる．

【診断のポイント】

文部省総合研究 A 高田班によるアルコール性肝障害の診断基準試案，アルコール性肝炎の診断基準試案，および重症型アルコール性肝炎の診断基準試案（1993 年）をそれぞれ表 11-29～31 に示した．

【鑑別診断】

正確な飲酒歴と一般肝機能検査により診断は比較的容易であるが，アルコール性肝炎では外科的黄疸との鑑別を要することもある．検診などで γ-GTP 高値というだけでは，脂肪肝や薬物性肝障害，胆道系疾

表11-30 アルコール性肝炎（臨床的）の診断基準試案

肝生検は施行されていないが，下記の臨床的条件のうち必須項目と付加項目のうち3項目以上を認めるもの．
I. 必須項目
  a）飲酒量の増加を契機に発症ないしは増悪
  b）GOT（AST）優位の血清トランスアミナーゼの上昇
  c）血清総ビリルビンの上昇（2 mg/dL 以上）
II. 付加項目
  a）腹痛，b）発熱，c）白血球増加，d）ALP の上昇（正常上限の1.5倍以上），e）γ-GTP の上昇（正常上限の2倍以上）

（文部省総合研究 A 高田班，1993 年より改変・転載）

表11-31 重症型アルコール性肝炎の診断基準試案

アルコール性肝炎の中で，肝性脳症，肺炎，急性腎不全，消化管出血などの合併や，エンドトキシン血症などを伴い，断酒にもかかわらず肝腫大は持続し，多くは1か月以内に死亡するものをさす

（文部省総合研究 A 高田班，1993 年より改変・転載）

患，転移性肝癌などとの鑑別が必要となる．

【入院・専門医移送の判断基準】

重症型アルコール性肝炎は致命率が高く集学的治療が必要である．発症前1か月間の過剰飲酒の既往や，発症時の発熱，意識障害，黄疸，肝腫大，腹水などの身体所見，および高ビリルビン血症（2 mg/dL 以上），プロトロンビン時間の低下（50％以下），白血球増多（15,000/μL 以上），腎機能障害などの検査結果が得られれば，早急に専門医に移送する．

ほかに，禁酒による激しい禁断症状に対しても入院管理が望ましい．

治療法

いうまでもなく禁酒と栄養改善が原則である．通常，代償性肝硬変までなら禁酒と食事療法のみで軽快するが，肝庇護およびビタミン補給を目的に補助的薬物治療を行う場合もある．門脈圧亢進症の高度な症例や非代償性肝硬変に至った症例では禁酒による改善が十分に得られにくく，食道静脈瘤，肝性脳症など合併症に対する治療が必要となる．

アルコール性肝炎では入院安静とし，水・電解質輸液，高カロリー・高蛋白・高ビタミン食などの全身管理を行う．重症型に対しては現在確立された治療法はなく，劇症肝炎に準じた血漿交換や持続血液濾過透析，白血球除去療法などが施行される．発症早期からの副腎皮質ステロイド投与により予後の改善が得られるとの報告もある．

禁酒直後のアルコール離脱症候群（禁断症状）に対しては抗不安薬や抗精神病薬の投与を行うが，症状が強い場合には入院のうえ，精神科とのタイアップによる管理が望ましい．

処方例

〔アルコール性肝障害〕
1）EPL カプセル（250 mg） 3～6 カプセル 分3
2）ビタメジンカプセル 3 カプセル 分3

〔アルコール離脱症候群〕
予防的に
1）セルシン錠（5 mg） 3 錠 分3
せん妄状態には
2）リスパダール内用液（1 mg/mL/包） 1～2 包 分服
不穏が強い場合には
3）セレネース注（5 mg） 1/2～1 アンプル 筋注

【予後】

禁酒により一般に予後は良好である．肝

硬変においても代償期であれば，禁酒により肝細胞の腫大が軽減することで腹水や食道静脈瘤などの門脈圧亢進症状の軽減が得られ，予後の改善も期待できる．

重症型アルコール性肝炎では禁酒にかかわらず予後はきわめて不良であり，最近の報告でも救命率は30％程度である．いくつかの予後予測式が考案されている．

予測死亡率(%) = 150 − 1.81 × プロトロンビン時間(%) − 0.168 × 赤血球数(× 10^4) + 0.001 × 白血球数(Horie ら，2005年)

【経過観察・生活指導】

大酒家の場合，指導により完全に断酒できるのは3割程度である．γ-GTPは禁酒後2週間でおよそ前値の半分の値となるため，禁酒指導の指標に，あるいは本人に示すことで禁酒に対するモチベーション維持に利用されることが多い．

一方で，過剰飲酒は単なる嗜好というより，その背景に本人の性格や家庭・社会的環境要因などが影響している場合が少なくなく，家族の協力や精神科などによるサポートの必要性も念頭に置くべきである．断酒会への参加，活動が完全禁酒に結びつく例もある．

一方，HCV陽性のアルコール性肝障害例では，HCV単独に比べて2倍以上の頻度で肝発癌が認められることから，アルコールはHCV陽性者における肝発癌促進因子と考えられ，特に厳重な管理が必要である．

【医療スタッフへの指示】

生活指導および禁酒指導を徹底するとともに精神的看護も重要である．

薬物性肝障害
drug-induced liver injury

山本哲夫　国立病院機構米子医療センター副院長

【概念】

薬物性肝障害は健康食品や民間薬などを含むあらゆる薬物で起こりうる疾患であり，薬物自体またはその代謝物が用量依存性に肝毒性をもつために生じる中毒性肝障害と，薬物あるいはその中間代謝物が蛋白と結合し抗原性をもったことで生じるアレルギー性肝障害に大別される．日常診療で遭遇するのは，多くはアレルギー性肝障害で，一般的に用量依存性はなく発症の予測は困難である．近年，宿主側の因子として薬物代謝関連酵素の遺伝子多型，薬物代謝能が一部の薬物性肝障害の予測因子として注目されている．

【疾病分類】

薬物性肝障害はALTが正常上限の2倍もしくはALPが正常上限を超える症例と定義すると，臨床症状により肝細胞障害型（ALT > 2N + ALP ≦ N または ALT比/ALP比 ≧ 5），胆汁うっ滞型（ALT ≦ N + ALP > 2N または ALT比/ALP比 ≦ 2），混合型（ALT > 2N + ALP > N かつ 2 < ALT比/ALP比 < 5）に分けられる（N：正常上限，ALT比 = ALT値/N，ALP比 = ALP値/N）．

頻度的には，肝細胞障害型が約6割，混合型，胆汁うっ滞型がそれぞれ約2割と報告されている．どのような機序により肝障害のタイプが肝細胞障害型になったり胆汁うっ滞型になったりするのかは不明である．

【症状・病態】

薬物性肝障害に特異的な症状はなく，一般的症状として全身症状，消化器症状，皮

膚症状が挙げられる．出現頻度順に倦怠感(36%)，黄疸(28%)，食欲不振(26%)，発熱(20%)，悪心(15%)，皮膚搔痒感(14%)，皮疹(12%)と報告されている．また，自覚症状を認めず，偶然の肝機能検査が診断の契機となる場合もある．発症年齢は50～70歳代にピークがあり，80%は原因薬物投与後90日以内に肝障害が出現し，特に服用開始後60日以内に起こることが多い．

起因薬剤の種類としては従来から抗菌薬，解熱・鎮痛薬，向精神薬が多いとされている．近年は健康食品，漢方薬による肝障害の頻度が急増しており，特に女性において注意が必要である．肝細胞障害型では数%に急性肝不全を生じ死亡する例も報告されている．

【問診で尋ねるべきこと】

詳細な薬物服用歴が薬物性肝障害の診断に必須である．この際，医師からの処方によらない市販薬，民間薬，漢方薬，さらに患者が薬と認識していない各種サプリメントを含む健康食品類の摂取の有無もきちんと確認する．

【診断のポイント，必要な検査】

表11-32に現在推奨されている診断基準であるDDW-J2004薬物性肝障害ワークショップのスコアリングを示す．この基準は肝疾患専門医以外の医師が使用することを前提とし，従前の診断基準にみられた詳細な肝炎ウイルス検査は省略されており，最低限除外診断のために必要な検査が示されている．肝臓専門医であれば，カテゴリー1に示されている各種ウイルス性急性肝炎の否定のためにさらに詳細なウイルス検査〔IgM-HBc抗体，HCV-RNA(PCR)，HEV抗体(IgM, IgA)，HEV-RNAなど〕を行う必要がある．また経過から胆道疾患が疑われる場合には，表11-32にある腹部超音波検査以外に，MRI(MRCP)，腹部造影CT，超音波内視鏡，ERCPなどの画像診断も必要である．自己免疫性肝炎，PBCの否定のためには，抗核抗体，抗ミトコンドリア抗体などの自己抗体検査，さらには肝生検が必要となる場合もある．診断困難例は速やかに肝臓専門医に紹介することが望ましい．DLST(リンパ球幼若化試験)の陽性率は，おおむね30%程度と報告されているが，偽陽性になる薬物もあり，その判断は慎重に行う．アレルギー症状としての皮疹の存在も参考になる．

肝不全に進行する重症例もあり，PT，アルブミン，ビリルビンなどの定期的な検査が必要である．

治療方針

治療の原則は原因薬物の投与中止であり，半数以上の症例は投与中止のみで12週以内に肝機能の改善を認める．多種類の薬物を投与されている場合は基礎疾患や肝障害の重症度に応じて疑わしい薬剤から順次中止するか，すべてを直ちに中止するか決定する．自覚症状が強い場合，ALT 300 IU/L以上，総ビリルビン5 mg/dL以上などの，中等度以上の肝細胞障害や黄疸を呈する場合は入院とする．安静臥床のうえ糖質に富む消化のよい食事とするが，胆汁うっ滞型では脂肪は30～40 gに制限する．治療により新たな肝障害の出現，増悪，再燃を生じる可能性があるため，安易な肝庇護薬やビタミンの投与は行わない．積極的治療を行うのは肝細胞障害型で肝不全が危惧される場合と，黄疸が遷延する場合である．

治療法

強力ネオミノファーゲンシー注，1回20～100 mL点滴ないし静脈注射(急性肝障害は保険適用外)を肝細胞障害が高度な場合に投与する．

内服薬としては以下の処方を適宜組み合わせて用いる．

表 11-32　DDW-J 2004 薬物性肝障害ワークショップのスコアリング

	肝細胞障害型		胆汁うっ滞または混合型		スコア
1. 発症までの期間[*1]	初回投与	再投与	初回投与	再投与	
a. 投与中の発症の場合 投与開始からの日数	5〜90日	1〜15日	5〜90日	1〜90日	+2
	<5日, >90日	>15日	<5日, >90日	>90日	+1
b. 投与中止後の発症の場合 投与中止後の日数	15日以内	15日以内	30日以内	30日以内	+1
	>15日	>15日	>30日	>30日	0
2. 経過 投与中止後のデータ	ALTのピーク値と正常上限の差		ALPのピーク値と正常上限の差		
	8日以内に50%以上の減少		（該当なし）		+3
	30日以内に50%以上の減少		180日以内に50%以上の減少		+2
	（該当なし）		180日以内に50%未満の減少		+1
	不明または30日以内に50%未満の減少		不変，上昇，不明		0
	30日後も50%未満の減少が再上昇		（該当なし）		-2
投与続行および不明					0
3. 危険因子	肝細胞障害型		胆汁うっ滞または混合型		
	飲酒あり		飲酒または妊娠あり		+1
	飲酒なし		飲酒，妊娠なし		0
4. 薬物以外の原因の有無[*2]	カテゴリー1, 2すべて除外				-2
	カテゴリー1で6項目すべて除外				+1
	カテゴリー1で4つか5つが除外				0
	カテゴリー1の除外が3つ以下				-2
	薬物以外の原因が濃厚				-3
5. 過去の肝障害の報告	過去の報告あり，もしくは添付文書に記載あり				+1
	なし				0
6. 好酸球増多（6%以上） あり					+1
なし					0

（次頁に続く）

(表11-32の続き)

	肝細胞障害型	胆汁うっ滞または混合型	スコア
7. DLST			
陽性			+2
疑陽性			+1
陰性および未施行			0
8. 偶然の再投与が行われたときの反応			
単独再投与	ALT倍増	ALP(T. bil)倍増	+3
初回肝障害時の併用薬とともに再投与	ALT倍増	ALP(T. bil)倍増	+1
初回肝障害時と同じ条件で再投与	ALT増加するも正常域	ALP(T. bil)増加するも正常域	−2
偶然の再投与なし、または判断不能			0
		総スコア	

*1 薬物投与前に発症した場合は「関係なし」，発症までの経過が不明の場合は「記載不十分」と判断して，スコアリングの対象としない．
　投与中の発症か，投与中止後の発症化により，aまたはbどちらかのスコアを使用する．
*2 カテゴリー1：HAV，HBV，HCV，胆道疾患(US)，アルコール，ショック肝，カテゴリー2：CMV，EBV.
　ウイルスはIgM-HA抗体，HBs抗原，HCV抗体，IgM-CMV抗体，IgM-EB-VCA抗体で判断する．
「判定基準」総スコア2点以下：可能性が低い，3，4点：可能性あり，5点以上：可能性が高い．
(滝川　一，恩地森一，高森頼雪，ほか：DDW-J 2004 ワークショップ薬物性肝障害診断基準の提案．肝臓 46：85-90，2005 より改変・転載)

処方例

1) ウルソ錠(100 mg)　3～6錠　分3
2) プレドニン錠(5 mg)　6～8錠　分1～2
   投与開始2週間で効果のないときは速やかに中止する．
3) タウリン散　3 g　分3
4) コレバイン錠(500 mg)　6～8錠　分2(保険適用外)
   皮膚掻痒感が強い場合投与する．ウルソとは同時に服用しない．
5) クエストラン　9 g を水100 mLに溶かし分2～3(保険適用外)
   皮膚掻痒感が強い場合内服．

アセトアミノフェン肝障害は通常の薬物中毒に準じて服用直後であれば胃洗浄を行い，肝のグルタチオン補給のために前駆物質のN-アセチルシステインを経口投与する．

処方例

アセチルシステイン内服液　初回140 mg/kg　以後4時間ごとに70 mg/kgを3日間経口投与(保険適用外)

肝不全を生じた場合は，全身管理のもとに血漿交換，肝移植を含めた治療を行う．

【予後】
おおむね予後は良好であるが，10%未満に肝機能異常の遷延する場合がある．稀に高度の肝不全を生じ死亡する場合があり，劇症肝炎の予後予測に基づいて全身管理のもとに血漿交換，肝移植を考慮する必要がある．

【患者説明のポイント】

起因薬剤が同定できた場合は，患者に実物を示しながら説明し，医療機関受診の際には必ず申告するよう説明する．

【経過観察・生活指導】

薬物を長期内服する場合は定期的な肝機能検査を受けるようすすめるとともに，肝障害に伴う一般症状(倦怠感，食欲低下，褐色尿など)に気づいた場合は，すぐに主治医に受診するよう指導する．

特発性門脈圧亢進症
idiopathic portal hypertension (IPH)

大久保裕直　順天堂大学准教授・練馬病院消化器内科
國分茂博　順天堂大学先任准教授・練馬病院消化器内科

【概念】

特発性門脈圧亢進症(IPH)は脾腫，貧血，門脈圧亢進を示し，しかも原因となるべき肝硬変，肝外門脈・肝静脈閉塞，血液疾患，寄生虫症，肉芽腫性肝疾患，先天性肝線維症などを証明し得ない疾患をいう．通常，肝硬変に至ることはなく，肝細胞癌は併発しない．その明確な病因はいまだ解明されていない．

なお，厚生労働省特定疾患門脈血行異常症調査研究班の定めた「門脈血行異常症の診断と治療のガイドライン(2007年)」にその診断および治療のガイドラインが記載されているので診断の目安にしていただきたい．

【疫学】

2005年全国疫学調査では，2004年の年間受療患者数は640～1,070人と推定され，男女比は約1:2.7と女性に多い．発症のピークは40～50歳代で，確定診断時の平均年齢は49歳である．都会に比し農林，漁業地区にやや多い傾向があり，食生活では欧米型よりも従来の日本型食生活にやや多発する傾向にある．

【成因・病態】

発症機構に脾原説，肝内末梢門脈血栓説，自己免疫異常説などがあるが，いまだに明らかな病因は不明である．

IPHは昔の日本や，インドなどの発展途上国に多く，欧米では少ないことから，発症の契機として感染症の関与が考えられていた．感染症により肝内門脈血栓の形成が引き起こされ，慢性炎症の波及による門脈炎と線維化により末梢門脈枝が傷害を受け，門脈圧亢進症に至るという考えが主流であった．しかし本症は中年女性に好発し，血清学的に高γ-グロブリン血症や自己抗体が陽性である症例が多く，自己免疫疾患の合併頻度も高いことから，その病因として自己免疫異常の関与が考えられている．厚生労働省特定疾患研究班の報告では，IPHにおいてはT細胞の自己認識機構に問題があると考えられており，またスーパー抗原により活性化されたT細胞が炎症の増悪因子となっているとされ，免疫異常の関与が最有力視されている．さらに，本症患者の血清中のCTGF(connective tissue growth factor)値が高値を示すことが報告されており，本症の病因として注目されている．

【疾患分類】

食道・胃・異所性静脈瘤，門脈圧亢進所見，身体活動制限，消化管出血，肝不全の5つの因子の有無で重症度をⅠ～Ⅴに分類するIPH重症度分類が「門脈血行異常症の診断と治療のガイドライン(2007年)」で定められた．

一方，病理組織学的分類もNakanumaらにより提唱されている．StageⅠ～Ⅳに分類され，StageⅠは末梢の肝実質の萎縮を伴わない，表面平滑なもの．StageⅡは肝実質の末梢のみに萎縮を伴うもの．StageⅢは萎縮肝に肝実質末梢の萎縮を伴

うもの．Stage IVは門脈本幹に及ぶ閉塞性血栓が特徴的であり，I，II，IIIのどのStageからも直接移行するとされる．

【症状】
　門脈圧亢進症状として側副血行路の発達に伴う食道・胃静脈瘤，腹壁静脈の怒張，腹水，脾腫，さらには脾機能亢進による汎血球減少をきたす．
　食道・胃静脈瘤が破裂すると吐・下血をきたし，著しい貧血に至る．自覚症状がないまま進行し，初回の吐・下血により診断されることも少なくない．貧血による息切れ，易疲労感，血小板減少による止血遅延などの症状もみられる．

【検査所見】
　❶問診・身体所見：問診で脾腫，食道静脈瘤などを指摘されたことはないかを確認する．原因不明の肝硬変とされている場合が多い．身体所見では，著明な脾腫，腹壁静脈怒張，眼球結膜の貧血所見がみられる．
　❷血液生化学検査：血小板数の低下を主に，汎血球成分の減少を示す．肝機能検査は軽度異常にとどまることが多い．末期では肝不全徴候を示すことがある．
　❸内視鏡検査：しばしば上部消化管の静脈瘤を認める．また，門脈圧亢進症性胃症や異所性静脈瘤（十二指腸，胆管周囲，下部消化管静脈瘤）を認めることもある．
　❹画像所見
　a) 超音波，CT，MRI，腹腔鏡検査：しばしば巨脾を認め，肝臓は病期の進行とともに萎縮をきたす．肝表面は平滑なことが多いが，肝被膜下領域が萎縮し，大きな隆起と陥凹を示し全体に波打ち状を呈する例もある．また肝内結節を認めることがある．肝外門脈径の増大，側副血行路の発達，門脈血流量の増加を認める．二次的に肝内，肝外門脈に血栓を認めることはあるが，肝静脈は開存している．
　b) 上腸間膜動脈造影門脈相ないし経皮経肝門脈造影：肝内末梢門脈枝の走行異常，分岐異常を認め，その造影性は不良である．特に肝内大型門脈枝に血栓形成を認めることがある．
　c) 肝静脈造影および圧測定：しばしば肝静脈相互間吻合と「しだれ柳様所見」を認める．閉塞肝静脈圧（wedge hepatic venous pressure：WHVP）は正常ないし軽度上昇を呈する．
　❺病理検査所見
　a) 肝臓の肉眼所見：肝萎縮のあるもの，ないものがある．肝表面では，波打ち状を示すものが多いが，平滑なもの，凹凸不整を示すもの，さらには肝変形をきたすものもある．肝表面は肝被膜下の肝実質の脱落をしばしば認める．肝内大型門脈枝あるいは門脈本幹は開存しているが，二次性の閉塞性血栓を認める例がある．また，過形成結節を有する症例がある．なお，肝硬変の所見は認めない．
　b) 肝臓の組織所見：肝内末梢門脈枝の潰れや狭小化，門脈域近傍にみられる異常血行路ならびに肝内門脈枝の硬化所見を有する例が多い．門脈域の緻密な線維化を認め，しばしば円形の線維性拡大を呈する．肝細胞の過形成像がみられ，結節性再生性過形成（nodular regenerative hyperplasia：NRH）に類似する組織像を呈することもある．周囲に線維化はなく，肝硬変の再生結節とは異なる．

【診断】
　本症は症候群として認識され，また病期により病態が異なることから一般検査所見，画像検査所見，病理検査所見によって総合的に診断される疾患である．確定診断は肝臓の病理組織学的所見に裏づけされることが望ましい．診断に際して除外すべき疾患は肝硬変症，肝外門脈閉塞症，Budd-Chiari症候群，血液疾患，寄生虫疾患，肉芽腫性肝疾患，先天性肝線維症，慢性ウイルス性肝炎，非代償期の原発性胆汁性肝硬

変などである．

治療方針

　IPHの治療対象は，門脈圧亢進症に伴う食道・胃静脈瘤と，脾機能亢進よる汎血球減少症である．静脈瘤破裂による出血に対しては一般的出血対策，バルーンタンポナーデ法などで対症的に管理し，速やかに内視鏡的硬化療法や静脈瘤結紮術などの内視鏡的治療を考慮する．上記治療で止血困難な場合は，緊急手術も考慮する．待機・予防例に対しても内視鏡治療または手術を行う．

　胃穹窿部の孤立性胃静脈瘤要治療例では，バルーン下逆行性経静脈的塞栓術（balloon-occluded retrograde transvenous obliteration：B-RTO）は安全かつ確実である．また，血球減少が高度な症例では脾機能亢進の改善と，門脈圧降下の目的で摘脾や部分脾動脈塞栓術（partial splenic embolization：PSE）が施行される．

【予後】

　肝硬変への進展や肝細胞癌の発生はなく，食道・胃静脈瘤からの出血がコントロールされれば予後は比較的良好である．また，肝機能異常も軽微であるが，末期には門脈血栓をきたし肝不全をきたす場合もある．

Budd-Chiari 症候群
Budd-Chiari syndrome

中村健治　大東中央病院放射線科・IVRセンター

【概念】

　肝部下大静脈あるいは肝静脈が閉塞することにより大循環や門脈循環にうっ滞をきたす病態である．閉塞原因はほとんどが特発性とされるが（約70％），静脈炎や血栓症に起因して後天的に発生するとの説もあり，特に欧米型は血液凝固異常などによる静脈閉塞性疾患に起因するものが多いとされる．アジア，アフリカ地域では，肝部下大静脈の閉塞，特に膜様の閉塞による発症例が多く，欧米では少ない．原因の明らかでない一次性Budd-Chiari症候群と原因の明らかな二次性Budd-Chiari症候群とがある．二次性Budd-Chiari症候群の原因としては，肝癌，転移性肝腫瘍，うっ血性心疾患などがある．肝静脈のみの閉塞例はChiari病とも称されるが，肝静脈尖梢枝の非血栓性閉塞により生じるveno-occlusive diseaseとは区別される

　臨床症状は下大静脈閉塞による下大静脈循環不全と肝静脈閉塞による門脈循環不全に起因する症状が発生するが，閉塞部位および閉塞・狭窄程度や肝静脈の開存度，側副血行路の形成程度により異なり，不完全な閉塞例では無症状で経過し，検診などで偶然に発見される場合も比較的多い．

【疾患分類】

　❶**静脈閉塞の形態**：区域性閉塞と膜様閉塞に分類されるが，膜様閉塞は膜様部の厚みが症例によりさまざまで，しばしば中央部にpin holeが開存している．区域性閉塞と膜様閉塞は，閉塞距離が異なるだけで血行動態や臨床症状には基本的に差を認めない．

　❷**静脈の閉塞部位**：肝部下大静脈閉塞と肝静脈閉塞に分類される．肝部下大静脈閉塞では，肝静脈の主要3本ともに開存している例からびまん性に閉塞している例までさまざまであるが，完全閉塞例では大循環不全と肝循環不全の両者の症状が出現する．肝静脈閉塞では門脈血行不全による肝後性門脈圧亢進症の症状のみが出現する．

　杉浦は本症の病型を以下の4つに分類している

　　Ⅰ型：横隔膜直下の肝部下大静脈の膜様閉塞例．このうち肝静脈の一部

が開存する場合をIa，すべて閉
塞している場合をIb．
Ⅱ型：下大静脈の1/2から数椎体にわた
る完全閉塞例．
Ⅲ型：膜様閉塞に肝部下大静脈全長の狭
窄を伴う例．
Ⅳ型：肝静脈のみの閉塞例．

【頻度】

厚生労働省特定疾患門脈血行異常症調査研究班の全国調査では，有病率は人口100万人あたり2.4人，年間推定発病率は人口100万人あたり0.34人ときわめて少ない．男女比は1.6：1，年齢は50歳代が最も多いが，平均発症年齢は男性36歳，女性47歳と男性で低い傾向がみられる．

閉塞形態，閉塞部位別の発生頻度は報告によりさまざまであるが，全国集計によれば89％が下大静脈閉塞を伴っており，肝部下大静脈の膜様閉塞が53％と高率で，肝静脈のみの閉塞例は5％と少ない．

【症状】

❶**病態別の症状**：下肢・骨盤静脈の循環不全による症状と肝静脈循環障害により門脈血流が減少，消失し，腸管血流のうっ滞を伴う門脈圧亢進症が発生する．

a）**大循環不全**：下肢・骨盤静脈の循環不全による下肢の浮腫や静脈瘤，色素沈着，潰瘍，陰嚢水腫，また腎静脈うっ滞による蛋白尿，腎不全などが出現する．側副路として腹壁静脈が発達している場合にはcaput medusaeとして有名な腹壁静脈怒張などが出現し，そのほか不定愁訴として腹痛，嘔気，呼吸困難，全身倦怠感などが出現する．経過が長期にわたる例が多く，これら症状の発現は下大静脈圧，側副路の発達程度に依存し不良な例ほど強く症状が現れる．

b）**門脈循環不全**：肝静脈循環障害により門脈血流が減少，消失し，腸管血流のうっ滞を伴う門脈圧亢進症が発生する．肝動脈-肝静脈血流の減少と肝動脈-門脈血流の上昇をきたすが，全肝血流量は門脈系の側副路の発達程度により変化する．肝後性の門脈循環不全による症状として肝腫大，肝機能異常，難治性腹水，食道・胃静脈瘤などの消化管静脈瘤などが出現する．これら症状の発現は肝静脈の開存程度により異なるが，長期の経過で肝機能異常が進行して肝不全や肝癌の発生など重篤な病態に陥ることが多い．

❷**症状発現形式別の分類**：急性型と慢性型に分けられる．急性型はわが国ではきわめて少なく，大部分は慢性型で占められている．Budd-Chiari症候群診断のガイドラインで表11-33のように重症度分類されている．

a）**急性型**：腹痛，嘔吐，急速な肝臓の腫大，腹水などの重篤な症状で発症し，多くが1ヶ月以内に死亡する．

b）**慢性型**：多くの場合無症状で経過し，次第に下腿浮腫，腹水，腹壁静脈怒張などを認め，食道・胃静脈瘤からの出血が十分にコントロールされれば経過は良好である．

【診断】

造影CT，MRI，超音波検査（カラードプラ）および血管造影などにより行われるが，^{99m}Tc-HSAによる下大静脈造影や門脈血行動態の診断には直腸シンチグラムなどの核医学検査も行われる．閉塞部位や形態は，下大静脈造影で下大静脈の閉塞が確認されれば診断が確定されるが，右房と下大静脈の同時撮影で閉塞部長が測定される．最近では多列CTによる冠状断3D画像により詳細な血管像が得られるので，肝静脈の膜様閉塞も容易に診断される．

本症の特徴的画像所見には以下のものがある．
（1）下大静脈・肝静脈内の膜様構造物．
（2）肝静脈入口部あるいは下大静脈の横隔膜部の閉塞，時に石灰化を伴う．
（3）肝静脈の拡張と肝静脈間の異常な吻

表11-33 Budd-Chiari症候群診断のガイドライン(重症度分類)

重症度Ⅰ：診断可能だが，所見は認めない
重症度Ⅱ：所見を認めるものの，治療を要しない
重症度Ⅲ：所見を認め，治療を要する
重症度Ⅳ：身体活動が制限され，介護を要する
重症度Ⅴ：肝不全ないしは消化管出血を認め，集中治療を要する

因子	重症度				
	Ⅰ	Ⅱ	Ⅲ	Ⅳ	Ⅴ
食道・胃・異所性静脈瘤	−	＋	＋＋	＋＋＋	＋＋＋
門脈圧亢進所見	−	＋	＋＋	＋＋＋	＋＋＋
身体活動制限	−	−	＋	＋＋	＋＋
消化管出血	−	−	−	−	＋
肝不全	−	−	−	−	＋

1. 食道・胃・異所性静脈瘤
   （＋）：静脈瘤を認めるが，易出血性ではない
   （＋＋）：易出血性静脈瘤を認めるが，出血の既往がないもの
   （＋＋＋）：出血の既往のあるもの
2. 門脈圧亢進所見
   （＋）：門脈圧亢進症性胃症，腹水，出血傾向，脾腫，貧血のうち1つもしくは複数認めるが，治療の必要のないもの
   （＋＋）：上記所見のうち治療を必要とするものを1つもしくは複数認める
   （＋＋＋）：緊急治療を用するもの
3. 身体活動制限
   （＋）：当該3疾患による身体活動制限はあるが歩行や身の回りのことはでき，日中の50％以上は起居している
   （＋＋）：当該3疾患による身体活動制限のため介助を必要とし，日中の50％以上就床している
4. 消化管出血
   （＋）：現在，活動性もしくは治療抵抗性の消化管出血を認める
5. 肝不全
   （＋）：肝不全の徴候は，血清ビリルビン値3 mg/dL以上で肝性昏睡度Ⅱ以上を目安とする

(厚生労働省：Budd-Chiari症候群診断のガイドライン，2006年より転載)

(4) 遷延する地図状で不均一な肝実質のenhancement.
(5) 腹壁や後腹膜に側副路の形成.
(6) 消化管静脈瘤など門脈系の側副路の形成.
(7) 尾状葉の代償性肥大.
(8) 肝静脈，門脈血流の停滞，消失.

治療方針

肝静脈や肝部下大静脈の閉塞ないし狭窄による症状と門脈圧亢進症による症状が治療の対象となる.

❶静脈狭窄・閉塞に対する治療

a）**保存的治療**：利尿薬や抗凝固薬などの投与や腹水穿刺などの保存的治療は従来無効で予後の延長に寄与しないとされ，保

存的治療による2年生存率はわずか9%との報告があり，本症に対する保存的治療は悲観的といわざるを得ない．

　b）**外科的治療**：開胸下経心房的膜破砕術や直視下閉塞除去法などの手術的閉塞解除術と，姑息的バイパス移植術および肝移植術がある．手術的閉塞解除術は開胸，開腹下で行う大手術で患者侵襲がきわめて大きく，また合併症の発生頻度が高く，術死亡率も33〜40%ときわめて高いため最近では施行されることが少なくなっている．姑息的バイパス移植術は急性，亜急性で著明な門脈圧亢進症を示す例が有効とされるが，本法においても40%の術死亡率があるといわれている．肝移植は近年積極的に行われるようになり，良好な生存率が得られた報告もあるが，Budd-Chiari症候群の原因や程度により治療効果に差が認められ，本治療法の評価はいまだ確立していない．

　c）**IVR治療**：膜様閉塞例に対するブロッケンブロー法（Eguchiら，1974年），長区域閉塞例に対するバルーン拡張術（山田ら，1981年）および金属ステント留置術（Charnsangavej，1986年）などがある．その他，アテレクトミーカテーテルやレーザーによる閉塞部の貫通術の報告もある．本法は外科的治療に比べて患者侵襲がきわめて少なく，局所麻酔で施行が可能で適応範囲も広く，現在では本症の第1選択の治療法となっている．

　❷**門脈圧亢進症に対する治療**：静脈瘤破裂は出血性ショックを起こして場合によっては生命が危険にさらされる可能性があるので緊急の処置が必要である．治療法としては薬物療法，バルーンタンポナーデ法，内視鏡的治療（硬化療法，結紮療法），食道離断術などの手術療法がある．また，IVR治療法としてtransjugular intrahepatic portosystemic shunt（TIPS）があるが，びまん性肝静脈閉塞による高度の門脈圧亢進症状をきたした例に適応があり，消化管静脈瘤だけでなく難治性腹水に対しても有効である．

【患者説明のポイント】

　厚生労働省の難病指定の疾患で，まず本症の診断・治療の困難性を患者，家族に理解させる必要がある．病態や症状は個々の例で著しく異なるので，診断確定のために必要な検査を行い現状を把握（保存的治療のみの経過観察でよいのか，閉塞部の解除が必要か，肝移植が必要か）することの重要性を説明する．特に，急性型の場合や静脈破裂例の予後がきわめて不良なことを説明する必要がある．

　治療法には外科的治療，IVR治療および静脈瘤に対する内視鏡治療などのあることを示し，個々の患者の病態により適切な治療法の選択について説明しなければならない．これら治療法の安全性，合併症の頻度などを示し，また治療後に再狭窄をきたす可能性が高く定期的に経過観察する必要のあることも説明すべきである．

【医療スタッフへの注意】

　厚生労働省の難病指定の疾患で予後不良な疾患であることを認識する必要がある．症状が軽微で閉塞解除により全快する例も少なくないが，肝硬変に移行している例では定期的な肝機能チェックが重要である．また，治療後の再狭窄による症状の早期発見のため定期的なCT検査は必須である．

肝外門脈閉塞症

extra-hepatic portal obstruction（EHO）

吉田　寛　日本医科大学准教授・多摩永山病院外科

【概念】

　肝外門脈閉塞症（EHO）とは，肝門部を含めた肝外門脈の閉塞により門脈圧亢進症

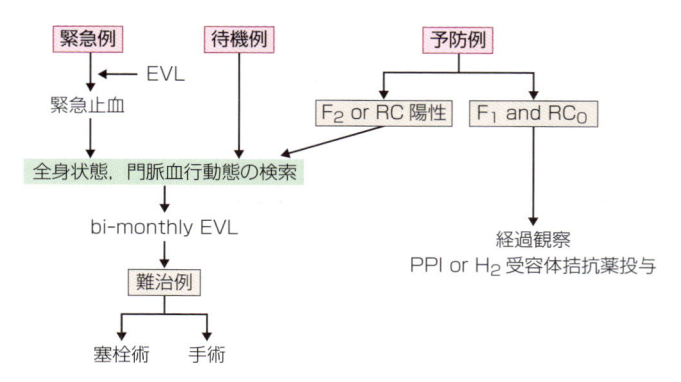

```
   緊急例      待機例       予防例
     ↑                    ┌──┴──┐
    EVL              F₂ or RC陽性  F₁ and RC₀
   緊急止血
     ↓                    ↓
   全身状態，門脈血行動態の検索
     ↓                              経過観察
   bi-monthly EVL               PPI or H₂受容体拮抗薬投与
     ↓
   難治例
    ↙  ↘
  塞栓術  手術
```

図 11-11 食道静脈瘤の治療法

に至る症候群をいう．
EHO の診断基準は，厚生労働省特定疾患門脈血行異常症に関する調査研究班の定めた「門脈血行異常症の診断と治療のガイドライン(2007年)」に則る．

【疾患分類】
分類として，原発性 EHO と続発性 EHO とがある．
原発性 EHO の病因は従来は先天性門脈形成異常で，出産時の臍静脈および Arantius 静脈管の正常な閉塞機転が門脈本幹にまで及んだものと考えられていた．しかし最近では，先天性門脈形成異常説よりも血栓性静脈炎説のほうが有力視されている．
続発性 EHO をきたすものとしては，新生児臍炎，腫瘍，肝硬変や特発性門脈圧亢進症に伴う肝外門脈血栓，胆嚢胆管炎，膵炎，腹腔内手術などが主なものである．

【頻度】
2004 年の年間受療患者数は 340～560 人と推定され，男女比は約 1：0.6 とやや男性に多い．確定診断時の年齢は 20 歳未満が最も多く，次に 40～50 歳代が続き，2 峰性のピークを認める．確定診断時の平均年齢は 33 歳である(2005 年全国疫学調査)．

【症状・病態】
重症度に応じ易出血性食道・胃静脈瘤，異所性静脈瘤，門脈圧亢進症性胃症，腹水，肝性脳症，出血傾向，脾腫，貧血，肝機能障害などの症候を示す．
特徴的な病態として，肝外門脈の閉塞所見とともに，肝門部領域における求肝性側副血行路の発達と海綿状血管増生(cavernomatous transformation)が認められる．また，肝機能は正常ないし軽度の障害にとどまる．

【診断】
本症は主に画像検査所見を参考に確定診断を得る．

治療方針

主に門脈圧亢進に対する治療が中心となる．
筆者らの食道・胃静脈瘤の治療方針は，食道静脈瘤に対しては，緊急例の場合は内視鏡的静脈瘤結紮術(EVL)などで止血して全身状態が改善した後，待機例と同様に全身状態，血行動態検索後に治療する．予防例に対しては RC sign 陽性または F₂ 以上になれば積極的に治療を行う．治療法は内視鏡的治療法，特に bi-monthly EVL(2 か月ごとに計 3 回 EVL を施行し 1 セッションとする)を基本治療とする．内視鏡的治療難治例に対しては，塞栓術の追加施行や手術療法で対処する(図 11-11)．

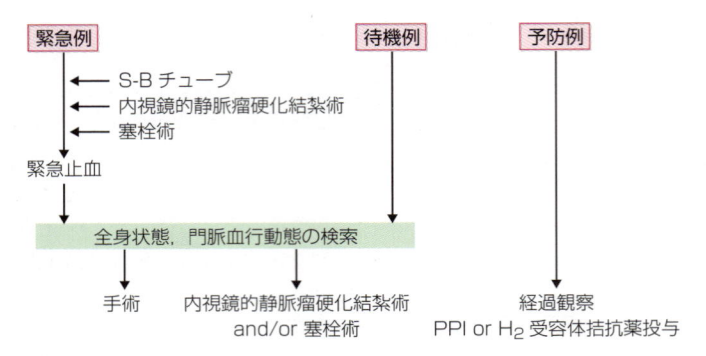

```
┌─────┐           ┌─────┐        ┌─────┐
│緊急例│           │待機例│        │予防例│
└──┬──┘           └──┬──┘        └──┬──┘
   │ ← S-Bチューブ     │              │
   │ ← 内視鏡的静脈瘤硬化結紮術       │
   │ ← 塞栓術                        │
   ▼                  │              │
 緊急止血              │              │
   │                  │              │
   ▼                  ▼              │
 ┌─────────────────────────────┐    │
 │ 全身状態，門脈血行動態の検索 │    │
 └──┬──────────┬─────────────┘    │
    ▼          ▼                    ▼
   手術    内視鏡的静脈瘤硬化結紮術   経過観察
           and/or 塞栓術             PPI or H₂受容体拮抗薬投与
```

図11-12　胃静脈瘤の治療法

胃静脈瘤に対しては，出血率が低く，しかも消炎鎮痛薬服用などによる潰瘍が出血の主たる原因であるので，予防例に対しては消炎鎮痛薬服用を制限し，抗潰瘍薬を投与して経過観察する．緊急例は内視鏡的静脈瘤硬化結紮術にて止血する．全身状態改善後，内視鏡的治療法と塞栓術の単独または併施，または手術療法で完全消失させる（図11-12）．

脾機能亢進に対しては，高度の血球減少（血小板5万/μL以下，白血球3,000/μL以下，赤血球300万/μL以下のいずれか1項目）で出血傾向などの合併症があり，内科的治療が難しい症例では部分的脾動脈塞栓術ないし手術療法を考慮する．手術療法に際しては副血行路の遮断に配慮が必要である．

【予後】
門脈圧亢進症に対する治療が良好ならば，予後も良好である．

【患者説明・経過観察・生活指導】
門脈圧亢進症に対する治療が重要で，定期的な画像診断が必要である．

うっ血肝，うっ血性肝硬変
congestive liver/congestive cirrhosis

池田健次　　虎の門病院肝臓内科部長

【概念】
心疾患・肺疾患を背景に心臓の拍出量低下が起こり，うっ血性心不全状態に続発して起こる肝血流のうっ血状態．心筋梗塞や広範な肺炎などによる急性心不全，もしくは心臓弁膜症，心筋症などによる慢性心不全に伴って起こる．

【疾患分類】
急性または可逆性のものをうっ血肝（congestive liver），慢性的で肝組織の線維化をきたした状態はうっ血性肝線維症（congestive liver fibrosis），肝硬変に至ったものをうっ血性肝硬変（congestive cirrhosisまたはcardiac cirrhosis）と呼ぶ．

【病態】
血液が正常な循環をしないために肝臓に血液がうっ血して，肝静脈圧上昇に伴い肝臓が腫大するとともに，低酸素血症も加わることにより肝臓の組織が障害を受ける．うっ血性心不全では，肝血流量は心拍出量に相関して正常の30～60%に低下し，肝臓への酸素供給が不足する．その結果，生

理的条件下においても類洞内酸素分圧の低い肝小葉中心帯（Rappaportのzone 3）での肝細胞壊死をきたし，線維増生を生じる．さらに肝うっ血は，肝類洞の拡張，圧排により肝細胞の萎縮を引き起こす．門脈圧亢進状態は通常は認められない．

うっ血性肝線維症はうっ血により肝組織の線維化をきたした状態を指すが，臨床的に無症状である．肝組織の変化は軽度の類洞への線維沈着から，太い線維の隔壁形成までさまざまであり，肝小葉中心帯間相互に線維の伸展が起こり再生結節の形成が起こるとうっ血性肝硬変または心臓性肝硬変と呼ばれる．長期にわたるうっ血性心不全が原因で生ずる肝硬変は通常，心不全発症後3年以上が必要とされる．偽小葉が完成した状態まで至ることは少なく，前肝硬変状態でも慣用的に肝硬変と呼ぶ．うっ血性肝硬変は，進行すると肝不全に至る．

うっ血性肝線維症とうっ血性肝硬変は，肝静脈圧の上昇・低酸素血症などに伴って起こる肝細胞壊死により引き起こされた間質の反応性変化と考えられている．しかし，同じうっ血肝でありながら，線維化進行の有無や局所的な線維化の程度が個人によって異なる理由については詳細不明である．うっ血性肝線維症と心臓性肝硬変の病因として血栓の役割が重要とされ，剖検肝の検討では肝線維化の広がりは，器質化した血栓により生じた肝静脈，門脈の線維性閉塞の広がりと相関することも示されている．中等大の肝静脈に血栓が拡大すると肝実質壊死が生じ，類洞血流の停滞が起こり，引き続き類洞の血栓形成，線維化，コラーゲン沈着を促進する．

【頻度・疫学】
従来はリウマチ性の弁膜症に伴ううっ血肝が多かったが，近年は心筋梗塞や心筋症による急性・慢性のうっ血肝が多い．さらに入院患者では，さまざまな原因の心不全やショックにより，高齢者や終末期の病態の1つとしてみられることも多い．

【症状】
下肢の浮腫や頸静脈怒張などの右心不全所見，呼吸困難などの心不全症状が急性・慢性にみられる．心臓の原疾患の病態として，心肥大，頻脈，チアノーゼなどがみられる．急性心不全の場合には，肝の急速な腫大に伴い肝被膜の急速な伸展に伴って右季肋部痛もしばしばみられ，触診上，超音波検査上も肝腫大所見を示す．この場合には，右季肋部圧痛，叩打痛を伴う．急性・慢性によらず，高度の心不全の場合には黄疸もみられる．

長期の肝うっ血が持続して肝硬変に至っている場合には，腹水・肝性脳症（肝性昏睡）などの肝不全症状を示すこともある．

【診断】
うっ血性心不全が起こりうる状態の患者に，急性・慢性の肝障害が認められたら，うっ血肝の診断を考える．

【必要な検査と所見の読み方】
うっ血肝は，多くの場合硬く腫大し，しばしば軽度の脾腫を伴うが，通常門脈圧亢進はない．血清AST（GOT），ALT（GPT），LDH，アルカリホスファターゼ（ALP），γ-GTP，総ビリルビン値の上昇とアルブミン値の低下がしばしば認められる．急性心不全では，AST優位のトランスアミナーゼ異常がみられ，時には数千単位に及ぶこともある．ビリルビン値は間接ビリルビン優位であることが多い．慢性心不全ではALPの高値がみられる．一般にうっ血肝では，肝機能検査値は異常値で変動することは少なく心不全の解消とともに正常化する．1/3の症例では軽度の黄疸を生じ，うっ血性心不全では遷延例，反復例がみられる．

B型肝炎，C型肝炎の患者に心不全が生じた場合は，当然のことながらこれらの肝炎ウイルスマーカーが陽性となるので，B型肝炎，C型肝炎との区別も重要である．

心不全症状がある患者に肝機能障害がみられればうっ血肝を考えるが，超音波検査やCTなどの画像診断で，この疾患の特徴的所見である肝静脈および下大静脈の拡張がみられれば診断は容易である．画像上，うっ血肝は明らかな肝腫大，平滑な肝表面，肝の圧痛などを伴う．

【問診で尋ねるべきこと】

急性心不全，慢性心不全を起こす基礎心疾患がないかを聞き出す．

【診断のポイント】

背景となる心疾患の病態把握，超音波検査での肝静脈拡張所見がポイントである．

【鑑別診断】

急性肝炎，慢性肝疾患の急性増悪，アルコール性肝障害，胆道系疾患，薬物性肝障害を否定する必要がある．病態が急に起こる場合にはウイルス性肝疾患，脂肪肝，アルコール性肝障害などのありふれた一般の肝障害に合併して起こることも念頭に置くべきである．

【入院・専門医移送の判断基準】

既に他臓器に影響を及ぼす明らかな心不全の状態であり，入院・専門医移送が必須である．

治療法

原疾患である心疾患，心不全の治療を行う．

心筋症，心筋梗塞などが原疾患であればそれぞれの特異的な治療を行う．原疾患の特異的治療が困難もしくは有限であれば，食事の減塩指導，利尿薬，強心薬を使用して，うっ血性心不全の治療を行う．

慢性心不全例を中心として既に多剤による治療がなされている場合も多く，薬物性肝障害の可能性を考えつつ，薬剤治療を組み合わせることも必要である．

【予後】

原疾患である心疾患の病態により予後はさまざまである．

肝線維症

hepatic fibrosis

村脇義和　鳥取大学教授・機能病態内科学

【概念】

肝線維症とは，肝小葉を取り囲むように門脈域同士が線維性隔壁でつながっている線維化を呈する病態で，小葉改築や炎症性細胞浸潤を認めない．この組織所見は，特発性門脈圧亢進症やうっ血肝でも認められるが，疾患としては著明な肝脾腫と門脈圧亢進を主症状とする先天性肝線維症(congenital hepatic fibrosis)が挙げられる．先天性肝線維症は，正常な肝小葉を取り囲むように門脈域同士が線維性隔壁でつながっている線維化を呈し，線維性隔壁内に拡張した小葉間胆管の増生を認める病態で，胎生期の胆管発達障害による線維性嚢胞性疾患の1つと考えられている(表11-34)．

【頻度】

1961年Kerrらにより報告された非常に稀な常染色体劣性遺伝の疾患であり，わが国でも100例前後の報告にとどまっている．一般に若年者が多いが，最近画像診断の向上により中高年の症例も増えている．男女比は1：1で，性差はみられない．

【病態・症状】

先天性肝線維症は，胆管の原器であるductal plateの小葉間胆管レベルでの発達障害によると考えられている．未発達の胆管は破壊的な胆管炎を繰り返し，胆管機能の喪失と線維性瘢痕の形成をきたす．本症では門脈圧亢進をしばしば認めるが，これは線維増生により小葉間レベルでの門脈枝圧迫や門脈分枝の減少によると考えられている．他の線維性嚢胞性疾患，特にCaroli病を高率に合併する．臨床的には，①門脈

表11-34 線維性嚢胞性疾患の臨床所見，検査所見，合併症

	臨床所見	検査所見	合併症
先天性肝線維症	食道静脈瘤 著明な肝脾腫 反復する胆管炎	肝機能：正常 時にALP上昇 肝静脈楔入圧：正常	常染色体劣性多発性嚢胞腎 他の線維性嚢胞性疾患 胆管癌，肝細胞癌
Caroli病	肝腫大 反復する胆管炎	肝機能：異常 肝内胆管の嚢状拡張 CT：central dog sign	肝内結石 肝膿瘍，敗血症 胆管癌
多嚢胞肝	腹部膨満・圧迫感 肝腫大	肝機能：正常 肝に4個以上多発する嚢胞	常染色体優性多発性嚢胞腎 頭蓋内動脈瘤
微小過誤腫	無症状（偶然診断）	肝機能：正常 肝に多発する小嚢胞状陰影	Caroli病
総胆管嚢腫	遷延する胆汁うっ滞 間欠的に黄疸出現	肝機能：胆道酵素の上昇 総胆管の嚢腫状拡張	胆道癌 膵炎

圧亢進型，②胆管炎型，③門脈圧亢進・胆管炎型，④潜在型に分けられる．

初発症状としては，食道静脈瘤破裂による吐血が多い．臨床所見としては，著明な肝脾腫，食道静脈瘤を認めるが，黄疸，腹水，肝性脳症は稀である．胆管炎型では胆管炎を繰り返すが，特にCaroli病を合併している例で顕著である．常染色体劣性多発性嚢胞腎の合併例では病態の進行により腎不全症状を呈する．

血液検査で血小板数の減少を認めるが，肝機能検査は通常正常である．上部消化管内視鏡検査でしばしば食道・胃静脈瘤を認める．門脈肝静脈圧の測定では，門脈圧の上昇，肝静脈楔入圧は正常と類洞前門脈圧亢進症の所見を示す．CTでは著明な肝脾腫を認める．腹腔鏡検査では，肝表面に結節状隆起は認めず，線維性白色紋理がびまん性にみられ，樹枝状，霜降り肉様，マスクメロン様などと形容される．肝組織は確定診断に必須であり，次のような所見が認められる．①肝小葉構造の保持，②小葉間胆管の増生と拡張，あるいは小嚢胞の形成，③門脈域や小葉間のびまん性線維化，④門脈域での門脈の減少，低形成または圧迫．

【合併症】
他の線維性嚢胞性疾患であるCaroli病〔先天性肝内胆管拡張症（congenital intrahepatic biliary dilatation）〕，総胆管嚢腫（choledocal cyst），多嚢胞肝（polycystic liver），微小過誤腫（microhamartoma：von Meyenburg complexes）を合併する（表11-34）．

【問診で尋ねるべきこと】
本症は常染色体劣性遺伝の疾患であるので，両親の血族結婚や同胞内発症の有無を聞く．多発性嚢胞腎の有無についても聞く．

【診断のポイント】
診断にあたっては，原因不明の肝脾腫，繰り返す胆管炎，非肝硬変での食道静脈瘤破裂をみた場合，若年者のみならず中高年者においても本症を考慮し，腹腔鏡検査，肝生検を行う．肝硬変との鑑別が大切である．小さい針生検材料では確定診断が困難で，外科的肝生検が必要となることがある．他の線維性嚢胞性疾患（表11-34）を高率に合併するので，これらの疾患の有無をCTやMRIでチェックする．

治療方針

通常，肝実質機能は保たれているので日常生活の制限は必要ない．食道静脈瘤，合併する胆管炎や腎障害が治療の対象となる．食道静脈瘤に対して内視鏡的食道静脈瘤硬化療法や外科的門脈下大静脈系吻合術などを考慮する．内視鏡治療は止血には有用であるが，長期間での治療効果は不明である．外科的シャント術では術後の肝性脳症が問題となるが，本疾患では肝機能が保たれているので肝性脳症は一般に少ないとされている．胆管炎に対しては早期に診断して抗菌薬投与を行い，敗血症への移行を防止する．Caroli病を合併している例ではERCPやPTCで胆管造影をする必要がある．進行した肝不全例では肝移植を考慮する．腎不全へ移行した嚢胞腎患者では透析とともに腎移植を考慮する．本疾患は進行性であることを念頭に置き，食道静脈瘤，胆道感染，腎障害をチェックしながら管理する．稀ではあるが，胆管癌や肝細胞癌が発症するので，定期的に画像検査でチェックする．

【予後】

潜在型では無治療で予後は良好であるが，食道静脈瘤破裂を繰り返す例，胆管炎を繰り返す例，腎不全が進行する例では，予後不良である．

【患者説明のポイント】

日常生活の制限はあまり必要ないが，本疾患は進行性であるので，定期的に食道静脈瘤，胆道感染，腎障害をチェックする必要があることを説明する．また，時に胆管癌を発症することがあるので，画像検査を行うことを説明する．

NAFLD, NASH
non-alcoholic fatty liver disease/
non-alcoholic steatohepatitis

西原利治　高知大学教授・消化器内科

【概念】

NAFLDは，飲酒歴が乏しいにもかかわらず脂肪肝を伴う原因不明の慢性肝障害を呈する症候群で，わが国では成人の14%が罹患しており，慢性肝疾患の原因として最も多い．既知のウイルス性肝疾患や自己免疫性肝疾患とともに，Wilson病などの先天性代謝性肝疾患を除外することにより，診断を確定することができる．1980年に病理学者であるLudwigが提唱したNASHはNAFLDの1割を占め，NAFLDの中では最も進行性の強い肝疾患である．しばしば潜行性に肝硬変に進展し，時には肝細胞癌を発症する．

【疾患分類】

NASHは肥満などを誘因とする原発性の症例と，薬剤などを誘因とする二次性の症例に分類される．NAFLDは，肝臓の組織検査を施行することにより，Mallory体，肝細胞の風船様変性などアルコール性肝炎に酷似する所見を呈する(図11-13)ことが特徴であるNASHと，そのような組織学的特徴を示さない単純性脂肪肝とに分類される．

【頻度】

肥満がNAFLD, NASHの最大の危険因子である．成人の14%がNAFLD, 1%がNASHに罹患している．NASHの頻度に性差は認めないが，若年者のNAFLD, NASHは明らかに男性に多い．これは若年者の肥満が男性に偏在しているためである．年々，男性の肥満人口の増加が続いているため，NAFLDの頻度は若年者を中心に男性優位となっており，将来的には

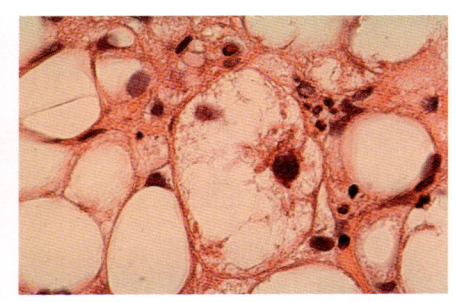

図11-13　NASHにおける肝細胞の風船様変性とMallory体

NASHの頻度も男性優位に移行する可能性が高い．

【症状・病態】

検診受診者の1/4が肝機能異常を呈し，その半数がNAFLDである．肥満者に多く，高血圧や耐糖能異常，脂質異常などの合併頻度が高く，メタボリックシンドロームあるいはその予備群に多い．男性は30歳代より漸増するが，女性は閉経期以降に急増する．

【問診で尋ねるべきこと】

NAFLDの診断に際しては，アルコール性肝障害との鑑別のために飲酒量，発症時期を推定するために身長や体重の変化，閉経時期などの聴取を行う．さらに，二次性の疾患である可能性を考慮して，乳癌の治療歴を含む既往歴の聴取も行う．

【必要な検査と所見の読み方】

慢性に肝機能異常を呈する症例について，腹部超音波検査や腹部CT検査を行い脂肪肝の存在を確定する．HBs抗原とHCV抗体とを測定して，ウイルス性肝疾患を除外する．抗核抗体や抗ミトコンドリア抗体などを測定して，自己免疫性肝疾患を除外する．血清鉄と銅を測定して，ヘモクロマトーシスとWilson病を除外する．NAFLDの診断が得られた症例については，血清アルブミン値や血小板数，肝臓の線維化マーカーなどに加えて，脾腫などの画像診断を参考として病期を推定する．進展した肝疾患の存在が疑われる場合や罹病期間の長い症例では必要に応じて肝生検を行い，病理学的にNASHの診断を確定したうえで積極的な治療を行う．

【鑑別診断】

飲酒歴が乏しいにもかかわらず脂肪肝を伴う慢性肝障害について，既知のウイルス性肝疾患や自己免疫性肝疾患とともに，Wilson病などの先天性代謝性肝疾患を除外することにより，NAFLD，NASHの診断を確定することができる．

【専門医紹介の目安】

メタボリックシンドロームあるいはその予備群で肝障害を認める場合には，原則として専門医のチェックを受けることが望ましい．50歳以降は肝病変の進行した症例が多くなり，60歳代後半では肝細胞癌の出現も認められるので留意が必要である．

治療法

NASHはもとより，NAFLDもメタボリックシンドロームの合併頻度が高いので，たとえNASHの診断を得ることができない場合でも，単なる経過観察に陥ることなく積極的な介入が求められる．

❶**食事療法**：生活習慣の改善による減量が最良の治療である．高度の肥満でなければ，厚生労働省の推奨する「エネルギー摂取基準」の80％程度のカロリーを目安に初期治療を開始し，3か月を目処に生活習慣の問題点を明らかにする．体重の減少が1.5 kg/週を超える場合や高齢者では摂取カロリーの制限の緩和をも視野に入れる．

❷**運動療法**：週3回，1時間弱の運動習慣を身につけることが大切である．肥満状態での過度の歩行やジョギングは膝関節の障害を引き起こしやすいので，プールでの運動療法なども組み合わせることが望ましい．

❸**薬物療法**：種々の制約により生活習慣

表11-35　NAFLDに対する効果が示唆された主な薬物

- インスリン抵抗性改善薬
    1) ビグアナイド薬
    2) チアゾリジン誘導体
    3) その他：ナテグリニドなど
- 抗酸化療法
    1) ビタミン
    2) エイコサペンタエン酸
    3) ベタイン
    4) N-アセチルシステイン
- 高脂血症治療薬
    1) フィブラート系薬剤
    2) HMG-CoA還元酵素阻害薬
    3) プロブコール
- 肝臓用薬
    1) ウルソデオキシコール酸（UDCA）
    2) タウリン
- その他
    1) アンジオテンシンⅡ1型受容体拮抗薬（ARB）

〔日本肝臓学会（編）：NASH・NAFLDの診療ガイド，文光堂，p40-51，2006より作成〕

の改善が困難な場合には，薬物療法や外科治療の対象となる．NAFLD，NASHを適応症にもつ薬物は存在しないが，メタボリックシンドロームの危険因子を軽減することでQOLの向上をめざす．NAFLDに対する治療の有効性が示唆されている薬物を表11-35に示すので，効能・効果を参照してそれぞれの症例に対する治療効果が期待できる薬剤を選択し，適応症であることを確認のうえ，常用量を処方する．

処方例

1) インスリン抵抗性が高く，耐糖能異常を示す糖尿病症例には
    メルビン錠（250 mg）　2〜3錠　分2〜3
    または
    アクトス錠（15 mg，30 mg）　1錠　分1　朝
2) 高血圧を示す症例では肝臓の線維化抑制を期待して
    オルメテック錠（5 mg，10 mg，20 mg）　0.5〜1錠　分1　朝
3) 脂質異常を示す症例では
    ベザトールSR錠（200 mg）　2錠　分2　朝・夕
    または
    リバロ錠（1 mg，2 mg）　1錠　分1　朝

❹**外科療法**：上記の治療法を実行しても肝病変の進行が速やかな症例や，合併する心・脳血管病変による重篤な予後が危惧される症例については，外科治療のガイドラインに基づいて減量の適応を考慮する．

【合併症・続発症】

肝臓は糖・アミノ酸・脂質の産生および代謝臓器であるので，脂肪肝からNAFLD，NASHへの進展は耐糖能異常，高脂血症，高血圧などの生活習慣病の危険因子となり，脳・血管病変の進展を引き起こす．肝病変については，進行すれば肝硬変，肝細胞癌の温床となる．

【予後】

単純性脂肪肝が9割を占めるNAFLDの肝疾患としての予後は比較的良好で，主に合併する生活習慣病の予後に依存する．これに対してNASHは慢性進行性肝疾患であり，10年で2割程度が肝硬変に移行し，肝細胞癌の発生母地となる．肝細胞癌の大部分は肝硬変を背景として発症するが，1〜2割は非硬変肝からの発癌である．NASHにおける生活習慣病の合併は，NAFLDに比しより高頻度なので，QOLも低下しやすい．

【患者説明のポイント】

NAFLD，NASHはメタボリックシンドロームの肝臓における表現型である．QOLの維持には肝病変のみならず，合併する生活習慣病の制御が欠かせない．

【経過観察・生活指導】

メタボリックシンドローム症例では軽度の肝障害にも目配りして，NASH の見逃しを少なくすることが必要である．NAFLD，NASH が看過されて肝細胞癌を発症した場合には，発見が遅れるために進行癌となる可能性が高く，治療を行っても肝細胞癌の予後を大きく改善することは困難であることが多い．

【医療スタッフへの指示】

糖尿病や高血圧などメタボリックシンドロームの危険因子を有する NASH では，肝硬変がしばしば認められる．減量が大切であるが，過度の運動は膝関節の障害をきたしやすいので食事療法との併用が大切である．

Reye 症候群
Reye syndrome(RS)

相澤良夫　東京慈恵会医科大学教授・消化器・肝臓内科

【概念】

全身の諸臓器，特に肝臓に脂肪沈着を伴う原因不明の急性脳症として 1963 年に Reye らが報告した疾患で，ほとんどが小児に発症する．健康な小児に突然痙攣や意識障害などの脳の機能不全状態が出現し急速に進行する疾患で，肝機能障害を合併する．

小児例の 1/3 が死亡し生存例の 40％ に神経系の後遺症が残る重篤な疾患で，アスピリン製剤の代謝物であるサリチル酸がミトコンドリアを障害するために発症すると考えられている．

【重症度分類】

脳障害の程度により，持続的嘔吐を伴う無気力，傾眠傾向(Grade Ⅰ)から深い昏睡(Grade Ⅴ)に至る 5 段階に区分されている．

【頻度】

小児の疾患で，成人での発症はきわめて稀である．わが国では，15 歳未満の小児にはインフルエンザや水痘に伴う発熱に対するアスピリン系製剤およびジクロフェナクナトリウムの投与が原則禁忌となり，新たな発症例は激減している．

【症状・病態】

好発年齢は 4〜12 歳で，6 歳前後に最も発症しやすい．B 型インフルエンザなどによる上気道炎や水痘で発熱し，回復した後(5〜7 病日以内)に長時間嘔吐し，急激に意識障害や痙攣が生じる．アンモニアの増加および乳幼児例ではしばしば低血糖がみられる．著明な脳浮腫を認め，肝臓には中性脂肪が蓄積する．

病因は薬物によるミトコンドリア障害で，permeability transition pore (PTP) が開口するために，ミトコンドリア内にプロトンが流入し，膜電位の低下とミトコンドリアの膨化が生じ，ミトコンドリアでのさまざまな代謝機能(TCA 回路，電子伝達系，酸化的リン酸化回路，尿素回路，脂肪酸の β 酸化)が障害され，多彩な病態が形成される．肝細胞の中性脂肪蓄積は脂肪酸の β 酸化が低下し脂肪組織から放出される遊離脂肪酸を処理できないために生じ，高アンモニア血症は尿素回路の障害によると考えられる．

【必要な検査と所見の読み方】

経時的な脳の CT・MRI 検査で脳浮腫を経過観察し，髄液検査で脳炎を否定する．血液検査では炎症所見は認めず，肝逸脱酵素の上昇と高アンモニア血症および低プロトロンビン血症を認めるが黄疸は出現せず，肝生検では肝細胞のびまん性微細脂肪沈着とミトコンドリアの膨化，クリステの破壊などのミトコンドリア障害像(電子顕微鏡観察)を認める．

【診断のポイント】

①急性非炎症性脳症，肝の微細脂肪沈着，血清AST・ALTまたは血中アンモニアが正常の3倍以上の上昇，②髄液細胞数正常，③他疾患が除外されること，の3項目を満たせばRSと診断できる．

【鑑別診断】

ウイルス性脳炎や薬物による急性脳症との鑑別には髄液所見や問診が有用である．RS類似の病態〔急性壊死性脳症，HSE（出血性ショック脳症）症候群，RS類似の先天性代謝異常症〕のうち，急性壊死性脳症は5歳以下に好発し，発熱後比較的短期間のうちに発症する．肝障害を認めるが高アンモニア血症は認めず，肝組織所見は小葉中心帯の凝固壊死である．HSE症候群はわが国では稀で，RS類似の先天性代謝異常症〔OTC欠損症，FAOD（ミトコンドリア脂肪酸酸化異常症）など〕は2歳未満に好発し，感染による発熱が改善しないうちに発症し，アスピリンとの因果関係は明らかでなく，インフルエンザとの因果関係も強くない点が鑑別点となる．

【入院・専門医移送の判断基準】

急速に進行する重篤な病態であり，RSを疑った場合には直ちに専門機関での集中治療が必要となるため，ICUが完備し専門家が充実している病院に至急移送する必要がある．

治療方針

病状は短時間で悪化するため，直ちに集中治療を開始する．意識障害の程度に応じて気管内挿管を行い，呼吸循環モニタリングを実施する．治療は対症療法が主体で，脳浮腫，痙攣重積，代謝性アシドーシスや低血糖に対応しつつ，病状により血漿交換を実施する．原因療法は確立していないが，PTPの開口はCa^{2+}依存性であるので，理論上カルシウム拮抗薬やクロルプロマジンの有用性が考えられる．

脳浮腫に対しては下記のいずれかを投与し，尿量は0.5 mL/kg/時以上に保つ．血清高浸透圧に注意を要する．

処方例

1) マンニットール注　0.5〜1 g/kg/回　30分で静脈内投与　1日4〜6回
2) グリセオール注　0.5〜1 g/kg/回　2時間で静脈内投与　1日2回

また，脳浮腫改善のために以下を併用する．

3) ソル・メドロール注　15〜30 mg/kg/回　2時間で静脈内投与　1日1回　3日間程度継続

痙攣重積に対してはまず下記の1)を投与し，効果不十分な場合に2)以下を試みる．

1) セルシン注　0.3〜0.5 mg/kg/回　緩徐に静注
2) アレビアチン注　15〜20 mg/kg　緩徐に静注
3) ドルミカム注　0.2〜0.3 mg/kg/時　点滴静注

【患者説明のポイント】

急速に悪化し脳ヘルニアなどの重篤な病態に移行する可能性があること，回復しても脳障害の後遺症が残る可能性があることを含め，家族に十分な病状説明を行う．

【医療スタッフへの指示】

病状をこまめに把握し，肺炎や腎不全などの合併症の予防と早期発見に努めるよう指示する．

妊娠に伴う肝障害
hepatic disorders associated with pregnancy

加藤眞三　慶應義塾大学教授・看護医療学部

　妊娠中に問題となる肝障害には，①妊娠時に特異的なもの，②妊娠により顕在化するもの，③妊娠と関係なく起こりうるもの（急性ウイルス性や薬物性など），④既往の肝障害が妊娠時に増悪するものなどがある．①の中で，妊娠初期にみられるものとして，重症妊娠悪阻に伴う肝障害がある．妊娠後半には，急性妊娠性脂肪肝とHELLP症候群，妊娠性肝内胆汁うっ滞などがある．いずれの頻度も高くはないが，特に前2者は放置すると重篤化し致死的になりうるものであり，早期の発見と集学的管理が必要となる．②には，肝内胆管結石，Budd-Chiari症候群，E型肝炎のような血栓性疾患がある．ここでは，①の重篤になるものを中心に述べる．

【妊娠時の肝機能検査】

　妊娠時には，肝機能検査に生理的な異常をきたす．例えば，アルカリホスファターゼは2倍以上に，アルブミンは3.0 mg/dL程度まで低下するが，これは胎盤性のアルカリホスファターゼの高値や循環血漿量の増加など希釈によるものである．AST, ALTやγ-GTP，ビリルビン，プロトロンビン時間などに通常大きな変化はないため，これらの項目に変化があれば肝障害を考えて検査を進める．

急性妊娠性脂肪肝

【概念】

　急性妊娠性脂肪肝 (acute fatty liver of pregnancy：AFLP) は妊娠後期に黄疸を主徴として発病し，DIC，急性腎不全，低血糖を合併する予後不良の疾患である．7,000～15,000妊娠に1回の頻度と報告されるが，初産婦，男児妊娠例，多胎例などで多い．

【症状・診断】

　妊娠第3三半期に持続する気分不快，食思不振，嘔気・嘔吐，上腹部痛があればAFLPを疑い，採血により肝機能，腎機能，全血算を調べることが重要である．進行すると，消化管出血，腎不全，出血傾向，DIC，低血糖，膵炎，脳症，循環不全など多臓器不全をきたす．アンチトロンビン (AT)-Ⅲ活性低値，尿酸高値を伴う．確定診断は肝生検によるが，DICを伴うことが多いため，その施行は慎重であるべきであり，肝生検を待たずに急速遂娩を含む早期治療に早く移行すべきである．AFLPの脂肪肝では，超音波やCTによる診断能も高くない．ミトコンドリアの脂肪酸β酸化にかかわるlong chain 3-hydroxyacyl coenzyme A dehydrogenase (LCHAD)欠損とAFLPが関係することが報告されている．

治療法

　治療の原則は，早期の診断による早期の妊娠の終了と，肝不全と腎不全に対する対策である．DICに対して，AT-Ⅲ製剤，血小板輸血，新鮮凍結血漿，濃厚赤血球などを輸血する．分娩により急速に回復する．AFLPの続発妊娠では，LCHAD欠損者以外ではほとんど再発の心配はない．

HELLP症候群

【概念】

　HELLP (hemolysis, elevated liver enzyme, low platelets) 症候群は溶血，肝機能検査異常，血小板減少を3主徴とする疾患概念であり，1982年にWeinsteiにより提唱された．妊娠高血圧腎症と共通の病態をもつ．常位胎盤早期剝離，子癇患者に合併が多い．重症妊娠高血圧症候群の約

20%に認められるとされる．妊娠の後半に，特に第3半期に多く，分娩後に発症することもある．

【症状・診断】

妊娠高血圧症候群があり，右上腹部痛，AST・ALTの高値，血小板の減少があればHELLP症候群と考えて集中管理をする．高血圧がなく，蛋白尿のみや，浮腫が先行する場合もあり，これらのときに診断が遅れないように注意を要する．TTP（thrombotic thrombocytopenic purpura）と鑑別を要する．

治療法

妊娠高血圧腎症と同様に管理と治療を行う．早期の妊娠の終了が望ましい．ステロイド投与の効果が期待されていたが，最近ステロイドを投与して妊娠終了を待機することや分娩後の早期回復に関する効果の二重盲検ランダム化比較試験の結果が報告され，その効果は否定的である．

【予後】

妊娠高血圧症候群の重症度による．分娩すると約1週間で検査データは正常化する．分娩までの時間が長くなると重症化し，子癇発作や肝破裂をきたすこともある．

肝細胞癌のスクリーニングと診断

screening and diagnosis of hepatocellular carcinoma

井上達夫　近畿大学講師・消化器内科
工藤正俊　近畿大学教授・消化器内科

肝細胞癌は，慢性肝炎，肝硬変などの慢性肝疾患を基礎に発生する肝細胞由来の悪性腫瘍で，肝臓原発の悪性腫瘍の95%を占める．肝硬変のみならず，アルコール性肝炎，非アルコール性脂肪性肝炎（non-alcoholic steato-hepatitis：NASH），ウイルス性肝炎（特にB型）のキャリア，自己免疫性肝疾患患者からの発癌も報告されており，定期的な経過観察が必要である．

スクリーニング検査

❶血液検査：わが国においては，肝細胞癌発症の超高危険群（B型肝硬変，C型硬変患者）に対しては3〜4か月ごとの超音波検査，肝細胞癌の腫瘍マーカー〔α-フェトプロテイン（AFP），AFP-L3，PIVKA-Ⅱ〕の測定が推奨されている．高危険群（B型慢性肝炎，C型慢性肝炎あるいはその他ウイルス性以外の肝硬変患者）に対しても半年ごとの腫瘍マーカーの測定と超音波検査が推奨されている．肝機能検査としては，肝細胞癌の変性，壊死を反映するAST（GOT），ALT（GPT）や，肝臓の蛋白合成能を反映するアルブミン，コリンエステラーゼ（ChE），総コレステロール，プロトロンビン時間（PT），ヘパプラスチンテスト，ビリルビン（胆汁うっ滞，肝細胞の機能も反映）などが挙げられるが，詳細は他項に譲る．以下に肝細胞癌のスクリーニングと診断に重要な腫瘍マーカー（AFP，AFP-L3，PIVKA-Ⅱ）の解説を行う．

a）α-フェトプロテイン（AFP）：第16回全国原発性肝癌追跡調査報告によると，15 ng/mLをカットオフ値とした場合，肝細胞癌患者では62.5%が陽性であった．肝細胞癌のハイリスク患者に対して肝癌の早期発見の手段として確立されてきたが，慢性肝炎や肝硬変においてもトランスアミナーゼの上昇に少し遅れて肝実質性のAFPが上昇することが知られており，AFPの絶対値のみからは肝細胞癌の診断をすることは困難である．スクリーニングに際し重要なことは，AFPの漸増所見がみられる場合には他の腫瘍マーカーの測定とともに，画像的検索を加えることであ

b）**AFP-L3**：AFP-L3分画は小さな肝細胞癌における陽性率は低いためにスクリーニング目的で使用することは実際的ではないが，特異性はきわめて高いため陽性を示せば，肝癌の存在を疑い詳細な画像診断を行うべきである．また，肝細胞癌の悪性度ときわめてよく相関するとの報告があり，治療の効果判定や治療後の再発および予後予測の指標としての意義はきわめて高い．治療後も陽性（10％以上）の場合は予後が不良であり，再発率も高い．治療後のフォローアップ時にAFP-L3分画陽性の場合には，フォローの間隔を短くするなどして注意深く観察を行う必要がある．

　c）**PIVKA-Ⅱ**：PIVKA-Ⅱはdes-γ-carboxy prothrombin（DCP）とも呼ばれる．カットオフ値を40 mAU/mLとすると肝細胞癌での陽性率は54.4％，慢性肝疾患で4.7％との報告がある．また，腫瘍サイズが大きい場合には，腫瘍が門脈内に浸潤していることが多いことも知られている．肝細胞癌以外でもPIVKA-Ⅱが上昇する病態が存在するため注意が必要である．長期の黄疸，広域スペクトラムの抗菌薬の長期使用によるビタミンK欠乏やビタミンKサイクルを阻害するワーファリン投与例，低栄養状態（アルコール多飲）などでも上昇することがある．

　以上のようにAFP，AFP-L3，PIVKA-Ⅱはそれぞれ独特の特徴を有している．基本的には1つの腫瘍マーカーのみの測定でなく，月を変えて3つの腫瘍マーカーの測定を行うことで検出感度が上昇し，有用であるとわが国では考えられている．ただ，すべての腫瘍マーカーが陰性を示す肝細胞癌症例も2割近く存在するとの報告もあり，画像検査の併用は必須である．

❷**画像検査**：画像検査は，腹部超音波検査，腹部造影CT，腹部造影MRIなどを行う．一般的には患者の負担の少ない腹部超音波検査をまず最初に行う．超高危険群には3～4か月に1回の腹部超音波検査とoptionalに6～12か月ごとの腹部造影CTないしはMRIを行うことが推奨されている．一方，高危険群には6か月に1回の腹部超音波検査を行うことが推奨されている．

　肝細胞癌の特徴的な超音波所見としては，低エコー像や，高エコー像がある．ほかにモザイクパターン，ハロー，結節内結節像，側方陰影などの特徴的な所見がある．病変部分の血流を詳しく観察するときにはカラードプラ法を併用する．典型例ではバスケットパターンと呼ばれる腫瘍を取り囲む血管から腫瘍内に多数の血管が流入する所見がみられる．また最近ではソナゾイドを用いた造影エコー法も積極的に行われている．これらの特徴を有する腫瘍を肝内に認めた場合には，腫瘍内部の血流状態の把握およびステージングの目的で造影剤を用いたCT検査またはMRI検査を行う．

　肝臓は，動脈（肝動脈）と門脈（腸からの血流）で栄養されており，正常の肝細胞は動脈から約30％，門脈から70％の血流を受けており，肝細胞癌では，腫瘍内の動脈血流が増え，門脈血流が低下している．悪性度が高いほどこの傾向が強くなり，通常の進行癌では，肝動脈からほぼ100％の血流を受けるようになる．そのため，造影剤を入れた直後の動脈相にCTを撮影すると，肝細胞癌は周辺の肝臓よりも造影剤が多く流入しCTで高吸収（白く）に描出される．少し時間をおいた門脈相では，肝細胞癌の部分は門脈の血流が減少しているために周囲の肝臓よりも低吸収域（黒く）に描出される（early enhancement with late wash out）．MRIでも同様の画像所見を呈する．

　また近年，超音波検査用の造影剤ソナゾイドを用いることにより超音波検査で肝細胞癌の血流動態を経時的に観察することができるようになり，肝細胞癌の診断や治

療，経過観察に有用となっている．

　肝細胞癌は慢性肝疾患を背景として，多段階的に発癌することが知られており，前癌病変あるいは境界病変といわれる腫瘍を経て高分化な肝癌が発育，その後その中から動脈成分の豊富な部分が増殖し，動脈の血液のみから栄養される古典的肝細胞癌へ進展していく．古典的肝細胞癌への発達過程にある腫瘍は正常肝組織とほぼ同様の血流支配を示すものから，動脈血流のみが低下したものや，動脈・門脈ともに低下したものまであるため，診断が困難な場合がある．そのような場合には，SPIO-MRIと呼ばれる超磁性体鉄造影剤を使用したMRIを撮影し腫瘍部の鉄の取り込み能力（網内系機能）を周囲と比較し，悪性度を評価することも可能である．明らかな動脈血流の増加を認めない結節でも，鉄の取り込み低下があり，周囲肝組織より高信号（白く）となるものがある．

　また，MRI造影剤であるGd-EOB-DTPAが2008年にわが国でも承認され使用可能となった．この造影剤は正常肝細胞に特殊なトランスポーターを介して取り込まれる．一方，取り込み機能が失われた悪性腫瘍では，造影剤が取り込まれない．

　これら2つのMRI造影剤は腫瘍の血流動態からの悪性度評価とは違った機能的な側面からの悪性度が評価可能である．さらに，肝細胞相の前にdynamic phaseによる腫瘍の血流評価も同時に可能である点がもう1つの利点である．

　外来で超音波，CT，MRI検査を行い肝細胞癌と確定診断し得た場合や，診断が困難な場合には腹部血管造影やアンギオCTを加えたさらに詳細な腫瘍の血流評価や，組織検査を行うために入院が必要となり，専門機関への紹介を考慮する必要がある．

　図11-14に肝細胞癌のスクリーニングのフローチャートを示す．

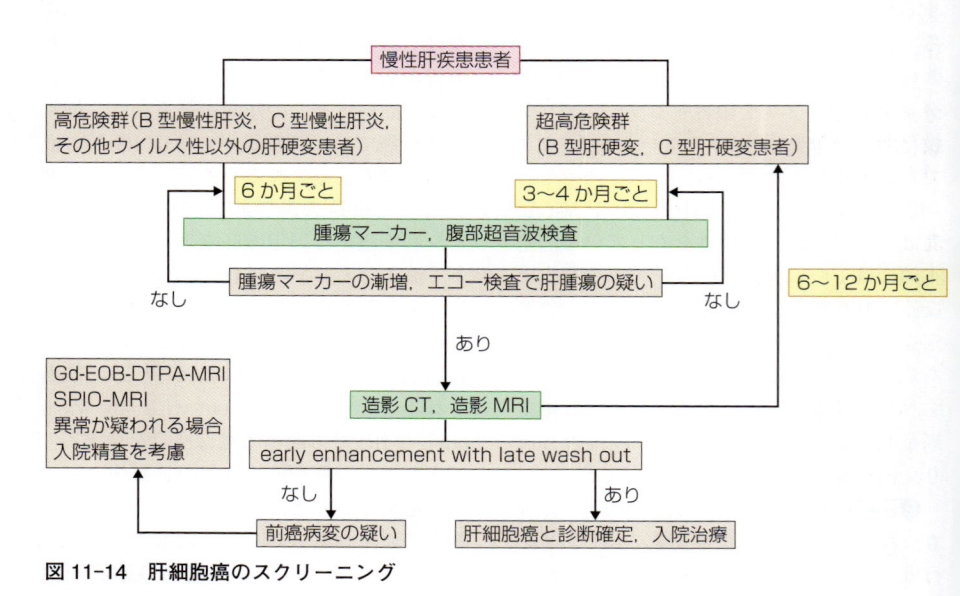

図11-14　肝細胞癌のスクリーニング

肝細胞癌の治療方針

therapeutic strategy of hepatocellular carcinoma(HCC)

上嶋一臣　近畿大学講師・消化器内科
工藤正俊　近畿大学教授・消化器内科

【肝細胞癌（HCC）の特徴】

HCCの特殊性として，①ほとんどは慢性C型肝炎や慢性B型肝炎などのウイルス性肝炎をベースに発症する，②多中心性発癌をきたす，③門脈を介した肝内転移をきたす，④門脈腫瘍栓や下大静脈腫瘍栓などの脈管侵襲をきたす，などの点が挙げられる．したがって，治療方針の決定にはこのことを十分に熟知しておく必要がある．なかでも慢性肝疾患がベースに存在することが他の癌腫との最大の相違点である．必然的に患者は肝機能障害を有することになり，治療方針の決定に大きな影響を与える．すなわち，HCCの治療法選択にあたっては癌の個数や大きさなどの進展度とあわせて肝機能も考慮しなければならない．

【肝機能評価】

肝予備能の評価は，肝癌治療を行ううえで最も重要である．従来，Child-Pugh分類（表11-18，597頁参照）が国際的な分類として普及している．一方，わが国では日本肝癌研究会取扱い規約で採用されている肝障害度分類が一般的である（表11-36）．両評価法においては血清総ビリルビン値，血清アルブミン値，プロトロンビン活性値，腹水が評価因子として採用されている．スコアリングの基準は肝障害度分類のほうがやや厳しくなっている．相違点としては，Child-Pugh分類では脳症の程度を，肝障害度分類ではICG-R$_{15}$を採用しているという点である．肝障害度分類は，肝機能が良好な群を層別化するうえできわめて優れている．したがって，肝切除を検討しなければならない場合は非常に有用である．反面，腹水，黄疸のある患者に対しては通常ICG検査は行われないことが多いため判定が困難である．この点においてChild-Pugh分類では，脳症の有無で評価可能であるため，データの欠測がなく評価は容易である．

【血小板】

HCCの患者の多くは汎血球減少を伴う肝硬変を背景にもっている．このことは治療方針を決定するうえで，肝予備能とあわせて重要な問題となってくる．特に血小板数は治療方針に大きな影響を与える．具体的には切除，局所療法などを施行するうえで，出血のリスクが高まること，TACE，動注化学療法など，抗癌薬を使用する場合はその使用量が制限されるといったことが

表11-36　肝障害度分類

項目	肝障害度		
	A	B	C
腹水	ない	治療効果あり	治療効果少ない
血清ビリルビン値（mg/dL）	2.0未満	2.0〜3.0	3.0超
血清アルブミン値（g/dL）	3.5超	3.0〜3.5	3.0未満
ICG-R$_{15}$（%）	15未満	15〜40	40超
プロトロンビン活性値（%）	80超	50〜80	50未満

本来はこの表のように細かな数字で規定されているが，およそ次のような状態に相当する．
A：肝臓障害の自覚症状がない，B：症状をたまに自覚する，C：いつも症状がある．
〔日本肝癌研究会（編）：臨床・病理原発性肝癌取扱い規約，第5版．p11，金原出版，2008より転載〕

表11-37　治療方針決定のために考慮すべき因子

・全身状態
　　年齢，performance status，合併症の有無
・肝障害度　　　　　　┐
・腫瘍個数　　　　　　├アルゴリズム
・腫瘍サイズ　　　　　┘
・腫瘍の局在
・脈管侵襲の有無

ある．

【肝癌の治療方針】

　治療方針の決定にあたっては，患者の全身状態もきちんと把握しておくことが最も重要である．先述のとおり肝予備能の把握は言うまでもないが，年齢，合併症の有無，performance statusなどを把握，評価することが肝要である（表11-37）．

　肝癌に対する治療方法には，肝切除，肝動脈化学塞栓術（TACE），ラジオ波焼灼療法（RFA），肝動注化学療法（HAIC），放射線療法，肝移植などがある．実際にこれらの治療方法をどのような患者に適応するかが問題となるが，これについては「科学的根拠に基づく肝癌診療ガイドライン2009年版」（ガイドラインの項，997頁参照）に治療アルゴリズムが示されている．詳しくは他項に譲るが，概略としては，肝障害度，腫瘍数，腫瘍径の3つの項目をもとに治療方針を決定しようとするもので，EBMの方法論に基づいて作成されたものである．基本的には，肝内に限局した病変についてのアルゴリズムであり，肝外病変，脈管侵襲のある症例に関しては別途方針が記載されているが，具体的な方法については言及されていない．

　HCCの治療方針としては，1つの治療方法にこだわらず，さまざまな方法を組み合わせて集学的に治療を行うことが重要である．ただし，当然のことながら，いずれの場合も，患者の予後の改善やQOLの改善に結びつく場合にのみ施行すべきである．言うまでもないが「HCCを治療する」のではなくて「HCCの患者さんを治療する」ということである．この点をきちんと踏まえて治療方針の決定にあたることが重要である．そして，主治医としてHCCの患者を包括的にマネージメントしていくということを忘れてはならない．

　❶肝切除：最も根治が望める治療法であるが，基本的には肝機能良好の症例に限られる．切除が広範囲に及ぶと必然的に肝予備能の低下をきたすことになる．

　❷肝動脈化学塞栓術（TACE）：TACEはもっとも汎用される治療法である．その適応範囲は広い．単独ではもちろんのことRFAの前治療としても施行される．RFA前に行うことでより広範囲の焼灼が可能となり，また併用するリピオドールが腫瘍焼灼の効果判定を容易にする．TACEの問題点としては，単独ではほとんどが再発すること，巨大なHCCにおいてはTACEにより膿瘍を形成する危険性が高いことなどが挙げられる．また，TACEを繰り返すことにより肝動脈が狭小化，閉塞することがあり治療困難となることが多い．

　❸ラジオ波焼灼療法（RFA）：簡便で侵襲が少なく，治療効果が高いことからPEIT，PMCTにかわり急速に汎用されるようになってきた治療方法である．繰り返し行うことも可能であり，TACEと並んで治療の主軸をなす．しかし，多発HCCや5cmを超えるような巨大なHCCに対しては根治は望めない．また超音波で描出が困難な症例や隣接する臓器に接している場合，また穿刺ルートに血管があるなど解剖学的に穿刺困難な場合も存在する．このような状況を打開する方法としてさまざまな方法が考案され実用化されている．USで描出が困難な場合は，超音波造影剤（ソナゾイド）による造影下穿刺やRVS（real-time virtual sonography）などが有用である．解剖学的に穿刺が困難な場合は，腹腔鏡下あるいは胸腔鏡下のアプローチを行っ

たり，人工胸水法や人工腹水法などを併用したりすることで穿刺が可能になることがある．

❹**肝動注化学療法**（HAIC）：門脈侵襲を伴う場合やTACEではコントロールできない場合に選択される．カテーテルの埋め込みが必要であり，中長期にわたる入院が必要であることが問題点である．しかし，脈管侵襲を伴うHCCに対しては第1選択の治療方法である．シスプラチン，5-FUを用いたいわゆるlow-dose FP療法が用いられることが多いが，最近では5-FUの動注にインターフェロンの全身投与を併用したインターフェロン併用5-FU肝動注化学療法の有用性が期待されている．

❺**全身化学療法**：遠隔転移をきたした場合や，治療血管の閉塞によりTACEが行えない場合などは全身化学療法が選択されることが多い．先述の「科学的根拠に基づく肝癌診療ガイドライン2009年版」では，ソラフェニブを念頭に置いて，全身化学療法も肝機能がよい場合には適応となると記載されている．一方，日本肝臓学会編集の「肝癌診療マニュアルにおける肝癌治療アルゴリズム」（図16，1002頁参照）では，肝予備能のよい遠隔転移や門脈本幹に脈管浸潤を伴う例には第1選択として推奨されている．ソラフェニブの登場により，HCCに対する全身化学療法が大きく変わってきた．ソラフェニブはRafおよび血管内皮増殖因子などを阻害するマルチキナーゼ阻害薬である．すなわち，セリン・スレオニンキナーゼのRafファミリーメンバー，さらには血管内皮増殖因子受容体（VEGFR-2，3），血小板由来増殖因子受容体（PDGFR），Flt-3，Kit，Retなどの受容体チロシンキナーゼを阻害することで腫瘍増殖および血管新生を抑制する．切除不能肝細胞癌（HCC）を対象として欧米で実施された第Ⅲ相臨床試験（SHARP試験）の結果，全生存期間が，プラセボを服用した患者と比較して，中央値で44％延長（HR＝0.69，p＝0.0006）したという結果が報告され有効性が証明された．2009年5月にわが国でも保険認可され，今後，HCC治療におけるブレークスルーとなるものと思われる．

【根治後の再発予防】

HCCは，外科的切除やRFAなどにより，いったん根治が得られても再発をきたしやすいことが特徴である．このため再発予防治療に対する研究が進行している．なかでも慢性C型肝炎をベースとする肝細胞癌においては，根治後にインターフェロンを用いてC型肝炎ウイルスを排除することができれば，再発を抑制できるとの報告がある．また，たとえC型肝炎ウイルスを排除することができなくても，インターフェロンを少量で長期に投与することで再発率を抑制あるいは再発を遅らせることができるということが判明してきている．またインターフェロン投与により肝機能も改善するため，再発時の再治療の選択肢も広がり，結果的に予後を延長させる可能性がある．このためC型肝炎がベースにある場合，根治治療後は，インターフェロン療法を行うことが望ましい．

C型肝炎ウイルス排除をめざす場合は，ペグインターフェロン・リバビリン併用による強力な抗ウイルス療法を行う．C型肝炎ウイルス排除がめざせない場合は，インターフェロンαあるいはインターフェロンβの少量長期投与を行うことが望ましい．さらにペグインターフェロンを用いれば，週1回の通院で治療可能であり，QOLの改善に加え，コンプライアンスの向上にもつながると思われる．

慢性B型肝炎をベースとするHCCにおいては，早期よりエンテカビルをはじめとする核酸アナログ製剤を使用すべきである．ウイルス量を減少させ，炎症を抑制することで発癌の抑制および肝機能の改善効

果が得られるため予後の改善に寄与する．

これらの抗ウイルス治療を行うことが困難な場合は，肝の炎症を抑える目的でグリチルリチン製剤やウルソデオキシコール酸の投与を行う．また，BCAA製剤(リーバクト)が発癌抑制効果を有することも近年判明してきており，インターフェロンが使用できない非代償性肝硬変に伴う低アルブミン血症の患者に対しては積極的に用いるべきと考える(表11-38).

【根治が得られない場合】

HCCは再発を繰り返す症例がほとんどである．できるだけ根治をめざすべきではあるが，肝予備能を極端に落とすような治療は極力避けるべきである．根治が望めない場合は，むしろHCCと共存するということを目標において，肝機能を温存しつつ，HCCを増大させない，増加させない治療法を選ぶべきである．具体的には，超選択的カテーテル挿入下のTACEやTAEなどを行うことで非癌部肝組織の障害を最小限にしたり，肝機能を勘案しながら区域ごとに計画的にTACEを行うことなどが挙げられる．

【自然破裂時に対する治療方針】

時にHCCは自然破裂し，腹腔内出血をきたすことがある．oncological emergencyであり緊急対応を要する．言うまでもなく補液，輸血などによりバイタルサインを安定させることが最優先である．次にTAEによる止血を検討する．ただし，血清総ビリルビンが3.0 mg/dL以上であればTAEの適応はなく，輸血のみで対症療法を行うことが多い．

【閉塞性黄疸に対する治療方針】

腫瘍の胆管浸潤による閉塞性黄疸に対しては，内視鏡的減黄術(ENBD)や経皮的減黄術(PTCD)などを行い，減黄をはかった後にTACEなどの治療に移る．十分に減黄できていない状況でTACEやRFAなどを行うとbilomaなどの合併症を招くことがあり注意が必要である．

【遠隔転移症例に対する治療方針】

HCCは，比較的晩期まで遠隔転移を起こすことは少ない．しかし肝内再発で繰り返し治療を行っているうちに，遠隔転移が出現してくることは臨床現場でしばしば経験することである．遠隔転移は全身症状の1つとしてとらえられるべきであり，基本的には全身化学療法が必要になってくる．先述のソラフェニブが第1選択になる．しかし，肝病変が予後を決定することが明らかな場合は，全身化学療法よりもTACEや動注化学療法により肝病変のコントロールを優先したほうがよい場合がある．また，脳転移，骨転移に対しては放射線治療などが有効である場合がある．特に骨転移に対する放射線治療は局所での進行を抑制し，疼痛緩和が得られるため検討すべきである．肺転移に対しては気管支動注が有効である場合がある．リンパ節転移，副腎転移に対しては，TACE, RFAなどが行われることもある．また，切除可能であれば外科的切除も検討する価値がある．

表11-38 根治後検討すべき治療法

慢性C型肝炎
ペグインターフェロン・リバビリン併用療法
インターフェロン少量長期療法
慢性B型肝炎
核酸アナログ製剤(エンテカビル・ラミブジンなど)
インターフェロン療法
その他
グリチルリチン
ウルソデオキシコール酸
BCAA製剤(リーバクト)

肝細胞癌の手術療法

surgical treatment of hepatocellular carcinoma

佐野圭二　帝京大学教授・外科学講座
幕内雅敏　日本赤十字社医療センター院長

【手術療法の概要】

　肝細胞癌に対する手術療法は最も治療効果の高い局所療法である．肝細胞癌は慢性肝疾患を背景とすることが多いため，適応の決定，切除範囲の選択，そして合併症の予防と対策が重要である．さらに適応がある場合は肝移植治療も常時念頭に置いておく必要がある．

【手術適応基準】

　肝細胞癌の手術適応は，腫瘍条件と宿主条件(患者の肝機能条件)によって決定する．

❶腫瘍条件：原発性肝癌取扱い規約(第4版)によると，腫瘍の進行度分類はT因子，N因子，M因子によって判断する．さらにT因子は個数(単発)，腫瘍径(2 cm以下)，脈管侵襲(なし)の3条件において，いくつ合致するかでT1(3条件すべて満たす)からT4(3条件のどれも満たさない)までに分類される．N因子(リンパ節転移)，M因子(遠隔転移)に関しては，いずれもきわめて予後が不良であるため，T因子にかかわらずN1はStage IVA，M1はStage IVBに分類され，基本的に切除適応にならない．

❷宿主条件：原発性肝癌取扱い規約(第5版)により，肝機能の評価として「肝障害度(liver damage)」が用いられており(表11-36, 649頁参照)，肝障害度A, B, Cに分類する．

❸総合診断：肝癌診療ガイドラインにより，宿主条件と腫瘍条件とから適切な治療法が設定されている(図11-15)．まず肝障害度A, Bと肝障害度Cに分け，それぞれのもとで腫瘍条件により治療法を選択する．原則的に手術療法・局所療法は肝障害度Bまでで可能であり，肝障害度Cにおいては腫瘍条件によって移植治療を考慮に入れる．肝移植の適応は肝機能によらず，腫瘍条件としては，「N0かつM0(絶

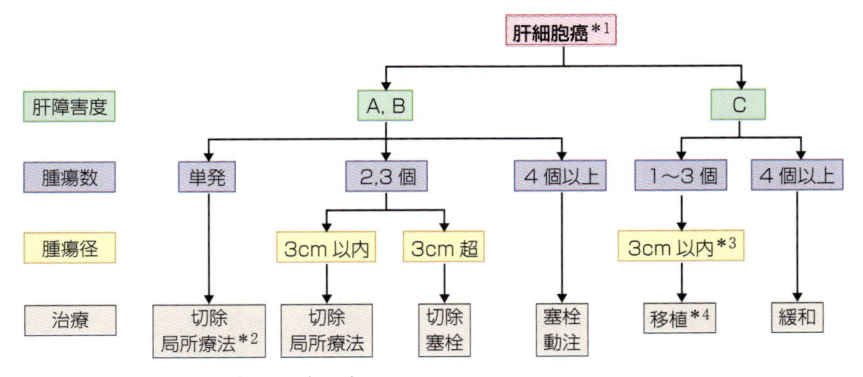

図11-15　肝細胞癌治療アルゴリズム
[*1] 脈管侵襲を有する肝障害度Aの症例では，肝切除，肝動脈塞栓療法，肝動注療法が，肝外転移を有する症例では，化学療法が選択される場合がある．　[*2] 肝障害度B，腫瘍径2 cm以内では選択，　[*3] 腫瘍が単発では腫瘍径5 cm以内，　[*4] 患者年齢は65歳以下．
〔日本肝臓学会(編)：科学的根拠に基づく肝癌診療ガイドライン2009年版, p13, 金原出版, 2009より転載〕

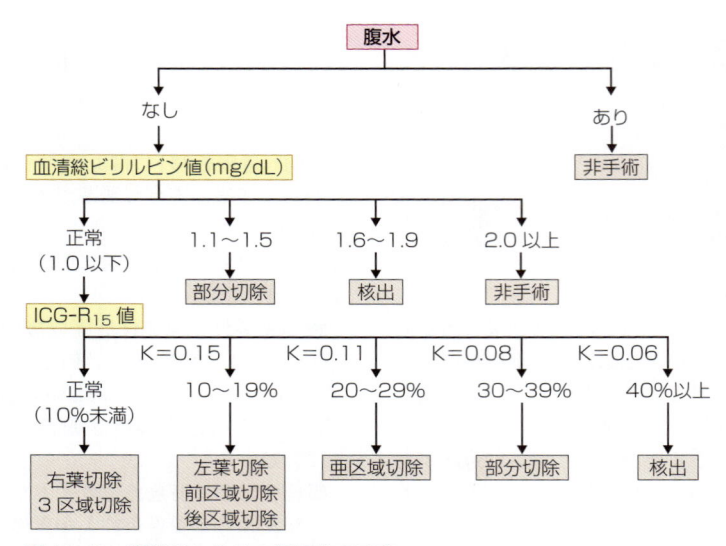

```
                        ┌─────┐
                        │ 腹水 │
                        └──┬──┘
                  ┌────────┴────────┐
                 なし              あり
                  │                 │
         ┌────────┴────────┐    ┌───┴───┐
         │血清総ビリルビン値(mg/dL)│    │非手術 │
         └─┬──────┬──────┬──────┬┘    └───────┘
           │      │      │      │
         正常  1.1～1.5 1.6～1.9 2.0以上
        (1.0以下)  │      │      │
           │    部分切除 核出   非手術
        ICG-R15値
```

図11-16 肝機能からみた肝切除の適応

(Makuuchi M, Kosuge T, et al : Surgery for small liver cancers. Sem Surg Oncol 9 : 298-304, 1993 より転載)

対条件)」に加えて,「脈管侵襲なし」「腫瘍個数が単発の場合は腫瘍径5cm以内」「腫瘍個数が多発の場合は個数3個以内でかつ腫瘍径が3cm以内」という適応基準（ミラノ基準）が広く用いられている．ミラノ基準を多少超える場合では，PIVKA-Ⅱが低値であれば移植後比較的良好な予後が期待できる．

【手術法の選択】

❶**肝切除可能範囲の評価**：肝切除可能範囲は，肝機能(宿主条件)をさらに詳細に検討して判断する(図11-16). 腹水が利尿薬など保存的治療によっても存続する場合，血清総ビリルビン値が2.0mg/dL以上の場合は肝障害度によらず切除非適応である．この場合，腫瘍条件などによっては肝移植を考える．

腹水コントロール可能でかつ血清ビリルビン値が2.0mg/dL未満の場合，血清ビリルビン値によって切除可能範囲を規定する．血清ビリルビン値が正常値(1.0mg/dL以下)の場合には，さらにICG 15分値($ICG-R_{15}$)によって切除可能範囲を細分化する．

❷**切除範囲の決定**：肝切除可能範囲内でいかなる切除術式を選択するかは腫瘍条件によって決定する．特に脈管侵襲がある場合は，その領域を系統的に切除する必要がある．明らかな脈管侵襲をもたない腫瘍の場合にも，経門脈的肝内転移再発予防の目的で腫瘍を栄養する門脈枝領域を系統的に切除する．しかし，ウイルス性肝炎を背景とする場合は多中心性に再発する可能性が高く，再切除や再々切除も必要となるため，過剰な系統的切除，例えば肝表近くの小肝細胞癌に対する肝葉切除などは避ける．区域切除以下の系統的切除には超音波ガイド下系統的切除術を施行する．この手技上のポイントは，染色法による切除範囲の同定と流入血遮断の2点である(図11-17). このような系統的切除施行群の予後は非系統的切除施行群のそれに比べて

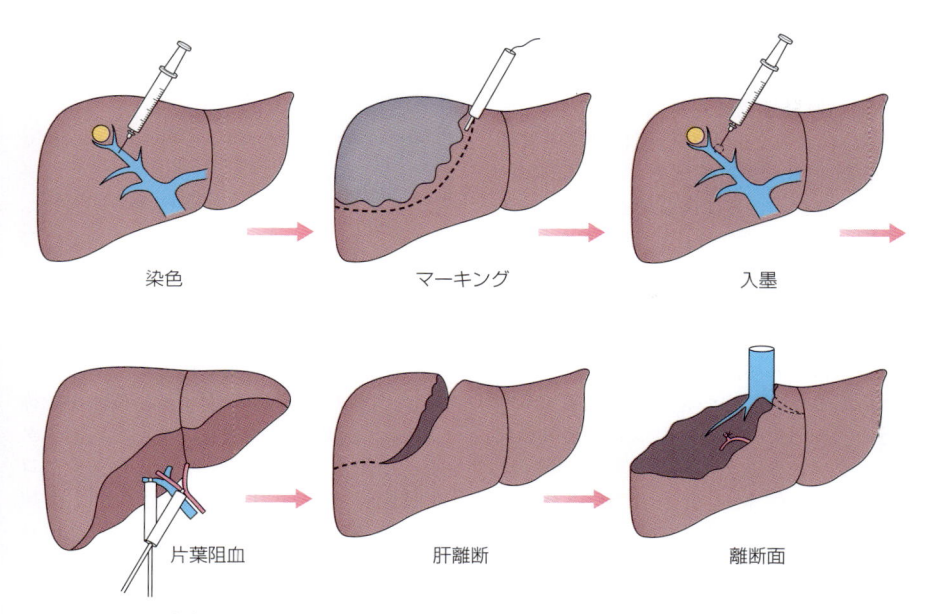

図11-17 肝の系統的亜区域切除
（Makuuchi M, Hasegawa H, Yamazaki S : Ultrasonically guided subsegmentectomy. Surg Gynecol Obstet 161 : 346-350, 1985 より転載）

染色 → マーキング → 入墨 → 片葉阻血 → 肝離断 → 離断面

有意に良好であることが判明している．

腫瘍条件に対して，必要な切除範囲がICG 15分値で規定される範囲を越えている場合，切除予定領域のTACEにひき続き門脈枝を塞栓し，切除肝容積を減少させて切除を行う．

❸肝移植手術の適応：肝移植の適応は前述のとおりであるが，具体的には肝障害度Cの障害肝に小肝細胞癌が発見された場合，その適応になりやすい．移植により腫瘍のみならず障害肝の治療にもなるため，一石二鳥の理想的な治療である．B型肝炎の場合，移植前のラミブジン，アデホビル，エンテカビルの投与，移植後の抗ウイルス治療（B型肝炎抗体高力価グロブリン投与など）によって再感染をほぼ100%防ぐことができるため，肝移植治療がより推奨される．C型肝炎の場合もインターフェロン＋リバビリン療法によりウイルスの再感染を予防する．

わが国では肝細胞癌を含め肝移植のほとんどが生体部分肝移植で行われている．脳死肝移植と比較して待機期間が短いというメリットがあるが，健康ドナーの選択という課題が生じる．レシピエントが腫瘍条件を満たしている場合，患者および家族に肝移植を希望するかどうか確認し，希望する場合は速やかに肝移植専門機関にコンサルトすることが大切である．

【合併症】

肝切除術後の3大合併症は，後出血，胆汁漏，肝不全である．その発生頻度はいずれも低く，前2者により再手術になるのはそれぞれ1%程度の割合である．致命的な合併症は肝不全であるが，全国統計で約1%，専門施設ではさらに低い発生頻度となっている．

肝細胞癌の経皮的局所療法
image-guided percutaneous ablation therapies for hepatocellular carcinoma

椎名秀一朗　東京大学講師・消化器内科
小俣政男　　地方独立行政法人山梨県立病院機構理事長

【予後】

日本肝癌研究会が2007年に発表した第17回全国原発性肝癌追跡調査報告（2002～2003年）によると，肝細胞癌に対する肝切除の5年，10年生存率はそれぞれ53.4％，27.7％である．さらに肉眼的進行度別5年生存率は，進行度Ⅰ，Ⅱ，Ⅲ，ⅣA，ⅣBでそれぞれ71.3％，60.1％，41.9％，22.9％，15.5％である．

【患者説明のポイント】

患者には，肝切除の予後と合併症発生率を他治療と比較しつつ客観的に説明する．前述の調査報告によると，ラジオ波焼灼療法やエタノール注入療法など局所療法の5年，10年生存率はそれぞれ42.0％と13.2％であり，切除療法のそれと比較していずれも10％以上低く，肝癌診療ガイドラインでも肝障害度A，Bいずれにおいても手術療法が第1選択治療となっている（図11-15）．ただし，手術療法の場合は施設や術者によって予後や合併症発生率が異なるため，それらデータを集積して自ら把握するとともに，患者に客観的に説明する必要がある．

【経過観察・生活指導】

肝切除術後は高率に再発をきたすため，肝癌診療ガイドラインの「肝細胞癌発生の超危険群」以上の危険群であり，肝細胞癌サーベイランスアルゴリズムよりも詳細に経過観察しなければならない．すなわち，1か月ごとの腫瘍マーカーの測定，1～2か月ごとの超音波検査，3～6か月ごとのCT・MRI検査が必須となる．また障害肝のケアも大切であり，栄養状態を確認するとともに腹水・浮腫の有無をチェックして，アミノ酸製剤，利尿薬などの投与でその対処を行う．

【手技の概要】

経皮的局所療法とは，超音波などのイメージガイド下に病変に注入針や電極を挿入し，物理的に癌を破壊する治療法の総称である．経皮的局所療法には，経皮的エタノール注入療法（PEIT），経皮的マイクロ波凝固療法（PMCT），経皮的ラジオ波焼灼療法（RFA）などがある．しかし，現在ではRFAが主流となっている．経皮的局所療法は，局所の根治性に優れ，肝機能への影響が少なく，再発時の再治療が容易である．経皮的局所療法は，一見単純な手技にみえるため安易に行われる傾向もあり，技術レベルが施設により大きく異なる．

【適応・禁忌】

RFAの一般的な適応は下記のとおりである．

1) 大きさと数に関しては，3cm，3個以内が一般的な適応．しかし，症例ごとにリスクとベネフィットを考慮して適応を決定するため，肝機能がある程度良好で他に有効な治療がない場合には3cm超，4個以上も対象となりうる．

2) 血管侵襲や肝外転移なし．

3) 電極を安全に挿入，保持できる部位に存在する病変が対象．十分な技術と経験を習得するまではリスクのある部位，症例は避けるべきである．

4) PT 50％以上（血小板5万/μL未満は血小板輸血で対処）．

5) コントロール不能の腹水なし．

6) 十二指腸乳頭機能障害なし．

7) 高度腎障害なし．

十二指腸乳頭機能障害例では逆行性胆道感染による肝膿瘍を避けるため，病変と消化管が癒着している症例では消化管穿通や穿孔を避けるため，PEITを選択する．

なお，経皮的局所療法は，通常は病変を完全にablationし根治を得る目的で実施されるが，開腹手術と比べて侵襲が少ないことから，非根治例に対し，腫瘍を減量し予後の改善をはかる目的で，主病変のみを治療するような使い方もある．

【手技の実際】

1) 前日に十分な時間を取りプランニングを行う．すなわち，エコーを行うと同時にすべての画像を総合的に検討し，病変が幾つあるのか，どのような体位を取らせ，どのようなアプローチで病変を穿刺するかを決定する．

2) 術前は食止めとする．

3) 酸素飽和度と脈拍数，血圧をモニターする．

4) 前投薬（通常はペンタゾシン30 mg，アタラックスP 25 mg，硫酸アトロピン0.5 mg）を投与する．

5) 適切な体位を取らせ，エコーで病変を描出し，穿刺部位を局所麻酔し，まず14ゲージの誘導針（シリックス社製）を挿入し，それを介して電極を挿入する．

6) 電極先端から3 cmあるいは2 cmの距離を計測し，どの範囲が焼灼されるかの見当をつける．

7) 焼灼を開始する．3 cm電極では60ワットから，2 cm電極では40ワットからスタートして1分ごとに20ワットずつ出力を上げる．やがてインピーダンスが上昇し電流が流れなくなるため（この状態を筆者らは"break"と呼んでいる），一時的に出力をゼロにし，15秒程度待ってインピーダンスが低下してから再び出力を開始する．このときの出力は"break"時より20ワット低い値としている．3 cm電極では12分間，2 cm電極では6分間焼灼を原則としている．ただし，Glisson鞘などの構造物が治療病変の近傍に存在する場合には，発生するガスがこれらの構造物に接するようになれば，損傷を避けるために焼灼を中止する．

8) 術中に強い疼痛を訴える症例では，ペンタゾシン15〜30 mgとアタラックスP 12.5〜25 mgを適宜追加投与する．

9) 大きな病変では，病変内の幾つかの部位に電極を系統的に入れ分け，病変全体を焼灼する．

10) 術後3時間は絶対安静，それ以降は翌朝主治医回診までベッド上安静とする．

11) 病変全体を焼灼しえたと思われれば，翌日以降に効果判定のためCTを施行する．評価CTで病変部がsafety marginを伴い壊死していると判定されれば治療終了だが，明らかな癌の残存がなくとも，残存する可能性があればRFAを追加し，その後，再び評価CTを施行する．

12) cool-tip電極を使用したRFAのビデオ（日本医師会ビデオライブラリー：作品番号FZ-047「肝癌治療の新たな扉を開く『経皮的ラジオ波焼灼療法』」），DVD（ライブデモンストレーションin大分「経皮的ラジオ波焼灼術」センチュリーメディカルが無料配布中）が作成されており，手技の概要は理解しやすい．

【成績】

第17回全国原発性肝細胞癌追跡調査報告によれば，RFAで治療された肝細胞癌5,478例の1, 2, 3, 4, 5年生存率は94.9%，85.7%，76.7%，67.2%，57.3%であり，肝切除の成績を上回る．

経皮的局所療法と肝切除との関係について，2005年版肝癌診療ガイドラインの治療アルゴリズムでは，「肝障害度AまたはBの症例においては，腫瘍が単発ならば腫瘍径にかかわらず肝切除が推奨される」と述べられている．「単発で径2 cm未満の肝障害度A，単発で径2 cmより大きいす

べての肝障害度，2cmより大きい腫瘍が2つある肝障害度Bにおいて，肝切除群ではPEIT群より生存率が高かった」という論文を根拠としている(Arii S, et al：Hepatology 32：1224, 2000).

しかし，これはランダム化比較試験による知見ではない．背景因子が肝切除群とPEIT群では異なっており，このデータをもとに優劣を論ずることはできない．①肝切除群は男性が多く年齢も若いことが論文に記載されている．②同じ肝障害度Aといっても慢性肝炎患者は肝切除に，肝硬変患者はPEITに回される傾向がある．その結果は切除群のほうが多中心性発癌による再発が少なく肝不全になる率も低くなる．③心肺疾患などの合併症を有する患者では肝切除は選択されず，PEITに回される．これも一因で生存率に差が出た可能性も否定できない．

また，この知見は肝切除とPEITとの比較である．それを肝切除と経皮的局所療法全体との比較の知見とみなして，「肝切除が経皮的局所療法より推奨される」というのも問題である．RFAはPEITよりも生存率が優れていることがランダム化比較試験で示されている．

その後，肝切除と経皮的局所療法とのランダム化比較試験も行われたが，台湾からの報告では「病変数単発ないし2個，径3cm以内，Child A, Bの症例では，肝切除とPEITで再発率，生存率に差はみられなかった」とされている(Huang GT, et al：Ann Surg 242：36, 2005). また，中国からのランダム化比較試験では「単発で径5cm以下では，肝切除とRFAでは生存率に差がみられず，有害事象は肝切除で高頻度に起こり，重症であった」とされている(Chen MS, et al：Ann Surg 243：321, 2006).

わが国でも肝切除とRFAとのランダム化比較試験が企画されつつある．「肝切除とRFAを各々300例ずつで比較しても生存率では有意差が出にくいので，より有意差の出やすい無再発生存率で比較すべきである」との主張もあるが，癌の治療で重要なのは生存率であるから，主要評価項目は生存率とすべきであろう．

【合併症・偶発症とその対処】

1) RFAにおける合併症は3%前後，術死は0.3%前後と報告されている．主な合併症は，出血(腹腔内出血，血胸，胆道内出血)，隣接臓器損傷(消化管穿通，穿孔，胆嚢損傷)，熱傷(腹壁熱傷，横隔膜熱傷による胸水貯留)，肝膿瘍，胆管狭窄，播種，である．

2) 合併症を避けるには，まず十分な技術を習得することである．自分の技術レベルを知り，リスクとベネフィットを熟慮して症例を選択する必要がある．

3) 出血を避けるため，出血傾向を起こす薬(パナルジン，アスピリンなど)が投与されていないか，腎不全など出血傾向がみられる合併症がないかをチェックする．

4) 肋間動静脈の損傷を避けるには，肋骨の上縁から刺入する．

5) 胆道内出血予防には，Glisson鞘を避けて穿刺経路を選択する．

6) 肝内の脈管だけでなく肝表面の側副血行路なども避けて穿刺経路を選択する．

7) 術後の安静をきちんと守らせる．出血時にはバイタルサインの変化に注意し，必要なら輸血や止血処置を行う．

8) 隣接臓器損傷を避けるには，人工腹水などの前処置を行い，精確な穿刺を行い，焼灼時間を調節する．

9) 肝膿瘍は壊死体積が大きな場合に頻度が高まる．肝梗塞などにより必要以上に大きな範囲が壊死にならないよう注意する．

10) 胆管狭窄を予防するにはGlisson鞘近傍での必要以上の焼灼を避ける．

肝動脈化学塞栓術

transcatheter arterial chemoembolization for unresectable HCC

高安賢一　国立がん研究センター中央病院放射線診断科

【概念・分類】

原発性肝癌の約95％は肝細胞癌で，進行癌では通常多血性で栄養血管として動脈血を受けている．一方，非癌肝は動脈血25％と門脈血75％の二重支配を受けている．そのため，肝動脈の塞栓によって肝細胞癌に壊死を起こすが，非癌肝はほとんど影響を受けない．しかし，肝硬変が進むにつれて門脈血が減少し代償的に動脈血が増加するため，塞栓による非癌肝の障害が発生し予後に影響を与えるため，可能な限り栄養動脈の選択的な塞栓が必要になってくる．

通常，肝動脈化学塞栓療法（TACE）は抗癌薬とゼラチンスポンジなどの固形塞栓物質を用いて行うが，肝障害の程度や癌の進展度によっては抗癌薬のみを用いる肝動脈化学療法（TAI）や，ゼラチンスポンジのみを用いる（抗癌薬なし）肝動脈塞栓療法（TAE）が選択されることがある．TACEの症例では，抗癌薬にリピオドールを加えた混濁液が用いられることが多い．以上述べた3つの療法は肝動脈カテーテル療法として原発性肝癌取扱い規約（第5版，2008年）に新しく記載されている．本項では，最も広く施行されているTACEについて述べる．

【適応】

肝外転移と門脈本幹の腫瘍栓がなく，肝機能が保たれた症例（肝障害度A，BまたはChild-Pugh分類A，B）である．肝障害度Cでは術後の肝不全を引き起こすことがあるため，超選択的な塞栓など慎重な対応が必要である．肝癌診療ガイドライン（2009年版）では，径3cm超で2～3個ないし，大きさに関係なく4個以上の多発症例としている．

治療法

通常，鼠径部の大腿動脈より穿刺し肝動脈にカテーテルを挿入し，抗癌薬（エピルビシン，ドキソルビシン，白金製剤など）とリピオドールの混濁液を動注後，ゼラチンスポンジで塞栓する方法が広く行われている．リピオドールの総使用量は10mLを超えない範囲で使われることが多い．近年，欧米では腫瘍血管径に対応した種々の径を有する塞栓物質（Embosphere, Embozeneなど）や，抗癌薬を内包し徐放効果を有する新しい塞栓物質（drug-eluting bead：DEB）が開発されている．一方，超選択的塞栓用のマイクロカテーテル（先端2Fr）やガイドワイヤー（0.016インチ）が開発され臨床に応用されている．また，肝内・肝外の正確な栄養血管の診断とリピオドールの適切な腫瘍内停滞の確認として，CTと血管造影の一体型機器は有用である．

【合併症】

TACE施行当日から数日間，一過性の発熱や右上腹部痛などの塞栓後症候群がみられるが大多数例で自然回復する．しかし，胆管周囲動脈の高度な塞栓が生じると，胆管上皮の壊死と胆汁漏出による胆汁瘤（biloma）がみられる．大きな胆汁瘤で感染の合併が危惧される場合は，積極的にPTCドレナージを行う必要がある．肝機能の低下した症例や頻回のTACE例では塞栓後に肝不全が合併することがあり，肝機能に応じて治療する範囲を決定するなどの治療前の検討が重要である．

【治療成績】

日本肝癌研究会の全国原発性肝癌追跡調査報告8年間（1994年1月～2001年12月）

におけるTACEの成績について述べる．肝外転移がなくまた以前に他の治療法を受けていない肝細胞癌8,510例の成績は，中央値34か月で1年，3年，5年の生存率は各々82%，47%，26%であった．また，肝障害度別に予後をみると，肝障害度A，B，Cの5年生存率は各々33%，21%，8%であった．また，TNM stage別にみた5年生存率は，StageⅠ，Ⅱ，Ⅲ，Ⅳ-Aでは各々47%，32%，20%，10%であった(Gastroenterology 131 : 461, 2006)．

予後を規定する独立因子として肝障害度，癌の肉眼的進行度(TNM stage)，α-フェトプロテイン値の3つが挙げられた．また，TACE施行30日以内の死亡率は0.5%で，肝不全が全体の40%を占め，次いで癌死，癌腫の破裂，食道・胃静脈瘤破裂などであった．

【再肝動脈化学塞栓療法(TACE)の時期】

造影CTやMRIを用いた3～4か月ごとの画像診断を主に，腫瘍マーカー値を参考に効果判定を行い，再発確認後再TACEを行っている．最近，ソナゾイドを用いた造影超音波が効果判定に用いられるようになってきた．

肝癌に対する陽子線治療
proton radiotherapy for hepatocellular carcinoma

松﨑靖司　東京医科大学教授・茨城医療センター消化器内科

【陽子線治療の概要】

原発性肝細胞癌(HCC)に対する放射線療法に関し，残念ながら科学的根拠に基づく多施設無作為試験(RCT)の報告はない．HCCの集学的治療の一環としての放射線照射療法の有効性は，現段階ではphaseⅡ試験として有効性を示唆する報告により支持せざるを得ない．近年わが国においては，HCCに対する新しい陽子線，炭素線などの重荷電粒子線照射療法などの放射線照射療法の進歩が著しく，有効性を示す成績の報告が多くなってきた．

【粒子線治療の理論的根拠】

新しい放射線療法として現在臨床応用されているものは，重荷電粒子線として陽子線，重イオン(炭素，アルゴン，ネオンなど)が挙げられる．重粒子とは電子より重い粒子のことをいい，これを加速器で高速にしたものを広義の重粒子と呼ぶ．陽子線やさらにエネルギーの強い炭素線が体内を一定深度で高線量域(Bragg-peak)を形成する(図11-18)．選択的照射は線量が表面で少なく体内深部で大きくなる本特性を利用したものである．

【陽子線治療の方法】

高エネルギー物理学研究機構内の筑波大学陽子線医学研究利用センターにおいて，165例の肝癌患者が第1相/第2相臨床研究としての陽子線治療を施行された．そのときの照射基本は，患側1門または2～3門の固定照射により，線量分布調整体を用い病巣のみをその形状にあわせ選択的に照射した．正確に照射するためにイリジウム針をマーカーとして，腫瘍の辺縁に置くことである．照射線量の中央値は72 Gy(50～88 Gy)で平均総線量は72 Gy，1回線量の中央値は4.5 Gy(2.9～6 Gy)，1回照射平均4 Gy，平均16回照射であった．現在ほぼ本治療方法が一般的である．さらに新システムではガントリーも使用できる．

【治療成績】

筆者らの経験では，観察期間中の局所制御率は5年局所制御率で88.4%であった．全体の生存率は，1年79.6%(N=129)，2年57.4%(N=93)，および5年24.2%(N=35)であった．多変量解析により，最適な治療効果を得るには，併存肝疾患の重症度と腫瘍数が生存に寄与する因子と判明し

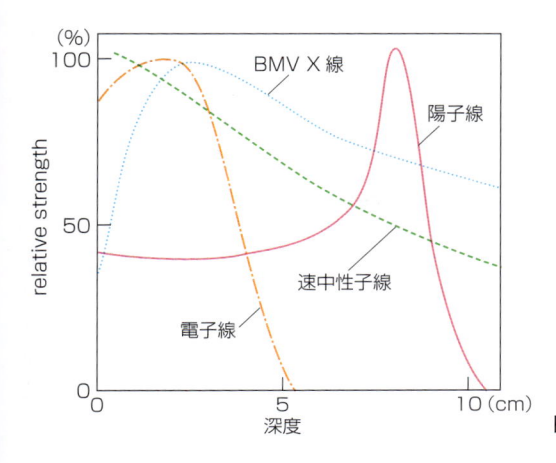

図 11-18 陽子線の Bragg-peak 特性

た．単発で腫瘍径に関係なく，肝機能が慢性肝炎あるいは Child A〜B 肝硬変合併肝細胞癌の 5 年生存率は良好である．

【適応・禁忌】

HCC に対する陽子線照射の基本的な適応基準は，①切除術拒否例，②以下のようなさまざまな理由により RFA などの焼灼療法の施行が困難な症例，ⓐ 3 cm を超える肝細胞癌症例，ⓑ US にて描出困難な腫瘍，ⓒ肝表面，深部，大血管近傍などの局在により腫瘍への穿刺が困難な場合，③肝硬変を含む他の合併症により既存治療が施行しがたい症例，④限局的な PVTT，静脈内塞栓例，などを現段階での適応としている．とりわけ多変量解析の結果より，Child-Pugh A 肝硬変で単発腫瘍であることが最良の適応であると考えている．

総ビリルビン値 3.0 mg/dL 以上，難治性腹水や消化管に近接した腫瘍は，現状では技術的な観点から禁忌である．

【合併症回避対策】

治療による副作用は，急性期から亜急性期のものは重篤なものはなく，照射終了後には改善するものであった．晩期副反応は biloma，消化管出血などがあり，胆管や，消化管への影響も考慮しなければならない問題であると考えられる．照射の適応を決めるとき，重要なことは腫瘍と消化管との位置関係である．腫瘍と消化管の両者が最低 2 cm は離れていないと，消化管に障害を起こす．難治性の潰瘍や出血を起こすことがある．また肝門部の照射も注意が必要である．腫瘍と腸管と胆管との位置関係は今後考慮しなければならない課題である．

【患者説明のポイント】

現在，本治療は高度先進医療であるので治療費用が高額であることをしっかり説明する．陽子線照射療法において腫瘍の大きさが局所制御や生存率に影響しない点を考慮すれば，焼灼療法の適応になりがたい大きさの単発腫瘍に関しては，よい治療法となりうる可能性がある．また，尾状葉などでも十分に照射可能であること，現行の治療法で有効とされる 3 cm 以下の腫瘍に陽子線治療を積極的に行う必要があるか否かは議論のあるところであることを明確にする．さらに陽子線治療はあくまで局所療法であることから，肝細胞癌の臨床的特徴を考慮すると，肝内に散在する 4 個以上の肝細胞癌には適応しがたい．

リザーバー動注療法
hepatic arterial infusion chemotherapy by an implanted port-catheter system

富丸慶人　大阪大学大学院医学系研究科外科学講座消化器外科学
永野浩昭　大阪大学准教授・大学院医学系研究科外科学講座消化器外科学

【概念】
　動注療法とは抗癌薬を肝動脈から注入する化学療法である．肝細胞癌は主に肝動脈支配であり，局所に高濃度の抗癌薬を投与できる一方で全身における副作用が軽減できる利点から，現在，動注療法は肝細胞癌に対する化学療法の中で主要な位置を占める．動注療法の方法としては，血管造影下に単回動注する方法（transcatheter arterial infusion：TAI）と，予め動注リザーバーを埋め込み，これを介して動注を行う方法がある（リザーバー動注療法）．後者ではTAIを繰り返し行う反復動注や，携帯型の持続注入ポンプを用いた持続動注が簡便に施行できる利点があり，現在，動注療法の中心となっている．

【適応】
　動注療法は一般的に，手術，局所療法，肝動脈塞栓療法が施行できないような進行再発肝細胞癌のうち，肝機能が比較的保たれている症例に対して施行される．

【使用薬剤・治療成績】
　TAIにおいては，これまで濃度依存性の高いアントラサイクリン系の薬剤（アドリアマイシン，エピルビシンなど）などが使用されてきたが，近年，新たに動注用のシスプラチン（CDDP）製剤が保険認可された．国内における単独投与の臨床試験成績は奏効率32.6%であり，その有用性が期待されている．一方，持続動注では時間依存性の高い5-フルオロウラシル（5-FU）を機軸とし，アントラサイクリン系の薬剤，マイトマイシン，CDDPなどが使用される．これらの奏効率は40%前後の報告が多く，全身化学療法（一般的に20%以下）よりも良好な成績である．また近年，持続動注（主に5-FU）にインターフェロン（IFN）を併用するレジメンが報告されている．IFNは生体内サイトカインの1種で，生体内においてさまざまな生物学的作用をもつ．抗癌薬の作用を増強させるmodulatorの作用に加えて，自身が抗腫瘍効果を有している．奏効率は30～60%と報告されており，有効な動注療法のレジメンと考えられる．

肝内胆管癌，混合型肝癌
intrahepatic cholangiocellular carcinoma/combined hepatocellular and cholangiocellular carcinoma

田中正俊　久留米大学准教授・医療センター消化器内科部長
佐田通夫　久留米大学教授・医学部内科学講座消化器内科部門

【概念】
　原発性肝癌取扱い規約（第5版）によれば，肝内胆管癌（胆管細胞癌）とは，肝内に発生した胆管上皮に似る，あるいはそれに由来する細胞からなる上皮性悪性腫瘍であり，また混合型肝癌（肝細胞癌と肝内胆管癌の混合型）は，単一腫瘍内に肝細胞癌と肝内胆管癌へ明瞭に分化した両成分が混ざり合って存在するものと定義される．ただし両者の癌が発育，増大に伴って衝突したような癌も存在し明瞭に分けられないこともあるので注意が必要である．さらに細胆管細胞癌は別項として取り扱われ，第4版までとは異なる定義になった．

【疾患分類】
　この領域の原発性肝癌における取り扱いは，最近注目される癌幹細胞の研究とも関連し，胆管細胞癌，混合型肝癌，細胆管細

胞癌が，「肝臓の幹細胞の癌」との関連で整理されていく可能性がある．

　肝内胆管癌の組織像は胆管上皮に似た上皮で覆われた腺腔を形成し，線維性間質が比較的発達した腺癌である．高分化・中分化・低分化腺癌に分類されるが，肉腫様癌，腺扁平上皮癌などの特殊型も稀にある．門脈域を取り囲むように増殖する例が多く，被膜形成は通常みられない．肝細胞癌に比し，血管侵襲の頻度が低く，肝門部の癌では神経周囲浸潤やリンパ節転移の頻度が高い．肉眼的な発育様式は，腫瘤形成型（mass forming type），胆管浸潤型（periductal infiltrating type），胆管内発育型（intraductal growth type）の3型に分類される．

　混合型肝癌の肉眼像は肝細胞癌と類似するが，通常は被膜形成のみられない白色調の癌結節である．組織像は肝細胞癌成分と肝内胆管癌成分からなる．明瞭に分化した両成分は形態のみでわかるが，分化度が低い，あるいは分化傾向の不明瞭なことがある．このような場合には免疫染色が有用で，肝細胞癌成分はHP-1やcytokeratin（CK）-8，CK-18陽性であり，肝内胆管癌成分はCK-7，CK-19陽性となり，染色結果と病理像をあわせて総合的に診断される．

【頻度】

　日本肝癌研究会による最新の集計（第17回全国原発性肝癌追跡調査，2002〜2003年）では，肝細胞癌16,743例に対し肝内胆管癌710例，混合型肝癌115例で両者をあわせて原発性肝癌に占める割合は4.9%である．男女別では肝内胆管癌が1.7：1，混合型肝癌は3.1：1といずれも男性の比率が高い．病因として，これまで指摘されている肝内胆石，寄生虫疾患，硬化性胆管炎だけでなく，HCV，HBVという肝炎ウイルスの関与が強く示唆されている．胆管細胞癌ではHCV抗体陽性19%，HBs抗原陽性16%で，混合型肝癌ではHCV抗体陽性44%，HBs抗原陽性6%と，高頻度に肝炎ウイルス関連症例が増加している．

【症状】

　一般的に肝炎ウイルス陽性や，慢性肝疾患を合併しているなどの理由で定期観察により早期診断された場合の多くは無症状の肝腫瘤として発見され，肝細胞癌と間違われることも多いので注意が必要である．定期受診がない場合には，腹部腫瘤，黄疸，体重減少（るいそう）などの症状を示す進行癌として診断されることが多い．

【診断】

　画像診断による肝内胆管癌の診断は，先に述べた発育様式（腫瘤形成型，胆管浸潤型，胆管内発育型）によって特徴的所見が認められるので，それぞれの発育様式で画像診断所見をまとめる．

　腫瘤形成型は，超音波検査では肝実質に境界明瞭な類円形の限局性腫瘤として描出される．小さい段階では高エコーの場合もあるが，増大するに従って内部エコーは低エコーで不均一になる．また辺縁が凸凹して八つ頭状となり，肝表にあると癌臍を伴うことが多い．CT像では単純CTでは類円形，均一な低吸収腫瘤，早期動脈相では小さい段階では多血性腫瘍濃染を示し，増大すると腫瘍辺縁は多血性で中心の線維性壊死部は造影されない．さらに動脈後期相で線維性壊死部に遅延性濃染が認められる特徴がある．MRI検査では腫瘤はT1強調像で境界明瞭な不整形（超音波像の辺縁が凸凹して八つ頭状に対応）の低信号で，内部の信号は不均一なことが多い．T2強調像では辺縁不整な高信号で，腫瘤中心部に線維化があれば，対応して低信号になる．

　胆管浸潤型は，超音波検査では胆管周囲の血管，結合組織を巻き込んで胆管の長軸方向に進展するので，しばしば末梢胆管の拡張がみられる．腫瘍のエコーは低から等エコーな不明瞭な結節で胆管拡張のみ認め

られることも多い．CT像では単純CTで腫瘍は周囲の肝実質に比較して内部が不均一な低吸収域，造影CTでは胆管の長軸方向に沿って辺縁が濃染される腫瘤像として描出されるが，付随病変の末梢胆管拡張のみの場合も少なくない．MRIでも同様の所見とされるが，腫瘤像を認めることはCTと同様に少ない．

胆管内発育型は，超音波検査でも腫瘍の発育形態に従って胆管内に腫瘍栓様，あるいは鋳型様の高エコー腫瘤として認められる．また胆管内部に乳頭状に増殖発育し，粘液産生を伴うと膵の囊胞腺癌に類似することもある．この場合には肝内の多房性囊胞で内部に顆粒状の小隆起病変が認められるとされる．CT像では単純CTで拡張した胆管内部に等あるいは低吸収域の類円形腫瘤，造影CTでは同部は早期濃染される．しかし一般に同定困難で末梢胆管の限局性拡張のみを認めることが多く，肝内結石や乳頭腺腫などとの鑑別診断も困難である．MRI像でもCT像と同様の所見であるが，粘液産生があればムチンが著明な高信号となり診断に有用である．

混合型肝細胞癌の臨床診断は多くの場合に肝細胞癌と診断されていることが多い．画像診断の所見は通常型肝細胞癌に類似するが，リンパ節転移を比較的早い段階から伴ったり，腫瘍マーカーで血清AFP値，血清PIVKA-Ⅱ値だけでなく，血清CA19-9値が高値で，通常型肝細胞癌とは異なる病態を疑うことがきっかけになる．臨床像から混合型肝細胞癌を疑った場合には，癌結節が小さい場合には腫瘍生検を積極的に施行する．腫瘍が大きくなり肝細胞癌と胆管細胞癌との成分が明瞭に分かれる場合にはそれぞれの診断による．両者が混在する場合は，一般には肝細胞癌の画像診断に類似している．

治療方針

肝内胆管癌も混合型肝癌の治療も第1選択は肝切除である．通常型肝細胞癌と異なり，たとえ小さな癌結節であっても局所治療（ラジオ波焼灼療法）や抗癌薬（肝動脈塞栓療法）に抵抗性なので，肝内胆管癌あるいは混合型肝癌を疑ったら積極的に肝切除を選択すべきである．

肝内胆管癌の肝切除による治療成績は先述の第17回全国原発性肝癌追跡調査報告によれば，登録全症例3,499例のうち肝切除を受けた1,626例全例における3年生存率44％，5年生存率33％である．さらに腫瘍のサイズにかかわらず治癒度AあるいはBの治癒切除が得られれば3年生存率54％，5年生存率43％と比較的良好である．これに対し肝切除以外の治療を受けた症例1,873例の3年生存率が12％，5年生存率は8％と明らかに不良である．つまり切除ができる状況で診断すること，あるいは，できるだけ切除を可能にする治療（一般には化学療法）を先行して適応し，さらに肝切除の可能性を検討することが予後の改善に必要である．

また，この傾向は肝内胆管癌と同様の臨床的特徴を示す混合型肝癌においても同じ結果が得られている．すなわち，登録全症例557例のうち肝切除ができた328例全例における3年生存率が38％，5年生存率は30％であった．これに対し，非切除症例229例の3年生存率は12％，5年生存率は3％と明らかに予後不良で，臨床的には肝内胆管癌と同様の治療方針でよい．

手術以外の治療選択は，全身化学療法や症例によっては肝動脈塞栓療法，肝動注化学療法，放射線治療なども試みられるが，その効果は不良である．また，肝内胆管癌の胆管浸潤に伴う閉塞性黄疸などに対しては対症的に治療する．

その他の肝原発性悪性腫瘍
primary malignant hepatic tumors

平野克治　順天堂大学静岡病院消化器内科
市田隆文　順天堂大学教授・静岡病院消化器内科

わが国において肝原発性悪性腫瘍のほとんどが肝細胞癌であり，次いで肝内胆管癌，混合型肝癌が多い．しかしながら，頻度は低いもののこれ以外の肝原発悪性腫瘍も時に経験する．WHO の肝腫瘍の組織学的分類には，上皮性腫瘍として肝芽腫が含まれており，非上皮性腫瘍として血管肉腫，類上皮性血管内皮腫，未分化肉腫，横紋筋肉腫などが含まれている．これらの疾患についてそれぞれ概説する．

肝芽腫

【概念】
新生児期および小児期に多くみられる悪性腫瘍で，腫瘍細胞は胎生期の肝細胞に似た小型の上皮細胞である．腫瘍組織では，類骨を含め結合組織の増生が盛んで，未分化な間葉成分（類骨，軟骨，造血巣，肉腫様組織）を認めることなどが特徴である．

【分類】
肉眼的には，成人の肝癌と同様，塊状型，多結節型，びまん型に分けられ，塊状型が最も多い．組織学的には，高分化型（いわゆる胎児型），低分化型（いわゆる胎芽型），未熟型（いわゆる未分化型）に分けられる．

【頻度】
ほとんどが 3 歳以下で，1 歳をピークに発症し，家族性発生はみられない．小児悪性腫瘍中で肝悪性腫瘍は約 2% を占め，肝悪性腫瘍のうち 74.2% が肝芽腫である．成人にも稀ではあるが発症する．

【病態・症状】
ほとんどが正常肝に発生する．糖原病，Beckwith-Wiedemann 症候群，家族性大腸ポリポーシスなどの疾患で，肝芽腫の発生頻度が高い．腎芽腫と異なり合併奇形は比較的少なく，遺伝との関連は明らかにされていない．臨床症状は，腹部腫瘤，腹部膨満，腹痛，肝腫大，発熱，嘔吐，食欲不振，下痢などである．また，ヒト絨毛性ゴナドトロピン（HCG）を産生して性早熟を症状とすることもある．

【診断】
❶血液・尿検査：血清 α-フェトプロテイン（AFP）値は肝芽腫のほぼ全例で陽性となる．1,000 ng/mL 以上の高値となることが多い．治療への反応をよく反映し，治療後の経過観察に有用である．肝機能検査は基準範囲あるいは進展度に応じて上昇することがある．血清コレステロール値が上昇し，AFP と同様に腫瘍の消長と一致して増減する．性早熟を示す例では HCG が上昇する．約半数の症例で尿中シスタチオニンが高値を示す．

❷画像検査：腹部超音波検査では，比較的境界明瞭な結節として描出される．輝度の高い不規則な内部エコーと低エコー域や，石灰化を示す音響陰影を伴う高エコー域を認めることがある．腹部 CT は，単純 CT では低吸収域として認められ，約半数に腫瘍内に小石灰化巣を認める．造影 CT では，造影効果を認める．腹部血管造影では，一般的に腫瘍は多血性で，血管不整を認め，境界の不明瞭な腫瘍濃染像，貯留像を認める．稀ではあるが，類骨組織へ骨シンチグラムの集積を認めることがある．

成人型肝癌，肝血管腫，限局性結節性過形成などとの鑑別が問題となる．血液検査，画像検査から AFP 高値で腫瘍内に石灰巣が認められ，尿中シスタチオニンが高値であれば鑑別は可能である．

治療法

 可能なかぎり切除術が選択される．背景が正常肝であることから，広範囲の外科的切除が可能と考えられ切除率は高い．また，予後良好な高分化型肝芽腫が約半数を占め，巨大化していても肝内転移や遠隔転移は少なく，肝葉切除により根治的切除が可能なことが多い．肝芽腫の治癒切除率は30～47％と報告されている．

 根治切除不能の症例・再発例には化学療法が行われる．アドリアマイシン，シスプラチン，5-FUなどの薬物が有効であると報告されており，化学療法後に根治切除が可能となった症例の報告も増加してきている．また，成人肝癌と同様に肝動脈塞栓術の有効性も報告されている．

【予後】

 発見時既に高度に進行していることが多く，2年生存率は41.8％であり，病期別ではⅠ期60.6％，Ⅱ期62.1％，ⅢA期53.9％であるが，切除不能となるⅢB期は14.3％，Ⅳ期は14.3％と不良である．組織型別では高分化型が65.1％と高値であるが，低分化型，未分化型では約20％と組織型により予後が異なる．成人発生肝芽腫では予後は不良であり，長期生存の報告は少ない．

血管肉腫

【概念】

 肝原発非上皮性悪性腫瘍の中で最も頻度が高く，血管内皮細胞由来の腫瘍である．

【分類】

 組織学的に，紡錘形ないし円形の腫瘍細胞の浸潤増殖パターンによって，類洞型，海綿型，充実型の3つに分類される．

【頻度】

 大半が50～70歳代に発症し，男性に多い．

【病態・症状】

 トロトラスト，塩化ビニル，ヒ素化合物などの化学物質や，放射性物質との関連が高いとされている．症状は，約半数に腹痛，黄疸，腹水，肝腫大がみられる．

【検査】

 特異的な生化学所見や特定の腫瘍マーカーの上昇は認めない．血管造影，造影CT，MRIなどの画像検査の所見は海綿状血管腫と類似しており鑑別は困難である．血管肉腫の確定診断には生検が最も有用とされているが，出血の頻度が高いため，針生検よりも開腹生検のほうが安全性，診断性ともに優れている．腫瘍細胞の異型性が強く，海綿状血管腫との鑑別は容易である．また，類上皮性血管内皮腫と比べ，悪性度が高く，間質の硝子様無構造化がみられない点が鑑別に有効である．

治療法

 血管肉腫は，発見時既に肝両葉に浸潤，進行した状態であることが多く，外科的切除の対象になるのは稀である．放射線療法や化学療法が試みられているが，十分な治療効果は得られていない．

【予後】

 一般的に予後は不良である．肺，所属リンパ節，脾臓やその他の腹腔内臓器に転移し，肝不全や腫瘍の腹腔内破裂にて死亡することもある．

類上皮性血管内皮腫

【概念・病理】

 非上皮性の血管内皮系腫瘍で，若年成人女性にやや多く発症する．わが国では100例以下の報告しかない稀な疾患である．経口避妊薬との関連の報告が認められる．白色調，境界不明瞭な大小の多発性腫瘤を形成し，エオジン好性の細胞質をもつ大小不同な樹状・類上皮様の腫瘍細胞が，類洞に沿って入り込むように増殖する．強い線維

化を伴い，腫瘍塊の辺縁では腫瘍細胞がやや密に増生しているが，その中央部ではほとんど消失し線維化のみが瘢痕状に残った独特のドーナツ現象が認められる．

治療法

治療方法が確立しておらず，肝移植，肝切除，化学療法，経皮的エタノール注入療法などが試みられている．肝臓に多数の結節をつくり他臓器に転移することもある悪性腫瘍であるが，数年〜20年以上の経過をとり，血管肉腫よりは発育が遅く，比較的悪性度の低い腫瘍と考えられている．

未分化肉腫

【概念・病理】

未分化な間葉系細胞からなる悪性腫瘍であり，通常5〜15歳にみられ，成人は稀である．肉眼的には巨大であることが多く，灰白色充実性成分とゼラチン様内容物，凝血塊，壊死巣が混在する．組織学的には腫瘍細胞は胎児期の間葉細胞に類似し，紡錘形や星芒状を呈し，好酸性顆粒を細胞質にもつ．髄外造血が半数に認められ，時に$α_1$-アンチトリプシンが免疫染色にて陽性となる．肝芽腫との鑑別を要するが，未分化肉腫はAFPの上昇を認めないことが多い．

【治療・予後】

治療は外科的切除や多剤併用化学療法が行われるが，予後はきわめて不良である．

横紋筋肉腫

【概念】

胎生期肝発生段階での迷入間葉組織に由来する．小児では肝外へブドウ状に増殖することが多い．成人では，肝硬変，肝細胞癌を合併することがある．

【治療法・予後】

外科的切除，化学療法，放射線療法とも期待できず，予後はきわめて不良である．

転移性肝癌
metastatic liver cancer

皆川正己　東京労災病院外科部長

【概念】

進行した悪性腫瘍では多くの場合肝転移をきたす．特に胆道や膵臓の悪性腫瘍で最も頻度が高く，剖検時には約70％の症例で肝転移がみられる．次いで多いのが胃，大腸，乳腺，卵巣の悪性腫瘍で，いずれも剖検時の肝転移の頻度は約50％である．これらのさまざまな肝転移のうちで臨床的に局所治療のよい適応となるのは大腸癌，カルチノイド，GIST，平滑筋肉腫，および一部の膵内分泌腫瘍，胃癌，乳癌などの肝転移である．

【症状】

日常の診療において遭遇する転移性肝癌は大部分が無症状である．しかし進行した症例では，腫大した肝や腫瘤を触知することがある．

【診断】

転移性肝癌を早期に診断するためには，超音波検査，CT検査が必要である．特に大腸癌の切除後は，毎月腫瘍マーカー（CEA，CA19-9）の測定，および定期的に超音波検査とCT検査を行う必要がある．腫瘍マーカーが正常に復帰した後に再上昇した場合は再発を疑い精査を行う．また常に原発大腸癌の局所再発，肺転移，骨転移の有無に注意を払う必要がある．腫瘍マーカーが上昇したにもかかわらず再発部位がみつからない場合や，肝切除部位の瘢痕か

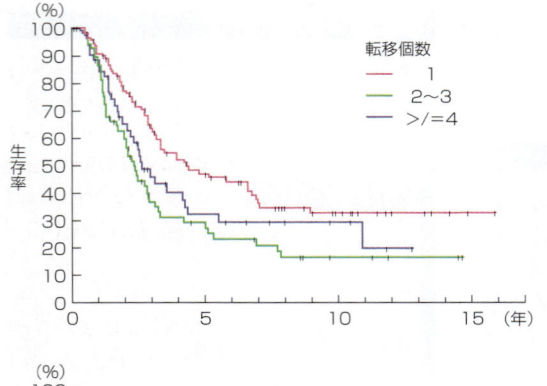

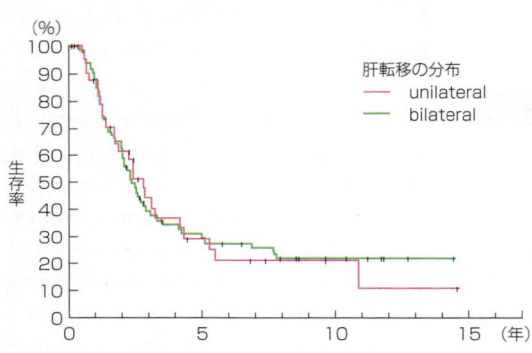

図11-19 大腸癌の転移結節数と肝切除後の予後
(Minagawa M, Makuuchi M, Torzilli G, et al : Extension of the frontiers of surgical indications in the treatment of liver metastases from colorectal cancer : long-term results. Ann Surg 231 : 487-499, 2000 より転載)

図11-20 大腸癌肝転移の分布と肝切除後の予後
(The 7th World Congress of the International Hepato-Pancreato-Biliary Association, Edinburgh 2006/9/3-7 にて講演)

再発か判断に苦慮する場合にはPETが有用である．

【手術適応】

大腸癌の肝転移は肝切除が第1選択とされている．この手術適応に関しては諸説があるが，一般的には肝十二指腸間膜内や腹腔動脈周囲にリンパ節転移のある症例は手術適応外である．しかし，これらの転移がない症例では手術適応は，転移結節の数，大きさ，分布のいかんにかかわらず，肝機能が許す範囲内ですべての転移結節を取り切れるか否かで決定すべきである．肝転移の背景肝はほとんどの場合正常肝であり，血清ビリルビン値は1.0 mg/mL以下，ICG 15分値10％未満であるので，肝転移を除いた肝容積の60％は切除可能である（最近では70％まで切除可能とされている）．もし予測される残肝容積が40％以下となる場合には，術前に切除側の門脈塞栓術を行い残肝容積が40％以上になってから肝切除を行う．肝外の肺，腹膜播種，大腸癌局所再発がある場合でも切除可能な範囲であれば積極的切除により長期生存が期待できる．

以上の適応で，適応外となる場合には全身化学療法の適応となる．まずFOLFOX療法を4～8クール行い，切除可能となった段階で手術を行う．FOLFOXが無効の症例ではFOLFOX＋ベバシズマブ，FOLFIRI＋ベバシズマブを投与する，これらが無効な症例ではセツキシマブを投与し切除可能となった段階で切除を行う．これら化学療法後にはICGが悪化する症例があるので，必ず術前にはICG検査を行い，悪化している場合には休薬期間をおいてから肝切除を行う．

【術式】

大腸癌からの肝転移の場合は術式や切除断端の距離は有意の予後因子ではない．つまり完全に除去することが重要であり，核出術でも系統的肝切除でも予後に違いはない．最も重要なことは，術中エコーを駆使してすべての転移結節を除去することである．

【予後】

手術治療単独で治療した場合は，上記のように適応を広く拡大した場合5年，10年，15年生存率はそれぞれ39，27，25％であった（図11-19，20）．今後は化学療法と肝切除を組み合わせることにより切除率と予後のさらなる向上が期待される．

肝血管腫
hemangioma of the liver

飯島尋子　兵庫医科大学教授・内科肝胆膵科

【概念】

肝血管腫は，肝の非上皮性腫瘍の中で最も多い腫瘍である．超音波検診による頻度は1～2％と報告されている．病理学的には内皮細胞に囲まれた大小さまざまな血管腔に分かれ，薄い線維性間質で構成され内腔に血液を貯めている．内部の血液量は多いが血流は緩徐であることが多い．割面は，赤褐色スポンジ様を呈し，組織像は，内皮細胞で被覆され血液で満たされた拡張した大小の血管からなる．海綿状（cavernous type）と毛細血管性（capillary type）に分類される．成人では海綿状血管腫が大半である．大きさは，5cm未満で単発も多発もある．多発性の症例は，肝外で皮膚，肺，脳などに血管腫を合併することがある．

【病態・症状】

症状は，通常ない．腫瘍が増大すると種々の圧迫による症状を示すことがある．また巨大な血管腫の場合，腫瘍内出血による疼痛を訴えることもある．稀な病態として，腫瘍内での血栓形成や出血のため，血小板減少，フィブリノーゲン減少を伴い血管内凝固異常を発症するKasabach-Merritt症候群[*1]がある．

【診断】

生検では，血管腔が虚脱され組織を採取しにくい．造影超音波，造影CT，造影MRIで特徴的な所見が得られれば診断上問題はない．

早期肝細胞癌や境界病変との鑑別という点では血管腫の検出精度向上は重要である．10mm以下の小血管腫の場合には診断が困難である場合もあるが，コントラスト分解能が優れるdynamic MRIやリアルタイムに血行動態が観察できる造影超音波の検出感度が優れている．特に小さな血管腫の場合は典型的所見を取らないことがあり注意を要する．

❶**超音波検査**：Bモードでは，類円形．内部エコーは，境界明瞭な低エコー，高エコーとさまざまである．2cm以下の比較的小さな腫瘍の場合には均一な高エコーを呈し，腫瘍の後方エコーの増強を認めることが多い．腫瘍径が大きくなると高低エコーの混在する所見を呈する．辺縁に高エコーの縁取り（marginal strong echo[*2]）も特徴的な所見である．腫瘍の内部エコーが体位変換や呼吸により変化する現象（カメ

[*1] Kasabach-Merritt症候群：乳幼児にみられることが多く，全身性の血管病変で，時に皮膚病変に加え肝，肺，脾に巨大血管腫が存在し血小板や凝固因子の消費により出血をきたす．

[*2] marginal strong echo：肝海綿状血管腫の辺縁に，ほぼ全周性に縁取るようにみられる高エコー所見．

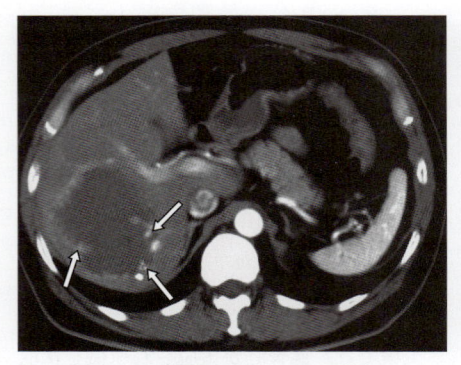

図 11-21 肝血管腫の造影 CT,早期相
血管腫の辺縁から造影剤が fill-in(矢印)している.

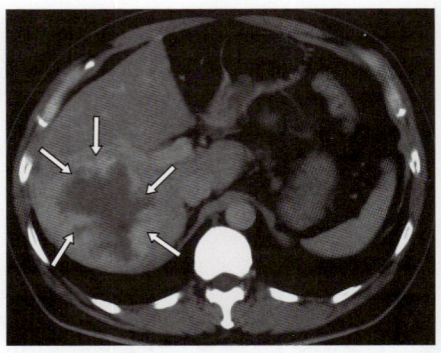

図 11-22 肝血管腫の造影 CT,門脈相
血管腫内部が次第に濃染(矢印)されている.

レオンサイン*)や,経時的に腫瘍の内部エコーが昆布が海中でめまぐるしく揺らいでいるように変化する所見が特徴である.カラードプラでは,腫瘍の辺縁に門脈血流である点状の血流シグナルを認めることがある.造影エコーでは,腫瘍の辺縁に fill-in 現象を認め,造影 CT, MRI で認めるのと同様の綿花状濃染像(cotton-wool appearance)が特徴である.

❷**CT 検査**(図 11-21, 22):単純 CT では血液と同濃度で低濃度の均一な腫瘍である. dynamic CT では,動脈相で腫瘍周辺部が濃染し緩徐に造影剤が腫瘍全体に行きわたる.巨大な腫瘍ではこの現象は数分〜数 10 分にわたることがある.

❸**MRI 検査**:T1 強調像で低信号,T2 強調像で高信号を呈し,通常非造影の MRI 検査では肝囊胞との鑑別が難しい.造影 MRI では,CT と同様に早期に腫瘍の周囲に結節状の染影を認め,造影後期で周囲肝より高信号になる.

* カメレオンサイン:海綿状血管腫でみられる特徴の 1 つ.体位変換により内部パターンが変化する.同様の所見として disappearing sign, wax and wane sign がある.

【鑑別診断】

臨床上,鑑別を要する疾患は,特にウイルス性肝炎に合併する小腫瘤である.高エコー型の血管腫は,脂肪化を伴う高分化型肝細胞癌との鑑別が重要である.低エコー結節の辺縁に高エコー帯を伴う場合も肝細胞癌との鑑別が重要である.肝細胞癌の場合には,高エコー帯の幅が狭い.この現象は,高分化型肝細胞癌における脱分化現象により腫瘍の中心が脱分化の過程にあり,高エコーから低エコーに変化しているためと考えられる.血管腫にみられる高エコー帯(marginal strong echo)は,幅が広いことが多い.硝子様変化や線維化を呈する場合には,不均一な画像を呈することもある.

治療法

圧迫症状や疼痛を認める場合,血管内凝固異常,腫瘍内出血などの場合には治療を要する.治療の基本は肝区域または肝葉切除術であるが,最近の報告では核出術も可能とされる.手術以外の治療法は肝動脈塞栓術や放射線治療がある.

肝癌類似病変・前癌病変
tumorous lesions mimicking HCC/precancerous lesion

岡　博子　大阪市立十三市民病院副院長

【概念】

腹部画像診断の進歩に伴い肝内の腫瘍性病変の発見頻度が高くなり，その鑑別診断が重要となってきた．特にB・C型肝炎ウイルス由来の慢性肝疾患患者は原発性肝細胞癌の高危険群であり，腫瘍性病変の鑑別が問題となる．本項では，①肝細胞癌の前癌状態・境界病変と，②肝癌類似病変（画像上の鑑別が問題となる病変）とに分けて述べる．

【疾患分類】

❶前癌状態・境界病変：肝細胞癌の前癌状態として2008年原発性肝癌取扱い規約第5版では，異型結節（dysplastic nodule）として以下のように分類されている．

a）軽度異型結節（low-grade dysplastic nodule）：規約第4版での腺腫様過形成（adenomatous hyperplasia）に相当する病変で，周囲肝組織に比して細胞密度の軽～中等度の増大はあるが構造異型はみられない．細胞はやや小型になるため核胞体比が軽度増加し，核は軽度の大小不同を示す．また，索状構造が周囲肝細胞よりも目立つ．

b）高度異型結節（high-grade dysplastic nodule）：規約第4版の異型腺腫様過形成（atypical adenomatous hyperplasia）に相当する病変で，部分的に細胞密度の高度（2倍以上）な部分を有する．あるいはわずかの構造異型を有する結節で，癌か否かの判定が困難な境界病変といえるものである．

軽度異型結節，高度異型結節，早期肝細胞癌の順に細胞密度が次第に増加する一連の増殖性病変である．

❷鑑別が困難な肝癌類似病変

a）肝細胞腺腫（liver cell adenoma）：わが国では稀な腫瘍で，欧米では経口避妊薬との密接な関連が証明されている．正常肝を背景に境界明瞭な単発の結節としてみられるが，糖原病（Type Ia）に発生するものは多発性のことが多い．大きくなると結節は線維性隔壁によって分画され，分画ごとに種々の程度の壊死，出血をきたし，肝癌に類似した肉眼像を呈するようになる．組織学的には腫瘍組織内には門脈・胆管系が欠如し，異型に乏しい腫瘍細胞は豊富な胞体を有し1～2層に並ぶ索状配列を示す．肝癌に比較し拡張した腫瘍血管が目立つことが多い．径2 cm前後の肝細胞腺腫では画像診断上は肝癌との鑑別は困難で，切除標本で最終診断されることが多い．

b）限局性結節性過形成（focal nodular hyperplasia）：非硬変肝の肝被膜近くに大小さまざまな結節としてみられ，被膜を有さない．血栓形成などの血管異常による肝実質の限局性の虚血性障害に対する過形成説が有力である．特徴的所見として結節の中心部にみられる星芒状，瘢痕状の線維帯（中心瘢痕），および中心瘢痕から結節を分葉化するように放射状に伸びる線維帯の存在が挙げられる．中心瘢痕内に多数の筋性血管がみられる．種々の程度の細胆管増生像，リンパ球・形質細胞などの炎症細胞浸潤を認める．血管造影やカラードプラエコー・造影エコー，ダイナミックCTやダイナミックMRIで車軸状血管構造を認める．Kupffer細胞が存在するため，超常磁性酸化鉄製剤（SPIO）MRIおよびソナゾイド造影エコーのKupffer相では欠損像を認めないのが鑑別に有用である．

c）肝血管筋脂肪腫（angiomyolipoma）：血管・平滑筋・成熟脂肪細胞の3成分が種々の程度に混在する良性腫瘍で，一般に脂肪組織を反映して高エコー病変として指

出される．ダイナミックCTでは斑状濃染に始まり，遅延相で全体が濃染される．肝癌との鑑別は鍍銀染色での索状配列の欠如，脂肪成分が脂肪細胞で脂肪変性でないこと，免疫染色による平滑筋細胞の証明による．

　d）**炎症性偽腫瘍**：単一な疾患概念ではなく，原因が特定できない結節形成性の炎症性病変の総称で，腹部エコーでは比較的境界明瞭な結節性病変として認められ，造影CTでは低吸収域の腫瘍辺縁が不規則に濃染される．病理組織学では種々の程度の炎症性細胞浸潤（リンパ球，形質細胞，組織球），線維芽細胞や毛細血管増生からなる炎症性肉芽組織像を呈する．

　e）**アルコール性肝障害に伴う過形成結節**：非B非C型アルコール性肝硬変に過形成結節を伴うことがある．動脈血流に富む多血性結節として認められることが多く，肝癌やFNHとの鑑別が問題となる．

　f）**限局性脂肪化**(focal fatty change)：限局性の境界明瞭な肝細胞の脂肪化巣で，腹部エコーやCTで腫瘍性病変と誤診されることがある．生検組織ではびまん性の肝細胞の脂肪化を認め，脂肪化を伴う高分化型肝細胞癌との鑑別が問題となる．核異型がなく不規則な索状配列も認められない．

　g）**孤立性壊死性結節**(solitary necrotic nodule)：単発あるいは多発性の小結節性病変としてみられ，超音波像で低エコー結節内を貫くような線状エコー（ビーズサイン）が描出される．組織学的には結節は炎症性肉芽や線維性結合織で囲まれた凝固壊死よりなり，内部に著明な好酸球浸潤，Charcot-Leyden結晶を認めることが多い．病因として，イヌ・ネコ回虫や肝蛭，その他の寄生虫感染が考えられている．

　h）**偽脂肪腫**(pseudolipoma)：肝表面，特に横隔膜側にみられることの多い，肝被膜に接した数mm～2cm前後の肝外性の小結節性病変で，一般的には剖検時や開腹術時に偶然に発見される．組織学的には膠原線維性被膜に覆われた脂肪組織であり，種々の程度に変性・壊死を伴う．超音波エコーでは，肝表面の境界明瞭な高エコー結節でlateral shadowや音響陰影を伴うこともある．アルコール歴あるいは開腹術の既往のある男性に多く，腹腔内の遊離した脂肪組織が肝表面に付着，包埋されたものと考えられる．

　i）**偽リンパ腫**(pseudolymphoma)：リンパ球の反応性増殖による良性の結節性病変．組織学的には胚中心を伴う多数のリンパ濾胞の形成と，形質細胞を混じる異型のない小型リンパ球の増生からなる．増生しているリンパ球が多クローン性であることから悪性リンパ腫とは鑑別される．

　j）**結節性再生性過形成**(nodular regenerative hyperplasia)：肝全体にわたりびまん性に径2～数mm大の線維化を伴わない微小結節の形成をみる．結節状の肝細胞の過形成によるもので，正常の小葉構造は不明瞭あるいは消失している．各結節間には肝硬変のような線維帯の形成はない．結核，血液疾患，関節リウマチなどにみられるが，病因は特定されていない．多くの症例で，肝機能異常，門脈圧亢進症がみられる．造影CTの動脈相で結節部は濃染する．MRIのT1強調像で高信号，T2強調像で低信号を呈する．

【症状・病態】

　特有の症状や病態の明らかでないものが多いが，炎症性偽腫瘍では発熱が多く，白血球増多，黄疸などがみられることがある．

治療方針

　肝細胞腺腫では腫瘍内出血・破裂・悪性化の報告があり，切除されることが多い．その他の肝癌類似病変はいずれも外科的切除の適応はなく，治療は要さない．

【患者説明のポイント】
❶の前癌状態と診断された場合には，今後肝細胞癌への進展の危険性が高いことを十分に説明し，厳重な経過観察が必要であることを納得させる．❷では，鑑別診断が非常に困難であることを説明し，定期的な経過観察をすすめる．

【医療スタッフへの指示】
❶については肝癌の高危険群として3～4か月ごとに超音波検査と造影CTあるいはMRIを繰り返し，AFPとPIVKAⅡなどの腫瘍マーカーも定期的に施行する必要がある．❷の病変についても，フォローが必要である．

肝嚢胞
liver cyst

鍋島紀滋　天理よろづ相談所病院消化器内科部長

【概念】
肝の嚢胞性疾患は，先天性，外傷性，炎症性，寄生虫性，腫瘍性に分類される．肝嚢胞と一般にいわれているものは先天性肝嚢胞である．成因は胎生期に遺残した肝内胆管が拡張したものと考えられている．病理学的には1層の立方もしくは円柱上皮でできており，内容は淡黄色で，蛋白，脂肪，胆汁などの成分は非常に少ない漿液からできている．

頻度は1～5%と報告されているが，画像診断の進歩に伴って増加傾向にある．年齢は40歳以上に多い．男女比は1:3～4で女性に多い．

【症状・病態】
ほとんどが無症状であるが，10cmを超える大きな嚢胞では，時に周囲臓器の圧排症状を呈する．心窩部から右季肋部の鈍痛を感じたり，胃の圧迫により悪心・嘔吐を起こすことがある．内部に出血して内圧が高まり，強い痛みが生じることもある．巨大肝嚢胞は稀に破裂することもある．多発性嚢胞肝では感染を起こし，発熱，疼痛をきたすこともある．一般にALPの上昇を示すが，肝臓内の大部分を占めるようになっても肝機能は保たれることが多い．肝門部の巨大嚢胞により閉塞性黄疸をきたすこともある．

【必要な検査と鑑別診断】
超音波検査が最も簡便で診断能の高い検査である．辺縁平滑で内部エコーのない，後方エコー増強を伴う腫瘤像として描出される．厚みをもった隔壁，隆起があれば腫瘍性嚢胞も考える．腫瘍性が疑われる場合には，造影CT，MRIで精査する．嚢胞内の出血，沈殿物が隆起様，蜂巣様に描出されることがあるが，造影CTで内容物が全く造影されないことから鑑別できる（complicated cyst）．

【予後】
ほとんどの場合大きさは変わらないが，時に緩徐に大きくなることがある．

治療方針
嚢胞腺腫，嚢胞腺癌が疑われるものは肝切除の適応になる．単純嚢胞で無症状であれば治療は不要であるが，周囲への圧排症状を示す場合に治療適応がある．超音波誘導下に穿刺し内溶液を吸引するのは容易であるが，これのみでは不十分で早期に再発してまた元の大きさに戻ってしまう．これは嚢胞内の内皮が分泌能を有していることに由来する．したがって穿刺排液後に薬剤を注入し内皮に化学的炎症を起こさせて，癒着，固定することが必要である．当初は無水エタノールが使用されていたが，多量に注入すると酩酊，疼痛，発熱の副作用があるため，近年はミノサイクリンが使用されることが多い．また，界面活性剤であるethanolamine oleate（EO）が有効との報告

もある．外科的治療では腹腔鏡下の開窓術が有効である．この場合，囊胞液は腹膜から再吸収される．

具体的な注入法1

1) 超音波誘導下に正常肝を介して囊胞を穿刺し，内容を十分に吸引しておく．
2) 造影剤を注入して胆道系との交通がないことを確認した後，無水エタノール（保険適用外）を囊胞内容の1/3程度注入する．
3) 体位を変換させて囊胞壁と十分接触させた後，10～20分後に吸引，排除する．

具体的な注入法2

1) 超音波誘導下に正常肝を介してドレナージカテーテルを留置し，内溶液を可能な限り排液する．
2) ミノサイクリン200 mg（保険適用外）を生理食塩水10 mLに溶解したものを注入し，30分間クランプする．
3) これを7～8日間繰り返した後，カテーテルを抜去する．

【合併症】
囊胞腺癌，エキノコックス症である場合には，穿刺により播種の可能性があるので注意が必要である．

【患者説明のポイント】
単純囊胞はあくまで良性疾患であり，症状が強い場合のみ治療が必要であることを説明する．

【医療スタッフへの注意】
治療手技は比較的容易であるが，良性疾患の治療で合併症をきたすことは極力避けなければならず，ひときわ慎重な態度が必要である．

肝の囊胞性腫瘍
cystic tumor of the liver

斎藤明子　東京女子医科大学准教授・消化器内科

【概念・分類】
肝の囊胞性疾患は先天性，腫瘍性，寄生虫性に分けられる．

囊胞性肝疾患を，内面を上皮で覆われた類球状の囊胞性病変とすると，腫瘍性では良性の病変として肝内胆管囊胞腺腫，悪性病変として肝囊胞の癌化，胆管囊胞腺癌があり，二次的な囊胞状の変化として，胆管の囊状拡張を伴う肝内胆管癌（粘液産生性肝内胆管癌）が挙げられる．しかし，粘液性囊胞腺癌と囊状拡張を示す肝内胆管癌との鑑別は時として困難である．囊胞腺腫では，卵巣様間質の存在と，胆管との交通を認めないことが，特に女性において特徴とされるが，囊胞腺癌では卵巣様間質を認める頻度は低い．近年，膵のMCN（mucinous cystic neoplasm）やIPMNと対比し，粘液性囊胞腺腫・囊胞腺癌は胆管MCNとして，粘液産生性肝内胆管癌は胆管乳頭状腫瘍（intraductal papillary neoplasm of the bile duct：IPN-B）の中に含まれる病変として，膵の病変と同様にとらえた検討がなされている．これらは今後の問題であり，まだコンセンサスは得られていない．

肝内胆管囊胞腺腫

【頻度】
稀な疾患であり，わが国では約62例の報告をみる．平均年齢は55歳（23～80歳），女性が約70％を占める．約60％が左葉（内側，外側区域）に存在する．囊胞内容は粘液性40％，漿液性胆汁性など52％とされている．

【症状・病態】
　通常は無症状．腫瘍径が大の症例では，嚢胞内出血，破裂の報告があり，存在部位により黄疸を生じ，細菌感染を伴うことがある．

【診断】
　合併症を生じていない段階では，腫瘍マーカーは正常の場合が多いが，CA19-9は軽度異常値を示すことがある．超音波検査やCTでは，小嚢胞の集簇や，薄い隔壁を有する多房性嚢胞として描出される．MRIはT1強調像でlow，T2強調像でhigh intensityである．

【病理所見】
　多房性が74％，胆管との交通のあるものが21％，卵巣様間質は35％に認める．大部分の女性例において卵巣様間質の存在が特徴であるが，男性例では認められない．

治療方針・留意点

　数年の経過で悪性化した症例，破裂例の報告があることより，特に腫瘍径の大きい症例は切除術の適応である．
　嚢胞壁も隔壁も薄い多房性嚢胞例や，小嚢胞の集簇例で3cm以下の小病変は，注意深い経過観察も可能である．ただし，患者にはリスクを十分に説明する必要がある．
　経過観察に際しては，少なくとも胆管の拡張を伴っていないこと，造影CTやエコーにて，被膜や隔壁に明らかな造影効果を示す部分がないことを確認しておく．また，MRCPにて胆膵管系の異常をチェックしておくことは必要である．
　嚢胞内の変化を容易にとらえることのできる超音波検査を中心に，少なくとも4～6か月の間隔で大きさや性状を確認する．

胆管嚢胞腺癌

【頻度】
　肝原発悪性腫瘍の0.2％を占める．星本ら（1991以降の切除98例）の集計では，平均年齢61歳（33～85歳），女性が52％を占める．70％が左葉に存在，平均腫瘍径は9.6cm（1.8～45cm）である．半数以上は嚢胞腺腫からの癌化と診断できる症例である．

【症状・病態】
　37％が腹痛を訴え，無症状は24％である．肝嚢胞から10年前後の経過で，内部に結節部分を生じ嚢胞腺癌と診断された報告がある．

【診断】
　腫瘍マーカーはCA19-9が43％，CEAが11％に異常を認める．超音波検査やCTでは，嚢胞壁や隔壁は厚く不整，内部に結節像や実質部分を認める．MRIはT1強調像でlow，T2強調像でhigh intensityである．

【病理所見】
　肉眼所見では多房性が76％でhoney-comb様の所見を呈する．切除例の5％にリンパ節転移を，3％に肝内転移巣を認める．胆管との交通は19％に認められ，組織所見で卵巣様間質の存在は1％のみである．

治療方針

　肝切除術の適応である．前述のように，長期経過がみられる症例もあるが，画像所見で結節部分を認めた時点では，胆管癌と同様に考え対処する必要がある．

単純肝嚢胞の癌化

　嚢胞形成性悪性腫瘍の15％に，肝嚢胞の癌化と報告されている症例を認める．単純性肝嚢胞でも，少なくとも年1回の超音波検査による経過観察は必要である．

粘液産生性肝内胆管癌

胆管嚢胞腺癌と胆管の嚢状拡張を伴うような粘液産生性肝内胆管癌は，臨床病理学的所見上，鑑別が困難な症例がある．膵に対応して胆管 MCN を考えれば，男性例で卵巣様間質を認めず，胆管との交通を認める嚢胞腺癌症例には，粘液産生性肝内胆管癌が混在していると考えられる．

ヘモクロマトーシス，ヘモジデローシス

hemochromatosis/hemosiderosis

加藤淳二　札幌医科大学教授・第四内科
小船雅義　札幌医科大学准教授・第四内科

【概念】

鉄過剰症は，鉄の過剰沈着により臓器の機能や構造が障害される病態であり，その沈着部位が主に実質細胞であればヘモクロマトーシス，細網内皮系であればヘモジデローシスと呼称される．大量の輸血や鉄剤静注では，まず細網内皮系に鉄沈着が起こり(ヘモジデローシス)，次いで実質細胞に鉄が移行し，ヘモクロマトーシスの病態を形成する．鉄過剰症でおかされる臓器は，肝・心肺・内分泌腺・皮膚などであるが，生命予後を規定するのは，肝硬変，肝癌および心不全である．

【疾患分類】

ヘモクロマトーシスは病因から2つに分類されている(表11-39)．原因遺伝子の規定された疾患を遺伝性ヘモクロマトーシスと呼び，また大量輸血，鉄剤過剰摂取および無効造血などが原因で組織鉄沈着を生じる病態を続発性ヘモクロマトーシスと呼ぶ．近年の分子生物学的手法の進歩により遺伝性ヘモクロマトーシスの原因遺伝子が多数同定されてきた．HFE(Type 1)，ヘモジュベリン(Type 2A)，ヘプシジン(Type 2B)，トランスフェリン・レセプター2(Type 3)などの遺伝子異常のほか，実質細胞のみならず網内系細胞にも鉄が沈着する遺伝性の鉄過剰症が存在しフェロポルチン遺伝子のほか，セルロプラスミン，フェリチン遺伝子の異常などが原因とされる．

このうち，フェロポルチン遺伝子異常ではその変異の部位により臨床病型が異なることから，フェロポルチン病として一括して扱われるようになった．フェロポルチン蛋白は鉄イオン・トランスポーターであるが，その機能が失われる遺伝子変異では，主として細網内皮系に鉄沈着を生じ，血清鉄が正常から低値をとる病像がみられる(フェロポルチン病 Type A)．一方，ヘプシジンによるフェロポルチン蛋白発現量の調節が失われる遺伝子変異では，網内系細胞のみならず実質細胞にも鉄が沈着する病像をとる(フェロポルチン病 Type B)．また，フェロポルチン遺伝子の非翻訳領域(iron responsive element 近傍)の遺伝子変異でも蛋白発現量の調節が失われ Type B 類似の病像をとる．

以上のように，今日では鉄過剰症は単一の遺伝子異常に基づく疾患単位ではないことが明らかとなったため，鉄過剰症候群(iron overload syndrome)として総称されるようになりつつある．

【頻度】

HFE 遺伝子の変異によって生じるのが古典的ヘモクロマトーシス(Type 1)であり，白人においては最も頻度の高い遺伝性ヘモクロマトーシスであるが，わが国ではきわめて稀であり，HFE の遺伝子変異を認めた鉄過剰症の1例が報告されているのみである．

わが国において，若年発症したヘモクロマトーシスの報告が散見されるが，遺伝子解析の終了した症例はわずかである．わが

表 11-39　鉄過剰症候群の原因

分類	原因	遺伝形式
原発性鉄過剰症		
遺伝性 HC[*1]		
HC Type1	HFE 変異(C283Y, H63D)	常劣
HC Type 2 (Subtype A)	ヘモジュベリン変異(C80R, L101P, G320V など)	常劣
(Subtype B)	ヘプシジン変異(C70R, G71D, C78T など)	常劣
HC Type 3	TfR-2 変異(AVAQ594-597del など)	常劣
フェロポルチン病(HC Type 4)	フェロポルチン変異(R489S, 117A＞G など)	常優
H フェリチン翻訳異常症	H フェリチン IRE 変異(A49T)	常優
無セルロプラスミン血症	セルロプラスミン変異	常劣
続発性鉄過剰症		
造血障害	MDS, サラセミアなど	なし
医原性	過剰輸血・鉄剤投与など	なし
食事性	過剰鉄摂取(アフリカ鉄過剰症)	なし
慢性肝疾患	HCV 感染, アルコール, NASH[*2]	なし

[*1] HC : hemochromatosis, [*2] NASH : non-alcoholic steatohepatitis.

国ではヘモジュベリン(Type 2, Subtype A)遺伝子変異が証明された数症例の報告がある．ヘプシジン遺伝子変異による鉄過剰症に関しては報告がなく(Type 2, Subtype B)，今後の解析が待たれる．

トランスフェリン・レセプター2遺伝子変異によるヘモクロマトーシス(Type 3)はわが国で比較的多いと推定される遺伝子病型で，現在までに3家系の報告があり，そのうちの1家系にみられた変異(AVAQ594-597del)は，イタリアで報告されたものと同一であり，世界的に広がりをもつ変異型である可能性が推定されている．

フェロポルチン1遺伝子の変異による鉄過剰症に関しては，わが国においては細網内皮系に鉄沈着を示すフェロポルチン病 Type A (R489S) の1家系と，細網内皮系のみならず実質細胞に鉄沈着を示すフェロポルチン病 Type B 類似病型(非翻訳領域 117A＞G) の1家系の報告がある．わが国のフェロポルチン病の家系は，高齢になっても鉄過剰症の症候が軽度であった．

また，H フェリチン遺伝子の点突然変異(A49T)による鉄過剰症の1家系がわが国で報告されている．この家系では胃癌および肺癌を発症する多発癌家系であることが特徴である．

【症状・病態】
　鉄蓄積が進行し細胞内鉄が過剰状態になると，遊離鉄イオンによりフリーラジカルの生成が引き起こされ，DNA 損傷や脂質過酸化など組織障害を引き起こす．典型的な病型では，肝硬変，糖尿病，色素沈着の3主徴を示す．肝臓では門脈域の線維化が進行して肝硬変になる．膵ラ氏島のβ細胞に鉄が沈着しインスリン分泌が低下するため糖尿病となる．若年型のヘモクロマトーシスでは，心不全，性器発育不全が前面にでる．心筋細胞に鉄が蓄積し，伝導障害による不整脈と心筋収縮力の低下により心不全となる．

【問診で尋ねるべきこと】
　家族歴は，遺伝性ヘモクロマトーシスの鑑別を進めるうえで重要である．この際，糖尿病や心疾患のみならず肝癌を含めた消化器癌についての家族歴を聴取する必要がある．

【必要な検査と所見の読み方】
　血清鉄，トランスフェリン飽和度，フェ

リチンの著増が認められる．確定診断に肝生検は必要であり，鉄染色で肝実質細胞への鉄過剰沈着が認められ，肝生検材料中の鉄含量(健常者の肝で30～140μg/100 mg乾重量でヘモクロマトーシスでは200μg/100 mg乾重量以上)の上昇がみられる．最近になってMRIの撮影法の進歩により，肝および心筋における鉄過剰の状態をかなり正確に把握することが可能となってきた．非侵襲的で繰り返して検査が可能であることから治療経過を観察するうえでもきわめて有用である．

【診断のポイント】

鉄過剰症では高頻度に肝癌が発生することが明らかとされており，より早期の段階で診断する必要がある．現在では血清フェリチン1,000 ng/mLを基準とし，鉄過剰症を疑い診断を進めていくことが世界共通のコンセンサスとなっている．

治療方針

治療は，臓器障害に対する治療とともに過剰な貯蔵鉄(20 g以上)の除去が必要である．除鉄法としては瀉血と鉄キレート療法があるが前者が基本である．

治療法

鉄過剰症に対する治療の基本は瀉血である．瀉血1単位(200 mL)の鉄含量は約100 mgであるので，過剰鉄の除去には総量として約200単位以上の瀉血が必要である．1週間に2単位として，約2年間の定期的な瀉血を要する．ヘモグロビンが11 g/dL以下にならないように瀉血の量と頻度を調節する．血清鉄，トランスフェリン飽和度，フェリチン濃度を1,000 ng/mL未満に減少するまで瀉血を続け，その後は，その維持を指標に3か月に1度くらいの頻度で瀉血が必要である．しかしながら，瀉血では貧血や血漿成分の低下が問題となる．したがって，低蛋白血症や貧血の患者，あるいは重症心不全の患者では鉄キレート剤を用いることがある．わが国では注射剤としてデスフェラールが鉄過剰症に対して保険適用となっている．最近，経口鉄キレート剤としてエクジェイド(一般名デフェラシロックス)が輸血後鉄過剰症の患者に対してのみ保険認可された．

処方例

1) デスフェラール注(500 mg)　1～2回週1回～連日投与　筋注または点滴静注
2) エクジェイド懸濁用錠　10～20 mg/kg　朝食前1日1回　連日投与　内服

【予後】

進行した鉄過剰症においては，心不全や肝癌が本症の予後規定因子となる．性腺機能低下も除鉄により一部回復するが，不十分であれば補充療法が必要である．1型糖尿病も除鉄でコントロールが容易になることがある．関節痛は除鉄後も残存するため鎮痛薬で対処が必要である．一方，早期の段階で鉄過剰症を診断し，早期に除鉄治療を開始した例では予後が劇的に改善する．

【患者への説明のポイント】

病状が進行した例では臓器障害が不可逆的となるが，早期から除鉄療法を施行できれば，病状の進行を食い止めることができる．また，除鉄療法においては長期にわたる維持治療が必要であることを理解させる．

【経過観察・生活指導】

肝線維化の進行した例では，除鉄後も肝癌が高率に発症する．したがって，定期的な腹部画像診断が必須である．

肝アミロイドーシス
hepatic amyloidosis

大﨑往夫　大阪赤十字病院消化器科部長

【概念】
　アミロイドーシスとは，種々の原因により線維構造をもつアミロイド蛋白が，諸臓器に沈着することによって機能障害を引き起こす一連の疾患群である．肝は全身性アミロイドーシスにおいて高頻度に障害される臓器の1つであり，肝アミロイドーシスは全身性アミロイドーシスの肝における表現型と考えられる．

【疾患分類・頻度】
　アミロイド蛋白の沈着と臓器障害の分布により全身性アミロイドーシスと局所性アミロイドーシスに分けられる．全身性アミロイドーシスはさらに免疫グロブリン性，反応性，家族性，透析，老人性の5つに分類される．免疫グロブリン性アミロイドーシスは旧分類の原発性アミロイドーシスの大部分と骨髄腫に伴うものが含まれる．沈着するアミロイド蛋白は免疫グロブリンのL鎖由来のものがほとんどでありALアミロイドーシスと称されるが，近年H鎖由来のもの（AHアミロイドーシス）も報告されている．反応性アミロイドーシス（AAアミロイドーシス）は急性期蛋白である serum amyloid A 由来のアミロイドの沈着するものであり，ほとんどが関節リウマチなどの炎症性疾患に続発する．
　1998年のわが国の推定患者数は免疫グロブリン性アミロイドーシス510人，反応性アミロイドーシス1,800人，透析アミロイドーシス4,500人である．反応性アミロイドーシスの90％は基礎疾患が関節リウマチである．

【主要症状・所見】
　症状は全身倦怠，体重減少，貧血，浮腫，呼吸困難，胸痛など多彩である．またアミロイドの沈着部位により，頑固な便秘・下痢などの胃腸症状，皮膚の丘疹，結節，強皮症様肥厚，巨舌，四肢のしびれ，手根管症候群などを呈する．肝アミロイドーシスに特異的な症状は乏しいが，肝は硬く腫大し，進行すると腹水や黄疸が出現する．しばしばネフローゼ症候群，心不全を合併する．

【検査所見と診断のポイント】
　肝アミロイドーシスではしばしば血清ALPの上昇を認め，進行するとアルブミン値の低下，ビリルビンの上昇をきたす．しかし一般に血液生化学検査の異常は軽度である．ALアミロイドーシスでは血清中にM蛋白，尿中に Bence-Jones 蛋白を認めることがある．AAアミロイドーシスでは持続する炎症のためにCRP，IL-6などが高値となる．
　画像診断では，肝はびまん性に腫大をしているが特異的な所見は認めない．超音波検査で肝実質の不規則な点状高エコー，CTで実質は不均一で不整な低吸収域を呈し，MRIでは同部はT1強調画像で低信号となる．シンチグラフィでは ^{99m}Tc-メチルニリン酸，^{99m}Tc-ピロリン酸，^{99m}Tc-アプロチニンなどがアミロイドの沈着部位に集積する．
　診断のポイントは前記の多彩な症状に臨んで，まず本疾患を思い起こすことにある．確定診断は組織学的にアミロイド沈着を証明することによる．通常，アミロイド沈着の疑われる臓器や消化管が生検される．胃や直腸での陽性率は50～75％，腹壁の脂肪吸引生検では50～80％である．肝生検の陽性率は95％と高いが出血のリスクが高いため慎重を要する．アミロイドはHE染色でエオジンに淡染し，コンゴレッド染色で橙赤色に染まり，偏光顕微鏡

では青リンゴ色の偏光を示す．免疫組織化学検査にてAA，ALあるいはATTRなどの沈着アミロイド蛋白を同定する．わが国での剖検肝284例の検討ではAA 152例，AL 117例，ATTR 11例，Aβ 2例であった．アミロイド沈着の高度なものはAAで1例，ALで51例であり，臨床的に問題となる肝アミロイドーシスの多くはALである．

治療法

　肝アミロイドーシスは全身性アミロイドーシスの一部分症状であり，治療は全身性アミロイドーシスに対するものとなる．沈着したアミロイドの除去は困難であり，アミロイドーシスに対する特効的な治療はまだ確立されていない．

　治療の基本はアミロイド前駆物質の産生を抑制し，疾患の進展を阻止することにある．AAアミロイドーシスでは原因となる関節リウマチなどの基礎疾患の炎症を抑えることにより急性期蛋白の減少が期待される．抗TNF-α受容体抗体，抗IL-6受容体抗体を用いた治療が試みられている．ALアミロイドーシスでは単クローン性免疫グロブリン軽鎖の産生を抑制するために自己末梢血幹細胞移植を併用した大量化学療法が有効である．しかし移植のリスクと肝機能障害のために対象とならないものが多く，それらにはデキサメサゾン大量静注，メルファラン経口投与が試みられている．透析アミロイドーシスでは血清中のアミロイド前駆物質であるβ_2-ミクログロブリンを選択的に吸着するカラムが開発され臨床使用されている．家族性アミロイドポリニューロパチーではアミロイド前駆蛋白である変異トランスサイレチンを産生する肝臓を移植によりおきかえることが有効であり，わが国でも10年間に45例が施行されている．摘出された肝臓は短期的には機能的に問題がなく，移植を必要とする別の患者に緊急避難的にドナー臓器として利用されることがある（ドミノ肝移植）．また，DMSO（ディメチルスルホキシド）は沈着したアミロイドを溶解する可能性が示唆されており，全身性アミロイドーシスに対する経口投与，皮膚アミロイドーシスに対する塗布が試みられている．

【合併症・予後】

　ALアミロイドーシスでは多発性骨髄腫，AAアミロイドーシスではそれを引き起こす基礎疾患による病状とともに，アミロイドの沈着する臓器である心臓，腎臓，消化管などの機能不全をきたす．

　予後は病型により異なるが全身性アミロイドーシスでは不良である．致命的となるものは心不全，腎不全であり，肝アミロイドーシスでも肝不全となることは稀である．心不全を伴うものでは予後数か月とされている．ALアミロイドーシスの生存期間は12～15か月，5年生存率7％，AAアミロイドーシスでは平均生存期間53か月と報告されている．

ポルフィリン症
porphyria

加藤淳二　札幌医科大学教授・第四内科
小船雅義　札幌医科大学准教授・第四内科

【概念】

　ポルフィリン症は，ポルフィリンまたはその前駆物質を大量に産生し排泄する疾患である．主として先天性にヘム合成経路の酵素欠損によって発症するが，鉛などの重金属中毒や薬物治療の合併症など後天的に生ずる場合もある．ヘム合成早期の前駆物質δ-アミノレブリン酸（ALA）あるいはポルホビリノーゲン（PBG）の蓄積は，神経症状を発症させ，腹痛，神経ニューロパシー，精神病を含む急性発症を伴う．ヘム

表 11-40　先天性ポルフィリン症の分類と遺伝形式

	分類	遺伝形式
急性型（神経症状）	ALA 欠損性ポルフィリン症（ADP）	肝型，劣性遺伝
	急性間欠性ポルフィリン症（AIP）	肝型，優性遺伝
	遺伝性コプロポルフィリン症（HCP）	肝型，優性遺伝
	多様性ポルフィリン症（VP）	肝型，優性遺伝
非急性型（皮膚症状）	晩発性皮膚ポルフィリン症（PCT）	肝型，優性遺伝，孤発型
	骨髄性プロトポルフィリン症（EPP）	赤芽球型，優性遺伝
	先天性骨髄性ポルフィリン症（CEP）	赤芽球型，劣性遺伝
	肝赤芽球性ポルフィリン症（HEP）	肝赤芽球型，優性遺伝

代謝経路の後半に位置する基質の蓄積は，皮膚病変を起こし，特に光線過敏症が特徴である．

神経学的症状と皮膚症状の両方がみられる病型もある．

【疾患分類】

先天性ポルフィリン症では，ヘム生合成系酵素の障害により 8 つの病型が知られている（表 11-40）．

本症はポルフィリン産生が骨髄赤芽球で生ずる赤芽球型と，肝臓で生ずる肝型がある．ポルフィリン症が赤芽球型と肝型に分けられる理由は，ヘム生合成系酵素の発現量が肝臓と赤芽球ではかなり異なることによる．

【頻度】

ポルフィリン症の頻度はそれほど高くない．わが国では急性間欠性ポルフィリン症（AIP）と晩発性皮膚ポルフィリン症（PCT）が比較的多く約 200 例前後の報告があるが，他の病系は高々数 10 例と稀である．ただし優性遺伝の病型では地域集積性があり，AIP はヘテロの遺伝子（PBG デアミナーゼ）をもつ潜在症を含めれば有病率は 10 万人あたり 0.5〜3 前後と推定されている．

【症状・病態】

症候はほぼ共通する．急性型の代表的な病型である AIP の主症状は，腹部症状，神経症状，精神症状が 3 大症状である．腹部症状は腹痛，嘔吐，便秘が多い（Günther の 3 徴）．神経症状は初期には脱力，しびれ感が多く，進行すると四肢麻痺，球麻痺などになる．精神症状は初期には不安，不眠，ヒステリーなどが多く，末期は妄想，昏睡などに陥る．

このほか，高血圧，頻脈，発汗などの自律神経症状，種々の内分泌異常を呈する視床下部症候などがあり，これらを合わせて 5 徴とも呼ぶ．一方，非急性型の PCT などでは光線過敏性皮膚炎が主症状として発症する．

【診断のポイント】

本症は急性腹症との鑑別が必要である．診断は本症を知っているか否かによって半ば決まる．赤色尿など特徴的な臨床症状に注目すれば難しくない．さらに各病型に応じたポルフィリン体の検出を行えば診断は確実となる．例えば，AIP では尿中 PBG が著増し，PCT では糞便中に isocoproporphyrin が増加する．

治療方針

まず，AIP などの急性型のポルフィリン症では，発症予防につとめ，日ごろから十分なカロリー摂取を常に心がけ，発症誘因を回避することが必要である．代表的誘因として，①バルビツール酸系などの薬物

摂取，②月経前期，妊娠，分娩，③ストレス，飢餓，発熱などが知られている．一方，PCT など皮膚症状の強い病型では日光を避けることが第1である．

治療法

急性型ポルフィリン症の発症後は，以下の治療を試みる．
1) ALA 合成酵素（ALAS）活性抑制を期待した 10％グルコースと生理食塩水の十分な補液．
2) 肝臓 ALAS 活性抑制効果を有するタガメット 800 mg，分4 での投与．

また対症療法として，鎮痛薬としてのモルヒネ，鎮静薬としてのクロルプロマジン，抗痙攣薬としてのジアゼパム系薬剤，高血圧や頻脈に対して β 遮断薬を適時使用する．

Wilson 病
Wilson's disease

福田和人　市立池田病院消化器内科主任部長
今井康陽　市立池田病院副院長

【概念】

先天性の銅代謝異常により肝臓，大脳基底核，角膜，腎臓などに銅が過剰に沈着し，組織障害を起こす常染色体劣性遺伝性疾患である．肝硬変，錐体外路症状，Kayser-Fleischer 角膜輪を3徴とし，肝レンズ核変性症とも呼ばれる．ATP7B（ATPase 関連銅輸送膜蛋白）の機能にかかわる WD 遺伝子変異が原因である．

【頻度】

ATP7B の異常保因者は 90～150 人に1人で，複合ヘテロ保因者と考えられる Wilson 病の発症頻度は3万～10万人に1人と推定されている．

【病態】

ATP7B が欠乏すると，銅の胆汁中への排泄が障害されるために肝臓に銅が蓄積し，酸化的ストレスによる銅毒性が発現する．セルロプラスミンは血中半減期が短縮し，濃度は低下する．疾患が進行するにつれ，セルロプラスミンに結合していない遊離銅が増加し，脳をはじめとする肝外組織に銅が沈着し，神経・精神症状が現れる．

【症状】

Wilson 病の初発症状は，若年者では肝・腹部症状が，それ以降では神経症状が多い．肝障害は，急性肝炎，急性肝不全，慢性肝炎，肝硬変など多彩な病態を呈するが，肝細胞癌はきわめて稀である．神経障害は，筋緊張亢進，構音障害，不随意運動などの錐体外路症状や，知能低下，抑うつ，行動異常などの精神症状がみられる．

【診断のポイント】

肝障害あるいは神経症状のある若年者では，Wilson 病を念頭に置いて，血清セルロプラスミンおよび血清・尿中銅を測定する．Wilson 病では，血清セルロプラスミンの低下（0～30 mg/dL），血清銅の低下（10～100 μg/dL），遊離銅の増加，尿中銅排泄量の増加（80～800 μg/日），D-ペニシラミン負荷による尿中銅排泄増加がみられる．血清セルロプラスミン値は約5％で正常範囲内である．肝生検では，門脈域の線維化や亜広範性壊死から粗大な大結節性肝硬変まであらゆる段階の変化を示すが，銅含量の増加（250 μg/g 肝重量以上）があれば診断は確実である．角膜周囲に銅が沈着すると，緑～黄褐色の Kayser-Fleischer 輪が認められる．

治療方針

❶食事療法：銅含有の多い食品（エビ・カニ，レバー，貝類，豆，コーヒー・ココア，チョコレートなど）の摂取を避ける．
❷薬物療法：銅の排泄を促進させるた

め，銅キレート剤であるD-ペニシラミンを第1選択薬として投与し，それが服用できないときはトリエンチン，亜鉛を投与する．亜鉛は消化管からの銅の吸収を阻害する．

処方例

1) メタルカプターゼカプセル（100 mg） 6〜12カプセル　分3　毎食前
   ピトキサール錠（10 mg）　3錠　分3　毎食前
   メタルカプターゼ（D-ペニシラミン）は200〜400 mg/日から開始し，尿中銅排泄2 mg/日以上，血清遊離銅20 µg/dL以下となるように維持量（通常800〜1,200 mg）まで漸増する．顆粒球減少，貧血，腎障害，皮疹などの副作用に注意する．抗ピリドキシン作用があるため，ピトキサール錠（10 mg）（ビタミンB$_6$）を併用する．

2) メタライトカプセル（250 mg）　6カプセル　分3　毎食前
   1,000〜2,500 mg/日の範囲で増減し維持量を決める．メタライト（トリエンチン）の副作用は鉄欠乏性貧血である．

3) ノベルジンカプセル（25 mg，50 mg） 70〜150 mg（亜鉛元素として）　分3　食間
   投与前後の1時間以内は水以外の飲用や食事，メタルカプターゼ，メタライトの内服を避ける．

〔神経症状が改善しない場合〕

4) マドパー錠（100 mg）　3〜6錠　分3　毎食後

【予後】

早期にWilson病と診断され，治療を開始した場合の予後は比較的良好である．急性肝不全として発症した場合はBritish anti-Lewisite（BAL）の筋注，血漿交換，透析などによる銅の急速な除去を行う．劇症型，内科的治療に反応しない重症肝硬変，溶血発作を伴う急性肝不全は肝移植の適応となる．

【患者説明のポイント】

銅キレート剤の服用中止は急性肝不全の誘因となるので，内服治療は継続する．Wilson病患者が妊娠した場合でもD-ペニシラミンやトリエンチンの催奇形性は報告されていないので服用を継続する．

Gaucher 病
Gaucher disease

小林功幸　広島市立広島市民病院内科
今田貴之　日本鋼管福山病院内科

【概念】

Gaucher病は細胞内リソソームの加水分解酵素であるグルコセレブロシダーゼの遺伝的酵素欠損により肝臓・脾臓・骨髄などの網内系組織に糖脂質であるグルコセレブロシドが蓄積する先天性代謝異常症である．遺伝形式は常染色体劣性遺伝である．

【疾患分類】

発症時期，臨床経過，神経症状の有無により3型に分類されている．

❶ 1型（慢性非神経型，成人型）：慢性に経過する．肝脾腫，骨症状が主症状で，神経症状を伴わない．貧血，血小板減少を呈する．

❷ 2型（急性神経型，乳児型）：精神運動発育遅延，嚥下障害などの著明な神経症状を呈し，2歳前後で死亡する．

❸ 3型（亜急性神経型，若年型）：乳幼児期より徐々に発症し，精神障害，神経障害を伴うが，緩徐な経過をたどる．

【頻度】

全世界での推定患者数は5,000〜10,000人と考えられている．わが国では約100人

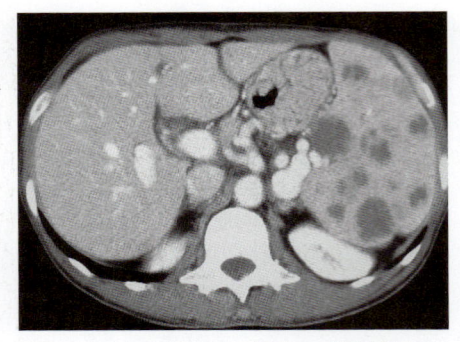

図 11-23 Gaucher 病の造影 CT (門脈相) 像
肝脾腫を認め，脾臓はグルコセレブロシドの蓄積によると考えられる多数の低吸収域を認める．

が報告されている．

【症状・病態】

グルコセレブロシドが肝臓・脾臓・骨髄などの網内系組織に蓄積することによる臨床症状を呈する．肝脾腫，貧血，血小板減少がみられる．骨合併症としては骨壊死，病的骨折，骨髄炎などがみられる．また，2・3型の神経症状としては，精神運動発育遅延，頸部後屈，開口困難，痙攣，斜視が認められる．

【必要な検査と所見の読み方】

❶ **血液生化学検査**：汎血球減少(貧血，血小板減少，白血球減少)，特に著明な血小板減少を認める．血清酸ホスファターゼ (ACP)，血清アンジオテンシン変換酵素 (ACE) の上昇を認める．

❷ **画像検査**
1) CT，超音波：肝腫大を認める．脾臓は巨大脾腫を呈し，造影 CT ではグルコセレブロシドの蓄積による低吸収域を認めることがある (図 11-23)．
2) MRI：大腿骨などに骨病変を認める．
3) Tc-スズコロイドシンチ：肝脾に欠損像を認めることがある．

❸ **骨髄検査・肝生検**：グルコセレブロシドの蓄積した Gaucher 細胞を証明する．

❹ **酵素活性**：白血球あるいは培養皮膚線維芽細胞のグルコセレブロシダーゼ活性の低下．

❺ **遺伝子診断**：遺伝子変異型；L44P, F213I など．

【診断のポイント】

確定診断として，グルコセレブロシダーゼ活性の低下あるいは Gaucher 細胞の証明が必要である．

治療方針

現在，酵素補充療法が第1選択とされている．特に1型においては標準的治療法として確立されている．神経症状を伴う2・3型に対しては十分な治療効果が得られておらず，骨髄移植や基質合成阻害薬の投与などが行われている．

治療法

❶ **酵素補充療法**：1998 年に遺伝子組換え酵素であるイミグルセラーゼが認可された．本製剤は骨合併症の予防および治療，肝脾腫・血小板減少の改善に有効であり，患者の生活の質の向上がみられるが，神経症状への効果は乏しい．製剤の安易な減量・中断は骨合併症を発症する可能性が高いため，一生の継続投与が必要である．

2001 年より本疾患がライソゾーム病として特定疾患治療研究事業に認定され，公費負担されるようになった．

> **処方例**
>
> セレザイム注　体重1kgあたり60単位
> 2週間に1回点滴静注

❷ **骨髄移植**：3型のような神経型では，骨髄移植は神経症状の治療に有効であると考えられているが，リスクがあることから，数例の報告があるのみである．

❸ **基質合成阻害薬**：欧米においては，症状が軽度から中等度の1型 Gaucher 病成

人患者で，何らかの理由から酵素補充療法が適応されない場合に対して，miglustatが承認されている．

【患者説明のポイント】
十分な酵素が補充されないと病変が進行する疾患であるため，長期の維持療法が必要であることを説明する．

【経過観察・生活指導】
骨病変の進行例が多いため，骨症状に注意する．酵素補充療法後は各種検査でのモニタリングを行い，十分な酵素補充を行う．

糖原病
glycogen storage diseases

久原　真　札幌医科大学神経内科学講座
下濱　俊　札幌医科大学教授・神経内科学講座

【概念】
グリコーゲン（糖原）はグルコースのポリマー体であり，貯蔵エネルギー源として肝細胞と骨格筋細胞に蓄積され必要に応じて代謝される．

糖原病とは種々のグリコーゲン分解酵素の欠損やグリコーゲン合成・分解経路に関与する分子の機能不全により生体に異常蓄積する遺伝性疾患群を包括，総称したものである．

【疾患分類】
グリコーゲン合成・分解経路（図11-24）に重要な代謝酵素の欠損ないし分子機能不全によって分類される（表11-41）．

【頻度】
糖原病全体では出生数20,000〜43,000人について1例との報告がある．わが国ではⅠ型が糖原病全体の約50％を占め，次いでⅢ・Ⅷ型が多い．

【症状・病態】
主に肝型と筋型に分けられる．前者は低血糖発作や肝腫大，後者は筋力低下や筋強直を主症状とする．Ⅰ型では頬の皮下脂肪蓄積により人形様顔貌（doll-like face）となることがある．新生児を含む小児期に診断される例が多いが，思春期以降に発症する成人型も稀でなく，原因不明の低血糖症状や肝腫大を呈した場合，糖原病を鑑別すべきである．

【診断】
肝組織，血球細胞を用いた酵素診断，遺伝子診断を組み合わせる．特にIa型は日本人の場合大部分が同一変異（g727t）であるため確定診断に有用である．また，グルカゴン負荷試験は血糖上昇がみられず診断に有用である．

治療法
肝型糖原病には乳児用治療ミルクがある．適正血糖値を維持するため高糖質頻回食とする．コーンスターチ投与は小腸でグルコースに分解されるので有用である．乳糖，ショ糖，果糖はグルコースとして利用できず高乳酸血症を引き起こすため摂取を制限する．Ⅰ型では肝腺腫が高度な例を中心に肝移植が実施される場合がある．Ⅰ・Ⅱ型ではウイルスベクターを用いて欠損酵素補充をはかる遺伝子治療は将来可能性がある．

【予後】
早期診断と食事療法により以前と比較して経過・予後ともに改善しQOLも向上している．一部の型や成人発症の例では肝硬変や心障害が高度で予後不良の場合がある．

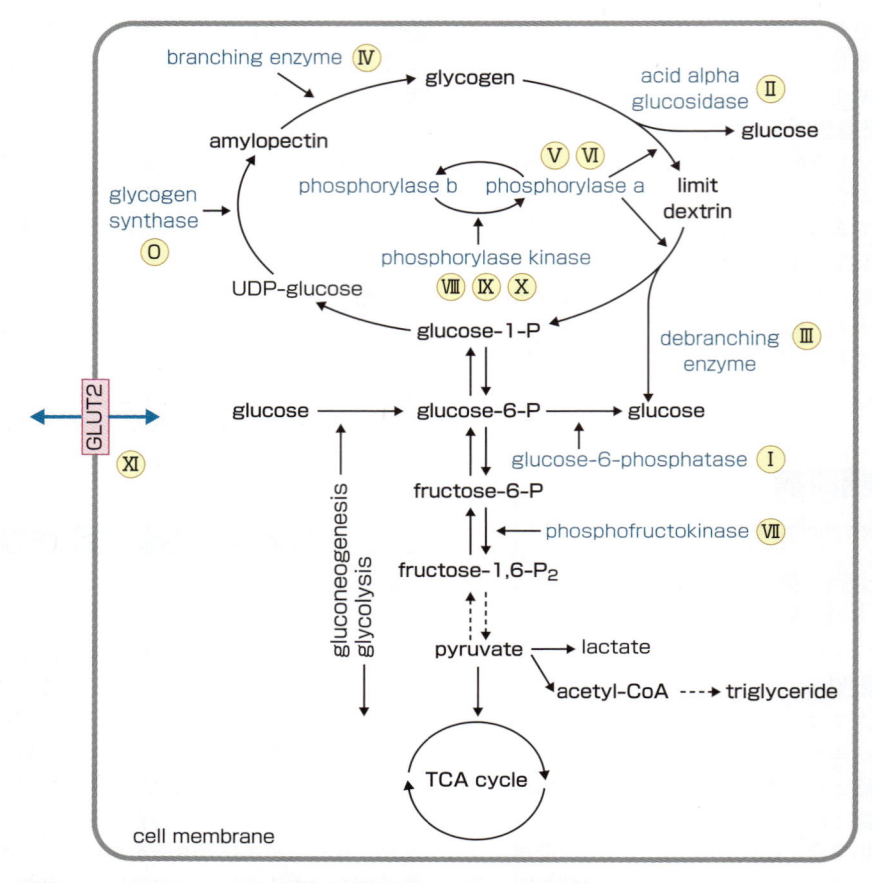

図11-24 グリコーゲン代謝経路と糖原病の病型における障害部位
欠損酵素で生じる病型をローマ数字で表記した.
XI型はglucoseを細胞内に取り込むGLUT2(glucose transport 2)の遺伝子異常と考えられる.

溶血性黄疸
hemolytic jaundice

金丸昭久　近畿大学教授・ライフサイエンス研究所

【概念】
溶血とは，赤血球が何らかの原因で破壊され，赤血球寿命が短縮することである．

溶血性黄疸は，赤血球破壊が亢進して，ヘムの代謝産物であるビリルビンが高値を呈する症候である．

【疾患分類】
溶血性疾患の分類は，先天性か後天性か，赤血球それ自体の内的要因か，あるいは外的な原因か，また血管外か，血管内で破壊されるかなどによってさまざまな分類がなされる(表11-42).

表 11-41 糖原病の欠損酵素分類

病型	別称	障害臓器	欠損酵素・分子異常	遺伝形式	遺伝子	染色体	特徴
Type 0a		肝	liver glycogen synthase	AR*4	GYS2	12p12.2	低血糖
Type 0b		筋	muscle glycogen synthase	AR	GYS1	19q13.3	心筋肥大, 突然死
Type Ia	von Gierke 病	肝, 腎, 腸	glucose-6-phosphatase	AR	G6PC	17q21	低身長, 人形様顔貌, 肝腫, 低血糖
Type Ib		肝	glucose-6-phosphate translocase	AR	G6PT1	11q23.3	Iaに加え顆粒球減少, 易感染性
Type Ic		肝	phosphate translocase	AR	NPT?	6p21.3	ほぼIaと同様
Type Id		肝	glucose translocase	AR			ほぼIaと同様
Type II	Pompe 病	全身	acid alpha-glucosidase	AR	GAA	17q25.2-q25.3	心肥大, 筋力低下, 肝腫
Type III*1	Cori/Forbes 病	肝, 筋, 心	glycogen debranching enzyme	AR	AGL	1q21	筋力低下, 肝腫, 低血糖
Type IV	Andersen 病	全身	glycogen branching enzyme	AR	GBE1	3q12.3	肝硬変, 肝脾腫, 筋緊張低下
Type V	McArdle 病	筋	muscle glycogen phosphorylase	AR	PYGM	11q13	筋力低下, 筋痛
Type VI	Hers 病	肝	liver glycogen phosphorylase	AR	PYGL	14q21-q22	肝腫, 低血糖
Type VII	Tarui 病	筋	muscle phosphofructokinase	AR	PFKM	12q13.3	筋力低下, 筋痛, 溶血
Type VIII (VIa, IXa) XLG I/II*2		肝, 筋	liver glycogen PhK*3・α subunit	XLR*5	PHKA2	Xp22.2-p22.1	肝腫, 低血糖, 低身長, 筋痛
Type IXb		肝, 筋	liver glycogen PhK-β subunit	AR	PHKB	16q12-q13	肝腫, 筋緊張低下
Type IXc		肝	liver glycogen PhK-γ, σ subunit	AR	PHKG2	16p12.1-p11.2	肝線維化, 肝硬変
Type IXd		筋	muscle PhK	XLR	PHKA1	Xq13	筋力低下, 筋痛
Type X		肝	protein kinase	AR			肝腫
Type XI	Fanconi-Bickel 症候群	肝, 腎	glucose transport 2 (GLUT2)	AR	SLC2A2	3q26.1-26.2	肝腫, 低身長, 腎性くる病

分類はいまだ諸家の間で若干の混乱がみられる。本表は文献と OMIM (Online Mendelian Inheritance in Man) の記載を元にした。Type Ⅷ～Ⅹ に関しては肝 glycogen phosphorylase kinase (PhK) 欠損に由来すると考えられ AR, XLR 両方の遺伝形式があり得る。本表では同酵素の4つのサブユニット ($\alpha, \beta, \gamma, \sigma$) のいずれかが欠損するかで分類した。また, DiMauro らのグループが提唱している Type IX～XIII は X 染色体原性とは一部異なっているが本態が筋・血球型糖原病であるため省略した。

*1 Type Ⅲ は選択的酵素活性低下や罹患部位などにより Ⅲa～Ⅲd あるいは Ⅲa～Ⅲc といった subtype まで分類することもある。
*2 XLG I/II : X-linked liver glycogenosis type I and type II (X-linked liver phosphorylase kinase deficiency type I and type II).
*3 PhK : phosphorylase kinase.
*4 AR : 常染色体劣性遺伝.
*5 XLR : X 染色体伴性劣性遺伝.

表 11-42　溶血性貧血の分類

Ⅰ．先天性溶血性貧血
　1．赤血球膜異常
　　　遺伝性球状赤血球症
　　　遺伝性楕円赤血球症
　　　遺伝性有口赤血球症
　2．ヘモグロビン異常
　　　鎌状赤血球貧血
　　　不安定ヘモグロビン症
　　　サラセミア（合成異常）
　3．赤血球酵素異常
　　　グルコース-6-リン酸脱水素酵素
　　　（G6PD）異常症
　　　ピルビン酸キナーゼ（PK）異常症
Ⅱ．後天性溶血性貧血
　1．外因性（赤血球以外の因子によるもの）
　　a．免疫学的機序によるもの
　　　1）自己抗体によるもの
　　　　自己免疫性溶血性貧血（温式抗体）
　　　　寒冷凝集素症
　　　　発作性寒冷ヘモグロビン尿症
　　　2）同種抗体によるもの
　　　　新生児溶血性疾患
　　　　不適合輸血
　　　3）薬物によるもの
　　　　薬物起因性溶血性貧血
　　b．物理的機序によるもの
　　　　細血管障害性溶血性貧血
　　　　血栓性血小板減少性紫斑病
　　　　溶血性尿毒症症候群
　　　　行軍ヘモグロビン尿症
　　　　赤血球破砕症候群
　　c．脾の異常によるもの
　　　　脾機能亢進症
　　d．感染症によるもの
　　　　マラリア
　2．内因性（赤血球自体の欠陥によるもの）
　　　発作性夜間ヘモグロビン尿症

【頻度】
　わが国の遺伝性溶血性貧血の年間発症頻度は対人口100万人に数名で，約8割が赤血球膜異常症である．遺伝性球状赤血球症がその半数を占める．ヘモグロビン異常症や赤血球酵素異常症は比較的少ない．後天性溶血性疾患では，年間，人口100万人中1～5人発生するとされ，自己免疫性溶血性貧血が大半を占め，温式抗体によるものが約80％である．

【症状・病態】
　溶血性疾患でも造血が代償されていれば貧血の程度は軽度で無症候の場合もある．溶血をきたす病態は多様で，先天性溶血性疾患では胆石や脾腫で発見されることも少なくない．自己免疫性溶血性貧血では急性発症して高度の貧血症状がみられる．発作性夜間血色素尿症は朝に黒褐色尿を認める．巨赤芽球性貧血では骨髄内溶血で軽度であるが黄疸を認める．

【問診で尋ねるべきこと】
　以前から長期にわたる貧血症候があれば先天性を疑い，最近の発症なら後天性のものと判断がつく．巨赤芽球性貧血は不満足な食事，過度の飲酒歴に関連し，食物で舌がしみて痛む，四肢のしびれや歩行障害などが認められる．多くの薬剤は薬剤起因性溶血性貧血を引き起こすので服薬の有無を確かめる．朝起床時の尿が黒褐色調であれば血色素尿症を疑わせる．血縁者に黄疸，胆石，摘脾などの家族歴があれば先天性溶血性貧血の診断に役立つ．

【必要な検査と所見の読み方】
　溶血徴候として，LDH増加，間接ビリルビン値上昇，ハプトグロビン値低下をみる．網赤血球比率の著増，赤芽球過形成骨髄像は溶血の代償として重要な所見である．末梢血塗抹標本の所見から，小型球状化した赤血球は遺伝性球状赤血球症を，楕円形を示せば楕円赤血球症を示唆する．標的赤血球はサラセミアを疑う．後天性では，大半が自己免疫溶血性貧血で，直接ないし間接Coombs試験が陽性を呈する．

【診断のポイント】
　先天性が推定されれば，血球形態変化を参考に赤血球膜浸透圧脆弱性試験から遺伝性球状赤血球症を，酵素異常を疑うなら赤血球内酵素活性の測定を，ヘモグロビン異常症ならヘモグロビンのアミノ酸や遺伝子

の塩基配列などの専門的検索を依頼する．後天性の場合，大半は自己免疫溶血性貧血であるので，自己抗体の検索を行う．直接・間接 Coombs 試験，寒冷凝集素，Donath-Landsteiner 抗体などを検査する．発作性夜間血色素尿症は，血球膜表面でGPI アンカーの合成障害により補体制御蛋白（CD55，CD59）を欠失し，補体溶血する疾患で，血色素尿やヘモジデリン尿がみられる．砂糖水試験や Ham 試験が陽性となり，CD55 や CD59 のモノクロナール抗体を用いてフローサイトメトリーで診断する．

【入院・専門医移送の判断基準】

先天性では脾摘が唯一の治療手段となる場合があるので，手術適応は入院の判断基準となる．後天性の自己免疫性溶血性貧血では急激に高度の貧血をきたすことが多く，早急に副腎皮質ホルモンの治療を開始しなければならないので，専門医に早めに紹介する．

治療方針

溶血性貧血の病型によって治療法は大きく異なるので，診断を早急に確定することが，治療方針を立てるうえで大変重要である．

❶**自己免疫性溶血性貧血（AIHA）**：基礎疾患のない特発性の AIHA では第1選択として副腎皮質ステロイドが用いられ，プレドニゾロンで 1~1.5 mg/kg/日を経口投与にて始める．4週間くらい継続し，改善傾向が得られたなら，初期量を半減して，その後は2週間ごとに 5 mg くらいのペースで減量していく．本剤が効かない場合や，副作用が出現した場合にはアザチオプリンやシクロホスファミドを併用するか変更する．

❷**発作性夜間血色素尿症（PNH）**：蛋白同化ステロイドが用いられるが，即効的な治療効果は望めない．貧血が高度になれば輸血を行う．最近，補体成分 C5 に対するヒト化モノクロナール抗体が開発され，溶血発作を繰り返す症例に有効性が示されているが，わが国では現在，治験段階である．

❸**先天性溶血性貧血**：先天性の赤血球膜異常に基づく遺伝性球状赤血球症や楕円赤血球症には，摘脾が奏効する．酵素異常症やヘモグロビン異常症には特異的治療法はない．貧血が高度で頻回輸血による臓器障害がみられるような症例に対しては，造血幹細胞移植療法の適応を考える．

【合併症・続発症】

パルボウイルス B19 の初感染で無形成クリーゼを生じることがある．本ウイルスは赤芽球系前駆細胞を標的として傷害するので，代償的な赤血球産生が急に途絶えて赤芽球癆様病態となる．PNH は，造血障害，静脈血栓症，急性腎不全，Budd-Chiari 症候群などを合併する．また，再生不良性貧血に移行する例がある．先天性では，胆石症や脾腫を合併する．

【予後】

概して予後は良好である．ただし，リンパ腫，慢性リンパ性白血病や膠原病に合併する続発性 AIHA では基礎疾患の予後に大きく影響される．

【患者説明のポイント】

溶血性疾患にはさまざまな病型があり，治癒が期待できるものから，根治療法はなく黄疸が生涯にわたって続くものまであるので，病態を十分理解させる必要がある．

【経過観察・生活指導】

PNH では補体活性化で急激な溶血発作が生じるので，感冒などの感染症に注意を促す．冷式抗体による AIHA では，特別な治療法はないので，寒冷に曝されないように四肢末端などの保温に気をつけるようにする．先天性の G6PD 異常症や不安定ヘモグロビン症では感染症や酸化作用の薬剤で溶血発作が誘発されるので，感染や服

薬に注意を促す．
【医療スタッフへの指示】
　感染症や薬物などの誘発要因について認識し，それらを避けるように指導する．

体質性黄疸
constitutional jaundice, familial (inherited) hyperbilirubinemia

足立幸彦　地方独立行政法人桑名市民病院院長，三重大学名誉教授

【概念】
　肝細胞のビリルビン代謝の先天的な異常により発症する黄疸で，ビリルビン以外の一般肝機能検査の異常を伴わないもの．

高間接ビリルビン血症

【分類】
　Gilbert症候群（GS）（総ビリルビン1〜6 mg/dL），Crigler-Najjar症候群Ⅱ型（CNS Ⅱ）（5〜27 mg/dL），同Ⅰ型（CNS Ⅰ）（20〜45 mg/dL）に分類．ビリルビン値の重複あり．

【頻度】
　GSは人口の2〜7%に存在．男性に多い．CNS Ⅱは稀，CNS Ⅰはきわめて稀である．

【症状・病態】
　GS，CNS Ⅱは黄疸以外無症状が多い．CNS Ⅰは生直後から高度黄疸をきたし，無治療では核黄疸で死亡する．肝ビリルビン抱合酵素UGT1A1活性が基準値の25〜30%程度（GS），10%以下（CNS Ⅱ）に低下，または欠如（CNS Ⅰ）している．3症候群ともに遺伝子UGT1A1に種々の多型，変異が報告されており，これによるUGT1A1酵素活性低下の程度が血清ビリルビン値上昇を規定している．特にGSにおいて，他疾患に罹患し食事摂取不十分の場合に黄疸の予期せぬ一過性増強を認めることがある．

【問診で尋ねるべきこと】
　家族歴，新生児期〜乳児期の黄疸の様子〔GSではUGT1A1*6（エクソン1のG71R多型）で新生児黄疸が増強，UGT1A1の多型や変異で母乳黄疸が遷延〕．GSでは黄疸の程度が変動する．

【必要な検査と所見の読み方】
　肝胆道疾患〔一般肝機能検査異常，直接（抱合型）ビリルビン上昇，胆汁酸上昇〕，溶血性貧血（軽度貧血，網状赤血球増加，ハプトグロビン低値，骨髄赤芽球増加）を除外．GSでは，低カロリー試験（400 kcal/日×2日間にてビリルビンが約2倍に上昇）や遺伝子UGT1A1の解析「わが国のGSではUGT1A1*28〔プロモーター領域TATA boxの多型：A(TA)$_6$TAA → A(TA)$_7$TAA〕やUGT1A1*6（上述）が多い」が診断に有用である．

【鑑別診断】
　肝疾患，溶血性貧血，シャント高ビリルビン血症（骨髄無効造血）を鑑別．フェノバルビタールなどの酵素誘導剤はGSとCNS Ⅱに有効，CNS Ⅰには無効である．

治療法

　GSや成人CNS Ⅱは治療不要．CNS Ⅰや核黄疸の危険のある新生児期〜乳児期CNS Ⅱには光照射，血漿交換，ビリルビン吸着，酵素誘導剤投与（後者のみ），肝移植（前者のみ）が行われる．

【予後】
　GS，CNS Ⅱは予後良好．CNS Ⅰは予後不良で肝移植しなければ治療を継続しても思春期を越えて生きられない．

【患者説明のポイントと生活指導】
　病態を正しく説明し不安をもたせない．非抱合型ビリルビンは抗酸化作用をもっており，GSにおいて心血管疾患のリスクが低くなるとの報告もある．UGT1A1は

UGT1A酵素ファミリーの9つのアイソザイム(UGT1A遺伝子ファミリーは4偽遺伝子を含めて13個)の1つで,遺伝子UGT1A1は各アイソザイムに固有のエクソン1と全アイソザイムに共通のエクソン2～5からなる.UGT1A1*28を有するGSでは抗癌薬イリノテカンの代謝遅延をきたすし,UGT1A1活性を阻害する抗ウイルス薬アタザナビルにて黄疸増強をみる.また,UGT1A1*6とUGT1A1*28(特に前者)は他のアイソザイム遺伝子の多型と高率のリンクがみられ,フェノール基をもつ発癌物質(酵素はUGT1A7)や薬物(酵素はUGT1A6,UGT1A9)の代謝遅延をきたす患者の一群が存在する.UGT1A1の共通エクソンに変異(Y486Dなど)が存在する場合はアイソザイムすべての酵素活性に影響する.したがって,薬物使用(代謝遅延)や喫煙(発癌)に対して留意するよう説明する.

高直接ビリルビン血症

【分類・頻度】

Dubin-Johnson症候群(DJS)とRotor症候群(RS)とがある.DJSは稀,RSはきわめて稀である.

【症状・病態】

両症候群ともに黄疸以外は無症状.DJSではビリルビン7 mg/dL以下と黄疸はやや軽度.妊娠や経口避妊薬使用の女性で黄疸が増強することがある.肝細胞毛細胆管膜の抱合ビリルビンの輸送蛋白MRP2(ABCC2)が欠損,遺伝子MRP2(ABCC2)に変異.RSではビリルビン3～10 mg/dLとやや高値.肝細胞サイトゾルのビリルビン輸送蛋白GST-α(リガンディン)の活性欠如・蛋白欠損.

【問診で尋ねるべきこと】

家族歴(黄疸),出身地(RSは沖縄県に多い),発症年齢(DJSの過半数は12歳以下で発症).

【必要な検査と所見の読み方】

両症候群ともに肝の色素・有機アニオン輸送以外の一般肝機能検査は胆汁酸を含めて正常.DJSではBSPの再上昇現象あり.ICGの血中消失は正常.経口胆嚢造影描出不良.肝胆道シンチグラフィにて胆汁排泄著明遅延.尿コプロポルフィリンイソマーⅠ(CPⅠ)の割合著増(80%以上).黒色肝,肝細胞内に粗大褐色顆粒(肝炎合併,時に顆粒消失),免疫染色にてMRP2が欠損.遺伝子MRP2(ABCC2)に変異を認める.RSでは,ICG,BSPの著明血中停滞(ICG-R_{15}は約70%),肝胆道シンチグラフィにて肝への集積著明遅延.尿中CP総排泄量著増・CPⅠ割合増加(ただし80%以下).肝は肉眼的に正常,肝組織も正常だが,免疫染色にてGST-αが欠損.

【治療法・患者説明のポイント】

両症候群ともに予後良好で治療不要.DJSにて欠損しているMRP2は内因性(抱合ビリルビン,ロイコトリエンC_4,エストラジオール-グルクロニドなど)および外因性(セフォジジム,リファンピシン,プラバスタチン,テモカプリラート,エナラプリル,バルサルタン,イリノテカンおよびその代謝産物SN-38およびSN-38グルクロニド,メトトレキサート,グルタチオン抱合シスプラチンなど)有機アニオンの胆汁排泄を司る.したがってDJSでは,これら薬物の代謝遅延による血中濃度上昇・薬物毒性発現の可能性に注意を喚起する.RSにてもGST-α欠損にてアニオン系薬物の肝細胞摂取,細胞内輸送と胆汁排泄の著明遅延が起こる可能性があるので,薬物使用時には主治医との相談をすすめる.

肝内胆汁うっ滞
intrahepatic cholestasis

齋藤英胤　慶應義塾大学教授・消化器内科・薬学部薬物治療学（兼担）

【概念】

胆道系に明らかな閉塞機転がなく，肝細胞の胆汁排泄機構や微細胆管の障害により胆汁排泄が妨げられた状態をいう．その結果，胆汁色素であるビリルビン，胆汁酸，コレステロールなどが胆道系，血中に停滞，増加し，胆道系酵素の上昇や黄疸を呈する．肝組織では毛細胆管に胆汁栓，肝細胞やKupffer細胞内に胆汁色素沈着を認める．この概念は他の診断名のついた疾患に伴う病態も含まれ，疾患名というよりはむしろ症候群あるいは病態を表す言葉であるが，中心静脈栄養時や移植を含めた手術後など原因不明で生じ治療困難な場合もあり，今後疾患分類の整備が必要である．

【疾患分類】

国内外で分類法が異なるが，国内では表11-43のように分類されてきた．体質性黄疸は肝内胆汁うっ滞には分類されない．

【頻度】

急性型がほとんどであるが統計はなく実態がつかめていない．ウイルス性肝炎の中では通常の経過に比し胆汁うっ滞が顕著，遷延するものを指し，急性肝炎のうち数％と考えられる．原因がよくわからない胆汁うっ滞は薬物性である場合が多い．原発性胆汁性肝硬変（PBC，614頁），原発性硬化性胆管炎（PSC，618頁）に関しては他項参照．反復性はほとんどみられない．

【症状・病態】

黄疸，掻痒感，褐色尿，便色調の退色がある．

【問診で尋ねるべきこと】

症状の出現と経過を経時的に尋ねる．健康食品を含めた薬剤服用歴を聴取する．家族歴，飲酒習慣，輸血歴，渡航歴，場合によって性行為，麻薬関係，刺青歴などを聴取する．

表11-43　肝内胆汁うっ滞の代表的分類

1. 急性肝内胆汁うっ滞
   1) 薬物性
   2) ウイルス性
   3) その他
2. 反復性肝内胆汁うっ滞
   1) 良性反復性（家族性）肝内胆汁うっ滞
   2) 妊娠反復性肝内胆汁うっ滞
3. 慢性反復性肝内胆汁うっ滞
   1) 原発性胆汁性肝硬変（PBC）
   2) 慢性薬物性肝内胆汁うっ滞
   3) 原発性硬化性胆管炎（PSC）
   4) 若年性小葉間胆管形成不全
   5) 原因不明
4. 乳児性肝内胆汁うっ滞
   1) 新生児肝炎
   2) Byler病
   3) 肝内胆管閉塞症
   4) その他

なお外国の分類では，PBCは肝内胆汁うっ滞に分類されず，アルコール性，Wilson病，α_1-アンチトリプシン欠損症などの小児代謝性疾患，中心静脈栄養や敗血症に伴う胆汁うっ滞などに含まれる．（厚生省特定疾患調査研究班，1976年によるものを改変・転載．薬剤性を薬物性とした）

【必要な検査と所見の読み方】

❶血液：直接型優位の高ビリルビン血症，胆管系酵素（ALP，LAP，γ-GTP値）の上昇，次第に高コレステロール血症，低プロトロンビン値を呈する．ALPの高値症例ではアイソザイムを確認する．肝炎に伴うものではAST・ALT値も上昇する．原因追及のためウイルス，ANA，AMA（抗M2抗体）などの自己抗体を測定する．

❷画像検査：肝外の閉塞性黄疸を除外する．

❸肝生検：中心静脈周囲の肝細胞やKupffer細胞内に胆汁色素沈着，および毛細胆管に胆汁栓を認める．

❹**薬物の関与**：経過から薬物性が疑われる場合には，アレルギーの場合が多いため発熱，皮疹，好酸球増多をチェックする．できれば被疑薬剤のリンパ球幼弱化試験（DLST）を行う．

【診断のポイント】

検査最高値が総ビリルビン（TB）値8 mg/dL以上，ALP値が基準値上限2倍以上，総コレステロール（TC）値250 mg/dL以上を診断の目安とする．

【鑑別診断】

閉塞性黄疸とは画像検査にて鑑別する．肝細胞障害による黄疸とは，肝機能検査値の推移，組織像にて鑑別する．

【入院・専門医移送の判断基準】

急性型の黄疸は入院の適応となる．TB値5 mg/dL以上では原因追及，治療の意味で専門医へ移送したほうがよい．

治療方針

1）原疾患がはっきりしていればその治療を行う．
2）薬物性は原因薬物を中止する．
3）急性型でTB値5 mg/dL未満であれば経過観察．TB値5 mg/dL以上で遷延する場合，薬物治療を行う．
4）黄疸がある場合，活動度を下げ，食事の脂肪量を制限する．
5）脂溶性ビタミンを補給する．
6）高度症例では，血漿交換あるいはビリルビン吸着も考慮するが効果のエビデンスはない．肝不全になれば移植が適応となる．

治療法

黄疸が遷延し，安静と一般的な治療で改善しない場合，薬物治療を行う．一般的治療としては，安静，脂肪食制限，肝庇護薬の点滴がある．

❶**薬物療法**

a）**胆汁うっ滞に対する薬物治療**：第1選択はUDCAである．有効率は約75％とされている．作用機序としては細胞障害作用の強い胆汁酸との置換作用，利胆作用，肝細胞保護作用，免疫調節作用などが考えられている．以前は副腎皮質ステロイドが減黄のために使われていたが，奏効率はUDCAより低く，近年使用頻度は低下している．また，フェノバルビタールはグルクロン酸抱合酵素活性増強作用，胆汁分泌促進作用があり，古くから使われてきたが，服用により眠くなる．

b）**皮膚掻痒に対する薬物治療**：血中胆汁酸濃度が高くなると掻痒感が増強する．特異的な薬物治療として胆汁酸の再吸収を阻害するコレスチラミン（クエストラン），コレスチミド（コレバイン）が使われる．また一般的な抗ヒスタミン薬も用いられる．

近年，肝細胞内外のビリルビンや胆汁酸輸送にかかわるトランスポーターが次第に明らかにされており，将来特異的な検査，治療法の開発が期待される．最近，小腸コレステロールトランスポーター阻害薬エゼチミブ（ゼチーア）が高コレステロール血症薬として保険収載されたが，本薬剤も皮膚掻痒に効果が期待される．

処方例

〔胆汁うっ滞に対して〕
1）ウルソ錠（100 mg）　6～9錠　分3　毎食後*
2）プレドニン錠（5 mg）　6錠　分3　毎食後（黄疸の改善がみられれば1週ごとに5 mgずつ漸減）
3）フェノバール末　90～120 mg　分3　毎食後

〔うっ滞，掻痒感に対して〕
4）クエストラン　18～27 g　分3　ジュースなどに混ぜて服用
5）コレバインミニ　2包　分2　朝・夕食後*（便秘になりやすいので酸化マグネシウムなどと一緒に処方する）

〔掻痒感に対して〕
6) クラリチン錠(10 mg)　1～2錠　分1～2　朝(夕)食後*
7) アレロック錠(5 mg)　2錠　分2　朝・就寝前
8) レスタミンコーワクリーム(1%)　外用*

*は筆者が推奨するもの.

❷食事療法(脂肪制限)：標準的な摂取カロリー, 蛋白摂取量はそのままで, 脂肪量を制限する. 体重60 kgでは通常1日のカロリーは1,800～2,000 kcalと考え, 脂肪摂取は全エネルギーの20～25%として計算すると40 g前後の摂取となるが, 黄疸発現時には20～30 gに制限するとよい.

【合併症・続発症】
黄疸が持続(慢性化)すると, コレステロール高値となり黄色腫がみられる. また胆汁排泄不足のため便通異常, 体重減少に加え, 脂溶性ビタミンの吸収が不足し, ビタミンKの吸収不良では出血傾向となる. その他, 原疾患により特有の症状が現れることがある.

【予後】
急性型の多くは予後良好である. 慢性型の一部は遷延して胆汁うっ滞性肝硬変へと進行する場合がある. また肝細胞障害を伴う混合型の場合, 肝不全に進行することがある.

【患者説明のポイントと生活指導】
原因が多く不明のこともあることを了解してもらう. 黄疸のある場合には活動度や食事制限のあることを理解してもらう. 慢性型では定期的な検査が必要であることを理解してもらう. TB値10 mg/dLを超えれば肝移植についても考慮し, 移植外科との連携など準備に取りかかる.

【医療スタッフへの指示】
血液検査では自己抗体などの血清検査を忘れがちなので注意する. 問診では健康食品の摂取を注意する.

新生児黄疸・新生児肝炎
neonatal jaundice/neonatal hepatitis

松井　陽　国立成育医療センター病院長

【概念】
黄疸は高ビリルビン血症により皮膚が黄色く見えることで, 新生児黄疸の大部分は一過性かつ無害で生理的黄疸と呼ばれる. しかし, なかには早期新生児期に間接型高ビリルビン血症(直接型/総ビリルビン比が80%未満)が増強して放置すると核黄疸を合併することがある. また生後14日を超えて存在する遷延性黄疸の大部分は母乳性黄疸で間接型高ビリルビン血症を呈する.

一方, 新生児肝炎とは, 新生児期から続いていると推定される肝内胆汁うっ滞を主徴とする肝炎で, 胆道閉塞, 溶血性疾患, 敗血症, 尿路感染症, 梅毒, その他の全身性感染症, 先天性代謝異常などに伴った二次性のものを除いた症候群である. 胆汁うっ滞の結果, 直接型高ビリルビン血症(直接型/総ビリルビン比が20%以上), 高胆汁酸血症($40\,\mu M$以上)を呈し, ビタミンK欠乏性出血症などを合併するほか, 放置すれば肝硬変に進展することがある. 本項では新生児肝炎を中心に述べる.

【頻度】
出生1万～2万人に1人とされ, 大部分は散発例である. 男女比は2：1で, 低出生体重児に多い.

【症状・病態】
新生児期, 乳児期早期に黄疸, 淡黄色便, 濃黄色尿などで発症する. 黄疸はくすんだ黄色のことが多い. 最初は黄色便が認められていて, 淡黄色便が出現することが多く, 便色調が日によってわずかに変動す

表 11-44　新生児・乳児胆汁うっ滞の分類（Mowat を改編）

〔肝内胆汁うっ滞〕
- 新生児肝炎（特発性）
- 二次性肝内胆汁うっ滞

　　感染性（新生児肝炎症候群）

・ウイルス	サイトメガロウイルス，B 型肝炎ウイルス，風疹ウイルス，単純ヘルペスウイルス，水痘・帯状疱疹ウイルス，コクサッキーウイルス，エコーウイルス，ヒトパピローマウイルスなど
・細菌	大腸菌（尿路感染症，敗血症），梅毒，結核，リステリアなど
・原虫	トキソプラズマ

　　遺伝性・奇形症候群

　　　　Alagille 症候群
　　　　α_1-アンチトリプシン欠損症
　　　　（膵）嚢胞性線維症
　　　　進行性家族性肝内胆汁うっ滞（良性反復性肝内胆汁うっ滞を含む）
　　　　シトリン欠損による新生児肝内胆汁うっ滞
　　　　Aagenaes 症候群
　　　　Donahue 症候群

　　代謝異常

・アミノ酸	高チロシン血症
・脂質	Wolman 病 Niemann-Pick 病 3 型 Gaucher 病 acyl-CoA 脱水素酵素欠損症
・炭水化物	ガラクトース血症 フルクトース血症 糖原病 III/IV phosphoenolpyruvate carboxykinase deficiency
・胆汁酸	トリヒドロキシコプロスタン酸血症 Δ4-3-oxysteroid-5β-reductase deficiency 3β-hydroxy-Δ5-ステロイド脱水素酵素イソメラーゼ欠損症 Zellweger 症候群（他のペルオキシゾーム異常を含む）
・金属	新生児鉄貯蔵症 銅過剰症

　　解剖学的異常

　　　　先天性肝線維症・乳児多発性嚢胞性疾患
　　　　Caroli 病
　　　　非症候性肝内胆管減少症
　　　　ミクロフィラメント機能障害

　　染色体異常

　　　　21 トリソミー
　　　　18 トリソミー

　　中毒性

　　　　完全静脈栄養

（次頁に続く）

(表11-44の続き)

内分泌学的異常	
	下垂体機能低下症(septo-optic dysplasiaを含む)
	尿崩症
	甲状腺機能低下症
	副甲状腺機能低下症
	副腎機能低下症
血液学的異常	
	血球貪食症候群
阻血性	
	新生児肝壊死
自己免疫性	
	原発性硬化性胆管炎
〔肝外胆管閉塞〕	
●肝外・肝内胆管閉塞	胆道閉鎖症
●肝外胆管閉塞	先天性胆道拡張症(特発性胆管穿孔を含む)
●胆石	
●悪性腫瘍	

ることもある．濃黄色尿はビリルビン尿による．胆汁うっ滞の結果，十二指腸液中の胆汁酸が減少して，脂溶性ビタミンの吸収が低下する．ビタミンK欠乏性による頭蓋内出血をきたすこともある．肝は軽度腫大してやや硬く，時に脾を触知する．

【問診で尋ねるべきこと】
家族歴に特記すべきことがないか尋ねる．先天性代謝異常症検査の結果が未着であれば，検査センターに確認する．

【必要な検査と所見の読み方】
血清総ビリルビン値が上昇して5～10 mg/dL以上，直接型ビリルビンはその20%以上を占める(新生児期直接型高ビリルビン血症)．血清総胆汁酸上昇(40μM以上)，胆道系酵素上昇，トランスアミナーゼ上昇，血清α-フェトプロテインの著明な上昇をみる．血清リポプロテインXは通常，陰性である．超音波検査では6時間の絶食で正常大の胆囊を認めることが多く，乳汁摂取によってその収縮を認める．肝生検では典型例に巨細胞変性を認める．十二指腸液検査では，通常，胆汁の排泄を認める．

【診断のポイント】
治療により軽快しうる感染症(梅毒，敗血症・尿路感染症)，外科疾患(胆道閉鎖症，先天性胆道拡張症)の除外を優先する．

【鑑別診断】
表11-44参照．

【入院・専門医移送の判断基準】
直接型高ビリルビン血症を認めたら，小児科および小児外科専門医の常勤する施設に入院させる．

治療方針

❶**内科的疾患の除外**：尿路感染症・敗血症あるいは梅毒などによる細菌性肝炎は適切な抗菌薬治療によって速やかに軽快する．チロシン血症，ガラクトース血症，甲状腺機能低下症なども効果的な治療が存在するので早期の鑑別が必要である．Alagille症候群は特徴的顔貌，先天性心疾患(末梢性肺動脈閉鎖，Fallot 4徴など)，椎骨奇形，眼科的異常などから疑う．

❷**外科的疾患の除外**：胆道閉鎖症，先天性胆道拡張症は外科的治療を行わなければ軽快は望めない．特に胆道閉鎖症は，生後

60日以内で肝門部空腸吻合術を行うことにより高い10年生存率が得られるので，可及的速やかに，審査開腹により診断を確定する．

❸**対症療法**：腸への胆汁酸排泄が低下するために吸収が低下する脂質，脂溶性ビタミンを補充する．ミルクにはMCT（中鎖脂肪酸トリグリセライド）を補充する．ビタミンK欠乏による頭蓋内出血などの出血性疾患の予防にビタミンKを投与する．

治療法

大多数の症例では，黄疸，淡黄色便ともに生後3〜4か月までに軽快する．ここではそのような軽症例について述べる．肝硬変をきたしていずれ肝移植が必要な重症例については他を参照されたい．

❶**栄養**：人工栄養または混合栄養児には，必須脂肪酸強化MCTミルクを授乳する．完全母乳栄養児は体重増加をより綿密にチェックし，不良であれば経管栄養で上記MCTミルクを補充する．

❷**脂溶性ビタミン**：ヘパプラスチン時間が延長あるいはPIVKAⅡが上昇している間は，ビタミンK_2を投与する．経口投与で改善しなければ，静脈注射する．ビタミンEは総脂質との比が0.6 mg/gの場合に補充する．

❸**利胆薬**：血清総胆汁酸が200 μM以下50 μM以上の場合には，ウルソデオキシコール酸を内服投与する．

> **処方例**
> 1) 生後1か月，体重3 kg．ケイツーシロップ0.2％　1日1回　1 mL，所見により3 mLまで増量可．高張液なので，新生児には湯ざましで10倍に希釈し，哺乳可能な場合には乳汁とともに内服
> 2) ウルソ顆粒5％　10〜15 mg/kg/日　分3　内服

【合併症・続発症】
胆汁うっ滞が遷延する症例では肝硬変，慢性肝不全をきたす．

【予後】
❶**軽症例**：大多数の症例は，生後12か月までにすべての一般肝機能検査が正常化して，慢性化することはない．血清総胆汁酸が正常化したら原則として無治療として，経過観察する．

❷**重症例**：約5％（少数）は肝硬変に移行する．生後6か月までに黄疸が消退しなければ，経管栄養による栄養状態の改善，予防接種，ドナーの選定，移植施設への紹介など，肝移植の準備を始める．

【患者説明のポイント】
生後60日以内に胆道閉鎖症を除外できない場合には，試験開腹，術中胆道造影を避けられないこと，また新生児肝炎と確定しても肝硬変に進行することがあることへの理解が必要である．

【経過観察・生活指導】
胆汁うっ滞が軽快する症例では，可能な限り健常児と同様の養育に努める．

【医療スタッフへの指示】
生後12か月になって一般肝機能検査がすべて正常化するまでは経過観察が必要である．

肝腎症候群

hepatorenal syndrome（HRS）

馬場俊之　昭和大学講師・消化器内科

【概念】
高度肝障害における進行性の急性腎不全は，腎前性腎不全，器質性腎不全（慢性糸球体腎炎，腎盂腎炎などの既存の腎疾患，急性尿細管壊死など），肝腎症候群（HRS）に大別される．HRSは基礎肝疾患に続発

した二次的な障害であり，腎皮質虚血に起因する糸球体機能不全である．

【疾患分類】

Ⅰ型：急速な経過をとる症例〔発症後2週間以内に血清クレアチニン(sCr)が倍増し2.5 mg/dL以上になるか，24時間クレアチニンクリアランスが半減し20 mL/分以下になる〕．特発性細菌性腹膜炎(SBP)を25%に合併する．平均生存期間は2週間である．

Ⅱ型：緩徐な経過をたどる症例．難治性腹水を合併する．平均生存期間は4〜6か月である．

【頻度】

腹水を伴う肝硬変におけるHRSの発症率は1年18%，5年39%である．低ナトリウム血症，高レニン血症は，HRS発症の危険因子である．なお適切な抗菌薬投与にもかかわらず，SBPの28%がHRSに進展する．

【病態】

肝硬変では心拍出量および総細胞外液量は増加するが，有効循環血液量は相対的に減少する．その減少には末梢血管の拡張，低アルブミン血症による腹水や浮腫，末梢の動静脈シャント，門脈大循環シャントなどが関与する．

有効循環血漿量の減少により，血管作動因子である交感神経系（ノルアドレナリン），レニン・アンジオテンシン・アルドステロン系，バソプレシンが刺激され，腎皮質血管の攣縮により腎循環が悪化することによりHRSが発症する．腎血流量および糸球体濾過率は低下し，近位および遠位尿細管における水，Na再吸収は促進され乏尿となる．抗利尿ホルモン(ADH)は上昇し，動脈圧を維持するが，腎血管収縮への関与は少ない．腸管細菌由来のエンドトキシンは腎血管に対し強い血管収縮作用を示すが，血管内皮細胞の一酸化窒素(NO)合成酵素を誘導し，NOが放出されるため末梢血管は拡張する．血管内皮細胞から放出されるエンドセリン-1も腎血管に対し血管収縮作用を示す．このほかの血管収縮因子としてトロンボキサン，ロイコトリエンなどがある．一方，血管拡張因子としては，キニン・カリクレイン系，プロスタグランジン系，心房性ナトリウム利尿ペプチドなどがある．各昇圧系の亢進に対し，血管拡張性プロスタグランジンは拮抗して腎血流量を維持する．血管拡張性プロスタグランジンと血管収縮作用を有するトロンボキサンなどの不均衡は，HRS発症に関与する．

【診断のポイント】

International Ascites Clubの診断基準を表11-45に示す．他の原因による腎不全が除外され，利尿薬中止と輸液により持続的な腎機能改善が得られないことから診断される．尿量や尿沈渣は必須ではない．

【鑑別診断】

高度肝障害における進行性の急性腎不全では，腎前性腎不全や急性尿細管壊死とHRSの鑑別が重要である（表11-46）．これらの病態は重複し，鑑別が困難な場合がある．HRSでは近位尿細管におけるNa再吸収が著明に亢進し，尿中Na排泄は著減する．検査所見は腎前性腎不全と類似するが，輸液など血漿量増加に対する利尿反応が参考となる．なお，尿中Na排泄が増加に転じたときは急性尿細管壊死への移行も考慮する．急性尿細管壊死では尿中α_2-ミクログロブリン，NAGが高値となる．

治療法

治療の主体は有効循環血漿量の維持であるが，HRSに対する有効な治療は確立されておらず，一般には予防が重要である．肝移植は唯一の根本的治療である．Ⅰ型HRSに対する肝移植は，非合併例と比較し，合併症，ICUにおける治療期間，在院死亡の頻度が高いが，3年生存率は60%

表 11-45 肝腎症候群の診断基準

主要基準
- 糸球体濾過値の低下：血清 Cr > 1.5 mg/dL 以上あるいは 24 時間 Ccr < 40 mL/分
- ショック，進行中の敗血症，体液喪失，腎毒性薬物の使用が否定
- 利尿薬中止後 1.5 L の血漿増量剤で血漿量を増加させても腎機能の持続的な改善（血清 Cr ≦ 1.5 mg/dL あるいは 24 時間 Ccr ≧ 40 mL/分）がみられない
- 蛋白尿 < 500 mg/日かつ腎尿路閉塞，実質性腎障害の超音波所見が認められない

付加基準
- 尿量 < 500 mL/日
- 尿中 Na 排泄 < 10 mEq/L
- 尿浸透圧 > 血漿浸透圧
- 尿中赤血球 < 50/hpf（高倍率視野）
- 血清 Na < 130 mEq/L

(Arroyo V, Ginès P, Gerbes AL, et al : Definition and diagnostic criteria of refractory ascites and hepatorenal syndrome in cirrhosis. International Ascites Club. Hepatology 23 : 164-176, 1996 より転載)

表 11-46 重症肝疾患における進行性腎不全の鑑別

	腎前性腎不全	肝腎症候群	急性尿細管壊死
尿検査所見			
尿中 Na 濃度	< 10 mEq/L	< 10 mEq/L	30 mEq/L >
FENa	< 1%	< 1%	> 1%
尿/血漿クレアチニン比	> 30 : 1	> 30 : 1	< 20 : 1
尿-血漿浸透圧較差	> 100 mOsm	> 100 mOsm	0 mOsm
尿沈渣	正常	非特異的	円柱・細胞
血行動態			
中心静脈圧	低下	低下	正常（上昇）
心拍出量	減少	増加	不変
総末梢血管抵抗	上昇	低下	不変
血漿量増加に対する利尿反応	あり	なし	なし

である（非合併は 70〜80%）．移植後も腎機能障害により透析が必要な場合があり，免疫抑制薬の投与にも注意が必要となる．病状が急速に進行するため，肝移植に至らない症例がある．

　薬物療法には血管収縮薬（バソプレシン，オルニプレシン，テルリプレシン），α-交感神経作動薬（ミドドリン），ソマトスタチンアナログ（オクトレオチド）がある．テルリプレシンは最も多く使用され，メタアナリシスにより I 型 HRS の予後改善に寄与することが明らかにされている．I 型および II 型 HRS に対するテルリプレシンとアルブミン製剤の併用療法 13 例は，77% に腎機能改善（sCr < 1.5 mg/dL）が認められ，テルリプレシン単独療法に対する有効性が示された．腎機能改善に寄与する因子の 1 つにアルブミン製剤投与の有無があり，血管収縮薬にはアルブミン製剤の併用が必要である．II 型 HRS 26 例に対するテルリプレシンとアルブミン製剤の併用療法では腎機能改善を 80% に認めるが，治療中止による再燃が多く，肝移植や経頸静脈的肝内門脈体循環短絡術（TIPS）を考慮する必要がある．I 型 HRS 5 例に対するミドドリンとオクトレオチドの併用療法は，全例に腎機能改善を認め，4 例で長期生存が得られている．また，I 型 HRS に対す

る両薬剤の併用療法60例における腎機能改善は40%，死亡率は43%であり，コントロール群に対する有用性が示されている．低用量のドパミンは腎血管拡張作用を有するため日常臨床では広く使用されるが，有効性に関するデータは少ない．なおわが国ではテルリプレシンは使用できず，ミドドリン，オクトレオチドは保険適用になっていない．

Ⅰ型HRS12例（総ビリルビン＞15 mg/dL，Child-Pughスコア＞12，肝性脳症などは除外）に対するTIPSの3，6，12か月生存率は64，50，20%である．またⅠ型HRS 7例（Child-Pughスコア＜12）に対するTIPSの平均生存期間は140±68日である．よって治療が奏効すれば腎機能改善により肝移植への待機期間が得られる．Ⅱ型HRSでは難治性腹水を合併するが，多くの症例においてTIPSにより腎機能改善，腹水減少が認められる．1，2年生存率は70，45%であり，長期生存が期待できる．

腹腔静脈シャントにより腎機能改善，腹水減少を認めるが，生存期間の延長は得られず上大静脈血栓，感染症，DICなど合併症が多いため，推奨される治療ではない．

【予防】

HRSは消化管出血，感染，大量腹水穿刺，利尿薬の過剰投与が誘因となるため予防は重要である．大量腹水穿刺は，下大静脈圧や腎静脈圧を下げ腎血行動態を改善するが，循環動態の変化からHRSを引き起こす可能性があり，その予防にはアルブミン製剤の投与が有効である．SBPに対するアルブミン製剤の投与は，循環不全の進行を抑制し，在院死を低下させる．Ⅰ型HRSに対する抗菌薬（ノルフロキサシン）の長期投与はSBPへの進行を予防し，生存率を改善させる．非ステロイド性消炎鎮痛薬は，プロスタグランジン合成を阻害することにより腎皮質の虚血を引き起こし，HRSを発症する．腎毒性を有するアミノグリコシドや造影剤の使用は避けるべきである．

肝外傷
hepatic trauma

須崎　真　紀南病院院長
野口　孝　三重大学名誉教授

【原因・主病態】

❶穿通性外傷：銃弾，刃物などの鋭利な器物の刺入により出血をみる．

❷鈍的外傷：交通事故，転倒，重量物圧迫などにより出血・壊死することがある．

❸医原性：肝切除，胆摘など手術に伴う損傷で出血，bilomaを引き起こし，肝生検，胆管胆汁ドレナージ，肝癌焼灼術などの経皮経肝的操作で出血，biloma，壊死を起こすことがある．

【頻度】

わが国では鈍的外傷が8割を占めるが，米国では銃撃によるものが8割である．

【分類】

日本外傷学会肝損傷分類が重症度の把握と治療方針決定に有用である（図11-25）．

【症候】

肝損傷の程度で症候は多彩である．①外傷の既往，②出血性ショック，③腹部膨隆，④上腹部痛・筋性防御，⑤呼吸促迫，⑥腹腔内液体貯留，⑦右肋骨骨折，⑧白血球増多，⑨肝機能障害，⑩貧血所見（受傷初期は潜在化例あり）．

多臓器損傷合併を考慮した腹膜刺激症状やfree airの有無，血清アミラーゼ値などの検索も必要である．

【診断】

1) 受傷状況，症候，エコー，造影CTから総合的に診断する．

Ⅰ型：被膜下損傷（被膜の連続性保持・腹腔内出血ほぼなし）

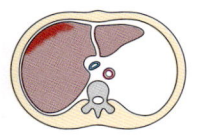

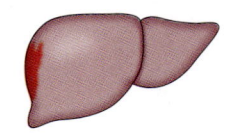

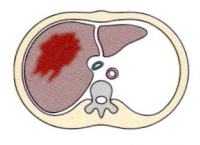

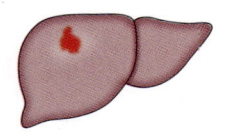

Ⅰa型：被膜下血腫　　　　　　Ⅰb型：中心性破裂

Ⅱ型：表在性損傷（深さ3cm以内，通常主血管の断裂なし）

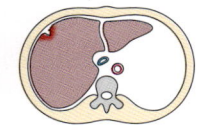

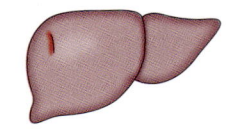

Ⅲ型：深在性損傷（深さ3cm以上）

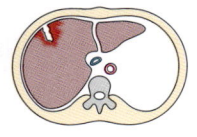

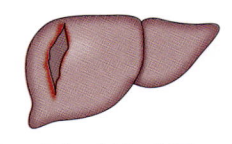

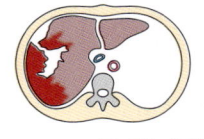

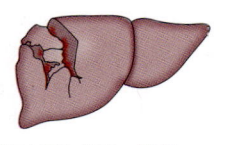

Ⅲa型：単純型（軽度の挫滅・壊死）　　　Ⅲb型：複雑型（広範な挫滅・壊死）

- 下大静脈損傷合併例などは死亡率50%以上

図11-25　日本外傷学会肝損傷分類2008
〔日本外傷学会臓器損傷分類委員会：肝損傷分類2008（日本外傷学会）．日外学会誌22：262，2008より改変〕

2）循環動態不安定例，腹腔内大量出血例はCT検査に固執せず即開腹手術で確認・対応する．

3）動脈塞栓術選択時は血管造影を行う．

【重症度・予後評価（治療方針決定）】

解剖学的重症度（injury severity score）のほか，急性期病態生理学的評価APACHE Ⅱ（35点以上の死亡率85%）が参考になる．Felicianoの肝損傷例lethal triad：アシドーシス，低体温，出血傾向（諸家の基準：pH≦7.2〜7.3，深部体温≦34〜35℃，出血傾向PTまたはPTT延長≧50%または出血量≧2〜3L）は重症度判定に有用で，高齢者・併存病変例などはさらにhigh riskとして後述のdamage control surgery（DCS）が適応となる．

治療に際しては十分な説明と同意が必要で大出血例を含め専門医への搬送も重要．

治療方針

図11-26に示す（多臓器損傷合併は除く）．

開腹術後の対処・術式

❶出血点・止血可能性の判定：肝周囲へのガーゼパッキング（肝接触部はドレープ使用）や肝十二指腸間膜内脈管を一時的に遮断（Pringle操作）する．

❷肝縫合：Ⅲa型や肝組織挫滅が少ない場合に死腔を残さないように縫合する．5cm以上の深い損傷では大網を充填し縫合する．

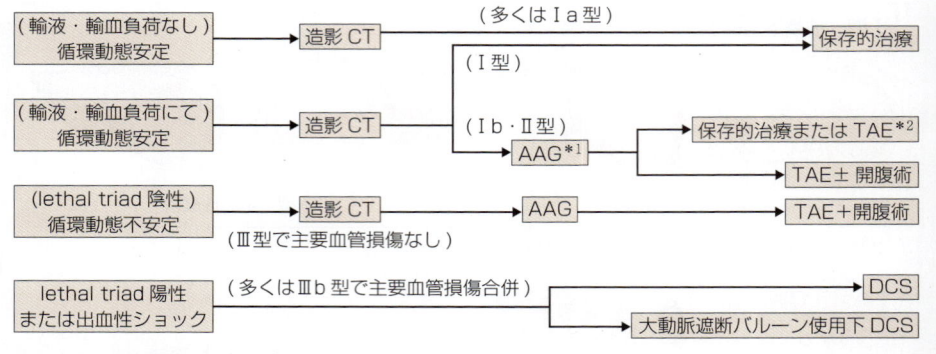

図 11-26　肝損傷急性期の治療選択
*1 AAG：腹部動脈撮影，*2 TAE：経カテーテル動脈塞栓術．

❸**肝切除**：定型的肝切除でなくⅢb型では肝損傷面で切除（resectional debridement）を施行する．

❹**肝静脈・下大静脈損傷処置**：total vascular exclusion併用下の修復は難易度が高く，Pringle操作とガーゼパッキングで対応するのがよい．

❺**DCS**：可及的早期にガーゼパッキングで止血し，全身状態改善後，二期的根治手術を施行する．

【合併症】

後出血，胆汁瘻，biloma，肝膿瘍，肝機能不全，多臓器障害，肝内動脈瘤破裂などがある．DCS施行例は腸管浮腫に伴う腹腔内圧上昇（abdominal compartment syndrome）に注意が必要である．

肝膿瘍
liver abscess

横山圭二　福岡大学消化器内科
向坂彰太郎　福岡大学教授・消化器内科

【概念】

細菌，原虫，真菌が肝組織に侵入，増殖し，肝内に膿の貯留をきたした病態である．糖尿病患者，肝胆膵の悪性腫瘍疾患，あるいは肝移植後などの免疫機能低下状態で発症のリスクが高くなる．

【疾患分類・病態】

細菌性とアメーバ性に大別され，稀に真菌性も認められる．

❶**細菌性**：主な起因菌としては *E. coli*，*Klebsiella* などのグラム陰性桿菌が多い．その他，嫌気性菌やMRSA，あるいはそれらの混合感染もみられる．肝膿瘍の形態としては，単発性，肝内多発性とさまざまである．感染経路は，①経胆道性：胆石などの良性胆道疾患や悪性膵・胆道系疾患に伴う腸内細菌の逆行性胆道感染によるもの，②経門脈性：虫垂炎や憩室炎，痔核，潰瘍性大腸炎などの腸管内感染から腸内細菌が経門脈性に肝に侵入し膿瘍を形成するもの，③経動脈性：敗血症，菌血症によるもの，④直達性：肝周囲臓器の炎症の波及したもの，さらに⑤外傷性，⑥医原性：肝癌の局所療法（ラジオ波焼灼術，エタノール注入療法など）や，動脈塞栓術，動注化学療法，肝移植後に発症したもの，そして，⑦特発性がある．

❷**アメーバ性**：赤痢アメーバ原虫（*Entamoeba histolytica*）の経口感染によるアメーバ性腸炎の経過中に，成熟した嚢子が

経門脈的に肝に運搬，増殖し膿瘍を形成する．形態はほとんどが肝右葉の単発性である．

【頻度】
年間10万人に2〜3例との報告がある．

【症状】
発熱（弛張熱），右季肋部痛，肝腫大が3主徴であるが，非特異的で，症状の軽微なもの，また無症状で経過する例も少なくない．黄疸，右胸水や腹水を認める場合もある．急性閉塞性化膿性胆管炎（acute obstructive suppurative cholangitis：AOSC）により症状が著しく悪化し，綿花状の多発性肝膿瘍を形成する例もある．

【問診で尋ねるべきこと】
発熱や腹痛，その他，下痢などの消化器症状の有無，腹部外傷の既往，体重減少などの悪性疾患を疑う病歴の有無などを尋ねる．また，アメーバ性では特に開発途上国への渡航歴を聴取する．男性同性愛者間の感染が多い点も念頭に置いておく．

【検査所見】
細菌性では白血球増加，赤沈亢進，肝胆道系酵素およびCRPの上昇を認める．アメーバ性ではトランスアミナーゼの上昇を示さない場合もある．アメーバの虫体検出率は，糞便からは15〜20%程度であり，さらに穿刺内容物からの検出はきわめて稀である．しかし，血清学的アメーバ抗体（indirect hemagglutination：IHA）試験は，ほぼ100%陽性となるので，診断に有用である．

画像所見は，症例によりさまざまなパターンを呈する．一般的に腹部超音波検査では，初期の段階では境界不明瞭な低エコー，あるいは淡い高エコー腫瘤として描出され，腫瘤内組織の融解，壊死が進行して内部が液状化してくると，境界明瞭で内部不均一な低エコーあるいは無エコー像となる．単純CTでは，辺縁不明瞭な低吸収域として描出され，造影CTでは内部の壊死部は造影されず，辺縁の膿瘍壁のみ造影効果を伴う．MRIでは，T1強調像で低信号となり，T2強調像で高信号となるが，これらは多くの肝腫瘤に共通する所見であり，特異性はない．造影MRIでは，造影CTと同様の造影効果を認める．ただ，細菌性とアメーバ性を画像診断のみで鑑別することは困難である．

【診断のポイント】
穿刺により膿の性状を観察し，培養により起因菌を同定する．細菌性の膿は腐敗臭を伴いやすい．アメーバ性はアンチョビペースト状，あるいはチョコレート状と形容され，無臭の粘稠な赤褐色の膿が特徴的である．

【鑑別診断】
肝嚢胞腺癌，転移性肝腫瘍，肝細胞癌，胆汁性肝嚢胞（biloma），肝内血腫などとの鑑別が必要となる．

治療方針

適切な抗菌薬，抗アメーバ薬の投与，あるいは感染巣のドレナージが最も効果的である．

細菌性では，炎症反応の改善まで抗菌薬の点滴投与を行うが，起因菌が同定されるまでは，グラム陰性腸内細菌に感受性があり，胆汁移行性のよい第2・第3世代セフェム系を選択する．嫌気性菌の混合感染がある場合は，クリンダマイシンの併用や，胆汁移行性はやや悪いものの，嫌気性菌を含む広域スペクトルをもつカルバペネム系やアミノ配糖体を使用する．重症例やサイズの大きい膿瘍では，抗菌薬投与のみで治癒が得られることは少ないため，早期に経皮経肝的に膿瘍腔内にチューブを留置し，持続ドレナージを行う．膿瘍腔の消失と菌培養の陰性化が得られたら，チューブを抜去する．さらに，重症，難治性の場合は抗菌薬の経動脈的投与を行い，膿瘍の腹腔内穿破時などは腹腔鏡や開腹下ドレナー

ジを行う場合もある．

アメーバ性ではメトロニダゾール（フラジール；保険適用外）の経口投与が第1選択である．アメーバが証明できない場合も，血清学的アメーバ抗体が陽性であれば直ちに治療を開始する．重症例では塩酸エメチンを使用する（1 mg/kg/日）．

【処方例】

〔細菌性：抗菌薬の点滴静注〕
1) スルペラゾン注　1〜2 g　分2/日
2) ロセフィン注　1〜2 g　分1〜2/日
3) メロペン点滴用　0.5 g　分2/日
4) 硫酸アミカシン注　100〜200 mg　分2/日

嫌気性菌感染を疑う場合は，以下を併用
5) ダラシン　300〜600 mg　分3/日

〔アメーバ性：以下を経口投与〕
6) フラジール内服錠（250 mg）　1.5〜2 g　分3/日　10日間投与

【予後】

従来致死率の高い疾患であったが，画像診断能やドレナージ技術の向上，抗菌薬の進歩により，最近は比較的予後良好な疾患となった．現在肝膿瘍における死亡率は2〜12％との報告があるが，膿瘍自体よりも，むしろ原因となる基礎疾患との関連が強い．しかし，治療が遅れた場合，敗血症，ショック，DICに移行し致命的となりうるため，臨床症状，病歴，画像検査により早期診断し，速やかに適切な治療を開始することが重要である．

Weil 病
Weil's disease

佐々木　茂　札幌医科大学講師・第一内科

【概念】

レプトスピラ（スピロヘータ目，レプトスピラ科に属する）による感染症全体をレプトスピラ症（leptospirosis）としているが，そのうち，このWeil病が最も重篤な疾患として挙げられる．Weil病は1915年稲田龍吉博士，井戸泰博士により，その病原体が分離された．レプトスピラ症は人獣共通感染症であり，レプトスピラに感染した哺乳動物の尿からヒトに感染し，比較的軽症なWeil病様の症状やインフルエンザ様症状を示す秋季レプトスピラ症や，イヌから感染し無菌性髄膜炎を示すことがあるイヌ型レプトスピラ症から最も重篤なWeil病（病原体 *Leptospira interrogans serovar icterohaemorrhagiae*, *Leptospira interrogans serovar copenhageni*）まで存在している．Weil病は黄疸出血性レプトスピラ症（*Leptospirosis icterohaemorrhagiae*）とも呼ばれ，レプトスピラの細胞壁にある内毒素様の物質が原因となり，黄疸，出血，腎不全などを示すことが知られている（表11-47）．熱帯，亜熱帯地域の開発途上国での深刻な疾患のひとつになっているが，最近は先進国でも川や池の水に接する機会が多くなり，感染者が増えている．レプトスピラ症は4類感染症に指定されている．

【感染経路】

レプトスピラはラットやイヌ，ブタなどの腎尿細管に寄生し，尿中に生菌が放出される．この尿で汚染された川，運河，水田，池，下水，プール，あるいは湿った土などに数か月間生存する．汚染された水や

表11-47 主なスピロヘータとレプトスピラ

スピロヘータ目（Order Spirochaetales）			
科（family）	属（genus）	種（species）	主な疾患
スピロヘータ科 （Spirochaetaceae）	Treponema Borrelia	T. pallidum subsp. pallidum B. recurrentis B. burgdorferi	梅毒 回帰熱 ライム病
レプトスピラ科 （Leptospiraceae）	Leptospira	L. interrogans	Weil病

飲食物から経口的に感染することもあり，川や池で泳いだり，釣りをしたりすることで，あるいは調理師，飲食業者などに，さらに皮膚の傷口や粘膜を介して経皮的にも感染するので，農業従事者，家畜飼育者，下水道工事関係者，鉱山採掘者，土木作業員などにも発症することがある．

【症状】

夏の終わりや秋に好発する．臨床症状として特異なものは少なく，黄疸，出血傾向，腎障害を主要徴候とするが診断は困難なことが多い．潜伏期間は3～14日（通常は5～7日）で，臨床症状は3期に分けられる．

❶第1期（1週目）：発熱期．突然の発熱で発症する（39～40℃）．インフルエンザ様症状を併発し，咳嗽や胸痛がみられ，時に肺炎を発症する．精神錯乱といった精神症状を示すこともある．急性腹症を思わせる腹痛も出現することがあり，全身の筋肉痛（特に腓腹筋の握痛が有名）もみられる．眼球結膜の充血や腎障害で蛋白尿も出現する．

❷第2期（2週目）：黄疸期．肝障害による黄疸が増強することがあるが，この黄疸は出現しないこともある．筋肉痛は下肢を中心に著明になり，眼球結膜の充血も持続する．腎機能障害はさらに増悪する．血管内皮障害による出血傾向もみられ，重症例では意識障害が認められることがある．

❸第3期（3週目）：回復期．腎機能，黄疸，さらに精神症状のいずれも回復してく

る．体温が一過性に上昇することがある．

【検査所見】

末梢血では，好中球の増多を示し，白血球数は10,000～30,000/μLに増加する．血小板数が減少する場合もある．肝機能検査では，総ビリルビン値が著しく上昇し，20 mg/dLにもなることがあるが，AST，ALTは軽度の上昇にとどまることが多い．腎機能では尿素窒素，クレアチニンが著明に上昇し，尿蛋白はほとんど常に陽性で，黄疸期の終わりまで持続する．

【診断のポイント，鑑別診断】

Weil病の確定診断には，レプトスピラあるいはその特異抗体の証明が必要である．レプトスピラの検出はPCR法で行うが，第1週では血液ないし髄液から，第2週以降は尿から培養することによりなされる．抗体価の上昇はDot-ELISA法あるいは免疫蛍光法や暗視野顕微鏡下凝集試験で確認する．遺伝子診断として，16SrRNA遺伝子の塩基配列やflaB鞭毛コア遺伝子のPCR解析が行われている．

鑑別診断としては，細菌感染症からの敗血症，チフス熱やウイルス性肝炎などが挙げられる．

治療方針・予後

治療薬として，ラクタム系，アミノ配糖体系，テトラサイクリン系，マクロライド系，ペニシリン系，セフェム系などの抗菌薬が有効で，WHOではドキシサイクリン，ペニシリン系が，わが国ではストレプトマ

イシンが推奨されている．発症早期に投与を開始することが最も重要であり，第2週以降の投与開始では予後が悪いといわれている．また同時に，適正な輸液管理や強心薬，利尿薬の投与，さらに時には血液透析も必要となり，intensive care が早期からなされる必要がある．

予後は致死率が5～10％で，主な死因は腎不全，心不全，出血と多臓器不全である．最も確実な予防法はワクチン接種であり，流行地に行く場合や感染する確率の高い職業では，ワクチン接種が考慮されるが，わが国では Weil 病秋やみ混合ワクチンが用いられている．

肝結核
tuberculosis of the liver

井上達夫　近畿大学講師・消化器内科
工藤正俊　近畿大学教授・消化器内科

【概念】
肝結核の大部分は粟粒結核（結核菌が血液内に流入して起こる重篤な血行性播種性結核症）の部分症として認められるが，ごく稀に肝に孤立性に結核が生じる場合がある．

【疾患分類】
❶粟粒性肝結核
　a）びまん型：粟粒結核の大多数の症例に認められ，肝結核の典型病型．
　b）結節型：稀なもので，大きい結核結節あるいは結核性膿瘍を形成するもの．
❷孤立性肝結核：肝以外に結核病変を認めず，肝が結核病変の主要臓器であるもの．
　a）びまん型：原発性肝粟粒結核に相当し，播種性に結核病変を認めるもの．
　b）結節型：きわめて稀で，結核結節が癒合して大きい腫瘍様結核腫あるいは膿瘍を形成するもの．

【頻度】
肝結核自体は稀な疾患であるが，わが国は先進国では飛びぬけて高い結核罹患率（人口10万対23，2004年）であり，原因不明の肝機能異常，肝腫大や肝結節を認めた場合には念頭に置いておくべき疾患である．

【症状・病態】
不明熱，全身倦怠感，衰弱，食欲不振，肝腫大が著明な場合には右季肋部痛を訴えることがあるが，無症状の場合もある．血液疾患，肝疾患，悪性腫瘍，糖尿病，ステロイド，免疫抑制薬の使用，血液透析，AIDSなどの免疫不全状態が誘因となる．粟粒性肝結核の場合には黄疸，肝不全を引き起こすこともある．

【必要な検査】
血液所見では，赤沈の亢進，血清アルカリホスファターゼ，γ-GTP の上昇を認めることが多い．γ-グロブリンの上昇は慢性炎症の持続や肝肉芽腫の存在を反映する．汎血球減少が20％にみられるとの報告もある．粟粒性肝結核の場合には肝腫大を示す．孤立性肝結核の場合には超音波検査で低エコー結節として描出される場合が多い．急性期の病変であれば内部エコーが不均一となる．陳旧期のものは内部に石灰化を反映する高エコーな部分が観察される場合があり，その所見としては均一に散するものや，癒合傾向を示すものなどさまざまである．腹部CTでは低濃度結節として描出され，急性期の病変は周辺の造影効果を認める．陳旧期の場合には肝臓内部の石灰化が多発していることがある．

MRIではT1強調画像では低信号を示すことがほとんどである．T2強調画像ではさまざまな所見を呈するが，これは結核の病期により乾酪壊死，液化壊死，線維化，石灰化などの混在程度が異なるためである．

【診断のポイント】

上記のような免疫不全状態患者で原因不明の肝腫大や肝機能障害，肝内結節を認めた場合には本疾患を念頭に置くことが重要である．確定診断のためには肝生検が必須である．

生検組織内に類上皮細胞とリンパ球が存在し，乾酪壊死とLanghans巨細胞を認める．生検材料を用いた培養法，染色法での陽性率は50％程度である．核酸増幅法による検出率は比較的高い陽性率を示す．

【鑑別診断】

細菌性肝膿瘍，転移性肝癌，リンパ腫が鑑別診断として重要である．

【入院・専門医移送の判断基準】

粟粒性肝結核が大部分であり，全身状態が不良で免疫能の低下した患者が多い．排菌患者，塗抹陽性患者と同様に入院加療が必要である．合併症の治療が必要な場合や，薬剤耐性が考えられる場合，再発例，副作用（肝障害など）出現例は専門施設へ紹介する．

治療方針

肺結核に準じた治療が行われる．現行のものは2004年度改定版の結核医療の基準で定められた治療法である．通常投与量はイソニアジド（INH）300 mg/日，リファンピシン（RFP）450〜600 mg/日，ピラジナミド（PZA）25 mg/kg/日，エタンブトール（EB）15〜25 mg/kg/日．

> **処方例**
>
> 〔標準方式1〕
> 最初の2か月間はINH＋RFP＋SMまたはEB＋PZA，続いてINH＋RFPで4か月（これにEBを加えてもよい）
> 〔標準方式2〕
> 最初の6か月間はINH＋RFP＋SM（またはEB），続く3か月はINH＋RFP
>
> 〔標準方式1〕
> 最初の2か月間1)〜4)を併用，続く4か月間は1)，2)を併用する．
> 1) INH（ヒドラ錠50 mg，イスコチン注100 mg/アンプル）　300 mg　分1〜3
> 2) RFP（リマクタン，リファジン，アプテシンいずれもカプセル150 mg）　分1　朝食前空腹時
> 3) SM（ストレプトマイシン注　1 g/バイアル）またはEM（エブトール錠125 mg，250 mg）　分1〜2
> 4) PZA（ピラマイド末）　分1〜3
> 〔標準方式2〕
> 上記の1)〜3)を6か月，続く3か月間は1)，2)を併用

すべての症例に〔標準方式1〕を優先的に用い，PZAが使えない場合（肝機能障害，高齢者）には〔標準方式2〕を適宜行う．INH，RFPにも肝障害の副作用があり，注意を要するが，一般的に肝酵素の上昇が基準値の3倍以内であれば継続して問題ないことが多い．5倍になれば使用を断念する．INHはトランスアミナーゼの上昇，RFPは胆汁うっ帯型の肝障害が多い．

重症患者，糖尿病の合併，ステロイド併用中などの場合にはさらに治療期間を3か月延長する場合がある．

INH使用時には必ずビタミンB_6を併用する．

【患者説明のポイント】

肺結核に準じた治療が必要であり，多剤併用の長期間治療が必要であることを説明する．

肝サルコイドーシス
hepatic sarcoidosis

坂口浩樹　和泉市立病院肝臓病センター長

【概念】

肝生検の組織上，類上皮細胞肉芽腫を認める疾患として有名なのは，肝結核，原発性胆汁性肝硬変，肝サルコイドーシスの3疾患である．肝病変の原因検索の目的で行った肝生検の結果が本疾患の診断のきっかけとなることが多い．

【頻度】

1984〜1988年の97例のサルコイドーシス剖検例の中で肝病変は40.6%であったと報告されており，比較的肝病変の頻度は高い．また，肝生検施行症例中のサルコイドーシスの頻度は不明であるが，筆者らの経験では，3,000例の腹腔鏡施行症例の中でサルコイドーシスは1症例のみであった．

以上より稀な疾患であると考えられるが，肝機能障害を契機に診断される症例の報告もあり，肝障害の原因の1つとして念頭に置いておくべきである．

【症状・病態】

サルコイドーシスは全身性疾患であるため，罹患部位により症状は異なり，多彩な症状を呈する．病変は，リンパ節，肺，眼，皮膚，関節，筋肉，心臓，肝臓，脾臓，神経などに出現する．症状としては眼症状が多く（霧視，羞明，飛蚊症，視力低下など），次に皮膚症状（皮疹など）が挙げられる．肝サルコイドーシスの症状としては，肝機能異常，発熱，倦怠感などが挙げられる．

【問診で尋ねるべきこと】

本疾患は全身性疾患であり，健診時に両側肺門リンパ節腫脹を指摘され発見されることも多いので，このような情報があれば診断に有益である．

【必要な検査と所見の読み方】

肝サルコイドーシスの診断には肝生検が必須である．肝生検により類上皮細胞肉芽腫が認められた場合，肝結核と原発性胆汁性肝硬変を除外する必要がある．肝結核の場合，乾酪壊死があれば結核と診断できるが，それがなければZiehl-Nielsen染色にて結核菌を証明することが有用である．ほかに全身症状や他臓器の病変も含めて鑑別診断する必要がある．また，原発性胆汁性肝硬変ではGlisson鞘内に類上皮細胞肉芽腫が観察される点が特徴である．肝サルコイドーシスや肝結核では小葉内に類上皮細胞肉芽腫が観察されるのが一般的であり，本所見が鑑別に有用である．ほかに原発性胆汁性肝硬変では，胆道系酵素高値や抗ミトコンドリア抗体陽性などの所見が認められる．

サルコイドーシスは全身疾患であるため，他臓器病変について精査する必要がある．胸部については，両側肺門リンパ節腫脹が認められることが多く，また，肺病変も時に合併するため胸部X線や胸部CTが有用である．また，眼病変も多いため眼科へ紹介することも有用である．ほかに心病変，神経病変，関節炎を合併することがある．血液検査では，γ-グロブリン高値，アンジオテンシン変換酵素（ACE）高値，高カルシウム血症，IL-2レセプター高値などの所見が診断に有用である．

【鑑別診断】

先に述べたように，肝生検にて類上皮細胞肉芽腫が認められる肝結核，肝サルコイドーシス，原発性胆汁性肝硬変を鑑別する必要がある．

治療方針

サルコイドーシスの予後は一般に良好であり，約70%の症例は自然寛解し，約5〜

10％の症例は進行性の病態を呈すると報告されている．肝サルコイドーシスの経過については不明な点が多いが，徐々に肉芽腫が拡大し，肝予備能が低下していく進行性の症例も報告されている．したがって，血液検査上，強い肝障害が認められる症例ではステロイド治療が望ましい．そうでない場合は経過観察を行い，進行性の経過が確認できればステロイド治療が必要である．肉芽腫が著明に拡大した場合は，肝不全に陥ることもありうるので，その場合は肝移植も考慮に入れる必要がある．

処方例

プレドニン錠（5 mg）　6錠　分2
プレドニン 30 mg/日で開始する．1か月投与し，肝機能が改善すれば1～2か月ごとに5 mg/日ずつ減量する．15 mg/日以下では再燃の可能性が高いので慎重に減量する．ステロイド治療が必要な症例では10～15 mg/日程度で維持することが多いと思われるが，さらに減量・中止できることもある．

【患者説明のポイント】

・予後は良好なこともあるが，慢性の経過をとり徐々に増悪することもあるので長期的に経過観察する必要があること．
・ステロイド治療する場合は，その副作用（感染症，糖尿病，骨粗鬆症など）について説明する．また，服薬量を正確にし，自己中断することがないよう説明する．
・全身疾患であるので他臓器病変にも注意を払う必要があること．

肝梅毒
hepatic syphilis

坂口浩樹　和泉市立病院肝臓病センター長

【概念】

梅毒は *Treponema pallidum* の感染により起こる性感染症であり，全身疾患である．その一部分症として肝梅毒があるが，全身疾患としての症状が少ない場合は，原因不明の肝障害として発症することがある．したがって，肝障害の原因の1つとして梅毒も念頭に置く必要がある．

【疾患分類】

胎児期に胎盤を通して感染する先天梅毒と，主として性行為で感染する後天梅毒に分類される．さらに，先天梅毒は早期先天梅毒と晩期先天梅毒に分類される．また，後天梅毒は病状の進行の程度により4期に分類されている．詳しくは，以下に記載する．

【頻度】

一時は減少傾向であったが，最近は性感染症として増加の傾向がある．男性同性愛者による感染が増加しており，HIV感染症との合併例も多くなっている．

【症状・病態】

早期先天梅毒では出産後から数年以内に肝臓のゴム腫や貧血，神経梅毒症状を発症する．晩期先天梅毒は学童期に発症し，Hutchinson 3徴候（Hutchinsonの歯，角膜実質炎，内耳性難聴）が有名である．後天梅毒では，感染後約3週間の潜伏期間の後，以下の4期に分けられた経過を示す．

❶第1期梅毒：病原体の感染部位に初期硬結を生じ，やがてこれが自潰し，無痛性の硬性下疳となる．また，鼠径部の所属リンパ節が腫脹し，これを無痛性横痃と呼ぶ．この1期病変は2～3週で自然消退し

無症状となる．

❷第2期梅毒：感染後9〜18週で，病原体が血行性に全身に広がり，皮膚や粘膜の発疹が出現し，さらに臓器梅毒の症状を呈する．バラ疹，丘疹，粘膜疹，発熱，リンパ腺症，扁平コンジローマ，梅毒性脱毛，髄膜炎などを起こす．これらの皮膚や粘膜の病変は治療しなくても自然に消退する．

❸第3期梅毒：感染後3年以上を経過し，肝臓などにゴム腫を形成する．

❹第4期梅毒：感染後10年以上を経過し，大動脈炎，大動脈瘤，進行麻痺，脊髄癆などの合併症を発症する．

【問診で尋ねるべきこと】

梅毒は性感染症であるため，これに関して詳細に病歴を取る必要がある．

【必要な検査と所見の読み方】

病原体の検出は，病巣部からの検体を暗視野顕微鏡により観察するか，あるいはパーカーインク染色法を用いて観察することにより施行する．梅毒血清反応はカルジオリピンを抗原とするSTS法(ガラス板法，RPR法，凝集法)，およびトレポネーマを抗原とするTPHA法あるいはFTS-ABS法により行う．STS法の陽性例には生物学的偽陽性があるため，TPHA法あるいはFTS-ABS法で確定する必要がある．

肝機能については，第1期および第2期の梅毒でAST，ALT，ALP，γ-GTPなどの異常が出現することがある．このときの肝生検では，肝細胞の巣状壊死，炎症細胞浸潤などの肝炎様所見があるが，特異的な組織像はない．急性肝炎の際に認められる，中心静脈周囲の炎症細胞浸潤を伴う壊死巣がみられることが多いようである．第3期および第4期では肝機能異常は稀であり，肝臓にゴム腫を生じたとしても肝機能には異常が現れないことがほとんどである．

【診断のポイント】

原因不明の肝障害をみたときに，鑑別の1つとして念頭に置いておくことが重要である．STS法とTPHA法で検査すれば容易に診断できる．

【鑑別診断】

肝梅毒を疑えば，STS法とTPHA法で検査すれば容易に診断できるので，特に鑑別に注意が必要な疾患はない．

治療方針

ペニシリンが治療の第1選択である．一般的にバイシリンG顆粒120万〜160万単位/日の4週間投与により治療する．ペニシリンアレルギーの場合は，ミノマイシン200 mg/日あるいはエリスロシン1,200 mg/日の4週間投与により治療する．

> **処方例**
> 1) バイシリンG顆粒(40万単位) 3〜4g 分3〜4
> 2) ミノマイシンカプセル(100 mg) 2カプセル 分2 朝・夕
> 3) エリスロシンドライシロップ 1,200 mg 分3

初回治療の直後(内服後数時間後)に発熱，頭痛，全身違和感，発疹などの全身性の症状がみられることがあり，Jarisch-Herxheimer現象と呼ばれている．通常，24時間以内に症状が消失することが多い．

【患者説明のポイント】

比較的早期に治療すれば予後良好であるが，治療が不十分であれば慢性的に進行する可能性があるため，治療期間を守った正確な服薬が重要であることを説明する．

肝放線菌症
hepatic actinomycosis

角谷眞澄　信州大学教授・画像医学

【概念】
放線菌症は，グラム陽性嫌気性桿菌に属する放線菌（*Actinomyces*）による化膿性あるいは肉芽腫性の慢性感染症である．

【疾患分類】
臨床像が真菌感染症に類似していることから，放線菌症はこれまでは真菌症の中で取り扱われてきたが，現在，放線菌は細菌に分類されている．ほとんどの症例は，口腔や消化管の常在菌の1つである *Actinomyces israelii* が起炎菌である．粘膜が破壊されると侵入し，人体のどこにでも発症し得るが，好発部位によって頸部，胸部，腹部放線菌症に分類され，症状や病態にそれぞれ特徴がある．

【頻度】
性別では男性に多い．かつては最も頻度が高い真菌症とされたが，衛生状態の改善，栄養状態の好転，有効な抗菌薬の出現で，現在では稀である．腹部では回盲部を中心に消化管に好発し，肝原発は比較的稀である．

【症状・病態】
特異的な症候はない．発熱に始まり，右上腹部の違和感，疼痛あるいは圧痛などが亜急性あるいは慢性的に出現することが多い．初期には単発性で右葉に好発するが，両葉に認められることもある．局所に感染すると浸潤性に隣接臓器へ進展する傾向が強い．稀に血行性に遠隔播種も引き起こす．

【診断】
血液・生化学的検査では，白血球増多，アルカリホスファターゼ（ALP）高値が高

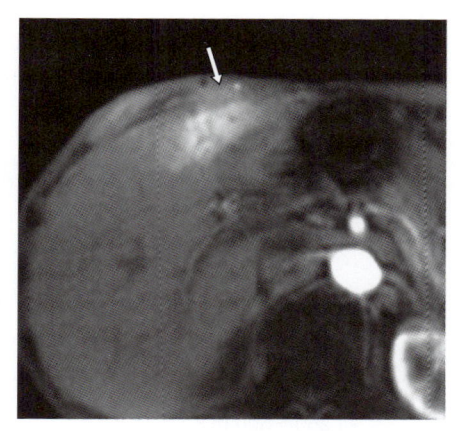

図 11-27　ダイナミック MRI（造影早期相）
肝内病変が早期濃染域として描出されるとともに，腹壁への進展部も濃染（矢印）を示している．

頻度で認められる以外は特徴がない．
画像検査では，病変の進行期に応じて囊胞性あるいは充実性の所見を呈する．すなわち，US では無エコーもしくは低エコーに，CT では多房性あるいは軽度低吸収病変として描出される．MRI の T1 強調像では低信号，T2 強調像では高信号に描出される．ガリウム（^{67}Ga）スキャンでは明らかな集積を示す．これらの画像所見はいずれも非特異的で，炎症性偽腫瘍や悪性腫瘍との鑑別が必要となる．特に隣接する腹壁に連続性に進展しているときには，悪性腫瘍と誤診される恐れがある（図 11-27）．
血中から病原菌を証明できないことが多い．その際は病巣を画像ガイド下に生検し，サルファ顆粒（Dorse）と呼ばれる特徴的な菌塊を証明するか，細菌培養で放線菌を同定する．

治療方針
長期間にわたる多量の抗菌薬治療が必要である．

> **処方例**
>
> 1. ペニシリンが第1選択である．静脈内投与もしくは筋肉内投与後に，経口投与を追加する．
>   1) ペニシリンGカリウム　1回30万〜60万単位　1日2〜4回筋注，もしくはビクシリン　1日1〜4g　1〜2分割　点滴静注のいずれかを30〜45日
>   2) バイシリンG　1回40万単位　1日2〜4回，もしくはビクシリン　1回250〜500 mg　1日4〜6回のいずれかを1年
> 2. 共存菌が分離された場合は適切な抗菌薬を追加する．
>   セフェム系，テトラサイクリン系，マクロライド系（エリスロマイシンなど），経口アンピシリンなどが有効である．

処方で避けるべき薬物は，メトロニダゾール，アミノグリコシド系，セファロキシリンがある．

【患者説明のポイント】

悪性腫瘍が疑われ検査が施行されることが少なくない．したがって，確定診断がついた段階で，放線菌症は悪性腫瘍ではなく，あくまでも治癒可能な細菌感染であることを理解してもらう．

従来，根治には外科的切除が不可欠との報告が主流であったが，早期に発見されれば抗菌薬で完治可能な例が増加していることを伝える．ただし，1年近い根気よい治療を続けることが必要不可欠であることを理解してもらう．

【医療スタッフへの注意】

診断を確定するために画像検査が施行されるが，単発，多発にかかわらず肝転移や膿瘍との鑑別に苦慮する例が少なくない．病変が隣接する腹壁や腸管に連続性に進展しているときは悪性腫瘍を第1に疑うのが当然であるが，稀とはいえ本症も考慮することが診断の第1歩である．

日本住血吸虫症
schistosomiasis japonica

松田政徳　山梨大学講師・第一外科

【概念】

日本住血吸虫症は日本住血吸虫（*Schistosoma japonicum*）の感染により引き起こされる人畜共通感染症である．日本国内では1976年以降新規の感染例の報告はなく，撲滅されたと推定されるが，かつての流行地である山梨県の甲府盆地，福岡県，佐賀県にまたがる筑後川の流域，広島県の片山地方の出身者には慢性期の日本住血吸虫症患者がみられる．新規の急性期の患者は海外感染例（中国とフィリピンに多い）と考えられる．

【疾患分類】

急性期と慢性期に分類される．

【頻度】

国内における慢性期の日本住血吸虫症患者の頻度は明らかではないが，筆者らは2000〜2004年の5年間に肝細胞癌切除術を受けた患者の21.4%（24/112）に慢性期の日本住血吸虫症を認めている．

【症状・病態】

住血吸虫は成虫が終宿主の血管内に寄生する吸虫で，人体に寄生する住血吸虫は世界で5種類が知られており，そのうちの1つが日本住血吸虫である．日本住血吸虫症は，日本住血吸虫のセルカリアが，中間宿主のミヤイリガイ（*Oncomelania hupensis nosophora*）から水中に遊出し，これが水田や沼などでヒトに経皮感染して発生する寄生虫疾患である．体内に侵入した幼虫は血

流に乗り，腸間膜動脈から門脈系に移行し，ヒトに侵入してから約40日で成虫となり産卵をはじめる．感染3〜4週後より，高熱(弛張熱)，下痢(粘血便)，咳，肝脾腫などの症状を呈する．虫卵が血行性に肺や脳に塞栓し，てんかん発作やうっ血症状を呈することがある(急性期)．成虫は3〜6年にわたって産卵を継続し，肝臓に運ばれた虫卵によって肉芽腫が形成され，これらは融合し，経過とともに線維化と石灰化をきたす．これにより門脈圧亢進症(腹水貯留や消化管出血)をきたす(慢性期).

【問診で尋ねるべきこと】

慢性期では本症のかつての流行地域での生活歴の有無を尋ねる．急性期では現在も感染の可能性のある中国の揚子江流域やフィリピンなどへの渡航の有無と，河川や湖沼で水に接したか否かについて尋ねる．

【必要な検査と所見の読み方】

急性期では検便により虫卵が証明される．抗体検査としては multi-dot ELISA 法が有用である．

慢性期は，直腸生検や肝生検で死卵を証明する．また，画像診断上，肝臓は右肝が萎縮し，左肝と尾状葉が著明に肥大する．このため，肝門部は右側に偏位し，胆嚢は右側腹から背部に位置する．超音波検査では，強い線維化と石灰化を反映して，亀甲状，網目状，魚鱗状のエコーパターンを呈する．CT検査では隔壁石灰化像(典型例では亀甲状や網目状を呈する)や被膜石灰化像などを呈する．

治療法

急性期および慢性期の初期で生きた吸虫が存在する場合は，ビルトリシド(プラジカンテル)50 mg/kg/日を2日間，昼・夕食後の2回に分服する．

わが国でみられる慢性期の患者では吸虫は生存しておらず，駆虫薬は必要ない．肝線維症や門脈圧亢進症に対する治療が中心となる．

【合併症・続発症】

慢性期で，過去にスチブナール(酒石酸アンチモン)の静注治療を受けた患者においては，このときの治療によりC型肝炎ウイルスに重感染している可能性があり，肝障害が進行し，肝硬変や肝細胞癌，胆管細胞癌などを合併している症例が存在するため注意を要する．現在，日本住血吸虫症が単独で肝細胞癌の原因となる可能性は低いものと考えられている．また，慢性期の日本住血吸虫症患者では結腸・直腸癌の頻度も高いことが指摘されている．

【患者説明と経過観察のポイント】

わが国の慢性型日本住血吸虫症患者では吸虫は生存していないものの，肝線維症による諸症状に対して経過観察と治療が必要であること，ウイルス肝炎の重感染例ではウイルス肝炎に対する治療と肝発癌を視野に入れた経過観察が必須であることを説明する．住血吸虫肝はその特徴的な線維化のため，小肝癌の発見が困難であることにも留意したい．

多包性肝包虫症
multilocular hepatic echinococcosis

佐藤直樹　北海道大学病院診療教授・手術部

【概念】

条虫綱テニア科の多包条虫(成虫)がキツネ，イヌなどの上位腸管に寄生し，排泄された卵をヒトは偶発的に経口摂取し感染する．小腸で幼虫となり経門脈的に肝内に着床して微小囊胞の集簇する限局性，腫瘍性の病巣を形成する(人獣共通感染症).

【疾患分類】

エキノコックスは4種類．ヒトに感染するものでは本項の多包性エキノコックス症

と，次項の単包性エキノコックス症がある．両者の地理的分布，病因と病態，治療法はきわめて異なっている．*Echinococcus oligarthrus*, *E. vogeli* によるヒト寄生例は稀である．

【頻度】

北半球の不連続地帯（アラスカ，シベリア，カナダなどの寒冷地あるいはヨーロッパの山岳地帯など）に発生．わが国では北海道礼文島の紅ギツネの繁殖した1920年代に患者が多発した．現地感染例は京都を南限とし，北海道では計約500例，新患者は年間約30例発生している（北海道エキノコックス症対策協議会）．

【症状・病態】

肝の黄色調充実性の硬い病巣は徐々に増大し，肝内外の脈管や隣接臓器に圧迫浸潤し，病巣周囲に肉芽腫を形成する．無症状のままで5～15年間経過するが，いったん腹痛，肝腫大，黄疸などの症状が出現したときには，肝門部脈管，下大静脈，横隔膜，後腹膜などへ既に浸潤した状態である．病巣は乏血性のため，大きくなると中心が膿瘍化することがある．この黄色調の膿汁は，腹腔内へ漏出すると病巣の播種をきたす．稀に肺，腎，骨などにも一次的に病巣を形成する．肺（10%）をはじめ脳，脾や肝門部リンパ節に転移（二次包虫症）する．

【問診で尋ねるべきこと】

患者は，酪農業・農業従事者が50%以上，漁業，土木作業員らがそれぞれ10%程度．キツネ出没地帯の野外作業者に多い．最近では，学生，主婦などのいわゆる都市型感染例がみられる．

【診断のポイント】

肝腫瘍性病変検出以後の診断の進め方としては，肝炎ウイルスや腫瘍マーカーが否定的であれば，ELISA（0.5≦），WB（＋）（北海道立衛生研究所），Em18（＋）（旭川医科大学寄生虫学教室）で本症を疑う．

USでは高エコー域が特徴．CTではenhanceされない低吸収域と石灰化（約70%）を認め，壊死に膿瘍巣を伴うと画像は多彩となる．石灰化を欠く症例は誤診が少なくない．MRIはT2がlow～iso intensityが特徴的で，小囊胞の散在や造影されない充実性病巣が特徴である．PETは薬剤効果の判定に有用である．

病理では，壊死組織の中にクチクラ層と内面の胚細胞層からなる微小な多包虫包体が特徴である．

治療法

❶**外科的処置**：肝切除で病巣の全切除を行うことが唯一の根治的治療法．病巣は炎状に突出し境界が不整なため，病巣から十分に離して肝切離する．大脈管周囲の強固な浸潤病巣は剝離に無理をしない．浸潤する横隔膜や肺（肝肺瘻），腸管は合併切除する．

切除不能な膿瘍化病巣，閉塞性黄疸例にはそれぞれドレナージを置く．脳転移は急速な脳圧亢進のため緊急摘出する．欧米，中国では肝移植が行われている．

❷**薬物療法**：アルベンダゾールは病巣周囲組織から拡散吸収されるために，約2cm程度の小病巣では約8割のものが停止または縮小するが，高度進行病巣には無効．肝機能障害，汎血球減少症などの副作用に注意する．

> **処方例**
>
> エスカゾール錠（200 mg） 2～3錠 分2～3 食後

【予後】

症状が出てから放置すると約90%以上のものが致死的経過をたどることから，lethal parasitosis と呼ばれている（WHO）．末期には全身衰弱，胆道感染症，肝不全，門脈圧亢進症などで死亡する．全肝病巣で

切除不能なものは，5年で70%，10年で94%と高率である．

肝単包虫症
hepatic echinococcosis

佐藤直樹　北海道大学病院診療教授・手術部

【概念】
全世界の牧羊地帯に好発し，イヌ（終末宿主）と中間宿主（ヒツジ）間に生活環を有するが，イヌの排泄する虫卵をヒトが経口的に摂取して感染する．

肝・肺のみならず全身の臓器に孤立性の囊胞様病巣を形成する．約10〜20年の長期間，無症状で，やがて機械的圧迫症状が出現．輸入感染症として国内では年間数例の発生がある．

【症状・病態】
内溶液に原頭節，鉤などの無数の包虫砂を沈殿させた孤立性囊胞となり，非常に緩慢に増大して小児頭大になるものもある．胆管穿破，囊胞感染，腹腔内破裂，肝肺囊胞などの合併症が約半数にあり，胆道内穿破や腹腔内破裂では，アナフィラキシーショックを起こし約1割が致命的となる．

【診断】
5%以上の好酸球増加，単純X線で石灰化像が約50%のものに認められる．画像上の孤立性囊胞の所見があれば本症を疑い血清診断を行う．肝単包虫症やアメーバ性肝膿瘍は，非寄生虫性肝囊胞あるいは化膿性肝膿瘍に類似した画像を示すことが少なくない．

治療法・予後
アルベンダゾール単独で約30%が治癒し，30〜50%が縮小する．高張食塩水や95%エタノールの囊胞内注入（puncture-aspiration-injection-reaspiration：PAIR）が有効である．囊胞摘出や肝切除では経過良好であるが，術後は5年以内に11〜30%が再発する．摘出不能では大網移植術が行われ，囊胞内腔と胆管に交通があるときには，囊胞空腸または胃吻合などが適応となる．

術中の囊胞内溶液の腹腔内漏出と散布は，腹腔内再発（二次包虫症）をきたすので注意する．

肝吸虫症
hepatic clonorchiasis

佐藤直樹　北海道大学病院診療教授・手術部

【概念】
古くは肝臓ジストマとも呼ばれた．成虫は扁平，ほぼ透明の木の葉状の虫体で，大きさは1cm未満，雌雄同体．脊椎動物の肝内胆管枝に達し寄生する．寄生虫の生活環には淡水産の貝と魚の2つの中間宿主が介在する．卵→ミラシジウム→（貝に侵入）→スポロシスト→レジア→セルカリア→（淡水魚に侵入）→メタセルカリア→（ヒトの消化管から胆道へ侵入）→成虫と，数段階の変態をする．

【疾患分類】
ヒトに感染する肝吸虫には，以下の種類がある．
(1) シナ肝吸虫（*Clonorchis sinesis*）：日本，中国大陸，台湾，韓国に分布．
(2) タイ肝吸虫（*Opisthorchis viverrini*）：タイ東北部，ラオスが流行地．
(3) ネコ肝吸虫（*Opisthorchis felineus*）：東欧では人体寄生例が報告される．

いずれも第2中間宿主のコイ科の魚に含まれるメタセルカリアを経口摂取することで感染する．

【重症度分類】
　検便検査でみつかるもの（潜在型）や，寄生虫性の肝硬変でわかるもの（重症型）もある．劇的な急性膵炎もあれば，慢性膵炎もある．

【頻度】
　アジアに広く分布する．国内では北海道を除く淡水魚の豊富な水郷地帯に多発した．中間宿主のミヤイリガイの掃討の結果，新患者の発生はないが，慢性期の患者は多数いる．

【症状・病態】
　胆道に寄生し多くは無症状だが，最も多い症状は右上腹部痛である．ときどきアレルギー症状（じんま疹の発作，喘息様発作）を伴う．
　成虫とその卵による胆汁うっ滞，代謝産物の化学的刺激による慢性炎症のために胆管壁の壁不整・嚢腫状拡張や化膿性胆管炎，虫卵を核とした胆道結石などを合併することもある．また，肝細胞の変性・萎縮をきたして肝線維症，肝硬変症へと移行し，かつての肝吸虫の常在地では肝癌，胆管癌の発生が高率である．

【診断のポイント】
　肝吸虫症の浸淫地域に滞在・旅行した者で，肝障害，胆汁うっ滞を呈し不定の消化管症状，胆石症または膵の炎症，アレルギー障害があるときに本症を疑う．時に重度の貧血と10～20％の好酸球血症がある．
　胆汁，糞便から25～30μm大で幼虫を内包した虫卵を認めれば，確定診断は可能である．血清診断はあまり期待できない．

【鑑別診断】
　膵胆道系の胆汁うっ滞をきたす疾患，びまん性の肝疾患，肝悪性腫瘍．

治療法

❶**外科治療**：胆摘，胆道ドレナージ，胆道消化管吻合などの胆道系合併症の処置．肝癌は根治手術，食道静脈瘤に対する処置．

❷**薬物療法**：広域駆虫薬のプラジカンテルの投与（1回20 mg/kg，1日2回を2日間）が奏効し，85～100％の症例で回復する．

【患者説明のポイント】
　ヒトへの感染は，淡水魚の生か調理不十分，またはメタセルカリアを破壊するには不十分な酢でしめた淡水魚を摂取したときである．その既往を聴取する．

肝蛭症

fascioliasis

佐藤直樹　北海道大学病院診療教授・手術部

【概念】
　肝蛭はウシ，ヤギなどの肝臓に寄生する扁平・葉状の吸虫類寄生虫で2～4 cmと大きい．卵は水中でミラシジウムとなり中間宿主のモノアラガイでセルカリアとなって被嚢したメタセルカリアが経口摂取されヒトに感染する（人獣共通寄生虫症）．

【疾患分類】
　肝蛭と巨大肝蛭の2種類．前者はヨーロッパ，オーストラリアなど，後者はアジア，アフリカ，ハワイなどに分布．わが国のウシには両者が寄生している．

【進行程度分類】
　小腸からいったん腹腔内へ出て肝臓の表面から肝に侵入し，胆管内に寄生して成虫となる．

(1) 感染から2か月：虫体は腸と肝被膜を貫通し，肝内へ移動．反復性の発熱，上腹部痛，腹部膨満感などの症状．
(2) 感染2～3か月：虫体は胆管内に移動．
(3) 感染から3か月以後：成虫に発育し産卵を開始．糞便に虫卵を検出．

【頻度】
　ヒトへの感染は東南アジア，中央アフリカ，ハワイなど．わが国では九州中南部に多く，1926年の初発以来65例（1990年まで），毎年10例以上の発生がある．農業・酪農業者に多いが，牛糞を肥料とする家庭からも患者が発生している．

【症状・病態】
　右上腹部痛，高熱が典型的症状．肝腫大や，稀に胆嚢炎，肝膿瘍，閉塞性黄疸などをきたす．びまん性疾患が潜在性に進行すると肝線維症，肝硬変症から門脈圧亢進症をきたす．

【問診で尋ねるべきこと】
　メタセルカリアが付着したセリやクレソン，この幼虫に汚染した手指などから口に入る．感染ウシの肝臓のレバ刺を食して感染することもある．

【診断のポイント】
　好発地域で，好酸球増加，肝機能障害がみられ，画像診断上で肝臓に病変が認められ，時に胆管細胞癌が疑われる．胆道の異常に注意を払う．
　成虫の産卵数が少ないので虫卵の検出は稀である．肝蛭抗原による皮内反応が特異的に陽性を示す．

【入院・専門医移送の判断基準】
　肝疾患の重症度による．臨床寄生虫疾患の治療経験のある施設や寄生虫学教室に相談する．

治療法

❶**外科的処置**：閉塞性黄疸，胆管炎，内科的治療に反応しない膿瘍の処置などである．
❷**薬物療法**：ビチノール（30～50 mg/kg を隔日に10～15回）が有効である．利胆薬と抗菌薬は補助的に使用される．

【予防・生活指導】
　予防法：野生のクレソンは食べない．水辺の山菜の生食を避ける．ウシなどの肝臓・消化管の生食はしない．菜園や花壇の肥料には堆肥化した牛糞か市販のものを用いる．

Fitz-Hugh-Curtis 症候群
Fitz-Hugh-Curtis syndrome（FHCS）

冨樫　整　山形大学教授・保健管理センター・消化器病態制御内科学

【概念】
　Fitz-Hugh-Curtis 症候群（FHCS）は，淋菌などの性感染症により肝周囲炎を合併した疾患の呼称として報告されていたが，現在では性行為感染症の原因の1つである *Chlamydia trachomatis*（クラミジア）が主な病原菌となっている．

【症状・病態】
　淋菌，クラミジア感染により，子宮頸管炎から波及した骨盤腹膜炎が広がり，肝周囲炎が発生する．これに伴い，肝被膜と腹膜の間の線維性癒着が起こる．肝炎や胆石発作に類似した右季肋部痛や心窩部痛が本症に特徴的な症状である．

【診断のポイント】
　FHCS では，主訴が激しい上腹部痛であり，婦人科ではなく内科や外科の救急外来を受診することが多い．また不定愁訴的な腹痛を訴える若い女性では，FHCS を疑う必要がある．

【必要な検査と所見の読み方】
❶**腹部 CT 検査**：腹部 CT 検査では，肝右葉表面への液体貯留を思わせる低吸収域の存在，造影 CT 検査では，肝両葉前面の被膜濃染像が特徴的所見とされている．
❷**腹腔鏡検査**：確定診断として，腹腔鏡検査が有用であり，violin string sign といわれる肝被膜と腹膜の線維性の癒着を認める．
❸**淋菌感染の診断**：子宮頸管より採取し

④クラミジア感染の診断：子宮頸管より採取した検体のPCR法，ELISA法による抗原検査にて診断する．また，血清学的検査として，クラミジアIgA，IgG抗体を検査し診断の参考にする．

治療方針

基本的には，適切な抗菌薬の使用により治癒できる疾患である．また，セックスパートナーの検査，治療を同時に行うことも重要である．一定期間休薬のうえ，病原体陰性化の確認が必要である．

処方例

〔淋菌感染症〕耐性菌が増加している．下記のいずれかを用いる．
1) ロセフィン注　1.0g　静注　1回投与
2) ケニセフ注　1.0g　静注　1回投与
3) トロビシン注　2.0g　殿筋注　1回投与
4) セフスパンカプセル(100 mg)　4カプセル　分2　朝・夕　1～3日間

〔クラミジア感染症〕下記のいずれかを用いる．
1) ジスロマック錠(250 mg)　4錠　分1　朝　3日間
2) クラリス錠(200 mg)　2錠　分2　朝・夕　10～14日間
3) クラビット錠(100 mg)　3錠　分3　朝・昼・夕　10～14日間

重症例では，4)にて治療を開始する．
4) ミノマイシン注(100 mg)　1回100 mg(初回のみ200 mg)　1日2回点滴静注　3～5日間

HIV感染症と肝障害

hepatic disorders due to HIV infection

永濱裕康　熊本大学大学院消化器内科学
佐々木裕　熊本大学大学院教授・消化器内科学

【概要】

HIV感染者はさまざまな感染経路により，HBVやHCVとの重複感染が認められる．HBVとの重複感染は主に性的接触，HCVとの重複感染は，主に血液製剤や経静脈薬物使用などで成立している．HIV感染症に対してはHAART（highly active antiretroviral therapy）が導入されコントロールが良好になった反面，併存する肝病変の悪化に伴い死亡頻度は増加している．そのため，これらの治療を行うことが生命予後の改善につながるものと考えられる．また，HAARTに伴う肝障害や他の感染症合併に対する治療による肝障害も認められるため，その治療にあたっては慎重を要する．

治療方針

HIVの治療ガイドラインとしては米国のDHHS（department of health and human services），わが国では厚生労働省研究班の抗HIV治療ガイドラインやHIV感染症治療研究会のHIV感染症治療の手引き（第12版）などがあり，これらの中にHBV，HCVの重複感染症例の治療方針についても記載がある．

❶HBV重複感染：HAARTに用いられる核酸アナログ製剤はHBVに対しても抗ウイルス効果が認められるものが多く，HIV，HBVのいずれか一方，または両方の治療が必要か否かを判断して適切な抗ウイルス治療を行うことになる．HBV単独感染者での核酸アナログ製剤はエンテカビ

ル（ETV）が第1選択であるが，重複感染者ではHIVに対する耐性ウイルスが出現する可能性があり単独投与では使用できない．そのためHBVのみの治療が必要な場合はインターフェロン療法を選択する．一方，HIV，HBVともに治療の必要がある場合はHAARTに使用する核酸アナログ製剤のうち，HBVに対し抗ウイルス活性が高く，耐性ウイルスが出現する頻度が少ない薬剤を選択する．

❷ **HCV重複感染**：HIV重複感染者はHCV単独感染者に比べて肝病変の進行が早く，わが国では血友病患者に対する血液製剤投与による感染者が多いことより，若年者での肝硬変症例も認められる．そのため，HIV/HCV重複感染者ではインターフェロン治療により早急にHCV排除をめざす必要がある．血友病での血液製剤による感染症例ではHCVの遺伝子型がわが国で認められるものと異なるタイプも存在するため，事前に確認のうえ，適切な治療法を選択する必要がある．またHAART併用時はインターフェロン療法に伴う著明な血球減少が認められることが多く，治療中止につながることも稀ではなく，併用治療により「いかに治療継続を行えるか」がポイントとなる．またHAARTに使用する薬剤によっては，併用により重篤な副作用が認められることがあり，注意が必要である．

さらに，難治性の症例が多いため，長期間のインターフェロン治療により高いSVRをめざす必要がある．

❸ **薬物性肝障害**：HAART施行時には薬物性肝障害の出現に注意が必要である．特に，HCVやHBVとの重複感染やプロテアーゼ阻害薬の使用で頻度が高くなるとの報告がある．そのためHAARTを行う際には，肝機能のモニタリングを行うことが必要である．ただし，肝障害はHAART継続下でも軽快する場合が多い

とされているため，肝障害が出現・増悪した場合でも，必ずしも中断する必要はない．引き続き肝機能のモニタリングを行い，肝障害が改善しない時点で薬剤の変更や中止を検討する．

治療法

❶ HBV重複感染の場合

a）HIV感染症の治療が必要でない場合

処方例

インターフェロンα製剤（スミフェロン，イントロンA，オーアイエフ）またはインターフェロンβ製剤（フエロン，INFβモチダ）1日1回（スミフェロンは300万～600万単位，イントロンAは600万～1,000万単位，オーアイエフは250万～500万単位，インターフェロンβ製剤は初日のみ300万単位），2〜4週間連日投与後，週3回投与20〜22週間（総投与期間24週間）．α製剤は筋注または皮下注，β製剤は静注または点滴静注．

＊C型慢性肝炎に用いられているペグインターフェロンはわが国ではB型肝炎に対しては保険適用外である．

b）HIV感染症の治療が必要である場合

処方例

テノホビル（TDF）とラミブジン（3TC）またはエムトリシタビン（FTC）を含むHAARTが適応となる．

❷ HCV重複感染の場合

処方例

1) ペグイントロン皮下注　1回1.5μg/kg　週1回　皮下注　24〜72週間
 レベトールカプセル（200 mg）　3〜5カプセル　分2
2) ペガシス皮下注　1回180μg　週1

回　皮下注　24～72週間
　　コペガス錠(200 mg)　3～5錠　分2
＊ペガシス，コペガスは初回投与時にはセログループ1かつ高ウイルス量以外は保険適用外
＊48週間を越える投与は原則保険適用外
3) 好中球減少時はG-CSF製剤を併用する．
　　グランシリンジ　50～200μg/m²(好中球減少の程度に応じて)

【患者説明のポイント，経過観察・生活指導】

　肝炎ウイルス重複感染のHIV患者では，併存する肝病変の進行を抑えることが重要であるとともに，常に肝癌発癌の可能性を視野に入れた画像検査によるフォローが必要である．また，患者にはアルコール摂取による肝障害の悪化のリスクについて説明し，禁酒を守ってもらうことが必要であり，加えて感染伝播予防に努めてもらうことも重要である．HBV重複感染者ではHBV-DNA量が低下し肝炎が鎮静化しても，引き続き耐性ウイルス出現の可能性を踏まえ，定期的にウイルス量の確認が必要である．また，TDF，3TC，FTCは薬剤投与の中止を行うとHBVの再増殖により重篤な肝障害を引き起こす可能性があるため，自己判断で中止しないように指導する．HCV重複感染者ではインターフェロン投与期間中に重篤な副作用発現により中止となる可能性が高いため，副作用の早期発見が重要であり，自覚症状の変化に気づいた時点ですぐに患者より受診または連絡してもらうように心がける．

膠原病の肝障害

liver injury in collagen disease

池田隆明　横須賀共済病院消化器内科部長

【概念】

　膠原病は，発症の背景に免疫異常が推定される多臓器障害性の全身性炎症疾患群である．代表的な疾患としては，全身性エリテマトーデス(SLE)，進行性全身性硬化症(PSS)，皮膚筋炎・多発性筋炎(DM/PM)が挙げられ，混合性結合組織病(MCTD)，結節性多発動脈炎(PN)，関節リウマチ(RA)，Sjögren症候群(SjS)なども膠原病に属する疾患と考えられている．これらの疾患では少なからず肝障害を合併する．肝病変は軽微なことが多いが，原因によっては生命予後を左右する場合もあり注意を払う必要がある．

【頻度】

　膠原病全体では，経過中に約半数の症例でトランスアミナーゼの上昇を含め，何らかの肝障害が発生する．

【成因・病態】

　❶原疾患に関連した肝障害：原疾患に認められる免疫異常に関連した肝障害や，合併した心肺病変によるうっ血肝などがある．
　❷薬物による肝障害：膠原病では種々の薬物が長期に使用される．このため薬物性肝障害や，ステロイド長期投与による脂肪肝の頻度が高い．
　❸他の肝疾患の合併：自己免疫性肝炎，原発性胆汁性肝硬変の合併，ウイルス性肝炎の合併に対する注意が必要である．

【診断のポイント】

　薬物服用歴の確認が重要である．画像診断や，肝炎ウイルスマーカー，抗平滑筋抗体，抗ミトコンドリア抗体などの測定も有

用である．診断が困難な場合や，病態が急速に進行する場合には，肝生検による組織診断を考慮する．各疾患での診断のポイントを以下に示す．

❶全身性エリテマトーデス（SLE）：ステロイド服用による脂肪肝，非ステロイド性抗炎症薬（NSAIDs）による薬物性肝障害の頻度が高い．原疾患による肝障害と自己免疫性肝疾患合併の鑑別に，SLEでは陽性になることは稀である抗平滑筋抗体や抗ミトコンドリア抗体の測定が有用である．

❷進行性全身性硬化症（PSS）：肝障害の合併は少ないが，本症の一亜型であるCREST症候群（calcinosis, Raynaud's phenomenon, esophageal dysfunction, sclerodactyly and telangiectasia）では原発性胆汁性肝硬変の合併が比較的高頻度に認められる．

❸皮膚筋炎・多発性筋炎（DM/PM）：AST優位のトランスアミナーゼの上昇は，骨格筋からの逸脱が原因と考えられる．長期ステロイド服用による脂肪肝や，DM/PM自体に伴う肝障害が考えられる．

❹混合性結合組織病（MCTD）：肝障害は稀であるが，徐々にSLE，PSS，DM/PMに移行する症例があり，それぞれの疾患と同様の原因での肝障害が認められる．

❺結節性多発動脈炎（PN）：肝組織中にも血管炎が高頻度に認められる．PNの一部ではその成因にB型肝炎ウイルスの関与が考えられている．

❻関節リウマチ（RA）：ALPの上昇が半数近くに認められる．ALPの上昇は骨由来である以外に，NSAIDs，メトトレキサート，金製剤による薬物性肝障害の可能性を考える必要がある．経過の長い症例では肝アミロイドーシスの合併もある．RAの一亜型であるFelty症候群では，nodular regenerative hyperplasia（NRH）の合併なども考慮に入れる必要がある．

❼Sjögren症候群（SjS）：自己免疫性肝炎や原発性胆汁性肝硬変の合併が多く報告されている．SjSの一部では，C型肝炎ウイルス感染と発症機序の関連が示唆されている．

治療方針

原疾患の病態や，肝障害の成因を把握したうえで治療方針を決定することが重要である．これに基づいて，薬物性肝障害では起因薬物の中止・変更，またステロイドの減量や免疫抑制薬の併用などの治療方針を検討する．原疾患に関連した肝障害は，自然あるいは治療により原疾患の活動性が低下すると，これに一致して改善することが多い．

甲状腺疾患の肝障害
hepatic disorders due to thyroid diseases

福田和人　市立池田病院消化器内科主任部長
今井康陽　市立池田病院副院長

【概念】

甲状腺疾患患者に肝障害がみられた場合，①甲状腺機能異常に伴う二次的な肝障害，②肝疾患の合併を鑑別する必要がある．甲状腺機能異常に伴う肝障害は一般に軽度であり，原疾患の治療による甲状腺機能正常化に伴い肝障害も改善する．甲状腺疾患には原発性胆汁性肝硬変（PBC）や自己免疫性肝炎（AIH）のような自己免疫性肝疾患を合併することも多い．ウイルス性肝炎に対するインターフェロン治療では甲状腺機能異常の悪化に注意が必要である．

診断・治療のポイント

❶甲状腺機能亢進症：肝細胞のエネルギー代謝亢進に伴う酸素需要増大に対し，肝血流が相対的に減少しており，肝細胞は

慢性的に低酸素状態に陥っている．病理組織学的検討では，中心静脈領域の肝細胞に低酸素による変化が相対的に強く認められる．血液検査では，軽度のトランスアミナーゼの上昇，ALP，ビリルビンの上昇がみられる．ALP の上昇は主として骨芽細胞由来である．ビリルビンの上昇は，甲状腺ホルモンとビリルビンが肝内での代謝過程で競合するためとされている．顕性黄疸を呈することは稀であるが，体質性黄疸（Gilbert 症候群）を有している患者では顕性化がみられる．

❷甲状腺機能低下症：一般に肝機能異常は軽微である．甲状腺機能低下症ではミオパチー（myopathy）を伴うことが多く，そのため AST，LDH，CK などの筋原性酵素も上昇することが多い．薬物代謝が遅延し，肝で代謝される薬物の血中半減期は延長する．薬物性肝障害の合併にも注意が必要である．きわめて稀であるが，甲状腺機能低下症の一部分症として腹水貯留がみられる場合がある．

❸自己免疫性肝疾患の合併：甲状腺機能異常，特に慢性甲状腺炎には自己免疫性肝疾患（PBC，AIH）の合併も比較的多く，自己抗体（抗核抗体，抗ミトコンドリア抗体）の検索が必要である．確定診断には肝生検が有用である．さらに，関節リウマチや Sjögren 症候群など他の自己免疫性疾患を合併することもあり注意が必要である．

❹インターフェロン治療と甲状腺機能異常：ウイルス性肝炎に対するインターフェロン治療の副作用として甲状腺機能異常は重要である．甲状腺機能低下がみられることが多いが，破壊性甲状腺炎による甲状腺機能亢進もみられる．甲状腺ホルモン補充療法あるいは経過観察で，インターフェロン治療の継続が可能な場合が多い．インターフェロン治療前の甲状腺機能検査，自己抗体検査で異常を認めるものは，治療中に甲状腺機能異常が顕性化・悪化する例が多いとされている．治療前に異常を認めないものも，治療中は甲状腺機能の定期的なフォローが必要である．

白血病・リンパ腫の肝病変
hepatic lesions of leukemia and lymphoma

澤井良之　市立池田病院消化器内科副部長
今井康陽　市立池田病院副院長

【概念】

白血病・リンパ腫では，肝臓はリンパ節，脾臓とともに腫瘍細胞の標的臓器となる．腫瘍細胞の浸潤により肝腫大をきたし，浸潤が高度になると肝胆道系酵素の上昇が認められる．治療に伴う合併症としての肝障害には，化学療法剤による薬物性肝障害や骨髄移植に伴う肝中心静脈閉塞症（veno-occlusive-disease：VOD）がある．

【病態】

悪性リンパ腫は，大きく非 Hodgkin リンパ腫と Hodgkin 病に分けられ，頻度としては非 Hodgkin リンパ腫が大部分を占める．肝原発悪性リンパ腫はきわめて稀であり，節外性非 Hodgkin リンパ腫のうち，肝原発は 1% 以下とされている．肝原発悪性リンパ腫は組織学的には非 Hodgkin リンパ腫の diffuse large B-cell lymphoma が約半数を占める．それに対し悪性リンパ腫の二次的肝浸潤はかなり高率にみられ，剖検例で非 Hodgkin リンパ腫の 50%，Hodgkin 病の 60% 程度にみられる．非 Hodgkin リンパ腫の肝浸潤は，びまん性の浸潤型と，1 cm 以下の多発性肝腫瘤型をとるものが同程度認められるのに対し，Hodgkin 病はびまん性の浸潤型がほとんどである．肝組織において，リンパ球浸潤は主に門脈域に認められる．

白血病では，白血病細胞は高頻度に肝に

浸潤するが，骨髄性白血病では類洞を中心に，リンパ性白血病では門脈域を中心に浸潤するのが特徴である．浸潤が高度になると白血病細胞は類洞および門脈域にまたがって浸潤する．白血病における肝組織への鉄沈着はヘモジデローシスとして知られている．また，無効造血が著明に認められる赤白血病では，高度の二次性ヘモクロマトーシスが認められることがある．成人T細胞型白血病の肝浸潤は，剖検肝の約70%と高率に認められる．

【症状】

一般に発熱，体重減少，発汗などの全身的な症状があり，肝脾腫が高度となると腹部膨満感を訴える．腹痛，黄疸，腹水などを伴うこともある．

【検査】

画像診断では腹部エコーやCTにより肝脾腫が認められ，また肝および脾内占拠性病変として描出されることもある．肝脾腫は特に慢性骨髄性白血病や原発性骨髄線維症で顕著である．確定診断には肝の組織学的検査が必須であり，腹腔鏡下肝生検，エコーガイド下肝生検が用いられる．血液検査では特に悪性リンパ腫で血清LDHが高値となる．腫瘍浸潤が高度となると，肝胆道系酵素の上昇が認められる．

治療・予後

非Hodgkinリンパ腫ではリンパ腫の局在部位により手術療法も適応となるが，化学療法あるいは放射線療法も効果を示す．また，肝病変のみられるHodgkin病は他臓器への浸潤を伴っており，化学療法，放射線療法が適応となり，反応性は一般的に良好である．白血病の治療はそれぞれの病型による．

【治療に伴う合併症としての肝障害】

いずれの化学療法においても大量の化学療法薬を使用するため，薬物性の肝障害をきたすことがある．

肝中心静脈閉塞症(VOD of the liver)は，肝の小静脈や小葉間中心静脈の狭小化ないし線維性閉塞が生じる疾患で，その結果，肝静脈血の灌流障害をきたし，小葉中心性のうっ血・出血および肝細胞壊死など肝障害を起こす．一般的には強力な化学療法および大量の放射線照射による血管内皮障害が病因と考えられている．患者は急性発症(骨髄移植後3週以内が多い)の右季肋部痛，黄疸，肝腫大，腹水，体重増加などの症状を呈し，典型例では数週間のうちに肝不全で死亡する致死率約50%の予後不良な疾患である．治療は対症療法となる．

【非Hodgkinリンパ腫におけるC型肝炎ウイルスの関与】

HCV感染と非HodgkinリンパのB-cell lymphoma (B-cell NHL)との関連が報告されており，C型慢性肝疾患の経過中にB-cell NHLの発症がありうることを念頭に置いておく必要がある．また，HCV感染を伴ったB-cell NHLの特徴として節外性の病変が挙げられ，通常のB-cell NHLでは稀な，肝臓や唾液腺といったHCV感染のtarget organに発生することが知られている．

【化学療法時にみられるHBV-DNAの再活性化について】

近年，化学療法時，免疫抑制剤投与時HBs抗原陰性例からのHBV-DNAの再活性化によるB型肝炎の再燃が問題となっている．なかでも，非Hodgkinリンパ腫に対するリツキサン，ステロイド治療終了後にみられるB型肝炎の再燃は重篤で，死亡例が報告されている．化学療法開始前に，HBs抗原，HBc抗体，HBs抗体を測定し，HBs抗原が陽性の場合，治療にあたって肝臓専門医にコンサルトすることが望ましい．HBs抗原陰性例でもHBc抗体，HBs抗体のいずれかでも陽性であれば，HBV-DNAの再活性化の可能性があり，化学療法中ならびに終了後も1年間は1か

月ごとのHBV-DNA，AST，ALTのモニタリングを行い，再活性化が認められれば，核酸アナログの投与が推奨されている（厚生労働省「難治性の肝・胆道疾患に関する調査研究班」と「肝硬変を含めたウイルス性肝疾患の治療の標準化に関する研究班」による"免疫抑制・化学療法により発症するB型肝炎対策のレコメンデーション"より）．

最新のガイドライン・学会でのコンセンサスをもとに改訂

肝癌診療マニュアル

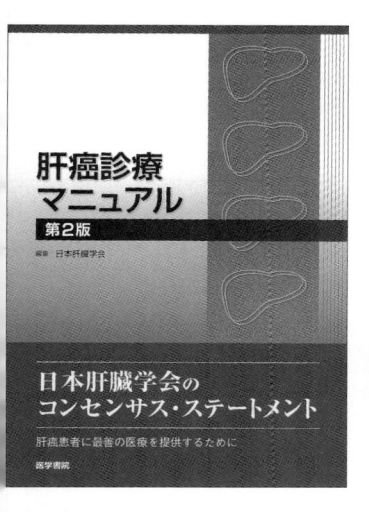

第2版

編集　日本肝臓学会

肝臓専門医はもとより、肝癌を専門としない医師にも有用な診療マニュアル。早期発見のためのスクリーニング法、各種検査の使い分け方、さまざまな治療法の概要と適応、治療効果判定の仕方、フォローアップのポイントなど、最新の診療ガイドライン、肝臓学会におけるコンセンサスをふまえ簡潔に解説する。肝癌患者に最善の医療を提供するために必要な情報を凝縮した1冊。

● B5　頁192　2010年　定価2,940円（本体2,800円＋税5％）
[ISBN978-4-260-01071-9]　消費税率変更の場合、上記定価は税率の差額分変更になります。

■目次

第1章　肝癌発癌機序・疫学とハイリスク患者の設定
　A．B型肝炎からの発癌機序
　B．C型肝炎からの発癌機序
　C．NASHからの発癌機序
　D．肝癌の疫学とハイリスク患者の設定
第2章　肝癌診療に必要な病理学
第3章　肝発癌予防
第4章　肝癌早期発見のためのスクリーニング法
第5章　肝癌の診断
　A．腫瘍マーカー
　B．画像診断
　C．肝癌診断のアルゴリズム
第6章　肝癌の治療
　A．総論
　B．肝癌診療のためのステージングシステム
　C．肝癌治療の実際
　D．肝癌治療のアルゴリズム
第7章　肝癌の治療効果判定の仕方
　A．RFA後の治療効果判定
　B．TACE後の治療効果判定
　C．肝動注化学療法の効果判定
　D．腫瘍マーカーによる効果判定
第8章　肝癌治療後のフォローアップの仕方
　A．肝癌治療後のフォローアップの要点
　B．肝癌根治後の再発抑制治療
　C．肝癌根治的治療後の再発の早期発見
　D．再発癌に対する治療法の選択
　E．肝癌に対する肝移植後のフォローアップの要点
　F．肝移植後のウイルス肝炎対策
第9章　肝癌診療における病診・病病連携の仕方
第10章　がん治療の臨床開発デザインのABC

医学書院　〒113-8719　東京都文京区本郷1-28-23
[販売部] TEL：03-3817-5657　FAX：03-3815-7804
E-mail：sd@igaku-shoin.co.jp　http://www.igaku-shoin.co.jp　振替：00170-9-96693

熱い議論が国際的コンセンサスに結実！
最新版診療ガイドライン日本語版・解説

IPMN/MCN 国際診療ガイドライン

2012年版

日本語版・解説

著　国際膵臓学会ワーキンググループ
　　［代表：田中雅夫］

訳・解説　田中雅夫
　　　　　九州大学大学院教授 臨床・腫瘍外科

■本書の特徴

膵疾患の診療において熱い議論が展開されているIPMN（膵管内乳頭粘液性腫瘍）とMCN（粘液性嚢胞腫瘍）の診療ガイドラインを全面改訂。国際膵臓学会ワーキンググループによる世界的なコンセンサスの結実を、いち早く日本語版として刊行。新知見を加味した新しい診断・治療指針を呈示して、広く臨床の現場で活用できるようアップデート。

■目次

要旨　著者からのメッセージ
1　はじめに
2　分類
3　診断結果
4　切除の適応
5　切除の方法とその他の治療法
6　組織学的側面
7　経過観察法
8　結論

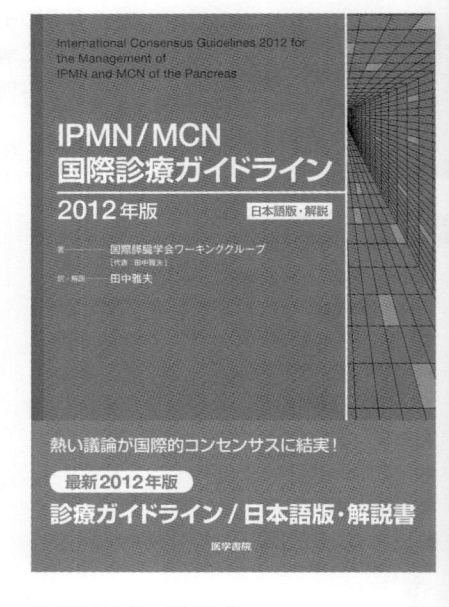

● B5 頁96　2012年
定価 4,200円（本体 4,000円＋税 5%）
[ISBN978-4-260-01671-1]
消費税率変更の場合、上記定価は税率の差額分変更になります。

医学書院
〒113-8719 東京都文京区本郷1-28-23
[販売部] TEL：03-3817-5657　FAX：03-3815-7804
E-mail：sd@igaku-shoin.co.jp　http://www.igaku-shoin.co.jp　振替：00170-9-96693

携帯サイトはこちら

12 膵臓疾患

急性膵炎の診断と重症度判定

diagnosis and severity scoring of the acute pancreatitis

下瀬川　徹　東北大学大学院教授・消化器病態学

【概念】

急性膵炎とはさまざまな原因によって起こる膵の急性炎症であり，膵酵素の活性化による膵と周囲組織の自己消化が病態形成に重要な役割を演ずる．膵局所の炎症が進展し，活性化された膵酵素や自己消化の過程で生成される化学物質，サイトカインなどが全身に及び，多臓器障害を合併するものが重症急性膵炎である．

【疾患分類・重症度分類】

間質の浮腫を主体とする浮腫性膵炎（図12-1a）と，血流障害によって膵組織壊死を伴う壊死性膵炎（図12-1b）に分けられ，後者は重症化しやすい．成因別に，アルコール性，胆石性，原因が不明な特発性などに，重症度別には軽症と重症に分けられる．急性膵炎全体の約30％が重症であり，重症例の致命率は約20％と予想されている．

【頻度】

わが国の2003年1年間の急性膵炎受療患者数は35,300人と推定されており，男女比は2.2：1で男性に多く，平均発症年齢は57.0±18.0歳であった．男性は50歳代，女性は70歳代に発症のピークがみられる．

【症状・病態】

❶**自覚症状**：上腹部の激痛で発症し，数時間でピークに達し持続する．背臥位で増強し，強い前屈位（pancreatic posture）をとることが多い．腹痛は90％以上にみられ，嘔気・嘔吐が約20％，背部痛が約15％，その他，食思不振，発熱，腹部膨満感などが4～6％にみられる．

❷**他覚所見**：上腹部を中心に腹部の広い範囲に圧痛がみられ，腹膜刺激症状を伴うことが多い．発症早期には，腹部激痛を訴えるわりに腹部所見が軽いことがあり注意が必要である．発熱が5.7％，黄疸が1.6％とされる．重症急性膵炎の臨床徴候として側腹部（Grey-Turner徴候）や臍周囲（Cullen徴候）に紫赤色の皮膚の変色を認めることがある．発症後3～7日後に出現し，Grey-Turner徴候を示す例では，膵壊死が高度で炎症が後腹膜腔に広く進展し予後不良とされる．

❸**病態**：膵腺房細胞は膵酵素を産生し，その多くは不活性型でチモーゲン顆粒内に

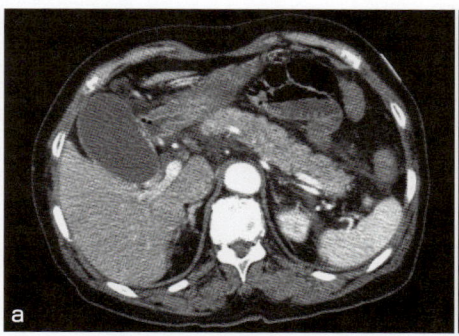

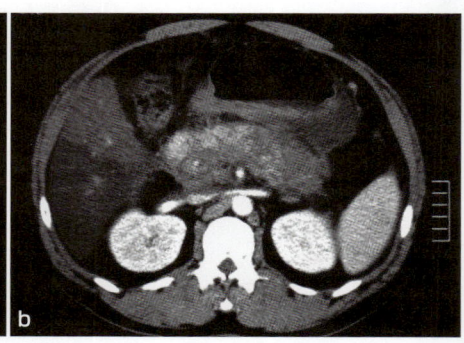

図12-1　浮腫性膵炎（a）と壊死性膵炎（b）

貯蔵される．膵酵素は食物摂取時に膵管を経て十二指腸に分泌され，生理的には十二指腸内で活性化され食物を消化する．膵酵素が膵臓内で病的に活性化され，膵および周囲臓器を自己消化する化学的炎症が急性膵炎である．蛋白分解酵素であるトリプシンが各種膵酵素の活性化に中心的な役割を演じる．膵酵素活性化の原因としては，アルコールの過剰摂取，胆石の十二指腸乳頭部嵌頓，十二指腸液の膵管内逆流，膵外分泌の過剰刺激，外傷，ウイルス感染，高脂血症，膵虚血，膵管狭窄による膵管内圧の上昇など多様である．

軽症例では炎症が膵に限局し，多くは1週間前後で自然軽快し，機能的にも形態的にも元に復する．一方，炎症が腹腔内に広く進展すると，大量の活性化膵酵素が周囲臓器を自己消化してさまざまな炎症性メディエータが産生される．これらは活性化膵酵素とともに血中やリンパに逸脱して膵から離れた重要臓器に及ぶ．このような病態では，全身の血管透過性が亢進し血漿成分が漏出して血管内は脱水となり，血液凝固能が亢進して臓器血流が障害され，活性化好中球が重要臓器に集積して組織障害をもたらす．発症早期にはショック，呼吸不全，腎不全などを合併しやすく，発症2週以降は，腸粘膜バリア機能の破綻によって腸内細菌が全身へ移行し，敗血症などを発症しやすくなる．このように重篤な全身合併症を併発する急性膵炎を重症急性膵炎と呼ぶ．

【問診で尋ねるべきこと】

発症直前のアルコール摂取の有無と量．その他，飲酒歴，喫煙歴，食物嗜好，膵炎の家族歴，薬剤の服用など．

【必要な検査と所見の読み方】

❶一般検査

a) 末梢血・凝固：白血球数が増加し，血管内脱水を反映して早期からヘマトクリット値が上昇する．重症例では，血液凝固系の異常や血小板数低下がみられることがある．

b) 膵酵素逸脱：発症早期から血中でアミラーゼ，リパーゼ，トリプシンなどの膵酵素が上昇する．血中アミラーゼは発症後，数時間で上昇しはじめ20〜30時間でピークとなり，軽症例では多くが5日以内に正常化する．

c) 血液生化学・血清：乳酸脱水素酵素（LDH），血液尿素窒素（BUN），クレアチニンの上昇，血清カルシウムの低下や血小板の減少が膵炎の予後と相関する．また，血中 C-反応性蛋白（CRP）が 15 mg/dL 以上の場合，重症膵炎の可能性を示唆する（表 12-1）．AST，ALT や総ビリルビンならびに ALP，γ-GTP などの胆道系酵素の異常は胆石膵炎で頻度が高い．

d) 動脈血分析：動脈血ガス分析を行い，代謝性アシドーシスの程度，呼吸不全を早期に診断する．

❷画像検査

a) 胸・腹部単純 X 線：腹部 X 線所見として，イレウス像や限局性空腸麻痺による左上腹部のアーチ状の小腸拡張像（sentinel loop sign），横行結腸の拡張と脾彎曲部での急激な途絶像（colon cut-off sign），後腹膜ガス像，石灰化胆石，膵石像などが認められることがある．胸部 X 線では，胸水貯留，ARDS，肺炎などに注目する．

b) 腹部超音波（US）：急性膵炎が疑われるすべての症例に対し，最初に行われるべき検査の1つである．膵腫大や膵周囲の炎症性変化のほかに，腹水の有無，胆管結石や総胆管拡張のチェックなど，急性膵炎の原因や病態に関連した異常所見がとらえられる．

c) X 線 CT：腸管ガスや体脂肪などに影響されずに膵およびその周囲の炎症性変化を客観的にとらえられる画像診断法である．膵腫大，膵周囲の炎症性変化，液体貯留，膵実質濃度の不均一などが膵炎に関連

表 12-1 急性膵炎重症度判定基準

予後因子
1. BE ≦ −3 mEq/L またはショック
2. PaO_2 ≦ 60 mmHg(room air) または呼吸不全
3. BUN ≧ 40 mg/dL(または Cr ≧ 2.0 mg/dL) または乏尿
4. LDH ≧ 基準値上限の 2 倍
5. 血小板 ≦ 10 万/mm^3
6. 総 Ca 値 ≦ 7.5 mg/dL
7. CRP ≧ 15 mg/dL
8. SIRS 診断基準における陽性項目数 ≧ 3
9. 年齢 ≧ 70 歳

臨床徴候は以下の基準とする
 ショック:収縮期血圧が 80 mmHg 以下
 呼吸不全:人工呼吸を必要とするもの
 乏尿:輸液後も 1 日尿量が 400 mL 以下であるもの

SIRS 診断基準項目:
(1) 体温 > 38℃ あるいは < 36℃
(2) 脈拍 > 90 回/分
(3) 呼吸数 > 20 回/分あるいは $PaCO_2$ < 32 torr
(4) 白血球数 > 12,000/mm^3 か < 4,000 mm^3 または 10%幼若球出現

原則として発症後 48 時間以内に判定する
予後因子は各 1 点とする.スコア 2 点以下は軽症,3 点以上を重症とする
また,造影 CT grade ≧ 2 であれば,予後因子スコアにかかわらず重症とする

造影 CT による CT grade 分類

造影不良域	炎症の膵外進展度		
	前腎傍腔	結腸間膜根部	腎下極以遠
<1/3	CT grade 1	CT grade 1	CT grade 2
1/3〜1/2	CT grade 2	CT grade 2	CT grade 3
1/2<	CT grade 2	CT grade 3	CT grade 3

浮腫性膵炎は造影不良域:<1/3 とする
原則として発症後 48 時間以内に判定する

□ CT grade 1
▨ CT grade 2
▨ CT grade 3

した所見である.重症度判定には造影 X 線 CT が必要であり,腎機能の悪化やアレルギー反応に留意しながら,可能な限り早期に行う.重症度と相関する膵造影不良域の範囲,膵周囲および腹腔内の炎症の広がりを判定する.

【診断のポイント】

① 上腹部に急性腹痛発作と圧痛がある,② 血中または尿中に膵酵素の上昇がある,③ US,CT あるいは MRI で膵に急性膵炎を示す所見がある.以上 3 項目のうち 2 項目以上を満たし,他の膵疾患および急性腹症を除外したものを急性膵炎と診断する.ただし,慢性膵炎の急性増悪は急性膵炎に含める.膵酵素としては膵特異性の高い膵アミラーゼやリパーゼを測定することが望ましい.膵酵素の血中や尿中での上昇の程度は,急性膵炎の重症度を反映しない.

重症度判定は 9 項目からなる予後因子のうち,3 項目以上が認められる場合,あるいは造影 CT で膵の造影不良域の範囲と炎症の広がりで判定し,Grade 2 以上を重症とする(表 12-1).いずれも発症後 48 時間以内に判定することを原則とし,治療への反応性をみながら重症度スコアの変化に注意する.予後因子 3 点の臓器障害合併率は 30%を超え,スコアが高いほど重症度は増す.

【鑑別診断】

激しい腹痛を主症状とし,血中や尿中ア

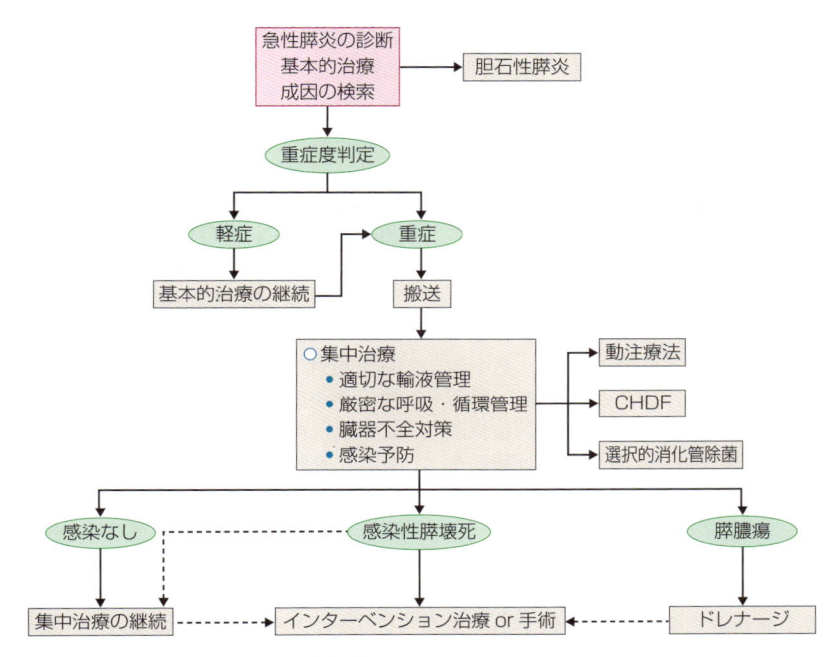

図12-2 急性膵炎の基本的治療方針
〔急性膵炎診療ガイドライン2010改訂出版委員会(編):急性膵炎診療ガイドライン2010,第3版.p42,金原出版,2009より転載〕

ミラーゼの上昇を伴うことがある疾患として,穿孔性消化性潰瘍,腸閉塞や腸破裂,解離性大動脈瘤,術後高アミラーゼ血症,糖尿病性ケトアシドーシス,胆石症,傍十二指腸乳頭憩室炎などが挙げられる.また,高齢者の急性膵炎では,膵癌による膵管狭窄に注意する.心窩部激痛でショックを伴う場合,大動脈瘤破裂や心筋梗塞なども念頭に置く.

【入院・専門医移送の判断基準】
　予後因子スコア3点以上は重症急性膵炎に対応可能な施設に搬送する.特に予後因子3点以上でCT grade 2以上の症例はきわめて致命率が高いため高次医療施設への転送を考慮する(図12-2参照).また,胆管炎や胆管閉塞所見を伴い,内視鏡的治療を必要とする胆石性膵炎の場合,対応可能な高次医療施設への転送が推奨される.

急性膵炎の治療方針と治療法

therapeutic strategy in acute pancreatitis

竹山宜典　近畿大学教授・外科学・肝胆膵部門

治療方針

　急性膵炎と診断したら,血液検査と画像診断により成因検索と重症度判定を行う(前項参照).急性膵炎は成因の多数をアルコール性と胆石性が占めるが,胆石性膵炎では,緊急胆道減圧処置が必要となる場合がある.したがって,US,CTなどの画像診断や,血液検査結果などから,胆石性膵炎かどうか,さらに胆管炎・胆道通過障害

の有無を判定する必要がある．

　さらに，急性膵炎の治療方針の決定にあたっては，重症度を判定することがきわめて重要である．急性膵炎は，数日の絶食と補液で治癒する軽症例から，発症後数日で多臓器障害をきたし致死的経過をとる超重症例まで，重症度により予後が大きく左右される．したがって，急性膵炎と診断されたら，重症度判定（前項にて詳述）を発症早期から的確に行い，まず重症度を決定する．そして，重症と診断したら，集中治療，内視鏡的治療，IVR が可能で，胆膵領域を専門とする医師が常勤する医療機関で治療すべきであり，必要があれば搬送を考慮する．このような急性膵炎における治療方針を図 12-2 に示す．

❶基本的治療：急性膵炎と診断されたら，成因検索と重症度判定を行いつつ，同時に基本的治療を速やかに開始する．まず，膵外分泌への刺激を回避する目的で絶食とし，呼吸・循環のモニタリングを行いつつ，疼痛に対して鎮痛薬投与を行う．輸液は軽症例では末梢経路で十分であるが，尿量やヘマトクリットを目標に血管内脱水をきたさないように，十分量を投与する．重症度判定で軽症と判定されれば，絶食による膵の安静，呼吸循環管理とともに疼痛対策を行うが，モニタリングとしては，体温，脈拍数，血圧，尿量，呼吸数などの基本的項目で十分で，一般病棟での管理が可能である．ただし，いったん軽症と判定された症例でも，発症後 3 日までは重症に移行することがあり，上記モニタリングで全身状態の悪化が認められれば，再度，画像診断を含めた重症度判定を行うべきである．

❷胆石性膵炎の治療方針：胆石性膵炎では，血清胆道系酵素値や US, CT, MRCP などにより胆管炎や胆道通過障害があると判断された場合には，緊急で ERC を行い EST（endoscopic sphincterotomy：内視鏡的乳頭括約筋切開術）ないしは ENBD（endoscopic nasal biliary drainage：内視鏡的経鼻胆管ドレナージ）を行う．胆汁の膵管流入による膵障害の進展を阻止する目的であり，胆管炎や胆道通過障害がないと判断された場合には，胆道への処置は，胆嚢摘出術を含めて，急性期を過ぎ炎症所見が沈静化した後で行う．

❸重症例の基本的治療方針

　a）十分な輸液：重症例では，膵局所から炎症性サイトカインなどの炎症メディエータが逸脱して，全身の血管透過性が亢進する．その結果，血管内の血漿成分が血管外に逸脱して，高度の血管内脱水が引き起こされ，末梢循環障害から臓器障害をきたす．したがって，重症例では，軽症例に増して初期輸液が重要となる．輸液量は，中心静脈圧，時間尿量，血圧，ヘマトクリットなどを指標に決定するが，重症例では，入院第 1 病日に平均 8 L，第 2 病日以降も 4〜5 L を要するといわれており，肺水腫などを恐れずに中心静脈圧をモニタリングしながら尿量が確保されるまで輸液を行う．

　b）モニタリングと呼吸・循環管理：重症例では，体温，脈拍数，血圧，尿量，呼吸数などの基本的項目に加えて，動脈血酸素飽和度，動脈血ガス・酸塩基平衡分析，中心静脈圧，電解質バランスをモニタリングし，必要に応じて，人工呼吸やカテコールアミン投与などの呼吸・循環管理を行う．

　c）薬物療法：重症例では，膵や膵周囲の壊死巣に発症後期に感染が併発し，敗血症をきたすことが治療成績向上の大きな妨げとなっており，感染を防止することが重要である．そのために，重症例では予防的抗菌薬投与が行われる．抗菌薬としてはイミペネムなど膵への移行のよいカルバペネム薬が選択されることが多い．投与期間は最低 5 日間程度投与し，その後は感染徴候

表 12-2　重症急性膵炎に対する特殊療法の実際

1. 選択的消化管除菌(SDD)
   空腸内に挿入されたチューブまたは経鼻胃管から腸内に薬剤を投与する
   ＜実際の処方例＞
ポリミキシンB	150万単位
アムホテリシンB	3 g
L-グルタミン*	9 g

   分3
   適量の微温湯に溶解し注入する

2. 持続的血液濾過透析(CHDF)
   目的：腎補助またはメディエータ除去による臓器障害予防
   血液アクセス：大腿静脈
   抗凝固：regional anticoagulation
   （メシル酸ナファモスタット 20 mg/時など）

3. 動注療法
   適応：造影CT上の造影不良域の存在
   開始時期：発症後48時間以内
   カテーテル位置：腹腔動脈，上腸間膜動脈，脾動脈，胃十二指腸動脈など造影不良域に
   　　　　　　　選択的に薬剤注入できるように先端を留置．場合によっては2本留置する
   施行期間：5日まで
   投与薬剤：蛋白分解酵素阻害薬；メシル酸ナファモスタット 240 mg/日など
   　　　　　（輸注ポンプを用いて持続投与）
   　　　　　抗菌薬：イミペネム 0.5 g×2回/日など
   　　　　　（輸注ポンプを用いて1回0.5～1時間で間欠投与）

*L-グルタミン：腸粘膜細胞の栄養として投与する．

を目安に適宜中止する．また，蛋白分解酵素阻害薬の点滴静注が死亡率や合併症発生阻止に有効と考えられており，メシル酸ガベキサート(600 mg/日)やメシル酸ナファモスタット(20～100 mg/日)，ウリナスタチン(50,000単位×3回/日)などの静脈内投与が行われる．

d) 栄養療法：重症膵炎では，高度侵襲反応から必要エネルギーが正常時の1.2～1.5倍に増加しており，栄養補給が重要である．栄養補給の経路としては，中心静脈経路と経腸栄養が選択可能であるが，重症例における早期からの経腸栄養の併用は感染性合併症の発生率を低下させるので，可能な限り早期から，できれば発症後48時間以内に，空腸内に留置した栄養カテーテルから栄養補給を開始する．この早期からの経腸栄養は全身栄養補給というよりは腸管の栄養維持目的であり，開始時から必要カロリーをすべて経腸投与する必要はなく，腸管の状態に応じて投与カロリーを調整する．また，施行にあたって，壊死や穿孔などの腸管合併症がないことを確認することも重要である．

❹重症例に対する特殊療法(表12-2)

a) 選択的消化管除菌(selective digestive decontamination：SDD)：急性膵炎における後期感染の感染源は腸内細菌であり，腸内病原菌であるグラム陰性桿菌を腸管内から減少させ，感染を防止する目的で，非吸収性抗菌薬を腸管内に投与するのがSDDである．実際には，ポリミキシンBやカナマイシンなどが腸管内に投与され，同時に抗真菌薬や，腸管粘膜保護目的でグルタミンなどが投与されることが多い．SDDは長期間行うと，かえって腸内

での菌交代現象を助長する結果となるので，最大でも5日間程度とすべきである．

　b）**持続的血液濾過透析**（continuous hemodiafiltration：CHDF）：上記のようなモニタリング下に大量輸液を行っても，十分な尿量が確保されない場合は，躊躇せずCHDFを導入する．さらに，CHDFには，炎症性メディエータの血中からの除去効果が期待されることから，臓器障害が進行する症例には腎補助目的以外にも，オプションとして施行されることがある．

　c）**蛋白分解酵素阻害薬・抗菌薬膵局所動注療法（動注療法）**：発症から48時間以内には造影CT上の造影不良域にもある程度血流が保持されており，造影不良域の支配動脈から選択的・集中的に蛋白分解酵素阻害薬と抗菌薬を投与して，壊死への進展を回避するとともに感染を防止しようとするものである．したがって適応基準は，造影CT上の造影不良域の存在するものであり，壊死が完成する前の発症後48時間以内に開始することが望ましい．実際には，大腿動脈からカテーテルを胃十二指腸動脈や脾動脈に留置し，蛋白分解酵素阻害薬を持続投与し，抗菌薬を間欠投与する．実際の施行プロトコルを表12-2に示す．壊死完成後には効果は期待できず，持続期間は，5日間程度が妥当と考えられる．

　❺**感染性合併症に対する治療**：急性膵炎の感染性合併症は，壊死膵および膵周囲壊死組織に感染が合併した感染性膵壊死と，膵および膵に隣接した限局性の膿貯留である膵膿瘍に分類される．臨床的に感染が顕在化するのは，発症2週間以降であることが多く，いったん炎症所見が軽快しても，再度炎症所見が出現した場合には感染を疑って，画像診断を行う．

　a）**感染の診断**：炎症徴候が遷延または再燃する症例におけるCT上の壊死部での気泡の存在は，腸管穿孔またはガス産生菌

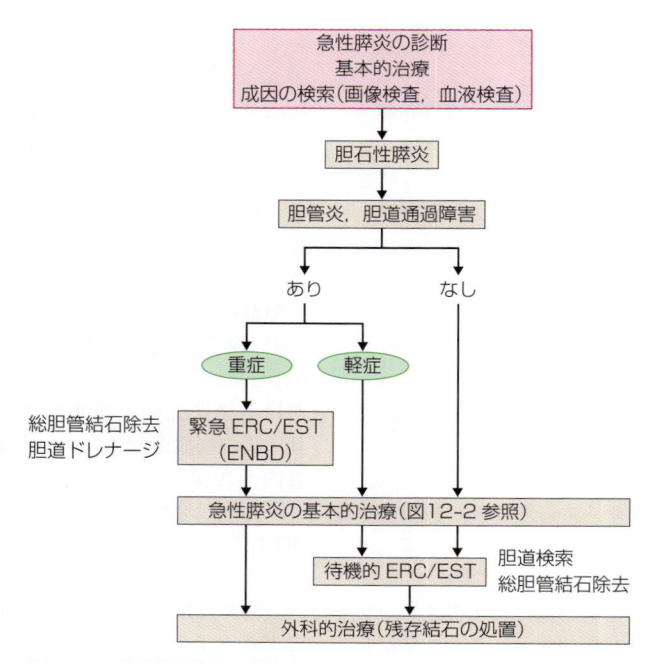

図12-3　胆石性膵炎の治療方針

による感染を意味している．いずれにせよ感染と判定してよい．それ以外で感染が疑わしい場合には，USまたはCTガイド下に細径針による組織吸引(fine needle aspiration：FNA)を行って，細菌培養により感染を確認する．

　b）感染性合併症の治療：原則的には，感染性膵壊死は壊死部分を外科的に切除する壊死部切除術が必要である．ただし，より侵襲の少ない内視鏡的ドレナージや経皮的ドレナージにて対処可能な場合もある．壊死切除術後には，十分な局所ドレナージを行うことが重要で，術後は創を閉鎖して閉鎖式ドレナージとし，持続洗浄を行う．膵膿瘍は，一般的に経皮的ドレナージで対処可能である．ただし，膵膿瘍と診断されても内部に壊死部分が混在する場合があり，経皮的ドレナージで臨床症状が改善しない場合には，ただちに外科的ドレナージを行うべきである．

　❻胆石性膵炎に対する治療方針（図12-3）：重症急性膵炎と診断された症例で，造影CTなどの画像診断と血液検査結果から胆石性膵炎で胆管炎，胆道通過障害が存在すると判断された症例は，ただちに緊急でERC/EST（ERC with or without endoscopic sphincterotomy）を行う．総胆管内に結石が認められれば結石除去を行い，結石が認められなくとも胆道ドレナージ目的でESTを付加する．胆道ドレナージとしてESTのかわりにENBDを行うこともある．それ以外の場合は，急性膵炎の基本的治療を行い，軽症では症状軽快後速やかに，重症例では膵炎沈静後に，待機的にERC/ESTを行い，胆道検索と総胆管結石除去を行う．

　胆石性膵炎では，胆嚢を放置した場合には再発率が高く，原則として胆嚢摘出術を行うべきである．そして，胆嚢摘出術や総胆管遺残結石の処置などの外科的治療は，できれば同一入院期間内に行うことが望ましく，胆嚢摘出は腹腔鏡下で行うことも可能である．

重症急性膵炎
severe acute pancreatitis

後藤秀実　名古屋大学大学院教授・消化器内科学

【概念】
　急性膵炎は何らかの原因により膵酵素が活性化され，膵自身や周囲の組織の自己消化によって起こる．男性では膵炎の成因の約50％はアルコール性であり，女性では胆石膵炎が約40％を占める．
　軽症膵炎は1週間程度の保存的治療により軽快するが，急性膵炎の15～20％は重症化する．炎症は膵だけにとどまらず膵周囲から後腹膜腔，さらには腎臓，肝臓，肺などの全身諸臓器に広がり多臓器不全に進展する．治療の進歩により致死率は年々低下しているが，重症膵炎ではいまだ致死率約20％と予後不良である．

【診断】
　急性膵炎臨床診断基準に従い診断する（表12-3）．

表12-3　急性膵炎臨床診断基準

1. 上腹部に急性腹痛発作と圧痛がある
2. 血中または尿中に膵酵素の上昇がある
3. US，CTあるいはMRIで膵に急性膵炎を示す所見がある

上記3項目中2項目以上を満たし，他の膵疾患および急性腹症を除外したものを急性膵炎と診断する．ただし，慢性膵炎の急性増悪は急性膵炎に含める．
注：膵酵素は膵特異性の高いもの（膵アミラーゼ，リパーゼなど）を測定することが望ましい．
（厚生労働省難治性膵疾患調査研究班，2008より転載）

【重症度判定】

重症度は，厚生労働省急性膵炎重症度判定基準（表 12-1，727 頁参照）により判定される．重症度判定基準およびスコアは 2007 年に新基準が発表され，2008 年 10 月から施行された．新基準では判定作業を簡便にするため，項目数は 9 個と簡素化された．スコア 2 点以下を軽症，スコア 3 点以上を重症とする．また，今回の判定基準より造影 CT grade が独立し，Grade 2 以上であれば重症と診断する．

厚生労働省研究班による検討では，新基準でも重症度スコアと致死率に正の相関があることが明らかとなっている．

新判定基準では，血液ガス分析データが欠損した場合，重症度判定が著しく不正確になる可能性があるので，重症度判定では毎回血液ガス分析を行う．

【入院・専門医移送の判断基準】

重症膵炎では，救命のために集学的治療が必要になることも多い．重症と判定された場合には，膵臓専門医が常勤する高次医療機関への搬送を考慮する．

また，入院時には軽症であっても経過中に重症化することがある．その場合も，速やかに高次医療機関へ搬送する．

治療方針

重症急性膵炎では，発症早期は急性循環不全により，発症 2 週間目以降では膵感染症により死亡する．治療成績向上のためには，発症早期の循環不全対策と後期合併症である感染予防が必要である．発症早期は循環動態が不安定であるため，血圧，脈拍，呼吸数，体温，尿量などのモニタリングを頻回に行う．

初期治療

❶**輸液療法**：重症膵炎の循環不全改善のためには十分な輸液量（80～160 mL/kg：体重 50 kg で 4,000～8,000 mL/日）が必要である．性別，年齢，体格，心肺機能などを考慮し，輸液過多による心不全に注意しながら十分な量の輸液を行う．

輸液としては，体に必要な糖やアミノ酸量を確保しながら，細胞外液（ラクテートリンゲル液など）を中心にメニューを作成する．重症例では，通常絶食治療期間が長期にわたること，輸液量の調節に中心静脈圧のモニタリングが有用であることから，入院早期に中心静脈路を確保する．輸液スピードは，入院後最初の 6 時間で 1 日量の 1/2～1/3 程度を目安にする．

重症膵炎では，耐糖能異常を合併することも多いため血糖を頻回にモニタリングし，必要なら速効型インスリンの持続注射で血糖コントロールを行う．

❷**蛋白分解酵素阻害薬**：重症膵炎では，炎症が全身諸臓器に波及する．遠隔臓器障害を予防するため蛋白分解酵素阻害薬の投与を治療開始と同時に行う．膵酵素の活性化抑制と血液凝固，血小板凝集を防止するため，病態に応じて最大播種性血管内凝固症候群（DIC）治療量まで使用する．

> **処方例**
>
> 1) フサン注（50 mg）　2.4～4.8 mg/kg/日　24 時間かけて持続静注
> 2) エフオーワイ注（500 mg）　30～40 mg/kg/日　24 時間かけて持続静注
> 3) ミラクリッド注（5 万単位）　1 回 5 万～10 万単位　1 日 1～3 回　点滴静注

❸**疼痛対策**：重症膵炎の腹痛は非常に強いため，十分な除痛療法を行わないと呼吸，循環に悪影響を及ぼし，治療経過を悪化させる．ペンタゾシンやブプレノルフィンなどの非麻薬性鎮痛薬を用いる．

❹**感染対策**

a）**抗菌薬経静脈的投与**：重症急性膵炎では，腸管粘膜バリアー機能の低下により腸内細菌が血中に移行し，菌血症から膵お

よび全身の感染症を起こすことがある．発症早期には感染症は顕在化していないが，抗菌薬の投与で感染症を予防する．通常，グラム陰性桿菌に広範囲な抗菌スペクトルをもち，膵移行のよいカルバペネム系やニューキノロン系抗菌薬が第1選択である．

処方例

チエナム 注(0.5g) 1回0.5～1.0g
1日2回 点滴静注

b) **選択的消化管除菌**：膵感染を予防するために，抗菌薬の経静脈投与とともに腸内細菌の減菌を目標として，非吸収性の抗菌薬を経口的に投与する選択的消化管除菌を行うことがある．標準となる処方，投与期間は存在しないが，一般的にはニューキノロン系抗菌薬やペプチド系抗菌薬，抗真菌薬を1週間程度投与することが多い．

処方例

以下の3種類を合わせて処方
1) バクシダール錠(100 mg) 1回1～2錠 1日3回
2) 硫酸ポリミキシンB錠(100万単位) 1回100万単位 1日3回
3) ファンギゾンシロップ(100 mg/mL) 1回100 mg 1日3回

❺**胃酸分泌抑制**：胃酸による膵外分泌刺激の抑制および消化性潰瘍予防のために胃酸分泌抑制薬を投与する．通常，ヒスタミンH_2受容体拮抗薬を投与するが，酸分泌抑制が不十分な場合にはプロトンポンプ阻害薬投与も行う．

特殊療法

❶**動注療法**：重症膵炎では，膵の虚血・微小循環不全により薬剤の膵移行が障害されているため，経静脈的な投与では膵局所への薬物移行が不十分である．腹腔動脈や上腸間膜動脈に留置したカテーテルより蛋白分解酵素阻害薬や抗菌薬を局所に直接投与することにより，感染性膵壊死の合併頻度が低下し死亡率が改善することから，重症膵炎では動注療法も選択される．造影CTにより膵の循環不全が疑われた場合には血管造影を行い，循環不全の存在部位により腹腔動脈や上腸間膜動脈または両方にカテーテルを留置し，蛋白分解酵素阻害薬（フサン 240 mg/日またはエフオーワイ2,400 mg/日など）の24時間持続動注と抗菌薬（チエナム1回0.5 g，1日2回など）の投与を行う．通常，1週間程度を目処に施行する．発症から時間が経過してからの動注療法の有効性は確認されていないため，施行する場合は発症後なるべく早期がよい．

❷**持続的血液濾過透析（CHDF）**：重症急性膵炎では，急性循環不全などにより急性腎不全を合併し十分な輸液療法後も尿量が確保できないことがある．さらに膵炎により血中に放出された炎症性サイトカインなどのケミカルメディエータの除去を目的として，CHDFを施行することがある．

❸**好中球エラスターゼ選択的阻害薬**：重症急性膵炎では，全身性炎症反応症候群（SIRS）による急性呼吸促迫症候群（ARDS）を合併することがある．その場合は，肺病変発症早期に好中球エラスターゼ選択的阻害薬であるシベレスタット（エラスポール）の点滴静注を行う．

【予後】

現行の重症度判定基準による重症度判定では，軽症例は死亡率はほぼ0であるが，重症度スコア3点以上の致死率は19%，造影CTによる重症度判定ではGrade 2で14.3%，Grade 3で15.4%である．

【患者説明のポイント】

重症膵炎は良性疾患でありながら，患者の20%は死亡する．発症早期に患者本人

および家族へ膵炎の病態および重症度，治療方針，予測される予後などについて説明をする．

また発症早期には軽症でも，経過中に重症化し特殊療法や外科治療が必要になる可能性があることについても説明する．

【医療費の公費負担制度について】

重症膵炎は，治療費の自己負担分が公費によって賄われる．担当医が患者の臨床調査個人票に記入し，患者の家族が市町村の保健所などに届け出る．公費負担の対象となるのは申請受理日以降であるため，重症と判定されれば速やかに書類を提出する．

薬剤性膵炎
drug-induced pancreatitis

片岡慶正　大津市民病院副院長，京都府立医科大学特任准教授・消化器内科

【概念】

薬剤で引き起こされた膵炎を薬剤性膵炎という．臨床的にはほとんどすべてが急性膵炎であり，各種疾患の治療目的で与薬された種々の薬剤（降圧利尿薬，免疫抑制薬，抗腫瘍薬，性ホルモン，サルファ薬，抗菌薬，抗てんかん薬，NSAIDs など）に起因することが多いが，時には誤って農薬などの毒物を服用した場合にも生じる．実地診療の場では，①多剤併用例が多く膵炎が発症しても原因の薬剤が特定しにくい，②疑わしい薬剤があっても rechallenge test は人道上できない，③薬剤性膵炎に特徴的な臨床像はない，④時には典型的な膵炎症状を示さずに高アミラーゼ血症のみで経過する例もある，⑤薬剤以外に膵炎の誘因となりうる成因・病態が存在する，などの理由から薬剤性膵炎の確定診断は難しい．しかし，明確な成因のない急性膵炎において，特に再発性の場合には薬剤性膵炎を強く疑って対応する必要性がある．

【頻度】

薬剤性膵炎の発症頻度は低い．わが国では厚生労働省難治性膵疾患に関する調査研究班の 2003 年度全国疫学調査において成因別にみた急性膵炎全体に薬剤性膵炎の占める頻度は 0.6%（1,779 例中 10 例）であり，重症急性膵炎に占める割合も 0.6%（549 例中 3 例）と少ない．医原性急性膵炎として，診断的あるいは治療的 ERCP 手技に伴う急性膵炎，術後膵炎，薬剤性膵炎が代表的であるが，術後膵炎の中に薬剤に起因する例も内包されている可能性が指摘されている．医療行為に伴う急性膵炎および重症例がともに全体として 8% を超える実情を理解して，十分な配慮と医療事故阻止対策が望まれる．

【分類】

薬剤性膵炎は発症頻度が低く，また起因薬剤が多種多様なため，薬剤と急性膵炎の関連性およびその発症機序を証明することは実際には困難な場合が多い．報告数が多くかつ rechallenge test 陽性の代表的な薬剤としてジダノシン，L-アスパラギナーゼ，アザチオプリン，バルプロ酸，ペンタミジン，メルカプトプリン，メサラジン，エストロゲンなどがある（表 12-4）．薬剤投与から急性膵炎発症までの期間は，薬剤によって異なり，単回投与で発症するものから，投与後 1 か月以内に発症するアザチオプリンやメルカプトプリン，投与後数週～数か月後に発症するバルプロ酸，ペンタミジン，ジダノシンなどさまざまである．

薬剤性膵炎においては発症頻度，用量依存性の有無，投薬から発症までの潜伏期間，アレルギー症状合併の有無などの検索から，中毒性機序，アレルギー性機序および分類不能に大別される．

1）中毒性機序による膵炎は用量依存的でその頻度は必ずしも低くはなく，潜伏期も一定しないことが多い．代表的な薬剤は

表 12-4 薬剤による急性膵炎

薬剤	報告論文数	rechallenge test 陽性数
[Class I]		
ジドノシン	883	9
アスパラギナーゼ	177	2
アザチオプリン	86	16
バルプロ酸	80	11
五価アンチモン	80	14
ペンタミジン	79	2
メルカプトプリン	69	10
メサラジン	59	12
エストロゲン	42	11
オピアト	42	5
テトラサイクリン	34	2
シタラビン	26	4
ステロイド	25	1
ST 合剤	24	1
スルファサラジン	23	5
フロセミド	21	3
スリンダク	21	8
[Class II]		
リファンピシン	25	0
ラミブジン	19	1
オクトレオチド	16	4
カルバマゼピン	14	0
アセトアミノフェン	13	1
フェンフォルミン	13	1
IFN-α2b	12	2
エナラプリル	12	2
ヒドロクロロチアジド	12	1
シスプラチン	11	1
エリスロマイシン	11	1
シクロペンチアジド	11	0

Class I：20例以上報告 & rechallenge test 陽性例あり
Class II：11～19例報告 or rechallenge test 陽性例あり

(Trivedi CD, Pitchumoni CS : Drug-induced pancreatitis : an update. J Clin Gastroenterol 39 : 709-716, 2005 より改変)

エチルアルコール，メチルアルコール，エチオニン，有機リン，パラコートなどである．

2）アレルギー性機序による膵炎は，①用量依存性のない過敏症によるもの（アザチオプリン，シメチジン，抗癌薬，メチルドパなど），②中毒性中間代謝物によるもの（エストロゲン，プロカインアミド，バルプロ酸など）がある．

3）分類不能（コルチコステロイド，医原性高カルシウム血症，L-アスパラギナーゼなど）である．

その他に，膵に特有な発症因子と薬剤の因果関係から生じる膵炎もある．エストロゲンやグルココルチコイド，あるいは脂肪乳剤の投与により二次的に生じた高脂血症はそれ自体急性膵炎を発症する．高齢者に対する降圧利尿薬は二次的に虚血性膵炎を誘発する可能性もあり，ビタミンDやカルシウム投与による二次的高カルシウム血症は膵炎の成因となる．オピオイドや酢酸オクトレオチドは十二指腸乳頭Oddi括約筋を収縮させて膵管内圧を上昇させ膵炎誘発の一因となりうる点は注意が必要である．

近年，機序は明らかでないが，臨床上広く用いられる種々の薬剤（ACE阻害薬，スタチン系高脂血症薬，インターフェロン，グリセオフルビン，アロプリノール，メサラジンなど）にも薬剤性膵炎発症の報告がみられ，特に抗HIV薬のジドノシン（ヌクレオシド系逆転写酵素阻害薬）による薬剤性膵炎の報告が増加している．

【診断】

薬剤性膵炎には一定の診断基準はない．したがって急性膵炎の診断がつき次第，通常どおり重症度判定を即座に行う．次いで成因検索に際しては薬剤性の可能性を絶えず念頭に置いておく．急性膵炎の成因は多岐にわたるが，一般的な胆道疾患などの成因を除外したうえで，基礎疾患と薬剤内服歴を詳細に聞く必要がある．薬剤性膵炎の発症頻度が高い薬剤を投与している場合や，好酸球増加などのアレルギー所見がある場合には本症の可能性に留意する．

治療法

急性膵炎の一般的な治療方針と基本的には同じである．診断がつき次第，入院治療とする．薬剤が投与された背景疾患によって生命予後が異なることから，十分な全身性モニタリングのもとにCTによる局所重症度評価と重症度判定基準による全身性重症度評価の繰り返しスコアリングを行う．薬剤性膵炎の疑いをもったら直ちに成因と思われる薬剤を中止して急性膵炎の治療を継続する．膵炎を起こした薬剤は他疾患の治療目的で投与されていた薬剤であることが多いので，休薬により基礎疾患に与える影響については十分配慮して治療すべきである．重症例では早期に高次医療機関に搬送する．

処方例

発症48時間以内には十分量の初期輸液，電解質補正，鎮痛薬のもとに以下の処方を行う．
1) エフオーワイ注(100 mg)　1日200～600 mg　持続静注
2) フサン注(10 mg)　1日20～60 mg　持続静注
3) ミラクリッド注(5万単位)　1日5万～15万単位　1～3回

【予後】

他の成因による急性膵炎と臨床像に差はなく，原因となりうる薬剤の中止と，重症度に応じた急性膵炎に対する適切な初期治療および合併症対策により多くは改善する．しかし，急性白血病などの悪性血液疾患に用いられるL-アスパラギナーゼやシタラビン，抗癌薬としてのシスプラチン，移植後に用いられる免疫抑制薬のシクロスポリンなどでは致命的な重症急性膵炎への移行例もある．

【患者説明のポイント】

医原性膵炎としての薬剤性膵炎は，薬剤の副作用として認識される場合が多い．原疾患の治療に対する薬剤投与のrisk-benefitについて十分説明する必要性と，薬剤の種類や基礎疾患の病態によっては重症化する可能性を説明する．また，薬剤性膵炎発症時にはその可能性を説明したうえで休薬するとともに，他の成因がない場合には再投与の困難性を説明する．

【医療スタッフへの注意】

予後は一般的に良好とされるが，薬剤が用いられた基礎疾患の背景により，誘発された薬剤性膵炎が生命予後を大きく左右する場合もある．背景疾患が悪性腫瘍，免疫抑制状態，心肺あるいは腎機能障害の高齢者では薬剤性膵炎の発症が契機となり，重要臓器機能不全や感染症併発から重症化する点に注意しなければならない．薬剤性膵炎において致命的経過をたどる場合，不幸にして医療訴訟になる可能性がある．薬剤性膵炎の報告例が多く，膵炎との因果関係が明らかな薬剤を投与している際には，本症の発症を常に念頭に置いておくことが診断と治療の第1歩である．

術後膵炎
postoperative pancreatitis

石崎陽一　順天堂大学先任准教授・肝胆膵外科
川崎誠治　順天堂大学教授・肝胆膵外科

【概念】

術後膵炎とは，手術操作または侵襲を契機として発症する急性膵炎の総称である．狭義には外科手術後に発症する膵炎をいい，広義には検査または非観血的治療後に発症する膵炎も含まれる．

【原因】

❶手術操作による膵損傷，膵管損傷：膵実質や膵管の損傷は，主に膵手術や膵近傍の手術，特に胆道系の手術や胃切除後において発生頻度が高いとされる．Thompsonらは52例の術後膵炎を検討し，胆道系手術，結腸切除，小腸切除で術後膵炎の頻度が高く，30例は膵近傍の手術操作であったとしている．

a）**膵手術**：良性腫瘍に対する膵腫瘍核出術の際に，膵管を損傷することがある．

b）**胆道手術**：十二指腸乳頭形成術では主膵管開口部を誤って縫合し，主膵管に狭窄または閉塞をきたし膵炎が発生することがある．その他，胆嚢摘出術の際に総胆管内に落下した結石や，術中胆道造影による過度の圧力負荷なども術後膵炎の原因となりうる．

c）**胃切除術**：胃癌の根治術で網嚢切除や脾動脈幹近位または遠位リンパ節郭清の際に膵実質損傷をきたし，膵炎を引き起こすことがある．

d）**その他**：脾摘，脾腎シャントでは膵尾部の損傷を生じる可能性がある．

❷腸液の膵管内逆流：胃切除術，Billroth-Ⅱ法再建後の輸入脚症候群やイレウスを起こした場合に，十二指腸内圧が高まり腸液の膵管内逆流が起こりうる．

❸その他の要因

a）**肝切除**：肝切除時にPringle法による肝阻血を行うと，術後に高アミラーゼ血症や急性膵炎をきたすことが報告されている．

b）**心血管手術**：体外循環の際に長時間の膵血流減少をきたし，膵炎を生じることが知られている．

c）**腎移植**：腎不全に基づく副甲状腺機能亢進症が高カルシウム血症を引き起こし，膵炎の原因になるとされる．

【診断のポイント】

術後膵炎の診断は通常の急性膵炎の診断と変わるところはなく，臨床症状，膵逸脱酵素の上昇，膵の画像所見などを総合的に判断して行う．厚生労働省難治性膵疾患に関する調査研究班の診断基準を示す（表12-5）．

❶臨床症状：腹痛，背部への放散痛，食欲不振，発熱，悪心・嘔吐，腸雑音の減弱などが頻度の高い症状，徴候であるが，これらは急性膵炎にのみ特異的なものではない．術後の場合，創痛や他の合併症と重なると，急性膵炎特有の臨床症状が覆い隠され，診断が難しくなる．

❷血液・尿検査：急性膵炎の診断では，血中もしくは尿中の膵酵素上昇を確認することが重要である．汎用されているのは，迅速な測定が可能な血中アミラーゼである．しかし膵近傍の操作を伴う手術後は，膵炎がなくてもアミラーゼの上昇が認められることがあるので注意を要する．その他，尿中アミラーゼ，アミラーゼのアイソザイムであるp型アミラーゼ，血中リパーゼ，血中エラスターゼ1，血中トリプシン，血中ホスホリパーゼA_2などが診断の一助となる．単一の酵素測定よりは複数の酵素の値を総合的に評価して診断することが望ましい．急性膵炎と他疾患との鑑別が問題となる場合，血中リパーゼが血中ア

表12-5 急性膵炎の臨床診断基準

1. 上腹部に急性腹痛発作と圧痛がある
2. 血中または尿中に膵酵素の上昇がある
3. US，CTあるいはMRIで膵に急性膵炎を示す所見がある

上記3項目中2項目以上を満たし，他の膵疾患および急性腹症を除外したものを急性膵炎とする．ただし，慢性膵炎の急性増悪は急性膵炎に含める

注：膵酵素は膵特異性の高いもの（膵アミラーゼ，リパーゼなど）を測定することが望ましい．

（厚生労働省難治性膵疾患調査研究班，2008年）

ミラーゼと比較して感度でほぼ同等，特異度で優っており，急性膵炎の診断には血中リパーゼの測定が有用であるとする報告もある．

❸画像診断

a）**腹部単純X線撮影**：イレウス像，colon cut-off sign，sentinel loop sign などが認められることがあるが，術後は一過性に麻痺性イレウスになることが多く，腹部単純写真による診断は困難である．

b）**超音波検査**：簡便な検査方法であるが，術後は腸管ガスのため膵腫大や膵周囲の炎症性変化をとらえることは困難なことが多い．

c）**腹部CT検査**：CTは消化管ガスや腹壁・腹腔内の脂肪組織の影響を受けることなく，腹腔内の情報を得ることが可能である．急性膵炎の診断に有用な所見として膵腫大，膵周囲の脂肪織濃度上昇，液体貯留，仮性囊胞形成，膵実質のdensityの不均一化，膵壊死，脂肪壊死，血腫などがある．ただし膵周囲の剝離操作を伴う手術では，膵炎がなくても上記の所見が認められることがあり注意を要する．

【膵炎の重症度の判定】

わが国では厚生労働省特定疾患難治性膵疾患調査研究班による新たな重症度判定基準（重症度スコア）が 2008 年に示された（表 12-1，727 頁参照）．7項目の血液検査所見，SIRS 診断基準における陽性項目，年齢の9項目を各1点として，合計したものを予後因子の点数とする．さらに腹部造影 CT 検査の所見により CT grade を Grade 1～3 に分類する．重症度判定は予後因子が3点以上または造影 CT grade 2 以上のものを重症，いずれでもないものを軽症とする．

治療法

急性膵炎を疑った場合は，血液生化学的検査や画像診断により成因を検索する．次いで，膵炎の重症度判定を行い重症度に応じた治療を開始する．軽症，中等症では体温，脈拍数，血圧，尿量，呼吸数などの基本的なモニタリングを行い，適切な輸液管理を行う．重症例では厳密な呼吸・循環管理が必要であり，中心静脈路を確保しバイタルサインを詳細に観察して，呼吸・循環動態の維持，酸塩基平衡，電解質バランスの補正を行う．

❶**原疾患に対する治療**：術後膵炎の原因が遺残結石など明らかである場合には，原疾患に対する処置を速やかに行う．

❷**輸液管理**：膵炎では血管透過性の亢進や膠質浸透圧の低下により細胞外液が膵周囲や後腹膜，腹腔，胸腔に漏出し，大量の循環血漿が失われる．このため発症早期より細胞外液を中心とした輸液を行い，循環動態を安定させる．

❸**鎮痛薬**：急性膵炎の腹痛は激しく，持続的である．このような疼痛は精神的に患者を不安に陥れ，臨床経過に悪影響を及ぼす可能性があるため，発症早期より十分な除痛が必要となる．適切な鎮痛薬の使用により疼痛は効果的に軽減する一方で，診断や治療の妨げにならないことが示されている．ブプレノルフィンは Oddi 括約筋の収縮作用も認められず，除痛効果に優れている．その他ペンタゾシンが使用される．

❹**抗菌薬**：グラム陰性桿菌を中心とする腸内細菌群による感染症は急性膵炎における致命的な合併症であり，これを予防するために抗菌薬を投与する．膵への組織内移行がよい抗菌薬としてイミペネム，オフロキサシン，シプロフロキサシンが使用される．

❺**蛋白分解酵素阻害薬**：急性膵炎の発症進展には膵酵素の活性化が関与しており，蛋白分解酵素阻害薬はその活性を抑制し，膵炎の進行を防止するとされる．メシル酸ガベキサートの投与により重症急性膵炎の合併症発生率および死亡率が低下したとす

る報告がある一方で，臨床的改善は認められないとする報告もあり，現時点では蛋白分解酵素阻害薬の有用性は明らかではない．

膵性胸水
pancreatic pleural effusion

廣田昌彦　熊本地域医療センター副院長

【概念】
膵炎（急性膵炎，慢性膵炎）に伴って貯留する胸水が膵性胸水（広義）である．多くは，急性膵炎に伴い反応性に貯留する胸水が多いが，なかには膵管の破綻に伴い膵液が瘻孔を介して胸腔内に逸脱することにより貯留する難治性の胸水（狭義の膵性胸水）も存在する．後者は主に慢性，あるいは反復性の膵炎に合併する．

【頻度】
急性膵炎時に反応性に貯留する胸水の頻度は数10％（10～50％）と高い．難治性である狭義の膵性胸水は稀である（1％未満）．

【病態】
急性膵炎に伴う膵性胸水は，炎症の横隔膜，胸腔，あるいは縦隔への波及により，滲出液が貯留するもので，膵炎の消退に伴い消失する．急性膵炎の重症度の指標ともなるものであり，左側が多いが，重症度が高い場合や右側臥位で臥床している場合などには右側にも貯留する．

慢性膵炎に伴う狭義の膵性胸水は，膵管系が破綻して生じた膵液漏が，胸腔内へ連続する瘻孔を形成して生じる．腹側方向への膵液漏は腹腔内に巨大な仮性囊胞を形成することが多いが，背側方向への膵液漏は後腹膜腔に膵液が貯留し，食道裂孔，大動脈裂孔を介して，あるいは横隔膜を貫通して，胸腔内へと瘻孔を形成する可能性がある．そのような場合，膵性胸水を生じることになる．

【問診で尋ねるべきこと】
慢性膵炎に伴う狭義の膵性胸水の場合は，腹部症状がない，あるいは乏しいこともあるため，膵性胸水との診断が遅れる場合も多い．飲酒歴，急性膵炎の既往歴，慢性膵炎として治療を受けていないか，胸部症状が出現する前の状況，についても問診し，膵性胸水の可能性についても検討すべきである．

【症状】
通常，呼吸困難，胸痛などの胸部症状に加えて，激しい腹部症状を伴う．慢性膵炎に伴う狭義の膵性胸水の場合は，胸部症状だけで腹部症状を伴わない，あるいは軽度のこともある．胸腔内への瘻孔形成により，腹腔内の仮性囊胞，および膵管内が減圧されるためと考えられている．

【診断】
急性膵炎に伴う膵性胸水の場合は，胸部X線撮影，腹部造影CT，超音波検査のほか，アミラーゼ，base excess，PaO_2，BUN，クレアチニン，LDH，ヘモグラム，Ca，CRPなどの急性膵炎の診断，重症度判定に必要な血液検査が必要である．詳細は急性膵炎の項を参照されたい．

慢性膵炎に伴う狭義の膵性胸水の場合は，胸水をサンプリングし，膵酵素（アミラーゼ，リパーゼ）が血中より高値であることを確認する．また，MRCPあるいはERCPで膵管の破綻，および胸腔内へつながる瘻孔の存在を確認する必要がある．

治療方針
絶食，中心静脈栄養，プロテアーゼインヒビター投与などの急性膵炎の基本治療を行う．胸水が難治性の場合は，胸腔ドレーンを留置し，胸水を排液する．狭義の膵性胸水で胸腔内へつながる瘻孔が存在する場合は，内視鏡下膵管ドレナージ術，外科的

治療(瘻孔空腸吻合，膵体尾部切除術など)を行う．内視鏡下膵管ドレナージ術は，まず経鼻ドレナージ(ENPD)を行い，膵液漏を鎮静化させたうえで，膵管ステントに入れ替えるほうが，逆行性の感染を防ぐうえで好ましい．オクトレオチド投与による膵外分泌抑制療法が有効と考えられるが，本治療単独での治癒は困難である．膵石を伴う場合には，膵石に対する治療も必要である．詳細は慢性膵炎の項を参照されたい．

【患者への説明のポイント】

飲酒が原因のことが多いため，禁酒指導が重要である．

慢性膵炎の診断基準
diagnostic criteria for chronic pancreatitis

大槻　眞　産業医科大学名誉教授

【概念】

慢性膵炎とは，長期間に及ぶ膵障害の後遺症による膵の破壊を意味し，膵臓の内部に，不規則な線維化，細胞浸潤，実質の脱落，肉芽組織などの慢性変化が生じ，腺房細胞や膵島(Langerhans島)の消失，炎症細胞浸潤などの組織学的変化がみられ，膵臓の外分泌・内分泌機能の低下を伴う病態である．膵内部の病理組織学的変化は，基本的には膵臓全体に存在するが，病変の程度は不均一で，分布や進行性もさまざまで，多くは非可逆性である．

【分類】

慢性膵炎の分類方法が幾つか報告されているが，成因や病理，形態，機能，臨床経過をも含む分類方法はない．Marseilles-Rome分類では成因に基づいて，慢性膵炎を，①慢性閉塞性膵炎，②慢性石灰化膵炎，③慢性炎症性膵炎に分類している．一方，わが国では慢性膵炎を，①確診例(definite chronic pancreatitis)と，②準確診例(probable chronic pancreatitis)，さらに上腹部痛・圧痛が持続または再発継続して血清膵酵素の異常を伴うなど膵に関する各種検査に異常をみることがあるが慢性膵炎確診・準確診に該当しないものを，③慢性膵炎疑診例(possible chronic pancreatitis)に分類している(表12-6)．

慢性膵炎を発症に関与する危険因子に基づいて，毒物・代謝産物による(toxic-metabolic)慢性膵炎，特発性(idiopathic)慢性膵炎，遺伝性(genetic)慢性膵炎，自己免疫に関連した(autoimmune)慢性膵炎，再発性重症急性膵炎(recurrent severe acute pancreatitis)に合併した慢性膵炎，さらには閉塞性(obstructive)慢性膵炎に分類する方法(TIGAR-O risk factor classification system version 1.0)も発表されている．

現在，わが国でも慢性膵炎を成因から，①アルコール性慢性膵炎と②非アルコール性慢性膵炎(特発性，遺伝性，家族性など)に分類し，さらに診断基準から，①慢性膵炎確診，②慢性膵炎準確診と③早期慢性膵炎に分類する新しい慢性膵炎の分類と診断基準が検討されている．また，膵石の有無により石灰化膵炎あるいは非石灰化膵炎に分類したり，膵炎発作を繰り返す例では慢性再発性膵炎と呼称されることもある．急性膵炎様の発作をきたした場合には，慢性膵炎急性増悪と呼称される．

【頻度】

厚生労働省特定疾患対策研究事業の調査研究班による全国調査の結果，わが国における2007年1年間の慢性膵炎の受療患者は50,009(95%信頼区間42,984〜57,032)人と推定されている．

2002年調査における成因別症例頻度は，アルコール性67.5%，特発性20.6%，胆石性3.1%である．

表 12-6 慢性膵炎の臨床診断基準

- 慢性膵炎の臨床診断基準は，腹痛や腹部圧痛などの臨床症状あるいは膵外・内分泌機能不全に基づく臨床徴候がみられる症例に適用する．
- 無痛性あるいは無症候性の慢性膵炎症例に対しては，より厳格に臨床診断基準を適用し，期間をおいて複数回検査する．
- 診断基準の各項目はそれぞれ独立したものである．

(A) 慢性膵炎の確診例診断手順 （definite chronic pancreatitis）	(B) 慢性膵炎の準確診例診断手順 （probable chronic pancreatitis）
1. 腹部超音波検査(US)：膵石エコー	1. US 　1) 膵内の粗大高エコー and/or 　2) 膵管の不整拡張 and/or 　3) 辺縁の不規則な凹凸，膵の変形
2. X線CT検査(CT)：膵内石灰化	2. X線CT：辺縁の不規則な凹凸・膵の変形 3. MRCP 　1) 分枝膵管の不整な拡張 or 　2) 狭窄部位より乳頭側の主膵管・分枝膵管の拡張
3. 内視鏡的逆行性膵胆管造影(ERCP) 　1) 分枝膵管の不規則な拡張 and/or 　2) 主膵管の閉塞・狭窄部位より乳頭側の主膵管あるいは分枝膵管の不規則な拡張	4. ERCP 　1) 主膵管の不規則な拡張 or 　2) 非陽性膵石 or 　3) 蛋白栓 5. BT-PABA試験と便中キモトリプシン活性同時に2回以上低下
4. セクレチン試験：重炭酸塩濃度の低下＋膵酵素分泌量 and/or 膵液量の減少	6. セクレチン試験 　1) 重炭酸塩濃度の低下 or 　2) 膵酵素分泌量＋膵液量の減少
5. 膵組織：膵実質の減少，小葉間の線維化，蛋白栓・膵石，膵管の拡張・増生・上皮化生，囊胞形成	7. 膵組織 　1) 小葉内線維化と膵実質脱落 or 　2) Langerhans島の孤立 or 　3) 仮性囊胞

注1：本臨床診断基準で確診，準確診に合致しないことのある膵臓の慢性炎症．
　・慢性閉塞性膵炎
　・膵管狭細型膵炎
注2：上腹部痛・圧痛が持続または再発継続し，血中膵酵素の異常を伴う症例を臨床上慢性膵炎疑診例（possible chronic pancreatitis）と一時的に呼ぶことができる．ただしこれらの症例は膵に関する各種検査に異常をみることがあるが，慢性膵炎確診，準確診に該当しないものである．
注3：腫瘤形成性膵炎；形態学上腫瘤を形成する膵炎を認める．多くは，慢性膵炎確診・準確診に合致するが，該当しない例も認められる．
（日本膵臓学会，2001年）

【症状・病態】

上腹部痛(79%)が最も特徴的で，次いで背部痛(53%)，食欲不振，悪心・嘔吐，体重減少，下痢がみられる．

慢性膵炎全国調査における慢性膵炎957症例では，上腹部痛が57.2%に認められているが，アルコール性と非アルコール性で頻度に有意差はない．その他，食欲不振，悪心・嘔吐，体重減少，下痢，腹部膨満感や重圧感などの上腹部不定愁訴がみられる．膵内外分泌機能の保たれている発症早期から中期には腹痛が症状の主体をなす

が，病像の進展とともに軽減し，非代償期では腹痛は消失し，消化吸収不良による体重減少や膵性糖尿病がみられるようになる．糖尿病の合併が38.1%に，消化不良が9.4%に認められているが，アルコール性慢性膵炎では非アルコール性慢性膵炎に比べ糖尿病(41.7% vs 30.3%)および消化不良(11.5% vs 4.3%)の合併が有意に多い．

❶腹痛：腹痛は患者を悩ます最大の要因でもあるが，腹痛の程度を知ることは困難である．アルコールや鎮痛薬中毒の患者，また，これらの依存症の患者にみられる性格異常が腹痛の評価をより困難にしている．さらに，慢性膵炎における疼痛は，間欠的，頻回，持続的なものまであるし，程度も軽度，中等度，重度であったり，経過とともに増悪したり，あるいは寛解したりさまざまである．

腹痛は大量飲酒や高蛋白高脂肪食が誘因となり，心窩部や左季肋部に認めるが，背部痛を伴うことも多い．腹痛の程度は激痛の場合や不快感程度のものまでさまざまあるが，持続性のことが多い．無痛性の慢性膵炎もある．慢性膵炎における疼痛の発生機序としては，蛋白分解酵素の異所性活性化による自己消化，膵管および膵組織内圧の上昇，膵の線維化による感覚神経の圧迫と膵血流の減少・虚血，膵内感覚神経の数とサイズの増加や神経鞘の炎症性傷害，あるいは膵仮性嚢胞などの膵内の異常によるものと，消化性潰瘍や十二指腸狭窄，さらには消化不良による腸内細菌の過剰出現による鼓腸など慢性膵炎の合併症による膵外の異常によるものなどがあり，多源性である．

慢性膵炎における腹痛の78%は体性痛で，22%が内臓痛であり，内臓痛の80%は治療に反応するが，体性痛で治療に反応するのは29%のみであり，慢性膵炎に伴う腹痛は，頑固で治療に抵抗する場合が多い．

慢性膵炎が進行し，臓器不全になるにつれて，かなりの患者では疼痛が軽減することが知られているが，疼痛が消失するまでの年月は予測できないし，疼痛が消失しない場合もある．

❷消化吸収障害：消化吸収障害はまず脂質から現れ，膵リパーゼの分泌が正常の10%以下に低下すると脂肪下痢が出現し，次いで蛋白質の消化能の低下がみられるが，糖質の消化吸収障害はほとんどみられない．

慢性膵炎では重炭酸塩分泌が低下することから，十二指腸内へ流入した胃酸が中和されず，上部小腸管腔内pHが低下する．上部小腸内のpHが4.0以下になると消化酵素は活性化されないし，胆汁酸が沈殿してミセル形成が阻害され，脂肪の消化が低下する．膵外分泌不全では脂肪を分解する膵リパーゼの絶対量が不足するだけでなく，上部小腸管腔内pHの低下に伴う活性阻害が相まって脂肪の消化が障害されるようになる．

❸糖尿病(膵性糖尿病)：慢性膵炎が進行し，膵外分泌組織の線維化が高度になるとLangerhans島が破壊され，インスリンを分泌するβ細胞が減少し，糖尿病(膵性糖尿病)が発症する．膵性糖尿病では，インスリンを分泌するβ細胞だけでなく，グルカゴンを分泌するα細胞も減少し，低血糖を起こしやすく，血糖値が変動しやすい不安定型糖尿病を示すことが多い．膵性糖尿病における糖尿病合併症の出現頻度は一次性糖尿病と差がない．

【診断基準の変遷と現行の診断基準】

❶現行の診断基準：典型的な慢性膵炎症例では，腹痛や腹部圧痛などの臨床症状，あるいは膵外・内分泌機能不全に基づく臨床症候がみられる．慢性膵炎の臨床診断基準は，このような臨床症状あるいは臨床症候をもつ症例に適用されるものである．しかし，慢性膵炎のなかには，観察期間内は

無痛性あるいは無症候性の症例も存在する．そのような症例に対しては，より厳格に臨床診断基準を適用すべきであり，期間をおいた複数回の検査所見による．本臨床診断基準で慢性膵炎確診，準確診に合致しないことのある膵臓の慢性炎症には，明らかな膵管閉塞・狭窄部の上流の膵管系に拡張した分枝膵管が限局して存在する慢性閉塞性膵炎と，膵管系全体が狭窄を示し自己免疫異常の関与が疑われる膵管狭細型膵炎がある．診断基準は診断手順に沿った配列をなし，まず患者の負担の少ない腹部超音波検査やCT検査で診断し，これらの検査で対応できないものについては次の検査へ進むこととなっている．

腹部超音波検査（US）は，一般に高度な慢性膵炎をとらえる所見である．次に，腹部CTでは膵内の石灰化と輪郭の変形を伴う膵辺縁の凹凸の所見だけである．主膵管や分枝膵管の拡張はUSやMRCP，ERCPで診断する．

画像診断はERCPでの診断が重要視されていたが，ERCP施行に伴う急性膵炎などの合併症や偶発症の危険が大きいことから，慢性膵炎の診断には検査による侵襲がほとんどないMRCP所見が重要視されるようになった．分枝膵管の不整な拡張や，主膵管が閉塞していても乳頭側の主膵管や分枝に不整拡張があれば慢性膵炎と診断できる．逆に，狭窄部位より乳頭側の主膵管や分枝膵管に異常を認めないときには，膵癌など他の疾患による閉塞が考えられ，慢性膵炎と診断できないことになる．

膵外分泌機能検査は画像上形態的変化の認められない症例において大きな意味をもち，2001年の診断基準（表12-6）にもセクレチン試験，BT-PABA試験（PFD試験）と便中キモトリプシン量の低下が加えられているが，現在わが国で実際に施行可能な膵外分泌機能検査はBT-PABA試験のみであり，現在わが国では膵外分泌機能に基づいて慢性膵炎を診断することはできない．

❷**新しい慢性膵炎臨床診断基準**：日本消化器病学会，日本膵臓学会，厚労省難治性膵疾患調査研究班で検討され，最終段階に入った新しい慢性膵炎臨床診断基準では，慢性膵炎の診断項目として，①特徴的な画像所見，②特徴的な組織所見，③反復する上腹部痛発作，④血中または尿中膵酵素値の異常，⑤膵外分泌障害，⑥1日80g以上（純エタノール換算）の持続する飲酒歴をあげている．なお，血中または尿中膵酵素値の異常としては，血中膵酵素が連続して複数回にわたり正常範囲を超えて上昇あるいは正常下限未満に低下する場合と，尿中膵酵素が連続して複数回にわたり正常範囲を超えて上昇する場合としている．また，膵外分泌障害としては，BT-PABA試験で明らかな低下を複数回認める場合である．

慢性膵炎確診とは，①または②の確診所見を認める場合，あるいは，①または②の準確診所見と，③〜⑤のうち2項目以上認める場合である．慢性膵炎準確診は，①または②の準確診所見が認められる場合である．早期慢性膵炎とは，③〜⑥のいずれか2項目以上と早期慢性膵炎の超音波内視鏡（EUS）画像所見2項目以上か，ERCP像で，3本以上の分枝膵管に不規則な拡張が認められる場合としている．

【診断のポイント】

腹痛や腹部圧痛などの臨床症状あるいは膵外・内分泌機能不全に基づく臨床症候がみられる症例で，診断基準にある画像所見や組織所見に異常があるとき，慢性膵炎と診断する．

【鑑別診断】

鑑別すべき疾患としては，胆石症などの肝胆道疾患，胃・十二指腸潰瘍，消化管の悪性腫瘍，膵癌，過敏性大腸症候群などがある．糖尿病を合併しているとき（膵性糖

尿病）には1型糖尿病と，脂肪便が認められる場合には他の消化吸収不良症候群との鑑別が必要となる．

慢性膵炎の治療方針
therapy for chronic pancreatitis

伊藤鉄英　九州大学准教授・肝膵胆道内科

【概念】

慢性膵炎はその病期より代償期，移行期，非代償期に分類され，一般に反復する腹痛で始まり徐々に膵内外分泌能が低下してくる疾患であり，厚生労働省からは難治性疾患に指定されている．慢性膵炎の成因・病態は複雑であり，成因・病期・病態を的確に把握し，それに応じた適切な治療を行うことが重要である．

慢性膵炎の代償期の治療は，疼痛予防，急性再燃予防が主体となり，過度の膵刺激を避ける食事療法，蛋白分解酵素阻害薬を中心とした薬物療法が重要である．非代償期では消化吸収障害および糖尿病が顕在化する．低栄養状態を避けるため，十分量の脂肪摂取をさせたうえで，十分量の消化酵素製剤を投与する．そのうえで膵性糖尿病に対するインスリン量を決定する．慢性膵炎は膵癌発症リスクが高く，膵癌発症を念頭に置いた診療が必要である．

治療方針

❶慢性膵炎代償期の治療：慢性膵炎の代償期は膵機能が比較的保たれ，血中膵酵素の上昇を伴い上腹部痛や背部痛が主症状の時期である．そのため，上腹部・背部痛の予防および改善，再燃・増悪の予防を主眼とした治療が必要である．慢性膵炎の急性増悪時では急性膵炎に準じた治療も必要となる．また，移行期および非代償期への進展を阻止することが課題である．治療の原則はどの病期でも同じであり，原因の除去が第1である．つまり，アルコール性であるならば禁酒，胆石性であるならば胆石の除去である．膵への過度の刺激を避ける食事療法，特に脂肪制限が最も重要である．また，炭酸飲料，香辛料，カフェインなど，胃の刺激を介して膵外分泌を刺激する因子は避けるよう指導する．さらに，心身の安静を心がけさせ，職場および家庭内でのストレスや不安を解消するように努めさせることも大切である．

a）**代償期における薬物療法**：一般的に上腹部痛および背部痛などの臨床症状があり，血中膵酵素が高値を示す代償期の時期においては，経口蛋白分解酵素阻害薬であるメシル酸カモスタット（フオイパン）が主体となる．フオイパンは膵炎の際のkey enzymeであるトリプシン活性阻害作用を有し，トリプシン活性に引き続く膵内酵素活性化を抑制することで，膵炎の増悪と進展を阻止して炎症を軽減させる．初期投与量として，1日600 mgより開始し，膵炎症状および膵酵素の改善が認められたら半量に減量して，その後投与を継続する．症状悪化または膵酵素の再上昇を認めれば再び増量する．また，低下した膵外分泌機能を補充する目的，および膵液分泌のnegative feedback調節を介し膵の安静化をはかる目的で消化酵素製剤の投与が重要である．また，慢性膵炎では保険適用外だが，H_2受容体拮抗薬またはプロトンポンプ阻害薬の投与は，過度の胃酸分泌を抑制し十二指腸内酸性化によるセクレチンおよびコレシストキニン（CCK）の遊離を抑えることが可能となる．さらに，腹痛が持続している症例では，迷走神経を介する膵外分泌刺激を抑制する抗コリン薬を併用する．抗コリン薬の中ではムスカリン受容体選択性拮抗薬の臭化チキジウム（チアトン）などが副作用も少なく使用しやすい．

最近，ラット慢性膵炎モデルを用いた動物実験では，フオイパンが活性型トリプシンを阻害するだけでなく，単球からのサイトカイン産生の抑制効果，また膵線維化に中心的な役割を担う膵星細胞(pancreatic stellate cell)の増殖抑制効果により，慢性膵炎における線維化進展をフオイパンが抑制することが報告されている．このことから，フオイパンは代償期の時期だけでなく，線維化が進展する移行期および非代償期の慢性膵炎に対しても有用で，慢性膵炎の進行を遅らせることが示唆される．最近，厚生労働省難治性膵疾患調査班による慢性膵炎転帰調査から，フオイパンが慢性膵炎進展を阻止することで，後述する膵性糖尿病の発症を遅らせるという報告もある．しかし，フオイパンを投与されていても，膵性糖尿病が発症したアルコール性慢性膵炎のほとんどの症例は飲酒を継続していた．つまり，アルコール性慢性膵炎の患者で飲酒を継続している患者には，いくらフオイパンが投与されていても慢性膵炎は進展・増悪していくことを示唆している．

処方例
1) フオイパン(100 mg) 3～6錠 分3 毎食後
2) ベリチーム顆粒1.2～3.0 g 分3 毎食後
3) H_2受容体拮抗薬またはプロトンポンプ阻害薬(保険適用外)

b) 代償期における食事療法：代償期における食事療法の基本は脂肪制限である．特に，疼痛発作を繰り返している有痛性の症例では最も重要である．疼痛が存在しない症例でも1日の脂肪摂取量は30 g程度に制限するという報告が多いが，実際には30 g以上の脂肪を摂取しても，それに見合った十分な消化酵素薬を食直後に服薬させれば問題はないと考えられる．食事中の脂肪の分解産物は，十二指腸や小腸粘膜からCCKの分泌を引き起こし膵外分泌を刺激する．興味深いことに，脂肪10 g未満の摂取ではほとんどCCKは分泌されず，膵外分泌刺激は少ないと報告されている．有痛性の慢性膵炎患者における脂肪摂取と疼痛緩和効果の検討では，中鎖脂肪酸を主成分とした低脂肪食投与群と高脂肪食投与群を比較すると，低脂肪食投与群では食後の血中CCK濃度は低く，食後の疼痛軽減効果を認めている．しかし，長期にわたり過度な脂肪制限をすることは，栄養状態の悪化，それに伴う免疫機能低下を引き起こすため，脂肪制限をしても疼痛が軽減しない症例に対しては外科的治療を考慮すべきである．また，脂肪制限が長期化すると脂溶性ビタミンが不足しがちになるので，消化されやすい乳化脂肪食品(牛乳・乳製品など)の補充も考慮に入れるべきである．

❷**慢性膵炎非代償期の治療**：慢性膵炎の非代償期では，膵外分泌障害(消化吸収障害)および膵内分泌障害(糖尿病)が前面に出るため，適切な食事療法に加え，適切な薬物療法を行わないと，消化吸収障害および膵性糖尿病が顕在化することで低栄養状態が徐々に進行する．そのため，膵内外分泌機能の程度および栄養状態を正確に評価し，長期的展望に立った栄養管理が重要である．

a) 非代償期の消化吸収障害に対する治療：非代償期では膵腺房細胞は脱落し，消化酵素分泌能は低下するため，著明な消化吸収障害が出現する．上腹部痛・背部痛などの膵炎症状は軽減あるいは消失していることが多いため，便中への脂肪喪失を考慮すると一律に低脂肪食を指導すべきでない．十分な脂肪量(50～70 g/日)を摂取させた後に脂肪便の判定を行い，十分量の消化酵素製剤を投与する．一般には通常量の3～10倍量の消化酵素薬が必要である．また，患者には消化酵素製剤を余分に携帯さ

せておき，過食・間食をした際などには，追加して服薬するよう指導するのが望ましい．また，非代償期の時期では膵液をアルカリ性に保持している重炭酸分泌が著明に減少するため，上部小腸内 pH は低下する．食後の小腸内の pH が 4 以下になると，胆汁酸の沈殿，消化酵素（特にリパーゼ）は失活するため，脂肪消化吸収不良が出現する．そのため，上部小腸の pH を上昇させるために，慢性膵炎では保険適用外だが，H_2 受容体拮抗薬やプロトンポンプ阻害薬などの制酸薬の併用が必要である．

処方例

1) フオイパン錠（100 mg） 3 錠 分 3 毎食後
2) ベリチーム顆粒 3〜6 g（必要に応じて増量） 分 3 毎食後
3) H_2 受容体拮抗薬またはプロトンポンプ阻害薬（保険適用外）

b）**非代償期における食事療法**：非代償期における適切なエネルギー投与量は，理想体重（kg）× 30〜35 kcal，または安静時エネルギー消費量× 1.5 kcal とする報告や，標準体重（kg）× 30 kcal 以上を原則とするという報告がある．ただし前述したように，適切なエネルギーを摂取する際の前提として，消化吸収障害による便中へのエネルギー喪失および膵性糖尿病による尿中へのエネルギー喪失を防ぐ目的で，十分量の消化酵素製剤および制酸薬の投与を行うことが重要である．脂肪摂取量に関しては，1 日 40〜60 g の摂取を推奨する意見や，全カロリーの 30〜40％の摂取を推奨する意見があるが，実際には低栄養による免疫状態の悪化をもたらさないために，十分な消化酵素製剤投与下では 60 g 以上の脂肪摂取が推奨される．また中鎖脂肪酸はリパーゼやコリパーゼ，胆汁酸の影響を受けずに吸収されるため，体重の回復が十分でない症例に対しては中鎖脂肪酸の摂取が有用であると報告されている．

c）**非代償期の糖尿病の治療**：慢性膵炎非代償期に伴う糖尿病は膵性糖尿病と呼ばれる．進行性膵癌，膵切除後に出現する耐糖能異常も同様に膵性糖尿病と考えられる．膵性糖尿病では，消化吸収障害の程度，耐糖能異常の程度および栄養状態を正確に評価して治療を行う必要がある．膵性糖尿病では膵島 β 細胞からのインスリン分泌不全のみならず，膵島 α 細胞からのグルカゴン分泌不全および膵外分泌機能障害を伴うことより，その病態は通常の 1 型および 2 型糖尿病と異なる．膵性糖尿病では，消化吸収障害による便中脂肪排泄の増加や，糖尿病による尿糖排泄の増加によりカロリーをかなり損失しており，多くの症例で栄養障害を伴ってくる．また，グルカゴン分泌不全によりケトン体産生が抑制されるためケトアシドーシスは起こりにくいが，血糖の日内変動が大きく，さらに低血糖に陥りやすい．しかし，グルカゴンやアドレナリンなどのカウンターレギュラトリーホルモンの反応不全より低血糖の症状は出現しにくく，低血糖性昏睡に陥ることも稀ではない．

膵性糖尿病の治療にあたってはまず十分量の消化酵素製剤を補充し，消化吸収障害を改善することが重要である．栄養状態の改善が重要であるため，高血糖を回避するためのエネルギー制限は行うべきでない．食事の適正カロリーは通常の糖尿病治療に準じ理想体重（kg）× 30〜35 kcal とするが，患者個々の栄養状態に応じた対応が必要である．

膵性糖尿病は β 細胞減少に起因する病態であるため，その治療としてはインスリン投与が基本である．膵外分泌機能不全による消化吸収障害を合併しているため，大量の消化酵素製剤投与を開始すると，その結果血糖のコントロールは悪化する．そのた

め，膵性糖尿病のインスリン治療は十分量の膵消化酵素製剤を投与したうえでインスリン量を決定する．膵性糖尿病では，前述したようにインスリン分泌低下とともにグルカゴン分泌も低下してくるため，低血糖発作の重症化および遷延化が生じ，頻回の低血糖発作は網膜症をはじめとする血管合併症を増悪することが知られている．また，そのような低血糖発作のため厳格な血糖コントロールを行っていると，重症低血糖を合併して突然死する場合があり，血糖コントロールは通常の糖尿病患者に比べ高めに設定する．近年では，超速効型インスリンの少量頻回投与（各食直前）と持効型インスリン（1回/日）を用いることで低血糖の頻度を減らし，加えて HbA_{1c} 7%前後の比較的良好な血糖コントロールが得られるようになってきた．また，飲酒継続者は低血糖を誘発されやすいので注意を要する．膵性糖尿病においてもインスリン感受性は低下するが，慢性膵炎の進展に伴いインスリン感受性は改善してくるため，インスリン必要量は少なくなると報告されている．その反面，少量のインスリンでも低血糖を引き起こしやすく，とりわけ夜間から早朝にかけて低血糖は出現しやすい．しかし，自律神経障害により低血糖症状に乏しい症例も多いことから，インスリン投与に関しては速効型の頻回投与や速効型および長時間持効型を併用することで，血糖を安定化させることが望ましい．

処方例

1) ヒューマログ注　6～60単位/日　1回2～20単位　毎食直前に皮下注射
2) ランタス注　4～20単位/日　1日1回　毎食前または就寝前に皮下注射

❸**その他の治療**：薬物および食事療法以外に，最近では膵管内の蛋白栓や膵石に対して内視鏡的膵石除去や，体外衝撃波砕石術（ESWL），主膵管狭窄に対して内視鏡的膵管ステント留置の有用性が報告されており，除痛効果や長期予後が改善してきている．また，内科的治療に抵抗性の腹痛の症例や，膵仮性囊胞など難治性合併症を有する場合は外科的治療の適応を考慮する必要がある．

【患者説明のポイント】

慢性膵炎の治療においては原因の除去が重要で，アルコール性なら第1に禁酒をすることを理解させる．慢性膵炎の進展は多分に生活習慣的な側面と関連しており，過労・睡眠不足を避け，ストレスや不安の解消を心がけさせることも重要である．また，過剰な膵の刺激を避けるため，脂肪が多い食事，香辛料，過食などを避けるように指導する．

【医療スタッフへの注意】

厚生労働省難治性膵疾患に関する調査研究班（大槻班）における慢性膵炎患者の全国転帰調査の解析では，1994～2006年までの間に男女合計で364例の死亡があり，標準化死亡比（SMR）は1.56（男性1.72，女性0.92）と報告されており，一般集団に比べ高い死亡率であった．死因別にみると悪性新生物が最も多く，SMRは2.01，特に膵癌ではSMR 7.33と著しく高かったと報告されている．慢性膵炎の多くの成因がアルコールであること，さらに喫煙と膵癌発症の関連も報告されており，慢性膵炎に喫煙環境が加わって，膵癌発症を高めていると考えられる．よって，膵癌発症を念頭に置いた診療が必要である．

また，慢性膵炎患者の予後の改善においては，早期に診断して治療を行い，慢性膵炎の進展を阻止することが重要である．また，栄養状態を改善することも大切であり，そのためには消化吸収障害の程度，耐糖能の程度，栄養状態の程度を十分に評価して治療を行い，予後の改善をめざすべきである．

無痛性膵炎
painless pancreatitis

川　茂幸　信州大学教授・健康安全センター

【概念】
膵炎は急性と慢性に分類されるが，いずれも上腹部から背部への激烈な腹痛発作が主要な臨床症状である．ところが腹痛発作を呈さない急性膵炎，全経過を通じて腹痛発作の欠如した慢性膵炎が存在し，無痛性膵炎として報告されてきた．これらは多様な病態を包括する．

【疾患分類】
広く認められた明確な疾患分類はないが，諸家の報告より無痛性急性膵炎と無痛性慢性膵炎に分類されている．

【頻度】
無痛性急性膵炎の頻度は調査方法，検索した母集団により大きく異なる．剖検で急性膵炎と診断された症例の検討では，生前に診断されていない頻度は高く60%以上という報告もある．多くの症例は，膵炎診断の契機となる腹痛発作が臨床症状としてとらえられていない可能性が高い．しかし画像診断法の進歩により腹痛発作のない急性膵炎も診断可能となり，急性膵炎と臨床診断された症例を対象とすると，無痛性急性膵炎の頻度は数%である．

無痛性慢性膵炎の頻度は平均15%程度と報告されているが，膵石症を対象とするとより高頻度である．アルコール性よりも非アルコール性で高く，また65歳以上の高齢で診断された慢性膵炎群では70%との報告もある．

【症状・病態】
無痛性急性膵炎は当初剖検で初めて診断されることが多かった．原疾患として肝胆道疾患，脳血管障害，心筋梗塞が報告され，重症膵炎や原疾患に起因すると考えられるショック，意識障害が主症状となる．このような状況では患者が腹痛を訴えることができずに経過してしまったことも考えられる．一方，無痛性急性膵炎が膵酵素の上昇や画像所見を契機に臨床的に診断されるようになってきた．サイアザイド系利尿薬やパラチオンなどの薬物・農薬服用，ウイルス感染，レジオネラ症，アルコール多飲や糖尿病性ケトアシドーシスが膵炎発症に関連する病態として報告されている．糖尿病性ケトアシドーシスが関連する場合は意識混濁，昏睡，脱水などを呈する．筆者らは，妊娠を契機に発症した劇症1型糖尿病で，腹痛はなく著明な嘔吐を主訴とした急性膵炎合併例を経験した．劇症1型糖尿病はケトアシドーシスを伴う急激な発症，著明な高血糖に対し正常から軽度上昇にとどまるHbA_{1c}，インスリン分泌の枯渇，膵島関連自己抗体陰性に加え，膵酵素の上昇が臨床的特徴とされている．急性膵炎合併例も報告されているが，明らかな腹痛発作は少ないとされ，無痛性急性膵炎の一部が包括されている可能性がある．

無痛性慢性膵炎は非代償期の慢性膵炎に相当するが，膵の荒廃に至るまでの間，全く腹痛が出現せず，当初Bartholomewにより膵の石灰化，脂肪便，糖尿病が3主徴として報告された．しかし，わが国では脂肪便を呈する症例は少なく，体重減少や下痢，上腹部石灰化陰影が発見の動機となっている．非アルコール性膵炎，65歳以上の高齢者で多い．慢性膵炎の疼痛は膵外分泌機能が温存されている代償期の主要症状であるが，腹痛が欠如したまま非代償期に移行してしまう機序は不明である．加齢に伴う痛み閾値の変化などが推定される．

【問診で尋ねるべきこと】
無痛性急性膵炎については関連する病態に関して内服歴，アルコール歴，口渇，多飲多尿，意識混濁など糖尿病性ケトアシ

ドーシスを疑わせる症状などについて聞く．無痛性慢性膵炎については高齢者で下痢，体重減少，糖尿病に関連した症状について注意を払い，必要に応じて膵石灰化を画像検査で確認する．

【必要な検査と所見の読み方】

無痛性急性膵炎についてはアミラーゼ，膵型アミラーゼ，リパーゼなど膵酵素の上昇，腹部超音波，CTなどで膵腫大，膵周囲の滲出液貯留など急性膵炎の所見を確認する．意識障害やショックを呈した症例については，血糖，血液ガス，尿中ケトン体など糖尿病性ケトアシドーシスの存在についても検討する．

無痛性慢性膵炎については糖尿病のチェック，BT-PABA試験などによる膵外分泌機能検査，各種画像検査にて膵石灰化の有無を確認する．

【診断のポイント】

無痛性急性膵炎については，上記の関連する病態が疑われる状況で，膵酵素の上昇と急性膵炎の画像所見をとらえる．無痛性慢性膵炎では膵機能の荒廃が疑われる状況で，膵石灰化などの画像所見をとらえる．

【鑑別診断】

無痛性急性膵炎については，ショックや意識障害で発症した場合，心血管系疾患，急性肝不全，糖尿病性昏睡，敗血症が鑑別の対象となるが，これらの経過中に膵炎が続発することもある．無痛性慢性膵炎については膵癌との鑑別が重要で，腫瘍マーカーやFDG-PETを含む各種画像診断を考慮する．

【入院・専門医移送の判断基準】

無痛性急性膵炎については，重症急性膵炎，糖尿病性ケトアシドーシスなど重篤な病態，無痛性慢性膵炎では膵癌との鑑別が困難な場合や体外衝撃波砕石術など特殊治療が必要な場合に専門医移送を考慮する．

治療方針

無痛性急性膵炎については重症度判定を行い，通常の急性膵炎と同様の治療を行う．糖尿病性ケトアシドーシスなど，関連する病態についても治療を行う．無痛性慢性膵炎では通常の慢性膵炎と同様，膵機能の補充療法を必要に応じて行う．

治療法

無痛性急性膵炎については通常の急性膵炎と同様，重症度に応じて大量補液，蛋白分解酵素阻害薬の全身投与，動注療法などを行う．

無痛性慢性膵炎では，下痢や体重減少など外分泌機能障害に対して消化酵素の補充療法，必要に応じて糖尿病に対する治療を行う．

> **処方例**
>
> ベリチーム顆粒　9g　または
> パンクレアチン　6g
> 分3　朝・昼・夕食後
> （用量が保険適用外）

膵石に対しては，機能障害の進行を抑制するために体外衝撃波破砕治療を考慮する．

【合併症・続発症】

無痛性急性膵炎は重症化すると感染性膵壊死や仮性囊胞，膿瘍が発生しうる．

【予後】

無痛性急性膵炎は腹痛がみられないため診断・治療が遅れることがあり，重症化すれば予後不良となりうる．無痛性慢性膵炎では疼痛がないため患者の負担が少なく，一般に予後良好である．

【患者説明のポイント】

無痛性急性膵炎では通常の急性膵炎と同様，膵の安静を維持するように協力を求める．

【経過観察・生活指導】

無痛性慢性膵炎では過食，アルコールなどの増悪要因を避けるように指導する．

腫瘤形成性膵炎
tumor-forming pancreatitis

坂本洋城　近畿大学消化器内科
工藤正俊　近畿大学教授・消化器内科

【概念】

従来，腫瘤形成性膵炎は，「上腹部に腫瘤あるいは腫瘤様抵抗を触知し，黄疸も軽度であるがしばしば発現し，膵外分泌機能異常，糖尿，血糖曲線異常も伴うことが多く，膵癌との鑑別がきわめて困難であり，開腹手術診断によらざるえない，また開腹時の視診，触知によっても診断が困難なことが少なくない膵炎」と定義された．一方，慢性膵炎診断基準によると「形態上腫瘤を形成する膵炎で，多くは慢性膵炎確診，準確診に合致するが，該当されない例も認められる」とされている．最近では超音波検査や腹部CT検査などの画像診断上で膵に腫瘤が認められ，かつ癌が否定されたものをさす場合が多く，きわめて臨床的な疾患概念で，種々の原因や病態が混在する疾患群と理解されている．

【病態】

通常にみられるアルコールなどを主な原因とする慢性膵炎で，炎症の急性増悪により膵に腫瘤を形成した場合と，自己免疫的な機序が推測され，膵管狭細型膵炎との関連が示唆される場合に二大別される．

【症状】

通常型では慢性膵炎の急性増悪時にみられる腹痛，背部痛，発熱，時に総胆管下部（膵内胆管）のしめつけによる黄疸（閉塞性黄疸）などが発現する．自己免疫関与型では通常型に比し臨床症状に乏しいのが特徴であるが，閉塞性黄疸は比較的高頻度に認められる症状である．

【診断】

❶血液生化学検査：血清膵酵素（アミラーゼ，リパーゼ，エラスターゼ1），胆道系酵素（ALP，LAP，γ-GTP），炎症反応，腫瘍マーカー（CEA，CA19-9，エラスターゼ1），また糖尿病を合併する場合もあり，血糖，HbA_{1c}，尿糖などを測定する．

❷自己免疫疾患の関与：蛋白・グロブリン分画，自己抗体（抗核抗体，リウマチ因子，抗炭酸脱水酵素Ⅱ抗体など）．

❸画像診断

a）超音波検査（US），超音波内視鏡検

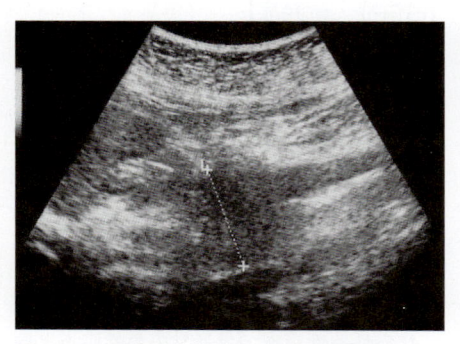

図12-4　腫瘤形成性膵炎の腹部超音波像
腫瘤の境界は不明瞭であり，膵頭部の腫大と尾側膵管の拡張を認める．

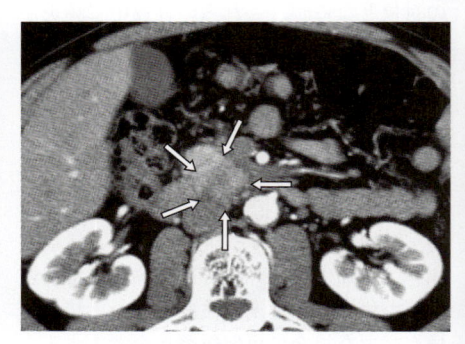

図12-5　腫瘤形成性膵炎の造影CT
膵頭部腫瘤（矢印）は淡く造影されており，膵癌とは異なる像である．

査(EUS)：腫瘤は全体的に境界不明瞭で，膵癌に比べると低エコーであることが多い（図12-4）．また，腫瘤内を主膵管が貫通する所見（penetrating duct sign）や石灰化を呈することがある．主膵管は軽度の拡張か，むしろ狭窄していることが多い（膵管狭細型膵炎）．腫瘤が膵頭部や尾部に存在するときは，USでは観察不能なことが多く，そのような場合にはEUSを必要とする．また，EUSは高周波数の超音波で観察可能なため，より詳細に対象となる腫瘤を観察することが可能である．造影エコーを行うと腫瘤はenhanceされることが多い．

b）**腹部CT検査**：USおよびEUSとほぼ同様の所見が得られるが，造影CTでは癌と異なり周囲膵実質と同様の染まりを呈し，腫瘤が不明瞭化する（図12-5）．

c）**ERCP検査，MRCP検査**：腫瘤形成性膵炎の膵管狭窄部は比較的滑らかで，膵管分枝も描出される．一方，膵癌の膵管像の多くは主膵管の途絶の形態をとり，さらに途絶部分には不整さを認めることが多い（図12-6, 7）．

d）**腹部血管造影検査**：膵内動脈や膵周囲動脈の広狭不整や蛇行が高頻度にみられる．経肝的門脈造影や膵静脈造影では血管の増生と拡張が特徴とされ，閉塞や不整狭窄を示す例は少ない．

e）**生検・細胞診**：US, CT, EUSをガイドに直接腫瘤から検体を採取する方法と，ERCP時に主膵管の狭窄部に鉗子を挿入し，膵液を採取する方法がある．

f）**FDG-PET**：癌に比し集積はそれほど高くならないことが多いが，活動性や炎症細胞浸潤の程度によってはFDG-PETで陽性像として描出される．

【鑑別診断・診断のポイント】

膵の腫瘤が炎症性か癌かを鑑別することが最も重要である．種々の画像診断法で鑑別診断が困難な症例には積極的に組織診断を試みる．一般に炎症性腫瘤は経時的に消長退行変化するため，腫瘤形成性膵炎の診断にあたっては病態のどの時期をとらえたものであるかを念頭に置き，動的診断をすることが重要とされる．炎症性腫瘤と診断されれば慢性膵炎の急性増悪か，自己免疫性が関与しているかの診断を行い，治療方針を決定する．

治療方針

慢性膵炎の急性増悪による炎症性腫瘤の

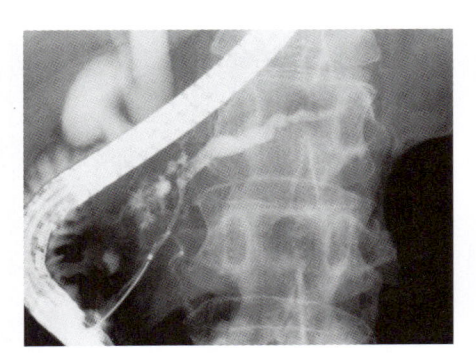

図12-6　腫瘤形成性膵炎のERCP造影
膵頭部の高度狭窄像と膵体尾部主膵管の拡張を認める．

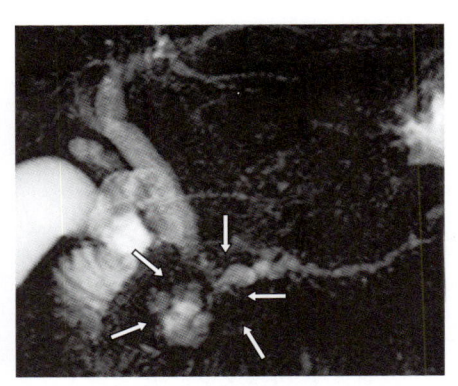

図12-7　腫瘤形成性膵炎のMRCP像
膵頭部の高度狭窄と膵頭部分枝および膵体尾部主膵管の拡張と下部胆管の狭窄を認める（矢印）．

場合には中等度の急性膵炎であることが多く，この場合には急性膵炎の治療に準じて治療を行う．自己免疫の関与が疑われる場合には，一般的な膵炎の治療と同時にステロイド投与を行い慎重に経過をみる．下部胆管狭窄による閉塞性黄疸がある場合には内視鏡的逆行性胆道ドレナージ（ERBD）を行い，改善がみられた場合には抜去する．

【合併症】

自己免疫関与型では発症前，あるいは経過中に自己免疫疾患（原発性硬化性胆管炎，Sjögren症候群など）を合併することがある．

膵石症
pancreatic stone

入澤篤志　福島県立医科大学教授・低侵襲・先端治療科

【概念】

膵石症とは慢性膵炎の1病型であり，膵管内に石灰化を伴う結石が存在する状態を指すが，広義にはX線非陽性結石も含まれる．現行の慢性膵炎診断基準において膵石の存在は慢性膵炎確定診断の1項目となっている．形成機序は，アルコール過飲などによる膵液粘稠度の亢進や狭窄膵管による膵液うっ滞などが原因となり，膵管内の蛋白栓形成，カルシウム沈着により生ずる．その主成分は炭酸カルシウムである．膵石症の合併頻度は慢性膵炎の経過とともに増加し，その存在は，慢性膵炎患者において腹痛や慢性膵炎急性増悪の原因となり，膵内外分泌機能荒廃に影響を与える．

【疾患分類・頻度】

慢性膵炎は，大きくアルコール性と非アルコール性に分けられるが，膵石に関しては各々でその合併率に違いがみられる．わが国の集計では，アルコール性慢性膵炎では60％前後，非アルコール性でも50％ほどの合併率である．膵石の発生はアルコール性で早く，喫煙が加わることでさらに早い形成過程をたどる．

【症状・病態】

膵管内に結石が形成されると，膵管内圧は上昇し膵炎発作を頻回に繰り返すようになり，膵実質は脱落し膵内外分泌機能が荒廃していく．この過程でみられる症状としては，膵管内圧上昇による疼痛，および内外分泌機能低下による耐糖能異常や消化吸収障害がある．慢性膵炎が進行し非代償期になるとむしろ疼痛は軽減し，糖尿病や栄養障害，下痢，体重減少などが主体となる．非アルコール性の早期には症状は比較的軽いことも多いが，進行によりアルコール性と同様の経過をたどる．

【必要な検査と所見の読み方】

❶血液検査：閉塞性膵炎を繰り返す症例ではアミラーゼやリパーゼの上昇がみられることがある．

❷体表超音波検査，超音波内視鏡検査（EUS）：膵石は膵管内もしくは膵実質内（分枝膵管内）に音響陰影を伴う高エコーとして観察される．

❸腹部単純X線検査，CT検査：最も感度の高い検査はCTである．典型的には，アルコール性（図12-8a）は主膵管や分枝膵管内に小結石がびまん性にみられ，非アルコール性（図12-8b）は膵頭部の主膵管中心に大結石が少数個みられる．これらの石灰化像は腹部単純X線でも同様に観察され，特にアルコール性では主膵管走行に沿って小石灰化陰影が点在して観察できることが多い．

❹内視鏡的逆行性膵胆管造影（ERCP），MRCP：膵石の存在部位と膵管狭窄についての情報が得られる．蛋白栓やX線非陽性結石の診断にも有用である．

【専門医移送の判断基準】

膵石症治療の目的は疼痛の軽減および膵

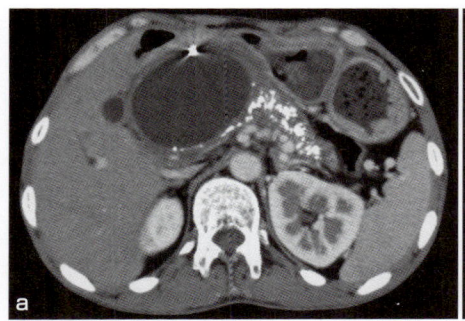

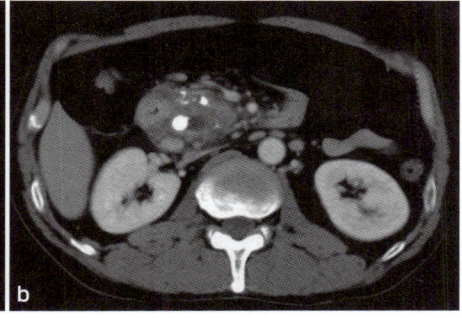

図 12-8　膵石症の CT 像

機能の温存・改善である．すなわち専門医への移送の判断基準として，①膵石症によると考えられる疼痛，②主膵管あるいは副膵管内に存在する結石，③膵機能の荒廃がないこと，などが挙げられる．

治療方針

膵石症は慢性膵炎の合併症であることを考えても，膵石のみならず慢性膵炎としての治療が重要である．生活習慣の改善，食事・薬物療法，そして膵石除去療法を組み合わせて対処しなくてはならない．生活習慣の改善として最も重要な点は禁酒・禁煙である（食事・薬物療法に関しては他項を参照）．また，膵石除去療法としては，体外衝撃波砕石療法（ESWL），内視鏡的治療，膵石溶解療法，外科的治療の4項目が挙げられる．治療法の選択に関しては，結石の存在部位や大きさにもよるが ESWL，内視鏡的治療，またはその併用が第1選択として施行されることが多い．一般には径7〜8 mm 以内で数個の結石に対してはESWL 単独もしくは内視鏡的治療単独でも対処可能だが，大きな結石が多数ある症例や小結石でも高度な主膵管狭窄を有する症例では両者の併用で対処する．膵石溶解療法はこれらの治療では効果不十分な症例での有用性が示唆されている．また，内科的治療が困難（尾側深部結石など）もしくは無効例に対しては外科的治療が選択される．

治療法

❶ **体外衝撃波砕石療法（ESWL）**：膵石症の成因を問わず，主膵管または副膵管内に結石が存在し腹痛を訴える患者に適応となるが，妊娠，著明な出血傾向，ペースメーカー装着，大動脈瘤などの禁忌項目に注意する．また，膵石症は膵癌の危険因子であることも示唆されており，術前に十分な鑑別診断を行わなくてはならない．ESWL の結石破砕効果は80％以上と高い成績の報告が多いが，破砕片の嵌頓による急性膵炎が問題になることもあり，膵液の排出路確保または破砕片嵌頓防止の観点から，膵管形態や結石の大きさなどに応じて内視鏡的膵管口切開術や膵管ステント留置などの内視鏡手技を併用することも考慮する．

❷ **内視鏡的治療**：内視鏡的膵管截石術は，主膵管または副膵管内の比較的少数個の小結石が適応となる．大結石の場合はESWL との併用で高い治療効果が得られる．一方，頭部から尾部にわたる多発結石や主膵管の多発狭窄がみられる例での施行は困難である．本法は，膵管口切開術/膵管口バルーン拡張術＋バスケット排石/バルーン排石が基本であるが，結石の乳頭側

膵管狭窄が強い例では，排石率向上や再発率低下を目的に狭窄部位のバルーン拡張を行う．また，膵管ステント留置による膵管減圧術も高い症状改善効果があり，膵石症治療の一助となる有用な手段である．

❸**膵石溶解療法**：長期間を要するものの，抗てんかん薬であるトリメタジオンの高い膵石溶解効果が報告されている．

❹**外科的治療**：主膵管に膵石を認め主膵管拡張を伴う症例では，膵管空腸側々吻合術が選択される．一方，主膵管よりも膵管分枝を中心に膵石が存在し，主膵管の拡張を伴わない症例では膵切除術も考慮される．

【予後】

ESWLや内視鏡的治療の再発率は20〜30%程度と報告されている．治療後の膵機能改善について一様の見解は得られていないが，内分泌機能に関しては明らかな改善がみられなかったとする報告が多い．また，膵石合併の有無にかかわらず，慢性膵炎では膵癌を含む悪性新生物での死亡率が高いことも理解しなくてはならない．

【経過観察・生活指導】

生活習慣の改善(禁酒・禁煙)を徹底指導する．また，経過観察中は，悪性新生物，糖尿病，虚血性心疾患，脳血管障害などに関する定期的な検査を行うことが膵石症患者の予後改善につながる．

自己免疫性膵炎

autoimmune pancreatitis

岡崎和一　関西医科大学内科学第三講座主任教授(消化器肝臓内科)

【概念】

日本膵臓学会診断基準2006では「自己免疫性膵炎とはその発症に自己免疫機序の関与が疑われる膵炎」と定義される．びまん性の膵腫大や膵管狭細像を示す症例が中心であるが，腫瘤形成などの限局性腫大例もある．高γグロブリン血症，高IgG血症，高IgG4血症，自己抗体，ステロイド治療が有効など，自己免疫機序の関与を示唆する所見を伴う膵炎であるが，硬化性胆管炎，硬化性唾液腺炎，後腹膜線維症などを合併する症例もあり(表12-7)，IgG4関連全身疾患の概念も提唱されている．

【疾患分類】

病変部位による分類や活動度により分類される．

❶**病変部位による分類**：膵全体に腫大を認めるびまん型や腫瘤を形成する限局型に分類される．

❷**活動度による分類**：ステロイド未治療の活動期と治療後(中)の非活動期に分類される．活動期には，膵腫大や血液免疫学的異常(高IgG4，血清補体低値，免疫複合体陽性など)を認めることが多いが，非活動期には，膵サイズは正常〜萎縮し，血液学的異常も改善する．ステロイド使用と関係なく自然消退する場合もある．

❸**膵外病変の有無による分類**：硬化性胆管炎，硬化性唾液腺炎，後腹膜線維症など，種々の膵外病変を合併するものと合併しないものがある．

【頻度】

正確な頻度は不明であるものの，人口10万人あたり0.7〜1.0人，慢性膵炎の5〜10%程度と考えられている．

【症状・病態】

高齢男性に多くみられ，平均年齢は60歳前後で，臨床症状として特異的なものはない．急性膵炎や慢性膵炎急性増悪時にみられるような激しい腹痛は通常認めず，上腹部不快感，胆管狭窄による閉塞性黄疸，糖尿病を認めることが多い．

【問診で尋ねるべきこと】

閉塞性黄疸や糖尿病を発症することが多いため，皮膚掻痒感，褐色尿，灰白色便な

表 12-7　自己免疫性膵炎の臨床的特徴

1. 年齢・性
   高齢男性
2. 臨床症状
   軽度の腹部症状，急性膵炎様の症状は稀
   しばしば閉塞性黄疸を合併
3. 検査所見
   高γグロブリン血症，IgG 高値，IgG4 高値
   種々の自己抗体（抗核抗体，抗ラクトフェリン抗体，抗 carbonic anhydrase II 抗体，抗 PSTI 抗体，RF など）
   肝胆道酵素上昇，膵酵素上昇
   膵外分泌機能低下，膵内分泌機能低下
4. 膵胆道系の画像
   膵腫大
   膵管狭細像
   膵内胆管狭窄，硬化性胆管炎（PSC 類似）
5. 膵病理組織像
   膵腺房萎縮
   小葉間線維化，時に小葉内
   IgG4 陽性形質細胞浸潤
   閉塞性静脈炎
6. 膵外病変
   硬化性胆管炎（PSC 類似）
   硬化性唾液腺炎
   後腹膜線維症
   間質性腎炎
   慢性甲状腺炎
   間質性肺炎
   肺門部・腹腔リンパ節腫大
7. 治療
   ステロイドが有効
8. 予後
   長期予後は不明
   時に膵石症

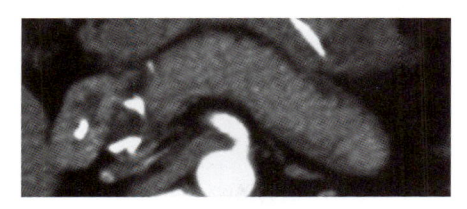

図 12-9　膵の腫大の造影 CT

ど，閉塞性黄疸症状や，多飲多尿，やせなど糖尿病に伴う一般的な症状の有無について尋ねる．また，涙腺・唾液腺炎の症状であるドライアイやドライマウスなどの症状の有無についても尋ねる．

【必要な検査と所見の読み方】

❶**画像診断**：膵画像所見は診断時から過去にさかのぼって認めることもある．

a）**膵の腫大**（図 12-9）：腹部 US 検査，腹部 X 線 CT 検査，腹部 MRI 検査などで膵のびまん性あるいは限局性の腫大を認める．

1）US：腫大部は，低エコー像を示し高エコースポットが散在する場合もある．

2）CT：膵腫大に加え造影 CT では正常膵とほぼ同程度の造影効果を示すことが多い．capsular-like low density rim と呼ばれる膵被膜の肥厚様低吸収所見が本症に典型とされる．

3）MRI：びまん性あるいは限局性の膵腫大を示す．肝実質に比し T1 強調画像では低信号，T2 強調画像では高信号であることが特徴的とされる．

4）^{18}FDG-PET：膵癌と同様に ^{18}FDG の異常集積を認めることが多い．膵にびまん性異常集積像を認める場合は膵癌との鑑別が可能であるが，限局性腫大では鑑別困難である．

b）**膵管の狭細像**：主膵管にびまん性，限局性に狭細像を認める（図 12-10）．

1）狭細像とは閉塞や狭窄像と異なり，ある程度広い範囲に及び，膵管径が通常より細くかつ不整を伴っている像を意味する．典型例では狭細像が全膵管長の 1/3 以上を占める．狭細像が 1/3 以下の限局性の病変でも，狭細部より上流側の主膵管には著しい拡張を認めないことが多い．

2）膵管像は基本的には ERCP，その他に術中造影や標本造影などの直接膵管造影による膵管像が必要である．MRCP による診断は現状では困難であるが，ステロイド治療の効果判定や経過観察には有用であ

る．

❷血液検査

1） 血清γグロブリン（2.0 g/dL 以上），IgG（1,800 mg/dL 以上）または IgG4（135 mg/dL 以上）の上昇を認めることが多い．IgG4 高値は，他疾患（アトピー性皮膚炎，天疱瘡，喘息など）にも認められるため，本疾患に必ずしも特異的ではない．

2） 抗核抗体，リウマチ因子が陽性になることがある．慢性甲状腺炎合併例では，甲状腺抗体を認める．涙腺・唾液腺炎合併例でも，Sjögren 症候群に特異的な抗 SS-A 抗体，抗 SS-B 抗体を認めることはほとんどない．

❸病理学的検査：lymphoplasmacytic sclerosing pancreatitis（LPSP）と称される線維化のなかにリンパ球，IgG4 陽性形質細胞を主とする著明な細胞浸潤，閉塞性静脈炎が特徴的である．超音波内視鏡下の針生検は悪性腫瘍との鑑別に有用であるが，小さな標本では本症と診断できないことがある．

❹膵内外分泌機能検査：PFD 試験による膵外分泌機能の低下や 75g-OGTT 試験による耐糖能異常を認めることが多い．ステロイド投与により膵内外分泌機能障害は改善することがある．

【診断のポイント】

上記の検査所見をもとに，厚生労働省難治性膵疾患調査研究班・日本膵臓学会による「自己免疫性膵炎臨床診断基準」により診断する（表 12-8）．膵癌合併例もあり，ステロイドによる治療的診断法は避けるべきである．

【鑑別診断】

他の原因による慢性膵炎．限局性腫大で

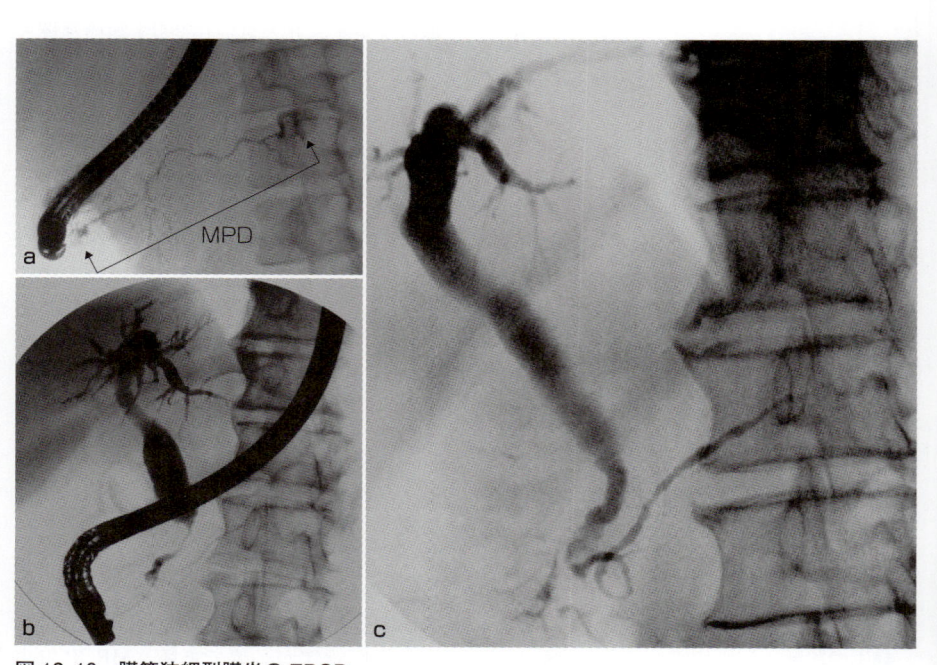

図 12-10　膵管狭細型膵炎の ERCP
a：ステロイド治療前（MPD：主膵管），b：ステロイド治療前，c：ステロイド治療後．
〔大槻　真，岡崎和一（編）：自己免疫性膵炎アトラス，アークメディア社，p17，2007 より転載〕

は腫瘤形成性膵炎や膵腫瘍（膵癌，膵悪性リンパ腫など）が鑑別診断として挙げられる．閉塞性黄疸や硬化性胆管炎合併例では，胆管癌や原発性硬化性胆管炎（PSC）との鑑別が，硬化性涙腺・唾液腺炎合併例ではSjögren症候群との鑑別が重要である．

【入院・専門医移送の判断基準】

閉塞性黄疸例は入院が必要である．本症に膵癌や胆管癌の合併する症例のあることを念頭に，各種画像所見や血液学的に本症が疑われる場合でも，膵液・胆汁細胞診，EUS-FNAなどを施行できる施設に搬送して膵癌，胆管癌を否定する必要があるので，鑑別診断や膵癌手術のできる施設に搬送する．搬送前にステロイド投与は行うべきではない．

治療方針

治療方針のgold standardはないが，多くの症例ではステロイド治療が有用である．原則として，黄疸例では減黄処置後に，糖尿病合併例では糖尿病コントロール後にステロイド投与を考慮する．初期投与量はプレドニゾロン30～40 mg/日から開始して1～2週間投与し，1～2週間ごとに5 mgずつ減量し，維持量（2.5～7.5 mg/日）にする方法が多い（図12-11）．この際，IgG・IgG4値，腹部画像所見などの経過が参考になる．なかには自然寛解例やステロイド離脱できる症例もあるが，中止後再燃する症例も多い．ステロイド治療により糖尿病の改善する例もあるが，悪化する例もあること，骨粗鬆症，白内障など高齢者に多い疾患については特に十分なインフォームドコンセントのもとに治療をする必要がある．膵癌や胆管癌などの合併例もあり，ステロイド投与による安易な治療的診断は行うべきでなく，ステロイドの効果が乏しいときは早期に減量・中止し，再度鑑別診断を行う必要があり，悪性腫瘍を否定できないときは躊躇なく試験開腹や外科的切除を考慮すべきである．

表12-8　自己免疫性膵炎臨床診断基準2006

1. 膵画像検査にて特徴的な主膵管狭細像と膵腫大を認める
2. 血液検査で高γグロブリン血症，高IgG血症，高IgG4血症，自己抗体のいずれかを認める
3. 病理組織学的所見として膵にリンパ球，形質細胞を主とする著明な細胞浸潤と線維化を認める

上記の1を含め2項目以上を満たす症例は，自己免疫性膵炎と診断する．

ただし，他の原因による膵炎や膵癌・胆管癌などの悪性疾患を除外することが必要である

（厚生労働省難治性膵疾患調査研究班・日本膵臓学会）

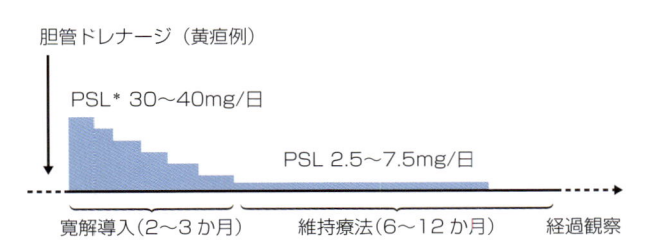

図12-11　自己免疫性膵炎のステロイド治療方針
* PSL：プレドニゾロン．
（厚生労働省難治性膵疾患調査研究班報告書，2005年より転載）

治療法

薬物療法を述べる．

処方例

〔1〕
1) プレドニン錠(5 mg)　6〜8錠　分2
   朝・昼食後　ステロイド導入時　以後 20 mg/日まで，5 mg/週で漸減
2) ガスター錠(10 mg)　1錠　分1　朝食後(保険適用外)

〔2〕
1) プレドニン錠(5 mg)　6〜8錠　分2
   朝・昼食後　ステロイド導入時
2) ストガー錠(10 mg)　1錠　分1　朝食後(保険適用外)
3) ワンアルファ錠(0.25 μg)　1錠　分1
   朝食後(骨密度低下高齢者)

〔3〕
1) プレドニン錠(5 mg)　6〜8錠　分2
   朝・昼食後
2) ムコスタ錠(100 mg)　3錠　分3
   毎食後

【合併症】

硬化性胆管炎，硬化性唾液腺炎，後腹膜線維症，間質性肺炎，間質性腎炎，縦隔リンパ節腫大，慢性甲状腺炎，糖尿病などの膵外病変を合併することがある．

【予後】

長期予後は不明であるが，膵石合併や慢性膵炎に移行する症例もある．膵癌合併例も報告されている．

【患者説明のポイント】

以下の点について十分なインフォームドコンセントのもとに治療することが重要である．

1) 新しい概念の疾患であり，原因や予後は不明であること．
2) 膵癌や胆管癌との鑑別が困難な例のあること．
3) ステロイドが有効な疾患であるが，種々の副作用の存在や長期投与の必要なことがあること．
4) 寛解例や治療中でも再燃することがあり，ステロイド再開や増量の必要な場合があること．
5) 長期経過中に膵癌や他の臓器の癌が合併することもあること．

【経過観察・生活指導】

1) ステロイドの漸減中や中止例はもちろんのこと，寛解維持療法中でも再燃する症例があり，その際にはステロイドの増量を必要とする．
2) ステロイド服用のコンプライアンス，特に長期投与における中止による離脱症状など，適切な服薬指導する．
3) 禁酒，脂肪食制限など膵疾患の一般的な生活指導をする．
4) ステロイド長期例では，白内障，骨粗鬆症などについて注意する．

【医療スタッフへの指示】

1) 新しい概念の疾患であり，膵癌や胆管癌との鑑別困難な例がある．
2) 原因や予後は不明であるが，長期経過中に慢性膵炎をはじめ膵癌や他の臓器の癌の合併することがある．
3) ステロイドが有効な疾患であるが，長期投与の必要なことがある．
4) 寛解例や治療中でも再燃することがあり，ステロイド再開や増量の必要な場合がある．

妊娠と膵炎

pancreatitis during pregnancy

江川直人　がん・感染症センター都立駒込病院消化器内科部長

【概念】

妊娠中の膵炎は，欧米では胆石性膵炎が

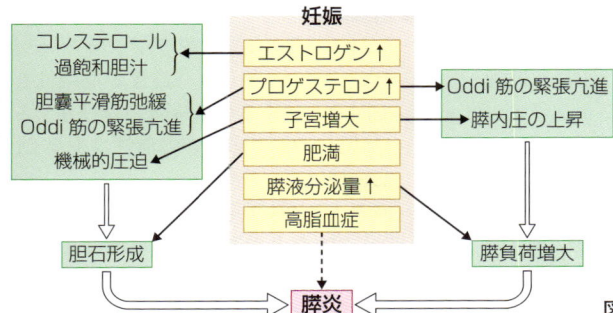

図12-12 妊娠に伴う変化と膵炎

多いが，わが国では成因のはっきりしない例が多く，妊娠自体が膵炎の原因となっている可能性も示唆されている．女性ホルモン分泌量の変化による代謝や機能の変化が背景にある．

【頻度】
欧米では，0.01〜0.07％程度．わが国では，0.012〜0.13％までの報告があるが，おおむね0.03％前後である．

【好発年齢・好発時期】
初産婦よりも経産婦に多く，平均年齢は20歳代後半である．発症頻度は妊娠の後期，中期，初期の順で高く，初期は10％程度，後期が半数以上である．

【症状・病態】
膵炎として一般的な，急性の上腹部痛，背部痛，食欲不振，嘔気・嘔吐などが主症状である．欧米では胆石症が原因の過半数を占めるが，わが国では原因不明のものが多く，妊娠自体を成因とする考えもある（図12-12）．妊娠末期にかけて生理的高脂血症（中性脂肪は非妊時の3〜4倍）を生じるが，実際には中性脂肪が1,000〜2,000 mg/dLを超えないと発症リスクにはならないので，非妊娠時から高度の脂質代謝異常を有する場合が問題となる．

【必要な検査と所見の読み方】
通常の膵炎と全く同様であり，具体的には別項を参照のこと．ただし，膵の逸脱酵素の値の多寡は重症度を反映しない．成因を考慮するうえで，肝胆道系酵素（胆石症），中性脂肪濃度（高脂血症），カルシウム値（副甲状腺機能亢進症）などに注意する．

画像診断は必須であり，特に重症度判定や合併症の診断のためのCTは有用である．胎児被曝をできるだけ避けるべきであるが，実際は100 mGyを超える被曝を受けない限り胎児への影響はない．腹部CTでの胎児の被曝線量は平均8.0 mGy，最大で49.0 mGyとされており，診断レベルの被曝では問題ないが，造影CTを撮影する際は単純CTを省略するなど，配慮すべきである．

【診断のポイント】
妊婦の急性腹痛では，血中アミラーゼの測定を忘れないこと（ただし，アミラーゼ高値は膵疾患以外でもみられるので，可能ならp型アミラーゼ，リパーゼも測定する）．

【鑑別診断】
妊娠初期は妊娠悪阻，妊娠後期は常位胎盤剝離などのほか，虫垂の位置も偏位しているため，急性虫垂炎を含め急性腹症すべてが鑑別診断にあがる．また，HELLP症候群（hemolysis with a microangiopathic blood smear, elevated liver enzymes, a low platelet count）は，特に妊娠後半期の妊娠高血圧症候群の患者に起こり，上腹部痛，悪心・嘔吐などで発症するので注意する．

【入院・専門医移送の判断基準】

別項（727頁）の重症度判定基準の重症度スコアで重症と判定されれば，産科も併設した高度医療施設に搬送することが望ましい．

治療方針

妊婦，非妊婦の間で基本的に異なる点はない．具体的な内容は別項（729頁）に記載されているので詳細は割愛する．禁飲食，十分な輸液で循環動態の安定をはかることが大切であり，重症例では中心静脈の確保が必要である．胆石性膵炎で胆道通過障害がある場合は，緊急 ERCP・EST などを行うことも同様である．妊娠に関連して使用薬剤に制限があり，注意を要する．治療経過が良好であれば妊娠の継続が可能であるが，母児の生命の危険が危惧されれば，妊娠中絶，帝王切開，分娩誘発などの時宜を得た産科的判断，処置が必要であり，産婦人科との密な連携が必要である．

【治療薬剤に関する注意】

急性膵炎で使用する可能性のある薬剤について，わが国の添付文書から妊婦，産褥婦，授乳婦などへの投与に関する記載を示し，かっこ内に一般的な現状の認識を記す．

❶鎮痛薬

・インダシン，ボルタレン：禁忌．
・ソセゴン：治療上の有益性が危険性を上回ると判断される場合のみ投与する（催奇形性はないと考えられる．長期にわたる使用や分娩時の高用量投与は避ける）．
・レペタン：禁忌．
・塩酸モルヒネ：治療上の有益性が危険性を上回ると判断される場合のみ投与する（催奇形性はないと考えられる．長期にわたる使用や分娩時の高用量投与は避ける）．

❷抗菌薬

・セフェム系（セフメタゾン，セフォペラジン）：治療上の有益性が危険性を上回ると判断される場合のみ投与する（胎児への催奇形性の可能性は少なく，安全性は高い）．
・カルバペネム系（チエナム，メロペン）：治療上の有益性が危険性を上回ると判断される場合のみ投与する（メロペンのほうが安全性は高いとされるが，ヒト妊婦のデータに乏しい）．
・シプロキサン：禁忌．

❸蛋白分解酵素阻害薬

・エフオーワイ：大量投与を避ける（通常の治療投与量では問題ないと考えられる）．
・フサン，ミラクリッド：治療上の有益性が危険性を上回ると判断される場合のみ投与する（これまで胎児，新生児へ明らかな影響が生じたという報告例はない）．

❹その他

・硫酸アトロピン：妊娠中の女性には投与しないことが望ましい．

【合併症・続発症】

重症膵炎では，早期における各臓器障害や DIC，後期における重症感染症，膵仮性嚢胞，消化管出血などがある．なお，膵炎に HELLP 症候群を合併した報告例が散見される．HELLP 症候群は全身血管の攣縮と細小血管障害が基礎にあるが，膵炎との因果関係は明らかではない．

【予後】

わが国の報告例59例をまとめた報告（最新内科学大系，中山書店，1992）では，児死亡率28.8％（17例），うち子宮内胎児死亡率は20.3％（12例）で，母体死亡率6.8％（4例）である．母体死亡例はすべて重症であった．しかし，最近は重症膵炎の救命率も上がっており，実際の死亡率は母児ともに低下しているものと予想される．

膵仮性嚢胞
pancreatic pseudocyst

久津見　弘　神戸大学大学院特命教授・消化器内科

【概念】
急性膵炎，外傷，慢性膵炎に起因し生じる．ほとんどの仮性嚢胞は膵外分泌系と多少なりとも交通があり，高濃度の膵酵素を含んでいる．内腔は，炎症後の線維または肉芽組織で覆われ，上皮を欠くことより真性嚢胞と区別される．

【疾患分類】
急性膵炎や慢性膵炎急性増悪後に起こる急性仮性嚢胞と，急性膵炎のアタックの既往のない慢性膵炎に随伴して起こる慢性仮性嚢胞に分類される．急性仮性嚢胞は急性膵炎後に起こる壊死後性の嚢胞で急性膵炎後4～6週以降に形成され，嚢胞内に出血や壊死物質を含むことが多い．

慢性仮性嚢胞はその名のように慢性に経過し無症状のものが多く，硬い被膜に覆われ内容は一般的に清明である．腫瘍性嚢胞との鑑別が問題となることが多い．

【頻度】
急性仮性嚢胞は急性膵炎後の約10%に合併する．慢性仮性嚢胞は慢性膵炎の20～30%にみられると報告されている．

【症状・病態】
急性仮性嚢胞の14～40%が6週間以内に自然消失するとされるが，6週間以上経過した直径6cm以上のものの消失率は低いとされている．また，19～57%の症例で疼痛，感染，出血，破裂による腹膜炎や膵性腹水，消化管や胆道系の圧排，消化管出血などの合併症を呈し，その頻度は嚢胞の自然消失の可能性が低くなる6週間前後から増加するとされている．したがって嚢胞の自然消失が期待できず，かつ合併症を有する症例に対しては積極的な処置が必要となる．特に嚢胞内に仮性動脈瘤を合併している場合，動脈瘤が破裂したときは突然の激烈な腹痛，吐血やショックを呈することがあるので注意を要する．

慢性仮性嚢胞は自覚症状が乏しいものが多いが，増大傾向にあるものは鈍痛や腹部膨満を訴えることもある．

【問診で尋ねるべきこと】
急性膵炎・腹部外傷の既往，手術歴，アルコール摂取量．

【必要な検査と所見の読み方】
腹部超音波検査，造影CT，MRCPで嚢胞の存在診断と背景膵の形態より判断する．

急性仮性嚢胞は単房性で5cm以上の大きなものが多く，嚢胞の尾側の膵管の拡張を伴うことがしばしばある．

慢性仮性嚢胞は単房性で3cm未満のものが多く，慢性膵炎に合併するものが多い．時に膵癌による膵管狭窄に合併することもあるので注意を要する．

【診断のポイント】
急性仮性嚢胞は急性膵炎のエピソードから比較的の診断は容易であるが，治療方針決定に仮性動脈瘤の合併の有無が最も重要であり，ダイナミックCTは必須である．嚢胞内出血例から膵管出血をきたす例（hemosuccus pancreaticus）では，貧血や消化管出血が契機に診断されることもある．病歴聴取上，急性膵炎の既往を推察することができないもの，炎症性変化に乏しいもの，隔壁を有するものは，常に嚢胞性腫瘍の可能性を考える必要がある．

慢性仮性嚢胞は，常にIPMN (intraductal papillary mucinous neoplasms)，MCN (mucinous cystic neoplasms)，SCT (serous cystic tumor)，SPT (solid-pseudopapillary tumor) との鑑別が重要である．

【入院・専門医移送の判断基準】
感染例，出血例，有症状例，増大傾向の

あるもの，6 cm 以上のもの，囊胞性腫瘍との鑑別を要するものは入院精査・加療の対象となる．

特に，感染を伴う仮性囊胞（膵膿瘍）は敗血症に陥りやすいため緊急ドレナージの適応である．また，出血している仮性囊胞は経カテーテル動脈塞栓術（TAE）などの緊急止血の適応である．

治療方針

❶**急性仮性囊胞**：原則的に囊胞形成後，囊胞壁が成熟する 6 週間は経過をみる．①6 週以上経過しても縮小傾向のない 6 cm 以上のもの，②痛みや圧迫による症状のあるもの，③感染を合併しているもの，は内視鏡的ドレナージを考慮する．特に感染例は緊急ドレナージの必要がある．内視鏡で困難な場合は外科的ドレナージを行う．上記①～③以外のものは経過観察．

❷**慢性仮性囊胞**：無症状で縮小傾向にあり腫瘍性病変の合併が否定されたもの以外は経過観察でよいが，それ以外は治療対象である．腫瘍の合併が否定できないものは外科的切除が基本となる．経乳頭的に囊胞の原因となる狭窄の解除が可能であれば，内視鏡治療が有効となるが，多くの症例で狭窄解除は困難である．膵頭部の病変は，経十二指腸的に超音波内視鏡下の 1 回穿刺吸引（EUS-FNA）も試みられるが，膵体尾部の病変は腫瘍性囊胞の可能性が 100％否定できない限り，播種の危険があり EUS-FNA は慎重に適応を判断すべきである．以上を踏まえ，治療対象例は原則手術となる．

治療法

❶**薬物治療**
- ソマトスタチンアナログ（サンドスタチン）：1 日 300 μg を 2～3 回に分け皮下投与．各種ドレナージにて囊胞の縮小が不良な際に補助的に使用するとの報告が多いが，本剤単独でも効果があったとする報告もある．

❷**内視鏡的治療**

1) 経乳頭的膵管（膵囊胞）ドレナージ（EPS，ENPD）：囊胞が主膵管と交通がある場合に行われる．内瘻（endoscopic pancreas duct stenting：EPS）と外瘻（endoscopic naso-pancreatico drainage：ENPD）がある．チューブの先端は囊胞内に留置するのが原則であるが，囊胞形成の原因となった主膵管狭窄が明らかな場合は狭窄部を越えた主膵管内に留置することもある．

2) 経消化管的囊胞ドレナージ：経乳頭的膵管ドレナージが困難な場合に適応となるが，明らかな感染性囊胞は本法を第 1 選択とする．囊胞の接している部位により，胃から行う ECG（endoscopic cyst-gastrostomy）と十二指腸から行う ECD（endoscopic cyst-duodenostomy）とがある．穿刺用超音波内視鏡が普及した現在では，超音波内視鏡下穿刺（EUS-FNA）の手技を応用して行うのが安全であり推奨されるが，囊胞による消化管への隆起が明らかな場合は内視鏡直視下でも可能である．

❸**経皮的治療**：治療後の膵液皮膚瘻形成が問題となるため，第 1 選択とはならないが，感染性囊胞で敗血症を合併しているような緊急時で，内視鏡治療の困難症例は本法が選択される．

施行後，状態が落ち着いてから内視鏡などで内瘻を行い膵液皮膚瘻に対処することも可能である．

❹**外科的治療**：上記方法が困難であったり，無効である場合や，腫瘍の合併が否定できない場合に選択される．

1) 腹腔鏡下体尾部切除術
2) 腹腔鏡下内瘻術
3) 開腹手術（開腹ドレナージ術，開窓術，切除術）

【合併症・予後】

急性膵炎の後期合併症として，急性仮性嚢胞の感染は予後を左右する因子として重要である．内視鏡的ドレナージで感染のコントロールがつかない場合は，無理をせず外科的ドレナージに移行することも重要である．また，内視鏡的ドレナージ後に二次的に嚢胞感染を起こすこともあり注意を要する．

ドレナージ後の嚢胞消失率は80〜95%と高い．糖尿病を合併する頻度は60%以上と高い．

【経過観察・生活指導】

嚢胞消失後も再燃，膵癌の出現，糖尿病発症・悪化に注意しながら定期的に採血と画像検査を行う．

アルコールが原因のことが多いが，そうであるなら禁酒を厳守させる．糖尿病予防に努める．

膵真性嚢胞
pancreatic true cyst

久津見　弘　神戸大学大学院特命教授・消化器内科

【概念】

仮性嚢胞が内腔に上皮を伴わないのに対して，真性嚢胞は内側を上皮が裏打ちし，その上皮の分泌する液体が貯留し形成される．von Hippel-Lindau病やautosomal dominant polycystic kidney diseaseに伴うものは他臓器疾患の併存に注意を要する．

【疾患分類】

嚢胞を裏打ちする上皮の性質により，腫瘍性と非腫瘍性に分けられる．

❶腫瘍性嚢胞
・IPMN（intraductal papillary mucinous neoplasms）
・MCN（mucinous cystic neoplasms）
・SCT（serous cystic tumor）
・SPT（solid-pseudopapillary tumor），など．

❷非腫瘍性嚢胞
・単純性嚢胞
・貯留嚢胞，など．

腫瘍性嚢胞の詳細に関してはここでは割愛する．「膵嚢胞性腫瘍」の項（768頁）を参照されたい．

【頻度】

膵の嚢胞性病変の10〜20%が真性嚢胞とされる．それ以外は仮性嚢胞．

【症状・病態】

腹部超音波検査やCTで偶然発見されることがほとんどであるが，時に腹部腫瘤や上部消化管通過障害の症状で発見されるものもある．

貯留嚢胞は分類上，真性嚢胞に入るが，他の真性嚢胞と異なり，膵癌や慢性膵炎などに伴う膵管閉塞により二次的に発生した膵液うっ滞による嚢胞である．

以下に膵嚢胞性病変が全身性疾患の一部としてみられる2疾患につき簡単に触れる．

❶ von Hippel-Lindau病：常染色体優性遺伝．本疾患の77%に膵病変を合併する．膵病変の70%が単純性嚢胞，9%が漿液性嚢胞腺腫（SCT），9%が神経内分泌腫瘍である．他臓器疾患として血管芽腫，網膜血管腫，腎細胞癌，褐色細胞腫などがある．思春期に発病する．

❷ autosomal dominant polycystic kidney disease：名前のとおり常染色体優性遺伝．本疾患の10%に膵単純性嚢胞を合併する．他臓器疾患として，脳動脈瘤，肝嚢胞，腎嚢胞，心弁膜症，大腸憩室，腹壁ヘルニア，鼠径ヘルニアなどがある．若年成人で発症．60歳で多くは末期腎不全状態になる．

【必要な検査と所見の読み方】

腹部超音波検査，造影（ダイナミック）CT，MRCPで診断する．確定診断するには超音波内視鏡（EUS）や内視鏡的逆行性膵管胆管造影（ERCP）が必要となることも多い．貯留嚢胞以外の真性嚢胞は基本的に膵管との交通はなく，背景膵は正常である．単純性嚢胞は隔壁のない単房性嚢胞で，嚢胞壁の肥厚や壁在結節も認められない．貯留嚢胞は微小膵癌が原因となっていることもあるのでERCP下の膵管細胞診が有用であることもある．

【鑑別診断】

腫瘍性嚢胞と慢性仮性嚢胞との鑑別が問題となる．各種腫瘍性嚢胞の特色を検出することが，鑑別の重要なポイントとなる．

治療方針

症状を有したり破裂の危険のあるものは外科的手術の適応である．経消化管的内視鏡治療は，たとえ非腫瘍性でも細胞播種の危険性を考えると積極的には推奨されない．無症状で破裂の危険のない単純性嚢胞は経過観察でよい．貯留嚢胞は原因除去が原則であるが，腫瘍以外の原因で無症状で増大や感染がなければ経過観察．腫瘍性嚢胞は，一部のIPMNとSCT以外は手術が原則（「膵嚢胞性腫瘍」の項，768頁参照）．

【合併症】

5cm以上の嚢胞は破裂の危険性があり，破裂した場合は腫瘍細胞が腹腔内に播種することになるので腹部外傷には注意を要する．

【経過観察・生活指導】

単純性嚢胞の場合，確診できれば1年に1回の腹部超音波検査で十分である．貯留嚢胞は膵癌の危険因子とされており，4〜6か月に1度の腫瘍マーカーと腹部超音波検査ならびに1年に1度のCTまたはMRCP検査が推奨される．経過観察となるのは腫瘍性嚢胞ではIPMNの一部とほとんどのSCT，非腫瘍性嚢胞では単純性嚢胞と無症状の貯留嚢胞（それらの経過観察は嚢胞性腫瘍の項を参照）．von Hippel-Lindau病とautosomal dominant polycystic kidney diseaseに伴う他臓器疾患をチェックする必要性を認識することが重要である．

膵嚢胞線維症
cystic fibrosis（CF）

伊藤　啓　仙台市医療センター・仙台オープン病院消化器内科副部長
藤田直孝　仙台市医療センター・仙台オープン病院副院長

【概念】

膵嚢胞線維症（CF）は全身の外分泌腺機能不全に基づく疾患であり，膵と肺の病変の頻度が高い．その特徴は，①膵と気道の粘液分泌腺にきわめて粘稠な分泌液が産生されこれを閉塞する，②汗中へ過剰の電解質が失われる，ことにある．さらに膵における高度の線維増生と導管の嚢胞状拡張が著明で，消化吸収障害をきたす．難治性膵疾患（主任研究者：大槻眞）に指定されている．本項の記載は難病情報センターのホームページおよび膵嚢胞線維症全国疫学調査（成瀬達ら，2005）のデータによっている．

【重症度】

欧米では，膵外分泌機能がCFの重症度と相関するとされている．

【頻度】

全国患者数（確診例）は1994年度までに29人と稀な疾患で，大部分が新生児期，乳児期に発症している．白色人種の中では最も頻度の高い重篤な劣性遺伝疾患として知られており，約2,500の出生に1例の頻度とされる．黒人，東洋人では稀とされている．

【症状・病態】

粘稠性胎便による回腸の閉塞に起因する胎便性腸閉塞は最も初期の徴候であり，罹患した新生児の15～20%にみられる．これはしばしば腸軸捻転，穿孔，閉鎖を伴う．また，胎便の出生時通過の遅れと胎便栓症候群を伴うこともある．胎便性腸閉塞のない乳児では，しばしば出生体重の回復の遅れと生後4～6週における体重増加不良がみられる．患者の50%は肺症状を発症し，再発性または慢性の肺感染に伴う慢性の咳や喘鳴を示す．咳，痰，のどの詰まり，嘔吐，不眠を伴う．膵臓機能不全は患者の85～90%において認め，通常は生後早期よりみられる．症状としては太く悪臭のある脂肪便を頻繁に排泄する．皮下組織と筋肉の体積減少を伴い，食欲が正常あるいは盛んにもかかわらず成長パターンが不良である．

常染色体性劣性遺伝をし，全身の外分泌腺異常をきたす．CFの原因遺伝子(CF遺伝子)は，第7染色体長腕上 J44-D7S424 間に存在し，1989年 Rommens らにより単離された．その遺伝子産物は 1,480 個のアミノ酸残基よりなり，cystic fibrosis transmembrane conductance regulator (CFTR)と呼ばれる．CFTRはcAMP依存性 Cl^- チャネルであり，さらに cAMP 依存性 Na^+ チャネルの機能調節も行っている．このCF遺伝子に変異が起こることにより機能が欠失し，発症する．現在までに約300種類のCF遺伝子の突然変異が検出されているが，さらに約3,000種類の変異の存在が予想されている．白人におけるCFTR 変異の約70%は508番目のアミノ酸のフェニルアラニンの欠失(ΔF508)によるものである．一方，わが国では ΔF508 の変異は認められず，わが国のCFの遺伝子変異は欧米のそれとは異なる．

【必要な検査と所見の読み方】

前述の臨床症状と汗の Cl^- 濃度の高値からCFと診断する．次に重症度と相関すると考えられる膵外分泌機能検査(便中脂肪の測定，BT-PABA試験，セクレチン試験，便中キモトリプシン活性測定，便中エラスターゼ測定)を行う．胸部X線所見も有用で，発症初期には過膨張と気管支壁の肥厚がみられる．肺機能検査は低酸素血症と努力肺活量(FVC)，1秒量(FEV_1)，FEV_1/FVC比の減少を示し，残気量と総肺容量に対する残気量の比の増加を示す．患者の50%が気道の反応性亢進を示す．

治療方針

現在のところ根本的な治療はなく，対症的治療を行う．

治療法

呼吸器感染が生命予後を決定するため，粘稠な気管支分泌物の排除をはかり，呼吸器感染を起こした場合には適切な治療が必要である．気管支拡張薬や粘液溶解薬の投与，吸入療法，体位ドレナージ，抗菌薬の投与などが行われる．新生児期の胎便性イレウスに対しては，高浸透圧性造影剤(ガストログラフィン)を浣腸し胎便を溶かす治療が行われるが，改善しない場合には手術が必要である．膵外分泌機能不全では消化酵素薬の投与が必要である．乳幼児，小児期の症例が多く，しかも発育障害を伴うため，栄養管理が重要となる．高カロリー，高蛋白食，十分量のビタミンを与え，それぞれの脂肪吸収能に応じて脂肪摂取量を調整する．CFに治療効果があるとされているわが国で未承認の治療薬(DNase, Creon)がある．

【合併症・続発症】

呼吸器感染，呼吸不全，肺性心，発汗過多によるショック，副鼻腔炎，直腸脱，鼻ポリープ，二次性徴の発現遅延，不妊，骨関節症，インスリン依存性糖尿病，静脈瘤や門脈圧亢進症を伴う多結節性胆汁性肝硬

変がある.

【予後】

以前は平均7～8歳で呼吸器感染症で死亡していたが，呼吸器感染症の治療法の進歩，および病態の解明による適切な輸液，栄養管理によって著明に改善し，現在では成人に達する症例も多く，生存中央値は31歳と報告されている．長期生存は，膵機能不全のない患者において有意に多く，粘液様シュードモナスの早期定着，女性であること，呼吸症状，気道反応性亢進があると予後は幾分不良とされている．

【生活指導】

呼吸器感染の予防のため，室温の調整や空気の入れ替えが必要である．また，汗を大量にかくときには塩分と水分の十分な補充をするよう指導する．

膵嚢胞性腫瘍

cystic neoplasms of the pancreas

真口宏介　手稲渓仁会病院消化器病センター長

【概念】

膵嚢胞とは，膵臓に嚢胞を形成するすべての疾患の総称であり，腫瘍性嚢胞とは，腫瘍により嚢胞を形成する肉眼形態学的名称である．以前は，嚢胞を構成する上皮が腫瘍であり，かつ膵管との交通のないものとしていたが，現在では，膵管と交通を有する病変や膵管自体が拡張してできた病変も含んで扱われている．

【疾患分類】

膵嚢胞性腫瘍の代表は，漿液性嚢胞腫瘍(serous cystic neoplasm：SCN)と粘液性嚢胞腫瘍(mucinous cystic neoplasm：MCN)の2つであり，これらは膵管との交通がないと考えられてきたが，後者では内視鏡的逆行性胆管膵管造影(ERCP)や術後の標本造影にて膵管との交通がみられる例があることが判明している．また，膵管自体が腫瘍および粘液により拡張する膵管内乳頭粘液性腫瘍(intraductal papillary-mucinous neoplasm：IPMN)の多くが膵嚢胞性腫瘍に加わる．

【頻度】

膵嚢胞は，検診では0.2％の頻度にみられ，女性に多いとされている．嚢胞性腫瘍の頻度は，全膵嚢胞の10～15％と報告されているが，画像診断機器の普及に伴い発見頻度は明らかに増加している．

SCNは中年女性の膵体尾部に多く発生し，MCNは男性にはきわめて稀で若年女性の膵体尾部に好発する．これに対し，IPMNは高齢男性の膵頭部に多くみられる．

嚢胞性腫瘍の中ではIPMNが最も多く，次いでSCN，MCNの順である．

【症状・病態】

無症状で画像診断により偶然発見される例が多いが，MCNでは腫瘍の増大により嚢胞内出血や他臓器を圧排するなどにより腹痛を生じる場合がある．また，IPMNでは産生される粘液の主膵管内流入により腹痛や背部痛など急性膵炎症状を呈する例がある．

❶**漿液性嚢胞腫瘍(SCN)**：通常は球形でスポンジ様の小嚢胞の集簇した形態であり，隔壁構成部が血流に富むのが特徴である．ただし，増大してくると辺縁に大きな嚢胞がみられるようになり，外側に凸の多房性嚢胞の形態を呈してくる．膵管との交通はない．

❷**粘液性嚢胞腫瘍(MCN)**：球形または楕円形で共通の比較的厚い被膜を有し，内側に凸に向かう嚢胞内嚢胞(cysts in cyst)が独立した腔(independent cyst)として存在するのが特徴である．内腔に多量の粘液が存在し，病理組織学的には粘液産生性の高円柱上皮で構成され，被膜あるいは隔壁

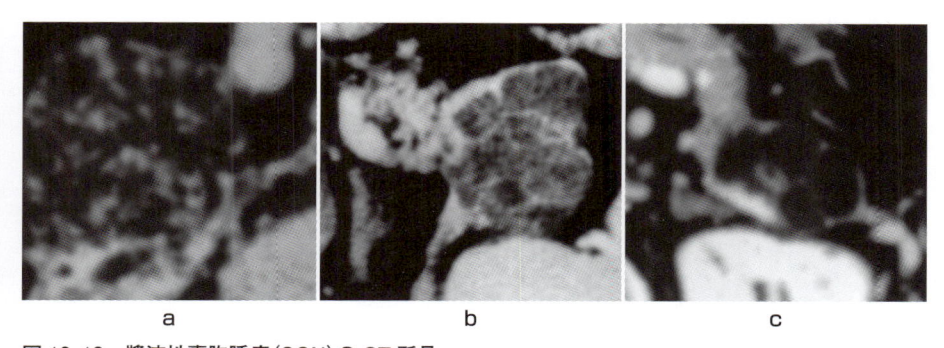

図 12-13　漿液性嚢胞腫瘍(SCN)の CT 所見
a：microcystic type，b：macro-and microcystic type，c：macrocystic variant.

の上皮下に卵巣様間質(ovarian-type stroma：OTS)が存在するのが特徴である．OTSとは，間質にみられる紡錘形細胞の密な増殖のことであり，ビメンチンに陽性，デスミンに一部陽性で線維芽細胞や平滑筋細胞などへの分化を示す幼若な間葉系細胞と考えられている．また，ホルモンレセプターではエストロゲン，プロゲステロンに陽性を示すことが多く，MCN の発生母地が胎生期の組織との意見も出ている．多くは膵管との交通はみられないが，膵管との交通を認める例もある．根本的にMCN は膵管の拡張病変ではなく，この点で IPMN と異なる．

❸膵管内乳頭粘液性腫瘍(IPMN)：腫瘍および粘液により膵管拡張を示す疾患であり，1982 年に大橋らの「粘液産生膵癌」の報告に始まり，その後「粘液産生膵腫瘍」「膵管内乳頭腫瘍」と呼称を変えながら主にわが国を中心に研究が進められ，2000年の WHO 分類を経て，2006 年の国際診療ガイドラインにより，世界的に IPMN の呼称が認知された．

主膵管拡張が主体のものを主膵管型，分枝の拡張が主体のものを分枝型と分類する．

必要な検査と所見の読み方
診断には，年齢，性別，発生部位のほか，形態，被膜の存在と厚さ，嚢胞の構造，血流状態，膵管との交通の有無がポイントとなる．まず，US，CT，MRI などの低侵襲性画像診断を行う．US により嚢胞は無エコーとして描出される．SCN は小嚢胞の集簇する病態であり，きわめて小さな嚢胞が主体の場合には内部は無エコーにならず，低エコーからむしろ高エコーを呈する．CT では，内部の隔壁構成部に血流が多いため造影により染影効果がみられ，蜂巣状に観察される．小嚢胞の集簇する典型は microcystic type と表現され，周囲に大きな嚢胞を伴う場合には macro-and microcystic type，大きな嚢胞が主体の場合には macrocystic variant などと形容されるが，中心や隔壁集合部に造影効果を有する部分がみられ診断に役立つ(図 12-13)．

MCN，IPMN は，US では無エコーを呈し，主膵管の拡張がみられれば IPMN を疑う．MCN の典型では，US，CT にて共通の被膜がみられ，嚢胞の内側に向かって凸の嚢胞(cysts in cyst)がみられる．嚢胞の内部の詳細な観察には超音波内視鏡検査(EUS)を要する．特に，IPMN の乳頭状腫瘍部は US，CT では指摘困難な場合が多く，EUS でやや高エコーを呈する結節状隆起(壁在結節)として描出される(図

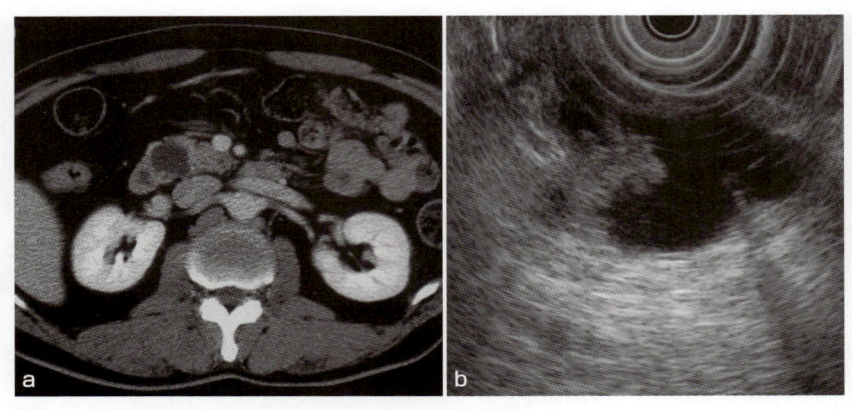

図 12-14　膵管内乳頭粘液性腫瘍の結節状隆起の評価
a：CT，b：EUS．

表 12-9　粘液性嚢胞腫瘍（MCN）と分枝型膵管内乳頭粘液性腫瘍（IPMN）の特徴比較

特徴	MCN	分枝型 IPMN
女性の比率	＞95％	～30％
年齢	40～50 歳代	60～70 歳代
所在部位（体尾部の割合）	＞95％	～30％
共通被膜	あり	なし
石灰化	稀に被膜にあり	なし
形態	オレンジ状	ブドウの房状
嚢胞の構造	cysts in cyst	cyst by cyst
膵管との交通	稀にあり	あるが常に描出できるとは限らない
主膵管	正常か圧排	正常あるいは拡張

12-14）．さらに膵管との交通の有無の情報が必要な場合には ERCP を行う．

IPMN では，乳頭開口部の開大，粘液の排出が特徴の 1 つであり，このほか膵管内の粘液の存在，嚢胞（分枝）との交通が確認されれば診断できる．

【診断のポイント】

MCN と分枝型 IPMN の特徴比較について国際診療ガイドラインにより表 12-9 のように示している．ポイントは形態と嚢胞の構造であり，MCN は「オレンジ状」で内腔に凸に向かう cysts in cyst がみられるのに対し，分枝型 IPMN は「ブドウの房状」で球形を呈しても嚢胞の外側に向かって凸の部分を有する cyst by cyst 所見が特徴とされている（図 12-15）．

【鑑別診断】

時に，充実性腫瘍（内分泌腫瘍，solid-pseudopapillary tumor：SPT など）の内部が出血，壊死により嚢胞状を呈する場合があり，純粋な嚢胞性腫瘍ではないが鑑別診断に際し問題となる（図 12-16）．このほか，通常型膵癌に伴う貯留嚢胞，膵炎後の仮性嚢胞も鑑別に注意する必要がある．

治療方針

❶漿液性嚢胞腫瘍（SCN）：腺腫と腺癌があるが，腺癌は稀で，ほとんど良性の腺腫であり，診断が得られれば経過観察可能である．

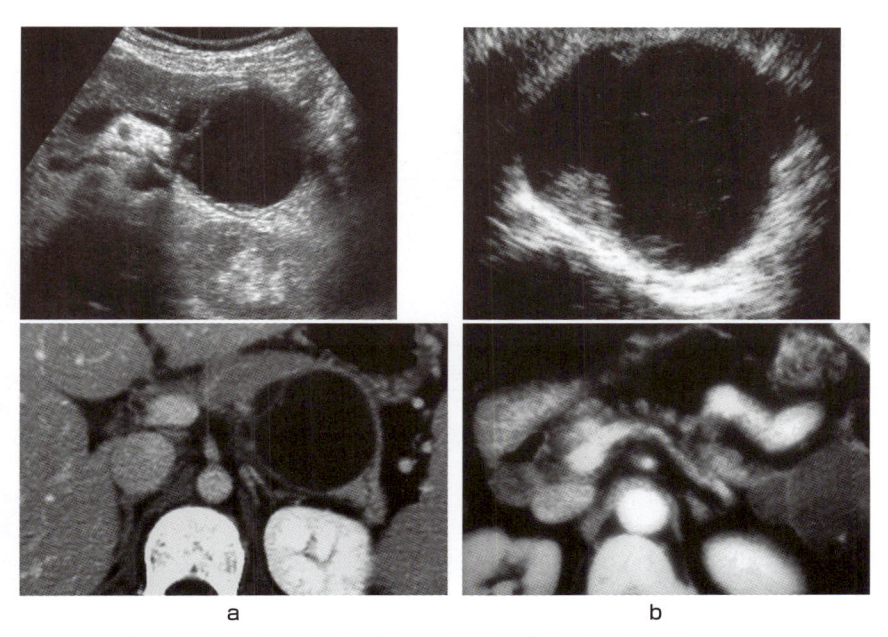

図12-15　粘液性嚢胞腫瘍(a)と分枝型膵管内乳頭粘液性腫瘍(b)の比較

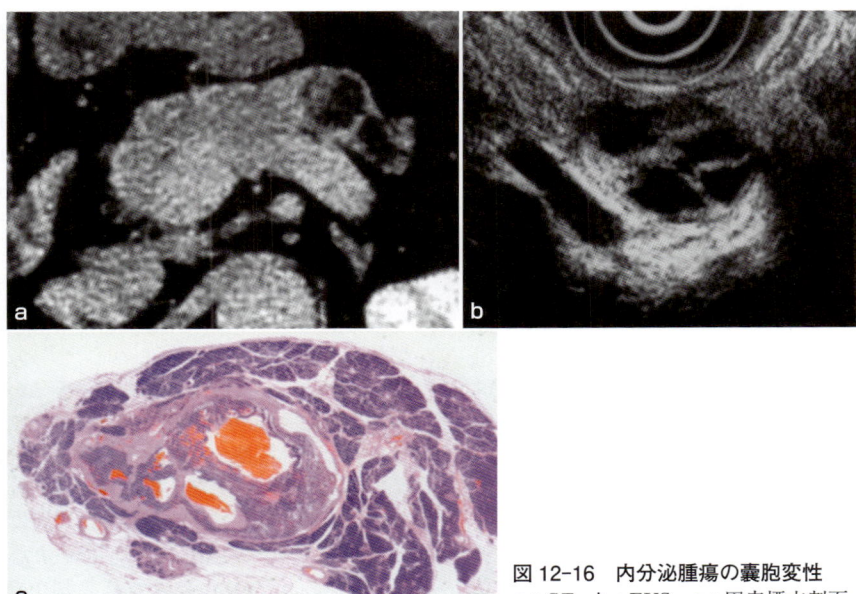

図12-16　内分泌腫瘍の嚢胞変性
a：CT，b：EUS，c：固定標本割面．

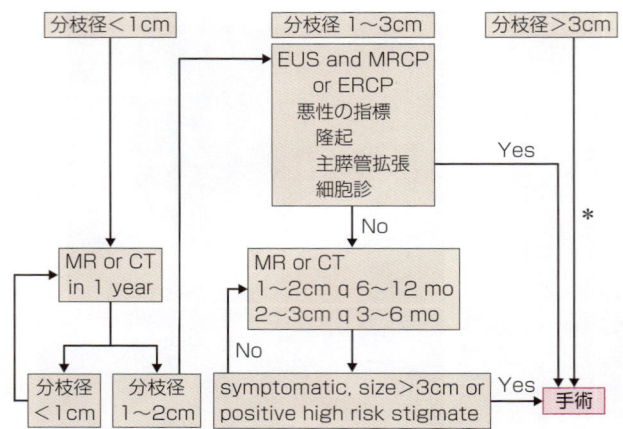

図12-17 国際ガイドラインによる分枝型膵管内乳頭粘液性腫瘍の経過観察法
* 直ちに切除適応とするかについては，さらに今後の検討を要する．

❷粘液性囊胞腫瘍（MCN）：腺腫と腺癌に分かれるが，腺腫であっても malignant potential を有することから外科切除術が基本とされている．

❸膵管内乳頭粘液性腫瘍（IPMN）：病理組織学的には腺腫，腺癌があるが，主膵管型は悪性の頻度が高いのに対し，分枝型の悪性頻度は低く，腺腫よりさらにおとなしい過形成病変もみられる．

したがって，治療方針としては主膵管型は手術適応，分枝型は画像診断による膵管内腫瘍部の高さ（結節状隆起高），主膵管の拡張，分枝の拡張径を参考にして手術または経過観察を選択する．分枝型については，わが国では隆起高を最も重要視し5〜6 mm 以上を手術適応，次いで主膵管拡張7〜10 mm 以上に手術をすすめ，拡張分枝径は参考程度としているのに対し，国際診療ガイドラインでは，拡張分枝径を重んじ3 cm 以上の例には手術をすすめるとしている．この違いは，わが国では EUS などの精査を行うのに対し，欧米では詳細な精査を行い得ないとする意見からである．

【予後】

SCN は，経過観察でも予後良好である．OTS を有する典型的な MCN は，切除により予後良好であるが，OTS がみられず浸潤癌部を有する例は予後不良との報告もある．ただし，後者が本当に MCN であるのかが問題視されている．

IPMN では，切除後の病理学的な腺腫，腺癌の非浸潤癌と微小浸潤癌の予後は良好であるが，IPMN 由来浸潤癌では予後良好と不良との報告があり，この差異には IPMN 由来浸潤癌の定義の違いが指摘されており，現在再検討が進められている．

【経過観察・生活指導】

SCN は経過観察でよいが，少しずつ増大することが報告されている．特に，囊胞内に出血が起こると辺縁に大きめの囊胞がみられるようになる．その場合にも，診断が得られれば経過観察継続可能である．

MCN は切除されれば，残膵に再発などを認めることはなく，経過観察の必要性は少ない．

一方，IPMN は切除後にも残膵再発がみられることがあり，経過観察が必要である．また，分枝型で経過観察を行う場合には，国際診療ガイドラインにおいて指針が示されている（図12-17）．3 cm 未満に対しては，半年〜1年後ごとの MRI または CT での follow-up が推奨されており，病態に応じて EUS，ERCP にて精査を行う．3 cm 以上に対しては，欧米では手術をす

すめるが，わが国ではEUS，ERCPを行い，悪性を疑う所見がみられなければ経過観察を継続する．注意点として，IPMN症例には通常型膵癌の合併と他臓器癌の合併頻度が高いことが報告されており，主病変部の観察だけでなく膵全体および全身検索を継続して行う必要がある．

膵癌の診断と治療方針・疼痛対策

diagnosis, selection of treatment and pain control of pancreatic cancer

北野雅之　近畿大学准教授・消化器内科
工藤正俊　近畿大学教授・消化器内科

【概念】

わが国における膵癌による死亡者数は年々増加傾向にあり，年間2万人超に達している．他の消化器系癌と比較すると予後不良で，罹患率と死亡率がほぼ同数である．腹痛などの症状を有する患者の多くは手術が困難であるが，上皮内癌や2cm以下のTS1の段階で発見，切除された場合には，比較的良好な治療成績が得られているため，早期発見が課題となっている．一方，切除不能で発見された場合には，化学療法あるいは化学放射線療法が選択される．また，後腹膜神経叢への癌浸潤による疼痛は持続的かつ耐え難いものであり，疼痛対策は化学療法などの治療を継続するうえで重要な役割を担っている．

【診断】

❶膵癌のハイリスクグループ：2006年に日本膵臓学会より科学的根拠に基づく膵癌診療ガイドラインが報告され，膵癌診断のアルゴリズムが提示されている．膵癌診断のファーストステップとして臨床症状，腫瘍マーカー，膵酵素，危険因子，USが挙げられる．臨床症状として，腹痛，腰背部痛，黄疸，体重減少などが膵癌と関連した症状であるが，症状を有する場合，進行癌が多い．危険因子として，膵癌の家族歴，糖尿病，慢性膵炎，遺伝性膵炎，喫煙が挙げられる．特に糖尿病発症あるいは増悪時には膵癌の存在を疑い，血清腫瘍マーカー測定および画像診断を行う必要がある．膵癌の腫瘍マーカーとして，CEA，CA19-9，SPan-1，DU-PAN-2などが報告され，膵酵素である血清アミラーゼ，エラスターゼ1が高値である場合も膵炎以外に膵癌を念頭に置いておくべきである．上記危険因子や血液検査異常をもつ患者に対しては積極的に画像診断による精査を進めることが早期発見につながると考えられる．検診における腹部超音波検査で偶然発見される場合もあるが，2cm以下のTS1膵癌の中には，腫瘍像よりも膵管拡張，囊胞性病変などの間接所見にて拾い上げられる場合があり，膵管拡張や膵囊胞が超音波で確認された場合には，経過観察ではなく，次の画像診断へと精査を進める．

❷各画像診断の特徴：膵癌の画像診断には，超音波，CT，MRI，PET，ERCP，超音波内視鏡検査などが挙げられる．ハイリスクグループの患者に対して，これら多種多様な画像診断法をすべて行うことは困難であり，その特徴を熟知してから適切な画像診断法を選択するべきである．

超音波検査は最も侵襲が少なく，最初に行われる検査であり，前述のスクリーニングとしても重要な役割を担っている．超音波検査は胃や大腸の介在のために，膵頭部の一部，膵尾部など，観察困難な部位が存在することが短所であるが，CTやMRIと比較すると空間分解能に優れているために早期発見に寄与しやすい．最近，Levovistなどの超音波造影剤の登場により，その診断精度がさらに向上してきている．スクリーニングの超音波検査にて間接所見のみが認められた症例でも，造影にて周辺と

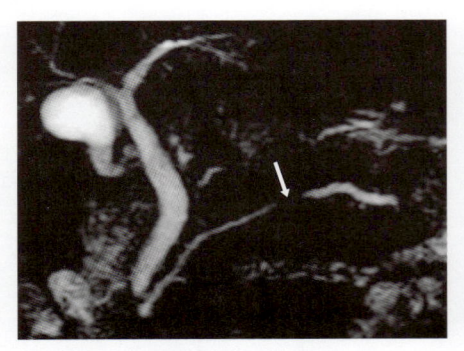

図12-18 膵体部癌のMRCP像
膵体部主膵管に狭窄(矢印)が認められ，その尾側膵管の拡張がみられる．

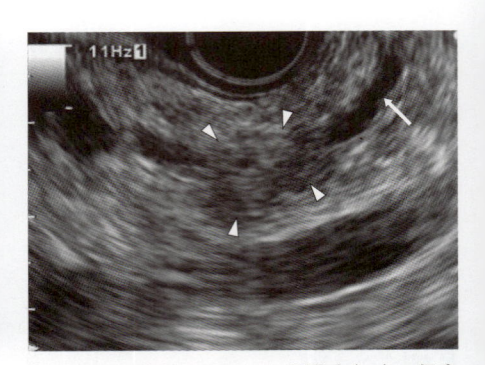

図12-19 膵内に限局した小膵癌(T1)の超音波内視鏡像
膵体部に10 mm大の辺縁不整の低エコー腫瘤(矢尻)が認められ，その尾側膵管の拡張(矢印)がみられる．

比較すると乏血性の結節が確認されることがある．

一方，CTおよびMRIは，術者に依存することなく客観評価が可能であり，膵のどの部位でも描出可能である点に特徴がある．また，大血管侵襲，リンパ節転移，肝転移などの有無で病期診断する目的では，他の画像診断よりも優れている．multidetector-row CT（MDCT）では，大血管3D画像を表示することができ，血管造影は必ずしも必要ではないようになってきている．MRIは空間分解能ではMDCTに劣るが，magnetic resonance cholangiopancreatography（MRCP）により膵管像を明瞭に描出することができる長所がある（図12-18）．

内視鏡を用いた画像診断としてはERPと超音波内視鏡検査がある．超音波内視鏡検査はすべての画像診断の中で最も解像度に優れており，早期膵癌の発見には必要不可欠と考えられる．他の画像診断では膵管拡張などの間接所見のみ描出される症例でも，超音波内視鏡では低エコー腫瘤として描出されることがある（図12-19）．一方，ERPは膵実質の情報が得られないが，膵管の描出に優れている．早期膵癌の存在ならびに鑑別診断は難しく，初めに行った画像診断で間接所見が確認され，膵癌の存在を強く疑った場合には，可能な限り他のモダリティを組み合わせて最終診断につなげていくのが肝要である．

❸**確定診断法**：膵癌は辺縁不整，乏血性腫瘤，膵管狭窄などの画像的特徴をもつが，典型像を呈さずに診断に難渋することがある．画像診断で確定診断が困難な症例では病理診断を行うことが望ましい．大別すると経十二指腸乳頭的アプローチ法と穿刺生検法がある．生検法では，超音波ガイド下，CTガイド下および超音波内視鏡ガイド下穿刺生検法があるが，超音波内視鏡による方法が病変描出に優れ，介在する臓器が少ないことより安全に行える検査法と考えられる．一方，超音波内視鏡を含めたどの画像診断でも明らかな結節像が認められない膵管異常では，ERP（＋IDUS）による画像診断および擦過細胞診を行う必要がある．診断に難渋する症例では，これらの内視鏡を用いた病理診断法が重要となり，どちらかあるいは併用により確定診断につなげていくことが必要である．

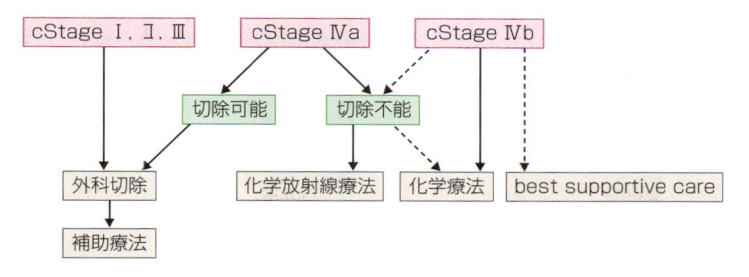

```
cStage Ⅰ, Ⅱ, Ⅲ      cStage Ⅳa       cStage Ⅳb
         ↓            ↓     ↓            ↓
              切除可能        切除不能
         ↓     ↓            ↓      ↓
       外科切除  化学放射線療法  化学療法  best supportive care
         ↓
       補助療法
```

図 12-20　膵癌治療のアルゴリズム
（日本膵臓学会膵癌診療ガイドライン作成小委員会：科学的根拠に基づく膵癌診療ガイドライン2006年版，金原出版，2006より転載）

治療方針

　膵癌の治療は，進行度に基づいて，外科切除術，化学放射線療法および全身化学療法に大別される（図12-20）．

　手術的治療が膵癌に対する唯一の根治的治療であるため，明らかな遠隔転移，腹膜播種などのないStage Ⅳaまでの症例には，根治をめざした手術切除療法を検討することがすすめられるが，前方浸潤，後方浸潤および大血管浸潤の程度により術前の切除の可否が決定する．また，術前の画像診断では発見不能な腹膜播種なども存在するため，開腹後に切除不能であることが判明することもある．膵頭部癌であれば膵頭十二指腸切除術，膵体尾部癌であれば膵体尾部切除術を行う．根治切除が可能であった例でも早期に再発することがあるため，予後の改善を期待した術後補助療法が行われている．切除不能で，遠隔転移，腹膜播種などの認められていない局所進行膵癌の場合には，化学放射線療法あるいは全身化学療法を選択する．遠隔転移が認められる場合には，患者のperformance status（PS）が良好であれば，ゲムシタビンとS-1のどちらかあるいは併用による全身化学療法がすすめられる．胆管浸潤に伴う閉塞性黄疸が存在する場合には，ERCPあるいは経皮経肝胆道ドレナージ（PTBD）を用

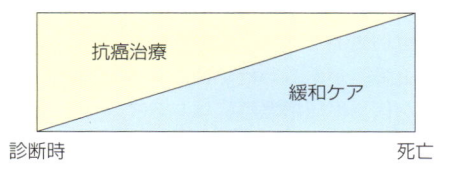

```
抗癌治療
          緩和ケア
診断時                死亡
```

図 12-21　理想的癌医療モデル

いて胆道ドレナージを行い，狭窄胆管に胆管ステントを留置する．切除不能症例の場合には，メタリックステントを狭窄胆管に留置することにより，長期間の減黄効果の持続が期待される．

疼痛対策

　膵癌では進行するにつれてほとんどの症例が腹痛あるいは腰背部痛を訴えるようになる．疼痛は内臓神経を含む後腹膜神経叢への癌浸潤による内臓痛と腹膜播種などによる体性痛がある．疼痛対策の基本として，鎮痛薬の投与は化学療法と並行して行うことが重要である（図12-21）．鎮痛薬により患者のPSが改善し化学療法を導入しやすくなることもある一方，化学療法により疼痛が軽減し鎮痛薬を減量できることもある．鎮痛薬投与はWHOの5原則〔①経口投与を基本とする，②時間を決めて定期的に投与する，③WHOラダー（233頁参照）に沿って痛みの強さに応じた

薬剤を選択する，④患者に見合った個別的な量を投与する，⑤患者に見合った細かい配慮をする〕に準じて行うことが推奨される．原則として，非オピオイド鎮痛薬（NSAIDs，またはアセトアミノフェン）をまず投与し，効果が不十分な場合はオピオイドを追加する．オピオイドは疼痛の強さによって投与し，予測される生命予後によって選択するものではない．また，オピオイドにより，嘔気・嘔吐，便秘などの副作用が高頻度に出現するが，その適切な予防および対処を行う．適切な鎮痛薬投与量は鎮痛効果と副作用とのバランスが最も取れている量であり，「常用量」や「投与量の上限」があるわけではない．定期投与のほかに，疼痛増悪時にはレスキューを用意しておく．

　腹腔神経叢ブロックは，上腹部の内臓痛に有効な疼痛緩和治療である．経皮的に背側から穿刺して行う後方接近法と，開腹下あるいは超音波内視鏡ガイド下に穿刺を行う前方接近法がある．特に超音波内視鏡ガイド下腹腔神経叢ブロック術は，穿刺経路が短く介在臓器がない点，リアルタイムに穿刺針を観察しながら穿刺が可能という点で，安全かつ精度の高い治療と考えられる．いずれも70〜99.5%アルコールを片側10 mLを目標に両側に注入する．腹腔神経叢ブロック術は，オピオイドが効きにくい症例あるいは副作用によりオピオイド継続が困難な症例に適応となるが，激しい疼痛のために化学療法の導入が困難な症例に対しても考慮される必要がある．

膵癌の外科治療
surgical treatment for pancreatic cancer

脊山泰治　東京大学肝胆膵外科
國土典宏　東京大学教授・肝胆膵外科

【手術療法の概要】

　膵癌に対する手術療法は唯一根治が望める治療であるが，他の消化器癌と比べて切除後の長期生存成績が悪い傾向にある．しかし，治癒を目的とした切除（curative intent surgery）が可能な症例の予後は非切除症例に比して明らかによいため，手術療法は依然として膵癌治療の第1選択である．膵癌は進行速度が速いことが多いので，手術適応がある場合は早期の手術が望ましい．手術単独よりも手術＋術後補助化学療法のほうが生存成績がよいことのエビデンスが出ており標準的に行われている．

【手術適応基準】

　画像診断の進歩により膵癌の進行度は術前にかなり正確に診断できるようになってきた．進行度（Stage）は臨床所見により局所進展度（T因子），リンパ節転移（N因子），遠隔転移（M因子）の有無で判定する（表12-10）．手術適応はCT，もしくはMRIの臨床所見による病期診断（cStage）をもとに決める．膵癌は切除後の長期生存成績も悪く，手術自体も侵襲が大きくリスクがあるため，手術療法による根治性も考慮したうえで切除適応を決める必要がある．

　原則として，①遠隔転移（肝転移，肺転移，腹膜播種など），②傍大動脈リンパ節転移，③主要動脈（上腸間膜動脈，総肝動脈，腹腔動脈）への直接浸潤，④門脈系への全周性浸潤が画像上明らかな症例は切除適応ではない．膵癌診療ガイドラインの膵癌治療のアルゴリズムでも外科切除の適応

表 12-10 膵癌の進行度

局所進行度 T 因子		リンパ節転移			遠隔転移[*1]	
		N0（なし）	N1	N2	N3	M1
T1	膵内 2 cm 以下	I	II	III	IVb	IVb
T2	膵内 2 cm を超える	II	III	III	IVb	IVb
T3	膵外浸潤：総胆管（CH），十二指腸（DU），膵前・後方組織（S・RP）	III	III	IVa	IVb	IVb
T4	大血管[*2]（主要動脈，門脈系），膵外神経叢，多臓器	IVa	IVa	IVb	IVb	IVb

[*1] 遠隔転移は肝，腹膜，肺，3 群リンパ節など．[*2] 主要動脈は腹腔動脈，総肝動脈，上腸間膜動脈，脾動脈，門脈系は上腸間膜動脈，門脈，脾静脈．
〔日本膵臓学会（編）：膵癌取扱い規約，第 5 版．金原出版，2002 より改変・転載〕

となるのは cStage I，II，III と cStage IVa のうち切除可能なものとなっている．つまり T3 の CH，DU，S，RP 因子は陽性でも切除適応があるということである．T4 のなかで門脈浸潤に対しては全周性狭窄で側副血行路が発達している症例を除き合併切除再建の適応があるが，主要動脈（上腸間膜動脈，総肝動脈，腹腔動脈）や腹腔神経叢に対する直接浸潤は通常切除の適応とはならない．これは治癒切除が得られる可能性が低いうえに，切除できたとしても予後が悪いことが知られているからである．cStage IVa でも膵体尾部癌の脾動静脈浸潤は再建の必要もなく，通常合併切除の適応となる．cStage IVb は T4N2 のほかに遠隔転移が明らかな症例であり，癌が全身的に広がっている状態を意味し手術適応はない．

【手術法の選択】

腫瘍が膵頭部（門脈より十二指腸側）にある場合は膵頭十二指腸切除（PD）が基本術式となる（図 12-22）．拡大切除として切除断端で癌を陰性にすることができる症例には門脈合併切除再建を施行する．横行結腸は時に合併切除再建の対象となりうる．前述のように主要動脈への直接浸潤症例に対して合併切除再建は通常適応とならない．所属リンパ節は通常 2 群まで郭清する．膵臓は後腹膜臓器であり腹腔神経叢，後腹膜リンパ節にも浸潤，転移する頻度が高く，拡大リンパ節・神経叢郭清が行われてきたが，近年の比較試験の結果は生存に対するメリットはないうえ，合併症は増える傾向にあるという結果になっており，拡大リンパ節・神経叢郭清は行われなくなっている．現状として後腹膜郭清は上腸間膜動脈の右側のみ施行する場合が多い．PD において従来は幽門側の胃も切除してきたが，幽門輪温存 PD も広く行われるようになっている．ただし，膵癌に対する PD と幽門輪温存 PD の評価は根治性，術後経過への影響ともに優位性がはっきりしておらず，各施設の方針によっていずれも選択可能である．消化管再建は膵消化管（膵空腸もしくは膵胃）吻合，胆管空腸吻合を含み Child 変法が主流となっている（図 12-23）．

膵体尾部に腫瘍がある場合は膵体尾脾合併切除（DP，通常脾臓も切除する）が基本術式となる（図 12-24）．脾動脈への直接浸潤は合併切除する．リンパ節は 2 群郭清が基本だが，腹腔動脈左側および上腸間膜動脈左側の後腹膜郭清が基本である．腫瘍が腹腔動脈右側（総肝動脈側）へ及ぶ場合

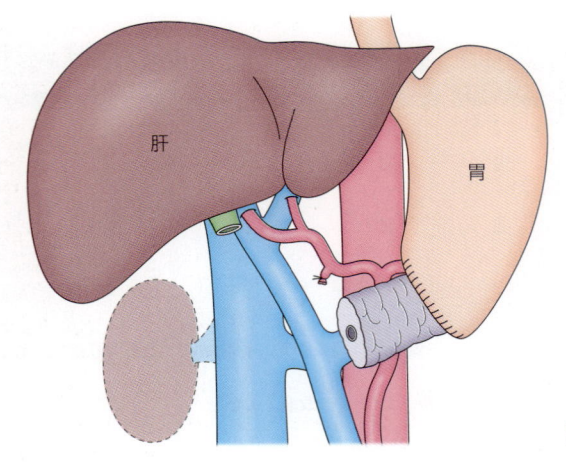

図 12-22 膵頭十二指腸切除後

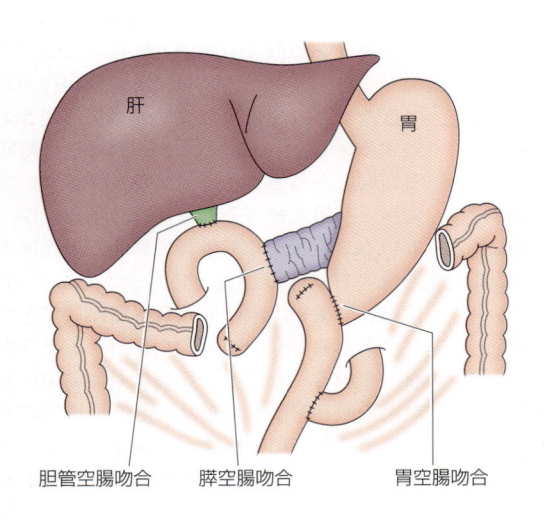

図 12-23 膵頭十二指腸切除後消化管再建図
（Double R-Y による Child 変法の 1 例）

胆管空腸吻合　膵空腸吻合　胃空腸吻合

は，腹腔神経叢の右側も郭清する．周辺臓器として横行結腸，左副腎などは合併切除の対象となりうる．腹腔動脈根部まで合併切除する Appleby 手術は根治性を追求した拡大切除として積極的に施行する施設もあるが，合併症，長期成績などまだ評価は定まっておらず，標準治療とはなっていない．DP 後は消化管再建の必要はない．

腫瘍が膵の大部分を占め根治術のために膵全摘が必要となることもあるが，腫瘍自体が進行していることが多いこと，膵全摘後はインスリンの分泌がなくなるため血糖管理が非常に難しく癌が根治したとしても長期生存は少ないことから，実際に適応されることは少ない．

膵臓に対する各種縮小手術は基本的に膵癌に対して適応となることはない．

切除適応外の膵癌による十二指腸の通過

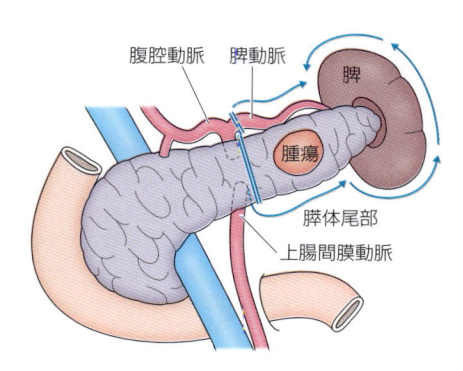

図12-24　膵体尾部脾切除

障害に対しては胃空腸吻合による消化管バイパス手術が適応となる．十二指腸ステントなども近年普及してきているため，全身状態や閉塞状況により適宜選択する．

【合併症】

❶早期合併症：PD後の合併症として最も重要なのは膵消化管吻合部リークである．膿瘍を形成しリークした膵液が腹腔内で活性化されると術後出血をきたし致命的となる．膵頭部癌では主膵管拡張，膵実質硬化をきたしている症例が多く膵消化管リークのリスクは通常より低く5％以下と報告されていることが多い．PD自体の周術期死亡率も改善してきたが1〜5％程度の報告が多い．胃内容排泄遅延は比較的頻度の高い合併症であり，胃を温存した幽門輪温存PDにより多く起こる傾向にあるが，保存的に軽快することがほとんどである．拡大後腹膜郭清を施行し上腸間膜動脈周囲の神経叢を全周性に郭清した場合，難治性の下痢症を合併する頻度が高い．膵体尾部切除後でも膵断端からの膵液漏が重要である．術中に留置したドレーンからの排泄が良好であれば保存的に軽快するが，ドレナージが悪いとPDと同様に膿瘍形成，術後出血をきたす可能性がある．

❷晩期合併症：耐糖能障害，胆管炎，消化性潰瘍，膵炎などがあり長期的な経過観察が必要だが，保存的治療により対応可能なものが多い．

【予後・補助化学療法】

2003年に日本膵臓学会が発表した膵癌登録20年の総括によると，膵頭部癌切除後の5年生存率は13％，膵体尾部癌では18％と，切除可能であっても予後は悪いのが現状である．病期別の5年生存率は膵頭部癌ではStage I 56.7％，Stage II 43.6％，Stage III 24.1％，Stage IVa 11.1％，Stage IVb 3.0％，膵体尾部癌ではStage I 58.5％，Stage II 48.6％，Stage III 40.6％，Stage IVa 14.6％，Stage IVb 5.3％となっている．文献的にも膵癌切除後の5年生存率が30％を超える報告は限られている．特にリンパ節転移が陽性の症例は5年以上の生存が困難である．切除だけで大幅な予後の向上は難しいため，最近は術後補助化学療法としてゲムシタビンを中心としたレジメンの効果が認められ普及しつつあり，原則として施行している施設が増えている．

【患者説明のポイント】

患者にはまず手術適応について画像所見をもとによく説明し，発見時に既に進行している症例が多いことを理解してもらう．治療法については手術療法以外にも化学療法，放射線療法なども示したうえで膵癌治療のアルゴリズムに則った選択であることを説明するとよい．手術に関しては膵切除術のリスク，合併症について丁寧に説明し必ずしも安全な手術ではないことを理解してもらうよう努める．術中所見で腹膜播種などにより非切除になる可能性についてもあわせて言及しておく．切除後の生存成績がよくないことも示したうえで，術後補助化学療法を前提としていることを説明しておく．

膵癌の化学療法
chemotherapy for pancreatic cancer

奥坂拓志　国立がん研究センター中央病院
肝胆膵腫瘍科副科長

【化学療法の概念】

　膵癌患者の予後は診断技術の進歩した現在でもきわめて不良であり，膵癌全体の5年生存率は1～2%程度といわれている．予後不良の原因は診断時に既に多くの患者が切除不能であること，切除可能例においてもその多くが切除後早期に再発をきたすためであり，膵癌患者の予後の改善のためには有効な非切除療法の開発が不可欠である．最近まで膵癌に対しては有効な抗癌薬がなく，推奨される治療方法が確立していなかったが，ジェムザールの登場により現在多くの患者に化学療法が実施されている．

【進行度ごとにみた化学療法の推奨レベル】

　❶切除例：切除例に対する補助療法は実施のタイミングより術前と術後に大別されるが，膵癌では術後においてのみ大規模比較試験によって補助療法の意義が検討されている．わが国や欧州では術後化学療法が，米国では術後化学放射線療法が主に検討されてきたが，これまでに世界的にコンセンサスを得た補助療法のレジメンは確立していない．進行例に対する標準治療薬であるジェムザールは術後補助療法薬としても再発までの期間を延長することや延命効果を有することが報告され，安全性も高いため，わが国では標準治療と考えられている．

　❷切除不能局所進行例：遠隔転移はないが局所の進展のため切除が困難な局所進行例については化学放射線療法が標準治療法と位置づけられてきた．近年登場したジェムザールの局所進行例に対する評価が長く議論となってきたが，ジェムザール単独治療が化学放射線療法を生存期間において上回ったことを示す第Ⅲ相試験が1本報告されており，局所進行例に対してもジェムザールによる化学療法が標準治療法の1つと考えられるようになってきている．

　❸遠隔転移例：ジェムザールが他の抗癌薬に比較して生存期間を明らかに延長することを示す第Ⅲ相試験が3本報告されており，ジェムザールによる化学療法は遠隔転移を有する膵癌例に対する標準治療薬として推奨されている．ジェムザールに他の抗癌薬を加えた併用療法はジェムザール単独治療を上回る可能性もあり多くのレジメンが検討されてきたが，標準治療法としてコンセンサスが得られた併用レジメンは確立していない．

【用いられる抗癌薬】

　❶ジェムザール（塩酸ゲムシタビン）：ヌクレオシド系代謝拮抗薬であるジェムザールは細胞内でリン酸化を受けてDNA鎖に取り込まれ，DNAの合成を阻害する静注用抗癌薬である．ジェムザール登場以前に膵癌に対するキードラッグとされていた5-FUに比べ，切除不能膵癌例に対する症状緩和効果および生存期間が明らかに優れ，米国では1997年に，わが国では2001年に膵癌に対する治療薬として認可されている．

　❷TS-1（S-1）：フルオロピリミジン系抗癌薬であるTS-1は5-FUのプロドラッグであるテガフールに5-FUの分解阻害薬であるギメラシルとリン酸化阻害薬であるオテラシルカリウムを配合した経口薬である．遠隔転移例を対象に国内で行われた2つの第Ⅱ相試験により高い奏効率と安全性を示し，2006年に膵癌に対する治療薬として認可されている．これまでに膵癌を対象にランダム化比較試験によって本剤の有用性を検討した報告はないため，標準治療薬としての位置づけは得られていない．

【化学療法適応・継続基準と禁忌】

膵癌例に対して化学療法を行う明確な基準はないが，ジェムザールやTS-1を投与する場合の主な注意事項としては以下の点が挙げられる．

❶**全身状態が良好であること**：全身状態が不良な例では副作用発症のリスクが高く，また化学療法により十分な効果が得られないことが多い．一般的にperformance status（PS）3〜4の例は化学療法の対象としないことが多い．

❷**主要臓器機能の保たれていること**：重篤な合併症がなく，十分な骨髄機能，肝機能，腎機能などが保たれていることが望ましい．

　a）**骨髄機能**：白血球数2,000/μL未満（好中球数1,000/μL未満），血小板数7万〜7.5万/μL未満の場合は抗癌薬の投与を中止し，回復を待って再開することが多い．

　b）**肝機能**：総ビリルビン値は2.0〜3.0 mg/dL以下，トランスアミナーゼ値は基準値上限2.5〜5.0倍以下を目安とすることが多い．閉塞性黄疸のある例ではドレナージを行い，減黄後に開始する．

　c）**腎機能**：TS-1を使用する場合，腎機能不良例ではギメラシルの排泄遅延より5-FUの血中濃度が高まるため，慎重な対応が必要である．血清クレアチニン1.5 mg/dL以上は投与を中止し，1.5 mg/dL未満の場合はクレアチニンクリアランス（Ccr）を計測して投与量を調整することが望ましい．Ccr 80 mL/分未満は必要に応じて1段階減量投与量から開始，50 mL/分未満は1段階以上の減量投与量から開始，30 mL/分未満は投与中止が推奨されている．蓄尿が困難な場合はCockcroft-Gaultの式（下記）を用いて推定値を求めることもできる．

$$\frac{[140-年齢]\times 体重(kg)}{72\times 血清クレアチニン値(mg/dL)}$$

ただし，女性は0.85を乗する．

　d）**肺機能**：ジェムザール，TS-1ともに間質性肺炎が報告されており，間質性肺炎や肺線維症の臨床症状を有する例では禁忌とし，これらの臨床症状がなくても既往歴や合併症がある場合は投与の開始に際しては慎重な対応が必要である．投与中も臨床症状（呼吸状態，咳，発熱など）を十分に観察し，定期的に胸部X線検査を実施し，必要に応じてCTや血液ガスを追加する．

❸**重篤な感染症のないこと**：抗癌薬により感染症が悪化し，致命的となる場合がある．

❹**妊婦または妊娠をしている可能性のある女性，授乳婦，挙児を希望している患者ではないこと**：催奇形作用，胎児致死作用や抗癌薬が乳汁移行する可能性があり，これらの患者への投与は避ける必要がある．

抗癌薬の投与の実際

❶**ジェムザール**

1）1回1,000 mg/m² を生理食塩水100 mLに溶解して30分かけて点滴静注し，週1回投与を3週連続し，4週目は休薬する．これを1コースとして投与を繰り返す．患者の状態や副作用の程度に応じて適宜減量する（図12-25）．

2）投与前には全身状態や臨床検査値の確認を行う．

3）前投薬：ジェムザール投与直後から翌日にかけての悪心・嘔吐，倦怠感，発熱，発疹が強い場合は，デキサメサゾン4〜8 mgを生理食塩水100 mLに溶解して15分間でジェムザール投与前に点滴静注する．嘔吐が強い場合は5-HT₃拮抗薬も併用する．

❷**TS-1**

1）初回投与量（1回量）を体表面積に合わせて決定し，朝食後および夕食後の1日2回，28日間連日経口投与し，その後14日間休薬する．これを1コースとして投与

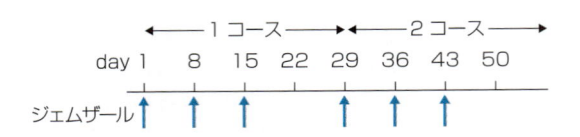

図12-25 ジェムザールの標準的な投与方法

1. ジェムザールは1,000 mg/m^{2}をday 1, day 8, day 15に30分間で点滴静注投与する.
2. 28日間を1コースとして，明らかな病態の悪化または継続不可能な副作用を認めない限り繰り返す.

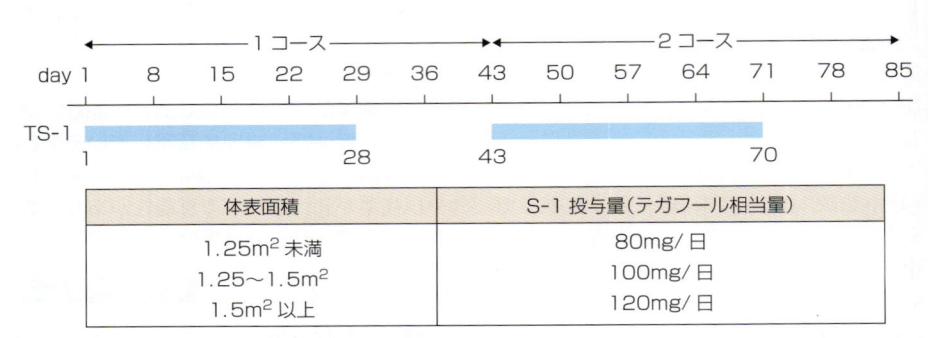

体表面積	S-1投与量(テガフール相当量)
1.25m^{2}未満	80mg/日
1.25〜1.5m^2	100mg/日
1.5m^{2}以上	120mg/日

図12-26 TS-1の標準的な投与方法
体表面積に合わせた初回基準量を朝食後および夕食後の1日2回，28日間連日経口投与し，その後14日間休薬する．これを1コースとして投与を繰り返す．

を繰り返す．患者の状態や副作用の程度に応じて適宜増減する(図12-26).

2) 各コース開始前および投与期間中は2週間に1回以上は全身状態や臨床検査値の確認を行う．

3) 安全性に問題がない場合は休薬期間を短縮可能であるが，その場合は少なくとも7日間の休薬期間を設けること．

【主な副作用対策】
❶ジェムザール

a) **骨髄抑制**：投与当日に白血球数や血小板数が上記基準未満であれば投与を延期することにより，ほとんどの場合，合併症なく回復し，継続投与が可能である．出血のリスクがある場合は血小板輸血を考慮する．

b) **悪心・嘔吐**：悪心・嘔吐が認められる場合は投与前にデキサメサゾンを前投与する．高度の場合は5-HT$_3$拮抗薬の併用を，遅延する場合は投与翌日や翌々日のデキサメサゾン追加(内服)を考慮する．

c) **倦怠感，発熱**：デキサメサゾン，NSAIDsが有効なことが多い．

d) **間質性肺炎**：1〜2%の発症が報告されている．発熱，咳嗽，労作時呼吸困難などに注意する．明らかな呼吸器症状を認めないことも多く，定期的な胸部X線検査を行う施設もある．ステロイドを中心とした対症療法を行う．

❷ TS-1

a) **下痢**：整腸薬や止痢薬を併用する．高度の場合は中止し，補液を考慮する．

b) **口内炎**：うがいやステロイドなどの対症療法を試みるが，高度の際には中止が

必要である．

c）**皮膚のびらん**：指先を中心に悪化することがある．早期に保湿クリームなどで予防を心がける．

膵癌の放射線療法
radiotherapy for pancreatic adenocarcinoma

石井　浩　癌研究会有明病院消化器内科副部長

【放射線療法の概要】

明らかな遠隔転移はないが，広範な局所浸潤のため切除不能である浸潤性膵管癌例（以下，局所進行例）に対し，米国メイヨークリニックは5-FUを同時併用した放射線療法（5-FU-CRx）の延命効果を1969年に報告した．以降，膵癌に対する放射線療法は抗癌薬を同時併用する化学放射線療法を中心に米国で治療開発が行われてきた．

1980年代になり，米国GITSG（Gastrointestinal Tumor Study Group）はいくつかのランダム化試験により，局所進行例に対する5-FU-CRxの放射線療法単独もしくは化学療法単独に対する優位性を明らかにした．また，切除例に対しても術後5-FU-CRxが切除単独に比較し生存期間が長いことをランダム化試験で示した．

しかし，局所進行例では米国の別グループ（ECOG），切除後補助療法では欧州グループ（EORTC）の追試で5-FU-CRxの優位性は再現できなかった．また，欧州大規模試験ESPAC-1は切除後補助5-FU-CRxの有用性を否定する結果を示し，2007年の米国臨床腫瘍学会（ASCO）でフランスのランダム化試験は局所進行例に対するシスプラチン・5-FU-CRxはゲムシタビン単独にむしろ生存率で劣勢との結果を示した．

5-FU-CRxは一連のGITSG試験から局所進行例に対する標準治療と位置づけられてはいるが，以上のような経緯から，特にゲムシタビン登場以降はその位置づけの再検討が余儀なくされており，わが国の実地診療では局所進行例も遠隔転移例と同様に全身化学療法を選択する施設も少なくない．

抗癌薬併用以外の治療開発は，放射線種（速中性子，重粒子など），照射法〔過分割（hyperfraction），寡分割（hypofraction），術中など〕，三次元放射線治療計画，呼吸同期照射法などが試みられてきた．米国では三次元放射線治療計画・三次元原体照射法が一般化し，さらに強度変調放射線治療が普及した．しかし，その他はいまだ試験中もしくは開発中止となっている．

切除例に対する補助放射線療法

ESPAC-1で補助化学放射線療法は化学療法単独に劣勢であることが示され，また近年ではドイツのCONCO-001試験で補助ゲムシタビン療法が切除単独に対し有意に無再発生存期間を延長させたことから，補助5-FU-CRxが米国以外で実施される機会は激減した．米国MDアンダーソン癌センターでは，術前に化学放射線療法，切除後に補助化学療法を行う集学的治療を行っているが，その有用性はいまだ検証されていない．わが国における術前もしくは術後化学放射線療法のまとまった試験は少なく，切除例に対する補助（化学）放射線療法は実地診療として推奨されていない．

局所進行例に対する放射線療法

局所進行例に対する5-FU-CRxの推奨度はGrade B（行うようすすめられる：膵癌診療ガイドライン2006年度版）であり，実地診療として推奨される．

全身状態良好で，内科や外科医からみた場合，照射野の大きさが15×15 cmを超えない例がよい適応である．治療体積（従

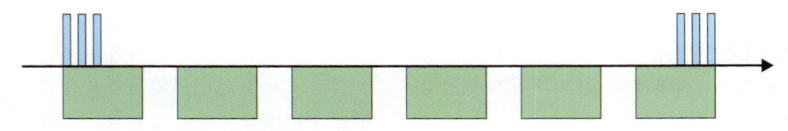

EBRT（体外照射放射線療法）：1回線量1.8 Gy，30回（月〜金）

a. 5-FU 静注：350mg/m²/day，the first 3 & last 3 days of EBRT

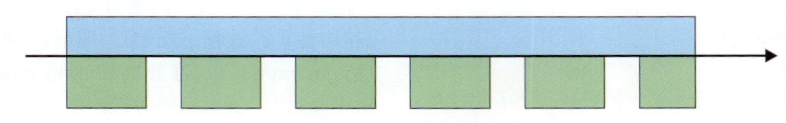

EBRT：1回線量1.8 Gy，28回（月〜金）

b. 5-FU 持続静注：200mg/m²/day，day 1〜28

図12-27　5-FU併用化学放射線療法レジメンの実際

来の照射野）は原発巣と転移リンパ節を肉眼的標的体積とし，所属リンパ節を臨床的標的体積に含め，腎臓，肝臓，小腸などのリスク臓器の被曝線量に注意しながら三次元放射線治療計画を立案する．照射線量は1日1回1.8〜2 Gy，総線量50〜54 Gyが一般的である．初期のGITSG試験は休止期間を意図的におく放射線療法（split course）であったが，今日では休止期間をおかない通常の分割照射法（図12-27）が一般的である．

併用5-FUレジメンは標準化されていない．GITSG試験では簡便性から急速静脈内投与が好んで採用された（図12-27a）．その後，持続静脈内投与（図12-27b）により毒性軽減と抗腫瘍効果増強が期待できることが報告され，現在はその利点と簡便性を兼ね備えた経口フッ化ピリミジンが併用化学療法薬として有望視され臨床試験が進行中である．

5-FU以外の併用抗癌薬

シスプラチン併用放射線療法はわが国の試験で有効性に限界がみられ，また概要で示した2007年ASCOのフランスの試験で

もゲムシタビン療法に劣勢であったことから，現在治療開発は進んでいない．

ゲムシタビン併用放射線療法は多くの臨床試験で試みられてきたが，毒性が強く出現することから用量・線量を抑える，もしくは照射範囲を絞り込むなどの注意が必要であり，また有用性も確立していない．ちなみにゲムシタビンは胸部放射線療法と併用禁忌，腹部放射線療法と併用注意となっており，実地診療としてゲムシタビン併用化学放射線療法は推奨できない．

遠隔転移例に対する放射線療法

遠隔転移例に対する放射線療法は，骨転移，脳転移などに対する緩和治療目的に限定される．

【5-FU併用化学放射線療法の有害反応】

消化器毒性と骨髄毒性が問題となる．

膵癌の場合，照射範囲に消化管が含まれることから嘔気・嘔吐は予期される有害事象であり，その頻度・程度は照射範囲（狭＜広）や照射時期（早期＜後期）に左右される．また，晩期有害事象として消化管出血がある．胃・十二指腸での放射線潰瘍は治療終了数か月で発症する．また，近年では

メタリックステント挿入例で消化管出血，胆道出血の報告が多くなっている．

骨髄毒性（主として好中球減少）は5-FUの投与法により軽減可能で，GITSG原法でみられたGrade 3〜4の好中球減少も持続静脈内投与ではほとんどみられなかった．ただし，骨髄毒性は5-FU-CRx終了後も遷延することがあり，維持化学療法が規定どおり継続できないことがある．

【予後】

局所進行例に対する5-FU-CRxの遠隔成績は試験ごとのばらつきが少なく再現性があり，生存期間中央値は10か月程度，1年生存率は40％程度である．

【患者説明のポイント】

局所進行例に対する5-FU-CRxは標準治療と認知されている．入院治療が基本で入院期間は1.5か月程度が予想される．遂行困難などの場合の代替治療はゲムシタビン療法である．

【経過観察・生活指導】

治療期間中は，週1回血算，生化学にて有害事象をモニターする．閉塞性黄疸，胆管炎は治療前までにステントなどにて制御しておく．ステントトラブル時は化学放射線療法を中断し，胆管炎が安定してから治療を再開する．CTによる治療効果判定は困難であり，CA19-9測定は経過観察に有用である．治療終了数か月後でも放射線潰瘍からの出血がありうる．外来診療では有害事象の内容と遭遇時の対応を患者に教育する．特に推奨，もしくは制限すべき生活因子（嗜好食事運動）はなく，余命がきわめて限定的である膵癌ではむしろ過分な生活指導，制限は慎む．

WDHA症候群
WDHA syndrome

土井隆一郎　京都大学准教授・肝胆膵・移植外科

【概念】

膵内分泌腫瘍が産生するVIP（vasoactive intestinal polypeptide）によって起こる症候群．VIPの作用によって水様下痢（Watery Diarrhea），低カリウム血症（Hypokalemia），胃無酸症（Achlorhydria）を主症状とするため，それぞれの頭文字をとってWDHA症候群という．Verner-Morrison症候群あるいはpancreatic choleraと呼ばれることもある．原因となるVIP産生腫瘍は60％が悪性で，肝転移が多い．

【疾患分類】

ほとんどのVIP産生腫瘍は膵内に発生するが，膵外腫瘍として気管，結腸，肝，副腎の報告がある．

【頻度】

膵内分泌腫瘍自体は膵腫瘍全体の2％前後で，人口10万人あたり年間1人以下の発生率である．VIP産生腫瘍は人口1千万人に年間1人の発生頻度といわれている．機能性腫瘍としてはインスリノーマ，ガストリノーマ，グルカゴノーマ，ソマトスタチノーマの次に多い．1：2で女性に多く，年齢は5〜72歳まで報告があるが，多くは30〜50歳である．

【症状・病態】

VIPは28個のアミノ酸からなるペプチドであり，消化管上皮の受容体に結合し，アデニレートシクラーゼを活性化させ，cAMPを産生する．その結果，水分電解質の過剰分泌が引き起こされ，1日に5〜10Lもの激しい水様性，紅茶色，無臭の下痢症状を呈する．下痢に伴い大量のカリ

ウム，重炭酸が失われ，アシドーシス，低カリウム血症（3.0 mEq/L 以下）をきたす．腹痛はないか，あっても軽度．

その他の症状として VIP の脈管作動性の結果，20%に顔面紅潮がある．また大量の水溶性下痢により，脱水，無気力，嘔気・嘔吐，筋力低下，痙攣などが起こる．また 75%の患者に胃低酸症，胃無酸症を認める．

VIP 産生腫瘍は 75%が膵尾部に発生し，診断時に 3 cm 以上の単発性腫瘍であることが多い．また，診断時に 60〜80%が肝転移をきたしている．単発性であるが 5%は MEN1 型の部分症である．逆に MEN1 型の 2%に VIP 産生腫瘍が発症している．

【問診で尋ねるべきこと】
下痢の性状・回数，病脳期間，顔面紅潮の有無．

【必要な検査】
膵内分泌ホルモン検査，血中電解質検査，上部消化管内視鏡検査．

【診断のポイント】
症状から WDHA 症候群を想起し，血中 VIP 濃度上昇を確認する．有症状患者は 3 cm 以上の膵腫瘍となっているので CT をはじめとする画像診断で腫瘍陰影として診断できる．

【鑑別診断】
VIP 産生腫瘍以外の膵内分泌腫瘍，通常型膵癌，solid pseudopapillary tumor.

【入院・専門医移送の判断基準】
VIP 産生腫瘍は外科切除手術が原則である．したがって診断がつき次第，膵臓外科手術が可能な施設に移送すべきである．肝転移例が多く，また再発例に対しても化学療法が選択されるため，治療と有害事象のモニターが適切に行える施設に移送する．

治療方針

WDHA 症候群の急性期には脱水・電解質異常の補正を行う．腫瘍に対しては切除が原則であるが，肝転移をきたした症例が多い．根治切除ができない場合も，可及的切除で腫瘍を減量し，ホルモン症状の制御を主眼に集学的治療を行う．

治療法

水様性下痢の急性期の治療は，脱水補正と電解質補正である．1 日 5 L 以上の補液と 350 mEq 以上のカリウムの補充が必要である．ソマトスタチンアナログ（オクトレオチド，長時間作用性オクトレオチド）も症状緩和に効果的である．

外科切除手術が原則である．VIP 産生腫瘍は 75%が膵尾部に発生し，診断時に 3 cm 以上の単発腫瘍であることが多い．多くが悪性であるためリンパ節郭清を伴う膵切除術を行う．診断時に 60〜80%が肝転移を有するため，根治切除は困難なことが多いが，切除手術が症状制御に有効であり，できるだけ切除する．肝転移に対しては，可及的切除，肝動脈塞栓術，RFA で減量する．切除不能例，遺残病巣，再発病巣に対しては症状コントロールのためにソマトスタチンアナログ，化学療法を行う．

【合併症・続発症】
MEN1 型の部分症ではないかを検索する．MEN1 型であれば，下垂体腫瘍，副甲状腺腫瘍（副甲状腺機能亢進）を合併している．

切除手術に続発して急激な胃酸分泌亢進をきたすため，PPI の投与が必要である．

【予後】
VIP 産生腫瘍の患者の生存期間の中央値は 103 か月，5 年生存率 88%，10 年生存率が 25%という報告がある．良好な予後の予測因子は，腫瘍サイズ 4 cm 以下，肝転移なし，年齢 40〜60 歳である．

【患者説明のポイント】
腫瘍が産生する VIP による症状が出現していること，悪性疾患と考え手術切除が

必要であること，悪性疾患ではあるが生命予後は比較的長いこと，集学的治療が必要なことなどを説明する．

【医療スタッフへの指示】

悪性疾患の頻度が高いこと，手術切除，化学療法，動脈塞栓術などさまざまなモダリティーで治療を行う可能性が高いこと，悪性であっても治療経過が長期になること，を理解する．

グルカゴノーマ
glucagonoma

土井隆一郎　京都大学准教授・肝胆膵・移植外科

【概念】

グルカゴンを産生する膵内分泌腫瘍．膵島の構成細胞であるA細胞（またはα細胞）の腫瘍化とグルカゴンの過剰産生が起こり，そのために臨床症状をきたす．血中グルカゴン濃度上昇による皮膚紅斑（壊死性遊走性紅斑），口角炎，舌炎，耐糖能異常，貧血，深部静脈血栓症などを特徴とする．悪性腫瘍の頻度が高く，肝転移をきたす．

【疾患分類】

膵グルカゴノーマと膵外グルカゴノーマがある．多くは膵に発生するが，膵以外では十二指腸と肺に発生したグルカゴノーマが報告されている．

【頻度】

膵内分泌腫瘍は膵腫瘍全体の約2％で，人口10万人あたり1人以下の発生率である．グルカゴノーマは膵内分泌腫瘍の約5％を占め，また機能性膵内分泌腫瘍の8％を占める．わが国の切除例の集計ではインスリノーマ，ガストリノーマに次いで多い．グルカゴノーマの約60〜80％は悪性である．40〜70歳に多く発生し（平均55歳），女性にやや多い（55％）．

【症状・病態】

グルカゴノーマの症状は，血中グルカゴン濃度が上昇することによって起こるホルモン症状と，腫瘍による物理的な症状である．肝転移を生じた場合には別途これによる症状が出現する．

グルカゴン過剰分泌による症状としては，皮膚紅斑（壊死性遊走性紅斑），口角炎，舌炎，口内炎，耐糖能異常，貧血，深部静脈血栓症などがある．すべての症状が出現するわけではない．初診時の主訴としては心窩部痛など一般的な消化器症状が多い．

皮膚紅斑は最も典型的な症状である．薄褐色の平坦な斑状または触知可能な丘疹として認められ，湿疹性乾癬様形態を呈する．やがて水疱を形成し，上皮の膨化が起こり皮内間隙を形成する．この疱疹は中心部にクラスターを形成し，やがて治癒するが1〜2週間後に強い色素沈着を伴う．色素沈着は両側殿部，会陰部，大腿，四肢末端に対称的にできる．細菌性や真菌性感染を伴うことが多い．紅斑は治癒したかと思うと，また別の場所にできるということを繰り返すために，あたかも移動しているようにみえる（遊走性）．紅斑の発生機序の詳細は不明であるが，低アミノ酸血症がその一因とされている．

耐糖能障害は通常軽度であり，糖尿状態に起因するケトアシドーシスはほとんどない．貧血，体重減少といった症状はグルカゴンの異化作用に起因する．

グルカゴノーマは60〜80％が悪性で，通常単発性である．腫瘍径の平均は7.6（0.2〜35）cmと報告されている．小さいものでも肝転移やリンパ節転移を有するものが多い．肝転移が最も多く（79％），次に領域リンパ節（29％）が多い．最近は画像診断が進歩しており，巨大になる前に診断される．

【問診で尋ねるべきこと】

体重減少，口内炎・口角炎，皮膚炎，皮膚色素沈着の有無．

【必要な検査】

グルカゴノーマは高血糖を伴う血中グルカゴン値の上昇でほぼ診断できる．低アミノ酸血症はグルカゴノーマの患者では一般的であり，高頻度にみられる．これはグルカゴンの異化作用によって肝臓における糖新生と尿素形成が亢進するためと考えられている．

CT などの画像検査で腫瘍が描出される．多くのグルカゴノーマは膵体尾部に発生する．腫瘍の発生部位が同定できた 79 例の解析では，38％が膵尾部，24％が膵体部，3 例 4％が膵頭体部，20％が膵頭部に腫瘍が認められた．膵外では，十二指腸と肺に発生したグルカゴノーマが報告されている．

FDG-PET が内分泌腫瘍の存在，局在診断に有効な場合がある．

【診断のポイント】

グルカゴンの異化作用のための体重減少，疼痛を伴う皮膚炎によって患者は憔悴している．皮膚症状は最も典型的な症状であり，診断のきっかけとなる．臨床症状と血中グルカゴン値の上昇から本疾患を疑う．CT で腫瘍陰影が描出されれば診断できる．

【鑑別診断】

その他の膵内分泌腫瘍，通常型膵癌，糖尿病．

【入院・専門医移送の判断基準】

グルカゴノーマは外科切除手術が原則である．したがって診断がつき次第，膵臓外科手術が可能な施設に移送すべきである．切除不能例，再発例に対しては化学療法が選択されるため，治療と有害事象のモニターが適切に行える施設に移送する．

治療方針

外科切除手術が原則である．切除不能例，遺残病巣，再発病巣に対しては化学療法，および徐放性オクトレオチドによる治療．

治療法

発見時に根治的切除が行えるのは約 30％である．切除可能病変に対しては膵頭十二指腸切除術または膵体尾部切除術を行う．肝転移に対しては可能な限り評価可能な転移巣を切除する．根治的切除ができない場合にも可及的切除術を行う．肝転移に対する動脈塞栓は有効である場合が多い．

化学療法は 5-FU，ダカルバジン，および徐放性オクトレオチド製剤を用いる．

【合併症・続発症】

グルカゴノーマの患者は経過観察中に，他のホルモン産生腫瘍を併発することが多い．グルカゴノーマ患者 42 人の経過観察では，平均観察期間 19 か月中に 11 人（26％）に他の種類のホルモン産生腫瘍が出現したと報告されている．この 11 人のうち 8 人はガストリノーマであった．MEN1 型の併存を検索する．

【予後】

転移する前に根治切除ができれば予後はよいが，診断時に既に肝転移があることが多い．しかしグルカゴノーマは他の膵島腫瘍と同様に，増殖が緩徐であるため，悪性であっても長期生存する．

最近の 21 人のグルカゴノーマ患者の集計では，12 人は平均追跡期間 3.7 か月で生存しており，腫瘍死は 9 人であったが，死亡した 9 人は肝転移が診断されてから約 5 年生存した．

【患者説明のポイント】

腫瘍が産生するグルカゴンによる多彩な症状が出現していること，悪性疾患と考え手術切除が必要であること，悪性疾患では

あるが生命予後は比較的長いこと，などを説明する．

【医療スタッフへの指示】

悪性疾患の頻度が高いこと，手術切除，化学療法，動脈塞栓術などさまざまなモダリティーで治療を行う可能性が高いこと，悪性であっても治療経過が長期になること，を理解する．

インスリノーマ
insulinoma

窪田敬一　獨協医科大学教授・第二外科

【概念】

インスリンを自律的に過剰分泌することにより高インスリン血症，低血糖をきたす膵内分泌腫瘍（膵外異所性腫瘍を含む）．

【疾患分類】

インスリンを自律的に産生する膵内分泌腫瘍と臨床的に同一の病態を呈する膵内分泌（B）細胞のびまん性増生〔過形成，nesidioblastosis（膵島細胞症），microadenomatosis〕に分類できる．後者は乳幼児の高インスリン血症，多発性内分泌腫瘍症（multiple endocrine neoplasia：MEN）1型でみられる．

【頻度】

膵内分泌腫瘍の70〜75%を占め，大部分が単発．4〜5%がMEN1型の部分症．1年間に人口100万人あたり1〜4人と推定されている．報告例の平均発症時年齢は44〜46歳で，約60%が女性．

【症状・病態】

ほとんどの症例が低血糖を契機に診断され，Whippleの3徴（空腹時の意識消失発作，発作時血糖が50 mg/dL以下，ブドウ糖投与による症状改善）として知られているが典型例は少ない．しばしば意味不明な行動をとり，傾眠状態や乱暴な行為を示す．自律神経症状として発汗，心悸亢進などを呈し，慢性化すると体重増加，記憶障害をきたす．多くは径1〜2 cmの単発腫瘍で，約10%が悪性．99%は膵内に発生するが，稀に異所性膵より発生する．

【問診で尋ねるべきこと】

自覚症状（Whipple 3徴，自律神経症状），異常行動など．

【必要な検査と所見の読み方】

Fajans指数（9時間以上絶食後のインスリン値/血糖値＞0.3），セクレチン静注負荷試験（セクレチン2U/kgの静注により50 μU/mL以上のIRIの上昇がみられない），C-ペプチド分泌抑制試験（インスリン投与下でも自律性インスリン分泌がみられる），72時間絶食試験（90%以上の患者で48時間以内に低血糖が出現する），などで存在診断できる．画像診断（腹部超音波検査，CT，MRIなど）の診断率は30〜40%であり，小腫瘍の検出は不十分．内視鏡的超音波検査は膵頭体部の小病変の描出に優れている．選択的動脈内カルシウム注入試験（腫瘍存在領域の動脈をグルコン酸カルシウム溶液で刺激し，肝静脈血中IRIの増加を確認する）により存在部位を診断できる．術中超音波検査により多発性病変があるか慎重に評価する．

【診断のポイント】

低血糖に起因した症状，ブドウ糖値が45 mg/dLより低い，ブドウ糖投与による症状改善．

【鑑別診断】

インスリン過剰（膵島細胞症，インスリン抗体），インスリン正常（ホルモン欠乏症，腫瘍性，インスリン受容体抗体，敗血症），薬剤性，その他の膵内分泌腫瘍，膵癌など．

【入院・専門医移送の判断基準】

疑われた時点で移送する．

治療方針

手術を行う．

治療法

多くの場合，腫瘍の核出術または膵部分切除術で治癒する．多発している場合や主膵管に近接している場合，膵頭十二指腸切除術，膵体尾部切除術を施行する．明らかに悪性と判断される場合は膵管癌に準じて切除する．肝転移巣は切除，動脈塞栓術，ラジオ波焼灼術で治療する．根治的切除が不可能でも減量手術は症状緩和に有効である．化学療法は 5-FU，ストレプトゾトシン（薬価未収載），アドリアマイシン，ゲムシタビンなどを組み合わせて行う．オクトレオチドは約半数で無効である．

合併症・続発症

MEN1 型．

予後

腫瘍が切除されれば根治可能．悪性インスリノーマで根治不能なときは化学療法の感受性が低く，予後不良である．

患者説明のポイント

良・悪性の判断が難しく，多くの場合良性で切除により治癒するが，経過観察中に肝転移を生じ悪性と判明することもある．

経過観察・生活指導

切除後 IRI の正常化を確認する．肝転移を含め経過観察を続ける．

医療スタッフへの指示

臨床症状が改善し IRI が正常化しても，経過観察を続ける．

ソマトスタチノーマ
somatostatinoma

窪田敬一　獨協医科大学教授・第二外科

概念

成長ホルモン，甲状腺刺激ホルモン，インスリン，グルカゴン，ガストリン，セクレチン，モチリン，GIP，VIP など種々のホルモンの分泌抑制作用を示すソマトスタチンを過剰産生，分泌する D 細胞に由来すると考えられる内分泌腫瘍で，外分泌，消化管運動，臓器血流などに抑制的に作用する．

疾患分類

発生部位より膵内性，膵外性に分類される．膵内性が約 70％を占め，膵頭部に多くみられる．膵外性は十二指腸，Vater 乳頭，小腸などに発生する．また，ソマトスタチン過剰症状の有無により，症候性（機能性），無症候性に分類される．症候性の腫瘍が多い．

頻度

4,000 万人に 1 人の稀な疾患．比較的中高年の女性に多い．

症状・病態

糖尿病，胆石症，下痢・脂肪性下痢を 3 主徴とする病態をソマトスタチノーマ症候群と提唱されているが，さらに臨床症状として貧血，体重減少，腹痛，低酸などが挙げられる．最も出現頻度が高い糖尿病はソマトスタチンによるインスリン分泌抑制，胆石症は CCK 分泌抑制による胆囊収縮低下，胆囊拡張，下痢は膵外分泌抑制，また低酸はガストリン抑制による胃酸分泌抑制，によると考えられる．Vater 乳頭に発生したものは，閉塞性黄疸，膵炎，腸閉塞，出血などを呈する．腫瘍の大きさは 2 ～10 cm で，5 cm 以上で発見されること

が多い．悪性頻度は85％と高く，発見時に既に肝転移，リンパ節転移を認めることが多い．また，約半数が多発性内分泌腫瘍症1型に属し，膵外性の約半数がvon Recklinghausen病に合併すると報告されている．

【問診で尋ねるべきこと】
糖尿病，腹痛，下痢などの有無．

【必要な検査と所見の読み方】
血漿中ソマトスタチン濃度は正常では10 pg/mL前後であるが，数倍～10数倍になる．また，ホルモン分泌抑制を反映して，ガストリン分泌の減少，脂肪便，膵外分泌機能低下が認められる．腫瘍は比較的大きいため，局在診断では，CT，MRI，超音波検査，血管造影などにより血流に富んだ腫瘍として発見されるが，質的診断は難しい．腸，特に十二指腸に発生した場合，内視鏡検査で粘膜下腫瘍として認められる．

【診断のポイント】
胆石症の開腹時に偶然膵腫瘍が発見されたことが契機となり診断された症例も報告されている．特異的症状に欠けるため，糖尿病，胆石症，脂肪性下痢などが認められた場合，血漿中ソマトスタチンを測定する．一方，腸に発生したものでは典型的症状を呈さないものもあり，内視鏡生検で得られた組織でソマトスタチンを染色する必要がある．

【鑑別診断】
膵癌，その他の膵内分泌腫瘍，膵外性のものではカルチノイドと鑑別する．

【入院・専門医移送の判断基準】
血漿中ソマトスタチンの上昇または膵腫瘍が確認されたら専門医に移送する．

治療方針
手術を行う．

治療法
悪性のものが多く，診断時既に肝転移，リンパ節転移を生じているものもある．切除可能なら，膵切除，肝切除を施行する．膵切除は，膵頭十二指腸切除，膵体尾部切除，膵部分切除など病態と局在により選択する．肝転移巣に対しては，切除，肝動脈塞栓術などを施行する．切除不能な症例に対しては化学療法〔5-FU，MMC，ゲムシタビン，ストレプトゾトシン（薬価未収載）など〕を施行するが確立されたものはない．

【合併症・続発症】
多発性内分泌腫瘍症1型，von Recklinghausen病．

【予後】
5年生存率40％である．

【患者説明のポイント】
多くが悪性であり，手術のみでは治癒困難のため，化学療法も施行する必要があることを説明する．

【経過観察・生活指導】
血漿中ソマトスタチンを3～4か月に1度測定するとともに，新たな肝転移巣が出現しないかCTまたは超音波で検査する．

【医療スタッフへの指示】
その他の内分泌疾患の有無と術後の病状の進行を適宜検査するよう指示する．

非機能性膵内分泌腫瘍
non-functional pancreatic endocrine tumor

佐藤賢一　宮城県立がんセンター研究所臨床研究室室長

下瀬川　徹　東北大学大学院教授・消化器病態学

【概念】
非機能性膵内分泌腫瘍とは，ホルモンの過剰分泌による症状を示さない無症候性膵内分泌腫瘍のことである．したがって，非

機能性腫瘍の中にも，血中濃度が軽度上昇を示すものや組織免疫染色にてホルモンの産生が認められる場合もある．また，pancreatic polypeptide（PP）やニューロテンシンは，過剰分泌されても特有の症状を現さないために，非機能性腫瘍に分類されてしまう．ホルモンによる特異的症状を示さないことから，腫瘍が巨大となり近傍の臓器を圧排して症状が出現する場合や，遠隔転移による臨床所見が出現して発見されることが多い．そのため，機能性腫瘍に比べ，進行した状態でみつかる頻度が高いことも特徴である．

【疾患分類】

WHO分類では，病理学的に膵内分泌腫瘍を悪性度の低いものから順に，高分化型腫瘍（benign behaviour, uncertain behaviour），高分化型癌，低分化型癌の3つに区分しており，非機能性腫瘍にもこの分類が適応される．高分化型内分泌腫瘍のうち，膵に限局し，血管侵襲，神経浸潤を認めず，腫瘍径が2cm未満，強拡大10視野（10HPF）中2個未満の核分裂像，2%未満のKi-67陽性細胞を示すものをbenign behaviour，腫瘍径が2cm以上，10HPF中2〜10個の核分裂像，Ki-67陽性細胞が2%以上のものをuncertain behaviourと定義している．また，組織学的に高分化型で局所浸潤と転移を認めるものを高分化型内分泌癌（well-differentiated endocrine carcinoma）とし，低分化型内分泌癌（poorly-differentiated endocrine carcinoma）は，10HPF中10個以上の核分裂像を認めるものとされる．

【頻度】

膵内分泌腫瘍は膵腫瘍全体の1〜2%前後で，人口10万人あたり1人以下と低い発生率である．2002〜2004年における全国調査によると膵内分泌腫瘍の47.7%（245/514）が非機能性であった．

【症状・病態】

非機能性膵内分泌腫瘍は，ホルモン分泌過剰による臨床症状を示さないのが特徴である．そのため，巨大な腫瘍による腹部腫瘤の触知，他臓器の圧排症状や転移による非特異的な症状により偶然発見されることが多い．性差はなく，40〜50歳代で発症することが多く，大きさは5cm以上のものが多い．単発が多いことも特徴で，神経周囲浸潤，血管侵襲，膵外進展などが70〜90%の例で認められる．遠隔転移臓器としては，ほとんどが肝臓で，低頻度であるが，肺や骨，脳にも認めることがある．

【診断】

❶問診・検査所見：ホルモンに起因する特異的な臨床症状がないことが特徴となる．

❷画像診断：膵内分泌腫瘍において，分泌ホルモンの違いによる画像診断の差異はほとんどみられない．非機能性腫瘍は，巨大な腫瘍を呈することが多いので局在診断は困難ではない．腫瘍血管が豊富なことが特徴であり，腹部超音波検査では，低エコー性腫瘤としてとらえられ，造影CTでは濃染する腫瘍として検出されることが多い．腫瘍が巨大な場合，内部に不整な低吸収域を伴う腫瘤像を呈することもある．MRIでは一般にT1強調像で低信号，T2強調像で高信号を示す．ERCPは，腫瘍による膵管の圧排像が主である．FDG-PETでは，FDG高集積の腫瘍として同定され，全身検索可能な検査であることから，遠隔転移の同定にも適している．

multiple endocrine neoplasia type 1（MEN1型）は，膵内分泌腫瘍が膵内に多中心性に発育することが特徴で，症例の多くは膵全体に散在性に認める．個々の腫瘍の画像所見は孤発例と同様である．

治療方針

❶腫瘍径が2cm未満の場合：WHOの

分類では腫瘍径2cm未満の腫瘍は良性に区分されており，その治療方針に関してはいまだ一定の見解が得られていない．わが国では，将来の悪性化の可能性を考え手術が施行される場合もある．経過観察中に増大傾向を示すような例は手術の適応となる．

❷**腫瘍径が2cm以上の場合（非遠隔転移例）**：WHO分類では，2cm以上の腫瘍は悪性が疑われるため，積極的に手術の適応となる．リンパ節や遠隔転移がなく，膵管の狭窄や途絶がない場合は腫瘍核出術が行われる．核出術が困難な場合は膵癌と同様に，膵頭部腫瘍では膵頭十二指腸切除術の適応となり，体・尾部腫瘍では膵体尾部切除術が施行される．欧米の報告には腫瘍が体部にある場合は膵中央切除（middle pancreatectomy）を推奨しているものもある．腫瘍が近傍臓器（胃，大腸，腎臓，副腎）や大血管に及んでいる場合はこれらの臓器も含めた摘出術が考慮される．しかし，腫瘍が腹腔動脈根部や上腸間膜動脈に及んでいる場合は，通常，手術不能と診断される．局所進行切除不能の腫瘍に対する腫瘍減量手術（debulking手術）の有効性を支持する報告はない．機能性腫瘍の場合はホルモン分泌減少による症状緩和が期待できるが，非機能性腫瘍では症状がないためにその必要性も低い．また，膵頭部腫瘍の増大によって閉塞性黄疸，十二指腸閉塞，消化管出血などの合併症が生じるときは，膵癌に比べて予後が長いことから内視鏡的な処置より外科的バイパス術が推奨されている．

❸**MEN1型**：MEN1型では膵内に内分泌腫瘍が多発する特徴があるため，早期（腫瘍径が3cm未満）に手術すべきではないという意見と，腫瘍が確認されれば将来の悪性化を考え，ガストリノーマやインスリノーマで広く行われている腫瘍核出術に膵尾部切除を加えるThompsonの術式を採用すべきとの意見がある．いずれの意見も，膵全摘を避けるためのものであり，最終的には全摘が必要になるとしてもできる限り先に延ばすことが目標となる．

❹**遠隔転移例**

a）**原発巣**：遠隔転移がある場合，原発巣のみの切除では生命予後は延長しないと報告されている．肝左葉または右葉のみの肝転移例では，可能であれば原発巣と転移巣の同時切除を考慮する．しかし，診断時に既に肝両葉に腫瘍が存在していることが多く，同時に摘出可能な例は肝転移例の10％未満であることが示されている．たとえ肝転移が切除不能であっても，膵頭部原発の内分泌腫瘍では，腫瘍の増大による閉塞性黄疸や十二指腸閉塞の可能性を考え，患者のQOLの向上を目的として膵頭十二指腸切除を行うことをすすめる報告もみられる．このような膵頭部腫瘍増大による合併症に対しては，バイパス術より切除のほうが症状をコントロールしやすいことが報告されている．原発腫瘍が体尾部に存在し症状がない場合は，切除によるメリットはないため通常行われない．

b）**肝転移巣**：同時性のみならず，異時性あるいは肝転移再発例に対しても，可能であれば切除が第1選択となる．肝転移巣切除例と非切除例の5年生存率はそれぞれ47〜76％，30〜40％とされており，切除例で生命予後の延長が認められている．内分泌腫瘍の肝転移に対して，治癒切除不可能でも腫瘍縮小術（cytoreductive hepatic surgery）が症状緩和，予後延長に有効との報告がみられるが，非機能性膵内分泌腫瘍に限っては明確な根拠はない．また，肝切除後も70％以上の例で再発が認められ，その半数は切除後2年以内であることから，少なくとも90％以上の転移巣を完全に切除できる例に限り切除すべきとする報告もある．手術術式は腫瘍の占拠部位により，核出術，区域切除，拡大葉切除などが

選択される．

切除困難な肝転移例に対しては，肝動脈塞栓療法やラジオ波焼灼などが選択される．機能性も含めた膵内分泌腫瘍に対する腫瘍縮小効果は前者で25〜86％，後者で約65％に認められている．一方，ドキソルビシンやシスプラチンなどの抗癌薬を注入し塞栓を行う chemo-embolization のほうが肝動脈塞栓単独より有効とする報告はみられない．また，切除可能な部位は切除し，残存した腫瘍にこれらの治療を追加している報告もみられる．

化学療法

❶ソマトスタチンアナログ：ソマトスタチンアナログのオクトレオチドは，腫瘍に発現するソマトスタチン受容体に作用し，腫瘍の増殖とホルモン分泌を抑制する．非機能性腫瘍では腫瘍進展抑制目的で使用され，進行の抑制は24〜57％に認められるが，奏効率は10％未満と縮小効果は期待できない．1日量として600〜1,500μgを3分割で皮下注するが，効果がある場合は，オクトレオチドの徐放性製剤を月1度筋肉注射で投与する．

❷全身化学療法：ストレプトゾトシンと5-FU あるいはドキソルビシン併用療法が全身化学療法の標準として用いられている．ソマトスタチンアナログで効果のなかった例，腫瘍の増大によって症状を有する例が適応となる．非機能性腫瘍を64例含む計84例の手術不能膵内分泌腫瘍に対して，5-FU（400 mg/m^2，day 1〜5），ストレプトゾトシン（400 mg/m^2，day 1〜5），ドキソルビシン（40 mg/m^2，day 1）併用で5日間を1クールとして投与し，28日ごとに繰り返した報告では，奏効率39％，2年生存率は74％であった．しかし，わが国ではストレプトゾトシンは保険適用となっておらず，使用が困難な現状である．低分化癌に対しては，肺小細胞癌に用いるシスプラチンとエトポシド併用のレジメンの有効性が報告されている．

【予後】

非機能性膵内分泌腫瘍163例について検討された欧米の報告によると，診断時に転移が認められた例と認められなかった例の平均生存期間は，それぞれ7.1年と2.2年であった．手術不能であった局所進行例の平均生存期間は5.2年，遠隔転移によって手術不能であった例では1.8年であった．

【患者説明のポイント】

転移がない例は手術によって長期予後が期待できること，転移があってもさまざまな治療法が選択できることを説明する．また，以下に示す経過観察の重要性を説明する．

【経過観察・生活指導】

再発，異時性転移が多い疾患であるため，治療後も定期的に長期の経過観察が必要である．組織学的に良性と診断された例でも，1年ごとの血液生化学検査と腹部超音波あるいは腹部 CT や MRI 検査，悪性例ではこれらの検査を最低6か月ごとに行う必要がある．

多発性内分泌腫瘍症

multiple endocrine neoplasia（MEN）

上野規男　横浜市立大学准教授・内視鏡センター

【概念】

常染色体優性遺伝の形式をとり，2つ以上の内分泌腺に特定の組み合わせで同時性あるいは異時性に腫瘍あるいは過形成が発生する疾患である．

【疾患分類】

本症は1型（MEN1），2型（MEN2），甲状腺髄様癌と副腎褐色細胞腫を合併，亜型として2A型（副甲状腺腫瘍も合併），2B

型(粘膜神経腫, Marfan様体型も併発), 家族性甲状腺髄様癌(単独), に分類されるが, 膵内分泌腺腫瘍病変が発症する1型は, 下垂体腫瘍や副甲状腺病変(過形成や腺腫, 癌は稀)を伴い, Wermer症候群と呼ばれる. 膵内分泌腺腫瘍病変は1型のMax：30〜80％に合併すると報告されている.

【頻度】

きわめて稀な疾病である(3〜20/10万人). 合併する膵内分泌腺腫瘍はガストリノーマ(50〜60％)が多く, 次いでインスリノーマ(30％), 非機能性腫瘍(欧米では30％と高頻度であるがわが国では5〜6％), その他である. なお, 膵内分泌腺腫瘍全体からみれば7〜10％の頻度でMEN1の病型にあてはまる.

【症状・病態】

発現率はきわめて高く, 20歳で約50％, 60歳ではほぼ100％を示す. 病態は膵腫瘍より過剰産生されるホルモンの種類によって表現される〔ガストリン(過酸症, 難治性消化性潰瘍, 水溶性下痢：Zollinger-Ellison症候群), インスリン(低血糖症状), グルカゴン(耐糖能低下), VIP(WDHA症候群)〕. なお, 副甲状腺機能亢進症が最も頻度が高く, 最初に出現する. 無症候のことも多いが, 尿路結石や線維性骨炎もみる. 下垂体腫瘍合併例では, トルコ鞍周辺への圧迫症状(頭痛, 視野狭窄など), 高プロラクチン血症(乳汁漏出, 無月経症候群), 機能不全症や先端巨大症, Cushing症候群をみる. 関連病態としてカルチノイド症候群がある.

【問診で尋ねるべきこと】

遺伝性疾患であることより, 特に家族歴, 既往歴は詳細に尋ねる. 原発性副甲状腺機能亢進症, 各種ホルモン産生膵腫瘍, 下垂体腫瘍に起因すると思われる症状(前述)が1つでもあれば, 本疾患を念頭に置きさらに詳細な問診に努める.

【必要な検査と所見の読み方】

膵腫瘍の診断においては, ガストリン, インスリン, 血糖, VIP, 膵ポリペプチド, 膵腫瘍マーカー, 各種負荷試験(セクレチン)と, さらに合併する他内分泌腫瘍に関する検査〔Ca, P, 尿中Ca排泄量, intact PTH：ACTH, プロラクチン, コルチゾール, GH, 視床下部ホルモン(CRH, GRH, TRH, LHRH)〕を行う. 局在診断にはUS, CT, MRI, シンチグラフィを適宜組み合わせて行い, 膵病変ではEUS, ERCP, 血管造影, カテーテル門脈採取術, 選択的動脈セクレチン注入試験も試みられる. ガストリノーマでの十二指腸壁内病変など, 膵外病変に注意する.

【診断のポイント】

副甲状腺機能亢進症はMEN1型の最も多い初発症状であり, 最終的にほぼ全保因者に発症することから, 血清Ca値の測定はスクリーニング法として有用である. また, 原因遺伝子検索も早期診断法として期待されている.

【鑑別診断】

内分泌腺病変がMEN1型の表現型か否かを鑑別する. 膵病変では多中心性, 同時・異時多発の有無を検索する. また, 悪性化もあり肝転移に注意を要する.

治療方針, 入院・専門医移送の判断基準

膵病変の治療は基本的には切除であり, 診断がつけば専門医での治療を優先する.

治療法

膵腫瘍の治療は多発例に留意し摘出術を基本とする. 対症療法としてインスリノーマではジアゾキサイド, ガストリンやインスリン分泌過剰に対してはソマトスタチン誘導体が使用される. なお, 副甲状腺全摘あるいは亜全摘, 自家移植が副甲状腺機能亢進症に行われる. また, マクロアデノーマでは機能性, 非機能性であれ圧迫症状が

あれば経蝶形骨洞手術，プロラクチノーマではドパミン作動薬（パーロデル，カバサール）を用いる．

【合併症・続発症】

1型では他に気管支，腸管カルチノイド，皮下および内臓脂肪腫，平滑筋腫，副腎皮質腫瘍，甲状腺腫瘍などを併発することもある．

【予後】

以前はガストリノーマに伴う消化性潰瘍による出血，穿孔が死因として最も多かったが現在では稀である．悪性膵腫瘍の転移などが予後を規定する．

【患者説明のポイント，経過観察・生活指導】

遺伝性疾患であること，またその病態を十分理解してもらうことが肝要である

【医療スタッフへの指示】

親族を含めたプライバシーの保護に留意する．

高アミラーゼ血症，マクロアミラーゼ血症

hyperamylasemia/macroamylasemia

白鳥敬子　東京女子医科大学教授・消化器内科

【概念】

アミラーゼが存在する臓器は膵臓，耳下腺のほかに卵管，肝，腎などがあるが，血中アミラーゼの主な由来臓器は膵と唾液腺である．アミラーゼは膵臓型（pancreatic type：P型）と唾液腺型（salivary type：S型）の2種類のアイソザイムに分離される．健常者ではP型40±10%，S型60±10%である．P型は膵由来の単一アイソザイムであるが，S型は唾液腺，卵管や肺，肝などさまざまな疾患で高値を示す．高アミラーゼ血症では，膵特異性の高い酵素（P型アミラーゼ，リパーゼなど）を測定し，

表12-11　高アミラーゼ血症をきたす疾患または病態

1. 血中および尿中アミラーゼ値の上昇する場合
    1) 膵臓（P）型アミラーゼの上昇
        a) 膵疾患
            ① 急性膵炎
            ② 慢性膵炎急性増悪期
            ③ 膵癌
            ④ 膵嚢胞性疾患（仮性嚢胞，嚢胞性腫瘍）
            ⑤ ERCP検査後，乳頭処置後
            ⑥ セクレチン試験後
        b) 膵以外の疾患
            ① 消化管穿孔
            ② 腸閉塞
    2) 唾液腺（S）型アミラーゼの上昇
        a) 唾液腺疾患
            ① 流行性耳下腺炎
            ② 唾液腺腫瘍
            ③ 唾液腺造影検査後
            ④ 頻回の嘔吐反射後
        b) 唾液腺以外の疾患
            ① 手術後
            ② 熱傷，外傷性ショック
            ③ 肝疾患（急性肝炎，肝硬変）
            ④ 肺疾患（肺癌，肺梗塞）
            ⑤ 子宮外妊娠，卵巣嚢腫茎捻転
    3) 分類不能の場合：アミラーゼ産生腫瘍
2. 血中アミラーゼ値の上昇，尿中アミラーゼ値の低下する場合
    1) 膵臓型・唾液腺型ともに上昇：腎機能低下
    2) 膵臓型・唾液腺型ともに分類不能：マクロアミラーゼ血症

膵疾患と膵以外の疾患との鑑別が重要である．

【疾患分類】

高アミラーゼ血症をきたす疾患を表12-11に示すが，P型，S型のどちらが優位かにより原因疾患は大きく異なる．

❶膵臓（P）型アミラーゼの上昇：急性膵炎，慢性膵炎急性増悪では血中アミラーゼが著明に上昇し，他の膵酵素の上昇も伴う．膵癌や嚢胞性腫瘍でも軽度の上昇を示

表12-12 アミラーゼ・クレアチニン・クリアランス比（ACCR）

$$ACCR = \frac{尿中アミラーゼ値 \times 血中クレアチニン値}{血中アミラーゼ値 \times 尿中クレアチニン値} \times 100(\%)$$

正常値	1〜4%
高値をきたす疾患	急性膵炎，慢性膵炎急性増悪期
低値をきたす疾患	マクロアミラーゼ血症

すことが多い．しかし，腹痛時の血中アミラーゼ上昇がすべて膵疾患とは限らず，消化管穿孔や腸閉塞でも血中アミラーゼ（P型）が上昇する．ERCP検査や乳頭処置後では，一過性のアミラーゼの上昇がみられる．

❷唾液腺（S）型アミラーゼの上昇：S型優位の高アミラーゼ血症では，まず唾液腺疾患を考えるが，種々の手術後，熱傷や外傷後，肝硬変でもS型アミラーゼの上昇がみられる．子宮外妊娠や卵巣嚢腫茎捻転でもS型アミラーゼが上昇する．アミラーゼ産生性の肺癌や卵巣癌では高値となる．しかし，全く原因疾患が特定できない場合もある．

❸その他：腎機能低下（腎不全）やマクロアミラーゼ血症では，アミラーゼの尿中排泄量が低下するため血中アミラーゼが上昇する．

【病態】

❶膵疾患：急性膵炎や慢性膵炎急性増悪では膵組織傷害による酵素の逸脱の結果，血中アミラーゼが上昇する．膵癌では腫瘍による膵管閉塞による膵液のうっ滞や随伴性膵炎が原因となる．

❷膵疾患以外：唾液腺の組織傷害によりS型アミラーゼが上昇する．消化管穿孔や腸閉塞では腹膜からの膵アミラーゼ吸収によりP型アミラーゼが上昇する．種々の手術後に高アミラーゼ血症（S型）がみられるが，機序は不明である．

❸マクロアミラーゼ血症：マクロアミラーゼ血症では，アミラーゼが免疫グロブリン（IgG，IgM）と結合して巨大分子となり腎排泄が著しく低下するため，血中アミラーゼが著明な高値を示す．消化器症状は全くなく，血中アミラーゼ高値の割に尿中アミラーゼが正常か低値を示す．診断は電気泳動法とアミラーゼ・クレアチニン・クリアランス比（ACCR）測定により容易で，治療は不要である．マクロアミラーゼ血症は日常診療でよく経験されるが，膵疾患と誤られ不要な検査や治療を受けることがある．

【必要な検査と解釈】

血中アミラーゼ高値が膵由来であるかどうかをアミラーゼアイソザイム（インヒビター法）で確認する．さらに，膵特異性の高いリパーゼ，エラスターゼ1などの測定も追加する．高アミラーゼ血症の原因が特定できない場合は尿中アミラーゼを測定する．尿中アミラーゼ測定に際しては，腎機能や尿量に影響を受けないACCRの測定が有用である．血中と随時尿中のアミラーゼとクレアチニン濃度から簡便に算出できる（表12-12）．

【診断のポイント】

日常臨床で遭遇する高アミラーゼ血症の診断フローチャートを図12-28に示す．表12-11に示したような多彩な疾患が含まれるが，基本的な病歴聴取と腹痛など臨床症状の正確な観察が，鑑別への最初のステップである．高アミラーゼ血症を確認したら，膵特異性の高いP型アイソザイム，リパーゼ，エラスターゼ1を測定し，アミラーゼの由来を診断する．腹部US，CT検査も並行して進めることも大切である．

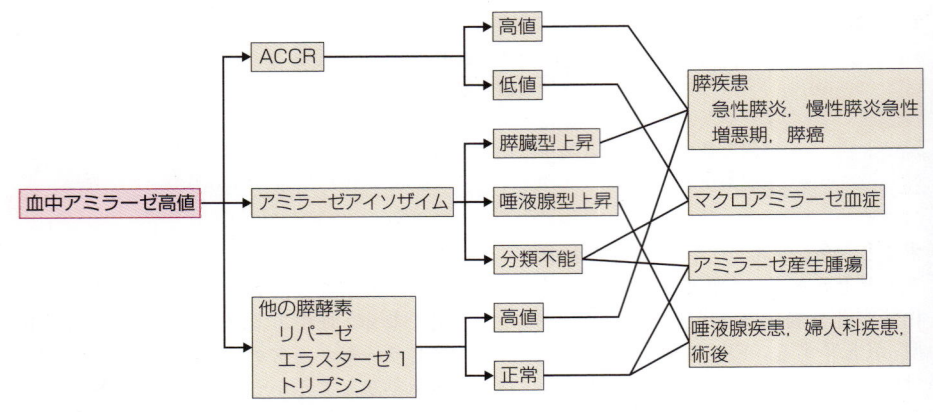

図12-28 高アミラーゼ血症の診断フローチャート

【鑑別診断】

高アミラーゼ血症の鑑別には，腹痛を伴うかどうかが重要である．

❶**激しい腹痛＋高アミラーゼ血症**：まず急性膵炎を考えるが，急性膵炎以外にも消化管穿孔，腸閉塞，さらに若い女性では子宮外妊娠，卵巣囊腫茎捻転なども忘れてはならない．アイソザイムやリパーゼ測定，腹部単純X線，US, CTを早急に行う．

❷**軽度〜中程度の腹痛＋高アミラーゼ血症**：慢性膵炎，膵癌，膵囊胞などでは，上腹部痛や血中アミラーゼ上昇の程度が軽〜中程度のことが多い．アイソザイムや他の膵酵素測定を追加し膵由来であることを確認する．特に膵癌を見落とさないよう画像検査(US, CT)，CA19-9測定も忘れてはならない．

❸**腹痛のない高アミラーゼ血症**：膵由来でないことを確認するため他の膵酵素やアイソザイムを測定する．マクロアミラーゼ血症はACCRの異常低値により診断できる．耳下腺炎，肺疾患，腎機能低下，肝疾患(肝炎や肝硬変)の有無などは臨床症状や他の検査の組み合わせで鑑別は容易である．

膵の形態異常
anomaly of the pancreas

浜野英明　信州大学消化器内科

【概念】

膵は発生学的には2つの膵原基(腹側膵原基と背側膵原基)が回転癒合し，その後に腹側膵管と背側膵管が交通して1つの臓器として完成する．

膵の形態異常は膵原基の形成異常として膵体尾部欠損症に代表される先天性膵形成不全，回転異常として輪状膵，癒合の異常として膵管癒合不全が挙げられる．異所性膵組織や膵胆管合流異常については別項(849頁)に記載がある．

❶**膵体尾部欠損症**(agenesis of the dorsal pancreas)：先天性の背側膵の完全欠損に伴い副乳頭や副膵管が存在しないものが狭義の膵体尾部欠損症である．背側膵の不完全欠損に伴う場合は副膵管を認めることがあり，厳密には膵体尾部低形成である．

❷**輪状膵**(annular pancreas)：組織学的に正常な膵組織が部分的に，あるいは全周

にわたって十二指腸下行脚を輪状に取り囲み，それによって十二指腸の狭窄や閉塞をきたす先天奇形を輪状膵という．

❸**膵管癒合不全**(pancreas divisum)：膵の発生過程で背側膵管と腹側膵管の正常な癒合が行われず，両膵管の交通の先天性異常を膵管癒合不全という．通常は背側膵原基と腹側膵原基は癒合しており，両膵管の交通の障害のみで，外見は正常膵と同様である．

【疾患分類】

❶**膵体尾部欠損症**：背側膵原基の完全欠損による狭義の膵体尾部欠損症と，背側膵原基の低形成による膵体尾部低形成に分けられる．後天的な膵体尾部の脂肪置換萎縮や線維化による膵体尾部脂肪置換も画像上の膵体尾部が描出されない短小膵管をきたすので鑑別としては重要であるが，これは先天性ではなく厳密には膵体尾部欠損症に加えないことが多い．しかし，膵体尾部脂肪置換も含めて膵体尾部欠損症という場合もあるので注意を要する．

❷**輪状膵**：膵組織が十二指腸を取り囲む範囲により，十二指腸下行脚の全周にわたって膵組織を認める完全型(全周型)と，膵組織を全周には認めない不完全型(部分型)の2型に分けられる．また通常は輪状膵の膵管は十二指腸の外側から背側をまわって内側へと走行している．この輪状膵管の走行に基づき，輪状膵管が主膵管(Wirsung管)へ開口するⅠ型，共通管へ開口するⅡ型，総胆管へ開口するⅢ型，副膵管(Santorini管)へ開口するⅣ型の4型に分類する．

❸**膵管癒合不全**：不完全な膵管癒合形態を呈するものも含めることが多く，背側膵管と腹側膵管に全く交通がみられない膵管非融合と，わずかながら細い分枝により交通がみられる膵管不完全癒合に分類される．

【頻度】

膵体尾部欠損症，輪状膵はともに稀な異常である．膵管癒合不全は膵の形態異常としては頻度が高く，ERCP施行例の1～数%に認められる．

【症状・病態】

❶**膵体尾部欠損症**：糖尿病を合併することが多いが，無症状の場合もある．

❷**輪状膵**：新生児や乳児期早期に診断される場合は，頻回の嘔吐，腹部膨隆，哺乳困難など消化管閉塞症状を有する．年長児や成人に達して診断される場合は定型的な症状が乏しい場合が多く，長期間にわたる間欠的な上腹部痛や不快感，嘔気，食後の膨満感，体重減少などの症状がみられる．合併する十二指腸潰瘍に起因する症状や消化管出血を認めることもある．

❸**膵管癒合不全**：膵炎や膵炎様の上腹部痛や腹部不快感の症状を呈することがあるが，無症状であることも稀ではない．

【必要な検査と所見の読み方】

狭義の膵体尾部欠損症では，腹部US，CT，MRI，EUSで膵体尾部が欠損し，その部位に脂肪成分を認めないこと，ERPで副乳頭を認めず，副膵管を認めない短小膵管であること，血管造影の脾動脈造影で背側膵動脈，横行膵動脈，膵尾部枝など膵体尾部領域への血管の欠如にて診断する．MRCPが診断に有効なこともある．

輪状膵の診断は十二指腸下行脚の狭窄から疑われることが多く，CT，MRI/MRCPで診断がつくことも少なくない．ERCPで十二指腸を輪状に取り囲む膵管像が得られれば診断が確定する．また，EUSで膵頭部から連続する低エコーの膵実質が十二指腸壁外を取り巻いている所見もみられる．

膵管癒合不全のうち膵管非融合ではERCPで十二指腸主乳頭から腹側膵管が造影され，副乳頭から背側膵管が造影され，この両膵管系の交通がないことで確診が得られる．膵管不完全癒合では両膵管の交通

が細い分枝でしかみられない．MRCPでこれらが診断されることもある．

【鑑別診断】

膵体尾部欠損症は膵癌，膵管癒合不全との鑑別が重要である．また，脂肪置換により膵体尾部の欠損を認めることもある．

輪状膵は十二指腸狭窄・閉塞をきたす疾患として十二指腸の腫瘍性病変，膵癌，膵炎などとの鑑別を要する．

膵管癒合不全は膵癌や膵体尾部欠損症を鑑別する必要がある．特に腹側膵管造影だけの場合はその鑑別が重要である．

治療方針

輪状膵で消化管通過障害を伴う場合は外科的手術の適応であり，バイパス術が行われることが多い．症状がそれほど強くないか，偶然発見された場合は特に外科的加療を必要としないこともある．

他の膵の形態異常では，併発している膵疾患がある場合はその治療を行うことが一般的である．症状がなければ膵の形態異常に対する治療は不要であり，予防的治療も行われない．膵炎様症状のみられる膵管癒合不全では生活習慣に注意するように指導する．

異所性膵組織
ectopic pancreas

木田光広　北里大学東病院内視鏡科科長代理

【概念】

異所性膵組織は，一般的には特有の症状を有さず経過し，胃カメラ，消化管造影，他の胃・十二指腸疾患などによる手術，あるいは剖検時に偶然発見されることが多いといわれている．その発生は，個体発生過程における形成異常とされている．すなわち，膵臓は，肝，胆嚢などと同様に上部原腸の芽出性膨出により腹側と背側原基が発生し，回転してこの2つが癒合し膵臓が完成するとされるが，この過程で膵組織が胃，十二指腸，空腸，回腸，Meckel憩室，胆嚢，肝などに迷入することにより異所性膵組織は完成する．

発生頻度は，胃，十二指腸がそれぞれ約30％，続いて回腸が約20％を占め，その他が数％ずつとなっている．その発見頻度は，手術材料を対象とする報告では0.25〜3.5％，剖検例の集計では0.6〜5.6％で，報告者によりその頻度にかなりの差がある．肉眼型は，中心に陥凹(delle)を有し乳頭状を呈するものと，なだらかな立ち上がりを示す平板状隆起を呈し，時に中央に潰瘍を有するものに大別されるが，前者は胃前庭部，十二指腸に多く，一般に小さなものが多い，後者は胃体部に多く，一般に大きなものが多い．

病理組織学的には，Heinrichによる分類が用いられ，Ⅰ型(Langerhans島，腺房細胞，導管の3者を有する正常膵組織と同様のもの)，Ⅱ型(腺房細胞，導管の2者を有するもの)，Ⅲ型(Langerhans島，腺房細胞を欠き，主に平滑筋線維と導管だけからなるもの)に分類され，Ⅱ型が約60％，Ⅰ型が35％，Ⅲ型が数％とされ，前庭部，十二指腸にはⅡ型で粘膜下層に存在するものが多いとされる．胃体部の大きなものはⅠ型が多く粘膜下層と固有筋層にまたがって存在するとされている．また，以前は胃癌の原因の1つとして考えられていたが，最近は偶然の衝突と考えられているものが多い．

治療方針

異所性膵組織の治療方針は基本的には経過観察である．前庭部の中央に陥凹を有する典型例は，内視鏡などでも異所性膵組織が強く疑われるが，臨床上問題となるのは

体部にみられる大きなものである．確定診断には超音波内視鏡(EUS)が有効であり，体部の大きなものでは粘膜下層から固有筋層の肥厚様所見を呈する腫瘍として同定される．腫瘍はやや低エコーの腫瘤で時に膵液の貯留する囊胞を有する病変として，前庭部のものは粘膜下層に存在する境界不明瞭なやや低エコーな腫瘤として同定される．さらに，確定診断のためには超音波内視鏡下穿刺吸引細胞診・生検(EUS-FNA)を行うが，2 cm 以下では組織採取率が低いため，他の粘膜下腫瘍との鑑別も含めて経過観察とする場合が多い．

膵損傷
pancreatic injuries

廣井　信　　日本医科大学・消化器・一般・乳腺・移植外科
田尻　孝　　日本医科大学学長・名誉教授

病態・診断

　膵損傷は，腹部に受けた直接外力により膵臓が椎体との間で圧挫され発生する．鈍的腹部外傷の3.1～6.2％にみられ，多臓器損傷を伴うことが多く，単独膵損傷の頻度は4.4～32.3％である．受傷機転は自転車ハンドル，自動車ハンドルによる腹部打撲が典型的であるが，近年ドメスティックバイオレンス(DV)による膵損傷の報告例もみられる．

　日本外傷学会では，膵損傷をⅠ型(挫傷)，Ⅱ型(裂傷，主膵管損傷なし)，Ⅲ型(Ⅲa型：膵体・尾部，Ⅲb型：膵頭部の主膵管損傷を伴う)の3型に分類している．重症度はⅢb＞Ⅲa＞Ⅱ＞Ⅰであり主膵管損傷を伴うⅢ型はⅠ型，Ⅱ型に比べ予後不良である．

　診断は，まず受傷機転から疑うことが重要である．自動車ハンドル外傷では強い外力が広範囲にかかるため，膵損傷のほかに多臓器損傷を合併しやすい．狭い範囲に限局した外力では単独膵損傷を起こす可能性があり，小児や女性の自転車ハンドル外傷，DVなどの腹部殴打が該当する．腹部所見は，心窩部痛，背部痛が認められることが多いが特異的ではない．

　膵損傷が疑われた場合，直ちに血液検査，腹部超音波検査，腹部X線検査，腹部CT検査(可能であれば造影CT)を施行する．血液検査では，血清アミラーゼ値の上昇が診断の参考になる．鈍的膵損傷の61％に高アミラーゼ血症が認められるとの報告がある．腹部超音波検査は受傷時の麻痺性イレウスなどが加わって膵の描出が困難な場合が多いが，合併損傷である肝，腎，脾の損傷や腹腔内出血の有無を確認するために必ず行うべき検査である．腹部造影CT検査は最も有用であり，膵内および膵周囲の出血，膵断裂が診断されるケースがある．主膵管の損傷が疑われる場合は内視鏡的逆行性膵管造影(endoscopic retrograde pancreatography：ERP)を行う．

治療方針

　Ⅰ・Ⅱ型の単独膵損傷の症例では保存的治療が可能である．絶飲食とし急性膵炎に準じた輸液治療を行い，経時的にバイタルサイン，血液生化学検査，腹部所見をチェックする．症状の増悪や変化があれば直ちにCTを再検することが重要である．Ⅲ型の単独膵損傷に対しては手術的治療の適応である．ERPを施行し断裂部の局在診断を行ったうえで術式を決定するが，可能な限り他臓器の温存に努め，術後合併症の少ない術式を選択しなければならない．

　肝，胆囊，胃，十二指腸，脾などの他臓器の損傷により緊急手術が行われた場合には，術中に膵損傷の有無を十分に観察し適切な処置を行うことが重要である．開腹時に診断されたⅠ・Ⅱ型の損傷では止血，縫

合およびドレナージ処置を行う．Ⅲ型の損傷では膵切除，膵空腸吻合，膵液瘻の外瘻化手術などを行うが，全身状態，多臓器損傷の重症度に応じて最適な術式を選択しなければならない．

膵癌との鑑別のポイントを類似病変からビジュアルに提示。膵癌のエキスパートが英知を供覧

臨床と病理よりみた
膵癌類似病変アトラス

[CD-ROM付]

山口幸二　九州大学大学院臨床・腫瘍外科助教授
田中雅夫　九州大学大学院臨床・腫瘍外科教授

■ **本書の特徴**

画像診断の精度向上により小膵癌の診断も可能となった現在、癌そのものの顔を提示した『外科臨床と病理よりみた小膵癌アトラス』に引き続き、似て非なる病変から、鑑別診断の新たな視点を提示。膵臓癌診療の専門施設として影響力を全国に展開しつつある九大臨床・腫瘍外科が豊富なデータに基づくインテリジェンスでその底力をアトラス化。

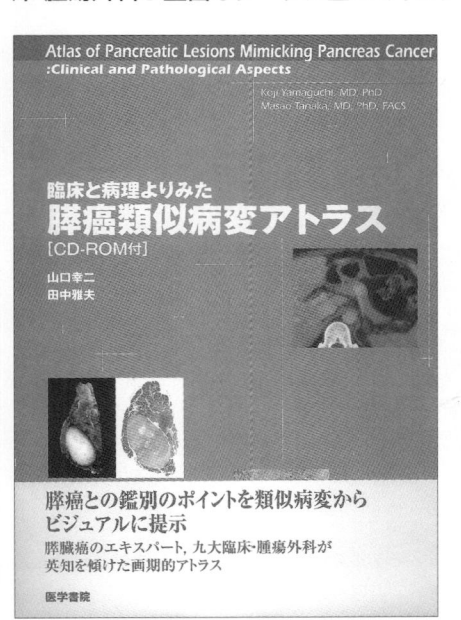

contents

第1章　膵癌と膵腫瘍および腫瘍様病変
第2章　腫瘤形成性膵炎
第3章　自己免疫性膵炎
第4章　血流に富む膵腫瘤
第5章　転移性の膵腫瘍
第6章　リンパ節病変
第7章　膵管の限局性狭窄病変
第8章　その他

● A4　頁168　2007年
定価17,850円（本体17,000円＋税5％）
[ISBN978-4-260-00379-7]
消費税率変更の場合、上記定価は税率の差額分変更になります。

医学書院
〒113-8719　東京都文京区本郷1-28-23
[販売部] TEL：03-3817-5657　FAX：03-3815-7804
E-mail：sd@igaku-shoin.co.jp　http://www.igaku-shoin.co.jp　振替：00170-9-96693

携帯サイトはこちら

最新の消化器内視鏡診療に対応した用語集の全面改訂

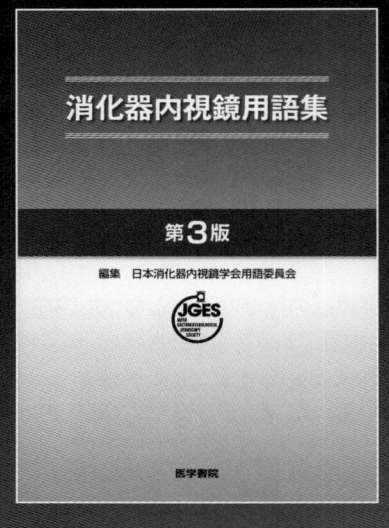

消化器内視鏡用語集

第3版

編集 日本消化器内視鏡学会用語委員会

各種消化器癌取扱い規約の改訂、新ガイドラインの策定に準拠して大改訂。超音波内視鏡関連用語、新しいデバイス(経鼻内視鏡、ダブルバルーン内視鏡、カプセル内視鏡、etc)、新治療手技(ESD、APC、PEG、TEM、NOTES、etc)を盛り込んで全面リニューアル。見開き左ページに用語リスト、右ページにその解説と文献、規約などの関連事項を記述した辞典的スタイルは、他書にない初版以来のユニークなもの。満を持して14年ぶりの新版。

目次
- 消化器内視鏡解剖学的用語
- 超音波内視鏡解剖学的用語
- 内視鏡所見に関する基本用語
- 超音波内視鏡に関する基本用語
- 内視鏡手技に関する基本用語

● A5　頁312　2011年　定価3,990円(本体3,800円+税5%) [ISBN978-4-260-01206-5]
消費税率変更の場合、上記定価は税率の差額分変更になります。

医学書院　〒113-8719　東京都文京区本郷1-28-23
[販売部]TEL:03-3817-5657　FAX:03-3815-7804
E-mail:sd@igaku-shoin.co.jp　http://www.igaku-shoin.co.jp　振替:00170-9-96693

携帯サイトはこちら

胆道・胆嚢疾患

胆石の種類・成因・診断
classification, etiology and diagnosis of gallbladder stone

小林　剛　仙台市医療センター・仙台オープン病院内科副部長

藤田直孝　仙台市医療センター・仙台オープン病院副院長

【頻度】

　わが国における胆石保有率は，食生活の欧米化に伴い急激に増加しているといわれてきた．医療統計局の国民生活調査からの推定では，1993年には1,000万人を超えたとされている．一方で1990年以降には胆石保有率が安定してきたとする報告もみられる．

　剖検例からみた胆石保有率の推移は，伊勢らの報告によると1988年では10人に1人の割合で胆石がみられていた．胆嚢結石の男女比は欧米のみならずわが国でも女性に多く，日本胆道学会による1996年の「全国胆石症調査」の結果では1：1.49であった．一方，総胆管結石の男女比は1：0.71（胆嚢結石合併）〜1：0.92（胆嚢結石非合併）と男性に多い傾向を示している．

【種類】

　胆石の分類は日本消化器病学会胆石症検討委員会により，大きくコレステロール胆石と色素胆石に分けられ，その他は稀な胆石とまとめられている．手術例からみた各種胆石の頻度を，亀田らの集計とともに表13-1に示す．コレステロール胆石は約65%，色素胆石は約30%であり，最も頻度が高いのは混合石で約50%を占めている．

　胆嚢内の混合石は複数個で存在することが多く，純コレステロール石や混成石は単発であることが多い．混成石は比較的大きいものが多く，小結石の合併することもある．近年，黒色石が増加し，消化管術後結石などでもみられる．総胆管結石はビリルビンカルシウム石が多い．

　胆石の種類と大きさ，および石灰化の頻度を腹部単純X線写真の仰臥位で比較した結果を表13-2に示す．石灰化は混成石や黒色石で頻度が高い．また，CTでは石灰化の検出はさらに高感度となる．

【成因】

　コレステロール胆石の成因は，生体内のコレステロールの過剰により，胆汁中コレステロールとその代謝産物である胆汁酸の排出によるホメオスターシスが保てない状態と考えられている．このコレステロール過飽和胆汁から，胆汁蛋白やムチンの関与を経て結晶が析出される．この際，胆嚢の収縮能，排泄能の低下による胆嚢内の停滞

表13-1　各種胆石の頻度

胆石の種類	例数	頻度(%)	集計(%)（亀田ら）
コレステロール胆石	99	63.1	68.9
1）純コレステロール石	6	3.8	9.9
2）混成石	21	13.4	4.1
3）混合石	72	45.9	54.9
色素胆石	49	31.2	28.6
1）ビリルビンカルシウム石	26	16.6	22.3
2）黒色石	23	14.6	6.3
稀な胆石	9	5.7	2.5
計	157	100.0	100.0

（仙台市医療センター，1988〜1990年）

時間も強く関与している．

色素胆石のビリルビン結石は，大腸菌由来とされる細菌性β-グルクロニダーゼ（β-G）と，多核白血球，リンパ球，胆嚢粘膜上皮細胞由来とされる非細菌性β-Gにより，肝で行われたビリルビンのグルクロン酸抱合による水溶化が脱抱合され，遊離してカルシウムと結合するといわれている．一方，黒色石は細菌性β-Gの影響を受けずに，ビリルビンやその誘導体のカルシウム塩を析出し，各種金属元素を多量に含んで形成されている．

【リスクファクター】

胆石症の患者背景として，以前よりいわゆる"4F"や"5F"（fair, fat, female, forty, and fertile）が指摘されてきた．胆石もしくは胆嚢炎の危険因子の追跡調査を行ったFramingham Studyでは，年齢は必ずしも40歳代ではなく，大部分の患者は50歳代あるいは60歳代で胆石の診断を受けていたとしている．女性における胆石症の発生率は男性の2倍以上であり，体重と妊娠回数の増加を危険因子として挙げているが，出身地（national ancestry）からみた"fairness"は関連はなかったとしている．

胆石の生成には血中エストロゲンやプロゲステロンの濃度が関与すると考えられ，経口避妊薬の使用は胆嚢疾患のリスクと相関するとされている．

肥満者は一般的な人に比較して，有意に胆石症，胆嚢炎，膵炎の発生頻度が高いとされており，BMIの高い群で胆石のリスクが高く，特に女性において顕著であるとの報告もみられる．一方，これとは逆に肥満者が急激に減量すると胆石のリスクが高くなるとされている．low calorie dietの8～16週後に10～12%，胃のバイパス術後の12～18か月過ぎに30%以上で新しく胆石がみられたとの報告がある．

【症状】

一般的に，脂肪分の多い食事の後に疝痛発作がみられた場合は本症が疑われる．一方，上腹部痛ばかりでなく吐き気や背部痛などが主症状となることがある．また，長年胃痛と自己判断していたり，胸部の疼痛から心臓疾患と誤られることがある．胆嚢炎や胆管炎を併発すると発熱，肝機能障害，黄疸などが出現する．胆石膵炎，麻痺性イレウス，敗血症などの合併に注意を要する．

胆嚢結石における無症状胆石の占める割合は，臨床群からみた「全国胆石症調査」の結果では22.6%であり，検診群からみた頻度は当然のことながら65～75%と高く報告されている．無症状胆石の有症状化率も，観察期間や方法，症状の定義によって影響されるが，10年間以上の経過観察を行った報告では，累積有症状化率は20%前後と推定されている．

【存在診断と質的診断】

胆嚢結石の診断には，腹部超音波検査

表13-2　各種胆石の大きさと石灰化率

胆石の種類	純コレステロール石	混成石	混合石	ビリルビンカルシウム石	黒色石	稀な胆石
平均最大径 (cm)	1.8 (1.3〜2.8)	1.9 (1.2〜3.0)	1.5 (0.6〜2.8)	1.0 (0.4〜2.0)	0.8 (0.4〜1.0)	0.9 (0.8〜1.0)
石灰化率 (%)	0	52	19	31	39	22

注：大きさの計測は標本計測．
石灰化の判定は仰臥位での腹部単純X線による．
（仙台市医療センター，1988〜1990年，n=157）

| shooting star | crescent | half-moon | full-moon | star-dust |

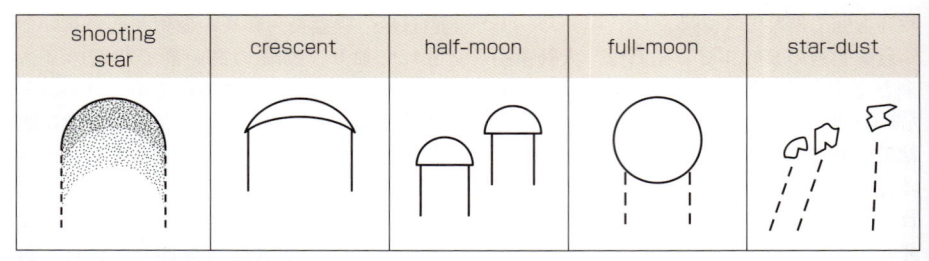

図13-1　胆石の腹部超音波検査所見

(US)が最も有用である．閉塞性黄疸や肝機能障害を伴い総胆管結石の合併も疑われるときには，MRCP(magnetic resonance cholangio-pancreatography)が威力を発揮する．USでは肝外胆管の描出には限界がある．USの胆管結石の描出率をみてみると，筆者らの検討では結石径が10 mm以上であれば描出率は50％であったが，10 mm未満では29％と低下していた．一方，超音波内視鏡(EUS)では結石径に影響されることなく，10 mm未満の小結石でも95％で描出が得られるが，急性の病態を呈するときには負担である．CTも有用であるが描出は結石の大きさに依存し，石灰化を伴わない総胆管結石の指摘は困難な場合も多い．逆に石灰化を伴わないが純コレステロール石は診断可能となることがある．

　胆石の質的診断は，土屋らが報告した割面構造を反映する超音波像が参考となり，これに結石の大きさや個数を踏まえて行う．超音波像からみた各種胆石の診断指標を図13-1に示す．

❶ **shooting star type**：strong echoが後方で減衰するように尾を引き，より後方でacoustic shadowに移行する．純コレステロール石に特徴的である．

❷ **crescent type**：strong echoがシャープな三日月状で，引き続き強いacoustic shadowに移行する．混成石が多い．接面構造がみられるときは混合石やビリルビンカルシウム石も考慮する．

❸ **half-moon type**：strong echoが半月状で厚く，引き続きacoustic shadowに移行する．混合石が多いが，ビリルビンカルシウム石の一部にもみられる．

❹ **full-moon type**：strong echoは胆石の後面までその輪郭を描出しており，後方に弱いacoustic shadowを伴う．ビリルビンカルシウム石に特徴的である．

❺ **star-dust type**：小さいstrong echoの形は不整で，acoustic shadowは結石の後面からわずかに離れているようにみられる．結石同士が重なり合うことも多い．黒色石に多いが，混合石やビリルビンカルシウム石でもみられることがある．

【胆石と胆嚢癌】

　胆石と胆嚢癌との因果関係は明らかにはされていない．「全国胆石症調査」の結果では，胆石症からみた胆嚢癌の合併率は0.81％と報告されている．さらに切除例というバイアスがあるが，筆者らのデータでは，胆石からみた胆嚢癌の合併頻度は2.2％，胆嚢癌からみた胆石の合併率は55％であった．無症状胆石例における胆嚢癌の発症率を，画像診断の発達した近年の報告でみてみると，長期観察群では0.5％以下とするものが多い．

【入院・専門医移送の判断基準】

　胆石症の患者には，症状がなく胆嚢内腔の評価が画像上良好な場合，積極的な手術適応とはならないことを説明する．一方，無症状の胆石症でも将来的に有症状化する

ことが20％前後みられること，また長期的には胆嚢癌の発生が0.5％以下程度でみられることも説明する．無症状であっても胆嚢萎縮，胆石充満で画像上内腔の評価が難しい場合は手術適応となることを説明する．胆嚢壁肥厚や胆管拡張がみられるときには膵・胆管合流異常や胆道疾患の合併を考慮し，専門医へコンサルトすることが望ましい．

胆石症の治療方針・治療法
treatment of cholelithiasis

向井秀一　淀川キリスト教病院分院院長

【胆石症の分類】
　胆石とは，胆汁組成の異常，胆嚢収縮機能や胆汁排出機能低下による胆汁うっ滞，胆道の逆行性感染などを原因として形成された結石であり，胆泥・胆砂も含まれる．症状の有無にかかわらず，胆石があれば胆石症と称し，部位により胆嚢結石症（約80％），総胆管結石症（約20％），肝内結石症（1％程度）に分類される．本項では胆嚢・総胆管結石症の治療を解説する．

胆嚢結石症の治療方針
　胆嚢結石にはコレステロール胆石（約60％），黒色石（約25％），ビリルビンカルシウム石（約15％）があり，臨床的には無症状胆石，有症状胆石，有合併症胆石に分類される．

❶無症状胆石：無症候性胆石（silent stone）とも呼ばれ，「胆石がありながら，発見される以前より現在に至るまで胆石に由来する症状（疝痛発作）が全く自覚されない場合，あるいは胆石特有の症状を経験することはないが，日常の軽い不定の消化器症状を訴える場合」と定義される．

自然経過において症状や合併症および胆嚢癌の発生率が低いため，原則的には経過観察でよく，予防的胆嚢摘出術は推奨されない．一般的に腹部超音波検査（US）により胆嚢壁が十分観察できる例では，年1～2回経過観察する．

❷有症状胆石：胆石に基づく症状を有する例であり，上腹部（右季肋部から心窩部）の疝痛発作や鈍痛および圧痛が特徴的である．食後や夜間に多く，特に過食や脂肪食により誘発される．症状の再発は約70％と高率であり，無症状胆石より胆嚢癌の合併が高いという報告からも胆嚢摘出術の適応と考えられる．一方，治療により生命予後はほとんど延長しないとも報告され，患者の意思と選択に依存する．すなわち，初回発作では，再発作や急性胆嚢炎発症などの危険性を十分理解したうえで経過観察を希望すればそれでもよい．

❸有合併症胆石：急性胆嚢炎，総胆管結石，胆石性膵炎，Mirizzi症候群，胆嚢癌などの合併症を有する胆嚢結石症では，合併症の治療と胆嚢摘出術を要する．

【胆嚢癌の高危険群と危険因子】
❶胆嚢癌の高危険群：これまでの解析から膵胆管合流異常症，陶器様胆嚢，30 mm以上の大胆石例が挙げられており，胆嚢摘出術が推奨される．

❷胆嚢癌の危険因子：胆嚢癌の胆石合併率は約60％であるのに対して，胆石手術例に合併する胆嚢癌の頻度は1～3％と報告されている．したがって，胆嚢結石の保有と胆嚢癌の発生との間には相関関係があると考えられるものの，全例に予防的胆嚢摘出術を選択するエビデンスもない．

　実際，無症状胆石の長期経過観察中において胆嚢癌の発生率はきわめて低く，0.5％以下にすぎないといわれている．しかし，有症状胆石からの胆嚢癌の発生は無症状胆石に比べて多く，60歳以上から増加すると報告され，これらは胆嚢癌の危険因子に

挙げられる．また，慢性胆嚢炎と発癌との関連が指摘されており，胆嚢壁の肥厚や変形も危険因子として考え，胆嚢摘出術を検討するべきであろう．

【特殊な胆嚢結石症】

❶充満胆石：US では胆嚢壁の評価が不十分である．CT 検査を含めた経過観察が必要となり，胆嚢癌の早期診断が容易でないことから胆嚢摘出術が望ましい．

❷アデノミオマトーシスの合併：有症状胆石とアデノミオマトーシスが合併する例では，胆嚢摘出術の適応となる．無症状胆石でも高率に症状が発現するといわれており，胆嚢癌との鑑別が困難な例では胆嚢摘出術が選択される．

❸陶器様胆嚢：胆嚢壁が広範に石灰化し，腹部単純 X 線や CT 検査により診断される．右季肋部から心窩部の疼痛が約 60％にみられ，約 30％に腫瘤が触知される．10～20％と高率に胆嚢癌を合併するとされ，胆嚢摘出術が推奨される．

❹石灰乳胆汁：胆汁が乳液状であり，高濃度の炭酸カルシウムを含む．腹部単純 X 線により立位では鏡面形成を伴い，臥位では形状が変化する．ほぼ全例に胆嚢結石や慢性胆嚢炎を伴い，胆嚢摘出術の適応となる．

胆嚢結石症の治療法

胆嚢結石症の治療には，疝痛発作の薬物対症療法，胆嚢摘出術（腹腔鏡下・開腹下胆嚢摘出術），胆嚢温存療法（経口溶解療法，体外衝撃波破砕療法）がある．

❶疝痛発作の薬物対症療法

処方例

〔軽度〕
1) ブスコパン錠（10 mg） 1～2 錠 内服
2) チアトンカプセル（5 mg） 1～2 カプセル 内服
3) ブスコパン注 1 回 10～20 mg 皮下注または筋注

〔中等度以上〕
1) ボルタレンサポ 1 回 25～50 mg
2) ペンタジン注（15 mg） 1 回 15 mg 筋注または皮下注〔連用時は硫酸アトロピン（0.5 mg）皮下または筋注を併用〕
3) オピアト注 1 回 0.5 mL 皮下注

❷胆嚢摘出術：再発がなく，根治的であり，費用対効果からも最も優れている．原則的には有症状胆石や有合併症胆石例，胆嚢癌の高危険群や危険因子を有する例，胆嚢癌合併が除外できない例が適応となる．

低侵襲の腹腔鏡下胆嚢摘出術が標準術式である．合併症は 1～2％にみられ，胆管損傷，胆管狭窄，出血，消化管損傷などが報告されている．

高度胆嚢炎や上腹部開腹手術の既往例などでは，開腹下胆嚢摘出術へ移行することもあり，小切開法による胆嚢摘出術も普及している．胆嚢癌合併，胆嚢消化管瘻，Mirizzi 症候群などは開腹下胆嚢摘出術の適応である．なお，胆道癌以外の悪性腫瘍を合併することもあるので，術前には全身検索が望まれる．

胆嚢温存療法

腹腔鏡下胆嚢摘出術の普及により，胆嚢温存療法は一般的ではなくなっているが，胆嚢壁や胆嚢機能が良好な有症状胆石例，手術を希望しない例，手術リスクの高い例などでは考慮される．

❶経口溶解療法：コレステロール胆石のうち，5 mm 以下の浮遊結石が最適である．10 mm 以下，X 線透過性（CT などで石灰化なし），胆嚢機能良好例を適応とすると，胆嚢結石症の約 10％が対象となる．

一般的には，ウルソデオキシコール酸（UDCA）600 mg/日を 6～12 か月の長期間

内服する．適応例に対する完全溶解率は20〜30％，再発率は30〜50％である．明らかな副作用は報告されていないが，問題点として治療に時間がかかる割には完全溶解率が低く，再発率も高いことが挙げられる．

一方，疝痛発作や胆嚢炎の頻度を軽減する報告もあることから，高齢者や手術リスクの高い患者の補助的な治療法としても位置づけられる．

❷**体外衝撃波破砕療法**：20 mm以下，単発の石灰化を伴わないコレステロール胆石が最適である．30 mm以下，3個以下，石灰化がないか軽度のコレステロール胆石，胆嚢機能良好例を適応とし，経口溶解療法と併用する．

完全消失率は60〜70％であるが，やはり胆嚢温存療法のため胆石の再発は避けられず，再発率は30〜50％もあり，経口溶解療法と同等である．

総胆管結石症の治療方針

総胆管原発の結石にはビリルビンカルシウム石（約80％）とコレステロール胆石（約20％）があり，黒色石は胆嚢結石からの落下と考えられる．

総胆管結石症では，閉塞性黄疸をきたし胆道感染を併発することが多い．急性化膿性胆管炎ではCharcotの3徴である疼痛，黄疸，発熱が有名であるが，すべて認められるとは限らないので注意を要する．

たとえ無症状で発見されても，重症胆管炎へ発展すると致命的になることや，乳頭部に結石が嵌頓して胆石性膵炎を併発する危険性があることから治療の適応となる．

総胆管結石症の治療法

❶**内視鏡的切石術**：治療法の第1選択は内視鏡的切石術であり，不成功や不能時に外科的治療を行う．

通常，内視鏡的乳頭括約筋切開術(EST)あるいは内視鏡的乳頭バルーン拡張術(EPBD)を行い，内視鏡的に切石する．大結石では機械式バスケット砕石法や体外衝撃波破砕療法を併用する．

ESTとEPBDの早期偶発症（膵炎，胆管炎，出血，穿孔など）の比較検討では，全体の発生率に差がないものの，膵炎発症の頻度はEPBDのほうが高いと報告されている．膵炎は時として重症化する危険性があるため，EPBDはERCP後膵炎の危険因子と考えて慎重に行う必要があり，最近では自然脱落型の膵管ステント留置も検討されている．

❷**内視鏡的治療法の選択**：患者の状態に応じてより安全な治療法を選ばなければならない．

治療時間は60分以内を目安に施行する．一期的に完全切石できない場合には，胆管ステントを留置する内視鏡的胆管ドレナージ術を行い，後日，二期的に切石する．

重症胆管炎や血液凝固異常などの緊急例に対しては，経鼻的胆管ドレナージ術を選択する．ESTができない病態であれば，ESTなしでも挿入できる細径ドレナージチューブを胆管内に留置する．膿性・感染胆汁の排出の確認とともに，ベッドサイドでも繰り返し洗浄できる．

胆嚢・総胆管結石症併存の治療方針

❶**内視鏡的切石術と腹腔鏡下胆嚢摘出術**：一般的には，総胆管結石症の内視鏡的切石術後，二期的に腹腔鏡下胆嚢摘出術を行う．

ただし，内視鏡的切石術により一期的に完全切石できない場合には，いったんは胆管ステントを留置し，腹腔鏡下胆嚢摘出術後に再度切石をする．特に胆嚢結石の総胆管への落下結石例では，再度落下する危険性がある．

❷**腹腔鏡下胆嚢摘出術と胆管切石術**：腹腔鏡外科の専門施設では，腹腔鏡下胆嚢摘

出術に際して，一期的に腹腔鏡下に総胆管結石も切石する治療法を報告している．乳頭が温存され，乳頭処置の侵襲もないが，胆汁漏出，胆管狭窄などの合併症が報告されており，熟練を要する．

いずれにしても胆嚢摘出術を行う理由は，胆嚢結石を放置すると，急性胆嚢炎，総胆管への落下結石，総胆管結石の再発などの発症率が10～40%と高いためである．したがって，若年者や低リスク例では早期の胆嚢摘出術が推奨されるが，高齢者や併存疾患などリスクを有する例では一律にすすめられず，経過観察することも少なくない．

【患者説明のポイント】

胆嚢結石症では，無症状胆石，有症状胆石，有合併症胆石のうち患者に該当する治療方針，急性胆嚢炎発症の危険性，胆嚢癌の高危険群と危険因子の有無，胆嚢癌合併の除外について客観的に説明し，主として胆嚢摘出術の適応と選択を決定する．総胆管結石症では，胆管炎や胆石性膵炎を併発する危険性が高いこと，内視鏡的切石術や胆管ドレナージ術の必要性と偶発症を説明する．

胆石症の内視鏡的結石除去術
endoscopic biliary tract lithotripsy

乾　和郎　藤田保健衛生大学教授・坂文種報徳會病院消化器内科

【検査の概要】

胆道結石を内視鏡的に除去するには結石の存在部位と患者の病態に応じていろいろな方法がある．結石除去術には経十二指腸乳頭的に行う内視鏡的乳頭括約筋切開術(EST)，内視鏡的乳頭バルーン拡張術(EPBD)，経皮経肝的アプローチによる経皮経肝胆道鏡(PTCS)がある．

【適応・禁忌】

内視鏡的結石除去術の適応としては胆嚢摘出術後の総胆管結石症例がよい適応であり，胆嚢総胆管結石における胆嚢摘出術の術前処置としてもよく行われる．ESTが最もよく行われているが，肝硬変患者や抗凝固薬を服用しているような出血傾向のある患者の場合には，EPBDが選択される．また，胃切除術(Billroth-Ⅱ法)後など経乳頭的アプローチ困難例や肝内結石合併例ではPTCS下結石除去術が選択される．ESTの禁忌は出血傾向，PTCSの前処置としての経皮経肝胆道ドレナージ(PTBD)の禁忌は出血傾向と腹水である．

【手技の実際】

❶経乳頭的アプローチ（図13-2）：ESTはX線透視室にて行う．検査前は朝から絶食とし，前投薬として硫酸アトロピン0.5 mg，ペンタゾシン15～30 mgを病棟にて筋注後，直前に臭化ブチルスコポラミン20 mgを筋注，ジアゼパム5～10 mgを静注する．

十二指腸内視鏡下に造影用カニューレを胆管に選択的に挿入し，造影剤を少量注入して結石を確認したらカニューレを介して胆管内にガイドワイヤーを挿入する．ガイドワイヤーを残したままカニューレを抜去し，パピロトームをガイドワイヤーに沿わせて挿入する．ナイフの部分を開口部隆起に合わせ少し張った状態にして通電し切開する．はち巻きひだを越えるまで切開し，パピロトームを抜去する．5 mm以下の小さい石はバスケットカテーテルでそのまま回収し，大きな石は機械式砕石器にて砕石してから回収する．3 cmを超える巨大な結石では経口胆道鏡を用いて電気水圧式衝撃波(EHL)を照射して砕石する．

EPBDは，5 mm以下の小結石で乳頭機能を温存したい症例を適応としている．EST同様にガイドワイヤー誘導下に拡張用バルーンを総胆管内に挿入し，ゆっくり

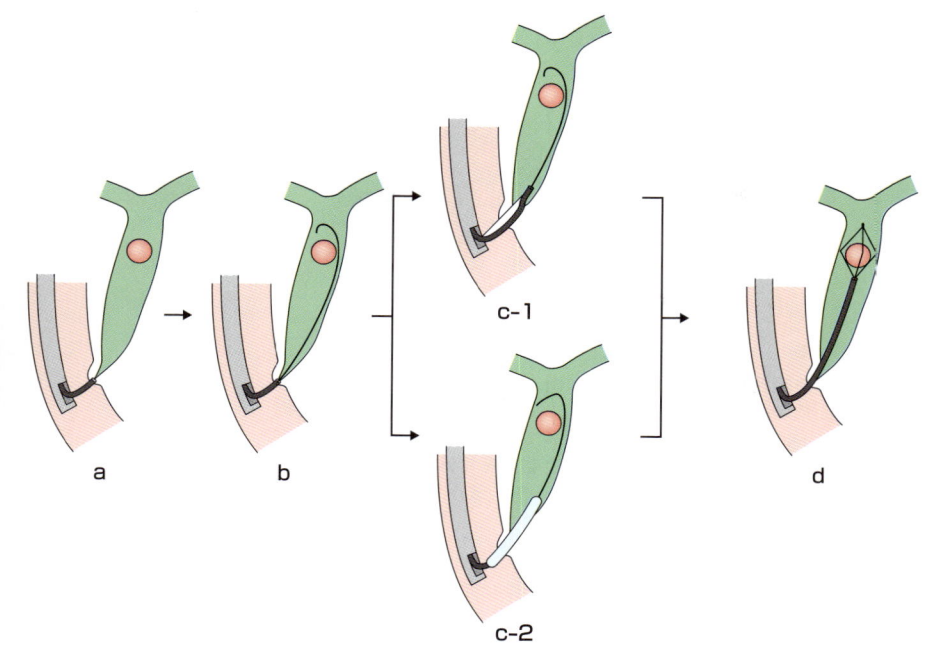

図13-2　経乳頭的内視鏡的結石除去術
a：十二指腸内視鏡下に造影用カニューレを胆管に選択的に挿入し，造影剤を少量注入して結石を確認する．
b：カニューレを介して胆管内にガイドワイヤーを挿入する．
c-1：残したガイドワイヤーに沿ってパピロトームを挿入し，通電してはち巻きひだを越えるまで切開する．
c-2：残したガイドワイヤーに沿って拡張用バルーンを挿入し，胆管末端のnotchが消失するまで拡張する．
d：バスケットカテーテルで結石を回収する．

胆管末端のnotchが消失するまで拡張する．拡張できたらバルーンを抜去し，バスケットカテーテルを挿入して切石する．

❷**経皮経肝的アプローチ**（図13-3）：
PTCSはPTBDを行い，その瘻孔を16 Fr（約5 mm）まで拡張した後，瘻孔を介して胆道鏡を挿入して切石する．

食事は検査前1食を禁止とし，前投薬として硫酸アトロピン0.5 mg，ペンタゾシン15〜30 mgを病棟にて筋注する．神経質な患者には直前にジアゼパム5〜10 mgを静注する．PTCSはX線透視室で行い，温めた生理食塩水を灌流しながら行う．瘻孔より小さい石はそのまま回収できるが，大きい石はEHLにて砕石する．ただし，PTBD瘻孔が強固なものとなるには2週間が必要である．

結石除去術後はカテーテルを留置しておく．術後は数時間の安静のみでよく，食事は普通に摂取させる．成功率はほぼ100％であるが，ESTよりも入院が長期間になる．

【**偶発症とその対処**】
ESTの偶発症は急性膵炎，急性胆管炎，出血，穿孔などが全体の5〜10％に発生する．実施後は絶飲食とし補液，止血薬，抗

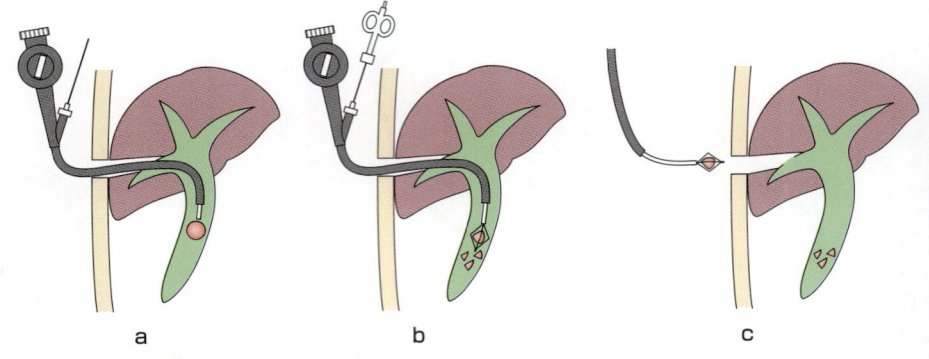

図 13-3　経皮経肝的内視鏡的結石除去術
a：16 Fr まで拡張した瘻孔に胆道鏡を挿入して，EHL にて砕石する．
b：砕石した結石をバスケットカテーテルで把持する．
c：結石を把持したまま，カテーテルごと結石を体外に取り出す．

菌薬などを投与する．翌日血清アミラーゼ値上昇，貧血など異常がないことを確認後に食事を開始する．

　EPBD の偶発症には急性膵炎が報告されており，EST より高いという報告が多い．EPBD による穿孔の報告もある．また，長期経過からみた EST 後の結石再発率は 10〜15％であるが，乳頭機能を温存できるために EPBD のほうが低いとされている．

　PTCS の偶発症は PTBD に関連したカテーテル逸脱，胸水貯留などが主である．破砕した小結石がカテーテルを詰まらせることがあるので急性胆管炎に注意する．

胆石症の体外衝撃波結石破砕療法

extracorporeal shock wave lithotripsy (ESWL) for gallbladder stone

乾　和郎　藤田保健衛生大学教授・坂文種報徳會病院消化器内科

【検査の概要】
　体外衝撃波結石破砕療法（ESWL）は，種々の方法で発生させた衝撃波を体外から胆石に焦点を絞って照射し，破砕する方法である．衝撃波の発生には電磁変換式，ピエゾ効果式，水中スパーク式などがあり，その種類によって1照射ごとのパワーが若干異なる．侵襲が少なく外来でも行える治療法であるが，結石の種類によって消失率が異なり，再発が少なからず認められるために，腹腔鏡下胆嚢摘出術が胆石治療の主流である現在では適応が限られている．

【適応・禁忌】
　胆嚢結石，総胆管結石に保険適用がある．肝内結石症にも効果的であるという報告もある．

　胆嚢結石では有症状のコレステロール胆石で，大きさ3 cm 以内，結石数3個以内がよい適応である．ERCP あるいは排泄性胆道造影にて胆嚢管が開存していることが第1条件である．結石の種類としては，超音波検査（US）で土屋の超音波分類 I 型，CT 検査で石灰化のない結石が最もよい適応である．これらの適応を満たす結石の消失率は 90％前後であるが，それ以外の結石における消失率は約 40％である．

　総胆管結石では，巨大結石や多発結石で内視鏡的乳頭括約筋切開術（EST）で結

除去が困難な症例に行われる．結石消失率は70～100%と報告されている．

ESWLの禁忌としては，妊婦，腹部大動脈瘤，出血傾向，不整脈，心臓ペースメーカー装着などが挙げられる．

【手技の実際】

施設によって入院で行うか外来で行うか異なる．水中スパーク式は1照射ごとのパワーは強いが照射部位における疼痛も強いために，鎮静薬を使用する必要があり入院で行われる．

ESWL実施前は絶飲，絶食とする．術中には血管確保を行って点滴を実施する．また，衝撃波により発生する疼痛に対しては，ペンタゾシン，ジアゼパムなどの鎮静薬あるいは鎮痛薬を使用するが，この際，血圧・脈拍などのモニタリングを行う必要がある．

治療にあたっての体位は機種によって異なり，仰臥位または腹臥位で行う．1回の治療における衝撃波の照射数は約2,000～4,000発，治療時間は30～40分で行うことが多い．治療回数に関しても結石の大きさ・数によって差があるが，週に1,2回のペースで，合計5～6回であることが多い．

術後に鎮静薬から覚醒したあと，腹痛・嘔気がなければ経口摂取を可とする．破砕効果の判定は翌日あるいは翌々日にUSを用いて行う．

消失率を上げるために胆石溶解薬であるウルソデオキシコール酸600 mgを経口投与することが多い．なお，総胆管結石ではESWL後に内視鏡的に切石する．

【合併症・偶発症とその対処】

偶発症には，皮下出血，結石の排石に伴う疼痛，血尿，急性胆嚢炎，急性胆管炎，急性膵炎，肝障害，肝被膜下出血，などが挙げられる．いずれも保存的治療にて軽快することがほとんどであるが，結石破砕片の嵌頓による閉塞性黄疸あるいは急性化膿性胆管炎は生命にかかわることもあり，内視鏡的治療を含めて迅速な対応が行える体制を整えておく必要がある．

肝内結石症
intrahepatic lithiasis

菅原　元　名古屋大学大学院医学系研究科 腫瘍外科

【成因】

肝内結石はその成因から，肝内ビリルビンカルシウム結石（以下，ビ石）と，肝内コレステロール結石（以下，コ石）とに大別され，治療方針も異なる．ビ石の成因は，胆汁うっ滞や細菌感染との関連が示唆され，コ石の成因は，コレステロール過飽和胆汁の生成やコレステロール析出阻害因子であるapolipoprotein A-I活性の減少などの代謝性の要因が示唆されている．

【病態】

厚生省消化器系疾患調査研究班が作成した肝内結石症重症度基準（第2案）を表13-3に示す．ビ石症では急性閉塞性化膿性胆管炎や肝膿瘍などを併発して敗血症性ショックに陥る症例や，慢性肝障害から胆汁性肝硬変に至り死亡する症例もある．コ

表13-3　肝内結石症重症度基準

重症度	臨床所見
Grade 1	無症状
Grade 2	腹痛発作
Grade 3	胆管炎
Grade 4	一過性の黄疸 1週間以上持続する黄疸 敗血症 肝内胆管癌

ただし，Grade 3，4は臨床所見を1つ以上満たせばよい．
（厚生省特定疾患消化器系疾患調査研究班：肝内結石症分科会平成12年度研究報告書より転載）

石症では，これほどの重篤な合併症は稀であり，多くは上腹部痛，黄疸，発熱などの軽度な症状で，自然に寛解することも多い．これらの症状は結石が総胆管に落下して生じるものであり，肝内に石がとどまっているうちは無症状である．

【診断】
　診断は各種画像診断が用いられるが，結石の存在する胆管枝の同定が重要であり，直接胆道造影は必須の検査である．直接胆道造影は内視鏡的逆行性胆道造影でもよいが，経皮経肝胆道ドレナージ(PTBD)カテーテルからの選択的胆管造影が最も有効である．ビ石症では，結石は左右肝管などの肝門部に近い胆管に存在し，胆管の狭窄や拡張などの形態的変化が強いことが多い．しかし，結石が存在する状態ではこれらの診断に難渋することも多い．コ石症では，小結石が区域胆管枝や末梢の胆管に存在し，多発することも多い．結石の存在する部位に限局した胆管拡張がみられるが，その上流側の胆管拡張はほとんどない．また結石の下流側の胆管狭窄所見も認めないなど，ビ石症とは異なる像を呈することがある．またUS像では acoustic shadow を伴う，strong echo として描出される．CTではUS所見と同じ部位に low density spot として描出される．

治療方針

　❶肝内ビリルビンカルシウム結石症：ビ石症の場合，結石の存在する肝区域の萎縮の有無と胆管狭窄の有無が治療方針の決定に重要である．結石の存在する肝区域が萎縮していれば，その区域を結石原発部位と推定し，肝切除を考慮する．結石の存在する肝区域に萎縮がなく胆管狭窄があれば，胆汁うっ滞の解消を目的として経皮的に胆管拡張を試みる．狭窄を拡張できれば経皮経肝胆道鏡(PTCS)を用いて切石術を行う．狭窄が拡張できない場合は狭窄部胆管を外科的に切除する．狭窄部位が肝内胆管であれば，狭窄部位を含めて肝区域切除を行い，狭窄部位が肝外胆管であれば，胆管切除と胆道再建を施行する．結石の存在する肝区域に萎縮がなく肝内外胆管に狭窄がなければ，結石形成に起因する病変部が不明確ではあるが，PTCSを用いて切石術を行い，経過観察とする．

　❷肝内コレステロール結石症：コ石症の場合，PTCSを用いた切石を第1選択とするが，結石は肝内末梢側に存在し，胆管拡張もないので，内視鏡的に完全切石することは困難なことも多い．完全切石できない場合には，結石の存在する肝区域に対し肝切除を施行することになるが，臨床症状は軽いので過大な手術にならぬよう留意する必要がある．コ石症では，胆汁うっ滞を認める症例は少ないので，胆道再建は不要である．

【検査・治療のポイント】
　❶選択的胆管造影：選択的胆管造影を行うためには，PTBDを影像下直達法で施行する．穿刺ルートは左外側前枝(B3)からの穿刺を第1選択にしている．切除の適応が決定している肝区域に対しては，選択的胆管造影を行う必要はない．切除の適応が問題となる肝区域に対し重点的に精査を行い，残存予定胆管に結石があれば切石を予定する．

　選択的胆管造影を行う際に，結石の充満する胆管では鮮明な胆管像は得られないことを認識する必要がある．切石後あるいは狭窄部胆管拡張後に改めて胆道内圧を上げないようにゆっくり造影するのがコツである．胆道内圧を上げると，cholangiovenous reflux に起因する悪寒・戦慄を引き起こし，区域性胆管炎や敗血症に至る危険性がある．

　❷PTCS：PTBD施行後，瘻孔を拡張し15 FrのPTCSカテーテルによる瘻孔を完成させる．瘻孔完成後は留置カテー

ルをシリコン製のものにする．患者の違和感が少なくなるとともに，胆管粘膜への刺激も少なく粘膜の発赤や肉芽形成が少ないからである．

胆道鏡はオリンパス社製のCHF-P20を使用している．切石は通常週に2回施行し，1回の検査は2時間以内にとどめるようにしている．検査の際には生理食塩水を灌流しながら行うが，灌流圧は30 cm H_2O以下としている．視野を確保できれば灌流圧は低いほうがよい．瘻孔の径より小さな結石に対しては，バスケットカテーテルによる切石を基本とする．瘻孔の径より大きな結石に対しては，電気水圧砕石器(EHL)を用いて，結石を破砕して回収する．EHLは水中で放電させないと結石破砕の効果がないので，胆管に空気を入れないよう注意する必要がある．破砕する際はEHLプローブを軽く接触させて放電する．プローブを結石に押し付けて放電すると，結石が割れたときにプローブが跳ねて胆管粘膜を損傷する危険性がある．

❸**手術**：術前の精密診断に基づいて，原発区域の確実な切除を心がける必要がある．肝内結石症に対する肝切除は胆道病変に対する肝切除であることを念頭に置き，狭窄部胆管および拡張胆管を遺残させないことが重要である．

肝内結石症では術前に残存予定肝の切石を行い結石のないことを確認しても，術中操作によって結石が残存肝や肝外胆管に揉み出されたり落下したりすることがある．これらの確認のために術中胆道造影や術中胆道鏡検査を行う必要がある．術後の精査や遺残結石対策および胆汁ドレナージを目的として，Tチューブなどの胆道ドレナージを造設しておくべきである．

【再発結石への対応】

肝内結石症では，治療後の再発は10～20％発生し，治療後も慎重な経過観察は必須である．ビ石の再発例のほとんどは発熱や腹痛を伴い発症するので治療の対象となる．再発例では既往の胆道手術が成因に関して大きな意味をもつので，治療歴を明らかにして過去の手術術式を検討することが大切である．胆管狭窄や胆管拡張，そして肝区域の萎縮の有無を検討することは必須であり，さらに手術既往で胆道再建が施行されている症例では吻合部狭窄の有無も検討する必要がある．肝萎縮，胆管狭窄，胆管拡張の所見がなければPTCSによる切石術のよい適応である．胆道再建部の吻合部狭窄である場合には，経皮経肝的な拡張術で対応可能か検討する．肝区域萎縮を認める場合には初発結石への対応と同様に肝切除を検討するが，多次にわたる胆道系手術のために開腹手術が不可能な症例もある．

コ石症の再発例は炎症反応も比較的軽度であり，臨床症状が軽度であれば，胆石溶解薬の内服による経過観察も選択肢の1つとなる．

【二次性肝内結石】

最近では腹腔鏡下胆嚢摘出術時の胆道損傷のために施行された胆道再建後の吻合部狭窄から，二次性肝内結石，肝内胆管狭窄の発症例が増加傾向である．胆汁うっ滞が結石の成因であり，ビ石症に準じた考え方で治療方針を決定していくことが多い．ただし，医原性の疾患であることが多いので，検査治療に際してはより慎重な態度が求められる．

急性胆嚢炎
acute cholecystitis

高田忠敬　帝京大学名誉・客員教授・外科

【概念】

急性胆嚢炎は，胆嚢壁あるいは胆嚢内の

表13-4 急性胆嚢炎の重症度分類

〔重症急性胆嚢炎〕
急性胆嚢炎のうち，以下のいずれかを伴う場合は「重症」である
1. 臓器障害の出現：黄疸（またはPT-INR＞1.5），血小板減少（Plt＜10万/mm³），神経症状（意識障害），腎障害（乏尿，クレアチニン＞2 mg/dL），呼吸器障害（PaO_2/FiO_2 ratio＜300），心血管系障害（ドパミン，ドブタミンの使用）などのうち1つを伴うもの．
2. 重篤な局所合併症：胆汁性腹膜炎，胆嚢周囲膿瘍，肝膿瘍，胆嚢軸捻転症，気腫性胆嚢炎，壊疽性胆嚢炎，化膿性胆嚢炎

〔中等症急性胆嚢炎〕
急性胆嚢炎のうち，以下のいずれかを伴う場合は「中等症」である
1. 高度の炎症反応（WBC＞14,000/mm³，またはCRP＞10 mg/dL）と症状が72時間以上持続するもの
2. 右季肋部に圧痛のある腫瘤を触れる
3. 胆嚢周囲液体貯留
4. 胆嚢壁の高度炎症性変化：胆嚢壁不整像，高度の胆嚢壁肥厚

〔軽症急性胆嚢炎〕
急性胆嚢炎のうち，「重症」「中等症」の基準を満たさないもの

〔高田忠敬（編）：科学的根拠に基づく急性胆管炎・胆嚢炎の診療ガイドライン，医学図書出版，p104，2005より改変〕

炎症で，それによる症状をきたすものをいう．急性胆嚢炎は，腹痛で来院した患者の3～10％を占める良性のありふれた疾患であり，原因の90～95％は胆嚢結石である．しかし，無石胆嚢炎も急性胆嚢炎の2～15を占める．なお，その診断についてみると，欧米で教科書的に用いられているMurphy徴候は，感度50～70％，特異度79～96％と有効な所見であるが，この方法が日本国内に広く普及しているとは思えない．なお，急性胆嚢炎でも，以前罹患した炎症が長年おさまっていたものが，再燃して急性炎症をきたすものもある．以前問題とされた4Fや5Fは，肥満と年齢とは関連があったが，その他は関連がない．妊娠により胆嚢炎のリスクが高くなるかどうかは不明である．薬剤との関連では，ホルモン置換療法や肝動注療法の因果関係が示唆されている．なお，以前は回虫症が原因の1つとされたが，回虫症の罹患率の減少により現在は稀となった．ERCP後の胆嚢炎は0.2～0.5％（胆管炎の発症は0.5～1.7％）．

急性胆嚢炎の死亡率は0～10％と報告されているが，報告例の診断基準が一様でないこと，治療手技の種類や質のみでなく，患者の年齢や合併疾患の有無や程度，発症から治療までのタイミングや重症度などさまざまな要因に影響を受けるので，単純に比較できない．しかし，術後性胆嚢炎や無石胆嚢炎では23～40％と死亡率が高い．高齢者や糖尿病合併はリスクを高める．

本項では，主として「科学的根拠に基づく急性胆管炎・胆嚢炎の診療ガイドライン」〔高田忠敬（編）：医学図書出版，2005年〕による解説を中心としたが，診断基準ならびに重症度判定はTokyo guidelines for the management of acute cholangitis and cholecystitis〔Journal of Hepatobiliary Pancreat Surg（JHBPS）14：1-121，2007〕によった．

【重症度分類】（表13-4）
急性胆嚢炎には，7.2～26％ほどの頻度で壊疽性胆嚢炎，化膿性胆嚢炎，胆嚢穿孔，気腫性胆嚢炎，胆嚢周囲膿瘍などの重篤化がみられる．危険因子として，男性に

多く，高年齢，合併症を有するもの，38℃以上の発熱，白血球数 18,000/μL 以上などが挙げられる．

【症状・身体所見】

急性胆嚢炎の典型的な症状は，上腹部痛（右季肋部痛，心窩部痛），悪心・嘔吐，発熱である．なお，典型的な症状を示さない場合や，急性胆管炎を併発している場合もある．

急性胆嚢炎では，筋性防御が約半数にみられる．右季肋部に腫瘤を触知することも多くはなく，反跳痛や硬直を認めることも少ない．なお，Murphy 徴候は特徴的である．「炎症のある胆嚢を検者の手で触知すると，痛みを訴えて呼吸を完全に行えない状態」をいう．感度 50〜60％，特異度 79〜96％と高いが，高齢者では感度が低い．

【必要な検査と所見の読み方】

急性胆嚢炎の診断には，特異的な血液検査所見はないが，臨床徴候，画像検査所見に加え，白血球数と CRP をチェックする必要がある．

なお，重症度を判定するには，白血球数，CRP，ビリルビン，尿素窒素，クレアチニンが重要な血液検査である．

ビリルビンと肝・胆道系酵素（ALP，γ-GTP，AST，ALT）の血中濃度の測定は，急性胆嚢炎における胆管炎，総胆管結石などの合併病態の把握に有用である．

なお，血清アミラーゼ値の上昇は，総胆管結石などの膵障害を引き起こすほか合併病態の把握に必要である．

【診断基準】

A：右季肋部痛（心窩部痛）や圧痛，筋性防御，Murphy 徴候．
B：発熱，白血球数または CRP の上昇．
C：急性胆嚢炎の特徴的画像所見．
- 疑診：A のいずれかならびに B のいずれかを認めるもの．
- 確定診断：上記疑診に加え，C を確認したもの．

【画像診断】

多くの場合，超音波検査が第 1 選択となる．体型，開腹手術などの条件で超音波検査での胆嚢の描出が困難な場合には CT，MRI が必要となる．

急性胆嚢炎が疑われるすべての症例に超音波検査を試行すべきである．

急性胆嚢炎の超音波検査での所見（図 13-4）は，胆嚢腫大，胆嚢壁肥厚，胆嚢結石，デブリエコー，ガス像，sonographic Murphy sign，胆嚢周囲の液体貯留，胆嚢壁 sonolucent layer などがある．特に，診断には sonographic Murphy sign が有用である．

重症度判定における超音波検査所見は，胆嚢周囲膿瘍，肝膿瘍，胆嚢周囲低エコー域，胆嚢内腔の膜様構造，胆嚢壁の不整な肥厚，胆嚢壁の断裂像．

CT を行うタイミングは，急性胆嚢炎が疑われるが，臨床所見，血液検査，超音波検査にて急性胆嚢炎の確定診断が困難な場合，あるいは局所合併症が疑われる場合に行う．

CT 所見は，胆嚢壁肥厚，胆嚢周囲の液体貯留，漿膜下浮腫，胆嚢内ガス像，胆嚢拡張，胆嚢周囲脂肪織内の線状高吸収域などである．特に胆嚢内腔あるいは壁内のガス像，胆嚢内腔の膜様構造，胆嚢壁の造影不良，胆嚢周囲膿瘍などは重症として考える．

MRI は胆嚢頸部結石，胆嚢管結石の描出率が良好で，T2 強調画像における pericholecystic high signal が急性胆嚢炎の診断に有効である．

腹部単純 X 線写真は，鑑別診断として行われるべきである．

【鑑別診断】

右上腹部の炎症性疾患（胃・十二指腸潰瘍，結腸憩室炎，急性膵炎など）が挙げられる．

消化器疾患に限らず，虚血性心疾患や解

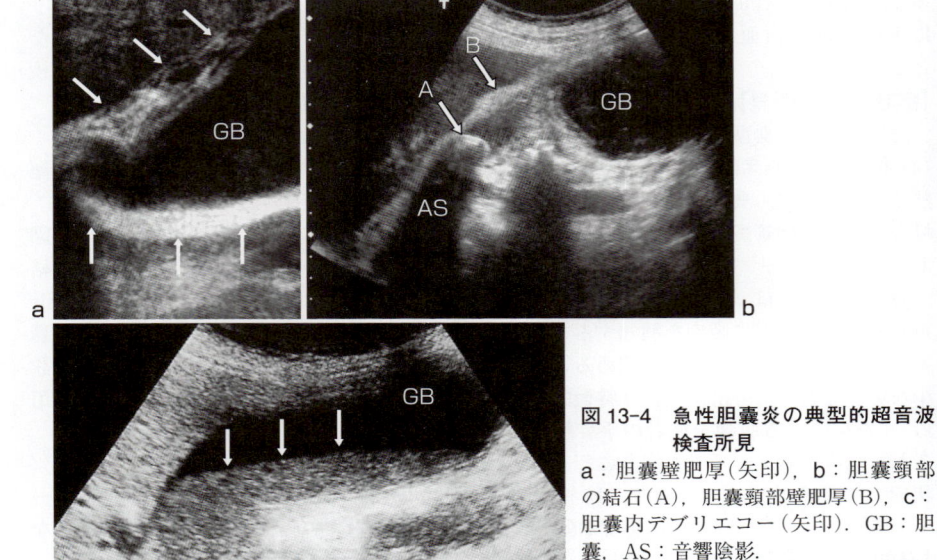

図 13-4 急性胆嚢炎の典型的超音波検査所見
a：胆嚢壁肥厚（矢印），b：胆嚢頸部の結石（A），胆嚢頸部壁肥厚（B），c：胆嚢内デブリエコー（矢印），GB：胆嚢，AS：音響陰影．
〔高田忠敬（編）：科学的根拠に基づく急性胆管炎・胆嚢炎の診療ガイドライン，医学図書出版，p115，2005 より転載〕

離性動脈瘤などの心疾患や Fitz-Hugh-Curtis 症候群などの他領域疾患も念頭に置く．

胆嚢癌合併の可能性を念頭に置く（急性胆嚢炎に胆嚢癌が合併している頻度は 1～1.5％で，60 歳以上では 9％と高い）．

【搬送基準】

❶重症：緊急手術，胆道ドレナージおよび重症患者の管理ができない施設では，対応可能な施設に速やかに搬送すべきである．

❷中等症，軽症：初期治療を行い，治療に反応しない場合に手術および胆道ドレナージができない施設では対応可能な施設に速やかに搬送・紹介する．

診療フローチャート

急性胆嚢炎のフローチャートを図 13-5 に示す．

治療方針

1) 急性胆嚢炎では，原則として胆嚢摘出術（腹腔鏡下胆摘術が多く行われている）を前提にした初期治療（全身状態の改善治療）を行う．

2) 黄疸例や全身状態の不良な症例では一時的な胆嚢ドレナージ（PTGBD または PTGBA）も考慮する．PTGBD については，図 13-6 を参考にする．

3) 重篤な局所合併症（胆汁性腹膜炎，胆嚢周囲膿瘍，肝膿瘍）を伴った症例，あるいは胆嚢軸捻転症，気腫性胆嚢炎，壊疽性胆嚢炎，化膿性胆嚢炎では，全身状態の管理を十分にしながら緊急手術を行う．

4) 中等症では，初期治療とともに迅速な手術（腹腔鏡下胆摘術が望ましい）や胆嚢ドレナージの適応を検討する．

5) 軽症でも初期治療に反応しない場合では上記 4) に合わせる．

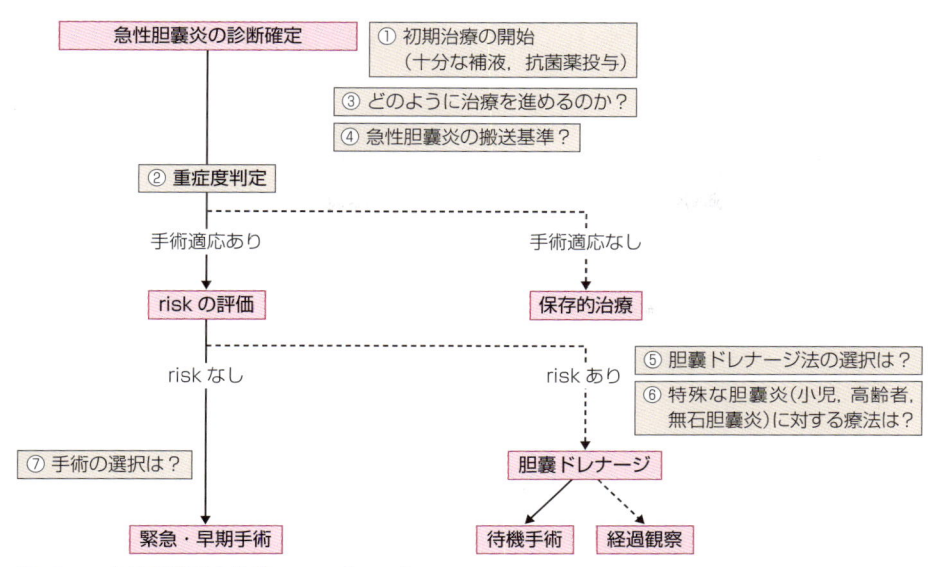

```
急性胆嚢炎の診断確定 ──① 初期治療の開始
                      （十分な補液，抗菌薬投与）
                   ③ どのように治療を進めるのか？
                   ④ 急性胆嚢炎の搬送基準？
        │
    ② 重症度判定
     │        │
手術適応あり  手術適応なし
     │        │
  riskの評価  保存的治療
   │    │        │
riskなし risk あり  ⑤ 胆嚢ドレナージ法の選択は？
   │    │        ⑥ 特殊な胆嚢炎（小児，高齢者，
   │    │           無石胆嚢炎）に対する療法は？
⑦ 手術の選択は？
   │    │
   │  胆嚢ドレナージ
   │    │     │
緊急・早期手術 待機手術 経過観察
```

図 13-5　急性胆嚢炎の診療フローチャート
〔高田忠敬（編）：科学的根拠に基づく急性胆管炎・胆嚢炎の診療ガイドライン，医学図書出版，p40. 2005 より転載〕

急性期の腹腔鏡下手術は十分に経験を積んだ医師によることが望ましい．

急性期に胆嚢摘出術を行わなかった症例でも，胆嚢結石合併症例では再発防止のために炎症消退後に胆嚢摘出術を行うことが望ましい．

初期治療

手術や緊急ドレナージの適応を考慮しながら，禁食，十分な補液と電解質の補正，鎮痛薬（NSAIDs），抗菌薬投与を行う．

抗菌薬投与は想定される起炎菌に対する抗菌力，抗菌薬の胆道移行性，重症度，その患者の過去の抗菌薬投与歴，その施設での過去の起炎菌検出状況を考慮する．重症度で分けてみると，以下のようになる．

1）軽症：クラビット，パンスポリンT，ペントシリン．
2）中等症第1選択：セファメジン，フルマリン，パンスポリン．
3）重症第1選択：スルペラゾン，ロセフィン．
4）重症第2選択：メロペン，チエナム．

緊急あるいは早期の手術とドレナージ

軽症を除く急性胆嚢炎の治療は基本的には早期の胆嚢摘出術が望ましい．しかし，胆汁性腹膜炎や胆嚢周囲膿瘍，胆嚢軸捻転症，気腫性胆嚢炎では緊急手術が必要である．ただし，重症例でも，何らかの理由で手術が行えない場合は経皮的胆嚢ドレナージが必要となる場合がある．

　　注：緊急手術；診断確定後，可及的速やかに行う手術をいう．
　　　　早期手術；発症から72～96時間以内の手術．この時期が手術時期としては適しているとされている．
　　　　待機手術；胆嚢炎消退後の手術．発症2週間前後は癒着のため手術が困難なことがある．

【患者説明のポイント】

まず，患者の重症度を説明し，それに見

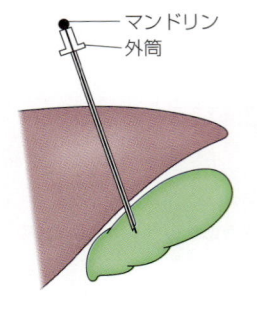

a. 胆嚢内腔にマンドリンに外筒をかぶせた穿刺針を刺入する（マンドリン／外筒）

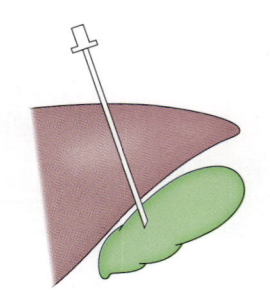

b. マンドリンを抜く

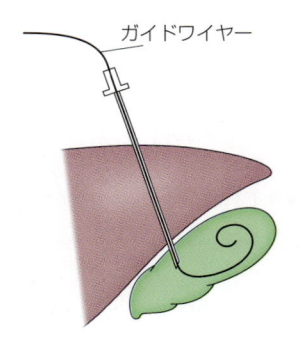

c. ガイドワイヤーを胆嚢内腔に挿入する（ガイドワイヤー）

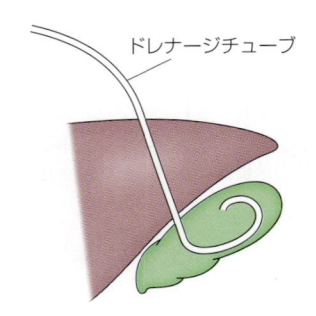

d. ガイドワイヤーに沿わせてドレナージチューブを挿入・留置し，ガイドワイヤーを抜く．体表面でチューブを固定する（ドレナージチューブ）

図 13-6　PTGBD の実際
〔高田忠敬（編）：科学的根拠に基づく急性胆管炎・胆嚢炎の診療ガイドライン，p147，医学図書出版，2005 より転載〕

合う治療を行う．重症例では重点的な集中治療や緊急手術の必要性を説明する．中等症の胆嚢炎では早期手術ならびに相応の検査が必要なことを説明．待機手術に比し早期手術が根本的対策として適切．なお全身的，あるいは臓器障害を有している場合は，その対策が優先すること，あるいはドレナージなどを考慮して治療にあたることを説明する．また，胆嚢炎のなかに胆嚢癌が隠れて存在する例があることも説明する．

【医療スタッフへの注意】
　診断基準，重症度判定，搬送基準を十分に理解する．重症度に沿った治療法を選択する．なお，腹腔鏡下胆嚢摘出術を試行する際は，熟練した医師が行うことが望ましく，また開腹手術への conversion のタイミングを誤らないようにする．なお，Lap-C に慣れていない場合は，通常行っている開腹手術による胆嚢摘出術を選択する．初期治療はもちろん，重症例に対する（特に臓器障害例）集中治療を行う．

慢性胆嚢炎
chronic cholecystitis

峯　徹哉　東海大学教授・内科学系消化器内科

【概念・疾患分類】

以前より慢性胆嚢炎は右季肋部の鈍痛や違和感など不定愁訴に基づいた診断名とされていた．そのために必ずしも病理的な裏づけがなくともよく単一の疾患概念とは考えられてはいなかった．しかし，原発性と続発性に分ける分類もあるので解説する．

当初より慢性胆嚢炎として存在するものも稀にあるが（原発性慢性胆嚢炎），大部分は途中から生ずる続発性慢性胆嚢炎である．原発性慢性胆嚢炎は軽度の線維増生と円形細胞浸潤を特徴とし，胆嚢壁の肥厚はあまり認められない．それに反して続発性慢性胆嚢炎は急性炎症を経過し，治癒期になると，細胞浸潤は少ないが胆嚢壁の線維増生と肥厚，粘膜の脱落，周囲臓器との癒着などを認める．しばしばRokitansky-Aschoff sinus（ロキタンスキーーアショフ洞）の増生を認める．萎縮胆嚢，陶器様胆嚢をみることもある．陶器様胆嚢は慢性胆嚢炎に胆嚢管の閉塞が生ずることにより胆嚢が石灰化するとされている．

【症状・病態】

胆嚢の部位に一致した鈍痛や不快感，不定愁訴を生じる．疲労や過食後に生ずる上腹部痛などがある．右肩〜右肩甲骨に放散痛があることもある．特殊なものとして，無石胆嚢炎（胆石様の疝痛発作を示すが，開腹しても胆嚢炎の所見のみで胆石を認めないもの）がある．Murphyの徴候は少ない．発熱もあまり認めない．

【検査所見】

1) 白血球増加（核の左方移動を伴う），赤沈亢進，CRP高値を認めることもある．

2) 時にAST，ALTの上昇をみる．ALP，T-Bilの上昇が強い場合には胆管炎の併発を疑う．

3) 腹部超音波検査：無侵襲なため第1選択検査法である．特に急性胆嚢炎では，胆嚢の腫大と壁肥厚，壁内の低エコー部の存在（壁の3層構造，sonolucent layer），胆嚢内のdebrisなどを認める．慢性胆嚢炎の90〜95％が胆石を合併する．慢性胆嚢炎では壁の肥厚を認めることも多い．

4) 腹部CT検査：胆嚢の腫大と壁肥厚，胆嚢周囲の液体貯留をみることがある．

【診断・鑑別診断】

右季肋部痛などの症状と，腹部超音波検査などの所見から比較的容易に診断できる．しかし，小さな胆管結石が原因であることもあるので血液データや胆管の注意深い精査が時には必要である．右季肋部痛をきたす疾患（十二指腸潰瘍，胆石症，膵炎，腎盂腎炎，機能性ディスペプシアなど）との鑑別が重要である．さらに壁肥厚があれば胆嚢癌を除外することが必要となる．

治療法

1) 抗菌薬：症状のある患者の1/4以上に菌が証明されたという報告もある．起炎菌としてグラム陰性桿菌をまず考えて胆汁移行の良好なセフェム系やグラム陽性菌にも効くニューキノロン系，合成ペニシリン系抗菌薬を用いる．混合感染がある場合は，アミノグリコシド系やモノバクタム系抗菌薬を併用する．

処方例

下記の薬剤のいずれかを用いる．
〔経口（軽症）〕
1) クラビット錠（100 mg）　3錠　分3
2) シプロキサン錠（100 mg）　3錠　分3
3) フロモックス錠（100 mg）　3錠　分3

〔点滴静注（中等症以上）〕
1) セファメジンα　1日1～3g　分2～3
2) ペントシリン　1日2～4g　分2～4
3) パンスポリン　1日0.5～2g　分2～4

2) 有石胆囊炎では炎症を鎮静させた後に，腹腔鏡下胆囊摘出術(laparoscopic cholecystectomy)や開腹下胆囊摘出手術を行うことが多い．胆囊の穿孔例や腹膜炎合併例も外科処置が必要となる．胆囊癌の可能性が高ければ開腹下胆囊摘出術を行うべきである．

急性化膿性胆管炎
acute suppurative cholangitis

伊佐山浩通　東京大学消化器内科

【概念】

胆管は肝臓で産生された胆汁を十二指腸まで運ぶ消化管であり，十二指腸への流出路は乳頭となる．乳頭部にはOddi括約筋があり，腸液の逆流を防いでいるため，通常状態では胆管炎は起きない．胆管炎は胆汁うっ滞と腸液の逆流の2つの要素で発症し，胆管閉塞と乳頭機能不全が背景にあることが重要である．炎症は肝外胆管から肝臓全体に及び，胆囊に波及することもしばしば経験される．胆管炎では，通常菌血症を伴っているが，敗血症となったものを急性閉塞性化膿性胆管炎(acute obstructive suppurative cholangitis：AOSC)という．胆管炎では胆管閉塞を解除することが重要であるが，特にAOSCでは緊急の胆道ドレナージが必須である．

【原因】

総胆管結石が最もよく遭遇する疾患であり，全体の80％以上を占める．良性の疾患では肝内結石，Mirizzi症候群，原発性硬化性胆管炎などのほか，術後の胆管狭窄，胆管消化管吻合部狭窄などの良性胆道閉塞がある．悪性では胆膵悪性腫瘍のほか，種々の悪性腫瘍からの胆管周囲リンパ節転移や直接浸潤などで起こりうる．悪性胆道閉塞では乳頭部癌を除くと胆管炎で発症する症例は多くはない．しかし，胆道ステント留置例ではその閉塞により胆管炎となる症例はよく遭遇する．また，胆管空腸吻合術など，乳頭機能が失われたものでは，逆行性胆管炎を生じることがしばしばあり，胆管ステントでも同様である．

【症状】

発熱，悪寒・戦慄，黄疸，腹痛，悪心，嘔気・嘔吐，意識障害（軽度のことが多い）などを呈する．急性胆管炎の症状としてはCharcotの3徴（発熱，黄疸，腹痛）が有名であり，急性閉塞性化膿性胆管炎に移行すると，Reynoldsの5徴（Charcotの3徴に意識障害とショックが加わったもの）を呈する．発熱でも菌血症のために悪寒・戦慄を伴うことが多い．腹痛を欠く症例も存在するが，腹痛を認める場合は胆道系だけでなく肝臓全体の疼痛や圧痛も認める．これらは同じ胆道系の炎症であっても，胆囊炎とは若干異なるところである．

【病態】

胆道閉塞に起因する胆汁うっ滞があり，そこに腸管由来の細菌が感染することにより発症する．胆汁は排泄物質でもあり，類洞を通って胆管に排泄される．胆管内圧が上昇すると，その経路を逆流して胆汁は大循環系に流入する．胆道閉塞により血管内に胆汁が流入して黄疸となるので閉塞性黄疸という．胆管炎では感染胆汁が大循環に流入するので，菌血症となっている．高齢者やcompromised hostでは容易に敗血症へと移行する．Reynoldsの5徴はCharcotの3徴に意識障害とショックが加わっ

たもので，敗血症を意味し，急性閉塞性化膿性胆管炎と呼ばれる．

胆管炎発症の重要な機序は乳頭機能不全あるいは機能の廃絶である．総胆管結石では乳頭部，あるいはその直上への結石の嵌頓が乳頭機能不全を引き起こすため容易に炎症を起こすと考えられる．しかし，悪性胆道閉塞では乳頭部癌や直上の胆管内腫瘍以外ではめったに胆管炎を発症しない．これは最後まで乳頭機能が保たれるためであると考えられる．

胆管炎の中には胆管空腸吻合術後や胆管金属ステント留置症例などで，胆道系酵素の上昇を欠くものが存在し，腸管内容物の逆流による逆行性胆管炎と考えられる．完全閉塞ではない場合には胆道系の拡張は軽度で，胆道系酵素の上昇は軽度ないしは認めない．おそらくは一過性の閉塞が存在していたものと考えられ，抗菌薬投与で軽快する症例もあるが，ドレナージを行うことが望ましい．このような病態については，専門医は経験的に知っているが，一般にはあまり知られておらず，病歴から本疾患を疑うことが重要である．

総胆管結石に起因する胆管炎の場合には，膵炎を合併することもある．これは乳頭部の共通管に結石が嵌頓した場合で，閉塞性の膵炎を合併したものである．急性膵炎ではあるが，ERCPを施行して結石の嵌頓を解除することが治療となる．詳細は他項参照（129頁）．

【診断基準】

2006年に高田らにより作成・出版された「急性胆管炎・胆嚢炎の診療ガイドライン」より表13-5に急性胆管炎の診断基準を示す．身体所見としてCharcotの3徴を中心に据えて，血液検査所見，画像所見を組み合わせたものとなっている．

【診断のポイント】

❶問診のポイント：発熱に悪寒・戦慄を伴うことが多いので，認めた場合は，感冒や上気道炎と片づけない配慮が必要である．胆嚢結石をもともと指摘されている症例では疑いやすい．黄疸が先行している症例もあるので黄疸の有無につき聴取するが，多くの症例では認識していない．間接所見としての褐色尿（血尿，ウーロン茶様と表現する患者もいる）や灰白色便の有無をチェックしておく．また，悪性疾患による胆道閉塞が背景となっている場合もあるので，体重減少などについても聴取しておく．

胆道系の手術やステント留置をされている症例など，胆道系処置の既往の有無について聴取しておくことは有用である．

❷身体所見：Charcotの3徴，敗血症に移行した場合はReynoldsの5徴が典型的であるが，実際には非典型的な症状を呈する症例も多い．特に高齢者で腹痛，発熱を欠く症例では，本疾患を疑うことが重要である．発熱時に悪寒・戦慄を伴うことも特徴の1つであり，菌血症を示唆する．腹痛も肝臓と胆道系全体の炎症を反映する．肝の辺縁などに圧痛を認める症例などがその

表13-5 急性胆管炎の診断基準

A：	1. 発熱* 2. 腹痛（右季肋部または上腹部） 3. 黄疸
B：	4. ALP，γ-GTPの上昇 5. 白血球数，CRPの上昇 6. 画像所見（胆管拡張，狭窄，結石）
疑診：	Aのいずれか＋Bの2項目を満たすもの
確診：	① Aのすべてを満たすもの（Charcot 3徴） ② Aのいずれか＋Bのすべてを満たすもの

ただし，急性肝炎や他の急性腹症が除外できることとする．
*悪寒・戦慄を伴う場合もある．
〔急性胆道炎の診療ガイドライン作成出版委員会（編）：急性胆管炎・胆嚢炎の診療ガイドライン，p46，医学図書出版，2005より転載〕

表13-6 急性胆管炎の重症度判定基準

〔重症急性胆管炎〕
急性胆管炎のうち,以下のいずれかを伴う場合は「重症」である
  1. ショック
  2. 菌血症
  3. 意識障害
  4. 急性腎不全

〔中等症急性胆管炎〕
急性胆管炎のうち,以下のいずれかを伴う場合は「中等症」とする
  1. 黄疸(ビリルビン＞2.0 mg/dL)
  2. 低アルブミン血症(アルブミン＜3.0 g/dL)
  3. 腎機能障害(クレアチニン＞1.5 mg/dL,尿素窒素＞20 mg/dL)
  4. 血小板数減少*(＜12万/mm^3)
  5. 39℃以上の高熱

〔軽症急性胆管炎〕
急性胆管炎のうち,「重症」「中等症」の基準を満たさないものを「軽症」とする

*肝硬変などの基礎疾患でも血小板減少をきたすことがあり注意する.
付記:重症例では急性呼吸不全の合併を考慮する必要がある.
〔急性胆道炎の診療ガイドライン作成出版委員会(編):急性胆管炎・胆嚢炎の診療ガイドライン,p50,医学図書出版,2005 より転載〕

例である.

❸血液学的検査:胆道系優位な肝胆道系酵素上昇を認める.腎機能のチェックや,敗血症の重症度を判定することも重要であり,FDP,D-ダイマー,エンドトキシンなどもチェックする.血液培養を行っておくことは菌種の同定に重要であるばかりでなく,菌血症の存在診断にも重要であり,重症度分類での判定項目に入っている.また,胆汁培養も同様に重要であり,できる限り菌種同定の努力をするべきである.

❹画像検査:胆道系の拡張を検出することが重要である.手軽に施行可能な超音波検査の有用性が高いが,術者の技量に左右されることと,描出不能な箇所が存在することが欠点である.胆嚢から総胆管への落下結石も多いので,胆嚢結石の有無は間接所見として有用である.また,超音波検査で最も有用なのは臓器に一致する痛みが診断できることである.実際にプローブで臓器を押しながら痛みを確かめることで,どの臓器に炎症が存在するかがわかるので非常に有用である.本疾患では胆管のみならず肝臓全体に痛みがあり,胆嚢炎も併発していることもしばしばあり,炎症の波及の状態の把握にも有用である.可能であればCTやMRCPなどで胆道系全体の情報をとることが望ましい.原因として最も多い総胆管結石そのものの検出率は体外式の超音波検査では50%前後にとどまる.CTでの検出率は比較的高いが,X線陰性石が診断できないことがある.MRCPの検出は80〜90%以上とする報告が多いが,4 mm以下の小結石の診断能は低い.最も検出率が高いのは超音波内視鏡である.ERCPの検出率が高いが,手技そのものに膵炎などの合併症の危険があるので,治療を目的とした施行を心がけるべきである.ERCP時に施行可能な microprobe による胆管腔内超音波(intra-ductal ultrasonography:IDUS)の検出率が最も高いことを付け加えておく.

【疾患分類・重症度分類】

表13-6にガイドラインに示された重症

度判定基準を示す．ショック，菌血症，意識障害，急性腎不全のいずれかを伴うものは重症と定められている．急性胆管炎は菌血症が存在していると考えられるが，血液培養から菌が証明されたものという意味であり，来院時には中等症と判定していたが，後日重症に格上げされる症例が出てくる．緊急の対応としてはそれ以外の項目で十分であろう．これらの重症度判定は緊急胆道ドレナージの是非や搬送の基準にもかかわってくるので重要である．緊急症例の受け入れをしている施設ではこのガイドラインを備えていることが望ましい．

【専門医搬送の判断基準】

原則的には入院であり，ガイドラインには胆道ドレナージおよび重症患者管理が施行可能な施設で診療すべきと明記されている．以下にガイドラインの搬送基準を抜粋する．

❶重症例：胆道ドレナージおよび重症患者管理が施行可能な施設に緊急搬送．

❷中等症例：初期治療に反応しない場合，胆道ドレナージができない施設では対応可能な施設に速やかに搬送する．

❸軽症例：総胆管結石が存在する場合や初期治療に反応しない場合には中等症と同様に対応する．

治療方針

基本的な治療方針は胆道ドレナージと抗菌薬投与である．背景に胆汁うっ滞が存在するので，それを改善することが基本である．抗菌薬に関しては，胆道閉塞が存在すると胆汁移行性が不良となるので，移行性のよい薬剤が推奨されている．表13-7にガイドラインで推奨されている抗菌薬を列挙する．重症例では複合感染例が多いので，改善不良例では複数の薬剤の組み合わせや，広域スペクトラムを有する製剤を選択する．

原則としては禁食であり，全身管理を行

表13-7 重症度に応じた抗菌薬の選択（胆道炎のガイドラインから抜粋）

軽症例
広域ペニシリン
アンピシリン
ピペラシリン
第1世代セフェム
セファゾリン
中等症第1選択薬
第2世代セフェム
セフメタゾール
フロモキセフ
セフォチアム
重症第1選択薬
第3世代セフェム
セフォペラゾン・スルバクタム
セフトリアキソン
セフタジジム
セフォゾプラン
セフピロム
重症第2選択薬
ニューキノロン系
シプロフロキサシン
パズフロキサシン
上記薬剤＋クリンダマイシン
カルバペネム系薬
メロペネム
イミペネム・シラスタチン

〔急性胆道炎の診療ガイドライン作成出版委員会（編）：急性胆管炎・胆嚢炎の診療ガイドライン，p76-77，医学図書出版，2005より作成〕

う．特に重症例では全身状態の管理が重要であり，人工呼吸器管理や持続的濾過透析（continuous hemodiafiltration：CHDF）などの集中治療を施行する場合もある．これらの治療をできる施設でないと重症例の管理は不可能である．禁食・抗菌薬投与となるので，ビタミンKの吸収障害が生じ，出血傾向をきたすことがあるので，経静脈的に投与することが望ましい．

治療法

❶胆道ドレナージ：内視鏡的胆道ドレナージ術が第1選択である．ERCPに引き

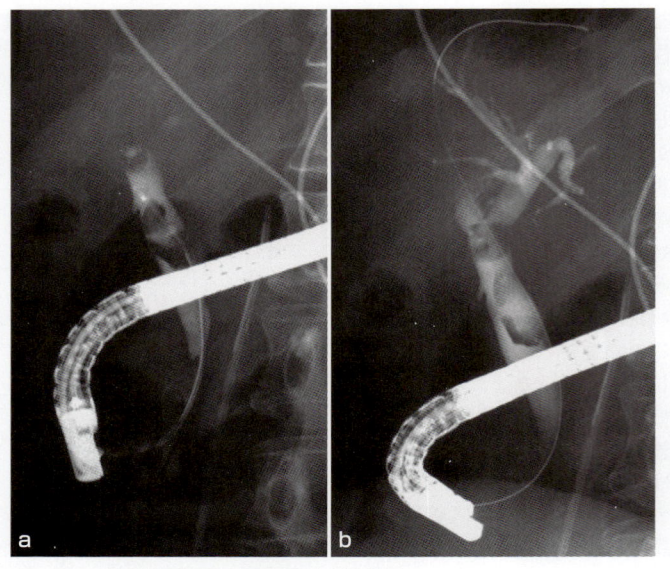

図 13-7 総胆管結石による重症急性胆管炎
気管内挿管し，人工呼吸器管理下に ERCP 施行．胆管のすぐ脇に認めるチューブは鼠径部より挿入された中心静脈カテーテルである．
a：ERCP による胆管像；胆管内に陰影欠損像を認める．
b：ガイドワイヤーを挿入したところ．

続き，胆管内にドレナージチューブを留置し，胆汁うっ滞・胆管内圧上昇の改善をはかる．ERCP 時に重要なのは胆管内圧を上昇させないことである．まずは胆汁を吸引し，造影は最小限にとどめる．総胆管結石を一期的に除去するかどうか，という議論があるが，安全を第1に考えるならば，ドレナージのみにとどめるべきであろう．ドレナージのみであっても，処置後に一過性に菌血症が増悪し，病棟に帰ったころに悪寒・戦慄が出現し，ショックとなる症例があることは知っておくべきであり，インフォームドコンセント時に説明するべき内容でもある．ドレナージチューブには外瘻である内視鏡的経鼻胆道ドレナージ(endoscopic naso-biliary drainage：ENBD)と内瘻であるプラスチックステントがある．重症例では胆汁の流出が確認でき，閉塞時には洗浄可能な外瘻のほうが便利である．しかし，自己抜去の危険性があることや，患者が不快を感じるなどの短所もある．報告されたRCTでは両者の間に効果の差はなく，どちらでもよいという結果であった．図13-7，8に総胆管結石による急性胆管炎症例の胆道ドレナージを示す．

❷抗菌薬の投与：重症度に応じた抗菌薬を選択する．表13-7にガイドラインに挙げられた抗菌薬を列挙する．重要なのは血液・胆汁培養の結果から適切な抗菌薬へ変更することと，重症例では複合菌感染が多いことを記銘したい．また，軽症では外来治療例が存在することもあり，そのような場合にはニューキノロン系薬剤や，経口セフェム薬が推奨されている．

【予後】
　適切な治療がタイミングよく行われれ

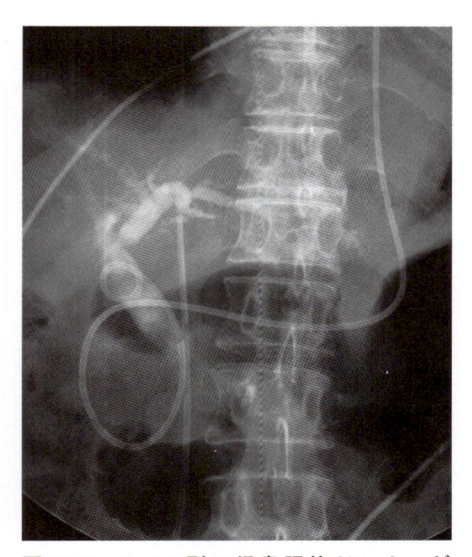

図13-8 pig tail型の経鼻胆管ドレナージチューブの留置

ば，予後は良好である．重症では合併疾患のコントロールに左右され，死亡例も存在する．

【患者説明のポイント】

肝臓を含む胆道系全体の炎症であることと，菌血症を伴う重症疾患であることを説明する．また，胆道ドレナージの重要性とその手技の侵襲，合併症についても説明する必要がある．画像診断の困難さから，ERCPを施行しても結石の存在が明らかでないときや悪性腫瘍の合併もありうることは説明しておく必要がある．また，ドレナージを施行したにもかかわらず，一時的な菌血症の増悪により悪寒・戦慄を生じることがあることなども説明しておくべき事項である．

【経過観察・生活指導】

総胆管結石の場合には再発は胆嚢の状態によって異なる．有石胆嚢を手術で摘出した場合には再発の可能性は10％以下であるが，温存した場合には胆嚢炎の発症がありうる．内視鏡的乳頭括約筋切開術（EST）を施行した場合には20～30％，内視鏡的乳頭バルーン拡張術（EPBD）を施行した場合は10％弱の胆嚢炎発症率がある．総胆管結石の再発も20～30％程度ある．胆嚢摘出後に生じた原発性の胆管結石の場合は30％超の再発率が見込まれる．また，胆道系発癌の可能性も指摘されている．これらを見越して，超音波検査を中心とした定期的な画像診断が必要であり，筆者らは6か月おきに外来通院をさせている．

生活指導としては低脂肪食を指導しているが，あまり厳密なものは必要ない．一番大事なのは，同様のエピソードが起こったときに緊急で来院するように指導することである．

Mirizzi 症候群
Mirizzi syndrome

五十嵐良典　東邦大学教授・大森病院消化器内科

【概念】

胆嚢頸部結石や胆嚢管結石により機械的圧迫や炎症性変化によって総胆管に狭窄をきたした状態をいう．

【疾患分類】

TypeⅠとⅡに分類される．

❶ TypeⅠ：胆嚢頸部または胆嚢管にある結石と胆管周囲の炎症性変化により胆管が右側（胆嚢側）より圧排されて狭窄した状態．

❷ TypeⅡ：胆嚢管結石による圧迫で胆管が壊死したために胆嚢胆管瘻（biliobiliary fistula）を形成した状態．瘻孔を介して結石が胆管へ逸脱していることがある．

【頻度】

2002年6月～2006年4月までに筆者らが内視鏡的に治療した総胆管結石症のうちMirizzi症候群は224例中12例（5.0％）に

認められた．

【症状・重症度分類】

急性胆管炎の症状を認めることが多い．すなわち，発熱，腹痛，黄疸である．突然に発症することが多い．症例によっては，発熱，腹痛を伴わずに閉塞性黄疸で発症する場合もある．急性胆管炎の重症度分類としては，急性胆管炎・胆嚢炎の診療ガイドラインによると，①ショック，②菌血症，③意識障害，④急性腎不全のうちいずれかがあれば重症である．急性胆管炎のうち，①黄疸（ビリルビン > 2.0 mg/dL），②低アルブミン血症（アルブミン < 3.0 g/dL），③腎機能障害（クレアチニン > 1.5 mg/dL，尿素窒素 > 20 mg/dL），④血小板数減少（< 12 万$/\mu$L），⑤ $39℃$ 以上の高熱，のうちいずれかを伴う場合は中等症である．急性胆管炎のうち重症，中等症の基準を満たさないものを軽症とすると定義している．

【診断】

血液検査で，肝胆道系酵素の上昇を認める．画像診断では，腹部超音波検査，腹部CT検査，MRCPなどを施行する．腹部超音波検査では，結石より肝側胆管の拡張を認め，結石が無音響影（acoustic shadow）を認める．腹部CT検査では，結石がビリルビン系結石だとCT値が高く診断が容易であるが，コレステロール系結石ではCT値が低いために結石の診断が難しい場合がある．この場合には他の画像診断を参考にする．Type Ⅱ型だと胆嚢が萎縮していることがある．MRCPではⅠ型だと胆嚢側よりなだらかな圧排像や胆嚢管に結石の嵌頓を認める．Ⅱ型だと結石が総胆管へ突出し陰影欠損像として認められる．ERCPでは狭窄部の形状や結石が動くことで診断が可能である．

治療方針

急性胆管炎の場合には，抗菌薬を投与する．閉塞性黄疸の場合には，内視鏡的経鼻胆道ドレナージ（ENBD）チューブを留置するか，経皮経肝胆道ドレナージ（PTCD）を行う．

ESWLの登場により，治療法は大きく変化している．筆者らは経乳頭的に結石上部の胆管までENBDチューブを留置している．Ⅰ型，Ⅱ型でもENBDからの造影下にESWLにより結石を破砕し，経乳頭的に内視鏡的結石除去術を施行している．ESWLで結石が破砕されない場合には，経口胆道鏡下にEHLやHo-YAGレーザーで破砕し結石の除去を行っている．

内視鏡的なアプローチが困難な場合には，PTCDを行い，同様にPTCDからの胆管造影下にESWLで結石を破砕する．ESWLで破砕できないときには，PTCDルートの瘻孔を拡張し，経皮経肝胆道鏡（PTCS）下にEHLなどで破砕し結石を除去する．

Ⅰ型で胆嚢管内に結石が存在している場合は腹腔鏡下胆嚢摘出術が可能である．Ⅱ型で内視鏡的および経皮経肝的に砕石できない場合には，外科的に結石を除去するが，癒着が高度の場合には難渋することがある．

【合併症】

内視鏡的な手技の場合にはESTに伴う術後膵炎と出血がある．術後膵炎は保存的に対処する．出血はクリップ鉗子や高周波凝固などの内視鏡的止血術で対処する．

経皮経肝的な手技の場合は，穿刺による出血や瘻孔拡張に伴う出血であり，保存的に対処するが，動脈性出血には経動脈的塞栓術を施行する．

外科的手術では，縫合不全や術後胆汁瘻に注意する．

【予後】

胆嚢内から脱出した結石なので，結石を全部除去できれば再発を認めない．良性疾患であるので原疾患に関しては予後は良好

である．

【患者説明のポイント】
胆嚢の結石が症状を起こしていることを説明する．またⅠ型かⅡ型かによって治療法も異なることを説明する．内視鏡的（経乳頭的），経皮経肝的，外科的治療のそれぞれの長所・短所を説明する．

【医療スタッフへの指示】
ENBDやPTCDが挿入されている場合には，毎日の胆汁量に注意する．胆汁流出が減少したら，チューブが抜けているか，捻れているなどが考えられる．医師に報告しX線検査で確認する．チューブが抜けている場合には再挿入する．

またPTCDにおいては，胆汁中に血液の混入がないかをチェックする．血性胆汁の場合には，血管損傷の可能性があり，医師に報告する．腹部造影CT検査で血管損傷の有無を確認する．

Lemmel 症候群
Lemmel's syndrome
（Papillen syndrome）

良沢昭銘　山口大学大学院講師・消化器病態内科学

【概念】
十二指腸憩室が十二指腸乳頭部付近に存在する傍乳頭憩室は，臨床上しばしば遭遇する疾患であるが，ほとんどが無症状であり治療対象となるものは少ない．しかし，傍乳頭憩室が原因となり，胆管や膵管を圧迫して胆汁，膵液の排出を妨げたり，憩室の炎症が周囲組織に波及して閉塞性黄疸，胆管炎，膵炎などを誘発することがある．この病態は，1934年にLemmelによってPapillen syndromeとして報告され，わが国ではLemmel症候群と呼ばれている．Lemmelの原著では特に言及されていないが，胆石を有する症例の場合は胆石自体で膵・胆道障害を引き起こすため，除外されるのが一般的である．

【頻度】
十二指腸憩室の発生頻度は0.5〜10.8%といわれているが，そのほとんどが無症状である．

【症状・病態】
Lemmel症候群の病態としては，憩室内に十二指腸内容が入り込むことによる圧迫，十二指腸蠕動時の内圧亢進による圧迫，憩室炎が乳頭へ波及する，括約筋機能不全により逆流が生じる，さらに逆流に伴い上行性感染が起こる，などが考えられている．このような病態で引き起こされた閉塞性黄疸，胆管炎，膵炎の症状として腹痛，発熱，黄疸などが生じる．

【必要な検査と所見の読み方】
内視鏡的に傍乳頭憩室の存在を確認する（図13-9a）．さらにERCP（内視鏡的逆行性膵胆管造影）などで胆管，膵管に器質的病変がないことを確認する（図13-9b）．

【鑑別診断】
総胆管結石，下部胆管癌，乳頭部癌，膵頭部癌など．

治療方針
憩室が胆管，膵管に何らかの影響を及ぼしており，症状を有する場合には治療が望ましい．

治療法
内視鏡的治療としては，内視鏡的乳頭括約筋切開術（EST）が第1選択である．また，外科的治療としては，①憩室切除術，②乳頭形成術，③憩室内翻埋没術などが一般的であるが，④総胆管十二指腸端側吻合や，⑤十二指腸空腸吻合がよいとの報告もある．

【合併症・続発症】
ESTの合併症として，出血，穿孔，膵炎などが挙げられる．また外科的治療の合

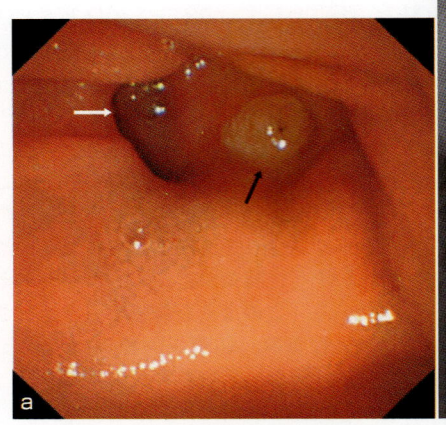

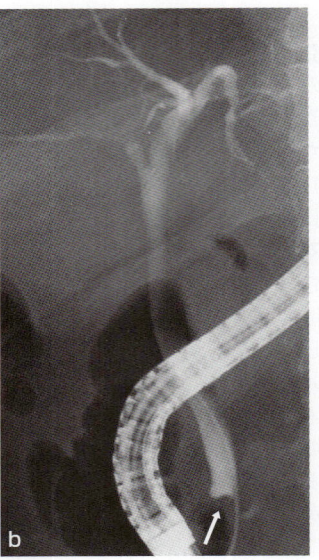

図13-9 Lemmel症候群の内視鏡所見とERCP所見
a：十二指腸憩室(白矢印)内に十二指腸乳頭(黒矢印)がある．
b：胆管が十二指腸憩室によって圧排されている(矢印)．

併症として，縫合不全，出血，狭窄などが挙げられる．

【患者説明のポイント】

Lemmel症候群による諸症状は，内視鏡的治療や外科的治療でも奏効しないことがあるということ，また治療後に逆行性胆管炎や胆管結石を生じる可能性があること，さらに外科的治療後の憩室再発もありうることを説明する．

【医療スタッフへの指示】

保存的治療や外科的治療後の経過観察では，胆管結石の発生や悪性腫瘍の発生にも注意し，慎重に経過観察を行う必要がある．

胆摘後症候群，胆道ジスキネジー

postcholecystectomy syndrome/biliary dyskinesis

田端正己　三重大学准教授・肝胆膵・移植外科

【概念】

胆摘後症候群の定義に明確なものはないが，一般的には「胆石症などの胆道疾患に対して胆嚢摘出術を行った後に，右上腹部痛，発熱，黄疸など胆道の病変と関係があると考えられる症状が継続する，あるいは新たに出現する状態」と理解されている．
したがって，こうした症状の原因が特定されれば，それを診断名とすべきであり，狭義には諸検査を行ったにもかかわらず，原因の特定されないものを胆摘後症候群とす

べきであろう．胆摘後困難症，胆摘後愁訴なども同義語として用いられている．

　一方，胆道ジスキネジーとは，右上腹部痛を主とした胆石症類似の症状を呈するにもかかわらず，胆石や炎症，腫瘍などの器質的病変が認められない症候群を指す．胆道系の機能的異常がその主因と考えられ，先に述べた狭義の胆摘後症候群も胆道ジスキネジーに含まれる疾患概念である．

【病因・病態】

　胆摘後症候群のうち，胆摘後も術前からの症状が改善しないものは，胆嚢以外の病変の遺残がその原因である．胆石の見落とし，すなわち胆嚢管内や胆管内の遺残結石がその大半を占めており，そのほかには，傍乳頭憩室によるLemmel症候群や乳頭部狭窄，膵・胆管合流異常，胆道ジスキネジーなどがある．一方，胆摘後に症状が出現するものは，胆摘によって生じた器質的病変によるものがほとんどであり，胆管狭窄，胆管出血，胆汁漏，胆嚢管断端神経腫，再発結石などが挙げられる．なお，遺残胆嚢管を胆摘後症候群の成因としている成書が多いが，その大半は遺残胆嚢管内の遺残・再発結石あるいは断端神経腫によるものであり，遺残胆嚢管自体が症状を引き起こす可能性はきわめて低い．一方，器質的病変がないにもかかわらず，胆摘によって胆道系の機能異常が生ずることがあり，こうした病態は胆摘後胆道ジスキネジーと呼称されよう．

　胆道ジスキネジーの発生には主に自律神経異常が関与しており，胆嚢，胆嚢管，Oddi括約筋といった一連の胆汁排出機構の異常によって引き起こされると考えられている．1923年にWesthalは動物実験の結果から胆道ジスキネジーを，①緊張亢進型(hypertonic)：Oddi筋の過緊張による胆管胆汁の流出障害や胆嚢管の緊張亢進により内圧が上昇し，痛みが出現するもの，②運動亢進型(hyperkinetic)：胆嚢の強い収縮によって，短時間に胆嚢胆汁が流出することによって症状が発現するもの，③緊張低下型(hypotonic)：胆嚢の収縮機能の低下がみられ，胆汁の流出障害によって引き起こされるもの，の3型に分類した．その後，Schondubeは緊張亢進型ジスキネジーを，Oddi括約筋の過緊張による胆汁流出障害のため，胆管内圧の上昇をきたすOddi括約筋型と，胆嚢頸部・胆嚢管〜胆管への胆汁流出障害によって起こる頸部胆嚢管型の2型に分けた．

　最近ではOddi括約筋の異常が胆道ジスキネジーの主因とする考え方が広まっており，乳頭括約筋機能障害(sphincter of Oddi dysfunction：SOD)が胆道ジスキネジーと同義的に用いられることがある．また，胆道ジスキネジーの発生には，心理的因子や社会的因子が関与していることが多く，心身症や自律神経失調症の1症状とも考えられている．

【頻度】

　広義の胆摘後症候群は胆摘後患者の10〜20％に認められる．その9割以上は器質的病変によるものといわれている．胆道ジスキネジーは機能的障害で，また心理的要因も大きく，その発生頻度を指摘することは困難であるが，筆者らは，年2〜3人程度は長期にわたる原因不明の胆道痛患者を経験している．

【診断】

　胆摘後症候群は器質的疾患がその成因の大半なことから，各種画像診断を行って病因を特定する．特にMRC，ERCなどの胆道系の精査が重要である．

　一方，胆摘後胆道ジスキネジーを含め，胆道ジスキネジーの診断は，こうした画像による精査を行った結果，器質的病変を除外することでなされることが多い．無論，確定診断や病型の特定には，収縮剤投与下の排泄性胆道造影や胆道シンチグラフィ，十二指腸ゾンデ法による胆汁採取あるいは

胆道内圧測定などが必要で，この中では特に，精度や簡便さ，侵襲面から，胆道シンチグラフィがよく行われている．

治療方針

器質的病変が原因の胆摘後症候群に対しては器質的病変の除去を行う．具体的には胆管・胆嚢管結石の内視鏡的切石，胆管狭窄に対するバルーン拡張やステント留置などである．胆囊管断端神経腫の切除や，難治性胆管狭窄に対する胆管空腸吻合など，再手術を要することもある．

一方，胆道ジスキネジーに対しては薬物療法が基本となる．一般的には，鎮痛薬（ソセゴン，ペンタジンなど），鎮痙薬（ブスコパン，ダクチル，コスパノン，スパカールなど），消化管運動機能賦活薬（アボビスなど）あるいは漢方薬（四逆散，小柴胡湯，六君子湯など）が，緊張低下型にはこれらのほかにウルソなどの催胆薬が用いられる．しかし，ストレスや過労など心理的要因が大きい場合にはこうした薬剤のみでは効果は少なく，精神安定薬の投与や心理的サポートが必要なこともある．なお，最近，SODに対しては内視鏡的乳頭括約筋切開（EST）が有効との報告がある．

胆汁瘻，胆囊腸管瘻，胆道内空気像
biliary fistula/cholecystointestinal fistula/pneumobilia

渡邊五朗　虎の門病院副院長・消化器外科

【概念・病因】

本項は胆道と消化管とに異常な交通を生じた状態を扱う．「胆道消化管瘻」あるいは手術や内視鏡処置などの医原性ではない意味で「特発性内胆汁瘻」とも表現できる．多くは胆石，胆嚢炎を原因とした胆囊

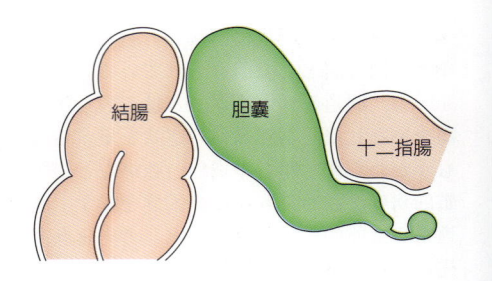

図 13-10　胆囊・胆管と消化管の位置関係

十二指腸瘻，胆囊結腸瘻である．稀に胆囊胃瘻，胆囊小腸瘻，総胆管十二指腸瘻あるいは複数個が混在の報告もある．瘻孔に癌が存在する報告もあり，癌が胆汁瘻の原因か結果であるのかの異論がある．図13-10のように胆嚢は，通常の状態で頸部が十二指腸と，底部は結腸肝曲部と接している．胆石の頸部嵌頓による胆嚢炎，胆囊内圧上昇，胆囊壁の壊死，結石の壁への化学的な慢性刺激による瘻孔形成などが考えやすい病因であり，十二指腸，結腸との瘻孔が最も多い．しかし，各例においては必ずしも病因特定は容易ではない．なぜなら原因であった結石が腸管内に排出されてしまった可能性があるからである．

瘻孔による消化管との交通のため胆道内に空気が侵入して，X線やUSで胆道内空気像〔胆道気腫（pneumobilia）〕の像を呈する．一般にはpneumobiliaは胆道付加手術や内視鏡的乳頭切開などの医原性の場合がほとんどであるが，それらの既往がない場合に本症を念頭に置く必要がある．ただし，胆嚢管に結石が嵌頓した状態では胆管との交通はないので，気腫は胆嚢内のみとなる．また瘻孔の存在は乳頭Oddi筋による腸管内容逆流防止が無効化していること，すなわち胆道内に細菌が存在することも意味する．

【症状・頻度】

本症の症状として特段のものはなく，病因と関連するべき胆囊炎の既往ぐらいであ

るが，あまり頻度は高くない．特異的な随伴症状としては，消化管内に落下した胆石によるイレウスが注目される．内胆汁瘻報告例のほとんどが胆石イレウス発症例である．十二指腸に結石が嵌頓したものはBouvret症候群と呼ばれている．胆石イレウスは全胆石症の0.3～0.5％，全イレウスの0.05％といわれている．わが国の実際の報告は1980～1991年に130例，以降から1996年まで69例程度の報告がみられており，胆石症自体が昨今は人間ドックで3～5％にみられる，すなわち500万人もの母数の疾患であるので，イレウスに至るものはもっと頻度の低いものと考えられる．しかし内胆汁瘻そのものは特段の症状がないことと，瘻孔の自然閉鎖の経過を考えると，もっと頻度は高い可能性はある．

【診断】

胆嚢消化管瘻は胆嚢内の空気像で診断できる．CT，MRでは確定できるがUSでは萎縮胆嚢や腸管像との区別は容易ではない．大腸菌などによるガス像である気腫性胆嚢炎との鑑別が必要であるが，臨床像と重症度は明らかに異なる．肝内胆管内にpneumobiliaをみることは少なく，あっても軽度である．一般には医原性の原因がほとんどであり，それがない場合に胆嚢，胆管と十二指腸との交通を考える．内視鏡で胆汁の流出が確認されれば確定診断となる．後述するように癌の合併もありうるので，生検などがすすめられる．

胆石イレウスの診断は，イレウスの原因として結石を同定するところにある．イレウスを起こすほどであるので結石は3cm以上の大きいものがほとんどである．単純X線では陽性胆石は15％ぐらいといわれているので診断率は低い．MDCTやUSなどによる腸管内結石の同定は70％ほどの診断率になっている．

治療法

胆嚢消化管瘻の状態になってからの特有の症状は胆石イレウス以外にあまりみられないようである．閉鎖して胆嚢内圧の上昇機会ができれば発症する可能性はある．随伴性の胆管炎もあまりみられないようである．胆管十二指腸瘻でも既に瘻孔形成により減圧されているので，繰り返す胆管炎がないかぎりは治療の対象とはならない．ただし胆管内結石がある場合には，結石やデブリが増える可能性があるので内視鏡的処置を含めた治療を考慮する．高齢者が多いこともあって基本的には積極的な治療の対象にならない場合が多い．しかし胆嚢癌の発生が胆摘例のうち胆嚢消化管瘻では約20倍の高頻度になるといわれており，胆嚢癌症例の10％に内胆汁瘻がみられたとする報告もある．その因果関係はどちらが病因かの議論も含める必要があるが，本症の扱いにおいては，ある程度癌の潜在を考慮に入れた診断，治療方針の決定が求められる．

胆石イレウスではイレウスの治療としてまず自然排石例もあるので保存的な治療となるが，胆石の位置移動により軽快と悪化を繰り返すこともあり，状態の増悪がある場合には早期の手術が考慮されるべきである．結石が複数個あることもあるので術中にイレウス責任結石を確定する意識が必要である．胆道系の同時手術の是非については，基本的には相対的手術適応であるので，条件の許す限り一期的な手術がすすめられる．

胆囊隆起性病変(ポリープ,腺腫,アデノミオマトーシス)

elevated lesions of the gallbladder (polyp/adenoma/adenomyomatosis)

今村綱男　虎の門病院消化器科
竹内和男　虎の門病院副院長

胆囊隆起性病変は形態学的に,胆囊粘膜より隆起した病変の総称であり,多くの疾患がこの範疇に属する.癌については別項に譲り,ここでは良性疾患,特に日常臨床で頻度の高い胆囊ポリープ,腺腫およびアデノミオマトーシスについて概説する.

胆囊ポリープ

【概念・分類】

コレステロールを貪食したマクロファージの集簇よりなるコレステロールポリープがほとんどを占める.時に,胆囊固有上皮または化生上皮の過形成からなる過形成ポリープや胆囊壁の炎症から発生するとされる炎症性ポリープなどがある(表13-8).

【症状】

無症状であるが,稀に胆囊炎症状をきたすことがある.

【診断】

腹部超音波検査で発見され,コレステロールポリープは10 mm以下のものが多く,高輝度の点状高エコーからなる多粒子構造ないし金平糖状の形態が特徴で,細い茎を有し多発する傾向にある.他のポリープは超音波上,特徴的な所見に乏しく,鑑別診断は困難である.

治療法

胆囊ポリープはほとんどが良性であり,一定期間の経過観察で十分である.ただし径15 mmを超える大きなものや,明らかに大きさが増大するものでは,腺腫やポリープ癌(Ip)の可能性もあり,胆囊摘出術を考慮する.

腺腫

【概念】

胆囊上皮の腫瘍性増殖からなる良性腫瘍である.胆囊結石が30～50%に合併していることから,結石による慢性炎症が発生に関与していると考えられている.

表13-8　胆囊隆起性病変

- I. true benign neoplasms
  - A. from epithelium
    1. adenoma, papillary
    2. adenoma, non-papillary
    3. benign mixed tumor
  - B. from supporting tissues
    1. hemangioma
    2. lipoma
    3. leiomyoma
    4. granular cell tumor
    5. neurofibroma
    6. paraganglioma
- II. benign pseudotumors
  - A. hyperplasia
    1. adenomyomatous
    2. adenomatous
  - B. heterotopia
    1. gastric mucosa
    2. intestinal mucosa
    3. pancreas
    4. liver
    5. adrenal
    6. thyroid
  - C. polyps
    1. cholesterol
    2. inflammatory
  - D. miscellaneous
    1. fibroxanthogranulomatous inflammation
    2. parasitic infection
    3. other rare conditions

〔横井佳博,中村　達:胆囊隆起性病変(ポリープ,腺腫,アデノミオマトーシス),本書第2版,p850,医学書院,2002より転載〕

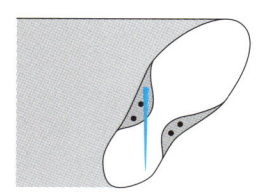

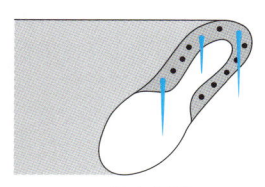

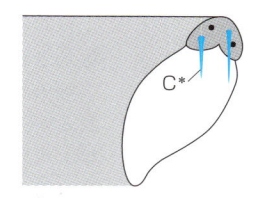

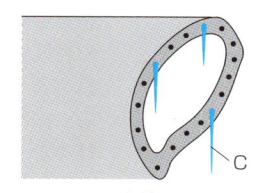

図13-11 アデノミオマトーシス分類
a. 分節型
b. 底部型
c. 体底部型
d. 全体型

＊C：コメットエコー.
〔竹内和男，竹下理恵，小山里香子，ほか：胆道疾患におけるBモード超音波診断．J Med Ultrasonics 33（別刷）：11, 2006 より改変〕

【症状】
通常は無症状であるが，胆石発作を契機に診断されることもある．

【診断】
超音波上，比較的平滑な表面構造を有する類円形の有茎性あるいは亜有茎性の形態が多く，内部エコーは均一かつ密な実質エコー像を呈する．エコーレベルはさまざまで積極的な診断は困難である．

治療法

腺腫は前癌病変と考えられ，約30％に粘膜内癌を合併し，径15 mm以上の大きな病変では約80％と高率に粘膜内癌を合併する．したがって比較的大きく（10 mm以上），腺腫を否定できない場合，慎重に経過観察するか胆嚢摘出術をすすめる．

アデノミオマトーシス

【概念】
胆嚢壁内に増生するRokitansky-Aschoff洞（RAS）と筋線維の増生により，壁肥厚と変形をきたした病態である．

【症状】
通常は無症状であるが，胆石症類似の右季肋部鈍痛や嘔気など消化器症状を訴える場合がある．

【診断】
超音波上，病変の局在により4つに分類できる（図13-11）．RASおよび壁内結石の同定が重要であり，RASの描出されない壁肥厚は注意が必要である．限局型および分節型では胆嚢癌との鑑別が重要である．全体型では膵胆管合流異常症に伴う壁肥厚との鑑別も考慮しなくてはならない．ERCPなどの胆道直接造影やMRIではRASが明瞭に描出される場合があり，補助または確定診断に有用である．

治療法

良性疾患であり基本的には治療不要で，一定期間の経過観察で十分であるが，胆嚢癌との鑑別が困難な場合では胆嚢摘出術を考慮する．

胆嚢癌
gallbladder cancer

糸井隆夫　東京医科大学講師・消化器内科

【概念】
　胆嚢癌は胆嚢(腺)上皮から発生した(腺)癌であるが，胆嚢から発生した悪性腫瘍の総称として呼ばれることもある．胆嚢も含めた胆道癌の死亡者数は年々増加しており，解剖学的特性や癌による臨床症状の乏しさより発見時には既に癌が進行している場合が多く，いまだ最も予後の悪い癌腫の1つとされる．

【疾患分類】
　胆嚢壁は組織学的に腺上皮を有する粘膜固有層，固有筋層，漿膜下層および漿膜から構成されており，癌の深達度により粘膜固有層および固有筋層にとどまるものを早期癌，漿膜下層以深に浸潤しているものを進行癌と定義している．
　胆嚢癌発育様式は乳頭型，結節型，平坦型に分類され，乳頭型および結節型が大部分を占める(図13-12)．胆管との交通部である胆嚢管から発生した胆嚢管癌は規約上は胆嚢癌に含まれるが，通常胆嚢癌とは区別されている．
　癌の進展度診断として病期分類が用いられるが，日本胆道癌取扱い規約(第5版)では上皮内癌の0期，癌が粘膜や筋層にとどまりリンパ節転移のないⅠ期，胆嚢壁内に癌がとどまるがⅠ期より進んだⅡ期，癌が胆嚢壁外に露出したⅢ期，そして胆嚢以外の周囲臓器に浸潤したⅣ期があり，遠隔転移の程度によりⅣa期とⅣb期に分けられる．国際的なUICCによる病期分類では，日本胆道癌取扱い規約のⅣa，ⅣbはほぼUICCのⅢ，Ⅳに相当する．

【頻度】
　日本人の胆嚢癌の死亡者数は世界の中でも上位を占めており，胆道癌全体では男女とも世界第1位であった(WHO, 2003年)．
　わが国における2005年の部位別癌死亡者数では胆嚢癌を含む胆道癌は第6位であり，男女ともに15,000人を初めて超えている．

【症状・病態】
　癌が小さいうちは胆嚢癌自体による症状はほとんどない．通常，症状から発見される胆嚢癌の多くは癌が胆管に直接浸潤して黄疸を呈する場合で，稀に胆石発作様の右季肋部痛(胆石を伴う場合が多い)や右肋弓

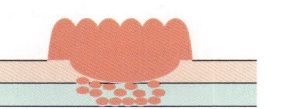

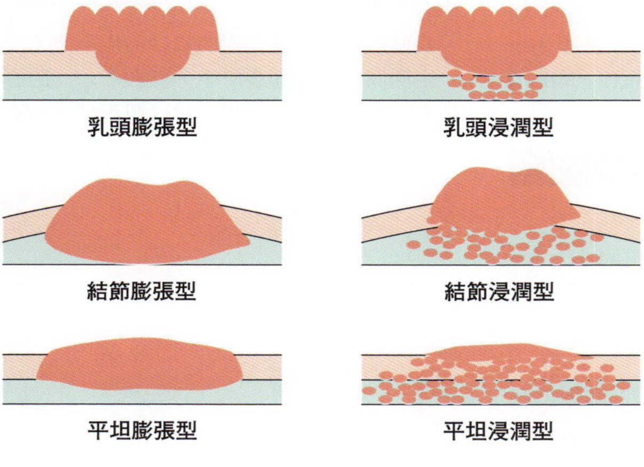

図13-12　胆嚢癌の発育様式

乳頭膨張型　　乳頭浸潤型
結節膨張型　　結節浸潤型
平坦膨張型　　平坦浸潤型

下に腫瘍を触知することにより発見されることもある．

胆嚢癌の発生機序については多くの研究がなされてきたが，いまだ十分に解明されていない．ただし，リスクファクターとなるいくつかの疾患は明らかになっている．

胆石症は胆嚢癌症例の約60％程度に認められる．有石胆嚢が胆嚢癌になるリスクが無石胆嚢例の約3倍とするものや，特に3cm以上や有症状例はハイリスクとする報告もある．しかし胆石症例の長期予後調査では有石胆嚢の胆嚢癌になる頻度は0～3％と低く，胆石による直接的・機械的，細菌学的刺激が癌発生の母地となりうるかについてはいまだ明らかではない．

膵・胆管合流異常は胆嚢癌のリスクファクターであり，その発生率は一般の胆嚢癌に比べて5～35倍とされる．わが国における膵・胆管合流異常の全国集計では胆管拡張型（先天性胆道拡張症も含む）の6.9％，胆管非拡張型の35％に胆嚢癌を認めている．膵・胆管合流異常症では胆管内に逆流した膵液と胆汁の混入によって，膵酵素の活性化，二次胆汁酸や複数の変異原性物質の生成などを引き起こし，これらが胆嚢上皮を傷害して発癌を促進すると考えられている．この作用は，胆管拡張型では胆嚢と拡張胆管に，胆管非拡張型では胆嚢に顕著に現れる．遺伝子学的にも膵・胆管合流異常では前癌病変の早期の段階から K-ras 遺伝子の変異を認めることが数多く報告されている．

近年，膵・胆管合流異常を認めない正常胆管膵管接合部症例でも乳頭括約筋の長さ・作用や共通管の長さにより膵液胆管内逆流現象が起こり，遺伝子学的にも組織学的にも膵・胆管合流異常と同様の病態を起こすことが明らかになり，新しい胆嚢癌のリスクファクターとして注目されている．

胆嚢腺筋腫症のうち分節型は胆嚢癌のリスクファクターとして報告されている．分節型胆嚢腺筋腫症の底部ではいわゆる胆汁がうっ滞するために胆汁中の変異原性物質が刺激となり発癌を促進すると推測されているが，発癌のリスクファクターではないとする報告も多く，現時点では議論の余地がある．

【診断】

2008年度に出された鑑別診断と進展度診断をめざした胆道癌診断ガイドラインの診断アルゴリズムによれば，血液検査，腹部超音波検査を初めに行い，次にCT，MRI（MRCP）にて胆嚢癌の存在診断を行う．その次の段階として staging を決定するために超音波内視鏡や ERCP（直接胆道造影）を行うことを推奨している．

❶ **血液検査**：胆管閉塞例では肝胆道系酵素の上昇を認めるが，通常癌が胆嚢内に存在している場合には異常は認めない．CA19-9 や CEA などの腫瘍マーカーは癌が進行した場合には上昇することもあるが早期診断には向かない．

❷ **体外式超音波診断**：形状が広基性，径が10mm以上で増大傾向を認める場合には癌の可能性が高い．

❸ **CT 診断**：胆嚢内隆起性病変の単純－造影 CT の正診率は87％であり，進行癌の深達度診断能や肝浸潤診断にも優れている．しかし，リンパ節転移や早期癌の深達度診断能は十分とはいえない．

❹ **MRI 診断**：CT とほぼ同様な診断能が報告されている．特に MRCP については非侵襲的に膵・胆管合流異常の有無や胆管浸潤が診断できる可能性がある．

❺ **PET 診断**：PET-CT はある程度の大きさの遠隔転移巣の診断能は優れているが，原発巣の診断は同等．腫瘍形成型の腫瘍の検出能は優れているが平坦型ではやや劣るとされている．

❻ **内視鏡診断**

a）超音波内視鏡診断：胆嚢近傍より高分解能での観察が可能なため，胆嚢内の隆

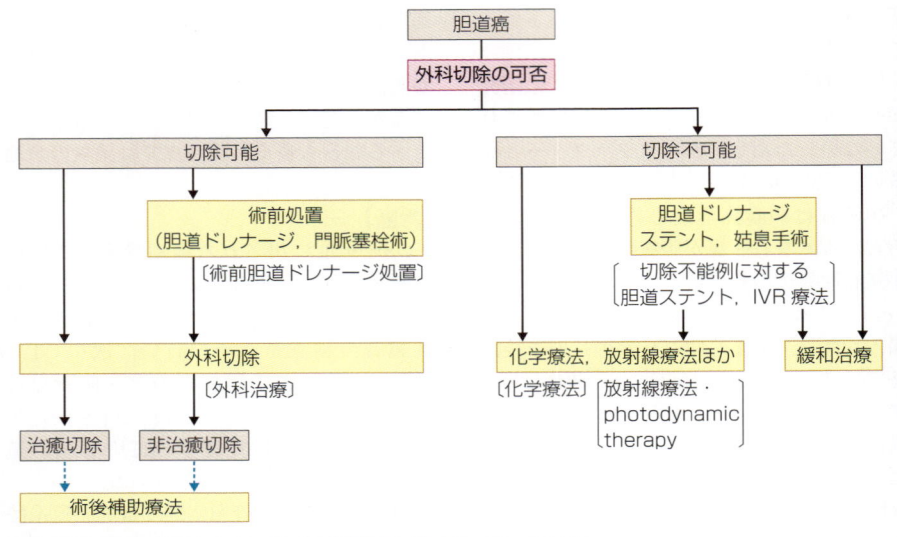

```
                        胆道癌
                     外科切除の可否
            ┌───────────────┴───────────────┐
         切除可能                          切除不可能
            │                     ┌──────────┼──────────┐
          術前処置              胆道ドレナージ
      (胆道ドレナージ,           ステント,姑息手術
        門脈塞栓術)              ┌切除不能例に対する┐
      〔術前胆道ドレナージ処置〕  └胆道ステント,IVR療法┘
            │                         │                │
          外科切除               化学療法,放射線療法ほか   緩和治療
          〔外科治療〕             〔化学療法〕 ┌放射線療法・┐
      ┌──────┴──────┐                       │photodynamic│
    治癒切除       非治癒切除                  └therapy    ┘
        │
     術後補助療法
```

図 13-13　ガイドラインに基づく胆嚢癌の治療のアルゴリズム

起性病変の存在診断や鑑別診断では正診率80～90％以上，癌の壁深達度診断では正診率80％以上と優れた成績を示している．しかし，観察範囲が限られるため，周囲臓器との関係や遠位リンパ節診断は時に困難である．

　b）ERCP 診断：胆管浸潤により黄疸を呈している場合には狭窄部からの細胞診や組織診と併せて治療も行えるため有用である．胆嚢内に限局する場合には胆嚢内造影や胆嚢胆汁細胞診を付加して診断する場合もある．

治療方針（図 13-13）

　❶手術適応：胆嚢癌の唯一の根治療法は外科切除であるが，腫瘍側因子（癌の進展度）と宿主側因子（併存疾患，年齢など）も含めて施設間での手術適応に大きな差異があり，また手術成績も必ずしも一定でないため，現時点では治療決定のコンセンサスが得られていないことを認識しておく必要がある．

　一般的に以下の局所進展因子を切除不能の判断としている．

（1）両側胆管二次分岐までの浸潤．
（2）門脈本幹の狭窄または閉塞．
（3）肝片葉の萎縮と対側門脈枝の狭窄または閉塞．
（4）肝片葉の萎縮と対側胆管二次分岐までの浸潤．
（5）片側胆管二次分岐までの浸潤と対側門脈枝の狭窄または閉塞．

　遠隔転移例では N1（肝十二指腸間膜リンパ節転移）までは通常切除可能，16 番リンパ節転移例は切除不能とする場合が多いが，N2（膵頭周囲リンパ節転移）に関しては施設により異なることが多い．

　❷胆嚢癌の手術療法：胆嚢癌を疑う症例に対しては腹腔鏡下胆嚢摘出術ではなく，開腹下胆嚢摘出術を行うことが推奨される．また黄疸例では，術前の内視鏡的胆道ドレナージ術または経皮経肝胆道ドレナージ術による減黄術を行う．

　肝右葉切除以上あるいは切除率 50～60％以上の肝切除を予定する場合には，術前の門脈塞栓術による残存予定肝の腫大を

試みる．

以下に胆嚢癌に対する標準術式を示す．

a）**開腹下単純胆嚢摘出術**：Ⅰ期の胆嚢癌の際に行う．

b）**拡大胆嚢摘出術**：主にⅡ期以上の胆嚢癌に対して肝臓の一部，リンパ節（＋胆管）合併切除を行う．

c）**肝葉切除**：肝臓への広範囲な浸潤や胆管浸潤を伴う場合に行われる．

d）**膵頭十二指腸切除**：膵周囲のリンパ節転移例や十二指腸，膵頭部への直接浸潤を伴う症例に行う．

e）**消化管バイパス術，胆管消化管バイパス術**：消化管狭窄（主に十二指腸）を認める場合や胆道閉塞がある症例で，開腹したが癌の進展により切除できなかった場合などに姑息的に行う．また，非切除症例でも内視鏡的アプローチや経皮経肝的アプローチが困難な症例で消化管狭窄や胆道閉塞解除を目的に行う場合もある．

❸ **非切除胆嚢癌に対する化学療法**：2008年6月現在，胆嚢癌に対して保険適用が承認されている抗癌薬は，UFT，キロサイド，ジェムザール，TS-1そしてアドリアシンである．胆嚢癌に対する単剤もしくは多剤併用の有用性に関する論文はあるものの，いずれも小規模で後ろ向きの検討が多い．その結果では，全身状態が良好な症例では有意なQOLや予後改善を認めており，その有用性が期待されている．なお，わが国で近年承認されたジェムザールおよびTS-1は胆道癌少数例での検討でそれぞれ奏効率18％，35％，生存期間中央値7.6か月，9.4か月であったが，胆嚢癌の多数例での検討はされておらず，今後これらの単剤あるいは多剤併用の比較検討試験による標準治療の確立が期待されている．

処方例

1) ジェムザール　1回 1,000 mg/m²
　30分で点滴注射　週1回　3週連続投与　1週休薬

2) TS-1　体表面積＜1.25 m²：40 mg/回，1.25〜1.5 m²：50 mg/回，≧1.5 m²：60 mg/回，経口投与　2回/日　28日連続投与　14日休薬

❹ **術後補助化学療法**：現時点では標準的治療と位置づけされる抗癌薬はないが，5-FU＋マイトマイシンCの補助化学療法の有用性が報告されている．

❺ **放射線療法**：胆嚢癌に関しては非切除例や術中・術後の放射線療法の施行については十分なエビデンスがない．

❻ **減黄術**：減黄術には内視鏡的胆道ドレナージ術，経皮経肝胆道ドレナージ術および開腹下胆道ドレナージ術があるが，近年の内視鏡機器や処置具の進歩により，術前あるいは非切除例にかかわらずより低侵襲な内視鏡的胆道ドレナージ術が行われるようになっている．ドレナージの種類は内視鏡的経鼻胆道ドレナージ術と胆道ステント留置術の2つに大きく分けられるが，前者は長期留置には向かない．ステント留置術のステントは現在径約3 mmのプラスチックステントと径10 mmのメタリックステントがあり，後者のほうが開存期間に優れている．

【患者説明のポイント】

画像診断で悪性と診断し，手術後に組織学的に良性であることが明らかになることが稀に経験される．前述したとおり，明らかに進展した胆嚢癌でない場合には画像診断のみでは良・悪性の鑑別が困難な症例もあることを治療方針決定時に十分に説明する．

癌の進行度などの腫瘍側因子と年齢や併存疾患などの宿主側因子により切除不能の定義や術式が施設ごとで異なる場合も多い．患者には，各施設の治療方針とともに一般的な術式の予後，合併症発生率を客観的に説明する．

非切除進行胆嚢癌症例では化学療法，放射線療法や緩和治療について一般的および各施設の成績を客観的に説明する．

【医療スタッフへの注意】
良・悪性の鑑別が困難な症例では十分なインフォームドコンセントの後に手術をすすめることも念頭に置く．また，経過観察とする場合にははじめの1～2年は詳細なフォローアップが必要である．具体的には3か月ごとの腫瘍マーカーと腹部超音波検査と，6～12か月ごとのCT検査が望ましい．

胆管癌，乳頭部領域癌
bile duct carcinoma/periampullary carcinoma

眞栄城兼清　福岡大学講師・消化器外科

【概念】
「胆道癌取扱い規約」（以下，規約）では，胆汁排出路の中で肝外に相当する部分を胆道として定義し，さらにそれを肝外胆管と胆嚢，乳頭部とに区分している．胆道に発生する悪性腫瘍はほとんどが胆道上皮より発生する癌腫で占められている．なかでも胆管癌と乳頭部（領域）癌は胆汁の流出障害に起因した病態，すなわち閉塞性黄疸や胆管炎の取り扱いが，癌治療と並行して臨床的に重要な意味をもつ．胆道癌の根治療法は唯一外科治療であるが，侵襲の大きな手術をもってしても治癒困難な癌である．胆道癌では解剖学的位置関係や特異な進展様式などが診断および切除を困難にする大きな要因となっている．したがって，胆道癌の治療を適切に行っていくためには，局所解剖と病理組織学的特徴を理解しておくことが必須条件である．

【疾患分類・病理学的事項】
❶胆管癌：腫瘍の占居部位により肝門部，上部，中部，下部の各胆管癌に分類される．規約では，肝門部を各区域枝の合流部から左右肝管合流部下縁までとし，そこから膵上縁までを2等分して上部および中部胆管とに分けている．下部胆管は膵上縁から乳頭部までの膵内胆管に相当する．各占居部位を主座とした胆管癌は周囲臓器との関係から臨床的対応が異なる．肝外胆管は肝十二指腸間膜の中に門脈と肝動脈を伴い包埋された状態で存在し，肝門側ほどこれら主要血管と近接する構造となっている．そのため上流側の胆管癌では肝浸潤に加えて血管浸潤の確率が高い．一方，組織学的に胆管壁は他の消化管壁に比べ厚さが薄く，粘膜層，線維筋層，漿膜下層，漿膜から基本的に構成されるが，下部胆管では漿膜を欠く．さらに漿膜下にはリンパ管や血管，神経組織が密に分布しているため，癌が線維筋層を越えて浸潤した場合，これらを介して広範囲かつ不連続性に進展する傾向がある．そのため，下部胆管癌では膵などの周囲臓器へ浸潤し膵癌類似の進展様式を示すことが多い．

❷乳頭部癌：乳頭部はOddi括約筋に囲まれる胆管・膵管末端部と定められ，さらに乳頭部胆管(Ab)，乳頭部膵管(Ap)，共通管部(Ac)，大十二指腸乳頭(Ad)に細かく分けている．ちなみに膨大部(ampulla of Vater)はAcに相当するが，共通管を形成しない症例も存在する．乳頭部に発生する腫瘍性病変は細胞異型度や免疫学的形質が部位により異なり，深部ほど悪性変化の強い細胞で構成される．乳頭部癌は形態的に腫瘤型，潰瘍型，混在型，その他の型に分類され，潰瘍の有無で浸潤能や予後に差がみられる．腫瘤型の乳頭部癌は組織学的に高分化型が多く，潰瘍型に比べ浸潤傾向も弱い．また，腺腫合併も少なくなく，しばしば良・悪性の鑑別が問題となる．潰瘍型は浸潤傾向が強く，予後も悪い．乳頭部癌は膵浸潤をきたしやすく，その有無に予

後が左右される．

【症状・診断】

胆管癌の初発症状はほとんどが胆汁の流出障害に起因するものであり，黄疸が最も多く，上腹部痛や胆管炎に伴う発熱などもみられる．無黄疸例では肝機能障害や検診時の胆管拡張を契機に発見されることがある．リスクファクターとして，胆管拡張型の膵胆道合流異常症や原発性硬化性胆管炎が挙げられている．

存在診断から進展度診断へと順次進めることは他の消化器疾患と同様であるが，胆道癌の診断において留意すべき点は閉塞性黄疸や胆管炎の合併である．黄疸の増悪や胆管炎を発症すると診断を中断せざるをえないため，胆汁の流出障害に影響の少ない検査から始めることが肝要である．US/CTやMRCPは非侵襲的な病態把握が可能であり，なかでもMRCPは肝障害やX線被曝の問題もなく，胆管系の異常を簡便に検出し得る手段として大いに活用すべきである．胆管の壁外浸潤やリンパ節転移の診断にはMDCTやMRIが適している．さらに血管壁への浸潤程度を詳細にみたい場合には，胆管腔内からの超音波検査（IDUS）が役立つ．一方，胆道癌の進展度診断には壁外だけでなく胆管長軸に沿った水平診断が求められる．長軸方向の診断には直接胆管造影が一般的であるが，黄疸の増悪や胆管炎の誘発も危惧されることから，常時ドレナージできる体制で実施する．胆管粘膜面の表層進展を評価するには胆道鏡検査が有用である．

乳頭部癌では胆汁流出障害の症状に加えて，腫瘍出血による吐下血や貧血症状が診断の契機となる場合がある．通常の内視鏡検査では開口部近傍の観察に限定されるが，形態分類と組織採取が容易に施行できる．近年，腫瘍の非露出部分を評価する目的で超音波内視鏡（EUS）とIDUSが行われている．

治療方針

胆道癌は外科切除が唯一の根治療法である．胆道癌の進展様式は一般的に局所浸潤が主体であり，切除断端の癌陰性が確実にできれば，長期予後と良好なQOLが期待できる．そのためには切除を追求する姿勢が大切である．同時に，胆道癌の外科治療は手術侵襲が大きいことから，十分な全身状態と肝予備能の評価，適切な術前管理が不可欠である．胆道癌に有効な補助療法はいまだ確立されていないが，個々の症例において効果を示す場合もあり，検討する余地が残されている．他方，非切除例に対しては胆汁内瘻化を中心とした集学的治療によるQOLの維持が重点目標となる．

❶**胆道癌の術前処置**：術前の減黄処置に関して，高度黄疸例や胆管炎合併例，広範肝切除予定例では必須となるが，黄疸軽度の下部胆管癌の場合，必ずしも必要ではない．むしろ不適切な減黄処置は後の精査・治療に支障をきたすことがあり，無条件の実施は控えるべきである．減黄手技については経皮経肝的方法（PTBD）と内視鏡的方法（EBD）に大別されるが，各々の長所・短所を念頭に置きつつ選択することが肝要である．

❷**胆管癌の根治療法**：胆管癌の根治的切除術は占居部位で術式が若干異なる．肝門部と上部胆管癌では胆管切除と浸潤肝領域の肝葉合併切除が通常行われる．その際，尾状葉切除を併施することが多い．主要血管が近接する肝門部において，血管浸潤が疑われる症例に対しては治癒切除をめざした血管合併切除が推奨される．中下部胆管癌の根治術はD2リンパ節郭清を伴う膵頭十二指腸切除術（PD）であるが，近年，PDより機能温存に優れた幽門輪温存PD（PPPD）が標準術式となった．なお，中部胆管に限局した早期癌症例やハイリスク例には胆管切除術を選択する場合がある．

胆管癌では図らずも胆管切除端の癌遺残をみることも珍しくないが，他因子の結果がよければ，追加治療を検討すべきであり，それを考慮した処置を術中付加することも必要である．

❸**乳頭部癌の根治療法**：乳頭部癌は下部胆管癌と同様に PPPD と 14 番リンパ節を主体とする 2 群郭清が根治的な標準術式である．一方，近年内視鏡検査の普及により早期癌や良・悪性境界病変が増加した結果，低侵襲治療法が求められるようになった．代表的なものとしては開腹下の経十二指腸的乳頭全切除術と内視鏡的乳頭切除術（EP）がある．これらの切除術を乳頭部癌の低侵襲治療法として適応する場合には，癌が Oddi 筋内にとどまり，確実に一括切除できることが必須条件となる．

❹**胆道癌の非切除療法**：治療手技が向上した今日においても胆道癌は非切除となる症例が少なくない．その理由には癌の高度進展と全身的要因が挙げられる．非切除胆道癌の治療は胆汁内瘻術が中心になるが，局所進展が主体の胆管癌の場合，一定の局所癌制御により QOL の維持のみならず生存期間の延長が期待できる．外科治療以外の局所癌療法としては放射線照射が代表的であり，その他の機器を用いた腔内療法も各種試みられている．

非切除乳頭部癌では黄疸だけでなく腫瘍出血も QOL の悪化要因となることから，外科的な胆道・消化管のダブルバイパス術も検討すべきである．また，局所進展の軽微な非耐術例には内視鏡的切除術や腫瘍凝固療法が QOL の維持に時として効果的である．

【患者説明のポイント】
根治を得るための外科治療の必要性と過大な手術侵襲に伴うリスクについて十分に時間をかけて説明する．そのための全身的評価や術前処置にも理解が必要である．非切除例の場合は，その根拠と管理目標を正確に伝える．

【医療スタッフへの注意】
本疾患の臨床病理学的特殊性に対する知識の共有化と，切除可能性の可否に応じた明確な各治療目標の設定が重要である．

胆道出血
hemobilia

安田一朗　　岐阜大学講師・第一内科

【概念】
胆道出血は，何らかの原因により胆道（胆管・胆囊）内に出血が生じ，血液が十二指腸乳頭に到達した状態であり，1948 年 Sandblom により hemobilia と名づけられた．

【原因による分類】（表 13-9）
原因は，内因性のものと外因性のものに分けられ，前者には炎症に伴う粘膜傷害，血管の増生・露出・破綻，仮性動脈瘤の形成・破綻，あるいは結石による機械的な粘膜損傷，腫瘍からの出血などが含まれるが，頻度として比較的高いのは，出血性胆嚢炎と肝腫瘍，特に胆管内発育型肝細胞癌からの出血である．ただし，出血性胆嚢炎では胆嚢管はほとんどの場合閉塞しており，出血は胆嚢内にとどまっていることが多い．外因性のものには，外傷に伴うものと，医療現場における各種診断・治療手技に伴って偶発的に起こるものがあるが，近年圧倒的に多いのは，こうした医原性のものであり，胆道出血が起こりうる代表的な診断・治療手技を表 13-9 に挙げる．

【頻度】
1972 年の Sandblom らの報告では，胆道出血の原因は，外傷性 55%，結石 15%，炎症 13%，腫瘍 6%，その他 11% であったが，2001 年の Green らの報告では，医原

表13-9 胆道出血の原因

内因性	外因性
1. 炎症：血管の露出・破綻，仮性動脈瘤形成など 　・出血性胆嚢炎 　・胆管炎 　・肝膿瘍 2. 結石：機械的な胆管・胆嚢壁の損傷 　・肝内結石 　・胆嚢結石 　・総胆管結石 3. 腫瘍：腫瘍そのもの，あるいは壊死部からの出血 　・肝腫瘍（特に胆管内発育型肝細胞癌） 　・胆管・胆嚢腫瘍 　・乳頭部腫瘍 4. その他 　・動脈瘤破裂 　・血管奇形 　・血液凝固異常 　・肝囊胞内出血	1. 外傷：交通事故など腹部外傷によるもの 　・穿通創 　・裂創 　・挫創 2. 医原性：診断・治療手技に伴うもの 　・肝生検 　・肝癌に対する局注療法（PEIT, RFA） 　・経皮経肝胆道ドレナージ術（PTBD, PTGBD） 　・経皮経肝胆道ステント留置術 　・内視鏡的胆道ステント留置術 　・内視鏡的乳頭処置（EST, EPBD） 　・内視鏡的・胆道鏡下胆道截石術 　・胆道鏡下・透視下胆管生検 　・経皮経肝門脈塞栓術（PTPE） 　・経頸静脈的肝内門脈大循環シャント術（TIPS） 　・外科手術：腹腔鏡下胆嚢摘出術後，胆道再建後など

性が65％を占めていた．さらに近年においては各種インターベンション手技の発達・普及が著しいため，現在においては，胆道出血の大半がこうした手技に伴う医原性のものとなっているのが実情である．なお，代表的な検査における胆道出血の発生頻度は，肝生検で0.04〜1.0％，PTBDで1.4〜10％，RFA後で0.56％と報告されている．

【症状・病態】

上腹部疝痛，消化管出血，黄疸が主症状（Quinckeの3徴）とされるが，Greenらによると各々の出現頻度は73％，52％，30％，すべてを呈するのは22％と報告されており，必ずしも高くない．

胆道出血の症状には，出血に伴う症状と胆道閉塞（胆汁うっ滞）に伴う症状がある．出血は量が多ければ循環動態に変化をもたらし，貧血症状，血圧低下を招き，吐血・下血をきたすこともある．また，動脈瘤破裂や動脈・大血管の損傷では，短時間で大量の出血をきたすため，急速に出血性ショック，循環不全に陥ることがある．しかし，それほど勢いのある出血でなく，また原疾患として出血傾向や凝固能異常もなければ，胆道は血液の凝固により容易に閉鎖腔となり，胆道内圧の上昇も手伝って自然止血が得られることが多い．この場合の症状としては，胆道閉塞，胆汁うっ滞によるもの（黄疸あるいは腹痛，胆管炎症状）が前面に出る．

【問診で尋ねるべきこと】

腹部外傷の既往，基礎疾患，内服薬（抗凝固療法施行の有無）．

【診断のポイント】

胆道出血は比較的稀な病態であるため，診断に至るまでに時間がかかることが多いが，貧血と胆汁うっ滞（肝胆道系酵素上昇，黄疸）を認めた場合には鑑別すべき病態の1つであるため，まず疑うことが診断へのプロセスを大きく前進させるポイントである．特に表13-9に挙げたような検査・治療手技の後に，こうした所見がみられた場合には，直ちに腹部超音波検査（US），

CT，内視鏡検査などによって鑑別診断を進める．USでは胆道内の出血はややエコーレベルの高い流動物として描出され，凝固すると不整形あるいは胆管内を鋳型状に占拠する内部エコー不均一な構造物として描出される．出血がactiveであれば，胆管内での乱流が観察でき，カラードプラを利用すればリアルタイムに出血を観察することもできる．CTでは胆道内の軽度高吸収域としてとらえられるが，造影CTではactiveな出血があれば造影剤の漏れが観察でき，また出血源となっている（仮性）動脈瘤を指摘できることもある．

診断を確定するには，さらに内視鏡検査（乳頭を正面視でき，引き続き胆管造影や治療としての胆道ドレナージを行えるように十二指腸用スコープを使用する）にてVater乳頭からの出血を確認するが，既に止血していたり，出血が間欠的な場合には，乳頭に異常がみられないこともあり，この際には引き続き胆管造影（内視鏡的逆行性胆管造影：ERC）にて確定診断を行う．胆管内に造影カテーテルを挿入すると，乳頭（チューブの脇）から胆管内に貯留していた血液の流出がみられることもあるが，血液が既に凝固している場合は胆管内に不整形あるいは鋳型状の陰影欠損として描出される．これをバスケットカテーテルあるいはバルーンカテーテルで掻き出し，内視鏡画面で確認できれば確定診断できる．

治療方針

バイタルサインが安定しており，血液検査においても貧血の進行がみられず，既に止血している，あるいは出血量が少ないと考えられる場合には，止血剤を加えた輸液・胆管炎予防のための抗菌薬投与などの保存的治療を行いながら，US・CT，さらにはERCを行って診断を確定するとともに，出血原因，出血部位を検索し，原因となっている疾患の治療を行う．また，凝血塊による閉塞性黄疸あるいは閉塞性胆管炎を起こしている場合には，引き続き内視鏡的乳頭切開術（EST）を付加して凝血塊の除去を行うか，あるいは胆道ドレナージを行う．この際，経鼻胆道ドレナージ（ENBD）を選択すれば，出血状況の推移や再出血をモニターすることができる．また，PTBD瘻孔からの出血においては，ドレナージチューブを太くすることで圧迫止血できることが多い．

出血量が多く，緊急止血を要する場合には，輸血，補液，昇圧剤投与などにより循環動態をできるだけ安定させるとともに，可及的速やかに血管造影を行って出血部位を同定し，引き続きマイクロコイルや塞栓物質（スポンゼル）を用いて経カテーテル的動脈塞栓術を行う．胆道出血は胆道内への造影剤の漏出として描出され，動脈瘤や仮性動脈瘤がみられることもある．緊急性はなくても，中等度以上の貧血がみられる場合や繰り返しの出血のエピソードがみられる場合も，待機的な血管造影の適応であり，経カテーテル的動脈塞栓術は有効な治療法となる．経カテーテル的に止血できない場合，あるいは出血部位が同定できない場合は外科手術を考慮するが，責任血管の結紮・動脈瘤切除，胆嚢・胆管切除，さらには肝動脈結紮術あるいは肝切除が必要となることもあり，特に肝硬変を合併する場合には術後肝不全に陥ることもあるため適応については慎重に検討する．また，こうした危険性について十分な説明を行い，インフォームドコンセントを得る必要がある．

【予後】

1972年のSandblomらの報告では死亡率は25％と高かったが，その後の経カテーテル的動脈塞栓術の進歩（成功率80〜100％）により，2001年のGreenらの報告では死亡率5％以下となっている．

先天性胆道拡張症
congenital dilatation of the common bile duct

花田敬士　JA広島厚生連尾道総合病院内視鏡センター主任部長（広島大学臨床教授）

【概念】

先天性胆道拡張症は、肝内胆管あるいは肝外胆管が先天的に紡錘状から嚢状にさまざまな形態で拡張する病態である．膵胆管合流異常（以下，合流異常）を合併することが多い．

【分類】

胆管拡張の形態から，嚢状（Ⅰ）型，憩室（Ⅱ）型，乳頭部嚢腫（Ⅲ）型に分類したAlonso-Lejの分類が基本となる（図13-14A）．現在までの報告例はⅠ型が多い．近年は戸谷分類（図13-14B）が用いられることが多く，Ⅰ型とⅣa型が大部分を占める．

【頻度】

比較的稀な疾患であるが，腹部超音波（US），腹部CTなどの普及に伴い，報告例が増加している．東洋人に多く，特にわが国からの報告例が世界の約1/3を占める．わが国では，13,000出生に1人の割合で発生するとされ，欧米における頻度の150倍である．大部分は30歳までに診断され，男女比は約1：3で女性に多い．

【成因】

胆管内腔の形成時に，原始総胆管上部の胆管上皮増殖が過剰となり，下部において

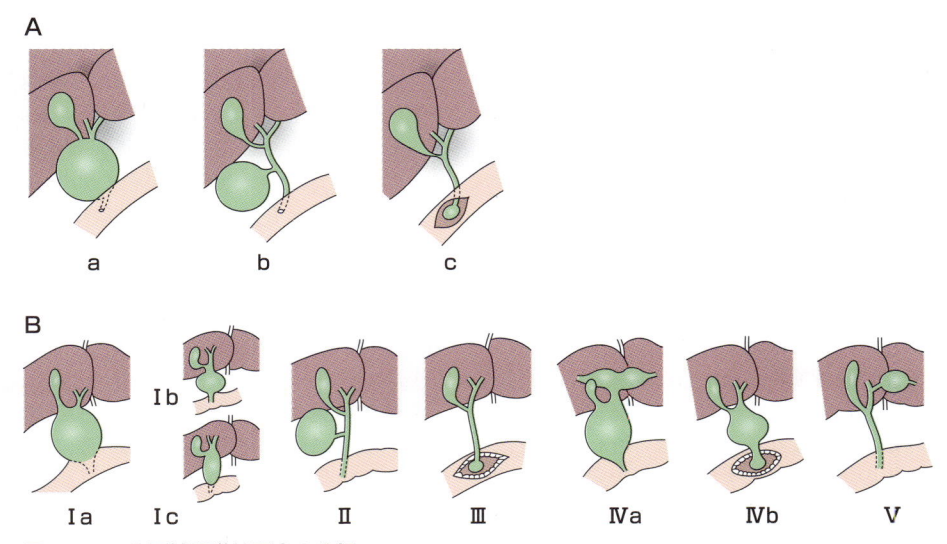

図13-14　先天性胆道拡張症の分類
A：Alonso-Lejの分類
a：総胆管の嚢胞状拡張，b：総胆管の憩室，c：choledochocele．
B：戸谷分類
Ⅰa：通常型，Ⅰb：分節型拡張，Ⅰc：びまん型拡張，Ⅱ：総胆管憩室，Ⅲ：choledochocele，Ⅳa：肝内・外多発嚢胞型，Ⅳb：肝外方多発嚢胞，Ⅴ：肝内型嚢胞．
（古味信彦：膵・胆管合流異常と胆管拡張症—形態学的特徴と分類．臨床消化器内科 8：1647-1657，1993より転載）

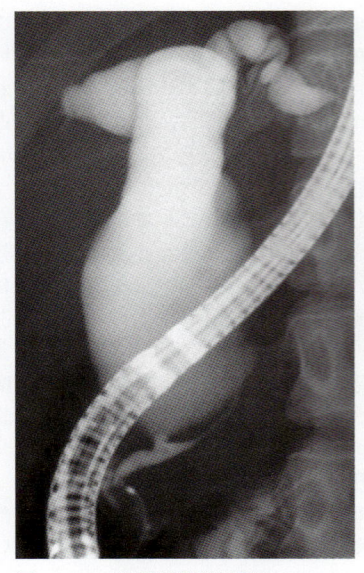

図 13-15　先天性胆道拡張症の ERCP
（戸谷分類 Ⅳa 型）

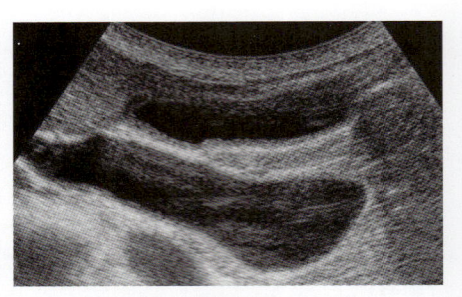

図 13-16　先天性胆道拡張症の US 像
総胆管拡張がみられるとともに，胆嚢壁内層はびまん性乳頭状に肥厚を認める．

不良となった場合に増生が不均衡となり，胆道上部で拡張が生じ下部で狭窄が生じて発生するとの説がある．Babbit は 1969 年に合流異常と胆管拡張症の関連を初めて報告し，合流異常では膵管と胆管が十二指腸壁外で合流しており，膵管と胆管の内圧格差による膵液の慢性的な胆道内への流入が，胆管拡張の原因ではないかと推測した．その後，合流異常実験モデルを用いた検討で胆管拡張が発生しないことや，胆管拡張を合併しない合流異常の症例が報告されるようになり，現在では合流異常が胆管拡張の主な原因とすることに否定的な意見が多い．

【症状】
小児では腹部腫瘤，黄疸，腹痛，成人では総胆管結石，胆石，肝内結石，胆道癌で発見されることが多い．急性膵炎，急性胆管炎に伴って発見されることもある．

【病態】
比較的若年での胆道癌，特に胆管癌の合併が高率に認められ，合流異常が関係すると考えられている．膵液が胆汁中に流入することでさまざまな化学物質が発生し，拡張した胆管内にうっ滞した結果，胆管上皮に慢性的な炎症が引き起こされ，脱落と再生が繰り返される．近年，合流異常の胆汁中に DNA 変異原物質が存在する可能性も報告され，発癌に関与すると推測されている．また，合流異常胆管上皮における細胞増殖活性の亢進，あるいは癌遺伝子 K-ras 変異も報告され，病理組織学的に発癌機序として hyperplasia → dysplasia → carcinoma の sequence も推測されている．発癌に関してわが国では，胆管拡張症を伴う合流異常では 69％が胆管癌，31％が胆嚢癌であったが，拡張を伴わない合流異常では 90％が胆嚢癌と報告されている．

【必要な検査と所見の読み方】
❶ **身体所見**：胆管拡張が著明な症例では，上腹部に軟らかい腫瘤として触知する．また同部に圧痛がみられる．
❷ **血液生化学検査**：肝胆道系酵素，アミラーゼ，白血球，CRP などの上昇がみられる．
❸ **腹部 US**：最も簡便で胆管拡張のスクリーニングに適している．身体所見から本症を鑑別する場合，直ちに施行すべき検査である．
❹ **腹部 CT**：胆管拡張の範囲，形態，併

存する胆道癌の診断に大きな役割を果たす．MDCTがある施設では，矢状断を必ず作成し，肝内胆管も含めた胆道全体の画像診断を慎重に行うことが重要である．合流異常の有無が判定可能な場合がある．

❺ 超音波内視鏡検査(EUS)：胆管拡張の範囲，合流異常の有無の判定，胆囊，胆管壁の詳細な観察に有用である．

❻ MRCP(MRI)：合流異常の有無，形態，胆管の拡張狭窄，併存する胆道癌の診断に有用な非侵襲的な検査である．

❼ 内視鏡的逆行性膵胆管造影(ERCP)：合流異常の確定診断に有用であり，胆汁中の膵酵素は異常高値を呈する．また胆管拡張の範囲，形態，癌の進展の診断に有用である(図13-15)．

【診断のポイント】

先天性胆道拡張症に高率に合併する合流異常では，胆囊上皮の過形成が高率にみられ，US，EUSで胆囊壁内層のびまん性乳頭状肥厚としてとらえられることが多い(図13-16)．特に胆管拡張が著明でない場合，合流異常の潜在をスクリーニングするための重要な手掛かりとなる場合がある．

治療方針

過去欧米では，囊腫空腸吻合のみ施行した報告もみられるが，術後の疼痛，黄疸，吻合部狭窄などの発生率が高い．また，経過観察中の胆道癌の発生頻度が高く，平均10年で発生するとされている．現在は，胆管炎と胆道癌の発生予防を目的として，胆囊摘出，囊腫切除およびRoux-en-Y法によってつり上げた空腸を肝側胆管に吻合する分流手術が基本である．戸谷IVa型では，左右肝管合流部に狭窄を認めることが多く，その場合，胆囊摘出と囊腫切除を行ったのち，狭窄部を形成解除する必要がある．また，胆管拡張が著明でない症例に対する分流術の施行は意見が分かれているが，残存胆管に悪性腫瘍が発生する可能性を患者および家族に十分説明のうえ，胆囊摘出のみを行い厳重に経過観察する場合もある．

【合併症・続発症・予後】

分流術が適切に施行された場合は，合併症の発生率は低率であり，予後は良好であるが，吻合部狭窄，逆行性胆管炎，肝内結石症の発生が報告されている．

【患者説明のポイント】

胆道発癌の率が高く，診断がつき次第，無症状でも手術が必要であることを十分に理解させる．また術後の予後は良好であるが，逆行性胆管炎，肝内結石症の発生がありうることを説明し，長期間にわたって厳重な経過観察が必要であることを理解させる．

Caroli病
Caroli's disease

今津博雄　東京慈恵会医科大学講師・内視鏡科

【概念】

Caroli病は肝内胆管の分節性囊胞状拡張を特徴とする先天性肝内胆管奇形としてCaroliらによって最初に報告された．遺伝形式はいまだ明らかにされていないが，大多数は常染色体劣性遺伝とされている．そして，この疾患は先天性疾患でありながら最初の20年はほとんどの患者が無症状で経過し，一生，発症しない可能性もあるとされているが，発症すると，大多数の患者は肝内結石，肝膿瘍や敗血症を伴う胆管炎を繰り返すため予後は不良とされている．

また，Caroli病はしばしば先天性肝線維症を合併し，これらの疾患群はCaroli症候群と呼ばれる．しかし，Caroli病と先天性肝線維症は，元々は門脈域の線維化と胆

管拡張を特徴とする同じ1つの疾患であり，その疾患の異なった病期を現しているという概念が多くの研究者に認識されている．

【頻度】
1984年までに世界で162例の報告がある．100万人に1人の割合で発生し，性差はみられない．発症年齢は80％以上が30歳以下である．

【症状・病態】
肝内胆管の小囊胞拡張部に胆汁がうっ滞しやすくなり，これが肝内結石や胆管炎，肝膿瘍などの感染を引き起こし，敗血症を合併することもある．胆道感染は全体の64％に認められ，繰り返す発熱，黄疸，右季肋部痛が発見の契機となることが多い．

先天性肝線維症を合併した場合は門脈圧亢進症を呈しやすく，腹水，食道静脈瘤を合併する．身体所見ではしばしば肝腫大を認め，門脈圧亢進症の結果として脾腫大を認める．

血液生化学所見ではアルカリホスファターゼ，直接ビリルビン，好中球優位の白血球の上昇を認め，肝予備能は発症初期には保たれているが，繰り返す胆管炎による肝障害の進行とともに低下する．

【必要な検査と診断のポイント】
胆道造影にて特徴的な肝内胆管の多発性囊胞状拡張の所見が認められればCaroli病と診断できる．また，肉眼的および組織学的には肝内胆管内に突出する球状突起と肝内胆管内の架橋構造の存在が特徴的であり，これらの構造物は正常な門脈枝や肝動脈枝を含む結合組織とされている．したがってCaroli病の診断にはこれらの所見をとらえる必要があり，検査法として腹部超音波検査，腹部CT検査や内視鏡的逆行性胆管造影（ERC），経皮的胆管造影（PTC），MRCPといった胆管造影検査が重要となる．

❶腹部超音波検査，腹部CT検査：囊胞状の拡張肝内胆管が認められる．腹部超音波検査では肝内胆管内の球状突起物や架橋形成の描出が可能であり，この構造物は造影CTで強い造影効果を示す微小な点としてとらえられ，central dot signと呼ばれている．

❷胆管造影検査：肝内胆管の多発性囊胞状拡張がCaroli病の胆管造影の特徴的な所見である．この所見をとらえるには，ERCやPTCといった胆管直接造影検査の感度が最も高いが，これらの検査法は膵炎，出血といった重篤な偶発症を起こす危険性がある．したがって，ドレナージ術などの治療を前提にする場合を除いてはERCやPTCの診断的価値は低く，ERCに匹敵する胆管像が得られるMRCPが最も安全で有用なCaroli病の胆管造影検査である．

【鑑別診断】
原発性硬化性胆管炎（PSC）や多発囊胞性肝疾患が鑑別診断として挙げられる．PSCにおいて囊胞状肝内胆管拡張がみられることは稀で，典型例は紡錘状の肝内胆管拡張を呈し，しばしば炎症性腸疾患を合併する．多発性囊胞肝疾患では囊胞と胆管が交通していることは稀で，一般的に胆管に異常を認めない．

【合併症・続発症】
Caroli病に胆管細胞癌やアミロイドーシスの合併が報告されている．

治療方針

治療方針は臨床症状と胆管拡張の部位によって異なる．胆管拡張が片葉に限局し，胆道感染を繰り返す場合は肝切除（右葉もしくは左葉切除）を行う．胆管拡張が両葉にわたる場合は抗菌薬や利胆薬の投与といった保存的治療や，経乳頭的（内視鏡的）ドレナージ術，経皮的ドレナージ術，そして胆道バイパス術を行うが，効果は一時的である．門脈圧亢進症を伴う場合は，内視

鏡的硬化療法，結紮術やHassab手術を行う．

　現在のところ肝移植が症候性Caroli病に対する唯一の根治的治療法であり，良好な成績も報告されている．しかし，先天性肝線維症合併例（Caroli症候群）や移植時に胆管炎を呈していた症例に対する肝移植の成績は不良とする報告もあり，適応を慎重に考慮する必要がある．

膵胆管合流異常
pancreaticobiliary maljunction

浅田全範　（財）田附興風会医学研究所北野病院消化器センター内科副部長
八隅秀二郎　（財）田附興風会医学研究所北野病院消化器センター内科部長

【概念】
「膵胆管合流異常とは解剖学的に膵管と胆管が十二指腸壁外で合流する先天性の奇形をいう」（日本膵管胆道合流異常研究会合流異常診断基準検討委員会，1990年）と定義されている．

【疾患分類】
　総胆管と主膵管の合流形式により，(a)総胆管が主膵管に合流する，(b)主膵管が総胆管に合流する，(c)その他の複雑な合流，の3型に分けられる（図13-17）．また，胆管拡張の程度から総胆管の拡張を伴う胆管拡張型と，総胆管の拡張を伴わない胆管非拡張型の2型に分類される．胆管拡張型は先天性胆道拡張症の戸谷分類IおよびIVa型に相当する．

【頻度】
　東洋人に多く，男女比は約1：3と女性に多い．

【症状・病態】
　主なものは，反復する腹痛，嘔吐・嘔気，黄疸，発熱，灰白色便，腹部腫瘤など

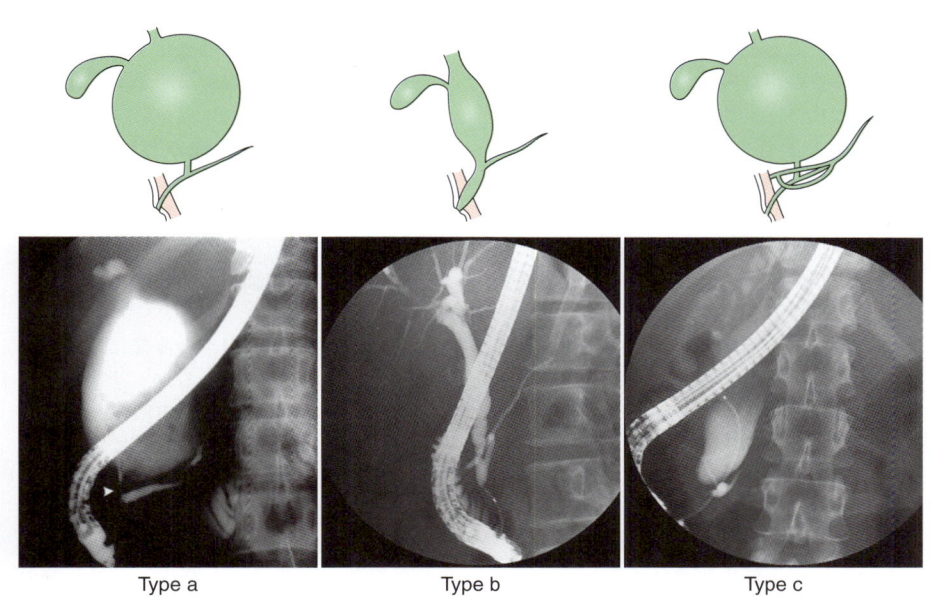

図13-17　膵胆管合流異常の分類
（Tashiro S, Imaizumi T, Ohkawa H, et al : Pancreaticobiliary maljunction : retrospective and nationwide survey in Japan. J Hepatobiliary Pancreat Surg 10 : 345-351, 2003 より改変）

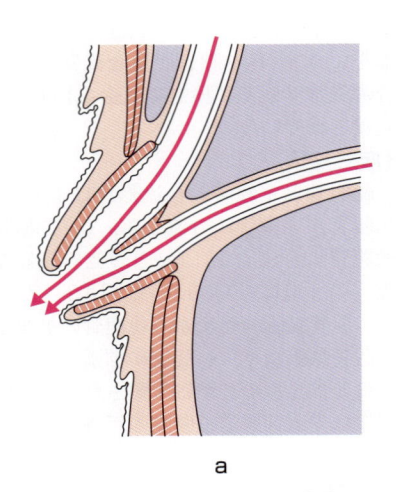

図 13-18 膵胆管合流異常の病態

である.

通常,胆管は膵管と十二指腸の壁内で合流して十二指腸乳頭部に開口しており,合流部を取り巻く十二指腸乳頭部括約筋(Oddi 筋)が胆汁や膵液の十二指腸への流れを調節するとともに,胆汁の膵管内への逆流や膵液の胆管内への逆流を防いでいる(図 13-18a).ところが合流異常では括約筋が膵管と胆管合流後の共通管を取り囲み,機能的に括約筋の作用が合流部に及ばないために膵液と胆汁の相互混入(逆流)が起きる状態となっている(図 13-18b).膵管内圧は胆管内圧より高いので,合流異常では圧勾配に従って膵液が胆管内へ逆流することが多いが,胆汁の膵管内へ逆流も起こりうる.膵液や胆汁の逆流の結果,混合液のうっ滞が生じることが原因で胆道癌をはじめとする種々の胆道疾患,膵疾患が生じるとされている.その機序として胆道内へ逆流した膵液中のトリプシノーゲンは胆汁酸によって autoactivation が促進され,トリプシンへと活性化されることが挙げられる.続いてトリプシンによって種々の膵消化酵素前駆体が活性化されるが,特にホスホリパーゼ A_2 は胆汁中のレシチンを分解してリゾレシチンを産生する.リゾレシチンは強い細胞毒性を有しており,膵液中の蛋白分解酵素とともに胆道上皮を傷害し,胆道上皮の傷害・再生・修復が繰り返し行われる過程で胆道上皮細胞の DNA 損傷が起き,過形成・腸上皮化生・異形成といった慢性炎症性変化から胆道癌が発生すると考えられている.

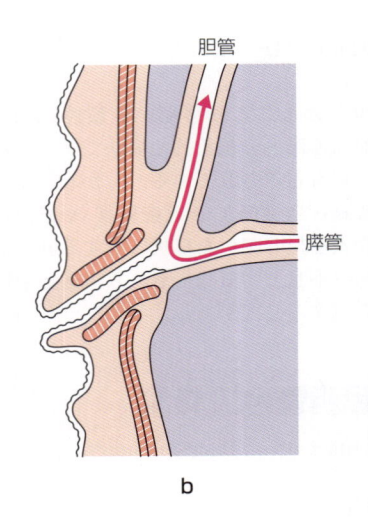

【必要な検査と所見の読み方】

膵胆管合流異常の診断は ERCP をはじめとする画像検査にてなされ,膵管と胆管の合流部に十二指腸乳頭部括約筋の作用が及ばないことを確認する必要がある.

【診断のポイント】

乳頭部括約筋の作用が合流部に及ばないことを確認する必要があるが,括約筋作用の判定は時に困難であり,ERCP,経皮経肝胆道造影,術中胆道造影などで膵管と胆管が,①異常に長い共通管をもって合流する,あるいは②異常な形で合流する,ことを確認すればよい(表 13-10)

1) 腹部超音波検査で肝内・肝外胆管の拡張を認めた場合は胆管拡張型の合流異常の存在を念頭に置いて精査を進める.特に先天性胆道拡張症はほとんどすべてに合流

表 13-10　膵胆管合流異常の診断基準(改訂)

〔定義〕
膵胆管合流異常とは，解剖学的に膵管と胆管が十二指腸壁外で合流する先天性の奇形をいう

〔病態〕
機能的に十二指腸乳頭部括約筋(Oddi 筋)の作用が合流部に及ばないため，膵液と胆汁の相互混入(逆流)が起こり，胆道ないし膵にいろいろな病態を引き起こし得る

〔診断基準〕
現段階では合流異常の診断はX線学的または解剖学的検索によって行われるが，いずれか1つの検索で，次の所見が確認されればよい
1）X線学的診断
乳頭部括約筋の作用が合流部に及ばないことを確認する必要がある．しかし，括約筋作用の判定は時に困難であり，現時点では，内視鏡的逆行性胆・膵管造影，経皮経肝胆道造影，術中胆道造影などで膵管と胆管が，
　A）異常に長い共通管をもって合流する，
　あるいは，
　B）異常な形で合流する，
のを確認すればよい
2）解剖学的診断
手術または剖検などで膵胆管合流部が十二指腸壁外に存在するか，または膵管と胆管が異常な形態で合流することを確認する

〔日本膵管胆道合流異常研究会合流異常診断基準検討委員会：膵・胆管合流異常の診断基準(改訂)，1990 年より抜粋・転載〕

異常を合併している．胆管非拡張型の場合は胆嚢壁の肥厚がみられることが多く，これが診断のきっかけとなることがある．

2）超音波内視鏡検査で十二指腸壁外で胆管と膵管が合流することが描出できることがある．

3）MRCP でも典型的な合流異常であれば診断可能であり，非侵襲的であることから小児の診断には有用である．ただし，空間分解能は高くないため，時に false-positive 例や false-negative 例がみられる．

4）ERCP，経皮経肝胆道造影，術中胆道造影では経時的に胆管像を観察できるため，乳頭部括約筋の作用が合流部に及ぶ範囲を確認することで合流異常の有無が診断可能である．

5）補助診断として ERCP 中に採取した胆汁中アミラーゼの異常高値を認める場合は，膵液の胆管への逆流があるものと考えられ，合流異常の存在が強く示唆される．

【鑑別診断】
　膵胆管高位合流：膵胆管高位合流とは，異常に長い共通管をもって合流するが，その合流部に括約筋作用が及ぶものであり，乳頭部括約筋が収縮するときには膵管と胆管の交通は遮断される．しかしながら，乳頭部括約筋が弛緩するときは膵液が胆管内へ逆流するので，合流異常に類似した病態と考えられている．胆嚢癌の頻度が合流異常のない一般の胆道癌に比べて高率であるとの報告もあり，今後の症例の蓄積が待たれる．

治療方針

　膵胆管合流異常は胆道癌のハイリスクファクターであり，偶然に診断された場合でも予防的手術が必要である．膵液と胆汁の相互逆流を遮断するために行われる分流手術と，癌化の可能性のある胆道粘膜を切除する予防的胆道切除術が行われる．

治療法

　胆管拡張型の膵胆管合流異常では分流手術が標準術式である．すなわち，予防的に胆嚢摘出術および肝外胆管切除術を行い，肝管空腸吻合術で胆道再建を行う．胆管非拡張型ではほとんどが胆嚢癌の合併であり胆管癌の合併は少ないことから，予防的な胆嚢摘出術のみでよいとする意見と，合流異常のない胆道癌と比較すると胆管癌の発生率は高率であり，将来的に癌の発生母地となりうるので肝外胆管も切除すべきとする意見があり，いまだコンセンサスは得られていない．

【合併症・続発症】

　胆道癌のほかに，肝機能障害，急性膵炎，慢性膵炎，胆石症，胆管炎，胆嚢炎などを合併する．

　❶胆道癌（頻度17%）：合流異常の合併症として最も問題となるのは胆道癌である．わが国における全国集計1,627例の検討（1990～1999年）では，胆道癌発生の頻度は胆管拡張型10.6%，胆管非拡張型37.9%と合流異常を伴わない一般の胆道癌（発生率3万～4万人に1人）に比べると非常に高率であった．また，好発年齢は50歳代で一般の胆道癌より約10歳若い．胆道癌のうち胆嚢癌の割合は，胆管拡張型64.9%，胆管非拡張型93.2%であり，特に胆管非拡張型では胆嚢癌の発生頻度が高い．

　❷胆石（頻度19.9%）：うっ滞した胆汁に細菌感染が加わってβ-グルクロニダーゼ活性が高まり，色素結石や胆砂・胆泥が形成される．特に胆管狭窄部の上流にできやすい．胆管炎による症状と急性膵炎による症状を鑑別する必要がある．しかし，無症状なこともあり，ERCPや術中胆道造影により偶然に発見される例も多い．

　❸膵炎・膵石（頻度は急性膵炎17.6%，慢性膵炎3.2%，膵石7.5%）：合流異常では，共通管が何らかの原因で一時的に閉塞した場合，胆管内圧の異常上昇と同時に胆汁が膵管内へ逆流して膵管内圧が高まり，急性膵炎が引き起こされる．合流異常に合併する慢性膵炎では合流部の拡張した共通管にX線透過性の非陽性膵石や蛋白栓の形成を認める．

【予後】

　分流手術の長期予後については，残存胆管からの発癌，肝門部胆管の吻合部狭窄とそれに起因する胆管炎や結石，合流部の拡張した共通管内の膵石や蛋白栓の形成および膵炎の併発が問題とされているが，現在の長期経過は術後10数年後の検討であり，さらに長期の経過観察が必要である．

【患者説明のポイント】

　膵胆管合流異常は胆道癌のハイリスクファクターであり，未治療の場合は将来的に胆道癌の発生率が高いので，発癌を認めなくても予防的な外科切除が必要であることを十分に説明する．

【医療スタッフへの指示】

　分流術後の注意点としては，①肝管空腸吻合部狭窄と肝内胆管結石，および頻度は低いが，②膵内胆管内の残存胆管粘膜からの発癌が挙げられる．よって定期的に血液生化学検査を行い，肝・胆道系酵素値に注意を払うのと同時に，画像診断にて肝と膵に形態的な変化がないかを確認する．

胆道閉鎖症

biliary atresia

八木　誠　　近畿大学教授・外科学教室小児外科部門

【概念・頻度】

　先天性または生後早期に肝外胆管が閉塞し閉塞性黄疸を生じる疾患で，放置すれば胆汁うっ滞性肝硬変のため生後1～2年で

死に至る疾患である．以前は胎生期の胆管発生時の発生異常と考えられていたが，現在では，いったん形成された肝外胆管が胎生後期から生後早期にかけて何らかの原因により閉塞に至るという考え方が一般的である．発生頻度はわが国では出生1万人に1人，欧米では1万5千〜2万人に1人と推定されており，女児にやや多い傾向がある．遺伝性は証明されてない．合併奇形の頻度は低いが，十二指腸前門脈，多脾症などが報告されている．

【病型分類】（図13-19）

病型分類は日本小児外科学会による分類が一般的に用いられている．これは基本分類として肝外胆管の閉塞部位により，Ⅰ：総胆管閉塞型，Ⅱ：肝管閉塞型，Ⅲ：肝門部閉塞型に分けられ，Ⅰ型，Ⅱ型で肝門部に囊腫を形成するものでは吻合可能型，その他のものは吻合不能型と呼ばれる．しかし，本症では90%以上がⅢ型の吻合不能型である．

【症状・診断】

主症状は黄疸，灰白色便，肝腫大である．灰白色便で気づかれることが多いが，生後早期には黄色がやや薄い程度である場合もある．その後，病状が進行するにしたがって典型的な灰白色便になっていく．一般状態は保たれていることが多く，哺乳力不良や体重増加不良がみられることは少ない．その他の症状としては頭蓋内出血などの出血傾向で発見される例もある．これは胆汁排泄不全による腸管での脂溶性ビタミン，特にビタミンKの吸収不良に起因するものである．

腹部所見では肝に腫大し，辺縁は鈍で，肝硬変の進行に伴って硬くなる．また脾の腫大を触れる場合も多い．血液検査では閉塞性黄疸をみる．その他，AST，ALTの上昇，ALP，γ-GTPの上昇などがみられるが，これらの肝機能異常は診断の決め手となるものではない．その他，乳児肝炎との鑑別診断としてEBウイルス，サイトメガロウイルス，肝炎ウイルスなどのウイルス検査は必須である．比較的特異性の高いものとしてリポプロテインXがある．また，止血検査でプロトロンビン時間の測定は重要である．

超音波検査では胆囊は萎縮状であることが多い．胆囊内腔がみられる場合でも，哺乳をさせて胆囊の収縮がないときには本症が強く疑われる．十二指腸液検査はX線透視下にチューブを十二指腸下行脚内に留置し，2時間ごとに24時間十二指腸液を採取する．十二指腸液内に胆汁が証明されれば本症は否定的である．また^{99m}Tcを用いた胆道シンチグラフィで24時間後に消化管が描出されれば本症は否定できる．その他の検査法として経皮的肝生検やERCPなどを行っている報告もあるが，筆者らは十二指腸液検査と胆道シンチグラフィで本症が疑われる場合には，肝硬変の進行をできるだけ回避するため可及的早期に開腹手術を行っている．確定診断は開腹手術による胆囊からの胆道造影である．

治療方針

術前には胆汁排泄障害による脂溶性ビタミンの吸収障害があるため経静脈的に脂溶性ビタミンを投与しておく．特にビタミンKの投与は必須である．

手術は，吻合不能型では肝門部空腸吻合術，いわゆる葛西手術を行う（図13-20）．吻合可能型では形成された囊腫が腸管吻合できるだけの大きさがある場合には囊腫空腸吻合術を行うことがあるが，不能型と同じく肝門部空腸吻合術を行うべきという報告もある．

術後管理の要点は逆行性胆管炎の予防と利胆薬の使用である．逆行性胆管炎の予防には胆汁排泄性のセフェム系第3世代の抗菌薬が第1選択となる．通常，術後1〜2日目に緑色の胆汁色の排便が認められる

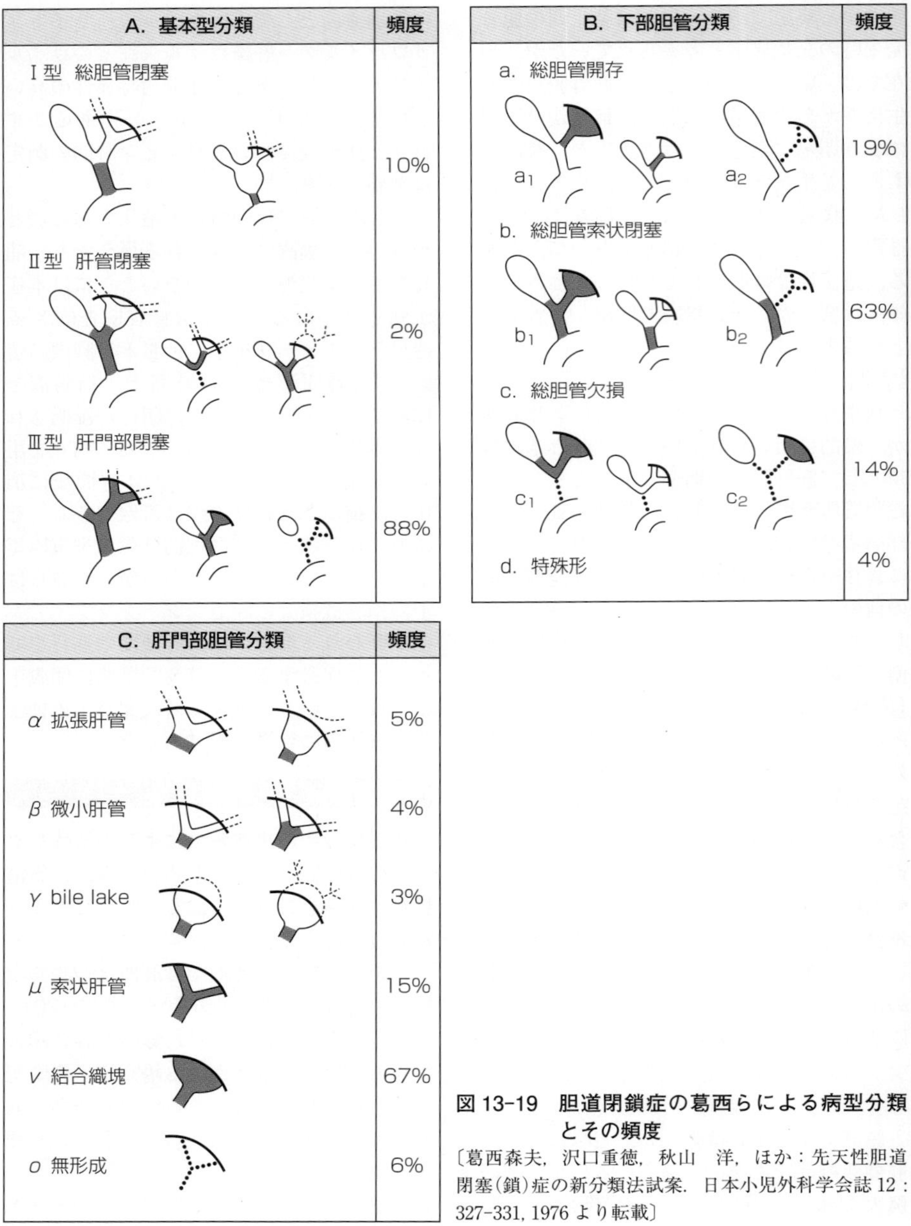

A. 基本型分類	頻度
I型 総胆管閉塞	10%
II型 肝管閉塞	2%
III型 肝門部閉塞	88%

B. 下部胆管分類	頻度
a. 総胆管開存 (a_1, a_2)	19%
b. 総胆管索状閉塞 (b_1, b_2)	63%
c. 総胆管欠損 (c_1, c_2)	14%
d. 特殊形	4%

C. 肝門部胆管分類	頻度
α 拡張肝管	5%
β 微小肝管	4%
γ bile lake	3%
μ 索状肝管	15%
ν 結合織塊	67%
ο 無形成	6%

図 13-19 胆道閉鎖症の葛西らによる病型分類とその頻度
〔葛西森夫,沢口重徳,秋山 洋,ほか:先天性胆道閉塞(鎖)症の新分類法試案.日本小児外科学会誌 12:327-331, 1976 より転載〕

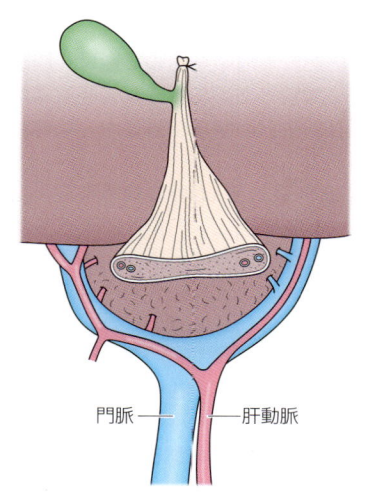

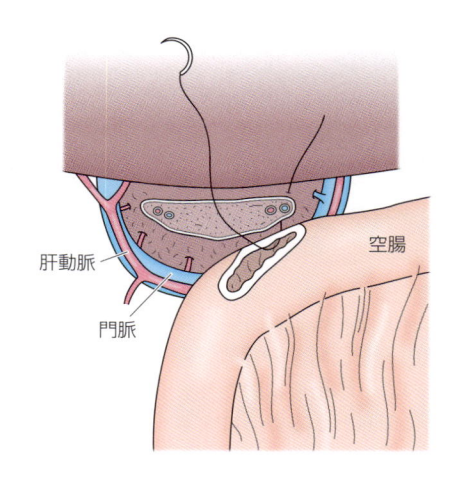

a. 胆嚢および肝円索を周囲より剝離して持ち上げたところ

b. 肝門部空腸吻合術

図13-20　胆道閉鎖症における葛西手術

が，色が薄い場合や減黄が不良の場合には積極的に利胆薬を使用する必要がある．利胆薬として最も強力なものはステロイドである．筆者らの使用法はリンデロン1 mg×2回/日を2日間，0.5 mg×2回/日を2日間，0.5 mg×1回/日を2日間で1クールとして投与しているが，最近では減黄不良例に対してはリンデロン0.5 mg/日を1～2週間連続投与することもある．

【術後遠隔期合併症】

最も問題となるのは逆行性胆管炎である．その症状としては発熱，便色が薄くなることである．この際には入院のうえ，厳重な抗菌薬治療を行う．これで軽快することが多いが，改善しない場合には再手術を必要とする場合がある．その他の合併症としては肝硬変の進行に伴う門脈圧亢進症（食道静脈瘤，脾機能亢進症），胆汁分泌不良に伴う合併症（止血機能異常，病的骨折など），肝肺症候群（肺内動静脈瘻によるチアノーゼ，心悸亢進，ばち状指）などがあり，注意を要する．肝硬変が進行し，肝不全になると体重の増加不良，腹水などがみられるようになる．

肝移植

本症は肝移植の原因疾患として最も多い疾患である．肝移植としては生体部分肝移植と脳死肝移植があるが，わが国では脳死肝移植は非常に限られており，ほとんどが生体肝移植である．

その適応基準としては黄疸の持続，肝不全（低アルブミン血症，血液凝固機能障害，コントロールできない腹水，著しい成長障害），食道静脈瘤からの出血，肝肺症候群，繰り返す逆行性胆管炎などがある．

胆道奇形

anomalies of the bile ducts

八木　誠　　近畿大学教授・外科学教室小児外科部門
宇田津有子　近畿大学講師・外科学教室小児外科部門

【概念】

　肝内および肝外胆管の形成異常による胆道の形態異常は頻度が高く，25〜45％といわれている．小児期に問題となる奇形と，成人期に問題となる奇形に大きく分けられる．

　小児期に問題となる奇形には，①先天性胆道拡張症および膵胆管合流異常症，②肝内胆管形成不全症，③その他（総肝管欠損症など）が挙げられる．胆道閉鎖症も新生児期に閉塞性黄疸をきたす疾患であるが，昨今先天奇形ではなく，炎症などによる進行性疾患であるとの考えも生じているため，割愛した（なお，胆道閉鎖症の詳細については他項，852頁参照）．①に関しては他項参照（845，849頁）．②の肝内胆管形成不全症はきわめて稀な疾患である．肝内胆管が欠如または著しく減少しており，生後すぐより閉塞性黄疸を呈する疾患であり，胆道閉鎖症との鑑別を要する．このうち，肺動脈形成不全，椎骨異常，特徴的な顔貌などを伴う場合，Alagille症候群と呼ばれ，常染色体優性遺伝である．

　成人期に問題となる奇形は，多様な形態異常がある．①胆嚢欠損，②胆嚢位置異常（遊走胆嚢など），③二重胆嚢，④胆嚢管の流入位置異常（低位合流など），⑤肝管の流入位置異常（（胆嚢肝管），⑥総胆管の位置異常（副総胆管，二重総胆管など），⑦副肝外胆管，⑧その他，である．ほとんどの場合は無症状に経過し，他の病因で胆道系手術を受ける場合に初めて気づかれることが多い．

【診断】

　肝内胆管形成不全症の診断は，胆道閉鎖症との鑑別のために行う直接胆道造影検査および肝生検の病理組織像から確定診断される．

　他の胆道奇形は画像検査（CT，MRI，PTC，ERCPなど）で術前に確認されることも多くなってきているが，術中胆道造影や術中所見により確定診断される．

治療法

　肝内胆管形成不全症の治療は対症療法が中心となる．ウルソ，フェノバルビタール，コレスチラミンなどの投与がなされるが，根治を得ることはできない．最終的には肝移植の対象となる．

　胆管形態異常に関しては，その形態異常が責任病変であると考えられる場合には外科的処置を要する．多くの場合には無症状に経過し，胆石症などの他の病因で胆道手術が行われる際に初めて胆管形態異常と診断される．したがって胆道系の手術の際には胆管形態異常の可能性を常に念頭に置き，それに起因する合併症を引き起こさないように注意する必要がある．

胆道寄生虫症

biliary parasitosis

土川貴裕　北海道大学大学院腫瘍外科学
近藤　哲　北海道大学大学院教授・腫瘍外科学

【概念】

　寄生虫症は，線虫類，吸虫類，条虫類などが宿主に害を与えながら，宿主特異性や臓器特異性をもって寄生する病気である．近年，わが国では環境衛生状態の改善によって，多くの寄生虫疾患は減少傾向にある．しかしながら生食嗜好などの食習慣や寄生虫疾患が多い地域への海外渡航の増加

に伴い，一部の寄生虫疾患は増加している．

【疾患分類・頻度】

日常診療で遭遇する可能性のある胆道寄生虫としては，吸虫症では肝吸虫(Clonorchis sinensis)，肝蛭(Fasciola hepatica)が代表的である．また線虫類に属する糞線虫(Strongyloides stercoralis)，原虫ではランブル鞭毛虫(Giardia lamblia)が知られている．

このほか，回虫，条虫などによる胆道系迷入もよく経験される．疾患として増加傾向にある肝エキノコックスは多包条虫に属する．

感染経路と症状・病態，診断・治療

❶**肝吸虫症**：肝吸虫は外国では台湾，香港，韓国，中国大陸に，わが国では本州，四国，九州の各地に分布している．感染は，肝吸虫のメタセルカリアの寄生した淡水魚の生食によって起こる．症状としては，虫体および虫卵による機械的刺激，閉塞や炎症に伴い上腹部痛，下痢などの消化器症状が出現し，胆管炎や膵炎を併発することもある．

確定診断は，糞便中や胆汁中に虫卵を検出することによる．また，患者血清中に肝吸虫特異的なIgE，IgG抗体を検出することによっても診断される．

治療は，プラジカンテルが第1選択で1日20〜40 mg/kgを2日間投与する．

❷**肝蛭症**：肝蛭はウシ，ウマ，ブタなど，主に家畜の胆道系に寄生する吸虫で，ヒトへの感染は肝蛭のメタセルカリアの付着した水生植物(セリ，ミョウガ)の摂取や寄生した草食哺乳類の肝の生食などにより経口的に起こる．わが国での報告例は100例に満たない．症状は，幼虫が消化管壁を穿通し，腹腔内に，さらに肝被膜，肝実質をつきぬけ胆管に達することにより，胆道感染や胆道閉塞をきたしうる．

確定診断は，糞便中や胆汁中に虫卵を検出することによる．また，肝蛭成虫抽出抗原を用いた皮内反応によっても診断される．

治療は，プラジカンテル20 mg/kg/日を1週間投与するのが有効である．

❸**糞線虫症**：糞線虫は主に熱帯，亜熱帯に分布し，わが国では四国，九州南部，沖縄県に土着している．経皮的に感染したF型幼虫は血流を介して肺，腸粘膜内に移行し成虫となる．虫体数増加に伴う過剰感染では，播種性糞線虫症により死亡することもある．

確定診断は，糞便中や胆汁中に虫卵を検出することによる．

治療薬としては，イベルメクチンが有効である．

❹**ジアルジア症**：ジアルジア症の病原体であるランブル鞭毛虫は全世界に分布する．衛生状態の整っていない国からの輸入原虫症として近年，海外旅行ブームと相まって増加傾向にある．ヒトへの感染は，鞭毛虫の嚢子に汚染された飲食物の経口摂取によるが，STDとしての感染経路も認められる．症状としては，腹痛，発熱，下痢などを呈するが，慢性化すると胆嚢炎，膵炎を合併することもある．

確定診断は，糞便中や胆汁中に虫卵を検出することによる．

治療薬としては，メトロニダゾール750 mg/日，分3，5〜10日間内服が一般的である．

❺**エキノコックス症**：本症は，多包条虫が原因となる疾患である．多包条虫の成虫はイヌやキツネの小腸に寄生しており，野ネズミを中間宿主としている．ヒトにはイヌやキツネの糞便で汚染された井戸水などから虫卵を経口摂取して感染する．成虫は小腸粘膜より門脈経由で肝臓に達し寄生する．虫卵を経口摂取して数年〜数10年たってから肝臓に包虫と呼ばれる嚢腫を形

成し，次第に浸潤性の増殖を示し，肝機能障害，黄疸，腹水などの症状を呈する．時に，肝を通過して脳，肺に寄生することもある．

診断は，血清学的に酵素抗体法でスクリーニングし，Western blotting法で確定できる．

腹部CT検査での肝内不整充実性病変，大小囊胞像，石灰化像などの画像情報も有用である．

治療は，プラジカンテル，ビチオノールなどの薬物療法，外科的切除がある．

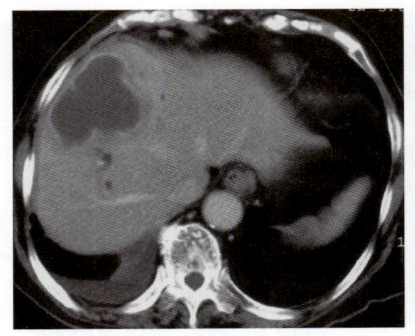

図13-21　胆汁性囊胞のCT像
本例では，悪性肛門部胆管閉塞に伴いbilomaが発生したが，稀なことである．

胆汁性囊胞，胆汁瘻
biloma/biliary fistula

近藤　哲　北海道大学大学院教授・腫瘍外科学

【概念】

胆汁は肝臓で産生され，肝内外の胆管・胆囊などの胆道を経て，十二指腸のVater乳頭から消化管へ排出される．何らかの原因で胆道壁が穿孔し，漏出した胆汁が肝内外や腹腔内の一部に貯留して限局化した状態を胆汁性囊胞（biloma）と呼ぶ．長期化すると線維性に被包化されてくるが，囊胞壁に上皮はなく仮性囊胞である．同様の病態で膵液が貯留した場合に膵仮性囊胞と呼ぶのに対し，本疾患を胆仮性囊胞などとは呼ばない．

漏出した胆汁が限局化するのではなく，どこかへ流出していく状態を胆汁瘻（biliary fistula）という．

【分類】

胆汁性囊胞は一般的に感染症状を伴わない場合を指し，内容液中で細菌が増殖して感染症状を呈するようになった場合は（経胆道性）膿瘍と呼ぶ．また胆汁瘻のうち胆汁が体外へ流出していく場合を外胆汁瘻，胆道系あるいは消化管へ流出していく場合を内胆汁瘻という．閉塞性黄疸に対する処置として行う経皮経肝胆道ドレナージ（PTBD）は外胆汁瘻，胆道消化管吻合術は内胆汁瘻に広い意味で含まれる．

【原因】

❶胆道内圧の上昇：悪性胆道閉塞では一般的に胆道壁の脆弱性や損傷を伴わないため稀ではあるが，胆汁性囊胞を伴うことがある（図13-21）．

❷胆道壁の脆弱性：炎症・虚血壊死などで胆道壁が脆弱となり，穿孔して胆汁が漏出する．内圧上昇が加わることもある（急性胆囊炎，肝動脈閉塞など）．

❸胆道壁の機械的損傷：胆石による持続的な強い圧迫のため胆道および隣接する管腔臓器の壁がともに壊死に陥って穿孔し内胆汁瘻を形成することがある（胆囊-十二指腸・結腸瘻，胆囊-胆管瘻など）．

❹医原性：医原性の胆道壁損傷に引き続いて起こることがある（PTBD後合併症，肝・胆道系手術後の合併症など）．

【症状】

膿瘍化しない限り胆汁性囊胞は一般的に無症状である．内胆汁瘻も同様であり，原疾患の症状が主体となる．

胆汁性腹膜炎
bile peritonitis

近藤　哲　北海道大学大学院教授・腫瘍外科学

【診断のポイント】

　肝内外，あるいは胆嚢周囲などに囊胞性病変があり，感染症状が軽微な場合で，胆道内圧上昇や胆道壁の炎症・虚血・損傷などが併存するときは胆汁性囊胞を疑う（図13-21）．超音波検査，CTとともにMR-CPあるいはERCPを行い，胆道系全体と囊胞との関係，交通の有無などを把握する．

　確定診断には超音波ガイド下穿刺が有用で，引き続きドレナージを行えば治療にもなり，造影すれば胆汁漏出部位や原因の診断ができることも多い．

治療方針

　胆汁性囊胞が大きい場合や感染症状を伴いつつあるときは穿刺ドレナージを行う．囊胞腔が大きいうちは造影しても胆汁漏出部位が不明なことも多いが，囊胞腔が縮小して瘻孔化されてくると造影で明らかになることがある．胆汁流出が止まればドレナージチューブを抜去できる．しかし持続する場合は，ドレナージチューブ造影にERCPを加えるなど胆道系の精査を行い，漏出部位や原因を確定して原疾患の治療を行う．

　胆汁瘻の治療方針も基本的には同じである．肝胆道系の術後合併症としての外胆汁瘻は，ENBDによる胆道減圧で速やかに治癒することも多い．難治性の場合は，胆管枝が完全に離断されていることも想定すべきで，その場合，消化管との吻合が困難であればエタノール注入で責任肝領域の機能廃絶をはかる方法がある．

【概念】

　胆管壁または胆嚢壁が穿孔し，漏出した胆汁が遊離腹腔内に貯留して腹膜炎症状をきたした状態を胆汁性腹膜炎という．癒着などにより限局化して胆汁が貯留した場合は胆汁性囊胞（biloma）と呼ぶ．漏出した胆汁が貯留するのではなく，どこかへ流出していく状態は胆汁瘻（biliary fistula）という．

　一般に胆石胆嚢炎などの炎症性疾患が原因で胆嚢壁の穿孔が起こる場合，先行する炎症性変化により大網や周囲臓器が癒着するため遊離穿孔とはならず，被覆穿孔となる．したがって，胆汁性腹膜炎となることは稀で，胆汁性囊胞にとどまることが多い．胆汁性腹膜炎に至る場合は，胆道壁の穿孔が急激な経過で起こり，大量の胆汁が漏出する場合に限られる．

【原因】

　❶**胆道内圧の上昇**：小児の特発性胆管穿孔がよく知られている．膵胆管合流異常で胆道内圧が高まったときに，先天性胆管拡張症で菲薄化している胆管壁が穿孔を起こすと考えられ，大量の無菌性胆汁が腹腔内に漏出する．腹部膨満，嘔吐，腹痛などで発症する．胆管非拡張型の膵胆管合流異常症や若年成人に起こることもある．

　❷**胆道壁の脆弱性**：炎症・虚血壊死などで胆嚢壁が脆弱となり，穿孔して胆汁が漏出する．内圧上昇が加わることも多い．一般の急性胆石胆嚢炎では周囲臓器・大網が癒着し，被覆穿孔から胆汁性囊胞にとどまることが多い．血流障害が主な原因となって急激な経過をとる無石胆嚢炎，壊疽性胆

囊炎などでは遊離穿孔から胆汁性腹膜炎に至ることがしばしばある．また，胆囊壁が菲薄化しているものの明らかな穿孔がないにもかかわらず，胆汁性の腹水を認めることがあり，菲薄化した部位からの胆汁の滲出，あるいはRASの穿破などによるものと考えられる．

❸**胆道壁の機械的損傷**：腹部鈍的外傷後に，胆管損傷が原因で発症することがある．上腹部の外傷後に原因不明の腹水が出現，増加してくる場合には本症を疑う．

❹**医原性**：PTBD後合併症，肝・胆道系手術後の合併症など．PTBD後1〜2週経過してカテーテル周囲の炎症性線維化が進み瘻孔化すれば，カテーテルがつまってドレナージ不良になっても胆汁はカテーテル周囲の瘻孔内を通って皮膚穿刺部周囲に漏出してくる．これを見逃さずに，カテーテル交換や位置修正など適切な対処を行えば，再びドレナージ良好となり問題はない．しかし，PTBD後早期でカテーテル周囲瘻孔化が不完全な状態でこのようなことが起こると，胆汁はカテーテル周囲を通り肝表面から遊離腹腔内に漏出する．肋間穿刺の場合，カテーテルは経皮・経胸腔・経腹腔・経肝ルートになるため，腹腔のみならず胆汁性胸膜炎となることもある．しかもカテーテル皮膚穿刺部の胆汁漏出はないため発見が遅れやすく，意外に多くの胆汁が漏出してしまうことがある．PTBD施行後に原因不明の腹水や胸水が出現した場合にはこのことを念頭に置き，必要であればドレナージ処置を考慮すべきである．

これとは逆に，PTBDカテーテルの逸脱の場合は，1〜2週経過して肝内瘻孔が完成している状況で肝外瘻孔がカテーテル逸脱に伴って破壊されると胆汁は腹腔内へ持続的に漏出する．速やかに再PTBDを行うとともに，逸脱したカテーテルはすぐに抜去するのではなく腹腔内ドレナージに利用するとよい．PTBD後早期にカテーテルが逸脱した場合，未熟な肝内瘻孔はすぐに閉鎖してしまうことが多く胆汁性腹膜炎にまでは至らないことが多い．

肝・胆道系手術後には通常腹腔ドレナージチューブが留置されているので，胆汁漏出が起こった場合，胆汁性腹膜炎にまでは至らず外胆汁瘻となる．

【症状】

腹腔内に漏出した胆汁の細菌感染の程度によって臨床症状は異なる．感染性胆汁であれば消化管穿孔による腹膜炎と同様に，強い腹痛が急激に発症し持続する．圧痛や腹膜刺激徵候も著明で，白血球増加やCRP高値など炎症所見も顕著となる．放置すれば細菌感染症は重篤化し，敗血症，DIC，MOFに移行して致命的となる．

一方，無菌性胆汁が漏出した場合，腹痛は軽度でほとんどないこともある．圧痛や腹膜刺激徵候も明らかでない．漏出胆汁の腹腔内貯留が大量となり，腹部膨満感だけが唯一の症状のこともある．しかし多くの場合，最初はほぼ無菌性であっても，当初は少数であった細菌の増殖に伴い，数日あるいは週単位で次第に感染症状が明らかとなることが多い．

【診断のポイント】

原因不明の腹水が出現した場合，特に上腹部外傷後やPTBD施行後では腹水穿刺を行い性状を確認する．肉眼的に胆汁性か否か判断が難しい場合は，ビリルビン濃度を測定するとよい．

治療方針

①腹腔内に貯留した胆汁性腹水の処置，②胆道穿孔部の処置，③原疾患の治療が必要である．

感染性胆汁性腹膜炎の場合は緊急手術が必要で，感染胆汁をすべて排除し腹腔内洗浄する．全身状態に余裕があれば，US，CT，MRCP，ERCPなどを術前に行って，原疾患や穿孔部位を特定し，同時に治療す

る．急性胆囊炎では胆囊摘出，膵胆管合流異常では穿孔部を含めて胆管を切除し，胆道分流・再建を行う．

無菌性胆汁性腹膜炎では，経皮的腹腔ドレナージで対処できる可能性があるが，感染症状が出現してきた場合は遅滞なく緊急手術を行うべきである．外傷性胆管穿孔やPTBD後の胆汁漏出に対してはENBDによる胆道減圧が有効なことがあり，うまくいけば穿孔部の閉鎖も期待できる．

■超音波検査の入門からベテランまで使えるテキスト

US スクリーニング

超音波検査の原点はスクリーニングである。

監修・編集	竹原靖明	相和会横浜総合健診センター
病理監修	須田耕一	東京西徳洲会病院病理科
編集	熊田　卓	大垣市民病院消化器科
	竹内和男	虎ノ門病院消化器科
	遠田栄一	三井記念病院中央検査部
編集顧問	跡見　裕	杏林大学医学部外科
	小野良樹	東京都予防医学協会
	桑島　章	PL東京健康管理センター健診部
	田中幸子	大阪府立成人病センター検診部
	安田秀光	国立国際医療センター外科
	大石　元	奈良県健康づくりセンター
	竹中　克	東京大学医学部附属病院検査部

「超音波検査」を日常診療、検診において行っている医療者向けのテキスト。本書は、超音波像とマクロ像との対比の意義を打ち出し、病理についての詳細な解説に加え、各臓器別に主要な疾患の「疾患概念」も詳述。さらに「所見の書き方」についても解説した。検査士のレベルアップに、またエコーをさらに理解したい研修医にとって有用なテキストである。

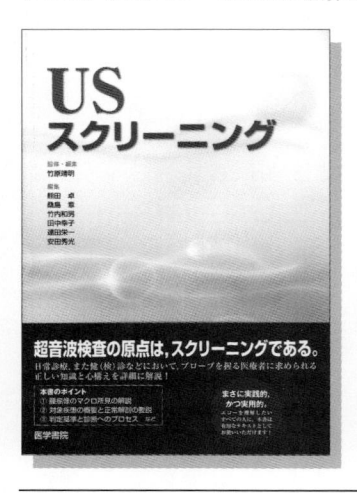

●主要目次
- 第1章　けんしん（健診・検診）の現状
- 第2章　USスクリーニングに必要な超音波の基礎
- 第3章　USスクリーニングの実施条件
- 第4章　USスクリーニングの方法
- 第5章　対象となる疾患の病態（疾患概念）と超音波画像
  - A. 肝　B. 胆道　C. 膵　D. 脾　E. 腎・膀胱・副腎
  - F. 骨盤腔　G. 消化管　H. 体腔液貯留・リンパ節腫大
  - I. 乳腺　J. 頸部　K. 血管
- 第6章　各種疾患の事後指導基準

■B5　頁472　図111　写真412　カラー写真90　表56
2008年　定価7,350円（本体7,000円+税5%）
消費税率変更の場合、上記定価は税率の差額分変更になります。
[ISBN978-4-260-00433-6]

医学書院
〒113-8719　東京都文京区本郷1-28-23
[販売部]TEL：03-3817-5657　FAX：03-3815-7804
E-mail：sd@igaku-shoin.co.jp　http://www.igaku-shoin.co.jp　振替：00170-9-96693

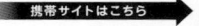

14

腹壁・腹膜・後腹膜の疾患

腹壁膿瘍
abdominal wall abscess

奥野清隆　近畿大学教授・外科

【概念】

腹壁に発症した膿瘍．腹壁とは，内臓を取り囲む壁であり，表面から皮膚，皮下組織（主に脂肪），筋層（前面は腹直筋，側面は外・内腹斜筋，腹横筋，後面は広背筋，後鋸筋，腸肋筋，大・小腰筋），腹膜によって構成されている．何らかの原因でここに細菌感染が引き起こされ，膿瘍を形成した状態である．

【疾患分類・頻度】

原発性と続発性があるが，原発性はきわめて稀であり，通常は続発性に発症する．続発性は腹腔内あるいは経皮的に原因病巣があり，二次的に細菌感染，それに伴う急性炎症が腹壁に波及して膿瘍を形成するものである．最も一般的な原因は腹部外科手術後の創感染であるが，これ以外では，頻度は低いが悪性腫瘍（結腸癌，虫垂癌，小腸平滑筋肉腫），炎症（虫垂炎，Crohn病，Meckel憩室炎，結腸憩室炎），外因性（魚骨腸管穿通，外傷）などが挙げられる．

【症状・診断】

腹壁の局所的な発赤，腫脹（硬結），疼痛，熱感とともに全身的な発熱，倦怠感をきたす．これらの症状に加えて白血球増多，CRP上昇など急性炎症所見がみられ，診断は容易である．画像診断では腹部エコー，腹部造影CTで，腹壁内膿瘍が容易に同定される．ほとんどが続発性膿瘍なので，原因になりうる上記疾患群を想定しながら，画像検査での腹腔内臓器の異常や腫瘍マーカー（CEA，CA19-9）の上昇などを検索する．必要に応じて大腸内視鏡検査や注腸造影検査などを行う．

治療方針

局所麻酔下に膿瘍ドレナージを行い，まず腹壁膿瘍の鎮静化をはかる（図14-1）．その際，膿汁内容の細菌培養，抗菌薬感受性検査を行う．原因疾患に悪性が疑われる場合には細胞診検査も行っておく．原因疾患が結腸癌と診断されても，腹壁合併切除を伴う拡大切除を一期的に行うべきではない．急性炎症併発時は切除域が広範囲になりやすいうえに，膿瘍には*E. coli*を中心とした嫌気性菌が多く，菌血症から敗血症性ショックを招きやすいからである．こうして炎症が消退すれば，引き続き原因疾患の治療を行う．良性疾患で，その後の日常

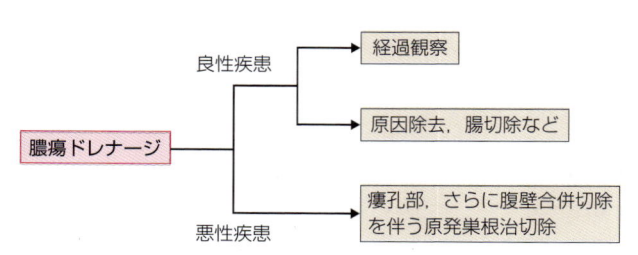

図14-1　腹壁膿瘍の治療方針

腹壁膿瘍には続発性の場合も原発病巣の良性・悪性にかかわらず，まず膿瘍のドレナージを行う．炎症所見が消退すれば，原発病巣の治療に移る．良性疾患であれば経過観察，あるいは原因（異物，虫垂炎，憩室炎）の除去．悪性疾患であれば瘻孔部，さらに腹壁合併切除を伴う原発巣根治切除を行う．

生活に支障をきたさないようなら経過観察でもよいが，慢性化，瘻孔化の恐れがあるなら外科的除去が望ましい．その際はあくまでも良性疾患であることを念頭に置き，必要最小限の切除にとどめる．

悪性疾患の場合は切除範囲が難しく，ことに膿汁内の細胞診が陽性であった場合は広めの腹壁合併切除を考慮すべきである．細胞診陰性であっても皮膚瘻孔部や瘢痕組織は癌細胞遺残を考えて可及的に合併切除する．しかし一般的には腹壁膿瘍を合併する結腸癌は多くが分化型腺癌で，なかでも粘液癌（もしくは成分）を含むものが多く，基本的には発育が膨張性，緩徐であるため，中心壊死をきたして腹壁に炎症波及することが多い．このように生物学的悪性度はさほど高くないことを考えれば，過大な腹壁合併切除を含む拡大手術には慎重であるべきである．腹壁合併切除がなされた過去の報告例でも，術後病理検査で癌組織が検出された例はほとんどなく，むしろ過大な腹壁欠損は筋肉，筋膜皮弁による再建が必要となり，患者のQOLを損なう原因になる．

【予後】

原因が炎症，異物，外科手術後など良性疾患で，それらが外科的に除去されれば当然，予後はよい．悪性の場合は結腸癌が多いが，上記のように分化型腺癌で粘液癌の割合が高く（粘液癌が大腸癌に占める割合は通常10％以下であるが腹壁膿瘍合併結腸癌のそれは35％程度），膨張性発育を示すため，適切な腹壁合併切除が行われれば意外と予後は良好である．

【医療スタッフへの指示】

術前検査で結腸癌による腹壁膿瘍と診断がついたときには，穿刺ドレナージに際しては癌細胞が周辺に散布しないよう注意することが肝要．膿汁内細胞診で多数の悪性細胞が検出されない限りは最小限の腹壁合併切除ですむことが多い．

化膿性腹膜炎，腹腔内膿瘍，横隔膜下膿瘍

suppurative peritonitis/intraabdominal abscess/subphragmatic abscess

早田邦康　自治医科大学准教授・さいたま医療センター一般・消化器外科
小西文雄　自治医科大学教授・さいたま医療センター一般・消化器外科

【概念】

❶化膿性腹膜炎：無菌であるはずの腹腔内に，細菌が侵入し炎症が広がった状態である．原因として，胃・十二指腸潰瘍穿孔，腹部外傷，大腸憩室穿孔，腸閉塞や医原性による腸管の穿孔．ヘルニア嵌頓，腸軸捻転，腸重積などによる腸管壊死．急性虫垂炎，大腸憩室炎，急性胆嚢炎，急性卵巣炎および卵管炎や急性膵炎などの臓器に生じた感染の波及などがある．

細菌感染による急性びまん性の腹膜炎であり，致死率が高い．細菌が広範な腹膜に接触することにより腹膜表面の毛細血管が拡張するとともに浮腫が生じ，滲出液が漏出して腹水になる．急激で広範な浮腫により，血管内の脱水が生じて循環血液量が減少する．また，腹膜から血液中への細菌の侵入により，急速に敗血症が誘発される．敗血症によりショックが進むと，多臓器不全に陥る．

❷腹腔内膿瘍：膿瘍の定義は，組織，器官または限定された間隙における膿の集まりである．腹腔内においては，腹膜炎による腹腔内の貯留液が膿汁化して腹腔内膿瘍を形成する．重力や腹腔内圧の影響により，横隔膜下腔や骨盤内などに膿瘍ができやすい．

❸横隔膜下膿瘍：横隔膜より下で横行結腸より上の部位に相当する横隔膜下腔に膿瘍が貯留した状態である．この部位は，呼

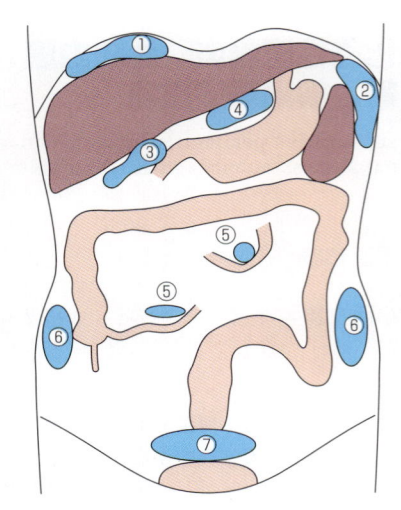

図 14-2　腹腔内膿瘍の発生部位
①：右横隔膜下，②：左横隔膜下，③：肝下面(Morison窩)，④：網嚢内(肝左葉下面)，⑤：腸係蹄間(ループ内)，⑥：左右の腸骨窩，⑦：骨盤腔(Douglas窩を含む).

気時に横隔膜下が横隔膜の動きにより相対的に陰圧となるために，膿の貯留が生じやすく，術後に発生する腹腔内膿瘍の好発部位である．特に，術後の腹腔内膿瘍では最も頻度の高い部位の1つである．

【疾患分類】
腹膜炎や腹腔内および横隔膜下膿瘍の一般的な分類を示す．

❶腹膜炎
　a) **一次性腹膜炎**：腹膜透析患者，肝硬変患者や小児などに多く認められる消化管穿孔などを伴わない腹膜炎．
　b) **二次性腹膜炎**：消化管の穿孔，腸管壊死，胆嚢炎，付属器炎などの疾患に由来するもの．外科的な手技によって誘発される消化管縫合不全や消化管穿孔などに起因するもの．腹部の鈍的および鋭的外傷に起因するもの．
　c) **三次性腹膜炎**：重症患者に発症することが多いもので，原因となる細菌などの病原がはっきりしないものや，真菌や非病原微生物などのように，通常では感染症を起こさないような病原体が原因となったもの．
　d) **その他**：無菌性腹膜炎や特殊な原因(異物など)による腹膜炎．

❷**腹腔内膿瘍，横隔膜下膿瘍**：腹腔内膿瘍については，膿瘍の原因となった腹膜炎により分類する方法と，膿瘍の存在する場所による分類がある．

膿瘍の存在部位によって分類されることが多いが，図14-2のように，右横隔膜下，左横隔膜下，肝下面(Morison窩)，網嚢内(肝左葉下面)，骨盤腔(Douglas窩を含む)，腸係蹄間(ループ内)，左右の腸骨窩などがある．

【頻度】
発症の分母，すなわち母集団によって頻度は大きく異なるが，化膿性腹膜炎の発症頻度は1万人の人口に対し年間2.3人程度という報告がある．

【症状・病態】
❶**化膿性腹膜炎**：腹膜炎の症状は，腹膜刺激症状(筋性防御や反跳痛)を伴う高度の腹痛，炎症の周囲に存在する腸管の麻痺によるイレウスなどがある．また敗血症を併発すると，悪寒・戦慄，急激な体温上昇，皮膚の紅潮，動悸，息切れ，呼吸困難，錯乱と認知力の低下などの精神症状，血圧の上昇や下降などの前駆症状の後に敗血症性ショックを生じる．

消化液や細菌などによる腹膜の刺激のために腹膜表面の毛細血管が拡張し，滲出液の漏出が生じる．病状が進行すると腹水として認められるようになり，滲出液の漏出による循環血液量の減少は循環不全を招く．また，グラム陰性菌の菌体成分であるエンドトキシンが放出されると，炎症性サイトカインが分泌され，SIRS (systemic inflammatory response syndrome)，敗血症性ショック，多臓器不全に移行する．

❷**腹腔内膿瘍**：臨床症状は膿瘍の存在部位で異なるが，発熱や食欲不振，悪心・嘔吐，下痢，便秘などの消化器症状が一般的に認められる．大半の腹腔内膿瘍では，さまざまな程度の腹部の圧痛や腹部不快感を訴える．全身性または限局性の麻痺性イレウスが発現することがある．

腹膜炎の原因となった消化管液や滲出液，腹水内に白血球が集積して膿瘍を形成する．

❸**横隔膜下膿瘍**：発熱や消化器症状は他の部位の腹腔内膿瘍と同様である．横隔膜下膿瘍に特徴的な症状としては，上腹部痛，下部胸痛，肩および首への放散痛が挙げられる．膿瘍の発生部位は肋骨に囲まれて局所の圧痛を確認できないが，上腹部で膿瘍の存在部位の近傍に浮腫，発赤，叩打痛などを認めることがある．

横隔膜下膿瘍は，横隔膜を介して炎症が胸腔内に波及し，胸水の貯留，横隔膜挙上，無気肺，肺炎，膿胸，さらには肺膿瘍などを引き起こす．胸腔内へ炎症が及ぶと，咳，胸痛，呼吸困難，肩痛が生じることがある．身体所見では，ラ音，水泡音，摩擦音が聴取できる．

【必要な検査と所見の読み方】

血液検査では，白血球増加と核の左方移動，CRPの上昇などの炎症所見は一般的な感染症と同様である．敗血症性ショックの状態になると，白血球数の減少，血液ガス酸素濃度の低下，代謝性アシドーシスや血小板数の減少などが生じる．血液培養による細菌などの病原体の同定は，適切な抗菌薬の決定のために必要である．白血球数が25,000/μL以上や4,000/μL以下の場合には，死亡率が増加する．血液培養を行い原因菌の同定を行う．

腹部X線では，原因疾患としての腸管穿孔による腸管外ガス像などの腹腔内遊離ガス像が診断に有用である．腹部単純X線で発見できなくても，腹部CT像を肺野条件で観察することによって小さな遊離ガスも検出できる可能性が高まる．また，腸管麻痺による腸管ガス像，腸管壁の浮腫像，膿瘍を示す限局した軟部組織濃度を有する腫瘤像，膿瘍内での細菌によるガス産生によるガス像，門脈内ガス像，腸管気腫症なども所見として重要である．

超音波検査は腹腔内の液体貯留の診断に有効である．超音波検査はベッドサイドにて検査が施行可能であり，バイタルサインの安定しない患者などには特に有益である．しかし，腸管ガスの存在により診断能は低下する．

CTは腸管ガスなどが診断能を低下させることが少ないので，少量の腹水を伴う化膿性腹膜炎や腸管に囲まれた膿瘍などのように，他の診断方法での診断が困難な症例に対する有効な診断方法である．

治療方針

腹膜炎や膿瘍の原因の除去と，腹腔内汚染や膿瘍の体外への誘導による腹腔内感染源の除去が治療の根幹となるが，術前の全身管理もきわめて重要である．

胃管の挿入による消化管の減圧と排液量の確認，および導尿による尿量の管理を行って，浮腫や腹水の貯留による循環血液量の減少に対しては輸液を行う．また，循環動態や呼吸管理を行う．血圧低下に対してはドパミンなどの投与を行って循環状態を保ち，血液ガスなどを参考に酸素投与などを行う．

感染の原因となった臓器の外科的治療が優先されるべきである．腸管穿孔や壊死では状況に応じて穿孔部の縫合閉鎖，腸管切除やストーマ造設などを行う．胆嚢炎や虫垂炎などのように感染の原因となった臓器の切除が可能な場合には切除する．また，腹腔内ドレナージなどによって，感染物質を体外へ誘導する処置も重要である．

治療法

❶化膿性腹膜炎：一般的には抗菌薬の投与と，感染源の除去や腹腔ドレナージによる汚染物質の体外への誘導を行い，敗血症の進展を防ぐことが重要である．また，全身状態（循環，呼吸，腎機能）の管理を行う．

敗血症に対しては，エンドトキシンや炎症性サイトカインの除去を目的とする血液浄化療法が行われる．理論的には，抗エンドトキシン抗体や抗 TNF 抗体の投与なども有効であると考えられるが，現時点では大きな効果が期待できたとの報告はない．一般的には血液中のエンドトキシンや炎症性サイトカインを吸着除去する CHF (continuous hemofiltration) や CHDF (continuous hemodiafiltration) が行われている．

❷腹腔内および横隔膜下膿瘍：CT や超音波をガイドにして，経皮的なドレナージを行う．排膿経路が正常な臓器や胸腔内を横切るために，CT や超音波によるアプローチが困難な場合には，開腹操作によるドレナージを行う．

開腹ドレナージのその他の適応としては，膿瘍の原因となっている腸管内容などの流出量が多い，多発性の膿瘍や隔壁を形成している膿瘍，癌や膵炎に随伴する膿瘍で大きなドレナージルートが必要な場合などである．

❸抗菌薬投与：感受性のない抗菌薬を用いた場合には入院期間の延長と治療費の上昇が生じることが指摘されていることから，感受性のある抗菌薬を使用するのが原則である．しかし，実際には菌の同定を待ってから治療を開始することは，治療開始までの時間をいたずらに引き延ばすだけであり実際的ではない．よって，腹膜炎や膿瘍の原因となった臓器によって選択する薬剤を考慮する．

上部消化管穿孔では，発症当初はグラム陽性球菌や真菌が 80% 近くを占めている．しかし，炎症が進行し，膿瘍を形成するとグラム陰性桿菌が多くなり，嫌気性菌も出現する．よって，上部消化管穿孔の症例に対しては，当初は ABPC や CEZ，FMOX を第 1 選択とする．下部の消化管穿孔では，グラム陰性桿菌と嫌気性菌が大半（70～80%）を占めるので，CMZ，FMOX，嫌気性菌に対しては AMK などを使用する．また，IPM/CS や PAPM/BP も使用する．

定期的に膿瘍や血液培養を施行し，原因菌の同定を心がける．また，難治性の場合には β-グルカンやカンジテック検査を施行し，抗真菌薬の投与も考慮する．

【合併症・続発症】

腹腔内合併症としては，腸閉塞や腸管麻痺によるイレウス，切開（開腹創などの）創の崩壊や瘻孔形成がある．

胸腔内への炎症の波及によって，無気肺，肺炎，膿胸，さらには肺膿瘍が続発する．

全身の合併症や続発症としては，腎機能不全などの多臓器不全がある．また，腸管麻痺による栄養の補給が困難になるために，栄養障害が生じやすい．

【予後】

死亡率は，対象となる患者背景でも異なる．高齢者，術前の合併症の存在，悪性疾患の併存，低アルブミン血症で表される低栄養，APACHE が高いスコアを示す場合，さらには発症から手術までの時間が経過している症例などでは，死亡率や合併症率が上昇する．

化膿性腹膜炎の死亡率は，原因疾患で異なるが，10% 前後から 40% 程度と報告されている．腹膜炎の原因として最も頻度が高い虫垂炎の場合には，5% 程度までの死亡率である．胃・十二指腸潰瘍穿孔では 4～20%．大腸の穿孔患者を対象とした場合には，26～65% と上昇する．しかし，同じ下部消化管の穿孔でも，大腸内視鏡検査時

に発生した腹膜炎の死亡率は0%との報告もある．
　一般的に腹腔内膿瘍の死亡率は3～15%程度である．

【医療スタッフへの指示】
　循環，呼吸，腎機能など多くの臓器不全が続発する可能性がある．消化器外科医のみではなく，麻酔科，循環器内科，呼吸器内科，透析科などの多くの専門スタッフと連絡を緊密に行い，常に協力が得られる体制を整えるようにする．

特発性細菌性腹膜炎
spontaneous bacterial peritonitis (SBP)

福井　博　奈良県立医科大学教授・消化器・内分泌代謝内科

【概念】
　特発性細菌性腹膜炎(SBP)は進行した肝硬変腹水例に先行感染なしに発症する致死率の高い疾患であり，消化管出血，肝腎症候群，血管内凝固症候群などを併発し，急速な経過をとる．

【頻度】
　肝硬変腹水入院例のうち10～30%に発現する．

【症状・病態】
　発熱，軽度の腹痛，嘔吐，腹部圧痛などの顕性徴候の頻度は低く，全く無症状のこともある．一方，明らかな誘因なく急に肝性脳症や腎障害をきたした症例ではSBPが潜行している可能性がある．
　SBPの発現機序については，腸管から腸間膜リンパ節へのbacterial translocation (BT)，網内系の貪食機能の低下，腹水中抗菌活性の低下などの関与が考えられている．進行した肝硬変では高率に小腸細菌過剰増殖が認められるが，SBP既往例では小腸細菌過剰増殖の頻度が高く，小腸運動障害の程度も著しいことから，小腸運動障害が細菌過剰増殖をもたらし，SBP再発に関与する可能性がある．また，低栄養や腸管の運動障害がBTを促進すること，小腸細菌過剰増殖がSBP発症の危険因子をなすことも確かめられている．また，肝硬変では全般に腸管透過性が亢進しているが，これがBTにかかわる可能性もある．

【問診で尋ねるべきこと】
　肝硬変の経過，特に腹水の消長，発熱，腹痛，消化管出血の有無，利尿薬・抗菌薬服用の有無など．

【必要な検査と所見の読み方】
　肝硬変腹水で入院した例では，SBPの早期診断のためにも腹水試験穿刺は必須である．一般には穿刺腹水のpH，総蛋白，アルブミン，細胞数(赤血球数，好中球数，リンパ球数)などを測定し，細菌培養，細胞診などを加えて腹水の原因疾患を鑑別する．腹水蛋白濃度が2.5 g/dL以下なら漏出液，4.0 g/dL以上なら滲出液であるが，血清と腹水のアルブミン濃度差が1.1 g/dL以上であれば漏出液，それ未満であれば滲出液とする．一般に腹膜炎は滲出液であるが，SBPは漏出液であることに注意が必要で，腹水の細菌培養と好中球数算定は必須項目である．この際，ベッドサイドで腹水をculture bottleに直接入れる方法が通常の試験管遠心法より細菌検出率が高く推奨されている．さらに，BacT/ALERTシステムによる自動比色細菌検出法により短時間でこれと同等の細菌検出率を達成できるとの報告がある．
　しかし，これらの手法を用いても腹水中の細菌の証明には一両日を要する．細菌培養が陰性であっても，腹水中の好中球数が500/μL以上の場合，好中球数が250～500/μLでも自他覚所見を伴う場合SBPとされてきたが，最近では好中球数250/μL以上で外科的の腹腔内感染のない場合SBP

と診断する．また，SBP の迅速診断に尿中好中球エステラーゼ検出試験紙の有用性が注目されている（保険適用外）．腹水好中球数 250/μL 以上を診断の gold standard として各種試験紙〔Multistix 8SG test, Combur (2) test LN, Nephur-test など〕の SBP 診断能を検討すると，感度は 88〜90％，特異度は 99.6〜100％であり，非常に有用な診断法といえる．

【診断のポイント】

SBP は診断が遅れると致死的な経過をとるが，早期の抗菌薬投与で救命しうる疾患であることから，診断には厳密さよりも簡便さを重視すべきで，細菌検査の結果を待たずに好中球数 250/μL 以上なら直ちに抗菌薬治療に踏み切る．上述した試験紙法の成績はおおむね良好であるが，判定法により成績は異なったものになり，Multistix 8SG test で 2＋以上を陽性とすると特異度は 99.2％であるが，感度は 45.3％と著しく低くなる．判定に客観性をもたせる意味で Multistix 10SG の結果を比色装置で判定すると，感度 100％，特異度 91％となる．原因菌としてはグラム陰性桿菌，溶連菌，腸球菌が 70％を占めるが，抗菌薬を前投与されていた症例では *Staphylococcus* や抗菌薬抵抗性 *Escherichia coli* 感染が増加する可能性があり，抗菌薬の選択，調整に培養，感受性試験は欠かせない．

【鑑別診断】

SBP と区別すべき病態として，無症候性の細菌性腹水がある．本症は，腹水中に細菌は存在するが，腹膜炎の臨床症状や腹水中の好中球数の増加を伴わないもので，背景肝障害の程度は SBP より軽い．腹水中に一時的に細菌が存在する状態と解され，グラム陽性菌の検出率も高い．腹膜炎発症は稀であるため，大部分の症例では抗菌薬治療を要しない．

【入院・専門医移送の判断基準】

肝硬変大量腹水貯留例は SBP 合併の可能性もあるため，直ちに専門医に移送すべきである．

治療方針

早期診断と適切な抗菌薬治療，慎重な全身状態の管理が必要である．

治療法

E. coli などのグラム陰性桿菌が原因菌であることが多いので SBP 発症時にはセフォタキシム（クラフォラン）などの第 3 世代セフェム系抗菌薬の静注投与が第 1 選択の薬剤である．セフォタキシムの投与量については 2 g 12 時間ごと（1 日 4 g），2 g 6 時間ごと（1 日 8 g）のいずれでも，また投与期間については 5 日間，10 日間いずれでも効果は同等であるという．セフトリアキソン（ロセフィン），セフタジジム（モダシン）などの他のセフェム系抗菌薬，さらにアモキシシリン・クラブラン酸合剤（オーグメンチンなど）も有効である．無症状でグル音を聴取する軽症例では経口抗菌薬でも治療可能とされており，欧米ではシプロフロキサシン 750 mg 1 日 2 回，アモキシシリン・クラブラン酸合剤 1 日 3 回などの投与が推奨されている．

ところで本症の最大の予後悪化因子は肝腎症候群の合併であるが，セフォタキシムにアルブミン静注を併用するとセフォタキシム単独治療の場合より腎不全発生率と死亡率が減少する．SBP における全身血行動態の異常はアルブミン輸注では改善するが，ヒドロキシエチルデンプン配合剤注射液（ヘスパンダー）では改善しないことから，International Ascites Club の診療ガイドラインでは血清クレアチニン上昇例では腎障害予防のためにアルブミン静注をすすめている．すなわち，診断後 6 時間以内に 1.5 g/kg 体重，3 日目に 1 g/kg 体重のアルブミンを静注するとしている．

SBP の既往のある患者に対する抗菌薬

の予防的投与についての比較試験はないが，SBP発症リスクの高い重症肝硬変例，とりわけ消化管出血例，腹水蛋白低値例などではニューキノロン系抗菌薬の予防的投与がすすめられ，これによる医療費節減効果も報告されている．また，細菌感染は消化管出血の治療経過に悪影響を及ぼすため，出血後の短期間の抗菌薬投与は感染防止と生存率改善につながる．使用される薬物はノルフロキサシン，シプロフロキサシン，スルファメトキサゾール・トリメトプリム合剤などである．投与量については多くの議論があるが，ノルフロキサシンでは1日400 mg，シプロフロキサシンでは1日500～1,000 mgを投与するという報告が多く，投与期間についても2週間～6か月とまちまちである．投与が長期にわたると重篤な Staphylococcus の院内感染や抗菌薬抵抗性 E. coli 感染などの危険が増すという．抗菌薬の予防的投与は消化管出血例，SBP既往例，腹水蛋白濃度低値例など発症リスクの高い例に限るべきと考えられている．

【合併症・続発症】
本症の30%に肝腎症候群発症が合併し，これが最大の予後悪化因子をなす．

【予後】
当初は致死率90%と報告されたが，迅速な診断と抗菌薬治療により入院中の死亡率は20%に減少している．短期予後は消化管出血の有無，SBPの重症度，肝障害，腎障害の程度に左右される．予測生存率は1年30～50%，2年25～30%である．

【患者説明のポイント】
進行性の肝硬変にSBPが初発した場合は肝移植を考慮すべきであるとされており，生体肝移植が可能な状況なら積極的にすすめる．

【経過観察・生活指導】
定期的な受診と抗菌薬の服薬を指導する．

結核性腹膜炎
tuberculous peritonitis

福井　博　奈良県立医科大学教授・消化器・内分泌代謝内科

【概念】
結核菌による慢性の腹膜炎．はじめから腹膜に炎症が起こることは稀で，肺，腸，骨，性器結核からの血行性，リンパ行性感染が主なものである．

【疾患分類】
病変部の肉眼的特徴より以下の3型に分けられる．①大量の腹水を伴い，腹膜に粟粒結節を認める滲出型，②大網，腸管，腹膜の線維性癒着が著明で，滲出液の少ない癒着型，③腹膜の線維化・癒着，結核腫の乾酪化の著明な乾酪型．臓器間隙の乾酪性膿瘍が腹腔内に自潰し，腹腔内に結核性膿汁の貯留をきたす．

【頻度】
全結核の0.1～0.7%程度にすぎない．基礎疾患としてアルコール性肝障害（特に肝硬変），HIV感染，腹膜透析施行慢性腎不全などとの関連が指摘されている．

【症状・病態】
微熱が60%程度にみられ，盗汗を伴うことが多い．体重減少，食欲不振，全身倦怠感もみられるが，尿毒症，肝硬変，HIV感染などの基礎疾患があるときは，それらの症状に紛れてわかりにくい．腹痛は65%，腹水は73%程度にみられ，腹部膨満感，鼓腸を訴える．稀に，腸間膜の癒着により腸閉塞を起こし，一塊となった癒着腸管を触れることもある．腹部の圧痛は48%と多いが，反跳痛は稀である．活動性肺結核の合併は2.6～21%にとどまる．

粟粒結核などの感染巣から血行性に播種して汎発性に起こることもあるが，肺，性器などの初期病巣から血行性，リンパ行性

に播種し潜在性病巣となったものが再燃して発症することが多い．時には腸・女性生殖付属器・腸間膜リンパ節結核，結核性腰筋膿瘍，脊髄炎などから連続性に波及して限局性腹膜炎を起こすこともある．汎発性のものは，多数の結核結節が大網や腸間膜に形成され，多量の滲出液の貯留をみたり，線維素析出により癒着を起こしたりする．

【問診で尋ねるべきこと】

結核症の既往歴，家族歴がないかの問診は欠かせない．免疫抑制をもたらしうる基礎疾患や薬物服用の有無について注意深く問う．

【必要な検査と所見の読み方】

腹水中の結核菌陽性率は低く，その診断は困難である．塗抹標本のZiehl-Neelsen染色陽性率は3％と低く，培養検査での陽性率も35％と低いが，欠かせない検査である．従来の小川培地による培養検査では確定までに4〜8週間を要していたが，最新のBACTEC MGIT960による全自動検出法では2週間以内に短縮されている．薬物感受性の判定にはさらに1週間を要する．一方，腹水アデノシンデアミナーゼ（ADA）活性の感受性，特異性は90％以上でルーチン検査としての有用性は高い．少量の菌数で診断可能なPCR法の陽性率は塗抹陽性例で95％，塗抹陰性例で48％と高くない．

画像検査のうち腹部エコーでは腹水の中に輝度が高いdebrisや可動性のある細いひも状構造が複数みられ，隔壁状をなす．CT検査では腹膜は通常軽度肥厚する．線維固定型例では血流に富む腹膜，腸管，大網が塊状をなす．腸間膜の肥厚（15 mm以上）と腸間膜リンパ節の腫大を大部分の症例にみる．腹腔鏡検査では，①充血した腹膜，腹水と壁側腹膜，大網，腸管への白色の粟粒結節散布，②肥厚し充血した腹膜，腹水と癒着，③著明に肥厚した壁側腹膜，黄色結節とチーズ状の物質と多数の肥厚した癒着などの特徴的な所見がみられ，上皮性の乾酪性肉芽腫，結核菌同定などの組織学的所見を加味すると診断の感度，特異度はそれぞれ93％，98％に達する．

【診断のポイント】

腹水の塗抹・培養での結核菌陽性率は低く，PCR法での陽性率も低いことから，画像検査も合わせて総合的な判断を下す．腹膜生検組織の培養，感受性試験は診断，治療のgold standardであるが，癒着の強い症例に腹腔鏡検査を行う場合，送気や内視鏡の挿入が困難であり，施行には細心の注意を要する．腹腔鏡検査で腹膜上に粟粒大ないし小豆大の黄白色結節をびまん性にみる．この小結節を採取し乾酪壊死を伴った肉芽腫や，鏡検あるいは核酸増幅試験や培養により結核菌の存在を証明する．

【鑑別診断】

血清とのアルブミン濃度較差が1.1 g/dL未満で原因不明のリンパ球主体の腹水では本症を念頭に置き，鑑別を進める．癌性腹膜炎との鑑別が重要で，CT検査において血流に富む平滑な腹膜肥厚は結核性腹膜炎，結節状の転移巣と不規則な腹膜肥厚は癌性腹膜炎を示唆する．^{67}Gaシンチグラフィで腹部に強いびまん性の集積がみられ，癌性腹膜炎，悪性リンパ腫，悪性中皮腫などとの鑑別に有用とする報告がある．

【入院・専門医移送の判断基準】

原因不明の腹水患者については鑑別のための検査が可能な専門医移送を原則とする．

治療方針

肺結核に準じた薬物治療を行う．

治療法

イソニアジド，リファンピシン，ピラジナミド，エサンブトールの4剤を2か月間連日投与した後，イソニアジド，リファン

ピシンを4か月間連日投与する．治療に対する反応は症状と腹水の消失で判断するが，疾患活動性に関する検査値は治療開始3か月以内に正常化する．結核の低浸淫地域ではこの第1選択薬物に対する抵抗性は5％以下である．薬物抵抗性の場合，今まで投与されたことがなく，*in vitro* で感受性の証明された未使用の抗結核薬を少なくとも3剤用いる．6か月以上の抗結核療法の効果が優るというエビデンスはなく，6か月の標準治療で十分であると考えられる．

抗結核薬の肝障害は常に問題で，肝硬変合併例ではそのリスクが高くなる．ASTが上昇したときは肝機能検査の頻度を増やし，基準値上限の5倍以上に上昇したり，3倍以上に上昇して症状が出現したときは薬物治療を中断する．ASTが基準値上限の2倍未満に低下したら治療を再開するが，この際まずリファンピシンから始め，1週間ずつあけてイソニアジド，ピラジナミドを追加する．肝硬変などの既存の肝障害がある場合は重篤な薬物性肝炎を招くことがあるため，慎重な薬物投与が必要である．米国胸部学会では肝障害例の結核治療法として，状況に応じた以下の4つの選択肢を推奨しており，これらは腹膜炎治療にも応用できる．

　a）**肝障害の頻度の高いイソニアジドを避ける方法**：リファンピシン，ピラジナミド，エサンブトールを6か月投与．

　b）**肝障害の程度の強いピラジナミドを避ける方法**：イソニアジド，リファンピシン，エサンブトール2か月投与後，イソニアジド，リファンピシンを7か月投与．

　c）**進行肝障害**：肝毒性薬物は1剤のみとする．リファンピシン，エサンブトール，フルオロキノロン，サイクロセリンを12～18か月投与．

　d）**重症の不安定な肝障害**：肝毒性薬物は投与しない．エサンブトール，ストレプトマイシン，フルオロキノロンにもう1剤の二次選択経口薬を18～24か月投与．

【予後】

　総計800例以上からなる18の報告での平均死亡率は19％であり，診断の遅れは予後悪化につながる．

【患者説明のポイント】

　原因不明の腹水患者には本症の可能性を説明し，検査の必要性を説明する．確診が得られた場合，専門施設での療養を促し，喀痰排菌例など感染源となるおそれの大きい患者は入院を納得させる．

【経過観察・生活指導】

　肝障害などの薬物の副作用に注意しながら，治療完遂をめざす．肝硬変，HIV感染者，腹膜透析患者など基礎疾患を有する場合は病態推移にも注意する．また，患者家族や他の患者接触者の検診を行う．

腸間膜脂肪織炎
mesenteric panniculitis

杉村一仁　　新潟市民病院消化器科副部長

【概念】

　原因不明で，小腸・大腸間膜への lipid-laden macrophage（泡沫細胞）の浸潤と，種々の程度の線維化による腸間膜の肥厚に伴う病態を指す．炎症は比較的軽微であり，脂肪織炎（panniculitis）というよりも脂肪変性（lipodystrophy）と考えるべき病態であるが，腸間膜脂肪織炎の病名が一般的である．病理組織像から Weber-Christian 病の部分症とされたり，変性脂肪織の肉芽腫形成が高度の場合は Rothmann-Markin 症候群とも考えられている．

【疾患分類・重症度分類】

　線維化が強く腸管通過障害を伴う場合は，退縮性腸間膜炎（retractile panniculi-

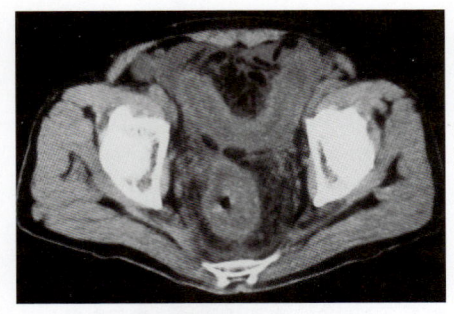

図14-3 腸間膜脂肪織炎のCT像

tis)と呼ばれる場合もある．

【頻度】
比較的稀な疾患であるが，近年報告例が増加している．

【症状・病態】
わが国での男女比は2.2：1で男性に多く，6～85歳に分布し，50～60歳代に多く発症する．欧米では大多数が小腸間膜からの発症であるが，わが国では大腸間膜からの発症が多く，特にS状結腸間膜が全体の約半数を占める．症状は，腹痛，腹部腫瘤，腹部膨満，発熱，嘔吐，便通異常（下痢，便秘，血便）などであるが，約40％の症例で無症状である．腹部腫瘤は独特のゴム様硬で，時に圧痛を有する．

【必要な検査と所見の読み方】
ほぼ正常のことが多いが，時に軽度の炎症反応や貧血を認めることがある．画像診断では，CT，注腸検査が有用である．

CTでは，びまん性に肥厚した腸管壁を取り囲むように，脂肪に近いCT値を示す肥厚した腸間膜が腸管を包埋するか，近接した部位に軟部組織濃度の腫瘤を認めた場合，腸間膜脂肪織炎診断の有力な手がかりになる．肥厚した腸間膜のCT値は，病期が進行し線維化が有意になるにしたがって上昇し，軟部組織陰影が主体となる（図14-3）．

注腸検査所見では，腸管がかなりの長さにわたって，ほぼ一様の全周性狭窄を示し，ハウストラは消失し，腸間膜側に片側性に規則的な鋸歯状陰影が認められる．内面は細かく密集した横皺襞を示す．病変部は固定され圧迫などによる位置の変化が認められない．びまん浸潤型大腸癌との鑑別が問題であるが，大腸癌では狭窄の程度が強く，不規則で全周性の鋸歯状変化が認められる．

大腸内視鏡では，腸管粘膜の縮緬状の変化や浮腫，発赤を認めるが特異的所見に乏しい．

組織学的には，腫瘤内にlipid-laden macrophageの浸潤が認られる．

【診断のポイント】
びまん浸潤型大腸癌との鑑別が必要であり，開腹や腹腔鏡による生検組織診断が重要である．一方で，近年画像診断の向上により開腹されることなく診断される症例も増加しつつある．

【鑑別診断】
びまん浸潤型大腸癌，悪性リンパ腫，転移性癌性腹膜炎，潰瘍性大腸炎，Crohn病，腹部大動脈瘤，腸間膜腫瘍，後腹膜腫瘍，など．

【入院・専門医移送の判断基準】
組織学的診断が必要であり，専門医への紹介が望ましい．

治療方針

腸間膜脂肪織炎は，一過性で自然治癒することも多く，通過障害のある症例や，腫瘍性病変を否定し得ない症例を除き保存的療法がすすめられている．欧米では，繰り返す通過障害と炎症反応を伴う退縮性腸間膜炎に対し，ステロイドをアザチオプリンや放射線療法と組み合わせて投与することが報告されているが，今のところ確立された薬物療法はない．また放射線単独治療や抗菌薬の有効性は認められていない．腸間膜の肥厚部分の切除は行われない．

退縮性腸間膜炎による高度腸管閉塞症状

に対しては，欧米ではバイパス術が行われている．再狭窄の頻度は低いものの，術後の癒着により腸閉塞症状の出現が報告されている．わが国ではS状結腸の狭窄が多いためか，2/3の症例で腸管切除が行われており，人工肛門造設術は6%の症例に対して施行されている．

腫瘍の増大に伴い通過障害が増悪する場合は，悪性疾患の鑑別が必要であり，開腹手術による診断と治療が必要となる．

【合併症・続発症】

腸間膜脂肪織炎と診断された症例中，10%程度に悪性リンパ腫の合併があることが報告されている．また，手術療法を行った場合，術後の癒着性腸閉塞が挙げられる．

【予後】

予後は良好で，2年以内に75%の患者で腹痛が消失し，66%で腫瘤が縮小・消失する．しかし10%程度の患者で悪性リンパ腫の合併が認められており，十分な経過観察が必要である．

【患者説明のポイント】

良性の疾患であり，予後は一般に良好であるが，悪性腫瘍との鑑別に十分な検査が必要であることを説明する．

【経過観察・生活指導】

症状軽快後も悪性リンパ腫の出現の可能性があり，定期的に通院・検査が必要である．

腸間膜リンパ節炎
mesenteric lymphadenitis

杉村一仁　新潟市民病院消化器科副部長

【概念】

虫垂炎を疑われた右下腹部痛，回盲部痛症例において，画像診断上，虫垂炎を直接示唆する所見を認めず，かつ一連の腸間膜リンパ節の腫大を認める病態の総称．原因として，アデノウイルス，*Yersinia enterocolitica*，*Y. pseudotuberculosis*，サルモネラ，*Campylobacter jejuni*，*Escherichia coli*，MSSA，MRSAなどの感染が報告されている．

【頻度】

虫垂炎を疑われた症例のうち，10～15%が腸間膜リンパ節炎と診断される．

【症状・病態】

高学年児童に多く成人では比較的稀である．男女差は認めない．症状は，虫垂炎に比し嘔吐が少なく（20～40%），下痢が多い（50～70%）ことが知られている．圧痛部位は，McBurney点よりやや上方のものが多く，虫垂炎に比し広めである．正中下腹部や臍下部に認められる場合もある．圧痛のみの症例が多いが，約30%の症例で反跳痛，約10%の症例で筋性防御を伴う．

【問診で尋ねるべきこと】

海外渡航，井戸水の使用，肉・卵の生食，ペット飼育の有無．

【必要な検査と所見の読み方】

白血球数・CRPの検査値異常は，軽度～高度まで幅広く認められ，炎症所見によっては虫垂炎との鑑別はできない．虫垂炎との鑑別に際しては，腹部超音波検査，CTの有用性が報告されている．腫大したリンパ節は，直径0.5～2cm程度のものが多いが，4cmを超えるものも報告されている．リンパ節炎の原因として，アデノウイルス，*Y. enterocolitica*，*Y. pseudotuberculosis*，サルモネラ，*C. jejuni*，*E. coli*などが挙げられるが，便培養からの検出率は低く原因菌が特定できない場合も多い．また*Yersinia*の血中抗体価の上昇は第10病日以降であり，受診当初の検査では陽性にならないため検査時期に注意が必要である．

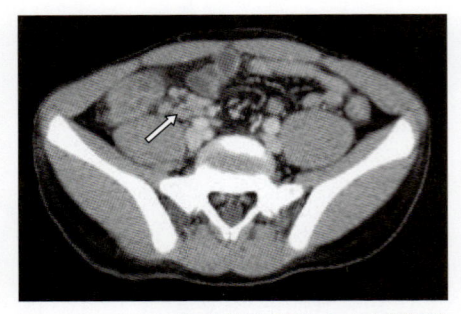

図 14-4　サルモネラ腸炎に認められた腸間膜リンパ節炎の CT 像
矢印：一連の腸間膜リンパ節の腫大を認める．

【診断のポイント】

腸間膜リンパ節炎では，CT・腹部超音波画像にて虫垂炎の所見を認めず，終末回腸炎を伴った，3個以上の直径 5 mm を超える一連の腸間膜リンパ節腫大を認める．腹部超音波検査による腸間膜リンパ節炎の診断基準として以下が挙げられている．

1) 炎症性虫垂は描出されない．
2) 回盲部に球形または卵円形で境界明瞭なリンパ節を3個以上認める．
3) 各々のリンパ節は直径 5 mm 以上であり，いずれも内部は均一な低エコーである．
4) 終末回腸壁の肥厚 (5 mm 以上) を認める．

腸間膜リンパ節の腫大を示す疾患は多いが，画像にて終末回腸炎以外の特異的疾患を除外することが重要である（図 14-4）．

【鑑別診断】

虫垂炎，腸重積，憩室炎，悪性リンパ腫，腸結核，Crohn 病，アレルギー性紫斑病，腸管 Behçet 病，など．

【入院・専門医移送の判断基準】

虫垂炎との鑑別が困難，圧痛点が明確，腹膜刺激徴候を伴う，症状が軽快しない場合は，移送・入院が必要である．

治療方針

学童期において回盲部痛などから虫垂炎が疑われ，画像診断で腸間膜リンパ節炎と診断された場合は，抗菌薬による治療を行う．原因菌が判明している場合はそれに適合した抗菌薬が選択されるべきであるが，一般的に治療開始時に原因菌が判明していることは少なく，対象細菌と好発年齢を考慮し，ホスホマイシンが第1選択薬として選ばれる．また，虫垂炎との鑑別が困難な場合や腹膜刺激反応を疑う場合は，入院し絶食・補液を行い抗菌薬の点滴静注を行う．厳密な経過観察のうえ，症状が増悪する場合や 24 時間以内に改善が認められない場合は，外科的な治療を考慮する．

治療法

❶薬物療法

【処方例】

1) ホスミシン，内服
   小児：40〜120 mg/kg/日　3〜4 回分服
   成人：2〜3 g/日　3〜4 回分服
   虫垂炎との鑑別が困難な場合，入院し絶食・補液を行い，抗菌薬の点滴静注を行う．
2) ホスミシン S，点滴静注
   小児：100〜200 mg/kg/日　2〜4 回分割静注
   成人：2〜4 g/日　2〜4 回分割静注

❷外科療法：圧痛点が限局し腹膜刺激症状がある場合や，24 時間以内の経過観察で症状が軽減しない場合は，手術を施行することが実際的である．開腹し虫垂が正常であり，腫大したリンパ節が触知されれば腸間膜リンパ節炎の可能性が高い．その際は，虫垂切除を施行し，Crohn 病がなければ腫大したリンパ節を試摘し，細菌培養で

原因菌を同定し，病理学的にリンパ腫との鑑別を行う．可能な限り腸切除は避ける．

【合併症・続発症】

腸間膜リンパ節炎と診断された症例であっても，後に虫垂炎に移行する症例や，腸間膜リンパ節膿瘍が穿破し腹膜炎を合併した症例の報告もあり注意深い経過観察が必要である．

【予後】

一般に予後は良好である．

【患者説明のポイント】

腸間膜リンパ節炎は，虫垂炎の一症状として出現しうることを念頭に置く必要がある．経過観察中に症状が軽快しない，あるいは悪化する場合は，開腹手術となる可能性を前もって十分に説明する必要がある．

【医療スタッフへの指示】

虫垂炎と鑑別困難な場合は，治療開始前に外科医への連絡が必要である．また，症状の経過を注意深く観察し，症状が改善しない場合は早期の対応を心がける．

腹膜癌腫症・腹膜粘液腫

peritonitis carcinomatosis/peritoneal myxoma

大塩学而　兵庫県立塚口病院診療部長

【概念】

腹膜癌腫症（癌性腹膜炎）は消化器癌や婦人科領域の癌などが腹膜に転移することによって起こる．原因疾患としては胃癌が最も多く，また胃癌の再発形式の中で最も頻度が高い．腹膜粘液腫は粘液産生性の癌が腹腔内に播種した状態を示すが，腹膜偽粘液腫が良性細胞のみでなく，癌細胞により腹腔内にゼラチン様物質が充満している状態として使われることが多い．末期癌の状態と認識されていたが，抗癌薬や症状緩和の方法が進歩し積極的な治療が行われるようになってきている．

【症状・診断】

初発症状としては食欲低下，腹部膨満感などのことが多いが，進行に伴い腹痛・腹水や嘔気・嘔吐などの消化管閉塞症状が出現する．腹水は血性のことも多く，超音波ガイド下腹水穿刺で癌細胞が証明されれば確定診断となる．CTやMRIで診断が困難な症例ではFDG-PETも有用性が高い．

治療方針

❶**全身化学療法**：胃癌の腹膜転移症例ではS-1，MTX/5-FU交代療法，タキサン系薬剤（パクリタキセル，ドセタキセル），塩酸イリノテカン（CPT-11）などが使用されている．これまでの報告ではMTX/5-FU交代療法やタキサン系を含む治療が推奨されている．他の疾患ではそれぞれの疾患の進行・再発癌の治療に準ずる．

❷**腹腔内化学療法**：抗癌薬を単回あるいは反復して腹腔内に投与する試みがされているが，全身化学療法以上の有用性は明らかでない．

❸**腹腔内温熱化学療法**：減量手術後あるいは単独で，腹腔内抗癌薬投与を併用し，腹腔を温水で加温する温熱療法であるが，周術期の合併症が多く，特殊な治療法である．

❹**外科的治療**：閉塞症状の緩和の目的で局所切除，バイパス手術，人工肛門造設術などが行われる．手術の適応にあたっては閉塞部位（単発性あるいは多発性など），全身状態，予後予測など慎重な判断が必要である．

❺**消化管閉塞症状の治療**：腹膜癌腫症の患者では腹痛，嘔吐などの消化管閉塞症状がQOLを著しく低下させる．これらの症状を緩和させることを目的としてソマトスタチンアナログであるオクトレオチド（サンドスタチン）が用いられている．オクトレオチドは各種の消化管ホルモン分泌を抑

制し，消化分泌抑制，水・電解質の吸収促進により消化器症状を緩和する．

腹水に対しては利尿薬，ステロイドなどの治療がされるがコントロール困難なことが多い．腹部膨満や呼吸困難などの症状改善のための腹腔穿刺は，効果は一過性であり適応は限られる．

❻**疼痛の治療**：疼痛のコントロールは経口モルヒネ製剤が基本であるが，腹膜癌腫症の患者では経口摂取が困難となったり，嘔吐などにより薬剤の吸収が不安定になることが多く，フェンタニル貼付薬（デュロテップパッチ）が有効である．便秘や嘔気などの副作用も軽度である．即効性がないため，突然の痛みに対してはモルヒネなどによるレスキューが必要となる．

【処方例】

1) 疼痛コントロール
   デュロテップMTパッチ（4.2 mg）1枚から，3日ごとの貼付（モルヒネ製剤からの切り替え）
2) 悪心・嘔吐などの消化管閉塞症状の緩和
   サンドスタチン　300μg/日　24時間持続皮下注

腸管癒着症
adhesion of bowels

大塩学而　兵庫県立塚口病院診療部長

【概念】

腸管などの腹膜が損傷を受けるとその治癒機転の中で腸管が癒着する状態を示す．先天性，外傷性，手術後，炎症性などに分類される．炎症性の癒着の原因としては炎症性腸疾患，憩室炎，放射線性腸炎，子宮内膜症，付属器炎などがある．腸閉塞の原因として腸管癒着が約60％を占める．

【症状・診断】

腹部超音波検査，CT検査，MRI検査などの画像診断であるが，通過障害や腸閉塞症状のないときの診断は困難なことが多い．

治療方針

腸閉塞をきたす症例以外には手術適応は少ない．

手術時の癒着防止としては，腸管の愛護的操作，完全な止血と凝結塊の除去，穿孔性腹膜炎の手術時には生理食塩水での洗浄など基本的手術操作が重要である．手術時のリンパ節郭清度に比例し術後の癒着性腸閉塞の頻度が増加する．生体適応性バイオポリマー吸収性薄膜（セプラフィルム）が手術時の癒着防止として開腹創と腸管の間に留置されることも多い．

腸閉塞を繰り返す患者に対する再発予防としての手術としてNoble手術などの腸管固定術があるがあまり行われていない．

腹膜偽粘液腫
pseudomyxoma peritonei

岩村威志　潤和会記念病院副院長・外科主任部長

【概念】

原発巣に蓄積された多量のゼラチン様の粘液性物質と粘液産生腫瘍が穿破し，腹腔内に播種され多量の腹水貯留をみる．腹腔内には粘稠なゼラチン様物質を含む囊胞性腫瘤がびまん性に広がり，また腹水中には粘液で囲まれた浮遊腫瘍細胞を認める．浮遊細胞は腹腔に開口しているリンパ管起始部に入りこみ増殖する．すなわちリンパ管起始部の多い大網，横隔膜，Douglas窩で

腹膜播種巣が多くみられる．一般に腫瘍細胞は増殖能は低いが多量の粘液を産生するので，粘液で構成された巨大な腫瘍を形成する．しかし，リンパ行性転移や血行性転移による遠隔転移はほとんど認められないとされる．長期にわたる病勢の進行から intermediate malignancy の考え方が重要である．虫垂，卵巣，結腸・直腸由来の腫瘍が原発巣となることが多い．男性では虫垂原発がほとんどであるが，女性では卵巣原発のものも多い．

【疾患分類】

組織型から，① disseminated peritoneal adnomucinosis (DPAM)，② borderline，③ peritoneal mucinous carcinomatosis (PMCA) の3型に分類される．

【頻度】

発生頻度は100万人あたり1人，開腹術での頻度は0.02％程度とされる．全体としての男女比は1:3で，40～60歳代の女性に多いが，虫垂原発に限ると男女はほぼ同数である．

【症状・病態】

特徴的な症状はなく腹部の不定愁訴，すなわち腹痛，下腹部痛，腹部膨満感，悪心・嘔吐，食欲不振などがあり，緩徐に経過する．虫垂炎で発症することもある．進行すると腹部膨満感，体重変化を伴い，腹圧上昇による鼠径ヘルニアの出現，腸管圧迫による腸閉塞で発症することもある．

【問診で尋ねるべきこと】

虫垂切除術や卵巣摘除術の既往歴の有無を確認しておく．

【必要な検査，診断のポイント】

腹部理学所見で腹水を認める．腹部超音波検査では低エコーの腹水を認め，その中に無数の小囊胞構造が存在し，腹水や囊胞の中に隔壁様構造物を認める．CT では腹水は水より高い CT 値をもつ低吸収域として描出され，腹水中の隔壁形成，粘度の高い腹水貯留による腸管の中心から背側への圧排 (central displacement)，多発する囊胞が肝や脾臓表面に存在しこれを圧排する弧状圧痕 (scalloping)，また弧状石灰化 (curvilinear calcification) などが特徴的である．確定診断は腹腔穿刺や開腹時所見で特徴的なゼラチン様物質の存在を確認することである．ムチン対細胞の面積比は一般に虫垂原発腫瘍で10:1，卵巣原発腫瘍で1:1と，虫垂原発腫瘍で粘液様物質の量が多い．また，ムチンの免疫化学所見や免疫組織学的検査 (muc 2, CDX-2, CK 20, CK7 など) で虫垂原発か卵巣原発の腫瘍か鑑別が可能となる．

【鑑別診断】

通常の癌による癌性腹膜炎による腹水貯留との鑑別が最も重要である．

治療方針・治療法

原発巣を含めた腫瘍の完全切除とゼラチン様貯留液を可能な限りすべて切除する debulking surgery が治療の基本である (Sugarbaker technique)．また，虫垂は組織学的検索をするために切除すべきである．CDDP，5-FU，MMC またはドキソルビシンなどの抗癌薬の腹腔内投与，腹腔内温熱化学療法や粘液溶解療法が有効であったとの報告もあるが，評価は一定でない．特に虫垂原発腫瘍に対しては全身化学療法や放射線療法は無効とされる．現時点で大腸癌に有効とされる FOLFOX，FOLFILI による虫垂原発の腹膜偽粘液腫治療例の報告はない．

【予後】

予後は DPAM が最も良好で，PMCA は不良であり，borderline はその中間である．全体の5年生存率は53～75％，10年生存率は10～32％と報告されている．手術後の再発率は高い．再切除や腸閉塞解除のための手術が必要になることがある．

【患者説明のポイント】

本症は通常の癌性腹膜炎より予後はよい

が，確立した治療法はなく，現在の治療法は手術で可能な限り腫瘍量を減らすことである．手術しても完全な治癒を得るのは困難なことが多く，再手術が必要になる場合がある．

【医療スタッフへの指示】
　本症の経過は比較的長く再発しやすいので精神的サポートが必要である．

腹膜中皮腫
peritoneal mesothelioma

岩村威志　潤和会記念病院副院長・外科主任部長

【概念】
　腹膜は腹腔内臓器（腸管，腸間膜や大網など）や腹壁・後腹膜を覆う1枚の漿膜で，組織学的には1層の中皮細胞と脈管，神経を含む結合織で構成されている．この腹膜の中皮細胞由来の唯一の原発性腫瘍が腹膜中皮腫である．多くの中皮腫にはアスベスト（石綿）曝露が関与するとされている．近年，simian virus 40類似のDNA塩基配列が中皮腫細胞から分離されたことから，発症にウイルスの関与も示唆されている．また，アスベスト周囲に放射性物質が集積され，これが発癌に関与するのではないかという報告もある．通常アスベスト曝露から20～50年後に発症することが多いとされる．わが国のアスベスト輸入のピークは1970年代半ばで，1995年にはクロシドライト（青石綿）とアモサイト（茶石綿）の輸入・製造・使用が禁止されているが，潜伏期間を考えると今後中皮腫の罹患・死亡はしばらく増加すると思われる．

【疾患分類】
　腹膜中皮腫として独立した分類はないが，中皮腫の分類としてWHO分類（1999年）があり，日本肺癌学会の取扱い規約（2003年）の組織分類でもWHO分類と同様である．良性はアデノマトイド腫瘍，悪性中皮腫は，①上皮型，②肉腫型，③2相型，④その他の中皮腫に分類される．また，肉眼形態からびまん型と限局型に分類される．

【頻度】
　悪性中皮腫自体がもともと稀な疾患であり，発生頻度は一般に人口100万人対2～4人とされる．悪性中皮腫は増加傾向にあり，2002年の人口動態統計で810人（男性604人，女性206人）が悪性中皮腫で死亡していた．通常男性に多く，男女比では，胸膜中皮腫では男性が3.6倍，腹膜中皮腫では1.5倍である．腹膜中皮腫は悪性中皮腫のうち胸膜中皮腫に次いで2番目に多く悪性中皮腫の10％前後を占めるとされる．腹膜中皮腫の30～45％で同時性胸膜中皮腫を合併していたとの報告もある．

【症状・病態】
　特徴的な症状はない．早期は無症状で，進行すると腹水貯留に伴う食欲不振，腹痛，腹部膨満感，体重減少などの不定愁訴がある．

【問診で尋ねるべきこと】
　中皮腫の発症原因であるアスベストに曝露（工事現場や工場など）されたことがあるかどうかが重要である．

【必要な検査，診断のポイント】
　腹部超音波検査，胸腹部CT，MRIで腹水貯留と腹膜や大網の肥厚や結節形成を認めるが，腹膜中皮腫に特徴的な所見はない．血液所見でも特徴的なものはないが，貧血や白血球増多を認めることがある．腹水中のヒアルロン酸は一般に高値で，症例によっては腹水が粘稠で遠心操作が困難となることがある．診断確定には，腹水細胞診，開腹または腹腔鏡下の腫瘍生検が必要である（図14-5）．中皮腫は組織化学所見ではPAS染色で陽性物質を多量に認めるが，この物質はジアスターゼ処理で消失し

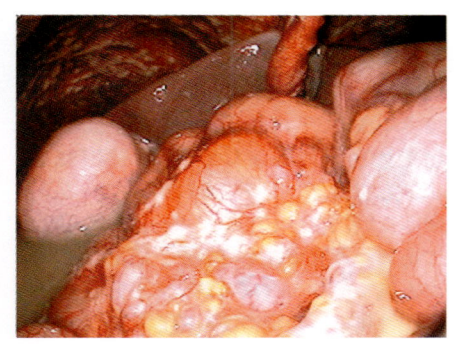

図14-5 腹腔鏡による腹腔内観察所見
横隔膜面には白色の播種性の多発結節を認め，Morrison窩には黄色混濁した腹水が貯留している．結腸肝彎曲部，十二指腸と大網は一塊となり白色結節と白色の厚い結合織様の腫瘍に覆われまったく可動性がない．写真右側には小腸狭窄に伴う拡張した小腸を認める．

PAS染色で陰性となる．免疫組織学的所見も鑑別診断に有用でcalretinin，HBME1，トロンボモジュリン，CK5/6などが陽性となる．また電子顕微鏡的な観察も行われることがある．

【鑑別診断】
消化器や子宮・卵巣由来の腫瘍の腹膜転移性腺癌，悪性線維肉腫など．

治療方針・治療法

限局型のものは手術適応となるが，本症はびまん性に進展することが多く，手術や放射線治療などの局所治療は適用しにくい．化学療法や温熱化学療法による治療が有効なことがあるが，腹膜中皮腫に対して確立された化学療法はない．胸膜中皮腫に対してはシスプラチンとドキソルビシンまたはゲムシタビンなどの多剤併用療法が中心であったが，現在は胸膜中皮腫に対してはペメトレキセド（アリムタ）とシスプラチンとの併用で生存期間の延長が確認されている．しかし，現時点でこれらの薬剤の腹膜中皮腫に対しての保険適用はない．

処方例
1) アリムタ　500 mg/m^2
   ランダ　75 mg/m^2
   （投与時の注意はアリムタ添付文書参照のこと．また，アリムタ投与時には葉酸とビタミンB$_{12}$の投与が推奨されている）

【予後】
限局型では良性のものが多く予後良好であるが，びまん型は予後不良で切除不能であることが多く，切除例でもほとんどが2年以内に死亡する．

【患者説明のポイント】
現時点では必ずしも有効な治療法が確立されていない．職業上アスベストを扱う業務に従事したと認められる場合は労災保険の給付が認められることがあるので，都道府県労働局・労働基準監督署に相談するようにすすめる．

後腹膜腫瘍
retroperitoneal tumors

大花正也　天理よろづ相談所病院内視鏡センター部長

【概念・病理・疫学】
中胚葉，神経原性や脂肪，結合組織，筋膜，筋肉，神経組織，リンパ管やリンパ節などを含む胎生期の遺残から後腹膜に発生する腫瘍である．一般に臓器形態をなさないものに由来した腫瘍とされる．

悪性腫瘍が過半数を占め，欧米の統計では悪性腫瘍が良性腫瘍の4倍とされる（ただし最近では，健診などの画像診断で偶然に発見される腫瘍が増え，従来の報告よりも良性腫瘍の比率が高いと考えられている）．

悪性腫瘍の中では悪性リンパ腫が最多であるが，悪性リンパ腫は臨床像，治療法が他の後腹膜腫瘍と大きく異なるため，一般に他の腫瘍とは別に扱われる．また，後腹膜は腹腔内悪性腫瘍からのリンパ節転移が多くみられる部位でもある．

後腹膜原発の悪性腫瘍としては，脂肪肉腫，平滑筋肉腫，悪性線維性組織球腫（malignant fibrous histiocytoma：MFH）の頻度が高く，この3つで全体の60～80％を占める．このほかに横紋筋肉腫，線維肉腫，悪性神経鞘腫，悪性奇形腫，傍神経節腫（副腎外褐色細胞腫）などが挙げられる．

良性腫瘍の中では奇形腫，脂肪腫，良性嚢腫，神経鞘腫が多く，ほかに血管腫，リンパ管腫，混合腫などがある．

多くの腫瘍は50～60歳代に好発するが，15％は10歳以下の小児にみられ，特に神経原性腫瘍は小児例が多い．

【症状】

大きくなるまで症状が出ず，大きな腫瘍として発見されることが多い．最も多い臨床症状は「圧痛のない腹部腫瘤」である．

早期には症状に乏しく，倦怠感，体重減少，腹部不快感，膨部膨満感など非特異的な症状のことが多い．

腸管を圧排することにより嘔気・嘔吐などの症状が出ることもある．

リンパ流や静脈還流を障害することによる下肢の浮腫が現れることもある．

大きな腫瘍では，腰椎，仙骨部の神経根への浸潤により大腿への放散痛をきたすこともある．

稀に低血糖を起こすこともある．

【鑑別診断・臨床検査】

原発性後腹膜腫瘍は，腎腫瘍，膵腫瘍，消化管の悪性腫瘍，卵巣腫瘍，子宮内膜症，大網や腸間膜の嚢胞などと鑑別すべきである．

CT, MRIは腫瘍の同定，サイズや由来，周囲臓器との関係，浸潤などをみるのに有用である（beak sign, embedded organ signなど）．任意多断面画像を得ることのできるMDCTの普及は，後腹膜腫瘍の診断能の向上に寄与している．MRIはCTよりも組織コントラストに優れている，被曝がない，ヨードアレルギーでも使用可能であるなど有用性が高いが，石灰化の検出が不良である，ペースメーカー装着者や体内磁性体の存在時に使用できないなど不利な点もある．

CTガイド下の穿刺生検は，化学療法，放射線療法を先行させる症例で推奨される（後述）．また，穿刺ルートがとれればEUSガイド下の穿刺も可能である．

外科手術の前に血管造影を行うことは，腫瘍の血管支配を評価できるため有用である．

消化管造影は消化管癌の除外のため有用である．

治療法

外科切除は今なお後腹膜腫瘍の治療に際して最も大きな意味をもつ．米国NCCN（national comprehensive cancer network）のclinical practice guideline in oncologyでも，retroperitoneal soft tissue sarcomaの場合，まず切除可能な腫瘍は切除を行うことが推奨されている（図14-6）．

後腹膜腫瘍はvital organに近接して存在するため，完全に切除できる率は70％弱である（6～8割の症例では腎，大腸，膵臓，小腸，膀胱など多臓器合併切除を要する）．

良性腫瘍は完全切除にて治癒する．

悪性腫瘍の場合は切除後3年間に30～50％の再発がみられる．悪性腫瘍では概して予後不良だが，60％以上の症例で一括切除により5年以上の生存が得られていることは注目すべきである．サイズが大きい，周囲に浸潤しているなどの理由で切除しえ

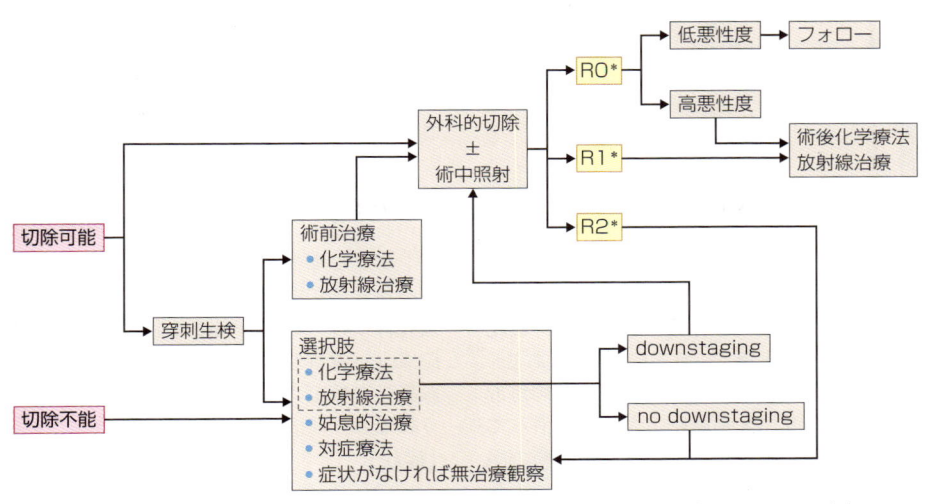

図 14-6 retroperitoneal soft tissue sarcoma に対する治療ガイドライン（NCCN, 2008 年）
* R0：病理組織学的に残存なし．
　R1：病理組織学的に残存あり．
　R2：肉眼的に残存あり．

なかった場合でも，切除により腫瘍の縮小がはかられた場合は術後の症状の改善が得られたり（liposarcoma），放射線治療の反応性が良好となる可能性がある（低悪性度の場合）．

肺転移巣や肝転移巣については切除後も再発が高率であるが，切除により生存期間の延長が望める症例が存在する．

悪性腫瘍の場合は切除と放射線照射が併用される．しかし放射線治療に関しては予後改善のエビデンスが不十分で，現在進行中の randomized trial（術前照射の有無による効果：ACOSOG-Z9031）の結果が待たれる．

術前治療として，あるいは切除不能にて放射線治療，化学療法を選択する場合には CT ガイドなどによる穿刺生検を行う必要がある．

リンパ腫を除いて化学療法は意味合いが小さい．その他の肉腫に対する化学療法としては，四肢の肉腫に準じてドキソルビシン単剤あるいはイホスファミドとの併用療法が一般的に用いられてきた．欧米では NCCN のガイドラインに示されているように，これらにダカルバジン，エピルビシンを含めた薬剤の単独または 2～3 剤の併用が推奨されている．ただし，いずれも後腹膜腫瘍についてのエビデンスは乏しく，副作用のため長期反復使用が難しいなど十分な効果を得ることは容易でない．近年では，ゲムシタビンとドセタキセルの併用が肉腫の治療に有効という報告がなされるなど，新規プロトコールによる予後の改善が期待されている．

切除不能例の場合は，選択肢として放射線治療，化学療法，症状コントロールのための姑息手術，best supportive care から選択されることになるが，症状が乏しければしばらく無治療観察とするのが望ましい場合もある．放射線治療，化学療法に反応し，downstaging が得られた場合は，切除が可能となるケースもある．

後腹膜線維症
retroperitoneal fibrosis

大花正也　天理よろづ相談所病院内視鏡センター部長

【概念・病理・疫学】

後腹膜線維症は，後腹膜の結合組織や脂肪組織に進行性の非特異的な炎症と線維化をきたす稀な疾患（20万人に1人）である．

病変は大動脈分岐部直下の仙骨の岬角近傍から始まり，大動脈や下大静脈に沿って後腹膜全体に両側性に広がる．後腹膜の脈管，特に尿管を徐々に圧排することにより症状が生じる．

患者は50〜60歳代に多く，男性が女性の2〜3倍と多い．

原因は特発性と続発性とに分類される．
ほとんどのケースが続発性に分類され，膵炎や感染性大動脈瘤などの感染に引き続いて生じたり，Hodgkin病，肉腫，カルチノイド腫瘍，癌などに際して発症することが報告されている．

また，多くの薬剤の副作用として続発性後腹膜線維症が生じる．methysergide（抗セロトニン薬）は後腹膜線維症と明確な関連が示されている．他の薬剤として，エルゴタミン，ペルゴリド，ヒドララジン，メチルドパ，β-adrenergic blocking agent（メトプロロール）などがある．

特発性では，多くの原因が推測されている（例えば，尿の尿管外漏出，外科手術，Crohn病などの非特異的な消化管炎症など）．また，SLEやRaynaud病，全身性血管炎，強直性脊椎炎などの自己免疫疾患との関連も示されている．最近では，大動脈硬化に伴うプラークから生じた酸化LDLやceroidに対する免疫反応や，大動脈の栄養血管に生じた血管炎が後腹膜に波及し，後腹膜に線維性変化を生じるとする機序が示されている．ステロイド投与による改善も示されていることからも，その病態には免疫学的機序が関与していると推測される．

病理学的には，早期は豊富なリンパ球，形質細胞，マクロファージによる慢性活動性の炎症像で，フィブロブラストやコラーゲン線維の増生がみられる．進行すると尿管や血管の周囲を取り巻くように線維性の硬化像がみられる．病変の進行とともに細胞成分は減少し，豊富なコラーゲン線維，線維性の瘢痕，石灰化の散在がみられるようになる．

【症状】

一般に症状は非特異的で，腰部や背部の持続的な鈍痛であることが多い．

疼痛は下腹部や鼠径部，大腿内側に広がることがある．

他の症状としては，食欲不振，嘔気，下痢，発熱，体重減少などがある．高血圧を呈することもある．

病変の進行とともに尿管を圧排することによる症状が出て，腎機能障害をきたす．リンパ管や血管の閉塞をきたし，下肢浮腫の原因となる．深部静脈血栓症，陰嚢水腫の原因ともなりうる．

大動脈を巻き込むことにより腸管虚血や跛行などの動脈血流障害症状をきたしうる．

稀に十二指腸，総胆管や大腸を巻き込んで閉塞症状をきたすこともある．

IgG4関連硬化性疾患の病変の1つとして現れることがある．自己免疫性膵炎を合併するもの，しないものがあり，合併する場合には自己免疫性膵炎の診断の前，後いずれにも発症しうる．

【鑑別診断・臨床検査】

標準的な診断基準はない．

鑑別診断として，後腹膜出血，原発性後腹膜腫瘍，転移性腫瘍や，稀な炎症性腫瘤（Gardner症候群に伴うretroperitoneal fibromatosis や inflammatory myofibroblastic tumor）などが挙げられる．

画像診断は後腹膜線維症の診断に有用で，3 徴として，水腎症（または腎盂造影にて造影剤の排泄遅延），L4-L5 レベルでの尿管狭細像，尿管の正中偏位とされている（腫瘍の場合は外側に偏位することが多く鑑別点とされるが絶対的ではない）．両側性のことが多い．

CT では大動脈に沿った軟部腫瘤と隣接する腸腰筋の間の脂肪層の消失がみられる（造影剤では遅延性に増強，活動性炎症がある場合は早期に濃染）．MRI は造影剤を用いることなく詳細な評価が可能であり，水腎症を伴うことのある本疾患では MR urography は特に有用である．

ほとんどの症例で白血球，CRP，赤沈などの炎症所見を認め，自己抗体関連では抗核抗体が最も陽性率が高い（60％）との報告がある．

IgG4 関連硬化性疾患では，多臓器にわたる硬化性病変の検索に PET が有用である．

治療法・予後

診断の確定，脈管閉塞の解除，進行の防止が目標となる．

原因として疑われる薬剤は中止する．

尿管閉塞に対しては，尿路変更など外科的治療の適応となる．腹腔鏡手術による尿管癒合剝離も短期的な成績は良好である．しかしながら，画像その他により診断が確定している場合は，尿管ステントや腎瘻チューブを留置し，内科治療の効果を待ってもよい．

早期の活動性炎症のある時期ではステロイドの効果が期待できる．通常，プレドニゾロンを 40～60 mg/日で開始し漸減する．再発を予防するために 2 年間の治療継続が推奨されている．

尿管閉塞に対し外科的処置を行った症例の術後再発は，ステロイド併用なしで 50％，併用例で 10％ という成績が報告されている．

アザチオプリンやシクロホスファミドも成功例が報告されている．また，プレドニゾロンとミコフェノール酸モフェチルの併用や，タモキシフェンが，線維化の進行した症例や，線維化の抑制に有効であったと報告されている．

下肢静脈の閉塞に対しては下肢挙上や弾性ストッキングの使用で側副血行路の発達を期待する．

炎症性の動脈瘤を形成した場合，通常の動脈瘤と比較して破裂のリスク，合併症の頻度，予後などに明らかな差がないので，径が 4.5～5 cm を超えれば手術が選択される．

予後は一般に良好とされるが，慢性腎不全に至る症例もある．治療への反応性を予測する因子は確立されていない．

鼠径ヘルニア，ヘルニア嵌頓

inguinal hernia/incarcerated hernia

佐々木 巌　東北大学大学院教授・医学系研究科生体調節外科学

【病態・診断】

鼠径ヘルニアは発生形式により外鼠径ヘルニア（間接型）と内鼠径ヘルニア（直接型）がある．前者では，腹膜鞘状突起から発生し，内鼠径輪より鼠径管を経て間接的に外鼠径輪に達するヘルニア囊が脱出し，後者では鼠径管後壁横筋筋膜のいわゆる Hasselbach 三角（iliopubic tract と腹横筋腱膜弓および下腹壁動脈に囲まれた部分）からヘルニア囊が直接的に脱出する．

小児期の鼠径ヘルニアは大部分が外鼠径ヘルニアであり，高齢者にみられる鼠径ヘ

ルニアは腹壁自体の脆弱性が原因となる内鼠径ヘルニアが多い.

症状は，鼠径部の膨隆，疼痛などが立位で著明となる．所見として立位で膨隆を認め，ヘルニア門を触知すれば診断が容易となるが，女性ではしばしば診断に難渋する場合があり，CT検査は有用なことが多い．小児では停留精巣や陰嚢水腫の有無も同時に触診しておきたい．ヘルニア内容が完全にはまり込んだヘルニア嵌頓ではしばしば絞扼性ヘルニアを合併することがある．

非還納性ヘルニアではヘルニア部の膨隆・腫脹のみで疼痛を伴わない場合もあるが，いわゆる嵌頓状態では初期にショック状態を呈することがあり，ヘルニア部の膨隆・腫脹が増大し，ヘルニア門部に強い圧痛をみる．腸管壊死が進むと，発熱，皮膚の発赤浮腫をきたし，さらに腸管穿孔をきたすと糞便性蜂巣炎，腹膜炎，糞瘻などを形成する．

治療方針

経過観察で改善しないので全身麻酔による外科治療法が選択される．小児ではPotts法にてヘルニア囊を高位結紮するが，成人では従来法(Bassini法，McVay法など)に代わり最近ではメッシュを用いるtension free repair法が多く行われている．再発が少なく早期離床が可能とされている(メッシュプラグ法，PHS法，Kugel法など)．また，施設により腹腔鏡手術による修復術も行われる．

ヘルニア嵌頓では緊急手術を行う．高齢者でヘルニア内容物が腸管である場合には，用手的還納が成功しても腸管穿孔のため腹膜炎を合併する場合があることに注意が必要である．

【合併症・続発症・予後】

メッシュ法に比べて従来法では再発頻度が高いとされる．また，メッシュ法では術後早期から立位歩行可能であるが，時に感染が生じたときは摘出を余儀なくされる．

【患者説明のポイント】

腹壁の脆弱部からの腹腔内内容物の不脱出が病態であること，および補強が手術目的であることの説明を行う．また，術後合併症やその対処などについて十分に説明する．

【経過観察・生活指導】

手術部位の疼痛は徐々に消失すること，メッシュの感染による局所の炎症発生の可能性などについて注意するよう指導．また，当分の間は通常の生活をして極度な腹圧がかからないように過度な運動を避けるなどを指導する．

【医療スタッフへの指示】

手術後の一般注意点および退院後の観察注意点を指示する．

腹壁ヘルニア
ventral hernia

佐々木　巖　東北大学大学院教授・医学系研究科生体調節外科学

鼠径ヘルニアと臍ヘルニアおよび臍帯ヘルニアを除いて前・側腹壁から脱出するヘルニアを総称していう．

【病態・診断】

正中腹壁ヘルニア〔白線ヘルニア(midline vertical hernia)〕，側腹壁ヘルニア〔半月状線ヘルニア(lateral ventral hernia)〕があり，腹壁瘢痕ヘルニア(切創ヘルニア)を区別して扱う場合もある．

❶正中腹壁ヘルニア：正中腹壁ヘルニアは白線の脆弱性を有する腱膜間隙から脱出する．多くは臍の上部に発生し，上腹壁ヘルニア(epigastric hernia)と呼ばれる．小児でもみられるが20〜50歳の男性に多い．無症状のものも多いが，還納可能な腫瘤として気づいて受診する場合もある．また，

時に腹膜前脂肪組織や大網などが嵌頓し疼痛，腹部膨満，嘔気・嘔吐などが生じる．

❷側腹壁ヘルニア：側腹壁ヘルニアは腹直筋外縁で腹横筋と内腹斜筋の付着部から脱出する．比較的稀なヘルニアで，やや女性に多い．ヘルニア門は2cm以下が多く，嵌頓の危険性もある．ヘルニア門部に肋間神経内側枝が走行することが多く，神経痛様の痛みを呈することがある．

いずれのヘルニアも超音波検査が診断に有効である．

治療方針

小児の白線ヘルニアは自然治癒する場合もあり経過観察を行って手術適応を判断するが，成人では手術を選択する．

類似疾患として，腹直筋離開(diastasis recti)がある．白線の幅がきわめて広く，腹圧が加わると臍より上の白線部が縦長に膨瘤する．小児では白線の形成異常が原因であり，ほとんどが経過観察で自然治癒する．成人では肥満，妊娠などにより二次的に生じるため治療が必要な場合には白線の縫縮を行う．

【患者説明のポイント】

本症の病態の説明と治療方針について説明を行う．

【経過観察・生活指導】

術後は当分の間は過度な腹圧がかからない通常の生活を指導する．

腹壁肥厚性瘢痕ヘルニア（切創ヘルニア）

incisional hernia

佐々木 巌　東北大学大学院教授・医学系研究科生体調節外科学

【病態・診断】

外傷や手術後の腹壁瘢痕部から脱出するヘルニアをいう．大部分は手術後の腹壁瘢痕ヘルニアであり，手術創の感染，ドレーン挿入部，創哆開などが誘因となる．また，喘息，肥満，加齢や栄養障害など創傷治癒遅延および腹壁筋膜の脆弱性なども誘因となる．

一般に初回手術において腹壁閉鎖による瘢痕組織は腹圧，張力に弱いため手術時に縫合した後に瘢痕組織となり治癒する．腹壁創の治癒過程において感染や低栄養などの原因で創治癒が障害された場合や，術後の肥満などにより術後経過とともに腹壁閉鎖部が次第に引き伸ばされて筋膜が解離して腹腔内容物が腹膜を伴い脱出しやすくなる．

解剖学的に正中切開創に発生が多い．ヘルニアの大きさは大小さまざまであり，術後1年以上経過してから出現するものも多い．また，経過観察の間にヘルニアが次第に大きくなることもしばしばである．

診断では臥位と立位の状態で診察し，ヘルニア門の大きさとヘルニア内容物およびその還納性をチェックする．

治療方針

ヘルニア嚢と内容物間の癒着が時に認められて非還納性となるが，ヘルニア門は広い場合が多く易還納性で嵌頓となることは少ない．無症状では腹圧の上昇を少なくする生活指導や，腹帯で体外からヘルニア内容の脱出を保護するなどして保存的に経過観察されるが，症状のあるもの，嵌頓を繰り返すもの，美容上問題となるものなどでは手術が行われる．

治療法

根治的治療としては，全身麻酔による手術を行う．初回手術の原因となった疾患の再発などについても同時に検査を行い手術適応を決定する．

多くの場合はヘルニア門が大きいため，

周囲組織を直接閉鎖すると緊張がかかり，再度閉鎖創が解離して再発する可能性が高いので，メッシュを用いてヘルニア門を補強する方法がとられる．

【合併症・続発症】

ヘルニア再発とメッシュを用いた場合の創部感染に注意する．

【経過観察・生活指導】

術後は通常の生活を許可するが，肥満などによる体型変化にも注意するように指導する．

図14-7　小腸間膜由来の平滑筋肉腫のMRI像

腹膜・大網・腸間膜の腫瘍

tumors of peritoneum, omentum and mesenterium

河野浩二　山梨大学准教授・第一外科

【概念・分類・頻度】

腹膜は腹腔内臓器の外面を覆う臓側腹膜と，腹壁の内面を覆う壁側腹膜に分けられる．突出した腹膜が臓器（小腸や結腸）を覆って2葉が一対となった状態が腸間膜であり，4葉の腹膜が1枚となって胃から下垂した状態が大網である．腹膜・大網・腸間膜ともに発生学的には同一であり，中胚葉性の単層の上皮である中皮と，血管，リンパ管，神経組織，弾性線維網からなる間葉系組織で構成されている．腹膜・大網・腸間膜の腫瘍は，構成される組織から生じた原発性腫瘍と，原発巣からの転移による続発性腫瘍に分類される．続発性の大部分は癌性腹膜炎であり（877頁参照），本項では原発性腫瘍につき述べる．

腹膜・大網・腸間膜から発生する原発性腫瘍は，中皮から由来する腹膜中皮腫（880頁参照）や，間葉系組織から由来する腫瘍（線維腫，平滑筋腫，脂肪腫，神経鞘腫，リンパ管腫，血管腫など）に分類されるが，その頻度は稀であり，腹膜由来の原発性腫瘍は剖検例の約0.01%との報告がある．

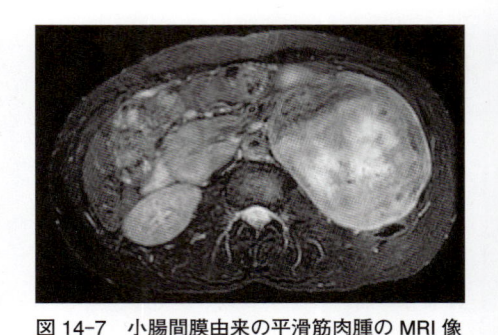

【症状・病態】

多くは無症状に経過し，増大とともに腹部膨満感，腫瘤触知，食欲不振などの症状が出現し，さらに消化管の狭窄症状や尿路系の圧迫症状，横隔膜圧迫症状を呈することがある．腹膜中皮腫では多量の腹水が特徴的だが，その他の腫瘍では高度進行例以外では腹水を伴うことは少ない．

【診断のポイント】

一般に確定診断は困難であり，腹腔内腫瘍としてCT，MRIにより存在診断され，外科的切除により確定診断に至るケースがほとんどである．しかしながら近年の画像診断の進歩により，位置関係，造影による血流支配などから他の臓器由来の腫瘍が除外され，腹膜・大網・腸間膜由来の腫瘍と術前診断できるケースも増加している．3D-CTは位置関係の把握に，dynamic CT，MRIは質的診断に有用であり，特にMRIは間葉系腫瘍の質的診断に有力である（図14-7）．血管造影は，主要血管からの血流支配が判明し，後腹膜腫瘍や腹腔内臓器由来腫瘍との鑑別に役立つ．穿刺細胞診は腫瘍の播種の危険性があり，通常，実施されない．広範な浸潤例以外は外科的切除の適応となり，組織型による術式の違いはほとんどないことから，必ずしも術前に組織学的な確定診断は必要ない．

治療法

　肉眼的治癒切除可能と判断されれば外科的切除が基本である．隣接臓器への浸潤を伴った症例でも，遠隔転移や播種巣がない場合には合併切除の適応がある．良性腫瘍の予後は良好である．悪性腫瘍ではその組織型により予後が異なるが，一般に予後は不良である．手術不能例や再発例に対しては，化学療法や放射線療法が選択されるが，標準治療となるレジメンは存在しない．

大網の捻転
omental volvulus

河野浩二　山梨大学准教授・第一外科

【概念・分類・頻度・病態】

　大網の捻転とは，胃と横行結腸に付着する大網が，多くは180度以上回転することにより，大網に血流障害が生じる急性腹症の病態を指す．大網の捻転はきわめて稀な疾患であり，その頻度はPubMedによる検索(1969〜2008年，key wordはvolvulus and omentumあるいはtorsion and omentum)で，英文として発表された症例は約180例報告されているのみである．右側の大網の可動性が大きいため，大網の右側に生じることが多いとされる．

　病因としては，腹腔内に特に誘因がなく大網捻転を生じる原発性と，腫瘍や瘢痕が誘因となって生じる続発性がある．肥満小児に生じた原発性の報告も散見されるが，大網捻転の報告の約9割は続発性である．続発性として大網捻転の支点となる原因は，各種ヘルニア(横隔膜ヘルニア，鼠径ヘルニア，内ヘルニアなど)により大網の一部が引き込まれたもの，炎症や手術により大網が癒着したものが多く，稀に大網に生じた腫瘍(リンパ血管腫など)によって捻転する症例も報告されている．そのほとんどは急性腹症として発生し，特有な症状はない．

【診断のポイント】

　急性腹症として発生し，特徴的な所見がないことより術前に確定診断されることはきわめて稀である．急性腹症の原因検索としてCTを実施し，大網組織の濃度上昇などの強い炎症所見が大網に認められ，反応性の腹水を認め，ほかに急性腹症の原因がない場合には，大網捻転を疑うことは可能である．

治療方針

　治療は大網の外科的切除が基本である．近年では腹腔鏡下による切除の報告も散見されつつある．前述のように術前診断は困難であることが多いので，全身麻酔下で急性腹症としての診断的腹腔鏡を実施し，大網の捻転が肉眼的に診断しえたなら，そのまま腹腔鏡下に各種デバイスを用い，捻転した大網を切除するアプローチが有効と考えられる．もちろん，開腹での大網切除でも問題はなく，一般に予後は良好である．捻転した大網の徒手的な整復は，大網内の静脈血栓や壊死の可能性が残るのですすめられない．

"見てわかる"信頼の内科学書、「上製版」と「縮刷版」の2種類で発行!

新臨床内科学 第9版

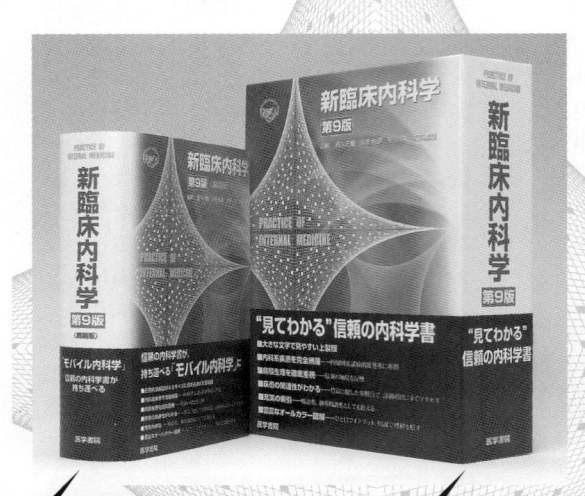

30年以上にわたり定評と信頼を博してきた「新臨床内科学」の第9版は、大きな文字で見やすい上製版と、新たにA5サイズのハンディな縮刷版の2つのスタイルで発行。内科系疾患を完全網羅する圧倒的な情報量は改訂によってさらに充実。また第一線の専門医による執筆は最新の知見を反映していることも圧巻。オールカラーの図解を豊富に配した"見てわかる"信頼の内科学書を座右の書に。

持ち運べる「モバイル内科学」、縮刷版　大きな文字で見やすい上製版

監修
- 高久史麿　自治医科大学学長
- 尾形悦郎　癌研究会有明病院名誉院長
- 黒川　清　政策研究大学院大学教授
- 矢崎義雄　独立行政法人国立病院機構理事長

編集
- 貫和敏博　東北大学大学院教授
- 堀　正二　大阪府立成人病センター総長
- 永井良三　東京大学大学院教授
- 西元寺克禮　北里大学教授
- 沖田　極　下関厚生病院院長
- 春日雅人　国立国際医療センター研究所所長
- 松本俊夫　徳島大学大学院教授
- 池田康夫　慶應義塾大学教授
- 押味和夫　順天堂大学客員教授
- 伊藤貞嘉　東北大学大学院教授
- 水澤英洋　東京医科歯科大学大学院教授
- 小田　紘　鹿児島大学大学院教授
- 山本一彦　東京大学大学院教授
- 相澤好治　北里大学教授

章の構成と編者
- 1章　呼吸器疾患(貫和敏博)
- 2章　循環器疾患(堀　正二・永井良三)
- 3章　消化管疾患(西元寺克禮)
- 4章　肝・胆・膵疾患(沖田　極)
- 5章　代謝・栄養疾患(春日雅人)
- 6章　内分泌疾患(松本俊夫)
- 7章　血液・造血器疾患(池田康夫・押味和夫)
- 8章　腎・尿路疾患,水電解質異常(伊藤貞嘉)
- 9章　神経疾患(水澤英洋)
- 10章　感染症,寄生虫疾患(小田　紘)
- 11章　リウマチ性疾患,アレルギー性疾患,免疫不全(山本一彦)
- 12章　中毒・環境要因による疾患(相澤好治)
- 付録

●B5(上製版)　頁1920　2009年
定価23,100円(本体22,000円+税5%)
[ISBN978-4-260-00305-6]

●A5(縮刷版)　頁1920　2009年
定価18,900円(本体18,000円+税5%)
[ISBN978-4-260-00306-3]

消費税率変更の場合、上記定価は税率の差額分変更になります。

医学書院
〒113-8719　東京都文京区本郷1-28-23
[販売部] TEL:03-3817-5657　FAX:03-3815-7804
E-mail: sd@igaku-shoin.co.jp　http://www.igaku-shoin.co.jp　振替: 00170-9-96693

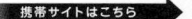

携帯サイトはこちら

15

全身性疾患の消化器症状

強皮症の消化器病変
digestive tract disorders due to systemic sclerosis

簑田清次　自治医科大学教授・アレルギー・リウマチ科

【概念】

強皮症は膠原病の中にあって最も治療が困難である．皮下組織にコラーゲン増生が生じ皮膚が硬化することからその病名がついているものの，その病変は全身諸臓器に及ぶ．肺病変と消化器病変が最も重篤である．

【疾患分類】

皮膚硬化が手や顔面・頸部を中心に生じる限局性全身性硬化症(limited cutaneous systemic sclerosis)と，肘関節より近位部から体幹にも及ぶびまん性全身性硬化症(diffuse cutaneous systemic sclerosis)に分かれる．前者はCREST症候群とも呼び抗セントロメア抗体の陽性率が高い．一方，後者には出現頻度は低いものの抗Scl-70抗体が出現する．消化管を含め内臓合併症は後者で重症化する．

【症状・病態】

消化器症状は消化管の神経障害とその後に生じる線維化のため蠕動が低下することにより生じ，食道と小腸が最も障害を受けやすい．食道では嚥下困難と重度の逆流性食道炎が主症状であり，小腸病変は消化不良から偽閉塞症に至るまでさまざまである．

治療方針・治療法

膠原病ではあるが副腎皮質ステロイドや免疫抑制薬が著効を示さない．治療はもっぱら対症的である．消化のよいものを小分けにして食べるのがコツである．

処方例

〔逆流性食道炎に対して以下のいずれか〕
1) タケプロンカプセル(15または30 mg)　1カプセル　分1　朝
2) パリエット錠(10 mg)　1錠　分1　朝
3) オメプラール錠(20 mg)　1錠　分1　朝

〔小腸での細菌の増殖に対して〕感染性腸炎の病名が必要，また使用量は適宜増減する．
1) オーグメンチン錠(250 mg)　2錠　分2(感染性腸炎には保険適用外)
2) クラビット錠(100 mg)　2錠　分2
3) バクタ錠(400 mg)　1錠　分1　耐性菌が発生しないように一定期間使用し次の抗菌薬に変更する．また，使用中にもかかわらず下痢が出現したときは嫌気性菌の増殖を考慮し5日程度以下の処方を加える．
4) フラジール錠(250 mg)　2錠　分2

〔蠕動促進のために〕
1) プリンペラン錠(5 mg)　6錠　分3
2) エリスロシン錠(200 mg)　3錠　分3　抗菌薬としての使用だけではなくモチリン様作用を期待して使用する．
3) サンドスタチン皮下注用(50 μg)　1アンプル　就寝前皮下注(保険適用外)

その他，腸管嚢腫様気腫症(pneumatosis cystoides intestinalis)には酸素療法が用いられる．また，中心静脈にカテーテルを挿入しIVHを持続的に維持する必要がある場合もあり，感染症に対して注意が必要となる．

【患者説明のポイント】

著効を示す治療法が少ないが，根気よくあらゆる方法を駆使して治療を継続するように鼓舞することが重要である．

Sjögren症候群の消化器病変

digestive tract disorders due to Sjögren syndrome

簑田清次　自治医科大学教授・アレルギー・リウマチ科

【概念】

Sjögren症候群は涙腺や唾液腺に自己免疫学的機序による慢性の炎症性病変が生じ，これらの外分泌腺機能が低下した状態である．したがってその主症状は眼乾燥，口腔乾燥である．

【疾患分類】

原発性と続発性があり，後者は関節リウマチに伴うことが最も多い．消化器病変として消化管，肝，膵病変がみられる．

【症状・病態】

最も多い症状は唾液分泌低下による嚥下困難であるが，強皮症に類似した食道蠕動低下も報告されている．抗壁細胞抗体を認め無遊離塩酸症(achlorhydria)や悪性貧血を生じる場合がある．セリアック病の合併頻度も高いとの報告があるが，わが国では少ない．H. pylori菌を有する患者においてはMALTリンパ腫にも注意する．原発性胆汁性肝硬変症の合併も多い．肝障害を認める場合にはこれ以外にC型慢性肝炎の存在に注意する．C型肝炎では抗核抗体を伴いSjögren症候群類似の症状を呈するためである．Sjögren症候群類似のMicklicz病を含め，自己免疫性膵炎の合併も報告されている．膵全体の腫脹と主膵管の不整狭細像を認め，副腎皮質ステロイドが著効を示す．IgG4が高値である点も自己免疫性膵炎の特徴を示している．

治療方針・治療法

Sjögren症候群特有の消化器病変は唾液の減少に由来するものだけであるが，合併する自己免疫性消化器病変の治療を組み合わせる必要がある．特殊病態として H. pylori 感染による MALT リンパ腫の存在を念頭に置き，感染が確認された場合には可能な限り除菌する．

処方例

1) サリベート　1日数回　口腔内に噴霧
2) エボザックカプセル(30 mg)　3カプセル　分3
3) パリエット錠(10 mg)　1錠　分1　朝

唾液が減少し，胃酸に対する緩衝作用が減弱することから逆流性食道炎が多い．

抗壁細胞抗体(抗内因子抗体)による悪性貧血，原発性胆汁性肝硬変症，自己免疫性膵炎，セリアック病などの合併疾患に関してはそれぞれの項目を参照すること．

【患者説明のポイント】

本疾患は自己免疫疾患であり，消化器病変はその症状の中心をなすものではない．消化器病変以外にも腎臓，中枢神経，肺などさまざまな臓器に合併症を引き起こす可能性がある．膠原病専門医との併診が望ましい．

アミロイドーシスの消化管病変

gastrointestinal lesions in amyloidosis

岡山哲也　京都府立医科大学消化器内科学
吉川敏一　京都府立医科大学教授・消化器内科学

【概念】

アミロイドーシスとは，異常蛋白であるアミロイドが全身のさまざまな臓器に沈着

することによって機能障害を引き起こす原因不明の難治性代謝性疾患群である．アミロイドーシスは現在，全身臓器にアミロイドが沈着する全身性アミロイドーシスと，限局した臓器にアミロイドが沈着する限局性アミロイドーシスに分類されており，さらにアミロイド蛋白（前駆体蛋白）とそれに対応する臨床病型に分類している．詳しくは，厚生労働省特定疾患アミロイドーシス調査研究班による新分類を参照されたい．

消化管へのアミロイド沈着は全身性アミロイドーシス患者のほぼ全例に認められ，十二指腸，小腸への沈着が多くみられる．

アミロイドーシスは難治性であり，免疫グロブリン性アミロイドーシス（ALアミロイドーシスなど），家族性アミロイドーシス（家族性アミロイドポリニューロパチーなど）および老人性TTR型アミロイドーシスが特定疾患治療研究事業による医療費公費負担の対象疾患となっている．

【症状・病態】

免疫グロブリン性，反応性AAおよび老人性TTRアミロイドーシスなどでは，さまざまな臓器にアミロイドが沈着するため多彩な症状を呈する．消化器症状としては，頑固な便秘・下痢を主徴とする胃腸障害，吸収不良症候群などを認める．家族性アミロイドニューロパチーなど初期に末梢神経と自律神経に高度のアミロイド沈着が起こるタイプでは，胃腸症状としては激しい嘔気・嘔吐発作，ひどい便秘と下痢の交代，不定な腹痛，腹部重圧感などを認めることがあるが，いずれのアミロイドーシスのタイプとも，特徴的な症状はなく，他の除外診断に加え，本疾患の可能性を考えることが重要である．

【必要な検査と所見の読み方】

消化管X線・内視鏡所見は，沈着するアミロイドにより異なり，AA型では微細顆粒状隆起の多発する粗糙な粘膜を認め，AL型では粘膜下腫瘤様隆起の多発と皺襞の肥厚像がみられることが多い．この所見の相違はアミロイドの沈着する病理組織像の違いを反映しており，前者は粘膜固有層への広範囲な顆粒状の沈着を認め，後者では粘膜筋板，粘膜下層，固有筋層へのアミロイド蛋白の塊状沈着を認めることによると考えられている．その他，粘膜びらん，潰瘍，易出血性粘膜などは多くの病型で認められる．

【診断のポイント】

特異的な症状はないことより，他の疾患や，全身症状などから本疾患の可能性を探ることが重要である．消化管病変の診断としては，上記の粘膜上の所見や，生検により確定診断となる．

生検としては，胃・十二指腸・直腸生検が望ましいとされており，胃からの生検では胃前庭部で，粘膜筋板以深まで深く採取することが重要であり，十二指腸では球部後壁から採取することが望ましい．また，直腸生検では，浣腸などにより粘膜を洗浄後，直腸後壁から粘膜下組織を含むよう深く粘膜を採取する．

治療方針

1）胃・十二指腸など上部消化管のびらん，潰瘍，出血などに対しては，粘膜保護薬，H_2受容体拮抗薬，プロトンポンプ阻害薬などを用い，運動障害に対しては，各種消化管運動促進薬などを投与する．

2）小腸・大腸のびらん，潰瘍，出血に対しては，腸管安静をはかるため，輸液による栄養管理を中心とする．また近年，小腸潰瘍などに対して粘膜保護薬の有用性を示唆する報告もあり，上部消化管に対する治療と合わせ，投与を検討する．

3）沈着したアミロイドを除去する治療薬として，dimethyl sulfoxide（DMSO）が用いられることがあり，5〜10 mL/日を皮膚塗布，経口，あるいは注腸投与を行う．その他，ステロイドホルモン，セファラン

チン，アルキル化剤などが用いられることがあるが，有用性は不明である．

4）消化管病変については，対症療法が主体であるが，近年アミロイドーシスに対する原因療法が可能になりつつある．原発性ALアミロイドーシスに対して自己末梢血幹細胞移植を併用した大量化学療法，FAP I 型で肝移植が行われている．その他，抗炎症薬ジフルニサルを用いた治療や，透析膜の改良，AAアミロイドーシスに対する抗IL-6受容体抗体を用いた治療などがある．さらにアミロイドに対するワクチン療法などが現在開発中である．

【予後】

アミロイドーシスは，現時点では完治は望めず，慢性，進行性の予後不良疾患である．消化器病変が致死的に作用することは少ないが，コントロール不良の大量出血や，吸収不良による低栄養状態からの合併症などにより致死的になることもある．

消化管サルコイドーシス
sarcoidosis of the gastrointestinal tract

岩下明徳　福岡大学筑紫病院病院長
田邉　寛　福岡大学筑紫病院病理部

【概念】

厚生省特定疾患調査研究班は，1989年に提示した診断基準にて，サルコイドーシスの概念をリンパ節，肺，眼，心など多臓器をおかし，病巣部へ活性Tリンパ球の集積を伴い，非乾酪性類上皮細胞肉芽腫が出現する原因不明の全身性疾患としている．消化管での報告例は多くが胃病変であり，胃以外ではきわめて稀である．胃サルコイドーシスは全身性サルコイドーシスに伴う胃病変と，胃以外に病変を認めない胃限局性サルコイドーシスとに分類される．臨床的にはスキルス胃癌や悪性リンパ腫などと類似した肉眼像を呈し鑑別が必要となる場合があるが，近年は生検での診断率が上がり内科的治療が主流となっている．

【頻度・年齢・性差】

2004年の疫学調査では全サルコイドーシスのうち1.6％に消化管病変を認めている．また外国では，消化管サルコイドーシスの頻度は0.7％との報告がある．文献によると，わが国の胃サルコイドーシスは最初に報告された1960〜2002年までに84例の報告があり，その平均年齢は43.5歳，男女比は1：1であった．

【症状】

胃病変では心窩部痛，胸やけなどの上部消化管症状が8割以上を占めるが，無症状の場合もある．腸病変では腹痛，下痢，体重減少，倦怠感，腹部腫瘤などの報告がある．

【肉眼所見】

胃病変にみられるX線および内視鏡所見は，単発もしくは多発びらん，潰瘍や結節隆起が多いが，スキルス胃癌様の広範な胃壁の肥厚や硬化を呈する場合もある．これらの所見からサルコイドーシスと診断することは困難である．また腸病変では壁肥厚，浮腫，顆粒状変化，潰瘍形成などの報告がある．

【病理所見】

病理組織学的に非乾酪性類上皮細胞肉芽腫がみられ，結核，Crohn病や梅毒との鑑別が必要となる．サルコイドーシスの肉芽腫は融合傾向や乾酪壊死はなく，好酸菌を欠き，大きく，密に存在し，多くの巨細胞を有する．また，辺縁に線維芽細胞や膠原線維を伴うことが特徴とされている．これら肉芽腫が存在する程度や広がり，特に胃壁内の深達度により肉眼像の違いが生ずると考えられている．

【その他の検査所見】

胸部X線検査での両側肺門リンパ節腫脹のほか，ツベルクリン反応は陰性で，高

γグロブリン血症を呈し，血清ACEやリゾチームなどの上昇を認める．また^{65}Gaシンチグラフィで肺やリンパ節への集積像がみられる．その他，Kveim反応なども参考とされる．

治療法

以前は胃癌を代表とする悪性腫瘍との鑑別が困難なため，手術が選択されることもしばしばあったが，近年は生検での診断率が上がり内科的治療が主流となっている．

1) 無症状の場合は無治療で経過観察され，自然治癒することもある．

2) 上部消化管症状を伴い，胃潰瘍やびらんを認める症例では，H_2受容体拮抗薬やプロトンポンプ阻害薬を代表とする抗潰瘍薬が第1選択で，消化性潰瘍に準じた治療にて良好な経過が得られることが多い．

3) 以前はステロイド治療が主流であったが，近年ではそれに消極的な意見もあり，特に無症状のサルコイドーシス患者に対するステロイド投与は有害との見解もある．出血を伴う難治潰瘍などではステロイド治療や外科的治療も考慮する．

糖尿病・甲状腺疾患の消化器症状

gastrointestinal lesions due to diabetes mellitus or thyroid diseases

久保田　憲　東京都立駒込病院内分泌代謝科部長

糖尿病と甲状腺疾患は，代謝疾患と内分泌疾患それぞれの代表で非常に頻度が高く，また多彩な全身症状を呈する疾病である．糖尿病は慢性合併症である細小血管症の中の末梢神経障害の一部として種々の消化器症状を呈し，糖尿病性胃腸障害（diabetic gastroenteropathy）と総称される．

一方，甲状腺疾患は甲状腺機能異常により亢進症・低下症それぞれに消化器症状を呈するが，治療による甲状腺機能の改善とともに軽快する．不可逆的か可逆的かの違いはあるが，両者に共通するのはこれらの消化器症状の主体が自律神経系の異常を介した機能的なものである点である．

糖尿病性胃腸障害

❶**食道**：末梢神経障害のある糖尿病では食道の運動機能異常を認めるが，知覚障害のため無症状のことが多い．胸やけや嚥下障害などがあった場合，胃食道逆流による逆流性食道炎と免疫機能の低下による食道カンジダ症を念頭に置く必要がある．治療として，それぞれプロトンポンプ阻害薬と抗真菌薬の投与を行う．

❷**胃**：古くから知られる胃アトニーでは，運動障害による胃内容の排出遅延により嘔気・嘔吐を訴えて胃部膨満感やげっぷなどの消化不良症状を呈する．治療として嘔吐が続く場合には絶食・補液管理として脱水症を是正するが，食事開始に当たっては低繊維・低脂肪食の頻回少量摂取や液状食品の摂取などの食事調整をする．慢性期の胃アトニーには胃運動亢進薬として抗ドパミン作動薬のプリンペランやナウゼリンの投与を試みる．

胃アトニーは1型糖尿病における不安定型糖尿病の原因になる．胃からの食物排出遅延で，注射したインスリンの効果と食後の血糖上昇がずれるため，高血糖・低血糖を繰り返す．最近，頻用される超速効型インスリンの食直前注射は食直後の低血糖を招きやすく，従前の速効型インスリンのほうが食後血糖をコントロールしやすい場合がある．

❸**大腸**：便秘は自律神経障害を伴う糖尿病例に最も多い消化器症状だが，特徴的なものはなく習慣性便秘と区別しがたい．治療は下剤や緩下薬を用いるが，腸管運動障

害を考えて胃アトニーに用いる運動亢進薬も試みられる．食事療法による摂食量制限の影響も考えられ，食物繊維やメチルセルロース摂取増大がすすめられる．

糖尿病性下痢（diabetic diarrhea）は水様性で腹痛を伴う夜間性のもので，間欠的に起こり便秘の時期を挟むことが多い．交感神経系の不全による腸管運動障害に加えて，腸内細菌の異常増殖，膵外分泌能の低下などの関与が考えられる．治療としてはロペミンなどの止痢薬に加え，広域抗菌薬，$α_2$刺激薬，さらに重症例ではサンドスタチンの有効性も報告されている．

甲状腺機能異常

【甲状腺機能亢進症における消化器症状】

❶腸管運動亢進：腸管通過時間が短縮され，口から盲腸までの通過時間が40％に短縮されたとの報告がある．この結果，軟便と排便回数の増加が特徴的である．しかし，時には便秘の改善という形をとることもあり，診断の手がかりになるほど定型的なものではない．特別な治療の必要はなく，抗甲状腺薬などで甲状腺機能の正常化がはかられれば症状はなくなる．

❷体重減少：消化機能の変化以上にエネルギー代謝が増大する結果，体重減少をきたすことが多い．特に高齢者では動悸，発汗過多，手指振戦などの定型的症候を呈さず，甲状腺腫も明らかでないことも多く，体重減少から消化器系の悪性腫瘍を疑われることが少なくない．高齢者の体重減少の鑑別診断として本症を忘れてはならない．

【甲状腺機能低下症における消化器症状】

❶腸管運動低下：甲状腺機能低下症では腸管運動は低下し，便秘を認めることが多い．時には麻痺性イレウスをきたすこともある．甲状腺ホルモンの補充によって腸管運動は改善して症状も軽快する．

❷萎縮性胃炎・悪性貧血，自己免疫性肝炎：本症の多くは橋本病を病因とするが，消化器系の自己免疫性疾患を合併することが少なくない．貧血や肝機能障害を本症にみたときにこれらの疾患を念頭に置いて診断を進める必要がある．

腎不全・透析患者の消化管病変

digestive tract disorders in patients with renal failure and/or dialysis

岩下裕一　回生会 堤病院副院長

【概念】

透析患者数は増加の一途で，原疾患は糖尿病が約43％を占め，平均年齢は64.4歳で年々高齢化している．腎不全・透析患者では種々の消化管病変が好発するが，その診療の際には当該疾患だけではなく腎不全・透析患者の病態（原疾患も）を考慮すべきである．

【疾患】

腎不全・透析療法がその病態に密接に関与している疾患を以下に記す．

❶ dyspepsia：腎不全・透析患者では食欲不振，悪心・嘔吐などの消化器症状の訴えが多いが，尿毒症や電解質異常の症候のことがある．

❷ GERD：持続的携行式腹膜透析患者は逆流性食道炎の頻度が高く，導入後5年を過ぎるとその合併率が有意に上昇する．

❸ peptic ulcer disease：透析患者は胃・十二指腸のびらん性病変の頻度が高いが，*H. pylori*（Hp）陽性率は低いとする報告が多い．腎不全患者のHp感染診断では血清抗Hp-IgG抗体や尿素呼気試験は感度・特異度が若干劣り，便中Hp抗原が適している．陽性の際には除菌を考慮するが，腎不全・透析患者での投与法はいまだ確立されていない．抗菌薬投与時の薬物動態・副作用に注意して薬物投与量は慎重に

検討し，十分なインフォームドコンセントが必要である．

❹消化管出血：血液透析（HD）患者では消化管出血の頻度が高い．顕性の出血がなくても（患者が気づいてない場合も多い），エリスロポエチン製剤に不応性や進行性の貧血では消化管出血を疑う．血管性病変の頻度が高く，特に再発する場合はその可能性が高い．angiodysplasia や胃前庭部毛細血管拡張症（GAVE）が腎不全で特徴的である．ダブルバルーン内視鏡やカプセル内視鏡で小腸にも血管性病変が多く発見されている．出血傾向（尿毒症による血小板機能異常や HD 中の抗凝固薬の使用など）で血管性病変が発見される頻度が高いのかもしれない．血管性病変は APC やクリップによる止血が有効で，消化管出血を疑う場合は出血源の検索を積極的に行う．

❺腸管虚血：透析患者は腸管虚血の発症の高危険群である．NOMI（non-occlusive mesenteric ischemia，488 頁）が非透析者と比べて多く，HD 中に低血圧や腹痛（いわゆる腹部アンギーナ）を起こす患者に発生しやすい．NOMI は予後不良で早期診断が求められる．CRF・透析患者では造影剤の使用をためらいがちであるが，NOMI を疑う場合は造影 CT を躊躇せず，手術の機会を逸しない．

❻便秘：HD 患者の半数以上が便秘を訴える．水分制限で硬便になりやすく，カリメート，レナジェル，カルタンなどの便秘になりやすい薬剤を服用していることが多い．糖尿病性神経障害やアミロイドーシスも関与する．宿便性大腸穿孔，腸管壊死を回避するため，便通のコントロールは重要である．刺激性下剤は耐性の問題がある．便を軟らかくする浸透圧下剤が有効だが，Mg 剤は高マグネシウム血症のため長期間処方できない．D-ソルビトール，ラクツロースなどの難消化吸収性糖質が有効である．

❼大腸憩室症：多発性嚢胞腎では大腸憩室を高頻度に認める．穿孔や他臓器への穿通を起こすことがあるので注意が必要である．

❽アミロイドーシス：長期透析合併症でアミロイド沈着による臓器不全や血管壁への沈着で臓器の虚血をきたす．稀ではあるが消化管アミロイドーシスは食欲不振，吸収不良症候群，麻痺性イレウス，便秘，下痢，腸管虚血，gastroparesis などをきたす．診断は十二指腸，直腸粘膜からの生検によるが，剖検例の報告では粘膜内のアミロイド沈着は粘膜筋板に限局し巣状で軽度なので注意が必要である．

治療方針

腎不全では腎排泄性の薬剤の血中濃度が上昇する．腎排泄性の薬剤を腎不全に使用する際には，腎機能に応じて減量や投与間隔を延長する．「腎不全時の薬物使用―適正投与のガイドライン」などを参考に，悩ましい場合には透析医，薬剤師に相談する．ほとんどの H_2 受容体拮抗薬は腎排泄性で，意識障害や致命的な骨髄抑制の副作用がある．PPI は肝代謝で，透析ではほとんど除去されないので通常量が投与可能である．スクラルファートなどのアルミニウムや Mg を含有する製剤は避けるべきである．

【医療スタッフへの指示】

診療の際にはコメディカルを含めた腎臓，透析，消化器などの各診療科のスタッフ間の良好な関係と協力が重要である．

うつ病の消化器症状
gastrointestinal symptoms in patients with depression

金子　宏　藤田保健衛生大学教授・坂文種報徳會病院神経内科(心療内科)

【概念】

うつ病とは，抑うつ気分，精神運動抑制，各種自律神経症状など一定の症状からなるうつ病相が現れる感情(気分)障害の一型である．わが国では一生の間にうつ病を発症する生涯有病率は約6％とされる．1998年から年間の自殺者が3万人を超え，うつ病を中心とした精神疾患が原因の多くを占めることから，うつ病は大きな社会問題となっている．

うつ病患者の多くは精神科ではなく，内科などの身体医を受診するため，プライマリケア医がいかにうつ病を正確に診断でき，精神科への紹介を含めた適切な対応ができるかが重要である．身体医を受診する理由の1つとして消化器症状を含む各種自律神経症状，すなわち身体症状を主訴とする場合が多いことが挙げられる．

【身体症状】

実に多くの身体障害がみられる．その症状と頻度(かっこ内)は以下のように報告されている．睡眠障害(82～100％)，疲労・倦怠感(54～92％)，食欲不振(53～94％)，頭痛・頭重(48～89％)，口渇(38～75％)，便秘・下痢(42～76％)，体重減少(58～74％)，呼吸困難感(9～79％)，性欲減退(61～78％)，月経異常(41～60％)，めまい(27～70％)，耳鳴り(28％)となっている．

【問診で尋ねるべきこと】

消化器症状としては，「食欲不振」「便秘・下痢」「著明な体重増減」がうつ病の身体症状といえる．どの症状も一般臨床でよく聞かれる愁訴(症状)である．主訴が単一の消化器症状の場合は，症候診断学に基づいて身体疾患を絞っていくことになる．消化器症状が複数である場合，器官系統的に異なる領域の身体症状がある場合，すなわち不定愁訴(多愁訴)の場合には，代謝・内分泌疾患，神経疾患と同時にうつ病を疑うことが大切である．

食欲不振，体重減少を聴取したときは，全身倦怠感，睡眠障害の有無を問診する．次に，「この1か月間，気分が沈んだり，憂うつな気持ちになったりすることがよくありましたか」「この1か月間，どうも物事に対して興味がわかない，あるいは心から楽しめない感じがよくありましたか」と，2つの質問をする．この2項目が「はい」の場合には，9割程度の確率でうつ病と診断することが可能である．

【有効な検査法：質問票】

日常臨床，とりわけ内科領域における軽症うつ，いわゆる仮面うつ病の発見を容易にするために作成された抑うつ評価法であるSRQ-D(self-rating questionnaire for depression)は有効な質問票といえる．質問項目は18項目からなり，身体症状，精神症状，うつ状態とは無関係な項目，それぞれ6項目で構成されている．消化器症状として「11：食事がすすまず味がないですか」「13：のどの奥に物がつかえている感じがしますか」の問いがある．

【鑑別診断】

脳の器質的疾患としてのうつ病がほとんどである．しかし，身体医としてはうつ病，うつ状態を呈する身体疾患を診断しなくてはいけない．functional dyspepsia，過敏性腸症候群を代表疾患とする機能性消化管障害は慢性の消化器症状があるにもかかわらず，それを説明しうる局所・全身疾患がない症候群である．この障害にはうつ病が共存病態(comobidity)として存在することが知られている．

治療法

　うつ病に伴う消化器症状に対しては，いうまでもなくうつ病の治療が基本となり，対症療法として消化器用薬が併用される．うつ病の治療では，十分な休養と十分な服薬が基本となる．抗うつ薬としては，選択的セロトニン再取り込み阻害薬（SSRI）が標準薬となっている．従来の三環系・四環系抗うつ薬に比較すると副作用は少ないが，内服当初の嘔気（嘔吐），便通異常が起こりうることを十分に説明しておくこと，制吐薬・消化管運動改善薬を併用することが有用である．また，食欲増進作用，抗うつ作用をもつスルピリド（ドグマチール）が奏効する場合が多い．高齢者，女性に使用する場合は精神症状，乳汁分泌などの副作用に注意が必要である．

Parkinson 病の消化器症状
gastrointestinal manifestations in patients with Parkinson's disease

上田直久　横浜市立大学神経内科・脳卒中科
黒岩義之　横浜市立大学教授・神経内科・脳卒中科

【概念】

　Parkinson 病（PD）では一般的に知られる全身の運動障害に加え，自律神経障害をきたすことが知られている．PD に伴う自律神経障害のうち，最も頻度が高いのは膀胱・直腸障害であり，後者では便秘がみられる．重度の排便障害は運動障害とともに患者の日常生活上の大きな負担になっているが，その治療には意外と難渋する．PD に伴う消化器障害について，その病態から対処法を考察する．

【病態】

　PD は黒質ドパミン神経細胞の変性と線条体ドパミンの減少により振戦，筋固縮，無動，姿勢反射障害を主症候とする神経変性疾患である．運動障害に加え精神症候，睡眠障害，感覚障害，自律神経障害などの非運動障害もみられ，自律神経障害は約90％以上の PD 患者に認めたという報告がある．自律神経障害の中には排尿障害，排便障害，性機能障害，起立性低血圧，発汗異常，胃部不快感，脂顔，流涎などが含まれる．その中でも排便障害は最もよくみられる症状の1つである．PD の自律神経障害は，運動障害の進行とともに出現・増悪することが多いが，運動症候に先行して便秘がみられたという報告もある．また，PD の運動障害が L-ドーパに反応するのと比べて，自律神経障害はしばしば L-ドーパ治療に抵抗性であり，増悪する場合もある（ドーパ誘発性自律神経障害）．

　PD に伴う便秘の頻度は概ね 60～80％と考えられ，健常者対照群より有意に多い．便失禁は 10～24％にみられ健常者との有意差がないという報告があり，PD の排便障害としては便秘が多い．また，PD 患者の 7.1％が麻痺性イレウスをきたしたという報告もある．便秘と PD 重症度との相関については一定の見解はない．

【病態生理】

　榊原らは PD の大腸通過時間，直腸肛門ビデオ内圧検査を検討し，全大腸通過時間の延長，腹圧負荷による腹圧上昇の低下，直腸固有収縮の低下・消失，過剰な括約筋部圧上昇を報告している．原因として，消化管の Meissner および Auerbach 神経叢の変性や Lewy 小体出現，消化管ドパミン細胞の減少が考えられている．ドパミンには胃運動抑制と大腸運動促進作用が知られており，MPTP 誘発 PD モデル動物では腸運動が低下する．

　また，腸管収縮に促進的に働く基底核，青斑核，迷走神経背側核の変性も関与している可能性がある．PD では運動量が低下

しており，それに伴い腸管運動が減少することも便秘の原因になる．PD治療薬である抗コリン薬は腸管蠕動運動を低下させ便秘を悪化させることが知られているが，L-ドーパ，ドパミンアゴニストも便秘に悪影響を与えるという報告がある．PD患者では水分や食物繊維摂取不足があり腸管蠕動運動が減少する．

治療法

重度の便秘を放置するとイレウスを合併する可能性がある．また，腸運動低下があるとドパミン吸収が減少し，PDの運動症状が悪化する．なにより「便がなかなか出ない」「腹が張って仕方がない」などの患者の精神的・肉体的苦痛が非常に大きい．よってPDにおける便秘の治療はきわめて重要である．しかし医療従事者はその点を見逃していたり，また治療も意外と難渋することがある．

治療は，PDであるからといって独特なものがあるわけではない．薬物療法と生活習慣の改善が主体である．薬剤としては一般的な下剤（酸化マグネシウム，センノシドなど），消化管運動促進薬（ドンペリドン，モサプリド，メトクロプラミド，大建中湯など）が使用される．長期投与では依存性がみられるため短期投与が望ましい．食物繊維を多く含む食事，十分な水分摂取，運動といった生活習慣により消化管蠕動運動を促すように心がける．必要時には浣腸や摘便といった処置も行わなければならない．

Henoch-Schönlein紫斑病の消化管病変

gastrointestinal manifestations in patients with Henoch-Schönlein purpura (HSP)

矢野智則　自治医科大学消化器内科
菅野健太郎　自治医科大学教授・消化器内科

【概念】

Henoch-Schönlein紫斑病（HSP）は凝固能異常や血小板減少を伴わない紫斑病で，アレルギー性紫斑病ともいう．アレルギー性の血管炎が本態で，四肢，特に下肢の皮膚にやや膨隆を伴う紫斑が出現するほか，腹痛，関節痛，腎症を特徴とする．

【頻度】

小児に多く，90％が小児に発生するが，高齢者を含む成人にもみられる．16歳以下の小児10万人に対して，10～20人の発生頻度といわれており，特に4～6歳の発生頻度が高い．

【症状・病態】

紫斑と関節痛，腹痛，腎症が特徴的な症状で，これらの出現頻度は紫斑が100％，関節痛が40～75％，腹痛が50％，腎症が20～50％にみられ，消化管出血については20～30％にみられる．各症状の時期や順番は一定ではなく，紫斑と関節痛はよくみられるが，初診時にはみられない場合もある．また，発症者の半数に上気道感染の先行がみられる．

消化器症状を有する患者のうち，部位別の病変頻度は，胃病変が59％，十二指腸病変が78％，小腸病変が100％，大腸病変が88％にみられ，食道病変は稀とされている．成人では非常に稀だが，小児においては腸重積にも注意を払う必要がある．病理組織学的には，IgA免疫複合体の沈着を伴うleukocytoclastic vasculitisが特徴的

な所見である．しかし，IgA がどのように病態にかかわっているのかを含め，正確な発症原因はいまだに明らかではない．

【問診で尋ねるべきこと】

腹痛で来院時には，紫斑が消退している場合もあり，患者本人は腹痛と紫斑とが無関係と考えて自分からは話さないこともあるので注意が必要である．

【必要な検査と所見の読み方】

HSP に特異的な検査はない．紫斑からの皮膚生検や消化管病変からの内視鏡下生検で病理組織診断を行う．腎症を伴えば尿検査で血尿がみられるが，さらに蛋白尿も伴う場合には1日尿蛋白をモニターし，1 g/日を超える場合や高血圧，腎機能低下がみられる場合には腎生検も検討する．HSP では，一般的な凝固能検査は正常であるが，消化器症状が重篤な例では第13因子の低下がみられる．

【鑑別診断】

紫斑を認める場合には，その特徴的な症状から比較的容易に診断できる．腹痛が紫斑に先行する場合（15〜35％）には確定診断しにくい．腹痛患者で尿潜血が陽性の場合には鑑別の1つとして，HSP を疑う必要がある．消化管病変としては，十二指腸球部よりも下行脚優位に多発する不整形のびらん・潰瘍が HSP に特徴的な所見といわれている．血小板減少や一般的な凝固能検査で異常を伴う場合には，HSP は除外される．

治療方針

多くは対症療法のみで自然軽快する．関節痛や腹痛の症状が強い場合には，アセトアミノフェンや NSAIDs を使用するが，出血や腎障害を伴う例では，使用するべきでない．

ステロイド治療の効果については議論が続いており，腹痛症状の早期改善，腸重積の発症率低減，再発率の低減，腎障害の低減などに効果があったとする報告もある一方で，無作為割り付け試験では有意差がなかったという報告もある．明らかなエビデンスがない現状では，外来で経過観察できるような軽症例に対して早期からステロイド治療を行う必要はないが，入院が必要なほどの強い腹痛，関節痛を有するような症例においては，ステロイド治療の適応がある．

ステロイド治療を行う場合にはプレドニゾロン 1〜2 mg/kg/日（最大 80 mg/日）を使用し，症状の軽減に合わせて 4〜6 週間かけて漸減する．

【予後】

小児では非常に予後がよく，腎炎のない例では1か月以内に治癒する．1/3 ほどの症例で4か月以内にもう一度発症するといわれているが，2回目の症状は初回に比較すると軽症な場合が多い．成人については，小児に比較して腎障害のリスクが高くなるので注意が必要である．長期予後を決定するのは腎障害の有無と程度である．

【患者説明のポイント】

多くの場合には自然軽快するが，腎症が遅れて発症し，なかには腎不全に至る症例もあるため，厳重な経過観察と必要に応じて腎生検を行う場合があること，軽快後も再燃する場合があることを説明する．

【医療スタッフへの指示】

腎症は他の症状よりも遅れて出現し，他の自覚症状が改善しても腎症が遷延する場合がある．症状軽快後も1年間は定期的な尿検査，腎機能検査，血圧のモニターを行い，異常があれば腎生検の適応と治療方針を腎臓内科医と相談して厳重にフォローしていく必要がある．

ビタミン欠乏症・過剰症の消化器症状

gastrointestinal manifestations in patients with vitamin deficiency/hypervitaminosis

吉川敏一　京都府立医科大学教授・消化器内科学
尾松達司　京都府立医科大学消化器内科学

【概念】

現在，ビタミンとして知られている物質は13種類存在する．水溶性はビタミンB_1・B_2・B_6・B_{12}，ニコチン酸（ナイアシン），パントテン酸，葉酸，ビオチン，ビタミンCの9種類であり，脂溶性はビタミンA・D・E・Kの4種類である．

消化器疾患はこれらビタミン欠乏症の原因の1つであり，急性腹症として発症する場合もあるので注意を要する．また，ビタミン欠乏によりさまざまな全身症状を伴う消化器病変も出現する．また，脂溶性のビタミンAとDには過剰症が認められており，脂溶性のビタミン剤を服用する際は用量・用法に注意しなければならない．水溶性のものでは過剰症はきわめて稀であり，本項では割愛する．

【原因】

❶ビタミン欠乏症：原因として以下のものが挙げられる．

a）摂取不足：食事不足や偏食，消化器疾患などによる長期の経口摂取障害など．

b）吸収障害：慢性下痢，萎縮性胃炎や胃切除後による胃内因子分泌の低下や欠乏，吸収部位となる小腸などの消化管病変や手術による切除後，吸収不良症候群など．脂溶性ビタミンの吸収には胆汁塩酸と食事からの脂質が必要であり，長期にわたる胆汁うっ滞なども脂溶性ビタミン欠乏の原因となる．また，薬剤によるビタミン吸収阻害にも注意が必要である．コレスチラミンの長期使用時には脂溶性ビタミンの吸収障害を伴うので，ビタミンAやDなどの脂溶性ビタミン製剤の筋注が必要である．そのほかにもサラゾスルファピリジン（葉酸）やパラアミノサリチル酸（ビタミンB_{12}）による吸収障害もある．

c）活性化障害：肝・腎障害や日光照射不足（ビタミンD）のほかに，薬剤によるものとしてイソニアジド（ビタミンB_6，ニコチン酸），メトトレキサートなどの葉酸拮抗薬（葉酸），ワーファリンなどのクマリン系抗凝固薬（ビタミンK）などが挙げられる．

d）腸内細菌の死滅：ビタミンK_2は微生物によって作られるビタミンであり，腸内細菌の未発達な新生児において不足しやすいことは有名であるが，成人においても抗菌薬を長期に服用している場合で，しかも絶食などビタミンKの摂取不足状態であれば，ビタミンK欠乏症をきたすことがある．

e）需要増大：疲労，感染症，悪性腫瘍，甲状腺機能亢進症，妊娠，経口避妊薬服用時，授乳など．潜在性ビタミン欠乏症（明らかな臨床的欠乏症状は認めないが，血中濃度が低値である群；倦怠感や食欲不振などの不定愁訴を伴うことが多い）の場合，これらの負荷がかかると欠乏症を呈しやすい．

❷ビタミン過剰症：原因のほとんどは医原性である．

診断・治療

診断に際しては，臨床症状や病歴の聴取のほかに，食事内容や栄養状態の確認が重要である．検査としては，ビタミン血中濃度測定や代謝産物の尿中濃度測定が診断に有用である．また，ビタミン負荷試験が有用なこともある．

❶ビタミン欠乏症の治療：経口または注

射による補充療法を行い，原因疾患の治療も行う．また，病態を理解したうえでの予防的投与（胃全摘後；ビタミン B_{12} や原発性胆汁性肝硬変；脂溶性ビタミン）もきわめて重要である．欠乏症予防のための摂取量の指標としては，①推定平均必要量，②推奨量，③目安量，④上限量があり，量としては①＜②＜③＜④である〔日本人の食事摂取基準（2005年版）より〕．各種ビタミンによってこれらの指標が使い分けられており，推奨量（あるいは目安量）を参考に適度な摂取が望まれる．ただし上限量とは，健康な人が健康の維持・増進および生活習慣病の予防を目的としたとき，習慣的に摂取したとしても過剰の害がみられない耐容量のことであり，欠乏症の治療にはこれ以上の投与量が必要になることもある．

❷ビタミン過剰症の治療：原因（ほとんど医原性）の除去と対症療法が基本である．

ビタミン B_1 欠乏症

【症状・病態】

典型的には末梢神経に異常が現れる脚気（多発性神経炎）と中枢神経に異常が現れるWernicke脳症の2つがある．激しいスポーツやアルコール多飲によりビタミン B_1 の需要が亢進しているにもかかわらず，清涼飲料水やインスタント食品から糖質を過剰に摂取し，ビタミン B_1 を含む穀物や動物性食品の摂取が不足している人に起こりやすく，全身倦怠感，手足のしびれや歩行障害を伴う．

治療法

1日推奨量は成人男性で1.0～1.4 mg，成人女性で0.8～1.1 mgとされている．上限量の設定はない．

> **処方例**
>
> アリナミンF錠　5～100 mg　分1～3
> アリナミンF注　5～100 mg　1日1回　静注

ビタミン B_2 欠乏症

【症状・病態】

口角炎，口唇炎，舌炎など口の周りに現れる症状がよく知られている．脂漏性皮膚炎や眼瞼炎などもしばしばみられる．

治療法

1日推奨量は成人男性で1.1～1.6 mg，成人女性で0.9～1.2 mgとされている．上限量の設定はない．

> **処方例**
>
> フラビタン錠　5～45 mg　分1～3
> フラビタン注　1～40 mg　1日1回　静注・筋注・皮下注

ビタミン B_6 欠乏症

【症状・病態】

ビタミン B_6 だけの欠乏症はあまり知られていないが，ビタミン B_2 欠乏やニコチン酸欠乏に合併して皮膚炎などを助長しているといわれている．ビタミン B_6 の活性化にはビタミン B_2 が必要であり，ビタミン B_2 欠乏にはビタミン B_6 欠乏が合併しやすい．

また，ニコチン酸の合成にはビタミン B_6 が必要なため，ビタミン B_6 欠乏はニコチン酸欠乏を助長しやすい．

治療法

1日推奨量は成人男性で1.4 mg，成人女性で1.2 mgとされている．1日上限量は男女とも60 mg．

> **処方例**
>
> ピドキサール錠　10～60 mg　分1～3
> ピドキサール注　5～60 mg　1日1回

静注・筋注・皮下注

ビタミンB₁₂欠乏症

【症状・病態】

典型的には巨赤芽球性貧血であるが，消化器症状としてHunter舌炎，舌乳頭萎縮，胃酸分泌低下，胃粘膜萎縮，慢性下痢などがある．また，亜急性脊髄連合変性症などの神経症状をきたすこともある．

治療法

1日推奨量は成人で2.4μgである．1日上限量は設定されていない．

処方例

メチコバール錠　1,500μg　分3
メチコバール注　500μg　1日1回　静注・筋注
維持療法の場合，週3回投与を約2か月間続けた後，1〜3か月に1回500μgを投与する．

ニコチン酸欠乏症

【症状・病態】

典型的にはペラグラである．主症状は，皮膚炎(dermatitis)に下痢(diarrhea)などの消化器症状を伴い，進行すると中枢神経障害として認知症(dementia)をきたす．3Dとして有名である．

治療法

1日推奨量は成人男性で11〜15mg，成人女性で9〜12mgである(ナイアシン当量)．1日上限量は男女とも100mgである．

処方例

ナイクリン錠　25〜200mg　分1〜2
ナイクリン注　10〜100mg　1日1回　静注・筋注・皮下注

パントテン酸欠乏症

【症状・病態】

パントテン酸は生物が普遍的に利用しているビタミンであり，ありとあらゆる食物に含まれているため，極端な栄養不足でない限り欠乏症は起こらない．不足により，手足のしびれ，筋肉痛，知覚異常などの症状を引き起こすことがある．

治療法

1日目安量は成人男性で6mg，成人女性で5mgとされている．1日上限量は設定されていない．

処方例

パントシン錠　30〜180mg　分1〜3
パントシン注　20〜100mg　1日1〜2回　静注・筋注・皮下注

葉酸欠乏症

【症状・病態】

欠乏により巨赤芽球性貧血が生じるが，消化器症状としては下痢がみられる．妊娠中の女性は葉酸の体内需要が亢進しており，不足に注意すべきである．サラゾスルファピリジン(サラゾピリン)を長期に処方する場合には葉酸欠乏に注意し，特に妊婦に投与する場合には葉酸製剤の併用あるいは5-アミノサリチル酸製剤(ペンタサ)への変更が望ましい．

治療法

1日推奨量は成人で240μgである．1日上限量は1,000μgである．

処方例

フォリアミン錠　5〜20mg　分2〜3
フォリアミン注　15mg　1日1回　筋注・皮下注

ビオチン欠乏症

【症状・病態】

食物に広く含まれているうえ，腸内細菌によって合成されるため，一般的には欠乏することは稀である．生の卵白に含まれるアビジンという蛋白質はビオチンと結合して腸管からの吸収を阻害するため，大量の生卵を連日食べ続けた場合などはビオチンの欠乏が起こり，皮膚炎，結膜炎，白髪化，筋肉痛，疲労感，うつ状態などの症状を呈する．

治療法

1日目安量は成人で45μgである．1日上限量は設定されていない．

処方例

ビオチン散（フソー）　0.5～2 mg　分1～3
ビオチン注（フソー）　0.5～2 mg　1日1回　静注・筋注・皮下注

ビタミンC欠乏症

【症状・病態】

ビタミンCはコラーゲンの合成に不可欠であり，欠乏により，毛細血管の結合組織が脆弱化して壊血病をきたす．

治療法

1日推奨量は成人で100 mgである．1日上限量は設定されていない．

処方例

ハイシー顆粒　50～2,000 mg　分1～数回
ビタミンC注（フソー）　50～2,000 mg　1日1～数回に分けて　静注（筋注・皮下注）

ビタミンA欠乏症

【症状・病態】

典型的欠乏症状は夜盲症である．そのほかには皮膚や粘膜などの上皮細胞への障害があり，消化器症状として下痢，食欲不振，吸収障害などが挙げられる．

治療法

1日推奨量は成人男性で700～750μgRE，成人女性で600μgREである（RE：レチノール当量）．1日上限量は男女とも3,000μgREである（1 IU＝0.3μgRE）．

処方例

チョコラA錠　1万～10万単位　分1～3
チョコラA注　3,000～10万単位　1日1回　筋注

ビタミンD欠乏症

【症状・病態】

典型的には骨軟化症（くる病）である．消化器症状としては，食欲低下や下痢などがある．

治療法

1日目安量は成人で5μgである．1日上限量は50μgである．

処方例

アルファロールカプセル　0.5～2.0μg　分1
オキサロール注　2.5～10μg　週3回透析終了直前　静注

ビタミンE欠乏症

【症状・病態】

溶血性貧血が有名である．また，欠乏に

よる消化器疾患として，長期間にわたり重症の脂肪便が持続し，過酸化脂質由来のリポフスチンが腸管に沈着する褐色腸管症候群がある．

治療法

1日目安量は成人男性で7～9 mg，成人女性で7～8 mgである．1日上限量は成人男性で700～800 mg，成人女性で600～700 mgである．

処方例

ユベラ錠　100～300 mg　分2～3
ユベラ筋注　100 mg　1日1回または隔日　筋注

ビタミンK欠乏症

【症状・病態】

血液凝固因子（II，VII，IX，X因子）合成の補酵素としてビタミンKが必要であり，これらの欠乏により出血性疾患を引き起こす．新生児メレナが有名である．成人でも抗菌薬の長期投与などにより欠乏をきたすと，血漿プロトロンビン時間の延長，トロンボプラスチン時間の延長がみられ，出血傾向となる．

治療法

1日目安量は成人で50～60 μgである（1 μg/kg）．1日上限量は設定されていない．

処方例

グラケーカプセル　45 mg　分3
ケイツーN注　10～20 mg　1日1回　静注（成人に対して）

ビタミンA過剰症

【症状・病態】

動物の体内にあるビタミンAの90％は肝臓に貯蔵されているため，ビタミンAを多く含む深海魚やサメなどの肝の過剰摂取により，頭痛，めまい，悪心・嘔吐などの急性症状が出現する．上限量はレチノールとして成人で3,000 μg/日とされている．一方，βカロチンは1日に30 mg以上を摂取しても手のひらや皮膚が黄色になる症状以上の毒性はみられない．このことより，ビタミンAの上限量はレチノール当量として3,000 μgRE/日と設定されている．

ビタミンD過剰症

【症状・病態】

ビタミンDはカルシウム代謝調節ホルモンであるため，過剰なビタミンDの摂取により血液中のカルシウム濃度が上昇し，高カルシウム血症に類似した症状を呈する．血管壁，心筋，肺，胃，腎などに多量のカルシウムが沈着し，腎障害から尿毒症を起こして死に至る場合もある．1日目安量の10倍を超えなければ安全とされており，1日上限量は50 μgと設定されている．

白血病・悪性リンパ腫・骨髄腫の消化管病変

gastrointestinal manifestations in patients with leukemia/malignant lymphoma/myeloma

内丸　薫　東京大学准教授・医科学研究所附属病院内科

白血病

【概念】

主に急性の白血病に伴う消化管病変は白血病細胞の髄外浸潤に伴う腫瘍形成(芽球腫：blastoma)と，出血傾向に伴う消化管出血が挙げられる．腫瘍形成は骨髄性白血病に多く緑色腫(chloroma)の名で知られているが，消化管病変としては口腔，結腸，直腸，肛門などにみられる．出血傾向は原疾患あるいは化学療法による骨髄抑制に伴う血小板減少によるものと，播種性血管内凝固(DIC)に伴う凝固異常によるものがある．

【診断のポイント】

下血，タール便を認めるときのみでなく，原病ないし化学療法の経過では説明しがたい急激なヘモグロビン値の減少が初発徴候であることがあり，このような場合，消化管出血の可能性を念頭に置く．

治療方針

髄外浸潤に対しては，骨髄に対する化学療法であわせて治療する．血小板減少による出血に対しては血小板輸血を施行する．active bleeding のあるとき，DICを合併しているときは通常の場合より高めに血小板5万/μL程度を目標値とする．白血病に伴うDICは血栓症状より出血症状のほうが前面に出やすく，特に active bleeding を伴う場合は抗凝固療法は出血症状を助長する危険があり，血小板輸血，新鮮凍結血漿輸注などによる補充療法のほうを十分に行う．抗凝固療法を行う場合，特に active bleeding を伴う場合ヘパリン製剤は出血症状を助長しやすく，出血の副作用が少ないとされるプロテアーゼ阻害薬を投与する．

悪性リンパ腫

【概念】

非 Hodgkin リンパ腫において節外浸潤としての消化管病変がみられる．このうち T 細胞性リンパ腫は一部を除いて消化管浸潤は稀であり，通常 B 細胞性リンパ腫において問題になる．

【疾患分類・頻度】

B 細胞リンパ腫の中では下記のものの頻度が高い．

びまん性大細胞型は約40％が節外性に発症するが，胃，回盲部などの消化管で発症するものが多い．MALT リンパ腫は約半数が消化管で発症し，その85％が胃で発症する．マントル細胞リンパ腫は20～30％の症例で消化管浸潤を認め，胃から大腸までの全域にわたって病変を形成しうる．典型的には多発ポリポーシスの肉眼像を呈する．濾胞性リンパ腫は消化管病変を形成するのは数％程度であるが，多くは十二指腸にみられる．

T 細胞リンパ腫は消化管病変は稀であるが，小腸病変が多い．例外は成人 T 細胞白血病・リンパ腫で20～30％程度の症例で消化管浸潤がみられる．消化管全域にみられるが，特に胃，小腸に多い．

【必要な検査と所見の読み方】

胃 MALT リンパ腫の場合，尿素呼気テスト，ウレアーゼテストなどで H. pylori の有無を確認する．

【診断のポイント】

B 細胞性リンパ腫では staging の一環として上部消化管内視鏡を加えることが必要

である．マントル細胞リンパ腫，成人T細胞白血病・リンパ腫では下部消化管内視鏡まで加えておくことが望ましい．

治療方針

胃原発びまん性大細胞型リンパ腫は，かつては外科的胃切除術後化学療法が行われるケースが多かったが，化学療法中の出血，穿孔などの合併症は稀であり，治療後の胃機能温存も考慮し化学療法のみが行われる．回盲部原発例では外科的摘出術で診断がついた後，残存病変がみられないケースも多いが，術後に全身化学療法を加える．他のタイプのリンパ腫の消化管病変に対しても全身化学療法が基本であるが，胃MALTリンパ腫において H. pylori 陽性例で Stage II₁ までの症例では除菌療法が第1選択である．

処方例

1) タケプロン(30 mg) 2カプセル 分2 朝・夕 7日間
2) サワシリン(250 mg) 6カプセル 分2 朝・夕 7日間
3) クラリス(200 mg) 2錠 分2 朝・夕 7日間

陰性例においても一度は試みる価値がある．除菌無効例，および除菌が無効と報告されている t(11;18)転座をもつ症例では放射線法を試みる．病期が進んだ症例に対しては全身化学療法を施行する．

骨髄腫

【概念】

多発性骨髄腫において髄外形質細胞腫が形成されることがあるが，消化管はきわめて稀である．二次性アミロイドーシスの一環として消化管にアミロイドの沈着がみられることがある．

【症状・病態】

腸管のアミロイドーシスは吸収不良症候群，蛋白漏出性胃腸症の原因となることがある．

【必要な検査と所見の読み方】

アミロイド沈着部位のうち比較的侵襲が少なく検査できる胃粘膜や直腸粘膜生検でアミロイドの沈着を証明する．

治療方針

アミロイドーシスに対する有効な治療はなく，原疾患の多発性骨髄腫の化学療法を行う．

AIDS患者の消化器病変
gastrointestinal manifestations in patients with AIDS

小田原　隆　東京大学医科学研究所附属病院感染免疫内科

【概念】

AIDSは，23個指定されている指標疾患のいずれかを発症したときに初めてつけられる病名であるが，AIDSを発症していないHIV感染者も消化器系の症状を呈する頻度は高く，本項では各部位ごとにHIV感染者によくみられる疾患を概説する．日和見疾患の鑑別に際しては，末梢血中のCD4陽性T細胞数に応じて念頭に置くべき疾患があるので，患者のCD4数を知っておくことが重要である(表15-1)．

【部位ごとの疾患・頻度と鑑別診断】

❶口腔：口腔内は，免疫低下を反映した変化を最初にみつけやすい部位で，HIV感染者の口腔の診察は欠かせない．最も頻繁にみられるのは口腔カンジダ症で，AIDS指標疾患ではないものの，AIDSへの進行の前兆として重要である．白苔を生じることが多いが，粘膜面の紅斑のみを呈

表 15-1　CD4 数と消化器系合併症

CD4 数	念頭に置くべき 消化器系日和見疾患
> 200/μL	口腔毛様白斑症（OHL） 口腔カンジダ症 カポジ肉腫
< 200/μL	非 Hodgkin リンパ腫 腸結核 食道カンジダ症
< 100/μL	難治性クリプトスポリジウム症 非結核性抗酸菌感染症 サイトメガロウイルス（CMV） 食道炎・大腸炎

青字が AIDS 指標疾患．

するものもある．口腔毛様白斑症（OHL：oral hairy leukoplakia，治療は不要）では舌の辺縁に白苔（というより白縞模様で，擦っても剥がれない）を生じるが，カンジダ症による白苔が舌のみに生じることはむしろ稀である．

❷**食道**：代表的な食道疾患に，食道カンジダ症と CMV 食道炎（いずれも AIDS 指標疾患）があり，症状としては，嚥下時にものが引っかかる感じや嚥下痛（胸骨後方の痛み）を訴える．カンジダ症の初期には，ものが引っかかる感じを訴えることが多く，悪化すると嚥下痛も伴う．CMV 食道炎による潰瘍病変では嚥下痛を訴えることが多い（潰瘍病変は CMV による以外に，HSV によるものや，特発性のものもあり，鑑別には内視鏡による生検組織検査が必要となる）．また，食道カンジダ症の 30％では口腔カンジダを認めないことに注意したい．

❸**胃**：カポジ肉腫や悪性リンパ腫，CMV による潰瘍などが内視鏡検査で見つかることがあるが，圧倒的に多いのは一般的な GERD や胃潰瘍，胃炎による症状である．これらの治療に PPI などの胃酸分泌抑制薬を使う際には，抗 HIV 薬との相互作用（アタザナビルが吸収阻害を受ける）に注意したい．また，抗 HIV 薬の副作用で嘔気を生じることもある．

❹**小腸・大腸**：下痢は HIV 感染者が訴える症状のなかで最も多く，原因も日和見感染症によるものから抗 HIV 薬の副作用によるものまでさまざまである．HAART（有効な抗 HIV 治療）時代になって，日和見感染症は減っているが，慢性下痢症の頻度は減っていない．抗 HIV 薬ではプロテアーゼ阻害薬（なかでもリトナビル）の副作用による下痢が多い．

　a）**小腸**：原虫疾患のクリプトスポリジウム症とイソスポラ症が AIDS 指標疾患に入っているが，イソスポラ症の国内での発生頻度はきわめて低い．CD4 数低値（< 50/μL）の患者がクリプトスポリジウム症に罹患すると，激しい下痢が持続して，治療には HAART による CD4 数の改善が必須となる．

　CD4 数が 50/μL 以下の患者では非結核性抗酸菌の MAC（*Mycobacterium avium complex*）による腸炎が起きることもあり，Whipple 病とよく似た病態を呈する．

　また，HIV 自体による腸症もあるとされる（腸管粘膜では HIV が活発に増殖し，感染初期から粘膜リンパ組織の CD4 陽性 T 細胞を枯渇させることが知られている）．

　b）**大腸**：細菌性の大腸炎では *Salmonella*（CD4 数の低い患者では菌血症を起こしやすい = AIDS 指標疾患），*Campylobacter*，*Clostridium difficile* などが起炎菌となる．また，回盲部を好発部位として腸結核が起きやすいことにも注意したい．

　CMV 大腸炎は CD4 数が 50/μL 以下の患者で起き，下痢や腹痛のほか，発熱もみられ，潰瘍病変からの出血も多い．

　免疫低下に伴って起きるものではないが，男性同性愛者には，赤痢アメーバ症の頻度が高いことにも注意を要する．腹痛・血便の患者では赤痢アメーバ症を念頭に置

いた便検査を忘れないようにしたい．

❺**直腸・肛門**：直腸・肛門疾患はHIV感染者（特に男性同性愛者）によくみられ，HAART時代になっても頻度は減少していない．痔瘻，肛門周囲膿瘍，肛門部潰瘍（HSV），直腸炎（淋菌，HSV，クラミジア）などのほか，HPVによる尖圭コンジローマの頻度も高い．HPVなどの原因による癌の発生リスクも高いので，子宮頸癌の検診と同じような配慮も必要となる．

治療法

CD4数の低下した患者では3剤併用の抗HIV治療（HAART）を行うのが基本であるが，CMV感染症や結核を含む抗酸菌感染症などではHAART開始によりparadoxicalな悪化が起きる（免疫再構築症候群）ことがあり，また日和見感染症治療薬と抗HIV薬との相互作用の問題もあるため，日和見感染症の治療を先行させる．

紙数の関係で，主な日和見疾患の標準治療法のみを記す．

❶**カンジダ症**：*C. albicans*によることが普通なので，たいていはフルコナゾールで治療可能．ただし，繰り返すと耐性真菌を生じることがある．軽症の口腔カンジダ例では，クロトリマゾール（エンペシド）トローチでの局所治療をすすめる人もいる．また，フルコナゾール治療に抵抗するカンジダ症には，ミカファンギン，ボリコナゾール，アムホテリシンBを考慮する．

> **処方例**
> 口腔：ジフルカン　100 mg　経口
> 　　　1回/日　1(～2)週間
> 食道：ジフルカン　200 mg　経口（あるいはプロジフ同量静注）　1回/日　2～3週間

❷**CMV食道炎・大腸炎**：ガンシクロビルが第1選択薬となるが，治療抵抗例や副作用（骨髄抑制）が問題となる例には，ホスカルネットを考慮する．

必ず網膜病変の有無をチェックする．網膜炎がない場合は，症状が治まり内視鏡的にも病変が治癒すれば，治療を終了してもよい（網膜炎合併例では維持療法が必須）．HAARTを行わなければ30～50%に再燃をみるが，HAARTにより再燃のリスクは減少する（ただし，HAART開始時の免疫再構築症候群には注意を要する）．

> **処方例**
> デノシン　5 mg/kg　静注　12時間ごと（あるいはバリキサ1,800 mg，分2，経口）　3～4週間

❸**MAC感染症**

> **処方例**
> クラリス　800～1,000 mg　分2（あるいはジスロマック600 mg，分1）＋エサンブトール15 mg/kg/日に，リファブチン300 mg，分1を加えるのが標準的（シプロキサン800～1,200 mg，分2や，硫酸アミカシン8～15 mg/kg/日をリファブチンの代わりに加えても可）

❹**サルモネラ感染症**：サルモネラ腸炎は，免疫不全のない患者では抗菌薬治療の対象とならないが，HIV感染者では菌血症のリスクを考慮して治療がすすめられている．

> **処方例**
> シプロキサン　1,000 mg　分2　経口（あるいは400 mg，静注，12時間ごと）1～2週間が海外の推奨処方だが，クラビット500 mg　分1でも可．菌血症を起こした場合は，同治療を2か月間続ける．

❺カポジ肉腫：無症状のカポジ肉腫ではHAARTのみで経過をみてもよいが，増大するものや症状を伴うものでは，HAARTを行いながらliposomal doxorubicin（ドキシル20 mg/m²を2〜3週に1回投与）による化学療法を行う．

❻非HodgkinリンパIM（diffuse large B-cell lymphoma）：HAARTを行いながらCHOPあるいはEPOCHによる化学療法を施行するのが標準的であるが，ビンクリスチンと抗HIV薬（とりわけリトナビル）との相互作用には注意が必要．

【医療スタッフへの指導】

HIVは肝炎ウイルスと比べれば，はるかに感染性の低いウイルスであり，医療現場では標準予防策（standard precaution）が守られていれば，感染のリスクはほとんどない．ただし，針刺しなどの事故で患者の体液（血液，胸・腹水，髄液など）が傷口や粘膜面に入ったと考えられるときは，可及的速やかに抗HIV薬の予防内服を始めることが推奨される．

GVHDの消化器病変

digestive manifestations in patients with GVHD

渡部則彦　京都大学大学院特定准教授・消化器内科

【概念】

移植片対宿主病（graft-versus-host disease：GVHD）は，同種骨髄移植後に最もよく遭遇し，criticalな合併症の1つである．急性GVHDは同種骨髄移植後100日以内に起こるものをいい，それ以降に起こる慢性GVHDとは区別されている．急性GVHDは同種骨髄移植後の患者の10〜40％に起こり，これらの患者の半数近くがGVHDと，それに対する治療に関連した合併症で死亡するとされている．急性GVHDの主要な標的臓器は皮膚，肝臓，腸管であり，消化器病変は，皮膚病変と並行して顕在化することが多いが，皮膚病変が沈静化した後に顕在化してくることもある．

【症状・検査所見】

急性GVHDの肝病変では，全身倦怠感，食欲不振，尿濃染などの症状がみられ，血液検査所見では，ALP，ビリルビンの上昇を伴うAST・ALTの上昇を認める．しかし，これらのみでは移植に伴う他の肝臓合併症との鑑別は難しく，確定診断には肝生検を要するが，急性GVHD合併例では，血小板減少症を伴い生検施行が困難なことが多い．通常肝病変は，単独で起こることは稀であり，皮膚病変や消化管病変を伴うことが多く，これらの病変の生検から推測して診断されることが多い．

急性GVHDの腸管病変でみられる腹痛，水様下痢，嘔気・嘔吐，黒色便，下血といった症状も，感染性腸炎をはじめとする移植に伴う消化管合併症でもみられるため，肝病変同様に症状のみからの鑑別は難しい．特にCMVなどによる感染性腸炎との鑑別は重要であり，生検による組織学的診断を含めた内視鏡的診断が必要となる．しかし，肝生検同様，内視鏡生検でも，著明な血小板減少症を伴う例では，生検部位から出血を繰り返す例も報告されており注意を要する．

急性GVHDの腸管病変は全腸管に起こりうるが，最も目立った病変が生じやすいのは回腸から盲腸，上行結腸であり，胃や直腸が一見正常であっても，これらの部位に病変が存在することがある．内視鏡検査は，一般に，消化管の症状に応じて，上部または下部の消化管内視鏡検査が選択される傾向にある．生検標本での組織学的診断能を上部と下部消化管とで比較した場合，いずれが組織学的な急性GVHDの診断に

有用であるかは結論が出ていない．

急性 GVHD の腸管病変の内視鏡所見は，非特異的な粘膜の浮腫や発赤から，GVHD に特異的とされる広範な粘膜の脱落まで多彩であり，特異的な内視鏡像を呈することは少なく，確定診断には生検による組織学的診断が必要である．組織学的には，陰窩上皮の細胞単位のアポトーシス像が GVHD 早期の特徴像であり，一見内視鏡的に正常にみえる粘膜の生検標本においても，アポトーシス像が認められることがある．このアポトーシス像は同種骨髄移植後 20 日以内であれば，放射線化学療法による影響でも認められるが，GVHD 早期にみられる陰窩上皮のアポトーシス像は，炎症細胞浸潤がほとんど目立たない特徴がある．逆に，炎症が強く加わっている場合は，組織学的，分子生物学的手法によるCMV，EBV などの感染性要因の除外診断が必要である．

治療法

急性 GVHD に対しては，基本的に血液腫瘍専門医を中心に，感染性疾患の合併に注意しながらステロイドなどによる免疫抑制療法を行う．肝病変による黄疸に対しては，ウルソの投与，下痢，消化管出血には全身管理を含めた補充療法も行う．

【患者説明のポイント】

患者の全身状態がよくないことが多く，著明な血小板減少症を伴う例では，出血などの合併症も起こりうるが，GVHD に対しては早期診断と治療が重要であり，そのために内視鏡検査と生検が必要であることを十分に説明して検査を行う．

■病理組織カラー写真を多数用いて高度な内容を体系的に解説

消化管の病理学
第2版

藤盛孝博
獨協医科大学教授・病理学

口腔・食道疾患から大腸・肛門疾患に至るまで、代表的病理組織カラー写真をふんだんに用いながらも、高度な内容が要領よく体系的に解説されていることから、消化管臨床医、病理医を目指す医師に圧倒的支持を得た、独創的な textbook の改訂版。コンパクトな初版の良さはそのまま残しつつ、大腸SM癌、症例提示の章を新設するなど、臨床医に関心の高い病理写真は大幅に充実させた。

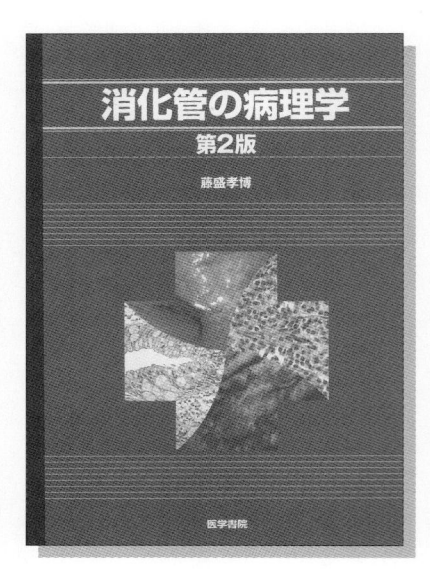

●主要目次
第1章 消化管生検診断の基礎
　A. 消化管生検の依頼から標本作成まで　B. 粘膜切除材料の取扱い　C. 消化管生検の実際
第2章 大腸SM癌の取扱い
　A. 大腸SM癌の取扱い　B. 大腸SM癌の種々相
第3章 症例で学ぶ間葉系腫瘍と類似病変の病理アトラス
第4章 消化管の病理組織診断―口腔
　A. 先天性異常　B. 炎症性疾患　C. 嚢胞性疾患　D. エプーリス　E. 腫瘍性疾患
第5章 消化管の病理組織診断―食道
　A. 非腫瘍性疾患　B. 腫瘍性疾患　C. 食道扁平上皮癌の種々相
第6章 消化管の病理組織診断―胃
　A. 非腫瘍性疾患、胃炎、胃潰瘍　B. 胃ポリープ　C. 上皮性良性腫瘍―腺腫　D. 上皮性悪性腫瘍―胃癌　E. 非上皮性腫瘍　F. 胃癌の種々相　G. 生検診断で注意が必要な組織像
第7章 消化管の病理組織診断―小腸
　A. 非腫瘍性疾患　B. 腫瘍性疾患
第8章 消化管の病理組織診断―大腸
　A. 非腫瘍性疾患　B. 炎症性腸疾患（狭義）　C. 炎症性腸疾患（広義）　D. 腫瘍性および腫瘍類似病変　E. 非上皮性腫瘍　F. 肛門管・虫垂病変
第9章 消化管病理に必要な発生と正常組織
　A. 消化管の発生　B. 消化管の器管形成　C. 消化管の解剖と正常組織像アトラス
第10章 消化管病理に必要な基礎的染色法と遺伝子診断に関連する技術
　A. 癌の遺伝子診断と治療　B. いろいろな染色法　C. 日常使われている遺伝子診断のプロトコール

■B5　頁312　図41　写真10　カラー写真382　表37　2008年
定価12,600円（本体12,000円+税5%）
消費税率変更の場合、上記定価は税率の差額分変更になります。
[ISBN978-4-260-00620-0]

医学書院
〒113-8719 東京都文京区本郷1-28-23
[販売部] TEL：03-3817-5657　FAX：03-3815-7804
E-mail：sd@igaku-shoin.co.jp　http://www.igaku-shoin.co.jp　振替：00170-9-96693

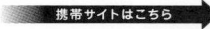

携帯サイトはこちら

16

消化管全般にわたる疾患

消化管アレルギー
gastrointestinal allergy

吉川敏一　京都府立医科大学教授・消化器内科学
平田育大　京都府立医科大学消化器内科学

【概念】
消化管アレルギーは，アレルゲン（抗原）の曝露により感作された消化管に過剰に免疫反応が起こることによる．最も重要なアレルゲンは食物であり，食物アレルギー（food allergy）と呼ばれ，その全身症状の一部分として消化管症状が認められる．

【分類・病態】
❶即時型：Ⅰ型アレルギーによりアレルゲン摂取直後から摂取後1〜2時間で発症する．抗原の曝露により，対応するレアギンIgE抗体が産生され，肥満細胞へ抗体が付着し，抗原の再曝露によって肥満細胞からヒスタミンなどのケミカルメディエータの放出，プロスタグランジン，ロイコトリエン，好酸球走化因子や血小板活性因子が遊離される．これらにより血管透過性亢進（浮腫），血管拡張（発赤），分泌亢進，平滑筋収縮（腹痛），好酸球の浸潤などが引き起こされる．

❷遅延型：主にⅣ型アレルギーにより数時間から2〜3日で症状が出現する．

【症状】
消化器症状は腹痛，下痢・粘液便，血便，悪心・嘔吐，腹部膨満感などがみられる．全身症状としては，口唇や口腔の浮腫，じんま疹や湿疹，眼瞼結膜充血など皮膚粘膜症状，咳嗽・喘鳴・鼻汁などの呼吸器症状がみられる．アナフィラキシーから多臓器障害，ショックに陥ることもある．

【アレルゲン】
食物アレルゲンとなるのは多彩であるが，乳幼児での主な原因は鶏卵，乳製品，小麦が多く，その後，加齢とともに耐性を獲得することが多い．学童・成人で新規発症してくる食物アレルギーの原因は甲殻類，小麦，果物，魚類，ソバ，ピーナッツが多く，耐性は得られにくい．

【問診で尋ねるべきこと】
食物に起因した症状がないか詳しく問診する．食物日誌をつけさせることも有用である．

【検査】
❶血液検査：特異的IgE抗体の測定（RAST）：食物系マルチアレルゲンや穀物系などさまざまな測定キットがあり，これらのアレルゲン特異的IgEを測定する．0.70 UA/mL以上を陽性とするが，アレルギー症状が出現することとは必ずしも一致しない．

その他，末梢血好酸球数，ヒスタミン濃度も診断の参考になる．

❷皮膚反応：原因食物そのものを用いてプリックテストを行う．例えば，果物を刺したプリック針を皮膚に適用する．プリックテストはRASTと同様に感度は高いが，食物負荷試験と比較して診断の特異度は低い．皮内テストはショックの危険性が高く食物アレルギーの診断には通常行わない．

❸食物除去試験：疑わしい原因食物を1〜2週間完全除去し，臨床症状の改善が得られるかどうかを観察する（食物日誌などへの記載による除去の確認も重要）．

母乳および混合栄養の場合，母親の食事からの原因食物除去も必要なことが多い．

❹食物負荷試験：専門の医師が入院設備のある施設で行うことが望ましい．アナフィラキシー症例や明らかなエピソードのある例には基本的には行わない．ただし，乳幼児期発症例に関しては耐性獲得の判断の際に行うこともある．

1) オープン・チャレンジ：検者も被検者も負荷する食品がわかっており，少量ずつ投与して症状の変化を観察する．陰性は

問題ないが主観的症状のみ陽性の場合は被検者の主観が入っている可能性がある．

2）ダブルブラインド・プラセボコントロール・フード・チャレンジ（DBPCFC）：米国アレルギー学会で推奨されている方法であり，検者・被検者とも何が負荷されているのかわからない状態で行う方法．

治療法

❶**除去食療法**：正しい診断に基づいた必要最小限の原因食物の除去を行い，その程度は個別対応である．除去によって不足する栄養素については代用食品や低アレルゲン食を利用する．

❷**薬物療法**：消化管アレルギーという病名で保険適用をもつ薬剤は存在しない．クロモグリク酸ナトリウムが「食物アレルギーの関与するアトピー性皮膚炎」に保険適用を有する．

抗ヒスタミン作用を有する抗アレルギー薬や，鎮痙薬，止痢薬，ステロイドなどを用いる．

アナフィラキシーの場合，急速に進行してショックに陥り生命の危機となるため，早期のアドレナリン投与など適切な処置を要する．

処方例

成人用量を記す．
〔予防的治療〕
1) インタール細粒 10%（1 g） 4 g 分4
2) アレジオン錠（20 mg） 1錠 分1
3) タリオン錠（10 mg） 2錠 分2
〔対症療法〕
1) ブスコパン錠（10 mg） 3〜6錠 分3
   または，ブスコパン注（20 mg） 1A 筋注・静注
2) ニポラジン錠（3 mg） 2錠 分2
3) セレスタミン錠 3〜6錠 分3

〔アナフィラキシーショックの場合〕
気道確保，酸素投与
1) ボスミン注（1 mg/mL） 0.3〜0.5 mL 筋注
2) 静脈路確保・循環動態の管理：ラクテック注 1,000〜1,500 mL/時で急速点滴静注
3) ポララミン注（5 mg） 1A，ガスター注（20 mg） 点滴静注
4) ソル・コーテフ注 500 mg 点滴静注

【そのほかに知っておくこと】

食物アレルギー患者への投与禁忌薬物に留意しておく必要がある．例えば，塩化リゾチームを含有する消炎酵素薬や総合感冒薬は卵アレルギー患者に投与しない．タンニン酸アルブミンや乳酸菌製剤，カゼインを含む薬剤は牛乳アレルギー患者に投与しない．

消化管原発悪性リンパ腫
primary gastrointestinal lymphoma

中村昌太郎　九州大学大学院講師・病態機能内科学

【概念】

悪性リンパ腫は，リンパ節に発生する節性リンパ腫と臓器に発生する節外性リンパ腫に大別される．消化管は節外性リンパ腫の中で最も発生頻度の高い臓器である．消化管原発リンパ腫の定義として，以前のDawsonの基準（1961年）に代わって，近年用いられているLewinの基準（1978年）によると，リンパ腫の主病変が消化管に存在すれば，他臓器やリンパ節浸潤の有無によらず，消化管を原発臓器とみなすことができる．

表16-1　消化管悪性リンパ腫の原発臓器別組織分類（WHO分類に準ずる）

組織型	胃原発 n=395（%）	腸管原発 n=126（%）	胃腸併存 n=21（%）	合計 n=542（%）
B-cell lymphomas				
MALT[*1] lymphoma	193（49）	34[*2]（27）	3（14）	230（42）
plasmacytoma	3（0.8）	1（0.8）	0	4（0.7）
follicular lymphoma	17（4）	14（11）	1（5）	32（6）
mantle cell lymphoma	0	3（2）	1（5）	4（0.7）
diffuse large B-cell lymphoma	158（40）	51[*2]（40）	7（33）	216（40）
Burkitt lymphoma	1（0.3）	7（6）	0	8（1.5）
lymphoblastic lymphoma	1（0.3）	3（2）	0	4（0.7）
T-cell lymphomas	22（6）	13（10）	9（43）	44（8）

[*1] MALT：mucosa-associated lymphoid tissue．[*2] immunoproliferative small intestinal diseaseを含む．

【疾患分類】

組織分類は，腫瘍細胞の発生由来を基盤としたWHO分類（2008年）に従うよう推奨されている（表16-1）．リンパ腫はB細胞性とT細胞性に大別されるが，消化管リンパ腫の大半はB細胞性であり，mucosa-associated lymphoid tissue（MALT）リンパ腫とびまん性大細胞型B細胞性リンパ腫（diffuse large B-cell lymphoma：DLBCL）が大半を占める．胃ではMALTリンパ腫が多いのに対し，腸管ではDLBCLの頻度が最も高く，胃で稀な濾胞性リンパ腫やT細胞性リンパ腫も比較的多い．

消化管リンパ腫の肉眼分類として確立されたものはないが，胃リンパ腫では，佐野の分類（表層，潰瘍，隆起，決潰，巨大皺襞）と八尾の分類（表層拡大，腫瘤形成，巨大皺襞/びまん浸潤）がよく用いられる．腸管リンパ腫の肉眼形態は多彩であり，隆起，潰瘍，MLP（multiple lymphomatous polyposis），びまん，混合の5型に分類され，潰瘍型はX線上，狭窄，非狭窄，動脈瘤の3型に細分される．

【頻度】

消化管原発リンパ腫は全消化管悪性腫瘍の1〜10%を占め，全節外性リンパ腫の中では30〜50%と最も頻度が高い．消化管の中では，胃原発が60〜80%，腸管原発は20〜30%を占め，2〜17%は複数の消化管に病変を認める．腸管の中では回腸および回盲部が好発部位で大腸原発は少ない．

【症状・病態】

好発年齢は51〜63歳である．胃リンパ腫では男女差はみられないが，腸管リンパ腫では2：1で男性優位である．胃，腸いずれの例も腹痛の頻度が60〜80%と高い．腸管リンパ腫では，腹部腫瘤，体重減少，下血，イレウスなども多い．下痢や発熱は比較的少なく，表在リンパ節腫脹や肝脾腫は稀である．予後不良因子であるB症状（体重減少，発熱，盗汗）は，胃より腸管リンパ腫で頻度が高い．

胃MALTリンパ腫の主要な病因はH. pyloriであり，約90%の例はH. pylori感染による慢性胃炎を基盤として発生する．MALTリンパ腫ではt(11;18)(q21;q21)/API2-MALT1，t(1;14)(p22;q32)/BCL10-IGH，t(14;18)(q32;q21)/IGH-MALT1，t(3;14)(p14;q32)/FOXP1-IGHなどの特徴的な染色体転座が報告されており，前3者ではリンパ球におけるNF-κB経路の活性化が腫瘍の発生と関連している．

【診断】

リンパ腫の確定診断には組織診断が必要である．通常の生検標本で診断困難な場

合，EMRで粘膜下層を含む大きな標本を採取することにより確定診断できることがある．臨床病期診断は，上・下部内視鏡生検，胸腹部CT，FDG-PETないしガリウムシンチグラフィ，骨髄穿刺・生検などを行った後，Musshoffの改訂Ann-Arbor分類またはLugano国際会議分類（Ⅰ，Ⅱ₁，Ⅱ₂，ⅡE，Ⅳ）に従ってなされる．胃のリンパ腫では，H. pyloriの検査と超音波内視鏡検査も必要である．

治療方針

治療法には多くの選択肢があり，発生臓器，組織型および臨床病期により決定する．

❶胃MALTリンパ腫：発育緩徐で予後良好なindolent lymphomaであるため，低侵襲の胃温存治療を優先する．

a）限局期（Ⅰ，Ⅱ₁期）

1）H. pylori除菌療法：H. pylori陽性例では絶対的適応であり，日本ヘリコバクター学会のガイドライン（2009年改訂版）でAランクの除菌がすすめられる疾患に挙げられている．約70％の例で完全寛解が得られ，病期進行例，DLBCL併存例やH. pylori陰性例でも奏効することがある．

【処方例】

パリエット錠（10 mg） 2錠
サワシリンカプセル（250 mg） 6カプセル
クラリス錠（200 mg） 2錠
分2　朝・昼・夕食後7日間

2）放射線療法：除菌無効例に対し，30 Gyの局所照射が推奨されている．

3）経口単剤化学療法：除菌無効例に対する二次治療として有効である．

【処方例】

エンドキサンP錠（50 mg） 2錠　分1 朝食後
＊副作用に留意しつつ9～12か月継続する．

4）抗体（分子標的）療法：抗CD20抗体リツキシマブ単剤投与も除菌無効例に有効である．

【処方例】

リツキサン注　375 mg/m² 点滴静注
週1回
＊上記を4-8回繰り返す．

5）watch and wait：除菌無効でも病変の増悪がなければ，十分なインフォームドコンセントのもとで，追加治療を行わない慎重な経過観察も選択肢の1つとなりうる．

6）外科的切除：胃切除は持続する出血，穿孔，狭窄例に限られる傾向にある．

b）進行期（Ⅱ₂，ⅡE，Ⅳ期）：除菌は無効のことが多く，標準的治療法は確立していないが，CHOP療法に抗CD20抗体リツキシマブを併用するR-CHOP療法が有効である．

【処方例】

リツキサン注　375 mg/m² 点滴静注
第1日目
エンドキサン注　750 mg/m² 点滴静注
第2日目
アドリアシン注　50 mg/m² 静注　第2日目
オンコビン注　1.4 mg/m²（最大2 mg）静注　第2日目
プレドニン錠（5 mg） 20錠　第2～6日目
＊これを3週ごとに6コース繰り返す．

❷胃DLBCL：Ⅰ/Ⅱ₁期でMALTリンパ腫併存例には除菌療法を試みるが，無効

であれば速やかに二次治療を行う．R-CHOP療法3コース後の30～40 Gyの局所放射線照射が推奨される．II₂期以上の進行例ではR-CHOP療法6～8コースが標準的治療法である．

❸腸管悪性リンパ腫：MALTリンパ腫以外のI/II₁期の限局例に対しては，外科的切除＋術後化学療法（CHOPまたはR-CHOP療法）が標準的である．化学療法と放射線療法を併用する非外科的治療も行われるが，治療効果の検討が十分ではない．

病変が多発または広範囲に及ぶ例やII₂期以上の進行例は手術適応とならず，6～8コースの化学療法を行う．T細胞性・Burkittなどのaggressiveなリンパ腫で，CHOPやR-CHOP療法で寛解が得られない場合は，自家造血幹細胞移植併用の大量化学療法を考慮する．

I/II₁期の十二指腸や直腸のMALTリンパ腫は，除菌に準じた抗菌薬治療に反応することがあるため，一度は試みる価値がある．

【予後】
臨床経過は組織型によって異なる．また，腸管リンパ腫は胃原発リンパ腫より生命予後が不良である．このほかの予後規定因子として，病期，年齢，T/B免疫表現型，B症状の有無が報告されている．MALTリンパ腫成分を有するDLBCLの予後は比較的良好である．

【患者説明のポイント】
リンパ腫は，癌とは異なり，基本的には全身性疾患であることを説明し，寛解導入後も，年に1～2回は各消化管のX線・内視鏡検査，胸部X線，腹部CT，FDG-PETなどの検査を行い，再燃の早期発見に努める．

消化管間質腫瘍

gastrointestinal stromal tumor (GIST)

神田達夫　新潟大学大学院講師・消化器・一般外科学
畠山勝義　新潟大学大学院教授・消化器・一般外科学

【概念】
紡錘形細胞または類上皮様細胞を主体とする消化管の非上皮性腫瘍．以前は消化管壁の平滑筋や神経から発生した腫瘍と考えられていたが，現在は消化管のペースメーカー細胞であるCajal介在細胞から発生した腫瘍と考えられている．Cajal介在細胞マーカーである c-kit 遺伝子産物（KITキナーゼ）あるいはCD34の発現を特徴とする（図16-1）．病理学的にGISTと診断される腫瘍の約90%に c-kit 遺伝子の変異が認められ，この遺伝子変異によって生じるKITキナーゼの恒常的活性化がGIST発生の主因と考えられている．

【頻度】
消化管の間葉系腫瘍全体の約80%を占める．人口10万人に2～3人の発症率といわれている．その約80%以上が胃と小腸に発生するが，食道や大腸のGISTもある．発生頻度に男女差はなく，50～60歳代が好発年齢である．

【悪性度分類】
GISTは形態的に良性と悪性の腫瘍を明確に区分することができない．そのため，臨床病理学的な2つの再発リスク因子の組み合わせで，腫瘍の悪性度を評価する（表16-2）．

【症状】
無症状の粘膜下腫瘍として胃検診で偶然みつかるものから，初診時に既に腹腔内の巨大な腫瘍を形づくるものまで，GISTの臨床像は多様である．消化管出血とそれに

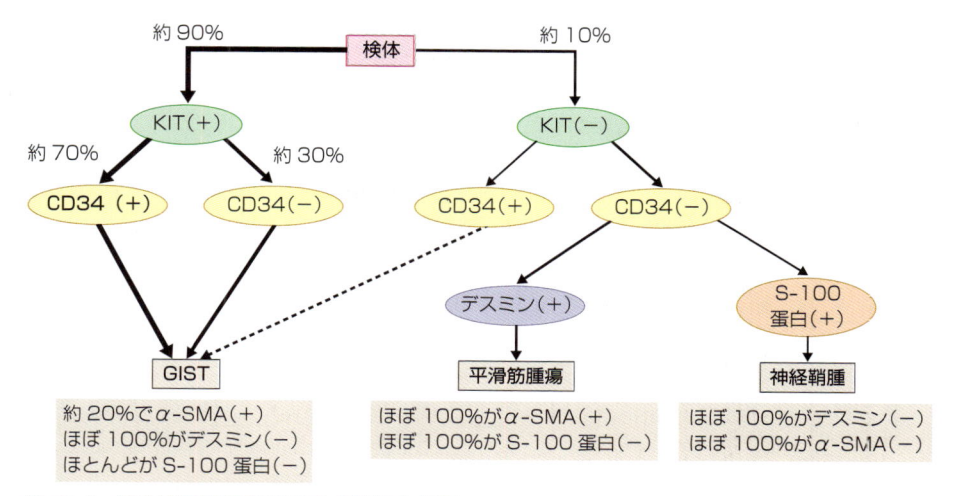

```
                              検体
         約90%    ┌──────────┴──────────┐    約10%
                 ▼                      ▼
              KIT(+)                 KIT(-)
      約70% ┌──┴──┐ 約30%       ┌──────┴──────┐
           ▼      ▼            ▼             ▼
       CD34(+) CD34(-)      CD34(+)       CD34(-)
                                      ┌──────┴──────┐
                                      ▼             ▼
                                  デスミン(+)    S-100
                                                 蛋白(+)
           ▼                          ▼             ▼
         GIST                      平滑筋腫瘍      神経鞘腫
```

約20%でα-SMA(+)　　　　　ほぼ100%がα-SMA(+)　　　　ほぼ100%がデスミン(−)
ほぼ100%がデスミン(−)　　ほぼ100%がS-100蛋白(−)　　ほぼ100%がα-SMA(−)
ほとんどがS-100蛋白(−)

図16-1　消化管間質腫瘍（GIST）の診断と分類
KIT発現の有無を軸に免疫組織学的診断は進められる．KITが陽性であれば，筋原性のマーカー（デスミン）や神経原性のマーカー（S-100蛋白）が部分的に陽性であってもGISTと診断される．図中の線の太さは頻度を表す．KIT陰性でもCD34が陽性の場合，GISTの可能性がある（点線）．その際，孤在性線維性腫瘍が除外されなければならない．
〔GIST研究会（編）：GISTの診断と治療実践マニュアル，p81，エルゼビア・ジャパン，2006より改変・転載〕

伴う貧血，腹痛，腹部腫瘤の3つが多い症状である．わが国では無症状でみつかるものが多く，約4割を占める．

【必要な検査と所見の読み方】

❶消化管内視鏡：内視鏡検査では，正常粘膜に覆われた粘膜下腫瘍として認められる．大きな腫瘍や悪性度が高いものでは，潰瘍を伴っていることもある．

❷CT検査：消化管に連続した腫瘤として認められる．造影効果は一定していないが，大きく，内部の変性を伴ったものでは不均一に造影されることが多く，GISTに特徴的である．

❸超音波内視鏡：粘膜下腫瘍の大きさや性状の評価に有用である．一般的に固有筋層と連続する低ないし中エコー輝度の腫瘍として描出される．腫瘍内に変性や出血を伴う場合は，内部エコーが不均一となり，腫瘍の悪性度評価の参考になる．

表16-2　消化管間質腫瘍の腫瘍径と核分裂数に基づいた悪性度評価（リスク分類）

リスク	腫瘍径	核分裂数
超低リスク	<2 cm	≤5/50HPF*
低リスク	2〜5 cm	≤5/50HPF
中リスク	5〜10 cm <5 cm	≤5/50HPF 6〜10/50HPF
高リスク	関係なし >10 cm 5〜10 cm	>10/50HPF 関係なし 6〜10/50HPF

*HPF：光顕高倍率視野．

診断のポイント，治療方針

GISTは粘膜下腫瘍，あるいは壁外性の腫瘍として存在するため生検で腫瘍組織が得られないことも多い．そのため，無症候性の粘膜下腫瘍の扱いが問題となる．このような場合は，可能であれば超音波内視鏡

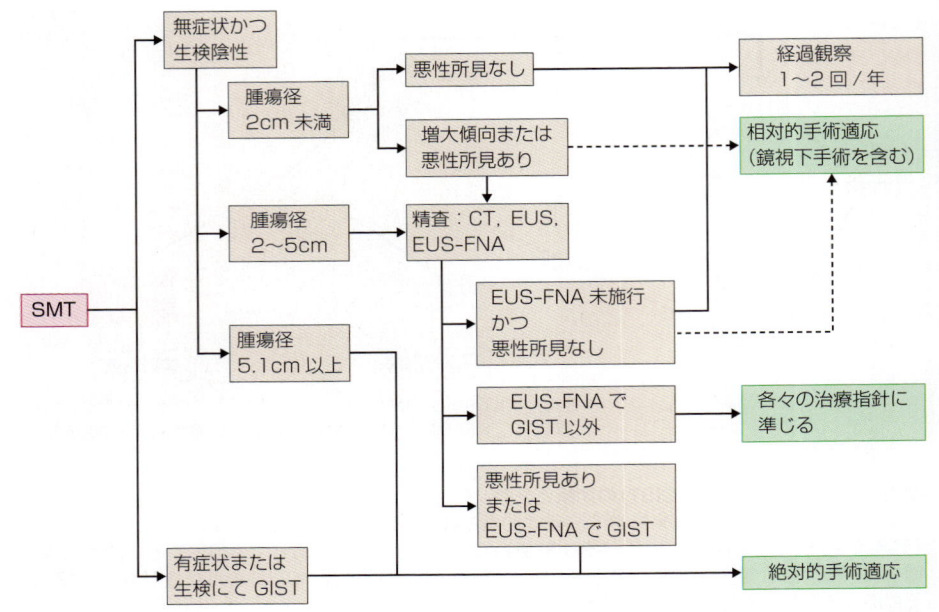

図 16-2 胃粘膜下腫瘍(SMT)の治療方針

有症状の腫瘍や 5 cm 以上の大きな腫瘍は手術適応となる．2 cm 未満の腫瘍で潰瘍形成や辺縁不整や増大傾向などの悪性を疑わせる所見がなければ，経過を観察する．2～5 cm の腫瘍は，超音波内視鏡下穿刺吸引組織診(EUS-FNA)での生検診断を試みるか，EUS や造影 CT 所見を総合的に評価して決定する．
〔日本癌治療学会・日本胃癌学会・GIST 研究会（編）：GIST 診療ガイドライン，p4，金原出版，2008 より転載〕

下穿刺吸引組織診(EUS-FNA)で組織診断を試みるか，腫瘍の大きさや性状を参考にして適応を決める．関連学会による診療ガイドラインが示されている（図 16-2）．

【鑑別診断】

GIST 以外の無症候性の胃粘膜下腫瘍としては，異所性膵の頻度が高い．3 cm 以下のものが多く，胃前庭部から体中部に多いことが特徴である．

治療法

❶**手術療法**：遠隔転移や周囲臓器に浸潤がない腫瘍は外科的に切除する．リンパ節転移の頻度は低く，郭清は不要である．そのため，正常組織を一部含めて腫瘍を摘出する局所切除術が一般的に行われる．

❷**分子標的治療薬**：転移を伴った腫瘍や再発腫瘍，あるいは切除ができない腫瘍には薬物療法を行う．KIT キナーゼを阻害する分子標的薬であるメシル酸イマチニブ（グリベック）が高い効果を発揮する．8 割以上の患者に臨床効果を示す．メシル酸イマチニブ 400 mg を連日内服する．イマチニブ治療の中断は腫瘍の悪化をもたらすので，可能な限り治療は長期に継続する．イマチニブが無効な腫瘍に対する新たな分子標的薬としてリンゴ酸スニチニブ（スーテント）がある．

【予後】

超低あるいは低リスクに分類される腫瘍の切除後5年無再発生存率は約95％，中リスクでは70～80％，高リスクでは50～60％と報告されている．切除不能・転移性GIST患者でイマチニブ治療を受けた患者の生存期間の中央値は57か月と報告されている．

【患者説明のポイント】

GISTは，一見，良性腫瘍と思えるような細胞異型度が低い腫瘍であっても，再発を生じることがある．そのため，GISTと診断された患者には，再発リスクを説明し，切除後の定期フォローが必要である．

国内外からGISTの診療ガイドラインが公表されている．National Comprehensive Cancer Network (http://www.nccn.org/) や日本癌治療学会 (http://www.jsco-cpg.jp/) のホームページから閲覧が可能である．

---

multiple lymphomatous polyposis of the gastrointestinal tract (MLP)

藤谷幹浩　旭川医科大学准教授・内科学講座消化器・血液腫瘍制御内科学分野
高後　裕　旭川医科大学教授・内科学講座消化器・血液腫瘍制御内科学分野

【概念】

MLPの形態をとるリンパ腫では，その多くが組織学的にmantle cell lymphomaである．稀にfollicular lymphomaやMALTomaもこの形態をとることがある．MLPを呈するmantle cell lymphomaは，臨床病期3期以上のものが多く，白血化をきたすこともあり，一般に予後不良である．

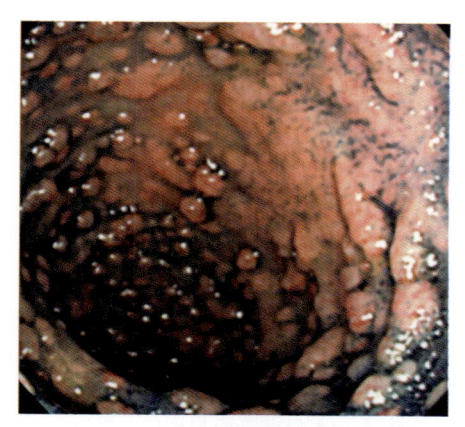

図16-3　MLP症例の回腸終末部の内視鏡像

【診断】

MLPは，多発するポリープが消化管の広い範囲に認められることを特徴とするリンパ腫の総称である．内視鏡検査で，大小不同の隆起が多発し，ポリポーシスに類似した形態をとる（図16-3）．拡大内視鏡の併用による表面構造の詳細な観察から，ポリープは非上皮性腫瘍であることが診断できる場合も多い．確定診断は病変部からの生検あるいは粘膜切除標本での組織診断による．組織学的特徴はリンパ腫の組織型によって異なる（詳細は他項参照）．

治療法・予後

各組織型の標準的治療法に準じて行う（他項参照）．最も頻度が高いmantle cell lymphomaでは標準的治療は確立されていない．R-CHOP，Ara-Cなどの化学療法および自家移植の併用，高用量radioimmunotherapy，骨髄非破壊的同種造血幹細胞移植などが行われているが，予後不良である．

消化管の放射線障害
radiation injury in digestive tract

菅家一成　獨協医科大学講師・内科学(消化器)

【概念】

電離放射線の人体への影響は，被曝により生じた細胞物質の電離が直接あるいは間接的にDNAを傷害し，遺伝子やDNAに修復不可能な損傷を与えることによる細胞死である．その障害の程度は，曝露形式(全身被曝・局所被曝または外部被曝・内部被曝)，電離放射線量，電離放射線種(X線，中性子，γ線，αまたはβ粒子)，曝露期間，曝露された器官の放射線感受性に依存する．具体的な臓器障害には骨髄障害，消化管障害，中枢神経障害，肺障害，皮膚障害があり，局所被曝の場合は被曝した臓器障害が主となるが，一般には皮膚障害が多い．しかし放射線事故のような全身被曝では，約1Sv以上の被曝により急性放射線障害が発生する．消化管の放射線障害とは，放射線の全身あるいは局所被曝による器質的傷害であり，1986年のチェルノブイリ原発事故や1990年のJOC臨界事故などの特殊な状況下での大量被曝を除き，日常臨床で通常問題となるのは放射線療法における合併症と医療従事者の業務下被曝によるものが主となる．

【疾患分類】

電離放射線による障害には，その発現時期により被曝直後から発生する急性期放射線障害と，数か月後以降に発現し数10年にわたり発生する晩期放射線障害がある(表16-3)．

❶急性放射線症候群(acute radiation syndrome：ARS)

❷放射線性腸炎(radiation enteritis)

【病態・症状】

❶急性放射線症候群：大量の放射線を短時間かつ全身性あるいは身体の広い範囲に被曝すると，その被曝線量に応じて急性に種々の症状を引き起こし，造血不全，胃腸粘膜障害，中枢神経系障害，広範な脈管障害または二次感染により死に至る．典型的ARSは前駆期・潜伏期(小康期)・発症期・回復期の臨床病期を経過する．前駆期は被曝後48時間以内に発現する食欲不振，嘔気・嘔吐，倦怠感などの前駆症状期であり，潜伏期(小康期)は前駆期から発症期に至る中間期で倦怠感以外には無症状の期間で被曝線量に依存して短縮する．発症期は臓器障害の発現時期であり，治療が成功すれば回復期に入るが高線量被曝では死に至る．消化管の放射線障害は約8〜10Svの全身被曝により発現するといわれ，腸管上皮の幹細胞死滅により再生不能となり重篤な血性の下痢が発現，水分・電解質喪失，出血，吸収不良，感染が生じる．

❷放射線性腸炎：腹腔内や骨盤内悪性腫

表16-3　電離放射線による人体への障害

しきい線量*(Gy)	急性期放射線障害	しきい線量(Gy)	晩期放射線障害
0.1	染色体異常出現	2〜3	一時的不妊(男)
0.5	リンパ球減少	2	一時的不妊(女)
1.5	死亡の閾値	6〜8	永久不妊(男)
3〜5	骨髄死	5〜8	永久不妊(女)
5	脱毛・紅斑	5	白内障
7〜10	消化管死	25	一時的潰瘍
50〜	中枢神経死	50	永久潰瘍

*しきい線量(threshold dose)：症状が発現する一定の線量．

瘍(子宮癌,卵巣癌,前立腺癌など)に対する放射線療法のために生じる腸管の器質的障害であり,医原性疾患である.障害の発現は照射線量や照射方法,個体感受性により異なるが,30〜40 Gyの照射量から急性障害が起こる可能性がある.照射後の期間により急性型(照射後6週間),亜急性型(4〜6か月),慢性型(6か月以降)に分けられる.持続的かつ進行性であることが多い.
病因は放射線照射による腸管壁内外に分布する細小動脈内膜炎が進行し,血栓形成による循環障害により腸管粘膜の虚血性変化を引き起こすと考えられている.急性型では下痢,腹痛がみられ(急性型の発生頻度は1〜11.6%),慢性に移行するにしたがい出血や便通異常などの狭窄症状をきたす.

【頻度】

❶急性放射線症候群(表16-4):高放射線量の被曝は通常では考えられないが,症状発現頻度は被曝放射線量に依存する.

❷放射線性腸炎:放射線療法の5%前後にみられるという.

表16-4 急性放射線症候群(被曝線量別の障害度―その治療と予後)

線量の範囲	0.5〜1 Gy	1〜8 Gy 治療範囲			8 Gy 以上	致死範囲
		1〜2 Gy	2〜6 Gy	6〜8 Gy	8〜10 Gy	20 Gy 以上
治療の必要性と可能性	経過観察	経過観察	治療効果あり	治療できる可能性あり	姑息的治療	
嘔吐の発現	なし	1 Gy:5% 2 Gy:50%	4 Gy:100%	100%	100%	
悪心・嘔吐の出現時間		2〜3時間	2時間以内	30分以内	30分以内	
主な障害臓器			造血組織		消化管	中枢神経系
特徴的徴候	リンパ球減少	中等度の白血球・血小板・赤血球減少	重度の白血球減少・3 Gy以上で脱毛	紫斑・出血・感染	下痢・発熱・電解質異常	痙攣・振戦・運動失調・嗜眠
被曝から最重症期までの期間			1〜6週		5〜14日	1〜48時間
治療法	精神療法	精神療法・血液学的観察	輸血・抗菌薬	造血幹細胞移植・白血球および血小板輸血	対症療法 電解質是正・抗菌薬・輸血	
回復時期		数週	6〜8週あるいは1〜12か月	長期化		
予後	良好	良好	要注意	要注意	不良	絶望的
致死率	0%	0%	0〜80%	80〜100%	90〜100%	
死期			2か月	2か月	2週	2日
死因			出血・感染		腸管壊死	循環不全・脳浮腫

〔中尾 愿(編):放射線事故の緊急医療,ソフトサイエンス社,1992より改変・転載〕

表 16-5　放射線性腸炎の Sherman の病期分類

Grade 1a	限局性発赤と毛細血管の拡張，粘膜は脆弱で出血しやすいが潰瘍や狭窄はない
Grade 1b	びまん性発赤があり，直腸周囲炎を伴う
Grade 2	直腸前壁に多く発生する潰瘍で灰白色の痂皮を伴う
Grade 3	狭窄があり，種々の程度の直腸炎と潰瘍を伴う
Grade 4	直腸炎や潰瘍に直腸腟瘻または腸管穿孔を認める

【診断】
❶急性放射線症候群：表 16-4 に示す．
❷放射線性腸炎：罹患範囲は過半数が直腸 S 状結腸だが，照射野に含まれれば他の腸管にも起こりうる．急性型の診断では大腸内視鏡検査が優れ，腸管粘膜の発赤，浮腫，びらん，出血がみられる．また出血量は傷害される血管により左右される．慢性型では潰瘍や線維化による狭窄・瘻孔形成がみられ，注腸検査がより有用である．

【鑑別診断】
放射線被曝や放射線治療歴の有無を聴取できれば比較的容易．しかし悪性腫瘍や虚血性腸炎，潰瘍性大腸炎や Crohn 病との鑑別は必要となる．特に潰瘍性大腸炎との鑑別が時に困難となるが，病変がびまん性でないことが決定的に異なる．

【入院・専門医移送の判断基準】
被曝放射線量とその重症度により，全身管理および集中治療や外科的治療の必要性が判断された時点で早期の移送を考慮する必要がある．

治療方針・治療法

❶急性放射線症候群（表 16-4）：消化管の放射線障害においては，対症療法以外に有効な治療法はない．
❷放射線性腸炎（表 16-5）：病期別に判断することができる．
Grade 1：照射の中断により多くは軽快する．
Grade 2：薬物療法．まずは補液と腸管の安静が必要である．薬物療法としては 5-ASA 製剤の内服，あるいは 5-ASA 製剤の坐薬や注腸またはステロイド坐薬や注腸療法など経肛門的投与があり，必要に応じて併用も行う．また，アルサルミン内服や注腸（保険適用外）が有効との報告もある．

処方例

〔内服〕
サラゾピリン錠（500 mg）　6〜9 錠　分 3
あるいは
ペンタサ錠（250 mg）　6〜9 錠　分 3（保険適用外）
アルサルミン細粒（1 g/包）　3〜6 g　分 3（保険適用外）
〔坐薬〕
サラゾピリン坐薬（500 mg）　1〜2 個　1〜2 回（保険適用外）　あるいは
リンデロン坐薬（0.5〜1 mg）　1〜2 個　1〜2 回（保険適用外）
〔注腸〕
ペンタサ注腸（1 g）　1〜2 個　1〜2 回（保険適用外）　あるいは
ステロネマ注腸（3.95 mg/100 mL）　1〜2 個　1〜2 回　あるいは
プレドネマ注腸（20 mg/60 mL）　1〜2 個　1〜2 回　あるいは
アルサルミン細粒（1 g/包）　1〜2 g ＋滅菌微温湯 20〜40 mL　3〜4 回（保険適用外）

アルサルミン注腸の臨床的効果は 2 週間前後で出現するが，粘膜治癒の確認には長期間必要となる．
Grade 3・4：外科的治療．腸管病変の

完全切除は効果的な治療法であり，出血を減らし生存率を向上させる．術式としては直腸切断術や人工肛門造設術，肛門括約筋温存手術などが行われる．しかし骨盤内腸管が一塊となり frozen pelvis と呼ばれる状態の場合，切除は困難であり予後を悪化させることがある．

【予後・患者説明のポイント】

❶**急性放射線症候群**：被曝した放射線量により予後は大きく異なり，6 Gy 以上の全身被曝は死に至ることが少なくないことを説明しなければならない．

❷**放射線性腸炎**：Grade 2 以上では持続的かつ進行性であることが多いことと，薬物治療が必ずしも効果が得られないこと，また Grade 3・4 では外科的治療が必要であることを説明しなければならない．

消化管のカルチノイド
gastrointestinal carcinoid

関川　昭　大阪赤十字病院消化器科
千葉　勉　京都大学大学院教授・消化器病態学

【概念】

カルチノイドは原腸系組織に散在する内分泌細胞由来の腫瘍群である．カルチノイドの約70%が消化管原発である．消化管カルチノイドは，消化管粘膜内の腺底部にある内分泌細胞が腫瘍化し，粘膜下層を中心に腫瘤を形成するため，粘膜下腫瘍様の形態をとる．

【疾患分類・頻度】

わが国の症例で消化管における発生頻度は，2006年における報告では，直腸39%，胃25%，十二指腸19%の順である．胃カルチノイド腫瘍の分類には，Rindiらの分類が広く用いられている（表16-6）．この分類は疾患背景，高ガストリン血症の有無によって胃カルチノイド腫瘍を分類したものであり，浸潤，転移，予後などの生物学的悪性度の違いを反映している．従来，悪性カルチノイドと呼ばれていたものは現在では内分泌細胞癌に分類されており，治療に関しては癌として扱われるべきであり，カルチノイドとは異なるものである．

【症状・病態】

近年，内視鏡検査の進歩により，消化管カルチノイド腫瘍が早期の小病変で発見されることが増えている．このため，発見時にカルチノイドは無症状であることが多いが，腫瘍増大による腹痛，腸閉塞，下血などの症状を契機に発見されることもある．カルチノイドは，セロトニン，ヒスタミンをはじめとする種々の生理活性物質を産生するが，消化管原発の場合は産生物が経門脈的に肝臓で代謝されるため症状が出現しにくい．しかしながら，腫瘍が大きい，あるいは肝転移症例では，それらの生理活性物質が大循環に流入して，皮膚紅潮，喘息様発作，下痢，心弁膜障害などの症状をきたすことがある．これはカルチノイド症候群と呼ばれ，カルチノイド腫瘍の約5%にみられる．

【診断】

内視鏡検査では，カルチノイドは黄白色調を呈した，表面平滑な粘膜下腫瘍として観察されることが多い．確定診断は生検による組織診断による．リンパ節転移や肝転移の有無は，腹部超音波検査，CT，MRIなどの検査で行う．腫瘍の内視鏡的切除の可否など治療法を選択する場合には，超音波内視鏡による腫瘍の深達度診断が有用である．一方，カルチノイド症候群の診断には，血中セロトニンあるいはその代謝産物である尿中5-HIAAの測定が有用である．

治療方針

腫瘍に対する治療とカルチノイド症候群に対する治療を示す．治療の原則は腫瘍の

表 16-6 胃カルチノイド腫瘍の分類

	背景	高ガストリン血症	起源細胞	pm 以深浸潤	転移	予後
Type Ⅰ	A 型萎縮性胃炎	+	ECL[*2] 細胞	少	-〜±	よい
Type Ⅱ	ZE[*1] 症候群	+	ELC 細胞	少	-〜±	よい
Type Ⅲ	孤発性	-	種々	多	+	やや悪い
PDEC[*3]	内分泌細胞癌	+ or -	?	多	++	悪い

[*1]ZE : Zollinger-Ellison, [*2]ECL : enterochromaffin-like, [*3]PDEC : poorly differentiated endocrine carcinoma.
(Rindi G, Azzoni C, La Rosa S, et al : ECL cell tumor and poorly differentiated endocrine carcinoma of the stomach : prognostic evaluation by pathological analysis. Gastroenterology 116 : 532-542, 1999 より改変)

根治的切除であるが，胃カルチノイド腫瘍はタイプにより予後と治療方針が大きく異なるため，他の消化管カルチノイドとは別に扱う．

❶外科的あるいは内視鏡的切除

a）胃カルチノイド：胃カルチノイド腫瘍は3つのグループに分類される（表16-6）．高ガストリン血症を伴う TypeⅠ，Type Ⅱの胃カルチノイド腫瘍は，高ガストリン血症を伴わない Type Ⅲの腫瘍に比べて，浸潤や転移能が弱く，明らかに5年生存率（Type Ⅰ：正常生命期待値，Type Ⅱ：87％，Type Ⅲ：79％）が良好である．したがって，高ガストリン血症を伴う胃カルチノイドは，大きさが1cm以下で筋層浸潤や転移がない場合，内視鏡的切除または筋層を含む局所切除を行う．2cm以上の腫瘍は，リンパ節郭清を含む外科手術を選択するが，予後は比較的良好である．また1〜2cmの腫瘍に対しては，まず内視鏡切除を試み，切除標本を病理組織学的に検索した結果，細胞異型が強い，あるいは腫瘍の残存や脈管侵襲を認める場合には，リンパ節郭清を含む外科的切除を追加する．高ガストリン血症を伴わない Type Ⅲの胃カルチノイドや内分泌細胞癌に対しては，胃癌に準じた外科的切除を行う．

b）その他の消化管カルチノイド：消化管カルチノイド腫瘍は，胃以外では直腸と十二指腸に好発する．これらの部位に発生した腸管カルチノイド腫瘍で，筋層浸潤や転移のない1cm以下の腫瘍には，内視鏡的切除または筋層を含む局所切除を行う．筋層浸潤のない1〜2cmの腫瘍に対しては，広範な局所切除または所属リンパ節を含む腸管部分切除を行う．筋層浸潤を伴う場合やリンパ節転移の疑いがある場合，あるいは腫瘍径2cm以上の場合は，通常の消化管癌に準じて広範リンパ節郭清を含む根治的切除を行う．

従来，小腸カルチノイドの頻度は消化管カルチノイドの約5％と多くはないが，小腸内視鏡やカプセル内視鏡検査などの進歩により，今後発見頻度が増加するかもしれない．小腸カルチノイドは，約40〜50％の症例にリンパ節あるいは遠隔転移を認め，小病変でも転移する可能性があり，多発することも特徴である．したがって小腸カルチノイド腫瘍に対しては，多発病変や転移巣の検索を十分に行ったうえでリンパ節郭清を含む外科的切除を行う必要がある．

❷化学療法：腫瘍の根治切除が困難な場合，5-フルオロウラシル，ドキソルビシン，シクロホスファミド，インターフェロンなどが単独あるいは併用投与されるが，有効性は高くない．肝転移巣に対しては肝動脈

塞栓術が比較的有効とする報告がある．

❸カルチノイド症候群に対する治療：ソマトスタチン誘導体であるサンドスタチンは腫瘍からの生理活性物質の放出を抑制し，カルチノイド症候群でみられる症状の改善に有効である．

処方例

サンドスタチン注　1回　50μg　1日3回　皮下注

【医療スタッフへの注意】

1 cm以下のカルチノイド腫瘍でも転移の可能性を有しているため，慎重な経過観察が必要である．また他の消化器癌と異なり，5年ないし10年以上経過して再発する症例もあり，長期の経過観察を要する．

消化管アニサキス症
anisakiasis

柳井秀雄　独立行政法人国立病院機構関門医療センター臨床研究部部長

【概念】

消化管アニサキス症は，海産哺乳類を最終宿主とするアニサキス亜科のアニサキス属およびテラノバ属などの線虫の幼虫（第Ⅲ期幼虫）を有する魚介類の摂食後に，幼虫がヒト消化管壁に刺入することにより，腹痛などを発症する一過性の寄生虫感染症である．アニサキス幼虫の第二中間宿主は，サバ，アジ，イワシ，タラ，ホッケ，イカなどであり，これらの摂食がヒトへの感染の契機となる．幼虫は加熱や冷凍で死滅するが，酢漬けや塩漬けでは生存可能であるため，冷凍していない「しめサバ」などの摂食でも発症しうる．幼虫は，人体では2～3週間で自然死滅するとされる．1960年にvan Thielらは小腸への感染を報告したが，わが国での報告の9割以上で罹患部位は胃であり，稀に回腸での腫瘤形成や食道壁への刺入などの報告がみられる．

【分類】

一般に，アニサキス幼虫に対する宿主の免疫反応の相違に基づくと思われる病状の相違により，急性アニサキス症（劇症型）および慢性アニサキス症（緩和型）に分類されている．劇症型では，既にアニサキス幼虫に感作された宿主の消化管壁に幼虫が刺入した場合に，粘膜下層の好酸球浸潤や浮腫などのアレルギー反応を生じ，局所の激しい痛みを伴う．じんま疹などの全身性の症状を生じる場合もある．これに対して緩和型では，初感染での異物に対する局所反応を示すのみで，明らかな症状に乏しいとされている．

【頻度】

魚介類生食の食習慣に依存し，地域によるばらつきが大きいが，近年のわが国での文献報告では，上部消化管内視鏡検査の0.03％程度とするものが多い．時期的には，冬季に多く報告されている．

【症状・病態】

症状は，魚介類摂食から6～12時間で発生する上腹部の強い疝痛が一般的で，嘔気・嘔吐，嚥下困難，下痢などの報告もある．原因となりうる魚介類の摂食歴の聴取は，きわめて重要である．

必要な検査，治療方針

通常，急性期には血液検査での炎症所見は乏しい．抗アニサキス抗体（IgG，IgE）価の上昇をみるとの報告もあるが，急性期での診断的価値は大きくない．上部消化管内視鏡検査による長さ2 cm程度で白色糸くず状の虫体の確認と，鉗子による除去が，診断・治療の中心である（図16-4）．刺入部局所には，発赤・浮腫がみられることが多い．虫体が千切れないように，把持

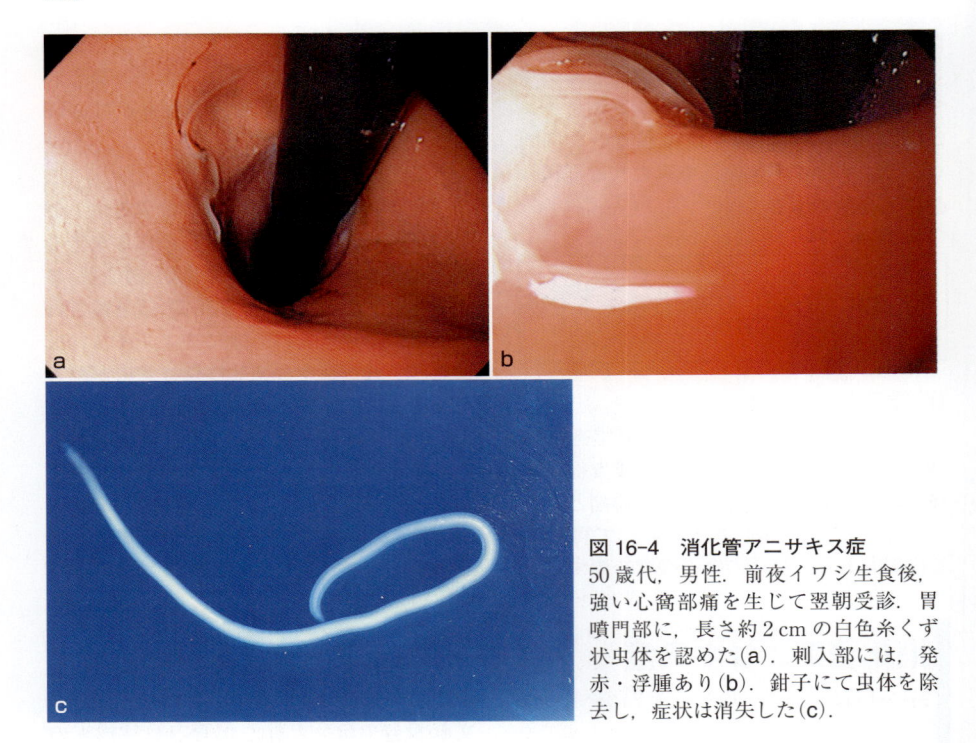

図 16-4 消化管アニサキス症
50歳代，男性．前夜イワシ生食後，強い心窩部痛を生じて翌朝受診．胃噴門部に，長さ約 2 cm の白色糸くず状虫体を認めた(a)．刺入部には，発赤・浮腫あり(b)．鉗子にて虫体を除去し，症状は消失した(c)．

鉗子・生検鉗子などで刺入頭部をつかみ回収する．ガストログラフィン散布により虫体の動きが止まるとの報告もある．複数の虫体をみることも多いので，胃内をくまなく観察する．通常，虫体の除去により腹痛は速やかに消失する．予後は良好であり，虫体除去により症状が消失すれば，入院は要さない．しかし，上腹部症状が持続する場合や，イレウス様症状をみる場合は，胃内での虫体残存や消化管他部位での腫瘤形成の可能性を考慮し，絶食で入院経過観察とする場合もある．

生命にかかわる緊急性には乏しいものの，上腹部痛による患者の苦痛が強いことから，本症が疑われる場合には，速やかに緊急上部消化管内視鏡検査を行うことが望ましい．

【鑑別診断・合併症・続発症】
胃アニサキス症の場合，胃潰瘍や出血を伴ったとの報告や，腫瘤形成のため生検による悪性腫瘍との鑑別を要したとの報告もある．アニサキス症による腫瘤は，数日〜2週間程度で消失する (vanishing tumor) とされる．小腸腫瘤形成により，イレウスとして発症したとの報告もみられる．

【経過観察・生活指導】
アニサキス症の既往のある個人では，魚介類の摂食にあたっては，加熱あるいは冷凍処理をすすめる．

好酸球性胃腸炎
eosinophilic gastroenteritis

平田一郎　藤田保健衛生大学教授・消化管内科

【概念】

1937年Kaijserにより初めて報告された疾患で，消化管壁に好酸球が浸潤することによって腹痛，下痢，腹部膨満感，悪心・嘔吐などさまざまな消化器症状を呈する．消化管の中でも主として胃，十二指腸，小腸などがおかされるが，食道や大腸にも病変を認めることがある．

本症の原因は不明であるが，消化管局所や末梢血に好酸球浸潤や好酸球増加がみられること，アレルギー性疾患(気管支喘息，アレルギー性鼻炎，アトピー性皮膚炎，じんま疹)を合併する例が多いこと，特定の食品摂取によって症状の増悪を認める例があることなどから，食事抗原に対するアレルギーが病因に関与していると考えられている．しかし，アレルゲンのはっきりしない例や前述のアレルギー疾患を合併しない例も少なからず認め，発症機序に薬剤や何らかの有毒物質などといった他の因子も関与していると考えられている．

【疾患分類】

1970年Kleinらは，本症を消化管壁の好酸球浸潤部位とそれによる特徴的な臨床像から以下の3型に分類した．

❶ predominant mucosal layer disease：好酸球浸潤が主として粘膜層から粘膜下層にかけて認められる型で，小腸絨毛萎縮による症候を特徴とする．

❷ predominant muscle layer disease：好酸球浸潤が主として固有筋層に認められる型で，消化管壁の肥厚と硬化による症候を特徴とする．

❸ predominant subserosal layer disease：好酸球浸潤が主として漿膜に認められる型で，好酸球性の腹水貯留を認める．

【頻度】

本症は登録制の疾患ではなく，剖検輯報でも独立した疾患名として取り上げられていないので妥当な母集団を求めることができない．したがって，その頻度を人口10万対やパーセンテージのような具体的な数値として表すことは困難である．あえて頻度的なものを述べるなら，筆者の経験から，炎症性(潰瘍を含む)胃腸疾患による入院患者1,500例中本症は3例(0.2%)であった．いずれにせよ，比較的稀な疾患であることは間違いない．また，医学中央雑誌の文献検索にて1983～2008年3月までの約25年間に論文(抄録を除く)として120例が症例報告されている．それによると，本症は男性に多く，発症年齢は小児から高齢者まで幅広く分布している．

【症状・病態】

消化管局所や末梢血に好酸球浸潤や好酸球増加がみられる．

消化管壁に好酸球が浸潤する機序として，① Arthus型即時型アレルギー，②感作T細胞による遅延型アレルギー，③ IgE-肥満細胞系などが挙げられ，病態の多様性が示唆されている．

本症は消化管壁の好酸球浸潤部位によってそれぞれ特徴的な病態を呈する．すなわち，好酸球浸潤が主として粘膜層から粘膜下層にかけて認められる predominant mucosal layer disease型は，攣縮性や疝痛性の腹痛，嘔気・嘔吐，下痢，体重減少などの症状を呈する．また，小腸絨毛萎縮による消化吸収障害のため，続発性吸収不良症候群，低蛋白血症，鉄欠乏性貧血などを合併する．

好酸球浸潤が主として固有筋層に認められる predominant muscle layer disease型は，腹痛，嘔気・嘔吐，腹部膨満感などの

症状を呈する．また，消化管壁の肥厚と硬化を認め，胃では幽門部閉塞や，病変が広範な場合はスキルス型胃癌様の画像所見を呈する．また，小腸では腸閉塞をきたすこともある．

好酸球浸潤が主として漿膜に認められるpredominant subserosal layer disease 型は，腹痛，腹部膨満感，下痢，嘔気・嘔吐などの症状を呈し，好酸球性腹水の貯留を認める．腹水の性状は主として滲出性であるが，時に血性を呈する．

【必要な検査と所見の読み方】

❶血液検査：末梢血好酸球増加は約80％に認められるが，約20％では増加を認めない．末梢血好酸球増加の程度はsubserosal layer disease 型でより高度である．血中IgE 高値は症例の約60％で認め，特に小児やアレルギー疾患の既往がある例に多い．赤沈値や CRP 値は正常のことが多い．また，消化吸収障害に加えて消化管粘膜からの慢性失血による鉄欠乏性貧血や，蛋白漏出性胃腸症による低アルブミン血症が認められる．

❷画像検査：消化管 X 線検査や内視鏡検査では，胃の皺襞や小腸輪状襞の肥厚などを認める．また，粘膜の顆粒状凹凸，浮腫，発赤などを認める．さらに，易出血性，潰瘍性変化，結節状隆起，狭窄など高度の病変を伴うこともある．腹部超音波検査や腹部 CT 検査では胃壁や腸壁の肥厚，腹水貯留などを認める．

❸病理組織検査：内視鏡下生検が確定診断に最も有用で，浮腫性変化と著明な好酸球浸潤が特徴的である．しかし，muscle layer disease や subserosal layer disease では生検で好酸球の浸潤をとらえることはできないので，その場合は前述した症状や末梢血好酸球増加に加え，muscle layer disease では消化管壁の肥厚，subserosal layer disease では腹水の貯留などを腹部超音波検査や腹部 CT 検査にて証明することが診断につながる．また，この場合の腹水は好酸球に富み，滲出性，時に血性を示すので腹水穿刺にてこれらを証明することも診断の糸口となる．

【診断のポイント】

Tally らは本症の診断基準として，①消化管症状が存在する，②食道から大腸まで消化管の1か所以上に生検で好酸球浸潤が証明されるか，または末梢血好酸球増加を伴い特徴的な X 線所見を呈する，③寄生虫症や腸管外疾患が除外できる，の3項目を満たすものとしている．

【鑑別診断】

末梢血好酸球増加症をきたす疾患や，消化管に好酸球を含む炎症性細胞浸潤を認める疾患，すなわちアレルギー性疾患，寄生虫疾患，膠原病，血管炎，ミルクアレルギー，炎症性腸疾患（IBD），Churg-Strauss 症候群（アレルギー性肉芽腫性血管炎），好酸球増加症候群（hypereosinophilic syndrome：HES）などとの鑑別が必要である．好酸球増加症候群は著明な末梢血好酸球増加と消化管以外に心，肺，肝などの多臓器に好酸球浸潤を伴う予後不良の疾患である．消化管画像所見において鑑別すべき疾患は，スキルス胃癌，Ménétrier 病，消化管リンパ腫，消化管アミロイドーシス，Schönlein-Henoch 紫斑病などの消化管病変である．

治療方針・治療法

❶薬物治療：mucosal layer disease で食事アレルギーの既往が疑われる例では，アレルゲンとなりうる物質を除いた食事（elimination diets）を摂取することで病状の改善がもたらされることがある．mucosal layer disease で elimination diets が無効な例，muscle layer disease や subserosal layer disease の例では通常，副腎皮質ステロイドが有効である．寛解状態を保つために高用量の副腎皮質ステロイド投与が

表 16-7　蛋白漏出性胃腸症の成因と疾患

1. リンパ管内圧の上昇にともなうもの（腸リンパ管閉塞）
   原発性リンパ管拡張症，炎症によるリンパ管閉塞，後腹膜線維症，Whipple 病，腫瘍によるリンパ管閉塞（悪性リンパ腫など），心不全（収縮性心外膜炎など），Fontan 術後，など
2. 胃・腸粘膜のびらんや潰瘍によるもの
   Crohn 病，潰瘍性大腸炎，細菌性腸炎，非特異性多発性小腸潰瘍症，寄生虫感染症，原虫感染症，食道・胃・小腸・大腸癌，急性 GVHD，など
3. 成因不明の病態（一部は血管透過性が関与すると考えられている）によるもの
   1) 胃：Ménétrier 病，過形成性胃炎，H. pylori 関連胃炎，胃ポリープ，など
   2) 腸：セリアック病，アレルギー性胃腸症，好酸球性胃腸炎，Whipple 病，など
   3) 全身疾患：Cronkhite-Canada 症候群，アミロイドーシス，サルコイドーシス，強皮症，関節リウマチ，全身性エリテマトーデス，など
   4) その他
      bacterial overgrowth

必要な例では，アザチオプリンを併用することでステロイドの減量をはかる．その他，クロモグリク酸ナトリウムやトラニラストなどの抗アレルギー薬が有効であったという報告もある．

【処方例】

プレドニン錠（5 mg）　3〜6 錠　分 1
朝

❷**手術療法**：閉塞症状をきたす例でも内科的治療によく反応するので，通常手術が必要となることはない．消化管の狭窄や閉塞による通過障害が薬物治療でも改善されないとき，消化管穿孔，診断困難例で確定診断がどうしても必要なときや悪性腫瘍による閉塞を除外診断しなければならないとき以外は安易な手術を行うべきでない．

【予後】
薬物治療によく反応し，一般的に予後は良好といわれているが，ステロイドの漸減や中止により再発・再燃を繰り返す例も少なくない．

蛋白漏出性胃腸症
protein-losing gastroenteropathy

畑　和憲　栗東はた内科医院院長
藤山佳秀　滋賀医科大学教授・消化器内科

【概念】
蛋白漏出性胃腸症とは，血漿蛋白が胃・腸粘膜から異常に漏出して低蛋白血症をきたす疾患群である．本症ではすべての分子量の蛋白成分が失われるが，合成能が遅いアルブミン，IgG，IgM，IgA などの血中濃度は低下しやすい．

【疾患分類】
本症の成因は，以下に大別される（表 16-7）．
(1) リンパ管内圧の上昇に伴うもの
(2) 胃・腸粘膜のびらんや潰瘍によるもの
(3) 成因不明（一部は血管透過性亢進が関与）の病態によるもの

【症状・病態】
顔面・下腿浮腫が最も頻度が高い．ほかに下痢，腹痛，腹部膨満感，腹水，胸水などがある．これらは血漿蛋白-アミノ酸腸肝循環が破綻した結果生じる低蛋白血症に

起因する．重症例では，低カルシウム血症によるテタニー，低カリウム血症，脂肪便を呈することもある．

【必要な検査と所見の読み方】

❶**血液生化学検査**：多くの場合，低蛋白血症，低アルブミン血症（A/G 比はあまり低下せず），リンパ球（特にTリンパ球）減少，低カルシウム血症などがみられる．肝疾患や吸収不良症候群では総コレステロール値も低値となり，また総コレステロールや α_2-グロブリンが高値となるネフローゼ症候群とは異なる．

❷**蛋白漏出試験**：α_1-アンチトリプシン漏出試験や蛋白漏出シンチグラフィにて腸管からの蛋白漏出を検査する．蛋白漏出シンチグラフィは，α_1-アンチトリプシンクリアランス法に比べて感度が劣るが，漏出部位の検出に有用である．

$$\alpha_1\text{-アンチトリプシンクリアランス} = \frac{\text{糞便中}\alpha_1\text{-アンチトリプシン濃度} \times 1\text{日糞便量(mL)}}{\text{血漿中}\alpha_1\text{-アンチトリプシン濃度}}$$

（上記の数値が 20 mL/日以上であれば蛋白漏出ありと診断する）

❸**内視鏡検査**：上部・下部内視鏡検査にて，食道・胃・大腸病変を検索する（表16-7）．また，生検を併用することで組織学的検討も加える．近年，急速に使用施設が増加しているカプセル内視鏡やダブルバルーン・シングルバルーン法による小腸内視鏡検査も本症の診断のために有用である．

【鑑別診断】

ネフローゼ症候群や吸収不良症候群，肝疾患などについて鑑別診断を行う．

治療方針

適切な検査により蛋白漏出をきたす病因を診断し，原疾患の治療を優先する．

確定診断がつくまでは，食事療法，栄養療法，対症療法を中心に行う．

治療法

❶**食事療法**：低脂肪食，特に長鎖脂肪の投与を制限することが重要である．長鎖脂肪はリンパ系を経由して吸収されるため，リンパ管圧を上昇させて蛋白漏出が悪化する．一方，中鎖脂肪はリンパ系を経由せず直接門脈に移行するため有用である．

❷**栄養療法**：本症の基本的治療として重要である．

a）**経腸栄養療法**：消化管が利用できるならば経腸栄養を第1選択とする．本症では消化吸収やリンパ系異常を有する場合も多く，脂肪をほとんど含有していない成分栄養剤が推奨される．この場合，必須脂肪酸欠乏症が生じやすく，脂肪乳剤の経静脈投与を行う必要がある．また，半消化態栄養剤ではリンパ管圧を上昇させないために脂肪の含有量が少なく，また脂肪成分として中鎖脂肪を含有する経腸栄養剤が望ましい．

b）**経静脈栄養療法**：消化管病変のために経腸栄養が困難な場合，中心静脈栄養を行う．

処方例

1) 成分栄養剤：エレンタール，食事と合わせた摂取カロリーが 25～30 kcal/kg に達するよう投与
2) 半消化態栄養剤：ラコール，投与量は 1) と同様
3) 脂肪乳剤：イントラリポス 20%，250 mL を週1回点滴（3時間以上かける）

❸**薬物療法**：原則として，原疾患に応じた薬物を投与する．以下にいくつかの疾患に対する薬物療法を挙げる（詳細に関しては，各項目を参照）．

a）**盲係蹄症候群，Whipple 病**：テトラサイクリンなど抗菌薬の投与．

b）アレルギー性胃腸症，好酸球性胃腸炎，腸リンパ管拡張症：腸管安静に加え，ステロイド投与がすすめられる．

c）Ménétrier病，過形成性胃炎：抗プラスミン薬が有効な場合がある．また，H_2受容体拮抗薬やプロトンポンプ阻害薬が有効なこともある．*H. pylori*感染陽性の場合には除菌療法が有効な場合がある．

❹対症療法：浮腫・腹水に対する治療が主となる．病態は低アルブミン血症による有効循環血液量の減少と，それに基づいた高アルドステロン血症があるため，抗アルドステロン薬とループ利尿薬の併用が望ましい．アルブミン製剤の投与は，浮腫・腹水に対して利尿薬の有効性を高めるために使用し漫然と投与しない．

処方例

1) 利尿薬：ラシックス錠　20～40 mg/日，アルダクトンA錠　50～100 mg/日
2) アルブミン製剤：25％アルブミン 50 mL

【合併症・続発症・予後】

病態が長期に改善されなければ，栄養不良から免疫機能が低下し易感染状態となる．長期間の栄養不良状態や感染症の併発は生命予後に関与する．

【患者説明のポイント】

対症療法では根本的治療とはならないため，原因疾患を診断するための各種検査が必要であることを十分に説明する．

【医療スタッフへの指示】

確定診断をつけるまでの各種検査を進めるとともに，十分な食事療法，栄養療法が重要である．また，アルブミン投与の意義は浮腫や胸・腹水のための対症療法であり，決して単に血清アルブミン上昇を目的とした投与を行わないよう指導する．

消化管 angioectasia
angioectasia of the gastrointestinal tract

矢野智則　自治医科大学消化器内科
菅野健太郎　自治医科大学教授・消化器内科

【概念】

angiodysplasiaは粘膜下層の正常静脈と，粘膜固有層の毛細血管の拡張からなる数mm大までの静脈の特徴をもった病変である．この病変についてangiodysplasiaのほか，angiectasia, angioectasia, vascular ectasia, telangiectasiaなど，さまざまな用語が用いられている．この中でも"angiodysplasia"が最も頻用されているが，その「血管異形成」という意味から，本来の定義に含まれない病変にも用いられ，混乱が生じている．その一方で国際消化器内視鏡学会（OMED：Organisation Mondiale d'Endoscopie Digestive）にて策定されたMinimal Standard Terminology 2.0では"angioectasia"が採用されていることから，本項ではこれを使用する．

【疾患分類】

静脈瘤や腫瘍性のものを除くと，消化管の血管性病変は，病理組織学的に次の3つに分類される．静脈の特徴をもった病変（angioectasia），動脈の特徴をもった病変（Dieulafoy's lesion），動脈と静脈の間に吻合ないし移行がみられる病変（AVM）である．本項では，これらのうちangioectasiaについて解説する．

【頻度】

消化管の血管性病変は，無症状で経過する場合も多く，内視鏡検査を行わなければみつからないため，一般人口における頻度は不明である．

【症状・病態】

angioectasiaは，顕性出血を呈して輸血

を要する例もあるが，慢性貧血のみで顕性出血を欠く例や，無症状で他疾患の検査中に偶然みつかる例もある．静脈性の病変であり，顕性出血を呈する例でも，出血性ショックとなるほどの大出血は起こしにくい．

【問診で尋ねるべきこと】

背景疾患として，心疾患，腎疾患，肝疾患をもつ症例や，血液凝固機能異常，血小板機能異常，抗凝固療法・抗血小板療法中の症例が多いため，問診時に注意して聴取する．

【必要な検査と所見の読み方】

消化管のangioectasiaは微小な点状発赤から数mm大までの平坦な病変であり，診断には内視鏡検査が必須である．持続出血している場合には出血シンチグラフィや腹部血管造影，造影CTなどで消化管内への漏出を検出して，おおよその病変部位を同定できる．病変部位に応じて，上部・下部消化管内視鏡を行うが，小腸の場合には，カプセル内視鏡かバルーン内視鏡を行う．

【診断のポイント】

背景疾患をもつ症例や，血液凝固機能異常，血小板機能異常，抗凝固療法中の症例では，非常に小さな病変であっても，消化管出血の原因となりうる．カプセル内視鏡では生理的状態での観察が可能だが，通常の内視鏡では送気により消化管内圧が高まって自然止血していることがある．持続出血していると思って内視鏡をしても，出血がみられないことがあるが，責任病変として治療するべきである．

【鑑別診断】

Dieulafoy's lesionの場合には動脈性病変のため，拍動性出血を伴うか，病変自体が拍動していることから鑑別できる．

AVMについては，拍動性をもつ隆起と，異常に拡張した血管が混在していることから鑑別できる．また，AVMでは動静脈の吻合を有することから，腹部血管造影で造影早期に異常に拡張した静脈が造影される．

治療方針

無症状で偶然みつかったangioectasiaについては，特に治療の必要はない．便潜血陽性であっても，貧血や顕性出血などの問題がなければ治療不要である．しかし，貧血や顕性出血の原因としてangioectasiaが疑われる場合は治療するべきである．

治療法

バルーン内視鏡が登場した現在では，消化管の部位にかかわらず，内視鏡治療が基本である．argon plasma coagulationや，bipolar electrocoagulationなどの電気焼灼術により治療することが多いが，小腸や大腸では腸管壁が薄いため，穿孔に注意する．

血管造影下での塞栓術は偶発症の発生頻度が多いため，その適応は大出血例に限られるべきで，大出血を起こしにくいangioectasiaの治療としては適さない．

エストロゲンなどによるホルモン療法についても再出血予防効果が期待できないという報告もあり，選択肢の上位とはならない．

【予後】

angioectasiaは同時多発・異時多発することが多く，一度治療しても別の病変から再出血し，繰り返し治療する症例が多い．

【患者説明のポイント】

一度治療しても，他の場所に再発することが多いため，経過観察が必要なことを説明する．

【医療スタッフへの指示】

治療後も定期的に貧血チェックを行い，再出血した場合には内視鏡検査を検討する．

鎮痛解熱薬による上部消化管病変

upper gastrointestinal damage by NSAID

平石秀幸　獨協医科大学主任教授・消化器内科

【概念】

非ステロイド性鎮痛解熱薬（NSAID）は，発熱・炎症性疾患，整形外科的疾患，膠原病の治療などに，またアスピリン（低用量）は抗血小板療法としてアテローム血栓症の主に二次予防に広く用いられている．しかし，最も重大な副作用として上部消化管病変が臨床的に問題となる．NSAIDによる粘膜傷害は，急性疾患としての急性胃炎あるいは急性胃粘膜病変（AGML）および慢性の消化性潰瘍に分類される．AGMLの原因は多岐にわたるが，薬剤性のうちNSAIDを原因とするものが約4割を占めるとされる．また，消化性潰瘍の病因およびリスクに関するメタ解析では，NSAID（−）/H. pylori（−）患者の潰瘍発生のリスクを1とした場合，オッズ比はNSAID（＋）で19.4，H. pylori（＋）で18.1，NSAID（＋）/H. pylori（＋）で61.1に増大し，また潰瘍出血の危険はそれぞれ4.85，1.79，6.13に増加するとされており，両者が潰瘍の主要な病因である．AGMLの実態は必ずしも明確ではないこともあり，本項ではNSAID投与に伴う慢性の上部消化管病変について述べる．

【疾患分類】

消化性潰瘍は粘膜筋板を越える良性の組織欠損と定義され，内視鏡的には3 mmあるいは5 mm以上の大きさをもち，有意な陥凹を伴う病変とされる．より小さな粘膜欠損は，びらんである．

【頻度】

NSAIDに伴う消化性潰瘍の発生については，関節リウマチ（RA），変形性関節症（OA）などの関節炎患者を対象とした日本リウマチ財団の報告がある．3か月以上のNSAID投与による潰瘍の発生率は胃潰瘍15.5％，十二指腸潰瘍1.9％であり，同時期の日本消化器集団検診学会統計の発見率（胃潰瘍1.04％，十二指腸潰瘍0.49％）と比較しても，特に胃潰瘍の発生率が高い．

【症状】

一般の潰瘍では，食後・空腹時の心窩部痛を2/3以上で認め，無症状は8〜12％にとどまる．対照的に，NSAID潰瘍では心窩部痛は36％にとどまり，無症状が40％を超える．NSAIDの鎮痛効果のため疼痛を自覚する頻度が低いと推定され，出血，穿孔で急性に発症する症例があることに注意が必要である．

【病態】

NSAIDの抗炎症作用はプロスタグランジン（PG）合成酵素であるシクロオキシゲナーゼ（COX）の阻害により発揮される．多くを占める酸性NSAIDは，胃酸の存在下で細胞膜透過性を獲得し細胞内に蓄積され，呼吸・エネルギー代謝の障害から粘膜上皮の破綻を引き起こす（primary insult）．またPGは粘液産生，重炭酸分泌，微小循環などに対して促進的に作用することが明らかになっており，NSAIDは内因性PGの抑制を介して粘膜防御機構の破綻をきたす（secondary insult）．これがNSAIDの"dual insult hypothesis"とされる概念である．

COXには構成性のCOX-1と誘導性のCOX-2が存在し，胃粘膜ではCOX-1が防御機構の維持に重要であり，炎症の場ではCOX-2が主役となる．

【診断】

NSAID潰瘍の診断は，病歴と上部消化管内視鏡検査が中心となる．臨床的には，

幽門部から前庭部に多発する比較的小さな潰瘍，あるいは前庭部の深い下掘れ潰瘍，不整形の巨大潰瘍などが特徴であるが，特異的ではない．NSAID潰瘍の危険因子として，高齢，潰瘍の既往，糖質ステロイド・抗凝固療法の併用，高用量・複数のNSAIDの使用，全身疾患の合併，*H. pylori*感染などが挙げられており，これらの因子の評価も重要である．

治療方針

NSAIDの主要な傷害機序（酸依存性の直接傷害および内因性PG低下）の観点から，治療，予防は酸分泌抑制およびPG補充が中心となる．

【予防法】

NSAIDの長期投与により発生する消化性潰瘍は胃潰瘍の頻度が優位であり，その予防にはPG製剤，プロトンポンプ阻害薬（PPI），高用量のH_2受容体拮抗薬（H_2-RA）が推奨される．

10編の無作為化比較試験を対象としたメタ解析では，NSAID投与を受けた患者に対してミソプロストール（PG製剤）とプラセボを短期（2週以内）と長期（4週以上）投与し予防効果を検討している．内視鏡的に診断された胃潰瘍について，発生率の差〔rate difference（RD），プラセボ群の発生率－ミソプロストール群の発生率〕，オッズ比（odds ratio：OR），number needed to treat（NNT）をアウトカムとした．短期の効果はRD＝－13.3％（95％信頼区間＝－25.7～－0.9％），OR＝0.06（0.03～0.15），長期の効果はRD＝－8.4％（－17.7～－1.0％），OR＝0.29（0.20～0.42）であり，有意に胃潰瘍の発生が抑制された（$p<0.05$）．NNTはベースラインのリスクにより異なるが，3％として35，40％として3であった．さらにCochrane Libraryで40の無作為化比較試験を対象とした最新のメタ解析では，ミソプロストール400μg/日，800μg/日，H_2-RA常用量，H_2-RA倍量，PPIとプラセボの比較が行われている．リスク比（RR）はミソプロストール400μg/日で0.39，800μg/日で0.17，H_2-RA常用量で0.73，H_2-RA倍量で0.44，PPIで0.40と算出され，ミソプロストール，H_2-RA倍量，PPIの投与がNSAIDの長期投与による胃潰瘍の発生を予防することが示された．ミソプロストール800μg/日の投与で最も有効性が高いが，この用量では下痢が高率である．

治療法

まず合併症として，噴出性あるいは湧出性出血，露出血管を有する出血性潰瘍では，原因のいかんを問わず内視鏡止血の適応となる．内視鏡止血ができない出血性潰瘍に対してはIVRあるいは外科手術が適応となる．60歳以上の高齢者では外科手術の適応は早期に決定すべきである．

出血のない消化性潰瘍が確認された場合，まずNSAIDの中止あるいは減量を試みるが，RAなどの基礎疾患をもつ患者ではNSAIDの中止が困難である場合が多い．NSAIDの継続投与が必要な場合には以下の治療選択をとる．

十二指腸潰瘍の場合，PPI，H_2-RAあるいはPG製剤の投与を開始する．欧米の報告では，投与後の8週治癒率は，オメプラゾール（20 mg/日）で93％，ラニチジン（300 mg/日）で79％，ミソプロストール（800μg/日）で79％とされる．ただし，ミソプロストール投与では，投与中断に至る腹痛，下痢の頻度が高いとされており，女性では子宮収縮作用に留意が必要である．

胃潰瘍の場合，PPIあるいはPG製剤により治療を行う．複数の文献によると，NSAID継続投与下での胃潰瘍の8～9週治癒率はPPI常用量で73～87％，ミソプロストール（800μg/日）で62～73％，ラニチジン（300 mg/日）で53～64％，プラセボ

で19〜32％である．これらの薬剤のうち，無作為臨床試験（RCT）でプラセボに勝る潰瘍治癒効果，すなわちエビデンスが証明されている薬剤はPPIとPG製剤である．スクラルファートを含む粘膜防御系薬剤の治療効果はエビデンスが示されておらず確立していない．また，NSAID継続投与下での6か月以内の潰瘍再発率に関しては，PPI常用量で39％，ミソプロストール（400 μg/日）で52％，プラセボで73％，ファモチジン（80 mg/日）で19％，プラセボで41％であり，PPI，PG製剤および高用量のH_2-RAに再発予防効果が示されている．

処方例

〔NSAIDの中止が可能な消化性潰瘍〕
1) オメプラール錠（20 mg）　1錠　分1
   朝食後
2) タガメット錠（200 mg）　4錠　分2
   朝食後・就寝前

〔NSAIDの中止が不可能な消化性潰瘍〕
1) タケプロンOD錠（30 mg）　1錠　分1　朝食後
2) サイトテック錠（200 μg）　4錠　分4
   毎食後・就寝前
3) ガスターD錠（20 mg）　2錠　分2
   朝食後・就寝前（十二指腸潰瘍のみ）

〔NSAID継続投与下における潰瘍の再発防止〕
1) パリエット錠（10 mg）　1錠　分1
   朝食後
2) サイトテック錠（200 μg）　2錠　分2
   朝食後・就寝前

【合併症】

潰瘍の合併症には，出血，穿孔，狭窄があるが，NSAID潰瘍では出血を起こす頻度が高い．出血性消化性潰瘍の約60％にNSAIDあるいはアスピリンの内服歴があるとの報告もみられる．潰瘍が存在しても40％の症例は無症状であり，NSAID内服者に鉄欠乏性貧血があれば，上部消化管の検査は必須である．

【患者説明のポイント】

NSAID潰瘍の予防・治療の原則は，原因の除去（NSAIDの中止）にあること，いったん治癒した後もNSAID内服を契機に，無症状のまま潰瘍，合併症が再発するリスクがあることを説明する．

【経過観察・生活指導】

NSAIDを内服していると，潰瘍が発生あるいは再発しても症状の出ないことに留意し，定期的な内視鏡観察が必要である．NSAID潰瘍患者の半数以上に*H. pylori*感染を伴うことから，胃癌のスクリーニングとしても有用であろう．一部のNSAIDおよびアスピリンはハイリスク患者の大腸癌などの化学予防に有効であることが報告されているが，胃癌に対する報告はない．

【新しい知見】

❶ **NSAID潰瘍と*H. pylori*除菌**：NSAIDによる胃潰瘍の発生予防を目的とした*H. pylori*除菌の有効性に関するメタ解析では，①NSAID投与者全体では*H. pylori*除菌によって潰瘍の発生は減少する，②特にNSAID開始予定者（NSAID-naïve）では顕著である，③*H. pylori*除菌はPPIに比較して予防効果は劣ると結論されている．したがって，潰瘍の予防のためには*H. pylori*除菌を行うが，PPI投与に比較するとその有効性は低い．

また，低用量アスピリンによるNSAID潰瘍に関しては，*H. pylori*除菌による出血の再発予防効果が示されている．しかし，*H. pylori*除菌による再発防止は十分でなく，PPIによって有意に抑制されることが示されている．したがって，低用量アスピリンによるNSAID潰瘍の治療後の再発防止に関しては*H. pylori*除菌に加えてPPIの投与が推奨される．

❷ **COX-2選択的阻害薬**：胃に恒常的に発現しているCOX-1の阻害作用の弱い

COX-2選択的阻害薬は潰瘍の発生頻度が低く，予防効果が期待される．しかし，一部のCOX-2選択的阻害薬には，長期投与で心血管リスクをあげる副事象が報告されており，留意が必要である．

薬剤による中下部消化管障害（胃を除く）
drug-induced colitis

藤井雅志　日本大学教授，駿河台日本大学病院消化器外科部長

薬剤による中下部消化管障害の主症状は下痢である．激しい下痢症状を訴える患者では，医療行為によって投与された薬剤性の下痢も念頭に置く必要がある．特に注意を要するものは抗菌薬に起因する大腸炎である．一方，抗癌薬はある一定の割合で下痢などの排便異常をきたす．問診が最も重要で，投与された薬剤と急激に生じる原因不明の下痢との関連を考慮しなくてはならない．

抗菌薬による大腸炎

【概念】
原疾患のために抗菌薬を投与された後に急激に発症する大腸炎である．

【疾患分類】
偽膜性大腸炎と急性出血性大腸炎に大別される．

【症状・病態】
偽膜性大腸炎は，抗菌薬投与による菌交代現象により異常増殖した*Clostridium difficile*の産生毒素によって起こる．水様性下痢，腹痛，発熱が主症状である．高齢者，重篤な基礎疾患を有するもの，あるいはこれら患者の術後の消耗時期に多くみられる．

急性出血性大腸炎は，アレルギー，菌交代現象などに起因するといわれている．突然の血性下痢，腹痛が主症状である．若年者に多く，上気道炎などの軽症疾患での抗菌薬投与後にみられることが多い．

【問診で尋ねるべきこと】
(1) 抗菌薬の使用の有無
(2) 抗菌薬が使用された原因疾患
(3) 下血の有無と性状
(4) 基礎疾患の有無

【診断のポイント】
感染性の下痢に比べ頻度が低いので見逃しやすい．感染性の下痢が否定されたら，薬剤による大腸炎を念頭に置く．内視鏡により，偽膜を形成するか否かで偽膜性大腸炎と急性出血性大腸炎に大別される．

【鑑別診断】
偽膜性大腸炎は高齢者，重篤な基礎疾患，術後に多くみられ，抗菌薬の注射薬に起因することが多い．急性出血性大腸炎は比較的若年の女性に多くみられ，経口薬に起因することが多い．偽膜性大腸炎では便培養で*C. difficile*，急性出血性大腸炎では*Klebsiella oxytoca*が高頻度に検出される．

治療方針

直ちに原因と考えられる抗菌薬を中止する．内視鏡は頻回の下痢により前処置がいらないため，積極的に行う．偽膜性大腸炎では重篤な基礎疾患の合併例が多いため，脱水，電解質補正を中心に治療を開始する．急性出血性大腸炎は若年者に多いため，外来にて対処できるが，高度の脱水を伴う場合は入院させ補液を開始する．

治療法

偽膜性大腸炎はバンコマイシン散0.5〜2.0g，分4を経口投与する．通常1〜2週間投与するが，再内視鏡を行い正常大腸粘膜になったことを確認して薬剤を中止する．バンコマイシンで効果がないときはメトロニダゾール1.0g，分2，経口投与も

行われるが，保険適用外である．

急性出血性大腸炎は，抗菌薬を中止し経過観察，症状が強い場合に補液や整腸薬の投与を行う．

【予後】

偽膜性大腸炎は基礎疾患が重篤な場合，診断が遅れると死亡することもある．急性出血性大腸炎の予後はきわめてよい．

【患者説明のポイント】

急性出血性大腸炎の場合，出血に驚いて来院することが多いため，薬剤の中止により数日以内に治癒することを説明する．

抗癌薬による下痢

【概念】

抗癌薬は分裂が盛んな癌細胞に作用するように設計されている．したがって，正常でも分裂が盛んな骨髄，皮膚，毛髪や消化管粘膜にも作用し，大腸粘膜が障害を受けたときには下痢症状をきたす．また，抗癌薬によってはコリン作動性に消化管の副交感神経を刺激し，蠕動運動が亢進して生じる下痢がある．

【重症度分類】

抗癌薬による下痢はCommon Terminology Criteria for Adverse Events v3.0 (CTCAE v3.0)による有害事象判定基準で，以下のようにGrade分類が行われている．

Grade 1：通常と比べて4回以下の排便回数の増加，通常と比べて人工肛門からの排泄が軽度に増加．

Grade 2：通常と比べて4～6回の排便回数の増加，24時間以内の補液を要する，通常と比べて人工肛門の排泄量が中等度増加，日常生活に支障がない．

Grade 3：通常と比べて7回以上の排便回数の増加，便失禁，24時間以上の補液を要する，入院を要する，通常と比べて人工肛門からの排泄量が高度に増加，日常生活に支障あり．

Grade 4：生命を脅かす．

通常，Grade 3以上の下痢の場合，次コースの化学療法で投与薬剤の減量，投与間隔の延長あるいは薬剤の変更が行われる．

【頻度】

頻度・重症度は使用している抗癌薬の種類によりまちまちである．特に汎用される経口フッ化ピリミジン(5-FU)系抗癌薬におけるGrade 3以上の下痢の頻度は，TS-1で2％，UFT/ロイコボリンで9％である．塩酸イリノテカン(CPT-11)は代謝産物のSN-38により腸管粘膜障害が強く現れ，Grade 3以上の下痢の頻度は20％である．

【症状・病態】

コリン作動性の消化管障害は，薬剤投与中の初期に腸管の蠕動亢進による腹痛症状として起こる(早発性下痢：多くはGrade 1程度)．大腸粘膜障害による下痢の多くは投与から数日～2週間位で起こる(遅発性下痢：Grade 2～3)．骨髄抑制の時期と重なるため重篤になることがあり，注意を要する．CPT-11における遅発性下痢は6日ごろから発現し，時に重篤となるので，初回投与時には患者によく説明を行っておく．

経口5-FU薬ではGrade 1程度の下痢であっても長期間継続すると低カリウム血症をきたすことがあるので注意を要する．

【問診で尋ねるべきこと】

化学療法の施行の有無と内容は必須である．

(1) 化学療法のレジメン
(2) 最終投与日
(3) 下痢の頻度
(4) 嘔気・嘔吐の有無

【入院・専門医移送の判断基準】

Grade 3以上はただちに入院させ，補液を開始する．他院での化学療法中の患者であれば連絡を取り転院も念頭に置く．

治療方針

基本的に対症療法が主体である．安静，腹部保温を行う．下痢が高度であるが，抗腫瘍効果が明らかな場合は，適切な休薬・減量で対処する．

治療法

経口フッ化ピリミジン薬の場合は休薬させる．薬物療法としては止痢薬，整腸薬，リン酸コデイン，疼痛が強い場合はブスコパンも用いられる．ASCOガイドラインでは重症時オクトレオチドの持続投与が推奨されているが，わが国では保険適用外である．

【予後】

下痢の発症時期と好中球減少時期が重なると敗血症に至り死亡することもある．高度な下痢では脱水，腎不全，循環不全に陥りやすい．

【患者説明のポイント】

抗癌薬の副作用に下痢があることを説明する．経口フッ化ピリミジン薬の場合は休薬の指示を行っておく．投与を中止すれば必ず回復すること，重症化の傾向があれば入院もあることを伝えておく．

【生活指導】

食事上の注意点として，温かい食事を摂取すること，刺激物，高脂肪食，炭酸飲料，アルコール，カフェインを含む食物，生野菜，牛乳を避け，電解質（カリウム）含有の高い食事をすすめる．

付録

各種ガイドライン

食道癌診断・治療ガイドライン
guidelines for the diagnosis and treatment of esophageal cancer

幕内博康　東海大学教授・外科

【概念】
　食道癌診断・治療ガイドラインは，初版が2002年に出版され2007年に改訂版が出版されている．

　本ガイドラインも他の各種ガイドラインと同様に，食道癌に関する診断と治療の現時点での標準的な方針を示しているもので，個々の診断・治療を規制するものではない．特に治療は，患者個々の癌の病態と進行度に加えて，担癌患者の全身諸臓器の機能や合併疾患，さらには他臓器重複癌の状況などを加味して方針を決定するものである．また，当該施設の状況，医師の得意分野と技量，パラメディカルを含めたバックアップ態勢なども考慮すべきであろう．

　ガイドラインの策定にあたっては，これまでの臨床研究に基づいた多数の文献を集約し解析して，現在の時点で最も適切と考えられるものがまとめられている．医学の進歩はめざましく，数年ごとの改訂は必須である．

【目的および基本方針】
　本ガイドラインの目的は，①食道癌の診断・治療についてEBMを重視し標準的な診療の適応を示す，②治療の安全性と成績向上をはかり，施設間格差を減少させる，③国民が安心して治療を受けられるようにする，ことである．

　基本方針は，①各治療法が癌の進展に合わせて過不足がない，②治療効果の評価はevidence basedを心掛ける，③最終評価は生存期間であるが，症状の寛解，腫瘍の縮小，QOLの改善も評価する，④食道癌の占居部位別に評価する，⑤治療は適応を示し，各治療法の技術的な問題には立ち入らない，こととしている．

【責任と治療法の選択】
　ガイドラインの記述の内容は日本食道学会が責任を負うが，治療結果に対する責任は治療担当者に帰属する．

　医師は治療内容とその選択，合併症，成績などを患者に説明し，患者の理解と同意(IC)を得る．最終的にどのような医療を受けるかは患者本人の意志による．

【診断】
　癌の進行度診断，患者の全身状態，他臓器重複癌，について診断する．

　癌の進行度については，深達度(X線造影，内視鏡，EUS，CT，MRI)，リンパ節転移(エコー，EUS，CT，MRI，PET)，遠隔転移(同上)を診断する．

　表在癌の深達度診断には，EUS，拡大内視鏡が有用であり，進行癌ではCT，MRI，X線造影が有用である．

　いずれの診断法も正診率は80％を越えることは難しい．

　全身状態は，心・肺・肝・腎機能，糖代謝，動脈硬化，認知症，精神神経疾患などを調べる．

　他臓器重複癌は，頭頸部癌，胃癌，大腸癌，肺癌，その他，を調べる．

【内視鏡的治療】
　内視鏡的粘膜切除術(EMR)，内視鏡的粘膜下層剝離術(ESD)が主であり，そのほか光線力学的治療(PDT)，アルゴンプラズマ凝固療法(APC)などがある．

　絶対的適応は粘膜固有層までにとどまる癌(T1a-EP，T1a-LPM)であり，相対的適

応としては粘膜筋板に達するもの(T1a-MM)と粘膜下層上1/3にとどまるもの(T1b-SM1)が挙げられる．手術不能のT1b-SM2症例に対して研究的適応として内視鏡切除が行われることがある．

PDTはEMR，ESD不能例が適応となり，光感受性物質ポルフィマーナトリウム（フォトフリン）を静脈内注射し，腫瘍に取り込まれた後に630 nmの赤色光線を照射して腫瘍を壊死させる．APCはアルゴンガスを経内視鏡的に噴射し，これに高周波電流を放電させて癌組織を熱凝固させるものである．

T1a-MM，T1b-SM1でリンパ管侵襲陽性〔ly(＋)〕のものでは40～50％の症例にリンパ節転移が認められる．また，浸潤傾向が強く脚釘が細いInfγ様のもの，長径5 cm以上全周性のものではリンパ節転移を有する可能性が高い．

【外科的治療】

1) T1b-SM2・SM3では40～50％の頻度でリンパ節転移を有するので外科的根治術の適応となる．また，T2(mp)，T3(Ad)も適応であり，さらにT4症例では合併切除可能な臓器で根治性が得られると判断されれば適応とされる．T1a-MM，T1b-SM1でも術前診断でリンパ節転移が疑われたり，内視鏡的切除でリンパ管侵襲陽性やInfγ様浸潤を示すものは適応となる．また，著しく広範囲に及ぶT1a症例も適応とされることがある．

2) 一般的に頸部，胸部，腹部の3領域にわたるリンパ節郭清が行われる．癌の占居部位が胸部下部食道にとどまり，頸部リンパ節腫大が認められなければ，頸部リンパ節郭清を省くこともある．

3) 食道切除後の再建臓器としては胃が最も多く用いられる．胃切除術の既往のある患者では，結腸あるいは空腸が用いられる．頸部食道切除後には遊離空腸も用いられる．

4) 再建経路としては，胸壁前経路，胸骨後経路，後縦隔経路があり，最近は後縦隔経路がよく用いられる．

5) 食道切除のアプローチとして，従来のopen surgeryのほか，内視鏡下手術（hand-assisted laparoscopic surgery：HALS，video-assisted thoracoscopic surgery：VATSなど）が行われている．

6) 食道胃接合部癌は食道胃接合部から上下2 cmに癌腫が存在するものである．一般に，左開胸開腹で中下縦隔腹部リンパ節郭清を行い，空腸を挙上してRoux-en-Y法などで再建される．胃側へ広がるG，GE癌では縦隔リンパ節郭清の効果は少ないとされている．

7) 非開胸食道抜去術は，リンパ節郭清を必要としない粘膜癌ではあるが内視鏡的切除が困難な症例や，低肺機能のため開胸不能な症例に施行されている．前者は根治手術となりうるが後者は姑息手術となる．用手的に行うものと縦隔鏡を用いるものがある．

8) バイパス手術は胸部食道を空置し，胃や結腸を用いて食道を再建する方法である．切除不能で，かつステント挿入不能例が適応となるが，縫合不全を発症しやすい．

【化学・放射線療法】

1) CDDP 70 mg/m^2 × 1 + 5-FU 700 mg/m^2 × 4を4週間ごと2回投与と，Linac 2 Gy × 20回を頸・胸・腹部3領域へ照射し，主病巣にはさらに10～20 Gy追加照射するものが広く採用されている．術前検査でリンパ節腫大の認められない症例に対し，主病巣のみに放射線治療を加えることも行われている．

2) 化学療法単独や放射線治療単独と比べて併用したほうが有意に生存率が向上したという報告は多い．

3) 手術可能症例に対し，外科的根治術との比較については結論が得られていな

い．しかし，現時点の第1選択の治療は外科的の根治術とされている．

【化学療法】

1）化学療法単独での適応は遠隔臓器転移を有する症例（術前でも，術後再発例でも）である．

2）術前化学療法は術前リンパ節転移の多い症例に主に行われてきた．

3）術後化学療法はリンパ節転移を有する例に施行されている．術後化学療法を施行するものとしないものを比べると無再発生存期間が有意に延長した（JCOG 9204）．

4）術前化学療法と術後化学療法を比べると前者が有意に予後良好であった（JCOG 9907）．

【放射線療法】

1）放射線単独より化学・放射線療法がすすめられる．同時治療が困難な場合に単独治療が行われる．

2）外照射に腔内照射を加えることを推奨するだけの十分な根拠はない．

【ステント挿入術】

1）切除不能食道癌で化学療法，放射線療法，同時療法などで経口摂取不能例，食道気道瘻を形成した症例が適応となる．

2）短期間で経口摂取可能となる利点があるが，長期的には穿孔，出血の危険性が高い．

3）expandable metallic stent（EMS）のcovered type がよく用いられる．

消化器内視鏡ガイドライン第3版
guidelines for the digestive endoscopy

小原勝敏　福島県立医科大学附属病院教授・内視鏡診療部

1．消化器内視鏡ガイドラインの発刊

消化器内視鏡ガイドライン第3版は日本消化器内視鏡学会卒後教育委員会（担当理事：三輪　剛，委員長：幕内博康）で編集され，2006年10月1日に発刊された．日本消化器内視鏡学会では1982年以降「消化器内視鏡ガイドライン」の作成が検討され，日本消化器内視鏡学会雑誌に各種ガイドライン（案）が個別に掲載されてきたが，医療の進歩と多様化に適合できず，1つにまとまった形での発刊ができない状況にあった．しかし，消化器内視鏡は目覚しく進歩し変貌する中で，ガイドラインの改訂を必要とされ，改訂を機に1つにまとめた単行本として，やっと初版が1999年5月に医学書院より発刊された．日本消化器内視鏡学会として初めて公刊する教科書であった．その後，日進月歩の消化器内視鏡診療に遅れを取らないように2002年12月に第2版が刊行され，新たな知見が追加され，さらに4年後に第3版が発刊されたのである．

2．診療ガイドラインとは

診療ガイドライン（clinical practice guideline）とは，「医療者と患者が特定の臨床状況で適切な決断を下せるよう支援する目的で，体系的な方法に則って作成された文書」である〔Minds 診療ガイドライン選定部会（監修）：Minds 診療ガイドライン作成の手引き 2007，医学書院，2007〕．現存する診療ガイドラインは「ガイドライン」「ガイド」「標準治療」「指針」など，さまざまなタイトルで刊行されており，発表媒体も図書，雑誌，インターネッ

ト上，などさまざまである．また，診療ガイドラインを活用する際に注意すべきことは，ガイドラインはあくまでも標準的な指針であって，すべての患者に画一的な診療を強制するものではないということである．

3. 消化器内視鏡ガイドラインの役割

第3版の序文にもあるように，本書の目的は，消化器内視鏡診療における技術と知識，および情報開示に必要な諸事の達成目標の標準化である．また，消化器内視鏡診療が行われる場合には，非常に多様な局面があり，患者の状況，診療側の人的・機械的諸状況，その他の種々の要因によって行われる内容が異なってくるので，本書に提示された内容とは異なるバージョンがいくつもありうるのは否めない．したがって，本書の内容はガイドラインであるとともにテキストブックであると述べている．さらに，医事紛争解決のための参考にはなるが，法的規準たりうるかどうかはいまだ結論しえないとも述べている．

4. 消化器内視鏡ガイドライン第3版の内容

第3版では，evidence-based medicine（EBM）を重視し，必要に応じて経験則を採用した．各項目とも3施設3名の共同執筆とし，さらに，日本消化器内視鏡学会理事，卒後教育委員，それぞれの専門分野において経験豊富な評議員により査読された．第3版で新たに追加された項目として，消化器内視鏡のリスクマネージメント，クリニカルパス，sedation（セデーション），内視鏡治療時における抗血栓療法症例への対応，そして早期胃癌内視鏡診療をEMRとESDの2項目で分けた．第2版から削除した項目もあり，第3版には28項目に及ぶガイドラインが提示されている（表1）．以下に各項目の一部の概要を紹介する．

表1 消化器内視鏡ガイドライン第3版の内容

1. 消化器内視鏡リスクマネージメント
2. インフォームド・コンセントガイドライン
3. 内視鏡治療時における抗血栓療法症例への対応
4. クリニカルパスガイドライン
5. Sedation ガイドライン
6. 循環動態モニタリングガイドライン
7. 洗浄・消毒法ガイドライン
8. 偶発症対策ガイドライン
9. 上部消化管内視鏡ガイドライン
10. 小腸内視鏡ガイドライン
11. 大腸内視鏡ガイドライン
12. ERCP ガイドライン
13. 腹腔鏡ガイドライン
14. 緊急内視鏡ガイドライン
15. 色素内視鏡ガイドライン
16. 超音波内視鏡ガイドライン
17. 超音波内視鏡ガイド下穿刺術ガイドライン
18. 内視鏡的止血法ガイドライン
19. 異物摘出術ガイドライン
20. 食道・胃静脈瘤内視鏡治療ガイドライン
21. 消化管狭窄に対する拡張術とステント療法ガイドライン
22. 早期食道癌内視鏡治療ガイドライン
23. 早期胃癌内視鏡治療ガイドライン① EMR
24. 早期胃癌内視鏡治療ガイドライン② ESD
25. 早期大腸癌内視鏡治療ガイドライン
26. レーザー内視鏡治療ガイドライン
27. 経皮内視鏡的胃瘻造設術ガイドライン
28. EST とその応用手技ガイドライン

❶消化器内視鏡リスクマネージメント：日本消化器内視鏡学会で作成されているリスクマネージメントが求める基本的事項は，①患者が安心して受けられる内視鏡検査環境の整備，②安全な内視鏡検査および治療技術の確立（施設ごとの技術標準化），③予想外の事故への適切な対応，④法的医療水準の熟知，などである，と記載されている．今，内視鏡診療に求められるのは，質の高い，そして安全な医療であり，内視

鏡診療の質の均一化である．

❷インフォームド・コンセントガイドライン（IC）：消化器内視鏡におけるICの必要性と実際について記載されている．ICによって内視鏡従事者（医師，コメディカルスタッフ）と患者間の信頼関係を深め，内視鏡診療を円滑に行うことであり，患者も十分な説明を受けることで安心して内視鏡診療に臨むことができる．ICの方法や内容，説明文書や承諾書などについては本ガイドラインを参照．

❸内視鏡治療時における抗血栓療法症例への対応：現在行われている抗血栓療法には，抗凝固薬と血小板凝集抑制薬（抗血小板薬）が使用されている．近年，これらの薬剤の使用頻度が高まり，内視鏡治療に際しての休薬期間の設定が問題となっている．内視鏡治療時の持続出血のリスクや休薬による血栓塞栓症のリスクについては，患者の病状や治療の程度，さらに内視鏡治療手技の程度によっても異なる．したがって，本ガイドラインは一定の方向づけであり，診療指針としてのエビデンスに乏しいことを考慮しておく必要がある．

❹クリニカルパスガイドライン：パスに対する考え方，パスの必要性，パスの作成，パスの実施と改訂，電子カルテのパス，医療連携とパス，医事紛争とパスなどについて記載されている．パスは在院期間短縮やコスト削減などの病院経営の見地からではなく，標準的な治療の提供，医療従事者の協調性の向上，医療資源の節約，安全性の向上，そして患者の満足度の向上に向けて，病院の組織改革・医療者の意識改革に貢献することを述べている．

❺Sedationガイドライン：最近，治療内視鏡においては，鎮静薬が広く用いられている．また，苦痛のない内視鏡という患者のニーズも高まっており，通常の内視鏡検査においても，鎮静薬を使用する頻度が高くなっている．本項では，わが国のSe-dationの歴史的背景・現状と，欧米との比較，Sedationによる偶発症，内視鏡施行時の適切なSedationの状態とは，鎮静薬の種類と作用機構，拮抗薬，conscious sedationの留意点，などが記載されている．

❻循環動態モニタリングガイドライン：高齢化社会に伴って，高齢者，心肺機能低下例，全身状態不良例に対しても内視鏡を行う機会が増えている．さらに苦痛軽減のための前投薬や鎮静薬による偶発症が増えている．内視鏡医はSedation下の循環動態とモニタリングに関する知識をもっている必要がある．ここでは内視鏡実施時の循環動態，モニタリングの実際について記載している．

❼洗浄・消毒法ガイドライン：内視鏡を介する感染管理において大切なガイドラインである．ここでは，消化器内視鏡機器からの感染およびその対策，洗浄・消毒の基本事項，消毒薬の選択，スコープの洗浄・消毒の実際，処置具洗浄・消毒の実際，内視鏡室などの環境の汚染防止，クオリティコントロール，などが記載されている．

❽偶発症対策ガイドライン：日本消化器内視鏡学会では消化器内視鏡関連の偶発症全国調査を1983年より5年ごとに実施している．このガイドラインは大規模なアンケート調査に基づき，各種検査・治療における偶発症の実態，内視鏡関連死亡や医事紛争の実態を記載し，その対策への情報源になるよう作成されたものである（956頁参照）．

❾その他のガイドライン：表1に示したように，消化器内視鏡に関するあらゆるガイドラインが網羅されており，消化器内視鏡診療に欠かすことのできない診療指針であり，テキストブックである．

常に進歩している消化器内視鏡診療の中で書物や規準は当然ながら改善されていく

ものであり，本消化器内視鏡ガイドラインも3～4年の間隔で見直され，改訂されていくものと思われる．

日本消化器病学会(編)消化性潰瘍診療ガイドライン
evidence-based guidelines for the diagnosis and treatment of gastric ulcer

菅野健太郎　自治医科大学教授・消化器内科

1. ガイドラインの作成の経緯

2003年に出版された「EBMに基づく胃潰瘍診療ガイドライン」は，従来の専門家による個人的な経験や意見を反映した治療指針と異なり，EBMの手法を用いて体系的なエビデンスの収集と分析を行い，治療成績や医療経済的な指標に基づいた治療選択順位を示したわが国で初めてのガイドラインであった．その後，エビデンスレベルの改訂や追加，国内，海外エビデンスの峻別，勧告した治療指針の保険適用の有無などの改訂が行われた．現在，この改訂版は日本医療機能評価機構のMinds上で一般に公開されているので参照されたい（http://minds.jcqhc.or.jp）．これらのガイドラインは厚生労働省の班研究費によって作成されたが，今後の改訂や継続性が保証されないため，日本消化器病学会では，学会主導のガイドライン作成に着手し，消化性潰瘍に関しては十二指腸潰瘍を含めたより包括的な「消化性潰瘍診療ガイドライン」として2009年に発刊された．

2. ガイドラインの概要

日本消化器病学会の消化性潰瘍診療ガイドラインの概要をフローチャート表として図1に示す．出血性潰瘍の内視鏡治療や除菌治療を優先することなど，基本的な診療体系そのものは「胃潰瘍診療ガイドライン」と大きな変更はないが，①十二指腸潰瘍では胃潰瘍と若干エビデンスが異なる場合があり，推奨する治療法も異なる場合があること，②薬剤性潰瘍では，NSAIDs潰瘍と低用量アスピリン（LDA）潰瘍とを区別して取り扱うなど，よりきめ細かい対応を示していること，③出血，穿孔など合併症に対する外科治療を加えていること，など，より包括的な診療ガイドラインとなっている．勧告のグレード分類はMindsの診療ガイドライン作成の手引きを参考にしながらも，消化器病学会独自の基準を採用している（表2）．

以下このフローチャートに従って，主要な項目を概説する．

❶出血性潰瘍の治療：出血性潰瘍のうち，噴出性出血，湧出性出血，露出血管を有する例では内視鏡的止血治療の適応である．各種の内視鏡的止血法の間の治療成績には大きな差異はないが，新たなエビデンスの集積によって，再出血の予防には，クリップ法が優れ，エピネフリン局注法の場合，他の止血法を併用するほうが望ましいとされている．また，これらの方法で出血がコントロールできない場合には外科治療を選択することとし，IVRが可能な施設では，それを治療選択の1つとして推奨している．一方，上記以外の出血性潰瘍ならびに，止血後の内科治療としては，絶食として酸分泌抑制薬を経静脈的に投与するとともに，H. pylori陽性であれば除菌治療をすすめている．

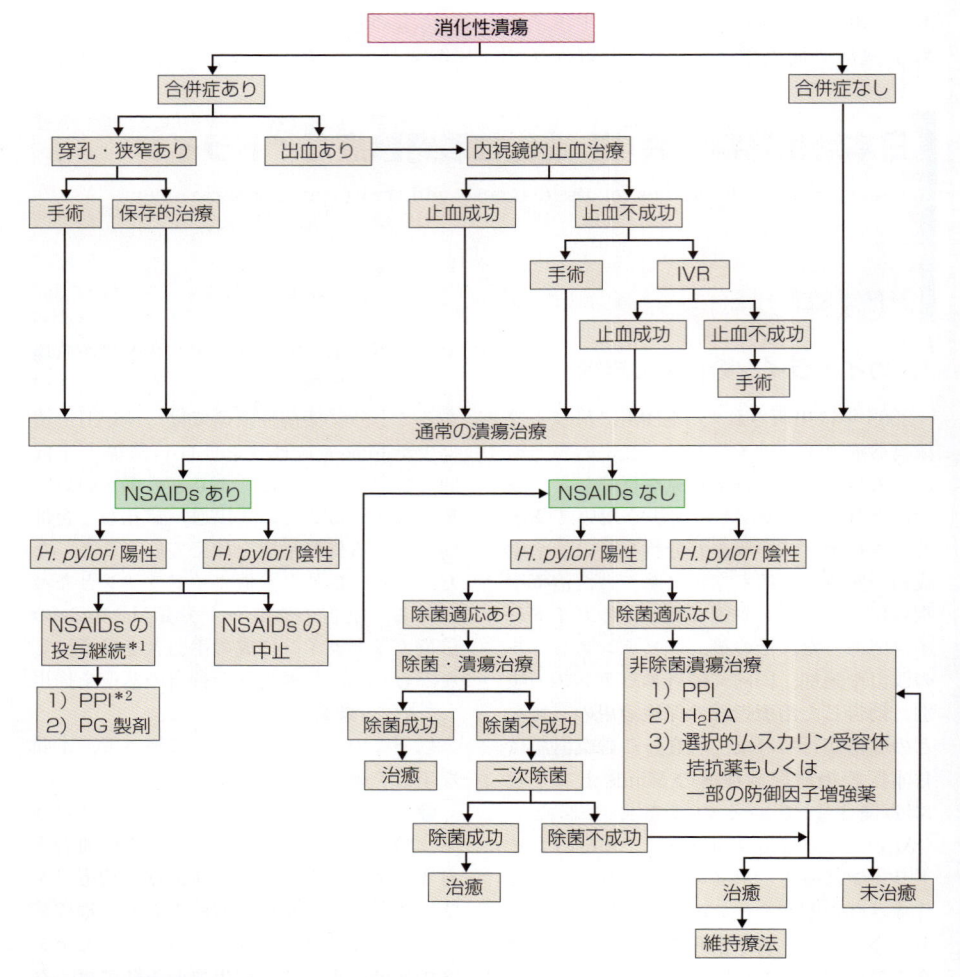

図1 消化性潰瘍診療ガイドラインのフローチャート
[*1] 禁忌である．中止不能のため，止むを得ず投与する場合．
[*2] 胃潰瘍は8週，十二指腸潰瘍は6週まで．
〔日本消化器病学会（編）：消化性潰瘍診療ガイドライン，南江堂，2009，xiv より転載〕

❷ *H. pylori* 除菌治療：わが国の消化性潰瘍の大半は *H. pylori* 陽性であり，除菌治療に成功すると再発が大幅に減少するため除菌治療が治療の第1選択となる．除菌治療としては，プロトンポンプ阻害薬（PPI）とクラリスロマイシン（CAM）とアモキシシリン（AMPC）を加えた1週間の3剤併用療法を第1選択としているが，CAM，AMPCの用量はわが国の成績に基づいて決められており，欧米の推奨用量より少なく設定されている．除菌に失敗した場合には，新たに二次除菌法として保険適用となったPPIにAMPCとメトロニダゾール（MNZ）を用いる3剤併用療法を推

表2 推奨グレード

グレード	内容
A	行うよう強く勧められる 　高いレベルの根拠があり，その便益は害，負担，費用に勝り，臨床的に有用性が明らかである
B	行うよう勧められる 　1) 中程度レベルの根拠があり，その便益は害，負担，費用に勝り，臨床的に有用と考えられる 　2) 高いレベルの根拠があるが，その臨床的な有用性は高くはない 　　（一部の人にはかなり有効かもしれないが，誰でも効果が期待できるわけではない） 　3) 低いレベルの根拠のみである*が，臨床現場ではすでに定着し，その有用性が明らかである 　　（*生命に直接関係する介入や，RCTが行われにくい状況などの理由による）
C1	行うほうがよい 　1) 低いレベルの根拠のみであるが，その便益は害，負担，費用に勝り，臨床的には有用と考えられる 　2) 便益と害の双方の根拠があるが，臨床的には有用と考えられる 　3) 中程度レベルの根拠があるが，その臨床的な有用性は高くはない 　　（一部の人には有効な場合もあるが，その割合は高くない）
C2	行わないほうがよい 　1) 低いレベルの根拠のみであり，その便益は害，負担，費用に劣り，臨床的には有用でないと考えられる 　2) 便益と害の双方の根拠があるが，臨床的には有用でないと考えられる
D	行わないよう勧められる 　無効性あるいは害を示す根拠がある

〔Minds 診療ガイドライン選定部会（監）：Minds 診療ガイドライン作成の手引き 2007, p43, 医学書院, 2007 より改変・転載〕

奨している．

❸**非除菌治療**：一次，二次除菌治療失敗例，あるいは抗菌薬に対するアレルギーなどのため除菌治療適応外となる患者では，酸分泌抑制薬を中心とした非除菌治療を行う．その際の第1選択薬は最も治療効果の高いPPIであり，それが選択できない場合にはH₂受容体拮抗薬（H₂RA）などを選択する．PPIを選択した場合には防御因子増強薬の併用はすすめられないが，H₂RAでは上乗せ効果がある場合には併用してもよい．防御因子増強薬単独の使用は一部の薬剤〔プロスタグランジン（PG）薬，スクラルファート〕を除き，第1選択とはならない．

非除菌治療を行った場合には，治癒後も潰瘍が再発しやすいので，多くのエビデンスがある H₂RA の半量投与による維持療法がすすめられる．PPI にもエビデンスはあるが，保険適用ではないので使用が困難である．

❹**非ステロイド性抗炎症薬（NSAIDs）・LDA 潰瘍治療と予防**：*H. pylori* とならびわが国の消化性潰瘍の2大原因となっているのが，NSAIDs 潰瘍である．この場合には原因である NSAIDs の中止が最も合理的であるが，中止できない場合には PPI，PG 薬による治療を行う．ただし PPI は保険では胃潰瘍に対しては8週間，十二指腸潰瘍では6週間の使用期間制限がある．

催潰瘍性のある NSAIDs を潰瘍ハイリスク患者に投与する場合には，予防が重要であり，PPI，PG 薬および H_2RA（胃潰瘍に対しては高用量，十二指腸潰瘍に対しては常用量）がリスクを減少させるエビデンスを有している．しかし，現在のところいずれも予防的使用に対する保険適用はない．なお，消化性潰瘍ガイドラインの文献検索（2007 年まで）以降，PPI や H_2RA が LDA の上部消化管障害の予防に対して有効性があるという重要なエビデンスが発表されており，国内でも PPI による予防試験が行われている．

H. pylori 感染の診断と治療のガイドライン 2009 改訂版
guidelines for the diagnosis and treatment of *Helicobacter pylori* infection, 2009 revised edition

加藤元嗣　北海道大学准教授・光学医療診療部
浅香正博　北海道大学教授・消化器内科

1．今回の改訂にあたって

世界各地で *H. pylori* の診断と治療に関するガイドラインが報告されているが，わが国においては 2000 年 6 月に日本ヘリコバクター学会が実地医家を対象にした *H. pylori* 感染の診断と治療のガイドラインを発表した．これは EBM（evidence-based medicine）に基づいて作成され，保険適用を踏まえた実践的なガイドラインであった．その後，*H. pylori* の診断と除菌治療が保険適用となったが，その適用上の取り扱いについてはこのガイドラインに則した部分が多かった．しかし，3 年が経過するうちに，他のプロトンポンプ阻害薬（PPI）の保険認可や新しい診断法の開発もなされ，2003 年にガイドライン改訂版が作成された．2003 年のガイドラインは保険適用をめざした最初のガイドラインより 1 歩進んで，これからあるべき *H. pylori* 除菌の適応疾患などについても述べられた．

改訂から 5 年が経過して，二次除菌としてメトロニダゾールが使用可能となり，また *H. pylori* と胃癌，さらには胃以外の種々の疾患とのかかわりが明らかとなった．そこでさらなるガイドライン改訂の必要性が出てきた．今回の改訂作業に際しては，これまでのような社会的な束縛から離れて純粋に学問的立場から evidence に基づいて世界をリードしていけるものを作成するとの合意がなされた．わが国の *H. pylori* 研究者の総力を挙げて行われた大規模多施設試験の結果が 2008 年の "Lancet" に掲載された．内視鏡切除術を受けた早期胃癌患者を除菌，非除菌群に無作為に分け，3 年後の異所性再発を調べたところ，除菌群は明らかに再発を抑制したという結果であった．*H. pylori* 除菌が胃癌の抑制につながるとの明確な成績が示された．今回の改訂ガイドラインでは，この結果を受けて「*H. pylori* 感染症」を除菌適応疾患とすることになった．わが国では医療保険の縛りがきびしく，ガイドラインのすすめる診療が保険を利用して行えない問題がある．今回の改訂ガイドラインをどのように臨床応用するのかについては，個々に対応が異なっても仕方がないと考えている．

2．*H. pylori* 除菌治療の適応（表 3）

H. pylori 感染症は *H. pylori* 除菌治療の

表3 H. pylori 除菌の適応

1. H. pylori 除菌治療の適応
   H. pylori 感染症(推奨度A)
2. 各疾患におけるエビデンスレベル
   1) 胃潰瘍・十二指腸潰瘍(Ⅰ)
   2) 胃MALTリンパ腫(Ⅲ)
   3) 特発性血小板減少性紫斑病(Ⅰ)
   4) 早期胃癌に対する内視鏡的治療後胃(Ⅱ)
   5) 萎縮性胃炎(Ⅰ)
   6) 胃過形成性ポリープ(Ⅱ)
   7) 機能性ディスペプシア(Ⅰ)
   8) 逆流性食道炎(Ⅱ)
   9) 消化管以外の疾患(ITPを除く)
      鉄欠乏性貧血(Ⅲ)
      慢性じんま疹(Ⅲ)

適応とする．その推奨度はAで，すなわちMinds推奨グレード分類では，「強い科学的根拠があり，行うよう強く勧められる」にあたる．

H. pyloriは胃粘膜に感染して胃炎(H. pylori胃炎)を引き起こす．H. pylori感染は生涯にわたって持続することが多く，胃粘膜の慢性炎症を背景として，萎縮性胃炎，胃・十二指腸潰瘍，胃癌，胃MALTリンパ腫，胃過形成性ポリープなどのさまざまな上部消化管疾患の併発を引き起こす．さらには，H. pylori感染は胃酸分泌能など胃機能の面にも影響を与え，胃内環境の変化をもたらしている．また，特発性血小板減少性紫斑病や小児の鉄欠乏性貧血など消化管以外の疾患との関連性も指摘されている．国内でのH. pylori感染者は人口の約半数とされている．感染者全員がこれらの疾患を併発するのではないが，感染者は疾患併発リスクの高い集団である．そして，H. pylori除菌に成功すると，組織学的胃炎が改善して，胃・十二指腸潰瘍や胃癌など，H. pylori感染に伴って生じる疾患の予防に結びつくことが期待される．したがって，疾患が併発していない場合であっても，予防医学の観点からは原則感染者全員が治療対象になりうる．

ICD-10の2003年版ではH. pylori感染症が病名として認められた．H. pylori感染症を1つの疾患単位として認め，H. pylori関連疾患の診断・治療を臨床現場で可能にした場合，種々の疾患の治療と予防に貢献でき，わが国における最も大きな疫学的課題である胃癌の予防にも大きな貢献がなされる可能性が高い．さらに根治療法である除菌療法は感染ルートの抑制からも必要性は高く，将来的に医療費の削減につながると考えられる．薬剤耐性のために除菌に失敗することや，さまざまな副作用のために治療を中止せざる得ないこともあるので，除菌治療を行う際には除菌についての十分な説明と，患者に除菌治療を受ける意思があることの確認が必要である．

3. 各疾患のエビデンスレベル(表3)

総論としてH. pylori感染症はすべてH. pylori除菌治療の適応とされたため，併発する上部消化管疾患や消化管外疾患にかかわらず，H. pylori感染症に対しては最初に除菌治療を考慮する．しかし，併発する上部消化管疾患や消化管外疾患に対する治療を目的とした場合には，H. pylori除菌の意味合いは各疾患によって違ってくる．したがって，ここでは各疾患の治療にあたっての，H. pylori除菌に対するエビデンスレベルを表示することになった．

❶胃・十二指腸潰瘍(エビデンスレベルⅠ)：H. pylori陽性の胃・十二指腸潰瘍は，除菌によって再発の抑制，出血などの合併症の減少が，多くのエビデンスで示されている．除菌治療は従来の治療と比べ再発抑制のみならず医療経済的合理性を有している．このことから，薬剤アレルギーや重篤な合併症を伴わない限り，除菌治療はH. pylori陽性の胃・十二指腸潰瘍の第1選択の治療法である．非ステロイド性抗炎症薬(NSAIDs)の長期投与前に除菌をして

おくことによって潰瘍発生リスクを低減させる．しかし，NSAIDs 投与中の患者では除菌による潰瘍リスクの抑制効果がなく，治癒を遷延させるので，NSAIDs 投与中の患者に対する除菌治療はすすめられない．低用量アスピリン（LDA）投与前にも除菌によって LDA による消化性潰瘍出血のリスクを減らすが，その効果は PPI に比べて弱く，ハイリスク患者においては除菌単独では不十分である．

❷**胃 MALT リンパ腫（エビデンスレベルⅢ）**：H. pylori 陽性の胃 MALT リンパ腫の約 60〜80％において，H. pylori 除菌によって病理組織学的所見や内視鏡的所見が改善して，リンパ腫の退縮・消失が起こる．したがって，H. pylori 除菌が胃 MALT リンパ腫の第 1 選択の治療法とされる．わが国における多施設での大規模臨床試験では，H. pylori 除菌の効果が明らかにされた．この疾患の頻度や特殊性から，プラセボを対象としたランダム化試験は困難であるため，エビデンスレベルⅢにとどまっているが，海外のガイドラインにおいても H. pylori 除菌は胃 MALT リンパ腫の第 1 選択の治療法である．

❸**特発性血小板減少性紫斑病（エビデンスレベルⅠ）**：特発性血小板減少性紫斑病（ITP）は血小板減少をきたす後天性血液疾患である．慢性 ITP では何らかの血小板抗体によって網内系での破壊亢進が血小板減少をきたす．H. pylori 陽性の慢性 ITP 患者に対して H. pylori 除菌が有効との多数の報告がなされ，メタ解析において除菌による血小板増加が有意である．わが国では H. pylori 陽性の慢性 ITP 症例の 40〜60％で除菌成功により血小板増加が観察され，長期予後においても血小板数が維持される．

❹**早期胃癌に対する内視鏡的治療後胃（エビデンスレベルⅡ）**：早期胃癌の内視鏡的治療後の経過観察中に，他部位の異時性胃癌が 3〜14％で認められる．H. pylori 感染粘膜では胃癌のリスクが高いが，早期胃癌内視鏡的治療後の残存胃粘膜のリスクはさらに高い．早期胃癌の内視鏡的治療後の胃粘膜に対する H. pylori 除菌は異時性癌の発症に対して抑制効果が，わが国での多施設共同の無作為化試験で確認された．

❺**萎縮性胃炎（エビデンスレベルⅠ）**：わが国における萎縮性胃炎の大部分は H. pylori 感染に由来する．H. pylori 除菌によって組織学的胃炎が改善することは明らかであるが，メタ解析では胃粘膜萎縮や腸上皮化生の除菌による可逆性も認められた．H. pylori 感染に基づく萎縮性胃炎が胃癌発症の高危険群であることが明らかで，除菌によって胃癌の発症が抑制される可能性があるので，萎縮性胃炎は除菌治療が強くすすめられる．

❻**胃過形成性ポリープ（エビデンスレベルⅡ）**：H. pylori 除菌が胃過形成性ポリープを消失もしくは縮小させ，無作為化介入試験では 70％の症例で縮小することが報告されている．多発例など治療適応のある胃過形成性ポリープに対しては除菌を行うようすすめる．

❼**機能性ディスペプシア（エビデンスレベルⅠ）**：機能性ディスペプシア（FD）は 6 か月以上前から心窩部を中心とした症状が 1 つ以上あり，それが 3 か月間続くもので，しかもそれを説明しうる器質的疾患を認めないものとされている．H. pylori 除菌の意義についての結論は一定ではないが，メタ解析では有効であった．しかし，わが国における除菌治療についてはさらに検討されるべきである．

❽**逆流性食道炎（エビデンスレベルⅡ）**：逆流性食道炎患者では，治療として PPI が長期継続されることが多い．PPI の長期使用によって，胃粘膜の炎症細胞浸潤が継続し，長期の経過では萎縮の進展や発癌をきたす可能性が考えられた．このため，

表4 H. pylori 感染の診断と治療

「H. pylori 感染診断と除菌判定」
1. 除菌治療前および除菌治療後の H. pylori 感染の診断にあたっては、下記の検査法のいずれかを用いる。複数であれば感染診断の精度はさらに高くなる。それぞれの検査法には長所や短所があるので、その特徴を理解したうえで選択する
2. 除菌判定は除菌治療薬中止後4週以降に行う
3. 検査法
   a. 内視鏡による生検組織を必要とする検査法
     ①迅速ウレアーゼ試験、②鏡検法、③培養法
   b. 内視鏡による生検組織を必要としない検査法
     ①尿素呼気試験、②抗 H. pylori 抗体測定、③便中 H. pylori 抗原測定

「H. pylori 感染治療」
一次除菌法:プロトンポンプ阻害薬(PPI)+アモキシシリン(AMPC)+クラリスロマイシン(CAM)を1週間投与する3剤併用療法
  1) ランソプラゾール(30 mg)　1 Cap(錠)を1日2回　または
     オメプラゾール(20 mg)　1錠を1日2回　または
     ラベプラゾール(10 mg)　1錠を1日2回
  2) アモキシシリン(250 mg)　3 Cap(錠)を1日2回
  3) クラリスロマイシン(200 mg)　1錠または2錠を1日2回
    以上1)〜3)の3剤を朝・夕食後に1週間投与する
二次除菌法:PPI+AMPC+メトロニダゾール(MNZ)を1週間投与する3剤併用療法
  1) ランソプラゾール(30 mg)　1 Cap(錠)を1日2回　または
     オメプラゾール(20 mg)　1錠を1日2回　または
     ラベプラゾール(10 mg)　1錠を1日2回
  2) アモキシシリン(250 mg)　3 Cap(錠)を1日2回
  3) メトロニダゾール(250 mg)　1錠を1日2回
    以上1)〜3)の3剤を朝・夕食後に1週間投与する

Maastricht Ⅲ のコンセンサスレポートでは、逆流性食道炎患者に対して、PPI による長期維持療法を行う場合には、H. pylori 感染が陽性であれば除菌を考慮すべきであるとしている。除菌成功後の逆流性食道炎の頻度はわが国においても除菌前よりもある程度高くなるものの、H. pylori 非感染者とほぼ同率となるだけである。また、除菌後の逆流性食道炎を長期観察した場合でも、Los Angeles 分類のA、Bの軽症者が大多数で、重症化することはほとんどないと考えられる。

❾消化管以外の疾患(ITPを除く):鉄欠乏性貧血(エビデンスレベルⅢ)、慢性じんま疹(エビデンスレベルⅢ). H. pylori と諸疾患との関連性が報告されているが、いずれも十分な根拠が少なく、今後さらなる検討が必要である。

4. H. pylori 感染の診断と治療(表4)

H. pylori 感染診断と除菌判定については、前回のガイドラインと同様で、特に大きな改訂はない。検査法として内視鏡による生検組織を必要とする検査法(迅速ウレアーゼ試験、鏡検法、培養法)と内視鏡による生検組織を必要としない検査法(尿素呼気試験、抗 H. pylori 抗体測定、便中 H. pylori 抗原測定)が挙げられ、除菌判定は除菌治療薬中止後4週以降に行う。感染診断における PPI の使用と抗 H. pylori 抗体測定による除菌判定に注意を喚起している。

H. pylori 感染治療について，一次除菌法は PPI＋アモキシシリン（AMPC）＋クラリスロマイシン（CAM）を1週間投与する3剤併用療法，二次除菌法は PPI＋AMPC＋メトロニダゾール（MNZ）を1週間投与する3剤併用療法としている．三次除菌法については PPI＋AMPC＋レボフロキサシン，高用量2剤療法は高用量の PPI と高用量の AMPC の2剤療法を推奨している．CAM 耐性菌に関して，最近数年間で急激に上昇しているため，今後，一次除菌法での除菌率の低下が危惧されることが指摘されている．

治療内視鏡における偶発症予防ガイドライン
guidelines for safety management in therapeutic endoscopy

矢作直久　　慶応義塾大学教授・腫瘍センター

【内視鏡関連のガイドラインについて】
　適切な quality control に基づき，安全で質の高い内視鏡医療を提供することを目的に，日本消化器内視鏡学会においてさまざまなガイドラインが作成されている．これらは必要事項を網羅的に記載しているが，技術的な方法論やその詳細については省略されているため，各論については日本消化器内視鏡学会卒後教育委員会が編集する「消化器内視鏡ガイドライン第3版」を参照する必要がある（946頁参照）．

【治療内視鏡を行う際の前提条件】
　治療内視鏡は，より低侵襲でありながら手術に準ずる治療効果を期待したものであり，有効性と安全性の両立が求められる．興味本位での治療は許されず，十分な技量のもとに手技を進めなければならない．特に難易度の高い治療であればあるほど，治療の手順や処置具の使用法について十分な知識や技量を持ち合わせていることはもちろんのこと，起こりうる偶発症への知識や対応能力も兼ね備えていなければならない．

【治療適応の検討】
　それぞれの疾患ごとに，内視鏡治療の適応基準が既に定められているが，対象となる病変がその適応基準を十分に満たしているかを，事前に確認しなければならない．明らかな適応外病変を治療した場合，期待した治療効果が得られないばかりか，不適切な治療行為を行うことにより再発や偶発症のリスクを高めることになりかねない．また難易度の高い先進的な治療に関しては，術者の技量や施設の状況に応じて，行いうる治療内視鏡のレベルが決まってくるため，それぞれの状況に照らし合わせて慎重に治療の適応を検討すべきである．

【治療手技の選択】
　治療の際には偶発症のリスクがつきものであるが，リスクとベネフィットのバランスが重要である．ある疾患に対して複数の治療手技がある場合には，安全・確実に治療を行いうることが大切であり，術者が最も慣れている手技やその術者の技量で十分に行いうる治療手技を選択すべきである．またその際には，患者や家族に対して治療に伴うリスクやメリット，治療成績，他に選択しうる治療法などを説明し，インフォームドコンセントを得ておく必要がある．

【処置具の準備】
　治療内視鏡時には，その手技に応じた特殊な処置具が必要になる場合が多い．治療

の際には，処置具が不具合である可能性や使い勝手が悪い場合も考え，複数種類の処置具を複数個準備しておくことが望ましい．当然ながら，ディスポーザブルの処置具は再利用してはならない．

【術前の管理】

基礎疾患や内服薬の有無などについて，治療前に詳細に情報を収集しておく必要がある．特に，重篤な心疾患や呼吸器疾患がある場合には，事前に専門医と治療の可否を相談しておく必要がある．また抗血栓療法を行っている場合には，薬剤を中止可能かどうか確認するとともに，抗凝固薬であれば3～4日間中止してINRが1.5以下になってから内視鏡治療を行う．一方，抗血小板薬を服用している場合，正常日本人男性ではアスピリン（100 mg/日）投与で中止3日後，チクロピジン（300 mg/日）投与で中止5日後，さらに両者同時投与例では7日後には出血時間や血小板凝固能がほぼ正常化すると報告されているため，これらの日数を参考に休薬してから治療を行う．

【術中の管理】

苦痛のない治療内視鏡のためには，sedationが不可欠であるが，その際には呼吸循環モニタリングも必須である．また状況に応じて，酸素や降圧薬の投与，輸液などができるよう常に準備しておく必要がある．当然ながら，救急トレイもすぐに使える状態で用意しておかなければならない．

また，もし慣れない処置である場合には，決して単独で治療を行ってはならない．いざという場合に術者が交代できるよう，必ずその手技に習熟した上級医の立会いのもとに治療を実施すべきである．また，コントロール不能な出血やアナフィラキシーショックなどもみられる可能性があり，外科や麻酔科，救急部などとの連携も必須である．万が一の場合，すぐに連絡が取れ，緊急事態に対応可能な態勢を整備しておく必要がある．このような対応が不可能な環境では，リスクの高い治療内視鏡は行うべきではない．

【術後の管理】

術後には，腹痛や発熱の有無も含めて，慎重に患者の状態を観察する必要がある．さらに食事を再開する前には，血算やCRPを含めた生化学データ，単純X線写真などでの確認が必要である．患者にはあらかじめ，術後に起こりうる出血や穿孔などのリスクや具体的な自覚症状について説明しておき，食事再開後も患者の協力を得ながら慎重に経過を観察する．退院後も，偶発症が起こりうることを説明しておき，万が一の場合の対応法や連絡先も教えておく必要がある．

【偶発症への対応】

容易に処置できる単純な偶発症を除き，個人的な対応は望ましくない．誤った対応や，連携作業の遅延などによって偶発症をさらに重篤化させる危険性がある．したがって偶発症への対応は原則としてチームで行うべきである．対応すべき偶発症およびその対応策などは，施設ごとにマニュアルを作成して対応の均一化をはかる必要がある．

胃癌治療ガイドライン医師用
guidelines for medical staff in treating gastric cancer

上西紀夫　公立昭和病院院長

胃癌治療ガイドラインは，胃癌の治療の標準化を主な目的に，わが国では初めての本格的なガイドラインとして2001年3月に第1版が発行された．そして，2004年4月には，腹腔鏡下手術や周術期治療についての内容や新たな文献を加えて改訂版が発行された．さらに，胃癌のガイドラインの特徴として，医師用のみならず一般用のガイドラインの解説も発行されており，実際の患者への説明にあたって大変役に立つので，参考にするとよい．

【治療法の選択】

胃癌の治療の原則は病巣の切除であり，進行度別に治療法を選択する(図2)．この治療法は，日常診療における治療法と臨床研究としての治療法とに分けられている(表5, 6)．日常診療とは，これまで実績やエビデンスのある治療法のことであり，一方，臨床研究としての治療法とは，実績の評価が確立していない治療法，あるいは一部の施設で研究的に行われている治療法を意味する．しかしながら，最近行われたいくつかの大規模なRCTの結果により治療法の選択が変わってきており，ガイドラインの改訂が予定されている．

❶内視鏡的治療：内視鏡的粘膜切除術（EMR）の適応は，これまでの膨大な早期胃癌の治療成績をもとに，リンパ節転移の可能性がきわめて低く，一括切除可能な病変で，組織型が分化型で潰瘍性病変を伴わない大きさ2cm以下の場合となっている．

一方，最近の機器や手技の進歩に伴い，大きさを問わずに一括切除が可能となったことから適応拡大が試みられており，分化型ではM癌で潰瘍性病変がない場合は大きさに制限なし，潰瘍性病変がある場合は大きさ3cm以下，また未分化型M癌で2cm以下の症例に対して，内視鏡的粘膜下層剝離術（ESD）が臨床研究として行われている．

❷縮小手術：内視鏡的治療の適応とならない早期胃癌が対象となり，縮小手術AとBとに分けられている．具体的には，リンパ節転移を認めないM癌で大きな分化型，あるいは潰瘍性病変を伴うもの，そして未分化型M癌が縮小手術Aの対象となる．縮小手術Bの対象は，M癌であるが1群のリンパ節転移が疑われるもの，あるいは分化型で大きさ1.5cmの小さなSM癌である．AとBとの相違は2群のリンパ節郭清の範囲による．

臨床研究としては，これらの手術を腹腔鏡（補助）下に行うもので，低侵襲で良好な治療成績が報告されている．症例の集積と長期成績が待たれるところである．

❸定型手術：胃癌に対する標準術式である．リンパ節転移が疑われる早期癌，および進行癌であり，根治が期待できる症例に対する手術である．胃の2/3以上の切除とD2リンパ節郭清を行う．なお，以前よく行われた胃全摘における脾動脈幹リンパ節郭清のための膵尾部切除は，そこへの転移がない場合は行わない．また，U領域にかかる進行胃癌では脾門部リンパ節郭清のため脾摘を行うことがすすめられているが，癌の主座が小彎側の場合は，脾を温存する場合が多い．

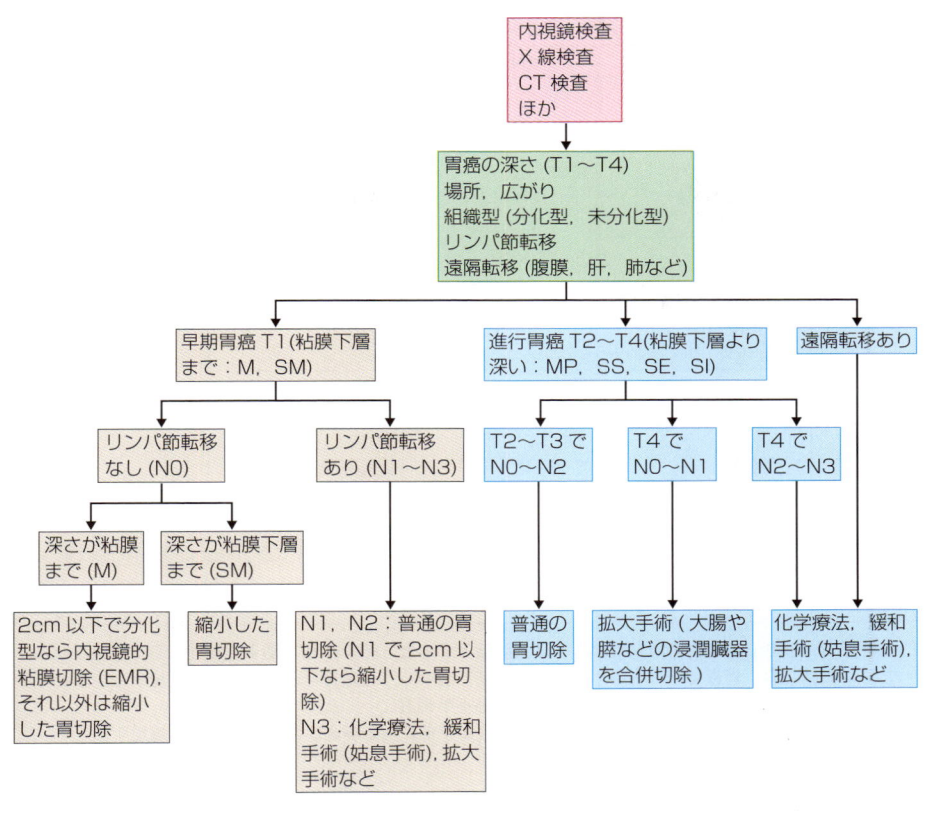

```
                    ┌─────────────┐
                    │ 内視鏡検査    │
                    │ X線検査      │
                    │ CT検査       │
                    │ ほか          │
                    └──────┬──────┘
                           │
                    ┌──────▼──────────────┐
                    │ 胃癌の深さ (T1～T4)   │
                    │ 場所，広がり          │
                    │ 組織型（分化型，未分化型）│
                    │ リンパ節転移          │
                    │ 遠隔転移（腹膜，肝，肺など）│
                    └──────┬──────────────┘
```

図2 胃癌の診断・治療のアルゴリズム
〔日本胃癌学会（編）：胃癌治療ガイドラインの解説（一般用），金原出版，2004 より転載〕

❹**拡大手術**：他臓器合併切除あるいはD2＋αまたはD3のリンパ節郭清（大動脈周囲郭清）など，定型手術を超える術式である．実際には，原発巣あるいは転移巣が周囲の臓器に直接浸潤しているが合併切除により治癒が望める場合，あるいは第2群以上のリンパ節転移があり根治度Bの手術のために第3群のリンパ節郭清を加える場合である．

retrospective study にて D3 である大動脈周囲郭清により10％ほど治療成績が向上することが示されていたが，JCOG9501 の RCT にて，D2 と D3 とで5年生存率に全く差がないことが示され，予防的な大動脈周囲郭清の効果は認められず，この結果が胃癌学会のホームページに掲載された．すなわち，進行胃癌に対する標準術式はD2郭清であることが確定した．

また，同様に食道浸潤胃癌に対する縦郭リンパ節郭清のための左開胸や胸骨縦切開は，RCTによりその有効性が否定されている．そのほか，肝転移に対する切除や膵頭十二指腸切除術，左上腹部内臓全摘術などの拡大手術の有効性は確立されていない．

❺**非治癒手術**：根治手術が望めない晩期症例に行う手術であり，内容的には減量手術と緩和手術とがある．

表5　日常診療における Stage 分類別の治療法の適応

	N0	N1	N2	N3
T1(M)	ⅠA EMR（一括切除） 〔分化型, 2.0cm 以下, 陥凹型では UI(−)〕 縮小手術 A*1 （上記以外）	ⅠB 縮小手術 B*1 （2.0cm 以下） 定型手術 （2.1cm 以上）	Ⅱ 定型手術	Ⅳ 拡大手術 緩和手術（姑息手術） 化学療法 放射線治療 緩和医療
T1(SM)	ⅠA 縮小手術 A （分化型, 1.5cm 以下） 縮小手術 B （上記以外）			
T2	ⅠB 定型手術*2	Ⅱ 定型手術	ⅢA 定型手術	
T3	Ⅱ 定型手術	ⅢA 定型手術	ⅢB 定型手術	
T4	ⅢA 拡大手術（合併切除）*3	ⅢB 拡大手術（合併切除）		
H1, P1, CY1, M1, 再発				

*1 縮小手術 A, B：定型的切除を胃の 2/3 以上切除とすると，それ未満の切除を縮小切除とする．option として大網温存，網嚢切除の省略，幽門保存胃切除（PPG），迷走神経温存術などを併施する．また，リンパ節郭清の程度により縮小手術 A（D1 + α）と縮小手術 B（D1 + β）に分けた．
　αの郭清部位：部位にかかわらず No. 7，また病変が下部にある場合はさらに No. 8a を追加する．
　βの郭清部位：No. 7, 8a, 9 を郭清する．
*2 定型手術：胃の 2/3 以上切除と D2 郭清．
*3 拡大手術（合併切除）：定型手術＋他臓器合併切除．
*4 Stage 別の手術法は術中の肉眼による Stage に基づいたものであり，縮小手術の適応において疑問の余地がある場合は定型手術がすすめられる．
〔日本胃癌学会（編）：胃癌治療ガイドライン医師用，金原出版，2004 より転載〕

減量手術とは，癌による症状はないが腫瘍量を減らし，化学療法などの集学的治療を加えて延命をはかることが目的であるが，その意義については不明である．特に，P（+）や CY（+）の場合の胃切除の意義について議論がなされている．現在，減量手術の有効性について RCT が計画されている．

一方，緩和手術とは癌により出血や狭窄などの症状があり，その症状を改善するために行う手術で，単純胃切除術やバイパス（胃空腸吻合）術がある．最近，バイパス術にいくつか工夫がなされ，良好な成績が示されている．

【化学療法】

化学療法は，これまで慣習的に術後補助療法を中心として行われていたが，その有効性を示す明確なエビデンスがないことから，術前，術後を含めて臨床研究とされてきた．

しかしながら，今回行われた ACT-GC の RCT により，cStage Ⅱ～Ⅲ の進行胃癌に対する根治手術後の S-1 投与が有意に生存率を向上させることが示され，これも

表6 臨床研究としての Stage 分類別の治療法の適応

	N0	N1	N2	N3
T1(M) >2.0cm	IA EMR(分割切除) EMR(切開剥離法) EMR不完全例に対する レーザー治療など	IB 腹腔鏡補助下切除	II	IV 拡大手術(合併切除・郭清) 減量手術 化学療法(全身・局所) 温熱化学療法
T1(SM)	IA 局所・分節切除 腹腔鏡下局所切除 腹腔鏡補助下切除			
T2	IB 腹腔鏡補助下切除	II 術後補助化学療法	IIIA 術後補助化学療法	
T3	II 術後補助化学療法 術前化学療法	IIIA 拡大手術(郭清)* 術後補助化学療法 術前化学療法	IIIB 拡大手術(郭清) 術後補助化学療法 術前化学療法	
T4	IIIA 化学療法 術前化学療法 術後補助化学療法 放射線療法	IIIB 拡大手術(合併切除・郭清)* 化学療法 術前化学療法 術後補助化学療法		
H1, P1, CY1, M1, 再発				

* 拡大手術(郭清): 拡大リンパ節郭清を意図した拡大手術.
拡大手術(合併切除・郭清): 他臓器合併切除と拡大郭清を行う拡大手術.
〔日本胃癌学会(編): 胃癌治療ガイドライン医師用, 金原出版, 2004 より転載〕

胃癌学会のホームページに公表された. また, 対象症例数が少ないことから推奨度としてはやや劣るが, リンパ節転移陽性のfStage II～IIIの進行胃癌に対して術後のUFT投与が有効であることも示されている. したがって, 根治術後の進行胃癌に対する補助化学療法は標準治療となった.

また, 切除不能・再発胃癌に対するS-1/CDDPの効果についてもRCTでの検討が行われ, その有効性が示されているが, 検討すべき点もあり, まだ標準治療とはいえない. いずれにしても, 化学療法の有効性が示唆されることから, 現在, 術前化学療法の有効性についての検討が始まっている.

【予後】

日本胃癌学会による全国登録の結果より, 1991年度の症例における D2胃切除後の5年生存率は, 進行度 IA, IB, II, IIIA, IIIB, IV でそれぞれ93%, 87%, 68%, 50%, 31%, 17%である.

【患者説明のポイント】

患者には, 一般向けのガイドラインの解説書あるいはその一部を用いて, 患者の進行度, それに対する標準的な治療法の説明と選択についてわかりやすく説明する. さらに, 選択した治療を受けた場合と受けなかった場合の成績, 合併症を説明する. 特に合併症が生じた場合の障害や症状については具体的に説明し, その診療費は原則保

険負担であることの了解を得ておく必要がある．

大腸癌治療ガイドライン
guideline for the treatment of the colorectal cancer

松山貴俊 東京医科歯科大学大学院腫瘍外科
杉原健一 東京医科歯科大学大学院教授・腫瘍外科

　大腸癌治療ガイドラインは大腸癌治療の施設間格差をなくすこと，過剰診療，過小診療をなくすこと，を目的に，大腸癌診療に携わるすべての医師を対象として，大腸癌の標準的な治療方針を示したものである．あくまでも現段階における標準的な治療であり，記載されている治療以外の治療法を規制するものではない．

【Stage 0～Ⅲ大腸癌の治療方針】

　Stage 0～Ⅲまでの大腸癌は切除が原則である．切除方法として内視鏡治療と手術治療がある．

　❶**内視鏡治療**：内視鏡治療の適応はM癌またはSM軽度浸潤癌で，大きさが2cm未満の病変である．内視鏡による切除は摘除生検であり，内視鏡による切除後は切除断端，深達度について正確な病理診断が必要となるため，病変の一括切除が原則である．一般的に行われているポリペクトミーや内視鏡的粘膜切除術で一括切除できる大きさを考慮して，適応を2cm未満としている．一部の施設で行われている切開剝離法などの高度な技術を用いれば，2cm以上の腫瘍でも一括切除できる場合もあるが，穿孔の危険が高く，まだ標準治療とはいえない．切除標本の病理診断でSM≧1,000μmの場合にはリンパ節転移率が約11％あるため追加手術治療を考慮する．その他の追加手術治療を考慮する条件として，垂直断端陽性（切除断端距離が500μm未満），脈管侵襲陽性，組織型が低分化腺癌・未分化癌，がある．また，SM浸潤先進部に簇出所見があればリンパ節転移の危険性が高いという報告があり，患者の年齢や全身状態などを考慮して追加手術治療を決める．

　SM浸潤距離1,000μm未満で水平断端陽性の場合は，断端陰性になるように内視鏡的再切除や焼灼を追加する．

　❷**手術治療**：手術治療は，内視鏡治療では根治できないStage 0, Stage ⅠとStage Ⅱ, Stage Ⅲに対して行う．基本術式は腸管切除＋リンパ節郭清である．リンパ節郭清の程度は深達度によって異なる．大きさが2cm以上で手術治療の適応となったM癌は，リンパ節転移がないためリンパ節郭清を行う必要はないが，術前診断の精度の問題があり，D1郭清を行ってもよい．SM癌ではD2郭清を行う．MP癌ではD2で十分と考えられるが，2群および3群リンパ節転移が6％に認められるためD3郭清を行ってもよい．また，SS（A）以深の癌はD3郭清を行う．一方，術前・術中にリンパ節転移を疑った場合は，深達度と関係なくD3郭清を行う．

　口側腸管切離距離は結腸癌・直腸癌ともに10cmとするが，肛門側腸管切離距離は結腸では10cm, RS癌, Ra癌では3cm, Rb癌では2cmが適切である．

　側方郭清は，腫瘍下縁が腹膜反転部より肛門側にあり，かつ，深達度が固有筋層を越えて浸潤している腫瘍に対して行う．こ

のような癌に対して側方郭清を行った場合，側方リンパ節転移率は20.1％であり，骨盤内再発は50％減少し，5年生存率が9％改善すると試算された．

術後のQOLの点から，直腸癌の手術を行うときに自律神経系を温存することが推奨される．自律神経系には，排尿機能や性機能に関連した腰内臓神経，上下腹神経叢，下腹神経，骨盤内臓神経，骨盤神経叢があり，損傷すると機能障害が生じる．神経浸潤など，根治性にかかわる場合を除いて可及的に温存に努める．

腹腔鏡手術は主として創が小さいことに起因する短期QOLの改善が認められており，米国では結腸癌において腹腔鏡手術と開腹手術で生存率・再発率に差がなかったことが報告されている．わが国では現在，進行結腸癌，RS癌に対しての腹腔鏡手術と開腹手術の治療効果についてのランダム化比較試験が進行中であり，現時点での腹腔鏡手術の適応はStage 0，StageⅠの結腸癌，RS癌である．今後の臨床試験の結果や手技の普及に伴い適応を再検討していく．

【Stage Ⅳ大腸癌の治療方針】

肝転移，肺転移，腹膜播種，領域リンパ節以外のリンパ節への転移，その他（骨，脳，副腎，脾など）のいずれかの同時遠隔転移を伴う大腸癌をStage Ⅳと定めている．Stage Ⅳ大腸癌に対しては，原発巣と転移巣それぞれが切除可能か否かによって治療方針を決定する．原発巣，転移巣とも切除可能であれば，いずれも切除する．原発巣が切除不能の場合は，いずれも切除せず化学療法，または放射線療法を行う．転移巣が切除不能であれば，原発巣によりQOLが低下している，または低下が予想される場合には原発巣を切除し，転移巣に対しては化学療法を行う．

【転移・再発大腸癌の治療方針】

❶肝転移の治療方針：肝転移の治療には，肝切除，化学療法，熱凝固療法がある．完全切除が可能な場合には肝切除が第1選択であり，手術適応は，①耐術可能，②原発巣が制御されているか制御可能，③十分な残肝機能を残し，肝転移巣を遺残なく切除可能，④肝外転移がないか制御可能，である．肝切除後の治療成績としては5年生存率が20～50％である．不顕性転移を除外するために，肝転移巣が小さければ2～3か月の観察期間後に再評価し，治療法を決定する方針でもよい．熱凝固療法は低侵襲性が利点であり，局所制御効果および長期生存例が報告されている．ただし十分な症例の蓄積がなく，現時点ではあくまでも肝切除に次ぐ治療法である．切除不能肝転移例には抗癌薬の全身化学療法，肝動注療法，適切な対症療法を全身状態に応じて行う．

❷肺転移の治療方針：肺転移の治療には，肺切除と化学療法がある．完全切除が可能な場合には肺切除が第1選択であり，手術適応は，①耐術可能，②原発巣が制御されているか制御可能，③十分な残肺機能を残し，肺転移巣を遺残なく切除可能，④肺外転移がないか制御可能，である．肺切除後の5年生存率は30～60％である．

❸腹膜，遠隔リンパ節，骨，副腎，皮膚などの転移の治療方針：このような転移に対しても切除可能な場合は切除を考慮する．しかし，他臓器の転移を伴うことが多いため，化学療法あるいは放射線療法が適応されることが多い．

❹直腸癌局所再発の治療方針：直腸癌局所再発には吻合部再発と骨盤内再発がある．再発形式や症状，身体所見なども参考にして，切除可能であれば切除を考慮する．吻合部再発や前方再発では完全切除が期待できることが多い．一方，坐骨神経痛や下肢の浮腫などの症状を伴う側方再発は高度浸潤を示し手術適応は少ない．切除不能であれば放射線と全身化学療法の単独ま

たは併用を考慮する．

【化学療法】

❶**補助化学療法**：Stage Ⅲ結腸癌に関して，術後補助化学療法は再発抑制効果と生存期間の延長が認められている．また，再発高リスク Stage Ⅱ結腸癌に術後補助療法を行うこともある．5-FU＋ロイコボリン（LV）療法が標準治療として確立されており，投与法は RPMI の週1回投与が多く，投与期間は6か月である．欧米においては 5-FU＋LV 静注投与と UFT＋LV 経口投与の同等性が報告されている．わが国では UFT が Stage Ⅲ直腸癌の無再発生存率を改善することが示された．

❷**切除不能進行・再発大腸癌に対する化学療法**：切除不能進行・再発大腸癌の予後は約8か月であり，現状では治癒させることはできない．化学療法の目的は，腫瘍増大を遅延させて症状のコントロールを行うことである．国内外のランダム化比較試験により生存期間の延長が検証されている治療法の中で，わが国で使用可能な治療レジメンは，FOLFOX，FOLFIRI，IFL，5-FU＋l-LV（持続静注，急速静注），UFT＋LV（経口）である．治療効果判定は，CT，MRI など適切な画像診断を用いて奏効度を判定し，明らかな増悪がない場合は同一治療を繰り返し継続する．生存期間の中央値は，5-FU＋l-LV で12か月，FOLFOX，FOLFIRI は18か月である．

【放射線療法】

　補助放射線療法：直腸癌に対して骨盤内再発予防やダウンステージを目的として補助放射線療法が行われる．欧米では標準治療として確立されているが，わが国では一般的ではない．その理由として，①手術治療成績が欧米よりも良好であり局所再発が少ないこと，②治療困難な放射線晩期合併症があること，③放射線治療設備や放射線腫瘍医が少ないこと，が挙げられる．術前放射線療法の利点は原発巣が縮小し，括約筋温存が可能になること，不利な点は術後合併症の増加の可能性があることである．また，術後補助放射線療法により局所再発は低下するが，生存率の改善をもたらさないことが報告されている．

【大腸癌治癒切除後のサーベイランス】

　大腸癌治癒切除後の再発巣発見のためのサーベイランスが予後の改善に寄与するか否かは，結論は出ていない．しかし，再発巣をできるだけ早期に，特に手術治療の対象となる段階で発見することにより，予後の改善が期待できると考えて，定期的に再発巣発見の検査を行うことが推奨される．Stage 0 で切除断端に癌が陰性であれば，サーベイランスは不要である．切除断端の評価が困難であれば半年〜1年後に大腸内視鏡検査を行う．Stage Ⅰのうち SM 癌の再発率は1％であり，術後サーベイランスを省略できる可能性がある．Stage Ⅰの MP 癌，Stage Ⅱ，Ⅲでは，サーベイランス期間は術後5年間を目安とし，術後3年間は3〜4か月ごとに，4年目以降は6か月ごとに，診察，腫瘍マーカー，胸部X線検査，腹部超音波検査，CT，MRI を行う．大腸内視鏡検査は，吻合部再発を発見するために術後3年間は1年ごとに行う．

エビデンスとコンセンサスを統合した潰瘍性大腸炎のガイドライン
evidence and consensus based guidelines for the diagnosis and treatment of ulcerative colitis

上野文昭　大船中央病院特別顧問

　潰瘍性大腸炎（UC）のガイドラインは2006年に公表され，続いてウェブ上でも公開されている．本項ではその全容を紹介することは不可能なため，アルゴリズムを中心に推奨診療行為の概要と適切な使い方などについて述べる．

【開発経緯と作成手順】
　UC患者数は年々増加し，現在では10万人近くに及ぶと推測されている．専門医だけでなく一般医も診療機会が増えつつあるため，UCの標準的診療を支援するガイドラインが厚生労働省研究班のプロジェクトとして開発された．

　病態や診療体系の複雑なUCの診療では，エビデンスを重視しながらも専門家の意見や判断を汲み入れる必要がある．そこで本ガイドラインの推奨指標選定にあたって，エビデンスに基づいて作成された診療指標を専門家グループが評価し，Delphi法を用いて公式的コンセンサスを形成した．

　診療指標の推奨グレードは，エビデンスの質と専門家の評価の2つの軸を基準に決定した．よいエビデンスがなくても専門家が適切と考える指標は推奨グレードIとして掲載した（表7）．

【ガイドラインの推奨する診療行為】
　UCは適切な病歴に内視鏡所見などを加味して診断される．診断における推奨指標はすべてグレードIであるが，質の高いエビデンスがなくても専門家が適切と判断した診療行為が提示されているためである．ここでは単に疾患を診断するだけでなく，病変の範囲や重症度を的確に把握することが重要である．以下の治療に関するガイドラインはこの病態把握によりはじめて活用可能となる．

　治療に関しては質の高いエビデンスが比較的多く集積しているため推奨グレードAの指標が多いが，それでも専門家の意見が介在したIグレードの指標がみられる．古くから臨床応用さているステロイド治療や外科手術が該当する．

　活動期の遠位大腸炎の寛解導入治療および寛解期UCの維持治療の進め方を例として示す（図3, 4）．

【ガイドラインの使い方】
　ガイドラインの推奨指標は一般に適切と

表7　診療ステートメントの推奨グレードとその意味

A	標準的な診療行為として行うことを強く推奨できる
B	標準的な診療行為として行うことを推奨できる
C	標準的な診療行為として行うことを推奨できない
D	標準的な診療行為として行うべきでない
I	エビデンスと専門家の意見が解離し，標準的な診療行為として明確に推奨しにくい 　1．専門家のコンセンサスは得られているが，エビデンスが不足する 　2．エビデンスはあるが，専門家の評価は高くない

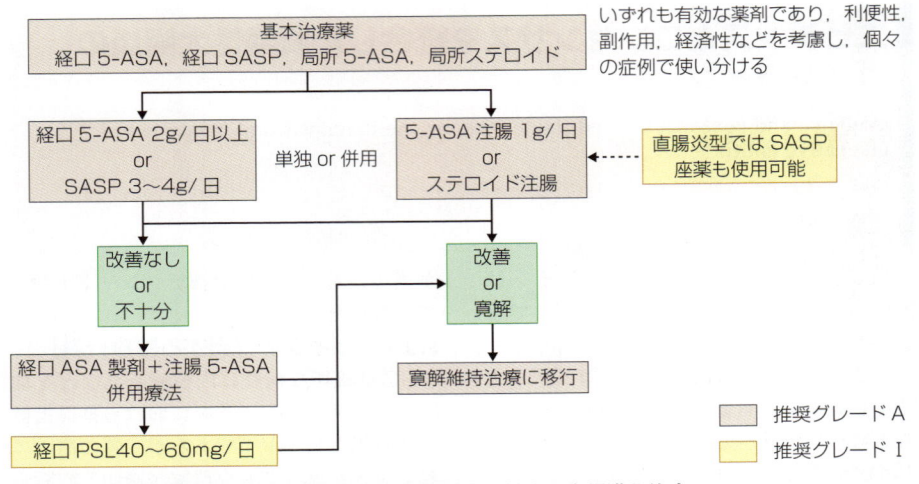

```
            ┌─────────────────────────────┐
            │      基本治療薬              │     いずれも有効な薬剤であり,利便性,
            │経口 5-ASA,経口 SASP,局所 5-ASA,局所ステロイド│  副作用,経済性などを考慮し,個々
            └─────────────────────────────┘     の症例で使い分ける
```

図3　遠位大腸炎型の潰瘍性大腸炎(含.直腸炎型)に対する寛解導入治療

- 経口 5-ASA 2g/日以上 or SASP 3～4g/日　　単独 or 併用　　5-ASA 注腸 1g/日 or ステロイド注腸　　直腸炎型では SASP 座薬も使用可能
- 改善なし or 不十分 → 経口 ASA 製剤＋注腸 5-ASA 併用療法 → 経口 PSL40～60mg/日
- 改善 or 寛解 → 寛解維持治療に移行

推奨グレード A
推奨グレード I

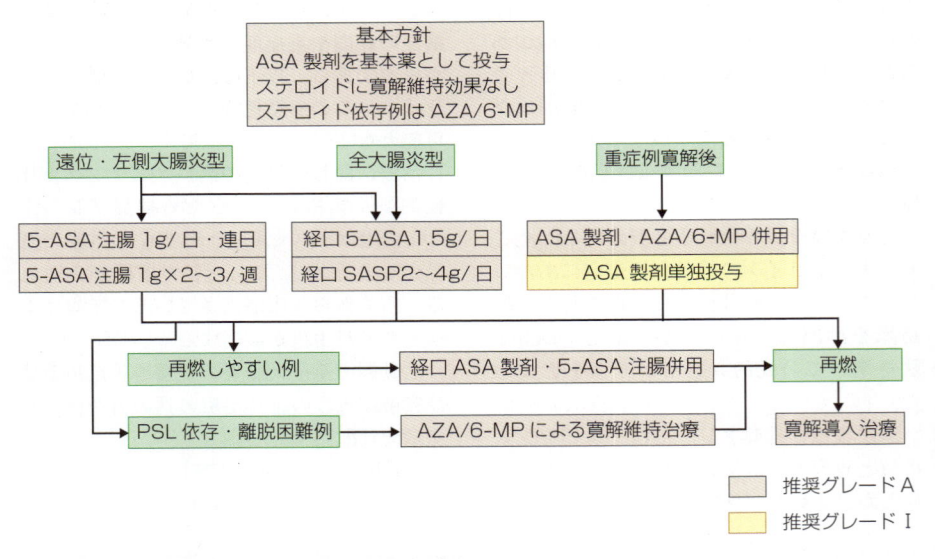

図4　寛解期の潰瘍性大腸炎における維持療法

基本方針
ASA 製剤を基本薬として投与
ステロイドに寛解維持効果なし
ステロイド依存例は AZA/6-MP

- 遠位・左側大腸炎型：5-ASA 注腸 1g/日・連日／5-ASA 注腸 1g×2～3/週
- 全大腸炎型：経口 5-ASA 1.5g/日／経口 SASP 2～4g/日
- 重症例寛解後：ASA 製剤・AZA/6-MP 併用／ASA 製剤単独投与

再燃しやすい例 → 経口 ASA 製剤・5-ASA 注腸併用 → 再燃 → 寛解導入治療
PSL 依存・離脱困難例 → AZA/6-MP による寛解維持治療

推奨グレード A
推奨グレード I

考えられるが絶対的なものではない.患者の価値観を加味してガイドラインを柔軟に活用する必要がある.推奨指標が目の前の患者に適切かどうかを判断するのは臨床医の役目である.時として,推奨指標と異なる診療が望ましいと考えられる場合もあろうが,その場合は臨床医の判断が優先されるべきである.

本項ではガイドラインの内容のごく一部のみしか紹介できないため,日本医療機能評価機構 Minds 医療情報サービスのウェブ情報(http://minds.jcqhc.or.jp)を参照し

ていただければ幸いである．また，厚生労働省研究班で作成し全国の診療現場に配布した印刷物もMindsを介して無料で入手可能である．

膵島移植の指針
islet cell transplantation

土井隆一郎　京都大学准教授・肝胆膵・移植外科
岩永康裕　京都大学肝胆膵・移植外科

【概念】

　膵島移植とは，血糖濃度の調節に重要な役割を果たしている膵島（Langerhans島）を膵臓から分離し，重症インスリン依存状態糖尿病患者に移植する細胞移植療法である．大がかりな手術を必要とせず，通常は局所麻酔によって経皮経肝的に門脈内に留置したカテーテルから膵島を注入することによって肝臓内に移植する（図5）．欧米では通常脳死ドナーを用いた膵島移植が行われているが，わが国では心停止ドナー膵島移植と生体ドナー膵島移植が行われている．

　内因性のインスリン分泌が枯渇した重症インスリン依存状態糖尿病患者においては，長期合併症を回避するために厳格な血糖管理を行うことによって無自覚性の低血糖発作を頻発し，生活の質（QOL）が著しく低下している．また，無自覚性低血糖発作が入浴中や睡眠中などに起こった場合，生命の危機に直結することがある．このような病態に対し，継続的に血糖を感知してインスリンを分泌する膵島を移植することで，血糖不安定性を消失させ，QOLを改善することが膵島移植の目的である．

【現状】

　膵島移植は2000年にカナダのエドモントンにあるアルバータ大学からいわゆるエドモントンプロトコールが発表されて成績が飛躍的に向上し，世界に普及した．

　2005年にアルバータ大学における膵島移植後の長期成績が発表され，インスリン離脱率は移植後5年で約10％であった．しかしながら，移植膵島からのインスリン分泌の指標となるC-ペプチド陽性率は5年で80％を超えていた．また，インスリン注射が再び必要となった場合でも内因性のインスリン分泌がある限りは血糖の安定化を得ることができると報告された．すなわち，ほとんどの患者において移植した膵島は徐々にその働きは落ちるが，少なくとも5年間は存在し，血糖の調節に貢献するということがわかった．

　この発表から，現在では膵島移植は，血糖の安定化を得るために効果的かつ安全性の高い治療法であると認識されている．一方，インスリン離脱を目標とした場合には，現在の技術では複数回の移植が必要であること，長期間の維持が困難であるなどの限界がある．

【心停止ドナー膵島移植の適応・禁忌】

❶適応
(1) 内因性インスリンが著しく低下し，インスリン治療を必要とする．
(2) 糖尿病専門医の治療努力によっても，血糖のコントロールが困難．
(3) 原則として75歳以下．
(4) 膵臓移植，膵島移植につき説明し，膵島移植に関して，本人，家族，主治医の同意が得られている．
(5) 発症後5年以上経過していること．

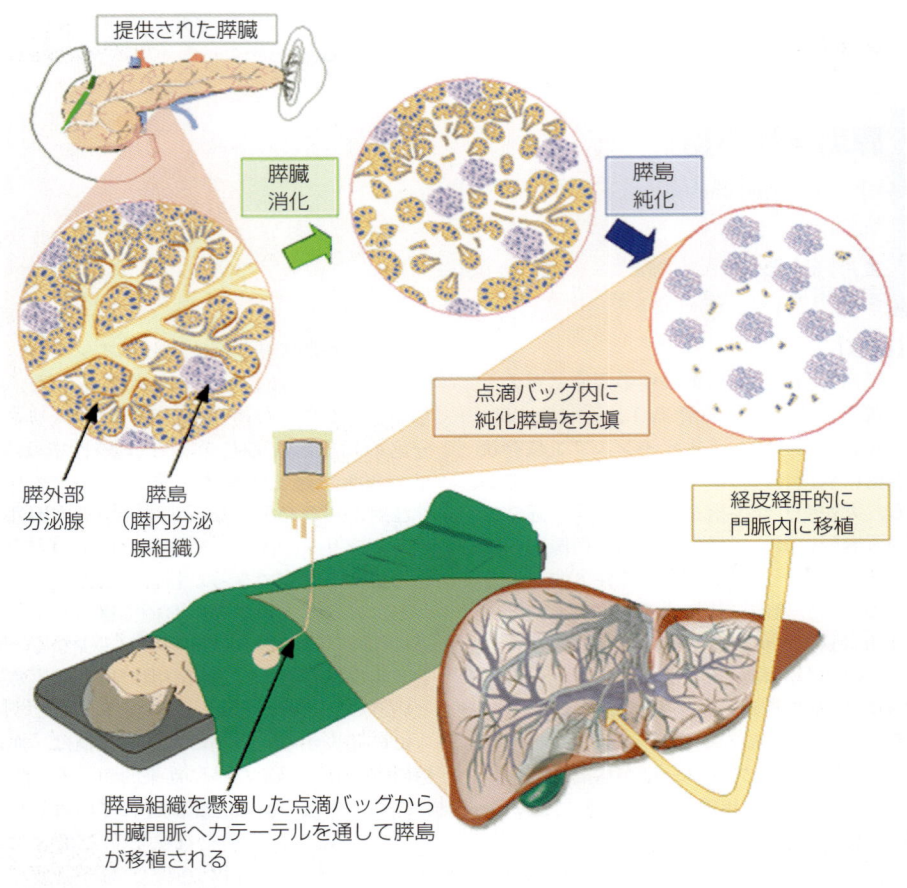

図5 心停止ドナー膵島移植

❷禁忌
(1) 重度の心疾患，肝疾患(心移植または肝移植と同時に行う場合には考慮する)．
(2) アルコール中毒．
(3) 感染症．
(4) 悪性腫瘍(5年以内に既往がないこと)．
(5) 重症肥満(BMI 25以上)．
(6) 未処置の網膜症(ただし失明例は除く)．
(7) その他，移植に適さないもの．

〔膵・膵島移植研究会(編)：膵島移植実施マニュアル，第3版．膵・膵島移植研究会，2006より〕

【生体ドナー膵島移植】

健常者の膵臓は予備能があり，一部が欠如した場合でも本来の糖代謝機能を果たすことができる．このことを前提に，健常な親族あるいは配偶者がドナーとなり，膵臓の一部を摘出し，膵島分離を行ってレシピエントの門脈内に移植するのが生体ドナー膵島移植である(図6)．

その目的は，重症インスリン依存状態糖

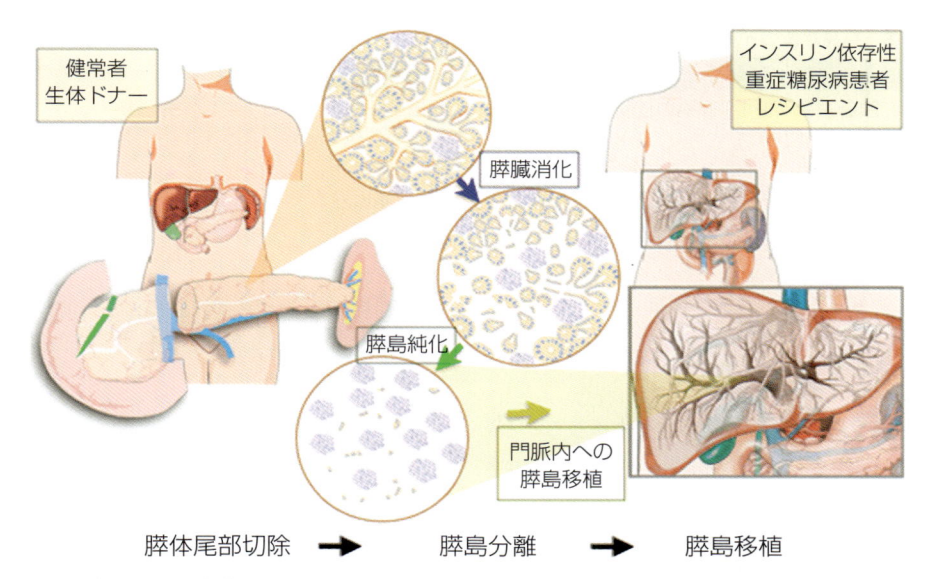

図6 生体ドナー膵島移植

尿病患者において準緊急的に血糖を安定化させることによって，低血糖が原因で起こる生命の危険性をなくすことである．インスリン注射からの離脱が目的ではない．

生体ドナー膵島移植は，レシピエントに対する身体的負担は軽度であるが，健常者（ドナー）にメスをいれるという大きなリスクのうえに初めて成り立つため，その適応基準はレシピエント，ドナーともにとても厳格なものとなっている．

科学的根拠に基づいた膵癌診療ガイドライン 2006 年版
evidence-based guidelines for the diagnosis and treatment of pancreatic cancer

田中雅夫　九州大学大学院教授・臨床・腫瘍外科

　画像診断法の著しい進歩にもかかわらず膵癌の診断は遅れがちで，予後はきわめて不良のままとどまっている．膵癌を治癒させる唯一の治療法は外科的切除であるが，日本全国膵癌登録委員会の 2004 年までの集計によると，切除例でも 5 年生存率は 14.5 ％にすぎない．膵癌に関し，evidence-based medicine (EBM) の手法に基づいて効果的で効率のよい診断・治療法を体系化し，臨床医に実際的な指針を提供する目的で 2006 年春に日本膵臓学会により刊行された膵癌診療ガイドラインは，診断法，化学療法，放射線療法，外科的治療法，補助療法に分けて 22 個の clinical question (CQ) に対して回答の形で推奨を挙げてある（表 8）．推奨度は，A：行うよう強くすすめられる，B：行うようすすめ

（974 頁に続く）

表8 膵癌診療ガイドライン―CQ・推奨・推奨度一覧

	No	clinical question(CQ)	推奨	推奨度
1. 診断法	1-1	膵癌の危険因子は何か？	危険因子を複数有する場合は，膵癌検出のための検査を行うようすすめられる（グレードB）	B
	1-2	膵癌を考える臨床症状は何か？	1. 他に原因のみられない腹痛，腰背部痛，黄疸，体重減少は膵癌を疑い検査を行うが（グレードB），有症状の場合は進行癌が多い	B
			2. 急激な糖尿病（糖代謝障害）の発症や悪化は膵癌合併を疑い，腫瘍マーカーや画像検査を行う（グレードB）	B
	1-3	ファーストステップは何か？	1. 血中膵酵素は膵疾患診断に重要だが，膵癌に特異的ではない（グレードC）	C
			2. CA19-9を含む腫瘍マーカー測定は膵癌診断や膵癌フォローアップにすすめられる（グレードB）が，早期膵癌の検出には有用ではない（グレードC）	B / C
			3. USは膵癌の最初のスクリーニングにすすめられる（グレードB）が，検診での検出率は低い（グレードC）．主膵管の拡張（2 mm以上）や小囊胞が膵癌の間接所見として重要である（グレードB）．このような所見が認められた場合は，すみやかにCT検査をはじめとする検査を行うことが強くすすめられる（グレードA）	B / C / B / A
	1-4	セカンドステップは何か？	1. 膵癌の治療方針決定のためには質的診断が必須で，行うよう強くすすめられる（グレードA）	A
			2. 膵癌はUSおよびCT（造影も含む）を行い，必要に応じてMRCP，EUS，ERP，PETを組み合わせるよう強くすすめられる（グレードA）	A
	1-5	膵癌の病期診断（TNM因子）に有効な検査法は何か？	膵癌の病期診断（TNM因子）にはヘリカルCTやEUSがすすめられる（グレードB）	B

（次頁に続く）

(表8の続き)

	No	clinical question(CQ)	推奨	推奨度
1. 診断法	1-6	確定診断法とは何か？	1. 各種の画像検査により膵腫瘤の質的診断がつかない症例で，治療開始にあたり組織もしくは細胞診断が必要な場合には，確定診断法としてERCP下膵液細胞診，ERCP下組織診，超音波ガイド下穿刺吸引細胞診・組織診，CTガイド下穿刺吸引細胞診・組織診，超音波内視鏡下穿刺吸引細胞診・組織診などがあり，患者と施設の状況から適切な方法を用いる（グレードB）	B
			2. 超音波内視鏡下穿刺吸引細胞診は腹部超音波やCTなどでとらえることが困難な病変に対しても有用である（グレードC）	C
			3. 遺伝子検索は細胞診・組織診の補助的診断として有用である（グレードC）	C
2. 化学療法	2-1	局所進行切除不能膵癌に対し，化学療法単独による治療は推奨されるか？	局所進行切除不能膵癌に対する化学療法単独による治療は，標準的治療法として推奨するだけの十分な根拠は乏しい（グレードC）	C
	2-2	遠隔転移を有する膵癌に対して推奨される一次化学療法は何か？	遠隔転移を有する膵癌に対する一次化学療法としては，塩酸ゲムシタビンが推奨される（グレードA）	A
	2-3	切除不能膵癌に対して推奨される化学療法の投与期間は何か？	切除不能膵癌に対する塩酸ゲムシタビンは，投与継続困難な有害事象の発現がなければ，病態が明らかに進行するまで投与を継続する（グレードB）	B
	2-4	切除不能膵癌に対して推奨される二次化学療法は何か？	切除不能膵癌に対する二次化学療法は推奨するだけの根拠に乏しく，臨床試験において行われるべきである（グレードC）	C
3. 放射線療法	3-1	局所進行切除不能膵癌に対し化学放射線療法は有効か？	局所進行切除不能膵癌に対する5-FU併用化学放射線療法は有効な治療法であり，治療選択肢の1つとして推奨される（グレードB）．なお，5-FUの併用方法（ボーラスか持続投与か），併用時期，および維持化学療法を含めた化学放射線療法の具体的なレジメンについてはいまだ一定のコンセンサスが得られていない	B

（次頁に続く）

(表 8 の続き)

	No	clinical question(CQ)	推奨	推奨度
3. 放射線療法	3-2	局所進行切除不能膵癌に対し術中放射線療法の効果はあるか？	局所進行切除不能膵癌に対し術中放射線療法の有用性を支持する少数の報告はあるが，これが予後を改善させるか否かについての科学的根拠はいまだ十分ではない(グレードC)	C
	3-3	放射線療法は切除不能膵癌のQOLを改善するか？	切除不能膵癌に伴う癌性疼痛に対して，放射線療法(外照射または術中照射のいずれか一方または両者の併用)あるいは化学放射線療法の有用性を支持する少数の報告はあるが，これがQOLを改善させるか否かについての科学的根拠はいまだ十分ではない(グレードC)	C
4. 外科的治療法	4-1	Stage IVa 膵癌に対する手術的切除療法の意義はあるか？	Stage IVa までの膵癌には根治をめざした手術切除療法を行うことがすすめられる(グレードB)	B
	4-2	膵頭部癌に対しての膵頭十二指腸切除において胃を温存する意義はあるか？	膵頭部癌に対する膵頭十二指腸切除において胃温存による術後合併症の低下，QOL，術後膵機能，栄養状態の改善は明らかではない(グレードC)	C
			膵頭部癌に対する膵頭十二指腸切除において胃温存による生存率低下はない(グレードB)	B
	4-3	膵癌に対する門脈合併切除は予後を改善するか？	膵癌に対して根治性向上を目的とした予防的門脈合併切除により予後が改善するか否かは明らかではない．ただし，門脈合併切除により切除断端および剝離面における癌浸潤を陰性にできる症例に限り適応と考えられる（グレードC）	C
	4-4	膵癌に対して拡大リンパ節・神経叢郭清の意義はあるか？	膵癌に対する拡大リンパ節・神経叢郭清が生存率向上に寄与するか否かは明らかでなく，行うようすすめるだけの根拠が明確ではない(グレードC)	C
	4-5	膵癌では手術例数の多い施設の合併症が少ないか？	膵頭十二指腸切除術など膵癌に対する外科切除術では，手術症例数が一定以上ある専門医のいる施設では合併症が少ない傾向があり，合併症発生後の管理も優れていると推察される(グレードB)	B

(次頁に続く)

(表8の続き)

	No	clinical question (CQ)	推奨	推奨度
5. 補助療法	5-1	膵癌に対する術前化学放射線療法は推奨されるか？	近年術前化学放射線療法の有用性を支持する論文が増加傾向にある．しかし，これが長期遠隔成績を向上させるか，否かについては，今後の臨床試験や研究の蓄積によって明らかにされるべきである（グレードC）	C
	5-2	膵癌の術中放射線療法は推奨されるか？	術中放射線治療の有用性を支持する少数の報告はある．しかし，これが予後を改善させるか否かについては，今後の臨床試験や研究の蓄積によって明らかにされるべきである（グレードC）	C
	5-3	膵癌の術後（化学）放射線療法は推奨されるか？	膵癌の術後（化学）放射線治療の有用性を支持する報告がある一方で，手術成績を改善しないとする報告もみられる．この治療法が真に予後を改善させるか否かについては，今後の臨床試験や研究によって明らかにされるべきである（グレードC）	C
	5-4	術後補助化学療法を行うことは推奨されるか？	欧州における無作為化比較試験より5-FUをベースとする術後補助化学療法が推奨されるが，わが国ではこれを支持するエビデンスが乏しく，十分なコンセンサスが得られていない．塩酸ゲムシタビンによる術後補助化学療法の延命効果は現時点では確定していない（グレードC）	C

〔日本膵臓学会（編）：科学的根拠に基づく膵癌診療ガイドライン2006，金原出版，2006 より転載〕

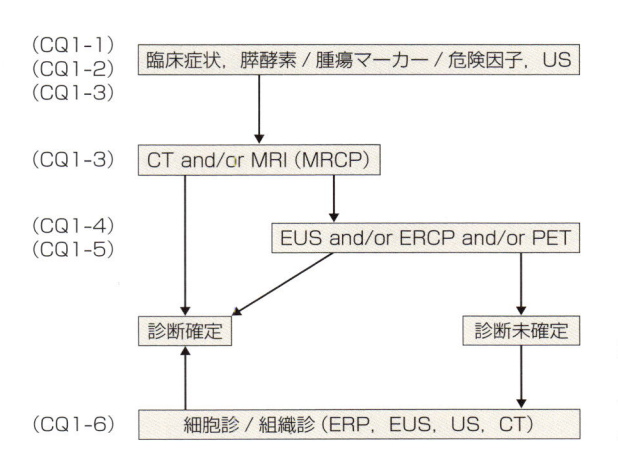

(CQ1-1)
(CQ1-2) 臨床症状，膵酵素/腫瘍マーカー/危険因子，US
(CQ1-3)
　　　　　　↓
(CQ1-3) CT and/or MRI (MRCP)
　　　　　　↓
(CQ1-4)
(CQ1-5) EUS and/or ERCP and/or PET
　　　　↙　　↘
　　診断確定　　診断未確定
　　　↑
(CQ1-6) 細胞診/組織診 (ERP, EUS, US, CT)

図7 膵癌診断のアルゴリズム
〔日本膵臓学会（編）：科学的根拠に基づく膵癌診療ガイドライン2006，金原出版，2006 より転載〕

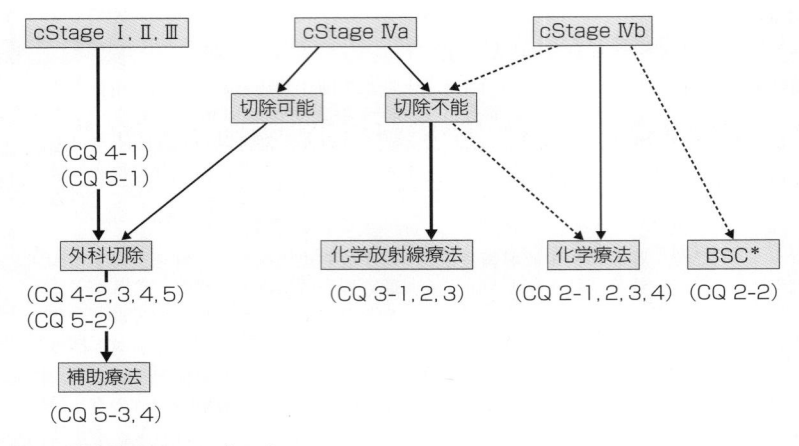

```
cStage Ⅰ,Ⅱ,Ⅲ        cStage Ⅳa         cStage Ⅳb
                      ↓      ↓           ↓    ↓    ↓
                   切除可能  切除不能
      ↓
   (CQ 4-1)
   (CQ 5-1)
      ↓              ↓          ↓         ↓      ↓
    外科切除      化学放射線療法    化学療法    BSC*
  (CQ 4-2,3,4,5)   (CQ 3-1,2,3)  (CQ 2-1,2,3,4) (CQ 2-2)
   (CQ 5-2)
      ↓
    補助療法
   (CQ 5-3,4)
```

図8 膵癌治療のアルゴリズム
* BSC：best supportive care.
〔日本膵臓学会（編）：科学的根拠に基づく膵癌診療ガイドライン 2006，金原出版，2006 より転載〕

られる，C：行うようすすめるだけの根拠が明確でない，D：行わないようすすめられる，という4段階分類を採用した．そのほかに，エビデンスはないけれども将来につながりそうな話題や作成委員たちの展望を「明日への提言」として参考に挙げてある．

図7と図8に診断および治療のアルゴリズムを掲げた．文献を読むときには膵癌のステージ分類が欧米とわが国で異なることに注意しなければならないが，ガイドラインでは日本膵臓学会が2002年に出した膵癌取扱い規約（第5版）の病期分類を使用した．また，ガイドラインはあくまでも標準的な指針であって診療行為を規制するものではなく，診療方針は当該施設の医療設備，人的要素，患者の事情などを勘案して患者や家族と話し合って決められるべきものである．

膵癌の診断は，上腹部痛，血清膵酵素の一過性の上昇，中年以後の糖尿病の発症または増悪，画像診断上の主膵管の拡張，囊胞形成，膵腫大など，特徴的ではないが出現しうるいろいろな徴候をよく理解し，日常的に意識することが最も重要である（図7）．治療の指針は単純で，Stage Ⅲまでは切除しか治癒への道は開けないこと，Stage Ⅳbは化学療法か緩和療法の選択しかないことが明らかである（図8）．問題はStage Ⅳaで，局所で進行していても総肝動脈や上腸間膜動脈に浸潤のない例は，化学療法や放射線療法，その併用療法よりも切除するほうがより長い生存期間を期待できることが，2006年にわが国から報告された前向き無作為比較試験で示されている．切除する場合の後腹膜のリンパ節・神経叢郭清についてわが国では拡大郭清による治癒がめざされてきたが，標準郭清と予後に差がないことが1998～2006年にかけて報告された前向き無作為比較試験で証明された．現在は切除後の補助療法に関心が寄せられている．日本膵臓学会の膵癌登録によると2001年以降切除例も切除不能例も生存期間が延長してきており，ゲムシタビンが保険収載されたためと推察される．欧州およびわが国で別個の前向き無作為比

較臨床試験が行われ，切除術後本剤を使用した群の生存期間の延長が報告されている．

エビデンスに基づいた慢性膵炎の診療ガイドライン
evidence-based guideline for the diagnosis and treatment of chronic pancreatitis

下瀬川　徹　東北大学大学院教授・消化器病態学

【目的】

慢性膵炎は発症機序が不明な膵の慢性炎症であり，非可逆性に進行してついには膵内外分泌不全に至る難治性疾患である．飲酒との関連が深く，わが国における慢性膵炎患者の約67％がアルコール性と診断され，アルコールの年間消費量の増加とともに，患者数も増加傾向にある．

慢性膵炎は10年以上の長い病歴の中でさまざまな病態を現す．膵機能が保たれている代償期には急性膵炎様発作を繰り返し，膵実質荒廃が進行した非代償期に至ると，外分泌不全徴候として消化吸収不良による栄養障害が，内分泌不全徴候として糖尿病が顕性化する．最近の疫学調査によれば，慢性膵炎患者の平均死亡年齢は男女とも約66歳であり，一般国民の平均寿命に比べて男性で約10歳，女性で約16歳若く，生命予後の悪い疾患であることが明らかにされている．死因の約40％が悪性腫瘍であり，なかでも膵癌の合併頻度が高い．日本消化器病学会は，慢性膵炎患者のさまざまな病態に対応可能で予後改善をめざした総合的な診療指針を示す診療ガイドラインの作成を進めている．

【ガイドライン作成経過】

2006年，第92回日本消化器病学会開催時に第1回ガイドライン作成統括委員会が開かれ，日本消化器病学会としてGERD（胃食道逆流症），消化性潰瘍，炎症性腸疾患，肝硬変，胆石症，慢性膵炎の6疾患を対象とし，エビデンスに基づいた診療ガイドラインの作成を開始することが決定された．慢性膵炎診療ガイドライン作成委員会は，これまでに3回開催され，作業手順，進捗を確認しながら作成を進め，JDDW2007の特別企画ならびに2008年の第94回日本消化器病学会総会PD-3で中間報告を行った．61のCQ(clinical question)に対して推奨度・推奨文，説明文を原案として作成終了し，評価委員会の評価を受けた．JDDW2008開催期間中の10月2日に公聴会を開催し，その後日本消化器病学会のホームページ上に公開し，パブリックコメントを求めた．

【CQ(clinical question)】

全部で61個のCQを設定した（表9）．CQ1を診断に関するもの，CQ2は病期診断，CQ3を治療に関するもの，CQ4を予後に関する項目とし，大きく4つに分類した．さらにCQ1に12項目，CQ2に7項目，CQ3に37項目，CQ4に5項目を設定した．本ガイドラインの中心となる治療に関するCQ3をさらに治療方針，代償期の治療（生活指導，薬物治療，内視鏡治療，外科治療），非代償期の治療（外分泌不全，糖尿病），合併症の治療（炎症性嚢胞，膿瘍，その他）に細分化した．

【文献検索】

各CQについて検索のためのキーワードを設定し，PubMedと医中誌から1983年以降2007年12月までの文献を対象として

表9 慢性膵炎診療ガイドライン CQ（clinical question）一覧表

CQ No	CQ 分類		CQ
CQ1-1	診断		病歴聴取，身体診察は慢性膵炎の診断に必要か？
CQ1-2	診断		血中・尿中膵酵素測定は慢性膵炎の診断に有用か？
CQ1-3	診断		胸・腹部単純X線撮影は慢性膵炎の診断に有用か？
CQ1-4	診断		腹部超音波検査(US，造影を含む)は慢性膵炎の診断に有用か？
CQ1-5	診断		コンピュータ断層撮影法(CT)は慢性膵炎の診断に有用か？
CQ1-6	診断		腹部MRIは慢性膵炎の診断に有用か？
CQ1-7	診断		超音波内視鏡検査(EUS)は慢性膵炎の診断に有用か？
CQ1-8	診断		内視鏡的逆行性胆道膵管造影法(ERCP)は慢性膵炎の診断に有用か？
CQ1-9	診断		慢性膵炎の診断に膵外分泌機能検査は有用か？
CQ1-10	診断		病理組織学的検索は慢性膵炎の診断に必要か？
CQ1-11	診断		慢性膵炎と鑑別すべき疾患にはどのようなものがあるか？（膵癌との鑑別は容易か？）
CQ1-12	診断		遺伝子検索は慢性膵炎の診断に有用か？
CQ2-1	病期診断		慢性膵炎の重症度・病期・治療効果の判定は必要か？
CQ2-2	病期診断		臨床徴候(所見)による重症度・病期・治療効果の判定は可能か？
CQ2-3	病期診断		血中・尿中膵酵素測定による重症度・病期・治療効果の判定は可能か？
CQ2-4	病期診断		画像検査は重症度・病期・治療効果の判定に有用か？
CQ2-5	病期診断		膵外分泌機能検査は重症度・病期・治療効果の判定に有用か？
CQ2-6	病期診断		各種耐糖能検査は重症度・病期・治療効果の判定に有用か？
CQ2-7	病期診断		スコア化による重症度・病期・治療効果の判定は可能か？
CQ3-1	基本治療	治療方針	成因，活動性(再燃と緩解)，重症度，病期を考慮した治療は可能か？
CQ3-2	基本治療	治療方針	どのような生活習慣が慢性膵炎の治療に必要か？（アルコール性と非アルコール性で違いはあるか？）
CQ3-3	基本治療	生活指導	アルコール性慢性膵炎の禁酒指導をどのように行うか？
CQ3-4	基本治療	生活指導	慢性膵炎の疼痛緩和に脂肪制限は有用か？
CQ3-5	治療(代償期)	薬物治療	どのような鎮痛・鎮痙薬が慢性膵炎の疼痛に有効か？
CQ3-6	治療(代償期)	薬物治療	消化酵素薬の大量投与は慢性膵炎の疼痛に有効か？
CQ3-7	治療(代償期)	薬物治療	蛋白分解酵素阻害薬は慢性膵炎の疼痛に有効か？
CQ3-8	治療(代償期)	薬物治療	膵石(蛋白栓)溶解療法は慢性膵炎の疼痛に有効か？
CQ3-9	治療(代償期)	薬物治療	麻薬は慢性膵炎の疼痛治療に必要か？
CQ3-10	治療(代償期)	薬物治療	抗うつ薬は慢性膵炎の腹痛に有用か？
CQ3-11	治療(代償期)	内視鏡治療	ESWLを含む内視鏡的治療は慢性膵炎の腹痛に有効か？

（次頁に続く）

(表9の続き)

CQ No	CQ分類		CQ
CQ3-12	治療(代償期)	内視鏡治療	内視鏡的治療中止のタイミングは？(内視鏡的治療をどの程度反復すべきか？)
CQ3-13	治療(代償期)	内視鏡治療	EUS/CTガイド下腹腔神経叢neurolysis(CPN)は慢性膵炎の腹痛に有効か？
CQ3-14	治療(代償期)	外科治療	外科的治療は内視鏡的治療(ESWL併用を含む)無効な腹痛例に有効か？
CQ3-15	治療(代償期)	外科治療	膵管ドレナージ術は慢性膵炎の腹痛に有効か？
CQ3-16	治療(代償期)	外科治療	膵切除術は慢性膵炎の腹痛に有効か？
CQ3-17	治療(代償期)	外科治療	膵管ドレナージ術と膵切除術ではどちらが慢性膵炎の腹痛に対してより有効か？
CQ3-18	治療(代償期)	外科治療	難治性腹痛に膵全摘術(TP)は必要か？
CQ3-19	治療(代償期)	外科治療	内臓神経切離術は慢性膵炎の腹痛に有効か？
CQ3-20	治療(非代償期)	外分泌不全	慢性膵炎治療における適正カロリーと食事内容をどのように決定するか？
CQ3-21	治療(非代償期)	外分泌不全	消化酵素薬は慢性膵炎治療に有効か？
CQ3-22	治療(非代償期)	外分泌不全	消化酵素薬に胃酸分泌抑制薬の併用は有用か？
CQ3-23	治療(非代償期)	外分泌不全	脂溶性ビタミン薬は慢性膵炎治療に有用か？
CQ3-24	治療(非代償期)	糖尿病	膵性糖尿病治療における適正カロリーと食事内容をどのように決定するか？
CQ3-25	治療(非代償期)	糖尿病	経口血糖降下薬は膵性糖尿病に有効か？
CQ3-26	治療(非代償期)	糖尿病	膵性糖尿病におけるインスリン治療開始の指標は何か？
CQ3-27	治療(非代償期)	糖尿病	膵性糖尿病の治療にはどのような血糖コントロールを目標とすべきか？
CQ3-28	治療(非代償期)	糖尿病	慢性膵炎における糖尿病慢性合併症の診断と治療をどのようにすべきか？
CQ3-29	合併症	囊胞	絶飲食/中心静脈栄養/蛋白分解酵素阻害薬は慢性膵炎の炎症性(仮性)膵囊胞の治療に有効か？
CQ3-30	合併症	囊胞	酢酸オクトレオチドは慢性膵炎の炎症性(仮性)膵囊胞の治療に有効か？
CQ3-31	合併症	囊胞	内視鏡的または経皮的ドレナージは慢性膵炎の炎症性(仮性)膵囊胞の治療に有効か？
CQ3-32	合併症	囊胞	慢性膵炎の炎症性(仮性)膵囊胞に対して外科手術は必要か？
CQ3-33	合併症	膿瘍	内視鏡的/経皮的ドレナージは慢性膵炎に合併した膵膿瘍の治療に有効か？
CQ3-34	合併症	膿瘍	慢性膵炎の膵膿瘍に対して外科手術は必要か？

(次頁に続く)

(表9の続き)

CQ No	CQ 分類		CQ
CQ3-35	合併症	その他	IPF（internal pancreatic fistula：膵性胸腹水）に対する適切な治療法は何か？
CQ3-36	合併症	その他	慢性膵炎に伴う胆道狭窄に対する適切な治療法は何か？
CQ3-37	合併症	その他	hemosaccus pancreaticus に有効な治療法は何か？
CQ4-1	予後	内視鏡治療	内視鏡的治療（ESWL の併用を含む）は慢性膵炎の病態進行の阻止に有効か？
CQ4-2	予後	外科治療	外科手術は慢性膵炎の病態進行の阻止に有効か？
CQ4-3	予後	膵癌，その他の癌の危険性	慢性膵炎は癌合併の高リスク群か？
CQ4-4	予後	生命予後	患者の生命予後は何によって規定されるか？（アルコール性と非アルコール性で違いはあるか？）
CQ4-5	予後	経過観察	慢性膵炎患者に対してどのような経過観察が必要か？（アルコール性と非アルコール性で違いはあるか？）

網羅的に文献検索を行った．検索論文総数は英文4,773編，邦文2,548編であり，作成した構造化抄録は592，検索文献比は8.1%であった．文献をMindsの分類に従って，エビデンスの高さにより分類し（表10），できる限りレベルの高いものを採用する方針とした．その結果，最終的に引用された論文は，英文454編，邦文121編の合計575編であり，うちハンドサーチによるものが122編，21.2%であった．

【推奨度・推奨文】

2008年1月18日の第3回ガイドライン統括委員会の合意に基づき，病態および診断には「推奨グレード」を付与しないこと，推奨グレードの統一をはかるため，「Minds診療ガイドライン作成の手引き2007」の推奨グレード分類を改編した日本消化器病学会独自の分類に従って推奨度を決定した（表2，951頁参照）．その結果，CQ3の治療各項目とCQ 4-1, 2, 3の予後に関する各項目にA，B，C1，C2，Dの5段階のいずれかの推奨グレードが与えられた．グレードAが3項目（4.5%），Bが22項目（33.3%），C1が34項目（51.5%），C2

表10　慢性膵炎診療ガイドライン作成におけるエビデンスレベル

I	システマティックレビュー/RCT のメタアナリシス
II	1つ以上のランダム化比較試験による
III	非ランダム化比較試験による
IVa	分析疫学的研究（コホート研究）
IVb	分析疫学的研究（症例対照研究，横断研究）
V	記述研究（症例報告やケースシリーズ）
VI	患者のデータに基づかない，専門委員会や専門家個人の意見

が6項目（9.1%），Dが1項目（1.5%）であった．

【慢性膵炎診療ガイドラインの特徴】

1998年，米国消化器病学会は「慢性膵炎の腹痛に関する診療ガイドライン」を提唱したが，本ガイドラインのように，慢性膵炎の病態，病期を考慮し，患者の予後改善をめざして，その全経過を包括する診療指針は世界的にも例がない．作成にあたっては，十分なエビデンスが得られたわけではないが，現状で用いることが可能な根拠

にできるだけ基づいて作成が進められた．その結果，EUSの慢性膵炎診断における有用性が確認され，またわが国で用いられている慢性膵炎疼痛治療薬の有用性に関するエビデンスが必ずしも十分ではないことや，ESWLや膵管ステントを含む膵石症に対する内視鏡治療の短期における有効性が確認されたこと，慢性膵炎各種病型に対する外科治療の指針が示されたこと，非代償期慢性膵炎の消化吸収障害に対する内科的治療指針や，膵性糖尿病患者の管理・指導指針や治療指針が示された点など多くの成果が得られた．

一方では，引用論文のうちレベルⅢ以上が占める割合は，診断/病期診断で0.58%，治療でも14.6%であり，本疾患の診断や治療に関してエビデンスレベルの高い論文がきわめて不足していることも明らかとなった．本ガイドラインはあくまで1つの指針として臨床現場で利用されるべきものであり，今後はわが国においても，より高いエビデンスを作るための努力が必要と考えられる．

科学的根拠に基づく急性胆管炎の診療ガイドライン
evidence-based guidelines for the management of acute cholangitis

高田忠敬　帝京大学名誉・客員教授・外科

【概念】

科学的根拠に基づく急性胆管炎・急性胆嚢炎の診療ガイドラインは2005年に医学図書出版から出版され，また，世界の専門家が集まってconsensus meetingが2006年に東京で開催され，その英文出版物はTokyo guidelines for the management of acute cholangitis and cholecystitisとして"Journal of Hepato-Biliary-Pancreatic Surgery"（14：1-121, 2007）に掲載されている．なお，このTokyo Guidelinesはon-line journalで，以下のURLで閲覧できる（http://www.springerlink.com/openurl.asp?genre=issue&issn=0944-1166&volume=14&issue=1）．

急性胆嚢炎については，別項に記載がある（815頁）ので，ここでは急性胆管炎について診療ガイドラインに沿って述べる．本項では，主として「科学的根拠に基づく急性胆管炎・胆嚢炎の診療ガイドライン」〔高田忠敬（編）：医学図書出版，2005〕による解説を中心としたが，診断基準ならびに重症度判定はTokyo Guidelinesによった．

急性胆管炎は，胆管閉塞と胆汁感染によって起こる．胆汁は通常無菌であるが，非胆道手術の16%，急性胆嚢炎の72%，慢性胆嚢炎の44%，胆道閉塞患者の50%に胆汁培養が陽性になっている．また，黄疸を伴う総胆管胆石の90%に胆汁から細菌が同定される．なお，胆道の不完全閉塞では完全閉塞より高率に胆汁培養が陽性となっている．bactibiliaの増殖のrisk factorとしては，①高熱，②緊急手術，③急性胆嚢炎の既往，④黄疸の既往，存在，⑤総胆管胆石，⑥総胆管の検査や処置，⑦胆管消化管吻合後，⑧総胆管閉塞などが挙げられている．なお，ERCP後の急性胆管炎の発生は0.5～1.7%とされている．

診断基準については後述するが，これまで急性胆管炎の診断の基本とされていたCharcot triasは50～70%にしかみられず，

表11 推奨度分類(recommendation classification)

A：推奨の効果に対して強い根拠があり，臨床上の有用性も明らか
B：効果に関しての強い根拠があるが，臨床上の有用性がわずか
C：効果を支持する，あるいは否定する根拠が不十分であるが，その効果が有害作用，不都合を上回らない可能性がある
D：有効性を否定するか，害作用を示す中等度の根拠がある
E：有効性を否定するか，害作用を示す強い根拠がある

表12 急性胆管炎の診断基準

A：1. 胆道疾患の既往
　　2. 発熱(悪寒・戦慄を伴うことあり)
　　3. 腹痛(右季肋部または上腹部)
　　4. 黄疸
B：5. ALP，γ-GTP の上昇
　　6. WBC，CRP の上昇
　　7. 画像所見(胆管拡張，狭窄，胆石)

疑診：A のいずれかと，＋B の2項目を満たすもの
確診：(1) A のすべてか，A の2, 3, 4(Charcot trias)のすべてを満たすもの
　　　(2) A のいずれか，＋B のすべてを満たすもの
(ただし，急性肝炎や他の急性腹症を除外できるものとする)

表13 急性胆管炎の重症度判定の考え方

	重症度		
	軽症	中等症	重症
臓器障害の発現	(−)	(−)	(+)
初期治療*への応答	(+)	(−)	(−)

*補液，抗菌薬，鎮痛薬などの保存的治療を初期治療とする．
〔Wada K, Takada T, Kawarada Y, et al : Diagnostic criteria and severity assessment of acute cholangitis : Tokyo Guidelines. J Hepatobiliary Pancreat Surg(JHBPS)14 : 52-58, 2007 より邦訳〕

また重症胆管炎の代表的存在であった急性閉塞性化膿性胆管炎の定義として用いられてきた Reynolds の5徴はわずか数%にみられるだけだということがわかってきた．したがって，これまであいまいに扱われていたことをガイドラインで整理することとなった．

急性胆管炎の死因は，大半が非可逆性のショックによる多臓器不全である．急性胆管炎の死亡率は，1980年以前では57〜65%で，1980年以降で2.5〜27.7%である．

なお，本ガイドラインで用いる推奨度分類(recommendation classification)を表11に示した．

【診断基準】
急性胆管炎の診断基準を表12に示す．

【重症度判定の考え方】
急性胆管炎の重症度判定の考え方を表13に示す．すなわち，軽症は初期治療に応答し治癒できるもの．中等症は初期治療では治らないが，まだ臓器障害がないもので，黄疸などはこの場合には臓器障害にあてはまらないので，多くは黄疸に対する胆道ドレナージが適応となる．重症は，臓器

障害の発現があるので，これに対する処置が第1優先となる．ただし，黄疸があるときには，臓器障害に対する処置とともに胆道ドレナージも適応とされる．

【重症度判定基準 ─ Tokyo Guidelines による】

❶ 軽症胆管炎：初期治療（基本的な補助的ケアと抗菌薬投与）に応じる．

❷ 中等症胆管炎：重症胆管炎のような臓器障害はないが，初期治療に応じない．

❸ 重症胆管炎：以下の臓器・システムの少なくとも1つに障害が起こっているもの．
 (1) 心血管障害：ドパミンやドブタミンの投与が必要となる低血圧
 (2) 神経障害：意識障害
 (3) 呼吸障害：PaO_2/FiO_2 ratio < 300
 (4) 腎障害：血清クレアチニン > 2.0 mg/dL
 (5) 肝障害：PT-INR > 1.5
 (6) 血清学的異常値：血小板値 < 10万/μL

【搬送基準】

胆道ドレナージおよび重症患者の管理ができない場合には，対応可能な施設に速やかに搬送すべきである．

❶ 重症：緊急ドレナージおよび重症患者管理ができない施設では対応可能な施設に緊急搬送する．

❷ 中等症：初期治療に反応しない場合，胆道ドレナージができない施設では対応可能な施設にすみやかに搬送・紹介する．

❸ 軽症：総胆管胆石が存在する場合や初期治療（24時間以内）に反応しない場合は中等症と同様に対応する．

重症胆管炎の治療には重症患者の管理とともに胆道ドレナージが必要であり，重症もしくはその危険性のある胆管炎はその対応が可能な施設において治療する（推奨度A）．

【臨床徴候】

典型的な症状としては，右上腹部痛，悪寒・戦慄を伴った発熱，黄疸が挙げられ，Charcotの3徴として知られているが，すべてを満たすのは約50〜70%である．また，重症胆管炎はReynolds 5徴が有名であるが，これを認めるのは10%未満にすぎない．

【診断に必要な血液検査】

炎症反応（WBC, CRP），T. bil, ALP, γ-GTP の測定（推奨度A）．なお，急性膵炎の合併に注意する必要があり血清アミラーゼ値測定は有用である．

【重症胆管炎の診断に必要な血液検査】

上記検査に加え，アルブミン，クレアチニン，尿素窒素，末梢血血小板数，PaO_2/FiO_2 ratio, PT-INR などの測定．

【急性胆管炎を疑った際，まず行うべき形態学的検査は？】

1) 初診時に超音波検査の施行（推奨度A）：胆管炎における超音波診断は必ずしも容易とはいえない．胆管拡張や胆管壁肥厚，胆道気腫などが参考所見とはなるものの，いずれも特異的ではない．胆管胆石の描出能も特異度には優れるが，感度は良好とはいえない．したがって，超音波検査で胆管炎を否定することは困難で，血液生化学的検査を含めて総合的に判断すべきである．

2) 成因診断におけるMRI, MRCP（推奨度B）：MRCPは特に超音波検査で胆石が特定できなかった場合に成因の検索に適しているが，小胆石の診断には限界がある．

3) 成因診断におけるCT（推奨度B）．

4) 急性胆管炎に対するERCPの意義（推奨度A）：胆管ドレナージを目的としたものは重要である．

【鑑別を要する疾患は？】

上部消化管疾患，消化管穿孔，腸閉塞，急性肝炎，急性膵炎，急性胆嚢炎などの消

```
                急性胆管炎の診断確定       1. 初期治療の開始，抗菌薬の選択
                        │                   （十分な補液，抗菌薬投与）
                        ▼
                 2. 重症度判定            3. どのように治療を進めるのか？
                        │                4. 搬送基準は？
          ┌─────────────┼─────────────┐
        軽症          中等症           重症
                                    呼吸循環管理
                                                   5. 胆道ドレナージ法の選択は？
         │              ▼                          7. 特殊な胆管炎（小児，高齢者，
       一期的手術    胆道ドレナージ                      肝内結石，術後胆管炎）に対す
     6. 一期的手術の適応は？                              る治療法は？
                                                   8. 成因に対する治療法の選択は？
                        ▼
                   成因に対する治療
                  （内視鏡的処置，手術）
```

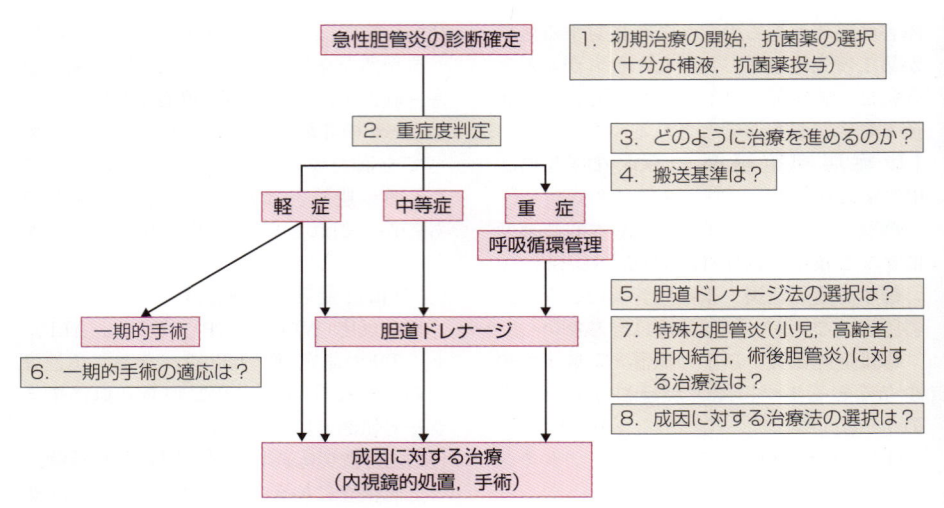

図9 急性胆管炎の診療フローチャート
〔髙田忠敬（編）：科学的根拠に基づく急性胆管炎・胆嚢炎の診療ガイドライン，医学図書出版，2005より転載〕

化器疾患が挙げられる．さらに，胸部疾患や泌尿器疾患など他領域疾患も念頭に置く必要がある．

【術後急性胆管炎に悪性疾患が隠れていないか？】

悪性疾患の術後晩期の胆管炎では，17〜63％に癌の再発が認められる．また，胆道良性疾患の術後でも術後胆管炎は胆管癌発生の危険因子であり，術後胆管炎を繰り返す症例には悪性疾患が隠れている可能性がある．

【どのように治療を進めるか？】

急性胆管炎を疑った場合には診断基準を用いて診断し，さらに重症度判定を行い，重症度に応じた治療を行う．頻回に再評価を行う．診療のフローチャートを図9に示す．

急性胆管炎では原則として，胆道ドレナージ術の施行を前提とした初期治療（全身状態の改善，感染対策）を行うが，急変時に備え，呼吸管理のモニタリングのもとに全身状態の管理を心掛けることが大切である．

❶重症例（ショック，菌血症，意識障害，急性腎不全などの臓器障害のいずれかを認める場合）：適切な臓器サポート（十分な輸液，抗菌薬投与，DICに準じた治療など）や呼吸管理（気管内挿管，人工呼吸管理，昇圧薬の使用など）とともに緊急に胆道ドレナージを行う．

❷中等症例：初期治療とともに速やかに胆道ドレナージを行う．

❸軽症例：緊急胆道ドレナージを必要としないことが多い．しかし，総胆管胆石が存在する場合や初期治療（24時間以内）に反応しない場合には胆道ドレナージを行う．

【胆管炎の初期治療は？】

原則として，胆道ドレナージの施行を前提として，絶食のうえで十分な量の輸液，電解質の補正，抗菌薬の投与を行う（推奨度A）．約75〜80％は保存的治療に反応するが，初期治療に反応しない例においては緊急胆道ドレナージが施行される．

【急性胆管炎における細菌検査はどのように行うか？】

重症，中等症では，早期から積極的に血液培養を行う．

診断的検査や処置など，胆汁を採取する機会があれば，好気性，嫌気性を問わず菌種の同定に努める．

血液培養（推奨度 B），胆汁培養（推奨度 B）．

【急性胆管炎での細菌培養陽性率は？】

一般に健常者での胆汁は無菌であるが，総胆管胆石では細菌培養陽性率が 58〜76％に上昇し，さらに急性胆管炎を併発した場合はほぼ 100％になる．

【同定される菌種は？】

起源は腸内細菌叢がいわれている．好気性菌としては *E. coli*, *Klebsiella*, *Enterococcus*, *Enterobacter* などが高頻度に分離され，次いで，*Streptococcus* spp. や *Pseudomonas*, *Proteus* などがしばしば分離される．嫌気性菌としては *Clostridium*, *Bacteroides* がしばしば分離されるが，多くは好気性菌との複合感染であり，重症例での検出が多いと報告されている．

【抗菌薬はいつから使用するか？】

急性胆管炎の診断がつき次第，使用を開始する（推奨度 A）．

【基本的な投与法，投与量，投与経路は？】

full dose の抗菌薬を静脈投与することが原則（推奨度 A）．

【抗菌薬選択に際して考慮すべきことは？】

1) 想定される起炎菌に対する抗菌力．
2) 抗菌薬の胆道移行性．
3) 胆管炎の重症度．
4) 胆道閉塞の有無．
5) その患者に対する過去の抗菌薬投与歴．
6) その施設での過去の起炎菌検出状況などを考慮する（推奨度 A）．細菌培養検査によって起炎菌が同定された場合には，その菌種，感受性に応じてよりスペクトルの狭い抗菌薬への変更を検討する（推奨度 B）．

【胆管胆汁移行性のよい抗菌薬は？】

ペニシリン系：ペントシリン，ビクシリンなど
セフェム系
　第一世代：セファメジン
　第二世代：パンスポリン，フルマリンなど
　第三，四世代：スルペラゾン，ロセフィン，モダシンなど
ニューキノロン系：パシル，シプロキサンなど
モノバクタム系：アザクタムなど
カルバペネム系：メロペン，チエナムなど
リンコマイシン系：ダラシン S

【急性胆管炎において推奨される抗菌薬の選択基準は？】

1) 初期の重症度に応じた抗菌薬の投与（推奨度 A）．
2) 経過中の細菌検査情報に基づき，より適切な抗菌薬への変更を検討する（推奨度 B）．

(1) 軽症例：大腸菌などの腸内細菌の単一菌感染が原因であることが多い．クラビット，パンスポリン T，フロモックス，セファメジン，ペントシリン．
(2) 中等症第 1 選択薬：第二世代セフェム系（セフメタゾン，フルマリン，パンスポリンなど）．
(3) 重症第 1 選択薬：第三，四世代セフェム系（スルペラゾン，ロセフィン，モダシン，ブロアクトなど）．
(4) 重症第 2 選択薬：ニューキノロン系（パシル，シプロキサンなど）．

嫌気性菌検出あるいは併存が予想される場合：上記のうち 1 剤＋ダラシン S，カルバペネム系（メロペン，チエナムなど）．

【胆道閉塞の存在する場合の抗菌薬投与は？】

胆道閉塞が存在すると抗菌薬の胆道移行性が著しく阻害される．したがって，特に重症例では抗菌薬投与を開始するとともに原則として速やかに胆道ドレナージを行うべきである（推奨度A）．

【胆管ドレナージ法の選択は？】

・内視鏡的胆管ドレナージ（推奨度A）．
・経皮経肝的胆管ドレナージ（推奨度B）．

重症急性胆管炎は保存的治療だけでは救命が困難で，1980年以前の報告によれば致死率が50％以上であった．軽症例を除けば急性胆管炎の治療の根幹は胆管ドレナージである．1980年代以降は内視鏡的胆管ドレナージの普及により胆管炎の死亡率は低下している．なお，手術的よりも内視鏡的胆管ドレナージがRCTにより死亡率，合併症率ともに低いことが明らかになっている．

【内視鏡的ドレナージの方法は？】

ENBDあるいは胆管チューブステントのいずれを選択してもよい．

ESTの付加については患者の状態や術者の技量と判断によって選択すべきである．

【ドレナージのタイミングは？】

その緊急性は重症度によって定まる．重症では適切な臓器サポートと呼吸循環管理とともに緊急胆道ドレナージを行う．中等症では初期治療とともに速やかに胆道ドレナージを行う．軽症では12～24時間の初期治療に反応しなければドレナージを行う．

【患者説明のポイント】

まず，患者の重症度を説明し，それに見合う治療を行う．重症例では致命率の高いことを説明し，抗菌薬を含む重点的な集中治療や緊急胆管ドレナージの必要性を説明する．中等症でも胆管ドレナージの必要性があることを説明する．軽症例でも初期治療に応じない症例では胆管ドレナージが必要になる．治療の根幹に胆管ドレナージがあることを説明し，その手技による合併症も説明する．

【医療スタッフへの注意】

診断基準，重症度判定，搬送基準を十分に理解する．重症度に沿った治療法を選択する．治療の根幹に胆管ドレナージがあることを認識するとともに，より安全に的確に行いうる技術をもった医師に依頼する．なお，病気のみならず治療法による合併症の説明とともに危険度についてのインフォームドコンセントを得るようにする．軽症と軽んずることなく，十分に経過を観察し，重症度の上昇をのがすことなく集中したチェックと治療の重点化が大切である．重症管理や胆管ドレナージの技術に習熟していない施設では搬送を行う．

C型肝炎診療アルゴリズム

treatment algorithm for hepatitis C

建石良介　東京大学消化器内科
小俣政男　地方独立行政法人山梨県立病院機構理事長

C型肝炎ウイルス（HCV）感染は，医療行為や薬物乱用による血液感染の機会が増加した比較的最近に，世界的に広がったと考えられている．わが国では，第二次世界大戦後の覚醒剤流行期に始まり，売血血液輸血などの医療行為を介して1950～1960

年代前半を中心に一般国民に拡散した．1992年にC型慢性肝炎に対するインターフェロン療法がわが国で保険適用となり，後にインターフェロン＋リバビリン併用療法，ペグインターフェロン単独療法，ペグインターフェロン＋リバビリン併用療法が順に認可された．本項ではC型肝炎の自然史から治療適応，治療法の選択を中心に述べる．

1. C型肝炎の自然史

C型急性肝炎ではHCV-RNAは1～2週後に出現，HCV抗体は平均4週後，遅くとも6か月後に陽性となる．無治療の場合のC型急性肝炎の慢性化率は55～85％とされる．C型慢性肝炎の線維化進展は緩徐であり，20～25年で5～20％が肝硬変に至る．ただし，線維化進展速度は患者により異なる．

HCV感染による代償性肝硬変患者は，10年間で30％程度が非代償化する．代償性肝硬変患者の10年生存率が80％であるのに対して，非代償性肝硬変患者では25％とされている．わが国のように肝癌発生率が高い場合，肝硬変が非代償化する前に肝癌が発生する可能性のほうが大きい．

2. C型肝炎の検査

C型肝炎罹患の可能性の高い対象に，スクリーニング検査としてまずHCV抗体検査を行う．HCV抗体陽性であれば，HCV-RNA検査により感染があることを確認する．インターフェロン治療の際にはHCV-RNA定量・ジェノタイプあるいはセロタイプ検査を行い，また必要に応じて肝生検を行う．

3. C型慢性肝炎の治療（インターフェロン＋リバビリン併用療法）

【目標】

C型慢性肝炎の治療目標は，肝線維化の進行を抑え，肝硬変への移行を阻止し，肝臓関連合併症，特に肝発癌を抑制することである．

【適応】

治療は，肝疾患の程度，インターフェロン治療の副作用，期待できる治療効果，合併症の有無により個別に決定される．ジェノタイプ1型の患者は，ジェノタイプ2，3型の患者に比し，治療に対する反応性が悪いことはよく知られているが，ジェノタイプ自体は治療を行わない理由にはならな

表14 インターフェロン治療の絶対的・相対的禁忌

絶対的禁忌	相対的禁忌
現在あるいは過去の神経症あるいは重篤なうつ病 好中球減少症および/あるいは血小板減少症 肝臓以外の臓器移植 症候性心疾患，心不全，冠動脈疾患 非代償性肝硬変 コントロールされていない痙攣 腎，心，あるいは肺移植患者 未治療の甲状腺機能亢進症 妊娠中 重篤な高血圧 閉塞性肺疾患 3歳以下 HCV治療薬に薬剤過敏症がある	コントロールされていない糖尿病 自己免疫性疾患，特に甲状腺炎 うつ病の既往 コントロールされていない高血圧 網膜症 乾癬 症候性心疾患あるいは重篤な血管病

表 15 リバビリン治療の絶対的・相対的禁忌

絶対的禁忌	相対的禁忌
腎不全	コントロールされていない高血圧
貧血	高齢
異常ヘモグロビン症	冠動脈疾患のリスク
重篤な心疾患	貧血
妊娠，確実でない避妊法	

い.
　組織学的に軽度の患者を治療する利点は確定していない．肝線維化がないあるいはほとんどない患者では，症状があるか肝生検で高度の活動性がない限り，抗ウイルス療法は必ずしも必要ではない．
　非代償性肝硬変の患者は一般的に現在の抗ウイルス薬での治療は行われるべきではない．代わりに，適応があれば，肝移植を考慮すべきである．
　インターフェロン(ペグ化製剤を含む)およびリバビリンの絶対的・相対的禁忌を表 14，15 に示す．

【標準療法】
　1 型高ウイルス量(100 KIU/mL 以上)の患者に対し，ペグインターフェロン＋リバビリン 48 週投与が，それ以外の(2 型あるいは 1 型低ウイルス量)患者に対してペグインターフェロン＋リバビリンの 24 週投与が保険適用となっており，それぞれ第 1 選択と考えられている(図 10).
　投与量に関しては，わが国ではジェノタイプ 1 型かつ高ウイルス量に対しペグインターフェロン α-2b 60〜150 μg あるいはペグインターフェロン α-2a 180 μg ＋リバビリン 600〜1,000 mg，それ以外に対しペグインターフェロン α-2a 180 μg またはペグインターフェロン α-2b 60〜150 μg ＋リバビリン 600〜1,000 mg が標準的である．
　ウイルス駆除率の低いセロタイプ 1 高ウイルス量の患者や，比較的駆除率の高いセロタイプ 2 の患者に対して，治療期間をより長くあるいはより短くすることにより，効率的な治療を行う試みがなされている．セロタイプ 1 の初回治療患者に対して，標準の 48 週と半年間治療期間を延長した 72 週の治療期間で SVR(sustained virological response)を比較し，72 週投与で 10% 強の駆除率の上昇が認められたと報告されている．一方，セロタイプ 2 の患者では標準の 24 週投与に対し，4 週の時点でウイルスが 2 log 以上の低下を認めた症例で 12 週投与とし，24 週投与と同等の駆除率，より低い副作用の発生率であったと報告されている．

【効果判定】
　治療開始後早期の治療効果を示す EVR (early virological response)については，12 週での判定で陰性化または治療前 RNA 量と比較して 1/100 以上の低下と定義される．さらに早期の投与開始 4 週の時点での HCV-RNA の陰性化は RVR(rapid virological response)と定義される．インターフェロン治療の最大の目標であるウイルス駆除を実質的に表す SVR は治療終了後 24 週の HCV-RNA 陰性をもって定義されている．

【治療成績】
　わが国で行われた臨床試験におけるジェノタイプ 1 型かつ高ウイルス量患者に対するペグインターフェロン＋リバビリン併用療法 48 週投与の SVR 率は，ペグインターフェロン α-2b ＋リバビリンで 43%，ペグインターフェロン α-2a ＋リバビリンで 61% であった．ジェノタイプ 1 型低ウイルス量患者およびジェノタイプ 2 型患者

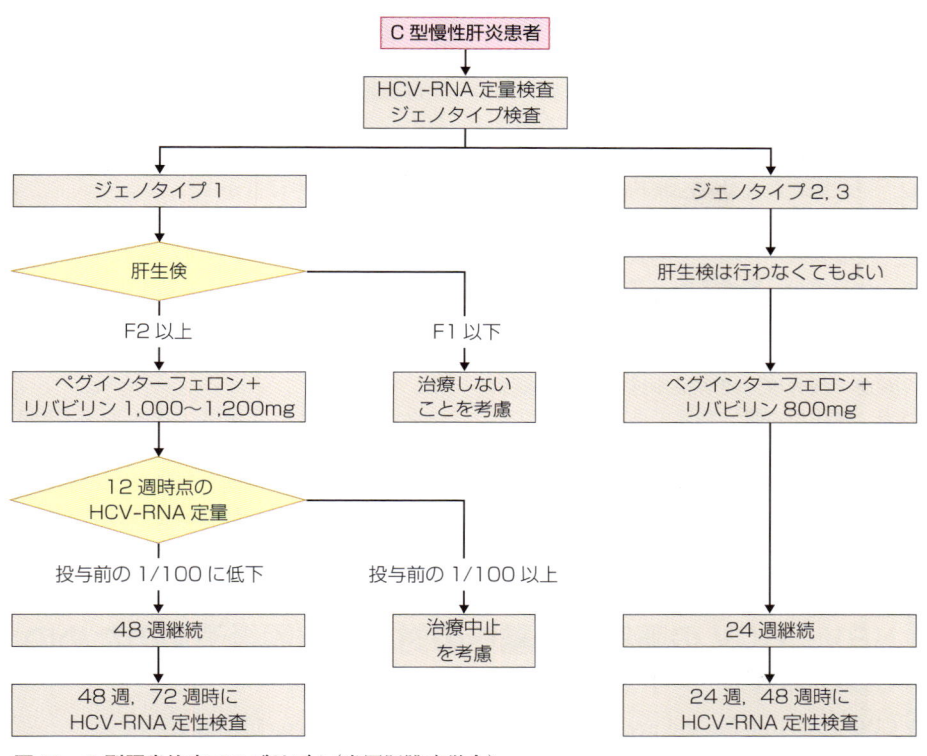

```
                    ┌─────────────────┐
                    │ C型慢性肝炎患者  │
                    └────────┬────────┘
                    ┌────────┴────────┐
                    │ HCV-RNA定量検査 │
                    │ ジェノタイプ検査 │
                    └────────┬────────┘
              ┌──────────────┴──────────────┐
      ┌───────┴───────┐              ┌──────┴──────┐
      │ ジェノタイプ1  │              │ジェノタイプ2,3│
      └───────┬───────┘              └──────┬──────┘
          ┌───┴───┐                  ┌──────┴──────┐
          │ 肝生検 │                  │肝生検は行わ  │
          └───┬───┘                  │なくてもよい  │
      F2以上 │ │ F1以下              └──────┬──────┘
    ┌────────┘ └─────┐                     │
┌───┴────────┐  ┌────┴─────┐    ┌──────────┴──────────┐
│ペグインターフェロン+│  │治療しない│    │ペグインターフェロン+│
│リバビリン1,000～ │  │ことを考慮│    │リバビリン800mg    │
│1,200mg         │  └──────────┘    └──────────┬──────────┘
└────────┬───────┘                              │
     ┌───┴────┐                                 │
     │12週時点の│                                │
     │HCV-RNA定量│                              │
     └───┬────┘                                 │
  投与前の1/100に低下 │ 投与前の1/100以上        │
  ┌─────┘   └─────┐                            │
┌─┴────┐      ┌────┴───┐               ┌──────┴──────┐
│48週継続│      │治療中止 │               │ 24週継続    │
└──┬───┘      │を考慮   │               └──────┬──────┘
   │          └─────────┘                      │
┌──┴──────────┐                    ┌──────────┴──────────┐
│48週,72週時に  │                    │24週,48週時に        │
│HCV-RNA定性検査│                    │HCV-RNA定性検査      │
└───────────────┘                    └─────────────────────┘
```

図10　C型肝炎治療アルゴリズム（米国肝臓病学会）

に対するペグインターフェロンα-2b＋リバビリン24週投与のSVR率は，88％であった．

ペグインターフェロンα-2a 90μg, 180μg 48週単剤投与のSVR率は，それぞれ27％，36％であった．

【治療効果予測因子】

インターフェロンSVR率に影響する因子は，年齢，性，ウイルスジェノタイプ，HCV-RNA量，interferon sensitivity determining region（ISDR）変異の有無，肝の線維化の程度，肝への鉄沈着量，インターフェロン投与量・投与期間，リバビリン併用の有無，コンセンサスインターフェロン使用の有無である．

先述のRVRおよびEVRを用いて，ペグインターフェロン＋リバビリン併用48週投与のSVR率を予測することができる（表16）．12週時点でEVRが得られなかった症例では，54例中1例（1.9％）しかSVRが得られなかった．

表16　ジェノタイプ1型高ウイルス量に対するインターフェロンとリバビリン併用48週投与の国内臨床試験の結果によるウイルス陰転化の時期とSVR率

ウイルス陰転化の時期	該当者	SVR	SVR率（％）
4週時点	23	23	100
12週時点	121	86	71.1
12週以降	49	12	24.5
陰転化せず	61	0	0

【副作用】

ペグインターフェロンとリバビリン併用療法の副作用は，およそ75％の患者に出現する．インターフェロンに関連する副作用は好中球減少，抑うつ，甲状腺機能低下症，甲状腺機能亢進症，精神神経症状，視覚障害，疲労，筋肉痛，頭痛，嘔気・嘔吐，皮膚過敏症，微熱，不眠症，間質性肺炎，体重減少，聴覚障害，耳鳴，脱毛，腎障害，糖尿病，自己免疫疾患，口腔病変であり，リバビリンに関連する副作用は溶血性貧血，疲労感，皮膚掻痒感，皮疹，副鼻腔炎，新生児奇形，痛風である．インターフェロンとリバビリンの併用による副作用関連死として自殺，心筋梗塞，敗血症，脳卒中の報告がある．

4．その他のC型慢性肝炎治療

静脈注射用グリチルリチン製剤は10年以上の長期投与により発癌率を低下させる可能性があり，血清ALT値が低下した例のほうが発癌率は低かった．

ウルソデオキシコール酸は血清ALTやγ-GTP値を改善する可能性がある．

瀉血（除鉄）療法はALT値を改善し，肝炎の活動性を沈静化させると考えられ，肝線維化および発癌を抑制する可能性がある．

余命1～2年の肝硬変，すなわちChild C，治療困難な腹水，繰り返す消化管出血，重度の脳症，細菌性腹膜炎などを合併する患者では，脳死肝移植を考慮すべきである．

HBV，HCVの職業上曝露への対応と曝露後予防のためのCDCガイドライン
CDC guideline for the prevention of hepatitis B and C virus infection

矢野公士　国立国際医療センター国府台病院肝炎・免疫研究センター研修推進室医長
八橋　弘　国立病院長崎医療センター・臨床研究センター

CDCガイドライン，2005年のヨーロッパのガイドラインなど，欧米での主張はいずれもHBワクチン反応が認められた個体ではたとえHBs抗体が陰性化しても追加接種は不要である（免疫不全者を除く）とするものである．

わが国では定まったガイドラインがなく，多くの施設では，新規採用者および定期職員検診でHBs抗体を測定し，HBs抗体が陰性である場合にHBワクチンの新規接種が行われ，抗体価が下がってくると追加接種を行う場合が多いと推察されるが，本ガイドラインに基づくとすべてが必要のない業務にあたる．筆者らの施設でも，数年前から，ワクチン反応性が確認されている職員に対してはその後，抗体価が下がっても追加接種を行わない方針とした．一方で，ワクチン未接種の医療従事者はまだまだゼロではなく，他の病院で長年勤務していたにもかかわらず，未接種のままだったというケースにもしばしば遭遇する．まずは，HBワクチンを，リスクのある医療関係者に100％浸透させることが，なにより重要である．

C型急性肝炎発症後のインターフェロン（IFN）療法の有効性に関しては，最近もいくつかの報告がなされているが，そのタイミングと使うIFNの量，期間についてはいまだコンセンサスは得られていない．

本ガイドラインの原本は，http://www.

```
HBワクチン3回                    反応       抗体価モニター不要,曝露後HBIG,
接種(1回目),就                    あり       ワクチン不要
業施設,病院がコ
スト的に有利とみ   1~2か月後                                              反応なし
なさない限り,既   に抗体価測定                                              ┌──────────┐
感染のスクリーニ                              HB ワクチン   1~2か月後に     │以後の曝露前│
ングは不要                         ┌─────→  3回接種     →抗体価測定     │ワクチン接種│
                                  │         (2回目)                        │は行わない  │
                                  │                                         │無反応者とし│
                                  反応       または                          │て曝露時の  │
                                  なし                                       │HBIG必要性  │
                                  │                         陽性 ┌─────────┐│について説明│
                                  │         HBs抗原        →   │キャリアと  │└──────────┘
                                  └─────→  を測定              │してカウンセ│
                                                            陰性 │リング,フォロー│
                                                                 └─────────┘
```

反応あり：HBs抗体価≧10mIU/mL
反応なし：HBs抗体価＜10mIU/mL

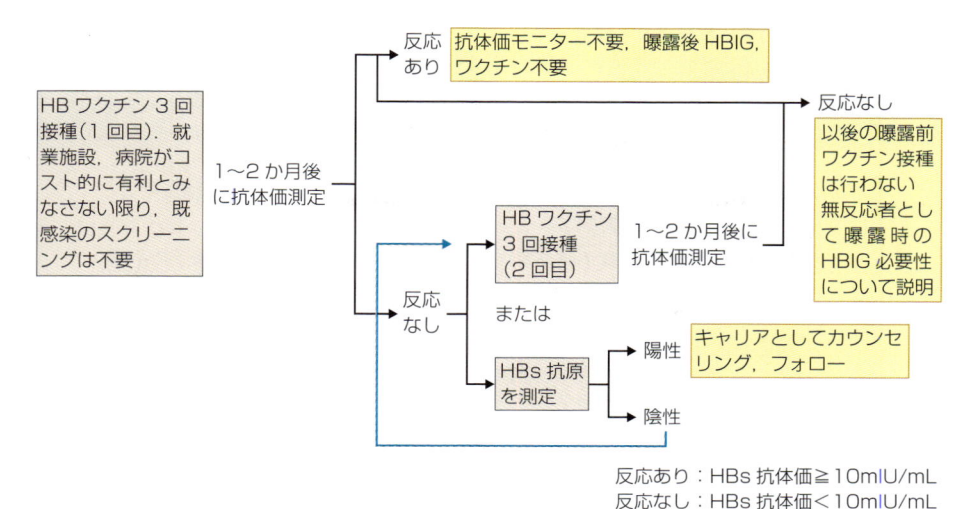

図11　CDC ガイドラインによる HBV 曝露前予防のストラテジー
(対象：血液に触れる可能性のある医療従事者)

cdc.gov/ncidod/dhqp/gl_occupational.html で入手可能であるので参考にされたい．また，優れた邦訳書〔矢野邦夫（訳）：メディカ出版，2001〕も出版されており，本項執筆の際も参考にさせていただいたことを付記する．以下に職業上曝露のCDCガイドラインを解釈に必要な箇所を本文から抜粋する形で紹介する．

【HBV】

❶**職業上伝播の危険性**：HBV 汚染針による創傷を受けた医療従事者の研究によると，血液がHBs抗原，HBe抗原両方とも陽性の場合，臨床的に問題となる肝炎発症のリスクは22～31％であり，血清学的にHBV感染が証明されるリスクは37～62％である．また，HBs抗原陽性かつHBe抗原陰性の血液に汚染された針による臨床的な肝炎発症リスクは1～6％であり，血清学的にHBV感染が証明されるリスクは23～37％である．しかし，経皮的創傷と関連づけられる医療従事者のHBV感染はむしろ少数派であり，原因がわからない場合も非常に多い．

❷**曝露前予防**(図11)：血液，体液などに接触する可能性のある職種の人はHBワクチンの3回接種コースを受けるべきである．既感染の有無を調べるための血清学的スクリーニングは，その施設がコスト的に有利であるとみなさない限り不要である．HBワクチンは常に三角筋に筋肉注射すべきである．感染のリスクが高い場合は3回目のワクチンの1～2か月後にHBs抗体検査を行い，反応があった場合(HBs抗体価が10 mIU/mL以上)は，その後，曝露後接種の必要はない．その後のHBワクチンのブースター接種も必要ないし，定期的な抗体価モニターも推奨されない．最初のワクチンコースに反応しない人に対しては，直ちにもう一度3回接種コースを行うか，HBs抗原を検査すべきである．陽性の場合はキャリアとしてフォローし，陰性の場合は2回目のワクチンコースを行う．2回目のワクチンコースに反応がない場合，以後のワクチン接種は行わず，無反応者として曝露時のHBIG(HBV 免疫グロブリン)の必要性について説明を行う．

表17 HBV曝露の際に推奨される曝露後予防

曝露した医療者の ワクチン接種とワ クチン反応状況[*1]		治療		
		感染源がHBs 抗原陽性	感染源がHBs 抗原陰性	感染源が不明ない し検査できない
ワクチン 未接種		HBIG[*2]を1回接種し，HBワクチン3回のコースを開始する	HBワクチンコース(3回)を開始する	HBワクチンコース(3回)を開始する
ワクチン 既接種	反応良好だったことがわかっている[*3]	曝露後予防不要	曝露後予防不要	曝露後予防不要
	反応不良だったことがわかっている[*4]	HBIGを1回接種し，HBワクチン3回のコースを開始する[*5] または，HBIGを2回投与する[*5]	曝露後予防不要	患者がハイリスク患者であればHBs抗原陽性と同等として対応する
	抗体反応状況がわからない	HBs抗体を測定し， 1. 十分な反応[*3]であれば治療は不要 2. 反応が不十分[*4]であればHBIGを1回投与し，ワクチン1回のブースターを行う	曝露後予防不要	曝露した人のHBs抗体を測定し， 1. 十分な反応があれば治療は不要 2. 反応が不十分であれば，ワクチンを追加接種し1〜2か月後に抗体価を再測定する

[*1] HBVに感染したことのある人は再感染に免疫があり，曝露後予防の必要性はない．
[*2] HBIG(HBV免疫グロブリン)は0.06 mL/kgを筋肉注射．
[*3] 「反応良好者」「十分な反応」とはHBs抗体価が10 mIU/mL以上のことをいう．
[*4] 「反応不良者」「反応が不十分」とはHBs抗体価が10 mIU/mL未満のことをいう．
[*5] HBIGの1回投与およびその後の3回ワクチン接種はいまだ2回目のコースを完了していない場合に，HBIGの2回投与は2回の3回コース接種を行ってもなお反応しない場合に選択される．

❸**曝露後予防**：曝露した人のワクチン接種状況や反応状況は再評価されるべきである．表17に曝露源の人のHBs抗原状況および曝露を受けた人のワクチン接種と反応状況に基づいた経皮，粘膜曝露に対する予防勧告の要約を示す．

HBIGやHBワクチンが必要と考えられる場合は，曝露後できる限りすぐに(望ましくは24時間以内)投与されるべきである．ワクチンは，HBIGと同時に，異なる場所に接種されるべきである．HBs抗原陽性の血液または体液に曝露した人が最初の3回ワクチン接種に反応しなかった人であれば，HBIGが1回投与され，曝露後可能な限り早期のワクチン接種を最初の接種としてHBワクチンの3回コースを開始すべきである．その代わりに，1か月後にHBIGをもう1回接種してもよい．

【HCV】

❶**職業上伝播の危険性**：HCVは，職業上の血液曝露によって伝播する確率は低い．HCV陽性の感染源からの偶発的・経皮的曝露によりHCV抗体が陽転化する確率は1.8%(範囲：0〜7%)である．粘膜が血液に曝露されることによる感染は稀であり，医療従事者が正常もしくは異常な皮膚

への曝露により感染したとする報告もない．HCVはHBVに比し，ウイルスを混入している血液による環境汚染が，医療ケアにおける伝播の重大な危機とはならない．例外は血液透析の現場であり，ここでは環境汚染と不十分な環境制御に関連したHCV伝播が起こっていると推察されている．

❷曝露後予防：HCV陽性血液への曝露後予防に免疫グロブリン製剤や抗ウイルス薬は推奨されない．

曝露後対応の主眼は，早期に慢性化したC型肝炎を同定し，治療の選択を行うことである．

HCV曝露のフォローアップは次のように行う．

1) 曝露源の人のHCV抗体検査を施行する．

2) 曝露した人には
・HCV抗体およびALTのベースライン検査を行う．
・HCV抗体およびALTのフォローアップを行う（例えば，4〜6か月後）．さらに早期に診断が望まれるのであればHCV-RNAを4〜6週目に測定してもよい．

3) 酵素免疫アッセイで陽性の結果はすべて遺伝子組み換え免疫ブロットアッセイ（RIBA）で確認する．

HCV感染の急性期での治療を行うためのガイドラインはない．しかし，HCV感染の早期に抗ウイルス治療を行った場合は晩期に行うよりも有効性が高い可能性が示されている．HCV感染が早期に同定された場合，患者はこの領域に詳しい専門家に紹介されるべきである．

C型肝炎の診療ガイドライン
guidelines of diagnosis and treatment of chronic hepatitis C

熊田博光　虎の門病院分院長

毎年C型慢性肝炎に対する治療のガイドラインが，厚生労働省の班会議で作成され公表されている．本項では，平成19年度の，現在最も新しいC型慢性肝炎に対するガイドラインを示す．

まず，C型慢性肝炎に対する初回治療のガイドライン（表18）は，genotype 1の高ウイルス量症例では，ペグインターフェロンα-2bとリバビリン併用療法の48週間，あるいはペグインターフェロンα-2aとリバビリン併用療法48週間を標準投与とし，genotype 2の高ウイルス量症例は，ペグインターフェロンα-2bとリバビリン併用療法の24週間投与を標準投与とした．

一方，低ウイルス量のgenotype 1に関しては，インターフェロン単独療法の24週間投与，あるいはペグインターフェロンα-2aの24〜48週間投与を標準投与とした．低ウイルス量のgenotype 2に関しては，インターフェロンの8〜24週間連日および間欠投与法，あるいはペグインターフェロンα-2aの24〜48週間投与が標準投与である．

一方，C型慢性肝炎に対する再治療のガイドラインの基本概念は，初回治療の無効の要因を検討し，治癒目的の治療か，進展予防（発癌予防目的）をめざしたALT値の正常化あるいは安定化のための治療法かを選択すべきであるとしている（表19）．

さらに，平成19年度のC型慢性肝炎治

表 18 C 型慢性肝炎に対する初回治療ガイドライン

	genotype 1	genotype 2
高ウイルス量 1 Meq/mL 5.0 log IU/mL 300 fmol/L 以上	ペグインターフェロンα-2b(ペグイントロン)＋リバビリン(レベトール)(48週間) ペグインターフェロンα-2a(ペガシス)＋リバビリン(コペガス)(48週間)	ペグインターフェロンα-2b(ペグイントロン)＋リバビリン(レベトール)(24週間)
低ウイルス量 1 Meq/mL 5.0 log IU/mL 300 fmol/L 未満	インターフェロン(24週間) ペグインターフェロンα-2a(ペガシス)(24〜48週間)	インターフェロン(8〜24週間) ペグインターフェロンα-2a(ペガシス)(24〜48週間)

表 19 C 型慢性肝炎に対する再治療ガイドライン

C 型慢性肝炎に対してインターフェロン(IFN)の再治療は初回治療の無効の要因を検討し，治癒目的の治療か，進展予防(発癌予防)をめざした ALT 値の正常化，あるいは安定化のための治療法かを選択すべきである

1. 初回 IFN 無効例への再投与は IFN＋リバビリン併用療法が，治療の基本である
2. リバビリン併用療法の非適応例あるいはリバビリン併用療法で無反応例では，IFN の長期投与が望ましい．なお，IFNα製剤(peg 製剤を除く)は，在宅自己注射が可能
3. IFN 非適応例および IFN で ALT 値の改善が得られない症例は肝庇護薬(SNMC，UDCA)，瀉血療法を単独あるいは組み合わせて治療する
4. 進展予防(発癌予防)をめざした治療の ALT 目標値は Stage 1(F1)では，持続的に基準値の1.5 倍以下に control する．Stage 2〜3(F2〜F3)では，極力正常値 ALT ≦ 30 IU/L に control する
5. リバビリン併用療法を行う場合には治療効果に寄与する因子である，年齢，性別，肝疾患進行度，HCV ウイルスの遺伝子変異(core 領域 70, 91 の置換，ISDR 変異)などを参考にし，治療法を選択することが望ましい

表 20 C 型慢性肝炎の治療(ガイドラインの補足)

1. HCV genotype 1b，高ウイルス症例へのペグインターフェロン＋リバビリン併用療法の投与期間延長(72 週間投与)の基準：投与開始 12 週後に HCV-RNA 量が前値の 1/100 以下に低下するが HCV-RNA が陽性(real time PCR)で，36 週までに陰性化した例では，プラス 24 週(トータル 72 週間)の投与期間延長が望ましい
2. 1b，高ウイルス症例へのペグインターフェロン＋リバビリン併用療法で，投与開始 24 週後に HCV-RNA が陽性(real time PCR)でも ALT 値正常化例は，48 週まで継続治療を行い，治療終了後の長期 ALT 値正常化維持をめざす
3. ペグインターフェロン＋リバビリン非適応例・無反応例に対するインターフェロン単独長期療法は，最初の 2 週間は通常量の連日または週 3 回間欠投与とし，最大 8 週間で HCV-RNA が陰性化しない症例は通常量の半分量を長期投与する

表21 発癌抑制をめざした血清 ALT 正常 C 型肝炎例への抗ウイルス治療ガイドライン

ALT 値	血小板数	
	$\geq 15 \times 10^4/\mu L$	$< 15 \times 10^4/\mu L$
≤ 30 IU/L	2〜4 か月ごとに血清 ALT 値フォロー ALT 異常を呈した時点で完治の可能性，発癌リスクを評価し，抗ウイルス療法を考慮	線維化進展例がかなり存在する 可能なら肝生検を施行し F2/A2 以上の例に抗ウイルス療法を考慮 肝生検非施行例は 2〜4 か月ごとに血清 ALT 値を測定し，異常を示した時点で抗ウイルス療法を考慮
31〜40 IU/L	65 歳以下は抗ウイルス療法を考慮	慢性肝炎治療に準じる*

*遺伝子型，ウイルス量，年齢などを考慮し，通常の C 型慢性肝炎治療に準じて，治療法を選択する．

療の補足として表20を推奨することとした．

また，発癌抑制をめざした ALT 値正常症例に対する抗ウイルス治療のガイドライン（表21）は，従来と同様に，血小板と ALT 値を基準にして 4 つの群に分けている．ALT 値正常症例に対する治療効果の検討では，ALT 値異常例と同等の治療効果が得られている．したがって，血小板が 15 万/μL 以上で ALT 30 IU/L 以下の症例では，2〜4 か月ごとに血清 ALT 値をフォローし，異常を呈した時点で完治の可能性・発癌リスクを考えて抗ウイルス療法を考慮した．

一方，血小板 15 万/μL 未満の症例は，線維化がかなり進行している症例が存在することから，可能であれば肝生検を施行し F2/A2 以上の症例に抗ウイルス療法を考慮した．一方，ALT 値が 31〜40 IU/L に関しては，血小板 15 万/μL 以上で，65 歳以下の症例は，抗ウイルス療法治療を考慮した．血小板 15 万/μL 未満に関しては，慢性肝炎の治療に準じることとした．

現在，こうしたガイドラインにより，C 型肝炎の治癒率は全体で約 70% まで効果が上がっており，標準投与のガイドラインとして広く使われている．

NASH・NAFLD の診療ガイドライン

guideline for the treatment of non-alcoholic steatohepatitis (NASH)/non-alcoholic fatty liver disease (NAFLD)

橋本悦子　東京女子医科大学教授・消化器内科

非アルコール性脂肪性肝疾患（NAFLD）は，病態がほとんど進行することのない単純性脂肪肝と，肝硬変や肝細胞癌に進行する非アルコール性脂肪性肝炎（NASH）からなる．NAFLD は，メタボリックシンドロームの肝病変といわれ，メタボリックシンドロームの急増に伴いその頻度はわが国の成人男性の 10〜30%，女性では約 10% となった．NAFLD は比較的新しい疾患概念で，病態解析，診断，治療がいまだ十分に確立されていない．NAFLD，NASH に対する理解を広め，共通の基盤のもとに治療法や予後を検討する必要がある．本ガイドラインでは，定義・分類，疫学，病因・

病態，予後，検査所見，病理，治療法について，最新の情報を簡潔にまとめた．

【定義・分類】

脂肪性肝疾患は，アルコール性と非アルコール性（NAFLD）に分類され，組織診断は，肝細胞の脂肪沈着のみを認める単純性脂肪肝（simple steatosis）と，脂肪化に肝細胞の膨化・壊死・炎症・線維化を伴う脂肪性肝炎（steatohepatitis）に分かれる．NAFLDは，アルコール性肝障害をきたすような明らかな飲酒歴（アルコール量：20～30g以下/日）がないにもかかわらず，大滴性の脂肪沈着を特徴とする肝障害と定義され，予後良好な単純性脂肪肝と進行性のNASHからなる．NAFLDの約10％がNASHで，5～10年で5～20％が肝硬変に進行し，進行例では肝細胞癌を発症する．そして，ウイルス性（HCV，HBV），自己免疫性のような成因の明らかな慢性肝疾患は除外する．

【疫学】

NAFLDの発症には人種差がみられ，同じ肥満度で比較するとアジア人で高頻度である．わが国の有病率は，成人の10～30％で，性差では50歳代までは男性で有病率が高いが，閉経後は男女ほぼ同率となる．一般人口における性年代別のNAFLDの有病率は，肥満，メタボリックシンドロームの頻度とパラレルである．高度肥満者では約80％，糖尿病例では約50％，高脂血症では約40％の人がNAFLDを合併している．

肝生検により診断されるNASHの頻度に関しては検討は少ないが，人口の1～3％と推測され，NASHでは，単純性脂肪肝に比べて肥満や生活習慣病などのリスクファクターの重複合併例が多い．わが国での肝硬変の成因の検討では，肝硬変のうち2～6％がNASHに起因することが明らかになった．

【病因・病態】

NASHの発症機序は，first hitとして肝細胞への中性脂肪の沈着（脂肪肝）が起こり，さらにsecond hitとしての肝細胞障害要因が加わり発症するとするtwo-hit theoryが広く支持されている．インスリン抵抗性を基盤に，second hitとして過剰の遊離脂肪酸，酸化ストレス，ATP欠乏，ミトコンドリア機能不全など多数の因子の関与が考えられている．

NAFLDは，90％以上の症例で肥満や生活習慣病を合併する．単純性脂肪肝と初期のNASHではその病態に差を認めない．自覚症状を欠く症例が多く，診断の契機は，定期健康診断の画像診断で脂肪肝を指摘され，脂肪肝をきたす病因（アルコールやC型肝炎など）が否定されてNAFLDと診断される．自覚症状がないため診断時，既に肝硬変と診断される症例はNASHの10～20％である．

【予後】

NAFLDは，単純性脂肪肝とNASHからなるが，単純性脂肪肝は病態が進行することはほとんどない．NASHの予後はまだ十分に明確にされていないが，5～10年で5～20％の症例が肝硬変に進行すると考えられている．また，NASHにおいても，線維化のほとんどない症例から，高度線維化（bridging fibrosis：F3）や肝硬変（F4）を呈する症例まで幅広く，線維化の軽い症例では予後良好であるが，NASH肝硬変では，5年肝細胞癌発癌率は0～15％，5年生存率は60～90％である．そして，死因の約80％は肝不全で，肝不全例の多くは肝細胞癌を合併している．

【血液検査所見】

NAFLDでは，トランスアミナーゼが正常の症例もあり，画像診断あるいは肝組織での脂肪沈着の証明，さらにNASHでは肝生検組織診断が必要である．侵襲を伴う肝生検検査に代わってNASHの診断に有

表22 NAFLDの病理診断

NAFLD activity score

脂肪沈着（脂肪沈着を認める肝細胞の率）
　0 = 5%以下
　1 = 5〜33%
　2 = 33〜66%
　3 = 66%以上
小葉（実質）の細胞浸潤（炎症巣の評価，200倍の拡大）
　0 = なし
　1 = 2か所未満
　2 = 2〜4か所
　3 = 5か所以上
肝細胞の風船様変性（膨化した肝細胞の数）
　0 = なし
　1 = 数個
　2 = 多数

NAS	病理診断
5以上	probable or definite NASH
3〜4	uncertain
≦2	not NASH

fibrosis stage

1. perisinusoidal あるいは periportal
　1A　軽度　　zone 3*の perisinusoidal
　1B　中等度　zone 3 の perisinusoidal
　1C　門脈域　あるいは　門脈域周囲
2. perisinusoidal に加えて periportal
3. bridging fibrosis
4. 肝硬変

*zone 3：中心静脈周囲．
(Kleiner DE, Brunt EM, Van Natta M, et al：Design and validation of a histological scoring system for nonalcoholic fatty liver disease. Hepatology 41：1313-1321, 2005 より作成)

用な特徴的血液マーカーの開発が急がれる．

NAFLDの血液検査では，ALT優位のトランスアミナーゼの上昇やγ-GTPの軽度上昇を認める．単純性脂肪肝とNASHの鑑別に，トランスアミナーゼ高値，高度のインスリン抵抗性（HOMA-IR），高感度CRP高値，酸化ストレスマーカー高値（thioredoxin, malondiadehyde, 4-hydroxynonenal, nitric oxide など），アディポサイトカイン異常（アディポネクチン低値，レプチン高値，TNF-α高値）が有用とする報告がある．しかし，進行したNASH以外は，血液検査や画像診断で単純性脂肪肝とNASHの鑑別は難しい．NASH肝硬変を疑う所見は，高齢者，高度の肥満，2型糖尿病，AST/ALT比が1以上（NASHでは，F3：bridging fibrosis までは ALT優位の上昇を示す），血小板数低値，線維化マーカー（ヒアルロン酸，

Ⅳ型コラーゲン7S)の上昇，肝機能低下などである．

【病理所見】

Matteoniらの分類に基づくNAFLDの病理分類，Kleinerらによる肝組織所見のスコア化による単純性脂肪肝とNASHの鑑別を含む分類が代表的である．

❶ **Matteoniの分類**：NAFLDを4型に分類している．Type 1：脂肪沈着のみ，Type 2：脂肪沈着＋実質の炎症性細胞浸潤，Type 3：脂肪沈着＋肝細胞の風船様変性(膨化)，Type 4：Type 3に加えてさらにMallory体やfibrosisを認めるものと4群に分類し，各Typeの長期予後の検討から，Type 1+Type 2を脂肪肝，肝硬変への進展や肝関連死の頻度が有意に高いType 3+Type 4をNASHとした．

❷ **NAFLDスコアリングシステム**：脂肪沈着(steatosis：0〜3)，実質の細胞浸潤(lobular inflammation：0〜3)，肝細胞の風船様変性(hepatocellular ballooning：0〜2)をスコア化し(NAFLD activity score：NAS)，5以上をNASHとし，3未満はNASHでないとし，その間は境界域とし，単純性脂肪肝との鑑別に利用することが提案された(表22)．線維化に関しては，Stage 1は，軽度の中心静脈周囲のperisinusoidal fibrosisを1A，中等度の中心静脈周囲のperisinusoidalを1B，門脈域あるいは門脈域周囲の線維化を1Cと分類している．Stage 2はStage 1に加えてperiportal fibrosis，Stage 3はbridging fibrosis，Stage 4は肝硬変である．

【治療法】

NAFLDに対する治療の原則は食事療法，運動療法などの生活習慣の改善により，背景にある肥満，糖尿病，高脂血症，高血圧を是正することである．そして，NASHは脂肪肝から進行することから，脂肪肝を放置しないことがNASH治療につながる．

薬物療法では，NASH進行の病因である酸化ストレスやインスリン抵抗性などの病態の改善をめざした治療が試みられている．インスリン抵抗性の改善薬(チアゾリジンジオン誘導体：ピオグリタゾン，ビグアナイド薬；メトホルミン)，抗酸化療法(ビタミンEとビタミンC，瀉血療法)，抗高脂血症薬〔フィブラート系薬剤，HMG-CoA還元酵素阻害薬，プロブコール，イコサペント酸エチル(EPA)〕，肝臓用薬〔ウルソデオキシコール酸(UDCA)，タウリン，強力ネオミノファーゲンシー(SNMC)，ポリエンホスファチジルコリン(EPL)〕，アンジオテンシンⅡ1型受容体拮抗薬(ARB)，防風通聖散などが検討されているが，確立した治療法はないのが現状である．また，病的肥満者に対して胃内留置バルーン療法，腹腔鏡下胃バンディングなどの外科的治療が行われる．NASHによる肝不全に対しても肝移植が行われる．稀ではあるが，肝移植後のNASHの再発も報告されており注意が必要である．

科学的根拠に基づく肝癌診療ガイドライン
evidence-based guidelines for the diagnosis and treatment of hepatic cancer

南　康範　近畿大学消化器内科
工藤正俊　近畿大学教授・消化器内科

【概要】

　国際的な標準となっているEBM（evidence based medicine）の手順に従ってわが国初の肝癌診療ガイドラインが2005年に刊行され，2009年には第1回目の改訂がなされた．改訂版におけるガイドラインでは予防，診断およびサーベイランス，手術，化学療法・放射線療法，肝動脈化学塞栓療法（TACE），穿刺局所療法の6つの章からなり，設定された51件の疑問点（clinical question：CQ）からそれぞれに対応する推奨とその根拠となったサイエンティフィックステートメントや解説が記述されている．

【肝細胞癌サーベイランスアルゴリズム・診断アルゴリズム】

　肝細胞癌サーベイランスアルゴリズム・診断アルゴリズム（図12）は，高危険群の設定，サーベイランスの実際，各種画像および腫瘍マーカーの活用から効果的な肝細胞癌診断のスクリーング法を示している．

　B型肝炎ウイルス（HBV）およびC型肝炎ウイルス（HCV）の持続的感染は最も大きい肝発癌の危険因子である．HBVキャリアは非キャリアと比べて223倍の発癌リスクを有し，B型肝硬変患者はB型慢性肝炎患者よりさらに発癌リスクが高い．一方，HCVに起因する発癌は肝硬変の段階で年率3～8％と高率に発癌を認める．また，アルコールはB型およびC型慢性肝炎，肝硬変において肝発癌のリスクを増加させる．以上からB型慢性肝炎，C型慢性肝炎，肝硬変のいずれかが存在すれば肝細胞癌の高危険群で，その中でもB型肝硬変，C型肝硬変患者は超高危険群とされている．

　スクリーニングについて超高危険群では超音波検査を3～4か月に1回，高危険群では6か月に1回の実施が提案されている．また，わが国では肝細胞癌の腫瘍マーカーとしてAFP，PIVKA-Ⅱ，AFPレクチン分画（AFP-L3）の3種が保険適用となっており，小肝細胞癌では2種以上の腫瘍マーカーを測定することで特異度の低下を抑えつつ感度の向上が期待できる．また，治療前に上昇していた腫瘍マーカーがしばしば治療後に低下することから治療指標としても有用である．

　超音波検査で結節性病変を新たに指摘された場合にはdynamic CTあるいはdynamic MRIを撮像して典型的所見を呈するかを精査する．典型的肝細胞癌像とは，動脈相で高吸収域として描出され門脈・平衡相で相対的に低吸収域となる結節と定義され，それ以外の結節はすべて非典型的である．非典型的な腫瘍について超音波検査の再検を行い検出できれば腫瘍径2cmを区切りとして経過観察を行うことを提案している．また，超音波で検出できない場合にはdynamic CTあるいはdynamic MRIの経過観察を行う．

　AFPの特異度は低いためAFPの200ng/mL以上の上昇あるいはAFPの持続的上昇は肝細胞癌の存在を強く示唆する．したがって，AFPの持続的上昇，PIVKA-ⅡやAFPもしくはAFP-L3分画で上昇を認めた場合は超音波で腫瘍が指摘できなくてもdynamic CTあるいはdynamic

```
超高危険群：3～4か月ごとの超音波検査
         3～4か月ごとの AFP/PIVKA-Ⅱ/AFP-L3 の測定
         6～12か月ごとの CT/MRI 検査(option)
高危険群： 6か月ごとの超音波検査
         6か月ごとの AFP/PIVKA-Ⅱ/AFP-L3 の測定
```

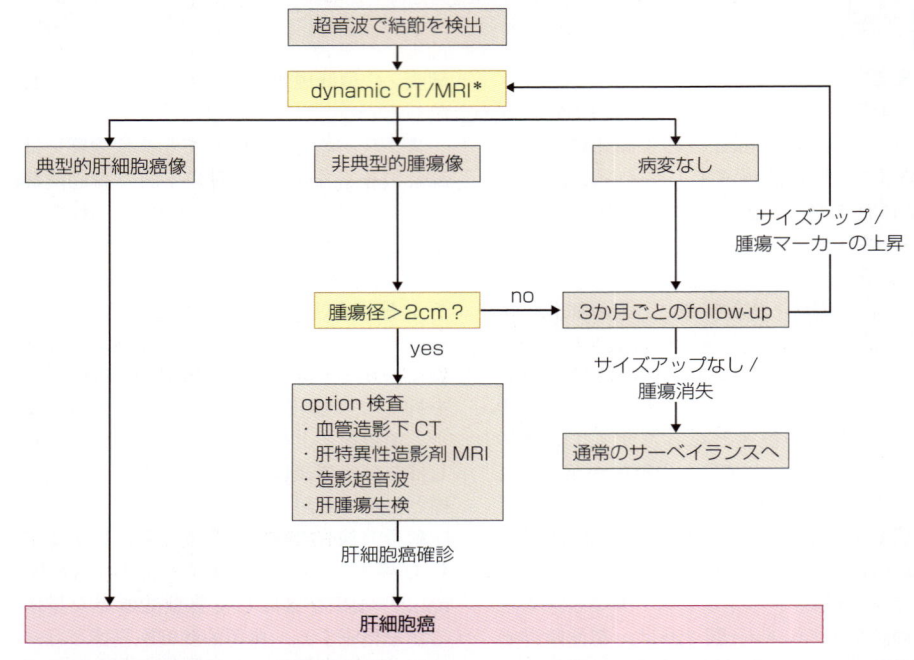

```
超音波で結節を検出
        ↓
  dynamic CT/MRI*
   ↓     ↓     ↓
典型的  非典型的  病変なし
肝細胞癌像 腫瘍像
        ↓          ↓
     腫瘍径>2cm?  →no→ 3か月ごとのfollow-up
        ↓yes              ↓
     option 検査       サイズアップなし／
     ・血管造影下 CT    腫瘍消失
     ・肝特異性造影剤 MRI    ↓
     ・造影超音波        通常のサーベイランスへ
     ・肝腫瘍生検
        ↓
     肝細胞癌確診
   ↓              ↓
        肝細胞癌

サイズアップ／腫瘍マーカーの上昇 → (loop back to dynamic CT/MRI)
```

図12 「科学的根拠に基づく肝癌診療ガイドライン」による肝細胞癌サーベイランスのアルゴリズム

*腎機能障害がある場合, ヨード造影剤アレルギーが疑われる場合, dynamic MRI が推奨される.
〔日本肝臓学会(編)：科学的根拠に基づく肝癌診療ガイドライン, 金原出版, 2009 より転載〕

MRI を撮像する.

血管造影, CT-angiography, SPIO-MRI, 造影超音波検査, 肝腫瘍生検などは optional な検査として, 精査目的で担当医の判断で施行することとなる.

【肝細胞癌治療アルゴリズム】

治療アルゴリズム(図13)は, 肝障害度(表23)・腫瘍数・腫瘍径の3因子によって設定されている. 肝障害度 A または B の症例では, 腫瘍が単発ならば腫瘍径にかかわらず肝切除が推奨され, 肝障害度 B の症例で腫瘍径2cm以内ならば経皮的局所療法が選択とされる. そして, 腫瘍数が2個または3個で3cm以下ならば肝切除または経皮的局所療法が, 同腫瘍数で腫瘍径が3cm超ならば肝切除または肝動脈塞栓療法が推奨される. また, 腫瘍数が4個以上ならば肝動脈塞栓療法または肝動注化学療法が推奨される. 一方, 肝障害度 C の症例においては腫瘍数が3個以下で腫瘍径が3cm以内および腫瘍が単発で腫瘍径が5cm以内ならば肝移植が, 腫瘍数が4

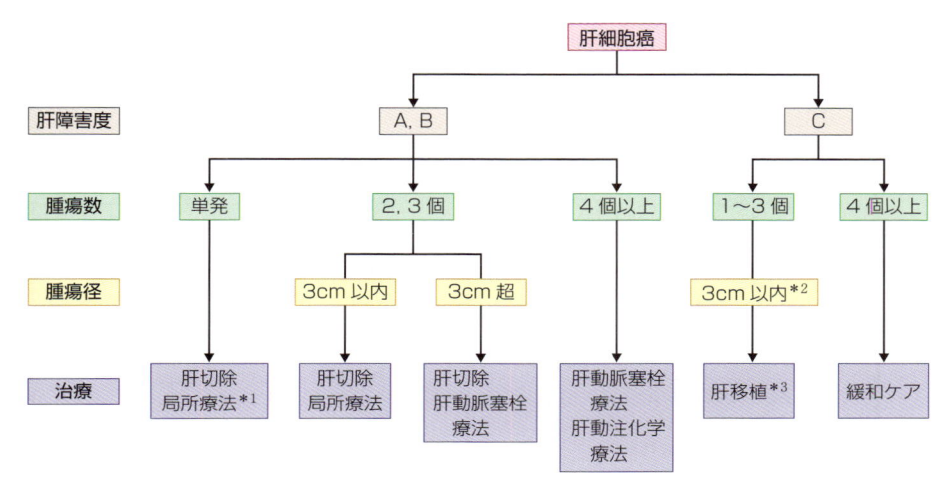

図13 「科学的根拠に基づく肝癌診療ガイドライン」による肝細胞癌治療のアルゴリズム
[*1] 肝障害度B，腫瘍径2cm以内では選択，[*2] 腫瘍が単発では腫瘍径5cm以内，[*3] 患者年齢が65歳以下．脈管侵襲を有する肝障害度Aの症例では肝切除，肝動脈塞栓療法，肝動注化学療法が，肝外転移を有する症例では化学療法が選択される場合がある．
〔日本肝臓学会（編）：科学的根拠に基づく肝癌診療ガイドライン，金原出版，2009より転載〕

表23 肝障害度（liver damage）

項目	肝障害度		
	A	B	C
腹水	ない	治療効果あり	治療効果少ない
血清ビリルビン値（mg/dL）	2.0未満	2.0～3.0	3.0超
血清アルブミン値（g/dL）	3.5超	3.0～3.5	3.0未満
$ICG-R_{15}$（％）	15未満	15～40	40超
プロトロンビン活性値（％）	80超	50～80	50未満

臨床所見，血液生化学所見により3度に分類する．各項目別に重症度を求め，そのうち2項目以上が該当した肝障害度をとる．
〔日本肝癌研究会（編）：臨床病理原発性肝癌取扱い規約，第5版補訂版．p11，金原出版，2009より転載〕

個以上ならば緩和ケアが推奨されている．
そして，2009年版では新たに肝移植の条件として65歳以下であることが追加された．また，脈管侵襲を有する肝障害度Aの症例では肝切除が，肝外転移を有する症例では化学療法が選択される場合があるとされる．

今回のガイドラインでは2007年6月までのエビデンスに基づいている．しかしながら，ラジオ波焼灼術（RFA）について臨床使用からの日がまだ浅いため十分なエビデンスが得られているわけではない．また，わが国でソラフェニブは2009年5月に承認されたが，化学療法の項目で分子標的薬ソラフェニブも評価されていない．そのため，今後の改訂では新たなエビデンスの蓄積により肝細胞癌治療アルゴリズムが更新されるものと思われる．

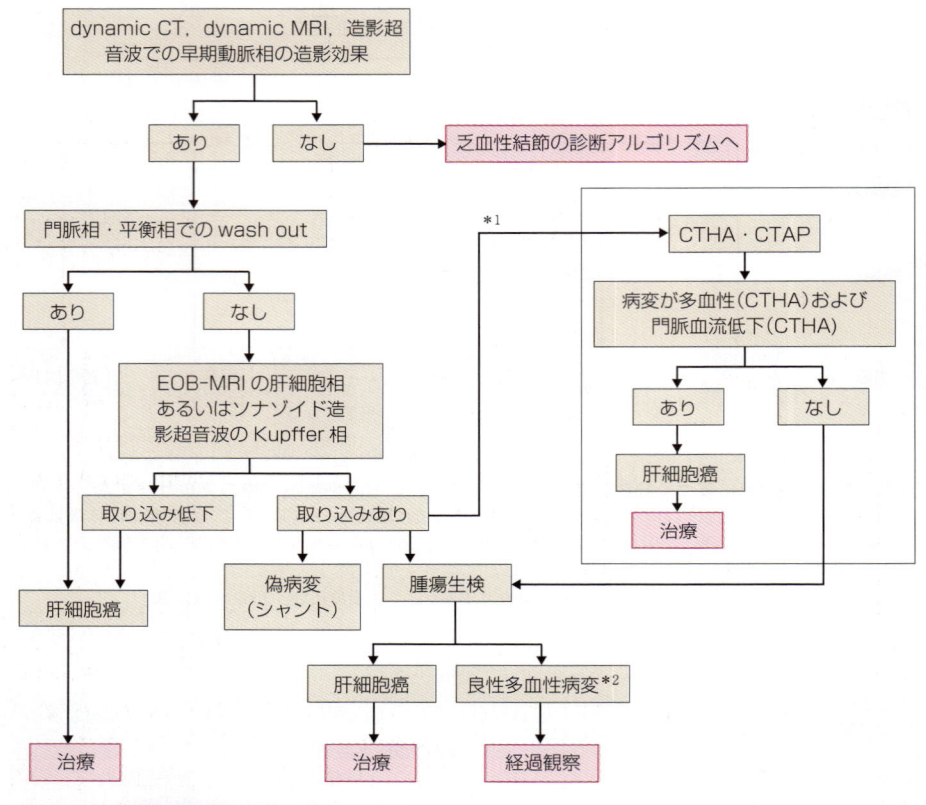

図14 多血性肝細胞癌の診断アルゴリズム
[*1] 施行可能な施設では optional に行う．
[*2] FNH，肝細胞腺腫などの良性肝細胞性結節．
〔日本肝臓学会（編）：肝癌診療マニュアル，医学書院，2007より一部改変・転載〕

【参考】

【肝癌診療マニュアルにおける肝癌診断・治療アルゴリズム】

　肝腫瘍性病変の生物学的悪性度が増すにしたがって肝動脈由来の血流が増加する過程を脱分化と呼ぶが，多血性肝細胞癌をどのように診断するかが問題点として残されている．また，乏血性肝細胞性結節の中には前癌病変である腺腫様過形成，異型腺腫様過形成，境界病変，早期肝癌，あるいはnodule-in-noduleタイプの肝癌とさまざまな結節が混在し，それらの鑑別診断も重要である．日本肝臓学会編集の「肝癌診療マニュアル」には高いエビデンスの事柄とともに重要と考えられる臨床内容も広く集約されている．2010年にはこの肝癌診療マニュアルの改訂が企画されており，新たな肝癌診断・治療アルゴリズムが提唱される予定である．

【多血性肝細胞癌の診断アルゴリズム】

　腫瘍の拾い上げ診断として多くの施設で腹部超音波が用いられているが，診断のための第1ステップとして multidetector-

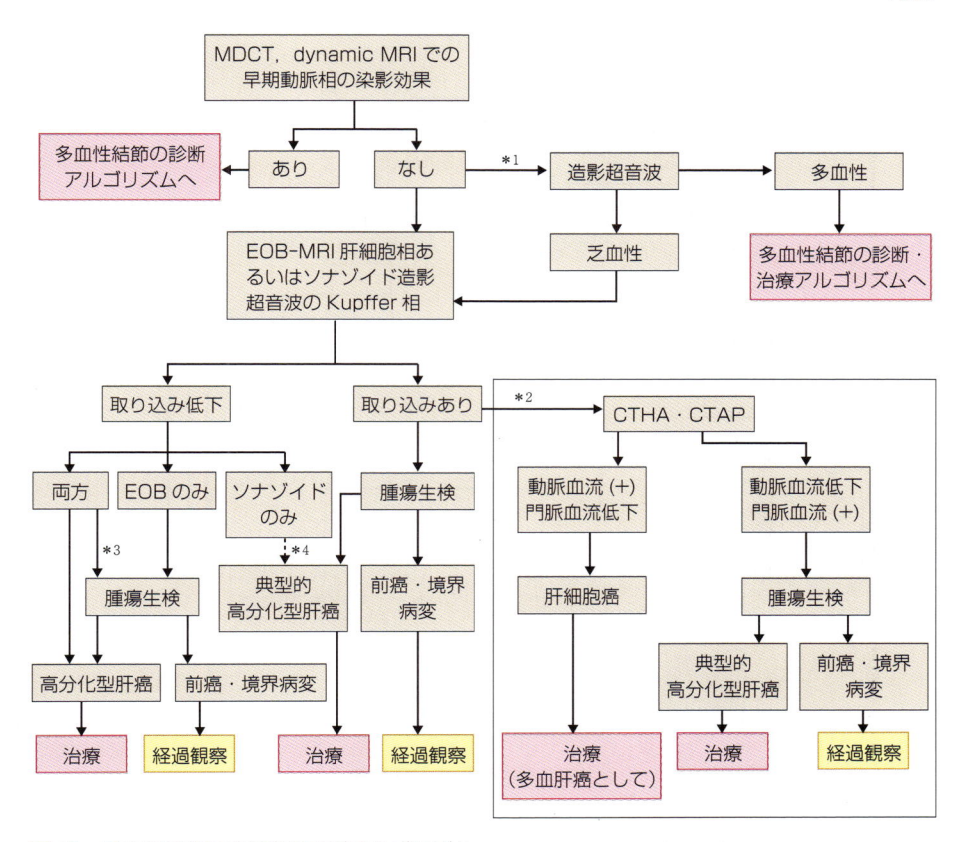

図15 乏血性肝細胞性結節の診断アルゴリズム

*1 dynamic CT や dynamic MRI で乏血性結節の場合，動脈血流検出能がより鋭敏な造影エコー法を行い，結節内血流の有無を検討することが望ましい．
*2 この場合には可能な施設では optional に CTHA・CTAP を行うことが望ましい．ただし，EOB-MRI で取り込みを認める結節についての CTHA・CTAP の価値は低いので推奨されない．
*3 この場合は，腫瘍生検は必須ではない．
*4 ソナゾイドのみの取り込み低下で EOB の取り込みのないケースは稀である．
〔日本肝臓学会（編）：肝癌診療マニュアル，医学書院，2007 より一部改変・転載〕

row CT（MDCT）が繁用されている．また，一部の施設では dynamic MRI が第1選択とされているが MDCT と同様と解釈できるとされる．早期動脈相で濃染される場合，平衡相で低吸収となればほぼ肝細胞癌として問題ないが，FNH と A-P シャントを否定する必要がある．そこで EOB-MRI ないし造影超音波によって Kupffer 細胞の多寡を検査し，後期実質相で欠損が確認されれば肝細胞癌と診断できる（図14）．

【乏血性肝細胞性結節の診断アルゴリズム】

MDCT や dynamic MRI にて乏血性結節として描出された場合，次に行うべき検査は EOB-MRI もしくは造影超音波であり，結果に取り込み低下が認められれば悪

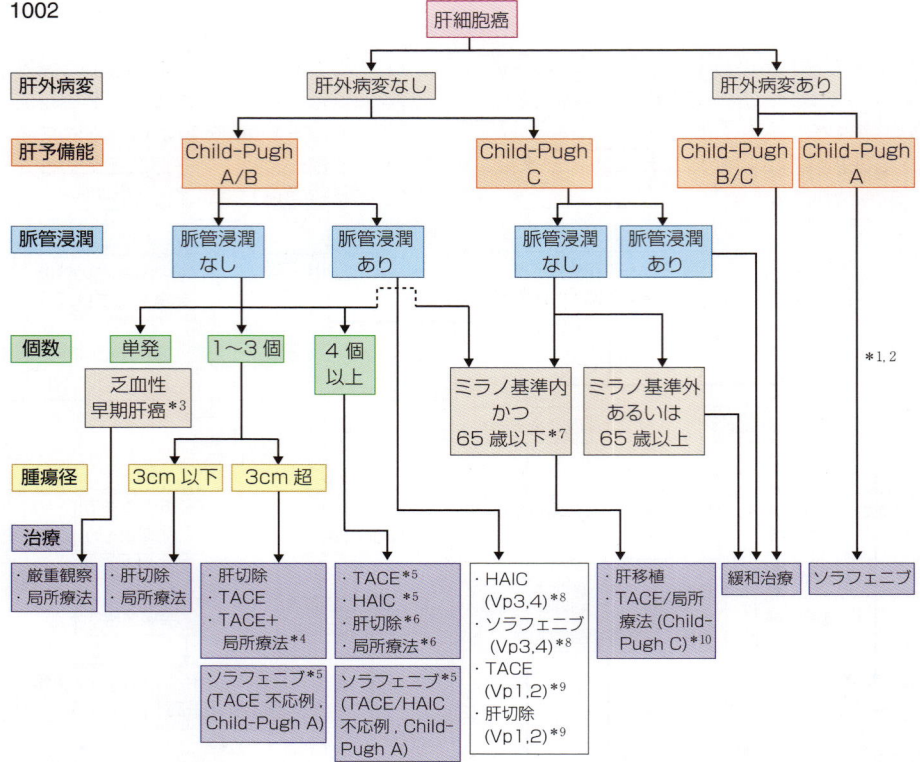

図16 日本肝臓学会提唱のコンセンサスに基づく肝細胞癌治療アルゴリズム

*1 肝外病変が予後決定因子とならないものでは通常のアルゴリズムに従って治療する．
*2 この患者群では基本的にソラフェニブが第1選択の標準治療である．
*3 乏血性腫瘍は「エビデンスに基づく肝癌診療ガイドライン」では経過観察が提案されている．しかし，乏血性で，かつ生検診断で早期肝癌と確診できる病変，または乏血性でもGd-EOB-MRI取り込み低下やCTAPでの血流低下など画像的に悪性所見を認める病変は高率に多血性肝癌へ変化することが経験的に知られるため，治療対象とする場合が多い．治療は侵襲性の低い局所治療法が選択されることが多い．ただし，治療がlead-time bias以上にsurvival benefitがあるか否かのエビデンスはない．
*4 腫瘍径3cmを超えるものについてもTACEを先行させて局所療法を追加すると局所壊死効果が向上するため，現在の日本ではこの併用療法が行われることが多い．
*5 肝動脈化学塞栓療法(TACE)が第1選択の治療である．動注用リザーバーポートを用いた動注化学療法もTACE不応例に対しては適応となる．化学療法のレジメンとしてはlow-dose FP (5-FU+CDDP)もしくはインターフェロン併用5-FU動注化学療法が推奨される．TACEおよび動注化学療法の不応・不耐例でChild-Pugh Aの患者に対してはソラフェニブも選択肢の1つである．
*6 4個以上でも可能な場合には肝切除が選択されることがある．また，個数が5～6個以内であればTACEや動注治療を併用して局所治療が施行されることもしばしば試みられている．
*7 ミラノ基準：腫瘍径3cm以下，腫瘍個数3個以下もしくは単発で5cm以下，Child-Pugh A/Bでも若年例で早期に再発をきたす例(稀に初発例)では生体肝移植が選択されるケースがある．
*8 主要門脈腫瘍塞栓(Vp3, Vp4)症例には動注化学療法もしくはソラフェニブが適応となる．ただし，ソラフェニブはChild-Pugh Aの症例のみに推奨される．
*9 末梢門脈腫瘍塞栓例(Vp1, Vp2)では切除やTACEも適応である．
*10 肝移植を施行しない例では肝性脳症(-)，難治性腹水(-)，T. bil <3.0 mg/dLである場合には試験的に局所療法やsubsegmental TAEが施行される場合がある．ただし，survival benefitに関するエビデンスはない．今後，prospectiveな臨床試験で検証していく必要がある．Child-Pugh AあるいはBの症例についても若年者で，かつ初回治療後，頻回もしくは早期に再発する症例に対しては肝移植が適応となる．

性を考える．また，取り込みを認めるものについても CTHA・CTAP にて動脈血流が存在する，もしくは門脈血流が低下したものは生物学的に悪性として対処する（図15）．

【日本肝臓学会提唱のコンセンサスに基づく肝細胞癌治療アルゴリズム】

「科学的根拠に基づく肝癌診療ガイドライン」と異なる点として，肝外病変と脈管浸潤が判断基準に加わったこと，肝予備能の評価に Child-Pugh 分類が用いられていること，治療法の中に分子標的薬であるソラフェニブが登場していることが挙げられる（図16）．

■推理小説を読んでいるかのような病理学！"診断する思考力"を高める

病理形態学で疾病を読む

Rethinking Human Pathology

井上 泰
東京厚生年金病院病理科部長

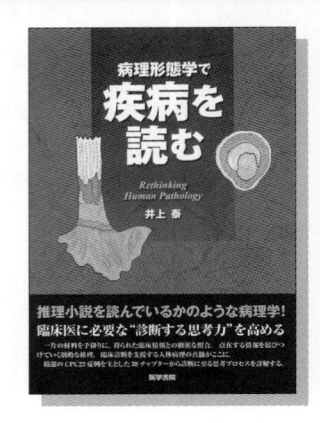

一片の材料を手掛かりに、得られた臨床情報との緻密な照合。点在する情報を結びつけていく劇的な推理。臨床診断を支援する病理の真髄がここに。精選のCPC症例をもとに、診断に至る思考プロセスを詳解する。臨床医としての診断能力を飛躍的に向上させる本書を医学生、研修医のときに読む意義は深い。しかし、実は臨床経験の豊かな医師であればあるほど、本書の読み応えに満足していただけるであろう。

目次

- Chapter 1　とりあえず"出べそ癌"と名づけておこう
- Chapter 2　原発不明癌　この癌細胞はどこからきたのか？
- Chapter 3　不明熱,腰痛,歩行困難,進行する腎機能障害
- Chapter 4　大量腹水と発熱,意識障害が出現した
- Chapter 5　2歳6か月の男児が色素性蕁麻疹の臨床診断で来院した
- Chapter 6　薬物でコントロールできない頑固な慢性水様性下痢
- Chapter 7　こんなところに腫瘍が…（その1）
- Chapter 8　血管内に確認された子宮内膜組織
- Chapter 9　Epilogue of the Endometriosis
- Chapter 10　血痰,喀血,そして突然死
- Chapter 11　こんなところに腫瘍が…（その2）
- Chapter 12　ゆるやかに進行する呼吸困難
- Chapter 13　effusive-constrictive pericarditisという病態
- Chapter 14　1回だけの血痰,そして変動する肺野異常影
- Chapter 15　ANCAという検査マーカー
- Chapter 16　彷徨うANCA
- Chapter 17　慢性副鼻腔炎術後,蕁麻疹・腹痛・紫斑・関節痛そして血尿・蛋白尿
- Chapter 18　IgAの呪縛
- Chapter 19　Henoch-Schönlein紫斑病の腎臓障害を具体的に知る
- Chapter 20　疼痛を伴った肢端紫藍症で始まり、壊疽へ、そして指趾切断
- Chapter 21　HCV陽性肝硬変肝に出現した結節
- Chapter 22　純粋形態学的にみるとこの肝細胞癌はフィブロラメラ肝細胞癌に似ている
- Chapter 23　入院時、彼は「すでに身体は死んでおり、脳だけで生きていた」
- Chapter 24　われわれは、Kさんを救うことはできただろうか？
- Chapter 25　下部食道の粘膜生検で腺癌が出た
- Chapter 26　昔の姿をみる
- Chapter 27　これは使えるかもしれない
- Chapter 28　中学生男子が、鼻血が止まらないと受診した
- Chapter 29　左腰部疝痛発作起こる．1回目は耐えたが、2回目は無理だ
- Chapter 30　血管筋脂肪腫は本当に腫瘍なのか？
- Chapter 31　結節硬化症とはどのような病気なのか
- Chapter 32　上部消化管造影検査で、胃の壁外性圧排像を指摘された
- Chapter 33　伯父に肝細胞癌の家族歴をもつ29歳男性
- Chapter 34　限局性結節性過形成と線維層板型肝細胞癌と海綿状血管腫をつなぐ糸
- Chapter 35　それは軽い息苦しさから始まった
- Chapter 36　人間は、ここまで耐えられるのか？
- Chapter 37　メラノーマ血行性転移の実相
- Chapter 38　メラノーマ垂直浸潤の病理組織学的モデルと分子生物学的モデル

■B5　頁352　図15　写真13　カラー写真352　色図40　表35　2009年
定価8,820円（本体8,400円+税5%）
消費税率変更の場合、上記定価は税率の差額分変更になります。　[ISBN978-4-260-00741-2]

医学書院
〒113-8719　東京都文京区本郷1-28-23
[販売部] TEL：03-3817-5657　FAX：03-3815-7804
E-mail：sd@igaku-shoin.co.jp　http://www.igaku-shoin.co.jp　振替：00170-9-96693

和文索引

（ゴチック数字は主要掲載頁を，→は治療対象疾患を示す）

あ

アービタックス→Ménétrier病　355
アイソトープ　149
アカラシア　32, 52, 305
アカルボース→ダンピング症候群　411
アクトス→NAFLD　642
アクプラ→食道癌　331
アザクタム→急性胆管炎　983
アザチオプリン
　──→A型慢性胃炎　354
　──→Crohn病　482
　──→潰瘍性大腸炎　469
　──→好酸球性胃腸症　933
　──→後腹膜線維症　885
　──→自己免疫性肝炎　613
　──→自己免疫性溶血性貧血　689
アシアロ肝シンチグラフィ　149
アシクロビル
　──→ウイルス肝炎　592
　──→帯状疱疹　273
アジスロマイシン
　──→クリプトスポリジウム症　439
　──→細菌性赤痢　459
アシノン
　──→H. pylori 陰性潰瘍　375
　──→H. pylori 潰瘍　364
　──→急性胃十二指腸粘膜病変　347
　──→心窩部痛症候群　358
アストロウイルス　455
アスパラギン酸トランスアミナーゼ　69
アスピリン　937

アスベスト　880
アセチルコリンエステラーゼ（Ach-E）活性　491
アセチルシステイン→アセトアミノフェン肝障害　628
アセトアミノフェン→膵癌　776
アセトアミノフェン肝障害　628
アセトアルデヒド　622
アセトン臭　3
アダラート→アカラシア　306
アデノウイルス　455, 875
アデノミオマトーシス　808, **834**, 835
アデホビル（ADV）
　──→B型肝炎　582
　──→B型肝硬変　600
アドリアシン（アドリアマイシン）　662
　──→胃 MALT リンパ腫　919
　──→インスリノーマ　790
　──→肝芽腫　666
　──→胆囊癌　839
アナフィラキシーショック　96
アニサキス症　929
アフタ性口内炎　272
アフタ性びらん　349
アプテシン→肝結核　707
アヘンチンキ→短腸症候群　444
アポトーシス　913
アボビス→胆道ジスキネジー　832
アミカシン→肝膿瘍　704
アミカリック→静脈栄養　171
アミグランド→静脈栄養　171
アミノ酸　172

アミノ酸置換　584
アミノフリード→静脈栄養　171
アミノレバン→肝性脳症　4, 558, 601, 604
アミノレバン EN
　──→肝硬変　606
　──→肝性脳症　559
　──→腹水　49
　──→浮腫　226
アミラーゼ　796
アミラーゼ・クレアチニン・クリアランス比（ACCR）797
アミラーゼアイソザイム　797
アミロイドーシス　679, 909
　──の消化管病変　893
アミロイド蛋白　679
アムホテリシン B
　──→カンジダ症　911
　──→重症急性膵炎　731
アメーバ性肝膿瘍　702
アメーバ性大腸炎　465
アモキシシリン・クラブラン酸合剤→細菌性腹膜炎　870
アモリン（アモキシシリン）
　──→H. pylori 感染症　370, 955
　──→Ménétrier 病　355
　──→慢性胃炎　351
　──→盲係蹄症候群　441
アラニントランスアミナーゼ　69
アリナミン F→ビタミン B_1 欠乏症　904
アリニア→クリプトスポリジウム症　439
アリムタ→腹膜中皮腫　881
アルカリホスファターゼ　70
アルカレミア　165
アルコール性肝炎　622
アルコール性肝硬変　622

アルコール性肝障害　622
アルコール性脂肪肝　622
アルコール性慢性膵炎　742, 754
アルコール離脱症候群　624
アルゴンプラズマ凝固療法　343, 344, 420
　――→食道癌　944
アルサルミン
　――→ H. pylori 陰性潰瘍　375
　――→逆流性食道炎　292
　――→急性胃十二指腸粘膜病変　347
　――→残胃炎　406
　――→放射線性腸炎　926
アルダクトン
　――→肝臓手術後　226
　――→腸リンパ管拡張症　449
　――→腹水　48, 600
　――→浮腫　935
アルタット
　――→ H. pylori 陰性潰瘍　375
　――→ H. pylori 潰瘍　364
　――→十二指腸炎　414
　――→心窩部痛症候群　358
アルデヒド脱水素酵素　622
アルファロールカプセル→ビタミンD欠乏症　906
アルブミン　70, 164, 870
　――→浮腫　935
　――→腹水　49
アルベンダゾール　715
　――→肝包虫症　714
アルロイドG
　――→ Mallory-Weiss 症候群　339
　――→逆流性食道炎　291
アレジオン→食物アレルギー　917
アレビアチン→ Reye 症候群　644
アレルギー性肝障害　625
アレロック→掻痒感　694
アロエ→便秘　26
アローゼン→便秘　26

アロンアルファ　178
アンジオテンシンⅡ受容体拮抗薬→門脈圧亢進性胃症　342
アンスロビンP→劇症肝炎　573
アンピシリン→急性化膿性胆管炎　825
亜鉛欠乏症　172
亜急性型劇症肝炎　570
悪性黒色腫　333, 555
悪性黒皮症　397
悪性食道狭窄　174
悪性線維性組織球腫　882
悪性中皮腫　880
悪性貧血　4, 60, 352, 893
悪性リンパ腫　593, 875
　――,　小腸の　434
　――の肝浸潤　722
　――の消化管病変　908
悪味症　276
圧出性憩室　299
圧痛点　527
圧迫像　88
安楽死　233

い

イオパミドール　126
イスコチン（イソニアジド）
　――→肝結核　707
　――→腸結核　484
イソスポーラ症　439, 465
　――→結核性腹膜炎　872
イベルメクチン→糞線虫症　857
イホスファミド→後腹膜腫瘍　883
イマチニブ
　――→ GIST　922
　――→小腸 GIST　435
イミグルセラーゼ→ Gaucher 病　684
イミペネム
　――→急性膵炎　730
　――→重症急性膵炎　731
　――→術後膵炎　740
イミペネム・シラスタチン→急性化膿性胆管炎　825

イムラン
　――→ Crohn 病　481, 482
　――→潰瘍性大腸炎　469
　――→自己免疫性肝炎　613
　――→単純性腸潰瘍　486
　――→腸型 Behçet 病　486
イリノテカン
　――→残胃癌　408
　――→大腸癌　512
イリボー→過敏性腸症候群　454
イレウス　429, 492
　――, 妊婦の　239
　――の救急処置　239
イレウス管　241
　――挿入法　194
イレウスチューブ　194
インジゴカルミン　118
インスリノーマ　789
インスリン　789
　――→糖尿病性ケトアシドーシス　3
インスリン感受性　749
インターフェロン（IFN）　72, 581, 662
　――→ C 型肝炎　985, 991
　――→ C 型肝硬変　599
　――→ C 型急性肝炎　563
　――→ C 型慢性肝炎　584
　――→ HIV/HBV 重複感染　719
　――→肝細胞癌　651
　――→消化管カルチノイド　928
インターフェロン感受性（決定）領域　580, 584
インターフェロン治療の副作用　722
インターフェロン療法　584
インタール→食物アレルギー　917
インテバン→痔核　549
インデラル
　――→胃静脈瘤　313
　――→門脈圧亢進性胃症　343
インドシアニングリーン　73

インドシアニングリーン
　（ICG）試験　70
イントラファット→静脈栄養
　171
イントラリピッド→静脈栄養
　171
イントラリポス
　――→吸収不良症候群
　　447
　――→蛋白漏出性胃腸症
　　934
　――→腸リンパ管拡張症
　　449
イントロンA→HIV/HBV
　重複感染　719
インピーダンス検査　291
インフォームドコンセント
　956
インフォームドコンセントガ
　イドライン　948
インフリキシマブ→Crohn
　病　482
医原性急性膵炎　736
医原性食道穿孔　301
医療従事者のHBV感染
　989
胃・空腸吻合術　378
胃・十二指腸潰瘍　602
　――の手術　376
胃-腎シャント　180
胃MALTリンパ腫　368,
　401, 919, 954
胃アトニー　896
胃異物　268
胃運動機能障害　55
胃液　167
胃液分泌検査　53, 54
胃過形成性ポリープ　368,
　380, 954
胃潰瘍　54, 192, 362, 937,
　953
　――，小児の　112
胃潰瘍診療ガイドライン
　374, 949
胃潰瘍穿孔　377
胃カルチノイド　354, 928
胃管　219
胃管潰瘍　221
胃管症候群　187

胃癌　385
　――の腹腔鏡手術　391
　――の腹膜転移　877
　――のマイクロ波治療
　　394
　――の予防　953
　――のレーザー治療　395
胃癌検診　57
胃癌高危険群　59
胃癌治癒手術後補助化学療法
　399
胃癌治療ガイドライン　388,
　389, 393, 958
胃カンジダ症　349
胃空腸吻合　778
胃型腺腫　384
胃憩室　361
胃結腸瘻　412
胃サルコイドーシス　895
胃酸分泌　53, 60, 379
胃酸分泌能　54
胃酸分泌抑制薬　54
胃軸捻転　360
胃手術後のケア　221
胃上皮化生　413
胃静脈瘤　178, 183, 310, 635
胃食道逆流症（GERD）　32,
　35, 289, 297, 368, 371
胃切除後症候群　406
胃切除後の食事療法　221
胃切除術　378
胃洗浄法　189
胃穿孔　348, 395
胃腺腫　384
胃前庭部結節性胃炎，小児の
　113
胃前庭部毛細血管拡張症
　343, 898
胃全摘　904
胃底腺ポリープ　97, 380
胃電図　55
胃透視　87
胃内圧測定　55
胃内酸度測定検査　54
胃内視鏡検査，小児の　112
胃内容排泄遅延　779
胃粘膜下腫瘍　403
　――の治療方針　922
胃のMALTリンパ腫　401

胃排出シンチグラフィ　149
胃排出測定　55
胃排出遅延　57, 357
胃噴門部静脈瘤出血　176
胃蜂窩織炎　348
胃ポリープ　380
胃ポリペクトミー　381
胃無酸症　785
胃もたれ　356
胃幽門部空置症　60
胃瘻　173
異形成，食道の　318,
異型結節　671
異型上皮，食道の　314
異型上皮巣　384
異型リンパ球　591
異所性胃粘膜　429
異所性胃粘膜シンチグラフィ
　149
異所性静脈瘤　630
異所性膵組織　800
異所性皮脂腺　315
異物　266, 267
　――，咽頭の　280
異味症　276
移植腎血栓　217
移植片対宿主病　912
移動性盲腸　495
萎縮性胃炎　58, 97, 350,
　363, 954
意識障害　2
維持量輸液　165
遺残結石　831
遺残胆嚢管　831
遺伝子組換えヒト血清アルブ
　ミン製剤→低アルブミン血
　症　600
遺伝子診断　507
遺伝性球状赤血球症　688
遺伝性出血性末梢血管拡張症
　419
遺伝性非ポリポーシス大腸癌
　81, 508
石綿　880
一次除菌（療）法　371, 956
一過性型虚血性大腸炎　486
一括切除　391
犬山シンポジウム　570
犬山分類　575

咽後膿瘍　281
咽頭異物　280
咽頭炎　273
咽頭食道憩室　299
院内感染予防対策　588
陰嚢水腫　886
飲酒　2

う

ウイルス学的著効（SVR）　565
ウイルス性胃腸炎　24
ウイルス性肝硬変に対する包括的治療のガイドライン　598
ウイルス性腸炎　455
ウイルス糞便排泄　561
ウインタミン
　──→吃逆　34
　──→ダンピング症候群　411
ウインドウ期間　588
ウエルシュ菌　254
ウリナスタチン→重症急性膵炎　731
ウルソ（ウルソデオキシコール酸）　62
　──→C型肝硬変　599
　──→C型慢性肝炎　586, 587
　──→黄疸　259
　──→肝機能障害　226
　──→肝硬変　598
　──→肝細胞癌　652
　──→肝内胆管形成不全症　856
　──→原発性硬化性胆管炎　619
　──→原発性胆汁性肝硬変　617
　──→残胃炎　406
　──→自己免疫性肝炎　613
　──→新生児肝炎　697
　──→搔痒感　620
　──→胆汁うっ滞　693
　──→胆石　808
　──→薬物性肝障害　628

うっ血肝　636
うっ血性肝硬変　636
うっ血性肝線維症　636
うつ病　30
　──の消化器症状　899
右心不全　637

え

エキシマダイレーザー　396
エキノコックス症　713, 857
エクジェイド→鉄過剰症　678
エサンブトール（エタンブトール）
　──→MAC感染症　911
　──→肝結核　707
　──→結核性腹膜炎　872
　──→腸結核　484
エスカゾール錠
　──→肝包虫症　714
　──→ランブル鞭毛虫症　439
エスペラン→ダンピング症候群　411
エスポー→腎性貧血　6
エゼチミブ→胆汁うっ滞　693
エタノール→肝囊胞　673
エトキシスクレロール　178
エトポシド→非機能性膵内分泌腫瘍　794
エドモントンプロトコール　967
エピルビシン
　──→肝細胞癌　659
　──→肝動注療法　662
　──→後腹膜腫瘍　883
エフオーワイ
　──→劇症肝炎　573
　──→重症急性膵炎　734
　──→薬剤性膵炎　738
エブトール→肝結核　707
エボザック→Sjögren症候群　893
エポジン→腎性貧血　6
エムトリシタビン→HIV/HBV重複感染　719
エラスターゼ1　81

エラスポール→重症急性膵炎　735
エリスロシン
　──→肝梅毒　710
　──→腸蠕動促進　892
エリスロマイシン→咽頭炎　275
エレメンミック
　──→吸収不良症候群　446
　──→静脈栄養　172
エレンタール
　──→Crohn病　482
　──→吸収不良症候群　446
　──→経腸栄養　173
　──→短腸症候群　444
　──→単純性腸潰瘍　486
　──→蛋白漏出性胃腸症　934
　──→腸型Behçet病　486
　──→腸リンパ管拡張症　449
　──→非特異性多発性小腸潰瘍症　427
　──→盲係蹄症候群　441
エンシュア・リキッド
　──→Crohn病　482
　──→経腸栄養　173
エンテカビル
　──→B型肝炎　582
　──→B型肝硬変　600
　──→HIV/HBV重複感染　718
　──→肝細胞癌　651
エンテルード
　──→Crohn病　482
　──→経腸栄養　173
エンテロストーマセラピスト　231
エンドキサン→胃MALTリンパ腫　919
エンドトキシン　206, 262
　──・ショック　262
エンプロスチル→H. pylori陰性潰瘍　375
エンペシド→カンジダ症　911

会陰裂傷　537
壊死型虚血性大腸炎　486
壊死型脳症　602
壊死性膵炎　726
壊死性虫垂炎　526
壊死性遊走性紅斑　787
壊疽性胆囊炎　201, 818, 859
栄養アセスメント　605
栄養管理　220, 228
栄養障害　975
栄養輸液剤　166
栄養療法　427
　──→肝硬変　598
　──→重症急性膵炎　731
延命治療　233
炎症性偽腫瘍　672
炎症性腸疾患　618
塩酸イリノテカン　941
　──→癌性腹膜炎　877
　──→進行胃癌　398
塩酸エメチン→肝膿瘍　704
塩酸ゲムシタビン→膵癌　971
塩酸シプロヘプタジン→ダンピング症候群　411
塩酸ナロキソン　105
塩酸ピレンゼピン→ H. pylori 陰性潰瘍　375
塩酸ペチジン　100, 105
　──→ NBI 検査　122
塩酸ベラパミル→ダンピング症候群　411
塩類下剤→便秘　26
嚥下指導　220
嚥下障害　31, 52, 305

お

オーアイエフ→ HIV/HBV 重複感染　719
オーグメンチン
　──→咽頭炎　275
　──→感染性腸炎　892
　──→細菌性腹膜炎　870
　──→大腸憩室炎　498
オーバーチューブ　100
オキサリプラチン→大腸癌　512
オキサロール→ビタミン D 欠乏症　906
オキシコドン→癌性疼痛　233
オキセサゼイン→ダンピング症候群　411
オクトレオチド
　──→ WDHA 症候群　786
　──→肝腎症候群　699
　──→癌性腹膜炎　877
　──→グルカゴノーマ　788
　──→下痢　942
　──→非機能性膵内分泌腫瘍　794
　──→門脈圧亢進性胃症　342
オゼックス→細菌性赤痢　459
オピアト→胆石　808
オピオイド
　──→癌性疼痛　233
　──→膵癌　776
オフロキサシン→術後膵炎　740
オムニパーク→硬化療法　178
オメプラール　339
　──→ H. pylori 陰性潰瘍　375
　──→ H. pylori 潰瘍　364
　──→ H. pylori 除菌　370
　──→ NERD　289
　──→ NSAIDs 起因性潰瘍　365, 939
　──→ Zollinger-Ellison 症候群　379
　──→逆流性食道炎　291, 298, 892
　──→急性胃十二指腸粘膜病変　346
　──→小児の消化管出血　265
　──→小児の消化性潰瘍　265
　──→びまん性食道痙攣　308
　──→胸やけ　37
　──→門脈圧亢進性胃症　343
オメプラゾール
　──→ H. pylori 感染症　955
　──→十二指腸潰瘍　938
　──→慢性胃炎　351
オメプラゾン
　──→ H. pylori 陰性潰瘍　375
　──→ H. pylori 潰瘍　364
　──→ H. pylori 除菌　370
　──→ NSAIDs 起因性潰瘍　365
　──→逆流性食道炎　291
オランザピン→摂食障害　30
オルダミン→硬化療法　178
オルニプレシン→肝腎症候群　699
オルメテック→ NAFLD　642
オンコビン→胃 MALT リンパ腫　919
悪心　13
黄色腫，食道の　315
黄疸　44, 256, 596, 637
　──→体質性　690
　──，新生児　694
　──，溶血性　686
黄疸出血性レプトスピラ症　704
嘔吐　13, 455
　──，食中毒による　254
横隔膜下膿瘍　865
横隔膜脚縫縮　294
横隔膜上憩室　299
横隔膜ヘルニア　300
横紋筋肉腫　667
温熱化学療法　877

か

カイトリル→悪心・嘔吐　16
カタル性虫垂炎　526
カテーテル敗血症　172
カナマイシン
　──→肝性脳症　4, 559, 604
　──→重症急性膵炎　731
カバサール→ MEN　796

カプセル内視鏡　95, 432
カプセル内視鏡検査　102, 442
カペシタビン→大腸癌　512
カポジ肉腫　911
カマ→裂肛　550
カマグ→便秘　26
カムリード→H. pylori 陰性潰瘍　375
カメレオンサイン　125, 670
カラードプラ法　124, 647
カルシウム負荷試験　379
カルチノイド　522, 927
──, 小腸の　434
カルチノイド症候群　61, 927
カロリー補給　170
カンジダ食道炎　294
カンジダ性胃炎　349
カンジダ性口内炎　273
カンピロバクター　67, 254
カンプト→残胃癌　408
ガーゼパッキング　701
ガスコン溶液　97
ガスター
　──→H. pylori 陰性潰瘍　375
　──→H. pylori 潰瘍　364
　──→NSAID 潰瘍　365, 939
　──→アナフィラキシーショック　917
　──→胃憩室　362
　──→急性胃十二指腸粘膜病変　346
　──→残胃炎　406
　──→自己免疫性膵炎　760
　──→心窩部痛症候群　358
　──→吻合部潰瘍　409
ガストリノーマ　55, 378, 409
ガストリン　54, 59
ガストログラフィン　68, 87, 92
ガストロゼピン→H. pylori 陰性潰瘍　375
ガスモチン

──→イレウス　493
──→逆流性食道炎　292
──→残胃炎　406
──→食後愁訴症候群　358
ガチフロキサシン→H. pylori 除菌　372
ガドキセト酸ナトリウム　127
ガドリニウム　127
ガナトン
　──→悪心・嘔吐　16
　──→食後愁訴症候群　358
ガンシクロビル
　──→ウイルス肝炎　592
　──→急性腸炎　456
下垂体腫瘍　795
下大静脈閉塞　631
下部消化管出血　250
下部消化管穿孔　244
下部消化管内視鏡　95
下部食道括約筋　31
化学放射線療法　323, 330, 783, 971
　──→食道癌　945
化学法　66
化学療法　971
　──→胃癌　960
　──→食道癌　946
　──→大腸癌　964
化膿性耳下腺炎　282
化膿性胆管炎　716
化膿性胆囊炎　818
化膿性虫垂炎　526
化膿性腹膜炎　242, 865
可逆性後白質脳症症候群　405
仮性憩室　361, 415
仮性動脈瘤　763
仮性囊胞　763
仮面うつ病　899
科学的根拠に基づく肝癌診療ガイドライン2009年版　650
家族性大腸腺腫症　506
過形成結節　672
過形成性ポリポーシス　500
過食　27

過敏性腸症候群　62, 355, 449, 899
葛西手術　853
顆粒球吸着療法　208
顆粒細胞腫, 食道の　316
画像強調観察法　98
画像強調内視鏡観察　117
芽球腫　908
回虫　68
回虫症　435
回腸人工肛門造設・恥骨上粘液瘻造設術　473
回腸囊肛門管吻合術　474
回盲弁部潰瘍　485
灰白色便　823, 853
海綿状血管腫　666, 669
開腹下胆囊摘出術　838
開腹手術→大腸癌　515
潰瘍性大腸炎　466, 618
──, 小児の　264
──のガイドライン　965
──の外科治療　473
潰瘍穿孔　376
壊血病　906
外痔核　540, 548
外傷死の3徴　247
外傷初期診療ガイドライン　246
外鼠径ヘルニア　885
外胆汁瘻　858
拡大観察　118
拡大手術→胃癌　959
拡大内視鏡　122
拡大内視鏡検査　114
核酸アナログ　563, 581
　──→B型肝硬変　600
　──→肝細胞癌　651
顎下腺炎　281
数の子様所見　431
括約筋温存術　551
活性化プロテインC→敗血症　263
活動性の grading　576
喀血　19
脚気　904
滑脱型食道裂孔ヘルニア　293
褐色色素斑　504
褐色尿　564, 823

合併切除再建　777
完全静脈栄養法→Crohn 病　482
肝アミロイドーシス　74, 679
肝移植　211, 574, 601, 614, 620, 655, 694, 849, 855
肝移植適応ガイドライン　572
肝萎縮　572, 574
肝エキノコックス　74
肝炎ウイルス　569, 588
肝炎ウイルスマーカー　71
肝芽腫　665
肝外傷　700
肝外病変　592
肝外門脈閉塞症　634, 635
肝型糖原病　685
肝管空腸吻合部狭窄　852
肝癌診療ガイドライン　653, 659, 997
肝癌診療マニュアル　1000
肝癌スクリーニング　580
肝癌破裂　202, 652
肝癌類似病変　671
肝機能検査　69
肝機能障害　226
肝吸虫症　715, 857
肝区域萎縮　814
肝血管筋脂肪腫　671
肝血管腫　74, 154, 669
肝血流　131
肝結核　706, 708
肝原発性悪性腫瘍　665
肝硬変　576, 596, 598, 601, 697
　──の食事療法　605
肝硬変腹水　869
肝細胞癌　156, 659
　──サーベイランスアルゴリズム　997
　──スクリーニング検査　81
　──の経皮的局所療法　656
　──の手術療法　653
　──のスクリーニング　646
　──の治療方針　649

肝細胞癌診断アルゴリズム　997
肝細胞癌治療アルゴリズム　653, 999, 1002
肝細胞腺腫　671
肝サルコイドーシス　708
肝腫大　703
肝障害　212, 653, 999
肝障害度分類　649
肝静脈拡張　638
肝静脈閉塞　631
肝腎症候群　697, 870
肝腎マイクロソーム抗体　79
肝生検　73, 144, 575, 598, 708
肝性昏睡　3, 558
肝性脳症　3, 180, 558, 570, 597, 600, 602
肝切除　517, 650, 664, 668, 714
　──の適応　654
肝線維化　580
肝線維症　638
肝臓ジストマ　715
肝臓手術後のケア　224
肝単包虫症　715
肝胆道シンチグラフィ　76
肝中心静脈閉塞症　722
肝蛭症　716, 857
肝転移　517, 667, 787, 963
肝動静脈奇形　420
肝動注化学療法（HAIC）　651, 998
肝動注療法　519
肝動脈化学塞栓術（TACE）　650, 659, 1002
肝動脈造影下 CT　131
肝動脈塞栓療法　998
肝内結石症　813, 847
肝内胆管癌　662
肝内胆管形成不全症　856
肝内胆管嚢胞腺腫　674
肝内胆汁うっ滞　257, 692
肝内門脈血栓　629
肝嚢胞　673
　──の癌化　675
肝膿瘍　702
肝肺症候群　855
肝梅毒　709

肝発癌のリスク　997
肝発癌抑止効果　586
肝庇護療法→C 型慢性肝炎　586
肝被膜下出血　813
肝脾腫　639, 712
肝不全　229, 601
肝不全用経腸栄養製剤　605
肝部下大静脈閉塞　631
肝包虫症　715
肝放線菌症　711
肝門部空腸吻合術　853
肝レンズ核変性症　682
浣腸　197
乾酪性肉芽腫　483
間質性肺炎　781
間接蛍光抗体法　77
嵌頓痔核　548
寛解維持療法　481
感染性下痢症　439
感染性ショック　261
感染性胆汁性腹膜炎　860
鉗子生検組織診　146
管腔内型十二指腸憩室　416
管腔内超音波検査　141
関節リウマチ　679, 721
関連痛　10, 236
緩和ケア　232
緩和手術，胃癌の　392, 959
緩和放射線療法　513
簡易法　89
癌遺伝子　81
癌化　385
癌告知　232
癌性腹膜炎　202, 387, 872, 877
癌抑制遺伝子　81
顔面紅潮　786

き

キーボードサイン　39
キシロカイン・ビスカス　97
キシロカインゼリー　90
キモトリプシン　76
キュラソー診断基準　419
キロサイド→胆嚢癌　839
ギムザ染色　65
木村・竹本分類　351

気管・気管支食道瘻　287
気管食道瘻　286
気腫性胆嚢炎　818, 833
気道閉塞　178
気腹　144
帰国者下痢症　439
基礎酸分泌量　53, 55
寄生虫感染症　68
寄生虫検査　68
器質性便秘　25
機械性腸閉塞　239
機械的イレウス　492
機械的下剤　26
機能温存手術　388
機能性胃十二指腸障害　11
機能性胃腸症　38, 62
機能性下痢　452
機能性消化管障害　450
機能性腸閉塞　427
機能性ディスペプシア　55, 62, 356, 368, 954
機能性腹痛症候群　452
機能性腹部膨満　452
機能性便秘　25, 452
機能性胸やけ　35
機能的イレウス　492
機能的端々吻合法　516
機能的腸閉塞　239
偽脂肪腫　672
偽性腸管閉塞症　427
偽膜性大腸炎　940
偽膜性腸炎　67, 463
偽リンパ腫　672
吃逆　33
逆流性食道炎　290, 293, 893, 954
──，小児の　112, 264
逆行性回腸造影法　93
逆行性膵胆管造影　95
逆行性胆管炎　822, 847, 853
吸引針　74
吸収不良症候群　445, 894, 903
急性GVHD　912
急性アニサキス症　929
急性アルコール中毒　2
急性胃炎　344
急性胃拡張　359
急性胃十二指腸粘膜病変　344
急性胃腸炎，食中毒による　254
急性胃粘膜病変（AGML）　344, 937
急性咽頭炎　273
急性化膿性胆管炎　809, 813, 822
急性仮性嚢胞　763
急性型劇症肝炎　570
急性肝炎　71
急性肝不全　574
急性間欠性ポルフィリン症　681
急性下痢　21
──，小児の　23
急性出血性大腸炎　940
急性出血性直腸潰瘍　538
急性循環不全　259
急性腎不全　593, 697
急性膵炎　131, 145, 148, 726, 739, 741
──の治療法　729
急性膵炎重症度判定基準　728
急性膵炎臨床診断基準　733
急性胆管炎　131, 146, 205, 822
──の診断基準　823, 980
──の診療ガイドライン　979
急性胆囊炎　815, 979
──の重症度分類　816
急性虫垂炎　13, 498, 526
急性腸炎　455
急性尿細管壊死　698
急性妊娠性脂肪肝　645
急性脳症　643
急性腹症　6, 236, 349, 889
──，妊婦の　238
急性腹膜炎　241
急性閉塞性化膿性胆管炎　109, 822
急性放射線症候群　924
急性リウマチ熱　273
巨赤芽球性貧血　4, 421, 905
巨大皺襞　354
拒食　27
拒絶反応　216
虚血再灌流傷害　217
虚血性大腸炎　486
狭窄解除　196
狭窄型虚血性大腸炎　486
狭帯域光観察　115
狭帯域フィルター内視鏡　342
強皮症の消化器病変　892
強力ネオミノファーゲンシー
　──→C型肝硬変　599
　──→C型慢性肝炎　587
　──→NASH　996
　──→肝機能障害　226
　──→肝硬変　598
　──→肝臓手術後　226
　──→薬物性肝障害　626
強力ポステリザン
　──→痔核　549
　──→脱肛　541
鏡検法　367
鏡面像　11, 86, 237, 493
蟯虫症　435
局所制御率　660
菌血症　734
筋型糖原病　685
筋性防御　242
緊急内視鏡検査　8, 18, 108, 192

く

クエストラン
　──→搔痒感　620
　──→胆汁うっ滞　693
　──→薬物性肝障害　628
クラドリビン→胃MALTリンパ腫　402
クラビット
　──→GVHD　911
　──→感染性腸炎　892
　──→急性胆管炎　983
　──→急性胆囊炎　819
　──→クラミジア感染症　718
　──→細菌性赤痢　459
　──→食中毒　255
　──→病原性大腸菌感染症　462
　──→慢性胆囊炎　821

クラフォラン　870
クラミジア　717
クラリシッド→H. pylori 潰瘍　364
クラリス（クラリスロマイシン）
　――→H. pylori 潰瘍　364, 370, 955
　――→MAC 感染症　911
　――→Ménétrier 病　355
　――→悪性リンパ腫　402
　――→胃 MALT リンパ腫　909
　――→クラミジア感染症　718
　――→小児の消化性潰瘍　266
　――→慢性胃炎　351
クラリチン→掻痒感　694
クリーブランドクリニックの原則　231
クリオグロブリン血症　593
クリスタルバイオレット　118
クリッピング　341
クリップ法　193
クリティカルパス　223
クリニカルパスガイドライン　948
クリプトスポリジウム症　439, 465, 910
クリンダマイシン→急性化膿性胆管炎　825
クロトリマゾール→カンジダ症　911
クロモグラニン　65
クロラムフェニコール→盲係蹄症候群　441
クンケル試験　70
グラケー→ビタミン K 欠乏症　907
グランシリンジ→HIV/HCV 重複感染　720
グリコーゲン　685
グリセオール
　――→Reye 症候群　644
　――→肝性脳症　573
グリセリン液　198
グリベック→GIST　404,

　　405, 522, 922
グリメリウス染色　65
グルカゴノーマ　787
グルカゴン　87, 97, 179, 787
グルカゴン負荷試験　685
グルコーストランスポータ　151
グルコセレブロシド　683
グルコバイ→ダンピング症候群　411
グルタミン→短腸症候群　443
グルタミン酸オキザロ酢酸トランスアミナーゼ　69
グルタミン酸ピルビン酸トランスアミナーゼ　69
グルチルリチン製剤→C 型慢性肝炎　586
グルテン　447
グルテン除去食　448
グレースビット→H. pylori 除菌　372
グレリン　61
くも状血管腫　597
くる病　906
偶発症対策ガイドライン　948
偶発症予防ガイドライン　956

け

ケイツー
　――→新生児黄疸　697
　――→ビタミン K 欠乏症　907
ケニセフ→淋菌感染症　718
ゲムシタビン
　――→インスリノーマ　790
　――→後腹膜腫瘍　883
　――→膵癌　779, 780, 971
　――→ソマトスタチノーマ　791
ゲムシタビン併用放射線療法　784
下血　17, 248, 429, 539
　――，小児の　264
下剤　26

下痢　20, 455, 899, 940
　――，小児の　22
　――，食中毒による　254
下痢原性大腸菌感染症　460
下痢便　167
外科的糖尿病　170
系統的亜区域切除　655
経カテーテル的動脈塞栓術　247, 844
経管法　92
経頸静脈肝生検　74
経頸静脈肝内門脈体循環シャント　49, 183, 313, 699
経口法　92
経口膵管鏡　144
経口胆道鏡　144
経口電解質製剤　444
経口避妊薬　671, 805
経口フッ化ピリミジン（5-FU）系抗癌薬　941
経口補液　456
経口輸液　459
経口溶解療法　808
経口ワクチン　457
経肛門ドレーン　223
経消化管的囊胞ドレナージ　764
経静脈高カロリー輸液法　168, 171
経静脈的胆管造影　75
経腸栄養法　170, 172, 221
　――→Crohn 病　482
経直腸門脈シンチグラフィ　150
経動脈性門脈造影下 CT　131
経内視鏡的噴門部縫縮術　292
経乳頭的膵管ドレナージ　764
経乳頭的生検法　146
経皮経肝胆管ステント術　205
経皮経肝胆道鏡（PTCS）　144, 810, 814
経皮経肝胆道ドレナージ（PTBD, PTCD）　144, 199, 813, 828, 839
経皮経肝胆囊穿刺吸引　199

経皮経肝胆嚢ドレナージ 199
経皮経食道胃管挿入術 187
経皮的エタノール注入療法（PEIT） 656
経皮的局所療法 656
経皮的マイクロ波凝固療法（PMCT） 656
経皮的ラジオ波焼灼療法（RFA） 656
経皮内視鏡的胃瘻造設術 173
経鼻胃管挿入法 187
経鼻胆道ドレナージ（ENBD） 844
経鼻内視鏡 95, 195
軽度異型結節 671
痙攣性イレウス 492
痙攣性腸閉塞 240
痙攣性便秘 25
頸部リンパ節転移 278
憩室, 胃の 361
憩室炎 497
——, 妊婦の 239
憩室出血 497
憩室内潰瘍 362
劇症1型糖尿病 750
劇症肝炎 44, 46, 211, 562, 570
欠乏量輸液 165
血液型検査 162
血液型不適合輸血 163
血液浄化療法 207
血液培養 262
血管異形成 935
血管拡張療法 489
血管作動性腸ペプチド 60
血管腫 335
血管造影 131
血管肉腫 666
血球成分除去療法 208, 471
血行性感染 348
血小板減少 645
血小板数 580
血漿交換（療法） 207, 572
血漿増量剤 166
血清α-フェトプロテイン（AFP） 665
血清 H. pylori IgG 抗体 363

血清セルロプラスミン値 682
血清ビリルビン値 654
血清ペプシノゲン 57
血栓性外痔核 548
血糖コントロール 748
血便 17, 248
——, 食中毒による 254
結核症 484, 706, 872
結核性腹膜炎 871
結紮切除術 549
結節性再生性過形成 672
結節性多発動脈炎（PN） 721
結腸亜全摘 473
結腸全摘回腸直腸吻合術 507
牽引性憩室 299
検体採取 107
検体取り違え 107
限局性結節性過形成 671
限局性脂肪化 672
限局性全身性硬化症 892
限局性腹膜炎 242
原因不明の消化管出血 103
原虫症 438
原虫性下痢症 439
原発性肝癌取扱い規約 653
原発性肝細胞癌追跡調査報告 657
原発性硬化性胆管炎 618, 822
原発性胆汁性肝硬変（PBC） 77, 143, 257, 614, 708, 904
原発性腸結核 483
原発性腸リンパ管拡張症 448
原発不明癌 152
減黄術 839
減量手術, 胃癌の 392, 959

こ

コアプロモーター（CP）遺伝子変異 579
コア領域70番 584
コスパノン→胆道ジスキネジー 832
コペガス
——→C型肝炎 992

——→HIV/HCV重複感染 720
コリンエステラーゼ 70
コレシストキニン 60
コレスチミド→胆汁うっ滞 693
コレスチラミン
——→肝内胆管形成不全症 856
——→掻痒感 620
——→胆汁うっ滞 693
コレステロール 69
コレステロール胆石 804
コレステロールポリープ 834
コレバイン
——→胆汁うっ滞 693
——→皮膚掻痒感 617
——→薬物性肝障害 628
コロイド肝シンチグラフィ 149
コロネル
——→下痢 22
——→便秘 26
コンゴレッド 118
コントミン→悪心・嘔吐 16
コントラスト法 118
コンバントリン→寄生虫症 436
コンベックス型超音波内視鏡 134, 137
ゴム腫 710
ゴライテリー液 105
呼吸循環モニタリング 957
孤立性胃静脈瘤 180, 310
孤立性壊死性結節 672
孤立性肝結核 706
孤立性直腸潰瘍 545
鼓腸 41
誤飲 266
誤飲事故 347
誤嚥 31
誤嚥性肺炎 102
口腔咽頭性嚥下障害 31
口腔癌 595
口腔カンジダ症 909
口腔腫瘍 277
口腔神経症 275
口腔ヘルペス 272

口臭　275
口唇ヘルペス　272
口内炎　272
公費負担制度　736
広節裂頭条虫　68
広節裂頭条虫症　436
甲状腺機能亢進症　721, 897
甲状腺機能低下症　722, 897
甲状腺疾患　721
　──の消化器症状　896
交差適合試験　162
光線過敏性皮膚炎　681
光線力学的治療→食道癌　396, 944
好酸球性胃腸炎　931, 935
好酸球性腹水　932
好酸球増加症候群　932
好中球数　869
行動療法　28
抗p53抗体　80
抗 H. pylori 抗体測定法　367
抗 Scl-70 抗体　892
抗ウイルス治療　605, 993
抗潰瘍療法　364
抗核抗体　77, 610
抗肝腎マイクロゾーム（LKM）抗体　610
抗癌薬　941
　──による下痢　941
抗凝固薬　957
抗凝固療法→劇症肝炎　573
抗菌薬大腸炎　940
抗グリアジン抗体　447
抗血小板薬　957
抗血栓療法　217, 948, 957
抗結核化学療法　484, 873
抗コリン薬→ダンピング症候群　411
抗セントロメア抗体　79, 892
抗内因子抗体　352
抗ヒスタミン薬→ダンピング症候群　411
抗平滑筋抗体　78, 610
抗壁細胞抗体　352, 893
抗ミトコンドリア抗体（AMA）　78, 615
肛囲膿瘍　551

肛門括約筋温存術　547
肛門癌　555
肛門狭窄　196
肛門周囲膿瘍　537
肛門出血　248
肛門ポリープ　550
後期ダンピング症候群　222, 410
後腹膜腫瘍　881
後腹膜出血　250
後腹膜線維症　756, 884
高γグロブリン血症　77
高圧浣腸　197
高圧酸素治療（療法）　241, 524
高アミラーゼ血症　418, 796
高アンモニア血症　558, 643
高位筋間痔瘻　552
高異型度上皮内腫瘍　318
高インスリン血症　607, 789
高ガストリン血症　53, 352, 928
高カルシウム血症　322
高間接ビリルビン血症　690
高血糖高浸透圧状態　3
高周波数超音波　137
高浸透圧性下痢　20
高精度放射線治療　152
高線量域　660
高張脱水　169
高直接ビリルビン血症　691
高度異型結節　671
高度先進医療　661
高ビリルビン血症　45, 224, 694
高頻度振動換気法　300
高分子重合体　453
硬化性唾液腺炎　756
硬化性胆管炎　756
絞扼性イレウス　492
絞扼性腸閉塞　239
絞扼性ヘルニア　886
鉤虫症　435
酵素補充療法　684
酵素免疫測定法　78
膠原病　720
黒色石　804
黒色表皮腫　310
黒色便　17, 248

骨髄腫の消化管病変　908
骨髄抑制　332
骨粗鬆症　470, 617
骨軟化症　906
骨盤骨折　252
骨盤直腸窩痔瘻　552
骨密度測定　470
根治的化学放射線療法　331
混合型肝癌　662
混合型クリオグロブリン血症　593
混合性結合組織病（MCTD）　721
混合石　804
混成石　804

さ

サーカネッテン→脱肛　541
サーベイランス　508, 509, 964
サイクロセリン→結核性腹膜炎　873
サイトケラチン　65
サイトテック　365
　──→ H. pylori 陰性潰瘍　375
　──→ NSAID 潰瘍　939
　──→急性胃十二指腸粘膜病変　347
サイトメガロウイルス　590
サイトメガロウイルス食道炎　295, 910
サイトメガロウイルス大腸炎　910
サナダムシ　436
サラセミア　688
サラゾピリン
　──→ Crohn 病　481, 482
　──→潰瘍性大腸炎　468
　──→単純性腸潰瘍　486
　──→腸型 Behçet 病　486
　──→放射線性腸炎　926
サリチル酸　643
サリベート→ Sjögren 症候群　893
サルコイドーシス　708
サルファ顆粒　711

サルモネラ　67, 254, 875
サルモネラ感染症　911
サワシリン
　──→ *H. pylori* 潰瘍　364
　──→ *H. pylori* 除菌　370
　──→悪性リンパ腫　402
　──→胃MALTリンパ腫　909, 919
サンディミュン→潰瘍性大腸炎　469
サンドスタチン
　──→ Zollinger-Ellison 症候群　379
　──→カルチノイド症候群　929
　──→癌性腹膜炎　877
　──→下痢　22
　──→小腸カルチノイド　435
　──→膵仮性嚢胞　764
　──→ダンピング症候群　411
　──→腸蠕動促進　892
　──→腸リンパ管拡張症　449
　──→糖尿病性下痢　897
　──→腹膜癌腫症　878
ザンタック
　──→ *H. pylori* 陰性潰瘍　375
　──→ *H. pylori* 潰瘍　364
佐野分類　121
嗄声　322
坐骨直腸窩痔瘻　552
再建術式　405
再建臓器　945
再生上皮　107
再生不良性貧血　4
再発結石　815
細菌性肝膿瘍　702
細菌性赤痢　457
細菌性腹膜炎　242
細菌培養　67
細胞診断基準　147
最高酸分泌量　54
催奇形性　762
臍腸管遺残　429
在宅経腸栄養法→ Crohn 病　482

在宅中心静脈栄養療法　441
酢酸亜鉛→ Wilson 病　683
酢酸オクトレオチド
　──→ Zollinger-Ellison 症候群　379
　──→ダンピング症候群　411
柵状血管　310
擦過細胞診　146, 147
三次除菌(療)法　371, 956
酸化マグネシウム
　──→過敏性腸症候群　454
　──→虚血性大腸炎　487
酸素療法　524
酸分泌抑制薬　339
　──→十二指腸炎　415
残胃炎　405
残胃癌　394, 406, 407
残胃空腸吻合　407
残胃十二指腸吻合　407
残胃の胃炎　405

し

シクロオキシゲナーゼ（COX）　345
シクロスポリン
　──→潰瘍性大腸炎　469
　──→劇症肝炎　573
　──→自己免疫性肝炎　613
　──→免疫抑制　216
シクロホスファミド
　──→胃MALTリンパ腫　402
　──→後腹膜線維症　885
　──→自己免疫性溶血性貧血　689
　──→消化管カルチノイド　928
　──→小腸悪性リンパ腫　434
シスプラチン
　──→肝芽腫　666
　──→肝細胞癌　651
　──→残胃癌　408
　──→進行胃癌　398
　──→非機能性膵内分泌腫瘍　794
　──→腹膜中皮腫　881
シタフロキサシン→ *H. pylori* 除菌　372
シプロキサン（シプロフロキサシン）
　──→ Crohn 病　481, 483
　──→ MAC 感染症　911
　──→急性化膿性胆管炎　825
　──→急性胆管炎　983
　──→細菌性赤痢　459
　──→細菌性腹膜炎　870, 871
　──→サルモネラ腸炎　911
　──→術後膵炎　740
　──→慢性胆嚢炎　821
　──→盲係蹄症候群　441
シベレスタット→重症急性膵炎　735
シメチコン　42
シャント型脳症　602
ショック指数　260
シングルバルーン内視鏡　100
シンチグラフィ　62, 148
ジアゼパム　100, 105, 145
ジアルジア症　438, 465, 857
ジェイゾロフト→摂食障害　30
ジェムザール
　──→膵癌　780
　──→胆嚢癌　839
ジスロマック
　──→ MAC 感染症　911
　──→クラミジア感染症　718
　──→クリプトスポリジウム症　439
　──→細菌性赤痢　459
ジフルカン
　──→カンジダ症　911
　──→カンジダ食道炎　295
ジフルニサル→アミロイドーシス　895
しだれ柳様所見　630
しゃっくり　33

子宮外妊娠　239, 251
子宮筋腫　239
子宮頸部腺癌　506
子宮内膜症　524
子宮破裂　239
四逆散→胆道ジスキネジー　832
死体膵移植　214
自然肛門温存手術　556
弛緩性便秘　25
弛張熱　703
志賀毒素　458
刺激性下剤　26
脂肪肝　721
脂肪吸収障害　62
脂肪下痢　744
脂肪腫，食道の　316
脂肪出納　65
脂肪性肝炎　994
脂肪制限　694, 747
脂肪便　65, 767, 907
脂溶性ビタミン　693
歯原性腫瘍　277
耳下腺炎　281
自己抗体　77
自己消化　726
自己末梢血幹細胞移植　680
自己免疫異常　629
自己免疫性胃炎　350, 352
自己免疫性肝炎（AIH）　77, 143, 609
自己免疫性膵炎　756, 884, 893
自己免疫性膵炎臨床診断基準　759
自己免疫性胆管炎　615
自己免疫性溶血性貧血　688
自動車ハンドル外傷　801
自律神経遮断薬→ダンピング症候群　411
持続的血液濾過透析　264, 572, 732
── →重症急性膵炎　735
痔核　548
痔瘻　537, 551
痔瘻癌　555
色素胆石　804
色素内視鏡検査　117
敷石像　479

軸捻転　191, 360
軸保持短縮法　105
瀉血　678
瀉血療法→C型慢性肝炎　587
若年性ポリープ　114, 537
手掌紅斑　597
主膵管型膵管内乳頭粘液性腫瘍　769
腫瘍核出術　793
腫瘍減量手術　793
腫瘍縮小術　793
腫瘍条件　653
腫瘍親和性光感受性物質　396
腫瘍生検　73
腫瘍性囊胞　765
腫瘍ドレナージ　203
腫瘍マーカー　79, 387, 646
腫瘤形成型肝内胆管癌　663
腫瘤形成性膵炎　752
周術期栄養管理　168
十全大補湯→痔瘻　537
十二指腸異物　269
十二指腸炎　413
十二指腸潰瘍　60, 192, 362, 937, 953
──，小児の　112
十二指腸潰瘍穿孔　377
十二指腸カルチノイド　928
十二指腸癌　416
十二指腸狭窄　196
十二指腸空腸吻合　423
十二指腸憩室　415, 829
十二指腸血腫　417
十二指腸造影　89
十二指腸ゾンデ　90
十二指腸転位術　423
十二指腸内視鏡検査，小児の　112
十二指腸乳頭部括約筋（Oddi筋）　850
十二指腸乳頭部機能検査　75
十二指腸粘膜下腫瘍　403
十二指腸破裂　421
住民検診　66
重荷電粒子線照射療法　660
重症型アルコール性肝炎　622

重症急性膵炎　729, 733
重症急性胆管炎　824
重症急性胆嚢炎　816
重症筋無力症　31
重症度判定基準　734
重症敗血症　261
重複感染　718
縦隔気腫　325
縦隔気腫像　303
縦走潰瘍　479
宿主条件　653
宿便性潰瘍　539
縮小手術，胃癌の　392, 958
出血シンチグラフィ　18, 149, 249
出血性胃潰瘍　378
出血性潰瘍　374, 949
出血性十二指腸潰瘍　378
出血性ショック　18, 247, 259, 300
出血性胆嚢炎　842
術後（化学）放射線療法→膵癌　973
術後イレウス　224
術後肝不全　224, 229
術後管理　223
術後再建腸管　100
術後食道狭窄　304
術後膵炎　738
術後胆汁瘻　828
術後補助化学療法　393
──，胃癌の　389
──，膵癌の　779, 973
術前栄養管理　168
術前化学放射線療法→膵癌　973
術前化学療法　330
術中胆道造影　209
術中内視鏡　110
術中放射線療法→膵癌　972, 973
純エタノール局注法　193
純動脈相イメージング　156
循環動態モニタリングガイドライン　948
初期蘇生　263
女性化乳房　597
除菌治療　352, 355, 363, 368, 370

除菌判定　366, 955
除菌療法→大腸 MALToma　520
除痛ラダー　233
除鉄治療　678
小柴胡湯→胆道ジスキネジー　832
小腸悪性腫瘍　433
小腸液　167
小腸潰瘍　427
小腸カルチノイド　928
小腸癌　434
小腸狭窄　100, 196
小腸広範切除　441
小腸細菌過剰増殖　869
小腸出血　100
小腸造影　91
小腸内異物　100
小腸内視鏡検査, 小児の　113
小腸二重造影法　92
小腸ファイバースコピー　103
小腸良性腫瘍　432
小児内視鏡　112
小児反復性耳下腺炎　282
消化管 angioectasia　935
消化管悪性リンパ腫の WHO 分類　918
消化管アニサキス症　929
消化管アレルギー　916
消化管異物　266
消化管運動異常　449
消化管運動機能検査　62
消化管運動亢進性下痢　21
消化管運動調整薬→便秘　26
消化管ガス像　86
消化管カルチノイド　927
消化管間質腫瘍　920
消化管機能調節薬　453
消化管狭窄解除法　195
消化管原発悪性リンパ腫　917
消化管サルコイドーシス　895
消化管出血　108, 168, 192, 335, 338, 602, 784, 898
──, 小児の　264
消化管穿孔　96, 168, 244, 247
消化管知覚過敏　449
消化管内視鏡　94
消化管内視鏡ガイドライン　946
消化管ポリポーシス　382, 383
消化管ホルモン　59
消化器外科手術　110
消化器内視鏡ガイドライン　946
消化器内視鏡リスクマネージメント　947
消化吸収試験　62
消化吸収障害　744, 747
消化性潰瘍　363, 368, 373
──, 小児の　264
消化性潰瘍診療ガイドライン　949
消化態栄養剤　173
症候性貧血　5
症候性便秘　25
漿液性嚢胞腫瘍　768
鍾乳洞様所見　354
上下反転胃　361
上腸間膜動脈症候群　422
上腸間膜動脈性十二指腸閉塞症　422
上皮間リンパ球　477
上皮内癌, 食道の　318
上皮内膵癌　146
上皮乳頭内血管　319
上皮乳頭内ループ状毛細血管　115
上部消化管出血　250, 338, 340
上部消化管穿孔　244
上部消化管内視鏡　95
上腹部痛　356
上腕三頭筋部皮下脂肪厚　605
条虫　68
条虫症　436
常位胎盤早期剝離　239
常習飲酒家　622
静脈瘤結紮術　178
静脈瘤出血　176
食後期低血糖症候群　410
食後高血糖　607
食後愁訴症候群　356
食行動異常　27

食中毒　252
食中毒事件票　253
食道
──・胃静脈瘤　178, 183, 310, 602, 630
──・胃静脈瘤出血　176
──・胃静脈瘤内視鏡所見記載基準　311
──の粘膜下腫瘍　316
──の良性腫瘍　314
食道 dysplasia　298
食道 pH モニタリング　291
食道アカラシア　286
食道悪性黒色腫　333
食道胃接合部　298
食道異形成　298
食道異物　268, 302
──, 小児の　112
食道運動機能疾患　52
食道拡張術　174, 301
食道癌　320
──の外科治療　326
──の内視鏡的粘膜切除術　324
──の発生リスク　348
──の放射線療法　330
食道癌診断・治療ガイドライン　944
食道癌治療ガイドライン　324
食道カンジダ症　295, 910
食道気管支瘻　287
食道狭窄　31, 196, 297
食道憩室　299
食道血腫　304
食道手術　219
食道手術後のケア　219
食道腫瘍　314
食道上皮内腫瘍　318
食道静脈瘤　310, 635, 639
──, 小児の　112
食道静脈瘤出血　109, 176
食道性嚥下障害　31
食道穿孔　301, 303
食道腺癌　297, 321
食道蠕動運動　31
食道損傷　301
食道透視　87
食道内圧検査　32, 52, 291,

306, 307
食道内圧測定　52
食道内異物　266
食道乳頭腫　314
食道粘膜傷害　36
食道平滑筋腫　316
食道閉鎖症　286
食道壁内血腫　304
食道メラノーシス　334
食道裂孔ヘルニア　293
食物アレルギー　916
食欲不振　30, 899
植物性自然毒　253
職業上曝露のCDCガイドライン　989
職場検診　66
心窩部痛症候群　356
心身医学的治療　454
心臓性肝硬変　637
心停止ドナー　219
心停止ドナー膵島移植　967
心不全　636
身体障害者認定　445
神経症状，食中毒による　255
神経鞘腫　403
神経性過食症　27
神経性食欲不振症　27, 55
浸潤性下剤　26
真性憩室　361
真性嚢胞　765
深達度診断　134
深部静脈血栓症　517
進行胃癌　386
────の化学療法　397
進行性全身性硬化症（PSS）　31, 428, 721
診断的腹腔洗浄法　247
診療ガイドライン　946
新犬山分類　575
新生児胃潰瘍　112
新生児黄疸　694
新生児肝炎　694
新生児メレナ　112, 265, 907
新鮮凍結血漿　164
審査腹腔鏡検査　387
人工肛門　231
人獣共通感染症　567, 704, 713

人獣共通寄生虫症　716
迅速ウレアーゼ試験　367
迅速超音波検査　246
腎移植後膵移植　214
腎性貧血　4
腎前性腎不全　698
腎皮質虚血　698
腎不全の消化管病変　897
滲出液　869

す

ステント→GIST　405, 922
スキルス胃癌　386
スクラルファート→ *H. pylori* 陰性潰瘍　375
スターシス→糖尿病　609
ステロネマ→放射線性腸炎　926
ステント　195
ステント挿入（術）　197
────→食道癌　946
────，食道の　174
ステント留置　332
ストーマケア　231
ストガー
────→ *H. pylori* 陰性潰瘍　375
────→ *H. pylori* 潰瘍　364
────→自己免疫性膵炎　760
────→心窩部痛症候群　358
ストレス潰瘍，小児の　112
ストレプトゾトシン
────→インスリノーマ　790
────→ソマトスタチノーマ　791
────→非機能性膵内分泌腫瘍　794
ストレプトマイシン
────→Weil病　705
────→肝結核　707
────→結核性腹膜炎　873
ストロカイン
────→悪心・嘔吐　16
────→ダンピング症候群

411
ストロメクトール錠→糞線虫症　438
スニチニブ→GIST　922
スパカール→胆道ジスキネジー　832
スピロノラクトン→腹水　600
スミフェロン
────→B型肝炎　581
────→C型慢性肝炎　586
────→HIV/HBV重複感染　719
スルピリド→うつ病　900
スルファメトキサゾール→サイクロスポーラ症　439
スルファメトキサゾール・トリメトプリム合剤→細菌性腹膜炎　871
スルペラゾン
────→肝膿瘍　704
────→急性胆管炎　983
────→急性胆嚢炎　819
スワーリング現象　162
水腎症　885
水分輸液剤　166
水溶性プレドニン→潰瘍性大腸炎　468
膵移植レシピエント選択基準　219
膵液　167
膵液細胞診　147, 971
膵液胆管内逆流　837
膵液胆汁細胞診　146
膵液漏　229, 741, 779
膵液瘻　217
膵炎　852
膵仮性嚢胞　763
膵管狭細型膵炎　745, 753
膵管狭細像　757
膵管鏡　111, 144
膵管内乳頭状腫瘍　141
膵管内乳頭（状）粘液性腫瘍　129, 144, 768
膵管癒合不全　129, 799
膵癌　773, 776, 780
────の化学療法　780
────の外科治療　776
────の疼痛対策　773

(膵癌)
　―のハイリスクグループ　773
　―の放射線療法　783
膵癌診断のアルゴリズム　973
膵癌診療ガイドライン　969
膵癌治療のアルゴリズム　974
膵機能検査　76
膵空腸吻合　778
膵消化管吻合部リーク　779
膵真性囊胞　765
膵腎複合移植　214
膵性胸水　741
膵性糖尿病　744
膵星細胞　747
膵石　751
膵石症　754
膵切除術　756
膵臓移植　213
膵臓手術後のケア　229
膵損傷　739, 801
膵体尾脾合併切除　777, 779
膵体尾部癌　777
膵体尾部欠損症　798, 799
膵体尾部切除術　229
膵胆管合流異常　129, 837, 845, **849**, 859
膵胆管高位合流　851
膵島移植の指針　967
膵頭十二指腸切除術（PD）　229, 417, 777, 841
　―→膵癌　972
膵頭部癌　777
膵内分泌腫瘍　787, 791
膵の形態異常　798
膵囊胞　768
膵囊胞性腫瘍　768
膵囊胞線維症　766
膵膿瘍　733, 764
杉浦手術　313
隅越分類　551

せ

セクレチン　60, 147
セクレチン負荷試験　76
セスデン　179
セツキシマブ
　―→Ménétrier病　355
　―→大腸癌　513
　―→大腸癌肝転移　517
　―→転移性肝癌　668
セファメジン（セファゾリン）
　―→急性化膿性胆管炎　825
　―→急性胆管炎　983
　―→急性胆囊炎　819
　―→慢性胆囊炎　822
セフォゾプラン→急性化膿性胆管炎　825
セフォタキシム　870
セフォチアム→急性化膿性胆管炎　825
セフォペラゾン・スルバクタム→急性化膿性胆管炎　825
セフスパン→淋菌感染症　718
セフタジジム
　―→急性化膿性胆管炎　825
　―→細菌性腹膜炎　870
セフトリアキソン
　―→急性化膿性胆管炎　825
　―→細菌性腹膜炎　870
セフピロム→急性化膿性胆管炎　825
セフメタゾン（セフメタゾール）
　―→急性化膿性胆管炎　825
　―→急性胆管炎　983
セブンイー→吸収不良症候群　446
セリアックスプルー　62, 447
セリアック病　62, 447
セルシン
　―→Reye症候群　644
　―→アルコール離脱症候群　624
　―→吃逆　34
セルベックス
　―→H. pylori陰性潰瘍　375

　―→急性胃十二指腸粘膜病変　346
　―→残胃炎　406
　―→痔核　549
セルロプラスミン　682
セレキノン
　―→過敏性腸症候群　453
　―→心窩部痛症候群　358
セレコキシブ→家族性大腸腺腫症　507
セレザイム→Gaucher病　684
セレスタミン→食物アレルギー　917
セレネース
　―→摂食障害　30
　―→不穏　624
セログループ　584
セログループ測定法　579
セロコンバージョン　71, 578
セロトーン→悪心・嘔吐　16
セロトニン　61, 450, 927
センチネルナビゲーション手術　326
センナ→便秘　26
センノシド→Parkinson病　901
ゼチーア→胆汁うっ滞　693
ゼフィックス
　―→B型肝硬変　600
　―→劇症肝炎　573
ゼラチン様物質　879
正中腹壁ヘルニア　886
正中菱形舌炎　273
生活習慣病　642
生検　98, 387
生検組織　64
生検組織診断　106
生検法　106
生体肝移植　601
生体ドナー膵島移植　967
生体部分肝移植　211, 572
生体部分膵移植　214
成人T細胞白血病・リンパ腫　908
成分栄養剤　173, 443

―― →Crohn 病　482
精密 X 線検査法　88
赤芽球癆　4
赤色尿　681
赤痢アメーバ　465
赤痢アメーバ症　910
切除不能進行胃癌　392
切創ヘルニア　887
石灰化陰影　754
石灰乳胆汁　808
接触感染予防策　465
摂取脂肪量　65
摂食指導　220
摂食障害　27
舌炎　272
舌癌　278
舌苔　272
先天性横隔膜ヘルニア　300
先天性肝線維症　638, 847
先天性気管支食道瘻　287
先天性十二指腸狭窄症，小児の　113
先天性食道狭窄症　286
先天性胆管拡張症　859
先天性胆道拡張症　13, 837, 845, 849
先天性胆道閉鎖症　258
先天性ポルフィリン症　681
洗浄・消毒法ガイドライン　948
洗浄細胞診　387
洗腸法　197
染色体転座　918
染色法　118
穿孔　99, 106, 325
穿刺吸引細胞診　971
穿刺ドレナージ　859
腺腫様過形成　156
潜血反応　67
線維化　575
―― の staging　575
線維性架橋形成　576
線状潰瘍　349
選択的消化管除菌　731, 735
選択的ムスカリン受容体拮抗薬→ H. pylori 陰性潰瘍　375
全肝移植　212
全結腸直腸切除・回腸囊肛門吻合術　474
全身性エリテマトーデス（SLE）　721
全身性炎症反応症候群　261
全身性播種性糞線虫症　438
全膵移植　214
前癌病変　671
前方斜視鏡　97
前方直視鏡　97

そ

ソーセージ様腫瘤　494
ソセゴン
　―― →虚血性大腸炎　487
　―― →胆道ジスキネジー　832
　―― →腹痛　9
ソナゾイド　153
ソナゾイド造影下穿刺　650
ソナゾイド造影超音波　1000
ソマトスタチノーマ　790
ソマトスタチノーマ症候群　790
ソマトスタチン　790
　―― →門脈圧亢進性胃症　342
ソマトスタチンアナログ
　―― → WDHA 症候群　786
　―― →膵仮性囊胞　764
ソラフェニブ→肝細胞癌　651, 999, 1002
ソリタ
　―― →アナフィラキシーショック　917
　―― →静脈栄養　171
　―― →短腸症候群　444
ソリタックス H →静脈栄養　171
ソル・コーテフ
　―― → Crohn 病　483
　―― →アナフィラキシーショック　917
　―― →硬化療法　179
ソル・メドロール
　―― → Reye 症候群　644
　―― →劇症肝炎　573
ソルダクトン
　―― →肝臓手術後　226
　―― →腹水　49
ソルデム→静脈栄養　171
ソンネ菌　457
ゾフラン→悪心・嘔吐　16
組織学的胃炎　368
組織型分類，胃癌の　386
組織診断　98
鼠径ヘルニア　885
双指診　552
早期胃癌　386, 389
早期ダンピング症候群　222, 410
総コレステロール　70
総胆管拡張症　150
総胆管結石（症）　809, 822
総胆管囊腫　639
総ビリルビン　70
総ビリルビン（D/T）比　570
造影 CT, 急性膵炎の　728
造影エコー検査　153
造影エコー法　647
造影超音波　124
造血幹細胞移植　920
臓器移植法　211, 218
即時型アレルギー　916
側視鏡　97
側腹壁ヘルニア　886
側方郭清　516, 962
側方皮下内括約筋切開術　550
塞栓後症候群　659
粟粒性肝結核　706
続発性腸結核　483
続発性腸リンパ管拡張症　448
尊厳死　233

た

タール便　17, 248
タウリン
　―― → NASH　996
　―― →薬物性肝障害　628
タガメット
　―― → H. pylori 陰性潰瘍　375
　―― → H. pylori 潰瘍　364
　―― → NSAID 潰瘍　939

（タガメット）
　——→ポルフィリン症　682
タキサン→残胃癌　408
タキソール→残胃癌　408
タキソテール
　——→残胃癌　408
　——→食道癌　332
タクロリムス
　——→潰瘍性大腸炎　469
　——→免疫抑制　216
タケプロン
　——→H. pylori 陰性潰瘍　375
　——→H. pylori 潰瘍　364
　——→H. pylori 除菌　370
　——→Mallory-Weiss 症候群　339
　——→Ménétrier 病　355
　——→NERD　289
　——→NSAID 潰瘍　365, 939
　——→Zollinger-Ellison 症候群　379
　——→悪性リンパ腫　402
　——→胃 MALT リンパ腫　909
　——→胃憩室　362
　——→逆流性食道炎　291, 298, 892
　——→急性胃十二指腸粘膜病変　346
　——→小児の消化管出血　265
　——→小児の消化性潰瘍　265
　——→びまん性食道痙攣　308
　——→吻合部潰瘍　409
　——→慢性胃炎　351
　——→門脈圧亢進性胃症　343
タゾシン→大腸憩室炎　498
タモキシフェン
　——→後腹膜線維症　885
　——→食道悪性黒色腫　334
タリオン→食物アレルギー　917

ダーゼン→痔核　549
ダイナミック・ケミカル法　385
ダイナミック CT　127
ダカルバジン
　——→グルカゴノーマ　788
　——→後腹膜腫瘍　883
　——→食道悪性黒色腫　334
ダクチル→胆道ジスキネジー　832
ダナゾール→腸管子宮内膜症　525
ダブルバルーン小腸内視鏡　432
ダブルバルーン内視鏡　99, 101, 103, 440
ダラシン
　——→肝膿瘍　704
　——→大腸憩室炎　498
ダラシン S
　——→急性化膿性耳下腺炎　282
　——→急性胆管炎　983
ダンパー症候群　191
ダンピング症候群　61, 222, 410
ダンピング症状　220
他臓器合併切除　393
多形滲出性紅斑　272
多血性肝細胞癌の診断アルゴリズム　1000
多剤併用化学療法→胃 MALT リンパ腫　402
多臓器腫瘍　382
多臓器損傷　801
多臓器不全　865
多嚢胞肝　639
多発性内分泌腫瘍1型　378
多発性内分泌腫瘍症　794
多発性嚢胞腎　898
多包条虫　713
多包性肝包虫症　713
唾液　167
唾液管内視鏡　284
唾液腺炎　281
唾液腺排泄機能　149
唾液分泌異常　275

唾石症　282
唾疝痛　283
代謝性アシドーシス　8
体位変換　93
体外式超音波　123
体外衝撃波砕石療法（ESWL）　75, 755, 809, 812
体質性黄疸　257, 690
体重減少　899
体性痛　7, 10, 236
胎便性イレウス　767
胎便排泄遅延　490
退縮性腸間膜炎　873
帯状疱疹　272
滞留　104
大建中湯
　——→Parkinson 病　901
　——→イレウス　240, 493
大酒家　622
大循環不全　632
大腸 MALToma　520
大腸カルチノイド　522
大腸癌　510
　——，Cronkhite-Canada 症候群に合併する　383
大腸癌遠隔転移　517
大腸癌検診　66
大腸癌治療ガイドライン　511, 514, 962
大腸狭窄　196
大腸憩室症　497
大腸手術後のケア　223
大腸腺腫　502
大腸全摘回腸嚢肛門吻合術　507
大腸内視鏡検査　104
　——，小児の　114
大腸粘膜下腫瘍　520
大動脈周囲リンパ節郭清　389
大動脈瘤　43
大網腫瘍　888
大網充填術　377, 378
大網の捻転　889
代償期慢性膵炎　975
代償性肝硬変　596
第2の聴診器　124
脱肛　240
脱出性痔核　540

脱水　22, 169, 359, 456
単純肝囊胞の癌化　675
単純性イレウス　492
単純性脂肪肝　640, 994
単純性胃潰瘍　484
単純性腸閉塞　239
単純性囊胞　765
単純ヘルペスウイルス　590
炭素線　660
胆管炎　205, 639, 841, 852
胆管拡張型合流異常　849
胆管癌　618, 840, 846
胆管狭窄　204, 228, 814
胆管空腸吻合　778
胆管腔内超音波　824
胆管形態異常　856
胆管細胞癌　662
胆管浸潤型肝内胆管癌　663
胆管ステント　204
胆管損傷　208, 227
胆管内発育型肝内胆管癌　664
胆管囊胞腺癌　675
胆管非拡張型合流異常　849
胆管閉塞　979
胆汁　167
胆汁移行性　825
胆汁うっ滞　615, 618, 813, 822, 903
胆汁うっ滞性肝硬変　694, 852
胆汁感染　979
胆汁細胞診　147
胆汁酸負荷試験　62
胆汁色素沈着　693
胆汁性嘔吐　495
胆汁性肝硬変　767
胆汁性肝囊胞　703
胆汁性胸膜炎　860
胆汁性囊胞　858
胆汁性腹膜炎　74, 146, 818, 859
胆汁栓　693
胆汁中アミラーゼ　851
胆汁内瘻術　842
胆汁瘻　832, 858
胆石　804, 852
胆石イレウス　833
胆石症　689, 837

胆石性膵炎　729, 733, 762, 809
胆摘後症候群　830
胆摘後胆道ジスキネジー　831
胆道・胆囊ドレナージ法　198
胆道拡張術　204
胆道癌　852
胆道癌術後管理　228
胆道癌診断ガイドライン　837
胆道気腫　832
胆道奇形　856
胆道寄生虫症　856
胆道鏡　111, 144
胆道結石　716
胆道ジスキネジー　830
胆道手術後のケア　227
胆道出血　842
胆道消化管瘻　832
胆道ステント挿入法　204
胆道ステント留置術　839
胆道ドレナージ　198, 258, 822, 825, 982
胆道内空気像　832
胆道閉鎖症　213, 696, 852
　──，小児の　112
胆囊温存療法　808
胆囊癌　836, 852
　──の危険因子　807
　──の胆石合併率　807
胆囊管癌　836
胆囊管結石　827
胆囊機能検査　75
胆囊頸部結石　827
胆囊周囲膿瘍　818
胆囊収縮能　75
胆囊消化管瘻　833
胆囊腺筋腫症　129, 837
胆囊穿孔　210
胆囊腺腫　834
胆囊胆管瘻　827
胆囊腸管瘻　832
胆囊摘出術　208, 808, 819
胆囊ポリープ　834
胆囊隆起性病変　834
淡黄色便　694
蛋白エネルギー栄養障害　605

蛋白喪失性腸症，小児の　113
蛋白不耐症　559
蛋白漏出試験　61
蛋白漏出シンチグラフィ　441, 448, 934
蛋白漏出性胃腸症　61, 383, 933
短腸症候群　441
男性同性愛者　703

ち

チアトン
　──→胆石　808
　──→慢性膵炎　746
チエナム
　──→急性胆管炎　983
　──→急性胆囊炎　819
　──→重症急性膵炎　735
チェリーレッドスポット　311
チフス　255
チョコラA→ビタミンA欠乏症　906
地図状舌　273
治療内視鏡　956
遅延型アレルギー　916
遅発性肝不全　44, 570, 574
遅発性出血　514
遅発性穿孔　418, 514
中肝静脈　213
中心静脈栄養　171, 692
中心静脈カテーテル　172
中腸軸捻転　495
中毒性肝障害　625
中毒性巨大結腸症　463
中部食道憩室　299
虫垂炎　526, 875
　──，妊婦の　239
虫垂カルチノイド　530
虫垂癌　529
虫垂粘液囊腫　529
注腸　197
注腸検査　93
注腸整復　495
貯留囊胞　765

超音波ガイド下系統的切除術　654
超音波ガイド下生検　74
超音波検査　123
超音波層構造　137
超音波内視鏡下穿刺細胞診　404
超音波内視鏡ガイド下穿刺吸引法　137
超音波内視鏡検査（EUS）　133, 404
超音波プローブ　134
超拡大観察　119
超選択的動脈塞栓療法　19
超速効型インスリン　609
腸炎ビブリオ　254
腸回転異常（症）　12, 495
腸型 Behçet 病　484
腸間膜脂肪織炎　873
腸間膜腫瘍　888
腸間膜損傷　252
腸間膜動脈血栓症, 妊婦の　239
腸間膜リンパ節炎　875
腸管壊死　488
腸管ガス像　42, 867
腸管カルチノイド　928
腸管感染症　67
腸管寄生条虫症　436
腸管寄生性原虫　465
腸管虚血　898
腸管虚血性変化　7
腸管凝集付着性大腸菌　461
腸管子宮内膜症　524
腸管軸捻転症　495
腸管出血性大腸菌　67, 460
腸管組織侵入性大腸菌　461
腸管損傷　210, 227
腸管短縮　101
腸管毒素原性大腸菌　461
腸管内結石　833
腸管囊腫様気腫症　522, 892
腸管病原性大腸菌　461
腸管癒着症　878
腸管誘導法　214
腸結核　483, 910
腸重積（症）　12, 494, 505, 901
腸上皮化生　350

腸内細菌　903
腸内細菌叢異常増殖症候群　440
腸閉塞　8, 43, 492, 871, 878
―― の救急処置　239
腸腰筋陰影　86
腸リンパ管拡張症　448, 935
腸瘻　173, 221
直視下生検　144
直接型高ビリルビン血症　694
直接胆管造影　841
直接ビリルビン　570
直腸カルチノイド　928
直腸癌　545
直腸肛門奇形　536
直腸診　26
直腸切断術　556
直腸脱　543
直腸腟瘻　537
直腸粘膜脱症候群　545

つ

ツインライン
―― → Crohn 病　482
―― → 経腸栄養　173

て

ティーエスワン
―― → 胃癌手術後　399
―― → 口腔癌　279
―― → 進行胃癌　398
テグレトール → 吃逆　35
テトロドトキシン　255
テネスムス　458
テノホビル → HIV/HBV 重複感染　719
テルリプレシン → 肝腎症候群　699
テレミンソフト座薬 → 便秘　26
ディスペプシア症状　290
ディゼンテリー菌　457
ディメチルスルホキシド → 肝アミロイドーシス　680
デキサメサゾン → 肝アミロイドーシス　680

デスフェラール → 鉄過剰症　678
デスミン　65
デスモイド腫瘍　506
デノシン → サイトメガロウイルス感染症　911
デパケン → 吃逆　35
デパス → 摂食障害　29
デフェラシロクス → 鉄過剰症　678
デプロメール → 摂食障害　29
デュロテップパッチ → 腹膜癌腫症　878
手足口病　272
低亜鉛血症　276
低アミノ酸血症　787
低アルブミン血症　169, 934
低位筋間痔瘻　552
低異型度上皮内腫瘍　318
低緊張性十二指腸造影　89
低血糖　3, 789
低血糖性昏睡　748
低血糖発作　749
低脂肪食　449, 934
低蛋白血症　68, 169, 354, 383, 933
低蛋白食　559
低張脱水　169
低用量アスピリン　345
低用量アスピリン潰瘍　949
定型手術, 胃癌の　958
停留精巣　886
堤防状隆起　278
適応性弛緩　56, 63
鉄過剰症　678
鉄過剰症候群　676
鉄キレート療法　678
鉄欠乏性貧血　5, 169, 222, 335, 368, 435, 955
鉄制限食　587
撤退症候群　613
天疱瘡　272
転移性肝癌　70, 152, 156, 667
伝染性単核球症　274, 590
電解質異常　165
電解質投与量　170
電解質輸液剤　166
電気水圧砕石器（EHL）　815

と

トスフロキサシン→細菌性赤痢　459
トミロン→咽頭炎　275
トラニラスト→好酸球性胃腸炎　933
トランサミン→腸リンパ管拡張症　449
トランスフェリン　676
トリエンチン→Wilson病　683
トリクロロエチレン　523
トリメタジオン→膵石症　756
トリメトプリム→サイクロスポーラ症　439
トリラホン→悪心・嘔吐　16
トルイジンブルー　118
トロビシン→淋菌感染症　718
ドキシサイクリン
　──→Weil病　705
　──→盲係蹄症候群　441
ドキシル→カポジ肉腫　912
ドキソルビシン
　──→肝細胞癌　659
　──→後腹膜腫瘍　883
　──→消化管カルチノイド　928
　──→小腸悪性リンパ腫　434
　──→非機能性膵内分泌腫瘍　794
ドグマチール→うつ病　900
ドセタキセル
　──→癌性腹膜炎　877
　──→後腹膜腫瘍　883
　──→食道癌　332
ドパミン→初期蘇生　263
ドブタミン→初期蘇生　263
ドミノ肝移植　680
ドリンクテスト　63
ドルミカム→Reye症候群　644
ドレナージ治療　243
ドンペリドン→Parkinson病　901
戸谷分類　845

吐血　17, 248, 338
──，小児の　264
努責診断　544
投与時反応　483
透析合併症　898
透析患者の消化管病変　897
疼痛管理　221
陶器様胆嚢　808, 821
糖原過形成　315
糖原病　671, 685
糖尿病　594, 975
　──，肝硬変に伴う　606
　──の消化器症状　896
糖尿病性胃運動不全症　359
糖尿病性胃症　55
糖尿病性胃腸障害　896
糖尿病性ケトアシドーシス　3, 750
糖尿病性下痢　897
糖尿病性昏睡　2
糖尿病性腎不全　213
糖類下剤　26
頭蓋内出血　697
同時性肝転移　518
動注化学療法　662, 1002
動注療法→重症急性膵炎　735
動物性自然毒　253
動物由来感染　567
特発性胃炎　350
特発性偽性腸管閉塞症　428
特発性血小板減少性紫斑病（ITP）　368, 954
特発性細菌性腹膜炎　602, 869
特発性食道粘膜下血腫　304
特発性食道破裂　302, 338
特発性内胆汁瘻　832
特発性門脈圧亢進症　78, 629
特発性門脈閉塞症，小児の　112
毒キノコ　254
毒素原性大腸菌　67
鳥肌胃炎，小児の　113
呑酸　289, 290, 298

な

ナイクリン→ニコチン酸欠乏症　905
ナウゼリン
　──→胃アトニー　896
　──→ウイルス性腸炎　457
　──→悪心・嘔吐　16
　──→食後愁訴症候群　358
ナゼア→悪心・嘔吐　16
ナットクラッカー症候群　423
ナットクラッカー食道　307
ナディック→胃静脈瘤　313
ナテグリニド→糖尿病　608
ナボバン→悪心・嘔吐　16
ナロキソン→掻痒感　620
内視鏡下膵管ドレナージ術　741
内視鏡診断　98
内視鏡治療
　──→大腸癌　962
　──の適応基準　389
内視鏡的異物摘出術　267
内視鏡的胃瘻造設術　189
内視鏡的萎縮境界　351
内視鏡的拡張術　197
内視鏡的逆行性膵胆管造影　75, 129
内視鏡的逆行性胆管造影（ERC）　844
内視鏡的経鼻胆管ドレナージ　109, 730
内視鏡的経鼻胆道ドレナージ（ENBD）　199, 826, 828, 839
内視鏡的結石除去術　810
内視鏡的減圧・整復術　533
内視鏡的硬化療法　109, 178
内視鏡的止血　19, 108, 192, 250, 339, 340, 391, 499, 938, 949
内視鏡的軸捻転整復術　191
内視鏡的静脈瘤結紮術　109, 312
内視鏡的静脈瘤硬化療法　312

内視鏡的膵管口切開術 755
内視鏡的膵管截石術 755
内視鏡的切除 64
内視鏡的切石術 809
内視鏡的胆管ステント術 204
内視鏡的胆管ドレナージ 109, 984
内視鏡的胆道ドレナージ 198, 839
内視鏡的超音波断層法 133
内視鏡的乳頭括約筋切開術（EST） 130, 144, 730, 809, 810, 829, 844
内視鏡的乳頭バルーン拡張術（EPBD） 130, 809, 810
内視鏡的粘膜下層剝離術（ESD） 324, 385, 389, 514
—— →胃癌 958
—— →食道癌 944
内視鏡的粘膜切除術（EMR） 302, 324, 389, 408, 503
—— →胃癌 958
—— →食道癌 944
—— →大腸癌 513
内視鏡的分割粘膜切除術 504
内痔核 540, 548
内鼠径ヘルニア 885
内臓痛 7, 9, 236
内臓動脈瘤破裂 251
内胆汁瘻 833, 858
難治性潰瘍 378
難治性逆流性食道炎 292
難治性スプルー 448
難治性腹水 49, 183, 206

に

ニコチン酸欠乏症 905
ニタゾキサニド
　—— →アメーバ性大腸炎 466
　—— →クリプトスポリジウム症 439
ニトロール
　—— →アカラシア 306
　—— →胃静脈瘤 313
　—— →吃逆 35

ニフレック 105
ニボー 11, 39, 86, 493
ニポラジン→食物アレルギー 917
二次除菌療法 370, 371, 950, 956
二次性肝内結石 815
二次性貧血 5
二次性ヘモクロマトーシス 723
二重造影像 87
二重膜濾過血漿交換療法 207
二糖類分解酵素 456
日本外傷学会肝損傷分類 700
日本海裂頭条虫 68
日本海裂頭条虫症 436
日本住血吸虫症 712
肉眼的分類，胃癌の 386
乳酸脱水素酵素 70
乳児痔瘻 537
乳糖不耐症 41, 62
乳糖負荷試験 62
乳頭括約筋機能障害 75, 831
乳頭機能不全 823
乳頭腫，食道の 314
乳頭部癌 416, 840
尿管結石，妊婦の 239
尿素呼気試験 56, 367
尿中好中球エステラーゼ検出試験紙 870
尿中シスタチオニン 665
尿ビリルビン 70
人形様顔貌 685
妊娠 760
　—— に伴う肝障害 645
妊娠高血圧症候群 645, 761
妊娠時の肝機能 645
妊娠中の膵炎 760
認知行動療法 28

ね

ネオパレン→吸収不良症候群 446
ネラトンカテーテル法 34
ネリプロクト

　—— →痔核 549
　—— →脱肛 541
　—— →裂肛 550
粘液癌 865
粘液産生性肝内胆管癌 676
粘液性囊胞腫瘍 768
粘膜下腫瘍 403, 921
粘膜関連リンパ組織 401
粘膜障害性下痢 20
粘膜透過性亢進性下痢 20

の

ノバミン→悪心・嘔吐 16
ノボラピッド→糖尿病 609
ノルアドレナリン→初期蘇生 263
ノルフロキサシン
　—— →細菌性赤痢 459
　—— →細菌性腹膜炎 871
ノロウイルス 67, 254, 455
能動的ドレーン 223
脳死肝移植 211
脳死ドナー 219
脳症 460
脳腸相関 450
脳浮腫 643
膿瘍穿刺 203
膿瘍ドレナージ 864
囊胞性肝疾患 674

は

ハーモニックM→経腸栄養 173
ハーモニックイメージング 123
ハイシー→ビタミンC欠乏症 906
ハイドロコートン→肝臓手術後 226
ハプトグロビン→溶血尿 181
バイシリン
　—— →咽頭炎 275
　—— →肝梅毒 710
　—— →肝放線菌症 712
バイパス手術 945
　——，胃癌の 392

バクシダール
　──→細菌性赤痢　459
　──→重症急性膵炎　735
バクタ
　──→感染性腸炎　892
　──→サイクロスポーラ症　439
　──→ジアルジア症　466
バクロフェン→吃逆　34
バシリキシマブ→免疫抑制　216
バスケットパターン　647
バソプレシン
　──→肝腎症候群　699
　──→初期蘇生　263
　──→門脈圧亢進性胃症　342
バナン→大腸憩室炎　500
バラクルード
　──→B型肝硬変　600
　──→劇症肝炎　573
バラシクロビル→ウイルス肝炎　592
バラ疹　710
バリウム　87
バリキサ→サイトメガロウイルス感染症　911
バルーン下逆行性経静脈的塞栓術　180, 312
バルーン拡張術　197, 306, 348
バルーン止血術　176
バルーン式小腸内視鏡検査　442
バルーン内視鏡　95, 100
バルーンタンポナーデ法　109
バルコーゼ→便秘　26
バロスタット法　56, 63
バンコマイシン
　──→C. difficile 関連疾患　464
　──→偽膜性大腸炎　940
　──→敗血症　263
パーロデル→MEN　796
パオスクレー→脱肛　542
パキシル
　──→過敏性腸症候群　454

　──→摂食障害　29
パクリタキセル
　──→癌性腹膜炎　877
　──→進行胃癌　398
パシル→急性胆管炎　983
パズフロキサシン→急性化膿性胆管炎　825
パセトシン
　──→小児の消化性潰瘍　266
　──→慢性胃炎　351
パラチフス　255
パリエット
　──→H. pylori 陰性潰瘍　375
　──→H. pylori 潰瘍　364, 370
　──→Mallory-Weiss 症候群　339
　──→NSAIDs 起因性潰瘍　365
　──→Sjögren 症候群　893
　──→Zollinger-Ellison 症候群　379
　──→胃 MALT リンパ腫　919
　──→胃憩室　362
　──→逆流性食道炎　291, 298, 892
　──→急性胃十二指腸粘膜病変　346
　──→残胃炎　406
　──→十二指腸炎　415
　──→吻合部潰瘍　409
　──→胸やけ　37
パルボウイルス B19　689
パレセーフ→静脈栄養　171
パロモマイシン
　──→アメーバ性大腸炎　466
　──→クリプトスポリジウム症　439
パワードプラ法　124
パンエンドスコープ　95, 97
パンクレアチン
　──→吸収不良症候群　446
　──→無痛性膵炎　751

パンスポリン
　──→急性胆管炎　983
　──→急性胆嚢炎　819
　──→慢性胆嚢炎　822
パントール→イレウス　493
パントシン
　──→パントテン酸欠乏症　905
　──→便秘　26
羽ばたき振戦　558, 597
播種性血管内凝固　908
播種性転移　519
肺転移　519, 963
肺動静脈瘻　419
胚中心細胞様細胞　401
排泄障害　232
排便管理法　231
排便習慣　488
排便障害　900
敗血症　261, 704
敗血症性ショック　261, 864, 866
梅毒　709
培養法　367
白線ヘルニア　886
白板症　277, 309
橋渡し治療　473
白血球系細胞吸着除去療法　208, 471
白血病　722
　──の消化管病変　908
発症前診断　82
針刺し事故　564, 588
反回神経　321
反回神経リンパ節　327
半月状線ヘルニア　886
半消化態栄養剤　173, 443
半導体レーザー　396
汎発性腹膜炎　242, 528
晩期毒性　332
晩発性皮膚ポルフィリン症　594, 681

ヒアルロン酸　70, 880
ヒータープローブ法　193
ヒストアクリル→硬化療法　178

ヒト絨毛性ゴナドトロピン
　（HCG）　665
ヒドラ→肝結核　707
ヒドロコルチゾン→敗血症
　263
ヒマシ油　26
ヒューマログ
　――→膵性糖尿病　749
　――→糖尿病　609
ビーフリード→静脈栄養
　171
ビーマス→便秘　26
ビームゲン→院内感染　589
ビオチン→ビオチン欠乏症
　906
ビオフェルミン
　――→$H.\ pylori$ 除菌　371
　――→ウイルス性腸炎
　457
　――→食中毒　256
　――→病原性大腸菌感染症
　463
ビクシリン
　――→急性胆管炎　983
　――→肝放線菌症　712
ビタミンA過剰症　907
ビタミンA欠乏症　906
ビタミンB_1欠乏症　904
ビタミンB_2欠乏症　904
ビタミンB_6欠乏症　904
ビタミンB_{12}吸収障害　4
ビタミンB_{12}欠乏症　353,
　394, 905
ビタミンB_{12}欠乏性貧血
　222
ビタミンC欠乏症　906
ビタミンD過剰症　907
ビタミンD欠乏症　906
ビタミンE→脱肛　541
ビタミンE欠乏症　906
ビタミンK欠乏症　907
ビタミンK欠乏性出血症
　694
ビタミン過剰症　903
ビタミン欠乏症　903
ビタメジン→アルコール性肝
　障害　624
ビチオノール
　――→エキノコックス症

　858
　――→肝蛭症　857
ビチノール→肝蛭症　717
ビブリオ　67
ビリルビン　69, 686
ビリルビンカルシウム石
　804
ビリルビン吸着療法　207
ビリルビン尿　696
ビルトリシド
　――→条虫症　437
　――→日本住血吸虫症
　713
ビンクリスチン→小腸悪性リ
　ンパ腫　434
ピーゼットシー→悪心・嘔吐
　16
ピオグリタゾン→NASH
　996
ピットパターン診断　502
ピドキサール→ビタミンB_6
　欠乏症　904
ピトレシン→門脈圧亢進性胃
　症　343
ピトレシン持続点滴静注　20
ピペラシリン→急性化膿性胆
　管炎　825
ピラマイド（ピラジナミド）
　――→肝結核　707
　――→結核性腹膜炎　872
　――→腸結核　484
ピンテープ法　435
びまん浸潤型大腸癌　874
びまん性食道痙攣　307
びまん性全身性硬化症　892
びまん性大細胞型B細胞性
　リンパ腫　918
びまん性微細脂肪沈着　643
日和見感染症　911
皮膚筋炎・多発性筋炎（DM/
　PM）　721
皮膚掻痒　693
皮膚掻痒感　615
皮膚粘膜眼症候群　272
皮膚弁移動術　550
非A-E型肝炎　569
非B非C型肝硬変　596
非Hodgkinリンパ腫　722
非アルコール性脂肪性肝炎

　（NASH）　596, 993
非アルコール性脂肪性肝疾患
　（NAFLD）　993
非オピオイド鎮痛薬→癌性疼
　痛　233
非開胸食道抜去術　945
非乾酪性類上皮細胞肉芽腫
　480, 895
非機能性膵内分泌腫瘍　791
非手術療法　247
非除菌治療　951
非ステロイド性消炎鎮痛薬
　345, 362, 373, 937
非切除胆道癌　842
非切除乳頭部癌　842
非代償期慢性膵炎　975
非代償性肝硬変　49, 596,
　602
非蛋白熱量/窒素量　172
非治癒手術，胃癌の　392
非特異機能性腸障害　452
非特異性多発性小腸潰瘍症
　426
非びらん性胃食道逆流症
　289
非びらん性逆流症　35
非閉塞性腸管虚血症　488
被曝量　94
脾腫　630, 637, 689
脾摘　689
腓腹筋痛　705
微小過誤腫　639
微小血管観察　121
微小血管分類　121
鼻出血　419
左胃動脈　340
病期分類，胃癌の　385
病原性大腸菌感染症　460
病理診断　64
貧血　4, 169, 426
頻脈　259

ふ

ファンギゾン
　――→肝性脳症　573
　――→重症急性膵炎　735
フィジオ35→静脈栄養　171
フェジン→鉄欠乏性貧血　5

フェナゾックス→痔核　549
フェネシチシリンカリウム→咽頭炎　275
フェノバール
　──→黄疸　259
　──→吃逆　34
　──→胆汁うっ滞　693
フェノバルビタール
　──→肝内胆管形成不全症　856
　──→胆汁うっ滞　693
フェリチン　677
フェルカルボトラン→MRI検査　127
フェルムカプセル→鉄欠乏性貧血　5
フェロベリンA→下痢　22
フェロポルチン病　676
フェロミア錠→鉄欠乏性貧血　5
フエロン
　──→C型肝硬変　599, 600
　──→HIV/HBV重複感染　719
　──→劇症肝炎　573
フォイパン
　──→逆流性食道炎　292
　──→残胃炎　406
　──→慢性膵炎　746, 747
フォトフリン　396
フォリアミン→葉酸欠乏　6, 905
フサン
　──→重症急性膵炎　734
　──→薬剤性膵炎　738
フラジール
　──→C. difficile関連疾患　464
　──→Crohn病　481, 483
　──→H. pylori潰瘍　364
　──→アメーバ性大腸炎　466
　──→感染性腸炎　892
　──→肝膿瘍　704
　──→ジアルジア症　466
　──→ランブル鞭毛虫症　439
　──→盲係蹄症候群　441

フラビタン→ビタミンB₂欠乏症　904
フリーラジカル産生増加　346
フルオロキサシン→H. pylori除菌　372
フルオロキノロン→結核性腹膜炎　873
フルカリック→静脈栄養　172
フルコナゾール
　──→カンジダ症　911
　──→カンジダ性胃炎　349
フルツロン→残胃癌　408
フルマリン
　──→急性胆管炎　983
　──→急性胆嚢炎　819
フレキシネル菌　457
フロセミド→腹水　600
フロモキセフ→急性化膿性胆管炎　825
フロモックス
　──→咽頭炎　275
　──→急性胆管炎　983
　──→慢性胆嚢炎　821
フロリードゲル→カンジダ食道炎　295
ブジー　195
ブスコパン
　──→過敏性腸症候群　454
　──→虚血性大腸炎　487
　──→下痢　22, 942
　──→食物アレルギー　917
　──→胆石　808
　──→短腸症候群　444
　──→胆道ジスキネジー　832
　──→ダンピング症候群　411
　──→腹痛　238
ブドウ糖加電解質液　456
ブプレノルフィン
　──→重症急性膵炎　734
　──→術後膵炎　740
ブリプラチン→残胃癌　408
ブロアクト→急性胆管炎　983

プラジカンテル
　──→エキノコックス症　858
　──→肝吸虫症　716, 857
　──→肝蛭症　857
　──→日本住血吸虫症　713
プラスアミノ→静脈栄養　171
プラスチックステント　826
プラハ分類　297
プリンアナログ→大腸MALToma　520
プリンペラン　92
　──→胃アトニー　896
　──→悪心・嘔吐　16
　──→吃逆　34
　──→残胃炎　406
　──→食後愁訴症候群　358
　──→腸蠕動促進　892
　──→便秘　26
プルゼニド→便秘　26
プレコア（pre-C）遺伝子変異　579
プレドニゾロン
　──→Crohn病　481, 482
　──→Cronkhite-Canada症候群　383
　──→Henoch-Schönlein紫斑病　902
　──→後腹膜線維症　885
　──→自己免疫性肝炎　611, 613
　──→自己免疫性膵炎　759
　──→自己免疫性溶血性貧血　689
　──→小腸悪性リンパ腫　434
プレドニン
　──→胃MALTリンパ腫　919
　──→黄疸　259
　──→潰瘍性大腸炎　468
　──→肝サルコイドーシス　709
　──→原発性胆汁性肝硬変　617

（プレドニン）
　　——→好酸球性胃腸炎 933
　　——→自己免疫性膵炎 760
　　——→胆汁うっ滞 693
　　——→単純性腸潰瘍 486
　　——→腸型 Behçet 病 486
　　——→腸リンパ管拡張症 449
　　——→薬物性肝障害 628
プレドネマ→放射線性腸炎 926
プロクトセディル
　　——→痔核 549
　　——→脱肛 541
プログラフ→潰瘍性大腸炎 469
プロジフ→カンジダ症 911
プロスタグランジン（PG） 345, 373
プロスタルモン→イレウス 240, 493
プロスタンディン→劇症肝炎 573
プロゾーン現象 67
プロテカジン
　　——→ H. pylori 陰性潰瘍 375
　　——→ H. pylori 潰瘍 364
プロトロンビン時間（PT） 71, 562
プロトンポンプ阻害薬（PPI）
　　——→ H. pylori 除菌 370
　　——→ NSAIDs 起因性潰瘍 365
　　——→ Zollinger-Ellison 症候群 379
　　——→吻合部潰瘍 409
プロナーゼ 97
プロブコール→ NASH 996
プロプラノロール→門脈圧亢進性胃症 342
不安定型糖尿病 896
不完全十二指腸隔膜説 416
不規則抗体検査 162
不顕性黄疸 44
不溶性食物繊維 41

浮腫 226
浮腫性膵炎 726
普通寒天平板法 68
腐食性胃炎 347
腐食性食道炎 287, 296
部分肝移植 212
部分膵移植 214
部分容積効果 153
風船様変性 640
風味障害 277
副甲状腺機能亢進症 795
副腎皮質ホルモン治療→自己免疫性肝炎 610
腹会陰式直腸切断術 556
腹腔-頸静脈シャント 49
腹腔鏡下胃バンディング術 111
腹腔鏡下手術 208
　　——→大腸癌 515
腹腔鏡下胆嚢摘出術 208, 227, 808
腹腔鏡下低位前方切除術 111
腹腔鏡下噴門形成術 111, 292
腹腔鏡検査 142
腹腔鏡手術→大腸癌 963
腹腔神経叢ブロック→膵癌 776
腹腔穿刺 202, 878
腹腔ドレナージ 202
腹腔内出血 250
腹腔内膿瘍 228, 865
腹腔内遊離ガス像 7, 86, 237, 867
腹水 37, 46, 387, 596, 602, 932
腹水アデノシンデアミナーゼ 872
腹水再灌流法 206
腹水穿刺排液 49
腹水濾過濃縮再静注法 206
腹直筋離開 887
腹痛 7, 9, 236, 242, 728, 744, 816, 902
　　——，小児の 12
腹痛診断 86
腹部外傷 246, 418, 801
腹部コンパートメント症候群 391
腹部実質臓器破裂 251
腹部腫瘤 42
腹部単純 X 線検査 86
腹部膨満 37
腹壁合併切除 864
腹壁静脈怒張 632
腹壁膿瘍 864
腹壁肥厚性瘢痕ヘルニア 887
腹壁ヘルニア 886
腹膜炎 247
　　——，妊婦の 239
腹膜癌腫症 877
腹膜偽粘液腫 530, 878
腹膜頸静脈シャント 206
腹膜刺激症状 7
腹膜腫瘍 888
腹膜生検 872
腹膜中皮腫 880
腹膜粘液腫 877
腹膜播種 387
腹満→腹部膨満もみよ 41
腹鳴 41
複雑性イレウス 492
複雑性腸閉塞 239
防ぎえた外傷死 246
吻合部潰瘍 362, 408
吻合部狭窄 196
噴門側胃切除術 110
噴門部静脈瘤 310
糞線虫症 68, 438, 857
糞便中脂肪排泄量 65
分割食 606
分岐鎖アミノ酸顆粒 605
分岐鎖アミノ酸輸液 558
分光内視鏡 115
分枝型膵管内乳頭粘液性腫瘍 769
分泌性下痢 20
分流手術 852
分流術 847
分類不能の大腸炎 475

へ

ヘパリン→敗血症 263
ヘパン ED
　　——→肝性脳症 559, 601

1031

―→腹水 49
ヘビの抜け殻様狭窄 525
ヘブスプリン→院内感染 589
ヘプセラ→B型肝硬変 600
ヘモクロマトーシス 676
ヘモジデローシス 676, 723
ヘモジュベリン 676
ヘモナーゼ→脱肛 541
ヘルニア嵌頓 885
ヘルパンギーナ 272
ヘルペスウイルス 590
ヘルペスウイルス食道炎 295
ヘルペス性歯肉口内炎 272
ヘルミチン
　――→痔核 549
　――→裂肛 550
ベイスン→ダンピング症候群 411
ベザトール(ベザフィブラート)
　――→NAFLD 642
　――→原発性硬化性胆管炎 620
　――→原発性胆汁性肝硬変 617
　――→掻痒感 620
ベバシズマブ
　――→大腸癌 512
　――→大腸癌肝転移 517
　――→転移性肝癌 668
ベリチーム
　――→吸収不良症候群 446
　――→残胃炎 406
　――→慢性膵炎 747
　――→無痛性膵炎 751
ベロ毒素 458, 460
ベンジルペニシリン
　――→咽頭炎 275
　――→肝放線菌症 712
ペースメーカー挿入者 126
ペガシス
　――→C型肝炎 585, 992
　――→HIV/HCV重複感染 720
ペグイントロン(ペグインターフェロン)

　――→C型肝炎 986, 991, 992
　――→C型慢性肝炎 585
　――→HIV/HCV重複感染 719
　――→肝細胞癌 651
ペニシリン
　――→Weil病 705
　――→肝放線菌症 712
ペプシノゲン 57
ペリアクチン→ダンピング症候群 411
ペンタサ
　――→Crohn病 481, 482
　――→microscopic colitis 479
　――→潰瘍性大腸炎 468
　――→単純性腸潰瘍 486
　――→腸型Behçet病 486
　――→放射線性腸炎 926
ペンタジン(ペンタゾシン)
　――→重症急性膵炎 734
　――→術後膵炎 740
　――→胆石 808
　――→胆道ジスキネジー 832
　――→腹痛 238
ペントシリン
　――→急性化膿性耳下腺炎 282
　――→急性胆管炎 983
　――→急性胆嚢炎 819
　――→慢性胆嚢炎 822
平滑筋腫瘍 403
閉塞性黄疸 44, 46, 257, 619, 652, 752, 756, 822, 840
閉塞性化膿性胆管炎 258
壁在結節 769
壁内血腫 418
扁平上皮癌 321
扁平苔癬 272, 594
便潜血 511
便潜血反応 26, 66
便中H. pylori抗原測定 363, 367
便中脂肪 65
便培養 21
便秘 24, 197, 488, 899

ほ

ホスカルネット→サイトメガロウイルス感染症 911
ホスミシン(ホスホマイシン)
　――→細菌性赤痢 459
　――→食中毒 255
　――→腸間膜リンパ節炎 876
　――→病原性大腸菌感染症 463
ホモクロミン→ダンピング症候群 411
ボイド菌 457
ボスミン→アナフィラキシーショック 917
ボツリヌス 67
ボラギノールN→痔核 549
ボラザG
　――→痔核 549
　――→脱肛 541
ボリコナゾール→カンジダ症 911
ボルタレン
　――→痔核 549
　――→胆石 808
　――→裂肛 550
ポグリボース→ダンピング症候群 411
ポジトロン 150
ポステリザン→痔核 549
ポララミン
　――→アナフィラキシーショック 917
　――→皮膚掻痒感 617
ポリエンホスファチジルコリン→NASH 996
ポリフル
　――→過敏性腸症候群 453
　――→下痢 22
　――→便秘 26
ポリペクトミー 503, 514
ポリミキシンB→重症急性膵炎 731
ポルトラック→肝性脳症 558, 604
ポルフィリン症 680
補助化学療法 393

（補助化学療法）
　── →大腸癌　512, 964
補助放射線療法　513
　── →大腸癌　964
母子感染　564
放射線障害　924
放射線性腸炎　878, 924
放射線非透過マーカー　63
放射線被曝　94
放射線療法　971
　── →食道癌　946
　── →大腸癌　964
放線菌症　711
抱合ビリルビン　70
蜂巣炎性虫垂炎　526
縫合不全　228, 300
乏血性肝細胞性結節の診断アルゴリズム　1001
防御因子増強薬→ H. pylori 陰性潰瘍　375
防風通聖散→ NASH　996
傍食道型食道裂孔ヘルニア　293
傍乳頭憩室　415, 829
傍乳頭憩室症候群　415
膀胱・直腸障害　900
膀胱誘導法　214
膨潤性下剤　26
膨満感　41
発作性夜間血色素尿症　688

ま

マーロックス懸濁用顆粒→逆流性食道炎　291
マイクロサテライト不安定性　509
マイクロ波治療，胃癌の　394
マイトマイシン→胆嚢癌　839
マグコロール→便秘　26
マグコロールP法　105
マグラックス→便秘　26
マクロアミラーゼ血症　796
マドパー→ Wilson 病　683
マントル細胞リンパ腫　908
マンニットール（マンニトール）
　── → Reye 症候群　644
　── →肝性脳症　573
麻痺性イレウス　242, 427, 492
麻痺性腸閉塞　240
膜型人工肺　300
膜性増殖性糸球体腎炎　593
末期癌患者の在宅治療　232
末梢血好酸球増加症　932
末梢静脈栄養　171
慢性B型肝炎　577
慢性C型肝炎　579, 584
慢性アニサキス症　929
慢性胃炎　350, 363
　──の分類　353
慢性萎縮性胃炎　368, 384
慢性咽頭炎　273
慢性仮性腸閉　763
慢性肝炎　71, 565, 575
慢性肝不全　601
慢性下痢症　21, 477
　──, 小児の　24
慢性腎不全　60
慢性じんま疹　368, 955
慢性膵炎　77, 741, 742, 746, 754
　──の診療ガイドライン　975
　──の臨床診断基準　743
慢性膵炎急性増悪　796
慢性膵炎代償期　746
慢性膵炎非代償期　747
慢性組織学的胃炎　368
慢性胆嚢炎　821
慢性非化膿性破壊性胆管炎　614
慢性閉塞性膵炎　745

み

ミオクローヌス　33
ミカファンギン→カンジダ症　911
ミコフェノール酸モフェチル→免疫抑制　216
ミスマッチ修復遺伝子　81
ミソプロストール
　── → H. pylori 陰性潰瘍　375
　── →胃潰瘍　938
　── →十二指腸潰瘍　938
ミトコンドリア障害　643
ミドドリン→肝腎症候群　699
ミノマイシン（ミノサイクリン）
　── → H. pylori 除菌　371, 372
　── →肝嚢胞　673
　── →肝梅毒　710
　── →クラミジア感染症　718
ミヤBM
　── →食中毒　256
　── →病原性大腸菌感染症　463
ミヤイリガイ　712
ミラクリッド
　── →重症急性膵炎　734
　── →薬剤性膵炎　738
ミラノ基準　212, 227, 654, 1002
未分化肉腫　667
味覚異常　275, 276
右季肋部痛　703, 821
水・電解質異常　165

む

ムコアップ　514
ムコスタ錠
　── → H. pylori 陰性潰瘍　375
　── →急性胃十二指腸粘膜病変　346
　── →残胃炎　406
　── →自己免疫性膵炎　760
ムチン　879
ムンプス　281
無菌性胆汁性腹膜炎　861
無月経　27
無鉤条虫症　436
無酸症　353
無症候性キャリア　580
無症状胆石　805, 807
無神経節腸管　490
無石胆嚢炎　816, 821, 859
無痛性急性膵炎　750

無痛性膵炎　750
無痛性慢性膵炎　750
無遊離塩酸症　893
胸やけ　35, 289, 290, 298

め

メイアクト→咽頭炎　275
メイラックス
　——→過敏性腸症候群　454
　——→摂食障害　29
メイロン→悪心・嘔吐　16
メサラジン
　——→Cronkhite-Canada 症候群　383
　——→microscopic colitis　479
メシル酸イマチニブ
　——→GIST　404
　——→大腸GIST　522
メシル酸ガベキサート
　——→重症急性膵炎　731
　——→術後膵炎　740
メシル酸カモスタット→慢性膵炎　746
メシル酸ナファモスタット→重症急性膵炎　731
メタセルカリア　715
メタボリックシンドローム　641, 993
メタライト→Wilson病　683
メタリックステント　785
メタルカプターゼ→Wilson病　683
メチコバール
　——→巨赤芽球性貧血　6
　——→ビタミンB_{12}欠乏症　354, 905
メチルプレドニゾロン
　——→自己免疫性肝炎　613
　——→免疫抑制　216
メチレンブルー　118
メドウェイ→低アルブミン血症　600
メトクロプラミド→Parkinson病　901

メトホルミン
　——→NAFLD　642
　——→NASH　996
メトロニダゾール
　——→Crohn病　483
　——→H. pylori 感染症　370, 955
　——→肝膿瘍　704
　——→偽膜性大腸炎　940
　——→ジアルジア症　857
メラニン色素　333
メルビン→NASH　642
メルファラン→肝アミロイドーシス　680
メロペン（メロペネム）
　——→肝膿瘍　704
　——→急性化膿性胆管炎　825
　——→急性胆管炎　983
　——→急性胆嚢炎　819
迷走神経切離術　409
迷入膵葉組織　667
免疫学的便潜血検査　66, 511
免疫グロブリン　561
免疫再構築症候群　911
免疫染色　64
免疫不全状態　349, 439
免疫法　66
綿花状濃染像　670

も

モサプリド→Parkinson病　901
モダシン
　——→急性胆管炎　983
　——→細菌性腹膜炎　870
モチリン　60
モニラック→便秘　26
モノアラガイ　716
モリヘパミン→肝性脳症　558, 601
モルヒネ→癌性疼痛　233
毛細血管拡張　419
盲係蹄症候群　440, 934
盲嚢　440
餅異物　281
門脈圧亢進　615

門脈圧亢進症　183, 629, 632, 635, 713
門脈圧亢進症性胃症　341
門脈圧亢進症取扱い規約　312
門脈圧亢進性小腸症　430
門脈圧亢進性大腸症　430
門脈合併切除→膵癌　972
門脈血行異常症　629, 635
門脈血栓症　183
門脈シャント率　150
門脈腫瘍栓　1002
門脈循環動態　150
門脈循環不全　632
門脈シンチグラム　150
門脈内ガス像　489

や

夜盲症　906
薬剤散布法　193
薬剤性膵炎　736
薬剤耐性赤痢菌　458
薬物性肝炎　873
薬物性肝障害　143, 625, 719, 720, 722
薬物性肝障害スコアリング　627
薬物中毒　2
山田の分類　380

ゆ

ユーエフティ→口腔癌　279
ユベラ→ビタミンE欠乏症　907
輸液療法　165, 260
輸血関連急性肺傷害　163
輸血後移植片対宿主病　163
輸血後肝炎　588
輸血トリガー　164
輸血療法　162
輸入感染症　68, 715
輸入脚症候群　420
癒着性腸閉塞　878
有合併症胆石　807
有管法　89
有鉤条虫症　436
有症状胆石　807

疣状胃炎　350
幽門温存胃切除　388, 405
幽門狭窄　196, 377
幽門側胃切除（術）　110, 377
幽門輪温存膵頭十二指腸切除　777, 841
遊離ガス　11
遊離ガス像　86

よ

ヨウ化オキサピウム→ダンピング症候群　411
ヨード　118
ヨード系造影剤　126
ヨード染色　119, 319, 322
予後因子，急性膵炎の　728
予後告知　232
予防的大腸切除術　507
予防的胆道切除術　851
葉酸吸収障害　4
葉酸欠乏症　905
陽子線治療　660
陽電子断層撮影　150
溶血性黄疸　257, 686
溶血性尿毒症症候群（HUS）　460
溶血性貧血　5
溶血尿　181

ら

ライソゾーム病　684
ラキソベロン
　──→過敏性腸症候群　454
　──→便秘　26
ラクツロース
　──→肝性脳症　4, 558, 573, 604
　──→便秘　26, 601
ラコール
　──→Crohn 病　482
　──→吸収不良症候群　446
　──→経腸栄養　173
　──→蛋白漏出性胃腸症　934
　──→腸リンパ管拡張症　449
ラジアル走査式　134
ラジオ波焼灼療法（RFA）　650
ラシックス
　──→腸リンパ管拡張症　449
　──→浮腫　226, 935
　──→腹水　48, 600
ラックビー
　──→ウイルス性腸炎　457
　──→過敏性腸症候群　454
　──→腸閉塞　240
　──→盲係蹄症候群　441
　──→裂肛　550
ラニチジン
　──→胃潰瘍　938
　──→十二指腸潰瘍　938
ラフテック→消化管アレルギー　917
ラベプラゾール→ H. pylori 感染症　955
ラミブジン
　──→B 型肝炎　582
　──→B 型肝硬変　600
　──→HIV/HBV 重複感染　719
ランサップ
　──→H. pylori 潰瘍　364
　──→H. pylori 除菌　370
ランソプラゾール→ H. pylori 感染症　955
ランダ
　──→後腹膜腫瘍　881
　──→残胃癌　408
　──→食道癌　331
ランタス→膵性糖尿病　749
ランブル鞭毛虫　857
ランブル鞭毛虫症　438, 465
落下結石　824
卵巣捻転　13
卵巣嚢腫茎捻転　239
卵巣様間質　675, 769

り

リアルタイム PCR 法　579
リーバクト
　──→C 型肝硬変　599
　──→肝硬変　606
　──→肝細胞癌　652
　──→肝性脳症　559
　──→腹水　49
リザーバー動注療法　662
リスクマネージメント　947
リスパダール→せん妄　624
リゾレシチン　850
リツキサン（リツキシマブ）
　──→胃 MALT リンパ腫　402, 919
　──→小腸悪性リンパ腫　434
　──→大腸 MALToma　520
リバビリン
　──→C 型肝炎　986, 991
　──→C 型慢性肝炎　584, 585
　──→肝細胞癌　651
リバビリン併用 Peg-IFN 療法→C 型肝硬変　600
リバロ→ NAFLD　642
リピオドール→肝細胞癌　659
リビング・ウィル　233
リファジン→肝結核　707
リファブチン→ MAC 感染症　911
リファンピシン
　──→肝結核　707
　──→結核性腹膜炎　872
　──→腸結核　484
リポ多糖　262
リボトリール錠→吃逆　34
リマクタン
　──→肝結核　707
　──→腸結核　484
リンデロン
　──→胆道閉鎖症　855
　──→放射線性腸炎　926
リンパ上皮性病変　401
リンパ節郭清　326, 388, 392
リンパ節転移　321
　──，胃癌の　386
六君子湯
　──→逆流性食道炎　292

―→残胃炎　406
―→食後愁訴症候群　358
―→胆道ジスキネジー　832
流行性耳下腺炎　281
流産　239
硫酸亜鉛混濁試験　70
硫酸アトロピン
　―→吃逆　34
　―→胆道鏡・膵管鏡検査　145
硫酸アミカシン→MAC感染症　911
硫酸ストレプトマイシン→腸結核　484
硫酸ポリミキシンB
　―→肝性脳症　559, 573
　―→重症急性膵炎　735
旅行者下痢症　20, 461
良性食道狭窄　174, 304
緑色腫　908
淋菌　717
輪状甲状膜切開　280
輪状膵　798
臨床研究→胃癌　958
臨床的標的体積　784

る

ルーチンX線検査法　87
ルプラック→腹水　48
ルボックス→摂食障害　29
類基底細胞癌　555

類上皮細胞肉芽腫　708
類上皮性血管内皮腫　666
類天疱瘡　272

れ

レーザー　395
レーザー治療, 胃癌の　396
レキソタン→摂食障害　29
レシカルボン→便秘　26
レスタミン軟膏→掻痒感　694
レプトスピラ症　704
レペタン→腹痛　238
レベトール
　―→C型肝炎　992
　―→C型慢性肝炎　585
　―→HIV/HCV重複感染　719
レボビスト　153
レボフロキサシン
　―→H. pylori感染症　372, 956
　―→細菌性赤痢　459
　―→食中毒　255
　―→病原性大腸菌感染症　462
レミケード
　―→Crohn病　481-482, 483
　―→単純性腸潰瘍　486
　―→腸型Behçet病　486
裂肛　550

連銭形成　217

ろ

ロイケリン
　―→Crohn病　482
　―→潰瘍性大腸炎　469
ロイコボリン→大腸癌　512
ロセフィン
　―→肝膿瘍　704
　―→急性胆管炎　983
　―→急性胆嚢炎　819
　―→細菌性腹膜炎　870
　―→淋菌感染症　718
ロタウイルス　455
ロペミン
　―→microscopic colitis　479
　―→過敏性腸症候群　454
　―→下痢　22
　―→短腸症候群　444
　―→糖尿病性下痢　897
ロペラミド→過敏性腸症候群　454
漏出液　869

わ

ワゴスチグミン→便秘　26
ワソラン→ダンピング症候群　411
ワンアルファ→自己免疫性膵炎　760

欧文索引

ギリシャ・数字

α-グルコシダーゼ阻害薬 41
──→ダンピング症候群 411
α-フェトプロテイン（AFP） 80, 225, 646, 997
$α_1$-アンチトリプシン 61, 667
$α_1$-アンチトリプシンクリアランス試験 448
$α_1$-アンチトリプシン漏出試験 934
γ-GTP 69, 70, 623
γ-グロブリン 70
δ-アミノレブリン酸 680
IIa-subtype 384
3剤併用療法 370
3領域リンパ節郭清 321, 326, 945
5-FU
──→インスリノーマ 790
──→肝芽腫 666
──→肝細胞癌 651
──→グルカゴノーマ 788
──→残胃癌 408
──→消化管カルチノイド 928
──→食道癌 331
──→ソマトスタチノーマ 791
──→胆嚢癌 839
──→非機能性膵内分泌腫瘍 794
5-FU-CRx 783
5-FU持続静注療法→進行胃癌 399
5-hydroxytryptamine 450
6-メルカプトプリン→自己免疫性肝炎 613
$^{13}CO_2$ 57
^{13}C-尿素呼気試験 363
24時間pHモニタリング 54
^{99m}Tc標識アルブミン消化管シンチグラフィ 61
106 rec 322

A

A型胃炎 53, 350
A型萎縮性胃炎 60
A型肝炎ウイルス（HAV） 71, 560
A型急性肝炎 560
A型慢性胃炎 352
AAアミロイドーシス 679, 895
ABCC2 691
abdominal distention 37
abdominal drainage 202
abdominal fullness 37
abdominal mass 42
abdominal pain 9
abdominal pain in children 12
abdominal paracentesis 202
abdominal trauma 246
abdominal wall abscess 864
ABO不適合輸血 162
abscess drainage 203
abscess paracentesis 203
ACA（anti-centromere antibodies） 79
acanthosis nigricans 310
achalasia 305
Achlorhydria 785, 893
Actinomyces israelii 711
ACTS-GC試験 393, 400
acute abdomen 6, 236
acute cholecystitis 815
acute fatty liver of pregnancy（AFLP） 645
acute gastric mucosal lesion（AGML） 344
acute gastritis 344
acute gastro-duodenal mucosal lesion 344
acute hemorrhagic rectal ulcer（AHRU） 538
acute hepatitis
── A 560
── B 562
── C 563
── D 565
── E 567
acute obstructive suppurative cholangitis（AOSC） 109, 822
acute pancreatitis 726, 729
acute peritonitis 241
acute radiation syndrome（ARS） 924
acute rheumatic fever（ARF） 274
acute suppurative cholangitis 822
adenoma-carcinoma sequence 502
adenomyomatosis 834
adhesion of bowels 878
afferent loop syndrome 420
AFLP（acute fatty liver of pregnancy） 645
AFP（α-フェトプロテイン） 80, 225, 646, 997
AFP-L3 80, 647
AFPレクチン分画 997
agenesis of the dorsal pancreas 798
AGML（acute gastric mucosal lesion） 344
AHRU（acute hemorrhagic rectal ulcer） 538
AHアミロイドーシス 679
AIC（autoimmune cholangitis） 615
AIDS 295
AIDS患者の消化器病変

909
AIH(autoimmune hepatitis) 609
air-fluid level 237
AL アミロイドーシス 679, 895
Alagille 症候群 696, 856
ALARA の原則 124
alcian blue 染色 64
alcoholic liver disease 622
Alonso-Lej の分類 845
ALP 69, 70
ALT 69
ALTA
　―→痔核 549
　―→脱肛 542
Altemeyer 法 544
AMA(anti-mitochondrial antibody) 78
amoebic colitis 465
Amsterdam criteria Ⅱ 508
amyloidosis 893
AN(anorexia nervosa) 27
ANA(antinuclear antibody) 77
anal bleeding 248
anal cancer 555
anal fissure 550
anal fistula 551
anal malignant melanoma 555
anal polyp 550
anal prolapse 540
anemia 4
angiodysplasia 935
angioectasia 935
angiography 131
angiomyolipoma 671
anisakiasis 929
annular pancreas 798
anomalies of the bile ducts 856
anorexia 30
anorexia nervosa(AN) 27
anti-centromere antibodies (ACA) 79
anti-mitochondrial antibody (AMA) 78
antinuclear antibody(ANA)

77
anti-smooth muscle antibody(ASMA) 78
aorto-mesenteric angle 422
aorto-mesenteric distance 422
AOSC(acute obstructive suppurative cholangitis) 109, 822
APC(argon plasma coagulation) 343, 344
APC 遺伝子 506
appendiceal cancer 529
appendiceal mucous cyst 529
appendicitis 526
appendicitis catarrhalis 526
appendicitis gangrenosa 526
appendicitis phlegmonosa 526
Appleby 手術 778
apple-core sign 434
ARF(acute rheumatic fever) 274
argon plasma coagulation (APC) 343, 344
ARS(acute radiation syndrome) 924
ascariasis 435
ascites 46
ascites reperfusion 206
ASMA(anti-smooth muscle antibody) 78
aspiration 31
AST 69
Auerbach 神経叢 305
autoantibody 77
autoimmune cholangitis (AIC) 615
autoimmune gastritis 350, 352
autoimmune hepatitis(AIH) 609
autoimmune pancreatitis 756
autosomal dominant polycystic kidney disease 765
AVM 936

B

B 型肝炎ウイルス(HBV) 71, 562
B 型肝硬変 596, 646
B 型急性肝炎 562
B 型慢性肝炎 143, 577, 580, 646
bacillary dysentery 457
bacterial culture 67
bacterial overgrowth syndrome 440
bacterial peritonitis 242
bacterial translocation(BT) 869
balance study of fat 65
balloon occluding of variceal bleeding 176
balloon-occluded retrograde transvenous obliteration (B-RTO) 180, 312
barium enema 93
Barrett 粘膜 297
basal acid output(BAO) 55
Bassini 法 886
B-cell NHL 723
beak sign 191
Behçet 病 484
Bence-Jones 蛋白 679
benign tumors of the esophagus 314
benign tumors of the small intestine 432
bile duct carcinoma 840
bile peritonitis 859
biliary atresia 852
biliary dilatation 204
biliary drainage 198
biliary dyskinesia 830
biliary fistula 832, 858
biliary parasitosis 856
biliary stenting 204
biliary surgery 227
biliobiliary fistula 827
Billroth-Ⅰ法再建 405
Billroth-Ⅱ法 407
Billroth-Ⅱ法再建 377, 420
biloma 652, 659, 661, 703, 858

biopsy 106
blastoma 908
blind loop syndrome 440
blind pouch 440
blood purification therapy 207
blood transfusion 162
blue rubber bleb nevus syndrome 335
Blumberg 徴候 527
BN (bulimia nervosa) 27
Bochdalek hernia 300
body cast syndrome 422
Boerhaave 症候群 302, 338
bougie 195
Bouveret 症候群 833
Bragg-peak 660
breakthrough hepatitis 600
bridging fibrosis 576
bridging necrosis 576
bridging therapy 473
Bristol 便形状尺度 451
bronchoesophageal fistula 287
brownish area 122
Brown 吻合 421
B-RTO (balloon-occluded retrograde transvenous obliteration) 180, 312
Brunner の診断基準 288
brushing cytology 146
BT (bacterial translocation) 869
BT-PABA 試験 76, 745
Budd-Chiari 症候群 631
bulimia nervosa (BN) 27

C

C 型肝炎ウイルス (HCV) 72, 563
C 型肝炎診療アルゴリズム 984
C 型肝炎診療ガイドライン 991
C 型肝硬変 596, 599, 646
C 型急性肝炎 563
C 型慢性肝炎 143, 579, 584, 646

──の再治療ガイドライン 992
C-ペプチド陽性率 967
CA19-9 80, 664, 785
Cajal 介在細胞 920
Calot 三角部 209
CAM 耐性株 370
cancer-associated gene 81
candida esophagitis 294
capillary pattern 121
capsular-like low density rim 757
capsule endoscopy 102
caput medusae 632
carcinoma in situ, 食道の 318
cardiac cirrhosis 636
Caroli 症候群 847
Caroli 病 638, 847
CCL cell 401
CD117 403
CD34 403
CDAD (Clostridium difficile-associated diseases) 463
CDC ガイドライン 988
CDX2 350
CEA 80
celiac disease 447
central dot sign 848
centrocyte-like cell 401
CF (cystic fibrosis) 766
CF 遺伝子 767
Charcot-Leyden 結晶 672
Charcot の 3 徴 809, 822, 981
CHDF (continuous hemodia-filtration) 264, 572, 732, 868
──→重症急性膵炎 735
ChE 70
chemoradiotherapy of esophageal cancer 330
chemotherapy for advanced gastric cancer 397
chemotherapy for pancreatic cancer 780
chemotherapy of esophageal cancer 330
cherry red spot (CRS) 311,

341
CHF (continuous hemofiltration) 868
Chiari 病 631
Child-Pugh 分類 70, 597, 621, 649
Chlamydia trachomatis 717
chlorambucil 402
chloroma 908
cholangioscopy 144
cholecystointestinal fistula 832
choledocal cyst 639
cholelithiasis 807
cholestatic hepatitis 213
CHOP 療法 434
──→悪性リンパ腫 920
chromoendoscopy 117
chronic cholecystitis 821
chronic gastritis 350
chronic gastritis type A 352
chronic hepatitis
── B 577
── C 579
chronic pancreatitis 742, 746
Clostridium difficile 67, 463, 940
Clostridium difficile infection (CDI) 463
coat of tongue 272
Cockcroft-Gault の式 781
coffee bean sign 86, 191, 237, 532
cold shock 262
colic salivaris 283
collagen band 477
collagenous colitis 477
colon cut-off sign 86, 237, 727
colonic IBD type unclassified (IBDU) 475
colonic surgery 223
colonoscopy 104
colorectal adenomas 502
colorectal cancer 510
combined hepatocellular and cholangiocellular carci-

noma 662
complicated cyst 673
computed tomography(CT) 126
congenital diaphragmatic hernia 300
congenital dilatation of the common bile duct 845
congestive cirrhosis 636
congestive liver 636
congestive liver fibrosis 636
constipation 24
constitutional jaundice 690
continuous hemodiafiltration (CHDF) 264, 572, 732, 868
continuous hemofiltration (CHF) 868
contrast enema 93
contrast-enhanced ultrasonography 153
contrast study 91
COP 療法→大腸 MALToma 520
core promoter 変異 588
corkscrew pattern 116
corrosive esophagitis 296
corrosive injury of the stomach 347
corticotropin-releasing hormone(CRH) 450
cotton-wool appearance 670
Cowden 病 310, 382
COX-2 選択的阻害薬 939
―― →NSAIDs 潰瘍 376
CPT-11 →進行胃癌 398
crescent sign 553
CREST 症候群 79, 721, 892
Crigler-Najjar 症候群 257, 690
critical view of safety 209
Crohn 病 197, 362, **479**
Cronkhite-Canada 症候群 383
CRS(cherry red spot) 311
CT during arterial portography 131

CT during hepatic arteriography 131
CTAP 131, 1000
CTHA 131, 1000
Cullen 徴候 726
Curaçao criteria 419
cyst by cyst 770
cystic fibrosis(CF) 766
cystic neoplasms of the pancreas 768
cysts in cyst 769
cytapheresis 471
cytoreductive hepatic surgery 793

D

D2-40 65
D2 リンパ節郭清 841
―― →胃癌 958
―― →大腸癌 962
D 型肝炎ウイルス(HDV) 72, 565
D 型急性肝炎 565
D-キシロース試験 62
D 細胞 790
damage control surgery (DCS) 247, 701
Dance's 徴候 494
DAVE(diffuse antral vascular ectasia) 343
DCS(damage control surgery) 247, 701
de novo B 型肝炎 612
de novo cancer 502
deadly triad 247
debulking 手術 793
de-escalation 263
defect re-perfusion imaging 157
defense musculaire 527
definite chronic pancreatitis 742
Denver shunt 49
Denver 型 P-V シャント 206
depression 899
DES(diffuse esophageal

spasm) 307
desmin 403
DFPP(double filtration plasmapheresis) 207
DHL 寒天培地 458
diabetes mellitus 606, 896
diabetic diarrhea 897
diabetic gastroenteropathy 896
diabetic ketoacidosis(DKA) 3
diagnostic laparoscopy 142
diagnostic peritoneal lavage (DPL) 247
dialysis 897
diarrhea 20
diarrhea in children 22
diarrheagenic *Escherichia coli* infection 460
diastasis recti 887
DIC(drip infusion cholangiography) 75
Dieulafoy 潰瘍 339, 936
diffuse antral vascular ectasia(DAVE) 343
diffuse cutaneous systemic sclerosis 892
diffuse esophageal spasm (DES) 307
diffuse large B-cell lymphoma(DLBCL) 918
diffuse peritonitis 242
digital subtraction angiography(DSA) 131
dilatation of esophagus 174
dilatation of the digestive tract stenosis 195
disappearing sign 670
diverticular bleeding 497
diverticulitis 497
diverticulosis 497
diverting gastro-jejunostomy 377
DKA(diabetic ketoacidosis) 3
dog's ear sign 237
doll-like face 685
double balloon endoscopy 99

double bubble sign 359, 422, 495
double filtration plasmapheresis(DFPP) 207
double wall sign 237
DPL(diagnostic peritoneal lavage) 247
drip infusion cholangiography(DIC) 75
drug-induced colitis 940
drug-induced liver injury 625
drug-induced pancreatitis 736
DSA(digital subtraction angiography) 131
DST 法(double stapling technique) 516
dual insult hypothesis 937
Dubin-Johnson 症候群 257, 691
dumping syndrome 410
duodenal cancer 416
duodenal diverticulum 415
duodenal hematoma 417
duodenal ulcers 362
duodenitis 413
DUPAN-2 81
dysgeusia 276
dysphagia 31
dysplasia, 食道の 318
dysplastic nodule 671

E

E 型肝炎ウイルス(HEV) 72, 567
E 型急性肝炎 567
EAEC 461
early enhancement with late wash out 647
early virological response(EVR) 986
eating disorder(ED) 27
EBD(endoscopic biliary drainage) 109, 198
EB ウイルス 590
ECD(endoscopic cyst-duodenostomy) 764

ECG(endoscopic cyst-gastrostomy) 764
ECMO 300
ectopic pancreas 800
ectopic sebaceous gland 315
ED(elemental diet) 173
EHEC(enterohemorrhagic *Escherichia coli*) 460
EHO(extra-hepatic portal obstruction) 634
EIEC 461
EIS(endoscopic injection sclerotherapy) 109, **178**, 312
elastica van Gieson 染色 64
electrogastrography 55
elemental diet(ED) 173
―― → Crohn 病 482
ELGP(endoluminal gastroplication) 292
ELISA(enzyme-linked immunosorbent assay) 78
emergency endoscopy 108
emergency treatment of ileus 239
EMR(endoscopic mucosal resection) 324, 389, 503, 513
―― →食道癌 944
―― の適応基準 389
EMS(expandable metallic stent) 946
EN(enteral nutrition) 169
―― → Crohn 病 482
ENBD(endoscopic nasobiliary drainage) 109, 199, 730, 826, 859, 984
end stage patients 232
Endo Capsule 103
endoluminal gastroplication(ELGP) 292
endoscopic atrophic border 351
endoscopic biliary drainage(EBD) 109, 198
endoscopic biliary tract lithotripsy 810

endoscopic cyst-duodenostomy(ECD) 764
endoscopic cyst-gastrostomy(ECG) 764
endoscopic hemostasis 192
endoscopic injection sclerotherapy(EIS) 109, 178
endoscopic laser therapy for gastric cancer 395
endoscopic microwave coagulation therapy for gastric cancer 394
endoscopic mucosal resection(EMR) 324, 389, 503, 513
endoscopic nasobiliary drainage(ENBD) 109, 199, 730, 826, 859, 984
endoscopic naso-pancreatico drainage(ENPD) 764
endoscopic pancreas duct stenting(EPS) 764
endoscopic piecemeal mucosal resection(EPMR) 504
endoscopic repositioning of the volvulus 191
endoscopic retrograde biliary drainage(ERBD) 46
endoscopic retrograde cholangiopancreatography(ERCP) 75, 129
endoscopic sphincterotomy(EST) 730
endoscopic submucosal dissection(ESD) 324, 389, 504, 514
endoscopic transpapillary biopsy 146
endoscopic ultrasonography 133
endoscopic ultrasonography-guided fine needle aspiration(EUS-FNA) 137, 404
endoscopic variceal ligation(EVL) 109, 178
endoscopy for children 112

enema 197
ENPD(endoscopic naso-pancreatico drainage) 764
Entamoeba histolytica 465
enteral nutrition(EN) 169, 172
　　→Crohn病 482
enteric endometriosis 524
enterobiasis 435
enterohemorrhagic *Escherichia coli*(EHEC) 460
enteropathogenic *E. coli*(EPEC) 461
enterostomal therapist 231
enzyme-linked immunosorbent assay(ELISA) 78
EO(ethanolamine oleate) 178, 180
　　→肝嚢胞 673
EOB-MRI 1000
eosinophilic gastroenteritis 931
EPBD 130
epigastric pain syndrome(EPS) 356
EPMR(endoscopic piecemeal mucosal resection) 504
EPS(endoscopic pancreas duct stenting) 764
EPS(epigastric pain syndrome) 356
ERBD(endoscopic retrograde biliary drainage) 46
ERCP(endoscopic retrograde cholangiopancreatography) 75, 129, 204
　　，小児の 113
ERCP後膵炎 131, 148
ESD(endoscopic submucosal dissection) 324, 389, 504, 514
　　→食道癌 944
esophageal cancer 320
esophageal constriction 304
esophageal diverticulum 299
esophageal dysphagia 31
esophageal injury 301

esophageal intraluminal pressure 52
esophageal stenting 174
esophageal submucosal tumor 316
esophagectomy 219
esophagogastric varices 310
EST(endoscopic sphincterotomy) 130, 144, 730, 984
ESWL(extracorporeal shock wave lithotripsy) 75, 812, 828
ETEC 461
ethanolamine oleate(EO) 178, 180
　　→肝嚢胞 673
EUS-FNA(endoscopic ultrasonography-guided fine needle aspiration) 137, 404
EVL(endoscopic variceal ligation) 109, 178, 312
EVR(early virological response) 986
expandable metallic stent(EMS) 946
extracorporeal shock wave lithotripsy(ESWL) 75, 812, 828
extra-hepatic portal obstruction(EHO) 634
extravasation 251

F

Fスケール 291
familial adenomatous polyposis(FAP) 506
familial hyperbilirubinemia 690
fascioliasis 716
FAST(focused assessment of sonography for trauma) 246, 251
FD(functional dyspepsia) 37, 55
FDG 151
FDG-PET 788

FDG-PET/CT 44, 151
fecal fat excretion 65
Felty症候群 721
FGIDs(functional gastrointestinal disorders) 450
FICE(flexible spectral imaging color enhancement) 115
fine needle aspiration biopsy(FNAB) 317, 404
fine network pattern 116
Fitz-Hugh-Curtis症候群 143, 717
flank stripe sign 237
flexible spectral imaging color enhancement(FICE) 115
fluid replacement therapy 165
focal fatty change 672
focal nodular hyperplasia 671
focused assessment of sonography for trauma(FAST) 246, 251
FOLFIRI療法 513
　　→大腸癌肝転移 517
　　→直腸癌 548
　　→転移性肝癌 668
FOLFOX療法
　　→大腸癌 512
　　→大腸癌肝転移 517
　　→直腸癌 548
　　→転移性肝癌 668
follicular lymphoma 923
food allergy 916
food poisoning 252
football sign 237
forceps biopsy 146
foreign bodies 266, 267
Forrestの内視鏡出血活動性分類 341
free air 86
frequency scale for symptom of GERD(FSSG) 291
fulminant hepatitis 570
functional dyspepsia(FD) 37, 55, 355, 899
　　の分類 356

functional end to end anastomosis 516
functional gastrointestinal disorders(FGIDs) 450

G

GABA 33
GABHS(group Aβ-hemolytic streptococci) 273
gallbladder cancer 836
gallbladder stone 804
gamma-amino-butyric acid 33
Gant-三輪法 544
Gardner 症候群 506
gasless abdomen 495
gastric adenoma 384
gastric antral vascular ectasia(GAVE) 343, 603
gastric cancer 385
gastric candidiasis 349
gastric diverticulum 361
gastric emptying 55
gastric epithelial metaplasia 413
gastric juice test 53
gastric lavage 189
gastric manometry 55
gastric paralysis 359
gastric polyp 380
gastric remnant carcinoma 407
gastric secretion analysis 54
gastric surgery 221
gastric ulcers 362
gastric volvulus 360
gastritis of the remnant stomach 405
gastritis verrucosa 350
gastrocolic fistula 412
gastroduodenal bleeding 192
gastroduodenal submucosal tumor 403
gastroesophageal reflux 293

gastro-esophageal reflux disease(GERD) 35, **289**, 297
gastrointestinal allergy 916
gastrointestinal carcinoid 927
gastrointestinal hormone 59
gastrointestinal motility test 62
gastrointestinal stromal tumor(GIST) 403, 434, 521, **920**
Gastrointestinal Tumor Study Group(GITSG) 783
gastro-jejunostomy 377
gastroscopy 96
Gaucher 細胞 684
Gaucher 病 683
GAVE(gastric antral vascular ectasia) 343, 603
GBV-C(GB virus-C) 569
GCAP(granulocytapheresis) 208
Gd-EOB-DTPA 127, 648
GERD(gastro-esophageal reflux disease) 35, **289**, 297, 371, 897
Gianotti 病 593
giardiasis 438
Gilbert 症候群 257, 690
glossitis 272
glucagonoma 787
glycogen storage diseases 685
glycogenic acanthosis 308, 315, 382
GOT 69
GPT 69
grading 575
graft-versus-host disease (GVHD) 163, 912
―― の消化器病変 912
granular cell tumor 316
granulocytapheresis(GCAP) 208
Grey-Turner 徴候 726

Group Ⅲ 384
group Aβ-hemolytic streptococci(GABHS) 273
GST-α 691
Günther の 3 徴 681

H

H. pylori 350, 354, 362, 401, 908, 918, 937
H. pylori eradication therapy 370
H. pylori negative gastroduodenal ulcer 372
H. pylori 陰性潰瘍 372
H. pylori 感染 373
―― の診断と治療のガイドライン 952
H. pylori 感染症 368, 952
―― の診断 365
―― の治療適応 368
H. pylori 除菌療法 370, 371, 381, 401, 919, 939, 950, 952
HAART(highly active antiretroviral therapy) 718, 911
Hamman sign 303
hand-assisted laparoscopic surgery(HALS)→食道癌 945
Hartmann 手術 533
Hassab 手術 313
HAV 抗体 560
HAV 弱毒化生ワクチン 561
HB ワクチン 589, 988
HBe 抗原 71
HBs 抗原 71
HBs 抗体 71, 563
HBV キャリア 578
HBV ジェノタイプ 578
HBV 重複感染 718
HBV-DNA 578, 580
―― の再活性化 723
HCC(hepatocellular carcinoma) 649
HCS(hematocystic spot)

311
HCV 遺伝子変異　584
HCV 関連糖尿病　594
HCV キャリア　564
HCV コア抗原　564
HCV 抗体　564, 579
HCV 重複感染　719
HCV セロタイプ　72
HCV-RNA　564
HDV-RNA　566
heartburn　35
Heller の手術　286
HELLP（hemolysis, elevated liver tests, low platelets）645
HELLP 症候群　645, 761
helminth infection　68
hemangioma of the liver　669
hematemesis　17, 248
hematochezia　17
hematocystic spot（HCS）311
hemobilia　842
hemochromatosis　676
hemolytic jaundice　686
hemorrhagic shock　259
hemorrhoids　548
hemosiderosis　676
hemosuccus pancreaticus　763
HEN（home enteral nutrition）→ Crohn 病　482
Henoch-Schönlein 紫斑病の消化管病変　901
hepatic actinomycosis　711
hepatic amyloidosis　679
hepatic arterial infusion chemotherapy　662
hepatic clonorchiasis　715
hepatic echinococcosis　715
hepatic encephalopathy　558
hepatic fibrosis　638
hepatic sarcoidosis　708
hepatic syphilis　709
hepatic trauma　700
hepatitis virus markers　71
hepatocellular carcinoma

（HCC）　646, 649, 653
hepatorenal syndrome（HRS）　697
hereditary hemorrhagic telangiectasia（HHT）　419
hereditary non-polyposis colorectal cancer（HNPCC）　81, 508
herring roe appearance　431
HEV-RNA　568
HFO　300
HGF（肝細胞増殖因子）　571
HHT（hereditary hemorrhagic telangiectasia）　419
hiatal hernia　293
hiccup　33
high flow CHDF　572
high grade intraepithelial neoplasia　318
high volume hospital　323
highly active antiretroviral therapy（HAART）　718
Hirschsprung 病　490, 536
HIV 感染　909
HIV 感染症　718
HIV 混合感染　564
HIV/HBV 重複感染　718
HIV/HCV 重複感染　719
Hodgkin 病　722
home enteral nutrition（HEN）→ Crohn 病　482
honeycomb stomach　343
hookworm disease　435
hospital-acquired hepatitis B and C　588
HRS（hepatorenal syndrome）　697
HSE 局注法　193
Hunter 舌炎　5, 905
hyperamylasemia　796
hypereosinophilic syndrome（HES）　932
hyperglycemic hyperosmolar state（HHS）　3
hyperplastic polyposis　500
hypervitaminosis　903
hypotonic duodenography

89

I

IAA（ileal pouch anal anastomosis）　507
IBD（inflammatory bowel disease）　475
IBDU（colonic IBD type unclassified）　475
IBS（irritable bowel syndrome）　355, 449
ICG 15 分値　654
ICG 試験　73
ICG-Rmax　73
IDD（intraluminal duodenal diverticulum）　416
idiopathic esophageal rupture　302
idiopathic esophageal submucosal hematoma　304
idiopathic gastritis　350
idiopathic portal hypertension（IPH）　629
IDUS（intraductal ultrasonography）　141, 824
IgE 抗体　916
IgG4 関連全身疾患　756
IgG 抗 HAV 抗体　560
IgM 型 HBc 抗体　562
IgM 抗 HAV 抗体　561
IgM-HD 抗体　566
IIF（indirect immunofluorescence）　77
ileal pouch anal anastomosis（IAA）　507
ileorectal anastomosis（IRA）　507
ileus　492
ileus tube insertion　194
IM（infectious mononucleosis）　590
image-enhanced endoscopy（IEE）　117
image-guided percutaneous ablation therapies　656
IMC（interdigestive migrating contractions）　56, 60

incarcerated hernia 885
incisional hernia 887
indeterminate colitis(IC) 475
indirect immunofluorescence (IIF) 77
indocyanine green test 73
infectious mononucleosis (IM) 590
infectious shock 261
inflammatory bowel disease (IBD) 475
infused catheter 法 52
inguinal hernia 885
insertion of nasogastric tube 187
insulinoma 789
interdigestive migrating contractions(IMC) 56, 60
interferon sensitivity determining region(ISDR) 580
interventional EUS 137
intestinal Behçet's disease 484
intestinal lavage 197
intestinal lymphangiectasia 448
intestinal malrotation 495
intestinal metaplasia 350
intestinal obstruction 492
intestinal pseudo-obstruction 427
intestinal tuberculosis 483
intraabdominal abscess 865
intraabdominal hemorrhage 250
intraductal papillary-mucinous neoplasm(IPMN) 141, 768
intraductal ultrasonography (IDUS) 141, 824
intraepithelial lymphocytosis 478
intraepithelial neoplasia 318
intra-epithelial papillary capillary loop(IPCL) 115, 319
intrahepatic cholangiocellular carcinoma 662
intrahepatic cholestasis 692
intrahepatic lithiasis 813
intraluminal duodenal diverticulum(IDD) 416
intraoperative endoscopy 110
intussusception 494
IOIBD アセスメントスコア 481
IPCL パターン分類 115
IPH(idiopathic portal hypertension) 629
IRA(ileorectal anastomosis) 507
iron overload syndrome 676
irritable bowel syndrome (IBS) 355, 449
ischemic colitis 486
ISDR(interferon sensitivity determining region) 580, 584
islet cell transplantation 967

J

Japan Coma Scale(JCS) 2
Japanese clinical criteria 509
Jarisch-Herxheimer 現象 710
jaundice 44, 256
JCOG 9204 331
JCOG 9907 331

K

Kasabach-Merritt 症候群 669
Kayser-Fleischer 角膜輪 682
Kerckring 皺襞 93
keyboard sign 237
Ki-67 陽性細胞 792
K-ICG 73
KIT 65, 82, 403, 521, 920
Kummell 点 527
Kupffer phase 154
Kupffer 細胞 127

L

L-グルタミン→重症急性膵炎 731
Ladd 靱帯 495
lambliasis 438
Lanz 点 527
laparoscopic cholecystectomy(LC) 208
laparoscopic surgery 208
laparoscopic surgery for gastric cancer 391
laparoscopy-assisted colectomy 515
large paracentesis 49
laser 395
late evening snack(LES) 599, 608
late onset hepatic failure (LOHF) 44, 574
lateral subcutaneous internal sphincterotomy(LSIS) 550
lateral ventral hernia 886
laterally spreading tumor (LST) 502
LC(laparoscopic cholecystectomy) 208
LDA 潰瘍 951
Lehn-Delorme 法 544
Lemmel 症候群 415, 829
leptospirosis 704
Leptospirosis icterohaemorrhagiae 704
LES(late evening snack) 599, 608
lethal triad 701
leukemia 908
leukocytapheresis(LCAP) 208
leukocytic cytapheresis (LCP) 471
leukoplakia 277, 309
limited cutaneous systemic

sclerosis 892
lipid-laden macrophage 873
lipoma 316
Livaditis 法 286
liver abscess 702
liver biopsy 73
liver cell adenoma 671
liver cirrhosis 596, 598
liver cyst 673
liver function test 69
liver surgery 224
liver transplantation 211
LKM 抗体 79
localized peritonitis 242
LOHF(late onset hepatic failure) 44, 574
Los Angeles(LA)分類 290
low-dose FP 療法→肝細胞癌 651
low grade intraepithelial neoplasia 318
lower esophageal sphincter (LES) 31
LSIS(lateral subcutaneous internal sphincterotomy) 550
LST(laterally spreading tumor) 502
Lugano 国際会議分類 401, 434
Luschka 管 211
lymphocytic colitis 477
lymphoepithelial lesion (LEL) 401
lymphoplasmacytic sclerosing pancreatitis(LPSP) 758
Lynch syndrome 508

M

macroamylasemia 796
magnetic resonance cholangio-pancreatography (MRCP) 128, 806
magnetic resonance imaging 126
magnifying endoscopy 114

malabsorption syndrome 62, 445
malignant fibrous histiocytoma(MFH) 882
malignant lymphoma 908
malignant melanoma of the esophagus 333
malignant tumors of the small intestine 433
Mallory-Weiss 症候群 338
MALT リンパ腫 368, 908, 918
───, 胃の 401
MALToma 520, 923
ManoScan 52
mantle cell lymphoma 923
Mantoux 反応 426
marginal strong echo 669
Matteoni の分類 996
maximal acid output(MAO) 54
Mayo natural history model 618
MB(mucosal break) 290
McBurney 点 527
McCormack 分類 341
MCN(mucinous cystic neoplasm) 768
MCT ミルク 697
McVay 法 886
MD-CT 44
Meckel 憩室 149, 429
Meckel シンチグラフィ 429
melena 17, 248
MEN(multiple endocrine neoplasia)1 型 378, 786, 789, 792, 794
Ménétrier 病 354, 935
mesenteric lymphadenitis 875
mesenteric panniculitis 873
meshed capillary 121
metastatic liver cancer 667
meteorism 41
MFH(malignant fibrous histiocytoma) 882
microhamartoma 639
microsatellite instability

(MSI) 82
microscopic colitis 477
midline vertical hernia 886
Miles 手術 547
Mirizzi 症候群 822, 827
mismatch repair gene (MMR) 81
mobile cecum 495
MR-angiography 127
MRCP(magnetic resonance cholangio-pancreatography) 128, 806
MRI 126
MRP 2 691
MRSA 腸炎 464
MSI(microsatellite instability) 82
mucinous cystic neoplasm (MCN) 768
mucosa-associated lymphoid tissue(MALT) 401, 520
mucosal break(MB) 36, 289, 290
mucosal prolapse syndrome (MPS) 545
multilocular hepatic echinococcosis 713
multiple concentric ring sign 125
multiple endocrine neoplasia 1(MEN 1) 378, 789, 792, 794
multiple lymphomatous polyposis(MLP) 923
multiplex ligation-dependent probe amplification (MLPA) 507
Murphy 徴候 817
myeloma 908

N

NAFLD スコアリングシステム 996
Nardi test 76
narrow band imaging(NBI) 115, 120, 319, 322, 342
NASH 肝硬変 995
NASH・NAFLD の診療ガイ

ドレイン 993
nausea 13
NBD(endoscopic naso-
  biliary drainage) 199
Nd：YAG レーザー 396
Neclerio V sign 303
nefarelin →腸管子宮内膜症
  525
neonatal hepatitis 694
neonatal jaundice 694
nephrogenic systemic
  fibrosis(NSF) 127
neurosis on oral symptom
  275
New Mayo モデル 620
Nikolsky 現象 272
Nissen 法 294
niveau 237
nocturnal gastric acid break-
  through(NBA) 292
nodular regenerative
  hyperplasia 672
non-alcoholic fatty liver
  disease(NAFLD) 640,
  993
non-alcoholic steatohepatitis
  (NASH) 143, 596, **640**,
  993
non-erosive reflux disease
  (NERD) 35, 289
non-functional pancreatic
  endocrine tumor 791
non-occlusive mesenteric
  ischemia(NOMI) 488,
  898
non-operative management
  (NOM) 247
non-specific multiple ulcer
  of the small intestine 426
non-steroidal anti-inflamma-
  tory drugs(NSAIDs)
  345, 362, 373, 721, 937
non-ulcer dyspepsia(NUD)
  356
NPC/N 比 172
NSAIDs 潰瘍 937, 949, 951
nutcracker syndrome 423

O

O157 461
occult blood test 66
Oddi 括約筋 822, 840
omental volvulus 889
oncogene 81
open colectomy 515
open surgery for gastric
  cancer 391
oral herpes 272
oral rehydration solution
  (ORS) 460
oropharyngeal dysphagia
  31
Osler 病 419
ovarian-type stroma(OTS)
  769
overflow vomiting 359
overhanging edge 434

P

p53 65, 82, 351
painless pancreatitis 750
PAIR(puncture-aspiration-
  injection-reaspiration)
  715
palisade zone 310
pancreas divisum 129, 799
pancreatic cancer 773, 776
pancreatic function diag-
  nostant 76
pancreatic injuries 801
pancreatic juice and bile
  cytology 146
pancreatic pleural effusion
  741
pancreatic posture 726
pancreatic pseudocyst 763
pancreatic stellate cell 747
pancreatic stone 754
pancreatic surgery 229
pancreatic transplantation
  213
pancreatic true cyst 765
pancreaticobiliary maljunc-
  tion 849
Papillen syndrome 829

PAP-US(pure arterial phase
  contrast-enhanced
  harmonic image) 156
paraneoplastic syndrome
  397
parenteral hyperalimenta-
  tion 171
Parkinson 病の消化器症状
  900
PAS 染色 64
PBC(primary biliary
  cirrhosis) 614
PBC-AIH オーバーラップ症
  候群 615
PCI(pneumatosis cystoides
  intestinalis) 522
PCR-RFLP 法 82
PCR-SSCP 法 83
PC-sign 320
PDS(postprandial distress
  syndrome) 356
PDT(photodynamic thera-
  py) 396
── →食道癌 944
PE(plasma exchange) 207,
  572
Peg-IFN → C 型肝硬変 600
Peg-IFN + RBV 併用療法→
  C 型慢性肝炎 584
Peg-IFN α-2b → C 型慢性肝
  炎 585
PEM(protein energy
  malnutrition) 605
penetrating duct sign 753
percutaneous endoscopic
  gastrostomy(PEG) 173,
  189
percutaneous transesopha-
  geal gastrotubing(PTEG)
  187
percutaneous transhepatic
  biliary drainage(PTBD)
  46, 199
percutaneous transhepatic
  gallbladder aspiration
  (PTGBA) 199
percutaneous transhepatic
  gallbladder drainage
  (PTGBD) 199

perforation 244
perforation of the esophagus 303
performance status(PS) 398, 775
periampullary carcinoma 840
perianal abscess 551
perineal laceration 537
perioperative nutritional support 168
peripheral parenteral nutrition(PPN) 171
peritoneal mesothelioma 880
peritoneal myxoma 877
peritonitis carcinomatosis 877
peroral pancreatoscopy 144
PET 150
PET/CT 151
Peutz-Jeghers症候群 504
——，小児の 114
PFD試験 62, 76
PG I 値 58
PG II 値 58
pharyngeal foreign bodies 280
pharyngitis 273
pharyngoesophageal diverticulum 299
PHC(portal hypertensive colopathy) 430
PHE(portal hypertensive enteropathy) 430
PHG(portal hypertensive gastropathy) 341, 603
phlegmonous gastritis 348
photodynamic therapy(PDT) 396
photosensitizer(PS) 396
piecemeal necrosis 576
PillCam SB 103
pink color sign 320
pit pattern 診断 502
pit pattern 分類 117
PIVKA-II 80, 225, 647, 997
plain roentgenography 86

plasma exchange(PE) 207, 572
Plummer-Vinson症候群 5
pneumatosis cystoides intestinalis(PCI) 522, 892
pneumobilia 832
polycystic liver 639
porphyria 680
portal hypertensive colopathy(PHC) 430
portal hypertensive enteropathy(PHE) 430
portal hypertensive gastropathy(PHG) 341, 603
positron emission tomography 150
possible chronic pancreatitis 742
postcholecystectomy syndrome 830
postoperative pancreatitis 738
postprandial distress syndrome(PDS) 356
Potts法 886
PPN(peripheral parenteral nutrition) 171
precore 変異 588
predominant mucosal layer disease 931
predominant muscle layer disease 931
predominant subserosal layer disease 931
press through package(PTP) 32, 266, 268
preventable trauma death(PTD) 246
primary biliary cirrhosis(PBC) 614
primary gastrointestinal lymphoma 917
primary malignant hepatic tumors 665
primary sclerosing cholangitis(PSC) 618
primary survey 246
Pringle操作 701

probable chronic pancreatitis 742
protein energy malnutrition(PEM) 605
protein-losing gastroenteropathy 61, 933
proton radiotherapy 660
protozoan diseases 438
PS(performance status) 775
PS(photosensitizer) 396
pseudo-kidney sign 240
pseudolipoma 672
pseudolymphoma 672
pseudomyxoma peritonei 531, 878
PT 71
PTBD(percutaneous transhepatic biliary drainage) 46, 144, 199
PTCS 144
PTEG(percutaneous transesophageal gastrotubing) 187
PTEN 遺伝子 382
PTGBA(percutaneous transhepatic gallbladder aspiration) 199
PTGBD(percutaneous transhepatic gallbladder drainage) 199, 818
PTP(press through package) 32, 266, 268
puncture-aspiration-injection-reaspiration(PAIR) 715
pure arterial phase contrast-enhanced harmonic image(PAP-US) 156
P-V shunt 206

Q

QUEST問診票 291
Quinckeの3徴 843

R

radiation enteritis 924

radiation injury　924
radiotherapy for pancreatic adenocarcinoma　783
radiotherapy of esophageal cancer　330
RAPID（reporting and processing of images and data）　103
rapid virological response（RVR）　986
Rapp 四角形　527
RAS（Rokitansky-Aschoff 洞）　835
R-CHOP 療法
　──→悪性リンパ腫　920
　──→胃 MALT リンパ腫　919
　──→小腸悪性リンパ腫　434
RE（reflux esophagitis）　290
real-time virtual sonography（RVS）　650
rectal cancer　545
rectal prolapse　543
red color sign（RC）　311
red wale marking（RWM）　311
refeeding syndrome　28
referred pain　236
reflux esophagitis（RE）　290
renal failure　897
Rendu-Osler-Weber 病　419
reporting and processing of images and data（RAPID）　103
resectional debridement　702
retention　104
retractile panniculitis　873
retroperitoneal fibrosis　884
retroperitoneal hemorrhage　250
retroperitoneal tumors　881
Revised Bethesda criteria　509
Reye 症候群　643
Reynolds の 5 徴　822, 981
Rokitansky 憩室　299

Rokitansky-Aschoff 洞（RAS）　129, 835
Rome Ⅲ 診断基準　450
Rosenstein 徴候　527
Rotor 症候群　257, 691
rouleau formation　217
Rouviere 溝　209
Roux-en-Y 再建　377, 420
Rovsing 症状　527
RTOG 8501　330
RVR（rapid virological response）　986
RVS（real-time virtual sonography）　650
RWM（red wale marking）　311

S

S 状結腸軸捻転　191, 532
S-1 →膵癌　780
S-100　65
S-100 蛋白　403
salvage therapy　331
sandwich sign　494
sarcoidosis　895
SB チューブ　109, 176
SBP（spontaneous bacterial peritonitis）　602, 869
scalloping effect　530
SCC　80
Schilling 試験　62
Schistosoma japonicum　712
schistosomiasis japonica　712
scintigraphy　148
secondary survey　247
sedation　957
Sedation ガイドライン　948
selective digestive decontamination（SDD）　731
self-rating questionnaire for depression（SRQ-D）　899
SEN virus（SENV）　569
Sengstaken-Blakemore tube　109, 176, 312
　──→静脈瘤出血　20
sentinel loop sign　86, 237, 727

sentinel navigation surgery　326
sepsis　261
septic shock　261
sequence 法　83
seroconversion（SC）　578, 580
serous cystic neoplasm（SCN）　768
serum pepsinogen test　57
severe acute pancreatitis　733
severe sepsis　261
shifting dullness　39
Shigella 属　457
short bowel syndrome　441
sialendoscopy　284
sialoadenitis　281
sialolithiasis　282
sigmoid volvulus　532
silent stone　807
simple steatosis　994
simple ulcer　484
single balloon endoscopy　99
singultus　33
SIRS（systematic inflammatory response syndrome）　9, 261, 866
Sjögren 症候群　149, 282, 594, 721
　──の消化器病変　893
SLE　721
sleeve gastrectomy　111
sliding skin graft（SSG）　550
SMA 症候群　422
snake-skin appearance　341
SOD（sphincter of Oddi dysfunction）　75, 831
solid pseudopapillary tumor　786
solid-state transducer 法　52
solitary necrotic nodule　672
solitary ulcer of the rectum　545
somatic pain　236
somatostatinoma　790

sonographic Murphy sign 817
SPHG(stomal polypoid hypertrophic gastritis) 406
sphincter of Oddi dysfunction(SOD) 75, 831
SPIO-MRI 648
SPIRITS trial 399
spontaneous bacterial peritonitis(SBP) 602, 869
spotty necrosis 576
SRQ-D(self-rating questionnaire for depression) 899
SS 寒天培地 458
SSG(sliding skin graft) 550
staging 575
standardized uptake value (SUV) 152
Staphylococcus aureus 67
steatohepatitis 994
Stenon 管 283
stent 195
stepladder sign 39
Stevens-Johnson 症候群 272
stoma care 231
stomal polypoid hypertrophic gastritis(SPHG) 406
stomal ulcer 408
stomatitis 272
string of sausages sign 489
Strong 手術 423
strongyloidiasis 438
STS 法 710
subepithelial collagen layer 478
submucosal tumors 520
subphragmatic abscess 865
superior mesenteric artery syndrome 422
superior mesenteric duodenal obstruction 422
superparamagnetic iron oxide(SPIO) 127
suppurative peritonitis 865
surgical diabetes 170
surgical therapy for gastroduodenal ulcer 376

surviving sepsis campaign guidelines(SSCG) 262
sustained virological response(SVR) 599, 986
swallowing disorder 31
systematic inflammatory response syndrome(SIRS) 9, 261, 866
systemic sclerosis 892

T

tapeworm infection 436
TaqMan PCR 定量法 72
target sign 494
therapeutic drug monitoring (TDM) 216
Thompson の術式 793
thyroid diseases 896
TIGAR-O risk factor classification system 742
TNM 分類 386
to and fro movement 240
to and fro peristalsis 422
Tokyo Guidelines 981
toll-like receptor(TLR) 262
Torque Teno virus(TTV) 569
total mesorectal excision (TME) 547
total parenteral nutrition (TPN) 168, 171
—— → Crohn 病 482
Toupet 法 294
toxic megacolon 463
TPHA 法 710
tracheoesophageal fistula 287
transanal endoscopic microsurgery(TEM) 521
transcatheter arterial chemoembolization 659
transcatheter arterial embolization(TAE) 247
transcatheter arterial infusion(TAI) 662
transcatheterial arterial chemoembolization

(TACE) 131, 1002
transfusion-related acute lung injury(TRALI) 163
transjugular intrahepatic portosystemic shunt (TIPS) 49, 183, 313, 634
transjugular liver biopsy 74
Treponema pallidum 709
triceps skinfold thickness (TSF) 605
Tru-cut 式穿刺針 139
TS-1
—— → 胃癌 389, 393
—— → 胃癌手術後 399
—— → 残胃癌 408
—— → 進行胃癌 398
—— → 膵癌 780
—— → 胆囊癌 839
TTV(Torque Teno virus) 569
tuberculosis of the liver 706
tuberculous peritonitis 871
tumor biopsy 73
tumor-forming pancreatitis 752
tumor marker 79
tumor suppressor gene 81
Turcot 症候群 506
two-hit theory 994

U

UDCA → 胆汁うっ滞 693
UFT → 残胃癌 408
UGT1A1 690
ulcerative colitis 466
ultrasonography 123
Updated Sydney System 351
upside-down stomach 361

V

Valsalva 法 34
vanishing tumor 930
Varicella-Zoster ウイルス 590

vasoactive intestinal peptide（VIP） 60, 785
veno-occlusive-disease（VOD） 722
ventral hernia 886
Verner-Morrison 症候群 785
Vero toxin(VT) 460
Victoria blue 染色 65
video-assisted thoracoscopic surgery(VATS)→食道癌 945
violin string sign 717
VIP 産生腫瘍(VIPoma) 60, 785
viral enteritis 455
virtual colonoscopy 511
visceral pain 236
vitamin deficiency 903
vomiting 13
von Hippel-Lindau 病 765
von Meyenburg complexes 639
von Recklinghausen 病 791

W

warm shock 262
Warthin 腫瘍 149
watch and wait 919
watermelon stomach 343
wax and wane sign 670
WDHA 症候群 60, 785
Wermer 症候群 795
Wernicke 脳症 904
wet lung syndrome 260
Wharton 管 283
Whipple の 3 徴 789
Whipple 病 934
whirl sign 191
whirlpool sign 496
white spots of the esophagus 308
WHO 疼痛ラダー 233
WHO 方式癌疼痛治療法 232
Wilkie syndrome 422
Wilson 病 682
WOC 231

X

xanthoma 315

Y

YAG-OPO レーザー 396
yeast bezoar 350
Yersinia enterocolitica 875

Z

Zenker 憩室 299
Zollinger-Ellison 症候群 53, 60, 362, 373, **378**, 409
ZTT 70

感染性腸炎ならばこの1冊、待望の改訂版！

感染性腸炎 A to Z 第2版

● 編集　大川清孝　大阪市立十三市民病院消化器内科
　　　　清水誠治　大阪鉄道病院消化器内科
● 編集協力　中村志郎　兵庫医科大学内科学下部消化管科
　　　　　　井谷智尚　西神戸医療センター消化器内科
　　　　　　青木哲哉　大阪市立十三市民病院消化器内科

改訂版では、初版で未掲載の疾患を追加し、提示症例数も増加。
「内視鏡的」にも、「臨床的」にも知っておくべき事項や、役立つ「診断上・治療上のコツ」、また疾患が呈する特徴的な像も最大限盛り込んだ。
感染性腸炎は、症例との遭遇・経験の有無で診断の正確性に差がつき、特に炎症性腸疾患との鑑別に際し困難を極める。
「感染性腸炎を知るためには、まず手に取るべきはこの本！」というべき充実した内容となった。

目次

A. 感染性腸炎 総論
　感染性腸炎 総論

B. 細菌感染症
　1. 食中毒
　2. 3類輸入感染症
　3. 菌交代による腸炎
　4. 腸結核
　5. 非結核性抗酸菌症
　6. 放線菌症
　7. 腸管スピロヘータ症
　8. 消化管梅毒
　9. ウイップル病

C. ウイルス性感染症・クラミジア感染症
　1. サイトメガロウイルス腸炎
　2. 単純ヘルペスウイルス腸炎
　3. Epstein-Barr ウイルス腸炎
　4. その他のウイルス性腸炎
　5. クラミジア腸炎

D. 寄生虫感染症
　1. 赤痢アメーバ感染症
　2. 糞線虫症
　3. 日本住血吸虫症
　4. ランブル鞭毛虫症
　5. クリプトスポリジウム症・イソスポーラ症・サイクロスポーラ症
　6. その他の寄生虫感染症

E. 潰瘍性大腸炎に合併した感染性腸炎
　1. 潰瘍性大腸炎に合併した細菌性腸炎
　2. 潰瘍性大腸炎に合併したサイトメガロウイルス腸炎

感染性腸炎を解説した実践書の決定版。

あらゆる知識・情報を余すことなく解説！

まさに、AtoZにふさわしい

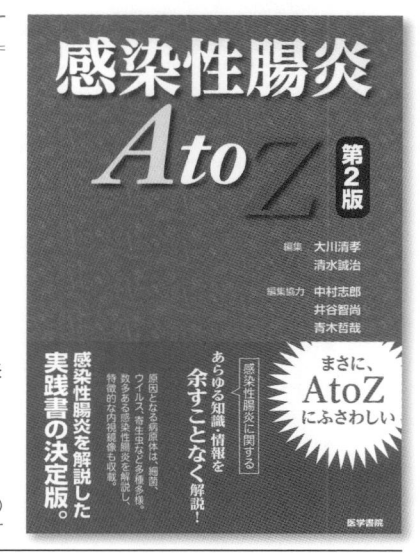

● B5　頁296　2012年　定価 8,400円（本体 8,000円＋税 5%）
ISBN978-4-260-01642-1　消費税率変更の場合 上記定価は税率の差額分変更になります

医学書院　〒113-8719 東京都文京区本郷1-28-23
【販売部】TEL：03-3817-5657　FAX：03-3815-7804
E-mail：sd@igaku-shoin.co.jp　http://www.igaku-shoin.co.jp　振替：00170-9-96693

携帯サイトはこちら

それって本当に風邪ですか？
―重篤な疾患は風邪にまぎれてやってくる！

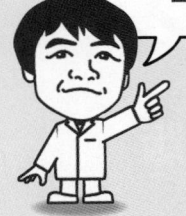

プライマリ・ケア現場には、多くの患者が「風邪」を主訴にやってくる。しかし「風邪症状」といっても多彩であり、そこに重篤な疾患が隠れていることは稀ではない。本書では、「風邪」の基本的な診かたから、患者が「風邪症状」を主訴として受診するさまざまな疾患（感染性疾患から非感染性疾患まで）の診かたのコツや当面の治療までを、わかりやすく解説する。
新進気鋭の感染症医による「目からうろこ」のスーパーレクチャー。

誰も教えてくれなかった「風邪」の診かた
重篤な疾患を見極める！

岸田直樹 手稲渓仁会病院総合内科／感染症科

●A5 頁192 2012年 定価3,360円（本体3,200円＋税5％）
[ISBN978-4-260-01717-6] 消費税率変更の場合、上記定価は税率の差額分変更になります。

CONTENTS

風邪様症状への2つの基本アプローチ
あなたの患者はどの症状ですか？
第1章 風邪を風邪と診断するノウハウ
1. 典型的風邪型（咳≒鼻汁≒咽頭痛）
2. 鼻症状メイン型（鼻汁＞咳、咽頭痛）
3. 喉症状メイン型（咽頭痛＞咳、鼻汁）
4. 咳症状メイン型（咳＞鼻汁、咽頭痛）

第2章 風邪に紛れた風邪以外を診断するノウハウ
5. A. 局所臓器症状不明瞭・高熱のみ型（熱＋α、α≒0?）（前編）
   B. 局所臓器症状不明瞭・高熱のみ型（熱＋α、α≒0?）（後編）
6. 微熱＋倦怠感型
7. 発熱＋頭痛型
8. 発熱＋消化器症状型
9. 発熱＋関節痛型
10. 発熱＋皮疹型
11. 発熱＋頸部痛型

第3章 外来診療での処方と高齢者診療のノウハウ
12. 外来経口抗菌薬
13. インフルエンザへの診療をどうするか？
    ―タミフル®を出す以外の選択肢は？
14. 漢方薬の使い方
15. 高齢者の発熱?診療
16. 高齢者の最もよくある肺炎
    ―誤嚥性肺炎の考え方・抗菌薬の使い方

医学書院 〒113-8719 東京都文京区本郷1-28-23
[販売部] TEL：03-3817-5657　FAX：03-3815-7804
E-mail：sd@igaku-shoin.co.jp　http://www.igaku-shoin.co.jp　振替：00170-9-96693

携帯サイトはこちら